U0294766

Caplan 卒中临床实践

Caplan's Stroke：A Clinical Approach

第 5 版

主编　Louis R. Caplan

主译　王拥军

人民卫生出版社

图书在版编目（CIP）数据

Caplan 卒中临床实践 /（美）路易斯·R.卡普兰主编；王拥军主译.
—北京：人民卫生出版社，2017
ISBN 978-7-117-24450-3

I. ① C… Ⅱ. ①路… ②王… Ⅲ. ①中风 – 诊疗 Ⅳ. ①R743.3

中国版本图书馆 CIP 数据核字（2017）第 090871 号

| 人卫智网 | www.ipmph.com | 医学教育、学术、考试、健康，购书智慧智能综合服务平台 |
| 人卫官网 | www.pmph.com | 人卫官方资讯发布平台 |

版权所有，侵权必究！

图字：01-2017-3280

Caplan 卒中临床实践

主　译：王拥军
出版发行：人民卫生出版社（中继线 010-59780011）
地　　址：北京市朝阳区潘家园南里 19 号
邮　　编：100021
E - mail：pmph @ pmph.com
购书热线：010-59787592　010-59787584　010-65264830
印　　刷：北京华联印刷有限公司
经　　销：新华书店
开　　本：889 × 1194　1/16　印张：41
字　　数：1212 千字
版　　次：2017 年 6 月第 1 版　2021 年 3 月第 1 版第 4 次印刷
标准书号：ISBN 978-7-117-24450-3/R · 24451
定　　价：298.00 元

打击盗版举报电话：**010-59787491　E-mail：WQ @ pmph.com**
（凡属印装质量问题请与本社市场营销中心联系退换）

译者（按姓氏笔画排序）

丁亚榕　王力群　王子璇　王艺铮　王　玉　王光耀　王　宇　王拥军
王春娟　王　越　尹　璞　艾　青　左丽君　石　光　叶　娜　田　蕊
冯　皓　边立衡　吕肖玉　朱翠婷　刘　伟　刘　英　刘　欣　刘艳君
刘　萍　刘婧伊　刘　霄　刘鑫鑫　齐　冬　闫秀娟　米东华　许海峰
杜万良　杜　洋　李世雨　李明耀　李金鑫　李　楠　杨华俊　杨　明
杨晓萌　杨馨漩　邱彩霞　余　苹　冷昕祎　张心邈　张玮艺　张　佳
张净瑜　张　星　张雪蕾　陈子墨　陈玮琪　陈　盼　邰宏飞　罗　岗
金　朝　周安娜　周明月　周怡苿　周　娟　周梦圆　郑丽娜　房进平
孟　霞　赵　琳　段婉莹　侯志凯　姜睿璇　索　阅　贾白雪　贾娇坤
徐秦岚　徐浩明　郭立营　陶晓晓　黄上萌　曹振汤　隋云鹏　彭玉晶
彭光格　韩　冲　谢冰姣　谢雪微　蔡　媛　黎洁洁　潘韵竹　戴丽叶
濮月华

译者前言

路易斯·R·凯普兰(Louis R. Caplan)是哈佛医学院神经病学教授,国际脑血管病研究领域的权威。他编写的《Caplan 卒中临床实践》是享誉世界的卒中名著。前 4 版由他本人单独完成,分别于 1986 年、1993 年、2000 年、2009 年出版。

第 5 版由凯普兰教授与另外 20 多位权威专家合作完成,2016 年面世。更新了最近 7 年的最新研究进展,并且增加了卒中遗传学一章。

本书是一本卒中大全。用简练清晰的语句展现卒中的全貌——病因、临床表现、诊断、治疗、康复、预防。由浅入深,既适合住院医生、研究生阅读,也适合高年资神经科医生和卒中专家阅读。

本书由 90 位临床医生翻译,杜万良负责校对和统稿。为便于阅读,作者页及第一章卒中学发展史中的人名都采取中英文对照。为便于追溯文献,后面章节中的人名保留英文。

虽然我们翻译时认真推敲、力求准确,但不足或错误之处在所难免。希望同行不吝批评指正。

王拥军

2017.4.6

前言

《Caplan 卒中临床实践》虽然已经出版到第 5 版了,但在许多方面它依然是一部全新的著作。第 5 版采用了创新理念,由单个作者与多个作者合作完成。通过划分章节和统一写作风格来保证整本书和每一章节都以患者为中心。本书还邀请到权威专家对其特定专业领域的内容进行审阅,纠正了前版存在的错误,补充了他们认为没有完全涵盖的内容,并更新了近几年的研究进展。每一章内容由编者添加,再由主编审阅,并补充相关信息和参考文献,以确保稿件全部内容的质量。这样做主要是因为:①在过去的十年时间,基础和临床的卒中文献呈指数式增长,有学者认为现在卒中的主题涵盖内容很多,任何一个人都不可能全部了解。②新版吸收了一些新的编者,他们批判性的眼光可以对本书内容提出更多建议,指出其中的不足之处,使稿件更臻完善。③新版还增加了遗传学内容,并由临床神经病学家和遗传学家斯蒂芬妮·德贝蒂博士撰写。

本书语言简练、条理清晰,以患者为中心,强调临床实践。新版依然保持旧版的优点,展现临床卒中学的全貌,便于通读,本书适合见习医生和卒中专业医生使用。

路易斯·R·凯普兰,MD
波士顿,马萨诸塞州,美国

(杜万良 译)

作者

皮埃尔·阿马伦科（Pierre Amarenco），MD PhD
法国巴黎比沙大学医院神经病学教授

费尔南多·巴利纳加利蒙特里亚（Fernando Barinagarrementeria），MD
墨西哥谷大学健康科学部，墨西哥克雷塔罗安赫莱斯医院

何塞·比勒（José Biller），MD FACP FAAN FAHA
美国伊利诺伊州梅坞市洛约拉大学斯特里奇医学院神经病学系

玛丽 - 杰曼·鲍瑟（Marie-Germaine Bousser），MD
法国巴黎拉里博瓦西埃尔医院神经病学教授

布鲁斯·坎贝尔（Bruce Campbell），MBBS（Hons）BMedSc PhD FRACP
澳大利亚维多利亚州帕克维尔市墨尔本大学皇家墨尔本医院内科与神经内科

路易斯·R·凯普兰（Louis R. Caplan），MD
美国马萨诸塞州波士顿市哈佛医学院神经病学教授，贝斯以色列女执事医学中心高级神经内科医生

史蒂文·C·克莱默（Steven C Cramer），MD
美国加利福尼亚大学尔湾分校神经病学教授

玛丽·大衮尼尔（Marie Dagonnier），MD
澳大利亚维多利亚州墨尔本弗洛里神经科学和心理健康研究所研究员

斯蒂芬·戴维斯（Stephen Davis），MD FRCPEd FRACP
澳大利亚维多利亚州帕克维尔市皇家墨尔本医院墨尔本神经科学中心神经病学教授

斯蒂芬妮·德贝蒂（Stéphanie Debette），MD
法国波尔多大学医院神经内科

迈克尔·德乔治亚（Michael DeGeorgia），MD FCCM FNCS
美国俄亥俄州克利夫兰市马克森·斯通和约翰·A·弗劳尔凯斯西储大学医学院神经病学教授，大学医院个案医学中心神经病学研究所神经重症监护中心主任

加布里埃尔·德维伯（Gabrielle deVeber），MD

加拿大安大略省多伦多市儿童医院神经病学教授

杰弗里·唐南（Geoffrey Donnan），MBBS MD FRACP FRCP（Edin）
澳大利亚维多利亚州帕克维尔市墨尔本大学神经病学教授，弗洛里神经科学和精神健康研究所主任

菲利普·B·戈雷利克（Philip B Gorelick），MD MPH FACP
美国密歇根州密歇根州立大学人类医学院转化科学与分子医学系教授，仁慈健康霍恩斯坦神经科学部内科主任

都铎·约温（Tudor Jovin），MD
美国宾夕法尼亚州匹兹堡大学医学中心脑卒中研究所神经病学副教授和神经外科主任，神经血管内治疗中心主任，血管和介入神经病学会（SVIN）主席

卡洛斯·S·凯斯（Carlos S Kase），MD
美国马萨诸塞州波士顿市波士顿大学医学中心神经内科

金宗成（Jong S Kim），MD
韩国首尔市蔚山大学峨山医学中心神经病学教授

桑迪普·库马尔（Sandeep Kumar），MD
美国马萨诸塞州波士顿市贝斯以色列女执事医学中心神经内科

大卫·S·利贝斯金德（David S Liebeskind），MD
美国加利福尼亚州加利福尼亚大学洛杉矶分校神经病学教授，神经血管成像研究医疗主任

艾尔顿·R·马萨罗（Ayrton R Massaro），MD
巴西圣保罗市叙利亚-黎巴嫩医院神经内科

杰弗里·萨韦尔（Jeffrey Saver），MD
美国加利福尼亚州加利福尼亚大学洛杉矶分校格芬医学院神经病学教授

安尼士·B·辛格尔（Aneesh B Singhal），MD
美国马萨诸塞州波士顿市麻省总医院神经内科

劳伦斯·温克斯勒（Lawrence Wechsler），MD
美国宾夕法尼亚州匹兹堡大学神经病学系亨利·B·海格曼教授和主任，匹兹堡大学医学中心远程医疗副主任

目录

第1章
概述和展望

它就那样发生了,令人震惊且难以置信,我说不出话了。也就是说,我不能发出任何有意义的声音了。我口中不停重复着ab……,然后眼睁睁看着电话听筒从我手中慢慢滑落;接着,身体从椅子上慢慢滑落到写字台后面的地板上……。那个1月份的黄昏,5:15时我还是个健全的人;6:45时我却成了一名患者。然而,我发现接受这种改变并不困难,我感觉自己就像一名患者。

——埃里克·霍金斯(Eric Hodgins)[1]

柴郡猫……请告诉我,从这开始,我应该走哪条路?

猫说,那主要看你想去哪。

爱丽丝说,我不在乎去哪。

猫说,那你走哪条路都一样。

爱丽丝补充道,只要我能到达某个地方就行。

猫说,噢,那你肯定做得到,只要你走得够久。

——刘易斯·卡罗尔(Lewis Carroll)[2]

过去总是如影随形,是我们摆脱不掉的,是不请自来的。但在生命中,变迁与机会纷至沓来。我们大可以将更多的精力与时间放在当下,放在未来。

——威廉·奥斯勒(William Osler)[3]

数据

根据2014年统计,美国每年大约有79.5万卒中患者(其中61万是首次卒中)[4]。2010年,每19个死亡患者中就有1个人是由卒中导致的;平均每40秒发生一起卒中,每4分钟就有1个人死于卒中。美国有将近200万卒中幸存者。在中国,每年大约150万人死于卒中[5]。卒中女性人数是乳腺癌的3倍,但公众对卒中的关注却少得多。很长时期以来,在世界上大多数国家,卒中是导致死亡的第三大杀手,仅次于心脏病和癌症。卒中更是导致长期残疾的重要危险因素。卒中幸存者往往无法返回工作岗位或胜任他们以前的角色,比如配偶、父母、朋友和公民。卒中造成巨大的经济、社会及心理负担。在美国,每次缺血性卒中发生,平均治疗费用为14万美元。2007年全美范围内与卒中相关的开支估计为627亿美元[5]。

医学界和历史上罹患卒中的重要人物

毫无疑问,世界历史已被卒中改写。许多科学界、医学界及政界的重要领袖因为卒中而英年早逝。毛细血管及肺、肾和脾显微解剖结构的发现者马尔切洛·马尔比基(Marcello Malpighi),右侧偏瘫、死于卒中[6]。路易斯·巴斯德(Louis Pasteur),46岁因为卒中导致左侧偏瘫,此后他继续努力工作,直到65岁时卒中复发损伤了他的大脑功能[6]。

20世纪3位神经科学领域的重要人物——《神经病学》(Neurology)的首位主编罗素·德乔恩(Russell Dejong)[7]、法国神经病理学家雷蒙德·埃斯库罗勒(Raymond Escourolle)、哥伦比亚大学的终身教授和《Merritt神经病学》的作者休斯顿·梅里特(Houston Merritt),都因晚年多发性卒中而导致严重残疾。20世纪早期两大政坛要人——弗拉基米尔·列宁(Vladimir Lenin)和伍德罗·威尔逊(Woodrow Wilson),在历史关键时期、掌控国家命运之时,因卒中导致了智力受损。列宁在52岁时突发失语和右侧偏瘫。一位观察家写道:"他讲话时常吐字不清、反复停顿,像是失去了论证的头绪一样"[8]。威尔逊是国际联盟的缔造者,在其热衷并致力于世界和平协作时,一系列的小卒中使他身患假性延髓性麻痹并左侧偏瘫。二战后在雅尔塔等地会晤、划分势力范围的几大巨头——福兰克林·罗斯福(Franklin Roosevelt)、温斯顿·丘吉尔(Winston Churchill)和约瑟夫·斯大林(Josef Stalin)(图 1-1)——当时均患有严重的脑血管病[8]。受多年严重高血压的影响,罗斯福死于一次致命性卒中[9]。如果不是卒中损伤了这些领袖的大脑,历史可能已经改写。因德怀特·艾森豪威尔(Dwight Eisenhower)总统突发失语,理查德·尼克松(Richard Nixon)死于一次严重的心源性大脑半球梗死,以色列总理阿里埃勒·沙龙(Ariel Sharon)在一系列脑血管事件后意识丧失,公众对卒中的知晓度大大增加。

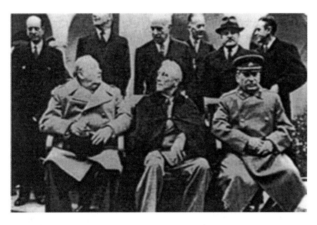

图 1-1 二战后雅尔塔会议的一张照片。前排从左到右分别为丘吉尔、罗斯福、斯大林

卒中所致的个人悲剧

卒中的发病率、死亡率、经济花费都令人吃惊。了解了政坛领袖们可能因脑梗死和脑出血使大脑受损甚至致残,无疑令人警醒。但个人认为,更重要的是卒中对个体产生的影响。突然丧失了说话、活动肢体、站立、走路、观看、阅读或感觉的能力或变得不能理解口语、书写,不能清晰地思考或记忆,还有什么比这更糟糕的呢? 功能的丧失往往是瞬间且完全没有预兆的;损伤可能是短暂的或永久的,轻微的或毁灭性的。首个用于描述卒中的通用词汇,apoplexy,希腊语字面上的意思是"忽然受到暴力打击"[10]。stroke 这个词是指突然受打击。卒中患者生动地讲述了疾病带来的个人悲剧。《燕雀香巢》的作者,著名作家埃里克·霍金斯(Eric Hodgins),写了一部名为《发作》的自传,记录了卒中

亲历,本章的起始部分便引用于此[1]。他从一个正常功能状态的个体一下子变得无助、失语,瞬间成了"一名患者"。该如何想象,一名以驾驭语言为生、能言善辩的作家,突然完全丧失言语功能。无疑大脑使我们拥有智力、能力、性格、个性、机智、幽默等标志人类个体的多数特征。大脑功能丧失可使个体丧失人的本性,且常要依赖于他人。正是鉴于这些原因,可能除癌症以外,多数人对卒中的恐惧要大于其他疾病。尽管躯体老龄化难以避免,每个人还是希望离开时能保持思维和机体功能的完整性。

当我在脑海里思索卒中所致的个人悲剧时,我的一名患者浮现在眼前——赫尔曼·布朗嘉特(Herman Blumgart),一位极具天赋的医师、教师、研究者。他曾在波士顿的贝斯以色列医院担任多年的总医师[11]。他早期关于冠状动脉的研究对于心血管疾病的认识具有里程碑式的意义[12,13]。他每年给哈佛医学院的新生做开学演讲,告诉他们作为一名医师的快乐和责任。我想起他生动、精彩的演讲和床旁示范。很多年,他都是模范医师。同时他也是为患者申索权益的倡议者。1963 年做了名为"关爱患者"的演讲,并发表在《新英格兰医学杂志》上,仍然是对医者的模范诠释,其影响力至今都如它最初发表时那样[14]。遗憾的是,这位交流的大师突发严重失语。他的 Wernicke 失语严重到使他几乎不能表达基本的需要,不能理解他人的语句,不能进行口头和书面陈述。他不能阅读,失去了一种毕生的乐趣。作为一名初级神经科医师,我是他的医生。每次看到他时,他脸上都清晰写着对这种处境的焦虑和沮丧。这例个体悲剧是如此真切和震撼!

卒中简史

在人类的任何一次努力中,未来总是会受到过去的深刻影响。就像爱丽丝和柴郡猫在仙境中对话(本章起始处引用)[2]所告诉我们的那样,如果你想到达一个地方,你必须知道想要去哪。如果一个临床医师想知道朝向何方前进,必须知道自己现在身在何处以及自己和前辈们到过何处。历史给知识加上了重要尺度。过去帮助我们专注和拓宽了对现在和未来的洞察。奥斯勒和其他大多数重要的医学改革家,意识到他承担的历史责任以及他与过去、现在和未来不可避免的纠缠[3]。我从回顾卒中的历史开篇。限于篇幅,只能简单回顾一些重要人物和重要事件,揭示卒中学现状的历史背景。当

然,以下历史见解是折衷的,且仅代表个人观点。

早期的观察家:从希波克拉底到莫尔加尼

希波克拉底(Hippocrates)(大约公元前 400 年)可能是首个描写卒中医疗问题的人[6,10]。他及其追随者对预后最感兴趣,为患者及其家庭预测疾病的结局[15-17]。希波克拉底热爱观察,注重对现象做仔细的观察和记录。他在其格言中写道,"人们在 40~60 岁之间最易患卒中"[16],发作性的麻木感可能反映了"卒中即将来临"[10]。他敏锐地注意到"健康人突发头痛、立即倒下、不能言语、鼾式呼吸,7 天后会发热死亡"[6,17]。对蛛网膜下腔出血的这一描述显示了对观察和预后的希波克拉底式重视。希波克拉底还注意到有许多血管与脑相连,它们其中大多数是"细的",但有两个(颈动脉)是粗的。希腊人认识到这些脑血管的破裂可能会导致意识的丧失,所以他们将其命名为颈动脉(carotid),源于希腊语 "Karos",意为"熟睡"。

希波克拉底后几百年,盖伦(Galen)(公元 131-201 年)通过解剖动物,描述了大脑的解剖和血管。其早期著作强调观察和实验,后期作品多凭借理论和推测。在书中他将疾病归因于假定的体液和分泌物,如水、血液、黏液、胆汁等的失平衡[15]。盖伦及其丰富的著作在其死后 1300 年间占据着统治地位。在随后的中古时代,凡是自称医师的人都仅从学习盖伦的作品中获取知识,认为那是全部医学智慧的结晶。解剖、实验,以及个体观察不再受到学术上的重视和鼓励。

安德烈·维萨里(Andreas Vesalius)(1514-1564 年)通过解剖人体及亲自观察而挑战了盖伦的学说。维萨里不能找到盖伦所描述的"迷网"(可能存在于低等动物)[15]。维萨里的解剖图出版在一卷名为《人体的构造》的刊物上,其中包括了年轻艺术家,也是其合作者杨·卡尔卡尔(Jan Kalkar)以木刻及铜版的形式再现详尽插图[6,18]。《人体的构造》第 7 册包括了脑的 15 幅图片。它们是截至当时最详细的神经解剖研究[6]。据所有记载,维萨里极具演讲和教学的天赋,他的作品及热情也激发了人们对解剖和大脑的兴趣[15]。

在 17 世纪后半叶,两名重要医师,约翰·雅各布(Johann Jakob)(1620-1695)和托马斯·威利斯(Thomas Willis)(1621-1675),进一步开展了解剖和临床观察。韦普弗(Wepfer)撰写了有关卒中的专题论文,1658 年首次出版之后又发行了 5 版[6,19]。他仔细检查了死于卒中的患者大脑。他描述了颈动脉虹吸段的

存在以及大脑中动脉在大脑外侧裂的走行。颈动脉及椎动脉的阻塞被认为是导致卒中的原因(阻塞阻止了足够的血流到达大脑)[19,20]。韦普弗首次阐明出血入脑是卒中的重要原因。托马斯·威利斯(图 1-2)是一位医师及神经解剖学家,尤以其《脑的解剖学》知名,在书中他描述了一个脑底解剖血管环,与此同时他还是著名的临床医生和敏锐的观察家。威利斯生于威廉·莎士比亚(William Shakespeare)及伊丽莎白(Elizabeth)女王去世后不久,当时英国仍处于伊丽莎白时代的艺术热潮中。威利斯意识到短暂的脑缺血发作和栓塞现象,同时还有颈动脉阻塞的存在[20-25]。威利斯清楚描述了脑和颈部的侧支循环:"头部动脉,无论是颈动脉还是椎动脉,都以多种方式相互交通……这已经被我们通过在一个侧支注射黑色物质而后观察到全脑染色所证实"[22]。威利斯能够召集一大批合作者到英国牛津,包括插图画家及建筑家克里斯托弗·雷恩(Christopher Wren)、物理学家罗伯特·胡克(Robert Hooke)和罗伯特·波义耳(Robert Boyle)[24,25]。这些研究者是后伊丽莎白时代科学发展的重要推动力[24]。

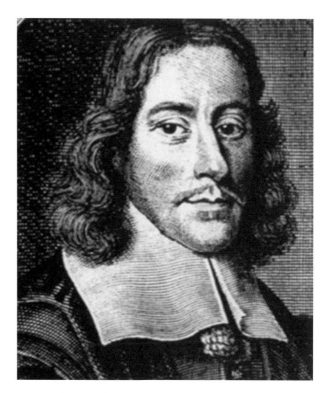

图 1-2　托马斯·威利斯爵士(1621-1675)

18 世纪医学史上真正的巨匠之一,乔瓦尼·巴蒂什·莫尔加尼(Giovanni Battista Morgagni)(1682-1771),集中精力研究病理和病因。截至当时,解剖

和预后模型盛行。莫尔加尼作为帕多瓦大学一名卓越的解剖学教授，持有这样一个观点，那就是理解疾病的奥秘在于通过对患者尸体的仔细解剖，将病理发现与其生前的症状相联系[15]。今天临床病理解剖已被广泛接受，但在 18 世纪对医生来说它还是个新颖的方法。莫尔加尼毕生事业都在为其 79 岁时出版的史诗般的作品谨慎地收集材料[15,26]。这部书是《疾病部位和成因的解剖学研究》，共 5 卷，以给一个年轻人的 70 封信的形式呈现。第一卷名为《头部疾病》。莫尔加尼对患者的临床描述很详细，但缺乏正规的体格及神经系统检查，这是因为在其有生之年这些检查尚未开展。

莫尔加尼的一段描述体现了这本书的风格和内容。"热那亚当地的一个男人，一只眼失明，靠乞讨为生，醉酒后与其他几个喝醉的乞丐发生了打斗。结果挨了两棍。一棍打在手上，较轻，一棍较重，打在了左侧颞部，导致血从左耳流出。然而打斗后不久他又和他们坐在篝火旁和好如初，酩酊大醉；不久，就在当晚，他死了"[15]。尸体解剖显示大面积的硬膜外血肿。莫尔加尼还描述了颅内出血的病例且认识到瘫痪出现在脑损伤对侧肢体。莫尔加尼的作品将重心从单纯的解剖转移至探究疾病和它们的病理、病因及生前的临床表现。

19 世纪和 20 世纪早期：图谱作者，魏尔啸和富瓦

19 世纪早期，卓越的爱尔兰医师约翰·切恩（John Cheyne）（1777-1836）写了一部有着深远影响力的有关卒中的专题论著，于 1812 年首次发表，名为《卒中与嗜睡病例及对昏迷的观察》[27]。在这本书中，他试图将嗜睡和昏迷现象从卒中分离出来。切恩对神经系统异常的描述较其前人更为详尽，与莫尔加尼相比，更强调患者大脑的"病态表现"。以一名 32 岁临产妇为例。一次头痛后其反应性下降。切恩发现"她左侧肢体的自主运动尚好，但右侧完全性瘫痪。她看上去意识完全清晰，想要说话，却发不出声音；用左手示意想要喝水"[27]。在描述了其病史后，切恩讨论了可行的治疗措施（放血、催吐、泻药以及外敷）。随后又描述了其他 23 例。病理发现包括脑软化和颅内出血及蛛网膜下腔出血[27]。继切恩之后，卒中的临床、解剖及病理方面同步发展着。

约翰·亚伯克伦比（John Abercrombie）在其 1828 年出版的著作中对卒中的临床分类做了更详细的叙述[28]。亚伯克伦比根据头痛、昏睡、瘫痪及结局将卒中患者分为三个临床亚组。第一组他定义为原发性卒中，发病突然、单侧瘫痪，出现强直和昏睡，结局差。这些患者可能有大面积的颅内出血或脑梗死。第二组，患者突发头痛、呕吐、昏厥或跌倒但无瘫痪。毫无疑问，这些患者是蛛网膜下腔出血。第三组，单瘫常伴言语异常，但未出现昏睡与头痛。这一组应为小梗死或脑实质的出血。亚伯克伦比还对病因机制进行了推测，提到血管痉挛、循环中断及病变血管撕裂导致出血[10,28]。

19 世纪中期，伴随 4 本图谱的出版，卒中病理知识得到传播，每本都包括了大脑及血管损伤的插图。1828 年出版的胡珀（Hooper）的图谱，清晰阐明了脑桥和壳核出血及硬膜下血肿[29]。克鲁韦耶（Cruveilhier）（1835-1842）[30]、卡斯威尔（Carswell）（1838）[31]和布莱特（Bright）（1831）[32]也出版了图谱，包括了系统性和神经病理性损伤的版画。布莱特，尤以肾炎的作品而知名。在其神经系统疾病一卷中，收集了 200 多例神经病理病例及标本，对 25 个神经系统标本做了图解，其中有脑血管病[32]。

19 世纪后半叶，柏林的病理学家鲁道夫·魏尔啸（Rudolf Virchow）（1821-1902）（图 1-3）出版了血管病最重要的实验及病理结果[15]。他描述了死前原位血栓形成和随后的栓塞。通过一系列出色的观察和实验，魏尔啸分析了栓塞和局部及一小段距离以远梗死的关联。在 1847 年进行的 76 例尸解中，魏尔啸在 18 例患者发现远端静脉血栓，11 例患

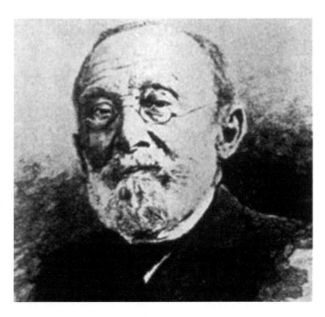

图 1-3　鲁道夫·路德维希·卡尔·魏尔啸（1821-1902）

者发现了肺动脉血栓并推断源于这些静脉的血流就是运输血栓到达远端部位如肺动脉的管道[33,34]。魏尔啸之后用动物实验研究了安置在静脉中的外来物质的去向。晚些时候,他探索发现了心瓣膜疾病及左心房血栓患者尸体中脑、脾、肾及肢体动脉的阻塞。魏尔啸系统阐述了原位血栓形成及栓塞是梗死的原因且这一过程与感染无关。当时感染的理论占主导地位。魏尔啸描述了其经典的血管血栓形成的三联征:①血管内的血流停滞;②血管壁的损伤;③血液中促凝及抗凝因子的异常平衡状态。在魏尔啸的研究和报道之前,人们很少关注血液中凝血因子及血栓形成。

19世纪后期及20世纪早期,供应大脑的动脉解剖细节得以仔细研究。法国神经外科医生迪莱特(Düret)和英国的斯托普福德(Stopford)[37]对颅内的动静脉分布做了详细的观察。迪莱特最初在夏科(Charcot)实验室工作[35,36]。随后在法国萨彼里埃(Salpetriere)做病理标本的富瓦(Foix)[38-41](图1-4)做了大量关键的解剖和临床观察。就在同一时期,临床医生从不同脑区域受损的卒中患者收集了更多的临床信息。这些数据大部分与临床描述有关,很少涉及病原和实验室诊断或治疗。奥斯勒

(Osler)[42]、高尔斯(Gowers)[43]和威尔逊(Wilson)[44]的医学和神经病学总论涵盖了很多卒中综合征的详尽临床表现和预后。威廉·奥斯勒爵士(图1-5),著名的内科医生、作家和教育家,详细记录了细菌性心内膜炎患者的神经病学表现及风湿性心脏病患者的脑栓塞。奥斯勒首次描述了出血性毛细血管扩张症(Osler病、Weber病、Rendu病)患者的表现。在富瓦等对大脑中动脉[40,41]、大脑后动脉[41,45]、大脑前动脉[41,46]和椎基底动脉[39,41]供血区脑梗死综合征的描述中,临床病理方法应用达到了高峰。

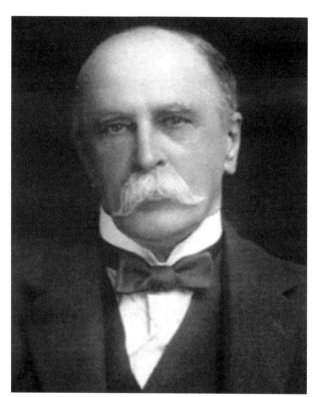

图1-5 威廉·奥斯勒爵士(1849-1919)

20世纪中期和米勒·费希尔

继富瓦之后,一位加拿大和美国神经病学家,查尔斯·米勒·费希尔(C. Miller Fisher)(图1-6~1-8),做了大量工作来唤起对卒中的临床兴趣。费希尔参加了二战中加拿大军队并被俘,在战俘集中营度过数年。战后,他决心投身医学事业。他对卒中的兴趣是在与患者接触中产生的。一位特殊患者详细描述了他突发单眼盲的情节,这预示着半球卒中的发生。费希尔回顾文献发现卒中前的短暂发作较

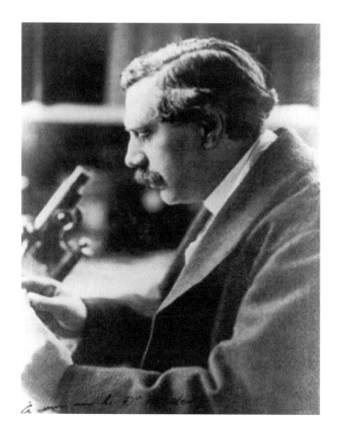

图1-4 查尔斯·富瓦(1882-1927)

少提及。费希尔通过仔细研究加拿大退伍军人医院卒中住院患者的病史，发现短暂的先兆症状很常见。对于卒中发生前出现短暂单眼盲的患者，费希尔推测引起阻塞的过程可能发生于颈部或头部的颈内动脉。一位患者在短暂单眼盲之后突然死亡。在其死后，Fisher解剖其颈部。不出所料，发现其颈内动脉阻塞[47]。之后他又收集报道了一系列颈内动脉阻塞患者并详细描述了临床病史及神经病学发现[48,49]。费希尔强调卒中前频繁出现的警报，"前驱症状如瘫痪、麻木感、麻刺感、言语不利、单眼盲

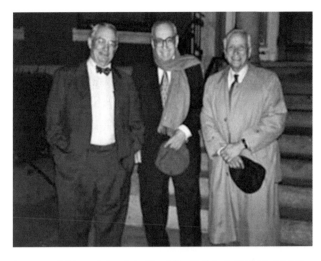

图1-8　杰伊·P·莫尔、查尔斯·米勒·费希尔和罗伯特·阿克曼

或眩晕"对于颈动脉病变的患者来说，往往预示卒中逼近[9]。后来他称之为短暂性脑缺血发作。

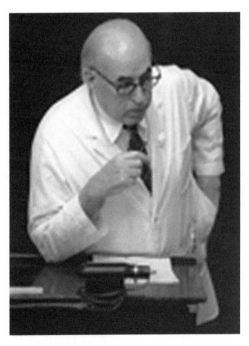

图1-6　1978年，查尔斯·米勒·费希尔做报告

同富瓦一样，费希尔也是一位病理学家及临床医生。在其加拿大早期生涯及随后在波士顿，他通过尸体解剖详尽检查了颈部及颅内动脉及其显微尺度的分支，获取了动脉从主动脉起始至颅内主要分支的标本。在1950年至1990年期间，费希尔对颈动脉病变的病理及临床特征[48-52]、颅内出血的病理及临床状况[53-56]、腔隙性脑梗死相关的病理临床综合征[57-59]、各种后循环的临床及病理征象及大脑和血管损伤[60-66]进行了大量观察。在费希尔的重要卒中著作出版之前，他的导师雷蒙德·亚当斯（Raymond Adams）和查尔斯·库比克（Charles Kubik）已经撰写了基底动脉阻塞的经典的临床病理描述性报告[67]。费希尔建立了美国首个卒中专科培训项目并启蒙教导了很多当今的老一辈卒中神经病学家。我有幸在1969—1970年间在他那里培训。图1-8是费希尔与杰伊·莫尔的近照。后者在20世纪70年代早期曾与我共事，开发和维护了"哈佛卒中登记"，同时也是卒中试验领域的领导者，也曾在费希尔那里培训。罗伯特·阿克曼（Robert Ackerman），作为PET扫描和卒中、非侵入性的卒中风险评估早期领域的先驱，曾接受费希尔的培训后来又成为其同事并担任波士顿卒中学会的组织者达30年。图1-8为莫尔、费希尔与阿克曼。阿克曼还培训了一些卒中专科医生，其中包括了这一领域未来的领导者［澳大利亚的杰弗里·唐南（Geoffrey Donnan）和史蒂文·戴维斯（Steven Davis）；法国和英国的让-克劳德·贝伦（Jean-Claude Baron）；美国的詹姆斯·格洛塔（James Grotta）和维肯·巴比基安（Viken

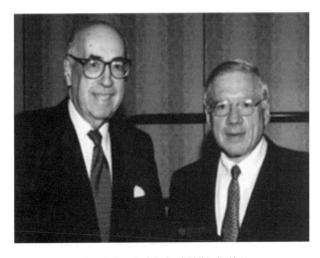

图1-7　1998年，米勒·费希尔与路易斯·凯普兰

Babikian)。

费希尔的报道包括了多种血管和大脑分布区脑梗死和脑出血患者临床征象和症状的严谨描述。尽管这些描述精细和全面,它们也存在着不足:①因为无法在生前获得精确诊断,所以依赖于死亡病例;②主要是病例,而缺乏各种具体情况下大病例组患者发病及频率的资料;③技术所限,难以获得精确诊断或病因分类或血管损伤的病理生理及它们对大脑的影响;④有关各种治疗的有效性信息很少。

1975 年至今

在 20 世纪的后 25 年里,对卒中的兴趣及知识激增。技术的进展使得可以对生前大脑和血管损伤的解剖及功能方面有更好的观测。大规模仔细研究的卒中患者的数据库及登记信息,帮助确认和量化了多种卒中综合征患者最常见的临床及实验室发现。流行病学研究为卒中的预防战略更精确地确定了危险因素。如今新的外科手术及内科措施已成为可能。治疗试验已经开始系统性地评估这些治疗方法的有效性及安全性。医生已经开始探索应用可以导入动脉系统内的装置,用以治疗包括动脉粥样硬化性狭窄、动脉瘤及血管畸形在内的多种动脉病变。另一些装置可取出阻塞颈部和头部动脉的血栓栓塞。溶栓已经可以实施,并且卒中被认为是需要紧急处理的医疗急症。很多医院已成立了卒中单元,很大程度上促进了卒中患者的治疗。

诊断技术的进步

技术革命很可能始于葡萄牙的神经外科医生埃加斯·莫尼兹(Egaz Moniz)(1874-1955)。莫尼兹手术暴露并短暂结扎了颈部段的颈内动脉,之后迅速手工注射了 30% 的碘化钠溶液,每隔一定时间获取头颅影像[68]。他最初用此技术研究怀疑为脑肿瘤的患者,之后开始研究卒中患者。至 1931 年其血管造影术的专著出版时[69],莫尼兹已经研究了 180 例患者;由于注射碘化钠出现了惊厥,改用另一种不透明造影剂——二氧化钍;并证实了生前颈内动脉阻塞的存在[68,69]。现代的血管造影术之父——瑞士人塞尔丁格(Seldinger),发明了一项技术,即拔出针头后一根小导管借助一可弯曲的导丝插入动脉内[70,71]。无需外科切口的颈动脉及椎动脉循环选择性导管血管造影术随后成为可能。新型造影剂和成像技术使血管造影更为安全

和准确。

英国电子乐器(EMI)研究实验室的亨斯菲尔德(Hounsfield)在 20 世纪 60 年代中期首次提出了 CT 的概念。在伦敦的阿特金森 - 莫雷医院首次应用[6]。1973 年 CT 在北美首次应用。第一代 CT 的片子很原始。但到了 20 世纪 70 年代晚期,第三代平扫使 CT 成为几乎是必不可少的重要诊断技术。20 世纪 80 年代中期,CT 在北美和欧洲大部分地区得以应用。CT 能清晰地辨别脑缺血和脑出血并确定多数脑梗死和脑出血的面积和部位。20 世纪 80 年代中期 MRI 的出现是临床医学史上又一大重要进展。与 CT 相比,在显示含有含铁血黄素的陈旧出血灶及血管畸形、邻近骨表面的损伤、后颅窝的结构方面,MRI 显示了其优势。MRI 还通过提供矢状位、冠状位及水平位不同断层的影像,使损伤更容易观察到。影像技术的进步使磁共振血管造影[72]和 CT 血管造影[73]显示大脑的血管系统成为可能。

富兰克林(Franklin)等在 1961 年将超声引入医学领域。他利用超声多普勒频移研究了犬血管的血流[6,74]。B 型超声很快便用于非侵入性的颅外颈动脉成像。至 20 世纪 80 年代早期,B 超、连续波谱和多普勒脉冲技术能可靠地探测颈部颈动脉及椎动脉严重的颅外血管阻塞性疾病。连续超声使医生可以研究这些阻塞性病变发生和进展的自然史并将疾病的发生及严重性与卒中的危险因素、症状及治疗相联系。1982 年,艾斯里德(Aaslid)等引入了高能量、双向、多普勒脉冲系统,利用低频研究颅内动脉,命名为“经颅多普勒超声”(TCD)[75]。TCD 使非侵入性探测活体颅内大动脉的阻塞性病变及其随后进展成为可能[76]。

20 世纪 70~80 年代,超声心动图及动态心电图极大促进了心脏疾病诊断及心源性栓子的检测。至 20 世纪 90 年代早期,临床医生可以安全地确定卒中患者大脑、心脏、血管多数重要病变的性质、程度及部位。现代技术的应用方便了非致死性卒中患者的临床 - 影像联系。至 20 世纪末,高级的脑成像技术,如 CT、MRI 及更新的磁共振模态包括液体衰减反转恢复(FLAIR)、弥散、灌注、功能 MRI、MR 波谱分析,将脑缺血的部位、严重程度及可恢复潜能展现给临床医生。通过 CT 血管造影、MR 血管造影及颅外和经颅超声能够安全快速地明确血管病变。在 21 世纪的第一个十年间,横断面成像的高分辨率 MR 和 CT 检查可以更好地确定动脉粥样硬化斑

块和其他动脉壁异常的性质。应用经食管超声心动图研究心源性及主动脉源性卒中。更多高级的血液学检查为研究引起和促进血栓形成的血凝状态异常开辟了新视角。临床医生最终能够快速并准确地识别和量化那些治疗脑缺血及脑出血所需的关键数据信息。

数据库和卒中登记

20 世纪中期,临床医生通过亲自研究小的病例组进一步认识临床表现。1935 年,阿林(Aring)和梅里特(Merritt)通过在波士顿城市医院一组患者的尸体解剖阐明了脑出血和脑梗死的鉴别诊断[77]。费希尔等学生研究描述了患有各种脑血管综合征的少量患者的临床发现。在 20 世纪 70 年代和 80 年代之间,技术进步使得确定非致死性、甚至轻微卒中及卒中前血管损伤的临床及实验室特征成为可能。随着临床及形态学特征的知识进展,临床医生自然收集到更多的数据。颅内出血或腔隙性脑梗死发生频率有多高?卒中的每一个临床亚型其临床症状和征象会持续多久?临床医生认识到只有研究分析包括代表性病例在内的大规模患者,才可能收集到有效、具有统计学意义的数据。20 世纪 70 年代计算机在医学领域的应用方便了大量复杂数据的存储及分析。大规模卒中患者数据的收集始于斯堪的纳维亚的达尔斯加 - 尼尔森(Dalsgaard-Nielsen)[78]和明尼苏达州罗彻斯特梅奥医院的临床医生诊治的病例组[79,80]。20 世纪 70 年代的哈佛合作卒中登记(Harvard Cooperative Stroke Registry)首次依托计算机登记前瞻性研究卒中患者[81]。世界范围内还建立了其他卒中登记及数据库,为临床及实验室现象和诊断提供了更大量信息[82-89]。南阿拉巴马州[90]、马萨诸塞州弗明汉[91]、英国牛津夏州[92]、宾夕法尼亚州李海山谷[93]、北卡罗来纳州的很多地区、俄勒冈州及纽约[94]的社区研究产生了重要的流行病学数据。基于计算机的登记及数据库毫无疑问帮助了大规模临床、放射、病理及流行病学信息的收集和分析[95,96]。识别易患卒中的多种危险因素尤其重要。目前的文章很大程度上依赖于这些研究,尤其是那些我亲身参与的[81,83,85]。

卒中单元、卒中专科医生和卒中护士

在 19 世纪及 20 世纪前 60 几年,几乎所有急性卒中的患者都在医院的普通病房里接受治疗。很少有卒中专科医生,没有卒中专科护士。专门从事卒中恢复性治疗的单元,几乎全部位于急诊医院的外面。在 20 世纪 60 年代和 70 年代之间,美国和欧洲的学术性医疗中心开始将神经科从内科中分离出来。这之后,在其他卒中患者继续接受全院范围内内科病房治疗的同时,一些拥有神经科的医院开始将卒中及其他神经科疾病的患者安置在神经科病房和私人病房。20 世纪 70 至 80 年代,医院将病情严重、需要经常监护的患者安置在专科重症监护病房(intensive care unit,ICU)。最先成立的为心脏、外科、及内科重症监护病房。大型医疗中心的神经外科医生及神经病学家成功创建了神经科的 ICU,配备有专门培训过的护士,以护理包括卒中在内的严重及急性神经功能障碍患者。一门新兴的神经学专科——神经重症,开始发展起来。

20 世纪 80 年代和 90 年代,一系列因素共同促进了卒中单元的发展及扩大。CT、MRI、超声及血管造影清晰地显示了卒中的复杂性及其病因和病理生理的多样性。除此之外,需要作出快速、安全的诊断,但这是需要经过特殊训练,具有专业知识和经验的。试验经费使学术性医疗中心可以雇用护理协调员。美国医院护理战略管理的发展促进了更迅速及有效地处理卒中患者。更新的疗法、外科手术、经皮介入、尤其是溶栓术使得将重症监护病房及专门的卒中单元中的卒中患者分离出来变得更加有利。

这些专门的单元由受过卒中培训且有经验的护士及内科医生和卒中神经科专家组成。这些卒中单元可以提供专业的护理;关注控制血压、液体容量及其他生理、生化因素;记录和操作便于快速充分的评估和治疗,指导治疗,开展随机的治疗试验,以及预防并发症;向患者及其家庭、照料者开展卒中及其预防的教育[97-100]。相比以往病房中卒中患者因其渺茫的预后而不受欢迎,他们还推动了对卒中康复的积极、乐观的态度。

随着这些单元尤其是在欧洲的增多,很明显,这是个重要进步。专门的卒中单元有力地降低了死亡率,控制了卒中的发病率,并使更多的患者保留了其独立性,能在卒中后回家[101-103]。在欧洲两大溶栓试验(ECASS I 和 ECASS II)开展期间[104,105],医院参与这些试验的神经科医生发展了专门的卒中单元,这些单元参与卒中患者总体医护工作并进行并发症的预防。结果,在 ECASS II 试验中溶栓组及安慰剂组的死亡率均得到了明显改善,安慰剂组的良好结局超过了其在以往任何溶栓试验中。专业化卒中单元的环境和护理使得结局更好。死亡率降低。更多的患者出院回家,较少一部分转移至慢性医院和医护疗养所。同样短期及长期的功能结局也得到了改善。毫无疑问,卒中单元是有效的。20世纪后几十年在急性卒中治疗上最重要的治疗进展便是卒中服务、卒中护理、卒中专科医生及卒中单元的发展。

内科及手术疗法的进展和随机试验

20世纪前半期,研究人员发现了华法林和肝素复合物的抗凝作用。约翰霍普金斯的一名医学生麦克林(McLean),首次从人体组织分离出一种抗凝复合物[6,106]。豪厄尔(Howell)和霍尔特(Holt)继续了麦克林的研究并将这种新的复合物命名为肝素[6,107]。林克(Link)等发现干草中一种天然香豆素复合物,在腐败为一种可导致家畜出血的物质过程中发生转换[6,108]。林克于1939年将双香豆素结晶,那之后很快许多实验室合成了可用于治疗的华法林型复合物[6]。20世纪50年代,临床医生开始将这些抗凝剂给予多种临床综合征主要基于脑缺血的阶段 - 短暂性脑缺血发作、进展性卒中、完全性卒中等患者。

早期随机疗法试验之一便是关于多种缺血性综合征患者抗凝治疗的有效性[109]。1962年报道的这个试验,仅包括443例患者,其中219例接受抗凝[109]。以今天的标准来看这一试验的方法学及分析是相当初级的。治疗是开放标签而非盲法,每个缺血组中患者的数目很少,终点依据各组的性质不同而各异;例如研究者分析了进展性"血栓形成"组患者(128例患者)的脑梗死进展及死亡率。这一研究先于 CT 平扫,因此脑梗死的进展评估只是依据临床。在20世纪的后几十年中,很多试验研究了抗凝在多种原因导致的脑缺血中的应用,尤其是房颤患者卒中的预防[110-113]。

受临床观察的启发,临床医生在20世纪中期开始转向将影响血小板功能的药物来替代华法林和香豆素。Craven 可能是首位临床观察了阿司匹林潜在的抗凝作用,他注意到牙科患者在使用阿司匹林后出血加重[6]。他力劝患者每天服用1或2片阿司匹林,之后在20世纪50年代中期在《密西西比河谷医学杂志》发表了这一方法基于8000名个体预防冠脉和大脑血栓形成的有效性研究[114,115],来自美国和英国关于阿司匹林预防短暂性单眼盲发作的有效性的病例报道使这一课题得到了更广泛的关注[116,117]。紧接着在20世纪70年代美国[118]和加拿大[119]进行了阿司匹林的试验。这些试验是许多有关多种抗血小板因子的试验中早期的部分,几乎都是研究了大量混杂着短暂脑缺血发作或小卒中的患者。

随后开展了评估阿司匹林与华法林预防缺血性卒中患者复发的相对安全性和有效性的试验,纳入了大量的缺血性卒中患者,WARSS(Warfarin-Aspirin Recurrent Stroke Study)试验[120]和 WASID(Warfarin-Asprin Symptomatic Intracranial Disease)试验[121]。WASID 试验纳入了病因为严重颅内动脉狭窄的患者。医生们越来越认识到华法林复合物在实践中很难使用。维生素 K 抑制剂间接作用于凝血系统。它受其他药物和食物的影响,很难保持在最佳抗凝的目标范围内。因此,许多患者间断地处于抗凝和脑缺血的风险中,并且出血是一个重要的问题。需要频繁的血液检查来监测抗凝指标。由于华法林临床起效需要时间,所以常规的在华法林起效前使用肝素。制药公司在市场上的新型抗凝剂有直接凝血酶抑制剂(达比加群)和 Xa 因子抑制剂(阿哌沙班、利伐沙班、依度沙班)。这些药物都是口服,起效迅速,用药初不需要肝素,具有固定的剂量免于长期血液检查,且不像维生素 K 抑制剂受其他药物和食物的影响。这些药物试验均与华法林比较了其在心房颤动患者的安全性和有效性[122-125],心房颤动是已知的脑栓塞的重要原因。这些新型抗凝剂颅内出血发生率低,并且卒中预防作用不低于华法林。

20世纪50年代早期,米勒·费希尔在其关于冠状动脉疾病的开创性的报告中推测,未来通过颈内动脉手术预防卒中的可行性[47,49]。20世纪50年代期间,外科医生报道了他们颈内动脉[126-128]及其他颅外动脉的手术经验[6,129-131]。为研究颅外动脉手术的有效性,一批神经病学家及以威廉·菲尔兹博士(William S Fields)为首的大胆的外科医生在20世纪60年代组织、开展了一大型手术试验[132,133]。试验命名为颅外动脉阻塞的联合研究(Joint Study of Extracranial Arterial Occlusion)并获得了美国心脏研究院的支持。这是首个比较外科手术治疗与内科治疗的试验。它在美国开展,将6535名患者

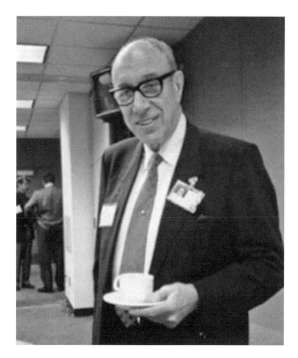

图1-9 威廉·菲尔兹(1913-2004)

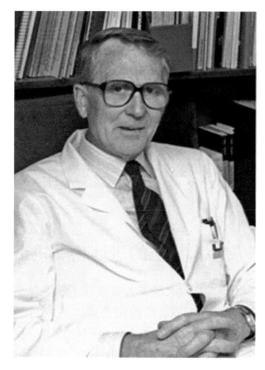

图1-10 亨利·J·伯内特爵士
Cerebrovascular Disease, Neurological Clinics Vol 1, No. 1. Philadelphia: W B Saunders, 1983.

随机分配到手术和非手术治疗组。试验中内科治疗组和外科治疗组的死亡率相同且死亡多是因为心脏原因。菲尔兹(图1-9)是研究脑血管疾病的先驱,多次在波士顿主办有关各种卒中状况的会议并将其内容发表,还是先驱卒中试验的研究者及组织者[6,134,135]。

在20世纪60年代和70年代之间,多纳希(Donaghy)等发明了显微外科技术将小动脉吻合起来[136,137]。他们的一名实习生,加齐·亚萨吉尔(Gazi Yasargil),发明了颅外到颅内(EC-IC)分流术用于治疗阻塞性血管疾病患者的脑缺血[138,140],为将这项技术引入临床实践中做了最重要的贡献。至1977年,在美国和欧洲广泛开展了连接颞浅动脉及大脑中动脉分支的旁路术。亨利·伯内特(Henry Barnett)(图1-10)组织开展了有关这些EC-IC分流术的试验,显示了与分流术相比内科治疗更为成功[141]。1985年发表的本项试验结果显著地减少了这一类手术的开展。

神经科医生和外科医生始终认为一些脑缺血患者在接受药物治疗后仍处于卒中发作的高风险状态,比如患有症状性动脉粥样硬化的颈内动脉闭塞和血流动力学障碍的患者。因此开展了一项通过正电子发射断层扫描(PET)检测同侧氧摄取分数的增加率,来明确脑缺血患者建立旁路后的功效[141,142]。该试验由于旁路术后30天内的同侧缺血性卒中发生率高而被提前终止[141,142]。

意识到实施颈动脉内膜切除术的病例数越来越多,亨利·伯内特针对症状性颈动脉病变的患者开展了一个试验来比较外科手术与内科治疗。此北美症状性颈动脉内膜切除术试验(NASCET)[143,144]和同时期的欧洲颈动脉外科手术试验(ECST)[145,146]显示了针对选择性患者的选择性病变且由低手术死亡率及并发症发生率的外科医生实施手术,颈动脉内膜切除术的有效性。在美国[147]及欧洲[148,149]随后开展了针对无症状患者颈动脉手术的试验。此后不久,美国的CREST试验(颈动脉内膜切除术与支架术)对颈动脉手术和支架术进行比较[150,151]。

在20世纪最后几十年,研究者热衷于随机临床试验。一些乐观者认为,未来将由通过在计算机上搜索试验数据库为其患者选择治疗方案的医生所主宰[152-154]。包括我在内的一些临床医生则对此持怀疑观点[155,156]。

溶栓治疗

自20世纪50年代起,少数临床医生报道了对一小部分卒中患者实施溶栓治疗[157-160]。这些早期的研究者采用牛或人的纤溶酶或链激酶。20 世纪 60 年代早期，约翰·斯特林·迈耶（John Sterling Meyer）等在底特律使 73 名进展性卒中患者在卒中发病 3 天内随机接受静脉内链激酶溶栓治疗和（或）只有同步的抗凝治疗[161,162]。一些患者的血块溶解，但在接受链激酶治疗的患者中 10 名死亡，而且一些患者发生了脑出血。在这些研究之后，链激酶和其他溶栓剂被认为风险太大而不敢应用于卒中患者，脑损伤及以往患过卒中是链激酶用于治疗系统性和心源性血栓栓塞的禁忌。

20 世纪 80 年代溶栓剂成功用于治疗冠状动脉血栓形成重新唤起了卒中溶栓治疗的兴趣。在德国亚琛，由克劳斯·珀克（Klaus Poeck）、赫尔曼·祖墨尔（Hermann Zeumer）、维尔纳·哈克（Werner Hacke）、安德雷斯·菲尔伯特（Andress Ferbert）、伯恩特·林格尔施泰因（Berndt Ringelstein）和海尔穆特·布鲁克曼（Helmut Bruckmann）领导的一组神经病学家用动脉内溶栓剂治疗前后循环的血栓形成[163,164]。早期结果发表在神经放射杂志上。随后哈克等在 1988 年的《卒中》杂志上发表了标志性文章，急性基底动脉血栓形成患者动脉内溶栓后血管再通有力证明了动脉内溶栓的有效性[165]。此后，研究者组成协作组，包括哈克及亚琛小组，波士顿新英格兰医学中心的米歇尔·佩辛（Michael Pessin）和我、克里夫兰医院的托尼·弗兰（Tony Furlan）及加利福尼亚拉霍亚斯克利普斯医院的格里高利·黛尔·佐伯（Gregory del Zoppo）和日本的森悦子（Etsuko Mori），开展了有关静脉内溶栓的研究，其中之一还得到了 Burrow-Welcome 基金的赞助[166,167]。这些及其他一些研究者在 20 世纪 80 年代后期及 90 年代早期开展了很多小型的有关动脉及静脉内溶栓使用及风险的观察性研究。这些研究中，在 CT 平扫排除脑出血后再进行血管造影且不移除导管；之后再将溶栓药物——链激酶，尿激酶或重组组织型纤溶酶原激活剂（rtPA）经静脉或动脉给予血管造影显示有颅内动脉阻塞的患者。溶栓后再经随访血管造影验证阻塞的血管是否再通。大多数研究，溶栓药物都是在症状出现 6~8 小时或更久后给予。在 20 世纪普林斯顿血管病会议上，佩辛、黛尔·佐伯和弗兰博士回顾了这些初步观察性、非随机研究的结果[168]。1990 年，一组研究者在德国海德堡召开了卒中溶栓治疗的首个会议[169]。这一会议的论文得以发表且随之出现了国际性卒中溶栓会议，起初是每两年一次而近些年是每年一次。这些早期基于血管造影的系列结果显示了再通与结局相关；再通的患者结局往往改善；动脉内治疗的再通率要高于静脉内治疗；动脉内治疗中对血块的处理促进了再通，同时脑出血是一个重要并发症，常发生于静脉内治疗后，因为它需要更大剂量的溶栓剂。

在早期这些令人鼓舞的结果的推动下，美国[由国立神经疾病及卒中协会（NINDS）支持并获得了基因泰克公司帮助][170]及欧洲[104,105]计划并发起了研究。与以往小规模观察性研究相比，这些研究是随机对照的，包括了更多的患者，无强制和建议的血管检查，在症状出现较短时间间隔内——90 分钟、180 分钟和 360 分钟便开始实施。在权威性的《新英格兰医学杂志》[170]上发表的 NINDS 研究的阳性结果推动美国迅速引入了用静脉内溶栓治疗急性缺血性卒中患者。1996 年夏，差不多是 NINDS rtPA 研究发表了 6 个月之后，美国食品与药品管理局（FDA）批准了 3 小时之内的 rtPA 治疗卒中患者。随后发表的治疗方案获得了美国心脏学会委员们的批准[171]，同时美国神经病学会[172]推荐依据 NINDS 试验的方法及纳入 - 排除标准实施静脉 rtPA 治疗。加拿大及欧洲药品授权当局较美国 FDA 稍晚些批准了 rtPA 的临床应用。2008 年，一项欧洲登记确认了组织纤溶酶原激活剂（tPA）在卒中症状发作后 3.0~4.5 小时之间施用的有效性[173]。欧洲和其他地区的官方颁发了延长 tPA 治疗的时间窗的许可证。一些文献记载在基底动脉阻塞的患者中，静脉内 tPA（IV tPA）在较长的时间窗（6~8 小时）内使用是有效的[174,175]。致力于在症状发作之后尽早使用 IV-tPA 治疗，激发了为时间窗内的患者提供配备 CT 扫描设备的专用救护车的可行性研究。

20 世纪 90 年代期间，临床医生及研究人员发起了应用尿激酶原动脉内溶栓的随机对照试验。这些试验在美国及加拿大展开[176,177]。较大的重组尿激酶原治疗急性脑血栓栓塞（PROACT Ⅱ）研究包括了 180 例血管造影显示大脑中动脉阻塞的患者，6 小时内给予动脉内溶栓治疗[177]。研究明确显示了治疗的有效性。但令人费解的是，FDA 没有批准动脉内溶栓。尽管如此，临床医生受到这一结果的鼓舞，仍继续给选择性的患者采取动脉内溶栓治疗。当取栓装置问世后，介入性动脉内溶栓药物的递送通常伴随或被通过动脉内导管放置的取栓装置替代。

20 世纪最后几年中,临床医生及研究者开始应用静脉内及动脉内溶栓并获取了一些结果。遗憾的是,仅有不到 5% 的卒中患者得以接受溶栓治疗。临床医生开始探索成立更多的卒中中心,使患者更快到达这些中心及快速评估和治疗的方案。他们还探索了借助当今大脑及血管影像[MRI/MR 血管造影术(MRA)、CT/CT 血管造影术(CTA)及颈部和经颅超声]来确定脑梗死的存在及程度,阻塞的供血动脉的存在及性质,以此来延长治疗窗。继续有研究在确定最佳治疗(静脉内或动脉内溶栓治疗,有或无机械性取栓)最佳年龄和并发症的患者、动脉闭塞的病变症状出现后的最佳时机。

机械设备

20 世纪的后 25 年,与治疗相关的两种最流行的声音便是"循证"和微创手术。在 20 世纪 70 年代,医生开始探索非手术方法封闭脑动脉瘤和血管畸形。这很大程度上归功于前苏联的神经外科医生斯卑依克(Serbinenko),他率先使用了经动脉系统引入的可拆分橡胶球囊[178]。斯卑依克用球囊封闭动脉瘤的供血动脉,并能闭塞动脉瘤而保全供血动脉。他还用球囊阻塞了供应动静脉畸形(AVM)的动脉。此后,介入医生们开始使用硅酮可拆分球囊[179]。然而球囊治疗动脉瘤的应用是有限的,因为很多球囊与动脉瘤的管腔形状不一致且会对动脉瘤壁施加压力。一项重大进展便是纤维包裹的铂弹簧圈,通过动脉瘤颈植入,以闭塞动脉瘤。意大利放射学家古列米(Guglielmi)发明了至今仍常用来闭塞动脉瘤的电解可拆分弹簧圈[180]。后来引入了支架以帮助确保弹簧圈被引导到动脉瘤囊中。通过微导管在支架展开后进行血管内盘绕;弹簧圈在支架被引入前预先通过支架支柱前进或已经被放置在动脉瘤囊内,弹簧圈放置在支架和血管壁之间[181,182]。此后,在 21 世纪的第一个十年,导流支架被用于大的颅内动脉瘤的治疗。这些导流器改变动脉瘤颈部附近的血流,诱导动脉瘤囊中的血栓形成,同时保持母血管和相邻分支中的生理血流[183,184]。这主要用于治疗大的动脉瘤。之后的观察性研究及试验显示动脉瘤的介入治疗至少与外科治疗同样有效且死亡率、并发症发生率更低。20 世纪接近尾声之际,神经外科的医生开始训练

介入治疗。在过去 20 年中,接受过培训以提供介入性经血管治疗的神经外科医生,神经科医生和神经放射学家的数量急剧增加。因此,现在在美国和欧洲有 60% 或更多的颅内动脉瘤采取血管内治疗。

20 世纪后半期,医生探索了多种治疗脑血管畸形的方法[185]。卢森霍普(Luessenhop)和斯宾塞(Spence)用硅胶珠通过颅外动脉导管尝试闭塞供应 AVM 的动脉并于 1960 年报道了首例[186]。随后,神经外科医生及介入放射学家开始用多种材料通过动脉内导管闭塞 AVM——微导管、胶及组织黏性物、珠体和其他颗粒、微线圈、缝线和球囊[185]。在 20 世纪的最后几十年,常根据畸形的特征,相继和选择性地运用介入治疗、放射及外科手术。

20 世纪 60 年代和 70 年代早期,研究者探索了应用导管系统扩张动物的动脉。安德列斯·格林特齐格(Andreas Gruentzig)因将血管成形术引入临床实践而获得赞誉。1978 年,格林特齐格报道了前 5 例冠脉血管成形术的结果[187],并于一年后报道了此类处理前 50 例患者的结果[188]。受到血管成形术在冠状动脉成功应用的鼓舞,研究人员及临床医生开始探索血管成形术应用于供脑血管。球囊血管成形术用于颈动脉病变的血管内治疗始于 1980 年[189]。科贝尔(Kerber)等报道了动脉成形术首次用于治疗颈动脉狭窄[190]。之后 1983 年博肯海姆(Bockenheimer)和马蒂耶斯(Mathias)发表了第二批小病例组结果[191]。1987 年,塞隆(Theron)等发表了首次较大规模用血管成形术治疗颅外狭窄患者(48 例患者)的报告;技术成功率是 94%,严重卒中死亡率是 4.1%[192]。冠状动脉血管成形术逐渐流行,至 1995 年,已经足以发表一篇包括了 523 例患者及世界范围内经验的综述[189,193]。基于支架用于冠脉经皮介入术所带来的结局改善,支架连同球囊血管成形术用于颈动脉狭窄得以发展。

至 20 世纪末,颅外颈动脉狭窄的支架治疗已欲取代外科动脉内膜切除术,同时试验开始比较这两种治疗策略。在一项大型随机试验中,颈动脉内膜切除术和颈动脉支架植入术的结果非常相似,老年患者的手术效果略好,年轻患者的支架稍微更合理[150,151]。介入医生也开始用血管成形术和支架治疗颅内动脉狭窄病变[194]并对蛛网膜下腔出血患者痉挛的动脉实施血管成形术。开始制作并运用帮

助将血块取出的设备。对于血栓形成所致的急性卒中患者，介入医生可以采用化学(溶栓剂)或机械手段将动脉中的栓子取出，在此过程中可通过血管成形术和支架维持动脉弹性。多个学科专家包括神经病学家、神经放射学家、神经外科医生、血管外科医生及心脏病学家，都在训练后开展介入治疗。与平常的医疗设备箱相比，介入医生可用的设备更像是个硬件库。本世纪末，医生开始探索应用安置在主动脉的过滤器捕获心脏手术中产生的主动脉的或其他一些碎屑，并用安置在主动脉的球囊增加脑血管阻塞及蛛网膜下腔出血后血管收缩所致的脑缺血患者的脑血流。

卒中作为脑和血管病的范例

卒中是个局灶性、境界清楚的脑损伤原型。米勒·费希尔喜欢说神经病学学习是从"一个个卒中"开始的。了解局灶性脑梗死和脑出血患者的症状和征象可作为理解各种脑结构及区域功能的手段。认识到额叶脑出血患者的临床表现毫无疑问可以帮助临床医生了解额叶肿瘤、局部感染、萎缩及其他一些疾病进程。依据 CT 和 MRI 准确定位脑梗死及脑出血的能力，很大程度上方便了解剖 - 生理相关性的研究。卒中患者及动物模型的研究加深了对脑电生理学、化学、药理学及普通生理学研究。

卒中同时也为血管疾病的研究提供了一个模型。动脉粥样硬化、栓塞及血栓形成也常是影响除大脑之外很多重要器官的系统性障碍。脑血管床损伤的形态学、演变及病因学信息毫无疑问影响了对冠状动脉、肾动脉及肢体动脉的了解。当然，反之也是正确的。很显然，卒中临床医生可以也应该从研究身体其他部位血管疾病的临床医生和研究者身上学习获益。类似地，心源性卒中患者的研究也推动了心脏及其疾病的了解[195]。卒中患者多伴

有血液凝固异常。卒中潜在的出凝血异常机制的阐述推动了对有形成分及血清学成分、血管内皮及其在凝血中作用的全面了解。

卒中管理

必须强调，卒中管理不同于单个卒中患者的管理。多数卒中起源于系统性疾病，如高血压、动脉粥样硬化、心脏病及凝血障碍。这些状况深远地影响了身体的其他器官及总体健康，同时还有大脑和中枢神经系统。专家有时只看到并治疗了身体某个部位却忽略了总体情况，就像盲人摸象。作为医生，我们必须确保整体系统性疾病如高血压和动脉粥样硬化，得到应有的详尽和长期关注。作为进入医疗保健系统的门户，接诊卒中患者的临床医生可以也应该成为预防疾病及纠正不健康行为的关键角色。

卒中还导致了其他健康问题。这些不仅包括急性并发症，还有一些问题比如由于步态改变引起关节结构如髋关节、膝关节和踝关节磨损增加；呼吸和反复的支气管肺感染；膀胱排空能力下降，增加了尿道感染的几率。并发症在第 19 章讨论。对于卒中患者及他们的家庭朋友，卒中还有深远的社会、心理及经济上的影响。负责卒中患者的医师必须考虑到这种情形的多个方面并充分利用其他医疗和辅助医护人员的作用。家庭往往与患者同样需要关注、教育和陪伴。在为内科医生[196]和公众[197-199]写的其他书中，我花相当大的精力介绍了患者尤其是神经疾病患者护理的一般思路。

其他器官共同维持着脑功能正常。脑功能和活动能力的任何改变都显著影响生活质量。没有任何一个医疗任务比照顾一个卒中患者更复杂、涉及面更广、更重要且具有更大潜在回报。

（陶晓晓　杨晓萌 译　杜万良 校）

参考文献

1. Hodgins E. *Episode: Report On the Accident Inside My Skull*. New York, NY: Atheneum, 1964, pp 7–14.

2. Carroll L. *Alice's Adventures in Wonderland*. New York, NY: Dutton, 1929, pp 93–94.

3. Osler W. Aequanimitas. In *Aequanimitas With Other Addresses to Medical Students,* *Nurses and Practitioners Of Medicine*. Philadelphia, PA: Blakiston, 1932, pp 8–9.

4. Go AS, Mozaffrian D, Roger VL et al. Executive summary: Heart disease and stroke statistics – 2014 update: A report

from the American Heart Association. *Circulation* 2014;**129**(3):399–410.

5. Rosamond W, Flegal K, Friday G et al. Heart disease and stroke statistics – 2007 update: A report from the American heart Association Statistics Committee and Stroke Statistics Committee. *Circulation* 2007;**115**(5):e69–e171.

6. Fields WS, Lemak NA. *A History Of Stroke: Its Recognition and Treatment*. New York, NY: Oxford University Press, 1989.

7. Gilman S. Russell N DeJong. 1907–1990. *Ann Neurol* 1991;**29**:108–109.

8. Friedlander WJ. About three old men: An inquiry into how cerebral atherosclerosis has altered world politics. *Stroke* 1972;**3**:467–473.

9. Bruenn HG. Clinical notes on the illness and death of president Franklin D. Roosevelt. *Ann Intern Med* 1970;**72**:579–591.

10. McHenry LC Jr. *Garrison's History Of Neurology*. Springfield, IL: Charles C Thomas Publisher, 1969.

11. Linenthal AJ. *First a Dream: The History of Boston's Jewish hospitals, 1896 to 1928*. Boston, MA: Beth Israel Hospital, 1990, pp 276–294.

12. Blumgart HL, Schlesinger MJ, Davis D. Studies on the relation of the clinical manifestations of angina pectoris, coronary thrombosis, and myocardial infarction to the pathological findings. *Am Heart J* 1940;**19**:1–9.

13. Blumgart HL, Schlesinger MJ, Zoll PM. Angina pectoris, coronary failure, and acute myocardial infarction. *JAMA* 1941;**116**:91–97.

14. Blumgart HL. Caring for the patient. *N Engl J Med* 1964;**270**:449–456.

15. Nuland S. *Doctors, Bibliography Of Medicine*. Birmingham, AL: Libraries of Gryphon Editions, 1988.

16. Adams F. *The Genuine Works of Hippocrates: Translated from the Greek*. Baltimore, MD: Williams & Wilkins, 1939.

17. Clark E. Apoplexy in the Hippocratic writings. *Bull Hist Med* 1963;**37**:301–314.

18. Vesalius A. *De Humani Corporis Fabrica*. Basileae, Italy: J Oporini, 1543.

19. Wepfer JJ. *Observationes Anatomicae, Ex Cadaveribus Eorum, Quos Sustulit Apoplexia, Cum Exercitatione De Ejus Loco Affecto*. Schaffhausen, Germany: Joh. Caspari Suteri, l658.

20. Gurdjian ES. History of occlusive cerebrovascular disease: I. From Wepfer to Moniz. *Arch Neurol* 1979;**36**:340–343.

21. Willis T. *The London Practice Of Physick*. London: Thomas Basset at the George in Fleet Street and William Crooke at the Green-Dragon without Temple-Bar, 1685.

22. Willis T. *Cerebri Anatome: Cui Accessit Nervorum Descriptio Et Usus*. London: J Flesher, 1664.

23. Willis T. Instructions and prescripts for curing the apoplexy. In *The London Practice of Physic* (Portage S, ed.), 1679.

24. Zimmer C. *Soul Made Flesh: The Discovery Of the Brain and How It Changed the World*. New York, NY: William Heinemann (Random House), 2004.

25. Caplan LR. Posterior circulation ischemia: Then, now, and tomorrow. The Thomas Willis lecture – 2000. *Stroke* 2000;**31**:2011–2023.

26. Morgagni GB. *The Seats and Causes Of Disease Investigated By Anatomy*. Translated by B Alexander. London: Millar and Cadell, 1769. Birmingham: Classics of Medicine Library, 1983.

27. Cheyne J. *Cases of Apoplexy and Lethargy With Observations Upon the Comatose Diseases*. London: J Moyes Printer, 1812.

28. Abercrombie J. *Pathological and Practical Researches On Diseases Of the Brain and Spinal Cord*. Edinburgh: Waugh and Innes, 1828.

29. Hooper R. *The Morbid Anatomy Of the Human Brain Illustrated By Coloured Engravings Of the Most Frequent and Important Organic Diseases To Which That Viscus Is Subject*. London: Rees, Orme, Brown & Green, 1831.

30. Cruveilher J. *Anatomie Pathologique Du Corps Humain: Descriptions Avec Figures Lithographiées Et Caloriées Des Diverses Alterations Morbides Dont Le Corps Humain Est Susceptible*. Paris: J B Bailliere, 1835–1842.

31. Carswell R. *Pathological Anatomy: Illustrations Of the Elementary Forms Of Disease*. London: Longman, 1838.

32. Bright R. *Reports Of Medical Cases, Selected With a View Of Illustrating the Symptoms and Cures Of Diseases By a Reference To Morbid Anatomy*. London: Longman, Rees, Orme, Brown & Green, 1831.

33. Fisher CM. The history of cerebral embolism and hemorrhagic infarction. In *The Heart and Stroke*

(Furlan A, ed.), Berlin: Springer-Verlag, 1987, pp 3–16.

34. Virchow R. Ueber die akut entzundung der arterien. *Virchows Arch Path Anat* 1847;**1**:272–378.

35. Duret H. Sur la distribution des arteres nouricieres du bulbe rachidien *Arch Physiol Norm Pathol* 1873;**2**:97–113.

36. Duret H. Recherches anatomiques sur la circulation de l'encephale. *Arch Physiol Norm Pathol* 1874;**3**:60–91,316–353.

37. Stopford JS. The anatomy of the pons and medulla oblongata. *J Anat Physiol* 1928;**50**:225–280.

38. Foix C, Hillemand P. Irrigation de la protuberance. *C R Soc Biol (Paris)* 1925;**92**:35–36.

39. Foix C, Hillemand P. les Arteres de l'axe encephalique jusqu'au diencephale inclusivement. *Rev Neurol (Paris)* 1925;**41**:705–739.

40. Foix C, Levy M. les Ramollissements sylviens. *Rev Neurol (Paris)* 1927;**43**:1–51.

41. Caplan LR. Charles Foix – the first modern stroke neurologist. *Stroke* 1990;**21**:348–356.

42. Osler W. *The Principles and Practice Of Medicine* (5th ed). New York, NY: D Appleton, 1903.

43. Gowers WR. *A Manual Of Disease Of the Nervous System*. London: J & A Churchill, 1893.

44. Wilson SAK, Bruce AN. *Neurology* (2nd ed). London: Butterworth–Heinmann, 1955.

45. Foix C, Masson A. Le Syndrome de l'artere cerebrale posterieure. *Presse Med* 1923;**31**:361–365.

46. Foix C, Hillemand P. Les syndromes de l'artere cerebrale anterieure. *Encephale* 1925;**20**:209–232.

47. Estol CJ. Dr C Miller Fisher and the history of carotid artery disease. *Stroke* 1996;**27**:559–566.

48. Fisher CM. Occlusion of the internal carotid artery. *Arch Neurol Psychiatry* 1951;**65**:346–377.

49. Fisher CM. Occlusion of the carotid arteries. *Arch Neurol Psychiatry* 1954;**72**:187–204.

50. Fisher CM, Ojemann RG. A clinico-pathologic study of carotid endarterectomy plaques. *Rev Neurol* 1986;**142**:573–589.

51. Fisher CM. Observations of the fundus oculi in transient monocular blindness. *Neurology* 1959;**9**:333–347.

52. Fisher CM. Facial pulses in internal carotid artery occlusion. *Neurology* 1970;**20**:476–478.

53. Fisher CM. The pathology and pathogenesis of intracerebral hemorrhage. In *Pathogenesis and Treatment Of Cerebrovascular Disease* (Fields WS, ed.), Springfield, IL: CharlesThomas Publishers, 1961, pp 295–317.

54. Fisher CM. Clinical syndromes in cerebral hemorrhage. In *Pathogenesis And Treatment Of Cerebrovascular Disease* (Fields WS, ed.), Springfield, IL: CharlesThomas Publishers, 1961, pp 318–342.

55. Fisher CM. Pathological observations in hypertensive cerebral hemorrhage. *J Neuropathol Exp Neurol* 1971;**30**:536–550.

56. Fisher CM, Picard EH, Polak A, Dalal P, Ojemann R. Acute hypertensive cerebellar hemorrhage: Diagnosis and surgical treatment. *J Nerv Ment Dis* 1965;**140**:38–57.

57. Fisher CM, Lacunes: Small deep cerebral infarcts. *Neurology* 1965;**15** 774–784.

58. Fisher CM. The arterial lesions underlying lacunes. *Acta Neuropath (Berlin)* 1969;**12**:1–15.

59. Fisher CM. Pure motor hemiparesis of vascular origin. *Arch Neurol* 1965;**13**:30–44.

60. Fisher CM, Karnes W, Kubik CS. Lateral medullary infarction. The pattern of vascular occlusion. *J Neuropath Exp Neurol* 1961;**20**:323–379.

61. Fisher CM. A new vascular syndrome – "the subclavian steal". *N Engl J Med* 1961;**265**:912.

62. Fisher CM, Caplan LR. Basilar artery branch occlusion: a cause of pontine infarction. *Neurology* 1971;**21**:900–905.

63. Fisher CM. The posterior cerebral artery syndrome. *Can J Neurol Sci* 1986;**13**:232–239.

64. Fisher CM. Ocular bobbing. *Arch Neurol* 1964;**11**:543–546.

65. Fisher CM. Some neuro-opthalmological observations. *J Neurol Neurosurg Psychiatry* 1967;**30**:383–392.

66. Fisher CM. The "herald hemiparesis" of basilar artery occlusion. *Arch Neurol* 1988;**45**:1301–1303.

67. Kubik CS, Adams RD. Occlusion of the basilar artery: A clinical and pathological study. *Brain* 1946;**69**:73–121.

68. Moniz E. l'Encephalographie artèrielle, son importance dans la localization des tumeurs cérébrales. *Rev Neurol (Paris)* 1927;**2**:72–90.

69. Moniz E. *l'Angiographie Cérébrale*. Paris: Masson, 1931.

70. Gurdjian ES, Gurdjian ES. History of occlusive cerebrovascular disease: II. After Moniz with special reference to surgical treatment. *Arch Neurol* 1979;**36**:427–432.

71. Seldinger SI. Catheter replacement of the needle in percutaneous arteriography. *Acta Radiol* 1953;**39**:368–376.

72. Edelman RC, Mattle HP, O'Reilly GV, et al. Magnetic resonance imaging of flow dynamics in the circle of Willis. *Stroke* 1990;**21**:56–65.

73. Knauth M, von Kummer R, Jansen O, et al. Potential of CT angiography in acute ischemic stroke. *Am J Neuroradiol* 1997;**18**:1001–1010.

74. Franklin DL, Schlegel WA, Rushner RF. Blood flow measured by Doppler frequency shift of back-scattered ultrasound. *Science* 1961;**134**:564–565.

75. Aaslid R, Markwalder TM, Nornes H. Non-invasive transcranial Doppler ultrasound recording of flow velocity in basal cerebral arteries. *J Neurosurg* 1982;**57**:769–774.

76. Caplan LR, Brass LM, DeWitt LD, et al. Transcranial Doppler ultrasound: Present status. *Neurology* 1990;**40**:696–700.

77. Aring CD, Meritt HH. Differential diagnosis between cerebral hemorrhage and cerebral thrombosis. *Arch Intern Med* 1935;**56**:435–456.

78. Dalsgaard-Nielsen T. Survey of 1000 cases of apoplexia cerebri. *Acta Psychiatr Neurol Scand* 1955;**30**:169–185.

79. Whisnant JP, Fitzgibbons JP, Kurland LT, et al. Natural history of stroke in Rochester, Minnesota, 1945 through 1954. *Stroke* 1971;**2**:11–22.

80. Matsumoto N, Whisnant JP, Kurland LT, et al. Natural history of stroke in Rochester, Minnesota, 1955 through 1969: An extension of a previous study 1945 through 1954. *Stroke* 1973;**4**:20–29.

81. Mohr JP, Caplan LR, Melski JW, et al. The Harvard Cooperative Stroke Registry: A prospective registry. *Neurology* 1978;**28**:754–762.

82. Kunitz S, Gross CR, Heyman A, et al. The Pilot Stroke Data Bank: Definition, design, and data. *Stroke* 1984;**15**:740–746.

83. Caplan LR, Hier DB, D'Cruz I. Cerebral embolism in the Michael Reese Stroke Registry. *Stroke* 1983;**14**:530–536.

84. Chambers BR, Donnan GA, Bladin PF. Patterns of stroke: An analysis of the first 700 consecutive admissions to the Austin Hospital Stroke Unit. *Aust N Z J Med* 1983;**13**:57–64.

85. Foulkes MA, Wolf PA, Price TR, et al. The Stroke Data Bank: Design, methods, and baseline characteristics. *Stroke* 1988;**19**:547–554.

86. Bogousslavsky J, Mille GV, Regli F. The Lausanne Stroke Registry: An analysis of 1,000 consecutive patients with first stroke. *Stroke* 1988;**19**:1083–1092.

87. Moulin T, Tatu L, Crepin-Leblond T, Chavot D, Berges S, Rumbach T. The Besancon Stroke Registry: An acute stroke registry of 2,500 consecutive patients. *Eur Neurol* 1997;**38**(1):10–20.

88. Heuschmann PU, Kolominsky-Rabas PL, Misselwitz B, et al.; German Stroke Registers Study Group. Predictors of in-hospital mortality and attributable risks of death after ischemic stroke: The German Stroke Registers Study Group. *Arch Intern Med* 2004;**164**:1761–1768.

89. Vemmos KN, Takis CE, Georgilis K, Zakopoulos NA, Lekakis JP, Papamichael CM, Zis VP, Stamatelopoulos S. The Athens stroke registry: Results of a five-year hospital-based study. *Cerebrovasc Dis* 2000;**10**:133–141.

90. Gross CR, Kase CS, Mohr JP, et al. Stroke in south Alabama: Incidence and diagnostic features-a population based study. *Stroke* 1984;**15**:249–255.

91. Wolf PA, Kannel WB, Dauber TR. Prospective investigations: The Framingham study and the epidemiology of stroke. *Adv Neurol* 1978;**19**:107–120.

92. Oxfordshire Community Stroke Project. Incidence of stroke in Oxfordshire: First year's experience of a community stroke registry. *BMJ* 1983;**287**:713–717.

93. Alter M, Sobel E, McCoy RC, et al. Stroke in the Lehigh Valley: Incidence based on a community-wide hospital registry. *Neuroepidemiology* 1985;**4**:1–15.

94. Yatsu FM, Becker C, McLeroy K, et al. Community hospital-based stroke programs: North Carolina, Oregon, and New York: I. Goals, objectives, and data collection procedures. *Stroke* 1986;**17**:276–284.

95. Mohr JP. Stroke data banks [editorial]. *Stroke* 1986;**17**:171–172.

96. Caplan LR. Stroke data banks, then and now. In *Basis For a Classification Of Cerebrovascular Disease* (Courbier R, ed.). Amsterdam: Excerpta Medica, 1985, pp 152–162.

97. Caplan LR. Caplan's short rendition of stroke during the 20th century: Part 2. A short history. *Int J Stroke* 2006;**1**:228–234.

98. Indredavik B, Bakke F, Solberg R et al. Benefit of a stroke unit: a randomized controlled trial. *Stroke* 1991;**22**:1026–1031.

99. Indredavik B, Slordahl SA, Bakke F, Rokseth R, Haheim LL. Stroke unit treatment. Long term effects. *Stroke* 1997;**28**:1861–1866.

100. Diez-Tejedor E, Fuentes B. Acute care in stroke: Do stroke units make the difference? *Cerebrovasc Dis* 2001;**11**(Suppl 1):31–39.

101. Birbeck GL, Zingmond DS, Cui X, Vickrey BG. Multispecialty stroke services in California hospitals are associated with reduced mortality. *Neurology* 2006;**66**:1527–1532.

102. Stroke Unit Trialists' Collaboration. Collaborative systematic review of the randomized trials of organised in-patient (stroke unit) care after stroke. *BMJ* 1997;**314**:1151–1159.

103. Stroke Unit Trialists' Collaboration. How do stroke units improve patient outcomes? A collaborative systematic review of the randomized trials. *Stroke* 1997;**28**:2139–2144.

104. Hacke W, Kaste M, Fieschi C et al. Intravenous thrombolysis with recombinant tissue plasminogen activator for acute hemispheric stroke. The European Cooperative Acute Stroke Study (ECASS). *JAMA* 1995;**274**:1017–1025.

105. Hacke W, Kaste M, Fieschi C et al. for the Second European-Australasian Acute Stroke Study Investigators. Randomised double-blind placebo-controlled trial of thrombolytic therapy with intravenous alteplase in acute ischaemic stroke (ECASS-ll). *Lancet* 1998;**352**:1245–1251.

106. McLean J. The thromboplastic action of cephalin. *Am J Physiol* 1916;**41**:250–257.

107. Howell WH, Holt E. Two new factors in blood coagulation – heparin and pro-antithrombin. *Am J Physiol* 1918;**47**:328–341.

108. Link KP. The discovery of dicumarol and its sequels. *Circulation* 1959;**19**:97–107.

109. Baker RN, Broward JA, Fang HC, et al. Anticoagulant therapy in cerebral infarction. Report on cooperative study. *Neurology* 1962;**12**:823–835.

110. The Boston Area Anticoagulation Trial for Atrial Fibrillation Investigators. The effect of low-dose warfarin on the risk of stroke in patients with nonrheumatic atrial fibrillation. *N Engl J Med* 1990;**323**:1505–1511.

111. Petersen P, Godtfredsen J, Boysen G et al. Placebo-controlled, randomized trial of warfarin and aspirin for prevention of thromboembolic complications in chronic atrial fibrillation: The Copenhagen AFASAK study. *Lancet* 1989;**1**:175–179.

112. The Stroke Prevention in Atrial Fibrillation Investigators. The stroke prevention in atrial fibrillation study: Final results. *Circulation* 1991;**84**:527–539.

113. EAFT (European Atrial Fibrillation Trial) Study Group. Secondary prevention in non-rheumatic atrial fibrillation after transient ischaemic attack or minor stroke. *Lancet* 1993;**342**:1255–1262.

114. Craven LL. Experiences with aspirin (acetylsalicylic acid) in the nonspecific prophylaxis of coronary thrombosis. *Mississippi Valley Med J* 1953;**75**:38–44.

115. Craven LL. Prevention of coronary and cerebral thrombosis. *Mississippi Valley Med J* 1956;**78**:213–215.

116. Mundall J, Quintero P, von Kaulla K, et al. Transient monocular blindness and increased platelet aggregability treated with aspirin – a case report. *Neurology* 1971;**21**:402.

117. Harrison MJG, Marshall J, Meadows JC, et al. Effect of aspirin in amaurosis fugax. *Lancet* 1971;**2**:743–744.

118. Fields WS, LeMak NA, Frankowski RF, Hardy RJ. Controlled trial of aspirin in cerebral ischemia. *Stroke* 1977;**8**:301–316.

119. The Canadian Cooperative Study Group. A randomized trial of aspirin and sulfinpyrazone in threatened stroke. *N Engl J Med* 1978;**299**:53–59.

120. Mohr JP, Thompson JLP, Lazar RM et al. for the Warfarin-Aspirin Recurrent Stroke Study Group. A comparison of warfarin and aspirin for the prevention of recurrent ischemic stroke. *N Engl J Med* 2001;**345**:1444–1451.

121. Chimowitz MI, Lynn MJ, Howlett-Smith H, et al. Comparison of warfarin and aspirin for symptomatic intracranial arterial stenosis. *N Engl J Med* 2005;**352**:1305–1316.

122. Connolly SJ, Ezekowitz MD, Yusuf S, et al. RELY Steering Committee and Investigators. Dabigatran versus warfarin in patients with atrial fibrillation. *N Engl J Med* 2009;**361**:1139–1151.

123. Granger CB, Alexander JH, McMurray JJ, et al. ARISTOTLE Committees and Investigators. Apixaban versus warfarin in patients with atrial fibrillation. *N Engl J Med* 2011;**365**:981–992.

124. Patel MR, Mahaffey KW, Garg J, et al. ROCKET-AF Investigators. Rivaroxaban versus warfarin in nonvalvular atrial fibrillation. *N Engl J Med* 2011;**365**:883–891.

125. Giugliano RP, Ruff CT, Braunwald E, et al. ENGAGE AF-TIMI 48 Investigators. Edoxaban versus warfarin in patients with atrial fibrillation. *N Engl J Med* 2013;**369**:2093–2104.

126. Eastcott HHG, Pickering GW, Rob CG. Reconstruction of internal carotid artery in a patient with intermittent attacks of hemiplegia. *Lancet* 1954;**2**:994–996.

127. DeBakey ME. Successful carotid endarterectomy for cerebrovascular insufficiency. Nineteen years follow-up. *JAMA* 1975;**233**:1083–1085.

128. Carrea R, Molins M, Murphy G. Surgical treatment of spontaneous thrombosis of the internal carotid artery in the neck. Carotid–carotideal anastamosis. *Acta Neurol Latinoamer* 1955;**1**:71–78.

129. Cooley DA, Al-Naaman YD, Carton CA. Surgical treatment of arteriosclerotic occlusions of common carotid artery. *J Neurosurg* 1956;**2**:1265–1267.

130. Cate WR Jr, Scott HW. Cerebral ischemia of central origin. Relief by subclavian–vertebral artery thrombendarterectomy. *Surgery* 1959;**45**:19–31.

131. Thompson JE. The evolution of surgery for the treatment and prevention of stroke: The Willis lecture. *Stroke* 1996;**27**:1427–1434.

132. Fields WS, North RR, Hass WK et al. Joint Study of Extracranial Arterial Occlusion as a Cause of Stroke: Organization of study and survey of patient population. *JAMA* 1968;**203**:955–960.

133. Hass WK, Fields WS, North R et al. Joint Study of Extracranial Arterial Occlusion. II. Arteriography, techniques, sites, and complications. *JAMA* 1968;**203**:961–968.

134. Fields WS (ed). *Pathogenesis and Treatment Of Cerebrovascular Disease*. Springfield, IL: Charles C Thomas Publisher, 1961.

135. Fields WS, Sahs AL (eds). *Intracranial Aneurysms and Subarachnoid Hemorrhage*. Springfield, IL: Charles C Thomas Publisher, 1965.

136. Maroon JC, Donaghy RMP. Experimental cerebral revascularization with autogenous grafts. *J Neurosurg* 1973;**38**:172–179.

137. Hunter KM, Donaghy RMP. Arterial micrografts. An experimental study. *Can J Surg* 1973;**16**:23–27.

138. Yasargil MG, Krayenbuhl HA, Jacobson JH. Microneurosurgical arterial reconstruction. *Surgery* 1970;**67**:221–233.

139. Yasargil MG (ed). *Microsurgery Applied To Neurosurgery*. Stuttgart: George Thieme Verlag, 1969.

140. EC/IC Bypass Study Group. Failure of extracranial–intracranial arterial bypass to reduce the risk of ischemic stroke: results of an international randomized trial. *N Engl J Med* 1985;**313**:191–200.

141. Powers WJ, Clarke WR, Grubb RL et al. for the COSS Investigators. Extracranial–intracranial bypass surgery for stroke prevention in hemodynamic cerebral ischemia. The Carotid Occlusion Surgery Randomized Trial. *JAMA* 2011;**306**(18):1983–1992.

142. Caplan LR. Bypassing trouble. *Arch Neurol* 2012;**69**(4):518–520.

143. North American Symptomatic Carotid Endarterectomy Trial (NASCET) Collaborators. Beneficial effects of carotid endarterectomy in symptomatic patients with high-grade carotid stenosis. *N Engl J Med* 1991;**325**:445–453.

144. Barnett HJM, Taylor DW, Eliasziw et al. For the North American Symptomatic Carotid Endarterectomy Trial Collaborators. Benefit of carotid endarterectomy in patients with symptomatic moderate or severe stenosis. *N Engl J Med* 1998;**339**:1415–1425.

145. European Carotid Surgery Trialists' Collaborative Group. MRC European Carotid Surgery trial: Interim results of symptomatic patients with severe (70–99%) or with mild (0–29%) carotid stenosis. *Lancet* 1991;**1**:1235–1243.

146. European Carotid Surgery Trialists' Collaborative Group. Randomized trial of endarterectomy for recently symptomatic carotid stenosis: Final results of the MRC European Carotid Surgery Trial (ECST). *Lancet* 1998;**351**:1379–1387.

147. Asymptomatic Carotid Atherosclerosis Study Group. Carotid endarterectomy for patients with asymptomatic carotid artery stenosis. *JAMA* 1995;**273**:1421–1428.

148. Halliday AW, Thomas DJ, Mansfield AO. The asymptomatic carotid surgery trial (ACST). *Int Angiol* 1995;**14**:18–20.

149. Halliday A, Mansfield A, Marro J. Prevention of disabling and fatal strokes by successful carotid endarterectomy in patients without recent neurological symptoms: Randomised controlled trial. *Lancet* 2004;**363**:1491–1502.

150. Brott TG, Hobson RW II, Howard G, et al.; CREST Investigators. Stenting vs. endarterectomy for treatment of carotid-artery stenosis. *N Engl J Med* 2010;**363**(1):11–23.

151. Caplan LR, Brott TG. Of horse races, trials, meta-analyses, and carotid artery stenosis. *Arch Neurol* 2011;**68**(2):157–159.

152. Meinert CL. *Clinical Trials: Design, Conduct, and Analysis*. New York, NY: Oxford University Press, 1986.

153. Sackett DL. Evidence-based medicine: What it is and what it isn't. *BMJ* 1996;**312**:71–72.

154. Sackett DL, Rosenberg W. On the need for evidence-based medicine. *Evidence-based Medicine* 1995;**1**:5–6.

155. Caplan LR. Editorial. Evidence based medicine: concerns of a clinical neurologist. *J Neurology Neurosurg Psychiatry* 2001;**71**:569–576.

156. Caplan LR. Evidence and the effective clinical neurologist. The 2009 H Houston Merritt Lecture. *Arch Neurol* 2011;**68**(10):1252–1256.

157. Sloan MA. Thrombolysis and stroke: Past and future. *Arch Neurol* 1987;**44**:748–768.

158. Sussman BJ, Fitch TSP. Thrombolysis with fibrinolysin in cerebral arterial occlusion. *JAMA* 1958;**167**:1705–1709.

159. Herndon RM, Meyer JS, Johnson JF et al. Treatment of cardiovascular thrombosis with fibrinolysisn. *Am J Cardiol* 1960;**30**:540–545.

160. Clark RL, Clifton EE. The treatment of cerebrovascular thrombosis and embolism with fibrinolytic agents. *Am J Cardiol* 1960;**30**:546–551.

161. Meyer JS, Gilroy J, Barnhart ME et al. Anticoagulants plus streptokinase therapy in progressive stroke. *JAMA* 1963;**189**:373.

162. Meyer JS, Gilroy J Barnhart ME et al. Therapeutic thrombolysis in cerebral thromboembolism. Randomized evaluation of intravenous streptokinase. In *Cerebral Vascular Diseases*. (Millikan CH, Siekert R, Whisnant JP, eds), New York, NY: Grune & Sratton, 1964, pp 200–213.

163. Zeumer H, Hacke W, Ringelstein EB. Intra-arterial thrombolysis in vertebrobasilar thromboembolic disease. *AJNR Am J Neuroradiol* 1983;**4**:401–404.

164. Zeumer H, Hundgen R, Ferbert A et al. Local intra-arterial fibrinolyic therapy in inaccessible internal carotid occlusion. *Neuroradiology* 1984;**76**:315–317.

165. Hacke W, Zeumer H, Ferbert A, Bruckmann H, del Zoppo G. Intra-arterial thrombolytic therapy improves outcome in patients with acute vertebrobasilar occlusive disease. *Stroke* 1988;**19**:1216–1222.

166. del Zoppo GJ, Poeck K, Pessin MS et al. Recombinant tissue plasminogen activator in acute thrombotic and embolic stroke. *Ann Neurol* 1992;**32**:78–86.

167. Wolpert SM, Bruckmann H, Greenlee R et al. Neuroradiologic evaluation of patients with acute stroke treated with recombinant tissue plasminogen activator. The rt-PA Acute Stroke Study Group. *AJNR Am J Neuroradiol* 1993;**14**:3–13.

168. Pessin MS, del Zoppo GJ, Furlan AJ. Thrombolytic treatment in acute stroke: Review and update of selected topics. In *Cerebrovascular Diseases, 19th Princeton Conference, 1994*.

Boston, MA: Butterworth–Heinemann, 1995, pp 409–418.

169. Hacke W, del Zoppo GJ, Hirschberg M (eds). *Thrombolytic Therapy In Acute Ischemic Stroke*. Berlin: Springer-Verlag, 1991.

170. The National Institute of Neurological Disorders and Stroke rt-PA Study Group. Tissue plasminogen activator for acute ischemic stroke. *N Engl J Med* 1995;**333**:1581–1587.

171. Adams HP, Brott TG, Furlan AJ et al. Use of thrombolytic drugs. A supplement to the guidelines for the management of patients with acute ischemic stroke. A statement for Health Care Professionals from a special writing group of the Stroke Council American Heart Association. *Stroke* 1996;**27**:1711–1718.

172. Quality Standards Subcommittee of the American Academy of Neurology. Practice advisory: Thrombolytic therapy for acute ischemic stroke – summary statement, *Neurology* 1996;**47**:835–839.

173. Hacke W, Kaste M, Bluhmki E et al. for the ECASS Investigators. Thrombolysis with alteplase 3 to 4.5 hours after acute ischemic stroke. *N Engl J Med* 2008;**359**:1317–1329.

174. Lindsberg P, Soinne L, Tatlisumak T et al. Long-term outcome after intravenous thrombolysis of basilar artery occlusion. *JAMA* 2004;**292**:1862–1866.

175. Lindsberg PJ, Mattle HP. Therapy of basilar artery occlusion: A systematic analysis comparing intra-arterial and intravenous thrombolysis. *Stroke* 2006;**37**:922–928.

176. del Zoppo GJ, Higashida RT, Furlan AJ et al. PROACT: A phase II randomized trial of recombinant pro-urokinase by direct arterial delivery in acute middle cerebral artery stroke. *Stroke* 1998;**29**:4–11.

177. Furlan AJ, Higashida RT, Wechsler L et al. Intra-arterial prourokinase for acute ischemic stroke. The PROACT II Study: A randomized controlled trial. *JAMA* 1999;**282**:2003–2011.

178. Serbenenko FA. Balloon catheterization and occlusion of major cerebral vessels. *J Neurosurg* 1974;**41**:125–145.

179. Introcaso JH, Uske A. Endovascular treatment of intracranial aneurysms. In *Cerebrovascular Disease* (Batjer HH, Caplan LR, Friberg L et al., eds), Philadelphia, PA: Lippincott-Raven, 1996, pp 915–927.

180. Guglielmi G, Vinuela F, Sepetka I et al. Electrothrombosis of saccular aneurysms. Neurosurgery via endovascular approach. I. Electrochemical basis, technique, and experimental results. *J Neurosurg* 1991;**75**:1–7.

181. Fiorella, Albuquerque FC, Woo H et al. Neuroform stent assisted aneurysm treatment: evolving treatment strategies, complications and results of long term follow-up. *J Neurointerv Surg* 2010;**2**:16–22.

182. Geyik S, Yavuz N, Yurttutan N, Saatci I, Cekirge HS. Stent-assisted coiling in endovascular treatment of 500 consecutive cerebral aneurysms with long-term follow-up. *AJNR Am J Neuroradiol* 2013;**34**:1–6.

183. D'Urso PI, Lanzino G, Cloft HJ, Kallmes DF. Flow diversion for intracranial aneurysms: A review. *Stroke* 2011;**42**:2363–2368.

184. Chalouhi N, Tjoumakaris S, Starke R et al. Comparison of flow diversion and coiling in large unruptured intracranial saccular aneurysms. *Stroke* 2013;**44**:2150–2154.

185. Latchaw RE, Madison MT, Larsen DW, Silva P. Intracranial arteriovenous malformations: Endovascular strategies and methods. In *Cerebrovascular Disease* (Batjer HH, Caplan LR, Friberg L et al., eds), Philadelphia, PA: Lippincott-Raven, 1996, pp 707–725.

186. Luessenhop AJ, Spence WT. Artificial embolization of cerebral arteries. Report of use in a case of arteriovenous malformation. *JAMA* 1960;**172**:1153–1155.

187. Gruentzig A. Transluminal dilatation of coronary artery stenosis. *Lancet* 1978;**1**:263.

188. Gruentzig AR, Senning A, Siegenthaler WE. Nonoperative dilatation of coronary artery stenosis: percutaneous transluminal coronary angioplasty *N Engl J Med* 1979;**301**:61–68.

189. Meyers PM, Schumacher HC, Higashida RT, Leary MC, Caplan LR. Use of stents to treat extracranial cerebrovascular disease. *Annu Rev Med* 2006;**57**:437–454.

190. Kerber CW, Cromwell LD, Loehden OL. Catheter dilatation of proximal carotid stenosis during distal bifurcation endarterectomy. *AJNR Am J Neuroradiol* 1980;**1**:348–349.

191. Bockenheimer SA, Mathias K. Percutaneous transluminal angioplasty in arteriosclerotic internal carotid artery stenosis. *AJNR Am J Neuroradiol* 1983;**4**:791–792.

192. Theron J, Raymond J, Casasco A, Courtheoux F. Percutaneous angioplasty of atherosclerotic and postsurgical stenosis of carotid arteries. *AJNR Am J Neuroradiol* 1987;**8**:495–500.

193. Kachel R. Results of balloon angioplasty in the carotid arteries. *J Endovasc Surg* 1996;**3**:22–30.

194. Meyers PM, Schumacher C, Tanji K, Higashida RT, Caplan LR. Use of stents to treat intracranial cerebrovascular disease. *Ann Rev Med* 2007;**58**:107–122.

195. Caplan LR, Manning W (eds). *Brain Embolism*. New York, NY: Informa Healthcare, 2006.

196. Caplan LR, Hollander J. *The Effective Clinical Neurologist* (3rd ed). Shelton, CT: People's Medical Publishing House, 2011.

197. Hutton C, Caplan LR. *Striking Back At Stroke: A Doctor–Patient Journal*. Washington, DC: Dana Press, 2003.

198. Caplan LR. *Stroke*. St. Paul, MN: AAN Press, 2005.

199. Caplan LR. *Navigating the Complexities of Stroke*. New York, NY: Oxford University Press, 2013.

第2章
卒中的病理学、解剖学及病理生理学基础

概述

卒中具有异质性,绝不是一种病。它既包括大血管破裂所致的脑内出血,也包括小动脉闭塞所致的局灶性脑软化灶。这两种卒中的亚型,就像同属于水果中的葡萄和西瓜一样,尽管差异很大,却均涵盖于卒中的范围内。广义的卒中是指血供异常所引起的任何脑或脊髓的损伤。然而在临床实际中,通常只有急性起病的血供异常导致的脑或脊髓损伤才称为卒中。相比之下,脑血管病的涵盖范围相对更广,它对于损伤发生的急缓没有具体的规定。当然,许多有严重血管病变的患者无明确脑组织损伤,这很大程度上是由于诸如侧支循环之类的代偿机制。在卒中的发生之前,先出现血液或心血管系统异常,进而造成脑损伤。因此,在发生脑损伤之前及时发现心脏/脑血管的病变或血液系统的异常,可以为临床医生提供争取采取措施预防脑损伤的时间。然而有时即使脑损伤已经发生,但患者可无任何症状,神经科医师在神经系统体格检查时也未发现任何异常。目前先进的神经影像检查技术告诉神经科医师,这种"静默性卒中"其实很常见,现在也成为卒中预防的又一个目标。

对卒中患者进行诊断和治疗,首先需要了解脑和脊髓,供应这些结构的心脏和血管的基本解剖,病理及病理生理,以及血液本身。为了提高诊疗的质量和效率,治疗卒中患者的医师应对以下几点非常熟悉:①正常脑及其不同脑叶、脑区的特征;②由各种血管异常引起的脑组织损伤的表现;③常见卒中部位以及该部位动脉供血及静脉引流的过程;④脑血管系统疾病的频率、部位及表现。需要注意的是,该讨论包括了一些与图有关的词。许多诊断试验,尤其是脑和脑血管的影像学检查是以图的形式展现。临床医师必须能够看到正常结构和疾病是什么样的。正因如此,本章重点依赖图解。

本章对刚才提及的主题进行了简要和基本的论述。我们将从介绍卒中脑损伤的不同机制谈起。这些发病机制在卒中发生发展中扮演着极其重要的角色,它们的特点、识别及针对性治疗构成了本书的核心。然后,我们将对正常的血管解剖及分布进行描述和阐释。接下来,将列表讨论这些脑和血管中不同发病机制的脑血管病的主要分布与频率。最后以卒中的病理生理以及脑损伤初期脑血管与脑组织的功能性反应结尾。

病理学:脑血管异常造成脑组织损伤的不同机制

对于一个卒中患者,临床医生首先应当问的问题是:"是什么原因导致了患者的脑功能障碍? 其病理过程是怎样的? "卒中患者的脑损伤主要分为两类:①缺血-由于血供的缺乏导致脑组织缺乏养料与氧气;②出血-颅内血管内血液进入脑组织或颅内血管外间隙。出血通过切断脑内联系通路或造成局部/全脑的受压而导致脑损伤,同时出血时和出血后释放的生化物质也可能对邻近脑组织和血管造成不利影响[1,2]。

脑缺血

缺血可以进一步分为三种机制:血栓形成、栓塞和低灌注。为了比较形象地说明这三种机制间的差异,我们来看一个例子(图2-1)。有一个人发现自己家里二层的水龙头拧开后没有水流,于是他给管道工打电话。①如果管道工来到他家里后发现连接水龙头的水管生锈很严重并将局部水管堵塞了,那么此时对堵塞的水管局部进行清理就可解决问题——这就相当于上述三种机制之一的血栓形成——在血管内逐渐形成原位血栓;②假设管道

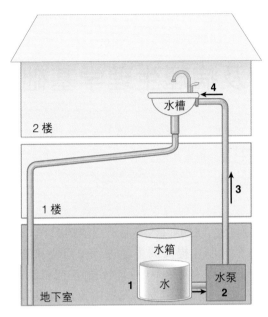

图 2-1 图示引起室内供水不足的不同原因:①水箱中贮水不足;②水泵压力不足;③管道中水压不足;④管道生锈或堵塞

工发现贮水的水箱中有杂质,而这些杂质随水流进入水管中将水管堵塞,那么仅仅清理堵塞的水管不能解决根本问题,很难防止水箱中的杂质再次进入水管将其堵塞——这就相当于我们所说的栓塞;③假设管道工发现贮水的水箱漏水或整个房子的供水系统压力过低,而导致房子里所有水龙头都没有水流或水流过小,在这种情况下,整个管道系统不存在局部问题——这就相当于我们所说的低灌注。很明显,针对上述三种不同情况,管道工需要采取不同的解决方法;而这正是我们需要将缺血的三种机制区分开的原因。在本书第6章讨论治疗时也会提到这个比喻。

血栓形成

习惯上,血栓形成是指一条或多条血管由于局部堵塞过程而造成的血流阻断。虽然这说明阻塞的原因是血栓或血凝块,但这样的阻塞也可由动脉粥样硬化斑块叠生血栓引起。在这种情况下,血管壁改变或叠生血栓会造成管腔的狭窄或闭塞。图2-2A 显示正常的动脉,图2-2B 显示斑块侵蚀动脉管腔,图2-2C 显示白色血小板-纤维蛋白血栓表面的红色血栓造成管腔的闭塞。

血管病变中最常见的是动脉粥样硬化,纤维与平滑肌组织在内膜下过度增生,并且脂质物质形成斑块侵犯管腔;然后血小板黏附在斑块间隙中,为纤维蛋白、凝血酶及血凝块的沉积提供场所[3,4]。

图 2-3 显示了颈动脉内局部斑块的形成过程,以及接下来在颅内血栓或栓子造成动脉闭塞,从而引起该颈动脉分布区大面积脑梗死。图 2-4 为一个尸检标本,我们可以看到颈内动脉内的大血栓;该动脉的管腔已几乎完全被动脉粥样硬化斑块堵塞。动脉粥样硬化主要累及颅内外大动脉[5,6]。有时管腔内血块形成是由于原发血液系统异常,如红细胞增多症、血小板增多症或全身的高凝状态。较小的颅内穿通动脉或其他小动脉的损伤更多是由高血压而非动脉粥样硬化造成的[7,8]。在这样的病例里,升高的动脉压导致中膜的肥厚和管壁纤维样物质的沉积,逐渐侵犯原本就很小的管腔。微小的动脉粥样硬化斑块沉积常被称为微粥样硬化斑,可以堵塞穿通动脉的开口。

相对少见的引起血管管腔堵塞的原因包括:①纤维肌发育不良[9],构成血管收缩性和管腔大小的内膜与中膜过度增生;②血管炎,尤其是Takayasu动脉炎[10]或巨细胞动脉炎[11];③动脉壁夹层[12],通常会有管腔内或腔外的血栓短暂性堵塞管腔;④斑块内出血[13],导致管腔急性或慢性狭窄或闭塞。有时,局部的血管异常是血管收缩性的一种功能性改变。强烈的局部血管收缩可导致血流减少以及血栓形成。血管扩张也会改变局部血流,而且血栓常常在扩张段形成[14]。

栓塞

在栓塞中,血管系统里其他部位形成的物质进入动脉阻断血流。这种阻断可能是短暂性的,也可能持续数小时甚至数天,直至栓子向远端移位。与血栓形成不同,栓塞性血管管腔堵塞并不是由阻塞动脉的局部过程引起的。栓子来源于近端,最常见来自心脏;也可来自大动脉(如主动脉、颈动脉和椎动脉),以及全身静脉(图2-5)。心源性栓塞的常见栓子来源为心脏瓣膜、心房或心室内的血栓和肿瘤[15]。动脉至动脉的栓子由近端或上游血管脱落的血栓、聚集的血小板以及斑块碎片组成[16]。静脉系统形成的血栓通过静脉至动脉的短路移动到脑,包括房间隔缺损或卵圆孔未闭等心脏结构缺陷,这个过程被称为"反常栓塞"[17]。此外,有时空气、脂肪、斑块物质、注射药物中的颗粒物质、细菌、异体物质和肿瘤细胞等进入血管系统并栓塞颅内动脉[18]。栓塞事件由三个主要组成部分构成:栓子来源、栓子物质及受体动脉。栓塞机制通常可由影像判读脑缺血损伤的类型以及血管影像上动脉阻塞的表现来判断,但栓塞的确定需要有表明栓子由血管近端

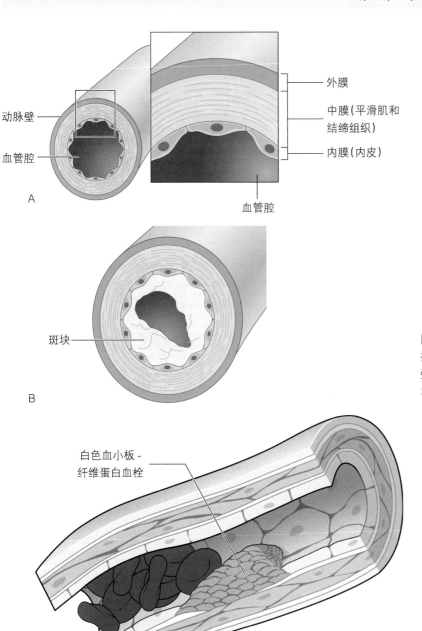

动脉壁

血管腔

外膜

中膜(平滑肌和结缔组织)

内膜(内皮)

血管腔

A

斑块

B

白色血小板 - 纤维蛋白血栓

C

图 2-2　(A)显示了正常的颅内供血动脉,插图为正常动脉管壁的分层;(B)动脉内粥样硬化斑块使管腔变窄;(C)白色血栓和红色血栓堵塞部分管腔

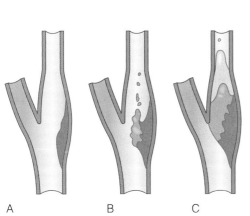

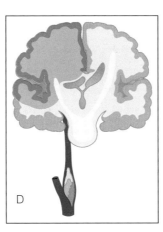

A　　　B　　　C　　　D

图 2-3　颈内动脉粥样硬化病变:(A)斑块形成;(B)斑块合并血小板 - 纤维蛋白血栓;(C)斑块合并闭塞性血栓;(D)由于颈内动脉血栓栓塞引起的新发缺血梗死

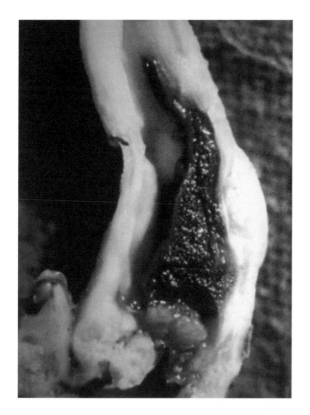

图 2-4 尸检中切除的颈动脉标本。其中，颈内动脉起始处几乎完全被动脉粥样硬化斑块堵塞，起自该斑块的血栓向管腔内延伸，该血栓的一部分栓塞了颅内动脉而引起了致死性的脑梗死（Pierre Amarenco 供图）

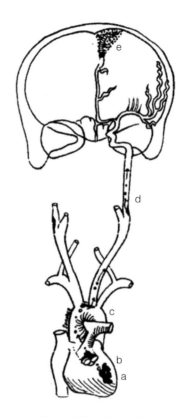

图 2-5 栓子的可能来源举例：(a)心源附壁血栓；(b)心脏瓣膜赘生物；(c)颈动脉斑块来源的栓子；(d)图示栓塞引起的大脑中动脉远端供血区皮层梗死

向远端移位或者受体动脉中发现的栓子只可能来源于近端的证据。

系统性低灌注

低灌注性脑缺血时，脑组织血流的减少由系统性灌注压下降引起。最常见的原因为心脏泵功能衰竭(常由于心肌梗死或心律失常)和系统性低血压(常由于失血或低血容量)。在这样的病例中，灌注不足比局部血栓形成或栓塞更为广泛，并且累及双侧广泛脑组织。低灌注在大供血血管远端交界区或所谓的"分水岭区"最为严重[19-21]（图 2-6，B 与 A、C 的对比）。不对称受累可能是由之前存在的血管病变导致低灌注分布不均衡引起的。

静脉阻塞和静脉高压

虽然静脉总是与某个脑区的血流调节有关，但典型卒中的病理生理主要缘于动脉供血或血流的阻断。在一小部分卒中患者中，静脉是卒中病理生理主要或起始部位。静脉高压可能由于脑内某一区域的储备或引流障碍引起缺血或出血病变。脑损伤的静脉病变形式由静脉解剖决定，很大程度上与动脉供血区由动脉解剖来决定类似。由于静脉

的复杂性、丰富性以及其侧支调节脑内血液重新分布的强大功能，静脉病变形式通常更不固定。在图 2-7 中，主要损伤在 Labbé 静脉分布区。了解静脉阻塞的形式对于选择治疗方案非常重要。静脉高压的机制通过阻断静脉引流或引起脑组织局部肿胀造成损伤，引起出血。如果这种肿胀和出血的占位效应过度，那么当动脉灌注压无法超过静脉压时就会引起缺血，结果是缺血后出血很多。这一点与动脉缺血显著不同。

缺血造成的脑损伤

图 2-8 显示了脑缺血的三种机制，这三种情况均可能引起短暂性或永久性脑组织损伤，其中永久性脑组织损伤即梗死。由于缺血组织中的毛细血管和其他血管均可能发生损伤，因此再灌注时可能导致血液渗入缺血组织，引起出血性梗死[22]。脑组织损伤的程度取决于灌注不足的部位和持续时间，以及侧支血管灌注缺血组织的能力。系统血压、血容量和血黏度也会影响缺血区域的血流。脑组织和血管的损伤可能会在卒中后数小时至数天内造成脑水肿。在慢性期，梗死灶内胶质瘢痕形成，巨

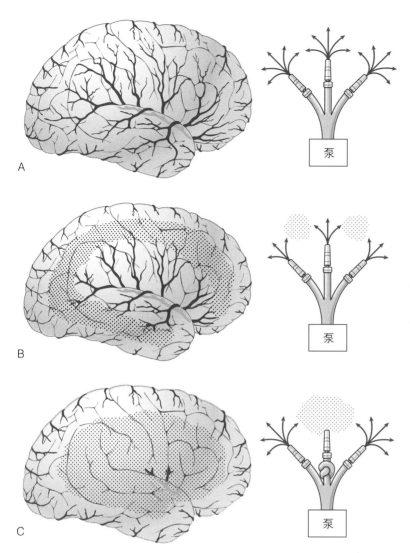

图 2-6　心脏(泵)衰竭和分水岭梗死:(A)正常的泵和动脉循环;(B)泵压下降与交界区缺血。血液流向水管(动脉)分布的中心区域,而加点区低流量。与此不同;(C)水管堵塞(大脑中动脉梗死),供血区中央部分水流量不足(阴影区)

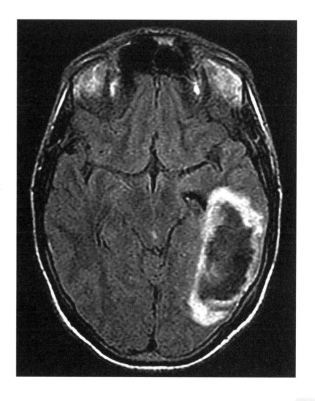

图 2-7　MRI 轴位 Flair 序列显示由于 Labbé 静脉阻塞引起的左侧颞叶和顶叶出血性梗死

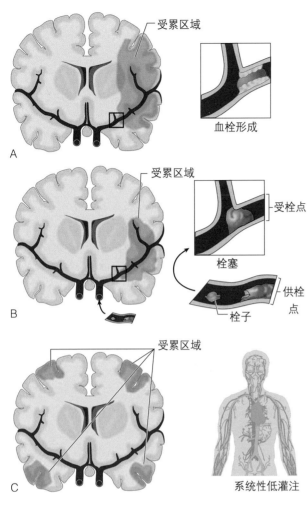

图 2-8　图示脑梗死的三种主要成因。(A)血栓形成。插图显示了粥样硬化动脉内血栓形成引起的脑梗死;(B)栓塞。起自供栓点的栓子栓塞到受栓点(见放大图)引起栓塞性脑梗死;(C)系统性低灌注。交界区梗死

噬细胞逐渐吞噬坏死组织碎片,造成梗死组织体积的缩小或软化灶的形成。

出血

出血可以进一步划分为 4 种亚型:蛛网膜下腔出血(subarachnoid hemorrhage)、脑出血(intracerebral hemorrhage)、硬膜下出血(subdural hemorrhage)和硬膜外出血(epidural hemorrhage)(图 2-8)。这四种亚型分别有不同的病因、不同的临床特征以及不同的治疗方法。

蛛网膜下腔出血(SAH)

在蛛网膜下腔出血中,血液从血管床中漏出到脑表面,并随脑脊液循环快速扩散至脑组织周围的空间[23,24](见图 2-9,上图左侧)。出血最常源于动脉瘤或动静脉畸形,但出血素质或外伤也可引起蛛

网膜下腔出血。破裂动脉瘤在系统血压作用下迅速释放血液,骤然增高颅内压,而其他原因引起的出血通常更缓慢并且压力更低。蛛网膜下腔的血液通常含有促进浸在脑脊液中的基底动脉收缩的物质。

脑出血

脑出血和脑实质出血是指出血直接进入脑实质。鉴别原发出血性卒中与出血转化非常重要。出血转化是在缺血性卒中后不久由于血脑屏障破坏和(或)再灌注引起的梗死区的出血。原发脑出血最常见的病因是高血压,血压升高造成脑小动脉破坏血液漏出[25-29];出血素质,尤其是医源性抗凝药应用,或外伤、药物、血管畸形和血管病

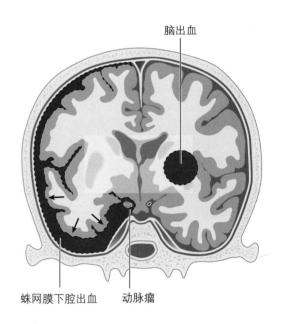

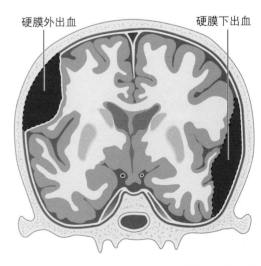

图 2-9　图示脑部出血的主要类型:脑出血、蛛网膜下腔出血、硬膜下出血、硬膜外出血

变（如脑淀粉样血管病）等也可以引起脑实质出血。脑出血发生于脑的局部区域（图 2-9。上图右侧）。破坏的程度取决于出血的部位、速度、体积和压力。

脑出血最初较为缓和，分散于脑白质纤维束之间，而当出血破入脑室或脑表面时，血液就会进入脑脊液。随着血肿中的血液变成血栓并逐渐实变，出血周围的脑组织会发生肿胀。然后出血被逐渐吸收，当巨噬细胞将残余的出血清除后，出血部位会形成空腔或裂隙，切断脑内的传导通路（图 2-10）。颅腔是一个封闭的系统。颅骨和硬脑膜可起到保护脑组织不受外界损伤的堡垒作用，在不利的情况下，如堡垒内水肿或出血，这些结构就会产生类似于监狱的功能，限制和挤压内含的脑组织，并导致脑组织从一个空间疝至另一个空间[30-32]。

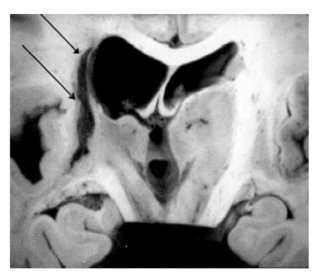

图 2-10　图中的大脑标本显示了侧脑室旁的裂隙样腔隙，此处曾出现壳核大面积出血。由于壳核出血压迫引起的脑疝导致第三脑室旁蝴蝶状的梗死灶。该患者脑出血后存活了一段时间

硬膜下出血和硬膜外出血

硬膜下出血与硬膜外出血通常是由头部外伤引起的。硬膜下出血是由硬脑膜与蛛网膜之间的桥静脉受损或牵拉出血引起的。硬膜下出血速度通常较慢，常在几天、几周甚至几个月内缓慢累积。当大静脉撕裂时，则出血会相对迅速，可在几小时至几天内形成硬膜下血肿。硬膜外出血是由脑膜动脉损伤引起的，最常见的是脑膜中动脉。血液可在几分钟至几小时内于颅骨和硬脑膜之间迅速累积。以上两种出血均可引起脑组织受压和颅内压

升高的症状和体征（图 2-9，下图）。

根据卒中的发病机制指导治疗

卒中的 5 种主要亚型（血栓形成、栓塞、系统低灌注、蛛网膜下腔出血和脑出血）有明确的差别，需要采取不同的治疗策略。确定病因及潜在的发病机制在早期或急性期以及预防复发方面对于指导合理治疗至关重要。一些适用于治疗缺血的方法一旦用于出血患者，其结果将是灾难性的（如应用抗凝药或打开血管通路以缓解推测的缺血可加剧出血）。即使同属于缺血，不同的亚型或特定的病因，其治疗也不尽相同。例如对于心源性栓塞患者，进行针对原位血栓的血管内治疗对于预防之后的栓塞肯定是无效的。同样，栓子的来源也影响治疗方法：心源性栓塞与局部动脉斑块来源的栓塞的治疗策略是不同的。而对于系统低灌注，心脏泵功能衰竭或肠道出血引起的低血容量需要紧急处理，而进行不恰当的血管影像学检查或对局部颅外血管病变的无用探究都会造成不必要的延误。

对蛛网膜下腔出血患者，治疗的主要目的是防止动脉瘤再次破裂出血；而脑出血的患者发生再出血的可能性较小，其治疗的主要目的是控制和限制出血，并限制或减轻以及血肿对周围组织的压迫。对硬膜下 / 硬膜外出血量较大时，外科手术引流是主要的治疗方法。

为了对卒中患者进行最佳治疗，医生必须首先准确地判断卒中发病机制。但不可能总是绝对有把握确定某一种机制，因此临床医师通常必须考虑不止一种机制，如血栓形成和栓塞，并且对每种机制均进行评估。有时，一次卒中的发生可能同时涉及不止一种发病机制。例如在蛛网膜下腔出血中，出血可能引起血管痉挛从而造成局灶性缺血；颈动脉原位血栓也可能破裂引起远端动脉 - 动脉栓塞。此外，局灶性低灌注和栓塞事件通常同时存在。

解剖：常见血管损伤和脑损伤的发生部位

临床神经病学与大多数医学学科的不同之处在于它对独特而复杂的颅内循环系统解剖的重视。在此，我再举一个管道工的例子：如果一个管道工想确定管道出问题的部位并成功将其修复，那么他必须首先了解整个管道系统的结构、供水情况以及

容易出问题的部位。而在临床神经病学中,患者的神经系统症状与体征常取决于病变部位,而非病变机制。身体其他一些器官内部的不同部分其外观和功能常相似,譬如肺或肝;然而脑内不同区域却有着不同的外观与功能,它是由数不胜数的神经细胞组成的,这些细胞分别具有各自的特点,并具有不同的化学递质。前面所提到的不同发病机制的卒中,其常见发病部位不同。面对卒中患者,临床医生首先需要解决的问题是:卒中的发病部位在哪里?要确定卒中的发病部位,临床医生需结合脑的影像学检查结果分析患者的神经系统症状与体征。即使脑的损伤区域非常明确,动脉或静脉的分布以及侧支代偿血管对潜在损伤具有很大影响。

在下面的内容中,我们将一起回顾颅内外大血管的解剖[33]、正常或者说典型的供血区、几种血管病变的好发部位,以及几种主要卒中亚型的好发部位。本书的第二部分中,我将介绍一些特定的卒中综合征,并进一步详细介绍血管病变与脑组织病变的相关解剖学知识。由于正常大脑的血管有很多解剖变异,不同的卒中综合征有许多不同的侧支循环代偿模式。

正常的血管解剖

动脉系统

图 2-11A 显示颈动脉在颈部的走行。颈总动脉(CCA)在平颈部甲状软骨上缘水平分叉,稍向后延伸为颈内动脉(ICA),并向前侧方发出颈外动脉(ECA)。图 2-11B 显示颈外动脉的分支。ECA主要负责面部以及除脑之外的头颅结构的血供。ICA 在喉后方走行,在颈部不发出分支;然后经颞骨岩部的颈动脉管进入颅腔,形成一个"S"形的转折,称为 ICA 虹吸段[34]。后者进一步分为岩段、海绵窦段和床突上段(见图 2-11C)。虹吸段向前发出眼动脉(通常起自前床突上段,少数情况下起自海绵窦段),并穿过硬脑膜,向后发出脉络膜前动脉和后交通动脉(起自前床突上段)。ICA 在颅内最终分为沿中线走行的大脑前动脉(ACA)和向侧方走行的大脑中动脉(MCA)。图 2-12 显示颈内动脉在颅内的主要分支。

ECA 有两个分支,在正常情况下主要为面部供血,并能在 ICA 堵塞时对颅内供血起到侧支循环的作用:一是面动脉,沿颊部、鼻旁向上走行,最终成为内眦动脉;二是耳前动脉,最终成为颞浅动脉。ECA 的颌内动脉及上升的咽支也可对颅内供血起

到侧支循环的作用。总之,当 ICA 闭塞时,ECA 的分支是侧支循环的重要来源。颌内动脉另有一分支为脑膜中动脉,经棘孔进入颅腔。此外,面部血供还涉及眼动脉(属于 ICA 系统)的额支和滑车上支,负责眉弓上前额中部的血供。

ACA 沿中线向前上走行直至到达大脑纵裂,后在胼胝体上方折向后走行。ACA 主要负责大脑半球前半部的血供,并发出深穿支到达尾状核和额叶底部。图 2-13 显示 ACA 发出的小穿支动脉。由于ACA 起始段常有一侧发育不良,故另一侧常负责双侧额叶中部的血供。前交通动脉(ACoA)连接两侧ACA,当一侧 ACA 发育不良或闭塞时,可以在左右前循环间建立侧支循环。

MCA 的主干向侧方走行,发出豆纹动脉支配基底节和内囊(图 2-14);尽管在大多数情况下豆纹动脉起自 MCA 主干,但是当 MCA 主干较短时,豆纹动脉也可起自 MCA 上干。

当 MCA 走行至大脑外侧裂附近时,分为三条终支:较细小的颞前动脉和较粗大的上、下干。先是颞前动脉向下走行。当 MCA 到达脑岛附近的大脑外侧裂时,上干和下干分支从 MCA 水平段的最远端发出。这样的分支模式有显著的变异,血管造影描述时要么利用分支点作为标记以区分 MCA 的不同段,要么基于其毗邻的大脑位置对 MCA 段进行命名。上干主要负责外侧裂以上的大脑半球外侧部的血供,下干则主要负责外侧裂以下的颞叶和顶叶下部的血供。图 2-15 为左侧大脑半球的外侧面,显示了左侧 MCA 的主要分支及其上、下干的供血范围。图 2-16 为左侧大脑半球内侧面,显示了左侧 ACA 和 PCA 的主要分支。

脉络膜前动脉(AChA)起自颈内动脉,是 ICA 发出眼动脉和后交通动脉后较小的分支。眼动脉向前走行,进入眶内;而脉络膜前动脉和后交通动脉向后走行。其中 AChA 沿视束向后侧方走行,支配前后循环之间的交界区域[35];首先发出穿支进入苍白球和内囊后肢,然后向侧方发出分支负责部分颞叶的血供,并有分支负责部分中脑和丘脑的血供。AChA 最后终止于外侧膝状体和侧脑室下角脉络丛;在外侧膝状体中,AChA 的终支与大脑后动脉发出的脉络膜后外动脉会合。脉络膜前动脉因其由内向外、由下向上、由前向后的曲折轨迹而具有独特的形状。图 2-17 显示 AChA 的走行。图 2-18 为大脑半球的冠状面,显示了脑动脉的供血范围。关于脑血管供血范围的详细情况已有相关书籍出版,

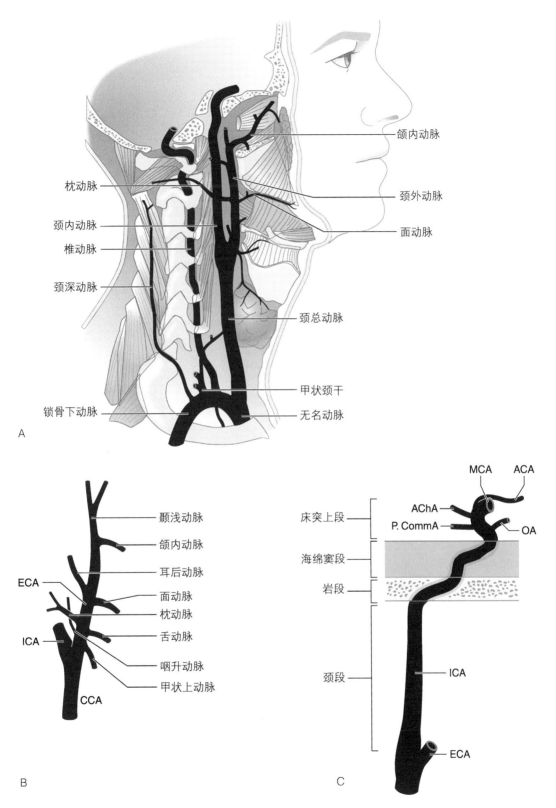

图 2-11　图示颈部右侧大动脉。(A)无名动脉发出锁骨下动脉和颈总动脉。图中可见右侧椎动脉起自右侧锁骨下动脉,颈总动脉分叉为颈内动脉和颈外动脉;(B)颈外动脉及其分支;(C)颈内动脉的分段及其与相邻颅骨结构之间的位置关系

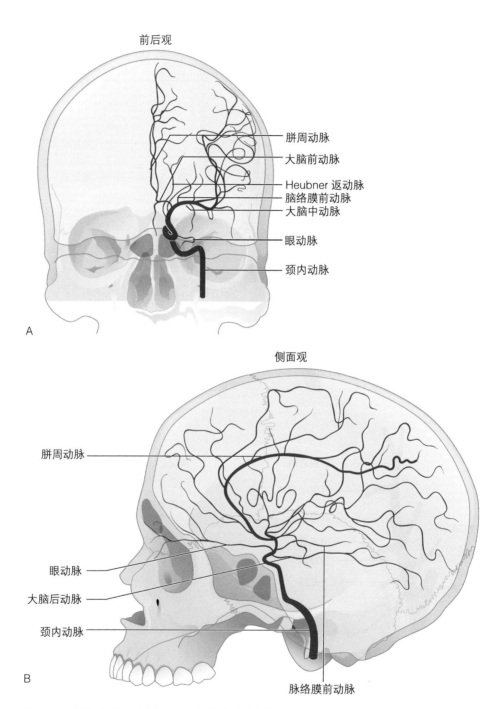

前后观

胼周动脉
大脑前动脉
Heubner 返动脉
脑络膜前动脉
大脑中动脉
眼动脉
颈内动脉

A

侧面观

胼周动脉

眼动脉

大脑后动脉

颈内动脉

B

脉络膜前动脉

图 2-12　颈内动脉的颅内分支。(A)前后观;(B)侧面观

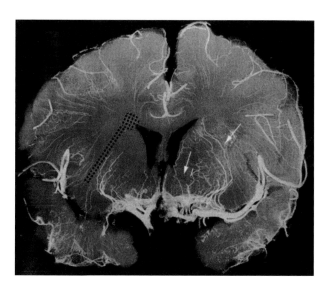

图 2-13　冠状位尸解血管造影显示大脑前动脉（白箭头）的分支。黑点区域（图片左侧）为内交界区

Pullicino P，Lenticulostriate arteries. In Bogousslavsky J，Caplan LR（eds）. *Stroke Syndromes*，2nd ed. Cambridge：Cambridge University Press，2001，pp 428-437.

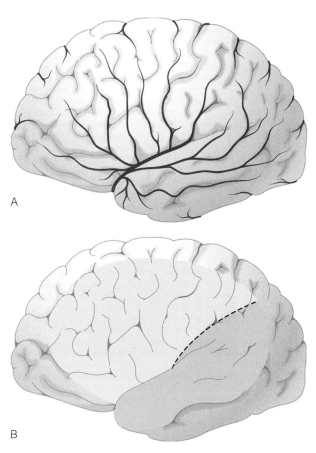

A

B

图 2-15　（A）左侧大脑半球外侧面显示大脑中动脉的常见分支；（B）MCA 上干主要负责外侧裂以上部分（粉色）的供血，而下干主要负责外侧裂以下部分（暗粉色）的供血

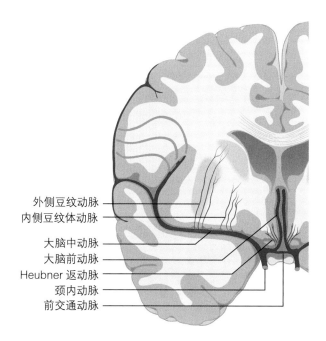

外侧豆纹动脉
内侧豆纹体动脉
大脑中动脉
大脑前动脉
Heubner 返动脉
颈内动脉
前交通动脉

图 2-14　大脑半球冠状面显示大脑中动脉主干及其分支 - 豆纹动脉

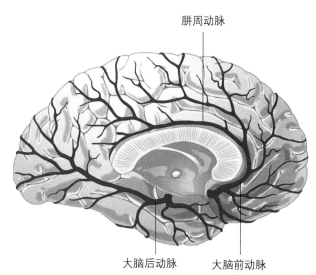

胼周动脉

大脑后动脉　　　大脑前动脉

图 2-16　大脑半球旁正中矢状面显示 ACA 和 PCA 的主要分支

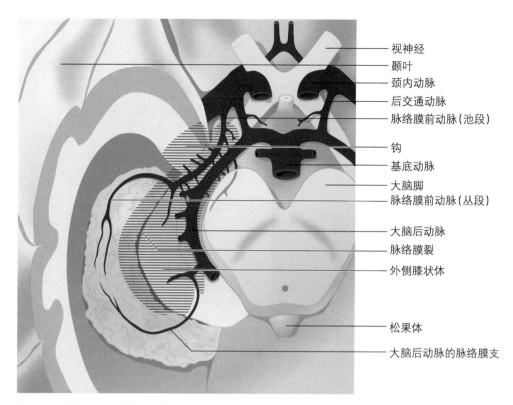

图 2-17　图示脉络膜前动脉的供血范围

视神经
颞叶
颈内动脉
后交通动脉
脉络膜前动脉(池段)
钩
基底动脉
大脑脚
脉络膜前动脉(丛段)
大脑后动脉
脉络膜裂
外侧膝状体
松果体
大脑后动脉的脉络膜支

本书中不再赘述[36]。

　　通常情况下,我们将颈内动脉系统称为前循环,而将椎-基底动脉系统称为后循环。左右颈内动脉分别负责大脑半球 2/5 的血供,而椎基底动脉系统负责大脑半球约 1/5 的血供。尽管后循环供血范围相对较小,然而由于其供血范围包括脑干,因此一旦发生病变即可能引起意识、运动和感觉的障碍。后循环的血管结构与前循环有很大差异,它的主干位于中心,并向两侧发出分支动脉,负责脑干与脊髓的血供。相对于前循环,后循环的动脉更容易出现单侧血管发育不良以及左右不对称的现象,血管支配区域变异较多,并更容易保留胚胎型循环[37,38]。这是在大脑发育过程中两条方向相反的血管通道在形成单个大脑后循环时不完全融合所致。大脑后循环近端部分两侧不尽相同。后循环的近端左右不对称——右侧锁骨下动脉起自头臂干,后者负责前后循环的血供;而左侧锁骨下动脉起自主动脉弓。

　　锁骨下动脉的第一个分支即椎动脉(VA,见图 2-11 和 2-19)。椎动脉向后上方走行,到达第六或第七颈椎后在横突孔中上行,然后在寰椎后方内侧弯曲向内,经枕骨大孔入颅。椎动脉颅内段终止于脑桥-延髓交界处,左右椎动脉在此处汇合成基底动

脉。图 2-19 显示椎动脉的分段:进入颈椎横突孔之前的部分称为 V1 段,颈 6 或颈 7 横突孔至寰椎横突孔之间的部分为 V2 段,寰椎横突孔穿出处至寰椎后膜下方的部分为 V3 段,穿出寰椎后膜及硬脑

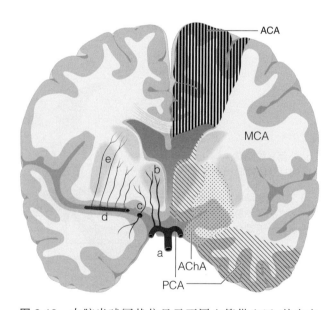

图 2-18　大脑半球冠状位显示不同血管供血区:其中右侧显示 ACA、MCA、PCA、AChA 供血区,左侧分别显示各血管:(a)基底动脉;(b)丘脑穿通动脉(起自 PCA);(c)AChA;(d)MCA;(e)豆纹动脉

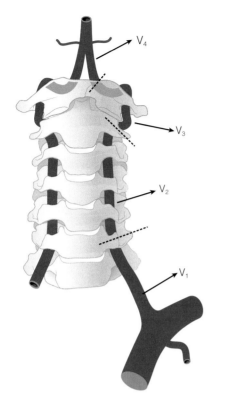

膜至汇合成基底动脉前的部分为 V4 段。在颈部，椎动脉发出很多肌支和脊髓支。

椎动脉的颅内段发出脊髓前动脉、脊髓后动脉，支配延髓的穿通支以及较大的小脑后下动脉（PICA）。基底动脉沿斜坡中线走行，先后发出双侧小脑前下动脉（AICA）和小脑上动脉（SCA），后在中脑 - 脑桥交界处分为双侧大脑后动脉（PCA）（图2-20）。图 2-21 显示椎动脉颅内段及基底动脉的主要分支。

Foix[39-41]、Stopford[42]、Gillilan[43] 和 Duvernoy[44] 等研究了脑干的血液供应情况，详见图 2-22 及相关著作。较大的旁中央动脉和较短小的短旋动脉从脑干基底部进入被盖部，长旋动脉自脑干后方进入脑干。PCA 向中脑和丘脑发出穿支动脉，并沿大脑脚后行，负责枕叶皮质和颞叶下部皮质的血供（图 2-23）。如图 2-24 所示，Willis 环通过前交通动脉沟通了左右前循环，又通过后交通动脉沟通了前后循环。

图 2-19 图示椎动脉的各部分与脊柱骨性结构之间的关系

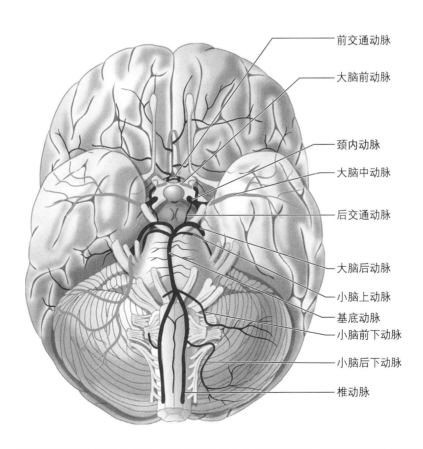

图 2-20 图示脑底面观，可见椎动脉、基底动脉的颅内分支以及 Willis 环和颈动脉位的脑底面分支

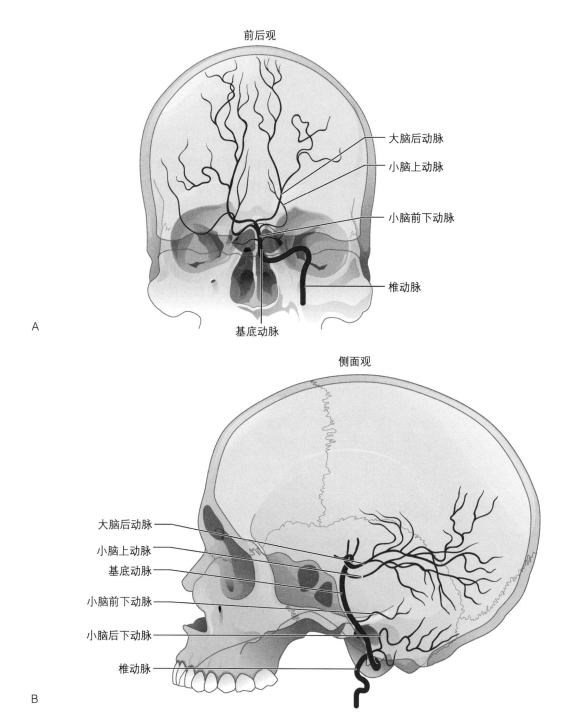

前后观

大脑后动脉

小脑上动脉

小脑前下动脉

椎动脉

基底动脉

A

侧面观

大脑后动脉

小脑上动脉

基底动脉

小脑前下动脉

小脑后下动脉

椎动脉

B

图 2-21　后循环颅内大动脉的脑血管造影所见。(A)前后观;(B)侧面观

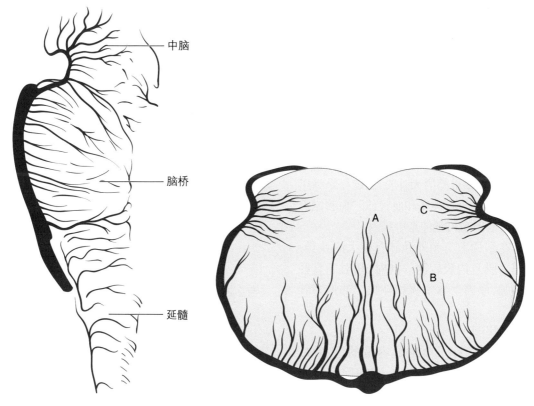

图 2-22　图示供应脑桥的动脉穿支及其走行方式。(A)位于中线的较粗大的中央动脉;(B)旁正中穿支;
(C)进入脑桥被盖外侧部的动脉穿支

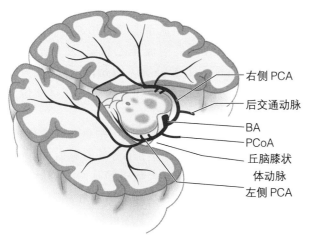

图 2-23　图示 PCA 沿中脑走行的过程中发出的分支,以及负责颞叶、顶枕叶供血的分支

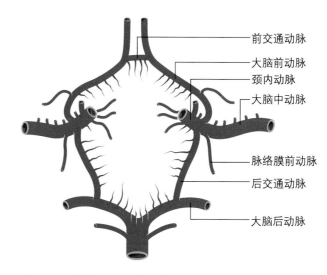

图 2-24　图示 Willis 环的动脉

在第16章(脊髓卒中)中,我将介绍脊髓的血供。

头颈部动脉壁的结构

颅外动脉的管壁由三层结构构成:内膜、中膜和外膜(图 2-2A)[45,46]。内膜由单层内皮细胞组成,在血管壁与血液之间形成屏障;内皮细胞下为基膜,通过含有胶原、弹力蛋白和糖蛋白的非细胞基质与内弹力膜和中膜隔开。内弹力膜较厚,位于内膜和中膜之间。而中膜是动脉壁内最厚的一层结构,由平滑肌、弹性纤维和细胞外基质构成。外弹力膜位于中膜和外膜之间。动脉管壁最外层为外膜,由疏松结缔组织和脂肪细胞构成,并含有神经和血管(即"血管滋养管"),神经和血管有时也可延伸至中膜内。

颅内动脉在结构上与颅外动脉有很大的差异,前者没有外弹力膜且内膜较薄。同时,相对于直径相近的颅外动脉,颅内动脉中膜和外膜中的弹力纤维较少[45,46]。

静脉和静脉窦的解剖

颅腔内静脉中储存了全脑血容量的近 70%。脑血容量主要存在于静脉系统中,它在脑动脉及静脉卒中综合征的发生及发展中起关键作用。脑静脉池是维持颅内压动态平衡的重要因素。颅内静脉循环通常可分为浅静脉和深静脉两组引流系统[33,44,47]。因为小静脉引流通路冗长且经常存在变异,所以一般对脑静脉系统疾病的描述侧重于介绍大的硬脑膜窦和静脉。虽然存在变异,但是通常情况下,脑的浅静脉引流以右侧为主,深静脉引流以左侧为主。在发育过程中,这些横向的引流系统经常在中线融合,这与动脉结构经常以成对的方式存在相类似。

硬脑膜静脉窦是内皮细胞覆盖的通道,内有小梁。其纤维壁由硬膜的内层和外层构成。这些窦位于大脑镰和小脑幕的交接处和边缘。颅内静脉引流入硬脑膜窦,汇入颈静脉,继而进入上腔静脉。颅骨内的静脉湖系统也引流入硬脑膜窦。静脉血流虽说是引流,但由于瓣膜存在和容量大而出现血液汇集或滞留。这一点区别于脑动脉。

海绵窦位于蝶鞍的两侧,向前达眶上裂,向后达颞骨岩部,海绵前间窦和海绵后间窦将左右海绵窦相连(图 2-25)。眼静脉和面静脉引流入海绵窦。颈内动脉位于海绵窦近内侧壁。

上矢状窦沿大脑镰自前向后走行,引流左右大脑半球的大部分血液,其后段较前段发育好,在枕骨隆凸处连接窦汇(图 2-26)。下矢状窦较上矢状窦

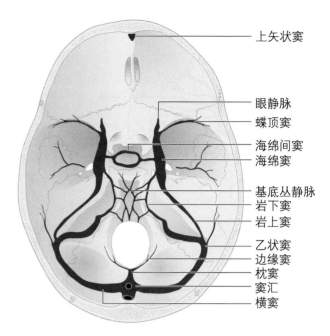

图 2-25 图示去除脑组织后的颅底,可见不同的硬膜窦

（图右侧标注，自上而下）
上矢状窦
眼静脉
蝶顶窦
海绵间窦
海绵窦
基底丛静脉
岩下窦
岩上窦
乙状窦
边缘窦
枕窦
窦汇
横窦

短小,沿大脑镰下缘走行,后与大脑大静脉结合形成直窦。

双侧横窦起自窦汇,沿小脑幕边缘的颅骨向前外侧方走行,在颞骨岩部延续为乙状窦,后者向内下方走行,经颈静脉孔穿出颅腔延续为颈内静脉。图 2-27MRV 显示了中颅内主要静脉窦的正常结构。横窦通常起源于前述的深静脉,有时会出现一侧横窦(大多为左侧)发育不良或消失。岩上窦和岩下窦起自海绵窦,引流至乙状窦和颈内静脉。颅内静脉血大部分向后引流至乙状窦,然后进入颈内静脉,最后汇入上腔静脉。但是,这种引流方式取决于头部的位置。颈静脉引流通常在直立位置塌陷。

上组脑静脉引流大脑半球正中表面的大部分、侧面上半部分以及底面前半部分的静脉血,流入上矢状窦的额区和顶区。大脑中静脉由浅静脉和深静脉组成。其中大脑中浅静脉引流外侧裂和岛盖的血液至海绵窦,而大脑中深静脉在岛叶表面形成,引流至 Rosenthal 基底静脉。基底静脉起自大脑半球腹侧面视交叉旁,向后方走行,在大脑脚处由脚间静脉连接双侧基底静脉。然后基底静脉与大脑后动脉伴行,绕大脑脚后汇入 Galen 大脑大静脉。大脑下静脉引流颞叶和枕叶底面和侧面的血液进入横窦。

在脑血管造影中,一些颅内大静脉经常易于显影。其中大脑中浅静脉在外侧裂中走行。Trolard

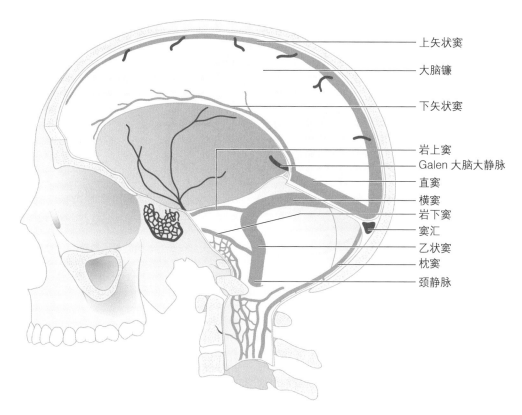

上矢状窦
大脑镰
下矢状窦
岩上窦
Galen 大脑大静脉
直窦
横窦
岩下窦
窦汇
乙状窦
枕窦
颈静脉

图 2-26　图示颅腔正中矢状面,可见主要的大静脉及硬膜窦

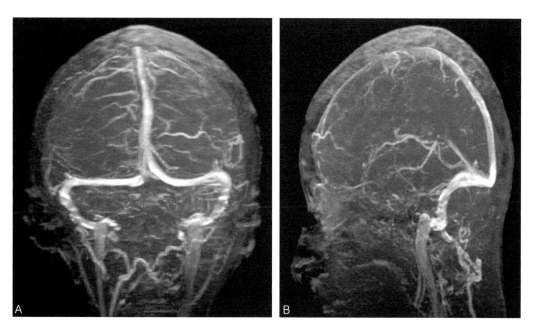

图 2-27　MRV 显示上下矢状窦、侧窦、乙状窦以及颈静脉

静脉(又称上吻合静脉)与大脑中静脉后端会合,向上走行,引流至上矢状窦。Labbé 静脉(又称下吻合静脉)与大脑中静脉会合,向下引流至横窦。图 2-28 显示了大脑半球侧面的主要静脉。其中,Trolard 静脉和 Labbé 静脉的直径与位置变异较多,他们可以对邻近不同静脉结构的相对直径进行调节。图 2-7 是一个头部 MRI,显示了 Labbé 静脉阻塞所致的出血。

颅内深静脉系统将静脉血自周围向中央引流,集中于大脑大静脉,最后汇入直窦。其中丘脑纹

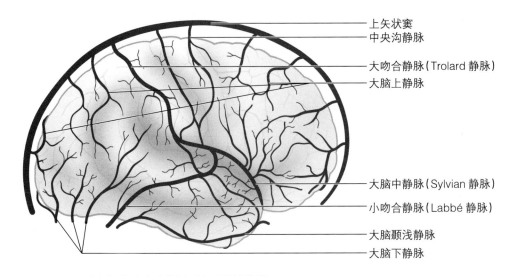

上矢状窦
中央沟静脉
大吻合静脉（Trolard 静脉）
大脑上静脉

大脑中静脉（Sylvian 静脉）
小吻合静脉（Labbé 静脉）
大脑颞浅静脉
大脑下静脉

图 2-28　图示左侧大脑半球外侧面主要的浅静脉

状体静脉在尾状核与丘脑间走行,引流至大脑内静脉。左右大脑内静脉起自室间孔后,沿中线旁向后方走行,在胼胝体压部与基底静脉会合,形成大脑大静脉。图 2-29 显示了颅内深静脉系统。

引流脑干和小脑的静脉可分为三组。上组静脉引流小脑上部和脑干背侧的血液至 Galen 静脉、基底静脉或岩静脉,后汇入岩静脉窦。其中中央前静脉是重要的解剖学标志,它是中脑与脑桥的分界线。岩组静脉引流脑干腹侧面、小脑半球上下表面以及第四脑室侧隐窝的血液至岩上窦及其分支。小脑幕组静脉位于后方,引流小脑半球中部和下蚓部的血液至直窦或横窦近窦汇的部分[33,44]。图 2-30 显示后颅窝的主要静脉结构。

血管病变的分布

血栓形成

颈内动脉起始处为动脉粥样硬化性血管狭窄最常见的发病部位,此外,颈动脉虹吸段是粥样斑块的好发部位,而 ICA 的其他部分则很少受累。动脉粥样硬化性血管狭窄好发于颈动脉的特定节段可能是由血流方式决定的,比如说剪切力等血流动力学的变化。剪切力可以明显影响动脉粥样硬化和血管重塑。与 ICA 颅外段和虹吸段相比,白人 ICA 前床突上段、MCA 主干以及 ACA 主干发生动脉粥样硬化性血栓形成的可能性较小[6,48,49]。但在黑色人种、中国人和日本人群中,MCA 病变发生率较 ICA 病变发生率高[50-54]。

在后循环中,椎动脉和锁骨下动脉起始处、椎动脉颅内段的近端和远端、基底动脉的近端和远端以及大脑后动脉起始处均为动脉粥样硬化性血管狭窄的好发部位[6,38]。图 2-31 显示了动脉粥样硬化的常见发病部位。动脉粥样硬化性血管狭窄很少累及大脑动脉（ACA、MCA、PCA）和小脑动脉（PICA、AICA、SCA）的远端表浅分支。

由高血压引起的脂透明变性和中膜过度增生主要累及①大脑中动脉的豆纹动脉穿通支(图 2-14);② ACA 的前穿支,通常指 Heubner 返动脉(图 2-32 和图 2-13);③前交通动脉发出的穿通支(图 2-15 和图 2-18);④大脑后动脉发出的丘脑穿通动脉和丘脑膝状体穿支(图 2-32);以及⑤由基底动脉发出、到达脑桥、中脑和丘脑的旁中央穿通支(图 2-22)[7,55]。

在某些情况下,母动脉粥样硬化斑块形成或穿支口微小粥样硬化斑块会堵塞穿通动脉[56](图 2-33)。动脉粥样硬化性穿支闭塞的累及部位与脂透明变性有相同之处,但同时前者还可累及较大的动脉(例如颈内动脉的分支脉络膜前动脉以及大脑后动脉发出的丘脑膝状体动脉)。

外伤性或自发性血管壁撕裂引起的动脉夹层最常见的累及部位包括颈动脉的咽段,椎动脉起始处至进入椎间孔之前的部分及椎动脉 V3 段(自寰椎横突孔穿出处至穿过硬膜进入颅腔前的部分)[12,38,57,58]。在这些部位,颈部的动脉没有依附于其他动脉或骨性结构,因此活动性相对较大。颈部动脉管壁撕裂最常见的原因是动脉的突然牵拉或直接的外伤。除去上述常见的夹层部位之外,其他较少见的形成夹层的部位包括 ICA、MCA 和 VA

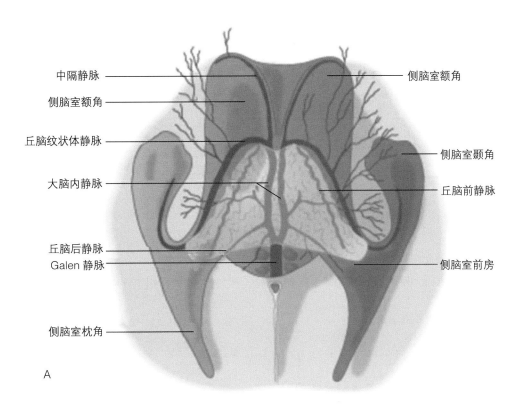

中隔静脉

侧脑室额角

丘脑纹状体静脉

大脑内静脉

丘脑后静脉

Galen 静脉

侧脑室枕角

侧脑室额角

侧脑室颞角

丘脑前静脉

侧脑室前房

A

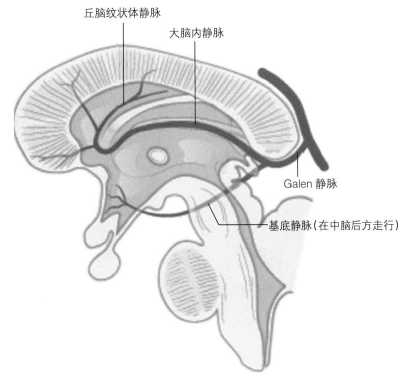

丘脑纹状体静脉

大脑内静脉

Galen 静脉

基底静脉（在中脑后方走行）

B

图 2-29　图示深静脉引流系统：(A)轴位，显示深静脉及其与侧脑室的关系；(B)矢状位

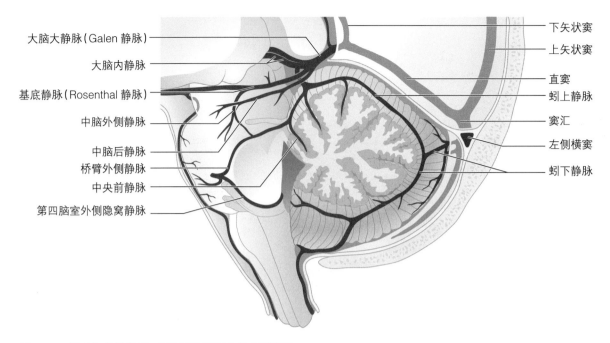

大脑大静脉（Galen 静脉）
大脑内静脉
基底静脉（Rosenthal 静脉）
中脑外侧静脉
中脑后静脉
桥臂外侧静脉
中央前静脉
第四脑室外侧隐窝静脉

下矢状窦
上矢状窦
直窦
蚓上静脉
窦汇
左侧横窦
蚓下静脉

图 2-30　图示矢状位脑干、小脑及后颅窝中的主要静脉

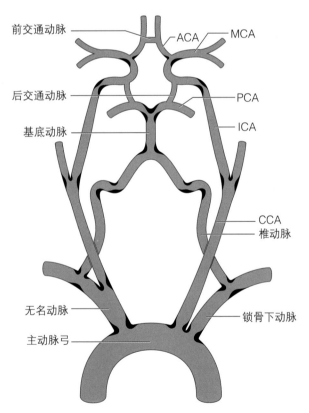

前交通动脉
后交通动脉
基底动脉
无名动脉
主动脉弓

ACA　MCA
PCA
ICA
CCA
椎动脉
锁骨下动脉

图 2-31　图示动脉粥样硬化性血管狭窄的好发部位：黑色部分表示斑块

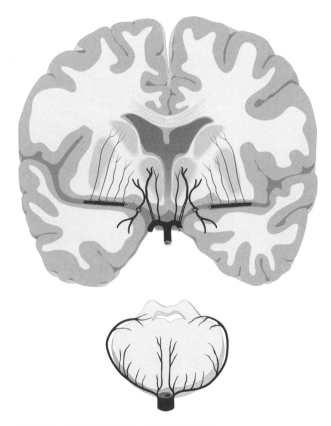

图 2-32　图示基底节和丘脑的穿通动脉

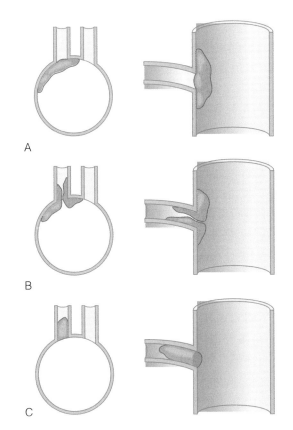

图 2-33　图示动脉粥样硬化性穿支病变的病理表现:(A)母动脉中的斑块堵塞穿支口;(B)母动脉中的斑块延伸至穿支中;(C)穿支口的微小粥样硬化

的颅内段以及基底动脉[38,59,60]。颞动脉炎最常累及 ICA 和 VA 即将穿过硬膜入颅的部分,以及眼动脉的入脑前分支[11,61]。

栓塞

不同大小、性质和来源的栓子可堵塞不同的动脉[62]。较大栓子(通常来源于心脏)有时可栓塞颅外大动脉,例如头臂干、锁骨下动脉、颈部的颈动脉和椎动脉等。而在心脏或外周动脉中形成的较小的栓子常会栓塞颅内动脉,例如 ICA、ACA、VA、BA、PCA 以及 MCA 等,其中以栓塞 MCA 主干或其上、下干最常见[62]。在前循环中,最常见的栓塞部位为 MCA 及其分支。动物实验发现,释放入 ICA 的微小异物会沿血流进入 MCA 的分支[63]。而在后循环中,最常见的栓塞部位主要是 VA 颅内段、基底动脉以及 PCA[38]。此外,一些微小的栓子,例如血栓碎片、血小板-纤维蛋白聚集体、胆固醇结晶或其他自脂质斑块脱落的碎片,以及自心脏瓣膜或动脉壁脱落的钙化碎片等,可栓塞大脑或小脑的小穿支动脉、眼动脉以及视网膜动脉等。

脑出血

脑出血的最常见原因是高血压,其部位与高血压性动脉脂透明变性相同(图 2-34)[28,29]。1872 年,Charcot 和 Bouchard 首次提出了微动脉瘤的概念,他们认为脑出血是由微动脉瘤破裂引起的[26,27]。即使患者没有长期高血压病史,突然升高的血压和脑血流量也可引起上述穿通动脉的破裂,从而导致脑出血[28,29]。而脑血管畸形则可引起任何部位的脑出血;此外,累及蛛网膜下腔和脑皮质内中小动脉和微动脉的脑淀粉样血管病也是脑出血的原因之一[64,65]。脑出血的形式或部位,即脑出血主要发生于皮层还是皮层下,有助于鉴别淀粉样血管病和高血压性脑出血。

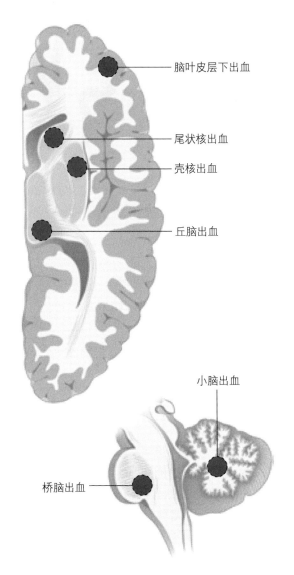

脑叶皮层下出血

尾状核出血

壳核出血

丘脑出血

小脑出血

桥脑出血

图 2-34　图示大脑的水平切面和脑干的矢状面,可见脑出血的常见部位

蛛网膜下腔出血

　　动脉瘤最常发生于构成 Willis 环的各大动脉交界处。其他动脉分叉处,如 PICA 从 VA 发出的部位也可以受累。其中最常见的部位是 ICA-PCoA 交界处、ACoA-ACA 交界处以及 MCA 分叉处;另外,ICA床突上段、胼周动脉、VA-PICA 交界处以及基底动脉尖也是动脉瘤的好发部位(图 2-35)[23,46,66,67]。

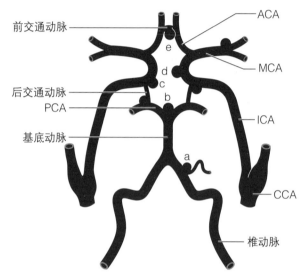

图 2-35　图示颅内动脉瘤的最常见发病部位:(a) PICA;(b)基底动脉;(c) PCoA;(d) ICA;(e) ACoA;(f) MCA 分叉处

　　引起蛛网膜下腔出血的动静脉畸形常位于靠近软脑膜或脑室表面的脑实质内、脑室系统内或蛛网膜下腔中;一些大的动静脉畸形有时完全位于蛛网膜下腔中。

脑组织病变的分布

脑缺血

　　许多血栓形成的患者,其动脉内的血栓可导致远端的动脉 - 动脉栓塞,因此血栓形成与栓塞所引起的脑组织损伤不容易鉴别。通常情况下,缺血的部位位于闭塞动脉供血区的中心。梗死的程度和范围取决于动脉闭塞的部位、狭窄或闭塞的程度、侧支循环情况以及脑组织对缺血的耐受能力。Ringelstein 等认为,经脑血管造影证实颈部 ICA 闭塞的患者可分为两种:一种是 MCA 及其分支栓塞,而另一种则是由于 ICA 闭塞导致局部血流减小而引起皮层或皮层下梗死[68]。图 2-36 列出了ICA 闭塞患者常见的梗死形式。在另一项研究中,Ringelstein 等研究了心源性脑栓塞患者脑组织损伤的常见部位(图 2-37 列举了该报告中与脑栓塞相关的各种类型的脑梗死)[69]。

　　在系统性低灌注的患者,最容易发生缺血的部位为大动脉之间的分水岭区(图 2-6A)。在前文中我也曾做过相似的类比[20,70]:当一个供水系统对一片土地进行灌溉时,在某一处水管堵塞而水压恒定的情况下,最缺水的土地即堵塞水管供水范围的中心区域(图 2-6B),而更多的水流则会沿通畅的水管流向堵塞水管供水范围的边缘区域;但是,当水压下降时,每条管道中的水流均会减小,此时仅有每条管道供水范围的中心区域可以得到较充分的灌溉,而每条管道供水范围交界区域的水流则会因水压低而降低。对于人脑来说,各大动脉供血范围的交界区位于皮层、皮层下或大脑半球深部(后者常被称为内分水岭区)。对于低灌注性脑缺血损伤的常见发病部位也可以从"远野(distal field)"的概念来理解[20]。离大血管中心区最远的地方,得到的供血最少。"远野"即大血管供血范围的边缘区域,常位于大脑半球的后半部分。分水岭脑梗死的常见发病部位,见图 2-36 中的 H-M。任何血管支配的区域都可能有来自邻近区域的侧支血管提供血流。血管急性堵塞或闭塞之后,病变部位远端的血管内压力减低,而压力相对较高的侧支血管便可以提供血流。这样的侧支循环模式实际上可以显示为上游动脉完全闭塞或严重狭窄时,远端动脉主干得到的反向血流供应。

脑出血

　　高血压性脑出血的最常见部位包括:外侧基底节区(壳核、苍白球)和内囊(40%)、丘脑(12%)、脑叶白质(15%~20%)、尾状核(8%)、脑桥(8%)和小脑(8%)[29,71](图 2-34)。这些出血部位通常由因慢性高血压变得脆弱的穿支动脉供血。出血部位通常不位于颅内特定大的动脉的供血区域,因其常跨越动脉与动脉交界区。脑血管畸形相关性脑出血常见于皮层下或脑表面附件,但通常没有特定的部位。脑淀粉样血管病相关性脑出血通常发生于脑叶,其中枕叶最常见,而很少累及基底节或后颅窝的结构[65,72]。

　　药物滥用(尤其是可卡因和安非他命)相关性脑出血的常见部位与高血压性脑出血相似,很可能

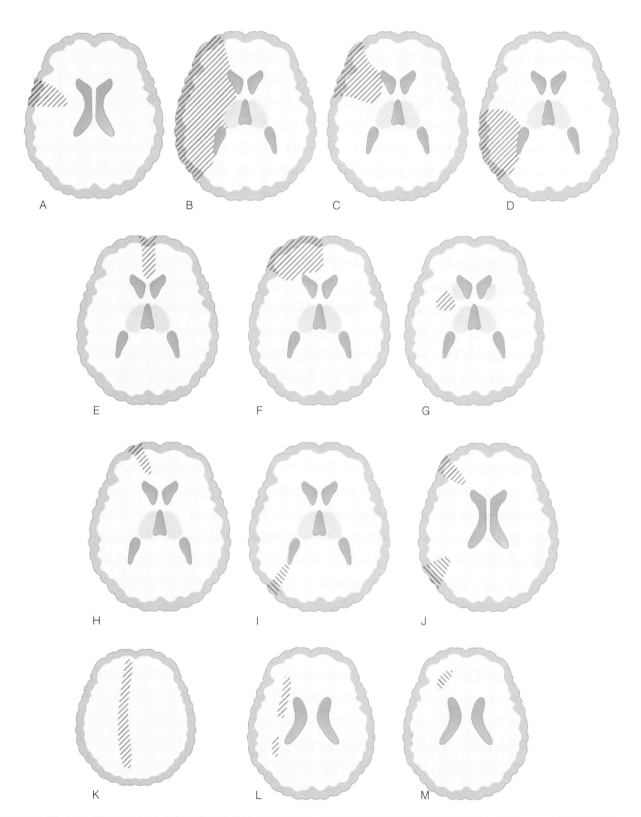

图 2-36　图示 CT 所见 ICA 闭塞患者最常见的前循环梗死部位,其中梗死区域由灰色阴影表示:(A)楔形的 MCA 供血区梗死;(B)整个 MCA 供血区梗死;(C)MCA 上干;(D)MCA 下干;(E)ACA;(F)ACA 和 MCA;(G)纹状体内囊梗死;(H)楔形的前分水岭区梗死;(I)楔形的后分水岭区梗死;(J)前、后分水岭区梗死;(K)线形的内分水岭区梗死;(L)卵圆形的深部分水岭区梗死;(M)小灶性白质分水岭区梗死

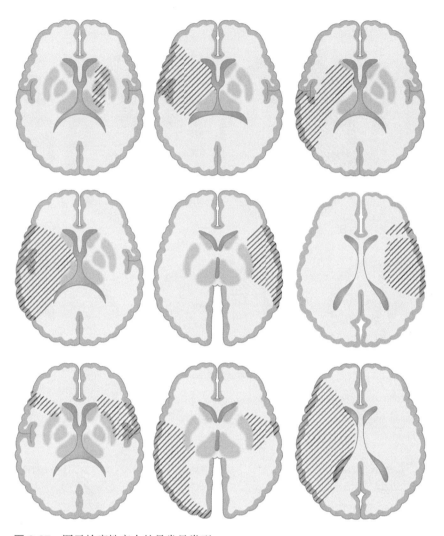

图 2-37　图示栓塞性卒中的最常见类型

Ringelstein EB, Koschorke S, Holling A, et al. Computed tomographic pattern of proven embolic brain infarctions. *Ann Neurol* 1989;26:759-765.

是由于其出血机制为急剧血压升高。与滥用安非他命后出现脑出血的患者相比,滥用可卡因后出现脑出血的患者合并动脉瘤和脑血管畸形的几率相对更高[73]。另外,抗凝药相关性脑出血常发生于脑白质和小脑[74,75]。

脑缺血与脑出血的生理和病理生理学

脑缺血

正常的脑组织代谢与脑血流

脑是一个代谢活跃的器官。尽管其体积很小,但是脑组织消耗了全身 1/4 的能量供应。脑细胞的存活依赖于氧气和葡萄糖,而且与其他器官不同,葡萄糖是脑组织唯一的能量来源。葡萄糖在脑细胞内被氧化为二氧化碳和水,这个代谢过程将 ADP 转化为 ATP。神经系统的功能行使以及细胞内外主要阳离子浓度的维持(包括细胞内的钾离子和细胞外的钙离子和钠离子)均依赖持续的 ATP 供应。在细胞有氧呼吸时,ATP 产生的效率更高,而细胞无氧呼吸时尽管仍可产生 ATP,但其产量明显下降,而且与之同时产生的乳酸会在细胞内堆积[76]。人脑每分钟需要大约 500ml 氧气和 75~100mg 葡萄糖,而每天共需要 125g 葡萄糖,以维持其功能[77]。

脑组织对氧气和葡萄糖的需求实际上是对大量含充足葡萄糖的氧合血液的需求。尽管脑是一个相对小的器官,仅占成人身体总重量的 2% 左右,但是静息时脑组织的供血大约为心排出量的

20%[76]。正常的脑血流量(CBF)通常为每分钟每100g 脑组织 50ml,而脑氧代谢率(CMRO₂)通常为每分钟每 100g 脑组织 3.5ml[78]。在 CBF 降低时,脑组织可以通过提高对血流中氧气的摄取而维持一定的 $CMRO_2$;在 CBF 降至每分钟每 100g 脑组织 20~25ml 以下之前,这种代偿可满足脑组织的氧供[76]。正电子发射体层扫描(PET)可以测量脑内不同感兴趣区的 CBF、$CMRO_2$、OEF(氧摄取分数)以及 CMRgl(脑葡萄糖代谢率)[78,79]。在本书第 4 章中将详细介绍 PET 成像。

脑的能量需求与脑血流取决于神经系统的活跃程度。在 1890 年,Roy 和 Sherrington 首次证实了脑组织可以根据神经元的活性调整局部的脑血流量[80,81]。PET 与 fMRI(功能磁共振成像)可以显示人体在使用右手时,左侧大脑半球运动皮层的代谢与血流均增加。很显然,为了保证脑组织的存活与功能,存在一种机制维持脑血流相对恒定是至关重要的。而脑组织的这种保持 CBF 相对恒定的能力通常被称为"自身调节"——当血压在 50~150mmHg 之间时,CBF 可保持相对恒定[76]。当血压缓慢升高时,自身调节的上限与下限均会升高,这在提高脑组织对高血压的耐受力的同时也降低了其对低血压的耐受力[82]。

TCD 测得的颅内动脉血流速度通常在 35~75cm/s 的范围内,但是不同年龄、血压、血细胞比容的患者其不同部位的血流速度差异很大[83]。当 CBF 增加或某动脉狭窄时,该动脉内的血流速度随之增加。在这种情况下,管腔直径变小与血流速度提高看似矛盾,但实则很容易解释。举一个日常生活中的例子:当我们使用水管冲洗人行道或院子时,为了产生较高的水压,我们通常会将水管的出水口捏扁,使其管腔直径变小;在这种情况下,管腔直径越小,水流速度越快。然而,当管腔直径小到一定程度,水只能从水嘴中滴出时,水流速度会突然降至很低。在本书第 4 章中讨论 TCD 时,大家可以回忆一下这个简单的例子,这对于理解血流速度测量很有帮助。

脑缺血对局部脑组织的影响

当局部脑组织血流下降时,受累脑组织能否存活取决于缺血的程度和持续时间,以及侧支循环的代偿能力。动物试验提供了脑缺血阈值的估计值(图 2-38)[76]。当 CBF 降至大约每分钟 20ml/100g 脑组织时,脑电活动即会受到影响。随着 CBF 继续下降,脑氧代谢率也会随之下降;当 CBF 降至每分钟

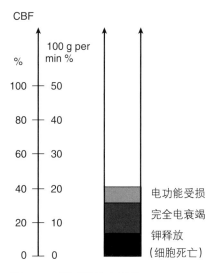

图 2-38　图示脑缺血阈值

10ml/100g 脑组织以下时,细胞膜与细胞正常功能会受到严重的干扰。而当 CBF 降至每分钟 5ml/100g 脑组织以下时,神经元会在短时间内死亡。缺血性损伤依赖于脑血流减少的严重程度与持续时间、侧支循环代偿,及特定脑组织对持续缺血的耐受能力。

当神经元缺血时,一些生化机制的变化会加速细胞的死亡:钾离子穿过细胞膜到达细胞外,钙离子进入细胞内;后者会极大降低细胞膜控制离子跨膜转运的能力,并会导致线粒体功能衰竭[78](正常情况下,细胞内外的钙离子浓度相差 10 倍)。氧气的减少导致氧自由基的生成,这些氧自由基可使细胞器内或细胞膜中的脂肪酸发生过氧化[84,85]。同时,氧气的减少会使葡萄糖发生无氧代谢,从而导致乳酸堆积而引起酸中毒,这将进一步损伤细胞的代谢功能。

神经递质的活性,主要是兴奋性神经递质(谷氨酸、门冬氨酸、红藻氨酸等)的活性,在缺血脑组织中明显提高[85-88]。低氧血症、低血糖与缺血均会引起能量的耗竭、谷氨酸释放的增加和摄取的减少,而谷氨酸增多至毒性浓度会加大细胞死亡的风险。同时,谷氨酸进入细胞后,钠离子和钙离子会随之流入细胞内,然后大量氯离子和水分子流入细胞内,导致细胞的肿胀或水肿。谷氨酸是 NMDA 受体和非 NMDA(红藻氨酸、使君子酸)受体的激动剂,但其中只有 NMDA 受体与细胞膜上高通透性钙离子通道相连[87]。当读者读到本书第 6 章中关于急性卒中患者治疗的内容时,回忆上述生理和病理生理知识会有很大帮助。

前面所提到的脑缺血组织局灶性代谢性改变将引起一种永不停息的恶性循环,导致神经元损伤程度不断加重甚至死亡。钠、钾、钙离子的浓度改变、氧自由基的释放、酸中毒、兴奋性神经递质的释放加重了细胞的损伤,进一步引起更多的生化改变,反过来再加重神经元的损伤,如此循环往复[87,88]。当达到某一个阈值时,即使缺血脑组织得到富含氧气和葡萄糖的血液的再灌注,其缺血性损伤已不可逆。某些情况下,即使缺血的严重程度不足以引起神经元坏死,但是缺血却可能启动细胞的程序化死亡,即细胞凋亡[89]。

由颅内动脉堵塞所引起的脑缺血,其供血区域内的不同部位缺血程度不同。在该血管供血区中心,血流量最低,因此缺血性损伤最严重,这种损伤最严重的区域通常被称为梗死核心。而在该血管供血区的边缘,由于侧支循环的代偿,血流量尽管低于正常,但尚可维持一定血流。根据图 2-38,梗死核心的 CBF 可能降至足够低[0~10ml/(100g·min)]而引起细胞坏死;在梗死灶外周,CBF 可能维持于10~20ml/(100g·min),此时可能发生脑细胞的电衰竭,但尚不会引起永久性细胞损伤。上述这种功能异常但尚未死亡的梗死周围脑组织通常被称为"缺血半暗带"(图 2-39)。Garcia 和 Anderson 是这样描述缺血半暗带的:"半暗带内的神经元处于一种生存和死亡之间的瘫痪状态,在彻底恢复之前,它们只是在等待充足血供的恢复或其他目前尚不可知的情况的发生"[85]。有专家认为,某些神经元更容易受到缺氧和 CBF 降低损伤,称为"选择性易损

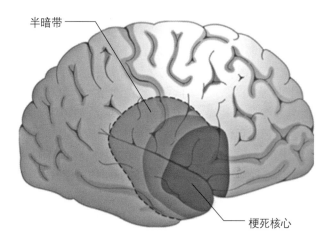

半暗带

梗死核心

图 2-39 图示脑梗死核心与缺血半暗带。最暗的区域代表梗死核心,此处组织已经梗死;而周围的灰色区域显示了血流量降低的区域,若血供改善则此处组织可能复原;最外周的灰色显示缺血程度最轻

性"[86]。近年来,应用于卒中的先进成像技术手段如多模态计算机断层扫描(CT)和 MRI 中这些半影区通常是指存在缺血性脑梗死风险的区域,但仍未通过不同的成像手段就缺血半暗带的定义达成统一的标准。

动脉闭塞及机体对动脉闭塞的反应

我们不应将脑缺血看做一种静止的解剖 - 病理过程;实际上它是一种动态的、不稳定的状况。缺血时,原本随时可能发生不可逆性损伤的脑组织常恢复良好,而且可以不遗留任何曾经受损的痕迹。为了对缺血性卒中患者选择最佳治疗方法,医生们必须清楚影响预后的各种因素。目前关于缺血病理生理机制的讨论集中于局灶脑组织的功能和代谢方面。为了帮助大家理解影响预后的各种因素,下面我将从更加宏观的角度来谈一下动脉闭塞的过程以及机体对相应变化的反应。

血管闭塞的过程通常起自颅外动脉或颅内大动脉的动脉粥样硬化斑块形成,这些斑块中含有脂质、平滑肌细胞、纤维和胶原组织、巨噬细胞以及炎性细胞。当发生斑块内出血时,斑块的体积会迅速增大。而当斑块达到一定体积并侵蚀血管壁时,动脉粥样硬化的进程会加速。管腔横截面积的缩小和斑块体积的增大改变了血管内血流的机械和物理特性,可产生区域性湍流或血流静止。血小板常黏附于斑块表面。血小板和血管内皮细胞分泌的化学介质会促进血小板的聚集和黏附。ADP、肾上腺素和胶原均可促进血小板的聚集[90]。活化的血小板释放 ADP 和花生四烯酸;在环氧合酶存在时,花生四烯酸被代谢为前列腺素内过氧化物;而后者可被血栓合成酶转化为血栓素 A2(一种有效的血管收缩因子,并能够促进血小板的聚集及其化学介质的分泌)[3]。与此同时,血管内皮可分泌前列环素(一种有效的血管舒张因子,并能够抑制血小板的聚集)[91]。血栓素 A2、前列环素以及其他因子之间的平衡影响着血管的舒缩和血小板纤维蛋白凝块的形成。随着血小板的聚集和对斑块周围内皮的黏附,由血小板和纤维蛋白构成的白色血栓形成了(图 2-40 和图 2-2C)。

粥样硬化斑块常会破坏血管内皮细胞并溃疡。图 2-41 显示了一个在外科手术中切除的颈动脉溃疡斑块的标本。内皮细胞排列异常使细胞间形成缝隙,斑块内成分与血管管腔内成分发生接触。此

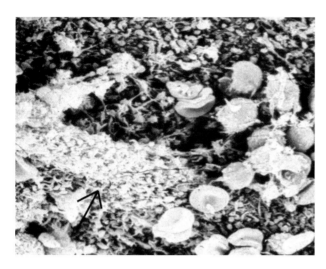

图 2-40　相差显微镜所见的系统高灌注状态时形成的白色纤维蛋白 - 血小板血栓
Courtesy of S H Hanson and C H Kessler, Emory University, Division of Hematology.

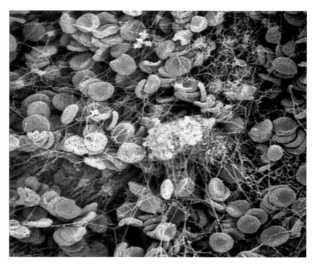

图 2-42　相差显微镜所见,机体处于易栓状态下由纤维蛋白和红细胞在血液流速下降的管腔中形成的红色血栓(埃默里大学血液系 S H Hanson 与 C H Kessler 供图。本图彩色版本,请见书末彩插)

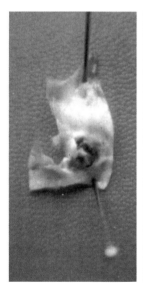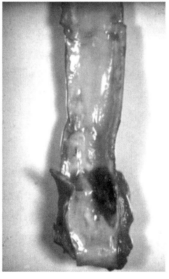

图 2-41　图示外科手术切取标本,显示颈内动脉的溃疡斑块(本图彩色版本,请见书末彩插)

时,组织因子(机体凝血系统的一种重要激活物)释放,凝血级联反应被激活,由红细胞和纤维蛋白构成的红色血栓在管腔中形成(图 2-42 和图 2-2C)。血小板分泌同时还会激活丝氨酸蛋白酶,后者是凝血系统的重要组成部分,并可促进红色血栓的形成。在白色或红色血栓初形成时,其结构比较松散,通常生长较快,并且容易发生栓塞。图 2-4 显示了尸检时发现的闭塞的颈动脉,这个标本中有一个很大的活动的红色血栓,该血栓的一部分已经栓塞了颅内动脉。在血栓形成开始后 1~2 周内,血栓重组,其结构变得更加紧密,此时不容易发生脱落和栓塞。另有许多不同的物质,包括胆固醇结晶、钙化斑块碎片、白色血栓和红色血栓等均可成为动脉栓塞的栓子。最近的取栓分析显示有红色和白色血栓的混合物的形成,可能由于相关的条件和血流动力学环境以及标本的采样变化。

动脉粥样硬化斑块和血管狭窄可从不同的途径引起脑缺血。内膜的进展性增厚会引起动脉的狭窄甚至闭塞,从而导致远端血流的减少,而血流减少或静止会进一步加速血栓的形成。机体的很多因素与血栓形成、溶解、清除以及栓子的洗脱有关。即使在无狭窄的正常动脉中,其分叉处的血流情况也很复杂。涡流、湍流以及血流分叉均很常见,但在动脉的不同部位情况不同[92]。随着管腔狭窄加剧,动脉中心的血流速度加快,同时血流分叉的情况变得更加明显[92]。在动脉内的某些部位,尤其是在残余管腔的远端,血流量下降。当管腔发生严重狭窄或完全闭塞时,血流量与血流速度均下降,导致局部脑灌注压下降[92-94]。而灌注压的下降使栓子清除能力下降,此时脑循环边缘区域的栓子清除能力下降更加明显[95-97]。低灌注与血栓形成相互作用、相互促进,加速了脑梗死的进程[93,94]。

血栓形成

当机体凝血系统被激活后,血液处于高凝状态,此时原位血栓开始形成;其中部分患者在颅内外动脉和静脉中同时或序贯产生多发红色血栓。在其他类型动脉病变的患者(例如动脉粥样硬化斑块或夹层的患者),在动脉病变部位血栓形成以及管腔堵塞的进程较快。系统高凝状态可以是一种终身的遗传性疾病,也可引起血栓形成。多种全身性疾病(例如癌症、局限性肠炎、血小板增多症等)均可增加血栓形成的风险。此外,冠脉或脑血管系统的动脉粥样硬化血栓形成也可激活血清中的凝血因子,从而进一步促进血栓形成[98-102]。

在血栓栓塞性卒中患者的治疗中,大部分方法主要试图影响或逆转凝血机制,从而促进血栓的溶解或清除。临床医生在治疗缺血性卒中时应熟悉机体凝血系统的主要特征,从而有效选择抗栓或溶栓方法,并对其进行监测。

凝血级联反应的最后一步是将可溶的纤维蛋白原转变为不可溶的纤维蛋白多聚体;纤维蛋白的黏附性很强,可形成纤维蛋白网将血液中的成分(例如血小板和红细胞)凝集成血栓。当凝血酶原转化成凝血酶后,纤维蛋白原即被转化为纤维蛋白。在上述反应中,血液循环中的纤维蛋白原和凝血酶原含量十分重要。

凝血酶原可以两种方式激活:在外源性凝血系统中,组织或内皮损伤可释放组织因子,然后激活血小板以及血清中部分丝氨酸蛋白酶凝血因子(主要是因子 V 和因子 VII)。组织因子与因子 Va 形成复合物,该复合物将因子 X 转化为因子 Xa;而后者可激活凝血酶原酶复合物(由因子 Va、钙离子、磷脂构成),该复合物可与因子 Xa 一起将凝血酶原转化为凝血酶。血小板被激活后发生聚集,黏附于受损的血管壁上,可释放多种化学物质促进凝血系统的激活[98-100]。

内源性凝血系统是指存在于血液中以去活化状态存在的凝血因子,主要包括因子 V、VIII(抗血友病球蛋白)、IX、X、XI、XII。因子 XII 的激活可启动内源性凝血级联反应,多种凝血因子被次序激活。后因子 X 被激活为因子 Xa,而后者可将凝血酶原转化为凝血酶[100-102]。图 2-43 是凝血过程的简化示意图。凝血酶除了将纤维蛋白原转化为纤维蛋白以外,还可以对血小板产生重要影响,使其肿胀、聚集、并释放影响血管收缩和凝血的化学物质。

在生理性凝血过程中,一些抗凝因子(如抗凝

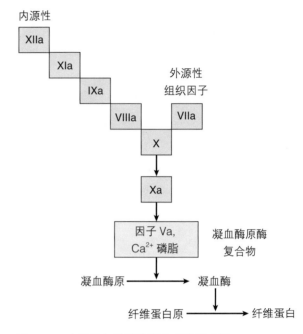

图 2-43 内源性与外源性凝血系统示意图

血酶 III、蛋白 C 和蛋白 S)也起着重要作用。任何一种抗凝因子的缺乏均可导致机体的高凝状态。另外,一些遗传性疾病也会导致高凝状态。例如因子 V 基因突变可使机体对活化的蛋白 C 的抗凝作用发生抵抗[103,104],凝血酶原基因突变也可引起凝血系统的异常[105]。上述因子 V 或凝血酶原的突变在颅内静脉系统血栓形成的患者中较常见,尤其是应用口服避孕药的患者[106]。

在机体凝血系统中,因子 Xa、凝血酶原以及凝血酶是关键组成成分。因子 Xa 尤其重要,因为它是内源性与外源性凝血级联反应的汇合点。肝素可使抗凝血酶 III 的结构发生改变,从而提高了抗凝血酶 III 对因子 Xa 的灭活作用。华法林通过拮抗维生素 K 而抗凝——后者是体内合成凝血酶原与因子 X 所必需的。研究者们与临床医生们目前正在寻找其他可能直接灭活因子 Xa 或直接抑制凝血酶的生成及作用的药物。

人体内天然存在可溶解血栓的生理因子,如组织型纤溶酶原激活物(t-PA)等;t-PA 和其他物质可将纤溶酶原激活为纤溶酶。一些凝血因子也可激活纤溶酶原,如因子 XII 等,也就是说凝血过程本身也可激活纤溶系统。另外,体内也存在一些纤溶酶抑制物(抗纤溶酶)[102,107]。

病理学家和血液病学家将血栓分为三种[101]:

(1)红色血栓:主要在血流缓慢的区域由红细胞和纤维蛋白构成,其形成不需血管壁发生异常或

组织因子的释放(图2-42)。

(2) 白色血栓:不含红细胞,而是由血小板和纤维蛋白构成(图2-40)。白色血栓通常在血管壁或内皮发生损伤,且血流速度较快的部位产生。

(3) 小血管中散在的纤维蛋白沉积。

上述三种血栓各不相同,其形成受不同的药物影响。在很多情况下,白色血栓首先形成,然后红色血栓形成,并覆盖在前者表面[101]。

当大动脉发生闭塞时,其远端的血压急剧下降,局部脑组织突然失去血供。降低的血压同时又可以激活保护机制,帮助缺血区域恢复血流。血液从血压较高的区域流向血压较低的区域,同时侧支循环可以让邻近区域的血流进入下游的缺血区域。细胞的缺血性损伤会引起乳酸和其他代谢产物的释放,随之发生的局部组织酸中毒引起血管扩张,进一步提高局部CBF[108]。如果脑组织缺血时间过长,则会发生死亡。事实上,有时脑组织的缺血可分为不同程度,包括缺血最严重区域的不可逆性细胞死亡,以及受损相对较轻的缺血半暗带的细胞电活动减弱和细胞外钾离子浓度轻微升高[71,85,86,108,109]。缺血事件的严重程度很大程度上取决于血管堵塞的速度。若血管闭塞是逐渐发生的,则会诱导形成丰富的侧支循环,最终闭塞时对整个脑灌注影响不大。

影响脑组织存活的因素

脑组织能否存活取决于许多因素:①充足的侧支循环;②全身循环状况;③血清学因素;④闭塞血管病变局部的变化;以及⑤微循环血管床内的阻力;⑥脑水肿和颅内压升高。

侧支循环

侧支循环的变异取决于血管容量,或者Willis环类型,以及柔脑膜或软脑膜血管。侧支循环的情况能彻底影响缺血性卒中预后。尽管永存胚胎型经常用于描述Willis环,但一系列影像学研究表明,成人时期血流改变时,Willis环的血管会有动态变化。缺血区域侧支循环的丰富程度及容量是否为特征性决定因素,取决于它们在卒中预后里的重要性。高血压或糖尿病会降低小动脉和微动脉中的血流,因此会降低血管系统潜在的代偿能力。

全身循环状况

心泵衰竭、低血容量以及血黏度增加均可降低CBF。决定血黏度的最重要两个因素是血细胞比容与纤维蛋白原浓度[110-112]。在血细胞比容为47%~53%范围内的患者中,当血细胞比容降至

40%以下时,CBF可增加近50%[112]。另外,血压也是很重要因素,血压的升高可增加CBF(恶性血压增高除外)。根据这个理论,外科医生在行颈动脉内膜剥脱术的夹闭阶段时,通过注射儿茶酚胺来升高血压,提高脑灌注。低血压可明显降低脑血流量。某些患者的血压调节体系很脆弱,即使从床上突然坐起或站起也会降低侧支循环的血压而引起缺血症状[113,114]。此外,低血容量也会限制侧支循环中的血流量。许多年龄比较大的患者为了避免夜间起床小便,会刻意减少每天液体入量(尤其是夜间),这可能引起血容量降低;而在卒中发生后,部分患者存在吞咽困难或在送往医院的途中进食减少,也可引起血容量降低。

血清学因素

血液是组织所需氧气和营养物质的携带者。当发生低氧血症时,由于脑内任何部位血液携带的氧气均少于正常氧气供应,因此其损害显著[115]。低血糖同样会增加细胞死亡的风险,而高血糖也会对缺血脑组织产生损伤[116,117]。血清钙离子浓度升高[118,119]和酒精浓度升高[120]均可对脑组织产生损伤。这些因素在第6章的治疗里也会再次讨论。

闭塞血管病变处的变化

堵塞动脉管腔的血栓栓子并不会一直黏附于血管壁上,而经常继续随血流移动;这些移动的栓子可能堵塞更多的远端血管而引起缺血加重或新发缺血,也可能变成血栓碎片通过血管床。血栓的形成可激活内源性纤溶系统(包括tPA)[102,107]。同时体内还存在tPA的抑制物。血管管腔的突然堵塞可以引起反应性血管收缩或痉挛,这进一步加剧了剩余管腔的狭窄程度。血栓溶解、血栓移动以及血栓痉挛的解除均会促进缺血区域的再灌注。如果再灌注足够及时,则可逆性缺血性损伤的脑组织可能很快恢复正常。堵塞管腔的血栓可能沿管腔向其近端或远端进一步延长,从而堵塞潜在的侧支通路。机体的高凝状态可促进血栓进一步延长。

微循环血管床内的阻力

CBF的绝大部分并非存在于脑底部或脑表面的大血管中,而是在小动脉、毛细血管和小静脉中[102]。一些疾病(如高血压或糖尿病等)可引起动脉或小动脉管壁增厚,从而提高这些小血管中的血流阻力。有高血压病史的试验动物或患者突发血管闭塞后,其损伤程度较既往血压正常的试验动物

或患者更重,这可能是由于微循环血管床的改变。血黏度增加和毛细血管中广泛血栓形成会大大降低微循环中的血流量。缺血性损伤可能会使组织发生生化改变,从而导致血小板活化、红细胞聚集以及微循环血管的闭塞。Ames 将上述变化称为微血管床的"无复流"状态,即使在大动脉发生再灌注时,这种状态仍持续存在[121]。总之,CBF 的相关研究常对微循环血管床的改变很感兴趣。请记住,循环中血流阻力与血管直径负相关,最大的阻力来源于微循环。

脑水肿与颅内压升高

脑水肿与颅内压的改变也会影响血管堵塞后脑组织的存活和患者的功能恢复。脑水肿主要有以下两种类型:①细胞毒性脑水肿:过多的水存在于细胞内;②血管源性水肿:细胞外间隙液体增多[122]。由于发生细胞外水肿时脑组织切面常有液体渗出,因此通常称之为"湿性水肿";而细胞内水肿(即细胞毒性水肿)通常被称为"干性水肿"[122]。细胞毒性水肿是由能量衰竭引起的,此时离子与水分可通过细胞膜进入细胞内。血管源性水肿主要与决定流体静力压的相关因素有关,尤其是血压、CBF 的升高,以及渗透因素的改变等。当血脑屏障破坏,蛋白质与其他大分子物质进入脑组织的细胞外间隙中时,就会形成渗透压梯度,使水分进入细胞外间隙。由于脑部白质与灰质之间存在差异,白质结构相对更疏松,因此血管源性水肿通常在白质中更加明显。

由细胞毒性水肿引起的脑组织肿胀意味着大量脑细胞的死亡或严重损伤,通常提示预后不良。相比之下,血管源性水肿并不一定代表神经元损伤,而且细胞外间隙中的水分可能逐渐转移或吸收。严重的水肿可能导致脑组织的广泛肿胀或脑内部分结构的移位(可能伴有压迫性损伤),甚至可能发生脑疝。

颅内压的升高可降低 CBF,并可增加患者的死亡风险。当颅内压升高时,若颅内血液引流通路正常,则颅内静脉窦与引流静脉中的压力一定也是升高的。此时,颅内静脉压与颅内压之间必然存在着压差,以保证静脉回流。同时,为了保证组织灌注,动脉压必须高于静脉压。若颅内动脉或静脉发生堵塞,则脑血流会降低。当静脉系统发生堵塞时,静脉压会升高;此时静脉回流受阻,液体可能向脑组织倒灌而引起血管源性水肿。另外,升高的颅内压会对颅内血液循环系统造成额外的压力,甚至可

能使血流量增加至超过组织存活所需的范围。脑水肿与颅内压升高可引起头痛、意识水平下降和呕吐[123]。同时,颅内压的改变和可能继发的脑疝可以引起受累组织压力相关性损伤,并出现功能缺损症状或体征[32,123,124]。脑出血时脑内可出现血肿,因此相对于脑缺血,颅内压升高与脑疝更常见于脑出血的患者,在后边对脑出血的讨论中我们会详细讨论脑疝的问题。

血管闭塞后最初三周的演变过程

试验证明,由大动脉堵塞引起的血液循环异常只是暂时性的,通常最多可在 2~3 周内缓解。但是在发病后最初的 2~3 周内,任何系统变化(例如血容量下降、体位性血压下降或药源性血压下降等)均可引起症状的加重。在发病 3 周后,情况通常会稳定下来,脑组织死亡出现梗死灶或出现充足的侧支循环满足之前受累脑组织的血供;发病 2~3 周后,侧支循环建立,并且患者较少受到体位或循环系统的改变带来的影响。血栓不但会引起相应供血区的低灌注,而且还可能继续生长,并可能脱落或碎裂而栓塞远端动脉。而在发病 2~3 周后,血栓通常会达到相对稳定的状态,此时发生栓塞的可能性大大降低。许多关于前循环[125,126]或后循环[38,127-131]缺血的研究发现,在急性缺血性卒中发病 2 周后,卒中继续进展的可能性很小。

在血管堵塞后最初的数小时、数天或最初的几周内,关于缺血脑组织生存或死亡的问题可以看作是加重缺血的因素与机体保护缺血组织的生理机制之间的较量。表 2-1 总结了在这场较量中的"正派"与"反派",了解这些因素对临床医生选择治疗方案很有帮助。临床医生应采取措施协助机体的生理保护机制,同时拮抗加重缺血的因素。

表 2-1 血管堵塞后凝血因子的平衡

促进缺血的因素	限制缺血的因素
血管堵塞引起的血流量下降	侧支循环开放
血栓引起的栓塞	栓子通过或破碎
凝血因子和血栓溶解抑制因子的激活	血栓溶解因子的激活
血栓继续生长	血栓溶解
低灌注、低血容量、低心排出量引起的脑血流下降	机体整体状况的改善,尤其是异常情况被纠正后

在血管闭塞后早期，由于机体对循环系统变化的敏感性提高，症状或体征可出现波动。动脉的急性闭塞通常会引起突发的症状，此时脑缺血的保护因素与促进因素之间的相互作用会引起症状体征的缓解、波动或进展性恶化。而突然出现的恶化常是由远端血管引起的。

脑出血

脑实质出血患者常在发病前即存在颅内小穿通动脉和微动脉的高血压性损伤。19 世纪 70 年代，Charcot 和 Bouchard 首次提出微动脉瘤样扩张的假说，认为高血压患者的穿支动脉支配区不断出现微小动脉瘤样扩张[26,27]，并且部分微小动脉瘤样扩张是薄弱点，动脉压力升高时易破裂。对于大多数患者，血压的突然升高可以引起既往无血管损伤的小穿通动脉破裂[28,29]。这些小血管中渗出的血液可对局部毛细血管或微动脉产生突然的压迫效应，从而进一步引起更多的小血管破裂[132]。这样每当出血周边的一些小血管破裂后，出血面积就会增大一点，血肿会像滚雪球一样（图 2-44）逐渐增大。高血压以及上述的"滚雪球"效应会扩大出血的范围，然而局部组织的压力则会限制出血范围的不断扩大。

外伤、机体凝血系统异常以及先天性脑血管畸形等血管改变也可能引起脑出血，也可逐渐发展成与高血压性脑出血类似的形态。在脑出血发生后，血肿的逐渐扩大表现在临床上就是症状或体征的不断恶化，直到血肿达到稳定的大小为止。此后，血肿可停止进一步扩大，并可能逐渐向脑室系统以及软脑膜表面的脑脊液中引流。

若出血的量较大，则脑体积的增加必然导致颅内压升高。当颅内压升高后，引流静脉窦内的静脉压也会成比例的升高。为了保证脑组织的灌注，动脉压必须升高到与静脉压之间产生一定的压差。因此，脑出血的患者在发病后出现的血压急剧升高，并不一定能够反映患者发病前的血压水平，而可能仅仅是由脑出血本身引起的。尽管降低血压对限制出血有帮助，但是有一点必须注意，升高的血压同时会促进未受到出血损伤的脑组织的灌注。

脑出血患者在首发症状出现后 24~48 小时内常会出现病情加重，这种情况可以用出血的增多来解释，但事实上这种情况更多是由出血周围的脑组织水肿[132,133]、出血对脑血流脑组织代谢的影响，以

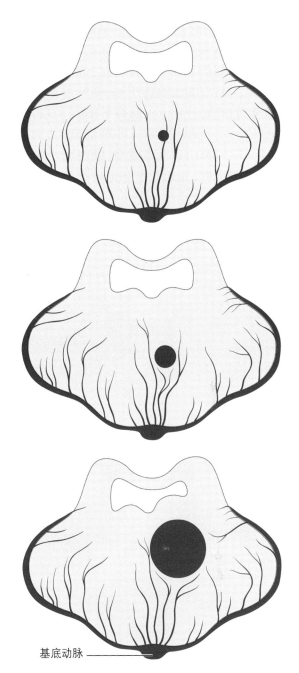

基底动脉 _____

图 2-44　图示脑桥出血后的"滚雪球"效应，显示了由于出血灶周边小动脉破裂引起的血肿体积不断增大

及大量出血时脑体积的增大或脑疝引起的。由于脑出血后，除了脑组织本身的水肿，颅内还会增加血肿的额外体积，因此与脑缺血患者相比，脑出血患者的颅内占位效应通常更常见。通常，大脑半球内的较大血肿可能压迫周围组织而导致中线移位，但并不一定出现脑疝。正常情况下，在密闭的颅腔中，脑组织被骨性结构（前、中、后颅窝）和硬脑膜（大脑镰和小脑幕）分隔于不同区域中，因此当出血后占位效应明显时，脑组织会从其原部位移位至相邻的其他区域中——我们称之为脑疝[30-32,124]。

图 2-45 显示了脑组织移位、脑疝及其产生的效应，其中最常见的是①小脑幕切迹疝，压迫中脑（图2-45A）；②肿胀的大脑半球对脑干上部对称向下的压迫（图 2-45B）；③大脑镰下疝：额叶前部近中线处（通常为扣带回）疝入大脑镰下（图 2-45C）；④小脑幕切迹上疝：小脑向上疝入小脑幕切迹上方而压迫脑干（图 2-45D）；以及⑤枕骨大孔疝：小脑扁桃体疝入枕骨大孔，压迫延髓和上段颈髓（图 2-45E 中的 D）。

脑组织的移位也可能压迫或牵拉动脉而引起其供血范围内的脑梗死和继发出血。最常见的继发血管改变引起脑梗死的部位包括 PCA 经过小脑幕的部分和颞叶内面的部分，以及 ACA 邻近大脑镰的部分（图 2-46）。位于小脑幕缺口的脑干上部的变形可能引起脑干的继发出血，这种出血常是由脑干穿通动脉的中央支或旁中央支受累引起的，称为 Düret 出血（根据首先发现并描述这种出血的法国医生的名字命名）[134]。图 2-47 中可见 Düret 出血的尸检标本，图 2-48B 为 Düret 出血的示意图。

脑出血患者不同部位的脑室系统也可能受压。

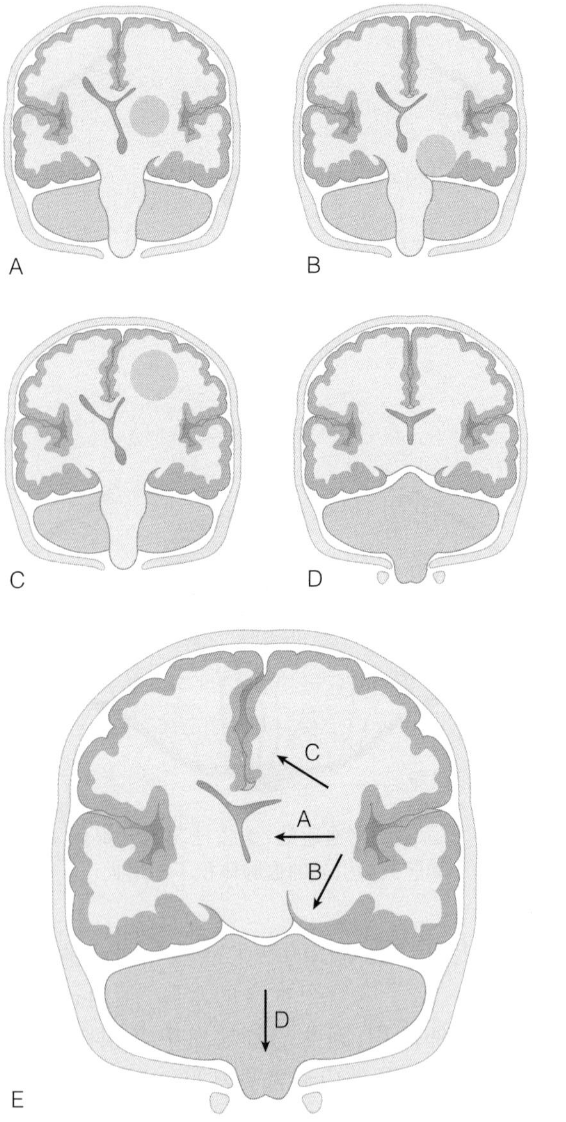

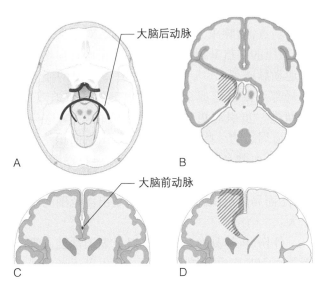

图 2-46 图示动脉受压引起的梗死。（A）正常情况下 PCA 沿小脑幕上方走行；（B）颞叶钩回疝时 PCA 受压引起的颞叶内侧梗死；（C）正常情况下 ACA 与大脑镰的关系；（D）大脑镰下疝时 ACA 受压引起额叶内侧梗死

图 2-45 图示脑组织位移与脑疝。以颅内血肿患者为例显示了卒中的占位效应引起的脑组织位置改变。（A）基底节血肿压迫侧脑室，引起中线向对侧移位；（B）深部血肿导致颞叶钩回疝，颞叶内侧压迫脑干上部；（C）额叶血肿导致大脑镰下疝；（D）小脑血肿引起后颅窝压力升高，导致小脑扁桃体疝；（E）枕骨大孔疝。这些模式均在 E 图中阐明

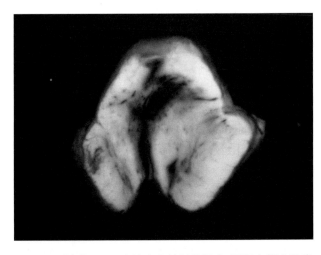

图 2-47 图示 Düret 中脑出血的尸检标本，可见左侧大脑半球外侧面的硬膜下血肿（本图彩色版本，请见书末彩插）

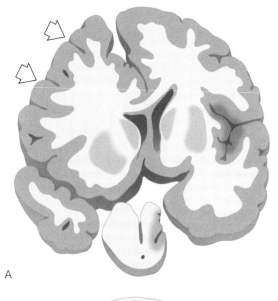

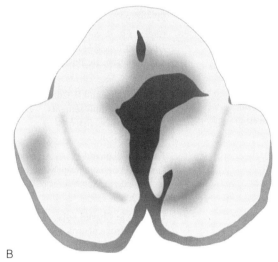

图 2-48 图示颅内压升高致死患者的尸检结果。（A）箭头提示硬膜下血肿，其下方的脑组织受压变扁，且向对侧大脑半球移位；同时侧脑室受压，中线结构移位。升高的颅内压导致中线压向对侧小脑幕，损伤对侧大脑脚，形成 Kernohan 压迹；（B）颅内大量出血患者出现的中脑 Düret 出血

壳核和脑叶的出血可能压迫 Monro 孔（室间孔）而引起对侧脑室的扩张。丘脑出血可能堵塞或压迫第三脑室而因引起双侧侧脑室积水。小脑出血可压迫第四脑室及中脑导水管而引起第三脑室和侧脑室的梗阻性脑积水。脑组织的移位、脑疝、继发脑梗死、Düret 出血和脑积水均可引起脑出血患者症状和体征的恶化。脑出血将在第 14 章详细讨论。

蛛网膜下腔出血

蛛网膜下腔出血通常会引起颅内压（ICP）的急剧升高，此时必须维持或提高系统的血压与血容量，以保证脑组织的灌注。首发出血后，与预后相关性最大的危险因素有三个：再出血、血管痉挛以及脑积水。一旦异常血管（最常见为动脉瘤和动静脉畸形）的管壁破裂时，血管很容易再出血。显然，二次或三次出血会严重威胁患者的生命，因为每次出血均会使 ICP 进一步升高，并使 CSF 中的血量进一步增多，而浸泡于含血脑脊液中的动脉会发生痉挛[135,136]。血管痉挛可为局灶性或广泛性的，并常引起脑缺血、脑水肿以及脑梗死[136-138]。CSF 中存在的血液会阻碍细胞膜的吸收性，可引起交通性脑积水和整个脑室系统的扩张。有时，首发出血或继发出血可进入脑组织或到达脑表面。对于这部分患者，还应关注其脑出血的情况，因为他们同时存在脑出血与蛛网膜下腔出血。

前文中已经提及卒中的各种基本机制，在接下来的几章中我们将谈到卒中的床旁临床诊断和实验室检查方法。蛛网膜下腔出血，动脉瘤以及血管畸形将在第 13 章进行讨论。

（杨华俊　潘韵竹　刘伟　闫秀娟　彭光格
冷昕祎 译　杜万良 校）

参考文献

1. Wagner KR, Xi G, Hua Y, et al: Early metabolic alterations in edematous perihematomal brain regions following experimental intracerebral hemorrhage. *J Neurosurg* 1998;**88**:1058–1065.

2. Bullock R, Brock-Utne J, van Dellen J, Blake G: Intracerebral hemorrhage in a primate model: effect on regional cerebral blood flow. *Surg Neurol* 1988;**29**:101–107.

3. Weiss H: Platelet physiology and abnormalities of platelet function. *N Engl J Med* 1975;**293**:531–540,580–588.

4. Ashby B, Daniel JL, Smith JB: Mechanisms of platelet activation and inhibition. *Hematol Oncol Clin North Am* 1990;**4**:1 26.

5. Baker A, Iannone A: Cerebrovascular disease. I. The large arteries of the circle of Willis. *Neurology* 1959;**9**:321–332.

6. Fisher CM, Gore I, Okabe N, et al: Atherosclerosis of the carotid and vertebral arteries–extracranial and

intracranial. *J Neuropathol Exp Neurol* 1965;**24**:455–476.

7. Fisher CM: Lacunes: Small deep cerebral infarcts. *Neurology* 1965;**15**:774–784.

8. Fisher CM: The arterial lesions underlying lacunes. *Acta Neuropathol* 1969;**12**:1–15.

9. Luscher TF, Lie JT, Stanson AW, et al: Arterial fibromuscular dysplasia. *Mayo Clin Proc* 1987;**62**:931–952.

10. Shinohara Y: Takayasu disease. In Bogousslavsky J, Caplan LR (eds): *Uncommon Causes of Stroke*. Cambridge: Cambridge University Press, 2001, pp 37–42.

11. Davis SM: Temporal arteritis. In Bogousslavsky J, Caplan LR (eds): *Uncommon Causes of Stroke*. Cambridge: Cambridge University Press, 2001, pp 10–17.

12. Mokri B: Cervicocephalic arterial dissections. In Bogousslavsky J, Caplan LR (eds): *Uncommon Causes of Stroke*. Cambridge: Cambridge University Press, 2001, pp 211–229.

13. Imparato A, Riles T, Mintzer R, et al: The importance of hemorrhage in the relationship between gross morphologic characteristics and cerebral symptoms in 376 carotid artery plaques. *Ann Surg* 1983;**197**:195–203.

14. DeGeorgia M, Belden J, Pao L, et al: Thrombus in vertebrobasilar dolichoectatic artery treated with intravenous urokinase. *Cerebrovasc Dis* 1999;**9**:28–33.

15. Caplan LR, Manning W: Cardiac sources of embolism: The usual suspects. In Caplan LR, Manning WJ (eds): *Brain Embolism*. New York: Informa Healthcare, 2006, pp 129–159.

16. Caplan LR: Arterial sources of embolism. In Caplan LR, Manning WJ (eds): *Brain Embolism*. New York: Informa Healthcare, 2006, pp 203–222.

17. Gautier JC, Durr A, Koussa S, et al: Paradoxical cerebral embolism with a patent foramen ovale. A report of 29 patients. *Cerebrovasc Dis* 1991;**1**:193–202.

18. Caplan LR: Embolic particles. In Caplan LR, Manning WJ (eds) *Brain Embolism*. New York: Informa Healthcare, 2006, pp 259–275.

19. Caplan LR: Cardiac arrest and other hypoxic-ischemic insults. In Caplan LR, Hurst JW, Chimowitz M (eds): *Clinical Neurocardiology*. New York: Marcel Dekker, 1999, pp 1–34.

20. Mohr J: Neurological complications of cardiac valvular disease and cardiac surgery including systemic hypotension. In Vinken P, Bruyn G (eds): *Handbook of Clinical Neurology*, vol **38**. Amsterdam: North Holland, 1979, pp 143–171.

21. Romanul F, Abramowicz A: Changes in brain and pial vessels in arterial boundary zones. *Arch Neurol* 1964;**11**:40–65.

22. Fisher CM, Adams RD: Observations on brain embolism with special reference to hemorrhagic infarction. In Furlan A (ed): *The Heart and Stroke*. London: Springer-Verlag, 1987, pp 17–36.

23. Weir B: *Aneurysms Affecting the Nervous System*. Baltimore: Williams & Wilkins, 1987.

24. Chicoine MR, Dacey RG: Clinical aspects of subarachnoid hemorrhage. In Welch KMA, Caplan LR, Reis DJ, et al. (eds): *Primer on Cardiovascular Diseases*. San Diego: Academic Press, 1997, pp 425–432.

25. Kaufman HH (ed): *Intracerebral Hematomas*. New York: Raven Press, 1992.

26. Cole F, Yates P: Intracerebral microaneurysms and small cerebrovascular lesions. *Brain* 1967;**90**:759–768.

27. Rosenblum W: Miliary aneurysms and "fibrinoid" degeneration of cerebral blood vessels. *Hum Pathol* 1977;**8**:133–139.

28. Caplan LR: Intracerebral hemorrhage revisited. *Neurology* 1988;**38**:624–627.

29. Caplan LR: Hypertensive intracerebral hemorrhage. In Kase C, Caplan LR (eds): *Intracerebral Hemorrhage*. Boston: Butterworth–Heinemann, 1993, pp 99–116.

30. Finney L, Walker A: *Transtentorial Herniation*. Springfield, Ill: Thomas, 1962.

31. Fisher CM: Observations concerning brain herniation. *Ann Neurol* 1983;**14**:110.

32. Ropper AH: Lateral displacement of brain and level of consciousness in patients with acute hemispheral mass. *N Engl J Med* 1986;**314**:953–958.

33. Stephens R, Stilwell D: *Arteries and Veins of the Human Brain*. Springfield, IL: Charles C Thomas Publisher, 1969.

34. de Oliveira E, Tedeschi H, Rhoton Jr AL, Peace DA: Microsurgical anatomy of the internal carotid artery: Intrapetrous, intracavernous, and clinoidal segments. In Carter LP, Spetzler RF, Hamilton MG (eds): *Neurovascular Surgery*. New York: McGraw-Hill, 1995, pp 3–10.

35. Helgason C, Caplan LR, Goodwin J, Hedges T: Anterior choroidal artery – territory infarction. *Arch Neurol* 1986;**43**:681–686.

36. Tatu L, Moulin T, Bogousslavsky J, Duvernoy H: Arterial territories of the human brain: Cerebral hemispheres. *Neurology* 1998;**50**:1699–1708.

37. Lie T: Congenital malformations of the carotid and vertebral arterial systems, including the persistent anastomoses. In Vinken P, Bruyn G (eds): *Handbook of Clinical Neurology*, vol **12**. Amsterdam: North Holland, 1972, pp 289–339.

38. Caplan LR: *Posterior Circulation Disease: Clinical Findings, Diagnosis, and Management*. Boston: Blackwell, 1996.

39. Foix C, Hillemand P: Contributions a l'etude des ramolissements protuberentiels. *Rev Med* 1926;**43**:287–305.

40. Foix C, Hillemand P: Les Arteres de l'axe encephalique jusqu'a diencephale inclusivement. *Rev Neurol* 1925;**32**:705–739.

41. Caplan LR: Charles Foix – The first modern stroke neurologist. *Stroke* 1990;**21**:348–356.

42. Stopford J: The arteries of the pons and medulla oblongata. *J Anat Physiol* 1915,1916;**50**:131–164,255–280.

43. Gillilan L: Anatomy and embryology of the arterial system of the brainstem and cerebellum. In Vinken P, Bruyn G (eds): *Handbook of Clinical Neurology*, vol **11**. Amsterdam: North Holland, 1972, 24–44.

44. Duvernoy HM: *Human Brainstem Vessels*. Berlin: Springer-Verlag, 1978.

45. Capron L: Extra-and intracranial atherosclerosis. In Toole JF (ed): *Vascular Diseases*, Part 1, vol **53**, Bruyn G, Klawans HL (eds): *Handbook of Clinical Neurology*. Amsterdam: Elsevier Science, 1988, pp 91–106.

46. Stehbens WE: *Pathology of the Cerebral Blood Vessels*. St Louis: Mosby, 1972.

47. Taveras JM, Wood EH: *Diagnostic Neuroradiology*. Baltimore: Williams & Wilkins, 1964.

48. Moosy J: Morphology, sites, and epidemiology of cerebral

atherosclerosis in research publications. *Assoc Res Nerv Ment Dis* 1966;**51**:1–22.

49. Caplan LR: Cerebrovascular disease: Large artery occlusive disease. In Appel S (ed): *Current Neurology*, vol **8**. Chicago: Yearbook Medical, 1988, pp 179–226.

50. Gorelick PB, Caplan LR, Hier DB, et al: Racial differences in the distribution of anterior circulation occlusive cerebrovascular disease. *Neurology* 1984;**34**:54–59.

51. Caplan LR, Gorelick PB, Hier DB: Race, sex, and occlusive cerebrovascular disease: A review. *Stroke* 1986;**17**:648–655.

52. Caplan LR: Cerebral ischemia and infarction in blacks. Clinical, autopsy, and angiographic studies. In Gillum RF, Gorelick PB, Cooper ES (eds): *Stroke in Blacks*. Basel: Karger, 1999, pp 7–18.

53. Kieffer S, Takeya Y, Resch J, et al: Racial differences in cerebrovascular disease: Angiographic evaluation of Japanese and American populations. *AJR Am J Roentgenol* 1967;**101**:94–99.

54. Feldmann E, Daneault N, Kwan E, et al: Chinese–white differences in the distribution of occlusive cerebrovascular disease. *Neurology* 1990;**40**:1541–1545.

55. Mohr JP: Lacunes. *Stroke* 1982;**13**:3–11.

56. Caplan LR: Intracranial branch atheromatous disease. *Neurology* 1989;**39**:1246–1250.

57. Caplan LR, Zarins C, Hemmatti M: Spontaneous dissection of the extracranial vertebral artery. *Stroke* 1985;**16**:1030–1038.

58. O'Connell BF, Towfighi J, Brennan RW, et al: Dissecting aneurysms of head and neck. *Neurology* 1985;**35**:993–997.

59. Caplan LR, Baquis GD, Pessin MS, et al: Dissection of the intracranial vertebral artery. *Neurology* 1988;**38**:868–877.

60. Chaves C, Estol C, Esnaola M, et al: Spontaneous intracranial internal carotid artery dissection. *Arch Neurol* 2002;**59**:977–981.

61. Wilkinson I, Russell R: Arteries of the head and neck in giant cell arteritis. *Arch Neurol* 1972;**27**:378–391.

62. Caplan LR: Recipient artery: Anatomy and pathology. In Caplan LR, Manning WJ (eds): *Brain Embolism*. New York: Informa Healthcare, 2006, pp 31–59.

63. Gacs G, Merei FT, Bodosi M: Balloon catheter as a model of cerebral emboli in humans. *Stroke* 1982;**13**:39–42.

64. Vinters HV, Gilbert JJ: Cerebral amyloid angiopathy: Incidence and complications in the aging brain. II. The distribution of amyloid vascular changes. *Stroke* 1983;**14**:924–928.

65. Kase CS: Cerebral amyloid angiopathy. In Kase C, Caplan LR (eds): *Intracerebral Hemorrhage*. Boston: Butterworth–Heinemann, 1993, pp 179–200.

66. Bull J: Contribution of radiology to the study of intracranial aneurysms. *BMJ* 1922;**2**:1701–1708.

67. Alpers B: Aneurysms of the circle of Willis. In Fields WS (ed): *Intracranial Aneurysms and Subarachnoid Hemorrhage*. Springfield, IL: Charles C Thomas Publisher, 1965, pp. 5–24.

68. Ringelstein E, Zeumer H, Angelou D: The pathogenesis of strokes from internal carotid artery occlusion. *Stroke* 1983;**14**:867–875.

69. Ringelstein EB, Koschorke S, Holling A, et al: Computed tomographic pattern of proven embolic brain infarctions. *Ann Neurol* 1989;**26**:759–765.

70. Zulch K, Behrends R: The pathogenesis and topography of anoxia, hypoxia, and ischemia of the brain in man. In Meyer J, Gastant H (eds): *Cerebral Anoxia and the EEG*. Springfield, IL: Charles C Thomas Publisher, 1961, 144–163.

71. Caplan LR: Clinical features at different sites. In Kase C, Caplan LR (eds): *Intracerebral Hemorrhage*. Boston: Butterworth–Heinemann, 1993, pp 305–308.

72. Smith EE, Eichler F: Cerebral amyloid angiopathy and lobar intracerebral hemorrhage. *Arch Neurol* 2006;**63**:148–151.

73. Caplan LR: Drugs. In Kase C, Caplan LR (eds): *Intracerebral Hemorrhage*. Boston: Butterworth–Heinemann, 1993, pp 201–220.

74. Kase CS: Bleeding disorders. In Kase C, Caplan LR (eds): *Intracerebral Hemorrhage*. Boston: Butterworth–Heinemann, 1993, pp 117–152.

75. Kase C, Robinson K, Stein R, et al: Anticoagulant-related intracerebral hemorrhage. *Neurology* 1985;**35**:943–948.

76. Jafar JJ, Crowell RM: Focal ischemic thresholds. In Wood JH (ed): *Cerebral Blood Flow*. New York: McGraw-Hill, 1987, pp 449–457.

77. Toole JF: *Cerebrovascular Disorders*, 4th ed. New York: Raven Press, 1990.

78. Frackowiak R, Lenzi G, Jones T, et al: Quantitative measurements of regional cerebral blood flow and oxygen metabolism in man using 150 and positron emission tomography: Therapy, procedure, and normal values. *J Comput Assist Tomogr* 1980;**4**:722–736.

79. Baron J-C: Positron emission tomography. In Babikian VL, Wechsler LR, Higashida RT (eds): *Imaging Cerebrovascular Disease*. Philadelphia: Butterworth–Heinemann, 2003, pp 115–130.

80. Roy CS, Sherrington CS: On the regulation of the blood-supply of the brain. *J Physiol (London)* 1890;**11**:85–108.

81. Friedland RP, Iadecola C: Roy and Sherrington (1890): A centennial reexamination of "On the regulation of the blood-supply of the brain". *Neurology* 1991;**41**:10–14.

82. Symon L: Pathological regulation in cerebral ischemia. In Wood JH (ed): *Cerebral Blood Flow*. New York: McGraw-Hill, 1987, pp 413–424.

83. Tong DC, Albers GW: Normal values. In Babikian VL, Wechsler LR (eds): *Transcranial Doppler Ultrasonography*, 2nd ed. Boston: Butterworth–Heinemann, 1999, pp 33–46.

84. Kontos HA: Oxygen radicals in cerebral ischemia: The 2001 Willis Lecture. *Stroke* 2001;**32**:2712–2716.

85. Garcia JH, Anderson ML: Pathophysiology of cerebral ischemia. *Crit Rev Neurobiol* 1989;**4**:303–324.

86. Collins RC, Dobkin BH, Choi DW: Selective vulnerability of the brain: New insights into the pathophysiology of stroke. *Ann Intern Med* 1989;**110**:992–1000.

87. Choi DW: Excitotoxicity and stroke. In Caplan LR (ed): *Brain Ischemia: Basic Concepts and Clinical Relevance*. London: Springer, 1995, pp 29–36.

88. Garcia JH: Mechanisms of cell death in ischemia. In Caplan LR (ed): *Brain Ischemia: Basic Concepts and Clinical Relevance*. London: Springer, 1995, pp 7–18.

89. Mattson MP, Barger SW: Programmed cell life: Neuroprotective signal transduction and ischemic brain injury. In Caplan LR (ed): *Cerebrovascular Diseases, Nineteenth Princeton Stroke Conference, Moskowitz, MA*. Boston: Butterworth–Heinemann, 1995, pp 271–290.

90. Nurden AT, Duperat V-G, Nurden P: Platelet function and pharmacology of antiplatelet drugs. *Cerebrovasc Dis* 1997(suppl 6):2–9.

91. Moncada S, Higgs E, Vane J: Human arterial and venous tissues generate prostacyclin (prostaglandin 4) a potent inhibitor of platelet aggregation. *Lancet* 1977;**1**:18–20.

92. Schmid-Schonbein H, Perktold K: Physical factors in the pathogenesis of atheroma formation. In Caplan LR (ed): *Brain Ischemia: Basic Concepts and Clinical Relevance*. London: Springer, 1995, pp 185–213.

93. Caplan LR, Hennerici M: Impaired clearance of emboli (washout) is an important link between hypoperfusion, embolism, and ischemic stroke. *Arch Neurol* 1998;**55**:1475–1482.

94. Caplan LR, Wong KS, Gao S, Hennerici MG: Is hypoperfusion an important cause of strokes? If so, how? *Cerebrovasc Dis* 2006;**21**:145–153.

95. Masuda J, Yutani C, Ogata J, et al: Atheromatous embolism in the brain: A clinicopathologic analysis of 15 autopsy cases. *Neurology* 1994;**44**:1231–1237.

96. McKibbin DW, Bulkley BH, Green WR, et al: Fatal cerebral atheromatous embolization after cardiac bypass. *J Thorac Cardiovasc Surg* 1976;**71**:741–745.

97. Pollanen MS, Deck JHN: The mechanism of embolic watershed infarction: Experimental studies. *Can J Neurol Sci* 1990;**17**:395–398.

98. Fisher M, Francis R: Altered coagulation in cerebral ischemia. *Arch Neurol* 1990;**47**:1075–1079.

99. Tohgi H, Kawashima M, Tamura K, et al: Coagulation-fibrinolysis abnormalities in acute and chronic phases of cerebral thrombosis and embolism. *Stroke* 1990;**21**:1663–1667.

100. Feinberg WM: Coagulation. In Caplan LR (ed): *Brain Ischemia: Basic Concepts and Clinical Relevance*. London: Springer, 1995, pp 85–96.

101. Deykin D: Thrombogenesis. *N Engl J Med* 1967;**276**:622–628.

102. del Zoppo GJ: Vascular hemostasis and brain embolism. In Caplan LR, Manning WJ (eds): *Brain Embolism*. New York: Informa Healthcare, 2006, pp 243–258.

103. Svensson PJ, Dahlback B: Resistance to activated protein C as a basis for venous thrombosis. *N Engl J Med* 1994;**330**:517–522.

104. Bertina RM, Koelman BPC, Rosendall FR, et al: Mutation in the blood coagulation factor V associated with resistance to activated protein C. *Nature* 1994;**369**:64–67.

105. Poort SR, Rosendaal FR, Reitsma PH, Bertina RM: A common genetic variation in the 3' untranslated region of the prothrombin gene is associated with elevated plasma prothrombin levels and an increase in venous thrombosis. *Blood* 1996;**88**:3698–3703.

106. Martinelli I, Sacchi E, Landi G, et al: High risk of cerebral vein thrombosis in carriers of a prothrombin-gene mutation and in users of oral contraceptives. *N Engl J Med* 1998;**338**:1793–1797.

107. Sloan M: Thrombolysis and stroke. *Arch Neurol* 1987;**44**:748–768.

108. Raichle M: The pathophysiology of brain ischemia. *Ann Neurol* 1983;**13**:2–10.

109. Astrup J, Siesjo B, Simon L: Thresholds in cerebral ischemia: The ischemic penumbra. *Stroke* 1981;**12**:723–725.

110. Thomas D, du Boulay G, Marshall J, et al: Effect of hematocrit on cerebral blood flow in man. *Lancet* 1977;**2**:941–943.

111. Thomas D, Marshall J, Russell RW, et al: Cerebral blood flow in polycythemia. *Lancet* 1977;**2**:161–163.

112. Tohgi H, Yasmanouchi H, Murakami M, et al: Importance of the hematocrit as a risk factor in cerebral infarction. *Stroke* 1978;**9**:369–374.

113. Caplan LR, Sergay S: Positional cerebral ischemia. *J Neurol Neurosurg Psychiatry* 1976;**39**:385–391.

114. Toole J: Effects of change of head, limb, and body position on cephalic circulation. *N Engl J Med* 1968;**279**:307–311.

115. Kim HY, Singhal AB, Lo EH: Normobaric hyperoxia extends the reperfusion window in focal cerebral ischemia. *Ann Neurol* 2005;**57**:571–575.

116. Ginsberg M, Welsh F, Budd W: Deleterious effect of glucose pretreatment on recovery from diffuse cerebral ischemia in the cat. *Stroke* 1980;**11**:347–354.

117. Plum F: What causes infarction in ischemic brain? *Neurology* 1983;**33**:222–233.

118. Siesjo BK, Kristian T, Katsura K: The role of calcium in delayed postischemic brain damage. In Caplan LR (ed): *Cerebrovascular Diseases, the Nineteenth Princeton Stroke Conference, Moskowitz MA*. Boston: Butterworth-Heinemann, 1995, pp 353–370.

119. Gorelick PB, Caplan LR: Calcium, hypercalcemia and stroke. *Curr Concepts Cerebrovasc Dis (Stroke)* 1985;**20**:13–17.

120. Hillbom M, Kaste M: Ethanol intoxication: A risk factor for ischemic brain infarction in adolescents and young adults. *Stroke* 1981;**12**:422–425.

121. Ames III A, Wright RL, Kouada M, et al: Cerebral ischemia. II. The no-reflow phenomenon. *Am J Pathol* 1968;**52**:437–453.

122. O'Brien MD: Ischemic cerebral edema. In Caplan LR (ed): *Brain Ischemia: Basic Concepts and Clinical Relevance*. London: Springer, 1995, pp 43–50.

123. Ropper AH: Brain edema after stroke, clinical syndrome and intracranial pressure. *Arch Neurol* 1984;**41**:26–29.

124. Ropper AH: A preliminary MRI study of the geometry of brain displacement and level of consciousness with acute intracranial masses. *Neurology* 1989;**39**:622–627.

125. Barnett H: Delayed cerebral ischemic episodes distal to occlusion of major cerebral arteries. *Neurology* 1978;**28**:769–774.

126. Fisher CM: Occlusion of the internal carotid artery. *Arch Neurol Psychiatry* 1951;**65**:346–377.

127. Caplan LR: Occlusion of the vertebral or basilar artery. *Stroke* 1979;**10**:277–282.

128. Glass TA, Hennessey PM, Pazdera L, et al: Outcome at 30 days in the New England Medical Center Posterior Circulation Registry. *Arch Neurol* 2002;**59**(3):369–376.

129. Caplan LR, Wityk RJ, Glass TA, et al: New England Medical Center Posterior Circulation Registry. *Ann Neurol* 2004;**56**:389–398.

130. Savitz SI, Caplan LR: Current concepts: Vertebrobasilar disease. *N Engl J Med* 2005;**352**:2618–2626.

131. Jones H, Millikan C, Sandok B: Temporal profile of acute vertebrobasilar system infarction. *Stroke* 1980;**11**:173–177.

132. Fisher CM: Pathological observations in hypertensive cerebral hemorrhage. *J Neuropathol Exp Neurol* 1971;**30**:536–550.

133. Herbstein D, Schaumberg H: Hypertensive intracerebral hematoma: An investigation of the initial hemorrhage and rebleeding using Cr 51 labeled erythrocytes. *Arch Neurol* 1974;**30**:412–414.

134. Duret H: *Traumatismes Cranio-Cerebaux*. Paris: Librarie Felix Alcan, 1919.

135. Fisher CM, Kistler JP, Davis JM: Relation of cerebral vasospasm to subarachnoid hemorrhage visualized by computerized tomographic scanning. *Neurosurgery* 1980;**6**:1–9.

136. MacDonald RL: Cerebral vasospasm. In Welch KMA, Reis DJ, Caplan LR, et al. (eds): *Primer on Cerebrovascular Diseases*. San Diego: Academic Press, 1997, pp 490–497.

137. Hijdra A, van Gijn J, Nagelkerke NJD, et al: Prediction of delayed cerebral ischemia, rebleeding, and outcome after aneurysmal subarachnoid hemorrhage. *Stroke* 1988;**19**:1250–1256.

138. Aygun N, Perl II J: Subarachnoid hemorrhage. In Babikian VL, Wechsler LR, Higashida RT (eds): *Imaging Cerebrovascular Disease*. Philadelphia: Butterworth–Heinemann, 2003, pp 241–269.

第3章
3
诊断与临床表现

患者 JH，男性，36 岁，于工作中出现意识不清。他的妻子接到通知后赶到其工作场所，将其送往医院。患者于发病后 4 小时到院，到院时患者有明显的左侧肢体无力，神志嗜睡，基本无法唤醒。急诊室的护士呼叫主治医生，称患者发生了卒中。

诊断卒中所需信息

上述简要病史描述了一位病情危重的可疑急性卒中患者。临床医生的首要工作是确定患者发生了什么。本章将通过对此病例进行逐步分析以展示如何完成诊断的整个过程。但在开始分析这一特定病例之前，我们首先一起回顾一下卒中诊断的一般过程。临床诊断通常很困难，但通过系统分析后，这个过程将变得容易而富有逻辑。对于卒中的诊断，我们有自己的常规步骤和原则，建议每位临床医师也制定并熟悉自己的卒中诊断方法。进行卒中诊断时，一些常规原则的运用以及对病例的完整分析可以避免由于随意猜想或冲动诊断所造成的错误。我已经在其他部分详细阐述了临床神经系统疾病的诊断方法[1,2]，故此处仅简述其要点。

首先，临床医生必须决定需要解决的关键问题。在提问前需对这些问题经过清晰构思，否则要得出答案是非常困难的。应首先提出整体层面的问题，之后才是细节问题。在神经系统疾病的诊断中，通常需要对两个问题做出解答：①发病机制，即病理学和病理生理学机制是什么？②定位，即病变的解剖部位在哪里？对于卒中患者而言，"是什么"的问题是指属于五种卒中发病机制(蛛网膜下腔出血、颅内出血、血栓形成性缺血性卒中、栓塞性缺血性卒中和低灌注性缺血性卒中)中的哪一种。当然，在鉴别卒中发病机制之前，临床医生应首先进行鉴别诊断，除外症状类似卒中的非血管性疾病，如脑肿瘤、代谢紊乱、感染、中毒、癫痫发作或外伤等。

"在哪里"的问题是指病变的解剖部位，包括其在脑内及血管系统内的定位，血管系统包括供血系统及静脉引流系统。

解答这两个问题需要的信息不同。在解答卒中机制——"是什么"的问题时，以下的床旁信息是最有价值的：

1. 生物学信息——既往病史、现病史、个人史及家族史。

2. 既往卒中或短暂性脑缺血发作(TIA)的表现及性质。

3. 卒中发生时患者的状态，例如活动中。

4. 急性期病程变化及进展(卒中是否突然发生，且在短时间内症状达到高峰？在卒中发生后症状是好转，加重还是无变化？如果病情加重，那么是阶梯样的、缓慢进展还是进行性加重？患者症状是否有波动？)

5. 伴随症状如头痛、呕吐及意识水平下降等。

通过详细、认真的病史询问、病例回顾，以及旁观者、家属、朋友那里得到的信息，我们完全可以解答上述问题。这些数据主要是回顾性的，不需要太多神经内科专业知识。全身查体能够揭示病史中未发现的异常情况，增加判断卒中发病机制所需的信息。诸如血压升高、心脏扩大、心脏杂音、心律失常、血管杂音等阳性体征将影响对卒中机制的判断。

对于卒中部位的诊断——"在哪里"的问题，需要的信息则十分不同：

1. 对神经系统症状及病变部位的分析。

2. 神经系统查体结果。

3. 颅内及血管影像学结果。

病史及系统疾病的相关信息可以为医生解答"是什么"的问题；而神经系统查体则可提供更多的关于"在哪里"的信息。

机制和解剖部位诊断并不是绝对的，我们所能做的常常只是进行可能性的分析。对于某一位患者而言,颅内出血(ICH)是最可能的诊断,但栓塞和血栓形成也是可能的,在得到确切证据之前不应被完全排除。而另一名患者的发病机制则可能很明显,就是血栓形成或栓塞。

诊断过程涉及两种基本方法:①提出假设、验证假设;②模式匹配。

归纳法——提出一系列假设并验证

临床医生在获得关于患者的第一手信息时即应产生假设。第一个假设可能在医生接到呼叫时,例如像本章开头病例中的急诊室护士通知医生,或在初次看到患者时即产生。在患者或其他相关人员陈述病史时,医生即应开始考虑可能的诊断。首先最好让患者(或其他病史叙述者)提供事件的大致情况,此时医生不应打断患者的叙述,但应对接收到的信息产生假设及疑问,然后可询问患者及其他相关人员,以肯定或否定对"是什么"和"在哪里"两个疑问的假设。例如,一名既往有冠状动脉及下肢动脉粥样硬化的老年患者睡醒时发现左侧肢体偏瘫。在这种情况下,结合患者的危险因素及发病时间,我们会首先考虑血栓形成,因为这是常见的卒中发病机制。随后我们将询问患者既往有无短暂发作的左侧肢体症状,它们的存在将强烈支持血栓形成的可能性。

同时也应产生病变部位的假设。左侧肢体偏瘫提示右侧大脑半球或脑干损害的可能,因此我们会进一步询问有助于解剖定位的具体伴随症状,如视觉、感觉或脑干症状等。解剖定位的过程更像是寻找一位走失者:首先,临床医生必须确定此人是否身在美国,之后将其位置局限于马萨诸塞州,之后是波士顿,最后才是布鲁克林社区某一具体的街道。同样,对于卒中机制的判断,临床医生应首先确定是缺血性卒中还是出血性卒中;如果是缺血性卒中,再判断其亚型,包括血栓形成、栓塞或系统低灌注;如果是血栓形成,再区别是腔隙性(小穿支动脉病变)还是大动脉血栓形成,是前循环还是后循环血栓形成。这样,临床医生的诊断就从整体层面到了具体的细节。显然,由于可获得的信息有限,合理的假设可能仅限于整体层面。个别患者可能病史相关信息很少。对于患者JH,若能了解到他有右眼视觉症状就可将病变血管定位于右侧颈内动脉系统。入院时患者意识较差,查体不合作,无法判断该信息。

模式匹配

多数临床医生使用的另外一种方法是模式匹配。例如,只需与我脑中的"Jim"形象相对照,我们就能将在面前的这个叫"Jim"的人认出来,而不需要将其个人特征(例如身高,是否戴眼镜和发型等)进行一一核对。相似的,临床医生则要尝试将某一组临床表现与他们脑海中的卒中机制及病理学、解剖学相对应。例如,当你与一名初次见面的帕金森患者一起走进你的办公室时,你可能立即得到初步诊断,因为他的面部表情、姿势、步态和震颤与你以前见过的其他帕金森患者相似。

尽管应该逐步进行诊断分析,但对"是什么"和"在哪里"的信息获取应该同时进行。在获得病史的同时,应使患者提供能帮助我们预测卒中可能机制与部位的信息。在问完病史后,大致列出卒中机制和定位的可能性并进行排序。之后,思考并安排查体的内容。在这名患者身上,还有哪些重要的检查结果能帮助我们确定或排除最初诊断? 哪些信息将使诊断变得更加具体? 在左侧偏瘫的患者中,左侧视野缺损或左侧视觉忽视可将病变定位于右侧大脑半球。眼震或向右凝视麻痹或核间性眼肌麻痹支持病变定位于脑干脑桥或中脑水平。右侧颈动脉杂音或查体时发现右眼视网膜存在胆固醇晶体支持病变定位于右侧颈动脉。在全身查体和神经系统查体之后,需要重新检验最初的假设及其可能性。从检查中得出的新的或未预计到的新发现可能形成新的假设,或者可能确证或推翻之前的假设。血压260/140mmHg,将显著增加脑出血诊断的可能性。脉搏消失或查体发现视乳头水肿可能改变之前的推断。存在心脏杂音及发热提示有系统性疾病,例如感染性心内膜炎。

接下来,继续思考哪些实验室检查可能帮助确定在病史询问和查体之后得出的假设。最初的实验室检查结果也有助于决定是否需要进行其他检查。应仔细安排实验室检查顺序,并随时回顾之前的检查结果(这一内容将在第 4 章中详细叙述)。综上所述,诊断过程应该是富有逻辑的、系统的和有序的。

卒中机制及定位的诊断程序

模仿计算机

计算机使临床医生更多的认识了诊断的过程

和机制。对于一个特定的患者,计算机怎样预测最可能的卒中发病机制? 为了获得更加系统的诊疗策略,医生可以效仿计算机的逻辑和方法。其中一种计算机诊断技术是贝叶斯定理[3,4]。这种方法所需要的信息包括:①在所研究的人群中每一种疾病(在这里是指不同的卒中机制)的发病率;②在每一种疾病(不同的卒中机制)中某个特定的检查结果的发生率。只要具有这些信息和检查结果,计算机将计算出任何患者出现某种特定卒中机制的可能性。这种方法与临床医生通常在诊断疾病时所使用的方法相似。一个诊断完全确定(即100%确定)的可能性极小。更多的情况是,某一特定的诊断(例如栓塞)被认为是很可能的(可能性为70%);但也应考虑血栓性闭塞(可能性为20%),脑出血尽管不太可能(10%),也应该进行鉴别诊断。

不同卒中机制发生的频率为我们提供了通常所说的优势比。大型卒中研究和登记[5-23]的数据可提供有关不同卒中亚型出现比例的大量数据。分析表明(表3-1),大约80%的卒中是缺血性卒中,20%是出血性卒中。因此,如果对于一个卒中患者在没有更多更具体的信息时,诊断为缺血性卒中的正确概率是80%,但是蛛网膜下腔出血只有10%。电脑预测的其余部分是利用个人因素(例如卒中之前的头痛,TIA,发病时的活动情况,既往动脉粥样硬化证据)来预测可能的卒中机制。例如表3-2展示了卒中前几天或几周内头痛的相对频率[7]。卒中前出现头痛的患者相对较少,但在血栓形成性卒中和脑出血患者中则较常见,蛛网膜下腔出血或脑栓塞患者中较少见。在这个例子中,频率之间的差异较小。个别卒中前出现头痛的动脉夹层及静脉窦血

表 3-1　各种研究中卒中的频率和类型

研究	年份	例数	T	LLA	Lac	ICU	Emb	ICH	SAH	Isc 总数	Hem 总数
Aring-Merritt[5]	1935	407	81	—	—	—	3	—	—	84	15
Whisnant 等[8]	1971	548	75	—	—	—	3	10	5	78	15
Matsumoto 等[9]	1973	993	71	—	—	—	8	10	6	79	16
哈佛卒中登记研究[7]	1978	694	53	34	19		31	10	6	84	16
Michael Reese 卒中登记研究[10]	1983	472	31	18	13	30	17	14	8	78	22
奥斯丁医院[11]	1983	700	68	45	23	18	8	6	Excl	94	6
南阿拉巴马[17]	1984	160	19	6	13	40	26	8	6	85	14
Lausanne 卒中登记研究[13]	1988	1000	56	43	13		20	11	Excl	89	11
卒中数据库[12]	1988	1805	25	6	19	32	14	13	13	71	26
Lehigh Valley 卒中登记研究[21]	1989	2639	60	—	9	—	20	9	Excl	91	9
牛津郡社区卒中项目[19]	1990	675	—	—	—	—		10	5	81	15
中国台湾地区卒中登记研究[22]	1997	676	46	17	29	20	29	Excl	Excl	100	Excl
社区医院卒中项目[23]	1990	4129	32				11	5	2	60	10

Emb,栓塞;Excl,从研究中排除;Hem,出血;ICH,颅内出血;Isc,缺血;LA,大动脉;Lac,腔隙性;SAH,蛛网膜下腔出血;T,血栓形成(包括大动脉和腔隙性)

表 3-2　卒中前几天或几周内的头痛(数据来自哈佛卒中登记研究)

	血栓形成	栓塞	ICH	SAH
是	27(8.2%)	8(4%)	6(8%)	1(3%)
否	291(89%)	177(87%)	61(77%)	27(87%)
无信息	9(2%)	18(9%)	12(15%)	3(10%)
总数	327	203	79	31

ICH,颅内出血 SAH,蛛网膜下腔出血

表 3-3 卒中发生时的头痛

登记	血栓形成（%）	腔隙性梗死（%）	栓塞（%）	SAH（%）	ICH（%）	ICU（%）
HSR	12	3	9	78	33	—
MRSR	29	16	17	98	80	13

HSR，哈佛卒中登记；ICU，病因不详的梗死；ICH，颅内出血；MRSR，Michael Reese 卒中登记；SAH，蛛网膜下腔出血

栓数据未在哈佛卒中登记研究中列入表格。相比之下，在卒中当时或接近卒中发生时，蛛网膜下腔出血患者均会出现头痛（表 3-3），而这种情况明显在其他卒中机制的患者中则很少见。

这些信息同样可以用图表列出，如图 3-1 所示，数据来源于 Michael Reese 医院和伊利诺伊大学的卒中研究[24]。这些数字显示了在不同卒中亚型中卒中之前的头痛［通常叫做前哨头痛（sentinel headache）］发生的频率。计算机软件以及有心的医生总结了个人资料的分项，各危险因素的优势比，最终获得了每位卒中患者发生某一特定卒中机制的总体概率。在这一章的其余部分涉及对个人话题的讨论中，包括了从卒中登记中选取的重要数据的信息。

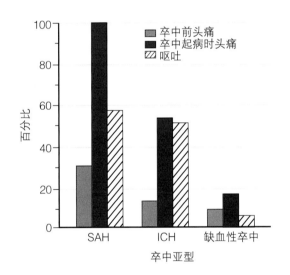

图 3-1 图示缺血性卒中和出血性卒中患者中头痛和呕吐的发生率。数据来自 Michael Reese 医院和伊利诺伊大学卒中登记

Gorelick PB，Hier DB，Caplan LR，et al. Headache in acute cerebrovascular disease. *Neurology* 1986；36：1445-1450 with permission.

生态学

在生态学信息中包括可能预测患者具备一种或多种卒中机制的既往病史和人口学特征。当被通知去看卒中患者时，医生通常有一些从家属、其他医生或根据自己的经验获得的背景知识。例如医院急诊室的电话可能描述"65 岁男性，既往有心绞痛，两次心脏病发作，糖尿病，高血压，今天来到这里是因为……"这一信息使医生考虑到在这名患者身上可能发生的特定卒中机制。在这个例子中，具有糖尿病和冠状动脉疾病强烈支持颅外颈动脉的动脉粥样硬化，可能机制为血栓形成（或动脉到动脉栓塞）。既往心脏病史增加了存在心律失常，附壁血栓形成，心室壁瘤和心脏瓣膜疾病的可能性——这些都是脑栓塞的潜在基础。高血压的存在增加了诊断颅内出血（ICH）的可能性，尤其是当患者高血压很严重时，在看到患者的当时即可能迅速做出决定。有心的医生也将了解心脏病患者是否正在接受抗凝药物治疗，这一因素的存在将极大增加诊断 ICH 的可能性。活动量大的年轻患者出现颈部和（或）面部疼痛增加动脉夹层的可能性。排便或性爱过程中迅速发展的青年卒中更可能是卵圆孔未闭或其他心脏分流导致的颅内栓塞。

临床医生依靠危险因素的存在与否来确定特定卒中机制的可能性。其他例子将助于阐明这项陈述。平均 60% 的卒中被认为是血栓性，20% 是栓塞，12% 是 ICH，8% 是蛛网膜下腔出血（SAH）。严重高血压（例如 220/130mmHg）支持出血，尤其是 ICH 的可能。这一因素使诊断更倾向 ICH，轻度偏向 SAH。若考虑其他因素，如年龄时，一名 23 岁的严重高血压女性患者血栓形成性卒中可能性较小，出血的可能性更大。这个可能性的转变可称为"支持"或"背离"一个特定的诊断。例如严重高血压强烈支持 ICH 的诊断（++++），而"年轻"使诊断背离血栓形成。已有的数据和经验（例如那些在登记研究中得到的数据），可以帮助确定可能性的"支持"和"背离"。

表 3-4 列出了哈佛卒中登记研究（HSR）[7]中不同卒中亚型糖尿病、高血压、冠状动脉疾病的发生频率，以及 Michael Reese 卒中登记（MRSR）[10]中其他变量的频率。值得注意的是高血压在 MRSR 的各组中更为常见，而动脉粥样硬化在 HSR 中更明显。这两个登记研究的人群差异很大：HSR 主要入组白种人，中高阶层人群，动脉粥样硬化发生率高，

表 3-4　各种卒中机制不同危险因素的发生率

	血栓形成（%）	腔隙性梗死（%）	栓塞（%）	ICH（%）	SAH（%）
HSR					
动脉粥样硬化*	56	37	34	11	5
糖尿病	26	28	13	15	2
既往高血压病史	55	75	40	72	99
MRSR					
心绞痛	13	8	20	5	0
既往 MI	23	16	40	12	0
近期发生的 MI	7	12	12	3	0
既往高血压病史	75	55	55	68	44

HSR，哈佛卒中登记；ICH，颅内出血；MI，心肌梗死；MRSR，Michael Reese 卒中登记；SAH，蛛网膜下腔出血

* 包括周围血管疾病,冠状动脉疾病及颈部血管杂音

表 3-5　不同危险因素的权重

	血栓形成	腔隙性梗死	栓塞	ICH	SAH
高血压	++	+++		++	+
高血压 +++		+		++++	++
冠心病	+++		++		
间歇性跛行	+++		+		
心房颤动			++++		
病态窦房结综合征			++		
心脏瓣膜疾病			+++		
糖尿病	+++	+	+		
出血素质				++++	+
吸烟	+++		+		+
癌症	++		++		
年老	+++	+	+	+	
黑色人种或亚裔人种	+	+		++	

ICH，颅内出血；SAH，蛛网膜下腔出血

高血压 +++= 严重高血压

而 MRSR 入组的人群更加年轻,主要为黑色人种,患高血压的较多,而动脉粥样硬化患病率较低。黑色人种,中国人,日本人 ICH 和颅内血管闭塞性疾病发生率比白人高[25-34]。表 3-5 评估了不同危险因素的权重。有时,某种效应不是直接的;例如糖尿病的存在增加了心肌梗死的机会,进而又增加了心源性栓塞的可能性。

现在话题回到在本章开头讨论的患者 JH。我们继续讨论他的病例,并在其余的临床诊断讨论中分析。

在接到急诊室电话后到达医院之前,医生请她的秘书调出 JH 的病历记录。末次就诊是在 1 年前,他当时 35 岁,就诊原因是支气管炎。记录表明他每天吸 3 包烟,血压一直正常,没有心脏病或神经系统症状。但是,他家族中心脏病的发生率很高。他体重超重,去年血胆固醇水平为 295mg/dl(译者注:7.63mmol/L)。医生曾建议他减肥,减少食物中脂质和胆固醇的摄入,戒烟,定期复查。但他没有复查。

在去往医院的路上,医生应在急诊室护士的电话及 JH 病例资料所获取的信息基础上认真思考。据称患者起病很突然,而且由于他存在左侧偏瘫,因此其脑内病变一定是局灶性的。通常,突然发生的局灶性脑损害可能是卒中。但他很年轻,这提醒

我们应考虑到卒中以外的局灶性脑病变。脑肿瘤，脓肿，外伤，脑炎也可导致局灶性症状和体征。同时，由于尚没有其他信息，因此目前仍不明确症状是怎么突然开始，又是怎样进展的。亚急性或慢性硬膜下血肿可表现为"急性"局灶症状。如果是卒中（统计学上它是最可能的情况），鉴于不同卒中机制的危险因素不同，需要回顾相关背景信息。他既往的吸烟史、心脏病家族史及高胆固醇水平提示存在早发动脉粥样硬化的可能，卒中发病机制可能是大动脉闭塞性疾病。患者的心脏病家族史提示，少见类型的心脏疾病所致的脑栓塞是另一种可能的卒中机制。ICH 也可以导致左侧偏瘫、嗜睡，但既往无高血压病史不支持此诊断；此时医生应提醒自己，在查体时需注意患者的血压，并注意寻找高血压靶器官损害的证据。对于 JH，首先考虑的卒中发病机制假设是大动脉粥样硬化导致的栓塞，心源性栓塞和 ICH 也应慎重考虑。系统性低灌注及 SAH 在发病时极少导致严重的偏瘫。

到此为止，我们获得的有助于定位的神经系统症状相关细节极少。由于患者左侧偏瘫，因此右侧大脑半球及右侧脑桥是最可能的病变部位。在工作时出现意识不清支持大脑半球病变。应计划询问有助于进一步精确定位的问题。

医生通过生态学信息确立了可能的卒中发病机制，然后将这些可能性结合其他信息（如以前的脑血管症状、病程和伴随症状等）进行整合，从而进一步修正可能的诊断。

医生到达急诊室后，护士报告说患者的脉搏及血压是正常的。患者神志转清，但不能提供任何病史信息。他似乎没有意识到自己的左侧肢体瘫痪了。在他发病时跟他在一起的工友说，患者突然出现意识障碍和偏瘫，然后摔倒在地。他的妻子说他没有遵循之前的饮食建议，并且仍然大量吸烟。她说患者在此次发病前没有生过什么病，但一周前他曾说，某天早晨他感觉左上肢和左脸出现了短暂的麻木，大约持续 10 分钟。他认为该症状是由在办公室吹空调所导致的。

前驱脑血管症状，特别是短暂性脑缺血发作

尽管前驱脑血管事件不是特别常见，但却非常具有诊断价值，临床医生应对其加以重视。近期在同一血管领域发生的 TIA 是血栓性卒中常见的先兆，因此它们的存在，尤其是多次发作，对该卒中机制具有重要的诊断意义。如果患者在送到医院时表现为失语，右侧肢体无力，3 周前存在短暂性右手无力，1 周前存在右脸和右手麻木及无力，临床医师可相对的确定卒中是左侧前循环血栓闭塞性疾病所致。如果该患者还有左眼一过性黑矇的症状，那么病变部位将更加精确地定位于颈内动脉发出眼支之前。是否存在 TIA 以及其性质、持续时间非常重要。必须致力于反复寻找是否存在 TIA 的信息。

很多患者对他们身体的功能，尤其是神经系统的想法非常天真。一些卒中患者将他们的无力，感觉丧失，视野缺损归因于肢体或眼睛，他们并不明白根本病因是中枢神经系统（CNS）对这些功能的控制受损。他们经常想为什么要对头部进行研究和影像检查而不是胳膊和腿（当然是患侧）。患者并不主动提供他们认为跟自己目前的病情不相关的信息。一位具有视觉障碍的女性患者，不会向她的眼科医生诉说阴道排液的问题，因为她认为后者应该是妇科医生关心的问题。同样，一名出现手部无力的患者可能不会告诉医生他 / 她之前有过腿的无力，这是因为他没有意识到两个情况是相关的。该患者同样也不会告诉医生他 / 她有过短暂的视觉障碍，因为他认为眼睛的问题属于眼科的诊疗范围。患者通常将这些短暂的症状归咎于环境因素（例如空调，类似 JH）。另外，医生需要询问 TIA 的症状："您既往有没有出现过右手，右腿或右脸的短暂无力？您有没有说话、看东西以及其他方面的障碍？"在初入院时或在医生首诊时，患者通常不在其最佳状态。他们可能病情很重，而且可能害怕、疲惫、担心，因此并不能很好地提供病史。很多患者在卒中发生第 3 甚至第 7 天才告诉我既往曾出现 TIA，而在入院当时询问时却否认 TIA 的发生。

医师应尽可能取得 TIA 的相关细节。TIA 的某些特征有助于诊断脑缺血的亚型，这将在下文进行讨论。当有多次发作时，第一次和最后一次都在何时发生？发作越来越频繁，还是发作时间间隔越来越长？发作是刻板的吗，几乎所有发作都一样吗？TIA 发作都持续了多久？最短的，最长的以及平均时间是多少？发作时间变长了还是短了？TIA 是否由站立或活动诱发？与位置有关吗？颈部位置的变化有时能使狭窄的椎动脉暂时性闭塞，引起脑干或小脑功能障碍症状。

有些患者因失语、意识水平改变、遗忘等原因不能提供 TIA 的有关信息。某些右半球功能障碍的患者不知道自己是何时发病的。应该询问其他知

情者,如家庭、访视者和朋友,因为患者此前可能已经告诉他们自己的症状,或者这些人可能已经发现患者出现了异常。在询问患者工作时的症状时需要谨慎,因为若让其他人知晓患者的神经系统问题可能影响患者的工作。另外,在从他人处获取患者健康信息前应首先获得患者的允许。在这种情况下,同事和妻子可能提供患者所不能提供的信息。

不同人群中的许多研究表明,TIA 患者存在即将发生脑梗死的重大风险,应进行紧急处理[35-41]。Johnston 等分析了在加州旧金山湾地区 16 家医院急诊就诊的 1707 例 TIA 患者的临床结局[35]。在急诊室就诊 90 天之后,180 例(10.5%)患者因发生卒中再次就诊,其中半数患者的脑梗死在 TIA 后 2 天内发生[35]。Kleindorfer 等进行了一项基于肯塔基州北部辛辛那提地区人口的为期一年的 TIA 研究[37]。在一年内,927 例患者共发生了 1023 例 TIA 事件。在首次 TIA 发作后 6 个月内,144 例患者出现缺血性卒中,77 人死亡。发展为卒中的平均时间为 12 天[37]。Rothwell 和 Warlow 采用了不同的方法[39],他们回顾分析了英国 2146 例卒中入院患者的数据。23% 的患者在发生卒中之前存在 TIA,其中 17% 的 TIA 的发生于卒中当天,9% 发生于卒中前一天,43% 在卒中前 1 周[39]。

我们可以用危险性评估量表为识别在一次或多次 TIA 发作后发展为卒中的高风险人群。最常见的量表(ABCD2 评分)[42,43]如表 3-6 所示。该量表有评估预后性的价值,但我们认为绝不能将分数低的患者直接排除可能性及进一步检查。每一例 TIA 患者都需要紧急完善临床和实验学检查,包括颅内和颈部影像学检查及血液化验检查。

表 3-6　ABCD2 评分

危险因素	得分
(A)年龄 ≥ 60 岁	1 分
(B)收缩压 ≥ 140mmHg 或舒张压 ≥ 90mmHg	1 分
(C)单侧肢体无力有或无言语障碍	2 分
不伴无力的言语障碍	1 分
(D)症状持续时间	
≥ 60 分钟	2 分
10~59 分钟	1 分
(D)糖尿病	1 分
总分	0~7 分
ABCD2 评分	TIA 后 2 天卒中风险
	0~3 分存在 1% 卒中风险

TIA 的名称表明了它的含义。"短暂性"意味着该事件是暂时的,虽然没有说明短暂的程度,但它至少不是永久性的;"缺血"表明了病因为血流量不足;"发作"意味着突发性和该事件持续时间有限,尽管亦没有说明发作的时间和发病速度。关键词是"缺血"和"短暂","缺血"表明了病因,"短暂"表明并不持久且不会造成不可逆的细胞死亡或梗死。1975 年脑血管病委员会对 TIA 的旧定义是,"短暂性脑缺血发作定义为缺血性脑功能障碍,持续时间不超过 24 小时,存在复发倾向[44]。"这个定义已经过时,不应再继续使用。24 小时的持续时间是任意的选择的,没有数据支持。研究表明,事实上,大多数 TIA 仅持续几分钟,绝大多数不到一个小时。那些持续时间超过 1 小时的 TIA 现代脑影像学检查常提示存在脑梗死[45]。我强烈支持 TIA 的新定义,"由于局部脑或视网膜缺血引起的短暂性神经功能缺损发作,临床症状大多短于 1 小时,且无急性脑梗死的证据[45]。"神经缺损症状不能与抽搐相关。

虽然 TIA 提示缺血,但并未区分栓塞和血栓机制或小动脉及大动脉部位。脑栓塞可产生短暂的功能障碍,符合 TIA 诊断。某些证据支持以下观点:栓塞更有可能产生频率较低,但时间较长的 TIA 发作,而低血流动力学状态产生时间短暂的,但更加频繁的发作。术语"栓塞"表示物质(通常是血栓)来源于某个部位进而流至远处。主要成分是供体,其来源于物质(血栓、钙、细菌、脂肪、空气等)起源的地方,接受位置为血栓停留的地方。血栓来源多种多样,包括心脏、主动脉、头 - 颈动脉近端、存在反常栓塞的全身静脉。栓塞与心源性脑栓塞不同义。在同一血管区域出现"霰弹枪样"(Shotgun-like)反复缺血发作几乎总是表明由于血流动力学障碍血管存在严重狭窄。单次但时间较长的发作往往与溃疡斑块或其他来源的栓子有关。双侧和非同时发生的 TIA 和脑梗死高度提示心源性或动脉源性栓塞。

在穿支动脉疾病(腔隙性梗死)患者中,TIA 也有发生,但十分少见。在 HSR 研究中,23% 的腔隙性疾病患者发生过 TIA,相比之下,50% 的大动脉粥样硬化患者发生过 TIA[7]。腔隙性疾病患者的 TIA 可能更刻板(例如每次发作均出现面部、上肢和下肢无力),且通常仅限于某几天时间。在 1993 年,Donnan 等定义了"内囊预警综合征",描述为反复发生的逐渐加重的影响面部、上肢、下肢的 TIA 是由于内囊区域缺血[46]。Saposnik 等描述"脑桥预警综合征"，具有波动性症状如构音障碍、共济失调轻偏瘫、凝视麻痹[47]。相反，如果患者存在大动脉闭塞，如颈内动脉（ICA）颈段，可能在数周或数月内反复出现 TIA 发作。大血管（直径 8~15mm）闭塞比小动脉（直径数百微米）闭塞需要更长的时间。在大动脉疾病中，TIA 可能不那么刻板，可能在一次发作中出现手的无力，而在另一次发作中出现失语症和面部麻木。血管支配区域越大，出现不同临床表现的可能性越大。在表 3-7 中，包括来自于 HSR 数据，注意在颈动脉闭塞患者中，首次 TIA 经常发生于卒中前几个月，而末次 TIA 往往发生于卒中一周之内。随着动脉逐渐闭塞，TIA 可能变得更加频繁。因此，昨天发生的 TIA 比 3 个月前发生的 TIA 更加凶险，近期发生的 TIA 需要更为紧急的评估和治疗。

表 3-7　颈动脉重度闭塞病变患者的 TIA（来源于哈佛卒中登记[7]）

时间	首次 TIA n=59	末次 TIA n=56*
<1 天	2	16
1 天 ~1 周	9	25
1 周 ~1 个月	14	7
>1 个月	34	8

* 有 3 名患者末次 TIA 发作时间不详

症状的性质和定位对于作出诊断也很重要。有时，患者的病史提示在不同血管区域出现了短暂性功能缺损。DB 便是这样的一名患者，他在某天晚上睡醒时出现左侧上下肢麻木，次日早晨告诉他妻子时症状已经消失。两天后，在去洗手间的途中，DB 出现右侧肢体麻木、无力。当天早晨，他的主治医生仍可以检查出右手存在轻微无力，但没有其他异常。那么这名患者是否弄混了自己的左右侧，或者弄错了首次夜间症状的部位？事实上，一个星期后该患者突发感冒，出现右腿疼痛，检查证实他存在细菌性心内膜炎，为多发性栓塞的来源。该患者临床关键是双侧相继出现的在不同血管支配区的 TIA 症状，提示来源于中心性栓塞。

在患者 JH 身上，单独发生的 TIA 为预测最有可能的卒中机制提供了重要线索。症状累及左上肢和面部，因此病因不太可能是身体这些部位本身的病变。这很可能是发生于同侧大脑的短暂性脑缺血事件，可能是与卒中相同的血管区域。血栓事件似乎是最有可能的机制。TIA 通常不会在 ICH 之前发生。如果发病机制是心源性栓塞，栓子连续两

次到达大致相同部位的可能性很小。如果他足够清醒，能说出是否有更多的短暂性脑缺血发作，将更有助于发病机制的判断，因为在同一区域出现多次发作不太可能是心源性栓塞。眼睛受累有助定位于右侧颈动脉闭塞。

既往卒中病史也有助于临床医生确定卒中的发病机制。某患者在过去一年内发生三次卒中，累及椎基底动脉系统、左侧颈动脉系统、右侧颈总动脉系统，这就很可能是脑栓塞，也许栓子来源于心脏、动脉或高凝状态。一个血压正常的患者既往在不同部位出现多次颅内出血，其病因很可能是出血素质或淀粉样血管病。本章开头的患者 JH 既往并没有卒中史。

发病时活动状态

传统观点表明大部分血栓性卒中发生于血液流通最不活跃和最缓慢时（例如在夜间或午睡时，发生时缺乏警惕性）。相反，栓塞和出血更可能发生于血流更活跃或血压升高时。新的数据表明，大多数缺血性[48]和出血性卒中[49]实际发生于上午，特别是上午 10 点至中午 12 点之间，在患者睡醒并开始日常活动后。表 3-8 包含了来自 MRSR 的数据，这些数据主要是关于各种机制卒中的发生频率以及与发病时患者活动状态之间的关系[10]。大多数出血的确发生于夜间，血栓形成造成的功能缺损可能在活动中出现。然而，血栓性卒中或腔隙性梗死不太可能在剧烈的身体活动或性交时出现。栓塞出现的常见时间是在夜间起床小便时，即所谓的"黎明（清晨）栓塞"。而 JH 是在工作期间相对安静的状态下发病的。

某些体育活动与特定卒中亚型相关。卵圆孔未闭的患者卒中发生前的 Valsalva 动作会增加右心房压力造成反常栓塞[50]。咳嗽或者剧烈喷嚏也可以震动不牢固的栓子导致脑栓塞。物理运动导致颈部外伤或者突然颈部运动和颈部按摩之后发生的卒中应该怀疑颈动脉夹层。颈动脉夹层也可以发生在劳动之后、产后期[51]或者举重之后。

疾病早期进展过程

表 3-9 包含了来自 HSR[7]、MRSR[10]和 Lausanne[13]卒中登记研究的数据，涉及神经功能缺损的时程。通常，早期病程提供了有关卒中机制的重要信息。建议临床医生构建显示疾病时间模式的"病程"

表 3-8 各种亚型卒中发生时患者的活动状态(%)(来自于 Michael Reese 卒中登记[10])

发作时活动状态	血栓形成	栓塞	腔隙性梗死	原因不明的梗死	脑出血	蛛网膜下腔出血
起床	40	17	50	31	13	15
应激状态	1	5	1	5	10	15
日常活动	54	68	47	50	64	64
不详	5	10	2	14	13	6

表 3-9 各种登记神经功能缺损的早期病程(%)

	血栓形成			腔隙性脑梗死			栓塞			脑出血			蛛网膜下腔出血	
	HSR	MRSR	LSR	HSR	MRSR	LSR	HSR	RSR	LSR	HSR	RSR	LSR	HSR	MRSR
发病时达高峰	40	45	66	38	40	54	79	89	82	34	38	44	80	64
逐步进展/波动性	34	30		32	28		11	10		3	9		3	14
逐渐进展,平稳	13	14	27	20	24	40	5	1	13	63	51	52	14	18
波动	13	11	7	10	8	5	5	0	5	0	2	4	3	4

HSR,哈佛卒中登记;LSR, Lausanne 卒中登记;MRSR, Michael Reese 卒中登记

图[1,52]。以下几个例子可以说明。

WC,既往患高血压,与家人吃午饭时突然出现失语和偏瘫。急诊室初步查体发现他不能说话,并伴有严重的右侧肢体偏瘫。两个小时后,他的情况大为改善,可以抬起右腿,并能说几句话。症状发生四个小时后,除右手和手臂轻微无力外,其余症状恢复正常。

图 3-2 展示了患者 WC 的病程。在发病不久后症状开始缓解,强烈排除脑出血的诊断。患者症状迅速达高峰,不伴头痛,最有可能的发病机制是栓塞。之后这个患者的心电监护显示阵发房颤。下一名患者展示了另一种情况。

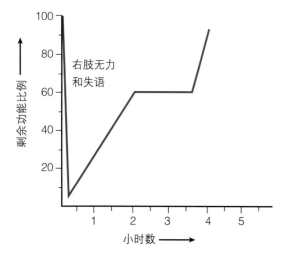

图 3-2 患者 WC 的病程

RP 住院后,实习医生打电话说 RP 在一天内偏瘫逐渐进展。经过仔细询问,RP 叙述了下列情况:在上午 9 时 30 分吃早餐时,她的左手变得笨拙,以至于掉了一片面包。当她爬上楼梯回自己的房间时,她注意到左脚有轻微的跛行。由于担心自己的情况,她休息了一个小时。令人感到安慰的是,后来她站起来下楼时无任何困难,而且擦桌子时左手没有任何笨拙的迹象。30 分钟后当她坐在沙发上时,她的左侧肢体开始出现无力,左侧肢体无法抬起。在症状恶化大约 20 分钟后,她的左侧肢体功能得到改善,然后这种状态持续到其被送达医院(此时距症状初发时已有 3 小时),这时她的左侧肢体仅有轻微力弱。

RP 的病程(图 3-3)是典型的波动性起病,先是出现症状,然后有所改善,随后再次恶化并第二次改善。同样,如果最初的缺损症状是由脑出血引起的,这样的病程很像是血栓过程,最有可能是穿支动脉疾病,因为只有单纯运动功能缺损。

我将引导 RP 说出发病细节的过程称为与患者"重温"疾病的过程。大多数患者难以量化他们症状的严重程度,而且难以准确地描述病程。当医生要求患者描述他们的发病经过时,一个敏锐的观察者往往可以更好地叙述疾病的发展过程。阅读这些病程图(图 3-2 和 3-3)有助于预测卒中的机制。这样的图(图 3-4)也将有助于以下病例的诊断。

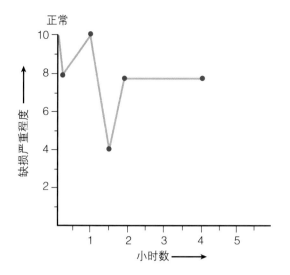

图 3-3　患者 RP 的病程

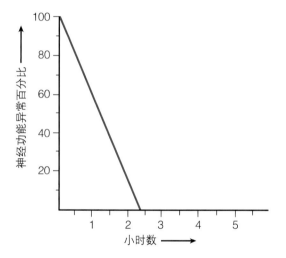

图 3-4　患者 BK 的病程

BK 被送进了医院，据称她在购物时突然出现偏瘫。关于患者的发病经过，与她一同购物的妹妹和店主的陈述不同。当患者在商店中试帽子时，店主注意到她嘴角歪斜后叫了救护车，但患者并不想去医院。店主回忆到当时患者能步行到隔壁房间，并能用双手打手势。10 分钟后当救护车到达现场时，患者可以步行到救护车，但此时已出现了跛行，且左手摆臂运动减少。在发病后 30 分钟到达医院时，患者存在严重的左侧偏瘫，眼睛和头部偏向右侧，并伴有头痛和呕吐。在接下来的 2 个小时内，她的病情不断恶化并陷入昏迷。

进行性加重的局灶性神经功能缺损，并伴有逐渐进展的颅内压（ICP）升高症状提示 ICH，而头 CT 证实了这一诊断。在这种情况下，对疾病早期病程更详细的描述有助于得出正确的诊断。

患者 JH 为突然起病，他由于偏瘫而摔倒，因此推测出他大概是在发病时达到高峰。迄今为止两种最可能的卒中机制——动脉粥样硬化性血栓形成继发栓塞，以及心源性栓塞——均可能突然发病，且在发病当时或接近发病时病情达到高峰。回忆第 2 章中的讨论，当动脉粥样硬化性大血管病变使剩余管腔严重减小时，经常可形成阻塞性血栓。由于最初血栓没有附着，部分可能破碎、松解而导致栓塞。症状突然达高峰并出现大动脉闭塞，可能是由于来自颅内动脉的栓子栓塞所致。JH 的发病和病程并不能帮助我们确定其发病机制是以上两种最可能机制中的哪一种。但既往在同一血管区域内的 TIA 病史支持动脉 - 动脉栓塞的诊断，而不是心源性栓塞。

伴随症状

头痛，尤其是突然发生、严重的头痛，是蛛网膜下腔出血最常见的症状。血液突然释放进入蛛网膜下腔增加颅内压，通常导致严重的头痛、呕吐及意识水平下降。在 ICH 中，局灶性缺损症状通常是逐渐进展的，头痛，呕吐，意识水平下降只有在血肿扩大时才会出现。意识丧失在 SAH 患者中常见，而很少见于缺血性卒中患者（除非缺血累及双侧脑干）。偶尔，很短暂的意识丧失会发生在尤其是栓塞的缺血性卒中。癫痫很少在卒中发生后初期出现，一旦出现常支持栓塞性卒中或 ICH。表 3-10 列出了不同卒中机制伴随症状的出现频率。

结合两方面的信息往往大大增加了诊断的准确性，表 3-11 举了这方面的一个例子，其中分析了不同机制的卒中患者中前循环和后循环受累后出现呕吐的发生率。呕吐在后循环缺血和出血患者中常见，可能是由于第四脑室底部存在着所谓的"呕吐中枢"。呕吐在前循环缺血性卒中（包括血栓性或栓塞性卒中）极其罕见。在前循环，ICH 伴有呕吐，大概是因为颅内压相应增加。因此，呕吐和前循环定位通常提示 ICH。一名右侧偏瘫和失语的患者在卒中初期出现呕吐，ICH 诊断的可能性很大。

患者 JH 否认头痛，但确实有嗜睡，符合一定程度的意识水平下降。意识水平下降在腔隙性脑梗死，一种血栓形成性卒中的亚型中非常罕见。他没有呕吐。在他的病例中，这些特征并不能帮助区分血栓形成和栓塞以及心源性栓塞。

表3-10 不同卒中亚型起病时或接近起病时伴随症状的出现频率(%)

	血栓形成			腔隙性梗死			栓塞			ICH			SAH	
	HSR	LSR	SDB	HSR	LSR	SDB	HSR	SR	SDB	HSR	SR	SDB	HSR	DB
意识水平下降	15	13	14	20	12	29	3	3	2	39	50	57	68	48
呕吐	11	—	8	6	—	5	3	—	1	46	—	29	48	45
癫痫	0.3	1	3	4	0	3	0	0	1	7	7	9	7	7
头痛	12	17	11	9	18	10	3	7	5	33	40	41	78	87

HSR,哈佛卒中登记;ICH,颅内出血;LSR,洛桑卒中登记;SAH,蛛网膜下腔出血;SDB,卒中数据库

表3-11 呕吐发生率与卒中的部位和类型的关系
(哈佛卒中登记)

颅内出血	
前循环	19/29(48.5%)
后循环	8/12(67%)
血栓形成	
前循环	3/141(2%)
后循环	24/83(29%)
栓塞	
前循环	4/198(2%)
后循环	6/21(29%)

血管病变的定位和发现

如果尽可能详细的询问病史,临床医师应准备好进行全面的神经系统的检查。在检查过程中,应牢记主要目的。它们是①发现能帮助确定卒中机制及定位血管病变的血管和心脏异常;②在中枢神经系统内定位病灶。一旦临床医生知道大脑内损伤的部位,具备血管供应的解剖知识,知道患者的危险因素,以及血管检查的结果,均有助于临床医生预测最有可能的血管部位和患者的进展过程。

心脏检查

心源性栓塞的诊断非常重要,因为它的评价和治疗与颅内外血管疾病不同。详尽地询问可能的心脏症状,心绞痛、心肌梗死、心悸或心律失常、充血性心衰及风湿性心脏病病史,这与询问神经系统病史同等重要。应该对心脏进行全面检查,花费时间来估计心音和奔马律的大小、特征、音质。仅听诊杂音是不够的。

血管系统检查

现有系统和颅外动脉检查可能会提供在病史中未发现的动脉粥样硬化或血流减少的线索。检查脉搏至少一分钟,寻找任何不规则的脉搏。同时感受双侧桡动脉搏动,寻找动脉搏动力量是否有显著差异或一侧搏动的延迟。在锁骨下动脉盗血的所有病例中,由于锁骨下动脉闭塞性疾病导致上臂血流量的减少,可产生显著的搏动改变[53,54]。桡动脉搏动在患侧较弱,并有延迟。如果双侧搏动对称、同步,则没有必要检查双侧的血压。感受股动脉和足背动脉的搏动,在股动脉听诊区听诊是否存在动脉杂音。请记住,某些高动力循环的患者(如发热、贫血或甲状腺功能亢进)在外周血管有很多杂音。当存在股动脉杂音时,在肘和锁骨上窝听诊,以确定杂音是否是普遍现象而并非局灶性疾病。

接下来,轻轻触诊颈部的颈动脉。想象你触摸颈总动脉(CCA),直到到达较高颈部分叉处。之后ICA向后走行,通常不能被触摸到;颈外动脉(ECA)微微向前侧方走行,可以被触摸到。左侧颈动脉的位置更深、更靠后,因此颈动脉搏动很少是对称的。在颈部触摸颈动脉搏动告诉检查者CCA较为浅显,并不提供任何关于ICA的信息。即使ICA近端闭塞,沿着ICA仍然时常可以看到和触到搏动,这是因为搏动波从CCA传来。很多时候,颈动脉周围的搏动被错误地认为是不支持ICA闭塞的证据。听诊颈动脉应在颈部较低的位置开始,逐渐向头部移行。

听诊动脉的听诊器应该用直径相对小的钟型听诊器。大多数新的听诊器(Litman型)钟和膜大而扁平,不适合听诊动脉或检查儿童的血管。在检查和分析杂音方面,老式听诊器的钟型通常优于膜型或扁平的钟型。

请记住很多非狭窄性病变可以导致颈动脉杂音。最常见的是心脏杂音的传导,特别是主动脉瓣狭窄、血管迂曲、主动脉扩张、贫血、慢性肾脏疾病和高血流动力学状态。传来的心脏和主动脉杂音

和高血流动力学导致的杂音通常能在整个动脉全程听到，往往在颈部下面最响。这些杂音通常音调低，时程相对短，并且总是在锁骨上窝听诊的最清楚，这可能是由于肺组织存在于这一区域之下，能更好地传递声音。局部血管收缩的听诊特点与二尖瓣狭窄听诊特点相似，因为血流受阻使受阻部位产生压力差。由于颈动脉或椎动脉局限性缩窄导致的杂音通常具有以下特征：

1. 部位局限。杂音往往在颈部分叉处最响亮，在颈部最下方听不到。Osler 认为二尖瓣狭窄杂音往往限于一个 10 美分硬币大小的区域；这个说法也适用于在颈动脉狭窄局部地区的局限性杂音。

2. 时程长。血液流过狭窄的血管需要更长的时间，二尖瓣狭窄舒张期杂音也很长。

3. 音调高。动脉狭窄部位的血流速度往往增加。速度增加与尖锐的声音相关。

有时，ECA 狭窄产生杂音可与 ICA 源性病变混淆。当病变在 ECA 时，杂音有时可向前追溯到面动脉区域。此外，通过手指的压力阻断 ECA 主要分支可减少或消除 ECA 杂音，但是不影响 ICA 源性的杂音[55]。

检查颈动脉之后，继续听诊锁骨上窝，然后沿着椎动脉（VA）走行听诊，首先在颈后三角，之后到达胸锁乳突肌的乳突肌区域。有时，单侧椎动脉杂音是代偿对侧 VA 闭塞而增加血流的表现；此时杂音出现在责任血管的对侧。

认真触诊颈外动脉分支 - 面动脉也能获得颈动脉系统动脉异常的线索。正常人最易触诊的动脉为经过下颌边缘的面动脉，耳前动脉正好位于耳朵前方，颞浅动脉位于颞区。判断脉搏搏动的延迟或不对称时同时触诊双侧动脉十分重要。当一侧 ECA 或 CCA 闭塞或严重狭窄，同侧的面动脉、耳前动脉和颞浅动脉搏动会减弱，而且它们所对应的供血区触诊时有发凉的感觉。当 ICA 闭塞发生于发出眼动脉之前，ECA 将发出侧支循环，通常到眼眶之上。

增强的血流也可通过触诊面颊、眉弓或眼睛内眦处增强的搏动而感觉到。Fisher 发明了简易检查方法 - 搏动 ABC（内眦、眉弓、面颊）（图 3-5）[56]。有时，当眼动脉 - 颈动脉系统压力降低时，颞浅动脉发出侧支与眼动脉的分支眶上动脉及滑车上动脉吻合[56]。正常情况下，血流流动方向是从 ICA 到眼动脉，再到眶上支（额动脉）和滑车上支，从眼眉向发际线方向流动。阻断眉弓处的动脉时，其远端动脉搏动消失。当眼动脉系统压力降低，这些血流从颞浅动脉

通过侧支倒流入眶。此时，阻断眉弓处的脉搏，额部动脉搏动不会消失，相反，压迫额部动脉时眉弓处的动脉搏动不能被触诊到，这是正常血流的逆流现象（图 3-6）。这一现象被称之为"额动脉征"[57]。

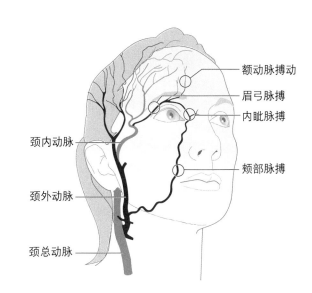

图 3-5　侧面观显示颈内动脉（ICA）和颈外动脉（ECA）。颈内动脉闭塞之后，颈外动脉的分支供应侧支循环。圆圈显示触诊动脉搏动的部位：内眦、眉弓、颊部、额动脉

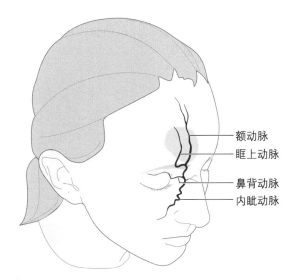

图 3-6　图示眼的主要动脉分支。阴影区由眼动脉的额支和眶上支供血

Willis 环有丰富的侧支循环，尤其是通过前、后交通动脉，它们分别通过引流对侧半球或后循环的血液发挥代偿作用。所以，面动脉的侧支未增强并不能表示 ICA 系统没有发生闭塞。另一方面，流入眶内侧支动脉的存在具有重要临床意义，对眼动

脉 - 颈动脉系统低压具有诊断意义。发现这些现象最好的方法是床旁检查。

在乳突后可触诊到枕动脉,它是 ECA 的一个分支。当 VA 在其起始处闭塞时,枕动脉经常发出侧支与颈部的颅外 VA 吻合。一侧枕动脉搏动增强为椎动脉闭塞疾病提供了一定证据。

颞动脉炎患者中,触诊颞浅动脉和枕动脉时经常会有触痛、结节感,无搏动。与正常情况相比,管壁有僵硬感。除非临床医生经常规触诊这些动脉已累积临床经验,在遇到这种情况时,他们是不能发现这些病理改变的。

一定要触诊股动脉和足背动脉以及观察手指和脚趾。跛行和周围血管闭塞性疾病与颈部颈动脉和椎动脉动脉硬化性狭窄高度相关[7]。发绀、发凉或指头坏疽通常意味着来自心脏或主动脉 - 髂动脉的栓子阻塞了动脉远端或因凝血障碍或周围血管闭塞性疾病导致在动脉远端发生了原位血栓形成。心内膜炎也通常与手指或脚趾小的触痛结节相关。

JH 心脏大小和节律正常,没有心脏杂音,血压是 130/70mmHg。所有动脉均可触及,也未闻及血管杂音。面部动脉搏动正常、双侧对称。

JH 的心脏和血管查体未提供阳性线索。颈动脉听诊未闻及杂音,面动脉触诊正常,不能排除他颈部有严重颈动脉疾病的可能,但也没能提供颈动脉疾病发生的肯定证据。

眼睛检查

眼动脉是人体动脉系统的一扇窗户,它能为卒中机制提供线索。玻璃体下出血(图 3-7),代表视网膜下突然出血,表现为伴有液平面的大面积圆形血肿,它通常表示颅内压的突然改变。这在 SAH 患者常见,在急性进展性大量 ICH 患者中也可存在。

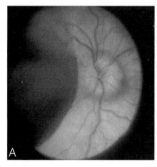
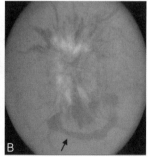

图 3-7 (A)眼底照相显示右眼大的蛛网膜下腔出血;(B)左眼可见到视乳头水肿和视网膜多发的火焰状出血(黑箭头)(犹他大学 Kathleen Digre 供图。本图彩色版本,请见书末彩插)

记录高血压性视网膜病变的严重程度和动脉硬化改变非常重要。ICA 长期狭窄使得眼动脉及其分支压力降低可减轻同侧眼睛的高血压性改变。这一现象在实验性肾动脉狭窄模型中被称之为基古百特(Goldblatt)现象。被结扎肾动脉侧动脉没有发生高血压性损害,而对侧的肾动脉及其小动脉和其他全身动脉均显示出进展性的高血压性损害。

视网膜检查也可发现栓子的证据,大多数来自颈动脉,但有时也可来自心脏及其瓣膜或主动脉。一些视网膜栓塞患者会有一过性单眼失明,但有的患者没有一过性或持续性视力丧失。对于一过性单眼失明患者,最重要和最常见的检眼镜检查结果是在视网膜动脉看到栓子颗粒。最常见的栓子成分是胆固醇结晶(Hollenhorst 斑块),它呈白色也可表现为明亮的,通常为发光的,橘黄色颗粒(图 3-8)。这些结晶通常很小(直径 10~250mm),它们常停留

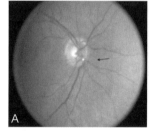
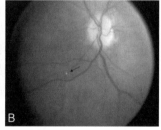

图 3-8 眼底照相(A 和 B)显示胆固醇结晶栓子(黑箭头指向栓子)(本图彩色版本,请见书末彩插)

在视网膜动脉分支处,一般不会阻塞血流。它们会很快移走或消失,但是它们会损伤血管壁形成使动脉狭窄。压眶可能会使结晶移动、翻转或"闪现",在眼底检查时就更易被发现。血小板 - 纤维蛋白栓子(白色血栓)是更长的灰白色的圆柱体,它逐渐向视网膜动脉远端分支延伸,并伴有远端片段断裂(图 3-9)[58-59]。其他栓子物质偶尔也可通过检眼镜发现,包括钙碎片,它表现为白垩样且通常停留在阻断血流处,还有滑石粉、玉蜀黍淀粉及静脉注射溶解了的磨碎的药片时产生的其他异物栓子[60]。

一些患者在眼底检查时会发现视网膜动脉闭塞(图 3-10)或其分支闭塞。视网膜梗死和局灶性棉絮状渗出点常见,后者被称为细胞样小体,是视网膜微梗死的表现。有的颈动脉闭塞的患者会发展为静脉淤滞性视网膜病变[61,62]。静脉淤滞性视网膜病变的诊断是基于点状出血(尤其在视网膜赤道部)、视网膜静脉扩张及模糊、视盘和视网膜水肿(图 3-11)。这些检查结果为眼动脉 -ICA 系统低压

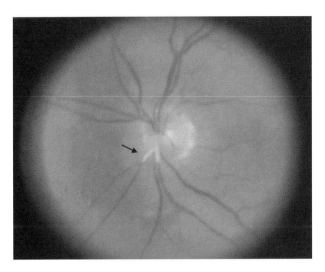

图 3-9　眼底照相显示在两动脉分叉处贴附一条长的白色血小板 - 纤维蛋白栓子(黑箭头)(本图彩色版本,请见书末彩插)

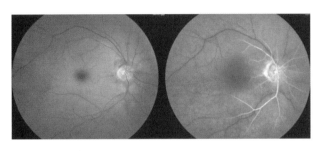

图 3-10　眼底照相显示右眼的急性中心性视网膜动脉阻塞。(左)动脉暗淡,缺血性视网膜呈现苍白和水肿。中央凹保持红色,因为它受到来自脉络膜(所谓的樱桃红斑)的血液供应。(右)注射荧光素 30 秒后视网膜荧光素血管造影显示延迟填充所有看起来暗的视网膜血管(埃默里大学 Valerie Biousse 供图。本图彩色版本,请见书末彩插)

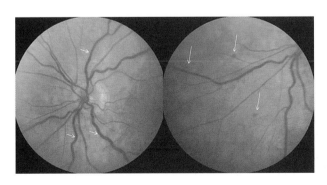

图 3-11　该患者因颈动脉闭塞导致左眼静脉淤滞性视网膜病。左图眼底照相显示眼球后极正常,但静脉扩张、迂曲(箭头)。右图显示多发点状出血(箭头)。右眼正常(埃默里大学 Valerie Biousse 供图。本图彩色版本,请见书末彩插)

力提供了证据。慢性眼动脉缺血时,视盘可通过血管重建增加血供,视网膜显示棉絮状梗死(图 3-12)。虹膜也是由眼动脉分支供血,它也能显示 ICA 疾病

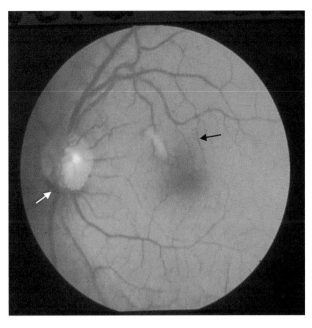

图 3-12　眼底照相显示视盘新生血管形成(白箭头),视网膜梗死造成棉絮状斑(黑箭头)(犹他大学 Kathleen Digre 供图。本图彩色版本,请见书末彩插)

患者的缺血性损害[63]。在极少数患者中,在严重 ICA 疾病侧,由于虹膜缺血瞳孔可以是扩大的[64]。约三分之一的症状性颈静脉闭塞的患者可以发生静脉淤滞性视网膜病。

视网膜中央静脉阻塞往往产生眼底非常显著的异常。在视乳头周围区域常有大量出血、视网膜静脉扩张和迂曲。视网膜中央静脉阻塞往往是凝血系统疾病的线索[65,66]。

亚特兰大埃默里大学的神经眼科医生乔治娅(Georgia)最近发现,可以使用 iPhone 拍摄眼底,而无需首先滴注散瞳剂或服用镇静剂[67,68]。可以训练熟悉阅读其他图像的急诊室医生精确地解释这些照片的结果[68,69]。最近接受培训的医生(非眼科医生)在观察眼底方面没有技术或经验。这些容易获得的视网膜照片的介绍可以大大提高眼科检查在心血管诊断方面的使用。

卒中定位

神经系统检查

对脑部病变的临床定位主要是通过患者所描述的神经系统症状和神经系统检查结果[1,70]。在这里不可能而且可能也不适合回顾神经系统检查的所有细节。许多非神经学家在遇到卒中患者变得

不安,因为他们对发现神经系统症状以及详细解释其解剖部位感到束手无策。其实,神经系统检查结果并没有对卒中机制诊断产生多大影响,尽管它们的确能够帮助对病灶进行解剖定位。事实上,可以简单归纳对实际诊断有用的解剖信息。我在这里只描述重要而有实用价值的特点,而不是对神经系统检查进行系统回顾。其他发表的刊物中有对神经系统检查更详尽的讨论[1,66]。

我感到最重要和被最频繁遗漏的脑功能障碍的症状包括:①高级皮质功能异常;②意识水平;③视觉和眼球运动神经系统;④步态。这是最经常被非神经内科医师忽视的检查,而它们能提供解剖定位的重要线索。

高级皮质功能的床边检查

认知功能测试应始终包括语言功能检查,尤其是当患者的症状或体征出现在右侧肢体或右侧视野时。一个很好的筛查试验是写下有关卒中或 TIA 的简短段落。也可以请患者写几句有关他们所居住的城镇的话。请患者阅读报纸或杂志中的某个段落也很有帮助。请患者命名环境中的物体,复述语言。请记住,构音障碍(语音清晰度和发音的异常)与失语(对语言内容,表达和理解的改变)之间有巨大差异。如果患者是哑巴,且不会写字,则通常难以确定他们是否失语,除非他们能够听从指令或选出有明显错误的物体或词语。

当左侧肢体或视野出现功能障碍的症状或体征时,尤其重要的是检查视觉空间功能和寻找左侧忽视[1,70-72]。请要求患者绘制时钟或房子和复制一个二维图。右大脑半球皮质病变的患者往往会忽略图画的左侧,他们会绘制出异常的角度和部分。请患者阅读简短的段落或标题或与检查者同时看图片。左侧忽视表现在为忽略页面左侧的单词、短语或任务。此外,请注意患者如何对左右两侧的环境刺激作出反应。

记忆也可因局灶的中枢神经系统病变而受累,通常累及大脑后动脉(PCA)区域。临床医师可以通过要求患者回忆他们阅读的段落,展示给他们的图片或他们之前写的段落中的细节等方法来检查记忆。此外,可以要求患者回忆三个或更多的事项或给他们的一个故事。

意识水平

意识水平下降是 ICP 升高或脑干网状激活系统病变或双侧大脑半球病变的重要标志[2,73-76]。然而,往往没有任何关于患者是否清醒、嗜睡或谵妄的记录。患者是否需要频繁刺激以保持清醒?通常,与患者整天在一起的护士或家属都可以回答这个问题。应该问他们患者的意识水平如何,卒中以前是否有精神和行为异常。

视觉和眼动功能

哺乳动物大脑的大部分与视觉判读、探索、浏览以及观察有关。半球后部的大面积病变可能仅仅导致视觉障碍,而语言、运动和其他感觉不受损。忽视对卒中患者视野的检查是很严重的一个错误,就像是不触诊不明原因休克患者的腹部一样。通过视觉刺激检查视野,通常用手指或针指从每个眼睛视野外周开始向内移动直到患者看到为止。同时也可以让患者看某样东西——一张图、一段话或窗外的风景。患者是否持续忽视一侧的物体?患者浏览材料的能力是否存在,视觉环境是否正常?

卒中患者最常见的眼动异常是凝视麻痹。眼睛可能会偏向一边,通常是半球病变一侧,眼睛不能看向对面。该异常通常意味着病变在凝视麻痹对侧半球的额叶或大脑深部[73,76,77]或在凝视麻痹同侧的脑桥被盖。眼震、眼球在水平或垂直方向上凝视时的节律性震动,通常能够诊断椎基底动脉系统的卒中。会聚不能、麻痹、单眼运动不能或一块眼肌的运动麻痹也有助于基底动脉系统卒中。

步态

某些小脑病变患者在卧位或坐位时检查正常,但不能走路。这些患者往往从急诊室离开后很短时间内再次回来,出现严重的小脑出血或梗死。观察步态也能获得有关运动功能及其对称性的大量信息。是否有一只脚行走拖曳,一侧臂提起延迟或一侧臂摆动减少呢?是否存在震颤或患者行走时肢体出现了奇怪的姿势?

运动功能

在讲完了通常容易忽略的问题后,现在我想谈谈运动系统的评价。一定要检查每个肢体的近端和远端。在中枢病变,最重要的无力通常是肩部外展肌群、手臂伸肌、手指屈伸肌群、大腿屈肌、腿部屈肌、脚趾背伸肌群和跖屈肌群。检查伸直的手的位移。试着评估面部、胳膊、手、腿的相对肌力。在偏瘫患者中,这些部位的受累或保留是否不成比例?通过指鼻试验、跟膝胫试验检查共济运动。腱反射在急性卒中中枢部位病变重要性很小,但 Babinski 征阳性意义重大。

躯体感觉功能

在大脑病变患者中,高级感觉功能如位置觉、物体识别觉和两点辨别觉比针刺觉和触觉更容易受影响。一项有用的筛查性试验是①嘱患者闭上眼睛；②触摸患者手指，手或脚的具体某点；然后；③让患者精确指出对侧手的同一部位。这项检查不需要设备，是一个很好的关节位置觉定位的测验。当然，同时你也在检查精细触觉，因为如果患者不能感受到触觉，他们就不能完成该测试。此外，令患者始终闭上眼睛，同时触摸其双臂，双手和双腿，看看患者是否始终不能感受到另一侧肢体的触觉。同样，尝试评估面部、手臂、手和腿的相对感觉障碍不成比例的严重程度和是否完全消失。

当列出你心目中的神经体检异常后，从床边后退一步并思考。病变部位可能在哪里？如果有多个可能的或很可能的部位，你可以考虑进行可以区分这些可能性的进一步的床边检查。在你对自己的临床定位有信心之前，不要离开床边。

常见的定位模式

神经系统体征通常属于几种可识别的模式，能够预测可能的脑损害解剖定位。神经系统症状和体征通常可以归结为 7 类病变中的一种。简单说来，这是识别所对应模式的过程——也就是将患者的临床症状和具有这些症状的患者常见的病变部位相匹配。此外，在所描述的模式之外，是否有一些预期的结果没有出现或有未预期到的结果出现？

1. 左半球病变（ICA 及其 MCA 及 ACA 的分支供血区的半球前部）——失语、右侧肢体无力、右侧肢体感觉丧失、右侧视野缺损、右侧共轭凝视减少、阅读、写作和计算障碍。

2. 右半球病变（在 ICA-ACA-MCA 供血区域）——左侧视觉忽视、绘图和复制障碍、左侧视野缺损、左侧肢体运动无力、左侧肢体感觉丧失、左侧凝视麻痹，同时给予双侧视觉或触觉刺激时左侧刺激消失。

3. 左侧 PCA 病变——右侧视野缺损、阅读障碍而书写能力保留、对看到的颜色和物体不能命名、口语复述正常、右侧肢体麻木和感觉丧失。

4. 右侧 PCA 病变——左侧视野缺损，通常伴有忽视、左肢体麻木和感觉丧失。

5. 椎基底动脉供血区域梗死[78]——眩晕、复视、四肢或双侧无力或麻木；交叉性运动或感觉障碍（例如一侧面部与对侧肢体麻木或无力）；共济失调、呕吐；枕部、乳突或颈部头痛；双眼全盲或视物模糊；检查发现眼球震颤或凝视麻痹、与肌力下降不成比例的步态异常或肢体共济失调、近期出现的双侧无力或麻木（一侧并不是因为陈旧卒中或其他病变）、交叉体征、双侧视野缺损、遗忘。

急性孤立性眩晕通常由耳结构中的外周病变引起。以下为一些注意事项：①有些患者的短暂性孤立性眩晕是由于椎基底动脉区域缺血。在这些患者中，眩晕通常持续超过一个小时；②听力丧失通常是内耳症状，但急性发作时，它通常是由血管病变引起的。（记住内听动脉是小脑前下动脉（AICA）的分支。耳聋和（或）眩晕可预示 AICA 供血区的脑干梗死。）

Newman-Toker、Kattah 等使用了一个名为 HINTS（Head-Impulse-Nystagmus-Skew）的三部试验来区分脑干及小脑缺血引起的眩晕患者和前庭神经炎或其他外周原因引起的眩晕患者[79,80]。这些测试适用于具有持续的眩晕或头晕的患者，但不适用于位置相关的一过性眩晕（通常是良性位置性眩晕）或在检查过程中无头晕症状的 TIA 的患者。头脉冲试验（也称为甩头试验）是医生与患者面对面而坐并从前面把握住患者的头部。指导患者将视线固定在一个物体（例如，通常是检查者的鼻子）上，并且将头部轻轻地移动到一侧约 20 度，然后快速返回到中线。该操作先做一侧，然后做另一侧，同时观察眼睛是否存在任何校正运动。脑干和小脑病变的患者可以保持眼睛固定，而外周病变的患者，经常有向一侧反跳扫视的冲动[79,80]。眼前庭反射在中枢神经病变时会保存（除非累及脑桥外侧的第八神经核束），而当第八神经或外周迷路受影响时是异常的。外周前庭病变通常伴有同方向的眼球震颤，而脑干和小脑病变患者的眼球震颤在从一边看向另一边时经常会改变方向，脑干和小脑病变有时引起轻微的偏差。偏斜测试是指覆盖一只眼睛，并观察在未覆盖时眼睛是否存在垂直位移。关于脑干或小脑病变时 HINTS 试验的标准：双侧正常头部冲击测试；或方向改变时眼球震颤；或偏斜试验覆盖 / 未覆盖眼睛时垂直位移[79,80]。周围病变的特点是单侧异常头部冲击试验伴单向水平眼震（并且朝向异常冲击相反的一侧），以及正常的垂直眼睛对准。

6. 纯运动性卒中（内囊或脑桥）或共济失调性轻偏瘫——一侧面部、上肢和下肢无力，没有高级皮层功能异常，没有感觉或视觉障碍，没有意识水平减退。在这一类中，患者存在同侧肢体无力和共济失调。

7. 纯感觉性卒中(丘脑)——一侧面部,上肢和下肢麻木或感觉减退,没有无力、共济失调、视觉或高级皮层功能障碍。

在一些患者中,体格检查结果十分有限,并不表现出完整的临床综合征。例如可能仅存在失语,但这足以定位于左侧半球前循环病变,因为没有其他病变模式能导致失语。同样,眼震和共济失调具有诊断椎基底动脉系统脑干或小脑疾病的价值。在其他患者,体检结果不足以明确定位,但也能提示一些可能性。尾状核[81-89]、丘脑[84-86]和额叶梗死[84,87,88]患者可出现急性行为水平和动机下降。局限于一个肢体的无力可出现于上述多种模式,这取决于其他神经系统症状(图 1-6)。

神经系统体检结果也可能有助于预测卒中的机制。如一名右侧纯运动性卒中的高血压患者。这种病变总是由于内囊或脑桥等部位小的腔隙性梗死或出血导致的。突发 Wernicke 失语的患者,不伴无力或其他运动症状,是由于左侧颞叶栓塞或小的后壳核出血切断了与左侧颞叶的联系。我们现在回到患者 JH,他具有不同的表现。

JH 极度嗜睡。他不能配合绘画或复写检查。他不知道他的左下肢已瘫痪。他没有注意到左侧的视觉刺激。他的眼球向右偏,但头被动转动时能够完全转到左边。他左侧面部,手臂和腿严重瘫痪,对捏或其他刺激几乎不能运动。他的左侧肢体无触觉,不能可靠地判断他的手指和脚趾是向上还是向下。针扎和掐捏只是被认为是"不舒服"而不能具体定位。左侧的腱反射减少,左侧足趾反射表现为背伸动作。

JH 的神经检查结果清楚地将病变定位于右侧大脑半球的(上述第 2 类)。严重的运动、躯体感觉、视野缺失和左侧病变忽视指示额叶和中央旁回区域的大范围病变。意识水平下降和多系统受累(运动、躯体感觉、视觉)表明有大面积的大脑病变或累及深部皮质下结构和内囊的病变。眼球共轭运动不能在大脑深部病变中尤其常见。

我现在回顾我对 JH 卒中机制和病变部位的假设。脑功能障碍的部位肯定是右侧大脑半球的额叶和中央部分。供应该区域的血流通路是:血液从心脏流向主动脉弓,到无名动脉、颈内动脉和大脑中动脉。血管检查没有发现以上任何部位的病变证据。发病模式支持大动脉闭塞性疾病的可能性,在统计学上病变部位最有可能位于颈部 ICA 起始处。ICA 的虹吸部和 MCA 近端的动脉粥样硬化较少见,但也是病变可能的部位。

可以按发生可能性的顺序列出可能的卒中发病机制:①早发动脉粥样硬化血栓闭塞性疾病,伴有远端腔内栓塞;②心源性栓塞;③ ICH。神经系统体检结果排除腔隙性脑梗死的可能性。局灶性体征以及没有头痛可排除 SAH。鉴于意识水平下降和大面积深部大脑半球损害的可能,ICH 是有可能的,但缺乏危险因素(如高血压、异常出血、抗凝和药物使用)以及既往有 TIA 发生则更不支持 ICH。没有心脏疾病病史,心脏检查结果正常使得心源性栓塞作为卒中机制的可能性小于血栓形成。现在,我可以通过实验室和影像学检查结果检验和完善这些假设,这将下一章中进行讨论。

利用卒中登记研究或数据库的信息

在前面关于临床诊断的讨论中,我介绍了计算机的概念,以使临床医生仿效计算机的逻辑。我现在回到计算机本身。假设来自对卒中患者详细分析的数据可被利用。登记研究数据可能来自临床医生自己或一个独立机构的总和,也可以是他人收集的数据或通过许多登记研究的汇总。在整个第 5 章中,我引用了许多这些数据库和登记研究的数据[5-23]。理想情况下,这些登记应包括上述讨论的所有类别的信息(即人口学特征、危险因素、既往 TIA 和卒中史、症状的发生和发展过程、伴随症状、心脏和血管检查的异常,以及临床和影像学检查定位)。临床医生可以搜索与他或她的病例匹配的患者。这些匹配的病例的最终诊断将有助于临床医生更准确地评估他或她自己的患者,特别是卒中的发病机制及责任血管的可能性。

现在我将阐述如何使用登记研究。首先,一名躁动患者,神经系统检查仅发现 Wernicke 失语。表 3-12~ 表 3-14 表明了使用 HSR 数据库的数据获得的 Wernicke 失语患者的搜索结果[7]。从所有可检测的失语(469 例)患者中,54 例为 Wernicke 失语。有或无 Wernicke 失语的患者的列于表 3-12。Wernicke 失语组与无 Wernicke 失语组不同,前者包括更多的栓塞和脑出血患者,而血栓形成的患者比例小。然而,也有许多患者显示所有卒中机制,因此这个信息只是表明了可能性。接下来,我将试图检索出更加符合这一病例的患者:

表 3-12　诊断：有或无 Wernicke 失语（哈佛卒中登记）

	血栓形成	栓塞	颅内出血	蛛网膜下腔出血	总数
有 Wernicke 失语	8(15%)	35(65%)	8(15%)	3(6%)	54
无 Wernicke 失语	222(53%)	124(30%)	39(9%)	30(7%)	415

表 3-13　诊断：无运动系统无力，有或无 Wernicke 失语（哈佛卒中登记）

	血栓形成	栓塞	颅内出血	蛛网膜下腔出血	总数
有 Wernicke 失语	0(0%)	12(75%)	3(19%)	1(6%)	16
无 Wernicke 失语	56(58%)	24(25%)	2(2%)	14(15%)	96

表 3-14　诊断：无运动系统无力，无高血压，有或无 Wernicke 失语（哈佛卒中登记）

	血栓形成	栓塞	颅内出血	蛛网膜下腔出血	总数
有 Wernicke 失语	0(0%)	5(100%)	0(0%)	0(0%)	5
无 Wernicke 失语	16(41%)	15(38%)	1(3%)	7(18%)	39

　　该患者没有肢体无力。我再次搜索 Wernicke 失语，但现在同时规定了"没有肢体无力"的条件，这样结果可能会更有帮助。然后我关注这些 Wernicke 失语而无肢体无力的患者，将这些患者与那些既无 Wernicke 失语患者也无肢体无力的患者相比较（表 3-13）。现在数据更令人印象深刻，因为该登记不包含一例有 Wernicke 失语却不伴肢体无力的血栓形成的病例。但是，脑出血患者数量很大。依据 HSR 的既往数据，现在主要鉴别栓塞和 ICH。

　　我现在更进一步想，并询问是否有可能增加其他因素以区分这两种情况：该患者没有高血压病史，且在医院时血压不高。当然，高血压在脑出血中很常见。如果在搜索条件中添加"无高血压"（表 3-14），只有 5 名患者为 Wernicke 失语，不伴肢体无力，无高血压，他们均为脑栓塞患者。根据 HSR 既往数据，我们的患者可能是脑栓塞。当然，如果具有 Wernicke 失语、没有无力，没有高血压的患者人数是 100 而不是 5，这个诊断的可能性要高得多。但计算机已经使我们能够将该患者与登记研究中的经验进行快速而精确的比较了。大数据为临床医生提供了一个详细研究大量卒中病人的机会。

（刘婧伊　曹振汤　郭立营　谢冰姣
刘萍　译　杜万良　校）

参考文献

1. Caplan LR, Hollander J. *The Effective Clinical Neurologist*, 3rd edn. Shelton, CT: People's Medical Publishing House – USA, 2011.

2. Caplan LR, Kelly JJ. *Consultations in Neurology*. Toronto: BC Decker, 1988.

3. Bayes T. An essay towards solving a problem in the doctrine of chances. *Philos Trans R Soc Lond* 1763;**53**:270–418. Reprinted in *Biometrika* 1935;**45**:296–315.

4. Winkler RL. *Introduction to Bayesian Inference and Decision*. New York: Holt, Rinehart & Winston, 1972.

5. Aring C, Merritt H. Differential diagnosis between cerebral hemorrhage and cerebral thrombosis. *Arch Intern Med* 1935;**56**:435–456.

6. Dalsgaard-Nielsen T. Survey of 1000 cases of apoplexia cerebri. *Acta Psychiatr Neurol Scand* 1955;**30**:169–185.

7. Mohr JP, Caplan LR, Melski JW, et al. The Harvard Cooperative Stroke Registry: A prospective registry. *Neurology* 1978;**28**:754–762.

8. Whisnant J, Fitzgibbons J, Kurland L, et al. Natural history of stroke in Rochester, Minnesota, 1945–1954. *Stroke* 1971;**2**:11–22.

9. Matsumoto N, Whisnant J, Kurland L, et al. Natural history of stroke in Rochester, Minnesota, 1955–1969. *Stroke* 1973;**4**:20–29.

10. Caplan LR, Hier DB, D'Cruz I. Cerebral embolism in the Michael Reese Stroke Registry. *Stroke* 1983;**14**:530–536.

11. Chambers BR, Donnan GA, Bladin PF. Patterns of stroke: An analysis of the first 700 consecutive admissions to the Austin Hospital Stroke Unit. *Aust N Z J Med* 1983;**13**:57–64.

12. Foulkes MA, Wolf PA, Price TR, et al. The Stroke Data Bank: Design, methods, and baseline characteristics. *Stroke* 1988;**19**:547–554.

13. Bogousslavsky J, Mille GV, Regli F. The

Lausanne Stroke Registry: An analysis of 1,000 consecutive patients with first stroke. *Stroke* 1988;**19**:1083–1092.

14. Moulin T, Tatu L, Crepin-Leblond T, Chavot D, Berges S, Rumbach T. The Besancon Stroke Registry: An acute stroke registry of 2,500 consecutive patients. *Eur Neurol* 1997;**38**(1):10–20.

15. Heuschmann PU, Kolominsky-Rabas PL, Misselwitz B, et al. German Stroke Registers Study Group. Predictors of in-hospital mortality and attributable risks of death after ischemic stroke: The German Stroke Registers Study Group. *Arch Intern Med* 2004;**164**:1761–1768.

16. Vemmos KN, Takis CE, Georgilis K, et al. The Athens Stroke Registry: Results of a five-year hospital-based study. *Cerebrovasc Dis* 2000; **10**:133–141.

17. Gross CR, Kase CS, Mohr JP, et al. Stroke in south Alabama: incidence and diagnostic features – a population based study. *Stroke* 1984;**15**:249–255.

18. Oxfordshire Community Stroke Project. Incidence of stroke in Oxfordshire: First year's experience of a community stroke registry. *BMJ* 1983;**287**:713–717.

19. Bamford J, Sandercock P, Dennis M, et al. A prospective study of acute cerebrovascular disease in the community: the Oxfordshire Community Stroke Project: 1981–1986. *J Neurol Neurosurg Psychiatry* 1990;**53**:16–22.

20. Alter M, Sobel E, McCoy RC, et al. Stroke in the Lehigh Valley: Incidence based on a community-wide hospital registry. *Neuroepidemiology* 1985;**4**:1–15.

21. Friday G, Lai SM, Alter M, et al. Stroke in the Lehigh Valley: Racial/ethnic difference. *Neurology* 1989;**39**:1165–1168.

22. Yip P-K, Jeng JS, Lee T-K, et al. Subtypes of ischemic stroke in hospital-based stroke registry in Taiwan. *Stroke* 1997;**28**:2507–2512.

23. Coull BM, Brockschmidt JK, Howard G, et al. Community hospital-based stroke programs in North Carolina, Oregon and New York: IV. Stroke diagnosis and its relation to demographics, risk factors, and clinical status after stroke. *Stroke* 1990;**21**:867–873.

24. Gorelick PB, Hier DB, Caplan LR, et al. Headache in acute cerebrovascular disease. *Neurology* 1986;**36**:1445–1450.

25. Gorelick PB, Caplan LR, Hier DB, et al. Racial differences in the distribution of anterior circulation occlusive disease. *Neurology* 1984;**34**:54–59.

26. Kieffer S, Takeya Y, Resch J, et al. Racial differences in cerebrovascular disease: angiographic evaluation of Japanese and American populations. *AJR Am J Roentgenol* 1967;**101**:94–99.

27. Heyman A, Fields WS, Keating RD. Joint study of extracranial arterial occlusion: VI. Racial differences in hospitalized patients with ischemic stroke. *JAMA* 1972;**222**:285–289.

28. Russo LS. Carotid system transient ischemic attacks, clinical, racial, and angiographic correlations. *Stroke* 1981;**12**:470–473.

29. Heyden S, Heyman A, Goree J. Nonembolic occlusion of the middle cerebral and carotid arteries: a comparison of predisposing factors. *Stroke* 1970;**1**:363–369.

30. Barnett HJM. The international collaborative study of superficial temporal artery – middle cerebral artery anastomosis. In FC Rose (ed), *Advances in Stroke Therapy*. New York: Raven Press, 1982, pp 179–182.

31. Huang CY, Chan FL, Yu YL, et al. Cerebrovascular disease in Hong Kong Chinese. *Stroke* 1990;**21**:230–235.

32. Feldmann E, Daneault N, Kwan E, et al. Chinese–white differences in the distribution of occlusive cerebrovascular disease. *Neurology* 1990;**40**:1541–1545.

33. Caplan LR, Gorelick PB, Hier DB. Race, sex, and occlusive vascular disease: A review. *Stroke* 1986;**17**:648–655.

34. Caplan LR. Cerebral ischemia and infarction in blacks. Clinical, autopsy, and angiographic studies. In RF Gillum, PB Gorelick, ES Cooper (eds), *Stroke in Blacks*. Basel: Karger, 1999, pp 7–18.

35. Johnston SC, Gress DR, Browner WS, Sidney S. Short-term prognosis after emergency department diagnosis of TIA. *JAMA* 2000;**284**:2901–2906.

36. Daffertshofer M, Mielke O, Pullwitt A. Felsenstein M, Hennerici M. Transient ischemic attacks are more than "ministrokes." *Stroke* 2004;**35**:2453–2458.

37. Kleindorfer D, Pangos P, Pancoli A, et al. Incidence and short-term prognosis of transient ischemic attack in a population-based study. *Stroke* 2005;**36**:720–724.

38. Hill MD, Yiannakoulias N, Jeerakathil T, Tu JV, Svenson LW, Swchopflocher DP. The high risk of stroke immediately after transient ischemic attack. A population-based study. *Neurology* 2004;**62**:2015–2020.

39. Rothwell PM, Warlow CP. Timing of TIAs preceding stroke. Time window for prevention is very short. *Neurology* 2005;**64**:817–820.

40. Touze E, Varenne O, Chatellier G, Peyrard S, Rothwell PM, Mas J-L. Risk of myocardial infarction and vascular death after transient ischemic attack and ischemic stroke. *Stroke* 2005;**36**:2748–2755.

41. Nguyen-Huynh MN, Johnston SC. Transient ischemic attack: A neurologic emergency. *Curr Neurol Neurosci Rep* 2005;**5**:13–20.

42. Rothwell PM, Giles MF, Flossmann E, et al. A simple score (ABCD) to identify individuals at high early risk of stroke after transient ischemic attack. *Lancet* 2005;**366**:29–36.

43. Johnston SC, Rothwell PM, Nguyen-Huynh MN, et al. Validation and refinement of scores to predict very early stroke after transient ischemic attack. *Lancet* 2007;**369**:283–292.

44. Advisory Council for the National Institute of Neurological Diseases and Blindness. A classification and outline of cerebrovascular diseases: a report by an ad hoc committee established by the Advisory Council for the National Institute of Neurological Diseases and Blindness, Public Health Service. *Neurology* 1958;**8**:395–434.

45. Albers GW, Caplan LR, Easton JD et al. Transient ischemic attack – proposal for a new definition. *N Engl J Med* 2002;**347**:1713–1716.

46. Donnan GA, Melley HM, Quang L, Hurley S, Bladin PF. The capsular warning syndrome: Pathogenesis and clinical features. *Neurology* 1993;**43**:957–962.

47. Saposnik G. Noel de Tilly L, Caplan LR. Pontine warning syndrome. *Arch Neurol* 2008;**65**:1375–1377.

48. Marler J, Price TR, Clark GL, et al. Morning increase in onset of ischemic stroke. *Stroke* 1989;**20**:473–476.

49. Sloan M, Price TR, Foukes MA, et al. Circadian rhythmicity of stroke onset: intracerebral and subarachnoid hemorrhage. *Ann Neurol* 1990;**28**:226–227.

50. Caplan LR. Clinical diagnosis of brain embolism. *Cerebrovasc Dis* 1995;**5**:79–88

51. Baffour FI, Kirchoff-Torres KF,

Einstein FH, Karakash S, Miller TS. Bilateral internal carotid artery dissection in the postpartum period. *Obstet Gynecol* 2012;**119**:489–492.

52. Caplan, LR. Course-of-illness graphs. *Hosp Pract* 1985;**20**:125–136.

53. Baker R, Rosenbaum A, Caplan LR. Subclavian steal syndrome. *Contemp Surg* 1974;**4**:96–104.

54. Caplan LR. *Posterior Circulation Disease*. Boston, Blackwell Science 1996.

55. Reed C, Toole J. Clinical technique for identification of external carotid bruits. *Neurology* 1981;**31**:744–746.

56. Fisher CM. Facial pulses in internal carotid artery occlusion. *Neurology* 1970;**20**:476–478.

57. Caplan LR. The frontal artery sign:A bedside indicator of internal carotid occlusive disease. *N Engl J Med* 1973;**288**:1008–1009.

58. Caplan LR. Transient ischemia and brain and ocular infarction. In DM Albert, FA Jakobiec (eds), *Principles and Practice of Ophthalmology*, vol **4** JF Rizzo, S Lessell (eds) *Neuroophthalmology*. Philadelphia: W B Saunders, 1994, pp 2653–2669.

59. Wray SH. Visual aspects of extracranial internal carotid artery disease. In EF Bernstein (ed), *Amaurosis Fugax*. New York: Springer-Verlag, 1988, pp 72–80.

60. Atlee W. Talc and cornstarch emboli in the eyes of drug abusers. *JAMA* 1972;**219**:49–51.

61. Fisher CM. Observations of the fundus oculi in transient monocular blindness. *Neurology* 1959;**9**:333–347.

62. Kearns T, Hollenhorst R. Venous stasis retinopathy of occlusive disease of the carotid artery. *Mayo Clin Proc* 1963;**38**:304–312.

63. Carter JE. Chronic ocular ischemia and carotid vascular disease. In EF Bernstein (ed), *Amaurosis Fugax*. New York: Springer-Verlag, 1988, pp 118–134.

64. Fisher CM. Dilated pupil in carotid occlusion. *Trans Am Neurol Assoc* 1966;**91**:230–231.

65. Prisco D, Marcucci R. Retinal vein thrombosis: Risk factors, pathogenesis and therapeutic approach. *Pathophysiol Haemost Thromb* 2002;**32**:308–311.

66. Lahey JM, Kearney JJ, Tunc M. Hypercoagulable states and central retinal vein occlusion. *Curr Opin Pulm Med* 2003;**9**:385–392.

67. Lamirel C, Bruce BB, Wright DW, Newman NJ, Biousse V. Non-mydriatic digital ocular fundus photography on the iPhone 3G: The PHOTO-ED study. *Arch Opthalmol* 2012;**130**(7):939–940.

68. Bidot S, Bruce BB, Newman NJ, Biousse V. Nonmydriatic retinal photography in the evaluation of acute neurological conditions. *Neurol Clin Pract* 2013;**1**:527–531.

69. Bruce BB, Thulasi P, Fraser CL, et al. Diagnostic accuracy and use of nonmydriatic ocular fundus photography by emergency physicians: phase II of the PHOTO-ED study. *Ann Emerg Med* 2013;**62**(1):28–33.

70. Caplan LR. The neurological examination. In M Fisher, J Bogousslavsky (eds), *Textbook of Neurology*. Boston: Butterworth-Heinemann, 1998, pp 3–18.

71. Heir D, Mondlock J, Caplan LR. Behavioral deficits after right hemisphere stroke. *Neurology* 1983;**33**:337–344.

72. Caplan LR, Bogousslavsky J. Abnormalities of the right cerebral hemisphere. In J Bogousslavsky, LR Caplan (eds), *Stroke Syndromes*. Cambridge: Cambridge University Press, 1995, pp 162–168.

73. Caplan LR. The patient with reduced consciousness or coma. In J Skillman (ed), *Intensive Care*. Boston: Little, Brown, 1975, pp 559–567.

74. Posner J, Saper CB, Schiff N, Plum F. *Plum and Posner's Diagnosis of Stupor and Coma*. New York: Oxford University Press, 2007.

75. Young GB, Ropper AH, Bolton CFB. *Coma and Impaired Consciousness: A Clinical Perspective*. New York: McGraw-Hill, 1998.

76. Fisher CM. The neurologic examination of the comatose patient. *Acta Neurol Scand* 1969;**45**(suppl 36):1–56.

77. Mohr J, Rubinstein L, Kase C, et al. Gaze palsy in hemispheral stroke: the NINCDS Stroke Data Bank. *Neurology*

1984;**34**:199.

78. Savitz S, Caplan LR. Current concepts: Vertebrobasilar disease. *N Engl J Med* 2005;**352**:2618–2626.

79. Newman-Toker DE, Katah JC, Alvernia JE, Wang DZ. Normal head impulse test differentiates acute cerebellar strokes from vestibular neuritis. *Neurology* 2008;**70**:2378–2385.

80. Kattah JC, Talkad AV, Wang DZ, Hsieh YH, Newman–Toker DE. Hints to diagnose stroke in the acute vestibular syndrome: Three-step bedside oculomotor examination more sensitive than early MRI diffusion-weighted imaging. *Stroke*. 2009;**40**(11):3504–3510.

81. Caplan LR, Schmahmann JD, Kase CS, et al. Caudate infarcts. *Arch Neurol* 1990;**47**:133–143.

82. Mendez MF, Adams NL, Skoog-Lewandowski K. Neurobehavioral changes associated with caudate lesions. *Neurology* 1989;**39**:349–354.

83. Caplan LR. Caudate infarct. In G Donnan, B Norrving, J Bamford, J Bogousslavsky (eds), *Subcortical Stroke*, 2nd edn. Oxford: Oxford University Press, 2002, pp 209–223.

84. Ghoshal S, Gokhale S, Rebovich G, Caplan LR. The neurology of decreased activity: Abulia. *Rev Neurol Dis* 2011;**8**:e55–67.

85. Graff-Radford NR, Eslinger PJ, Damasio AR, et al. Nonhemorrhage infarction of the thalamus: Behavioral, anatomic and physiologic correlates. *Neurology* 1984;**34**:14–23.

86. Bogousslavsky J, Regli F, Uske A. Thalamic infarcts: Clinical syndromes, etiology, and prognosis. *Neurology* 1988;**38**:837–848.

87. Barth A, Bogousslavsky J, Caplan LR. Thalamic infarcts and hemorrhages. In J Bogousslavsky, LR Caplan (eds), *Stroke Syndromes*, 2nd edn. Cambridge: Cambridge University Press, 2001, pp 461–468.

88. Eslinger PJ, Reichwein RK. Frontal lobe stroke syndromes. In J Bogousslavsky, LR Caplan (eds), *Stroke Syndromes*, 2nd edn. Cambridge: Cambridge University Press, 2001, pp 232–241.

89. Fisher CM. Honored guest presentation: Abulia minor vs. agitated behavior. *Clin Neurosurg* 1983;**31**:9–31.

第4章
影像学和实验室检查

在讨论完诊断所需的基本要素及接诊后的初步诊断印象之后，接下来我想说一说影像及实验室检查。这些检查应有计划的实施，以证实并详细描述卒中发病机制的假说，而定位诊断则在接诊时做出判定。鼓励进行有针对性的检查，而针对某一名患者也应制定个性化的和折中的检查计划。只要可能，检查应该依次选择并实施。前面的检查结果应能够帮助确定下一步的检查计划。

这一章将按照临床医生所提出问题的顺序，讨论这些问题涉及的各种检查方法。

1. 颅脑病灶是出血性还是缺血性？是否与非血管性卒中样疾病有关？

2. 颅脑病灶在何处？它的大小、形状和范围如何？

3. 血管损伤的类型、部位和严重程度如何？脑血管病变及脑灌注异常与病灶有何关系？

4. 脑缺血或出血是否为血液成分的异常所致或引起？

5. 患有卒中或短暂性神经功能缺损的患者是否患有癫痫？

带着这些问题，以第3章中介绍的36岁左肢无力男性患者（简称JH）为例，看看如何进行诊断性检查。

问题1：颅脑病灶是出血性还是缺血性？是否与非血管性卒中样疾病有关？

计算机断层扫描（computed tomography，CT）

对于患者JH，接诊后推断最可能的卒中发病机制是大动脉闭塞或心源性栓塞，梗死灶位于右侧大脑半球的额叶或中央区域。也有可能是非常常见原因引起的出血或非卒中事件，但可能性极小。下一步是进行脑影像学检查，以帮助临床医生排除这些可能性。此患者头CT扫描（图4-1A）显示右侧大脑半球大面积低密度病灶。这项检查结果明确提示此次事件为缺血性的。非血管性病灶，如脑肿瘤、脓肿、或脱髓鞘病灶需要足够大才能引起肢体偏瘫，如果这些病灶存在也能容易地从CT上发现。此病灶位于大脑中动脉供血区，同时累及大脑皮层和深层白质，这种三角形的形状对于梗死灶来说十分典型。脑梗死后一段时间复查CT扫描显示低密度病灶边界更加清楚，病灶周围出现水肿，如果梗死面积较大还可出现占位效应（图4-1B）。

大部分医院都可以进行CT扫描，这项检查能够可靠的诊断颅内出血（intracranial hemorrhage，ICH）。脑出血后迅速进行CT扫描，可见边界清晰的高密度灶，且边缘光滑[1]。在一些患者，随后的扫描中可以发现继续出血引起的血肿扩大。在急性期血肿中偶见液平。在出血后的第一天内即可出现水肿，表现为环绕在白色血肿的周围的低密度区域。随着血肿的吸收，高密度区域变得越来越不规则且密度越来越低，水肿也逐渐消退。血肿周围的低密度灶可出现环形强化，并可能持续数周。在血细胞比容较低的患者或在出血性卒中发病后数周内进行首次扫描，血肿也可表现为孤立的低密度灶。

当机制为缺血性，CT可见梗死灶，表现为低密度灶或早期表现为正常。若在发病后几小时内进行CT扫描可发现一些细微的梗死早期征象[1-3]。表4-1列出了一些具有诊断意义的关键征象。新一代螺旋CT扫描仪可在短时间内获取图像，并提供清晰的图像，与老一代的CT扫描仪相比能更好地显示这些早期征象。在电脑显示器上阅片，通过改变对比度可帮助显示这些细微的异常和不对称。

蛛网膜下腔出血（subarachnoid hemorrhage，SAH）不能通过CT可靠的诊断，尤其是当出血量较小或

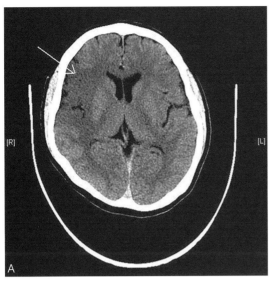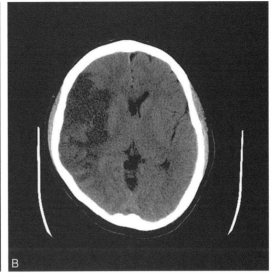

图4-1　计算机断层非增强扫描。(A)如白箭头所示,可见一新发大面积梗死灶累及右侧大脑中动脉供血区,包括皮层和皮层下白质;(B)发病后36小时复查头CT可见梗死灶边界清晰,病灶周围出现水肿,同侧侧脑室受压变形

出血发生于数天之前。密度升高的脑脊液与骨头毗邻。病灶的可视性依赖于脑脊液中的血细胞比容,而不是铁的含量[4]。如果进行增强扫描,SAH很难被诊断,因为对比剂的注入会使CT上脑膜区域变亮。在这些情况下,当临床上遇到头痛或烦躁的患者高度怀疑SAH时,应进行腰椎穿刺检查证实或排除SAH[5,6]。

表4-1　急性脑缺血患者的CT征象

- 灰白质分界不清
- 基底核边界模糊
- 岛叶皮层分界不清
- 梗死区域低密度影
- 血管高密度影提示血栓形成或血流缓慢
- 动脉内钙化栓子

磁共振成像(Magnetic Resonance Imaging,MRI)

MRI通过自旋-晶格(T1)和自旋-自旋弛豫时间(T2)改变质子的分布从而在多个平面显示体层摄影的层面[7,8]。反转恢复脉冲序列揭示了组织在T1相的变化以提供对比,而T2相的信息从自旋回波序列获得。缺血可改变细胞内水的含量(细胞毒性水肿),从而改变了他们对磁场的反应性。梗死延长了T1、T2弛豫常数,使病灶在T1加权像上显示为暗色或低信号,在T2加权像上表现为亮色或高信号区域[7,8]。发病当天进行磁共振检查,梗死灶在T1加权像上表现为灰白质对比消失,信号强度降低(变黑),在T2加权像上表现为高信号。后面几天,病灶在T1加权像上变得更暗,而在T2相上更亮。

卒中后数年,胶质增生导致的T2加权像高信号愈加明显。FLAIR像去掉了脑脊液的水信号,显示病灶更清楚[9]。

在检测早期缺血改变时,磁共振较CT敏感得多。弥散加权成像(DWI)在检测急性脑梗死灶时尤其敏感。它可以检测到卒中后数分钟发生的细胞毒性水肿,水从细胞外转移到细胞内[10-13]。梗死区域在DWI上变亮,而在表观弥散系数(ADC)成像上变暗。DWI对前循环和后循环的病灶都能有效的显示[10-14]。急性小点样白质病灶、基底节病灶、大脑皮层和小脑病灶在DWI成像上容易显示,而在CT扫描中却不能被检测到。在DWI成像上,缺血性病灶的部位、类型和多样性能帮助推断卒中的发病机制[14-16]。DWI的阳性率在卒中发病后的7~10天内逐渐降低。DWI像上看到的病灶(并被ADC证实)通常但并不总是与梗死的区域相符合。偶尔,DWI显示的病灶区域或其部分区域代表可逆性缺血[17-19]。在T2加权成像中,已确定的梗死灶显示为亮的。由于DWI成像包括部分T2加权,因此在T2加权像上显示为亮的梗死灶在DWI成像上也为亮的。注意,DWI上显示的病灶与T2加权成像上显示的病灶并不一致,即所谓的T2透过效应(T2 shine-through)。当发生这种情况时,DWI上显示为高信号的病灶在 ADC 图不呈现为低信号改变,临床医生可以此推断这些病灶为非超急性期病灶。

MRI 也可以准确地显示颅内出血,尤其是在回波平面成像(echo-planar image,EPI)和梯度回波磁敏感加权成像(gradient-echo susceptibility-weighted image,T2*)中[20-24]。T2* 加权(磁敏感)成像同样可以显示颅内动脉、硬脑膜窦和静脉中的血栓[25]。颅内出血的磁共振表现与缺血迥然不同;它们是复杂的,取决于发病到磁共振检查的时间间隔和选择了何种磁共振成像技术[7,8,20-24,26]。

血红蛋白衍化物具有顺磁效应。其影像学表现取决于化合物的属性,包括含氧血红蛋白、高铁血红蛋白、含铁血黄素、铁蛋白。在 MRI 上的表现也取决于血红蛋白衍生物存在于细胞内还是细胞外间隙。在颅内出血后的 12 小时内,血肿的主要成分是含氧血红蛋白,为非顺磁性物质,在这段时间内,血肿的影像学表现反映的是蛋白质和水的含量。在 T1 加权像上,血肿表现为等信号或稍低信号(暗的),血肿周围可见低信号环形暗区。T2 加权像通常表现为高信号(亮的),反映水的含量。出血后 12~48 小时,在血管外红细胞内形成脱氧血红蛋白,尤其是在血肿的深部。图 4-2 展示了急性颅内出血不同 MRI 序列的表现。

表 4-2 列出了出血后不同时期的磁共振表现。在接下来的一周内,在病灶的周边区域,在氧化作用下逐渐生成高铁血红蛋白。在第 5 或 6 天,在 T1 加权像上病灶的中心区域出现高信号,称为短 T1,在血肿的周围由于水肿出现低信号。在 T2 加权像上,血肿中心通常为低信号,周边为高信号。慢性出血,在巨噬细胞和组织内含有含铁血黄素,在 T2 加权像上呈现为高信号[26]。图 4-3 为左侧丘脑出血的 CT 和 MRI 图像。

蛛网膜下腔出血在磁共振影像上不易被发现。患者通常伴有烦躁,不能在需要的时间内保持安静以获得清晰的图像。血和脑脊液混合物的弛豫时间与正常脑实质相近,尤其是在 T1 加权像上。在 T2 加权像上显示为高信号。在 FLAIR 像上蛛网膜下腔出血通常显示为高信号与脑脊液信号强度接近[23,27]。

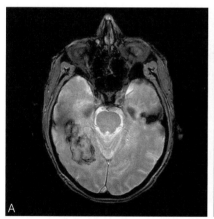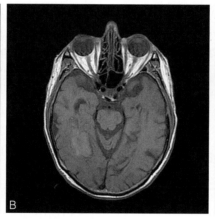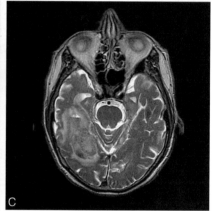

图 4-2　急性右侧颞叶出血的 MRI 图像。(A)梯度回波扫描(T2* 加权像);(B)T1 加权像和(C)T2 加权像

表 4-2　颅内出血患者不同时期的影像学表现

不同时期	CT	T2*	T1	T2
超急性期	高密度	低信号	如果能检测到,为低信号	如果能检测到,为高信号,周边伴有环形低信号
急性期	高密度	低信号	等信号	低信号
亚急性期	等密度	低信号	高信号	低信号(早期) 高信号(晚期)
慢性期	低密度	低信号	低信号	低信号

Adapted from Bui JD, Caplan LR. Magnetic resonance imaging in intracerebral hemorrhage. *Semin Cerebrovasc Dis Stroke* 2005;5:172-177.

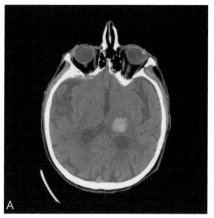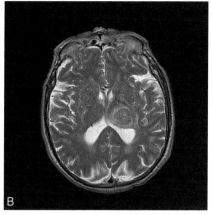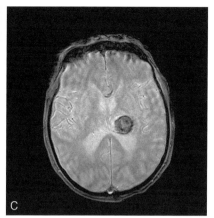

图 4-3　急性左侧丘脑出血。(A)CT 扫描;(B)T2 加权 MRI 扫描;(C)T2*(梯度回波)MRI 扫描

CT 与 MRI 比较

　　脑影像学检查已成为脑血管病患者评估方法的重要组成部分。卒中是一种具有如此潜在破坏性的疾病,以至于临床医生需要用所有可得到的客观数据对患者进行预后评估、诊断和个体化治疗。CT 和 MRI 都是安全的非侵袭性检查手段,可以提供大量有价值的临床数据。随着技术的进步,MR 在多数情况下已经取代了 CT。但 CT 仍然具有一些优势。我认为,对于每个卒中患者,在检查过程中,至少要进行一次 CT 或 MRI 扫描。表 4-3 列出了 CT 扫描的优点,而表 4-4 列出了其缺点。

　　CT 和 MRI 的结果取决于相对于临床事件的扫描时间。对于脑缺血患者,早期 CT 扫描通常正常或仅有轻微异常,增强扫描亦无帮助。最大化灰白

对比窗位及阅片时系统性量表(如早期 CT Alberta 卒中评分——ASPECTS[28])可以提高敏感性。然而,这对于不同的临床医生对于影像改变的范围及程度的判断来说,一致性差。幸运的是,细微的灰白对比的丧失并不是溶栓治疗的禁忌证。在卒中后前几天内,梗死灶通常表现为边界模糊的圆形、椭圆形。随后密度变得越来越低,颜色越来越深,并且成为边界清晰的楔形病灶。如果患者就诊晚,梗死灶可以被对比剂增强,以致于难以与肿瘤鉴别。有些已经是低密度的梗死灶,在发病 2~3 周时可能会变成等密度。这就是所谓的"模糊效应",有时可能会掩盖病灶[1,29]。但病灶随后又会变为低密度。对于梗死灶较大的患者,水肿通常会在发病后前几天内出现。水肿表现为围绕在病灶周围的低密度区域,伴有占位效应使周围脑组织移位。

表 4-3　对于卒中患者 CT 扫描的优点

- 目前,CT 是较容易实施的检查项目。在大多数医院,急诊 CT 扫描较容易获得而 MRI 则不然。
- CT 比 MRI 更廉价。
- 与 MRI 相比 CT 图像及其读片结果不依赖扫描技术和扫描平面的选择。对于多数非神经病学和神经放射学专业的临床医生,较多的 CT 阅片经验使得这些扫描结果更容易被诠释。
- 在多数情况下,脑出血的 CT 扫描结果比 MRI 扫描更容易判读,CT 扫描已经能够提供足够的数据帮助进行临床决策而无需进行 MRI 检查。
- CT 和 MRI 都可诊断蛛网膜下腔出血,但 CT 扫描时间较短,对于那些伴有烦躁而又不能被过度镇静的患者是十分重要的。

表 4-4　对于卒中患者 CT 扫描的缺点

- 对于急性期梗死灶,CT 不如 MRI 敏感。
- CT 对于贴近骨表面的病灶显示不清(如眶内、额极和颞叶)。在显示脑干和小脑梗死灶方面 CT 劣于 MRI。
- CT 在多数情况下仅能进行单平面扫描,多平面成像需要较长的时间进行图像重建;MR 通过多平面扫描(包括水平面或称为轴位、矢状位和冠状位)可对病灶进行三维定位,远优于 CT 图像重建。
- CT 不能用于检查脊髓病变。

MRI 可以作为短暂性脑缺血发作患者进行诊断的选择。梗死灶在 FLAIR 和弥散加权 MRI 成像上表现为高信号，甚至是在发病后的几个小时内。虽然某些患者在临床上表现为短暂性脑缺血发作（TIA），且在接受脑扫描时没有遗留症状和体征，扫描仍然可以发现脑梗死灶。Nicolaides 等[30]对 149 例半球 TIA 患者进行研究，发现 48% 的患者在 CT 上可发现梗死灶，且病灶多位于出现症状的大脑半球。显然，在检测 TIA 患者的梗死灶时，MRI 比 CT 更为敏感。Inatomi 等[31]对 129 例连续的 TIA 患者进行了研究，TIA 发作到进行磁共振检查的时间间隔平均为 4.7 ± 2.6 天，发现 57 例（44%）患者在 DWI 图像上具有与 TIA 症状相符的病灶。TIA 持续的时间大于 30 分钟或伴有高级皮层功能受损常预示着 DWI 上会出现病灶[31]。Winbeck 等[32]认为可运用 DWI 像和 ADC 图上信号的强弱将卒中和 DWI 阳性的 TIA 区分开来。与 DWI 阳性的 TIA 患者相比，卒中患者通常在 DWI（b=1000）图像上信号更高而在 ADC 图上信号更低[32]。

Lamy 等[33]分析了在 TIA 患者中，DWI 异常有多少能够消失，有多少代表梗死灶。临床表现为 TIA 的患者中有 59 个脑缺血灶，其中 76% 为脑梗死[33]。他们认为，与卒中患者相比，TIA 引起的 ADC 值下降是轻微的，且病灶中心的 ADC 值能够准确的预测脑组织长期预后[33]。

如果在 DWI 图像上能够找到解释 TIA 临床症状的病灶，则这类患者再发脑缺血的风险明显高于那些没有发现病灶的患者[34-38]。DWI 上发现不同时期的梗死灶常暗示较高的脑缺血复发风险[37,38]。如果梗死灶分布于不同的血管支配区，那么发病机制可能是来源于中心部位（心脏或主动脉）的栓子引起的脑栓塞。当在同一血管支配区发现不同时期的梗死灶时，则发病机制考虑为近端大动脉闭塞。

另外两个重要决策也影响着 CT 和 MR 的选择：患者是否准备溶栓，是否需要立即进行脑血管成像。如果患者可能接受溶栓治疗，时间是关键。是否可获得 CT 或 MRI 图像将决定选择哪一种治疗方法。一项研究显示，对绝大多数的卒中患者，在进行脑影像学检查的同时应该实施头颈血管检查。对血管影像的需求、可及性、可行性也将指导 CT 与 MRI 的选择。磁共振血管成像（MRA）在进行脑 MRI 扫描的同时很容易获得，且需要注入对比剂。计算机断层摄影血管成像（CTA）需要静脉注入对比剂，使其在对比剂过敏或肾功能异常的患者中的使用受

到限制。CTA 图像的解读需要借助于软件对影像进行快速重建，如果这种软件不可得，则临床医生很难对横断面的图像进行解读，尤其对那些缺乏经验的临床医生来说。我相信所有准备溶栓的患者都应进行血管影像检查，除非脑影像检查已经提示为典型的高血压性脑出血。

对于患者 JH，患者就诊时已是发病后 5 小时，其神经功能缺损的严重程度已经不适合接受溶栓治疗。MR 扫描不容易获得，无 CTA 检查的禁忌证。CT 已经清楚地显示出梗死灶，毫无疑问病灶为缺血性。梗死灶的大小和已经延误的时间均提示这名患者不适合接受溶栓治疗。

腰椎穿刺术（LP）

自从 1891 年 Quincke 将腰椎穿刺术引入临床医学，至今腰椎穿刺仍是一项重要的诊断手段。腰椎穿刺在 SAH 的诊断和治疗方面具有重要意义，而在感染引起的卒中患者中，其诊断意义仍存在疑问。CT 和 MRI 对诊断 SAH 不是特别敏感，尤其是当出血较少或出血发生于扫描前数日内。CT 诊断 SAH 的准确性在发病 24 小时后逐渐下降[6,39]。发生较大的 SAH 之前通常有少量的警告性的渗血，病灶很容易被 CT 忽视，而通过腰椎穿刺很容易诊断。按照定义，蛛网膜下腔内的血液能迅速扩散并能在几分钟内出现在腰椎鞘内。若腰穿未发现血液可排除 SAH，若腰穿发现血液，则同时也可以测量出血的量和脑脊液压力，并可在以后的腰穿检查中进行复查。

第一管和第三管或第四管脑脊液中红细胞计数、脑脊液血细胞比容、及 CSF 的分光光度分析可提供准确的定量数据。当红细胞溶解，含氧血红蛋白释放到脑脊液中，大约在 36 小时达到高峰，7~10 天逐渐消失[40-43]。对于较大量出血，胆红素在蛛网膜下腔出血后约 10 小时可首次检测到，48 小时达高峰，持续大约 2~4 周。在分光光度检查中，含氧血红蛋白和脱氧血红蛋白可检测到的最大光吸收峰为 415m。胆红素的吸收峰值约为 460m[42,43]。依次进行的腰椎穿刺检查，并对脑脊液压力、出血的量、及含氧血红蛋白和胆红素进行定量分析可帮助确定最后一次出血的时间，并为新发出血提供证据。

脑脊液黄变也可帮助诊断，尽管先前说明的分光光度法更加敏感并且应该被常规应用[42]。方法是将脑脊液收集于试管中后迅速离心，用一张白纸对比观察上清液是否变黄。出血数小时后即可发

生脑脊液黄变。脑脊液蛋白含量的升高可对黄变作出解释。如果没有脑脊液蛋白含量的升高,脑脊液黄变通常提示蛛网膜下腔中存在大量红细胞,可能源于蛛网膜下腔出血或腰穿所致的局部损伤。

问题 2 :脑内病灶的性质、部位和形态如何?

下一个临床医生必需关注的重要问题是脑内病灶的特点。病灶在何处? 大小如何? 累及多大范围? 病灶对颅内结构有何影响? 病灶的部位和特点是否与临床表现一致,是否能够解释患者的症状和体征? 是否存在其他病灶,如果是,那么这些病灶与引起症状的病灶是否具有相同或不同的特点?

区分了缺血和出血后,临床医生需要了解更多关于病灶的信息以便推测卒中的发病机制、定位受累的血管、预测将来可能的病程、并选择最佳的治疗方案。脑形态学描述通常来源于 CT 和(或)MRI 检查。FLAIR 和灌注加权 MRI 扫描可帮助诊断,尤其是在卒中发作后的几小时内。

对于标准 CT 或 MRI 扫描结果正常或不确定的患者,CT 或 MR 灌注检查可以为颅内异常的定位诊断提供帮助。临床医生能够在脑影像检查前通过神经系统查体推测病灶的部位,随后可将事先的推测与影像学检查结果相比较。CT 或 MRI 上病灶的部位能够解释临床表现吗? 病灶是否为非症状性的,偶然的发现是否与最近的事件有关? 临床表现是否更为严重而不能用影像学解释? 不符合之处可能提示一些组织存在功能异常,而这些病变还没有严重到能从脑扫描中表现出来。Davalos 等称这种不相符为临床 - 影像失配[44]。

病灶为梗死时

在卒中患者中,脑缺血占 80%。在这些患者中,CT 或 MRI 未发现血肿。出血点彩(出血性梗死)可能存在。腰穿未见蛛网膜下腔出血。通过病灶的部位和形态学表现分析神经影像学发现。对于患者 JH,CT 扫描上可见病灶为脑梗死(图 4-1)。

累及哪个血管供血区?

确定责任血管病变的第一步是确定症状性梗死灶是那个动脉和(或)静脉供血区。超声和血管影像检查可有计划的显示受累血管的结构。与机械工程学原理相同,一旦水管工找到了闭塞的水槽,

水管工可以检查水箱、水泵以及导致该区域缺水的闭塞管道,因为他知道问题肯定出在供水系统内。对于 36 岁的患者 JH,表现为左侧偏瘫,CT 显示病灶累及右侧 MCA 深穿支和皮层支供血区。梗死灶位于外侧裂的上下。责任血管病变位于豆纹动脉的近端,豆纹动脉供应的深部区域存在梗死灶,这些血管的分支发自 MCA 主干,因此受累的血管通路位于右侧 MCA 近端。仅通过影像学推测可能的发病机制包括:①右侧 MCA 原位闭塞;②心源性栓子栓塞 MCA;③来源于主动脉弓、右侧颈总动脉或右侧颈内动脉的栓子;④来自右侧颈内动脉颅内段的血栓或栓子的蔓延。

假设病灶累及大脑前动脉(ACA)供血的旁中央额叶皮层,同时累及 MCA 供血区。显然,血管通路的病灶源于 ICA 颅内分叉近端。相似的,在后循环,梗死的部位为血管通路病灶的定位提供重要线索。在一名四肢瘫痪的患者,MRI 显示梗死灶位于脑桥基底旁中央部。仔细查看影像,发现在右侧小脑半球小脑前下动脉供血区存在一个小梗死灶,小脑前下动脉起源于基底动脉前下部,因此推测病变位于基底动脉近端发出小脑前下动脉之前。血管病变可能为基底动脉的闭塞性病变,也可能是心源性或动脉源性的栓塞,栓子来源于心脏、主动脉弓、无名动脉、锁骨下动脉、椎动脉颅内段或颅外段。如果小脑的病灶累及小脑后下动脉供血区,则认为血管病变位于椎动脉颅内段,因为小脑后下动脉由此发出。

了解血管分布和供血范围对血管病灶的定位十分重要。第 2 章简述了血管供血区的相关知识并举例说明了前循环梗死的分布情况(图 2-11 至图 2-17,图 2-35 和图 2-36)。

梗死灶的大小如何?

病灶的大小有助于判断预后。虽然临床症状的严重程度并不与梗死灶的大小成正比,但同一解剖部位较大的病灶引起的症状更严重。临床医生应该在心目中,将 CT 或 MRI 所示的梗死灶的大小与受累血管供血区的大小相比较。没有梗死的组织(整个血管供血区减去梗死灶)代表其将来可能存在缺血风险。若要确定存在风险的组织,必须知道血管病变的部位。例如一个小的梗死灶位于豆纹动脉供血区只能代表整个小穿支供血区存在缺血风险。若血管病灶位于 MCA 发出豆纹动脉的近端,则提示有更大面积的脑组织存在缺血损害的风险。MRI 弥散加权和灌注成像及 CT 灌注扫描在已

知血管病变的前提下可提供存在缺血风险的脑组织的直观信息。当低灌注区域大于弥散加权成像显示的梗死区域时，如果不提高低灌注的脑组织的血流供应，则这些剩余脑组织也会很快发展为梗死。

大病灶通常存在占位效应并挤压正常颅内容物，如果出现水肿则更为严重。大病灶通常伴有意识障碍。占位效应和昏迷通常提示应进行针对性治疗。较大的梗死灶也是抗凝治疗的相对禁忌证，因为较大的梗死灶发生出血转化的风险较高。

梗死灶的位置和范围是否与临床表现一致？是否存在其他缺血梗死灶？

临床医生应该确认脑影像检查发现的病灶是否与患者的临床症状和体征一致。对于患者 JH，右侧大脑半球的病灶能够很好地解释左肢偏瘫的症状。如果病灶位于左侧大脑半球或小脑则不能解释临床表现。对于患者 JH，临床医生能够十分肯定的确认责任病灶的位置。TIA 或临床症状和体征较轻微的患者，其脑影像学表现通常较小或不确定，对于这些患者，通常很难确定影像学检查所发现的病灶是否与临床表现有关。将梗死累及的范围与神经功能缺损的严重程度相比较对诊断也有帮助。如果临床表现超出了影像学所显示病灶的范围，则提示一部分脑组织可能存在功能异常但还没有发展为脑梗死。这些"顿抑"的脑组织往往在再灌注以后可以恢复正常功能。

很多患者的症状与脑梗死灶无关。最常见的就是所谓的静默性脑梗死[45]，这些患者可以没有临床表现或临床表现较轻微或被遗忘。静默性或无症状性梗死灶的存在通常提示目前症状性脑梗死的发病机制。通过伴随现象确定罪犯病灶是一个重要而可靠的策略。例如假设一名患者因左侧肢体纯运动性偏瘫收入院。CT 和 MRI 没有发现累及右侧皮质脊髓束的病灶，但在其他区域存在五个小的腔隙灶，那么本次病变为腔隙性梗死的可能性很大。瑞士洛桑卒中登记显示 62% 的复发性卒中与首次卒中有着相同的发病机制[46]。如果 CT 或 MRI 显示在不同血管分布区存在多发的、分散的皮层下梗死灶，则最可能的发病机制包括：心源性栓塞、多发性大动脉闭塞性疾病或高凝状态。

是否存在水肿或占位效应？

梗死灶周围可能出现水肿，并且可能会由于闭塞血管的再通而加重[47]。有时实际梗死区域非常小，而周围水肿区域却很大。与老年患者相比，脑水肿对年轻患者的危害更大，因为老年患者存在一定程度的脑萎缩，为脑组织膨胀预留了空间。在 CT 和 MRI 扫描图像上，脑水肿可以表现为中线结构的移位[48,49]、脑回消失、脑池变小和脑干受压。

梗死灶所处的时期？

在判断缺血病灶所处的时期时有一些普遍的规律。在本章的开头我就提到了脑梗死灶发生的一系列变化。在 CT 图像上，边界清楚、密度较低和梗死区域脑组织的皱缩均提示慢性期梗死灶，约有数月之久。与周围脑组织分界不清、水肿、占位效应及对比增强均提示急性期病灶。但在临床工作中，这些规律并不总像临床医生希望的那么有帮助。弥散加权成像在一周之内可将病灶显示为高信号。可以通过分析病灶在 DWI、ADC 和 FLAIR 序列上的特点判断病灶所处的时期[37,50]。

通常情况下，病史可为临床医生提供一个相对准确的参考时间。奇怪的是，一些急性病灶很快就变得边界清晰，并且看上去比它的实际年龄要大。同样，已发生数月之久的病灶在影像学上与数年之久的病灶无明显差异。

病灶为出血时

出血的部位是否能为判断病因提供线索？

在第 2 章，我描述并展示了（图 2-34）高血压性脑出血的常见部位。高血压性脑出血通常位置较深，位于一侧底节区、皮层下、丘脑、尾状核、脑桥和小脑。对于一名高血压患者，如果在这些部位发生出血，病因最大的可能就是高血压性。对伴有深部血肿的高血压患者进行脑血管造影，发现动脉瘤、动静脉畸形或其他血管病变的可能性较小。然而，CTA 是一项非侵入性检查，在一些研究中具有 15% 的相关性[51,52]。在出血后血肿消失后，症状出现的 6~8 周后进行 MRI 检查可以帮助除外潜在的血管或瘤性病变。MRI 磁敏感加权序列同样也可以为病因学诊断提供线索，例如高血压性脑出血多与基底节区为初学有关而血管淀粉样变造成的微出血多位于接近皮层下的脑叶。

动脉瘤所致的颅内血肿（即所谓的脑膜脑出血）通常邻近动脉瘤，位于脑表面或底面。对于淀粉样血管病，出血通常位于脑叶，呈多发性，也可伴有小梗死灶[53,54]。抗凝相关性脑出血通常位于脑叶或小脑，血肿逐渐形成，并不断扩大[55,56]。动静脉畸形可位于脑内任何部位，尤其是位于室管膜下。血肿内的钙化和密度不均通常提示动静脉畸形。

血肿大小如何?

是否存在占位效应?根据定义,血肿是颅内额外的物质容积。与脑梗死相比,占位效应在脑出血中更常见且更严重。无论在任何部位,血肿越大(比如 >60ml),预后越差。临床医生按照 ABC/2 可以计算出血肿体积。在这种算法中,先在 CT 上找出血肿中心所在层面,用最大长度(cm)× 最大宽度(cm)× 最大厚度(cm)/2。厚度 = 血肿层数 × 层厚[57]。无论是占位效应还是对邻近组织的压迫都很容易在 CT 和 MRI 图像上看到。图 4-4 是一张大血肿的 MRI 图像,有占位效应。

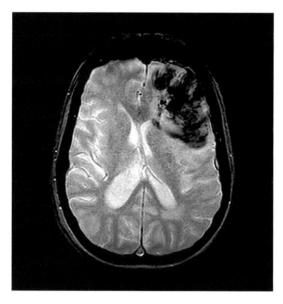

图 4-4 图为 MRI T2*(GRE)序列,显示左侧额叶较大的出血灶伴有周围组织的水肿和占位效应

是否存在点征?

脑出血是一个动态变化的过程。如果急性期检查(症状出现 3 小时内)并 24 小时后复查,会发现大多数病人都有不同程度的血肿扩大。严重的血肿扩大(定义为 >6ml 或扩张大于原发出血体积的 1/3)是死亡率及不良预后的独立危险因素。非增强 CT 显示的密度不均一性同样与血肿扩张有关。最近一项重要研究发现是关于 CTA 识别的点征[58]。点征是在急性脑出血基础上,CTA 图像可见的,与周围正常或异常血管不连续的单灶或多灶性对比强化点。它不能在未强化对比的图像上显示。它与活跃的、动态变化的出血相关,是活动性颅内出血的信号。具有点征的患者有更高的血肿扩张的风险[59]。点征的发现可能提示需要静脉止血治疗。

血肿是否破入脑脊液循环系统?

出血是否引起脑积水?位于脑表面的血肿可破入脑脊液循环系统到达脑表面或进入脑室系统,脑室出血是结局不良的预测因子,血肿大小、年龄、意识水平下降、血肿部位也是。幕下出血的预后比幕上出血差。

血肿产生的占位效应和脑室系统内的血液可导致脑脊液循环的梗阻。脑室系统的梗阻通常发生于以下几个部位:室间孔(壳核出血)、第三脑室水平(丘脑出血)及第四脑室水平(小脑出血)。脑室系统的扩张(脑积水)可加重血肿的占位效应,通常需要手术减压,如暂时的引流或持续的脑脊液分流。

影像学检查是否提示蛛网膜下腔出血?

出血的部位?

出血在什么部位?出血可能积聚在动脉瘤周围或邻近的蛛网膜下腔和脑池,这样就为判断出血部位提供了线索。出血在鞍上池或前纵裂常提示前交通动脉瘤[60,61]。出血明显地位于一侧外侧裂,提示同侧大脑中动脉分叉处动脉瘤[60,61]。脑桥和小脑脑桥(角)池有较厚的积血通常提示后颅窝动脉瘤。自 20 世纪 80 年代早期,van Gijn 等发现中脑周围出血常不是由于动脉瘤破裂引起,预后较好[62-64]。局部"凸面"蛛网膜下腔出血是一个独特的现象,值得重视。在年龄较大的患者当中,凸面蛛网膜下腔出血大多缘于脑淀粉样血管病,有 TIA 样表现,无头痛[65]。一份详尽的既往史通常可以揭示症状的演变过程,以及刻板的复发事件。它们的意义在于提示淀粉样变相关的颅内出血的高发风险,以及避免对 TIA 患者使用抗血小板治疗。凸面蛛网膜下腔出血,可以是皮质静脉血栓形成或可逆性脑血管收缩综合征的表现形式,尤其是在年轻患者当中[65]。在老年患者中识别出凸面蛛网膜下腔出血可以不必导管造影。而对于其他全部蛛网膜下腔出血患者,导管造影必不可少。

出血是广泛的,还是局部的?

CT 或 MRI 上出血的厚度与出血的严重程度大体上呈正相关。图 4-5A 中 CT 扫描提示蛛网膜下池内出血较厚。图 4-5B 中 CT 扫描提示外伤后局部蛛网膜下腔出血。较大量的蛛网膜下腔出血常合并脑积水,也可由血管痉挛引起迟发性脑梗死。出血的垂直层厚大于 1mm 或局部血肿大小大于 5mm 通常与血管痉挛(经血管造影证实)具有相

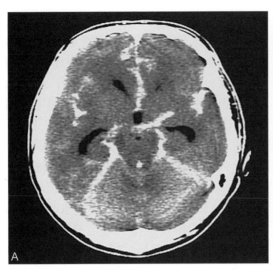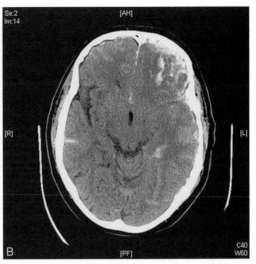

图 4-5　CT 扫描提示蛛网膜下腔出血。(A)一位动脉瘤破裂所致的蛛网膜下腔出血患者,CT 可见脑池和蛛网膜下腔内广泛的高密度影;(B)外伤所致左额叶挫裂伤,可见明显的蛛网膜下腔出血,以左侧脑沟为著

关性[66,67]。对于较大的蛛网膜下腔出血,曾经有一些治疗策略,如反复腰穿、动脉瘤手术时进行冲洗和注射溶栓剂[如重组组织型纤维蛋白酶原激活剂(rtPA)]。

除出血之外,是否存在梗死区域?

蛛网膜下腔出血通常合并血管痉挛和迟发性缺血损伤。梗死通常出现在载瘤动脉的供血区域内,也可以出现在其他部位。出现急性脑缺血通常提示血管痉挛的存在。血管痉挛也可引起广泛的脑缺血不伴局限性梗死灶。在影像学上表现为弥漫性脑水肿。

是否存在脑积水?

蛛网膜下腔内的血液可能会降低蛛网膜颗粒对脑脊液的吸收能力。如果脑脊液的产生大于吸收则可导致交通性脑积水。在图 4-5A 中,侧脑室颞角扩大提示早期脑积水。这种并发症的治疗方法有:反复腰穿排出脑脊液或暂时或永久的脑脊液引流或分流。

如果 CT 或 MRI 未发现脑内病灶该怎么办?

对于短暂性脑缺血发作或缺血早期影像学检查多正常。磁共振的 FLAIR 序列、DWI 和 ADC 序列通常有助于发现病灶,这些病灶之后在 T2 加权像上显示为梗死灶[10-14,36,50]。对于那些短暂性脑缺血或持续性缺血不伴梗死的患者,临床表现可为定位诊断提供线索。EEG、PET、SPECT 或氙 CT 也有助于定位病灶,但这些检查仅能提供脑电和代谢功能及脑血流的信息,不能提供病灶的形态学信息。通过血管影像发现责任动脉存在病变能够非常有力的证实病变为缺血性的。

问题 3:血管损伤的特性、部位和严重程度及血管损伤和脑灌注异常与脑内病灶有何关联?

了解了脑内病灶的部位、特点和数量之后,临床医生需要进一步明确血管病变。对于某个卒中患者而言,临床表现和脑影像检查结果可缩小感兴趣的血管区域。对于患者 JH,血管病变位于颈内动脉系统或近心端、主动脉弓或无名动脉。

如果卒中为缺血性?

超声

虽然 Christian Doppler 早在 1842 年就发现了超声的原理,但首个测量血流超声仪器在 20 世纪 60 年代才应用于临床。在 20 世纪 70 年代,幅度调制和灰度调制(B 型)、脉冲回波超声被引入临床用于探测颅外动脉动脉粥样硬化病变。能够对接受超声扫描的颅外动脉产生 B 超图像并结合频谱多普勒分析的仪器最早在 1979 年引入临床。在 20 世纪 80 年代,多普勒扫描在世界范围内被广泛的应用于临床,成为检测和量化颈动脉疾病的工具。自从 20 世纪 80 年代初,计算机和电子技术的重大进步使得超声成为检测颈部和颅底颅内动脉闭塞性疾病的重要手段。超声能量被用于检测不同密度的结构的分界面,也可检测移动的目标,如红细胞。超声波信号被探头或传感器接收,这些信号被转化为电能,用于产生图像或反映血流速度的多普勒曲线。

灰度调制型(brightness modulation)超声影像

颈部高分辨率 B 超扫描能提供颈部血管不同平面的图像。图 4-6 是颈动脉斑块的 B 超图像。图 4-7 是动脉粥样硬化斑块的好发部位(颈动脉分叉处)。图 4-8 是不同类型颈动脉斑块的横断面。

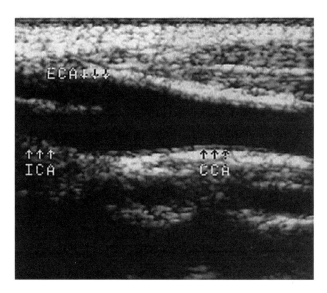

图 4-6 颈动脉分叉部 B 超图像。在图片的左侧近颈内动脉起始处存在一个小斑块(白箭头),颈总动脉处也可见一个薄斑块(黑箭头)。ECA,颈外动脉;ICA,颈内动脉

随着科技的进步,超声能显示出病灶不同截面的图像,并允许对血管病灶进行三维重建(见图4-7)。B 超能够十分准确地显示颈动脉分叉处和椎动脉起始处的病灶。若颈部病灶的位置较高或较接近心脏,则在技术上很难得到清晰的图像。图 4-9是一张椎动脉闭塞的 B 超图像。

B 超能十分准确评估颈动脉管腔狭窄的程度,识别溃疡和斑块内出血,并能描绘出粗糙的管壁表面的性质[68,69]。在检测显著的闭塞性病变时,与血管造影及血管内膜剥脱术后的病理学检查比较,B超具有总体上较高的敏感性和特异性(80%)[70-73]。图 4-10 是一张复合 B 超图像,这项技术在显示主要的近心端颈部血管方面有较大的潜力。然而,B 超在操作时具有自身局限性。较大的超声波探头和血管锐利的角度有时会影响血管显像的准确度,尤其在椎动脉起始处。钙化和血栓不能显像。软的、不规则的、溃疡斑块和硬的、纤维性的或钙化斑块

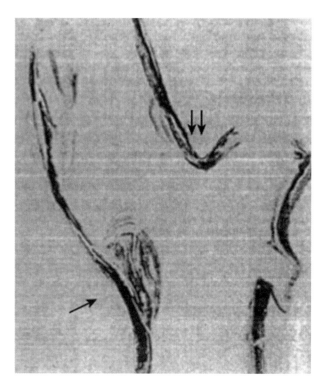

图 4-7 图片是着色的颈动脉标本:双箭头指向血流分叉处,左侧为颈内动脉,右侧为颈外动脉。点箭头指向一个斑块,此斑块位于颈内动脉后壁血流分叉的对 侧 Hennerici M, Steinke W. *Durchblutungsstorungen des Gehirns-Neue Diagnostische Moglichkeiten*. Gütersloh:Verlag Bertelsmann Stiftung, 1987 with permission.

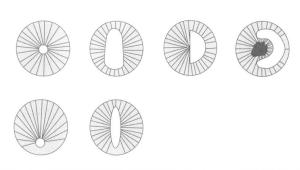

图 4-8 不同类型的斑块的横断面。位于右上方的斑块伴有壁内出血 Hennerici M, Steinke W. *Durchblutungsstorungen des Gehirns-Neue Diagnostische Moglichkeiten*. Gütersloh:Verlag Bertelsmann Stiftung, 1987 with permission.

通常能被很好地定性。低回声斑块通常富含胆固醇[74],且斑块大小容易发生改变。相比之下,钙化的、高回声斑块不易随时间发生变化[74]。伴有不规则表面的低回声斑块比高回声斑块更容易进展或引起脑梗死[71,73,75]。

应用血流频谱多普勒和 B 超图像相结合的方法通常可检测出动脉管腔内血栓。B 超能准确地将正常或具有小斑块的动脉与具有严重狭窄(狭窄率≥

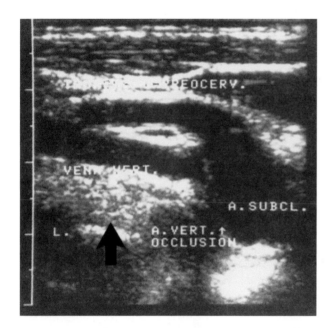

图 4-9　B 超图像。从右向左依次是锁骨下动脉、右侧椎动脉近段和起始段,左侧椎动脉闭塞,位于闭塞动脉上面的结构是椎静脉和甲状颈干 Caplan LR. *Posterior Circulation Disease*：*Clinical Findings*，*Diagnosis*，*and Management*. New York：Blackwell Science，1996 with permission of Blackwell Publishing Ltd.

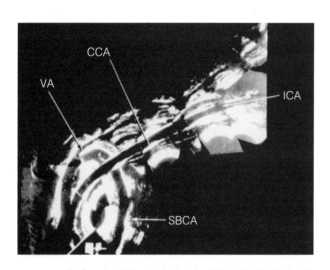

图 4-10　复合 B 超图像,显示了无名动脉及其颈部分支(锁骨下动脉、颈动脉和椎动脉)(Burt Eikelboom 和 Rob Ackerstaf 供图)CCA,颈总动脉;ICA,颈内动脉;SBCA,锁骨下动脉;VA,椎动脉 Caplan LR. *Posterior Circulation Disease*：*Clinical Findings*，*Diagnosis*，*and Management*. New York：Blackwell Science，1996 with permission of Blackwell Publishing Ltd.

70%)的动脉区分开。但在区分接近闭塞和闭塞时较为困难。分析 B 超结果也需要经验和对血管解剖的熟悉。血管可能被错误识别,尤其是仅对一张图像进行分析时。经验提示,附加多门控脉冲多普勒装置可提高 B 超图像质量。B 超和多普勒联合

诊断系统被称为双功能系统。脉冲多普勒在这个双功能系统中用于帮助识别血管并辅助 B 超定位。多普勒通过记录动脉管腔内不同部位血流速度模式,提供血流动力学变化的定性和定量信息。B 超帮助显示血流速度发生改变的区域。双功能系统的优势超过了单独使用 B 超或多普勒分析。图 4-11是正常椎动脉双功能扫描的图像。

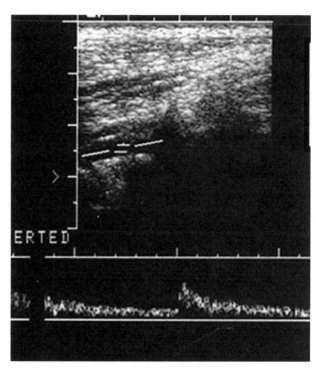

图 4-11　正常椎动脉的双功能扫描。上半部分为椎动脉的灰度调制超声(白线标记出管腔),下半部显示了这个动脉的多普勒频谱

B 超也能测量血管壁上不同结构的直径。在连续的超声检查过程中,内中膜厚度(IMT)能被准确的量化和随访[71,73]。颈动脉壁的增厚被视为系统性动脉粥样硬化的标志[71,73,76-78]。如果发现了颈动脉内膜增厚应严格控制动脉粥样硬化的危险因素,如高血压、吸烟、糖尿病和高脂血症。B 超图像也能用一种特殊的探头放置于咽喉壁的位置[79,80]。这种经口入路的方法可帮助探测咽部颈动脉,用于诊断和监测颈动脉夹层[79,80]。

多普勒超声成像技术

连续波和脉冲多普勒技术

有两种主要的多普勒技术,一种是连续波(CW)多普勒,用于测量探头下动脉或静脉的平均血流速度;另外一种叫做脉冲多普勒,应用距离选通技术

测量血管管腔内选择的特定部位的小容积内的血流速度[71,73]。连续多普勒可迅速得到眶周动脉、颈动脉颈段和椎动脉起始处或颈段近颅底处（C1和C2）的平均血流速度。沿着颈动脉或椎动脉移动多普勒探头，可辨认颈动脉分叉部，并可听到血流信号有较大的变化。应用快速傅里叶转化波谱分析的方法对多普勒曲线进行分析以便探测峰值频率并增宽波谱[71,81,82]。

图4-12是颈动脉颈段狭窄的患者的多普勒波谱。评估狭窄的指标包括：收缩期峰值频率的增高、狭窄后涡流的存在和严重程度及舒张期流速增加。多数人都熟悉用水管冲洗路面的工作。旋转水管的末端以调节管口的直径。当管口变小，水流就会以较快的速度喷射出来，能将路面冲洗的更为干净。然而，如果管口的直径过小，水流只会滴出或停止。类似的，在管腔狭窄的区域，血流速度的增加与管腔的大小成反比，直到管腔狭窄到一定程度严重限

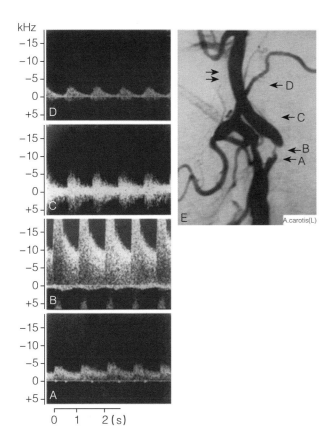

图4-12　从不同部位进行检查的多普勒频谱图像，右侧为血管造影图像。（A）收缩期最大频率降低至5kHz；（B）在狭窄区域，血流速度增加，收缩期最大频率增至20kHz，舒张末期频率为10kHz；（C）和（D）显示动脉远端的血流速度，提示频谱增宽，前向流速下降 von Reutern G，Budingen HJ. *Ultraschalldiagnostik der Hirnversorgenden Arterien.* Stuttgart：Georg Thieme Verlag，1989 with permission.

制血流。

对于怀疑锁骨下动脉或无名动脉闭塞的患者，多种非侵入性的检查可以测量上肢的血流。可以比较脉搏波在双上肢传播的相对速度。前臂血流量可以通过示波法和静脉闭塞体积描计法进行测量。

彩色多普勒血流图、能量多普勒及复合成像

彩色多普勒血流图（CDFI）能对动脉斑块的表面和形态进行分析。这项技术可直观的实时显示颜色编码的多普勒信号的空间和暂时分布情况，显示为彩色图像重叠在外周组织的灰阶图像上[71,81-85]。图4-13是一张颈内动脉次全闭塞的患者的CDFI图像。这项技术在显示小斑块附近血流模式的变化方面具有显著的优势。在检测颈动脉轻度、中度和重度狭窄方面，这项技术具有极高的敏感性和准确性[82-85]。CDFI可通过同步进行的组织结构的二维显影和血流速度分布图来评估颈动脉斑块的范围。与流速曲线相比实时的图像更容易观看和理解。这项技术有助于鉴别平滑、不规则表面和溃疡龛影。通过CDFI并不是总能鉴别严重狭窄和完全闭塞[84]。这项技术也有助于显示颈部椎动脉病变。

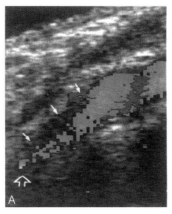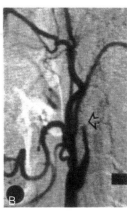

图4-13　颈内动脉彩色多普勒图像。（A）血流由右向左，原始图像上血流显示为红色，但目前显示为均匀一致的灰色。由于斑块的延伸，管腔严重狭窄，血流减少（白箭头），（斑块位于血流的上方）；（B）同一名患者的脑血管造影结果，提示动脉完全闭塞（空心箭头）

能量多普勒的工作基础是对从扫描动脉获得的多普勒信号的整合能量的显示[71,86,87]。这项技术可以避免人工制品的干扰并改善CDFI的局限性。能量多普勒上颜色的显示不依赖超声波扫描的角度。应用能量多普勒能够更好的显示血管内表面，斑块内钙化也能被显示出来。与CDFI相比，能量多普勒可提高对颈动脉狭窄严重程度和斑块形态

学的评估能力[86]。

实时复合成像是一项新的技术,能都增强动脉斑块的可视化和特性化。这项技术应用的超声波束是从传统B超的垂直波束中引导出来的离轴波束[68,71]。从不同角度获得的框架需要进行平均化处理以减少斑点,提高组织特异性。与标准B超相比,复合B超能够减少图像边缘的阴影,提高图像的对比分辨率[68,71]。通过复合成像技术还能观察到斑块的移动[88]。斑块移动与动脉壁相关,对斑块产生潜在的"锤击"作用,从而促使斑块破溃或裂缝,增加动脉狭窄病灶产生症状的风险[88]。

经颅多普勒超声

经颅多普勒(TCD)技术的引入是血管病变研究领域的重大进步之一,它使得对颅内动脉的研究成为可能。颅外超声检查使用的脉冲频率为2~10MHz。这种频率的超声不能充分的穿透颅骨而获得颅内动脉的信号。Aaslid等发现使用2MHz的探头从颧骨弓上的颞骨向颅内投射,可获得MCA和ACA的信号[89]。利用颅骨上存在的天然的孔或软组织区域,通常有三组独立的窗口被用于放置探头[89-91]。颞窗用于探测MCA及其分支、ACA近端、ICA分叉部

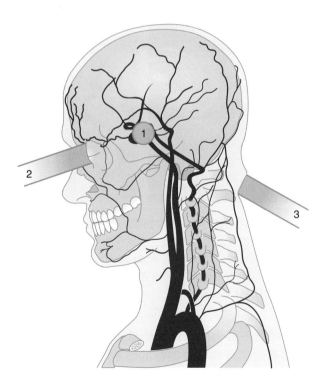

图4-14 经颅多普勒超声探头的位置:①颞窗;②眼窗;③枕骨下枕骨大孔窗

von Reutern G, Budingen HJ. *Ultraschalldiagnostik der Hirnversorgenden Arterien*. Stuttgart: Georg Thieme Verlag, 1989 with permission.

及PCA。经眶探头放置在眼睛附近,用于探测ICA虹吸段和眼动脉的血流速度。枕下窗通过枕骨大孔记录椎动脉颅内段和基底动脉近段的频率[92,93]。图4-14显示了这些窗口。通过枕骨下窗可以显示颈部椎动脉远端和VA颅内段(图4-15)。

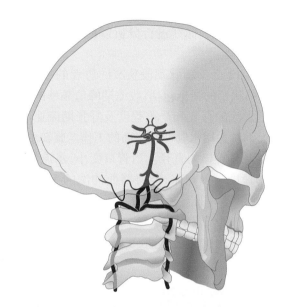

图4-15 枕骨下窗及其与椎动脉和基底动脉的位置关系
von Reutern G, Budingen HJ. *Ultraschalldiagnostik der Hirnversorgenden Arterien*. Stuttgart: Georg Thieme Verlag, 1989 with permission.

早期运用TCD的研究提供了正常值和操作技巧,提示这项技术有助于探测脑底部动脉的严重狭窄或闭塞性病变,也能获得颅外动脉闭塞对颅内动脉血流产生影响的信息[92-99]。一个微处理器控制的、脉冲波引导的可调节探头放置在某个窗口,并不断移动直到获得最强的信号,沿着动脉不同深度的血流速度被记录下来。三维显示血管地形图有助于定位被检测的血管。专门设计的头盔或头带可用于固定超声探头,以便对动脉进行长时间监测。这些改良使得颅内动脉双功能扫描成为可能。能量多普勒技术也被应用于经颅双功能扫描[87,100,101]。颅内动脉的B超图像和彩色编码的扫描图像可以在经颅超声扫描的过程中产生[83,100,101]。通过静脉内注射包含微泡的溶液获得对比增强的经颅超声信号。在一些欧洲国家,最常用的超声对比剂是一种被称为"利声显(Levovist)"的基于半乳糖-棕榈酸的试剂[100]。注射对比增强剂可提高经颅超声扫描的诊断能力[100-104]。更新的超声对比增强剂正在研究过程中[105]。遗憾的是,迄今为止微泡对比增强剂在美国仍未被批准。TCD结果的解读依赖于

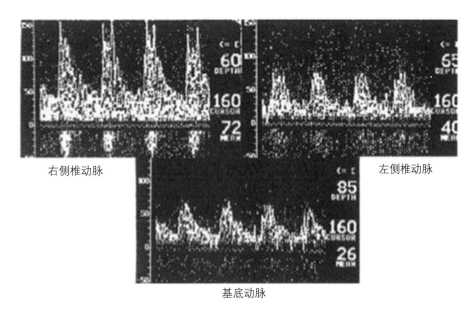

右侧椎动脉　　　　　　　　　　　　左侧椎动脉

基底动脉

图 4-16　经颅多普勒频谱:右侧椎动脉颅内段血流速度明显高于左侧椎动脉和基底动脉。血管造影显示右椎动脉严重狭窄

对颅外和经颅超声结果的信息整合以及对所有主要颅内动脉在不同深度的探测。

　　TCD 提高了临床医生在床边评估卒中患者的能力[106]。TCD 能准确的探测大脑底部主要脑动脉的动脉粥样硬化性狭窄病变,如 ICA 颅内段、MCA、椎动脉颅内段和基底动脉近心段和中段[90-92,96-99,106-108]。TCD 也有助于显示颅外动脉闭塞对颅内动脉分支流速造成的血流动力学的影响。结合连续多普勒和彩色多普勒,TCD 能够有效的筛选颅内、颅外及前循环、后循环主要血管的闭塞性病变[83,109,110]。血管痉挛引起的狭窄、侧支循环血流量增加及动静脉畸形都可使血流速度增加。TCD 能用于检测蛛网膜下腔出血患者的血管痉挛情况[81,100,111,112]。图 4-16 是一名 VA 颅内段狭窄患者 TCD 流速曲线图。

　　TCD 也可用于研究大动脉狭窄患者的侧支循环情况。对于颈动脉闭塞的患者,血流由椎基底动脉系统通过后交通动脉或由对侧大脑半球通过前交通动脉向缺血的半球供血,应用 TCD 可对这些侧支进行分析并量化[113-115]。TCD 联合血管扩张刺激剂可用于评价血管闭塞患者的血流储备能力[116-118]。最常用的方法是注射乙酰唑胺或吸入包含二氧化碳的混合气体。这些方法可使正常血管扩张。用 TCD 检测血流速度。对于正常或血管舒缩反应性较好的患者,血流量会增加。当侧支血管已经发生了最大限度的扩张,注射乙酰唑胺或吸入二氧化碳不能使血流量进一步增加。研究表明,在颈动脉闭塞的患者中,脑血流储备能力降低会增加患卒中的

风险[119]。血流储备能力的下降反应循环的脆弱,当血管发生闭塞或狭窄加重时,这个区域发生缺血的风险就会升高。

应用 TCD 进行栓子探测和监测

　　前面已经讨论了 TCD 对动脉闭塞或闭塞引起的血流变化的评价能力。另外一个非常重要的用途是用于怀疑脑栓塞的患者。TCD 可用于检测各种类型的栓子,当栓子脱落时血流会发生突然改变并伴有特征性的声音信号[91,106,120-126]。在这项技术中,TCD 探头放置于脑动脉上方,通常是双侧大脑中动脉或大脑后动脉。当栓子通过被检测的脑动脉时,可听到鸟鸣样的杂音,并在示波器上可看到高强度瞬时信号(high-intensity transient signal,HITS)。图 4-17 显示的是微栓子信号(HIT)。

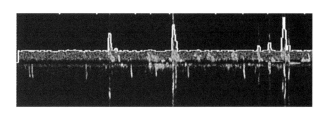

图 4-17　TCD 监测大脑中动脉,出现的高强度瞬时信号(图中显示为尖锐的波峰)是微栓子信号

　　信号特征取决于栓子的性质(气体、血栓、钙、胆固醇结晶等)、大小和通过时间。检测探头可放置在颈部或脑动脉上。来源于心脏或主动脉弓的栓子脱落到双侧大脑半球、前后循环的概率均等。栓子信号应先出现在颈部,然后才是颅内。相反地,

来源于颈部动脉的栓子只会脱落在该动脉远端的颅内动脉的分支,且栓子的信号不会出现在颈部。例如来源于左侧 ICA 的栓子,检测的栓子信号只会出现在左侧大脑中动脉,而不会出现在颈部血管、大脑后动脉或右侧的脑动脉。目前,这项技术已经能够更好的辨认栓子的性质和来源,也能对栓子的多少进行定量研究,并且成为评价各种治疗方法是否能够减少栓子数量的监测工具。

栓子监测能够发挥一些作用。对于 TIA 或急性卒中的患者,监测可提示栓子来源和微栓子数量的信号。对于那些已知栓子来源于心脏、主动脉弓或大动脉的患者,监测也是有帮助的。对于已知心脏病变的患者,微栓子的存在可帮助预测发生栓塞性卒中的风险,并能帮助评估各种减少微栓子数量的预防药物的有效性[123]。监测也为颈部颈动脉疾病的患者提供帮助[127,128]。在伴有严重的颈动脉狭窄的 TIA 或小卒中患者中,微栓子十分常见。但当颈动脉闭塞后,微栓子的数量就会迅速下降。TCD 栓子监测对于已知颅内动脉闭塞性疾病的患者也有帮助[129-131]。长期的便携式监测也是可能的[132]。TCD 也可在手术过程中进行监测,如心脏手术、颈动脉手术或颈动脉支架。栓子监测将在脑栓塞那一章再次进行讨论。

TCD 也可用于检测潜在的循环系统的右向左分流和反常栓塞[91,133-139]。TCD 探头放置于颞窗,向上肢静脉注射微泡。对于无心脏分流的患者,探头将不会发现异常变化。对于存在心脏分流或肺动静脉短路的患者,能听到并记录下气栓信号。图 4-18 是存在静脉向动脉分流的患者,MCA 内的气体微栓子信号。表 4-5 列出了推荐的操作规程和报告。

对于患者 JH,超声检查十分有帮助。颈段颈内动脉的多普勒扫描提示右侧颈内动脉起始段闭塞。左侧颈内动脉仅有轻度病变。TCD 显示未能探测到右侧 MCA 的血流。右侧 ACA 和后交通动脉可探测到侧支血流。颈内动脉虹吸部可探测到阻尼血

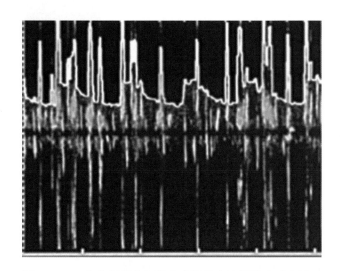

图 4-18 一位卵圆孔未闭的患者静脉内注射微泡后应用经颅多普勒超声监测大脑中动脉所得到的图像

表 4-5 TCD 检测规程和右向左分流的报告

操作

1. 患者仰卧位,用 18 号针进行肘静脉穿刺。
2. 带有 10ml 注射器的三通连接器与Ⅳ通路连接。
3. 9ml 生理盐水(最好为抑菌盐水)与 1ml 气体充分混合。
4. 为了更好地形成气泡,用注射器回抽 <1ml 的患者血液,反复振荡。
5. 至少用 TCD 监测一侧大脑中动脉。
6. 在患者呼吸正常的情况下进行第一次团注。
7. 第二次团注开始后 5 秒钟,要求患者做 10 秒的 Valsalva 动作。
8. 如果结果为阴性,TCD 监测延长到 1 分钟,目的是检测迟到的气泡(提示肺内动静脉分流)

报告

1. 有时会出现幕帘现象,表现为几乎连续的微栓子信号。根据国际统一标准建议分为四类[126]。
2. 未检测到 MES 为发泡试验阴性。
3. 检测到 1~10 个 MES 为发泡试验阳性。
4. >10 个 MES,不伴幕帘现象。
5. 幕帘现象提示存在大的功能性分流。

MCA,大脑中动脉;MES,微栓子信号;TCD,经颅多普勒。

Molina CA, Alexandrov AV. Transcranial Doppler ultrasound. In Caplan LR, Manning WJ(eds), *Brain Embolism*. New York: Informa Healthcare, 2006, pp 113-128 with permission.

流,提示颈内动脉近端闭塞。左侧 MCA 流速正常。

脑静脉结构的经颅多普勒检查

　　TCD 技术也偶尔被用于研究脑静脉或静脉窦[140-144]。最大的问题是显示静脉的位置。一些静脉结构如上矢状窦距离常规声窗较远。基于能量的彩色编码的双功能超声扫描仪在显示主要静脉和静脉窦方面十分有效,尤其是注射超声对比剂后[140]。对于正常个体,脑内深静脉,尤其是Rosenthal 基底静脉和 Galen 静脉能够显影[141]。静脉窦很难显示出来。50% 的人直窦和横窦能够显影,但矢状窦显示不清。硬脑膜闭塞的诊断依据包括:静脉窦不能被显示[142]、引流静脉血流反向及静脉流速增加[140-144]。也可通过评价颈静脉的开放程度。迄今为止,多普勒超声检查在诊断脑静脉血栓形成时仍不是一个有效是筛选工具,但对于那些已被 MRV、CTV 或脑血管造影证实的静脉窦血栓患者,TCD 作为一项非侵入性的床旁检测手段可用于随访静脉系统的变化。

CT 和磁共振成像

　　仔细观察 CT 和 MRI 扫描图像通常可以获得一些颈部和颅内血管的信息,尤其是增强扫描后。在平扫CT 上,急性血栓形成可表现为动脉或静脉的分布和形状的高密度影[145]。通过薄层扫描(如,1mm)大大提高了对急性血栓的敏感性,这可以通过相同的图像数据集(没有额外的时间或辐射)获得[146]。MCA 是最常受累的动脉[145,147,148]。有时 ICA 颅内段、大脑前动脉或大脑中动脉的分支均表现为高信号,提示颈内动脉起始段闭塞。高密度 MCA 征(图4-19)实际上反映了 MCA 内血栓的存在,并且与较差的结局相关。特别是大的近端高密度征,预示大动脉流域性梗死,tPA 溶栓再通的可能性低。偶尔,在平扫 CT 中,基底动脉和大脑后动脉也能表现为类似的高密度影,提示这些动脉的血栓性闭塞。有时也能在平扫 CT 的脑动脉内发现含有钙化颗粒的栓子,这些栓子来源于心脏瓣膜的钙化物或钙化的动脉粥样硬化斑块。图 4-20 的 CT 扫描显示了位于颈内动脉颅内段的一个钙化栓子。

　　颅内动脉偶尔表现为线样低密度结构,提示动脉内脂肪栓塞[149]。增强扫描可帮助显示大的浆果样动脉瘤和延长扩张的梭形动脉瘤,动脉不显影高度提示血管闭塞的可能。CT 也可帮助诊断静脉窦血栓,在 CT 平扫上形成血栓的皮层静脉、上矢状窦或其他静脉窦显示为高信号。矢状窦内血栓形成在增强 CT 上显示为充盈缺损,即所谓的空 Δ 征。

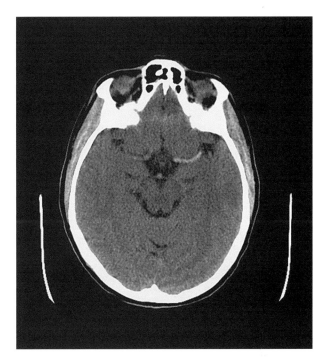

图 4-19　CT 扫描示左侧大脑中动脉高密度征。脑动脉造影显示大脑中动脉完全闭塞,随后从该血管中取出一个较长的栓子

　　注射对比剂后,颈部 CT 横断面图像可提供颈动脉斑块、闭塞和斑块出血的信息。对于存在颈部动脉粥样硬化性病变的患者,高分辨率螺旋 CT 能够帮助显示斑块的特性[150]。颈部 CT 也能显示自发性和外伤性动脉夹层。

　　目前一些医院已经开始应用高分辨率磁共振研究颈部动脉动脉粥样硬化斑块的性质。这项技术首先用于显示冠状动脉易损斑块[151],现在已经用于研究颈部颈动脉粥样硬化性病变[152-158]。在高分辨率 1.5T 磁共振扫描仪中应用表浅线圈,动脉粥样硬化斑块的纤维帽显示为管腔外的低信号条带。纤维帽的破裂区域也能被显示出来。斑块内出血显示为高信号,提示存在复杂斑块。研究发现应用纤维蛋白特异性对比剂可显示颈部动脉内血栓;这项技术已经成功地应用于冠状动脉[159,160]。动脉夹层的横断面图像可显示壁内血肿和管腔变窄。脂肪饱和图像能很好地显示夹层。在磁共振上,动脉夹层特征性的表现为一个底信号的小的圆形或椭圆形流空(代表被压迫的管腔)周围环绕着高信号的新月形或环形区域(代表动脉壁内出血)。图 4-21显示了一个磁共振诊断的 VA 夹层。

　　MRI 也可用于研究颅内动脉血流。血流速度较快的血管(如柔脑膜的侧支血管)在 MRI T2 序列

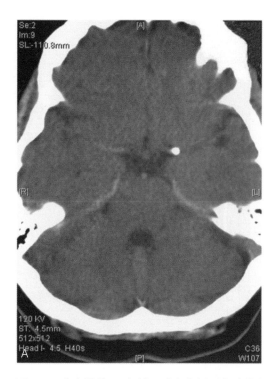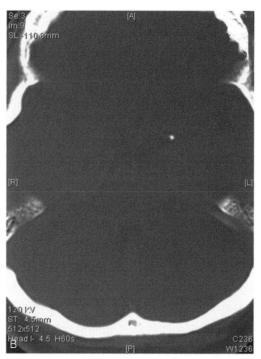

图 4-20　(A)增强 CT 扫描显示在右侧颈内动脉内可见白色的钙化颗粒;(B)骨密度成像显示该颗粒与骨密度相同(波士顿新英格兰医学中心 Steven Tanabe 供图)

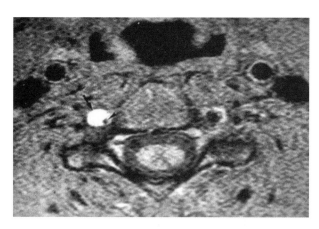

图 4-21　MRI 应用脂肪饱和技术显示椎动脉夹层(图片左侧,黑箭头)。对侧椎动脉和颈动脉内可见黑色的流空影,相比之下,在伴有夹层的椎动脉血管内流空信号十分微弱

上显示为低信号,而流速较慢的血管在 T2 FLAIR 序列上显示为高信号。动脉横断面上血管流空信号消失常提示动脉闭塞。动脉瘤和夹层也能被磁共振扫描识别和随访。高分辨率磁共振已被用于研究颅内动脉斑块的性质。应用 1.5T 磁共振扫描仪,8 通道脑阵列线圈及多重对比成像技术,可以显示颅内动脉斑块[161]。这项技术已经能够显示基底动脉[162]和大脑中动脉[163,164]的斑块。图 4-22 是运用这项磁共振技术获得的 MCA 斑块的横断面图像。

T2* 加权像(也叫磁敏感成像)也能显示颅内动脉或静脉内的血栓。梯度回波图像上显示的以颅内动脉的形状出现的低信号区域等同于 CT 图像上的 MCA 高密度征[165-170]。这一现象在心源性或动脉内栓塞性卒中后十分常见,也可出现在颅内动脉粥样硬化病变继发的原位血栓形成。弥散加权 MR 成像可显示静脉内血栓为高信号[171,172]。

在脑缺血和梗死的患者,静脉注射钆喷硫酸葡胺 - 二乙烯三胺五乙酸(Gd-DTPA)后,动脉可强化显影[173,174]。注射钆剂后液体衰减反转恢复(FLAIR)序列中脑梗死同侧显示 CSF 腔延迟增强扫描。这一发现提示血脑屏障的破坏,被称为高信号急性再灌注标志(HARM)[175-177]。HARM 提示发生出血转化、脑水肿加重的风险较大,且再灌注后预后较差。另外一项磁共振技术,即 T2* 磁敏感加权成像可用于预测脑梗死后尤其是溶栓后发生出血性并发症的风险[178]。然而,这两种方法都能最好的观察再灌注情况。再灌注后的出血风险与缺血的严重程度和持续时间相关,这些可以通过在非常低脑血容量的区域测量脑血容量图或延迟血流的 T_{MAX} 图在再灌注前进行评估[179-182]。

磁共振血管造影术

　　与其他非侵入性血管成像技术相比,磁共振血

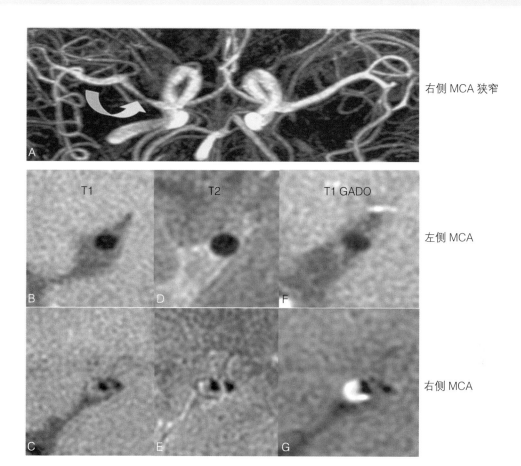

右侧 MCA 狭窄

左侧 MCA

右侧 MCA

图 4-22　上面的图片显示右侧大脑中动脉狭窄,位于图像左侧(箭头所示)。下面的图片显示的是正常 MCA 的横截面(B、D、F)和狭窄的 MCA 的横截面(C、E、G)(法国巴黎比沙医院 Isabelle Klein、Phillippa Lavallee 和 Pierre Amarenco 供图)

管成像(MRA)具有很多优势,同时 MRA 是磁共振成像(MRI)缺血序列的标准组成部分[183-186]。"时间飞跃法"(TOF)MRA 利用 T1 加权序列而不需要对比捕获血流信息。由于 TOF 技术往往会夸大狭窄的严重程度,因此可以使用对比增强的 MRA 且其通常被用来准确评价血管狭窄特征[187-189]。另一种技术——相位对比 MRA 现在已经使用的比较少了,虽然它提供的图像分辨率较低,但会提供血流方向的信息。知道血管病变的可能位置将有助于检查者集中在特定区域,进而提高检查效率。静脉也可以检查;静脉的成像被称为磁共振静脉造影。

MRA 是产生血管内血流成像的实用工具。与标准的注射造影剂的血管造影检查不同,MRA 不显示血管的解剖结构。当动脉内血流速度减慢,血管可显示为狭窄或信号缺失,甚至在对比血管造影术中表现为正常,例如当双侧椎动脉严重狭窄或闭塞时,基底动脉可能不显影,但实际上很可能未闭塞。在一些患有严重血管扩张病变的患者中,MRA 未能显示扩张的动脉,因为血管内存的双向血流互相抵消,没有充足的前向血流供应远端动脉。

在前循环,颈内动脉起始段显影较好,但有时也会高估管腔狭窄的严重程度[190,191]。MRA 能够十分准确地显示颈内动脉闭塞,在筛选严重的 ICA 狭窄病变方面与双功能超声具有相似是敏感性和特异性[190]。ICA 虹吸段角度的变换和弯曲的走行使得这部分血管较难显示。颅内前循环大动脉显影较好,但远端分支显影不佳[192-194]。MCA 水平段和上下分支的近段通常显示较好。

由于血管互相重叠,椎动脉自锁骨下动脉起始处 TOF MRA 显影欠佳。动脉互相重叠有时使得利用多平面重组技术去找 VA 的起源很难。VA 的第二段(即椎间孔段)能在 MRA 上较好的显示。VA 第三段(即环绕颈椎骨嘴侧的弯曲部分),由于其拐角锐利和弯曲的走行,通常在 MRA 上显影不佳。椎动脉颅内段和基底动脉通常在颅内 MRA 中显示较好,尤其是基底动脉分出大脑后动脉之前的部分。在患者的肾功能允许的情况下,使用钆对比增强 MRA 可以减少或避免上面所提到的 TOF MRA

的不足。值得注意的是,除了灌注成像序列外,需要单独注射造影剂以形成对比。

Quereshi 等在 118 例脑梗死患者中评估了 MRA 检测显著闭塞性病变的能力[185]。在经 MRA 和传统血管造影证实的 176 个大动脉病变中,MRA 确诊了 10 个颅外病灶中的 9 个(占 90%)和 40 个颅内病灶中的 32 个(80%)。假阴性和假阳性诊断均较低[185]。MRA 已被证实是一个优秀的筛选脑动脉闭塞性疾病的检查手段。但对一些患者仍需要进行 CT 或导管血管造影以更好的描绘血管病灶。在一些进行颈部 TOF MRA 检查的患者中,颈静脉可同时显影。这种现象说明静脉内存在反向血流,提示同侧无名静脉狭窄或闭塞[195]。

定量磁共振血管成像技术(QMRA)是一种较新的技术,可以量化区域内脑血流量。该技术已经被用于研究椎基底动脉系统,提供血流动力学信息[196]。狭窄的后循环动脉中的血流量与残余直径相关,但存在串联狭窄是血流量会显著降低。无法通过病变的严重程度和位置来很好的预测远端血液和侧支循环代偿能力,但通过 QMRA 可以改善这种情况[196]。

图 4-23 是注射钆造影剂后正常的 MRA。图 4-24 具有不规则基底动脉的患者的颅内 MRA。对于患者 JH,MRA 证实右侧颈内动脉颈段闭塞。颅内图像也显示大脑中动脉近端闭塞。

CT 血管造影术

速度更快的螺旋 CT 机已经能够进行 CT 血管造影(CTA)检查[197]。这项技术需要静脉团注造影

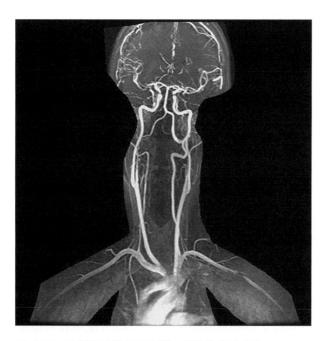

图 4-23 注射钆造影剂后头颈血管的磁共振成像

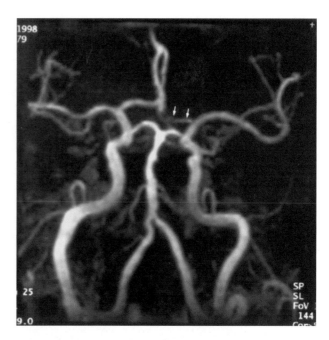

图 4-24 颅内 MRA。颈动脉及其颅内分支和椎基底动脉清晰可见。大脑前动脉 A1 段发育不全(白箭头)。基底动脉斑块导致管腔不规则但无严重狭窄

剂然后进行螺旋扫描。容量数据的获得和改良的计算机图像处理技术使得 CTA 图像显示为三维重建图像。CTA 是基于解剖学的图像,当血流严重的减少时,作为一种功能性影像学技术,CTA 较 MRA 具有理论上的优势。CTA 能清晰地显示颈段颈内动脉,其获得的颈动脉狭窄的定量结果与 MRA 具有可比性[197-201]。图 4-25 为正常颅外椎动脉的 CTA 图像。图 4-26 显示了颈动脉(图 4-26A)和颈段椎动脉(图 4-26B)病灶。与传统的血管造影相比,假阳性和假阴性结果较少见[197-200]。

CTA 也能提供颅内动脉的图像,可显示颅内动脉狭窄、扩张及动脉瘤[192,197,202-205]。图 4-27 是 MCA 病灶的 CTA 的重建图像。Bash 等将 28 名患者的 115 个颅内血管病灶的 CTA、MRA 和数字剪影导管血管造影结果进行了比较[192]。在诊断颅内动脉狭窄或闭塞性疾病时,CTA 比 MRA 具有更高的敏感性和特异性(狭窄 98% vs 70%,闭塞 100% vs 87%)。对于后循环低血流状态的患者,CTA 优于 MRA[192]。CTA 能够可靠的检测出大于 3mm 的动脉瘤[204],对于蛛网膜下腔出血的患者,尽管导管造影是决定性的诊断技术,CTA 常被用来初筛动脉瘤[206]。注意 CTA 的报告,由于向上的血流不足,动脉闭塞(如,终末 ICA)会阻碍造影剂进入整个动脉,至少在 CTA 扫描期间。因此,CTA 可能不会准确显示闭塞段的长度。如果患者进行导管造影将会很

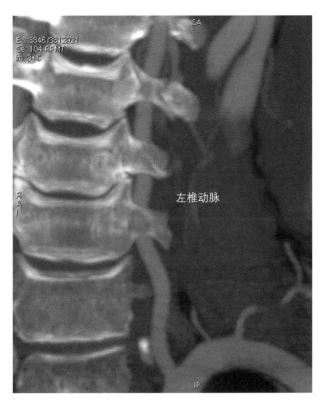

左椎动脉

图 4-25　计算机断层血管造影显示左侧椎动脉起始部正常。可见血管穿行于椎间孔中

清楚,有时可以通过仔细检测平扫 CT 的高密度血栓的范围来预测闭塞段的长度。

CTA 也可用于预测脑 ICH 的扩大和进展[207]。血肿扩大是不良结局的重要预测指标[208]。CTA 上血肿内小的增强点("点征")提示存在活动性出血,且与血肿进展相关[207]。显然,点征的发展是一个动态过程。点征在 CTA 后期(如,静脉期)更大,在增强 CT 上更多。然而,动脉期检测到的点征与血肿扩大的关系最强[209]。

脑静脉窦血栓形成成像

CT 静脉造影(CTV)和 MR 静脉造影(MRV)都对主要脑静脉窦的血流缺失非常敏感。如上所述,血栓在平扫 CT 上显示为高密度。时间飞跃法和对比增强技术都可以用于 MRV。MRI 具有多种确认序列,使其在区分静脉窦闭塞与静脉窦先天性发育不全上具有优势,并可通过血栓序列更好的显示实质异常。

灌注成像

CT 或者 MRI 可以用来对对比剂动态通过脑血管的过程进行成像——即所谓的灌注成像。CT 灌注成像使用碘对比剂,时间分辨率为 1~3 秒,有时通过移动工作台增加对脑的覆盖。MR 灌注在注射

Gd-DTPA 后大约每 1.5 秒重复扫描一次的速度快速获取图像。造影剂通过的动态图在每一像素生成密度 - 时间曲线,其可以通过数学模型计算出参数图。一些参数可直接通过密度 - 时间曲线计算出,如局部脑血容量(rCBV- 曲线下面积)和达峰时间(TTP-对比剂浓度达到峰值的时间)。其他参数通过去卷积法计算,利用在正常血管("动脉输入函数"AIF)的浓度 - 时间曲线来估计理论上"瞬间"通过造影剂组织的浓度 - 时间曲线。去卷积法可以用来计算局部脑血流量(rCBF)、平均通过时间(MTT- 计算公式为 CBV/CBF)和最大灌注时间(T_{max})[210-219]。

在 MRI 上,使用弥散障碍来定义不可逆的缺血核心[219-221]。然而,在 CT 灌注上,脑血容量下降或者 CBF 严重下降可以用来估计缺血核心[222-225]。柔脑膜侧支供血的区域对比剂到达的时间延迟了(使 TTP 或去卷积法计算的等效的"T_{max}"升高),并且增加离散程度,使 MTT 延长。T_{max} 大于 6 秒被认为是区分缺血半暗带(没有再灌注具有梗死风险)和"良性灌注不足"(即使不发生再灌注,也不可能进展为梗死的低灌注的组织)[226,227]。在小的缺血核心和较大的灌注异常区域之间的"失配"区域被用来代替缺血半暗带的存在和明确是否再灌注临床结局差异很大的人群[228-230]。在一些患者中与临床症状和体征相关的某个区域的灌注异常,提示一种可能性症状与抽搐发作相关而不是与脑缺血相关。

急性缺血性卒中患者脑组织、脑血管和脑灌注的多模态磁共振成像或 CT 成像

1996 年溶栓时代的来临要求各医疗中心能够迅速而安全的获得脑解剖学和功能的信息,以便能更好地评估急性脑缺血患者。持续致力于简化治疗、减少溶栓延误和获取影像的延误是关键因素。目前,新的技术涌现和老技术的改进为临床医生提供了针对脑缺血患者的一系列不同的检查策略。最简单的,组织型纤溶酶原激活剂(t-PA)的试验是基于平扫 CT 来排除脑出血和确定梗死。在临床中,这会以最小的延误为溶栓提供足够的信息。

然而在不太确定的情况下,治疗医生可能希望通过灌注异常或血管闭塞来确认缺血性卒中的诊断。无论供应大脑的动脉闭塞是否成为血管内治疗的目标或者临床恶化的风险,他们也想知道有多少脑组织已经不可逆地受损(称为"缺血核心")。此外,大脑的位置和体积可能导致临床神经功能缺损但通过快速再灌注(缺血半暗带)指导治疗仍可挽救。尽管一种简化的卒中 MRI 方案(DWI、FLAIR、

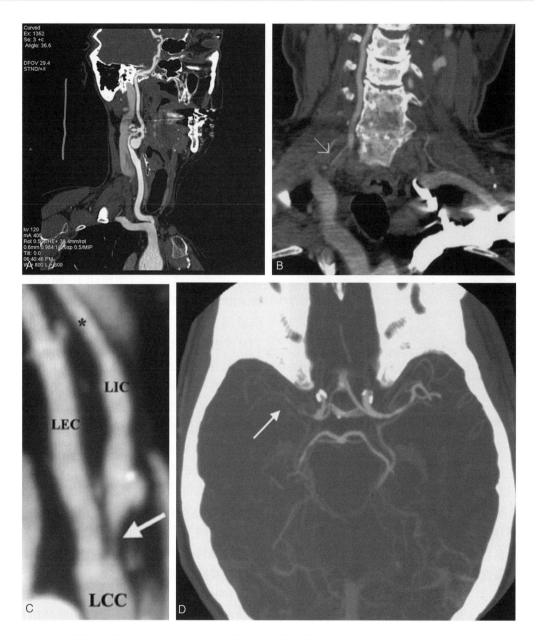

图 4-26 颈部和颅内的 CTA。(A) ICA 动脉瘤;(B) 椎动脉近段可见 VA 形成(白箭头);(C)CT 血管造影放大显示左侧 ICA 起始处严重狭窄(白箭头);左侧 ICA 远端的星号标记局部塌陷和动脉远端逐渐狭窄。LCC,左颈总动脉;LEC,左颈外动脉;LIC,左颈内动脉;(D)颅内观显示重度狭窄区域累及到 MCA 主干一长段(白色箭头)。双侧颈内动脉出现钙化

MRA、SWI 和灌注)可以在数分钟之内提供检查,前往核磁机和磁安全间隙将会在许多健康系统引起难以接受的延迟。因此,CT 仍然是大多数中心检查急性卒中的主力。只要 CT 检查单上的足够的信息是有效的,一个有序的治疗方法能引领达到最快的诊疗时间,而这个治疗方法就是在非增强 CT 或者 CT 灌注检查以后再实施溶栓[231,232]。对于仅有脑影像检查结果的患者,可应用颅外或经颅超声进行诊断性的血管检查,超声检查也可用于确证并量化 CTA 或 MRA 发现的血管病灶对血流的影响。超声

也可用于监测已确定的血管闭塞性病变的进展和改善状况。

多模态磁共振

现代急性卒中磁共振检查方案包括弥散和灌注成像、T2 和 T2* 加权成像和 MRA。脑灌注成像可应用动态敏感(对比增强)MR 扫描完成[219-225]。

如果想在再灌注治疗前使用 MRI,时间至关重要。灌注成像必须立即处理和读片。为达目的,自动化软件包的使用极大地提高了灌注成像的实用性。在大血管闭塞的情况下,自从大多数患者灌注-

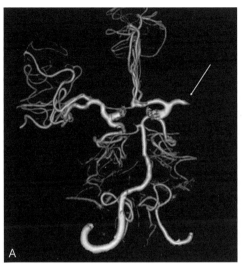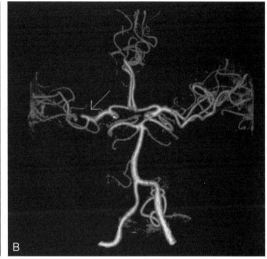

图 4-27　颅内动脉 CTA——最大密度投影(MIPS)。(A)可见左侧 MCA 主干闭塞(白箭头);(B)可见右侧 MCA 上干闭塞(白箭头)

扩散失配的类似信息可以从磁共振弥散加权扫描和 MRA 搜集,低灌注区的预测可以由严重程度和闭塞动脉的位置和临床神经体征估计(临床 - 影像失配)[44]。

　　研究人员和临床医生正在探索灌注成像不需要灌注对比剂,该技术被称为动脉自旋标记[233-236]。射频脉冲用于颈部的动脉血使血液有磁性标记。连续动脉自旋标记灌注磁共振成像(CASL-pMRI)采用磁性标记动脉血作为获得脑血流量(CBF)定量测量的示踪剂[233-236]。目前 ASL 序列在分辨率和其解决在大脑缺血区域内的低灌注程度的能力方面受到限制,因为血管标记信号在延迟的侧支血流区域中衰减太快。ASL 的另一个潜在能力是可以显示血管闭塞。动脉隐蔽血栓在磁共振动脉自旋标记下变得明亮。这些明亮的血管与 MRA 和在 T2* 加权表现出的敏感性信号密切相关[237]。

　　将弥散加权成像上显示的很可能梗死的区域与低灌注区域(经灌注加权扫描确定或由 MRA 结果推测出)相比较,就能得出处于低灌注状态但尚未梗死的脑组织(假定为缺血半暗带)[214,215]。当低灌注区域与梗死区域相匹配时,很少发生梗死的进展和神经功能的恶化。MRA 可在弥散加权和灌注扫描同时得到,并提供补充信息,治疗医生需要综合分析所有这些有用的信息,对脑灌注情况作出评价,并针对是否进行紧急再灌注治疗作出逻辑判断。图 4-28 展示了强调弥散 / 灌注失配的多模态 MRI 检查的构成要素。从 MRI 检查方案中获得信息经常用于评估急性卒中患者。再灌注的理想人

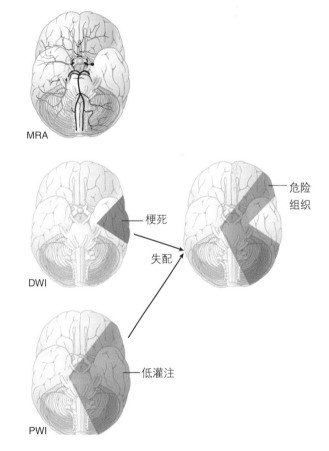

图 4-28　多模态磁共振检查方案强调灌注 / 弥散失配

群是 MRA 提示 MCA 闭塞,灌注成像提示 MCA 供血区大面积低灌注区域,而弥散加权成像显示一个相对较小的梗死灶。另一方面,DWI 显示梗死面积较大,MRA 上 ICA 和 MCA 血流通畅,低灌注区域与梗死区域相同或小于梗死区域,具有这种影像学

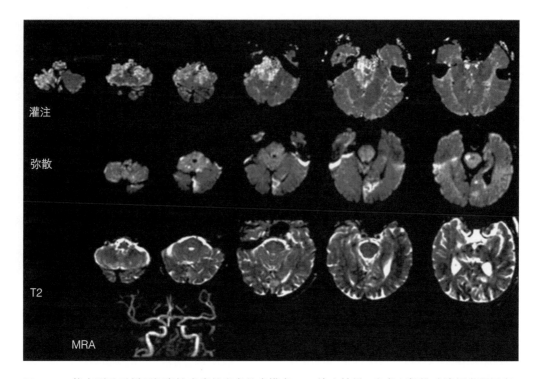

图4-29 伴有严重后循环闭塞性疾病的患者的多模态 MRI 检查结果。患者双侧椎动脉颅内段闭塞，图片的上面为灌注成像，可见延髓、脑桥和右侧小脑显著低灌注。弥散成像显示较小的梗死灶位于右侧脑桥和左侧枕叶。T2 加权像未见明确梗死灶。MRA 显示椎动脉颅内段显影不佳，基底动脉中段部分显示。此患者灌注异常区域远大于弥散异常区域

特点的患者不适宜再灌注。对于具有较大的弥散 - 灌注失配区域且 MRA 提示缺血区域供血动脉闭塞的患者，如果不能迅速开通血管，梗死灶通常会进一步扩大[184]。如果 MRA 提示梗死区域的颅内供血动脉血流，通常不会出现新发梗死灶[217]。是否存在大动脉闭塞是 TIA[238] 或卒中患者发生随后的血管事件的主要预测因素，因此，对于缺血性脑血管病患者，血管影像十分重要。

溶栓指南强调时间，通常被提及的是 4.5 小时时间窗。然而，现代多模态磁共振成像显示，在 4.5 小时以后的一段时间内仍可存在弥散 - 灌注的失配。一项研究显示，42 例患者在发病 48 小时后接受磁共振检查，其中 15 例（36%）仍存在弥散 - 灌注失配，提示脑组织仍有发生进一步梗死的风险[239]。图4-30 显示了对后循环动脉闭塞的患者进行急诊磁共振检查的结果[240]。这些发现基于先进的影像信息和目前的试验，产生了有效的再灌注策略的时间窗应该个体化的假说[241,242]。虽然多数研究和文献都强调对前循环卒中患者进行多模态磁共振检查，这项技术对后循环卒中同样有用[240]。

图4-30 是伴有急性 MCA 栓塞的患者，组织纤

溶酶原激活物（tPA）溶栓前后磁共振检查结果。应用磁共振和其他影像技术进行溶栓或其他治疗决策的内容将在第 6 章进行讨论。

CT 灌注和 CTA

对比增强 CT 技术也能用于研究脑灌注情况[243-248]。在缺血核心 rCBF 和 rCBV 均下降；在半暗带区域，由于血管扩张导致 rCBV 升高，因此这种情况下 rCBF 降低，但 rCBV 维持原状或升高[244]。这种测量方法理论上比灌注 MRI 更能将病灶定量但对比噪声比相对较低[247]。

当灌注 CT 与 CTA、非增强 CT 扫描相结合时，所获得的信息与 MRI 方案旗鼓相当[237-247]。图4-31 是应用多模态 CT 检查方案对一名 MCA 闭塞的患者的检查结果。急诊 CT 和 MRI 检查方案的主要区别在于，CT 不能像弥散加权 MRI 那样显示急性期梗死灶。在过去，CT 往往不能完全覆盖大脑因此一些未灌注的区域无法显示。图4-32 是应用多模态 CT 方案对另一名急性 MCA 闭塞的患者在机械血栓切除术前后的检查结果。尽管 CTP 可以确定用于研究小脑灌注损伤，CT 灌注却还不能很好的研究后循环血栓栓塞性疾病。

另外一种应用 CT 和注射造影剂的方法已经在

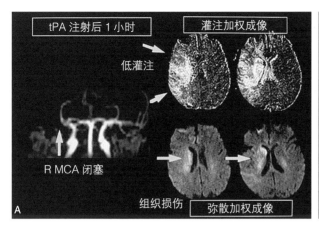
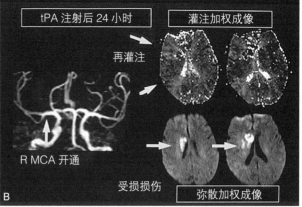

图 4-30 与溶栓相关的 MRI 检查方案。(A)tPA 注射后 1 小时进行的 MRI 扫描,MRA 显示右侧 MCA 闭塞(白箭头)。灌注加权成像显示整个右侧大脑中动脉供血区区显著低灌注。弥散加权成像显示右侧脑室旁弥散下降;(B)tPA 注射后 24 小时的 MRI 扫描结果。右侧 MCA 重新开通(白箭头)。灌注恢复正常,弥散加权成像显示在原来 DWI 上弥散降低的区域(如图 A 所示)仅遗留了一个较小的高信号

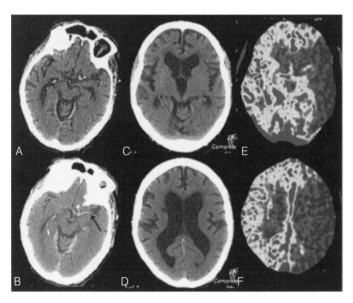

图 4-31 在病人出现言语障碍和偏瘫 90 分钟后的多模态 CT 检查结果。(A)薄层非增强 CT 显示高密度血栓在颅内左侧 ICA。(B)最大强度投影图像完全显示了颈动脉 T 和 MCA 的高密度血栓(黑箭头)。(C、D)非增强 CT 显示早期缺血的微小证据。(E、F)CT 灌注显示由于缺乏侧支血流造成大脑血容量急剧减少提示的不可逆的缺血核心(本图彩色版本,请见书末彩插)

韩国和加拿大的卡尔加里被广泛应用。应用螺旋 CT 注射造影剂后特定的时间间隔进行连续的扫描(三期 CT 灌注),从而迅速获得脑缺血和颅内动脉闭塞的信息[249-252]。这项技术要求在非增强 CT 扫描后,应用电动注射器向肘前静脉内注射对比剂。对比剂注射后 18、30 和 80 秒分别进行早期、中期和晚期成像。即使不进行重建也能检测出 MCA 或其分支的闭塞,以快速作出溶栓决策。图 4-33 是应用三期 CT 灌注检查一名右侧大脑中动脉闭塞患者的例子。传统的方法大脑覆盖区域受限但是现在已可以获得全脑信息并已经用来对侧支流速进行定量分级[253]。

多模态 CT 或 MR 检查包括脑组织、脑血管和灌注图像,这些检查对于判断急性缺血性卒中患者是否可行再灌注治疗十分有效[254,255]。CT 的优点在于可快速获得,磁共振的 DWI 和 ADC 序列能够准确有效的显示即将发展为梗死的急性缺血区域[255]。

灌注和血管病变的其他检查方法

在研究背景下许多其他代谢和灌注技术已经被使用。通过吸入惰性气体氙检测脑血流量的方法已持续了十年之久。吸入氙气联合 CT 扫描(XeCT)可在连续的标准 CT 层面上显示出 rCBF 的改变[256-258]。氙可增强或改变图像,使得感兴趣区域的相对 rCBF 可显示出来。这项技术可用于比较

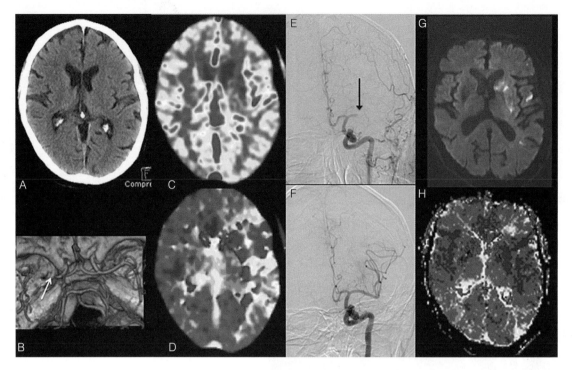

图4-32 有良好侧支血流的急性MCA闭塞患者的多模态CT检查结果。(A)非增强CT显示大脑左侧尾状核和壳核灰白质的分界消失;(B)CT血管造影显示左MCA闭塞(白色箭头);(C)CT灌注扫描显示左侧尾状核和壳核减少的脑血容量,从而证实了非增强CT检查缺血核心的怀疑;(D)CT灌注显示在MCA区域延迟的流量(增加峰值时间)提示侧支血流供应区会导致严重的临床缺损但是通过快速的再灌注仍有挽回的可能;(E)数字减影血管造影显示左颈动脉输注tPA1小时后MCA闭塞(黑色箭头);(F)机械取栓显示MCA再通后重复造影;(G)MRI弥散成像24小时后表现出预期的左侧纹状体梗死但大多数的MCA还是可以挽救的;(H)MRI灌注治疗后24小时显示在左侧MCA正常流量(峰值时间图)(本图彩色版本,请见书末彩插)

CT上的梗死和低灌注区域。

单光子发射体层扫描(SPECT)应用普通放射核的照相设备而不需要使用回旋加速器就可以产生放射性核素。目前最常用的放射性同位素是锝-99m标记的六甲基丙二基胺肟(HMPAO)和锝-99m标记的双半胱乙酯(Tc ECD)[259-263]。吸收放射性示踪剂的区域可在三个平面上显影。同位素用于测量rCBF而不是代谢活动。SPECT和XeCT都不能提供代谢方面的信息。

SPECT扫描的主要优点是无需在注射放射性核素后立即进行扫描。SPECT图像发现的异常是在注射时就已经存在的。在注射放射性核素后应迅速启动紧急治疗,甚至在实施扫描前。SPECT不能显示梗死的区域,可与CT联合使用可解决某些特定的问题,并有助于对卒中患者的诊断和治疗[260]。Wintermark等曾经将MRI、CT、XeCT和SPECT提供的灌注图像进行了比较研究[264]。

过去,很多研究中心应用正电子发射断层扫描(PET扫描)对脑血流和代谢情况进行定量研究。

PET很快被用于检测放射性核素的代谢情况,并被证明在急性卒中患者的治疗方面并不实用。在临床实践中,MRI实际上代替了PET,但PET仍被应用于科研。

PET是一种功能成像技术,它能够测量活体器官的化学反应。只有一少部分合适的正电子发射放射性核素能被整合到多数器官生物化合物中。这些放射性核素半衰期较短,并需要专门的医用回旋加速器在旁边辅助合成,因此这种仪器的制造和维护费用十分昂贵。研究中通常也需要物理学家和化学家参与。

发射正电子的放射性核素被标记为具有生理活性的化合物,给予患者可接受的低辐射剂量。应用CT或MRI检查这些放射性核素的分布情况,可显示出活体中脑的生理学和新陈代谢情况。PET扫描可量化并显示脑血流量、氧代谢率、糖代谢率和氧摄取功能。这些测量结果提供局部区域脑血流、代谢活动和氧摄取能力的有用信息[265-269]。局部脑血流量降至10~20ml/100g/min时可引起脑顿

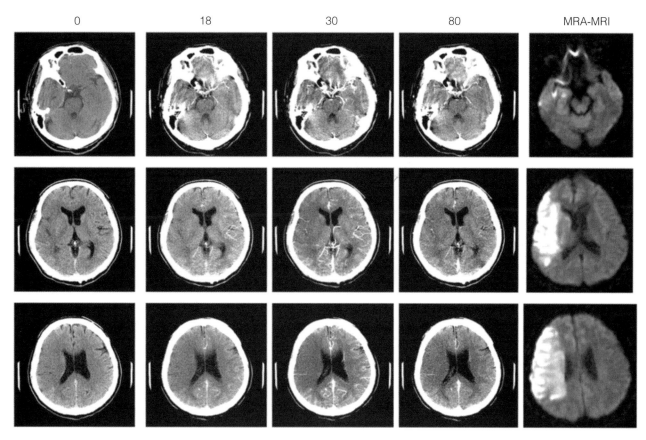

| | 0 | 18 | 30 | 80 | MRA-MRI |

图 4-33　三期 CT 灌注图像。注射对比剂前和后 18 秒、30 秒、80 秒分别对大脑半球不同层面进行 CT 扫描。最上面一行显示位于图像左侧的大脑中动脉闭塞。MCA 闭塞区域血管明显减少，且组织边界模糊提示梗死。最右面一列是对应的磁共振图像（韩国首尔三星医学中心 S J Lee 供图）

抑（既不是功能正常也不是不可逆性损伤），这种状态的特点是电活动性降低，脑代谢下降，但氧摄取增加。在正常情况下，脑血流和代谢是相互联系的；然而，与梗死外周区域（半暗带）相比，梗死核心区域的血流和代谢通常是不同的。当氧代谢显著下降（可与 rCBF 成比例或不成比例）时，脑组织恢复功能的可能性较小。如果氧代谢被保留，且氧摄取功能相对升高，那么组织功能恢复的可能性较大。Baron 将这种灌注不足时局部组织对氧的亲和力升高的这种情况称之为"贫乏灌注综合征（misery perfusion syndrome）"[267,269]。在慢性梗死灶内，CT 表现为低密度的区域，PET 图像上显示的 rCBF 和氧代谢率是基本一致的，均提示组织坏死，仅有微弱的血流和代谢。在卒中的某个时期，rCBF 与代谢成比例的升高，这种现象被称为"过度灌注（luxury perfusion）"。图 4-34 是一名伴有大脑中动脉供血区梗死灶的患者的 PET 检查结果。

代谢的下降也可出现在远离梗死区域的部位。这种现象常被称为神经机能联系不能（diaschisis）。

表 4-6 列出了一些公认的远离脑梗死或出血病灶但可能出现代谢降低的区域。这些具有远隔效应的区域使我们对脑传导通路有了更深一层的理解，并为康复提供了生理学的方法。这种现象也有助于解释以前一些令人困惑的氙 CT 得出的 rCBF 结果。

表 4-6　远离脑梗死或出血病灶的神经机能联系不能的区域（代谢降低）

- 梗死灶同侧的丘脑
- 丘脑病灶同侧的大脑皮层
- 幕上病灶对侧的大脑半球
- 大脑病灶对侧的小脑半球
- 脑桥梗死灶同侧的小脑半球

PET 也能用于研究接受各种刺激后脑血流和代谢的变化情况。视觉刺激可使外侧膝状体和纹状体区域活性增加。听觉刺激可激活内侧膝状体和颞顶叶的不同区域，颞顶叶的激活区域取决于刺激的类型（音乐、语言或其他听觉刺激）和声音的内

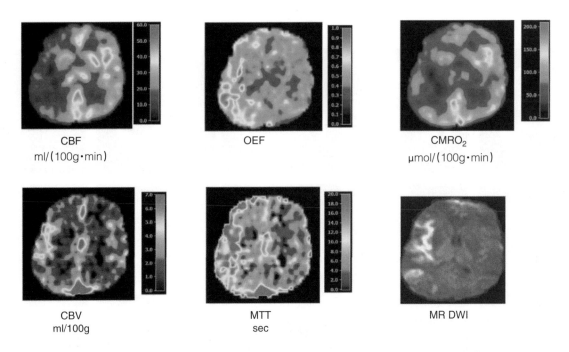

CBF
ml/(100g·min)

OEF

CMRO₂
μmol/(100g·min)

CBV
ml/100g

MTT
sec

MR DWI

图4-34 一名51岁男性患者,表现为突发右侧肢体偏瘫、同向性偏盲、忽视和半球性语言障碍。发病后7~9小时进行PET扫描,获得下列参数图:脑血流量(CBF)、氧摄取指数(OEF)、耗氧量(CMRO₂)、脑血容量(CBV)和平均通过时间(MTT),同时获得磁共振弥散加权成像。仅列举轴位图像。图像以神经学上的方位进行显示(图像右侧为患者右侧)。每张PET图像的右侧都有定量的灰白密度标尺。整个左侧MCA供血区存在大面积的低灌注,大部分受累的皮层区域CBF低于半暗带阈值20ml/(100g·min)分钟。同时在整个MCA供血区CMRO₂也下降,但不像CBF预示的那样,OEF显著升高(提示"贫乏灌注")。大部分区域CMRO₂高于不可逆性损伤的阈值[大约39μmol/(100g·min)]除了脑岛后部的白质区域。整个区域CBV和MTT升高,提示存在低灌注引起的自身血流调节机制。DWI显示的病灶信号不均且较广泛,但小于低灌注的区域(失配),虽然这部分病灶与CMRO₂降低的区域一致(提示不可逆损伤),但也跨越了半暗带区域,特点是CBF<20ml/(100g·min)、OEF升高,且CMRO₂高于不可逆损伤区域(本图彩色版本,请见书末彩插)

容。讲话和右肢运动可激活优势大脑半球外侧裂旁和额叶区域。这些研究都使我们能更深入的理解脑功能。同时,在某种情况下,rCBF和代谢足以维持基本功能,外界刺激不能使其明显升高。这些功能方面的研究有可能说明受损脑组织在感官刺激下功能如何及功能恢复后脑代谢和血流的模式如何转变。接下来可以更深入理解脑的代偿和适应机制。

毫无疑问,PET已经为深入理解脑功能开创了广阔的前景。设备昂贵、检查时间较长并需要物理学和化学家的协助,使得PET技术仅限在资金雄厚的大型研究中心使用。功能MRI已经开始研究一种无需粒子回旋加速器就能显示脑功能和活性的技术。而且,功能MRI成像可与脑组织和血管成像在同一台仪器上完成。

最近PET已经被用于诊断脑淀粉样血管病和Alzheimer病[270,271]。在PET扫描过程中注射与淀粉样蛋白有亲和力的放射性核素匹兹堡化合物B(Pittsburgh compound B)和氟代乙酯甲基氨基-2-萘乙叉丙二腈(fluoroethyl methyl amino-2-naphthyl ethylidene malononitrile),以显示脑和脑血管中淀粉样蛋白的分布和数量[270,271]。

导管数字减影血管造影

MRA和CTA的优点是能与脑影像学检查同时实施,并且均为无创性。高质量的CTA、MRA、颈部及经颅超声检查可显著减少导管对比血管造影的指征。目前几乎所有导管血管造影都应用数字减影技术,与过去相比减少了造影剂的用量。数字减影脑血管造影的指征包括初步检查不能满意的澄清血管病变的性质或治疗有赖于明确这些血管病变的性质和严重程度。例如当MRA和双功能超声均提示颈动脉狭窄,但对于狭窄的严重程度,这两项检查得出矛盾的结果,此时需行脑血管造影检查。血管造影也用于更好的明确脑动脉瘤和血管畸形。导管血管造影是血管内干预(如动脉内溶栓和血管成形术)的前奏,因为治疗是直接在血管内进行的。对于熟练的操作者,血管造影可提供有价值的信息,且发生并发症的风险相对较低。表4-7列出了与并发症相关的共同因素。

表4-7　脑血管造影并发症的相关因素

- 所用的设备、造影剂和导管
- 造影剂注射的方法、剂量和速度
- 注射的数量
- 造影者的培训和经验
- 是否在主动脉弓注射大剂量的造影剂
- 患者身体和心理的整体状况
- 充分的水合作用
- 肾功能
- 颈部或颅内血管病变的特性和严重程度

血管造影的实施应针对临床问题和治疗方案的选择。脑和非侵入性的血管成像(CT或MRI)和(或)超声应在血管造影之前完成。这些检查帮助造影者关注特定的感兴趣区域。应用非侵入性技术对其他血管区域进行筛查,允许造影者限定血管造影的过程,有助于减少造影并发症的发生率、缩短检查时间并降低花费。考虑到临床研究的内容,临床医生和造影操作者应共同确定所需的重要临床数据。

下面是一些重要造影规则[272]:

1. 为患者量身定制血管造影,解决个体化问题。避免使用过多的注射剂、导管和造影剂,因为这会增加术后并发症的风险。

2. 遵循萨顿法则。萨顿抢劫银行,是因为那里有钱。追求最高效率,把获取信息放在第一位。我曾经见过一些造影者,在导管意外转入非关注血管后,也会照取一些图像,他们认为"导管已经在那儿了"这些图片可能会有用的。往往,在重要数据获得前,并发症或其他无法预料的紧急情况可使整个操作半途而废。因此,重要的事情要先做。

3. 临床医生对病人负责,并应与造影者一起设计和讨论操作过程。理想状态下,手术应在两者都在场的情况下实施,随着数据的累加一起决定下一个注射的目标。但由于时间的限制和其他职责的存在,这一要求不一定总能实现。在进行关键决策时进行电话联系常是一种可接受的替代方法。如果临床医生不能在操作过程中到场,与造影者讨论检查方法和治疗方案的选择是最起码的要求。在某些情况下,造影者与临床医生之间的关系通过分享过去的经验而变得十分融洽,造影者学会了如何

应用一些临床方法处理最常见的情况。在这种情况下,仅在操作过程中发生意外的或发现罕见情况时才需要进行会诊。理想状态下,如果责任医生不是实施手术的外科医生,当发现了有手术指征的病灶,通常需要联系外科医生会诊。外科医生可能会提出自己的术前检查要求,这是血管造影过程中最好的办法。在实施和解释MRA和CTA检查方案方面,临床医生和神经放射专家之间的交流也十分重要,因为神经放射科医生能够监控检查实施的过程,以确保能够回答临床医生提出的问题。

4. 任何时候都要避免在主动脉弓注射造影剂。主动脉弓显影信号差。Akers等分析了1000个连续的主动脉弓造影患者,随后对颈动脉和椎动脉进行选择性的导管血管造影检查[273]。仅有6例(0.6%)患有胸腔内血管病变,这些病变对血流动力学产生重要影响,包括4个颈总动脉起始处病变和2个无名动脉起始处病变。如果仅进行选择性的导管血管造影,就会漏掉三个病灶(包括两个颈总动脉起始处和一个无名动脉起始处)。既然选择性的导管血管造影和X线透视检查不能发现这些血管的病变,那么对多数患者在主动脉弓注射造影剂是必要的。如果头颈部未见到明显的病灶,造影者应该在退出导管的过程中使动脉起始部显影。然而,在主动脉弓造影通常需要加压注射40~50ml的对比剂,因此会增加心脏负荷和肾毒性。主动脉弓显影需要使用大剂量的造影剂,这就会限制选择性血管造影所使用造影剂的剂量。而且,由于血管的相互重叠,主动脉的造影图像也不容易判读。我认为,没有理由进行常规的主动脉弓造影。只有当这些血管是感兴趣动脉时,才应用Seldinger技术进行选择性的导管血管造影。再者,动脉内数字减影显影技术能够在应用较少造影剂的情况下得到高质量的图像。

5. 应用最少的造影剂以达到辅助治疗的目的。通常情况下,首次造影就能提供足够的信息,就无需进行额外的造影检查。

6. 每次注射造影剂后都要与患者交谈或对其进行查体,哪怕是非常简单的,以便及时发现任何要求终止操作的并发症。神经系统检查取决于所检查的血管。例如后循环造影后需要检查视觉和记忆、颈动脉造影后需要检查语言和上肢运动。

患者JH,未进行血管造影检查。MRA和超声结果一致,均提示无介入治疗的可能,因此无需进

行血管造影检查。患者的临床症状也较严重且不可逆转。

心脏检查

心源性栓塞引起的缺血性卒中是常见的。随着能够检测心脏和血管病灶的尖端技术的发展,缺血性卒中中心源性栓塞所占的比例呈戏剧性的升高。心脏各种不同病变都被认为是潜在的栓子来源。而在过去,仅有急性心肌梗死和并发房颤的风湿性二尖瓣狭窄才是被广泛接受的栓子来源。

心脏栓子可来源于各种影响心瓣膜、心脏节律、心内膜表面和心肌的疾病[274]。非瓣膜性心房颤动是最常见的病因。心泵血功能衰竭可引起全脑低灌注。另外,许多颈动脉和颅内动脉粥样硬化引起的脑缺血患者可同时伴有冠状动脉粥样硬化。缺血性卒中患者后期的死亡通常由冠状动脉疾病或心肌梗死引起,而不是脑血管疾病。这些事实指导内科医生在关注脑和脑血管的同时也要关注卒中患者的心脏。

问题不是是否应该关注心脏,而是如何彻底的了解心脏。加强心脏的检查会有何收益?这些花费是否值得?多数临床医生都认同采集详细心脏病史的重要性,尤其是寻找有无心律失常、充血性心力衰竭、心绞痛和先前心肌梗死的症状。应该进行仔细的心脏查体,注意心脏的大小、声音的质量、节律及是否存在奔马率,另外还要寻找是否存在杂音及杂音的特点。应常规进行心电图和胸片检查,因为它们具有较高的筛查价值和安全性,且价格低廉。

表 4-8 列出了需要进行超声心动图检查的缺血性卒中患者的人口学特征和既往史特点。表 4-9 列出了经过初步检查后,经超声心动图能够检出的一些情况。在这些情况下,有必要加强心脏检查。通常首先进行经胸超声心动图(TTE)检查,根据其结果决定是否需要进行经食管超声心动图(TEE)检查。因为左心房就位于食管的前方,经胸超声心动图通常会漏诊心房病变、隐匿性瓣膜病变和主动脉近端溃疡病变,而这些病变可被 TEE 发现。TEE 能够检出很多 TTE 不能发现的病变。卒中或 TIA 患者进行 TEE 检查已被广泛的讨论[274-279]。在显示心房和心室内血栓、探测并量化心内分流及显示自发性回声方面,TEE 均优于 TTE。发现卵圆孔未闭的意义是有争议的。卵圆孔未闭见于 25% 的全部人口,但是在隐源性卒中被过度阐释。在一定情况下反常

栓塞通过卵圆孔未闭引起卒中但是在多数情况下它只是个无辜的旁观者。一些特征比如心房间隔存在房间隔瘤和大量分流与较高的卒中复发风险有关。然而,卵圆孔未闭封闭装置是否降低卒中复发的风险还未在大型随机试验中得到证实,这仍是具有争议的领域[280,281]。图 4-35 是一张二尖瓣赘生物的图像,图 4-36 是对心源性脑栓塞患者进行超声心动图检查发现的。

表 4-8 缺血性卒中患者若存在下列情况高度提示需要完成超声心动图检查

- 已知既往心脏病史
- 临床过程提示脑栓塞——即活动中突发神经功能缺损,既往无 TIA 病史
- 既往有周围动脉栓塞事件,如肢体或腹腔内脏
- 年纪轻,无动脉粥样硬化的危险因素(不伴有已知动脉粥样硬化危险因素的年轻患者通常隐藏着意想不到的心脏疾病,如心脏肿瘤、心房内缺损或心肌病)

表 4-9 在缺血性卒中患者高度提示需要进行超声心动图检查的初步检查结果

- 无创检查提示不存在颅内外血管病变
- CT 或 MRI 提示梗死灶位于 MCA、PCA 或小脑动脉分支供血区,病灶位置表浅。
- 位于同一血管支配区的脑梗死灶发生出血转化
- CT 或 MRI 显示梗死灶位于多个血管供血区
- CTA、MRA 或 DSA 未见异常,而患者的临床表现和脑影像学检查并不与腔隙性脑梗死相符合
- 血管成像(包括 CTA、MRA 或 DSA)显示脑动脉远端分支闭塞或管腔充盈缺损,而近端动脉不存在严重狭窄

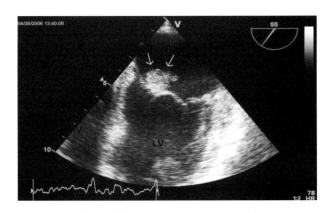

图 4-35 经食管超声可见在二尖瓣前叶存在一个较大赘生物(白箭头)(马萨诸塞州波士顿贝斯以色列女执事医学中心、哈佛医学院 Susan Yeone 供图)

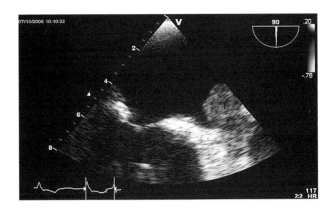

图 4-36　食管中段经食管超声心动图(探头方位 90 度)。左心房(LA)外侧壁可见一个较大血栓(T),且充满整个左心耳(马萨诸塞州波士顿贝斯以色列女执事医学中心、哈佛医学院 Warren Manning 供图)

TEE 可能不能识别潜藏的心源性栓子。有些血栓太小以至于不能被检测到。1~2mm 的栓子可引起破坏性的神经功能缺损,这种大小的微粒总是超出了超声心动图的分辨能力[274,282,283]。另外一个主要的导致超声心动图无法发现栓子的原因是血栓形成和栓塞是血流动力学的作用所致。如果在临床事件发生后迅速进行超声心动图检查,栓子已经由心脏流向大脑,则在心脏内可能不会发现残留的血栓[282,283]。但血栓可能随后重新形成。

TEE 也能产出关于主动脉起始部的重要信息,这个区域 TTE 无法探及[284]。图 4-37 显示了 TEE

探测出的不同类型的主动脉斑块。它证实主动脉弓粥样硬化斑块的存在,显示斑块的厚度大于 4 毫米或活动斑块是卒中复发的独立危险因素[284]。主动脉弓动脉粥样硬化的最佳的治疗方案尚未阐明[285]。对于那些 TTE 发现了不确定的心脏病变的患者及其他检查(脑血管、血液学和其他心脏检查)不能满意的解释脑栓塞或缺血的原因的患者,TEE 检查十分重要[277,282]。放射性核素检测,包括门电路血池显像(多门电路采集扫描),与其他心脏成像技术相同,也可有助于筛选患者[286]。

主动脉也是一个潜在的重要的栓子来源,尤其是在血管造影和心脏手术的过程中[284,287]。目前,TEE 是显示主动脉斑块和血栓的最有效的方法。将超声探头放置在右侧锁骨上窝,也能探测到升主动脉,将探头放置左侧锁骨上可探测到主动脉和胸段降主动脉[288]。迄今为止,这些检查结果仍处于初级阶段但很有前景。多数斑块位于主动脉弯曲处,从升主动脉的远端到降主动脉的近端,这些区域可被 B 型超声显示[288]。

TEE 属于侵入检查,部分患者不能完全耐受。由于气管和右主支气管在食道和主动脉之间的位置,TEE 很少观察到升主动脉远端和主动脉弓右侧近端部分。

CTA 已越来越多地被用来明确和定位主动脉弓斑块[289]。图 4-38A 显示主动脉的 CTA 结果,图

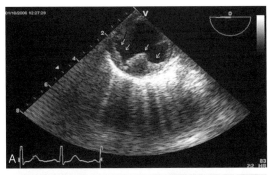

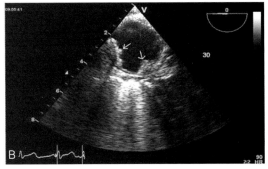

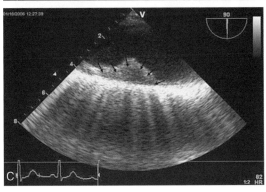

图 4-37　(A)经食管长轴(90 度)投射可见胸主动脉存在一个混合斑块(白箭头);(B)食管中段经食管超声图像(探头方位为水平位,角度为 0),可见两个动脉粥样硬化斑块(白箭头)突入主动脉管腔内;(C)经食管长轴(90 度)投射可见胸主动脉混合斑块(白箭头)

(马萨诸塞州波士顿贝斯以色列女执事医学中心、哈佛医学院 Susan Yeone 和 Warren Manning 供图)

4-38B 显示在一项研究中发现的 CTA 和 TEE 对比下主动脉斑块的位置的结果[289]。CTA 发现大多数的斑块在主动脉弓和胸段降主动脉。主动脉的血流检查显示微粒离开降主动脉可以逆流到主动脉弓从而栓塞大脑[290]。

当临床高度怀疑心源性栓塞而超声心动图未能提供证据时,胸部增强 CT(图 4-39A、B)、心脏 CTA(图 4-40)和心脏 MRI 都能显示心腔内血栓[291]。

但即使发现了潜在的心源性栓子的来源,如二尖瓣脱垂、二尖瓣环形钙化或无运动区,也不能想当然的认为患者一定是脑栓塞。病因也可能是合并存在的动脉粥样硬化性疾病。

许多患有颈部颈动脉和椎动脉粥样硬化的患者,同时也存在周围血管闭塞性疾病和冠状动脉疾病[292]。首次卒中患者发生心肌梗死较常见[293]。卒中尤其合并颈动脉病变患者,有较高的合并冠状

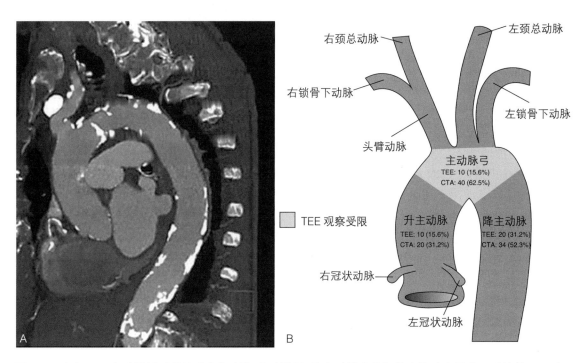

图 4-38 (A)CTA,主动脉侧面观显示升主动脉、主动脉弓、降主动脉内的钙化斑块;(B)图片显示的是 CTA 和 TEE 检测部分主动脉内的斑块部位和发生的频率的结果比较。主动脉的 CT 血管造影技术优于经食管超声心动图判断隐源性缺血性卒中患者的卒中亚型

Cerebrovasc Dis 2012;33:322-328 with permission.

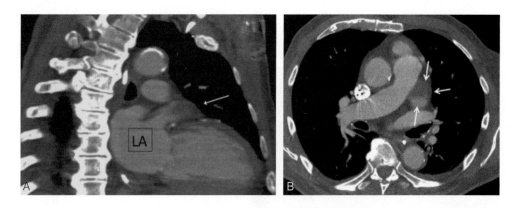

图 4-39 胸部增强 CT。(A)倾斜位图像重建显示左心耳内血栓;(B)轴位图像重建显示左心耳充盈缺损区代表左心耳内血栓(马萨诸塞州波士顿贝斯以色列女执事医学中心、哈佛医学院 Susan Yeone 和 Warren Manning 供图)

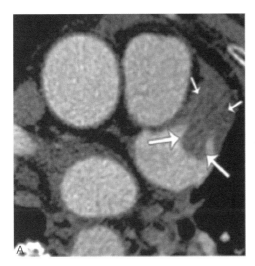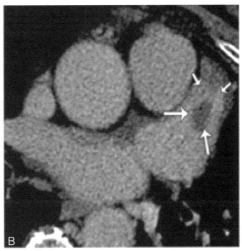

图4-40 心脏CTA早期和晚期图像。(A)早期图像显示左心耳中的椭圆形充盈缺损(白色箭头),仅在血栓远端有血流停滞现象;(B)晚期图像显示血栓远端的充盈缺损,由血栓引起的血流停滞现象在晚期成像中消失

From Hur J, Kim Y J, Lee H-J, et al., Cardiac computed tomographic angiography for detection of cardiac sources of embolism in stroke patients. *Stroke* 2009;40:2073-2078 with permission

动脉疾病发病率。冠状动脉疾病,即使是静默性的,也可能威胁生命,因此筛选静默性心肌缺血的患者十分重要,尤其是考虑手术治疗时。冠状动脉CTA[294]、用于观察冠状动脉钙化的心脏CT扫描[295]和冠状动脉MRA[296]是正被研究用于诊断冠状动脉疾病的非侵入性技术。冠状动脉内部的钙化与冠状动脉狭窄和发生心肌梗死的风险相关[297]。如果筛查发现冠状动脉病变严重,则需要冠状动脉造影来定位和定量冠状动脉病变程度以指导治疗。

动态心电监测对发现心律失常的重要性逐渐被认识。在怀疑脑栓塞的患者中,心律失常检出率可能会足够高以促进心律监测的应用。心律监测方法包括住院期间简单的连续心电图(ECG),或出院后的短期(24~48小时)或长期动态心律监测[298-301]。动态心律监测仪可以佩戴30天。最新的"循环式"记录仪可以在胸部皮下植入以记录心脏的电活动。这些设备将信息以ECG形式连续地存储在其循环存储器中。心律失常的信息存储起来,以供之后查看。通常,循环记录器可以存储多达三次异常心电活动的发生,其中最近的记录将覆盖最早的记录。该装置可以有效地监测一年或更长时间的心律。一些患者具有单个或多个非常短暂的心房颤动发作,这些非常短暂的心律失常发作的意义仍然不确定。长期监测发现,在标准化检查后认定为"隐源性"卒中的患者中10%~15%检测到明显的房颤

发作[301]。

在腔隙性梗死的患者,和那些病因明确为颅外血管动脉粥样硬化性的卒中患者,检出率可能较低。心律监测应该应用于任何初始EEG提示心律失常的患者。最近已有对生物标记物的研究用于鉴别可能患有或发展为心房颤动的患者。高水平的脑利钠肽(BNP),特别是其代谢物N-末端pro-B型利尿钠肽将来可能用于检测存在的心房颤动或其发生风险[302,303]。心脏病学家正在探索预测房颤发生和相关脑栓塞的风险的其他方法。一些患者心电图提示正常窦性心律,但其左心耳的脉冲波多普勒探查提示心房颤动表现[304]。左心耳的形态学也可以帮助预测间歇性心房颤动的存在,从而加强进一步心律监测。

其他检查

过去也曾应用各种各样的其他检查手段了解脑血流情况。绝大多数这些检查方法已经被更新的超声技术和神经影像技术所取代。这些方法包括眼球体积描记法和视网膜血压测量,这些技术在本书的前两版中曾经描述过,但目前已被TCD所取代。一种新型超声技术——眼供血动脉的彩色多普勒成像——已经用于临床并能准确地显示和确定眼部血管或视网膜中央动脉的血管病变[305,306]。

目前,这项检查帮助对脑和脑供血动脉的形

态学结构异常进行定位和定量描述。另外两项进展是 MR 波谱(MRS)和功能 MRI 为研究卒中和脑缺血已增加了新的度量。MRS 可用于分析 MRI 确定的感兴趣区域的相对体积,并定位各种化学成分,如胆碱、肌酸、N- 乙酰天冬氨酸、乳酸和谷氨酸[307-309]。脑梗死区域 MRS 的特点是,梗死后可迅速出现乳酸升高,而 N- 乙酰天冬氨酸、肌酸和胆碱降低。将来,MRS 可能会用于区分可逆性缺血的脑组织和注定进展为梗死灶的脑组织。MRS 也有助于诊断与卒中相关的代谢性疾病,如影响脑代谢的线粒体疾病[308]。

　　在执行知觉、认知和运动任务的过程中应用特定的 MRI 技术,会发现信号强度的微弱变化,这种变化与大脑活动和功能增加有关,提示局部血流的变化[310-312]。功能 MRI 可帮助我们深入理解执行不同脑功能所对应的脑组织的位置。这些信息与卒中的康复研究关系密切,使人们更深入的理解自然康复,评估各种康复治疗方法的疗效。图 4-41、4-42 和 4-43 是一些卒中患者的 fMRI 扫描图像。

如果脑影像学检查提示为脑出血?

　　ICH 最常见的原因是急性或慢性高血压。当血

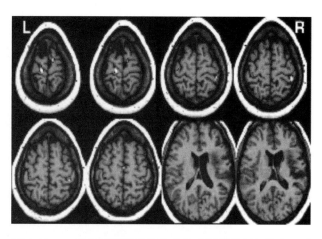

图 4-41　一名右侧脑梗死的患者的功能磁共振扫描(fMRI)图像(在下面一排图像的右侧可见)。当患者试图移动左手时,可见双侧运动区被激活,图中标记为白色亮点(马萨诸塞州波士顿贝斯以色列女执事医学中心、哈佛医学院 Gottfried Schlaug 供图)

压升高,CT 或 MRI 发现血肿位于典型的高血压性脑出血的部位(壳核、尾状核、丘脑、脑桥和小脑),则发现动脉瘤和 AVM 的可能性很低,但行 CT 血管成像检查仍有临床价值。然而,对于伴有脑室或脑叶血肿的无高血压的年轻患者,颅内动脉的检查常可发现血管病变。使用可卡因(尤其是以氢氯化物的

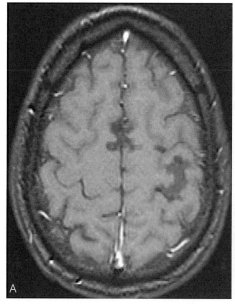
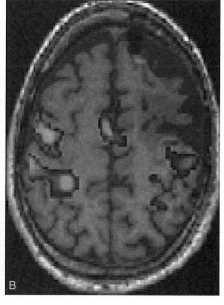

图 4-42　功能 MRI 扫描。左侧图像为正常患者移动左手时的扫描结果。右侧图像为伴有右侧大脑半球梗死的患者移动左手时的扫描结果。这名患者移动左手时激活双侧大脑半球,但大部分位于无病灶的一侧大脑半球(马萨诸塞州波士顿贝斯以色列女执事医学中心、哈佛医学院 Alvaro Pascual-Leone 供图)

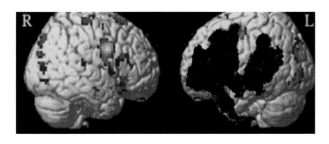

图 4-43 一位左侧大脑半球大面积脑梗死(伴有失语)患者的 fMRI 扫描图像。如右侧图像所示梗死灶为黑色阴影。激活区域主要位于右侧大脑半球,即梗死灶的对侧(马萨诸塞州波士顿贝斯以色列女执事医学中心、哈佛医学院 Alvaro Pascual-Leone 供图)

形式)后发生脑出血的患者,患有潜在血管畸形的概率相对较高[313,314]。

MRI 常可显示 AVM 和海绵状血管瘤。血管畸形的影像学特点包括:血管通道、匍行动脉、混杂信号及包含含铁血黄素的陈旧性出血灶。对比增强 CT 和 MRI、平扫或应用钆增强扫描能够显示较大的动脉瘤(如果动脉瘤正好位于扫描的平面上)。CTA 和 MRA 可有效地显示 AVM 和动脉瘤。对于一些患者,需要通过数字减影血管造影术显示颅内出血的供血动脉,以除外较小的 AVM 和大于 3mm 的动脉瘤。海绵状血管瘤和静脉血管瘤常不能被脑血管造影发现。发病 6 到 8 周后,当血肿至少部分吸收时复查 MRI 可以提高潜在的血管和肿瘤病变的检出率。

如果脑影像学检查或腰穿提示为蛛网膜下腔出血?

对于那些不能用外伤或出血倾向解释的 SAH 患者,仍需进行脑血管造影检查。动脉瘤再破裂常为致死性的,因此临床医生必须确认 SAH 患者不存在动脉瘤。CTA 已能达到足够高的分辨率,通常可以根据这项非侵入性检查的结果决定进一步介入或者外科手术干预方案[204,315]。然而,使用数字导管血管造影能够更好地显示前颅窝底和脑膜(例如硬膜动静脉瘘)病变。MRI 有助于发现室管膜旁和软脑膜表面的小的血管畸形。MRA 和 CTA 可用于接受手术或血管内治疗的动脉瘤和 AVM 患者的随访,也可用于随访未经手术治疗的未破裂动脉瘤和 AVM。TCD 可用于发现和监测动脉瘤性 SAH 的患者脑底部颅内动脉血管痉挛的情况[81,316,317]。

问题 4 :血液系统异常是否为导致脑缺血或出血的原因? 或增加其患病风险?

一旦临床医生明确血管损伤的本质、部位和严重程度,找出血液成分异常究竟是导致脑缺血或脑出血还是促进其发病很重要。临床医生不能忽视血液。凝血系统异常可能导致高凝状态和血栓形成。即使是在那些易患血栓栓塞和脑缺血的患者中,血液成分和其凝固性的变化通常也会促进疾病急性发作。感染、肿瘤和炎性肠病是几个与急性期反应物相关性疾病的例子,这些产物对血液凝固性的改变可能足以促进血栓栓塞,特别是既往就有影响内皮表面的病损存在。出血素质常导致颅内出血。血黏度异常可改变血流量,特别是在脑的小动脉和毛细血管以及存在血管闭塞的患者中。血黏度增加可能导致或促进局部 CBF 降低,加重缺血。自身免疫异常可能引起脑血管闭塞性疾病,这些免疫异常可以通过血液检查发现并得以监测。

缺血性病变

红细胞、白细胞和血小板这些血液的细胞组成成分应该经常检查。对凝血功能的筛查也应该是脑缺血患者常规检查的一部分。此外,对血浆蛋白、凝血因子、抗磷脂抗体和血黏度等其他血液成分也需要进行分析。

红细胞

RBC 量和质的异常可以影响血流量和凝血功能。血细胞比容(HCT)的水平显然会影响整个全血黏度和血液的流变特性。内科医生很久前就意识到高 HCT 水平可以导致正常年轻人血液凝固,例如 HCT 大于或等于 60%。已经存在动脉粥样硬化和小血管疾病的老年患者,即使是处于正常范围内的 HCT 高值也会加剧血管疾病,减少灌注。动物[318]和人[319-321]的研究证实,HCT 水平能够影响血流量和预后,即使 HCT 水平没有显示明显的红细胞增多也会出现。HCT 水平对血黏度也有很大的影响[322,323]。将 HCT 从 45 降低到 32 可以使 CBF 加倍[324]。高水平 HCT 是缺血大脑出现灌注下降的一个原因,与较大的脑梗死也有关[325]。以上研究引发这样的假设:迅速稀释血液,引起 HCT 降低和脑血流量增加,在急性缺血性脑梗死的治疗中可能是有效的。但是相关临床试验结果一直为阴性。

镰状细胞病和其他血红蛋白病可导致血流变化和高凝状态。镰状细胞病、球形细胞增多症和多发脑梗死有关。TCD记录到镰状细胞病患者存在血流速度异常,即使是在年轻患者中也有。这些异常与动脉狭窄区域和卒中的发生存在很好的一致性[326-328],从而帮助选择需行预防性输血的患者[329,330]。

毫无疑问,每名卒中患者的血红蛋白和HCT都需要进行检测。目前已经主张将血液稀释作为急性缺血期间增大血流的一种方法。已经主张将通过献血降低相对高HCT水平作为卒中易感个体降低卒中风险的一种预防措施。血红蛋白电泳对这些具有血红蛋白病种族和基因易感性的患者很重要,特别是存在贫血的情况下。对血涂片RBC形态的仔细检查可能提示血红蛋白病存在的可能性。严重的贫血可加重脑缺血,但是在卒中患者中低HCT水平少见。

白细胞

心肌梗死患者的白细胞(WBC)计数常升高,脑梗死患者也常用轻度上升。一些患者WBC升高的水平和颈动脉粥样硬化[331]、颈动脉[332]和主动脉弓斑块[333]形成及内膜增厚的严重程度相一致,但是因为吸烟也是WBC计数增加的原因所以无法对该现象做出明确的解释。伴有WBC计数增加的患者同时也有内皮活性的下降[334]。WBC相对增加也是预测首次卒中发生可能性的一个标志[335]。WBC计数高也提示了体内存在炎性反应,而炎症是导致血管损伤的重要原因[336]。

高WBC计数的白血病可能导致毛细血管和小动脉阻塞以及大WBC聚集,引起多发脑梗死和出血。这显然可以通过检查HCT的毛细管中存在的高白细胞压积来提示。WBC数值的测量是完整血细胞计数的常规一部分,后者在每名卒中患者中都应进行。

血小板

血小板是在血液凝固的起始中起重要作用的结构性物质。血小板在脑血管病中具有重要作用的证据是促使临床医生将血小板抑制作为一种主要治疗方法用于已经具有脑缺血或存在发病风险患者主要动力。血小板量和质的异常可导致高凝状态和出血[337-339]。血小板增多症可引发高凝状态、血管闭塞和脑梗死,特别是血小板计数大于100万

的患者[340-341]。血小板计数应该是缺血性卒中患者初始评价中的常规一部分,因为血小板增多症可促进血栓形成。血小板降低可提示其他疾病的存在,如抗磷脂抗体综合征、肝素诱发的血小板减少症、消耗性凝血病、红斑狼疮和血栓性血小板减少性紫癜。由这些疾病常于脑梗死的发生而变得复杂。在疾病的进程中血小板数量可下降(例如在使用肝素后)[342,343],因此治疗前的基础值对以后的比较是有用的。

一些血小板计数在正常范围内的患者存在血小板聚集和分泌功能的增加或血小板形态和功能的质的异常。血小板功能的体外测试一般是在血液研究实验室中进行,即使专家不同意将这些值用于体内状态的评价。迄今为止的研究没有证实进行血小板功能检测有任何临床价值,因此不推荐为常规检查。血小板聚集通常在加入多种增加聚集的药物之后进行测量,如花生四烯酸、腺苷二磷酸、肾上腺素和胶原[338,344]。血小板激活程度也可通过测量血液中β-球蛋白的水平进行得到[338,334-346]。β-球蛋白是在血小板释放反应物的过程中以及使用理想的静脉穿刺时分泌的,其水平是体内血小板活化和分泌功能的很好指标。同时对半衰期很短的血小板因子4进行测量可帮助控制体内血小板改变[347,348]。肝素诱导的血小板减少症以抗肝素/血小板因子4抗体滴度增加为特征,这些在使用肝素的患者中可以通过检测获得[344,348]。

血小板产血栓烷B2可以通过放射免疫测定法测定,von Willebrand因子抗原也能进行定量[349-351]。血小板糖蛋白Ⅱ/Ⅲ纤维蛋白原的多态性已经有描述,这些也可能使患者易出现高凝状态和心、脑梗死[352]。

纤维蛋白原、白蛋白、球蛋白、血黏度和脂类

纤维蛋白原在凝血酶的作用下转变成纤维蛋白单体,是凝血系统的重要组成部分。纤维蛋白是红色血栓和白色血栓的重要组成部分。高水平的纤维蛋白原可增加血黏度。通常情况下,HCT和纤维蛋白原水平是预测全血黏度的两个最重要的指标[320,321]。

正常纤维蛋白原水平一般在250~400mg/dl范围内。很多研究已经证实高水平纤维蛋白原是卒中发生的危险因素[353-359]。作为急性期反应物的纤维蛋白原也可以在卒中发生的早期升高。安克洛酶(是马来西亚纹孔蝰蛇毒液中的一种降解纤维蛋白的酶)已经被用来降低纤维蛋白原水平和纤

维蛋白单体,也有可能被用来溶解血栓、增加血流量[360,361]。高纤维蛋白原水平降低了在溶栓后发生有效灌注的可能性[362]。ε-3鱼油制剂内含有二十碳五烯酸,可能可以起到降低纤维蛋白原含量的作用[363]。

卒中易复发的患者与无复发的患者相比较,血清白蛋白水平和白蛋白/球蛋白值轻度降低[355]。正常情况下,高水平的免疫球蛋白IgA、IgG和IgM可提示自身免疫病,为不明原因脑缺血患者的诊断提供线索。在Waldenström巨球蛋白血症和多发性骨髓瘤中发现的巨球蛋白也能增加血黏度,导致或促进多发缺血。目前,卒中患者的常规检查中尚未包括有免疫球蛋白测量,这是因为它们的含量低。但是,对临床和检眼镜检查提示有高黏度的患者以及高血清球蛋白的患者行血清免疫电泳是有帮助的。另外一个少见的导致高黏度的原因就是脂蛋白效价显著升高。高甘油三酯、乳糜微粒、高密度脂蛋白/低密度脂蛋白值可增加全血黏度[364,365]。每名脑缺血患者和具有高脂血症家族史的患者都应该行血脂的检查。

研究显示,脂蛋白(a)[Lp(a)]是卒中和其他重要心血管疾病的独立危险因素[366-368]。一项对5888名年龄高于65岁的社区居民的研究显示,Lp(a)值在最高25%区间内的患者发生卒中和血管疾病相关死亡的风险是此值在最低25%区间内的患者的3倍[367]。Lp(a)升高的程度也和有症状的颅内动脉粥样硬化的程度呈正相关[368]。

凝血因子和凝血功能的检查

凝血酶原时间(PT)或国际标准化比值(INR)和活化的部分凝血活酶时间(APTT)是很好的凝血功能筛查试验,几乎在所有医院的实验室都常规开展。PT(或INR)和APTT的测量应该是对卒中患者评价的一部分。在表4-10中列出了一些需进行其他凝血检查的指征。

表4-10　需要对缺血性卒中患者进行凝血试验的潜在原因

- PT或APTT加速,怀疑高凝状态。
- 多发血管闭塞,但未发现心源性栓子。
- 缺血性卒中患者伴有上下肢静脉闭塞。
- 硬脑膜窦和(或)脑静脉闭塞。
- 既往有复发性血栓性静脉炎或流产史。
- 已知患有肿瘤、胶原血管病、风湿性疾病或免疫性疾病。

抗凝血酶原Ⅲ、蛋白C和蛋白S等一些血清蛋白是凝血的天然抑制剂。家族遗传或后天疾病引起这些物质水平下降可导致高凝状态。荷兰莱顿研究人员已经证实存在一种通常被称为活化蛋白C抵抗的遗传性凝血功能缺陷[369-372]。在绝大多数情况下,活化蛋白C抵抗是由编码凝血因子V的基因发生点突变导致的[370]。这被称为因子V莱顿突变。它使得下肢静脉血栓栓塞发生率增加3~5倍[372],颅内静脉血栓形成的发生率也增加。因子V莱顿突变是导致高凝状态最常见的基因突变。导致易栓状态的第二常见基因突变是编码凝血酶原的基因发生突变[371,373]。该突变导致凝血酶原基因3'端非转录区内的20210部位的鸟嘌呤转变为腺嘌呤[373]。凝血酶原基因突变的携带者发生颅内和周围静脉血栓形成的频率大大增加,特别是同时使用口服避孕药的患者[374]。对不能解释的高凝状态患者进行基因检查是合理的,尤其是那些颅内静脉血栓形成和周围静脉血栓栓塞复发的患者。

在绝大多数血液学实验室内可行凝血因子Ⅶ、Ⅷ、Ⅸ和Ⅹ的测定,但是很大部分卒中患者的这些值没有得到很好的检查[375-377]。因子Ⅷ水平异常可导致高凝状态和卒中复发。因子Ⅷ升高可能是慢性的,发生于卒中前,并促进卒中形成,在溃疡性结肠炎等系统性疾病中作为急性期反应物升高或血栓形成后继发性升高[375-377]。在后一种情况下,因子Ⅷ作为标志物出现,而不是血栓形成的原因。因子Ⅷ活性升高和颈动脉、冠状动脉粥样硬化有关[378]。在印度进行的对非产后非感染性脑静脉血栓形成患者的一项研究中,试验组因子Ⅷ水平几乎是对照的两倍(235.4 vs. 121.2IU/dl)[379]。在此次研究中,试验组的纤维蛋白原水平并没有增加,表明因子Ⅷ水平的升高可能发生于静脉闭塞之前并且促进了静脉闭塞,而不是作为急性期反应物而升高[379]。其他因子的水平也已经被研究,可能在将来能得到更多运用。高血清von Willebrand因子增加心房颤动患者发生卒中和其他血管事件的风险[380],是发生首次缺血性卒中的危险因素[381]。

已经将凝血活性的促凝标志物用于测定和监测高凝状态[382,383]。凝血酶是纤维蛋白原分解成纤维蛋白的催化剂。在反应过程中生成纤维蛋白肽A。纤维D-二聚体水平也是纤维生成的一个指标。凝血酶原活性片段F1.2水平是衡量体内凝血酶形成的尺度[383]。抗凝血强度的增加伴随着凝血酶生成的降低,后者可通过测量 F1.2 水平得到[384,385]。纤维蛋白溶解过程包括通过内源性纤维蛋白溶解机制溶解纤维蛋白。纤溶活性可通过纤维蛋白肽 B-β 1-42 水平以及组织型纤溶酶激活物和抑制物的水平来估计。当凝血酶分解纤维蛋白原(纤维蛋白肽 A 和 D- 二聚体水平增加)过程加速了纤溶酶的分解(纤维蛋白肽 B-β 1-42 和组织型纤溶酶原激活物与其抑制物的比值增加)时,可促进血栓形成[346,385-387]。一些研究已经对卒中患者在急性期以及随访期间这些物质的水平进行了监测[346,383,387]。已经将 D- 二聚体测定用于监测深静脉血栓栓塞患者是否需要继续抗凝治疗[322,388]。

抗磷脂抗体

抗磷脂抗体(APLA)是通常结合于带负电磷脂上的 IgG 或 IgM 抗体。磷脂是血管内皮、心脏蛋白、血小板以及其他细胞的重要组成成分[389-391]。实验室研究显示,APLA 患者血清中结合脑血管内皮的免疫球蛋白增加[392]。两种最常测量的 APLA 是抗心磷脂抗体和狼疮抗凝物(LA)。LA 是临床上与血栓形成相关而与出血无关的获得性免疫球蛋白,大部分有 LA 的患者并无系统性红斑狼疮。LA 存在的实验室标志是 APTT 的延长,加入正常血浆后也不能纠正。这提示是由于存在凝血抑制物,而不是所需凝血因子的缺乏。

可通过运用敏感的磷脂反应物寻找 LA,如白陶土凝血时间或印度蝰蛇毒液时间[390,391]。IgG 或 IgM 型的抗心磷脂抗体以及其他针对 β-2- 糖蛋白 1 的特异性抗体是可以测量的。IgG 抗体的水平与卒中和卒中复发的相对高风险相关,特别是当其超过 40GPL(IgG 磷脂)单位时[393]。抗磷脂抗体实际上是针对 beta-2- 糖蛋白 1 的抗体,这种蛋白结合与磷脂结合[394]。测量 β-2 糖蛋白 1 通常有助于明确自身免疫活性。抗磷脂酰丝氨酸抗体[395]和抗磷酸肌醇抗体[396]与缺血性卒中存在很高的一致性,特别是在年轻患者以及无其他明确病因的患者中[397]。VDRL 和 Reiter 蛋白反应两种梅毒筛查试验是建立在 APLA 活性基础上的。梅毒血清试验假阳性通常出现在有 APLA 患者中,APLA 阳性患者中有 1/3 存在血小板减少症。

APLA 综合征患者临床症状包括频繁的血栓性静脉炎和肺栓塞等静脉和动脉血栓性事件、TIA、卒中、心肌梗死和妇女反复流产[388-390]。出现反复脑缺血的机制可能是凝血过度。APLA 可能直接攻击内皮或血小板膜,可能改变凝固性和

血管功能。在缺乏常见的缺血性卒中危险因素的情况下以及患者既有网状青斑又有卒中(Sneddon 综合征)或临床特征符合原发性 APLA 综合征时,需测量 APLA[388,389,391,398]。表 4-11 是建议对怀疑有高凝状态相关缺血性卒中患者进行的一组筛查检查。

表 4-11　筛检高凝状态的组套

- 凝血因子 V 莱顿突变的基因检测或活化蛋白 C 抵抗的凝血试验(如果异常提示为遗传性疾病)
- 凝血酶原 G20210A 突变的基因检测
- 抗凝血酶功能测定
- 蛋白 C 功能测定
- 蛋白 S 功能测定和游离或总蛋白 S 抗原测定
- 同型半胱氨酸
- 因子Ⅷ水平测定
- 狼疮抗凝物、心磷脂抗体、β-2- 糖蛋白 1 抗体测定

Ken Bauer, MD, Hematology-Coagulation Department, Harvard Medical School, Cambridge, MA, assisted with the preparation of this table.

其他血液检查

在证实给糖会加重实验诱导的脑缺血后[399,400],Plum 等发现血糖水平升高患者的预后较差[401,402]。血糖升高可以由组织损伤触发,引起儿茶酚胺释放和糖的动用。大面积梗死和出血也和血糖水平升高有关。由于血糖是大脑重要代谢物,因此血糖水平低对卒中患者有害是毫无疑问的。高血糖和脑缺血、脑出血患者脑损伤风险增加也具有相关性,这或许与乳酸产生增加有关。虽然大多数卒中后高血糖的患者已经被发现或新诊断为糖尿病,但是应激性高血糖可以发生在非糖尿病患者中,并且也预示在缺血性或出血性卒中之后更高的死亡率和更差预后。虽然指南强调良好的血糖控制,但静脉胰岛素使用与良好的预后没有相关性;并且不推荐这种方法,因为使用胰岛素有导致低血糖的风险[403]。

甲状旁腺功能亢进导致高钙血症的患者发生卒中的频率也增加,可能是由于钙对血管和血小板的作用引起[404-407]。低血清酶可以和高钙血症发挥类似的效应。脱水减少血容量,从而有可能减少血流。对血尿素氮和电解质的检测有助于明确是否存在脱水及其程度,并可发现严重的电解质紊乱。每名脑缺血患者都应行血脂检查,包括总胆固醇、高密度脂蛋白和低密度脂蛋白这两种组成成

分。甘油三酯、低密度脂蛋白和乳糜微粒水平的显著增加可增加血黏度。这些成分的水平有助于已知有家族性高脂血症和早发动脉粥样硬化患者以及临床上具有高黏度综合征患者的分析。提示有乳糜微粒的一条线索是出现乳白色的脂血血清，特别是在餐后。

患者 JH,HCT 为 41,WBC 和血小板计数正常。PT 和 APTT 也正常。肾功能和电解质也正常。入院时血糖 145mg/dl(译者注:8.06mmol/L),但几天后就恢复正常。HDL 胆固醇水平 40mg/dl(译者注:1.04mmol/L),LDL 胆固醇水平 185mg/dl(译者注:4.79mmol/L)。

反映危险因素的其他血液检查

一些检查有助于评价卒中和其他心血管疾病的危险因素,特别是对门诊的患者。一些患者需要考虑对其进卒中的一级预防,而其他已经发生过一次或多次的患者需考虑行卒中的二级预防。由于已经证实当患者住院期间就给予检查并在出院时给予预防治疗的这种预防措施是有效的[408,409],所以我认为做到以下方面是有益的,即在住院期间就进行危险因素的评价,并认识到有时一些值的升高可能急性期反应的表现而不会长期存在。如果是那样的话,对门诊患者的随访时需要进行反复测量。

血沉增加是提示存在全身炎性疾病或血管炎的一个重要线索。对可疑颞动脉炎患者以及不明原因的年轻和年老的卒中患者应该进行该检查。目前研究也显示,C 反应蛋白、纤维蛋白原水平升高和高同型半胱氨酸是冠状动脉心脏病、周围动脉病以及卒中的危险因素。

已经很好地证实,同型半胱氨酸水平升高与发生缺血性卒中和大动脉粥样硬化相关[410-415]。同型半胱氨酸是一种含硫氨基酸,由甲硫氨酸代谢产生,随血液流动并与血浆蛋白结合。叶酸、维生素 B_6 和 B_{12} 的摄入和代谢是决定血中同型半胱氨酸的重要因素。由于 A677V 亚甲基四氢叶酸还原酶(MTHFR)基因多态性导致的 MTHFR 的缺乏是高同型半胱氨酸的最常见也是最重要的原因[414]。素食者和血清维生素水平低的人尤其易出现高血清同型半胱氨酸。同型半胱氨酸和高凝状态相关,特别是有静脉窦血栓形成和伴有内皮损伤时[416]。凯普兰已经见过许多血清高同型半胱氨酸(>40μmol/L)的患者在没有其他危险因素的情况下出现多发腔隙性脑梗死。虽然目前对无极低水平维生素 B_{12} 患者

运用维生素治疗是否可以改变血管病变的进程尚不明确,但是测量血清同型半胱氨酸水平是有价值的。

目前的研究已经强有力地证实,超敏 C 反应蛋白升高是发生卒中、心血管疾病、颈内和颅内大动脉粥样硬化的危险因素[408,417-421]。C 反应蛋白是在 20 世纪 30 年代发现的一种急性期蛋白,由于其和肺炎链球菌细胞壁的 C 型糖蛋白反应而得名。在肝中产生,是细胞因子活化共同的最后通路,多种感染和炎性刺激可导致其反应性产生。许多严重动脉粥样硬化损伤患者的血脂正常但 CRP 水平高,提示炎性反应可能在这些患者的血管疾病中发挥重要作用。C 反应蛋白水平还是评价颞动脉炎和 Takayasu 动脉炎患者炎症活性的重要指标[422]。

ESR、纤维蛋白原水平、HDL 和 LDL 胆固醇、超敏 CRP、同型半胱氨酸的检测有助于提示和定量评价血管疾病的风险,并有望形成预防性措施。我相信它们对于研究疑有脑血管疾病的患者非常重要。表 4-12 是我对缺血性卒中、TIA 和已知颈动脉和颅内动脉病变患者实验室检查的建议。

表 4-12　建议所有缺血性卒中或 TIA 患者进行的血液检查

- 血红蛋白
- 血细胞比容(HCT)
- 白细胞计数(如果异常升高或降低需进行分类计数)
- 血小板计数
- 活化部分凝血活酶时间(APTT)
- 凝血酶原时间(PT) - 国际标准化比值(INR)
- 血清纤维蛋白原
- 血糖
- 血清钙
- 总胆固醇、高密度脂蛋白胆固醇(HDL)、低密度脂蛋白胆固醇(LDL)
- 血尿素氮
- 电解质(钠、氯化物、钾、二氧化碳)
- 同型半胱氨酸
- C 反应蛋白
- 红细胞沉降率(ESR)

脑出血或蛛网膜下腔出血时

出血素质是颅内出血的重要原因。目前最常见的出血性疾病可能是医源性的,包括使用肝素、华法林复合物、rtPA 和其他溶解纤维蛋白的复合

物,也可能是使用了阿司匹林和其他抗血小板物质导致。通常这些临床情况能被发现,诊断也不困难。患者和医生对血友病等遗传性出血性疾病可能并不陌生,大多数患者在颅内出血事件发生前都有过早期的全身性出血。血小板减少症是另外一种导致颅内出血的重要原因。近期更多的关注集中在被称为"血友病 A"这种获得性出血性疾病上,该病是一种由于存在直接针对凝血因子Ⅷ的自身抗体而导致的严重自身免疫性出血[423,424]。

早期出血事件(阴道、牙、手术后等)和全身紫癜或牙龈、泌尿系统和肠道易出血等病史是提示存在出血素质的最好线索。

通常检查 PT 和部分凝血活酶时间(APTT)足以将这些疾病筛查出来。血小板计数发现血小板减少症,出血时间在其他情况下有利于检测血小板功能的筛查。血友病和其他终身出血素质一般在出现颅内出血前就已经知道。对既往有过非特征性出血疾病的患者进行抗血友病球蛋白、因子Ⅷ抗体以及其他凝血因子的检查是有益的。

问题 5 :卒中或一过性神经系统功能缺损的患者是否伴有痫性发作?

脑功能的电学检查

脑电图(EEG)是最早出现的一种无创性脑功能检查。经验显示 EEG 在卒中的诊断和治疗中的运用非常有限。但是,在一些情况下 EEG 偶尔也是非常有用的。痫性发作和发作后神经系统体征可能非常类似 TIA。一些卒中或其他神经系统损伤患者神经系统功能缺损的恶化是由于临床上不明显或轻微的痫性发作引起的,这通常可以在EEG 上清楚地被捕捉到。一些近期有过卒中发作的患者会有抽搐,特别是那些皮质下 ICH 或脑栓塞的患者。脑桥急性梗死或出血患者可以有异常的肢体运动,对脑干梗死不熟悉的医生很容易将其和痫性发作相混淆[425,426]。

对于那些需要鉴别是痫性发作还是其他一过性神经系统疾病的患者,EEG 检查可以记录发作放电或显示可提示发作性疾病的 EEG。对有痫性发作的卒中患者或意识不清而痫性发作可能是导致意识下降潜在原因的患者,连续 EEG 可记录发作性放电并将其量化,从而指导使用抗惊厥治疗。急性卒中患者的 EEG 检测显示过去未曾预料到的频繁的发作活动[427]。痫性发作也常出现在卒中后的数天、数月和数年内,对于这些患者 EEG 非常有帮助[428]。

EEG 可以在患者进行各种认知工作并接受躯体感觉、视觉、听觉刺激时记录。计算机随后减去基础电活动,生成由于刺激导致的那部分电活动图和与工作相关的诱发电位。诱发电位还可以通过绘制脑电地形图的方式进行研究,从而更好地确定异常部位。对于无反应的患者这些技术尤其有用,特别是心脏骤停后不能行认知和感觉功能的临床评价的患者,以及麻醉患者[429-431]。脑干听觉诱发电位和瞬目反射、下颌反射的定量检查可以帮助定位脑干疾病患者的功能异常究竟是出现在脑干的哪个特定部位[432]。

这些电学检查在回答下列问题时最有帮助:患者有痫性发作吗?这位昏迷患者的大脑还存留有多少电活动,长期的预后怎样?这位被麻醉、正在接受脑血管手术的患者在该过程中存在脑损伤吗?存在脑影像上未显示的脑或脑干的功能性改变吗?

我没有给 JH 做功能成像或电学检查。他的临床功能缺损很严重,形态学检查(CT)显示广泛梗死。但是他的血管病变不可治的。在他治疗时新的 MR 技术还未得到运用。

问题 6 :是否存在能阐明脑血管病的病因的遗传学异常? 这些异常有无可能指导对患者的治疗及对患者亲属的预防或治疗?

在最近的 25 年间出现了一场分子生物学和遗传学的革命。遗传学显然在决定谁会发生卒中、发生哪一亚类卒中时发挥重要影响[433-440]。遗传分析毫无疑问未来将变得更为重要。因此,我们在第五版中增加了关于卒中遗传学的完整章节(第 5 章)。我们还在第 12 章讨论了在非动脉粥样硬化卒中里一些基因介导的疾病。

基因解码公司(deCODE genetics)发现磷酸二酯酶 4D(PDE4D)cAMP 特异性基因的某些多态性见于卒中患者[441,442]。这些发现为将来遗传学研究提供动力。突变的遗传学分析对于一些特异性、遗传性和线粒体疾病的诊断和了解起到重要作用。已经证实很多遗传疾病导致异常出血和高凝状态。在将来可能有更进一步的进展。高密度基因芯片的出现使得快速筛查全基因组即范围在 10 万至 100 多万的单核苷酸多态性(SNP)成为可能,为破解与卒中和卒中危险因素相关的重要遗传异常带来曙光[439]。对遗传学病因和其对脑血管病的影响进行细致、准确的认识可帮助患者的亲属、后代和患者本人。

(戴丽叶　王光耀　田蕊　许海峰　濮月华
邱彩霞 译　杜万良 校)

参考文献

1. Eckert B, Zeumer H: Brain computed tomography. In Ginsberg MD, Bogousslavsky J (eds): *Cerebrovascular Disease: Pathophysiology, Diagnosis, and Management*, vol **2**. Boston: Blackwell Science, 1998, pp 1241–1264.

2. von Kummer R, Nolte PN, Schnittger H, et al: Detectability of cerebral hemisphere ischaemic infarcts by CT within 6 hours of stroke. *Neuroradiology* 1996;**38**:31–33.

3. Moulin T, Cattin F, Crepin-Leblond T, et al: Early CT signs in acute middle cerebral artery infarction: Predictive value for subsequent infarct location and outcome. *Neurology* 1996;**47**:366–375.

4. Norman D, Price D, Boyd D, et al: Quantitative aspects of computed tomography of the blood and cerebrospinal fluid. *Radiology* 1977;**7**:223–228.

5. Caplan LR, Flamm ES, Mohr JP, et al: Lumbar puncture and stroke: A statement for physicians by a committee of the Stroke Council of the American Heart Association. *Stroke* 1987;**18**:540A–544A.

6. Edlow JA, Caplan LR: Primary care: Avoiding pitfalls in the diagnosis of subarachnoid hemorrhage. *N Engl J Med* 2000;**341**:29–36.

7. Beauchamp NJ, Bryan RN: Neuroimaging of stroke. In Welch KMA, Caplan LR, Reis DJ, Siesjo BK, Weir B (eds): *Primer on Cerebrovascular Diseases*. San Diego: Academic Press, 1997, pp 599–611.

8. Baird AE, Warach S: Magnetic resonance imaging of acute stroke. *J Cereb Blood Flow Metab* 1998;**18**:583–609.

9. Brant-Zawadski M, Atkinson D, Detrick M, et al: Fluid-attenuated inversion recovery (FLAIR) for assessment of cerebral infarction: Initial clinical experience in 50 patients. *Stroke* 1996;**27**:1187–1191.

10. Warach S, Chien D, Li W, et al: Fast magnetic resonance diffusion-weighted imaging of acute human stroke. *Neurology* 1992;**42**:1717–1723.

11. Warach S, Gaa J, Siewert B, et al: Acute human stroke studied by whole brain echo planar diffusion-weighted magnetic resonance imaging. *Ann Neurol* 1995;**37**:231–241.

12. Lansberg MG, Norbash AM, Marks MP, et al: Advantages of adding diffusion-weighted magnetic resonance imaging to conventional imaging for evaluating acute stroke. *Arch Neurol* 2000;**57**:1311–1316.

13. Engelter ST, Wetzel SG, Radue EW, et al: The clinical significance of diffusion-weighted imaging in infratentorial strokes. *Neurology* 2004;**62**:574–580.

14. Kang DW, Chalela JA, Ezzeddline MA, Warach S: Association of ischemic lesion patterns on early diffusion-weighted imaging with TOAST stroke subtypes. *Arch Neurol* 2003;**60**:1730–1734.

15. Bonati LH, Lyrer PA, Wetzel SG, et al: Diffusion-weighted imaging, apparent diffusion coefficient maps and stroke etiology. *J Neurol* 2005;**252**:1387–1393.

16. Bonati LH, Kessel-Schaefer A, Linka AZ, et al: Diffusion-weighted imaging in stroke attributable to patent foramen ovale. *Stroke* 2006;**37**:2030–2034.

17. Kidwell CS, Saver JL, Mattiello J, et al: Thrombolytic reversal of acute human cerebral ischemic injury shown by diffusion/perfusion magnetic resonance imaging. *Ann Neurol* 2000;**47**:462–469.

18. Chemmanam T, Campbell BCV, Christensen S, et al: Ischemic diffusion lesion reversal is uncommon and rarely alters perfusion–diffusion mismatch. *Neurology* 2010;**75**:1040–1047.

19. Campbell BCV, Purushotham A, Christensen S, et al: The infarct core is well represented by the acute diffusion lesion: sustained reversal is infrequent. *J Cereb Blood Flow Metab* 2012; **32**:50–56.

20. Patel MR, Edelman RR, Warach S: Detection of hyperacute primary intraparenchymal hemorrhage by magnetic resonance imaging. *Stroke* 1996;**27**:2321–2324.

21. Linfante I, Llinas RH, Caplan LR, Warach S: MRI features of intracerebral hemorrhage within 2 hours from symptom onset. *Stroke* 2002;**30**:2263–2267.

22. Chalela JA, Latour LL, Jeffries N, et al: Hemorrhage and early MRI evaluation from the emergency room (HEME-ER): A prospective single center comparison of MRI to CT for the emergency diagnosis of intracranial hemorrhage in patients with suspected acute cerebrovascular disease. *Stroke* 2003;**34**:239–240.

23. Schellinger PD, Fiebach JB, Mohr A, et al: The role of stroke MRI in intracranial and subarachnoid hemorrhage. *Nervenarzt* 2001;**72**:907–917.

24. Schellinger PD, Jansen O, Fiebach JB, et al: A standardized MRI protocol comparison with CT in hyperacute intracerebral hemorrhage. *Stroke* 1999;**30**:765–768.

25. Assouline E, Benziane K, Reizine D, et al: Intra-arterial thrombus visualized on T2 gradient echo imaging in acute ischemic stroke. *Cerebrovasc Dis* 2005;**20**:6–11.

26. Dul K, Drayer BP: CT and MR imaging of intracerebral hemorrhage. In Kase CS, Caplan LR (eds): *Intracerebral Hemorrhage*. Boston: Butterworth–Heinemann, 1994, pp 73–93.

27. Rumboldt Z, Kalousek M, Castillo M: Hyperacute subarachnoid hemorrhage on T2-weighted MR images. *AJNR Am J Neuroradiol* 2003;**24**:472–475.

28. Pexman JHW, Barber PA, Hill MD, et al.: Use of the Alberta Stroke

Program Early CT Score (ASPECTS) for Assessing CT Scans in Patients with Acute Stroke. *AJNR Am J Neuroradiol* 2001;**22**:1534–1542.

29. Becker H, Desch H, Hacker H, et al: CT fogging effect with ischemic cerebral infarcts. *Neuroradiol* 1978;**18**:185–192.

30. Nicolaides AN, Kalodiki E, Ramaswami G, et al: The significance of cerebral infarcts on CT scans in patients with transient ischemic attacks. In Bernstein EF, Callow AD, Nicolaides AN, Shifrin EG (eds): *Cerebral Revascularisation*. London, Med-Orion, 1993, pp 159–178.

31. Inatomi Y, Kimura K, Yonehara T, et al: DWI abnormalities and clinical characteristics in TIA patients. *Neurology* 2004;**62**:376–380.

32. Winbeck K, Bruckmaier K, Etgen T, et al: Transient ischemic attack and stroke can be differentiated by analyzing early diffusion-weighted imaging signal intensity changes. *Stroke* 2004;**35**:1095–1099.

33. Lamy C, Oppenheim C, Calvet D, et al: Diffusion-weighted MR imaging in transient ischaemic attacks. *Eur Radiol* 2006;**16**:1090–1095.

34. Bykowski J, Latour LL, Warach S: More accurate identification of reversible ischemic injury in human stroke by cerebrospinal fluid suppressed diffusion-weighted imaging. *Stroke* 2004;**35**:1100–1106.

35. Prabhakaran S, Chong JY, Sacco RL: Impact of abnormal diffusion-weighted imaging results on short-term outcome following transient ischemic attack. *Arch Neurol* 2007;**64**:1105–1109.

36. Redgrave JNE, Coutts SB, Schulz UG, et al: Systematic review of associations between the presence of acute ischemic lesions on diffusion-weighted imaging and clinical predictors of early stroke risk after transient ischemic attack. *Stroke* 2007;**38**:1482–1488.

37. Sylaja PN, Coutts SB, Subramaniam S, et al: Acute ischemic lesions of varying ages predict risk of ischemic events in stroke/TIA patients. *Neurology* 2007;**68**:415–419.

38. Caplan LR: Transient ischemic attack with abnormal diffusion-weighted imaging results. What's in a name? *Arch Neurol* 2007; **64**:1080–1082.

39. Adams Jr HP, Kassell NF, Turner JC, et al: CT and clinical correlations in recent aneurysmal subarachnoid hemorrhage: A preliminary report of the Cooperative Aneurysm Study. *Neurology* 1983;**33**:981–988.

40. Fishman RA: Cerebrospinal fluid in cerebrovascular disorders. In Barnett HJM, Mohr JP, Stein BM, Yatsu FJ (eds): *Stroke: Pathophysiology, Diagnosis, and Management*. New York: Churchill Livingstone, 1986, pp 109–117.

41. Schluep M, Bogousslavsky J: Cerebrospinal fluid in cerebrovascular disease. In Ginsberg MD, Bogousslavsky J (eds): *Cerebrovascular Disease: Pathophysiology, Diagnosis, and Management*, vol **2**. Boston: Blackwell Science, 1998, pp 1221–1226.

42. Van der Meulen JP: Cerebrospinal fluid xanthrochromia: An objective index. *Neurology* 1966;**16**:170–178.

43. Soderstrom CE: Diagnostic significance of CSF spectrophotometry and computer tomography in cerebrovascular disease: A comparative study in 231 cases. *Stroke* 1977;**8**:606–612.

44. Davalos A, Blanco M, Pedraza S, et al: The clinical-DWI mismatch: A new diagnostic approach to the brain tissue at risk of infarction. *Neurology.* 2004;**62**:2187–2192.

45. Caplan LR: Significance of unexpected (silent) brain infarcts. In Caplan LR, Shifrin EG, Nicolaides AN, Moore WS (eds): *Cerebrovascular Ischaemia: Investigation and Management.* London: Med-Orion, 1996, pp 423–433.

46. Yamamoto H, Bogousslavsky J: Mechanisms of second and further strokes. *J Neurol Neurosurg Psychiatry* 1998;**64**:771–776.

47. Caplan LR: Reperfusion of ischemic brain: Why and why not? In Hacke W, del Zoppo G, Hirschberg M (eds): *Thrombolytic Therapy in Acute Stroke.* Berlin: Springer, 1991, pp 36–45.

48. Ropper AH: Lateral displacement of the brain and level of consciousness in patients with an acute hemispheral mass. *N Engl J Med* 1986;**314**:953–958.

49. Ropper AH: A preliminary MRI study of the geometry of brain displacement and level of consciousness with acute intracranial masses. *Neurology* 1989;**39**:622–627.

50. Lansberg MG, Thijs VN, O'Brien MW, et al: Evolution of apparent diffusion coefficient, diffusion-weighted, and T2-weighted signal intensity of acute stroke. *AJNR Am J Neuroradiol* 2001;**22**:637–644.

51. Weisberg LA, Stazio A, Shamsnia M, et al: Nontraumatic parenchymal brain hemorrhages. *Medicine (Baltimore)* 1990;**69**:277–295.

52. Delgado Almandoz JE, Schaefer PW, Forero NP, et al: Diagnostic accuracy and yield of multidetector CT angiography in the evaluation of spontaneous intraparenchymal cerebral hemorrhage. *AJNR Am J Neuroradiol* 2009;**30**:1213–1221.

53. Kase CS: Cerebral amyloid angiopathy. In Kase CS, Caplan LR (eds): *Intracerebral Hemorrhage.* Boston: Butterworth–Heinemann, 1994, pp 179–200.

54. Hauw J-J, Seilhean D, Duyckaerts CH: Cerebral amyloid angiopathy. In Ginsberg MD, Bogousslavsky J (eds): *Cerebrovascular Disease: Pathophysiology, Diagnosis, and Management.* Boston: Blackwell, 1998, pp 1772–1794.

55. Kase C, Robinson R, Stein R, et al: Anticoagulant-related intracerebral hemorrhages. *Neurology* 1985;**35**:943–948.

56. Kase CS: Bleeding disorders. In Kase CS, Caplan LR (eds): *Intracerebral Hemorrhage.* Boston: Butterworth–Heinemann, 1994, pp 117–151.

57. Broderick JP, Brott TG, Duldner JE, Tomsick T, Huster G. Volume of intracerebral hemorrhage: a powerful and easy-to-use predictor of 30-day mortality. *Stroke* 1993;**24**:987–993.

58. Wada R, Aviv RI, Fox A, et al: CT angiography "spot sign" predicts hematoma expansion in acute intracerebral hemorrhage. *Stroke* 2007;**38**:1257–1262.

59. Demchuk AM, Dowlatshahi D, Rodriguez-Luna D, et al; and PREDICT Group: Prediction of haematoma growth and outcome in patients with intracerebral haemorrhage using the CT-angiography spot sign (PREDICT): A prospective observational study. *Lancet Neurol* 2012;**11**:307–314.

60. Weisberg L: Computed tomography in aneurysmal subarachnoid hemorrhage. *Neurology* 1979;**29**:802–808.

61. Adams H, Kassell N, Torner J, et al: CT and clinical correlations in recent aneurysmal subarachnoid hemorrhage: A preliminary report of the cooperative aneurysm study. *Neurology* 1983;**33**:981–988.

62. van Gijn J, van Dongen K: Computerized tomography in subarachnoid hemorrhage: Difference between patients with and without an aneurysm on angiography. *Neurology* 1980;**30**:538–539.

63. van Gijn J, van Dongen KJ, Vermeulen M, et al: Perimesencephalic hemorrhage: A non-aneurysmal and benign form of subarachnoid hemorrhage. *Neurology* 1985;**35**:493–497.

64. Rinkel GJ, Wijdicks EF, Vermeulen M, et al: Outcome in perimesencephalic (non-aneurysmal) subarachnoid hemorrhage: A follow-up study in 37 patients. *Neurology* 1990;**40**:1130–1132.

65. Kumar S, Goddeau Jr RP, Selim MH, et al: Atraumatic convexal subarachnoid hemorrhage: clinical presentation, imaging patterns, and etiologies. *Neurology* 2010;**74**:893–899.

66. Kistler JP, Crowell R, Davis K, et al: The relation of cerebral vasospasm to the extent and location of subarachnoid blood visualized by CT scan: A prospective study. *Neurology* 1983;**33**:424–437.

67. Mohsen F, Pominis S, Illingworth R: Prediction of delayed cerebral ischemia after subarachnoid hemorrhage by computed tomography. *J Neurol Neurosurg Psychiatry* 1984;**47**:1197–1202.

68. Kern R, Szabo K, Hennerici M, Meairs S: Characterization of carotid artery plaques using real-time compound B-mode ultrasound. *Stroke* 2004;**35**:870–875.

69. Landry A, Spence JD, Fenster A: Measurement of carotid plaque volume by 3-dimensional ultrasound. *Stroke* 2004;**35**:864–869.

70. O'Donnell TF, Erdoes L, Mackey W, et al: Correlation of B-mode ultrasound imaging and arteriography with pathologic findings at carotid endarterectomy. *Arch Surg* 1985;**120**:443–449.

71. Hennerici M, Baezner H, Daffertshofer M: Ultrasound of cervical arteries. In Caplan LR, Manning WJ (eds): *Brain Embolism*. New York: Informa Healthcare, 2006, pp 223–242.

72. Schenk EA, Bond G, Aretz T, et al: Multicenter validation study of real-time ultrasonography, arteriography and pathology: Pathologic evaluation of carotid endarterectomy specimens. *Stroke* 1988;**19**:289–296.

73. Hennerici M, Meairs S: Imaging arterial wall disease. *Cerebrovasc Dis* 2000;**10**(Suppl 5):9–20.

74. Gronholdt M-LM, Nordestgaard BG, Nielsen TG, Sillesen H: Echolucent carotid artery plaques are associated with elevated levels of fasting and postprandial triglyceride-rich lipoproteins. *Stroke* 1996;**27**:2166–2172.

75. Geroulakos G, Hobson RW, Nicolaides AW: Ultrasonic carotid plaque morphology. In Caplan LR, Shifrin EG, Nicolaides AN, Moore WS (eds): *Cerebrovascular Ischaemia: Investigation and Management*. London: Med-Orion, 1996, pp 25–32.

76. O'Leary DH, Polka JF, Kronmal RA, et al: Thickening of the carotid wall: A marker for atherosclerosis in the elderly? *Stroke* 1996;**27**:224–231.

77. Bots ML, Hoes AW, Koudstaal PJ, et al: Common carotid intima-media thickness and risk of stroke and myocardial infarction: The Rotterdam Study. *Circulation* 1997;**96**:1432–1437.

78. O'Leary DH, Polak JF, Kronmal RA, et al: Carotid artery intima and media thickness as a risk factor for myocardial infarction and stroke risk in older adults. *N Engl J Med* 1999;**340**:14–22.

79. Yakushiji Y, Yasaka M, Takada T, Minematsu K: Serial transoral carotid ultrasonographic findings in extracranial internal carotid artery dissection. *J Ultrasound Med* 2005;**24**:877–880.

80. Yakushijji Y, Takase Y, Kosugi M, et al: Transoral carotid ultrasonography is useful for detection and follow-up of extracranial internal carotid artery dissecting aneurysm. *Cerebrovasc Dis* 2007;**24**:144–146.

81. Forteza A, Krejza J, Koch S, Babikian V: Ultrasound imaging of cerebrovascular disease. In Babikian VL, Wechsler LR, Higashida RT (eds): *Imaging Cerebrovascular Disease*. Philadelphia: Butterworth–Heinemann, 2003, pp 3–35.

82. von Reutern GM, von Budingen HJ: *Ultrasound Diagnosis of Cerebrovascular Disease*. New York: Georg Thieme, 1993.

83. Bartels E: *Color-Coded Duplex Ultrasonography of the Cerebral Vessels*. Stuttgart: Schattauer, 1998.

84. Steinke W, Kloetzsch C, Hennerici M: Carotid artery disease assessed by color Doppler flow imaging: correlation with standard Doppler sonography and angiography. *AJNR Am J Neuroradiol* 1990;**11**:259–266.

85. Steinke W, Hennerici M, Rautenberg W, Mohr JP: Symptomatic and asymptomatic high-grade carotid stenosis in Doppler color-flow imaging. *Neurology* 1992;**42**:131–138.

86. Steinke W, Ries S, Artemis N, et al: Power Doppler imaging of carotid artery stenosis. Comparison with color Doppler flow imaging and angiography. *Stroke* 1997;**28**:1981–1987.

87. Griewing B, Doherty C, Kessler CH: Power Doppler ultrasound examination of the intracerebral and extracerebral vasculature. *J Neuroimaging* 1996;**6**:32–35.

88. Lenzi GL, Vicenzini E: The ruler is dead: An analysis of carotid plaque motion. *Cerebrovasc Dis* 2007;**23**:121–125.

89. Aaslid R: *Transcranial Doppler Sonography*. New York: Springer, 1986.

90. Alexandrov AV (ed): *Cerebrovascular Ultrasound in Stroke Prevention and Treatment*. New York: Futura Blackwell Publishing, 2003.

91. Molina CA, Alexandrov AV: Transcranial Doppler ultrasound. In Caplan LR, Manning WJ (eds): *Brain Embolism*. New York: Informa Healthcare, 2006, pp 113–128.

92. Babikian VL, Wechsler LR (eds): *Transcranial Doppler Ultrasonography*, 2nd ed. Boston: Butterworth–Heinemann, 1999.

93. Otis SM, Ringelstein EB: The transcranial Doppler examination: Principles and applications of transcranial Doppler sonography. In Tegeler CH, Babikian VL, Gomez CR (eds): *Neurosonology*. St Louis: Mosby, 1996, pp 113–128.

94. Gomez CR, Brass LM, Tegeler CH, et al: The trans-cranial Doppler standardization project. Phase 1 results. The TCD Study Group, American Society of Neuroimaging. *J Neuroimaging* 1993;**3**:190–192.

95. Caplan LR, Brass LM, DeWitt LD, et al: Transcranial Doppler ultrasound: Present status. *Neurology* 1990;**40**:696–700.

96. Hennerici M, Rautenberg W, Sitzer G, et al: Transcranial Doppler ultrasound for the assessment of intracranial arterial flow velocity. *Surg Neurol* 1987;**27**:439–448.

97. Hennerici M, Rautenberg W, Schwartz A: Transcranial Doppler ultrasound for the assessment of intracranial arterial flow velocity. II. Evaluation of intracranial arterial disease. *Surg Neurol* 1987;**27**:523–532.

98. Demchuk A, Christou I, Wein T, et al: Accuracy and criteria for localizing arterial occlusion with transcranial Doppler. *J Neuroimaging* 2000;**10**:1–12.

99. Demchuk AM, Christou I, Wein T, et al: Specific transcranial Doppler flow findings related to the presence and site of arterial occlusion. *Stroke* 2000;**31**:140–146.

100. Baumgartner RW: Transcranial color duplex sonography in cerebrovascular disease: A systematic review. *Cerebrovasc Dis* 2003;**16**:4–13.

101. Krejza J, Baumagartner RW: Clinical applications of transcranial color-coded duplex sonography. *J Neuroimaging* 2004;**14**:215–225.

102. Burns PN: Overview of echo-enhanced vascular ultrasound imaging for clinical diagnosis in neurosonology. *J Neuroimaging* 1997;**7**(Suppl 1):S2–S14.

103. Bogdahn U, Becker G, Schlief R, et al: Contrast-enhanced transcranial color-coded real-time sonography. *Stroke* 1993;**24**:676–684.

104. Delcker A, Turowski B: Diagnostic value of three-dimensional transcranial contrast duplex sonography. *J Neuroimaging* 1997;**7**:139–144.

105. Stolz E, Kaps M: New techniques in ultrasound. In Babikian VL, Wechsler LR, Higashida RT (eds): *Imaging Cerebrovascular Disease*. Philadelphia: Butterworth–Heinemann, 2003, pp 383–401.

106. Sharma VK, Tsivgoulis G, Lao AY, Alexandrov AV: Role of transcranial Doppler ultrasonography in evaluation of patients with cerebrovascular disease. *Curr Neurol Neurosci Rep* 2007;**7**:8–20.

107. Tsivgoulis G, Sharma VK, Lao AY, et al: Validation of transcranial Doppler with computed tomography angiography in acute cerebral ischemia. *Stroke* 2007;**38**:1245–1249.

108. Sharma VK, Tsivgoulis G, Lao AY, et al: Noninvasive detection of diffuse intracranaial disease. *Stroke* 2007;**38**:3175–3181.

109 Caplan LR: *Posterior Circulation Disease: Clinical Findings, Diagnosis, and Management.* Boston: Blackwell, 1996.

110. Sliwka U, Rautenberg W: Multimodal ultrasound versus angiography for imaging the vertebrobasilar circulation. *J Neuroimaging* 1998;**8**:182.

111. Seiler RW, Grolimund P, Asaslid R, et al: Cerebral vasospasm evaluated by transcranial ultrasound correlated with clinical grade and CT-visualized subarachnoid hemorrhage. *J Neurosurg* 1986;**64**:594–600.

112. Becker G, Greiner K, Kaune B, et al: Diagnosis and monitoring of subarachnoid hemorrhage by transcranial color-coded real time sonography. *Neurosurgery* 1991;**28**:814–820.

113. Chaudhuri R, Padayachee TS, Lewis RR, et al: Non-invasive assessment of the circle of Willis using transcranial pulsed Doppler ultrasound with angiographic correlation. *Clin Radiol* 1992;**46**:193–197.

114. Anzola GP, Gasparotti R, Magoni M, Prandini F: Transcranial Doppler sonography and magnetic resonance angiography in the assessment of collateral hemispheric flow in patients with carotid artery disease. *Stroke* 1995;**26**:214–217.

115. Klotzsch C, Popescu O, Berlit P: Assessment of the posterior communicating artery by transcranial color-coded duplex sonography. *Stroke* 1996;**27**:486–489.

116. Piepgras A, Schmiedek P, Leinsinger G, et al: A simple test to assess cerebrovascular reserve capacity using transcranial Doppler sonography and acetazolamide. *Stroke* 1990;**21**:1306–1311.

117. Dahl A, Russell D, Rootwelt K, et al: Cerebral vasoreactivity assessed with transcranial Doppler and regional cerebral blood flow measurements. Dose, concentration, and time of the response to acetazolamide. *Stroke* 1995;**26**:2302–2306.

118. Valdueza JM, Draganski B, Hoffman O, et al: Analysis of CO_2 vasomotor reactivity and vessel diameter changes by simultaneous venous and arterial Doppler recordings. *Stroke* 1999;**30**:81–86.

119. Yonas H, Smith HA, Durham SR, et al: Increased stroke risk predicted by compromised cerebral blood flow reactivity. *J Neurosurg* 1993;**79**:483–489.

120. Markus HS: Transcranial Doppler detection of circulating cerebral emboli: A review. *Stroke* 1993;**24**:1246–1250.

121. Markus HS, Harrison MJ: Microembolic signal detection using ultrasound. *Stroke* 1995;**26**:1517–1519.

122. Tong DC, Albers GW: Transcranial Doppler-detected microemboli in patients with acute stroke. *Stroke* 1995;**26**:1588–1592.

123. Sliwka U, Job F-P, Wissuwa D, et al: Occurrence of transcranial Doppler high-intensity transient signals in patients with potential cardiac sources of embolism: A prospective study. *Stroke* 1995;**26**:2067–2070.

124. Daffertshofer M, Ries S, Schminke U, Hennerici M: High-intensity transient signals in patients with cerebral ischemia. *Stroke* 1996;**27**:1844–1849.

125. Sliwka U, Lingnau A, Stohlmann W-D, et al: Prevalence and time course of microembolic signals in patients with acute strokes: A prospective study. *Stroke* 1997;**28**:358–363.

126. Ringelstein EB, Droste DW, Babikian VL, et al: Consensus on microembolus detection by TCD. International Consensus Group on Microembolus Detection. *Stroke* 1998;**29**:725–729.

127. Siebler M, Nachtmann A, Sitzer M, et al: Cerebral microembolism and the risk of ischemia in asymptomatic high-grade internal carotid artery stenosis. *Stroke* 1995;**26**:2184–2186.

128. Molloy J, Markus HS: Asymptomatic embolization predicts stroke and TIA risk in patients with carotid artery stenosis. *Stroke* 1999;**30**:1440–1443.

129. Segura T, Serena J, Molins A, Davalos A: Clusters of microembolic signals: A new form of cerebral microembolism presentation in a patient with middle cerebral artery stenosis. *Stroke* 1998;**29**:722–724.

130. Wong KS, Li H, Chan YL, et al: Use of trans-cranial Doppler to predict outcome in patients with intracranial large-artery occlusive disease. *Stroke* 2003;**31**:2641–2647.

131. Gao S, Wong KS, Hansberg T, et al: Microembolic signal predicts recurrent cerebral ischemic events in acute stroke patients with middle cerebral artery stenosis. *Stroke* 2004;**35**:2832–2836.

132. Mackinnon AD, Aaslid R, Markus HS: Long-term ambulatory monitoring for cerebral emboli using transcranial Doppler ultrasound. *Stroke* 2004;**35**:73–78.

133. Teague SM, Sharma MK: Detection of paradoxical cerebral echo contrast embolization by transcranial Doppler ultrasound. *Stroke* 1991;**22**:740–745.

134. Chimowitz MI, Nemec JJ, Marwick TH, et al: Transcranial Doppler ultrasound identifies patients with right-to-left cardiac or pulmonary shunts. *Neurology* 1991;**41**:1902–1904.

135. Albert A, Muller HR, Hetzel A: Optimized transcranial Doppler

technique for the diagnosis of cardiac right-to-left shunts. *J Neuroimaging* 1997;**7**:159–163.

136. Di Tullio M, Sacco RL, Venketasubramanian N, et al: Comparison of diagnostic techniques for the detection of a patent foramen ovale in stroke patients. *Stroke* 1993;**24**:1020–1024.

137. Klotzsch C, Janzen G, Berlit P: Transesophageal echocardiography and contrast-TCD in the detection of a patent foramen ovale. Experiences with 111 patients. *Neurology* 1994;**44**:1603–1606.

138. Jauss M, Zanette E: Detection of right-to-left shunt with ultrasound contrast agent and trans-cranial Doppler sonography. *Cerebrovasc Dis* 2000;**10**:490–496.

139. Sastry S, Daly K, Chengodu T, McCollum C: Is transcranial Doppler for the detection of venous-to-arterial circulation shunts reproducible? *Cerebrovasc Dis* 2007;**23**:424–429.

140. Baumgartner RW, Gonner F, Arnold M, Muri R: Transtemporal power- and frequency-based color-coded duplex sonography of cerebral veins and sinuses. *AJNR Am J Neuroradiol* 1997;**18**:1771–1781.

141. Stolz E, Kaps M, Dorndorf W: Assessment of intracranial venous hemodynamics in normal individuals and patients with cerebral venous thrombosis. *Stroke* 1999;**30**:70–75.

142. Ries S, Steinke W, Neff KW, Hennerici M: Echocontrast enhanced transcranial color-coded sonography for the diagnosis of transverse sinus thrombosis. *Stroke* 1997;**28**:696–700.

143. Valdueza JM, Hoffmann O, Weih M, et al: Monitoring of venous hemodynamics in patients with cerebral venous thrombosis by transcranial Doppler ultrasound. *Arch Neurol* 1999;**56**:229–234.

144. Becker G, Bogdahn U, Gehlberg C, et al: Transcranial color-coded real-time sonography of intracranial veins. *J Neuroimaging* 1995;**5**:87–94.

145. Pressman BD, Tourje EJ, Thompson JR: An early sign of ischemic infarction: Increased density in a cerebral artery. *AJNR Am J Neuroradiol* 1987;**8**:645–648.

146. Riedel CH, Zoubie J, Ulmer S, Gierthmuehlen J, Jansen O: Thin-slice reconstructions of nonenhanced CT images allow for detection of thrombus in acute stroke. *Stroke* 2012;**43**:2319–2323.

147. Lays D, Pruvo JP, Godefroy O, et al: Prevalence and significance of hyperdense middle cerebral artery in acute stroke. *Stroke* 1992;**23**:317–324.

148. Tomsick T, Brott T, Barsan W, et al: Prognostic value of the hyperdense middle cerebral artery sign and stroke scale score before ultraearly thrombolytic therapy. *AJNR Am J Neuroradiol* 1996;**17**:79–85.

149. Lee TC, Bartlett E, Fox AJ, Symons SP: The hypodense artery sign. *AJNR Am J Neuroradiol* 2005;**26**:2027–2029.

150. Grunholdt ML: B-mode ultrasound and spiral CT for the assessment of carotid atherosclerosis. *Neuroimaging Clin N Am* 2002;**12**:421–435.

151. Frank H: Characterization of atherosclerotic plaque by magnetic resonance imaging. *Am Heart J* 2001;**141**(Suppl 2):S45–S48.

152. Yuan C, Mitsumori LM, Beach KW, Maravilla KR: Carotid atherosclerotic plaque: Noninvasive MR characterization and identification of vulnerable lesions. *Radiology* 2001;**221**:285–299.

153. Adams GJ, Greene J, Vick 3rd GW, et al: Tracking regression and progression of atherosclerosis in human carotid arteries using high-resolution magnetic resonance imaging. *Magn Reson Imaging* 2004;**22**:1249–1258.

154. Honda M, Kitagawa N, Tsutsumi K, et al: High-resolution magnetic resonance imaging for detection of carotid plaques. *Neurosurgery* 2006;**58**:338–346.

155. Hatsukami TS, Ross R, Polissar NL, Yuan C: Visualization of fibrous cap thickness and rupture in human atherosclerotic carotid plaque in vivo with high-resolution magnetic resonance imaging. *Circulation* 2000;**102**:959–964.

156. Moody AR, Murphy RE, Morgan PS, et al: Characterization of complicated carotid plaque with magnetic resonance direct thrombus imaging in patients with cerebral ischemia. *Circulation* 2003;**107**:3047–3052.

157. Saloner D, Acevedo-Bolton G, Wintermark M, Rapp JH: MRI of geometric and compositional features of vulnerable carotid plaque. *Stroke* 2007;**38**(2):637–641.

158. Touzé E, Toussaint J-F, Coste J, et al; for the High-Resolution Magnetic Resonanace Imaging in Atherosclerotic Stenosis of the Carotid Artery (HIRISC) Study Group: Reproducibility of high-resolution MRI for the identification and the quantification of carotid atherosclerotic plaque components. *Stroke* 2007;**38**:1812–1819.

159. Yuan C, Mitsumori LM, Ferguson MS, et al: In vivo accuracy of multispectral magnetic resonance imaging for identifying lipid-rich necrotic cores and intraplaque hemorrhage in advanced human carotid plaques. *Circulation* 2001;**104**:2051–2056.

160. Botnar RM, Buecker A, Wiethoff AJ, et al: In vivo magnetic resonance imaging of coronary thrombosis using a fibrin-binding molecular magnetic resonance contrast agent. *Circulation* 2004;**110**:1463–1466.

161. Sirol M, Fuster V, Badimon JJ, et al: Chronic thrombus detection with in vivo magnetic resonance imaging and a fibrin-targeted contrast agent. *Circulation* 2005;**112**:1594–1600.

162. Klein IF, Lavallee PC, Schouman-Claeys E, Amaraenco P: High-resolution MRI identifies basilar artery plaques in paramedian pontine infarct. *Neurology* 2005;**64**:551–552.

163. Klein IF, Lavallee PC, Touboul P-J, et al: In vivo middle cerebral artery plaque imaging by high-resolution MRI. *Neurology* 2006;**67**:327–329.

164. Lam WW, Wong KS, So NM, et al: Plaque volume measurement by magnetic resonance imaging as an index of remodeling of middle cerebral artery: Correlation with transcranial color Doppler and magnetic resonance angiography. *Cerebrovasc Dis* 2004;**17**:166–169.

165. Chalela JA, Haaymore JB, Ezzeddine MA, et al: The hypointense MCA sign. *Neurology* 2002;**58**:1470.

166. Cho K-H, Kim JS, Kwon SU, et al: Significance of susceptibility vessel sign on T2*-weighted gradient echo imaging for identification of stroke subtypes. *Stroke* 2005;**36**:2379–2383.

167. Hermier M, Nighoghossian N: Contribution of susceptibility-weighted imaging to acute stroke assessment. *Stroke* 2004;**35**:1989–1994.

168. Assouline E, Benziane K, Reizine D, et al: Intra-arterial thrombus visualized on T2* gradient echo imaging in acute ischemic stroke. *Cerebrovasc Dis* 2005;**20**:6–11.

169. Idbaih A, Boukobza M, Crassard I, et al: MRI of clot in cerebral venous thrombosis: high diagnostic value of susceptibility-weighted images. *Stroke* 2006;**37**:991–995.

170. Selim M, Fink J, Linfante I, et al: Diagnosis of cerebral venous thrombosis with echo-planar T2*-weighted magnetic resonance imaging. *Arch Neurol* 2002;**59**:1021–1026.

171. Lovblad KO, Bassetti C, Schneider J, et al: Diffusion-weighted MR in cerebral venous thrombosis. *Cerebrovasc Dis* 2001;**11**:169–176.

172. Favrole P, Guichard JP, Crassard I, et al: Diffusion-weighted imaging of intravascular clots in cerebral venous thrombosis. *Stroke* 2004;**35**:99–103.

173. Essig M, von Kummer R, Egelhof T, et al: Vascular MR contrast enhancement in cerebrovascular disease. *AJNR Am J Neuroradiol* 1996;**17**:887–894.

174. Lazar EB, Russell EJ, Cohen BA, et al: Contrast-enhanced MR of cerebral arteritis: Intravascular enhancement related to flow stasis within areas of focal arterial ectasia. *AJNR Am J Neuroradiol* 1992;**13**:271–276.

175. Warach S, Latour LI: Evidence of reperfusion injury, exacerbated by thrombolytic therapy, in human focal brain ischemia using a novel imaging marker of early blood–brain barrier disruption. *Stroke* 2004;**35**(Suppl 1):2659–2661.

176. Latour LL, Kang DW, Ezzeddine MA, et al: Early blood–brain barrier disruption in human focal brain ischemia. *Ann Neurol* 2004;**56**:468–477.

177. Schellinger PD, Chalela JA, Kang DW, et al: Diagnostic and prognostic value of early MR Imaging vessel signs in hyperacute stroke patients imaged <3 hours and treated with recombinant tissue plasminogen activator. *AJNR Am J Neuroradiol* 2005;**26**:618–624.

178. Bang OY, Buck BH, Saver JL, et al: Prediction of hemorrhagic transformation after recanalization therapy using T2*-permeability magnetic resonance imaging. *Ann Neurol* 2007;**62**:170–176.

179. Singer OC, Humpich MC, Fiehler J, et al: Risk for symptomatic intracerebral hemorrhage after thrombolysis assessed by diffusion-weighted magnetic resonance imaging. *Ann Neurol* 2008;**63**:52–60.

180. Campbell BCV, Christensen S, Butcher KS, et al: Regional very low cerebral blood volume predicts hemorrhagic transformation better than diffusion-weighted imaging volume and thresholded apparent diffusion coefficient in acute ischemic stroke. *Stroke* 2010;**41**:82–88.

181. Kim JH, Bang OY, Liebeskind DS, et al: Impact of baseline tissue status (diffusion-weighted imaging lesion) versus perfusion status (severity of hypoperfusion) on hemorrhagic transformation. *Stroke* 2010;**41**: e135–e142.

182. Campbell BCV, Christensen S, Parsons MW, et al: Advanced imaging improves prediction of hemorrhage after stroke thrombolysis. *Ann Neurol* 2013;**73**:510–519.

183. Edelman RR, Mattle HP, Atkinson DJ, et al: MR angiography. *AJR Am J Roentgenol* 1990;**154**:937–946.

184. Bradley WG: Magnetic resonance angiography. In Babikian VL, Wechsler LR, Higashida RT (eds): *Imaging Cerebrovascular Disease.* Philadelphia: Butterworth–Heinemann, 2003, pp 37–50.

185. Qureshi A, Isa A, Cinnamon J, et al: Magnetic resonance angiography in patients with brain infarction. *J Neuroimaging* 1998;**8**:65–70.

186. Gillard JH, Oliverio PJ, Barker PB, et al: MR angiography in acute cerebral ischemia of the anterior circulation: A preliminary report. *AJNR Am J Neuroradiol* 1997;**18**:343–350.

187. Yano T, Kodama T, Suzuki Y, Watanabe K: Gadolinium-enhanced 3D time-of-flight MR angiography. *Acta Radiol* 1997;**38**:47–54.

188. Leclerc X, Martinat P, Godefroy O, et al: Contrast-enhanced three-dimensional fast imaging with steady-state precession (FISP) MR angiography of supraaortic vessels: Preliminary results. *AJNR Am J Neuroradiol* 1998;**19**:1405–1413.

189. U-King-Im J, Trivedi R, Graves M, et al: Contrast-enhanced MR angiography for carotid disease: Diagnostic and potential clinical impact. *Neurology* 2004;**62**:1282–1290.

190. Mitti RL, Broderick M, Carpenter JP, et al: Blinded-reader comparison of magnetic resonance angiography and Duplex ultrasonography for carotid artery bifurcation stenosis. *Stroke* 1994;**25**:4–10.

191. Levi CR, Mitchell A, Fitt G, Donnan GA: The accuracy of magnetic resonance angiography in the assessment of extracranial carotid artery occlusive disease. *Cerebrovasc Dis* 1996;**6**:231–236.

192. Bash S, Villablanca JP, Duckwiler G, et al: Intracranial vascular stenosis and occlusive disease. Evaluation with CT angiography, MR angiography, and digital subtraction angiography. *AJNR Am J Neuroradiol* 2005;**26**:1012–1021.

193. Uehara T, Mori E, Tabuchi M, et al: Detection of occlusive lesions in intracranial arteries by three-dimensional time-of-flight magnetic resonance angiography. *Cerebrovasc Dis* 1994;**4**:365–370.

194. Johnson BA, Heiserman JE, Drayer BP, Keller PJ: Intracranial MR angiography: Its role in the integrated approach to brain infarction. *AJNR Am J Neuroradiol* 1994;**15**:901–908.

195. Ko SB, Kim D-E, Kim SH, Roh J-K: Visualization of venous system by time-of-flight magnetic resonance angiography. *J Neuroimaging* 2006;**16**:353–356.

196. Amin-Hanjani S, Du X, Rose-Finnell L, et al; on behalf of the VERiTAS Study Group: Hemodynamic features of symptomatic vertebrobasilar disease. *Stroke* 2015;**46**:1850–1856.

197. Roberts HC, Lee TJ, Dillon WP: Computed tomography angiography. In Babikian VL, Wechsler LR, Higashida RT (eds): *Imaging Cerebrovascular Disease.* Philadelphia: Butterworth–Heinemann, 2003, pp 51–71.

198. Leclerc X, Godefroy O, Pruvo JP, Leys D: Computed tomographic angiography for the evaluation of carotid artery stenosis. *Stroke* 1995;**26**:1577–1581.

199. Josephson S, Bryant S, Mak H, et al: Evaluation of carotid stenosis using CT angiography in the initial evaluation of stroke and TIA. *Neurology* 2004;**63**:457–460.

200. Feasby T, Findlay J: CT angiography for the assessment of carotid stenosis. *Neurology* 2004;**63**:412–413.

201. Bartlett ES, Walters TD, Symons SP, Fox AJ: Carotid stenosis index revisited with direct CT angiography measurement of carotid arteries to quantify carotid stenosis. *Stroke* 2007;**38**:286–291.

202. Wong KS, Liang EY, Lam WWM, et al: Spiral computed tomography angiography in the assessment of middle cerebral artery occlusive disease. *J Neurol Neurosurg Psychiatry* 1995;**59**:537–539.

203. Skutta B, Furst G, Eilers J, et al: Intracranial stenoocclusive disease: Double detector helical CTA versus digital subtraction angiography. *AJNR Am J Neuroradiol* 1999;**20**:791–799.

204. Brisman J, Song JK, Newell DW: Cerebral aneurysms. *N Engl J Med* 2006;**355**:928–939.

205. Nguyen-Huynh MN, Wintermark M, English J, et al: How accurate is CT angiography in evaluating intracranial atherosclerotic disease? *Stroke* 2008;**39**:1184–1188.

206. Nijjar S, Patel B, McGinn G, West M: Computed tomographic angiography as the primary diagnostic study in spontaneous subarachnoid hemorrhage. *J Neuroimaging* 2007;**17**:295–299.

207. Wada R, Aviv RI, Fox AJ, et al: CT angiography "spot sign" predicts hematoma expansion in acute intracerebral hemorrhage. *Stroke* 2007;**38**:1257–1262.

208. Davis SM, Broderick J, Hennerici M, et al: Hematoma growth is a determinant of mortality and poor outcome after intracerebral hemorrhage. *Neurology* 2006;**66**:1175–1181.

209. Rodriguez-Luna D, Dowlatshahi D, Aviv RI, et al; and the PRSICS Group: Venous phase of computed tomography angiography increases spot sign detection, but intracerebral hemorrhage expansion is greater in spot signs detected in arterial phase. *Stroke* 2014;**45**:734–739.

210. Warach S, Li W, Ronthal M, Edelman R: Acute cerebral ischemia: evaluation with dynamic contrast-enhanced MR imaging and MR angiography. *Radiology* 1992;**182**:41–47.

211. Fisher M, Prichard JW, Warach S. New magnetic resonance techniques for acute ischemic stroke. *JAMA* 1995;**274**:908–911.

212. Rother J, Guckel F, Neff W, et al: Assessment of regional cerebral blood flow volume in acute human stroke by use of a single-slice dynamic susceptibility contrast-enhanced magnetic resonance imaging. *Stroke* 1996;**27**:1088–1093.

213. Sorensen AG, Buonanno F, Gonzalez RG, et al: Hyperacute stroke: evaluation with combined multisection diffusion-weighted and hemodynamically weighted echo-planar MR imaging. *Radiology* 1996;**199**:391–401.

214. Schlaug G, Benfield A, Baird AE, et al: The ischemic penumbra operationally defined by diffusion and perfusion MRI. *Neurology* 1999;**53**:1528–1537.

215. Schellinger PD, Fiebach JB, Jansen O, et al: Stroke magnetic resonance imaging within 6 hours after onset of hyperacute cerebral ischemia. *Ann Neurol* 2001;**49**:460–469.

216. Chaves C, Silver B, Staroselskaya I, et al: Relation of perfusion-weighted magnetic resonance imaging (MRI) and clinical outcome in patients with ischemic stroke. *Cerebrovasc Dis* 1999;**9**(Suppl 1):56.

217. Staroselskaya I, Chaves C, Silver B, et al: Relationship between magnetic resonance arterial patency and perfusion–diffusion mismatch in acute ischemic stroke and its potential clinical use. *Arch Neurol* 2001;**58**:1069–1074.

218. Neumann-Haefelin T, Moseley ME, Albers GW: New magnetic resonance imaging methods for cerebrovascular disease: emerging clinical applications. *Ann Neurol* 2000;**47**:559–570.

219. Ostergaard L, Sorensen AG, Chesler DA, et al: Combined diffusion-weighted and perfusion-weighted flow heterogeneity magnetic resonance imaging in acute stroke. *Stroke* 2000;**31**:1097–1103.

220. Chaves CJ, Staroselskaya I, Linfante I, Llinas R, et al: Patterns of perfusion-weighted imaging in patients with carotid artery occlusive disease. *Arch Neurol* 2003;**60**:237–242.

221. Kane I, Carpenter T, Chappell F, et al: Comparison of 10 different magnetic resonance perfusion imaging processing methods in acute ischemic stroke. *Stroke* 2007;**38**:3158–3164.

222. Wintermark M, Flanders AE, Velthuis B, et al: Perfusion-CT assessment of infarct core and penumbra: receiver operating characteristic curve analysis in 130 patients suspected of acute hemispheric stroke. *Stroke* 2006;**37**:979–985.

223. Bivard A, McElduff P, Spratt N, Levi C, Parsons M: Defining the extent of irreversible brain ischemia using perfusion computed tomography. *Cerebrovasc Dis* 2011;**31**:238–245.

224. Campbell BC, Christensen VS, Levi CR, et al: Cerebral blood flow is the optimal CT perfusion parameter for assessing infarct core. *Stroke* 2011;**42**:3435–3440.

225. Kamalian S, Maas MB, Goldmacher GV, et al: CT cerebral blood flow maps optimally correlate with admission diffusion-weighted imaging in acute stroke but thresholds vary by postprocessing platform. *Stroke* 2011;**42**:1923–1928.

226. Olivot JM, Mlynash M, Thijs VN, et al: Optimal T_{max} threshold for predicting penumbral tissue in acute stroke. *Stroke* 2009;**40**:469–475.

227. Zaro-Weber O, Moeller-Hartmann W, Heiss WD, Sobesky J: Maps of time to maximum and time to peak for mismatch definition in clinical stroke studies validated with positron emission tomography. *Stroke* 2010;**41**:2817–2821.

228. Albers GW, Thijs VN, Wechsler L, et al: Magnetic resonance imaging profiles predict clinical response to early reperfusion: the diffusion and perfusion imaging evaluation for understanding stroke evolution (DEFUSE) study. *Ann Neurol* 2006;**60**:508–517.

229. Lansberg MG, Straka M, Kemp S, et al: MRI profile and response to endovascular reperfusion after stroke (DEFUSE 2): A prospective cohort study. *Lancet Neurol* 2012;**11**:860–867.

230. Davis SM, Donnan GA, Parsons MW, et al: Effects of alteplase beyond 3 h after stroke in the Echoplanar Imaging Thrombolytic Evaluation Trial (EPITHET): A placebo-controlled randomised trial. *Lancet Neurol* 2008;**7**:299–309.

231. Meretoja AD, Strbian D, Mustanoja S, et al: Reducing in-hospital delay to 20 minutes in stroke thrombolysis. *Neurology* 2012;**79**:306–313.

232. Meretoja A, Weir L, Ugalde M, et al: Helsinki model cut stroke thrombolysis delays to 25 minutes in Melbourne in only 4 months. *Neurology* 2013;**81**:1071–1076.

233. Wong EC: Quantifying CBF with pulsed ASL: Technical and pulse sequence factors. *J Magn Reson Imaging* 2005;**22**:727–731.

234. Wang Z, Wang J, Connick TJ, et al: Continuous ASL (CASL) perfusion MRI with an array coil and parallel imaging at 3T. *Magn Reson Med* 2005;**54**:732–737.

235. Fernandez-Seara MA, Wang Z, Wang J, et al: Continuous arterial spin labeling perfusion measurements using single shot 3D GRASE at 3 T. *Magn Reson Med* 2005;**54**:1241–1247.

236. Ances BM, McGarvey ML, Abrahams JM, et al: Continuous arterial spin labeled perfusion magnetic resonance imaging in patients before and after carotid endarterectomy. *J Neuroimaging* 2004;**14**:133–138.

237. Yoo R-E, Yun TJ, Rhim JH, et al: Bright vessel appearance on arterial spin labeling MRI for localizing arterial occlusion in acute ischemic stroke. *Stroke* 2015;**46**:564–567.

238. Park K-Y, Youn YC, Chung C-S, et al: Large-artery stenosis predicts subsequent vascular events in patients with transient ischemic attack. *J Clin Neurol* 2007;**3**:169–174.

239. Perez A, Restepo L, Kleinman J, et al: Patients with diffusion–perfusion mismatch on magnetic resonance imaging 48 hours or more after stroke symptom onset: Clinical and imaging features. *J Neuroimaging* 2006;**16**:329–333.

240. Linfante I, Llinas RH, Schlaug G, et al: Diffusion-weighted imaging and National Institutes of Health Stroke Scale in the acute phase of posterior-circulation stroke. *Arch Neurol* 2001;**58**:621–628.

241. Ma H, Parsons MW, Christensen S, et al: A multicentre, randomized, double blinded, placebo controlled phase 3 study to investigate EXtending the time for Thrombolysis in Emergency Neurological Deficits (EXTEND). *Int J Stroke* 2012;**7**:74–80.

242. Campbell BC, Mitchell PJ, Yan B, et al; and E-I investigators: A multicenter, randomized, controlled study to investigate EXtending the time for Thrombolysis in Emergency Neurological Deficits with Intra-Arterial therapy (EXTEND-IA). *Int J Stroke* 2014;**9**:126–132.

243. von Kummer R, Weber J: Brain and vascular imaging in acute ischemic stroke: The potential of computed tomography. *Neurology* 1997;**49**(Suppl 4):S52–S55.

244. Nabavi DG, Kloska SP, Nam E-M, et al: MOSAIC: Multimodal stroke assessment using computed tomography. Novel diagnostic approach for the prediction of infarction size and clinical outcome. *Stroke* 2002;**33**:2819–2826.

245. Koroshetz W: Contrast computed tomography scan in acute stroke: "You can't always get what you want but . . . you get what you need." *Ann Neurol* 2002;**51**:415–416.

246. Wintermark M, Reichhart M, Thiran J-P, et al: Prognostic accuracy of cerebral blood flow measurement by perfusion computed tomography, at the time of emergency room admission, in acute stroke patients. *Ann Neurol* 2002;**51**:417–432.

247. Wintermark M, Reichart M, Cuisenaire O, et al: Comparison of admission perfusion computed tomography and qualitative diffusion- and perfusion-weighted magnetic resonance imaging in acute stroke patients. *Stroke* 2002;**33**:2025–2031.

248. Parsons MW, Pepper EM, Bateman GA, et al: Identification of the penumbra and infarct core on hyperacute noncontrast and perfusion CT. *Neurology* 2007;**68**:730–736.

249. Na DG, Byun HS, Lee KH, et al: Acute occlusion of the middle cerebral artery: Early evaluation with triphasic helical CT – Preliminary results. *Radiology* 1998;**207**:113–122.

250. Lee KH, Cho S-J, Byun HS, et al: Triphasic perfusion computed tomography in acute middle cerebral artery stroke. *Arch Neurol* 2000;**57**:990–999.

251. Lee KH, Lee S-J, Cho S-J, et al: Usefulness of triphasic perfusion computed tomography for intravenous thrombolysis with tissue-type plasminogen activator in acute ischemic stroke. *Arch Neurol* 2000;**57**:1000–1008.

252. Kohrmann M, Juttler E, Huttner HB, et al: Acute stroke imaging for thrombolytic therapy – an update. *Cerebrovasc Dis* 2007;**24**:161–169.

253. Menon BK, Smith EE, Modi J, et al: Regional leptomeningeal score on CT angiography predicts clinical and imaging outcomes in patients with acute anterior circulation occlusions. *AJNR Am J Neuroradiol* 2011;**32**:1640–1645.

254. Wintermark M, Meuli R, Browaeys P, et al: Comparison of CT perfusion and angiography and MRI in selecting stroke patients for acute treatment. *Neurology* 2007;**68**:694–697.

255. Chalela JA, Kidwell CS, Nentwich LM, et al: Magnetic resonance imaging and computed tomography in emergency assessment of patients with suspected acute stroke: A prospective comparison. *Lancet* 2007;**369**:293–298.

256. Yonas H, Wolfson SK, Gur D, et al: Clinical experience with the use of xenon-enhanced CT blood flow mapping in cerebral vascular disease. *Stroke* 1984;**15**:443–450.

257. Yonas H, Darby JM, Marks EC, et al: CBF measured by Xe-CT: Approach to analysis and normal values. *J Cereb Blood Flow Metab* 1991;**11**:716–725.

258. Hilman J, Sturnegk P, Yonas H, et al: Bedside monitoring of CBF with xenon-CT and a mobile scanner: A novel method in neurointensive care. *Br J Neurosurg* 2005;**19**:395–401.

259. Fayad P, Brass LM: Single photon emission computed tomography in cerebrovascular disease. *Stroke* 1991;**22**:950–954.

260. Caplan LR: Question-driven technology assessment: SPECT as an example. *Neurology* 1991;**41**:187–191.

261. Masdeu JC, Brass LM: SPECT imaging of stroke. *J Neuroimaging* 1995;**5**:514–522.

262. Therapeutics and Technology Subcommittee of the American Academy of Neurology: Assessment of Brain SPECT. *Neurology* 1996;**46**:278–285.

263. Masdeu JC: Imaging of stroke with single-photon emission computed tomography. In Babikian VL, Wechsler LR, Higashida RT (eds): *Imaging Cerebrovascular Disease*. Philadelphia: Butterworth–Heinemann, 2003, pp 131–143.

264. Wintermark M, Sesay M, Barbier E, et al: Comparative overview of brain perfusion imaging techniques. *JNR J Neuroradiol* 2005;**32**:294–314.

265. Frackowiak R: PET CBF investigations of stroke. In Welch KMA, Caplan LR, Reis DJ, Siesjo B, Weir B (eds): *Primer on Cerebrovascular Diseases*. San Diego: Academic Press, 1997, pp 636–640.

266. Phelps M, Mazziotta J, Huang S: Study of cerebral function with positron computed tomography. *J Cereb Blood Flow Metab* 1982;**2**:113–162.

267. Baron JC, Bousser M-G, Rey A, et al: Reversal of focal misery-perfusion syndrome by extra-intracranial arterial bypass in hemodynamic cerebral ischemia. *Stroke* 1981;**12**:454–459.

268. Marchal G, Furlong M, Beaudouin V, et al: Early spontaneous hyperperfusion after stroke: A marker of favorable tissue outcome. *Brain* 1996;**119**:409–419.

269. Baron J-C: Positron emission tomography. In Babikian VL, Wechsler LR, Higashida RT (eds): *Imaging Cerebrovascular Disease*. Philadelphia: Butterworth–Heinemann, 2003, pp 115–130.

270. Johnson KA, Gregas M, Becker JA, et al: Imaging of amyloid burden and distribution in cerebral amyloid angiopathy. *Ann Neurol* 2007;**62**:229–234.

271. Vinters HV: Imaging cerebral microvascular amyloid. *Ann Neurol* 2007;**62**:209–212.

272. Caplan LR, Wolpert SM: Angiography in patients with occlusive cerebrovascular disease: A stroke neurologist and neuroradiologist's views. *AJNR Am J Neuroradiol* 1991;**12**:593–601.

273. Akers DL, Markowitz IA, Kerstein MD: The value of aortic arch study in the evaluation of cerebrovascular insufficiency. *Am J Surg* 1987;**154**:230–232.

274. Caplan LR, Manning WJ: Cardiac sources of embolism: The usual suspects. In Caplan LR, Manning WJ (eds): *Brain Embolism*. New York: Informa Healthcare, 2006, pp 129–159.

275. DeRook FA, Comess KA, Albers GW, Popp RL: Transesophageal echocardiography in the evaluation of stroke. *Ann Intern Med* 1992;**117**:922–932.

276. Grullon C, Alam M, Rosman HS, et al: Transesophageal echocardiography in unselected patients with focal cerebral ischemia: When is it useful? *Cerebrovasc Dis* 1994;**4**:139–145.

277. Daniel WG, Mugge A: Transesophageal echocardiography. *N Engl J Med* 1995;**332**:1268–1279.

278. Horowitz DR, Tuhrim S, Weinberger J, et al: Transesophageal echocardiography: Diagnostic and clinical applications in the evaluation of the stroke patient. *J Stroke Cerebrovasc Dis* 1997;**6**:332–336.

279. Manning WJ: Cardiac sources of embolism: Pathophysiology and identification. In Caplan LR, Manning WJ (eds): *Brain Embolism*. New York: Informa Healthcare, 2006, pp 161–186.

280. Furlan AJ, Reisman M, Massaro J, et al; and CI Investigators: Closure or medical therapy for cryptogenic stroke with patent foramen ovale. *N Engl J Med* 2012;**366**:991–999.

281. Carroll JD, Saver JL, Thaler DE, et al; and R Investigators: Closure of patent foramen ovale versus medical therapy after cryptogenic stroke. *N Engl J Med* 2013;**368**:1092–1100.

282. Caplan LR: Of birds and nests and cerebral emboli. *Rev Neurol* 1991;**147**:265–273.

283. Caplan LR: Brain embolism. In Caplan LR, Chimowitz M, Hurst JW (eds): *Practical Clinical Neurocardiology*. New York: Marcel Dekker, 1999, pp 35–185.

284. Caplan LR: The aorta as a donor source of brain embolism. In Caplan LR, Manning WJ (eds): *Brain Embolism*. New York: Informa Healthcare, 2006, pp 187–201.

285. Amarenco P, Davis S, Jones EF, et al; for The Aortic Arch Related Cerebral Hazard Trial Investigators: Clopidogrel plus aspirin versus warfarin in patients with stroke and aortic arch plaques. *Stroke* 2014;**45**:1248–1257.

286. Johnson LL, Pohost GM: Nuclear cardiology. In Schlant RC, Alexander RW (eds): *Hurst's The Heart*, 8th ed. New York: McGraw-Hill, 1994, pp 2281–2323.

287. Caplan LR. Translating what is known about neurological complications of coronary artery bypass grafting into action. *Arch Neurol* 2009;**66**:1063–1064.

288. Weinberger J, Azhar S, Danisi F, et al: A new noninvasive technique for imaging atherosclerotic plaque in the aortic arch of stroke patients by transcutaneous real-time B-mode ultrasonography. *Stroke* 1998;**29**:673–676.

289. Chatzikonstantinou A, Krissak R, Flüchter S: CT angiography of the aorta is superior to transesophageal echocardiography for determining stroke subtypes in patients with cryptogenic ischemic stroke. *Cerebrovasc Dis* 2012;**33**:322–328.

290. Svedlund S, Wetterholm R, Volkmann R, Caidahl K: Retrograde blood flow in the aortic arch determined by transesophageal Doppler ultrasound. *Cerebrovasc Dis* 2009;**27**:22–28.

291. Hur J, Kim YJ, Lee H-J, et al: Cardiac computed tomographic angiography for detection of cardiac sources of embolism in stroke patients. *Stroke* 2009;**40**:2073–2078.

292. Rokey R, Rolak LA, Harati Y, et al: Coronary artery disease in patients with cerebrovascular disease: A prospective study. *Ann Neurol* 1985;**16**:50–53.

293. Dhamoon MS, Tai W, Boden-Albala B, et al: Risk of myocardial infarction or vascular death after first ischemic stroke. The Northern Manhattan Study. *Stroke* 2007;**38**:1752–1758.

294. Calvet D, Touzé E, Varenne O, et al: Prevalence of asymptomatic coronary artery disease in ischemic stroke patients: The PRECORIS study. *Circulation* 2010;**121**:1623–1629.

295. Yoo J, Yang JH, Choi BW, et al: The frequency and risk of preclinical coronary artery disease detected using multichannel cardiac computed tomography in patients with ischemic stroke. *Cerebrovasc Dis* 2012;**33**:286–294.

296. Kim WY, Danias PG, Stuber M, et al: Coronary magnetic resonance angiography for the detection of coronary stenoses. *N Engl J Med* 2001;**345**:1863–1869.

297. Budoff MJ, Shaw LJ, Liu ST, et al: Long-term prognosis associated with coronary calcification: Observations from a registry of 25,253 patients. *J Am Coll Cardiol* 2007;**49**:1860–1870.

298. Liao J, Khalid Z, Scallan C, et al: Noninvasive cardiac monitoring for detecting paroxysmal atrial fibrillation or flutter after acute ischemic stroke: A systematic review. *Stroke* 2007;**38**:2935–2940.

299. Rizos T, Güntner J, Jenetsky E, et al: Continuous stroke unit electrocardiographic monitoring versus 24-hour holter electrocardiography for detection of paroxysmal atrial fibrillation after stroke. *Stroke* 2012;**43**:2689–2694.

300. Rabinstein A: Prolonged cardiac monitoring for detection of paroxysmal atrial fibrillation after cerebral ischemia. *Stroke* 2014;**45**:1208–1214.

301. Kishore A, Vail A, Majid A, et al: Detection of atrial fibrillation after ischemic stroke or transient ischemic attack: a systematic review and meta-analysis. *Stroke* 2014;**45**:520–526.

302. Patton KK, Ellinor PT, Hecklert SR, et al: N-terminal pro-B-type natriuretic peptide is a major

predictor of the development of atrial fibrillation. *Circulation* 2009;**120**:1768–1777.

303. Hijazi Z, Wallentin L, Siegbahn A, et al: N-terminal pro-B-type natriuretic peptide for risk assessment in patients with atrial fibrillation. *J Am Coll Cardiol* 2013;**61**:2274–2284.

304. Warraich HJ, Gandhavadi M, Manning WJ: Mechanical discordance of the left atrium and appendage. A novel mechanism of stroke in paroxysmal atrial fibrillation. *Stroke* 2014;**45**:1481–1484.

305. Lieb WE, Flaharty PM, Sergott RC, et al: Color Doppler imaging provides accurate assessment of orbital blood flow in occlusive carotid artery disease. *Ophthalmology* 1991;**98**:548–552.

306. Hedges TR. Ocular ischemia. In Caplan LR (ed): *Brain Ischemia: Basic Concepts and Clinical Relevance.* London: Springer, 1995, pp 61–73.

307. Castillo M, Kwock L, Mukherji SK: Clinical applications of proton MR spectroscopy. *AJNR Am J Neuroradiol* 1996;**17**:1–15.

308. Pavlakis SG, Kingsley PB, Kaplan GP, et al: Magnetic resonance spectroscopy: Use in monitoring MELAS treatment. *Arch Neurol* 1998;**55**:849–852.

309. Koroshetz WJ: New techniques in computed tomography, magnetic resonance imaging, and optical imaging in cerebrovascular disease. In Babikian VL, Wechsler LR, Higashida RT (eds): *Imaging Cerebrovascular Disease.* Philadelphia: Butterworth–Heinemann, 2003, pp 403–412.

310. Cramer SC, Nelles G, Benson RR, et al: A functional MRI study of subjects recovered from hemiparetic stroke. *Stroke* 1997;**28**:2518–2527.

311. Ward NS, Brown MM, Thompson AJ, Frackowiak RSJ: Neural correlates of motor recovery after stroke: a longitudinal fMRI study. *Brain* 2003;**126**:2476–2496.

312. Love T, Haist F, Nicol J, Swinney D: A functional neuroimaging investigation of the roles of structural complexity and task-demand during auditory sentence processing. *Cortex* 2006;**42**:577–590.

313. Levine SR, Brust JCM, Futrell N, et al: A comparative study of the cerebrovascular complications of cocaine-alkaloidal versus hydrochloride – a review. *Neurology* 1991;**41**:1173–1177.

314. Caplan LR: Drugs. In Kase CS, Caplan LR (eds): *Intracerebral Hemorrhage.* Boston: Butterworth–Heinemann, 1994, pp 201–220.

315. Alberico RA, Patel M, Casey S, et al: Evaluation of the circle of Willis with three-dimensional CT angiography in patients with suspected intracranial aneurysms. *AJNR Am J Neuroradiol* 1995;**16**:1571–1578.

316. Sekhar L, Wechsler L, Yonas H, et al: Value of transcranial Doppler examination in the diagnosis of cerebral vasospasm after subarachnoid hemorrhage. *Neurosurgery* 1988;**22**:813–821.

317. Sloan MA, Haley EC, Kassell NF, et al: Sensitivity and specificity of transcranial Doppler ultrasonography in the diagnosis of vasospasm following subarachnoid hemorrhage. *Neurology* 1989;**39**:1514–1518.

318. Pollock S, Tsitsopoulas P, Harrison M: The effect of hematocrit on cerebral perfusion and clinical status following occlusion in the gerbil. *Stroke* 1982;**13**:167–170.

319. Harrison M, Pollock S, Kindoll B, et al: Effect of hematocrit on carotid stenosis and cerebral infarction. *Lancet* 1981;**2**:114–115.

320. Thomas D, duBoulay G, Marshall J, et al: Effect of hematocrit on cerebral blood flow in man. *Lancet* 1977;**2**:941–943.

321. Tohgi H, Yamanouchi H, Murakami M, et al: Importance of the hematocrit as a risk factor in cerebral infarction. *Stroke* 1978;**9**:369–374.

322. Grotta J, Ackerman R, Correia J, et al: Whole-blood viscosity parameters and cerebral blood flow. *Stroke* 1982;**13**:296–298.

323. Thomas D: Whole blood viscosity and cerebral blood flow. *Stroke* 1982;**13**:285–287.

324. Kee Jr DB, Wood JH: Influence of blood rheology on cerebral circulation. In Wood JH (ed): *Cerebral Blood Flow: Physiological and Clinical Aspects.* New York: McGraw-Hill, 1987, pp 173–185.

325. Allport LE, Parsons MW, Butcher KS, et al: Elevated hematocrit is associated with reduced reperfusion and tissue survival in acute stroke. *Neurology* 2005;**65**:1382–1387.

326. Adams RJ, Nichols FT, Figueroa R, et al: Transcranial Doppler correlation with cerebral angiography in sickle cell disease. *Stroke* 1992;**23**:1073–1077.

327. Switzer JA, Hess DC, Nichols FT, Adams RJ: Pathophysiology and treatment of stroke in sickle-cell disease: Present and future. *Lancet Neurol* 2006;**5**:501–512.

328. Adams RJ: TCD in sickle cell disease: An important and useful test. *Pediatr Radiol* 2005;**35**:229–234.

329. Adams RJ, McKie VC, Hsu L, et al: Prevention of a first stroke by transfusions in children with sickle cell anemia and abnormal results on transcranial Doppler ultrasonography. *N Engl J Med* 1998;**339**:5–11.

330. Adams RJ, Brambilla D: Optimizing Primary Stroke Prevention in Sickle Cell Anemia (STOP 2) Trial Investigators: Discontinuing prophylactic transfusions used to prevent stroke in sickle cell disease. *N Engl J Med* 2005;**353**:2769–2778.

331. Mercuri M, Bond MG, Evans G, et al: Leukocyte count and carotid atherosclerosis. *Stroke* 1991;**22**:134.

332. Elkind MS, Cheng I, Boden-Albala B, et al: Elevated white blood cell count and carotid plaque thickness: The Northern Manhattan Stroke Study. *Stroke* 2001;**32**:842–849.

333. Elkind MS, Sciacca R, Boden-Albala B, et al: Leukocyte count is associated with aortic arch plaque thickness. *Stroke* 2002;**33**:2587–2592.

334. Elkind MS, Sciacca RR, Boden-Albala B, et al: Leukocyte count is associated with reduced endothelial reactivity. *Atherosclerosis* 2005;**181**:329–338.

335. Elkind MS, Sciacca RR, Boden-Albala B, et al: Relative elevation in baseline leukocyte count predicts first cerebral infarction. *Neurology* 2005;**64**:2121–2125.

336. Elkind MS: Inflammation, atherosclerosis, and stroke. *Neurologist* 2006;**12**:140–148.

337. Bennett JS, Kolodziej MA: Disorders of platelet function. *Dis Month* 1992;**38**:557–563.

338. Anderson IR, Feinberg WM: Primary platelet disorders. In Welch KMA, Caplan LR, Reis DJ, Siesjo BK, Weir B (eds): *Primer on Cerebrovascular Diseases.* San Diego, Academic Press, 1997, pp 401–405.

339. Wu K: Platelet hyperaggregability and thrombosis in patients with thrombocythemia. *Ann Intern Med* 1978;**88**:7–11.

340. Arboix A, Besses C, Acin P, et al: Ischemic stroke as first manifestation of essential thrombocythemia: Report of six cases. *Stroke* 1995;**26**:1463–1466.

341. Ogata J, Yonemura K, Kimura K, et al: Cerebral infarction associated with essential thrombocythemia: An autopsy case study. *Cerebrovasc Dis* 2005;**19**:201–205.

342. Atkinson JLD, Sundt TM, Kazmier FJ, et al: Heparin-induced thrombocytopenia and thrombosis in ischemic stroke. *Mayo Clin Proc* 1988;**63**:353–361.

343. Arepally GM, Ortel TL: Clinical practice. Heparin-induced thrombocytopenia. *N Engl J Med* 2006;**355**:809–817.

344. Uchyama S, Takeuchi M, Osawa M, et al: Platelet function tests in thrombotic cerebrovascular disorders. *Stroke* 1983;**14**:511–517.

345. Ludlam CA: Evidence for the platelet specificity of beta-thromboglobulin and studies on its plasma concentration in healthy individuals. *Br J Haematol* 1979;**41**:271–278.

346. Fisher M, Francis R: Altered coagulation in cerebral ischemia: Platelet, thrombin, and plasmin activity. *Arch Neurol* 1990;**47**:1075–1079.

347. Helgason CH, Bolin KM, Hoff JA, et al: Development of aspirin resistance in persons with previous ischemic stroke. *Stroke* 1994;**25**:2331–2336.

348. Yeh RW, Everett BM, Foo SY, et al: Predictors for the development of elevated anti-heparin/platelet factor 4 antibody titers in patients undergoing cardiac catheterization. *Am J Cardiol* 2006;**98**:419–421.

349. Qizilbash N, Duffy S, Prentice CRM, et al: von Willebrand factor and risk of ischemic stroke. *Neurology* 1997;**49**:1552–1556.

350. Blann AD: Plasma von Willebrand factor, thrombosis, and the endothelium: The first 30 years. *Thromb Haemost* 2006;**95**:49–55.

351. Bowen DJ, Collins PW: Insights into von Willebrand factor proteolysis: Clinical implications. *Br J Haematol* 2006;**133**:457–467.

352. Weiss EJ, Bray PF, Tayback M, et al: A polymorphism of a platelet glycoprotein receptor as an inherited risk factor for coronary thrombosis. *N Engl J Med* 1996;**334**:1090–1094.

353. Kannel WB, Wolf PA, Castelli WP, et al: Fibrinogen and risk of cardiovascular disease. *JAMA* 1987;**258**:1183–1186.

354. Coull BM, Beamer NB, deGarmo PL, et al: Chronic blood hyperviscosity in subjects with acute stroke, transient ischemic attack, and risk factors for stroke. *Stroke* 1991;**22**:162–168.

355. Beamer N, Coull BM, Sexton G, et al: Fibrinogen and the albumin-globulin ratio in recurrent stroke. *Stroke* 1993;**24**:1133–1139.

356. Ernst E, Resch KL: Fibrinogen as a cardiovascular risk factor: A meta-analysis and review of the literature. *Ann Intern Med* 1993;**118**:956–963.

357. Danesh J, Lewington S, Thompson SG, et al: Plasma fibrinogen level and the risk of major cardiovascular diseases and nonvascular mortality: An individual participant meta-analysis. *JAMA* 2005;**294**:1799–1809.

358. Rothwell PM, Howard SC, Power DA, et al: Fibrinogen concentration and risk of ischemic stroke and acute coronary events in 5113 patients with transient ischemic attack and minor ischemic stroke. *Stroke* 2004;**35**:2300–2305.

359. Mora S, Rifai N, Buring JE, Ridker PM: Additive value of immunoassay-measured fibrinogen and high-sensitivity C-reactive protein levels for predicting incident cardiovascular events. *Circulation* 2006;**114**:381–387.

360. The Ancrod Stroke Study Investigators: Ancrod for the treatment of acute ischemic brain infarction. *Stroke* 1994;**25**:1755–1759.

361. Atkinson RP: Ancrod in the treatment of acute ischemic stroke. a review of clinical data. *Cerebrovasc Dis* 1998;**8**(Suppl 1):23–28.

362. Gonzales-Conejero R, Fernandez-Cadenas I, Iniesta JA, et al: Role of fibrinogen levels and factor XIII V34L polymorphism in thrombolytic therapy in stroke patients. *Stroke* 2006;**37**:2288–2293.

363. Radack K, Deck C, Huster G: Dietary supplementation with low-dose fish oils lowers fibrinogen levels: A randomized double-blind controlled study. *Ann Intern Med* 1989;**111**:757–758.

364. Dashe J: Hyperviscosity and stroke. In Bogousslavsky J, Caplan LR (eds): *Uncommon Causes of Stroke*. Cambridge: Cambridge University Press, 2001, pp 100–109.

365. Rosenson RS, Lowe GD: Effects of lipids and lipoproteins on thrombosis and rheology. *Atherosclerosis* 1998;**140**:271–280.

366. Ariyo A, Thach C, Tracy R; for the Cardiovascular Health Study Investigators: Lp (a) lipoprotein, vascular disease, and mortality in the elderly. *N Engl J Med* 2003;**349**:2108–2115.

367. Ohira T, Schreiner P, Morrisett JD, et al: Lipoprotein (a) and incident ischemic stroke. The Atherosclerosis Risk in Communities (ARIC) Study. *Stroke* 2006;**37**:1407–1412.

368. Arenillas JF, Molina CA, Chacon P, et al: High lipoprotein (a), diabetes, and the extent of symptomatic intracranial atherosclerosis. *Neurology* 2004;**63**:27–32.

369. Dahlback B, Carlsson M, Svensson PJ: Familial thrombophilia due to a previously unrecognized mechanism characterized by poor anticoagulant response to activated protein C: Prediction of a cofactor to activated protein C. *Proc Natl Acad Sci U S A* 1993;**90**:1004–1008.

370. Zoller B, Dahlback B: Linkage between inherited resistance to activated protein C and factor V gene mutation in venous thrombosis. *Lancet* 1994;**343**:1536–1538.

371. Coull BM, Skaff PT: Disorders of coagulation. In Bogousslavsky J, Caplan LR (eds): *Uncommon Causes of Stroke*. Cambridge: Cambridge University Press, 2001, pp 86–95.

372. Ridker PM, Miletich JP, Stampfer MJ, et al: Factor V Leiden and risks of recurrent idiopathic venous thromboembolism. *Circulation* 1997;**95**:1777–1782.

373. Poort SR, Rosendaal FR, Reitsma PH, et al: A common genetic variation in the 3' untranslated region of the prothrombin gene is associated with elevated prothrombin levels and an increase in venous thrombosis. *Blood* 1996;**88**:3698–3703.

374. Martinelli I, Sacchi E, Landi G, et al: High risk of cerebral-vein thrombosis in carriers of a prothrombin-gene mutation and in users of oral contraceptives. *N Engl J Med* 1998;**338**:1793–1797.

375. Kosik KS, Furie B: Thrombotic stroke associated with elevated plasma factor VIII. *Arch Neurol* 1980;**8**:435–437.

376. Bhopale GM, Nanda RK: Blood coagulation factor VIII: An overview. *J Biosci* 2003;**28**:783–789.

377. Estol C, Pessin MS, DeWitt LD, et al: Stroke and increased factor VIII activity. *Neurology* 1989;**39**:225.

378. Pan W-H, Bai C-H, Chen J-R, Chiu H-C: Associations between carotid atherosclerosis and high factor VIII activity, dyslipidemia, and hypertension. *Stroke* 1997;**28**:88–94.

379. Anadure RK, Nagaraja D, Christopher R: Plasma factor VIII in non-puerperal cerebral venous thrombosis: a prospective case-control study. *J Neurol Sci* 2014;**339**:140–143.

380. Lip GYH, Lane D, Van Walraven C, Hart RG: Additive role of plasma von Willebrand factor levels to clinical factors for risk stratification of patients with atrial fibrillation. *Stroke* 2006;**37**:2294–2300.

381. Bongers TN, de Maat MP, van Goor ML, et al: High von Willebrand factor levels increase the risk of first ischemic stroke: Influence of ADAMTS 13, inflammation, and genetic variability. *Stroke* 2006;**37**:2672–2677.

382. Markus HS, Hambley H: Neurology and the blood: haematological abnormalities in ischaemic stroke. *J Neurol Neurosurg Psychiatry* 1998;**64**:150–159.

383. Feinberg WM, Bruck DC, Ring ME, et al: Hemostatic markers in acute stroke. *Stroke* 1989;**20**:592–597.

384. Feinberg WM, Cornell ES, Nightingale SD, et al: Relationship between prothrombin activation fragment F1.2 and international normalized ratio in patients with atrial fibrillation. *Stroke* 1997;**28**:1101–1106.

385. Toghi H, Kawashima M, Tamura K, et al: Coagulation–fibrinolysis abnormalities in acute and chronic phases of cerebral thrombosis and embolism. *Stroke* 1990;**21**:1663–1667.

386. Jeppeson LL, Jorgensen HS, Nakayama H, et al: Tissue plasminogen activator is elevated in women with ischemic stroke. *J Stroke Cerebrovasc Dis* 1998;**7**:187–191.

387. Feinberg WM: Coagulation. In Caplan LR (ed): *Brain Ischemia: Basic Concepts and Clinical Relevance.* London: Springer, 1995, pp 85–96.

388. Palareti G, Cosmi B, Legnani C, et al: D-dimer testing to determine the duration of anticoagulant therapy. *N Engl J Med* 2006;**355**:1780–1789.

389. Stallworth C, Brey R: Antiphospholipid antibody syndrome. In Bogousslavsky J, Caplan LR (eds): *Uncommon Causes of Stroke.* Cambridge: Cambridge University Press, 2001, pp 63–77.

390. Coull BM, Goodnight SH: Antiphospholipid antibodies, prothrombotic states, and stroke. *Stroke* 1990;**21**:1370–1374.

391. Levine SR, Welch KMA: The spectrum of neurologic disease associated with antiphospholipid antibodies: Lupus anticoagulants, and anticardiolipin antibodies. *Arch Neurol* 1987;**44**:876–883.

392. Hess DC, Sheppard S, Adams RJ: Increased immunoglobulin binding to cerebral endothelium in patients with antiphospholipid antibodies. *Stroke* 1993;**24**:994–999.

393. Levine SR, Salowich-Palm L, Sawaya K, et al: IgG anticardiolipin antibody titer ϒ40GPL and the risk of subsequent thrombo-occlusive events and death. A prospective cohort study. *Stroke* 1997;**28**:1660–1665.

394. Ortel TL: The antiphospholipid syndrome: What are we really measuring? How do we measure it? And how do we treat it? *J Thromb Thrombolysis* 2006;**21**:79–83.

395. Tuhrim S, Rand JH, Horowitz DR, et al: Antiphosphatidyl serine antibodies are independently associated with ischemic stroke. *Neurology* 1999;**53**:1523–1527.

396. Toschi V, Motta A, Castelli C, et al: High prevalence of antiphosphatidylinositol antibodies in young patients with cerebral ischemia of undetermined cause. *Stroke* 1998;**29**:1759–1764.

397. Tanne D, Triplett D, Levine SR: Antiphospholipid-protein antibodies and ischemic stroke: Not just cardiolipin anymore. *Stroke* 1998;**29**:1755–1758.

398. Francès C, Papo T, Wechsler B, et al: Sneddon syndrome with or without antiphospholipid antibodies. A comparative study in 46 patients. *Medicine* 1999;**78**:209–219.

399. Myers R, Yamaguchi S: Nervous system effects of cardiac arrest in monkeys. *Arch Neurol* 1977;**34**:65–74.

400. Pulsinelli W, Waldman S, Rawlinson D, et al: Hyperglycemia converts ischemic neuronal damage into brain infarction. *Neurology* 1982;**32**:1239–1246.

401. Plum F: What causes infarction in ischemic brain? *Neurology* 1983;**33**:222–233.

402. Pulsinelli W, Levy D, Sigsbel B, et al: Increased damage after ischemic stroke in patients with hyperglycemia with or without established diabetes mellitus. *Am J Med* 1983;**74**:540–544.

403. Bellolio MF, Gilmore RM, Stead LG: Insulin for glycaemic control in acute ischaemic stroke. *Cochrane Database Syst Rev* 2011 Sep 7;(9):CD005346. doi:10.1002/14651858.CD005346.pub3.

404. Walker G, Williamson P, Ravich R, et al: Hypercalcemia associated with cerebral vasospasm causing infarction. *J Neurol Neurosurg Psychiatry* 1980;**43**:464–467.

405. Gorelick PB, Caplan LR: Calcium, hypercalcemia, and stroke. Current concepts of cerebrovascular disease. *Stroke* 1985;**20**:13–17.

406. Siesjo B, Kristian T: Cell calcium homeostasis and calcium-related ischemic damage. In Welch KMA, Caplan LR, Reis DJ, et al. (eds): *Primer on Cerebrovascular Diseases.* San Diego: Academic Press, 1997, pp 172–178.

407. Henderson GV, Caplan LR: Calcium, hypercalcemia, magnesium, and brain ischemia. In Bogousslavsky J, Caplan LR (eds): *Uncommon Causes of Stroke.* Cambridge: Cambridge University Press, 2001, pp 110–113.

408. Ovbiagele B, Saver J, Fredieu A, et al: In-hospital initiation of secondary stroke prevention therapies yields high rates of adherence at follow-up. *Stroke* 2004;**35**:2879–2883.

409. Ovbiagele B, Saver J, Fredieu A, et al: PROTECT. A coordinated stroke treatment program to prevent recurrent thromboembolic events. *Neurology* 2004;**63**:1217–1222.

410. Ridker PM, Stampfer MJ, Rifai N: Novel risk factors for systemic atherosclerosis: A comparison of C-reactive protein, fibrinogen, homcysteine, lipoprotein (a), and standard cholesterol screening as predictors of peripheral arterial disease. *JAMA* 2001;**285**:2481–2485.

411. Sacco RL, Anand K, Lee H-S, et al: Homocysteine and the risk of ischemic stroke in a triethnic cohort. The Northern Manhattan Study. *Stroke* 2004;**35**:2263–2269.

412. Tanne D, Haim M, Goldbourt U, et al: Prospective study of serum homocysteine and risk of ischemic stroke among patients with preexisting coronary heart disease. *Stroke* 2003;**34**:632–636.

413. Eikelboom JW, Hankey GJ, Anand SS, et al: Association between high homocyst(e)ine and ischemic stroke due to large and small-artery disease but not other etiologic subtypes of ischemic stroke. *Stroke* 2000;**31**:1069–1075.

414. Bova I, Chapman J, Sylantiev C, et al: The A677V methylenetetrahydrofolate reductase gene polymorphism and carotid atherosclerosis. *Stroke* 1999;**30**:2180–2182.

415. Selhub J, Jacques PF, Rosenberg IH, et al: Serum total homocysteine concentrations in the Third National Health and Nutrition Examination Survey (1991–1994): Population reference ranges and contribution of vitamin status to high serum concentrations. *Ann Intern Med* 1999;331–339.

416. den Heijer, Rosendaal FR, Blom HJ, Gerrits WB, Bos GM: Hyperhomocysteinemia and venous thrombosis: a meta-analysis. *Thromb Haemost* 1998;**80**:874–877.

417. Ridker PM, Rifai N, Rose L, et al: Comparison of C-reactive protein and low-density lipoprotein cholesterol levels in the prediction of first cardiovascular events. *N Engl J Med* 2002;**347**:1557–1565.

418. Eikelboom JW, Hankey GJ, Baker RI, et al: C-reactive protein in ischemic stroke and its etiologic subtypes. *J Stroke Cerebrovasc Dis* 2003;**12**:74–81.

419. Arenillas JF, Alvarez-Sabin J, Molina CA, et al: C-reactive protein predicts further ischemic events in first-ever transient ischemic attack or stroke patients with intracranial large-artery occlusive disease. *Stroke* 2003;**34**:2463–2470.

420. Wakugawa Y, Kiyohara Y, Tanizaki Y, et al: C-reactive protein and risk of first-ever ischemic and hemorrhagic stroke in general Japanese population. The Hisayama Study. *Stroke* 2006;**37**:27–32.

421. Schlager O, Exner M, Miekusch W, et al: C-reactive protein predicts future cardiovascular events in patients with carotid stenosis. *Stroke* 2007;**38**:1263–1268.

422. Salvarani C, Canini F, Boiardi L, Hunder GG: Laboratory investigations useful in giant cell arteritis and Takayasu's arteritis. *Clin Exp Rheumatol* 2003;**21**(Suppl 32):523–528.

423. Lavigne-Lissalde G, Schved JF, Granier C, Villard S: Anti-factor VIII antibodies: A 2005 update. *Thromb Haemost* 2005;**94**:760–769.

424. Franchini M: Acquired hemophilia A. *Hematology* 2006;**11**:119–125.

425. Saposnik G, Caplan LR: Convulsive-like movements in brainstem stroke. *Arch Neurol* 2001;**54**:654–657.

426. Ropper AH: "Convulsions" in basilar artery occlusions. *Neurology* 1988;**38**:1500–1501.

427. Carrera E, Michel P, Despland PA, et al: Continuous assessment of electrical epileptic activity in acute stroke. *Neurology* 2006 **11**;67:99–104.

428. Bladin CF, Alexandrov A, Bellavance A, et al: Seizures after stroke: A prospective multicenter study. *Arch Neurol* 2000;**57**:1617–1622.

429. Wilber DJ, Garan H, Finkelstein D, et al: Out-of-hospital cardiac arrest: Use of electrophysiologic testing in the prediction of long-term outcome. *N Engl J Med* 1988;**318**:19–24.

430. Madl C, Kramer L, Domanovits H, et al: Improved outcome prediction in unconscious cardiac arrest survivors with sensory evoked potentials compared with clinical assessment. *Crit Care Med* 2000;**28**:721–726.

431. Wijdicks EF, Hijdra A, Young GB, et al; For the Quality Standards Subcommittee of the American Academy of Neurology Practice Parameter: Prediction of outcome in comatose survivors after cardiopulmonary resuscitation (an evidence-based review). Report of the Quality Standards Subcommittee of the American Academy of Neurology. *Neurology* 2006;**67**:203–210.

432. Marx J, Thoömke F, Urban PP, Bense S, Dieterich M: Electrophysiologic diagnostics. In Urban PP, Caplan LR (eds): *Brainstem Disorders*, Berlin: Springer-Verlag, 2011, pp 61–101.

433. Alberts MJ: Genetics of cerebrovascular disease. *Stroke* 2004;**35**:342–344.

434. Meschia JF, Worrall BB: New advances in identifying genetic anomalies in stroke-prone probands. *Curr Neurol Neurosci Rep* 2004;**4**:420–426.

435. Dichgans M, Hegele RA: Update on the genetics of stroke and cerebrovascular disease – 2006. *Stroke* 2007;**38**:216–218.

436. Dichgans M: Genetics of ischaemic stroke. *Lancet Neurol* 2007;**6**:149–161.

437. Sims KB, Alberts MJ, Caplan LR. *New Insights into the Diagnosis of Single-gene Disorders Associated with Cryptogenic Ischemic Stroke.* CME Monograph. Lexington, KY: University of Kentucky College of Medicine and CE Health Sciences Inc, 2010.

438. Debette S, Bis JC, Fornage M, et al: Genome-wide association studies of MRI-defined brain infarcts: Meta-analysis from the CHARGE Consortium. *Stroke* 2010;**41**:210–217.

439. Caplan LR, Arenillas J, Cramer SC, et al: Stroke-related translational research (review). *Arch Neurol* 2011;**68**:1110–1123.

440. Falcone GJ, Malik R, Dichgans M, Rosand J: Current concepts and clinical applications of stroke genetics. *Lancet Neurol* 2014;**13**:405–418.

441. Gretarsdottir S, Thorleifsson G, Reynisdottir ST, et al: The gene encoding phosphodiesterase 4D confers risk of ischemic stroke. *Nat Genet* 2003;**35**:131–138.

442. Yee RYL, Brophy VH, Cheng S, et al: Polymorphisms of the phosphodiesterase 4D, camp-specific (*PDE4D*) gene and risk of ischemic stroke: A prospective, nested case-control evaluation. *Stroke* 2006;**37**:2012–2017.

第5章
5 卒中的遗传学

介绍

卒中是最常见的神经系统疾病之一,中年女性和中年男性的卒中终生风险分别为 1/5 和 1/6[1]。卒中不仅是导致成年人获得性残疾的第一大原因、死亡的第二大原因[2],也是导致认知功能下降和痴呆的主要原因[3-5]。

尽管多数卒中危险因素是已知且可干预的,仍有潜在的一部分卒中危险因素仍未得到解释。大量证据显示遗传因素可能是潜在卒中危险因素的重要组成部分。少数情况下单基因疾病可直接导致卒中。而在多数具有遗传方面卒中危险因素的患者,遗传因素只是众多危险因素导致卒中倾向性的一部分,其中每个基因变异仅导致卒中风险的轻微增加。过去的十年中,高通量基因测序和测序技术的出现,使发现卒中复杂表型下潜在的基因因素有了重要突破[6]。这些发现的主要用途在于,使我们更好地理解导致多种亚型卒中的生物学途径、机制,以便更好地预防卒中的发生[7]。就目前的认识而言,遗传因素与其他危险因素相比对卒中发生的影响仍是小的,实现卒中危险预测的改进仍是长期目标。对卒中的遗传危险因素进行识别的主要挑战在于表型的复杂性,此类研究需要十分大的样本量。与其他常见血管及神经系统疾病相反,例如心肌梗死、阿尔茨海默病,卒中是一类由多种多样的病因导致的综合征而非单个疾病。

在这一章,我们将首先描述导致卒中的主要单基因遗传病。其次,我们将总结导致卒中的遗传变异方面的危险因素,以及此类危险因素发现的过程。在这两部分中,我们将分开介绍缺血性及出血性卒中。尽管一些单基因遗传病或是遗传变异方面的卒中危险因素与缺血性和出血性卒中均相关。我们暂不讨论与蛛网膜下腔出血相关的遗传学内容,与蛛网膜下腔出血相关的遗传学部分将在第 13 章论述。

可导致卒中的罕见单基因遗传病

单基因遗传病占到卒中的很小一部分,可能少于 1%[8]。单基因遗传病导致卒中的机制多种多样。一些高度提示需要排查潜在的单基因遗传病的特点罗列于表 5-1 中。如果进行基因检测,专业的团队需给患者提供适当的遗传咨询。下文列出的单基因遗传病是以卒中为主要临床表现之一的疾病。本章未讨论遗传性心脏病(例如家族性心房颤动)或血管畸形(例如家族性海绵状血管瘤)这两类也可以导致卒中的疾病。海绵状血管畸形在第 13 章有所提及。

缺血性卒中

导致小动脉闭塞性(腔隙性)缺血性卒中的单基因遗传病
常染色体显性遗传性脑小动脉病伴皮层下梗死与白质脑病

常染色体显性遗传性脑小动脉病伴皮层下梗死与白质脑病(CADASIL)是一类罕见的常染色体显性遗传疾病(单个突变等位基因可致病),导致脑小动脉受累,致病基因为位于 19p13.2-p13.1[9,10]的 NOTCH3 基因。CADASIL 是最常见的遗传性脑小动脉病。NOTCH3 基因编码与血管平滑肌细胞存活和血管重塑相关的细胞表面受体。

表 5-1 提示进一步检查遗传因素的卒中特点

年轻起病
家族史(高度提示性,因外显率的不同以及新发突变而并非必须为单基因遗传模式)
缺乏确定的病因或传统血管病危险因素(高血压、糖尿病、脂蛋白代谢紊乱、肥胖、吸烟、酗酒)
一些磁共振(MRI)影像学特征: 多发陈旧梗死或脑出血 严重脑白质高信号,尤其是非高血压患者 多发微出血,无明确病因的微出血

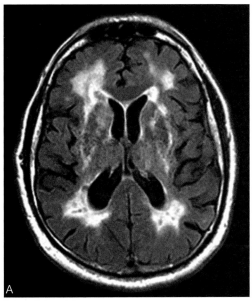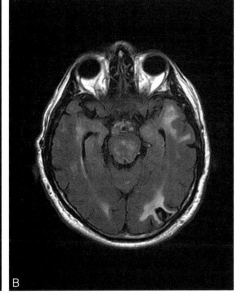

图5-1　一位 45 岁 CADASIL 患者的头核磁 FLAIR 相。(A)外囊、内囊、基底节区、额叶白质的严重白质高信号。由波士顿的布里格姆妇女医院的约书亚·克莱因医生提供。(B)左侧颞、枕叶受累。脑桥白质也出现高信号

CADASIL 的潜在血管病变是非动脉粥样硬化性、非淀粉样血管病性的累及小动脉和毛细血管的病变[11]。CADASIL 的患病率估计在 1/24 000,这一发病率很可能是被低估[12]。有报告称 2% 的 65 岁以下发生腔隙性卒中伴白质病变者和 11% 的 50 岁以下腔隙性卒中伴白质病变是由 CADASIL 引起[13]。

CADASIL 患者最常见表现为复发性腔隙性卒中(60%~85%),发生的平均年龄为 49 岁,常缺乏传统卒中危险因素[9]。表型包括进展性认知功能障碍(第二常见的表现,最初常于认知执行功能和执行速度方面表现出异常)、有先兆的偏头痛(20%~40% 患者,并常为首发症状)、精神异常(20%,尤其是情绪波动,包括重度抑郁)。核磁影像学异常在临床表现出现前即可出现,出现异常的平均年龄为 30 岁[9]。最早及最常见核磁异常为 T2 相或 FLAIR 相白质高信号(WMH)。WMH 位于脑室旁及深部白质,也见于基底节区、丘脑、外囊和颞叶前部,尤其出现在颞叶前部高度提示 CADASIL[14]。图 5-1 是一位 CADASIL 患者的头核磁影像,显示了这类白质病变。脑干、苍白球也偶有累及。WMH 最初为点状,逐渐弥散、融合。腔隙性梗死即 T1 相上低信号区域出现比 WMH 迟[15]。有时在弥散加权成像(DWI)可见到同时多灶性急性梗死灶[16]。其他磁共振特征包括血管周围间隙(Virchow-Robin 间隙)扩大,常位于基底节区,典型的也可位于颞叶和岛叶皮层下区域[17]。

尽管 CADASIL 的大多数临床症状是由于缺血病灶引起,梯度回波序列(T2*)也可见到微出血灶。确诊需要分子生物学基因检测 NOTCH3 基因。皮肤活检可看到血管基底膜电镜下特征性颗粒状噬锇物质[18]。目前针对 CADASIL 仅有对症治疗。并存的卒中危险因素应得到优化治疗。抗血小板聚集药物有时用于预防缺血性事件。一项随机对照研究检测了多奈哌齐对 CADASIL 患者认知障碍的治疗效果,在主要终点(血管性阿尔茨海默病评价量表得分增加)时未能显现出获益,次要终点(执行功能)有所改善[19]。

常染色体隐性遗传性脑小动脉病伴皮层下梗死与白质脑病

常染色体隐性遗传脑小动脉病伴皮层下梗死和白质脑病(CARASIL)是一类罕见的常染色体隐性遗传疾病(需要 2 个突变的等位基因致病)累及脑小动脉,致病基因是位于 10q25 的 HTRA1 基因[20]。HTRA1 基因编码一种可抑制 β 型转化生长因子(TGF-beta)信号通路的丝氨酸蛋白酶。CARASIL 的确切患病率是未知的,仅少数患者见诸报道。大多数病例是在日本诊断的,其他一些病例在中国、土耳其、西班牙、罗马尼亚报道[21-25]。除了腔隙性卒中,CARASIL 患者还表现为早发性痴呆、步态异常、秃头、下背部疼痛[26]。1/4~1/2 的 CRASIL 患者出现腔隙性卒中,主要发生于基底节区和脑干[26-27]。毛发脱落限于头部,常为首发症状,75%~90% 的患者可在青春期发生脱发。早发性痴呆始于 30 多岁时,

是另一常见临床特征,常伴步态、情绪异常(淡漠、易激惹)[26-27]。急性中下背部严重疼痛可在 20 多岁时首发[28]。大多数患者在发病的 10 年内发展到卧床状态。20 岁时,头核磁的 T2 相或 FLAIR 相出现弥散、对称的白质高信号,常见于侧脑室旁和深部白质,也可见于基底节区、丘脑、脑干、小脑、颞叶和外囊,而颞叶和外囊的 WMH 不似 CADASIL 患者常见[26-27]。也可见多发腔隙性梗死。目前无已知的有效治疗。抗血小板药物对 CARASIL 患者缺血性卒中复发的预防作用尚未明确。27

视网膜血管病变伴脑白质萎缩

视网膜血管病变伴脑白质萎缩(RVCL)是一组由脑 - 视网膜血管病(CRV)、遗传性血管性视网膜病(HVR)、遗传性内皮病伴视网膜病、肾病与卒中(HERNS)组成的疾病,致病基因是位于 3p21.1-21.3 的 TREX1 基因[29-32]。遗传模式为常染色体显性遗传。因仅有少数几个病例或家系报道,患病率尚未知(<1/1 000 000)(www.orpha.net)。RVCL 的所有类型均有因视网膜血管病(毛细血管扩张、微小动脉瘤和始于黄斑的视网膜毛细血管闭塞)而导致的进展性视力下降,以及多样的神经系统表现。视力下降,卒中和痴呆在中年发病,多数家系成员患者在发生痴呆的 5~10 年后死亡[32]。在 RVCL 患者中,一部分表现出系统性血管受累,伴雷诺现象和轻度肝、肾功能不全[32]。常见的神经系统表现为短暂性脑缺血发作和腔隙性缺血性卒中,抽搐发作,认知功能障碍,头痛,人格改变,抑郁和焦虑。头核磁可见多发性皮层下腔隙性梗死,侧脑室旁及深部白质高信号,端脑及小脑白质增强阳性的病灶[32]。无特异治疗方法。

胶原 4A1(COL4A1)综合征

此疾病主要引起出血性脑血管病,故在第五章的脑出血部分详细介绍。

导致大动脉粥样硬化和小动脉闭塞(腔隙性)缺血性卒中的单基因病

镰状细胞病

镰状细胞病是一类由于纯合 S 型血红蛋白(HbS)或 HbS 与其他血红蛋白病杂合,如 HbC 或轻度 β 地中海贫血,导致的常染色体隐性遗传病[33]。HbS 的产生是由于位于 11 号染色体的血红蛋白 β 基因 HBB 基因突变所致[33]。易患镰状细胞病的人群在撒哈拉南部地区、印度、阿拉伯地区和一些地中海人口[34]。镰状细胞病患病率最高的地区是撒哈拉以南的非洲(超过 0.74% 出生人口),是由于疟疾流行区的生存选择所致[35]。

约25%镰状细胞病患者到45岁时可罹患卒中,包括大动脉和腔隙性缺血性卒中(儿童时期发病率达到高峰),并且包括出血性卒中(主要是成年患者)[36]。大多数有症状(显性)卒中是由于大动脉的受累,包括颈内动脉、大脑中动脉近端、大脑前动脉近端,与内膜增厚,成纤维细胞及平滑肌细胞增生以及血栓形成相关[11,33]。"静默性"或隐性脑梗死也常见于镰状细胞病患者(22%~35%)[37],常是由于小动脉闭塞(腔隙性脑梗死)所致,小动脉内镰状细胞沉积是可能的致病原因。隐性的脑梗死与认知功能障碍相关[38]。

镰状细胞病患者的颅内出血较少发生,大多发生于 20~30 岁之间,并且常与烟雾综合征及颅内动脉瘤相关[35,39]。其他临床症状包括血管闭塞或疼痛发作,视网膜病,慢性腿部溃疡,易患感染以及贫血[33]。镰状细胞病的治疗未在本章叙述范围,但值得注意的是输血疗法可减低经颅多普勒发现血流速度增快的这部分患者卒中风险[40-41]。在首次卒中后,复发风险相当高(>60%),但启动输血治疗可显著减低复发风险[42]。

同型半胱氨酸尿症

同型半胱氨酸尿症包括数种可导致血浆同型半胱氨酸浓度升高和同型半胱氨酸尿的可遗传性疾病,大多为常染色体隐性遗传。最常见致病基因位于 21q22.3 的胱硫醚 β 合成酶 -CBS 基因。基于新生儿筛查,同型半胱氨酸尿症的发病率约为 1/344 000(www.orpha.net),在欧洲国家中患病率高达 1/20 500[43]。血栓栓塞是重要的临床特征,大动脉及小动脉、静脉均可受累。同型半胱氨酸尿症患者血栓栓塞事件的发生率到 16 岁时可达 25%,到 29 岁时可达 50%),在栓塞事件中,超过一半为静脉源性,32% 为脑血管栓塞[44]。同型半胱氨酸尿症患者发生缺血性卒中主要是因为动脉粥样硬化的加速发生[45]。病理学研究发现同型半胱氨酸尿症患者的动脉粥样硬化不同于常见的动脉粥样硬化,缺乏脂质沉积[46]。其他可能的机制包括同型半胱氨酸对内皮的直接毒性造成内皮介导的血栓形成[46]。

在同型半胱氨酸尿症患者中,孤立事件颈动脉夹层也有报道[47],但是罕见巧合还是确有关联尚不清楚。其他临床特征包括精神发育迟滞、晶状体异位、骨骼系统异常("马方综合征样"体型,极高的身高、肢体过长、骨质疏松)。同型半胱氨酸尿症患者由于缺乏 CBS 而最常引起的中枢神经系统异常是精神发育迟滞,并且常为首发症状。认知功能下降在儿童期中期可十分明显。婴幼儿期未接受治疗的 CBS 缺乏患者具有癫痫发作的风险。降低血浆同型半胱氨酸水平的治疗以及卒中危险因素治疗包括维生素 B_6、低甲硫氨酸饮食、叶酸和维生素 B_{12} 补充治疗，以及甜菜碱。

Fabry 病

Fabry 病是位于 Xq21.3-q22 的 GLA 基因突变导致的 X 染色体连锁疾病，GLA 基因编码 α - 半乳糖苷酶 A，Fabry 病属于溶酶体贮积疾病之一。杂合突变的女性可以出现症状，但常比男性患者的临床表现轻。Fabry 病可在各个种族人口发病。总人口的发病率在 1/476 000 到 1/117 000 之间，而意大利及中国台湾地区的新生儿筛查显示患病率分别为 1/3100 和 1/1500[48]。在一项纳入 721 例隐源性缺血性卒中青年患者的研究中，发现 4.9% 男性患者和 2.4% 女性患者携带 GLA 基因突变[49]。这一高携带比例在随后的隐源性缺血性卒中研究中未得到重复，尽管样本量更小且诊断方法不一致[50-52]。在一项纳入欧洲 15 个国家 5023 例 18~55 岁卒中患者(缺血性非隐源性 3396 例，出血性 271 例，短暂性脑缺血发作 1071 例)的研究中，确诊 Fabry 病占 0.5%，可能的 Fabry 病占 0.4%[53]。在 Fabry 登记研究队列(www.Fabryregistry.com)的 2446 例患者，6.9% 的男性 Fabry 患者和 4.3% 的女性 Fabry 患者患有卒中，其中 87% 首发缺血性卒中，13% 首发出血性卒中[54]。大多数 Fabry 病患者在 20~50 岁间首次发生卒中，但已发生卒中的 Fabry 病患者中 50% 的男患者和 38% 的女患者尚未得到诊断[54]。缺血性卒中的病因包括小动脉闭塞和大动脉疾病，最常见于椎 - 基底动脉系统[49]。Fabry 病患者脑血管事件的病理生理学是复杂且未完全阐释清楚的，可能由于血管壁异常，血液成分改变和血流动力学改变共同引起[55]。有研究报道 Fabry 病患者血管壁酰基鞘氨醇三己糖沉积，椎基底动脉延长迂曲[11]。Fabry 病患者的缺血性卒中可因心肌病所致心律失常引起的心源性栓塞[55]。Fabry 病患者偶尔出现出血性卒中，常由于脑小血管病引起[56]。

Fabry 病患者的头核磁常有非特异的白质高信号(对称性、侧脑室旁、深部及皮层下白质)，可见于所有 54 岁以上 Fabry 病患者[57]。Fabry 病患者的基底动脉直径明显大于常人[58]。其他早期 / 初期临床特征包括发生于儿童期或青春期的肢端感觉异常(有时为肢体末端烧灼样痛)，少汗(汗液分泌能力降低)以及血管角质瘤(分布于下背部、臀部、腹股沟区、两胁、大腿上部的深红突起小点)(图 5-2)。

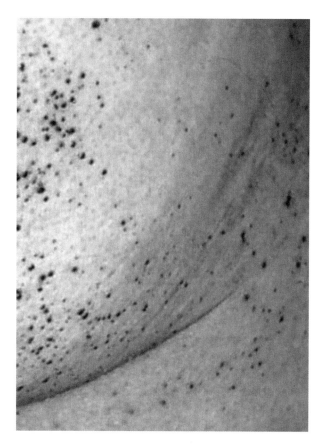

图 5-2 Fabry 病患者臀部的血管角质瘤(本图彩色版本，请见书末彩插)

此后，系统性并发症会出现，并随年龄增长而加重，包括慢性肾病(从 20~40 岁间出现的微量白蛋白尿、蛋白尿开始)、心肌病(左心室肥厚、心律失常、心肌缺血和心衰)[48]。耳聋，常为突聋也是常见表现。

尽管在男性 Fabry 病患者检测 α - 半乳糖苷酶 A 是有效的筛查手段，但男女 Fabry 病疑诊患者均应依靠基因检测这一金标准进行诊断[59]。酶替代疗法近来被证实可改善一些症状，但对预防卒中发生的作用尚不清楚[60]。在 Fabry 病患者，抗血小板聚集药物常用于卒中的预防。合并心律失常的患者常需使用抗凝制剂[48]。

弹性假黄瘤

弹性假黄瘤是位于 16p13.1 的 ATP- 结合盒 6 (ABCC6) 基因突变所致的罕见常染色体隐性遗传疾病。ABCC6 编码 ATP 依赖的跨膜转运子，后者的生物底物不明，但已知对结缔组织稳定起重要作用[61]。患病率约为 1/75 000[61]。弹性假黄瘤的特点是皮肤、视网膜、动脉壁弹性纤维的进展性钙化和碎片化(www.orpha.net)。与常人相比，弹性假黄瘤患者脑缺血的发生率增高，常为短暂性脑缺血发作，可见于 7%~15% 的患者[61-63]。但发表的相关数据极为有限。弹性假黄瘤患者发生缺血性卒中的病因常认为是大动脉粥样硬化加速及小动脉病。需要大规模弹性假黄瘤研究来发现潜在发病机制[63-67]。血压升高可导致穿支动脉疾病,故高血压为混杂因素。弹性假黄瘤的其他临床特点包括:皮肤病变[最常见的是首发于皮肤褶皱处橘黄色病变、弹性增加和皮肤松弛(图 5-3)]、眼部并发症(尤其是血管样条纹、出血和进行性视敏度下降);心血管病,包括易患高血压、外周动脉病、冠状动脉病;胃肠黏膜破裂所致消化道出血[61,68-70]。

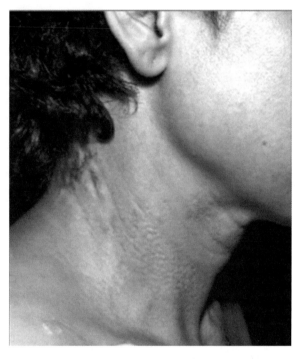

图 5-3　弹性假黄瘤患者颈部皮肤松弛(澳大利亚珀斯 Graeme Hankey 供图。本图彩色版本,请见书末彩插)

导致其他原因卒中的单基因遗传病
血管型埃唐综合征

血管型埃唐综合征(vEDS)是一类因位于 2q31 的 COL3A1 基因突变导致的常染色体显性遗传病。患病率估计在 0.2~1.0/100 000[71]。具备 4 个主要临床特征中的两个或两个以上即可确诊:易于淤伤、静脉可见的菲薄皮肤、特殊面容和动脉、子宫或肠道破裂。另外,确诊尚需Ⅲ型前胶原合成异常或 COL3A1 基因突变。表型特征可为轻微异常,多数患者在严重并发症出现时并未被确诊[72]。80%未得到确诊的患者的严重并发症在 40 岁前即发生[73]。vEDS 患者的血管并发症中,约 1/4 与头颈部血管有关[73]。在一项纳入了 202 例 vEDS 患者的研究中,对这些患者的中枢神经系统并发症进行

回顾,发现 19 例(9.4%)出现至少一项脑血管并发症[74],包括颈动脉海绵窦瘘、颈动脉夹层(CeAD)、颅内动脉瘤和动脉破裂(这一比例在前瞻性脑血管并发症研究中可能更高)。发生首次脑血管并发症的平均年龄为 28 岁(范围:17~48 岁)[74]。

vEDS 患者的缺血性卒中可为颈动脉夹层的并发症。在 2 项大型,部分重叠的生物学确诊的 vEDS 患者研究中,2% 的患者有颈动脉夹层病史[73,74]。在发表的大型颈动脉夹层连续队列研究中,vEDS 的患者占到很低比例,在 0.5%~2.0%[75-79]。约 3/4 的颈动脉夹层患者具有短暂性或永久性脑/视网膜缺血(短暂性脑缺血发作、短暂性单眼盲或缺血性卒中)[80-82],这一比例在 vEDS 患者中不知是否相似。由于 vEDS 患者的血管壁脆弱性大,传统的血管造影是禁忌,因造影具有导致医源性动脉夹层和破裂的较高风险。磁共振(MR)与 CT 血管成像(CTA)可用于确诊[82]。抗血小板聚集药物与抗凝药物对于普通人群的颈动脉夹层可用于急性期对首发或复发缺血性事件的预防,但有效性从未在随机对照研究中进行验证[79,82,83]。在 vEDS 患者中,抗血小板聚集药物可能是首选治疗手段,因抗凝药物可能导致致命性出血[71]。在颈动脉夹层合并动脉狭窄、闭塞或动脉瘤样扩张的患者中,使用抗血小板药物对脑缺血进行长期预防应慎重权衡利弊[84]。目前推荐使用噻利洛尔预防动脉夹层或破裂的复发[85]。

马方综合征

马方综合征(MFS)是因位于 15q21.1 的原纤蛋白 1-FBN1 基因突变所致的常染色体显性遗传病[86]。临床体征主要累及肌肉骨骼、眼部、心脏(主动脉瓣、二尖瓣异常)、主动脉动脉瘤、动脉夹层,这些体征影响着疾病预后。早期的综述发现 10%~20%MFS 患者出现脑、脊髓缺血事件[87],随后,一项纳入 513 例 MFS 患者的回顾性研究发现神经血管并发症中的缺血事件,仅出现于 15 例患者(2.9%),其中 11 例短暂性脑缺血发作,2 例缺血性卒中,2 例脊髓梗死[88]。在 13 例短暂性脑缺血发作或缺血性卒中的患者中的 12 例发现了心源性栓塞栓子来源,包括置换的瓣膜(9 例)、心房颤动(4 例)、二尖瓣脱垂(2 例)[88]。MFS 患者具有较高的二尖瓣脱垂发生率,有时需要瓣膜修复和置换,且增加主动脉反流或房颤的风险[89]。最严重的心血管并发症为主动脉夹层,常始于升主动脉[89]。颈动脉夹层偶尔发生于头臂动脉近端,延续至颈动脉[90-92]。颈动脉夹层在 MFS 患者中偶有独立于主动脉病变

的情况[75,93-95]。在一项纳入了 513 例 MFS 患者的研究中，未有颈动脉夹层的报道[88]。颈动脉夹层的大型队列研究中，仅有少数几个孤立的 MFS 患者（<1%）[75,76,79,80]，但这些报道中常常没有提供其所采用 MFS 诊断标准的信息。

MFS 患者的缺血性卒中临床表现与一般的缺血性卒中无明显差别，现有的关于缺血性卒中管理的推荐意见同样适用于发生卒中的 MFS 患者的急性期处理与二级预防。在上述纳入了 513 例 MFS 患者的回顾性研究中，3 例患者（0.6%）出现出血性事件：其中 2 例为硬膜下血肿（其中 1 例长期口服抗凝剂）；1 例为口服抗凝剂有脑蛛网膜下腔出血病史的脊髓蛛网膜下腔出血（尸检见到椎动脉迂曲伴可疑的椎动脉破裂）[88]。2010 年，MFS 的诊断标准更新为结合家族史、主动脉根部扩张、晶状体异位和一个马方样体型（例如上身 / 下身比例减少、臂长身高比例增加、鸡胸）、硬脊膜膨出、气胸等体征进行的系统性评分来进行诊断[96]。FBN1 基因检测并非必须，进行与否取决于临床标准是否足够进行诊断。治疗方面，对所有 MFS 患者推荐使用 β 受体阻滞剂预防主动脉并发症。血管紧张素转化酶受体激动剂的使用仍在进行研究。生活方式建议包括避免接触性体育活动、竭力锻炼以及有 Valsalva 动作的等长运动[96]。主动脉窦部直径达到 5cm 时应考虑预防性主动脉手术[96]。

单基因遗传线粒体疾病

线粒体脑肌病伴高乳酸血症和卒中样发作

线粒体脑肌病伴高乳酸血症和卒中样发作（MELAS）是以急性神经系统类似脑缺血的症状发作，伴高乳酸血症和线粒体肌病的进展性神经变性病，是最常见的遗传性线粒体病。MELAS 是由于线粒体 DNA 突变所致，80% 的 MELAS 患者是由于亮氨酸转运 RNA（tRNA Leu）的 3243A>G 突变致病。线粒体突变经母系遗传（男性患者的突变无法遗传给后代）。MELAS 确切的患病率是未知的，白种人群中估计的 3243A>G 突变发生率为 5~16/100 000[97,98]。发现致病突变需要考虑到异质性，例如，突变线粒体 DNA 与野生型线粒体 DNA 并存。组织间线粒体 DNA 的突变比例可有十分大的差异。典型的 MELAS 在童年起病（2~10 岁），累及多系统，一些患者发病较晚（10~40 岁）（www.orpha.net）。最常见的首发症状为癫痫、复发性头痛、厌食、复发性呕吐和伴运动不耐受的肌病或近端肌无力。其他特点包括身材矮小、听力丧失和视力损害、偏

头痛、腹痛、顽固性便秘、认知损害（但幼年认知发育正常）、糖尿病和心肌病。

卒中样发作是临床发病的重要标志，以失语、皮质盲、偏盲、偏瘫为特征，这些症状至少是部分可逆的，有时伴意识受损。最终出现逐渐进展的神经功能缺损、认知行为异常的积累[99]。"卒中样发作"是为了强调这种发作属非缺血源性，但潜在致病机制尚不清楚。在卒中样发作期间，受累部位的脑影像不符合典型血管分布区。病灶主要分布在颞、顶、枕叶，呈非对称性，且常常限于皮层，深部白质不受累[99]。图 5-4 是一位 MELAS 患者的头 MRI，显示了主要位于颞叶皮层和白质的散在的异常信号影。深部灰质，如丘脑可能受累，但随时间推移可能发生迁移。关于在弥散加权相上表观弥散系数（ADC）增加的数据尚有争议，更高的 ADC 可能与更长的发作间隔相关[100,101]。这些发作可能代表了能量代谢异常。

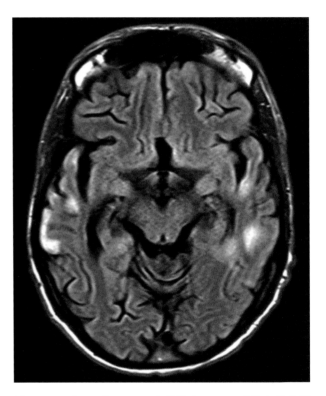

图 5-4　一位 44 岁 MELAS 患者的头 MRI 显示散在的皮层与皮层下急性高信号病灶

诊断性评估包括临床和影像学特征，实验室和基因检测。MELAS 患者的血浆及脑脊液中乳酸水平、丙酮酸盐水平、乳酸 - 丙酮酸比例往往是升高的，骨骼肌活检可见到破碎红纤维[102]。MELAS 目前尚无特异治疗方法。

辅酶 Q10（CoQ10）（50~100mg/ 次，每日三次）、左卡尼汀（1000mg/ 次，每日三次）的组合在一些小

型随机研究中,对 MELAS 患者有一定效果[103]。一些个案报道称,艾地苯醌,一种可以更有效穿过血脑屏障的 CoQ10 拟似物,对疾病有益[104]。L- 精氨酸对治疗卒中样发作有效[105]。一些发热性疾病可能引起 MELAS 的急性恶化,因此 MELAS 患者应接种疫苗,包括流感病毒疫苗和肺炎球菌疫苗。MELAS 患者应避免接触具有线粒体毒性的物质,例如氨基糖苷类抗生素、利奈唑胺、烟草和酒精类饮料。

脑出血

家族性脑淀粉样变性

脑淀粉样变性(CAA)是一组生化和基因异质性的中枢神经系统疾病,均有小 - 中动脉动脉壁的淀粉样纤维,有时出现于中枢神经系统脑实质或软脑膜的毛细血管[106]。虽然 CAA 主要散发于老年人群,但本章主要重在叙述发生于年轻人中的(发病常 <55 岁)罕见的家族性 CAA。家族性 CAA 的临床表现往往较重。本章仅介绍其中的一型 - 遗传性脑出血伴淀粉样变性(HCHWA)。HCHWA 由多种亚型组成,均为常染色体显性遗传,致病突变多种多样:多数病例致病基因为位于 21q21.2 的 APP 基因(荷兰、意大利、弗兰德、爱荷华、皮德蒙特等型),以及位于 20p11.2 的编码胱抑素 C 的 CST3 基因(冰岛型)[107-109]。动脉壁上聚积的肽类,在前五型是 Aβ,在冰岛型是 ACys[106]。患病率尚不清楚,大约已报道了 400 例患者。典型患者可表现为出血性卒中和(或)痴呆(既可以是缓慢进展的,类似阿尔茨海默型,也可以是阶梯性进展型)。也可有短暂性神经系统症状或癫痫样发作。

携带同种突变的患者可有不同临床表型,主要是脑出血,也有一些表现为痴呆。[110]确诊 CAA 需要病理检查。根据波士顿诊断标准,散发性病例,不具有病理检查结果,多发局限于脑叶,梯度回波序列 T2* 相上的皮层或皮层 - 皮层下脑出血(包括小脑和微出血),无其他脑出血的确定病因,患者年龄大于或等于 55 岁,可作高度疑诊 CAA 的诊断[111-113]。无其他原因可解释的多发性脑叶出血,伴典型家族史,且检测出的致病基因,即能获得生前活体确诊(www.orpha.net)。目前 HCHWA 无特异疗法。合并高血压时推荐小心地控制血压,但其对延缓 CAA 进展是否有效尚未得到循证医学证据支持。

胶原 4A1 综合征

胶原 4A1(COL4A1)基因的突变可导致常染色体显性遗传的脑血管病,致病基因位于 13q34,其突变可导致基底膜稳定性受损和缺陷。COL4A1 相关疾病包括一系列表型有一定重叠的疾病:不同严重程度的脑小血管病、不同严重程度的眼部异常、系统性症状,最常见于肾和肌肉。COL4A1 相关疾病包括以下分型,目前认为这些分型是彼此临床特征有重叠的连续疾病谱:①常染色体显性遗传 1 型孔洞脑[114];②脑小血管病伴脑出血[115];③脑小血管病伴阿克森费尔德 - 里格尔(Axenfeld-Rieger)畸形[116];④遗传性血管病、肾病、动脉瘤和肌肉痉挛综合征(HANAC)[117]。患病率尚不清楚,仅有少数家系报道。因其最近才被发现和多样的临床表现,COL4A1 相关疾病很有可能是被低估的。

此类疾病的临床表现十分多样,甚至在同一家系中也可有不同表型[118,119]。脑血管临床表现包括围生期脑出血和孔洞脑,成年或儿童期起病的脑出血(包括各部位),腔隙性缺血性卒中较脑出血少见。值得注意的是成年脑出血可在无围生期或儿童期出血事件的前提下出现[120]。在一项关于 COL4A1 突变的系统回顾中,卒中常为首发症状,发病年龄平均为 36 岁[120]。其他神经系统症状包括有或无先兆偏头痛、癫痫样发作、智力障碍和痴呆[121]。

头 MRI 可见到陈旧脑出血,最常见于基底节区、半卵圆中心和脑桥[118]。COL4A1 相关疾病的患者也可有弥散性 WMH(63.5%)、微出血(52.9%)、扩大的血管周围间隙(19.2%)、腔隙性梗死(16.5%),反映了潜在的脑小血管病[120]。WMH 常为双侧对称性,主要位于幕上,在额叶、顶叶、侧脑室旁、半卵圆中心;脑干,尤其是脑桥,小脑深部白质也可受累[118]。无症状性颅内动脉瘤在 COL4A1 突变的患者中很常见(18 例完善了血管造影的患者中有 44.4% 发现了动脉瘤)[120],尤其是 HANAC 表型者;这些动脉瘤往往很小,在颈动脉虹吸段(硬膜外或硬膜内),可为多发性[118]。

COL4A1 相关疾病的神经系统外症状包括:①视网膜征象,尤其是视网膜小动脉迂曲,视网膜出血,可有先天性或幼年期白内障,阿克森费尔德 - 里格尔综合征;②肾脏表现,如慢性血尿,双侧肾囊肿,轻度肾功能不全;③肌肉症状,伴肌痉挛,血清肌酸激酶增高[118]。目前针对 COL4A1 综合征尚无特异治疗。头部创伤,高强度锻炼和抗凝药物使用增加脑出血风险,因此应避免。经典的血管病危险因素,尤其是高血压,需要得到严密监测和治疗。推荐怀疑胎儿存在 COL4A1 突变的孕妇选择剖宫产,来降低继发于产伤的新生儿出血性卒中[121]。

成骨不全

成骨不全是一类因位于 17q21.33 的 COL1A1，或位于 7q22.1 的 COL1A2 基因的多种突变导致的遗传性疾病，上述两个基因分别编码I型胶原的 α1 和 α2 链。成骨不全具有不同亚型，其中多数为常染色体显性遗传，也有一些为隐性遗传[122,123]。活产婴儿中的发病率在 1/10 000~1/20 000。临床表现包括不同程度的骨骼脆性，导致骨折和骨骼畸形的发生，韧带松弛，易于瘀伤。成骨不全的胶原突变导致血小板功能异常和血管壁脆性，导致易于瘀伤和轻伤导致出血的倾向。一些患者出现蓝色巩膜。孤立病例报道和小型病例组报道指出，成骨不全与脑出血、动脉瘤、颈动脉夹层相关[124-126]。图 5-5 是一例成骨不全女患者中脑出血的 CT 图像。

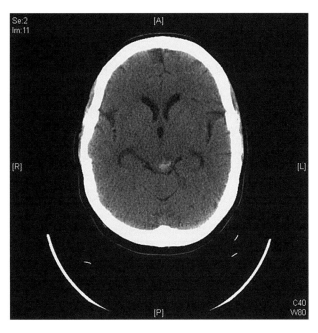

图 5-5　成骨不全女患者的中脑出血 CT 图像

常见多因素卒中的遗传因素

常见多因素卒中遗传因素的重要性

同胞对研究[127]和卒中家族史的回顾性研究[128-134]确证了遗传因素是潜在卒中危险因素之一。而卒中遗传性的估计具有较大异质性。许多研究将缺血性和出血性卒中共同纳入，而仅个别研究对缺血性卒中进行分型[131]。在四项基于住院病人的研究中，比较了缺血性卒中患者与健康对照者，卒中家族史是大动脉性缺血性卒中[OR 1.88（95%CI 1.02~3.44）到 2.24（95%CI 1.49~3.36）]；小动脉闭塞性缺血性卒中[OR 1.79（95%CI 1.13~2.84）到 2.76（95%CI 1.55~4.91）]风险增加的独立危险因素，与心源性栓塞的相关性稍弱[125,127-129]。全基因组基因型分析技术的面世（即分布于各条染色体的十万、百万个基因变异）激发了在缺少家族史信息的前提下对疾病的伪遗传性进行估计的新方法，这种估计仅通过全基因组基因型分析来进行[135]。伪遗传性与表性变异中可被全基因组基因型所解释的比例相关。近来，卒中的伪遗传性从大的基因组关联分析研究中得出，证实了卒中的显著遗传性[136,137]，但不同卒中亚型间存在较大差异。伪遗传性：大动脉性缺血性卒中：40.3%；心源性栓塞缺血性卒中：32.6%；小动脉闭塞性缺血性卒中：16.1%；脑叶出血：73%；深部脑出血：34%[136,137]。

基因变异作为导致卒中的因素之一可增加卒中倾向的各种基因变异，可在不同水平起作用，如增加传统卒中危险因素或增加易感性，例如高血压和糖尿病；影响特定潜在卒中发病机制，例如动脉粥样硬化或脂质纤维化发生和进展过程；成为动脉血栓形成或出血的危险因素；或改变对脑缺血或更严重脑损伤的耐受性[138]。潜在的遗传模型是多因素的，涉及多种基因多态性，其中每一种基因多态性都可以轻度地增加卒中风险[139,140]。

近来，多项大型合作证实许多常见基因变异与卒中风险增加相关，包括缺血性和出血性卒中[141-147]。更早的研究是检测卒中与一个或少数几个候选基因的突变相关，选择候选基因是基于潜在致病机制而做出先验假设，研究结果令人失望，大部分关联往往无法在独立样本中得到确证[148]。最确切的与卒中相关的遗传变异来源于全基因组关联分析，即对全基因组的众多变异进行基因分型，并分析与表型之间关系的研究方法，而不根据潜在生物学机制进行先验假设[139,149,150]。这种方法发现了大量与不同表型、疾病相关的基因突变，并且可在独立样本中得到重复，而这些突变多位于非疑似致病基因附近，这为研究致病机制提供了新线索[7]。对卒中而言，大多数全基因组关联研究是针对特定的缺血或出血亚型[141-144,151]，说明了基因突变增加卒中风险多是针对特定表型的。一些与各类型卒中风险增加相关的位点也有报道[146,147]。一项精心设计的研究发现缺血性卒中的大动脉粥样硬化与小血管病亚型间有相同的基因突变[152]。这些发现有赖于集体合作，尤其是国际合作组的建立，例如国际卒中遗传联盟（ISGC，www.stokegenetics.org）以及心脏病与老年病遗传流行病研究联盟（CHARGE）[153-155]。

缺血性卒中

全基因组关联研究发现的与缺血性卒中风险增加达显著相关（即 P 值 $<5 \times 10^{-8}$，表明在全基因组水平接近一百万次独立统计学检测）的基因多态性罗列于表5-2。

绝大多数缺血性卒中遗传危险位点是与不同缺血性卒中亚型相关。所有与心源性栓塞性缺血性卒中相关的遗传位点均是已知与心房颤动相关（PITX2，ZFHX3），这并不足为奇，因为心房颤动是心源性栓塞的最主要原因[156-158]。最近的实验发现 Pitx2-/- 突变型的鼠类在脑血管平滑肌肌动蛋白染色可见到平滑肌细胞减少且不连续，脑血管密度增大，大型人群影像学研究发现 PITX2 突变与白质高信号负荷大增加相关，推测 PITX2 可能独立于房颤以外对卒中风险有贡献[154]。目前针对这一假设的基因关联研究尚未实施[142]。

与大动脉粥样硬化性缺血性卒中具有全基因组水平关联的基因突变（HDAC9，MMP12，CDC5L）均在先前未疑似的位点[141,142,145]。HDAC9 基因位点随后被证实是冠状动脉疾病的一个风险位点[159]。HDAC9 基因的大动脉性缺血性卒中风险等位基因（rs2107595）携带者的 HDAC9mRNA 水平增高[160]。

与 HDAC9+/+Apoe-/- 突变型小鼠相比，HDAC9-/-Apoe-/- 突变型的主动脉粥样硬化病灶体积明显变小[160]，这说明 HDAC9 可能是预防粥样硬化的药物靶点。在一项有关起病年龄的全基因组关联分析中发现了 MMP12（即校正了起病年龄的回归分析）[141]。这项回归分析是基于早发卒中具有更高的遗传危险因素的假设[161]。除了全基因组关联分析得到的结论，少数候选基因关联研究的结果（对显著性阈值的要求偏不严格）在大型独立研究中得到结论的重复，例如位于 chr9p21 的位点（rs238307）或 9 号染色体上 ABO 位点（rs505922）与大动脉性缺血性卒中的相关性[142,162,163]。ABO 基因位点和心源性栓塞缺血性卒中也有相关性。[163]

目前为止，仍无与小动脉型缺血性卒中相关的常见变异得到稳定的证实[142]。伪遗传性的估计在此亚型中更小一些[16% vs 40%（大动脉性）;33%（心源性栓塞性缺血性卒中）][136]。这一发现可能反映了此种缺血卒中类型的遗传危险因素所占比例较小，也可能反映了常用的 TOAST 分型对小动脉疾病表型分析的不足或是表型异质性的体现[164]。不同种族人群的小动脉闭塞相关遗传因素可能不同。这一亚型在亚洲人群更多见，且在中日两国有研究发现与位于 14 号染色体的 PRKCH 基因突变相关。相关基因突变在欧洲人群中是单一等位基因的，且未发现 PRKCH 突变

表5-2　与缺血性和出血性卒中相关的全基因组风险位点[136-142]

单核苷酸多态性（SNP）	染色体	基因	表型	风险等位基因	风险等位基因出现率	病例数/对照数	比值比（OR）	P 值
缺血性卒中								
rs10744777	12	ALDH2	所有缺血性	T	66%	17970/70764	1.10	7.1×10^{-11}
rs11833579	12	NINJ2	所有缺血性	A	23%	1164/18058	1.41	2.3×10^{-10}
rs6843082	4	PITX2	心源性栓塞	G	21%	2365/12389	1.36	7.8×10^{-16}
rs879324	16	ZFHX3	心源性栓塞	A	19%	2365/12389	1.25	2.3×10^{-8}
rs556621	6	CDC5L	大动脉粥样硬化性	A	33%	400/1172	1.62	3.9×10^{-8}
rs2107595	7	HDAC9	大动脉粥样硬化性	A	16%	2167/12389	1.39	2.0×10^{-16}
rs660599	11	MMP12	大动脉粥样硬化性	A	19%	3197/62912	1.18	2.6×10^{-8}
脑出血								
rs429358/rs7412	19	APOE	脑叶出血	ε2	7%	931/3744	1.82	6.6×10^{-10}
rs429358/rs7421	19	APOE	脑叶出血	ε4	12%	931/3744	2.20	2.4×10^{-11}
rs2984613	1	PMF1/SLC25A44	深部脑出血	C	32%	881/1481	1.33	2.2×10^{-10}

†136-142

与小动脉闭塞性缺血性卒中相关[142,165-167]。

两个新发现基因突变风险位点(chr12p13 和 chr12q24.12)在全基因组水平与各类型缺血性卒中的发生相关。位于 NINJ2 基因附近的 chr12p13 位点和卒中的相关性存在争议。这一位点的基因突变与卒中/缺血性卒中具有基因组水平的关联性(即在 CHARGE 前瞻性人群队列研究的随访期间,携带此位点突变者发生卒中)[147],但未在大型住院患者横断面研究中的病例对照研究得到证实[168]。chr12p13 位点可能与卒中的严重程度及死亡率相关,而与发生率相关性不大。在住院患者横断面病例对照研究中,因卒中较高的早期死亡率,在收入院前/得到样本前患者即可死亡。在前瞻性队列研究中,严重卒中导致的早期死亡也纳入进来,因血标本在参与研究时(往往是发生卒中的几年前)已经采集,并且研究对象包括未住院治疗的卒中患者。最近,对 NINJ2 目的基因测序研究发现这一位点具有多种(多种罕见、少见、常见)变异,这也是在基因组水平关联研究中难以证实结论的原因之一[169]。

在纳入 17 000 例缺血性卒中的大型病例对照研究中,发现 chr12q24.12 与缺血性卒中相关。与 ALDH2 基因表达相关的 SH2B3 基因的无义突变的连锁不平衡 SNP 和卒中风险小相关性最大,考虑这两个基因含有潜在的风险位点[146]。在大型病例对照研究中未发现 PITX2 和 ZFHX3 位点在基因组关联研究中与缺血性卒中相关,与除心源性栓塞缺血卒中外的卒中类型未见相关性[146]。

最近,发现了新的基因风险位点与不同缺血性卒中病因相关,例如虽并非卒中的常见原因但为导致青年卒中的主要原因的颈动脉夹层[170]。CADISP 联盟的大型合作研究(www.cadisp.com)发现 PHACTR1 基因的一个常见变异和较低的颈动脉夹层风险相关。该变异也与较低的偏头痛(尤其无先兆)风险独立相关,但与心肌梗死风险增高相关[159,170,171],提示这一位点可能在血管生物学中起到重要作用。而 PHACTR1 基因的作用目前了解甚少。实验研究发现在血管生成和肌动蛋白分化过程中,PHACTR1 可能在血管生成过程有一定作用[40,41]。在乳腺癌细胞系中发现经 TGFβ 介导的 PHACTR1 上调[42],因此考虑 PHACTR1 的表达与 TGFβ 信号通路相关。

脑出血

在一项纳入 2189 例病例和 4041 例对照者的候选基因关联研究中,证实 APOE 基因位点与脑出血明确相关[150]。APOEε2 和 APOEε4 等位基因与脑叶出血均存在"基因组水平关联性",OR 值分别为 1.82(P=6.6×10^{-10})和 2.20(P=2.4×10^{-11})。在可能的或确诊的脑淀粉样血管变性患者中这种关联性更加明显。APOEε4 和深部脑出血也具有相关性,但是统计学显著性稍低(OR 值为 1.21,P=2.6×10^{-4}),因此考虑 APOEε4 和脑出血的相关性不限于脑淀粉样变性[151,172]。在随后的分析中,研究者发现 APOE 上位点的变异与脑出血体积、出血增加有相关性[173]。父母有脑叶出血史的 APOEε2 携带者具有更大体积的脑出血量并且和非携带者相比具有很高的风险(P=3.2×10^{-8})[173]。

另一项候选基因研究基于 COL4A1 和 COL4A2 基因变异可导致单基因遗传病而出现脑出血,也可与常见复杂形式脑出血相关。COL4A2 基因的常见变异,而非 COL4A1 的常见变异,与深部脑出血风险增加相关(P=0.00003),且与小动脉闭塞和白质高信号负荷相关,有可能是通过增加脑小血管病易患性所致。[174] 另外有研究显示 COL4A1 罕见变异与脑出血具有相关性[175]。

2014 年国际卒中遗传学联盟发表了第一项脑出血的全基因组关联分析,纳入 1545 例脑出血(664 例脑叶出血,881 例非脑叶出血)和 1481 例对照组成员[143]。这项研究在 1q22 发现了和非脑叶(深部)脑出血风险增加相关的新位点,在独立样本队列中得到了结论的复制[143]。这一位点也与白质高信号负荷的增加相关,最具相关性的病理生理发现即这一位点的突变可导致脑小血管病易患性的增加[176,177]。基因突变位于含有 PMF1 和 SLC25A4 基因的区域内,和邻近基因 SEMA4A 的表达相关[143]。这一研究的发现强调了脑出血不同亚型间生物学异质性的存在,因为发现的基因位点突变仅与非脑叶脑出血相关。

意义、局限性与展望

总的来说,基因常见变异和卒中及其不同亚型间的相关性的发现,拓展了对潜在病理生理机制的理解。近期的一些发现也强调了仔细地将缺血性或出血性卒中考虑为一个疾病整体,由多种潜在因素导致,而非单一的疾病,对于理解共同的致病机制是十分重要的。表型的异质性、收集大样本量给研究卒中这种急性病带来挑战,也可以解释虽然有许多遗传因素方面的重要发现,但对卒中的遗传决定因素的研究和其他复杂表型疾病(例如其他神经疾病或血管病表型)的遗传方面研究相比显得不那么成功,其他疾病发现的致病/相关位点更多[159,178]。研究核磁影像为基础的内表型可能对理解卒中遗传因素具有一定帮助,例如白质高信号负荷是脑小血管病的一个标志,和小动脉闭塞性缺血性卒中显著相关。5个基因位点(chr17q25、chr10q24、chr2p21、chr1q22 和 chr2p16)和白质高信号负荷之间的相关性已被证实[176]。

目前,多数针对复杂原因卒中遗传因素的研究集中在常见单核苷酸多态性,像是对于其他复杂原因疾病,这类多态性尽能解释一小部分卒中的遗传性[179]。其他类型变异,例如少见(1%~5%)或罕见(<1%)单核苷酸变异,或是例如拷贝数变异的结构变异,更是较少有研究。新的基因组水平测序阵列可覆盖一部分少见变异,二代测序技术对大样本量测序和同时对罕见变异及结构变异测序的实现有了新的突破[180,181]。目前关于卒中尚无大型研究结果发表,但前期研究的结果很鼓舞人心。

基因组关联研究的一项重要发现,即基因多效性或卒中和其他复杂表型疾病之间共有的基因变异,对理解致病机制有很大意义[182]。例如,缺血性卒中(尤其是大动脉性卒中)和冠状动脉病之间具有潜在的重叠,对更好地理解两种疾病间潜在的共同生物学途径有重要意义[183]。

METASTROKE 联盟作为国际卒中遗传联盟的组成部分,美国国立卫生研究院(NIH)资助 SiGN 主导的 CHARGE 联盟旨在实现大样本卒中基因组关联分析研究,为了增加发现卒中及其不同亚型的遗传相关性。这些研究项目利用最新 1000 基因组参考芯片(www.1000genomes.org)使未测序的百万变异基因型插入演算(统计推理)得以实施。在对非欧洲祖先种族人群的遗传学研究起到了推动作用。罕见变异的数据在外显子芯片测序过程中得以收集,全外显子和全基因组测序也在成形。除了发现新的风险位点,测序有助于对全基因组关联研究发现的遗传风险位点进行识别,并且用于研究潜在致病突变及基因。理解卒中的遗传基础将丰富遗传学信息和转录组学、表观遗传学、代谢组学数据之间的结合。

(索阅 黎洁洁 译 杜万良 校)

参考文献

1. Seshadri S, Wolf PA. Lifetime risk of stroke and dementia: Current concepts, and estimates from the Framingham Study. *Lancet Neurol* 2007;**6**:1106–1114.

2. Johnston SC, Mendis S, Mathers CD. Global variation in stroke burden and mortality: Estimates from monitoring, surveillance, and modelling. *Lancet Neurol* 2009;**8**:345–354.

3. Gorelick PB, Scuteri A, Black SE, et al. Vascular contributions to cognitive impairment and dementia: A statement for healthcare professionals from the American Heart Association/American Stroke Association. *Stroke* 2011;**42**:2672–2713.

4. Viswanathan A, Rocca WA, Tzourio C. Vascular risk factors and dementia: How to move forward? *Neurology* 2009;**72**:368–374.

5. Pendlebury ST, Rothwell PM. Prevalence, incidence, and factors associated with pre-stroke and post-stroke dementia: A systematic review and meta-analysis. *Lancet Neurol* 2009;**8**:1006–1018.

6. Falcone GJ, Malik R, Dichgans M, Rosand J. Current concepts and clinical applications of stroke genetics. *Lancet Neurol* 2014;**13**:405–418.

7. Manolio TA. Bringing genome-wide association findings into clinical use. *Nat Rev Genet* 2013;**14**:549–558.

8. Leys D, Bandu L, Henon H, et al. Clinical outcome in 287 consecutive young adults (15 to 45 years) with ischemic stroke. *Neurology* 2002;**59**:26–33.

9. Chabriat H, Joutel A, Dichgans M, Tournier-Lasserve E, Bousser M-G. Cadasil. *Lancet Neurol* 2009;**8**:643–653.

10. Joutel A, Corpechot C, Ducros A, et al. Notch 3 mutations in CADASIL, a hereditary adult-onset condition causing stroke and dementia. *Nature* 1996;**383**:707–710.

11. Dichgans M. Monogenic causes of ischemic stroke. In *Stroke Genetics*, H Markus (ed). Oxford: Oxford University Press, 2003.

12. Razvi SS, Davidson R, Bone I, Muir KW. The prevalence of cerebral autosomal dominant arteriopathy with subcortical infarcts and leucoencephalopathy (CADASIL) in the west of Scotland. *J Neurol Neurosurg Psychiatry* 2005;**76**:739–741.

13. Dong Y, Hassan A, Zhang Z, Huber D, Dalageorgou C, Markus HS. Yield of screening for CADASIL mutations in lacunar stroke and leukoaraiosis. *Stroke* 2003;**34**:203–205.

14. O'Sullivan M, Jarosz JM, Martin RJ, Deasy N, Powell JF, Markus HS. MRI hyperintensities of the temporal lobe and external capsule in patients with CADASIL. *Neurology* 2001;**56**:628–634.

15. Chabriat H, Levy C, Taillia H, et al. Patterns of MRI lesions in CADASIL. *Neurology* 1998;**51**:452–457.

16. Gobron C, Viswanathan A, Bousser M-G, Chabriat H. Multiple simultaneous cerebral infarctions in cerebral autosomal dominant arteriopathy with subcortical infarcts and leukoencephalopathy. *Cerebrovasc Dis* 2006;**22**:445–446.

17. Yao M, Herve D, Jouvent E, et al. Dilated perivascular spaces in small-vessel disease: A study in CADASIL. *Cerebrovasc Dis* 2014;**37**:155–163.

18. Ruchoux MM, Chabriat H, Bousser M-G, Baudrimont M, Tournier-Lasserve E. Presence of ultrastructural arterial lesions in muscle and skin

vessels of patients with CADASIL. *Stroke* 1994;**25**:2291–2292.

19. Dichgans M, Markus HS, Salloway S, et al. Donepezil in patients with subcortical vascular cognitive impairment: A randomised double-blind trial in CADASIL. *Lancet Neurol* 2008;**7**:310–318.

20. Hara K, Shiga A, Fukutake T, et al. Association of *HTRA1* mutations and familial ischemic cerebral small-vessel disease. *N Engl J Med* 2009;**360**:1729–1739.

21. Bayrakli F, Balaban H, Gurelik M, Hizmetli S, Topaktas S. Mutation in the *HTRA1* gene in a patient with degenerated spine as a component of CARASIL syndrome. *Turk Neurosurg* 2014;**24**:67–69.

22. Zheng DM, Xu FF, Gao Y, Zhang H, Han SC, Bi GR. A Chinese pedigree of cerebral autosomal recessive arteriopathy with subcortical infarcts and leukoencephalopathy (CARASIL): Clinical and radiological features. *J Clin Neurosci* 2009;**16**:847–849.

23. Mendioroz M, Fernandez-Cadenas I, Del Rio-Espinola A, et al. A missense *HTRA1* mutation expands CARASIL syndrome to the Caucasian population. *Neurology* 2010;**75**:2033–2035.

24. Yanagawa S, Ito N, Arima K, Ikeda S. Cerebral autosomal recessive arteriopathy with subcortical infarcts and leukoencephalopathy. *Neurology* 2002;**58**:817–820.

25. Bianchi S, Di Palma C, Gallus GN, et al. Two novel *HTRA1* mutations in a European CARASIL patient. *Neurology* 2014;**82**:898–900.

26. Nozaki H, Nishizawa M, Onodera O. Features of cerebral autosomal recessive arteriopathy with subcortical infarcts and leukoencephalopathy. *Stroke* 2014;**45**:3447–3453.

27. Fukutake T. Cerebral autosomal recessive arteriopathy with subcortical infarcts and leukoencephalopathy (CARASIL): From discovery to gene identification. *J Stroke Cerebrovasc Dis* 2011;**20**:85–93.

28. Fukutake T, Hirayama K. Familial young-adult-onset arteriosclerotic leukoencephalopathy with alopecia and lumbago without arterial hypertension. *Eur Neurol* 1995;**35**:69–79.

29. Terwindt GM, Haan J, Ophoff RA, et al. Clinical and genetic analysis of a large Dutch family with autosomal dominant vascular retinopathy, migraine and Raynaud's phenomenon. *Brain* 1998;**121**(Pt 2):303–316.

30. Grand MG, Kaine J, Fulling K, et al. Cerebroretinal vasculopathy. A new hereditary syndrome. *Ophthalmology* 1988;**95**:649–659.

31. Jen J, Cohen AH, Yue Q, et al. Hereditary endotheliopathy with retinopathy, nephropathy, and stroke (HERNS). *Neurology* 1997;**49**:1322–1330.

32. Richards A, van den Maagdenberg AM, Jen JC, et al. C-terminal truncations in human 3'-5' DNA exonuclease TREX1 cause autosomal dominant retinal vasculopathy with cerebral leukodystrophy. *Nat Genet* 2007;**39**:1068–1070.

33. Stuart MJ, Nagel RL. Sickle-cell disease. *Lancet* 2004;**364**:1343–1360.

34. Howard J, Davies SC. Sickle cell disease in North Europe. *Scand J Clin Lab Invest* 2007;**67**:27–38.

35. Rees DC, Williams TN, Gladwin MT. Sickle-cell disease. *Lancet* 2010;**376**:2018–2031.

36. Ohene-Frempong K, Weiner SJ, Sleeper LA, et al. Cerebrovascular accidents in sickle cell disease: Rates and risk factors. *Blood* 1998;**91**:288–294.

37. Bernaudin F, Verlhac S, Arnaud C, et al. Impact of early transcranial Doppler screening and intensive therapy on cerebral vasculopathy outcome in a newborn sickle cell anemia cohort. *Blood* 2011;**117**:1130–1140.

38. Switzer JA, Hess DC, Nichols FT, Adams RJ. Pathophysiology and treatment of stroke in sickle-cell disease: Present and future. *Lancet Neurol* 2006;**5**:501–512.

39. Kossorotoff M, Brousse V, Grevent D, et al. Cerebral haemorrhagic risk in children with sickle-cell disease. *Dev Med Child Neurol* 2015;**57**:187–193.

40. Fullerton HJ, Adams RJ, Zhao S, Johnston SC. Declining stroke rates in Californian children with sickle cell disease. *Blood* 2004;**104**:336–339.

41. Adams RJ, McKie VC, Hsu L, et al. Prevention of a first stroke by transfusions in children with sickle cell anemia and abnormal results on transcranial Doppler ultrasonography. *N Engl J Med* 1998;**339**:5–11.

42. Verduzco LA, Nathan DG. Sickle cell disease and stroke. *Blood* 2009;**114**:5117–5125.

43. Gaustadnes M, Ingerslev J, Rutiger N. Prevalence of congenital homocystinuria in Denmark. *N Engl J Med* 1999;**340**:1513.

44. Mudd SH, Skovby F, Levy HL, et al. The natural history of homocystinuria due to cystathionine beta-synthase deficiency. *Am J Hum Genet* 1985;**37**:1–31.

45. Welch GN, Loscalzo J. Homocysteine and atherothrombosis. *N Engl J Med* 1998;**338**:1042–1050.

46. Bellamy MF, McDowell IF. Putative mechanisms for vascular damage by homocysteine. *J Inherit Metab Dis* 1997;**20**:307–315.

47. Kelly PJ, Furie KL, Kistler JP, et al. Stroke in young patients with hyperhomocysteinemia due to cystathionine beta-synthase deficiency. *Neurology* 2003;**60**:275–279.

48. Germain DP. Fabry disease. *Orphanet J Rare Dis* 2010;**5**:30.

49. Rolfs A, Bottcher T, Zschiesche M, et al. Prevalence of Fabry disease in patients with cryptogenic stroke: A prospective study. *Lancet* 2005;**366**:1794–1796.

50. Sarikaya H, Yilmaz M, Michael N, Miserez AR, Steinmann B, Baumgartner RW. Zurich Fabry study – prevalence of Fabry disease in young patients with first cryptogenic ischaemic stroke or TIA. *Eur J Neurol* 2012;**19**:1421–1426.

51. Wozniak MA, Kittner SJ, Tuhrim S, et al. Frequency of unrecognized Fabry disease among young European-American and African-American men with first ischemic stroke. *Stroke* 2010;**41**:78–81.

52. Brouns R, Sheorajpanday R, Braxel E, et al. Middelheim Fabry Study (MiFaS): A retrospective Belgian study on the prevalence of Fabry disease in young patients with cryptogenic stroke. *Clin Neurol Neurosurg* 2007;**109**:479–484.

53. Rolfs A, Fazekas F, Grittner U, et al. Acute cerebrovascular disease in the young: The Stroke in Young Fabry Patients Study. *Stroke* 2013;**44**:340–349.

54. Sims K, Politei J, Banikazemi M, Lee P. Stroke in Fabry disease frequently occurs before diagnosis and in the absence of other clinical events: Natural history data from the Fabry Registry. *Stroke* 2009;**40**:788–794.

55. Kolodny E, Fellgiebel A, Hilz MJ, et al. Cerebrovascular involvement in Fabry disease: Current status of knowledge. *Stroke* 2015;**46**:302–313.

56. Nakamura K, Sekijima Y, Hattori K, et al. Cerebral hemorrhage in Fabry's disease. *J Hum Genet* 2010;**55**:259–261.

57. Crutchfield KE, Patronas NJ, Dambrosia JM, et al. Quantitative analysis of cerebral vasculopathy in

patients with Fabry disease. *Neurology* 1998;**50**:1746–1749.

58. Fellgiebel A, Keller I, Martus P, et al. Basilar artery diameter is a potential screening tool for Fabry disease in young stroke patients. *Cerebrovasc Dis* 2011;**31**:294–299.

59. Zarate YA, Hopkin RJ. Fabry's disease. *Lancet* 2008;**372**:1427–1435.

60. Schiffmann R, Kopp JB, Austin HA, 3rd, et al. Enzyme replacement therapy in Fabry disease: A randomized controlled trial. *JAMA* 2001;**285**:2743–2749.

61. Vanakker OM, Leroy BP, Coucke P, et al. Novel clinico-molecular insights in pseudoxanthoma elasticum provide an efficient molecular screening method and a comprehensive diagnostic flowchart. *Hum Mutat* 2008;**29**:205.

62. Debette S, Germain DP. Neurologic manifestations of inherited disorders of connective tissue. *Handb Clin Neurol* 2014;**119**:565–576.

63. van den Berg JS, Hennekam RC, Cruysberg JR, et al. Prevalence of symptomatic intracranial aneurysm and ischaemic stroke in pseudoxanthoma elasticum. *Cerebrovasc Dis* 2000;**10**:315–319.

64. Germain DP, Boutouyrie P, Laloux B, Laurent S. Arterial remodeling and stiffness in patients with pseudoxanthoma elasticum. *Arterioscler Thromb Vasc Biol* 2003;**23**:836–841.

65. Dalloz MA, Debs R, Bensa C, Alamowitch S. [White matter lesions leading to the diagnosis of pseudoxanthoma elasticum]. *Rev Neurol (Paris)*;**166**:844–848.

66. Renard D, Castelnovo G, Jeanjean L, Perrochia H, Brunel H, Labauge P. Teaching neuroimage: Microangiopathic complications in pseudoxanthoma elasticum. *Neurology* 2008;**71**:e69.

67. Pavlovic AM, Zidverc-Trajkovic J, Milovic MM, et al. Cerebral small vessel disease in pseudoxanthoma elasticum: Three cases. *Can J Neurol Sci* 2005;**32**:115–118.

68. Neldner KH. Pseudoxanthoma elasticum. *Clin Dermatol* 1988;**6**:1–159.

69. De Paepe A, Viljoen D, Matton M, et al. Pseudoxanthoma elasticum: Similar autosomal recessive subtype in Belgian and Afrikaner families. *Am J Med Genet* 1991;**38**:16–20.

70. Uitto J, Li Q, Jiang Q. Pseudoxanthoma elasticum: Molecular genetics and putative pathomechanisms. *J Invest Dermatol*;**130**:661–670.

71. Germain DP. Ehlers–Danlos syndrome type IV. *Orphanet J Rare Dis* 2007;**2**:32.

72. Beighton P, De Paepe A, Steinmann B, Tsipouras P, Wenstrup RJ. Ehlers–Danlos syndromes: Revised nosology, Villefranche, 1997. Ehlers–Danlos National Foundation (USA) and Ehlers–Danlos Support Group (UK). *Am J Med Genet* 1998;**77**:31–37.

73. Pepin M, Schwarze U, Superti-Furga A, Byers PH. Clinical and genetic features of Ehlers–Danlos syndrome type IV, the vascular type. *N Engl J Med* 2000;**342**:673–680.

74. North KN, Whiteman DA, Pepin MG, Byers PH. Cerebrovascular complications in Ehlers–Danlos syndrome type IV. *Ann Neurol* 1995;**38**:960–964.

75. Debette S, Goeggel Simonetti B, Schilling S, et al. Familial occurrence and heritable connective tissue disorders in cervical artery dissection. *Neurology* 2014;**83**:2023–2031.

76. Arnold M, Bousser M-G, Fahrni G, et al. Vertebral artery dissection: Presenting findings and predictors of outcome. *Stroke* 2006;**37**:2499–2503.

77. Leys D, Moulin T, Stojkovic T, Begey S, Chavot D, DONALD Investigators. Follow-up of patients with history of cervical artery dissection. *Cerebrovasc Dis* 1995;**5**:43–49.

78. Schievink WI, Mokri B, O'Fallon WM. Recurrent spontaneous cervical-artery dissection. *N Engl J Med* 1994;**330**:393–397.

79. Beletsky V, Nadareishvili Z, Lynch J, Shuaib A, Woolfenden A, Norris JW. Cervical arterial dissection: Time for a therapeutic trial? *Stroke* 2003;**34**:2856–2860.

80. Touze E, Gauvrit JY, Moulin T, Meder JF, Bracard S, Mas JL. Risk of stroke and recurrent dissection after a cervical artery dissection: A multicenter study. *Neurology* 2003;**61**:1347–1351.

81. Arnold M, Kappeler L, Georgiadis D, et al. Gender differences in spontaneous cervical artery dissection. *Neurology* 2006;**67**:1050–1052.

82. Debette S, Leys D. Cervical-artery dissections: Predisposing factors, diagnosis, and outcome. *Lancet Neurol* 2009;**8**:668–678.

83. Engelter ST, Brandt T, Debette S, et al. Antiplatelets versus anticoagulation in cervical artery dissection. *Stroke* 2007;**38**:2605–2611.

84. Schievink WI, Limburg M, Oorthuys JW, Fleury P, Pope FM. Cerebrovascular disease in Ehlers–Danlos syndrome type IV. *Stroke* 1990;**21**:626–632.

85. Ong KT, Perdu J, De Backer J, et al. Effect of celiprolol on prevention of cardiovascular events in vascular Ehlers–Danlos syndrome: A prospective randomised, open, blinded-endpoints trial. *Lancet* 2010;**376**:1476–1484.

86. Gray JR, Bridges AB, West RR, et al. Life expectancy in British Marfan syndrome populations. *Clin Genet* 1998;**54**:124–128.

87. Schievink WI, Michels VV, Piepgras DG. Neurovascular manifestations of heritable connective tissue disorders. A review. *Stroke* 1994;**25**:889–903.

88. Wityk RJ, Zanferrari C, Oppenheimer S. Neurovascular complications of Marfan syndrome: A retrospective, hospital-based study. *Stroke* 2002;**33**:680–684.

89. Ho NC, Tran JR, Bektas A. Marfan's syndrome. *Lancet* 2005;**366**:1978–1981.

90. Lynch DR, Dawson TM, Raps EC, Galetta SL. Risk factors for the neurologic complications associated with aortic aneurysms. *Arch Neurol* 1992;**49**:284–288.

91. Spittell PC, Spittell JA, Jr., Joyce JW, et al. Clinical features and differential diagnosis of aortic dissection: Experience with 236 cases (1980 through 1990). *Mayo Clin Proc* 1993;**68**:642–651.

92. Bonnin P, Giannesini C, Amah G, Kevorkian JP, Woimant F, Levy BI. Doppler sonograpy with dynamic testing in a case of aortic dissection extending to the innominate and right common carotid arteries. *Neuroradiology* 2003;**45**:472–475.

93. Youl BD, Coutellier A, Dubois B, Leger JM, Bousser M-G. Three cases of spontaneous extracranial vertebral artery dissection. *Stroke* 1990;**21**:618–625.

94. Schievink WI, Bjornsson J, Piepgras DG. Coexistence of fibromuscular dysplasia and cystic medial necrosis in a patient with Marfan's syndrome and bilateral carotid artery dissections. *Stroke* 1994;**25**:2492–2496.

95. Harrer JU, Sasse A, Klotzsch C. Intimal flap in a common carotid artery in a patient with Marfan's syndrome. *Ultraschall Med* 2006;**27**:487–488.

96. Loeys BL, Dietz HC, Braverman AC, et al. The revised Ghent nosology for the Marfan syndrome. *J Med Genet* 2010;**47**:476–485.

97. Majamaa K, Moilanen JS, Uimonen S, et al. Epidemiology of *A3243G*, the mutation for mitochondrial encephalomyopathy, lactic acidosis, and stroke-like episodes: Prevalence of the mutation in an adult population. *Am J Hum Genet* 1998;**63**:447–454.

98. Testai FD, Gorelick PB. Inherited metabolic disorders and stroke part 1: Fabry disease and mitochondrial myopathy, encephalopathy, lactic acidosis, and strokelike episodes. *Arch Neurol* 2010;**67**:19–24.

99. Sproule DM, Kaufmann P. Mitochondrial encephalopathy, lactic acidosis, and stroke-like episodes: Basic concepts, clinical phenotype, and therapeutic management of MELAS syndrome. *Ann N Y Acad Sci* 2008;**1142**:133–158.

100. Ito H, Mori K, Kagami S. Neuroimaging of stroke-like episodes in MELAS. *Brain Dev* 2011;**33**:283–288.

101. Yoneda M, Maeda M, Kimura H, Fujii A, Katayama K, Kuriyama M. Vasogenic edema on MELAS: A serial study with diffusion-weighted MR imaging. *Neurology* 1999;**53**:2182–2184.

102. Thambisetty M, Newman NJ, Glass JD, Frankel MR. A practical approach to the diagnosis and management of MELAS: Case report and review. *Neurologist* 2002;**8**:302–312.

103. Rodriguez MC, MacDonald JR, Mahoney DJ, Parise G, Beal MF, Tarnopolsky MA. Beneficial effects of creatine, CoQ10, and lipoic acid in mitochondrial disorders. *Muscle Nerve* 2007;**35**:235–242.

104. Napolitano A, Salvetti S, Vista M, Lombardi V, Siciliano G, Giraldi C. Long-term treatment with idebenone and riboflavin in a patient with MELAS. *Neurol Sci* 2000;**21**:S981–982.

105. Koga Y, Povalko N, Nishioka J, Katayama K, Kakimoto N, Matsuishi T. MELAS and L-arginine therapy: Pathophysiology of stroke-like episodes. *Ann N Y Acad Sci* 2010;**1201**:104–110.

106. Biffi A, Greenberg SM. Cerebral amyloid angiopathy: A systematic review. *J Clin Neurol* 2011;**7**:1–9.

107. De Jonghe C, Zehr C, Yager D, et al. Flemish and Dutch mutations in amyloid beta precursor protein have different effects on amyloid beta secretion. *Neurobiol Dis* 1998;**5**:281–286.

108. Bornebroek M, De Jonghe C, Haan J, et al. Hereditary cerebral hemorrhage with amyloidosis Dutch type (AbetaPP 693): Decreased plasma amyloid-beta 42 concentration. *Neurobiol Dis* 2003;**14**:619–623.

109. Palsdottir A, Snorradottir AO, Thorsteinsson L. Hereditary cystatin C amyloid angiopathy: Genetic, clinical, and pathological aspects. *Brain Pathol* 2006;**16**:55–59.

110. Van Nostrand WE, Melchor JP, Cho HS, Greenberg SM, Rebeck GW. Pathogenic effects of D23N Iowa mutant amyloid beta-protein. *J Biol Chem* 2001;**276**:32860–32866.

111. Viswanathan A, Greenberg SM. Cerebral amyloid angiopathy in the elderly. *Ann Neurol* 2011;**70**:871–880.

112. Greenberg SM, O'Donnell HC, Schaefer PW, Kraft E. MRI detection of new hemorrhages: Potential marker of progression in cerebral amyloid angiopathy. *Neurology* 1999;**53**:1135–1138.

113. Knudsen KA, Rosand J, Karluk D, Greenberg SM. Clinical diagnosis of cerebral amyloid angiopathy: Validation of the Boston criteria. *Neurology* 2001;**56**:537–539.

114. Gould DB, Phalan FC, Breedveld GJ, et al. Mutations in *COL4A1* cause perinatal cerebral hemorrhage and porencephaly. *Science* 2005;**308**:1167–1171.

115. Vahedi K, Massin P, Guichard JP, et al. Hereditary infantile hemiparesis, retinal arteriolar tortuosity, and leukoencephalopathy. *Neurology* 2003;**60**:57–63.

116. Sibon I, Coupry I, Menegon P, et al. *COL4A1* mutation in Axenfeld–Rieger anomaly with leukoencephalopathy and stroke. *Ann Neurol* 2007;**62**:177–184.

117. Plaisier E, Alamowitch S, Gribouval O, et al. Autosomal-dominant familial hematuria with retinal arteriolar tortuosity and contractures: A novel syndrome. *Kidney Int* 2005;**67**:2354–2360.

118. Vahedi K, Alamowitch S. Clinical spectrum of type IV collagen (*COL4A1*) mutations: A novel genetic multisystem disease. *Curr Opin Neurol* 2011;**24**:63–68.

119. Vahedi K, Boukobza M, Massin P, Gould DB, Tournier-Lasserve E, Bousser M-G. Clinical and brain MRI follow-up study of a family with *COL4A1* mutation. *Neurology* 2007;**69**:1564–1568.

120. Lanfranconi S, Markus HS. *COL4A1* mutations as a monogenic cause of cerebral small vessel disease: A systematic review. *Stroke* 2010;**41**: e513–518.

121. Gould DB, Phalan FC, van Mil SE, et al. Role of *COL4A1* in small-vessel disease and hemorrhagic stroke. *N Engl J Med* 2006;**354**:1489–1496.

122. Rauch F, Glorieux FH. Osteogenesis imperfecta. *Lancet* 2004;**363**:1377–1385.

123. Prockop DJ, Kivirikko KI. Heritable diseases of collagen. *N Engl J Med* 1984;**311**:376–386.

124. Goddeau RP Jr, Caplan LR, Alhazzani AA. Intraparenchymal hemorrhage in a patient with osteogenesis imperfecta and plasminogen activator inhibitor-1 deficiency. *Arch Neurol* 2010;**67**:236–238.

125. Martin JJ, Hausser I, Lyrer P, et al. Familial cervical artery dissections: Clinical, morphologic, and genetic studies. *Stroke* 2006;**37**:2924–2929.

126. Caplan LR, Gonzales G, Buonanno FS. Case 18 – A 35-year old man with neck pain, hoarseness and dysphagia. *N Engl J Med* 2012;**366**:2306–2313.

127. Bak S, Gaist D, Sindrup SH, Skythe A, Christensen K. Genetic liability in stroke: A long-term follow-up study of Danish twins. *Stroke* 2002;**33**:769–774.

128. Kiely DK, Wolf PA, Cupples LA, Beiser AS, Myers RH. Familial aggregation of stroke. The Framingham Study. *Stroke* 1993;**24**:1366–1371.

129. Liao D, Myers R, Hunt S, et al. Familial history of stroke and stroke risk. The Family Heart Study. *Stroke* 1997;**28**:1908–1912.

130. Jood K, Ladenvall C, Rosengren A, Blomstrand C, Jern C. Family history in ischemic stroke before 70 years of age: The Sahlgrenska Academy Study on Ischemic Stroke. *Stroke* 2005;**36**:1383–1387.

131. Flossmann E, Schulz UG, Rothwell PM. Systematic review of methods and results of studies of the genetic epidemiology of ischemic stroke. *Stroke* 2004;**35**:212–227.

132. Jerrard-Dunne P, Cloud G, Hassan A, Markus HS. Evaluating the genetic component of ischemic stroke subtypes: A family history study. *Stroke* 2003;**34**:1364–1369.

133. Polychronopoulos P, Gioldasis G, Ellul J, et al. Family history of stroke in stroke types and subtypes. *J Neurol Sci*

2002;**195**:117–122.

134. Lee TH, Hsu WC, Chen CJ, Chen ST. Etiologic study of young ischemic stroke in Taiwan. *Stroke* 2002;**33**:1950–1955.

135. Yang J, Benyamin B, McEvoy BP, et al. Common SNPs explain a large proportion of the heritability for human height. *Nat Genet* 2010;**42**:565–569.

136. Bevan S, Traylor M, Adib-Samii P, et al. Genetic heritability of ischemic stroke and the contribution of previously reported candidate gene and genomewide associations. *Stroke* 2012;**43**:3161–3167.

137. Devan WJ, Falcone GJ, Anderson CD, et al. Heritability estimates identify a substantial genetic contribution to risk and outcome of intracerebral hemorrhage. *Stroke* 2013;**44**:1578–1583.

138. Hassan A, Markus HS. Genetics and ischaemic stroke. *Brain* 2000;**123**(Pt 9):1784–1812.

139. Zondervan KT, Cardon LR. Designing candidate gene and genome-wide case-control association studies. *Nat Protoc* 2007;**2**:2492–2501.

140. Zeggini E, Scott LJ, Saxena R, et al. Meta-analysis of genome-wide association data and large-scale replication identifies additional susceptibility loci for type 2 diabetes. *Nat Genet* 2008;**40**:638–645.

141. Traylor M, Makela KM, Kilarski LL, et al. A novel MMP12 locus is associated with large artery atherosclerotic stroke using a genome-wide age-at-onset informed approach. *PLoS Genet* 2014;**10**:e1004469.

142. Traylor M, Farrall M, Holliday EG, et al. Genetic risk factors for ischaemic stroke and its subtypes (the METASTROKE Collaboration): A meta-analysis of genome-wide association studies. *Lancet Neurol* 2012;**11**:951–962.

143. Woo D, Falcone GJ, Devan WJ, et al. Meta-analysis of genome-wide association studies identifies 1q22 as a susceptibility locus for intracerebral hemorrhage. *Am J Hum Genet* 2014;**94**:511–521.

144. Bellenguez C, Bevan S, Gschwendtner A, et al. Genome-wide association study identifies a variant in HDAC9 associated with large vessel ischemic stroke. *Nat Genet* 2012;**44**:328–333.

145. Holliday EG, Maguire JM, Evans TJ, et al. Common variants at 6p21.1 are associated with large artery atherosclerotic stroke. *Nat Genet* 2012;**44**:1147–1151.

146. Kilarski LL, Achterberg S, Devan WJ, et al. Meta-analysis in more than 17,900 cases of ischemic stroke reveals a novel association at 12q24.12. *Neurology* 2014;**83**:678–685.

147. Ikram MA, Seshadri S, Bis JC, et al. Genomewide association studies of stroke. *N Engl J Med* 2009;**360**:1718–1728.

148. Hirschhorn JN, Lohmueller K, Byrne E, Hirschhorn K. A comprehensive review of genetic association studies. *Genet Med* 2002;**4**:45–61.

149. Feero WG, Guttmacher AE, Collins FS. Genomic medicine – An updated primer. *N Engl J Med* 2010;**362**:2001–2011.

150. McCarthy MI, Abecasis GR, Cardon LR, et al. Genome-wide association studies for complex traits: Consensus, uncertainty and challenges. *Nat Rev Genet* 2008;**9**:356–369.

151. Biffi A, Sonni A, Anderson CD, et al. Variants at APOE influence risk of deep and lobar intracerebral hemorrhage. *Ann Neurol* 2010;**68**:934–943.

152. Holliday EG, Traylor M, Malik R, et al. Genetic overlap between diagnostic subtypes of ischemic stroke. *Stroke* 2015;**46**:615–619.

153. Battey TW, Valant V, Kassis SB, et al. Recommendations from the International Stroke Genetics Consortium, part 2: Biological sample collection and storage. *Stroke* 2015;**46**:285–290.

154. Majersik JJ, Cole JW, Golledge J, et al. Recommendations from the International Stroke Genetics Consortium, part 1: Standardized phenotypic data collection. *Stroke* 2015;**46**:279–284.

155. Psaty BM, O'Donnell CJ, Gudnason V, et al. Cohorts for Heart and Aging Research in Genomic Epidemiology (CHARGE) Consortium: Design of prospective meta-analyses of genome-wide association studies from 5 cohorts. *Circ Cardiovasc Genet* 2009;**2**:273–280.

156. Gretarsdottir S, Thorleifsson G, Manolescu A, et al. Risk variants for atrial fibrillation on chromosome 4q25 associate with ischemic stroke. *Ann Neurol* 2008;**64**:402–409.

157. Lemmens R, Buysschaert I, Geelen V, et al. The association of the 4q25 susceptibility variant for atrial fibrillation with stroke is limited to stroke of cardioembolic etiology. *Stroke* 2010;**41**:1850–1857.

158. Gudbjartsson DF, Holm H, Gretarsdottir S, et al. A sequence variant in *ZFHX3* on 16q22 associates with atrial fibrillation and ischemic stroke. *Nat Genet* 2009;**41**:876–878.

159. Deloukas P, Kanoni S, Willenborg C, et al. Large-scale association analysis identifies new risk loci for coronary artery disease. *Nat Genet* 2013;**45**:25–33.

160. Azghandi S, Prell C, van der Laan SW, et al. Deficiency of the stroke relevant *HDAC9* gene attenuates atherosclerosis in accord with allele-specific effects at 7p21.1. *Stroke* 2015;**46**:197–202.

161. Cheng YC, Cole JW, Kittner SJ, Mitchell BD. Genetics of ischemic stroke in young adults. *Circ Cardiovasc Genet* 2014;**7**:383–392.

162. Gschwendtner A, Bevan S, Cole JW, et al. Sequence variants on chromosome 9p21.3 confer risk for atherosclerotic stroke. *Ann Neurol* 2009;**65**:531–539.

163. Williams FM, Carter AM, Hysi PG, et al. Ischemic stroke is associated with the ABO locus: The EuroCLOT study. *Ann Neurol* 2013;**73**:16–31.

164. McArdle PF, Kittner SJ, Ay H, et al. Agreement between TOAST and CCS ischemic stroke classification: The NINDS SiGN study. *Neurology* 2014;**83**:1653–1660.

165. Wu L, Shen Y, Liu X, et al. The 1425G/A SNP in PRKCH is associated with ischemic stroke and cerebral hemorrhage in a Chinese population. *Stroke* 2009;**40**:2973–2976.

166. Serizawa M, Nabika T, Ochiai Y, et al. Association between *PRKCH* gene polymorphisms and subcortical silent brain infarction. *Atherosclerosis* 2008;**199**:340–345.

167. Kubo M, Hata J, Ninomiya T, et al. A nonsynonymous SNP in PRKCH (protein kinase Ceta) increases the risk of cerebral infarction. *Nat Genet* 2007;**39**:212–217.

168. International Stroke Genetics Consortium, Wellcome Trust Case-Control Consortium 2. Failure to validate association between 12p13 variants and ischemic stroke. *N Engl J Med* 2010;**362**:1547–1550.

169. Bis JC, DeStefano A, Liu X, et al. Associations of *NINJ2* sequence

variants with incident ischemic stroke in the Cohorts for Heart and Aging in Genomic Epidemiology (CHARGE) consortium. *PLoS One* 2014;**9**:e99798.

170. Debette S, Kamatani Y, Metso TM, et al. Common variation in *PHACTR1* is associated with susceptibility to cervical artery dissection. *Nat Genet* 2015;**47**:78–83.

171. Anttila V, Winsvold BS, Gormley P, et al. Genome-wide meta-analysis identifies new susceptibility loci for migraine. *Nat Genet* 2013;**45**:912–917.

172. Rannikmae K, Kalaria RN, Greenberg SM, et al. APOE associations with severe CAA-associated vasculopathic changes: Collaborative meta-analysis. *J Neurol Neurosurg Psychiatry* 2014;**85**:300–305.

173. Biffi A, Anderson CD, Jagiella JM, et al. APOE genotype and extent of bleeding and outcome in lobar intracerebral haemorrhage: A genetic association study. *Lancet Neurol* 2011;**10**:702–709.

174. Rannikmae K, Davies G, Thomson PA, et al. Common variation in *COL4A1/COL4A2* is associated with sporadic cerebral small vessel disease. *Neurology* 2015;**84**:918–926.

175. Weng YC, Sonni A, Labelle-Dumais C, et al. *COL4A1* mutations in patients with sporadic late-onset intracerebral hemorrhage. *Ann Neurol* 2012;**71**:470–477.

176. Verhaaren BF, Debette S, Bis JC, et al. Multiethnic genome-wide association study of cerebral white matter hyperintensities on MRI. *Circ Cardiovasc Genet* 2015;**8**:398–409.

177. Fornage M, Debette S, Bis JC, et al. Genome-wide association studies of cerebral white matter lesion burden: The CHARGE consortium. *Ann Neurol* 2011;**69**:928–939.

178. Lambert JC, Ibrahim-Verbaas CA, Harold D, et al. Meta-analysis of 74,046 individuals identifies 11 new susceptibility loci for Alzheimer's disease. *Nat Genet* 2013;**45**:1452–1458.

179. Eichler EE, Flint J, Gibson G, et al. Missing heritability and strategies for finding the underlying causes of complex disease. *Nat Rev Genet* 2010;**11**:446–450.

180. Panoutsopoulou K, Tachmazidou I, Zeggini E. In search of low-frequency and rare variants affecting complex traits. *Hum Mol Genet* 2013;**22**: R16–21.

181. Kiezun A, Garimella K, Do R, et al. Exome sequencing and the genetic basis of complex traits. *Nat Genet* 2012;**44**:623–630.

182. Sivakumaran S, Agakov F, Theodoratou E, et al. Abundant pleiotropy in human complex diseases and traits. *Am J Hum Genet* 2011;**89**:607–618.

183. Dichgans M, Malik R, Konig IR, et al. Shared genetic susceptibility to ischemic stroke and coronary artery disease: A genome-wide analysis of common variants. *Stroke* 2014;**45**:24–36.

143

一些人看见存在事物的本来面目并发问为何如此,我梦到从未存在的事物并发问为何非此。

——乔治·勃纳德·肖(George Bernard Shaw)

在 20 世纪的最后 20 多年和本世纪的前 10 年,神经病学和卒中治疗学得到了长足发展。诊断技术的进步使得快速而准确地诊断大部分卒中的病因成为可能。随机治疗试验方法学的进步也使得研究人员和医生开始系统研究各种治疗方法。在本章节,我介绍了急性卒中治疗的一般原则,并且列举了可能的治疗方法。从本专题的第 3 部分开始,我会用大部分篇幅介绍发展迅猛的血管成形术、支架术以及溶栓方面的内容。预防性治疗以及卒中预防策略将在第 17 章重点讨论,并发症的预防和治疗将在第 18 章讨论,恢复以及康复策略会在第 19 章介绍。

影响治疗的因素以及各种治疗策略也会在本章讨论。所有治疗的重点都集中在脑血管的解剖、病理以及病理生理学和患者社会 - 心理 - 经济 - 环境方面。临床医师必须综合所有可利用的信息个体化每位患者的临床决策。针对于血管病病理和发病机制的特殊治疗如颈内动脉狭窄、心源性栓塞和脑静脉窦栓塞将会在本书的第 2 部分重点介绍。

随机试验和循证医学

随机试验很重要,但也有局限性[1]。试验费时、费力,而且花费巨大。为了保证结果在统计学上有意义,随机试验必须入组大量具备足够结局终点的患者才可以保证进行后续分析。而且必须在一个相对较短的时间段内得到充足的结局终点。我们知道许多脑血管病病情不稳定,不适宜进行试验研究。数量与特异性的问题限制了临床研究。为了得到统计学有意义的结果,我们必须入组大量

患者。反过来要想使试验结果有意义,试验数据必须具有普遍性,可以适应每名患者。为了保证样本量,入组条件必须具有普遍性,采用"大而全"的方法,而不是"小而精"。通常我们在研究中会排除重病患者、年龄过大或过小的患者以及妊娠患者。无法获得知情同意以及合并多种疾病的患者也常被排除在外。但是这些患者是临床医生诊治的对象。

这就是说,许多随机试验结果不能被拿来直接应用于每名患者身上。如果某些患者的情况并没有被随机试验研究过,我们应用这些循证医学证据时就必须十分小心。必须结合特定治疗措施的应用背景并且权衡试验所得的信息才能应用这些试验证据。进行随机试验不同于临床上处理患者。在试验中,受试患者接受同一治疗仅仅根据随机化。背离个体化治疗将会使随机试验结果难以解释。而在实际医疗工作中,医生治疗单个患者,这些患者的情况千差万别。George Thibault 曾经说过[2]:对于特定的患者,处在特定的疾病阶段和年龄段,有特定的合并症,我们需要决定在众多的治疗策略中哪种最适合这名患者。但是在随机临床试验中,面对坐在我们前面的患者或躺在病榻上的患者他们很少能精确地回答这些问题(虽然临床试验也能对某一小部分患者的问题提供答案)。

首先,尽可能详尽地获得患者疾病信息。这些信息包括受损脑部和血管的解剖特征、病理学和病理生理学。诊断方法学会在第 3 章和第 4 章介绍。如果随机试验结果适用于手头的患者,那么遵照指南处理。如果没有现成的指南可以应用的话,综合患者的所有信息,包括他的病情、患者社会经济情况,再结合你所知的已发表的临床观察、病例报告和可能的治疗方法,最终制定出合理的治疗措施。

制定个体化的治疗方案时,临床医师应该考虑哪些因素?

患者的社会经济和心理因素

社会经济和心理因素可能会影响一些患者和其家属的治疗。一个既往依从性差的患者不可能适应长期抗凝剂治疗。一些患者对某些特殊治疗缺乏经济来源。在另一些病例,缺乏家庭成员或朋友的照料会限制后续治疗和随访。当告知患者存在颈动脉疾病和有卒中风险时,有人可能会因为对残疾的恐惧而感到手足无措,而面对相似的情况另外一个人可能会更加冷静。

其他临床因素

合并卒中或既往已患的疾病可能会影响甚至限制治疗决策。医生面对患有严重心脏病或转移癌的卒中患者可能不太建议进行卒中的手术治疗。某些共存的疾病可能会成为治疗禁忌证。活动性胃溃疡或未控制的严重高血压患者不能进行抗凝治疗。其他情况例如严重心脏或肺病,会增加麻醉和手术的风险。

患者患病前的功能状态和智力水平也相当重要。养老院里的一名患有痴呆且治疗无望的新发卒中老人,治疗应该人性化,但肯定相对保守。一位丧偶后孤独、抑郁多年的老妇人和一位有家人陪伴快乐、幸福但轻度痴呆的老奶奶,二者的治疗不一样。年龄不是卒中治疗的绝对禁忌证。老年患者对药物和手术治疗的耐受性不如年轻患者,同时他们卒中恢复能力也远不能和年轻患者相比。高龄患者的治疗应该更加谨慎。适用于年轻个体的诊断和治疗策略,在应用到老年患者前需要有更全面的考虑。

卒中自然史

血管病变

卒中是脑血管疾病。明确责任动脉的形成过程是制定可能治疗方案的一项很重要的内容。颈内动脉闭塞的治疗完全不同于重度颈内动脉狭窄或仅有颈动脉斑块而无狭窄的情况。颅外大动脉病变与高血压导致的颅内穿支动脉脂质透明变性显著不同。这些内在血管损害与心源性栓塞和高凝状态导致的血管闭塞不同。静脉和静脉窦闭塞与动脉闭塞也不同。责任血管的本质、部位和严重程度是选择适宜治疗措施的关键因素。

血液

患者是否有较高的血细胞比容或血小板计数?血液黏滞度怎样?血小板是被激活了还是静止的?患者有没有出血倾向?血液组成成分或凝血功能异常可提示某些治疗策略,同时也限制某些治疗。

在少数患者中,血液学异常是导致血管血栓形成或出血的主要原因。在许多患者中,凝血功能异常可导致血管闭塞。在许多急性医疗事件中,包括感染、系统性血管闭塞(例如心肌梗死)、癌症和炎症性疾病如局限性肠炎和溃疡性结肠炎,都会伴有血小板活化和急性期内能使血液黏稠度升高反应因子增多。如果患者既往有心脏和血管损害(例如心房颤动、充血性心力衰竭和动脉狭窄或溃疡),血液黏稠度的增加和血小板活化可以促使既往损伤部位白色血栓,红色血栓或二者同时形成。

卒中发病机制和病理生理学

缺血性卒中是由于局部血管血栓形成造成的,还是由于栓塞或循环衰竭造成的?(例如严重颈内动脉狭窄患者的脑缺血是由于低灌注造成的,还是动脉 - 动脉栓塞,抑或低灌注和栓塞共同作用的结果?)

脑损害的自然病程、部位、程度和恢复

如果整个大脑中动脉(MCA)供血区受损,那么 MCA 供血区再灌注没有任何意义,因为都是坏死组织得到灌注,再灌注甚至可能是有害的[3,4]。在 DEFUSE 试验中,大面积脑梗死患者再灌注导致结局恶化[5]。但是如果大脑中动脉流域的梗死是可以恢复的,神经元只是暂时失去了功能而没有梗死,那么大脑中动脉血流再通可能益处巨大。现代 CT 或 MRI 影像技术可以定义脑损害的程度,这些内容将在第 4 章详细讨论。如果供血动脉仍旧闭塞,影像结果还能显示缺血组织恢复的可能性。

缺血性卒中的病因和责任心脑血管的部位和闭塞的严重程度在预测卒中复发的危险性时也是很重要。即使心源性栓子导致一侧 MCA 全部供血区不可逆受损,对侧大脑半球和同侧后循环缺血梗死的风险仍然存在。

受损部位的大小、神经系统功能缺损的严重程

度以及病情从加重开始的持续时间仍旧是传统意义上完全性卒中的决定因素[6]。完全性卒中的定义千差万别,应用也是相当混乱,所以应该废弃这个概念。医生没有水晶球,也不是神的使者,他不能预测未来。患者今天病情稳定的事实不能预测他明天是否会加重。所谓完全性卒中与短暂性脑缺血发作(TIA)或可逆性缺血性神经功能损害(RIND)一样有较高的卒中再发风险[6]。但是如果掌握了受损血管发病机制和病理改变,就可以估计哪些脑组织正处于危险。如果一个患者是穿支动脉疾病,那么基底节区5mm的梗死灶就可能说明是这条动脉整个流域的梗死。如果该患者还存在引起豆状核区域低灌注的MCA重度狭窄,那么这个病人病情进一步加重的可能性就更大。

进展性卒中不是一个专有名词。大约30%的患者在入院后都会出现病情加重。病情恶化的原因在框6-1中详细列出。如果一个病人出现病情恶化需要及时干预治疗,需要根据患者病情加重的病理生理学原因采取不同的干预手段。

框6-1　急性卒中患者病情恶化的原因

- 侧支循环障碍
- 全身性低血压
- 血容量不足
- 心律失常
- 栓塞或血栓移行
- 动脉管腔进行性阻塞
- 脑出血转化或血肿扩大
- 脑水肿
- 抑郁
- 并发的感染,特别是肺炎和尿道感染
- 癫痫发作
- 肺栓塞

卒中的发展阶段

我已经强调卒中的发展阶段不能作为治疗的唯一标准。但并不是说病程的发展阶段不重要。实际上在病程的不同阶段对评价和治疗的紧急程度和快慢要求是不一样的。今晨发病的TIA患者比3个月前TIA发病患者次日发生卒中几率明显增大。仅在一周前有过一次TIA发作的患者也与在昨日和今日频繁发作5~10次的TIA患者明显不同。病情加重的急诊留观患者会比本周内病情稳定的患者需要更加积极的治疗。患者的病情改善则会使

得医生在改变目前治疗措施前有所考虑,因为目前的治疗暂时看起来是有效的。

治疗的目的是尽可能预防脑组织损害。治疗成功的关键因素是责任心脑血管的特点[7]。理想状态为在病情加重之前开始针对于责任动脉特点的治疗。

为特定治疗和评估所配备的人员和技术

在不同医院卒中并发症的发生率和治疗好转率各有不同,甚至在同一家医院不同治疗小组也会有所不同。同样是颈动脉内膜剥脱术,其发病率和死亡率有很大差异[8,9]。颈动脉内膜剥脱术后2%的并发症发生率与10%的发生率,这两种情况下手术的风险-获益比差别很大。脑血管造影检查等诊断性检查的使用率和并发症发生率也会由于造影检查者的技术、训练程度和经验以及所用设备而不同。特别是在这个资源有限的时代,不是所有医疗中心都具备在各个领域都很专业化的经济实力。医生应该给予患者最真诚的关爱。如果医生想继续获得居民的尊敬,那么对患者的责任感必须比对同事和职位的忠诚感还要强烈。如果这个医生或医院在卒中方面的训练程度有限,经验、兴趣以及能力也很缺乏,而患者的病情和社会经济条件也允许患者去往其他医院就诊,那么这名医生有义务将患者转诊到能够接受最佳治疗的医疗机构去。黄金法则-对待别人要像对待你自己那样-是最重要的治疗原则。

某些治疗策略普遍适用于所有卒中患者,而其他一些则因人而异。这些特殊问题包括:①由于已知血管闭塞导致低灌注而造成局部脑缺血损害;②血肿和它周围的脑组织肿胀导致的颅内压增高;③既往心源性栓塞患者出现二次栓塞的风险;④合并大脑动脉瘤的患者面临蛛网膜下腔出血再发的风险。治疗的关键措施详细列于框6-2中。

框6-2　卒中治疗的一般原则

1. 控制卒中危险因素,以预防卒中和血管疾病加重
2. 预防卒中并发症(如褥疮、尿路感染、静脉血栓形成和肺栓塞)
3. 处理患者的特殊病理和病理生理状态(如脑血肿引流、阻塞血管损伤后再灌注、控制增高的颅内压、降低血液凝固性防止血栓形成)
4. 促进恢复
5. 改善神经功能

一般治疗

临床医师的重要目的是减少痛苦、给予安慰和预防并发症。即使由于患者的卒中类型、严重的功能缺损或是严重的并发症导致无法给予特殊的治疗,我们也应该给予患者良好的护理和一般治疗。卒中患者经常会丧失部分功能,日常生活无法自理。治疗的主要目标是:①充足营养支持;②预防挛缩或关节僵硬、疼痛和僵直;③防止褥疮和与压力相关的周围神经麻痹;④预防血栓栓塞事件和肺、泌尿生殖道和皮肤的并发症。表 6-1 列出了主要的卒中并发症以及预防这些并发症的方法。并发症将在第 19 章详细讨论。与预防那些身体疾患同样重要的是保持患者、其家人以及相关人员对卒中有一个积极而且客观的认识[10,11]。卒中后抑郁很常见,所以要采取措施尽早预防。出现抑郁后也要正确识别同时积极干预治疗。

表 6-1 卒中患者常见的问题及治疗

问题	治疗
营养维持(特别当存在吞咽障碍时)	均衡营养,符合建议的热量和物质(如低胆固醇和低盐)、必要时给予维生素、静脉营养、鼻饲、鼻胃管、胃造瘘术
肺部并发症(误吸、肺炎性肺不张、肺栓塞)	注意避免经口进食;吞咽困难者在经口进食时要先训练吞咽功能;呼吸疗法;感染后早期抗感染治疗;禁止吸烟;抗凝(小剂量华法林和类肝素类);弹力袜,防止静脉血栓形成
姿势固定不动(整个身体或单肢或多肢)	频繁的全范围关节运动,经常翻身,抬高肢体防止压迫性麻痹和关节脱位,精心护理保持四肢的正常体位
泌尿道并发症(膀胱扩张,尿潴留,感染)	须导尿时要注意无菌;尽可能避免留置导尿管;早期抗感染治疗;酸化尿
皮肤(褥疮)	小心的勤翻身、用枕头和垫子保护受压的地方、水床、经常查看皮肤
心理(情感淡漠和抑郁)	积极的态度;全体照料者协作成为一个团队;抗抑郁药

Modified from Caplan LR. A general therapeutic perspective on stroke treatment. In Dunkel R, Schmidley J (eds), Stroke in the Elderly: New Issues in Diagnosis; Treatment and Rehabilitation. New York: Springer Publishing, 1987, pp 60-69 with permission.

患者定期复查使得临床医师有机会全面了解患者的病情和他的生活环境。对急性卒中进行快速诊断和及时治疗后,后续的预防措施往往被忽略。卒中患者不管病因如何都有卒中进展或其他重要器官发生血管疾病的风险。预防措施应该尽早实施。当有些因素被忽略时,患者往往会收到错误消息(例如装满红肉、乳酪和冰淇淋的食物盘子告诉有高胆固醇血症的病人饮食不重要)。帮助患者抽烟的护士或护工也会传达给患者可以吸烟这一信息。对某一个卒中发病机制进行研究和治疗的同时,也应该开展健康生活方式教育和减少卒中危险因素的措施。框 6-3 列出了卒中的一些危险因素,他们会在第 20 章详细讨论。

框 6-3 危险因素和可能的非健康行为

- 吸烟
- 心脏疾病
- 高血压
- 使用违禁药品(特别是可卡因和安非拉明)
- 处方药和其过度使用
- 酗酒
- 血脂异常
- 口服避孕药
- 久坐,缺乏规律的锻炼
- 糖尿病
- 高度紧张的工作和家庭关系
- 超重
- 液体摄入量少

在诊断和治疗急性卒中的同时,我们也要开始制订康复计划。康复计划的制订取决于残障和残疾的类型,而非卒中病因学和发病机制。肢体力弱、步态异常、语言障碍、吞咽困难、左侧空间忽视以及偏盲是康复阶段的不同问题,需要区别对待。为了使效果能够最大化,康复应该着眼于每名患者的不同情况,将患者过去的功能状态、活动以及今后需求综合起来考虑。康复的内容将在第 20 章具体讨论。

康复包括两个互为补充的过程。第一个是活动依赖性的塑形。任务和活动可以驱动大脑对神经元的持续修复和重组。第二个则是教育过程,训练患者和其照顾者充分理解其残障并且制定可以克服这个问题的康复计划。英文中"doctor"一词来源于拉丁文中的"docere","docere"一词的意思就是"教育"或"领导"。我们正常人认为很熟练的一些日常行为例如走路、吃饭或用马桶,在卒中患者则需要用一种新的方式来指导和训练。必须引导和训练患者使用新的方法。为了使康复教育和康复训练成功，家庭成员和与患者一起居住或帮助患者的人员也需要掌握这些内容，而且在卒中患者出院回家后，他们必须将患者的康复锻炼坚持下去，使其更加获益。如果患者的家属或是朋友了解其残疾程度，那么他们就会知道什么时候患者不能完成某项任务，从而调整患者的居住环境使其行动更加方便。卒中患者需要一个备受关爱、友好、相互理解而且没有任何潜在伤害的生活环境。康复和二级预防一样，需要在卒中急性期尽早实施。被动肢体运动、语言训练以及神经功能障碍的解释工作可以在卒中后的最早几天内实施。

在很多的医疗中心，卒中二级预防、急性期治疗和康复的人员配备和实施地点是不同的。首诊医生最有机会向卒中患者实施二级预防。神经科医生、医院工作人员和其他急诊专家通常在急诊或特别设置的卒中病房或重症监护病房内治疗急性期卒中患者。通常在患者出现卒中或是其他脑血管事件前，神经内科医生一般不会接诊患者。其他专家，例如内科医生，会在康复医院对处于恢复阶段的患者进行内科并发症的治疗。所有阶段的治疗都需要循序渐进。理想状态是上述描述的三个方面的专家均应参与到卒中急性期治疗中。康复专家应该懂得在卒中康复阶段的预防和紧急治疗策略。急性期医院人员强制患者戒烟和改变饮食习惯，而康复医院却允许患者吸烟、不注意饮食结构的改变，那么对于患者的卒中治疗将是一片混乱。

卒中单元和卒中中心

20世纪最后10年急性卒中治疗最重要的进展之一就是卒中服务、卒中专业护士、卒中专业医生、卒中单元和卒中中心的发展。卒中患者诊断及治疗水平的进步和卒中预防、急性期治疗和康复的综合发展促进了美国、欧洲和澳大利亚的卒中专业医疗服务和卒中单元的发展。溶栓技术的出现和潜在的急性期有效性治疗助推了卒中单元的发展。由经验丰富的医生和护士对卒中患者进行快速、有效地处理并根据病情将其分别安置在ICU和卒中单元进行治疗，这种做法是十分重要和有利的。

这些卒中中心医院为卒中急性期患者建立了包括急诊、影像科、介入病房和普通病房在内的快速的多学科的诊治流程[12-14]。这些卒中单元由经验丰富、

训练有素的护士、内科医师和脑血管病神经科医师组成。他们可以提供：专业的护理；对血压、出入液体体积和其他生理和生化指标进行持续监控；快速而全面的评估和治疗流程，实施治疗监测，进行随机治疗试验以及预防并发症；对患者、家人和护工开展卒中健康教育[15-20]。与过去的普通病房传递一种消极无助的生活态度不同的是，卒中单元促进患者树立积极面对卒中的乐观精神。

从卒中单元和卒中中心开始发展，很显然它已经成为卒中治疗一个很重要和关键的进展。组织结构严谨的卒中中心医院和卒中单元病房用大量数据证明它可以减少卒中死亡率、致残率，而且可以使更多患者恢复生活自理能力尽快出院回家[15-19,21-24]。卒中单元的环境和人员配备可以改善卒中结局。死亡率下降了，更多的患者返回家庭生活，越来越少的患者被转送到疗养中心。短期和长期预后都得到了改善。这无疑是卒中单元带来的好处。

缺血性卒中

尽管缺血性卒中发病机制各异，但是一些特定术语还是适用于所有有缺血梗死的患者。缺血意味着携带营养的血液供应不足。最大程度地恢复缺血区域的血液供应至关重要。被堵塞的大动脉能够通过药物或手术治疗再通吗？缺血区域的局部灌注能够通过微循环得到改善吗？栓子栓塞和血栓形成在大多数缺血性卒中中起到重要作用。能否通过改变凝血系统减少白色-血小板-纤维素血栓和红色的凝血酶依赖的血栓形成？缺血区域代谢改变在引起细胞死亡中发挥重要作用。能够通过人为改变化学内环境来使得脑组织对缺血性更加具有抵抗力吗？水肿和颅内压增高可以加速细胞死亡。它们能否被控制？这些问题我会一一讨论。

最大程度地恢复脑血流

很多药物和手术治疗能够改善闭塞血管远端局部缺血区域的血液循环情况。

限制体位和活动

一些患者在坐位、立位甚至在卧床头部稍抬高时都可能加重缺血症状[25,26]。伴随姿势改变出现的前向血流的轻微改变使得通过狭窄血管或对侧代偿血管的血流减少，这种减少可以使本身就已经非常脆弱的血流平衡被打破。而在患者仰卧位或头低位时他们的缺血症状得到改善[27,28]。医生应

该注意到患者对于体位的敏感性。急性卒中患者需尽早行坐位或立位检查,以确定患者的血压不会随体位骤然波动或是出现体位相关性症状。有进展样症状的卒中患者应该保持仰卧位,有时可以使双足轻微或中等度抬高。

血压、血容量和心排出量的管理

血压在自动调节阈值范围内波动时,脑血流量(CBF)会随着血压的升高而增高。也正是由于这个原因,外科医师在实施动脉内膜剥脱术夹闭颈内动脉之前使用肾上腺素等药物提高血压。在缺血性卒中的最初 24 小时内降低收缩压一般是不可取的,除非血压非常高(例如超过 200/120mmHg)。但是在一些急诊室或重症监护病房,医生常会面对患者增高的血压,这种情况就好比是在一头公牛前挥舞着红色旗帜一样;医生想把关于患者的所有数据都控制在正常范围之内,包括血压。谨记医生面对的是患者而不是那些没有意义的数字。患者的症状、体征和神经功能相比测量出来的血压值能够更好地指导如何进行合理的治疗。

给予某些大动脉闭塞的患者肾上腺素等升压药物可以改善患者的神经功能[29-32]。有动脉闭塞同时磁共振显示有 DWI-PWI 失配时,提示我们可能存在有相对可逆的脑组织,这时采用提高血压的治疗可以获得比较肯定的神经功能改善。

血容量也影响灌注压和血流量。一些无法进食的患者可能会因为脱水出现相对的高凝状态。另外一些因素(例如呕吐、怕误吸而饮食限制或仅仅因为诊断性检查占据了患者的吃饭时间)都可能会在卒中后的最初几小时或几天之内成为液体入量锐减的原因。总的说来应该保持血容量,特别是高血浆容量。可以通过静脉或鼻胃管补给液体。但是补液量不能太多避免液体量过多发生心衰或脑水肿等并发症。任何试图增加体液量的治疗措施都需要同时进行严密的心脏和脑功能的监测。

一些病人可能因为心功能障碍会出现缺血缺氧性脑病,而另外一些患者强有力的心脏泵血功能可以最大限度地增加脑血流量。注意监测心律和心脏射血功能非常重要,特别是在脑缺血的急性期。心脏射血功能有时可以通过以下途径来改善:①洋地黄、血管舒张剂、心脏起搏器或增加心率、防止传导阻滞的治疗;②调整已有的处方药例如洋地黄和利尿药;③血浆钾和钙水平的纠正;④心动过速的控制。心脏射血分数和心排出量可以由超声心动

图进行无创监测。

再灌注治疗

框 6-4 列出了缺血再灌注治疗的有效措施。当然在实际工作中经常会联合应用。

框 6-4　用来实现脑缺血区域再灌注的策略
1. 直接动脉手术 - 动脉内膜切除术
2. 血管成形术
3. 支架植入
4. 溶栓
5. 机械清除血栓
6. 血管扩张药治疗血管收缩
7. 血管搭桥
8. 增加侧支循环血流

动脉内膜剥脱术或局部血管重建治疗

动脉内膜剥脱术是最常见的通过直接手术恢复血管血流方式之一。这种方法与其他增加血流的方法不同,在于对一支严重狭窄的血管实行内膜剥脱术会导致血流量的瞬间剧烈增加。在缺血阶段,毛细血管、小动脉和神经元都会受损。在高压下的血流增加会导致原本已经有病变的血管破裂出血。在手术期间,颈动脉窦也易受累,导致颈动脉窦的反射消失,出现术后的数小时或数天出现高血压加剧[33-35]。剥脱术后血压增高和受累血管的再灌注可以导致脑水肿和颅内出血的发生[35-37]。所以必须注意剥脱术时机的选择。术后患者必须严密监测血压。通常完全闭塞的血管不能直接进行手术修复,因为血栓可以在手术视野范围外的远端低血流的地方重新形成和扩展。

对于管腔严重狭窄(狭窄率 70%~99%)的症状性颈动脉狭窄患者动脉内膜剥脱术较内科治疗显然更具有优越性[38-40]。内膜剥脱术不仅可以解除阻塞显著增加血流,而且可以去除动脉源性栓子的源头。有时对于管腔狭窄在 50%~69% 范围内的患者,内膜剥脱术也显示出有效性[41,42]。但是实施手术前必须慎重选择病人,因为神经功能缺损和心功能障碍的发生率和病死率是影响手术成功的主要风险。

经验丰富的外科医生实施椎动脉手术可以降低并发症和死亡率[43-45]。椎动脉重建术最常见的方法就是将椎动脉吻合到颈动脉上。当然椎动脉

内膜剥脱术也是可行的。

几项随机试验证实对于无症状性重度颈动脉狭窄的患者进行颈动脉内膜剥脱术,术后卒中复发率低于内科药物治疗的患者[46,47]。进行这项手术的患者必须慎重选择,没有视网膜或脑缺血的症状,没有严重合并症,手术应该由低术后并发率的外科医生进行。在欧洲无症状颈动脉手术试验中(ACST),术后妇女和年龄大于 65 岁的老年人没有获得与男性和年轻患者同样的获益[47]。我们一般不建议在无证症状患者中实施颈动脉内膜剥脱术或支架植入术,有时在椎动脉颅内段狭窄部位也可以成功实施内膜剥脱术[48,49]。目前相较内科治疗而言,椎动脉狭窄实行手术治疗的适应证和有效性还没有充分的证据证实。内膜的血栓也可以从 MCA 直接取出,但是这种手术并没有降低卒中的严重程度[50]。

血管成形术和支架术

自 1980 年以来,血管介入技术日益成为治疗脑血管疾病的重要手段。最初,介入技术大都采用线圈、导管、球囊、胶或其他设备来治疗颅内血管瘤和脑血管畸形。最初在治疗冠状动脉疾病和四肢周围动脉闭塞性疾病时,常常应用配以支架植入的经腔血管成形术,而目前也被用作治疗颈动脉和脑动脉硬化和纤维肌发育不良的重要选择。

颈部血管成形术和支架术

虽然冠状动脉血管成形术开始得更早一些,但是 Kerber 等早在 1980 年就发表了采用球囊扩张术治疗颈动脉疾病的文章[51-53]。直到 1995 年,一项收纳了全世界 523 例患者的荟萃分析支持血管成形术的有利结局:96.2% 的患者手术成功,2.1% 的患者出现卒中,6.3% 的患者出现暂时性的轻微并发症。没有死亡病例[52,53]。术者的经验是决定手术成功与否和治疗结局的重要因素:操作经验较为欠缺的医院(手术例数小于 50 例)报告的手术并发症发生率是经验丰富医院的 2 倍(5.9% vs 2.6%)[53-55]。

治疗颈动脉狭窄采用的球囊扩张术联合支架治疗是基于冠状动脉介入治疗的成功经验而发展起来的。这些关于冠状动脉的研究显示,与单纯扩张术相比,联合治疗后的 1 年无事件存活率增加,并且支架治疗后再发狭窄需要进行再次成形术的几率下降。支架可能降低斑块的迁移、严重的内膜剥脱、血管壁弹性卷曲以及早晚期血管的再狭窄。图 6-1 举例说明极重度颈内动脉狭窄的支架治疗。

随着手术经验的增加,发现在治疗血管硬化时单纯采用血管成形术或联合支架植入术都会有产生栓子的可能,栓子成分包括硬化斑块、胆固醇晶体、血栓及聚集的血小板[56-59]。而栓子保护装置的发展则带来了重要的进展,主要包括置于硬化病灶以上以在栓子阻塞远端血管前捕获它们的篮和伞组成。少见情况下,介入专家会采用近端保护方法,如通过球囊闭塞硬化病灶处的血管以造成逆向血流,通常是在颈动脉水平[60]。保护装置可以减少血管成形术中的栓塞风险。

Hoffman 等回顾性分析了颈动脉支架治疗的并发症,病例来源于奥地利的一个前瞻性登记研究,

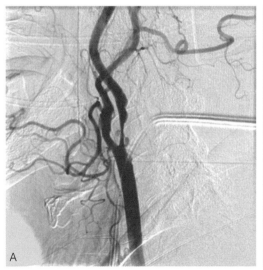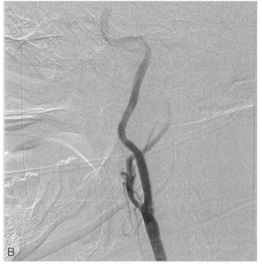

图 6-1 支架放置术治疗颈动脉病灶 (A)导管 - 对比剂血管造影侧面观显示一个长大的不规则的粥样硬化性病变从颈总动脉远端一直延伸若干厘米直到颈内动脉;(B)病变部位成功安放支架后的血管造影
(马萨诸塞州波士顿贝斯以色列女执事医学中心神经外科 Ajith Thomas 供图)

共有 606 例患者先后入组[61]。急性卒中的发生率为 3%（包括 13 例小卒中患者和 5 例围术期非致死性卒中患者），死亡发生率为 1.3% 包括有 4 例致死性卒中患者。狭窄远端有保护装置的患者结局好于没有装置患者[61]。

在一些放置保护装置的患者中也可能存在一些潜在的问题。当硬化病灶相当严重时，为了使保护装置通过狭窄区域，需要进一步使用球囊扩张血管腔，这可能会增加手术风险。这种保护装置有时可激活血管内皮或是使狭窄部位的血管内膜剥脱，这个潜在的病灶使得术后数小时或数月内有血栓形成的风险[53]。

有一些多中心研究表明，相对于颈动脉内膜剥脱术，颈动脉血管成形术和支架植入术相对有劣势。在颈动脉和椎动脉经腔血管成形术研究（CAVATAS）中早期颈动脉血管成形术非常有前景但也带来很多问题。CAVATAS 是一项大型多中心的、前瞻性的、随机多中心临床研究，主要研究目的是比较颈动脉内膜剥脱术和颈动脉血管成形术两种方法的优劣[62-64]。504 例重度颈动脉狭窄（狭窄率 70%~99%）的患者在 5 年随访期内随机化进行手术或成形术治疗，在导管治疗患者中，四分之三的患者仅采用血管成形术，四分之一的患者采用支架植入术，因此 CAVATAS 也被称为支架前时代的临床试验。在 5 年的随访中未发现颈动脉内膜剥脱术和颈动脉血管成形术这两种方法相关的卒中风险或死亡率存在显著差异。症状持续 7 天以上的卒中发生率或首次治疗后 3 天内的死亡率在手术治疗组和血管成形术组均大约为 10%~12%，首次治疗后，30 天内两组的致残性卒中发生率或死亡率为 6%。长期随访研究显示随机化后 8 年内同侧卒中或任何致残性卒中的发生率并无差异[65]。然而血管内治疗组的血管再硬化风险是手术组的 3 倍，分别是 31% 和 11%[63-66]。

内膜剥脱术高危患者行带有栓子保护装置的血管成形支架术研究（SAPPHIRE）比较了手术高危者接受带有栓子保护装置的颈动脉支架术和内膜剥脱术的优劣[67]。总共有 747 例患者入组，其中包括症状性颈动脉狭窄患者（狭窄率 50%~99%），无症状颈动脉狭窄患者（狭窄率 80%~99%）。所有的入组患者均有其独特颈动脉手术的高危因素。主要研究终点为 30 天之内死亡、卒中或心肌梗死的合并发生率或 1 年内同侧卒中或死亡的发生率。研究者认为狭窄远端放置栓子保护装置的支架术与内膜剥脱术相比并没有显示出优越性（P=0.004）。而且研究结果在分析支架优越性时位于 P 值的边缘（P=0.053）。总之支架治疗组相较内膜剥脱组而言，30 天内卒中、死亡或心梗的发生率要下降 39%。1 年内同侧卒中或死亡的发生率支架治疗组要低 7.9%。支架后需要再手术治疗的患者数量少于内膜剥脱组[67]。

支架时代的三项随机试验比较了颈动脉内膜剥脱术和颈动脉血管成形术治疗中低危组患者结果的优劣。虽然这些研究均在导管介入组中采用了支架，是否应用了栓子保护工具每项研究各有差异。有支架保护的血管成形术对比颈动脉内膜剥脱术研究（SPACE）入组了德国、奥地利和瑞士三国共 1183 例患者，这些患者有视网膜或脑的缺血症状，同侧有严重的颈动脉狭窄（按照 NASCET 标准血管腔内狭窄率为 50%~99%）。被研究者分成颈动脉手术组（599 例）或颈动脉支架组（584 例）[68]。介入医生自己选择保护装置、预扩张、球囊的大小和支架的类型。只有 27% 的支架患者采用了保护装置，但是有无保护装置两组患者的研究终点没有区别。30 天内死亡或同侧卒中发生率在手术组为 6.34%，在支架组为 6.84%，两组比较统计学无显著差异。两组内的高龄患者和妇女的结局都较差[68]。在法国的颈动脉内膜剥脱术对比支架术的研究（EVA-3S）中，支架组的卒中和死亡的发生率高于手术组[69]。30 天内卒中或死亡的发生率在内膜剥脱术组为 3.9%，而在支架组为 9.6%[69]。研究中采用了 5 种不同的支架和 7 种不同的栓子保护装置。大约 20% 的病例没有采用栓子保护装置（大部分在试验初期）。本项试验对介入医师实施支架手术的前期经验要求没有其他试验那么严格[70]。

目前为止最大的临床试验是 CREST 试验，此研究纳入了 2502 个狭窄率 50%~99% 的症状性或无症状性颈动脉疾病患者和狭窄率为 60%~99% 的患者[71]。在血管成型组中，条件允许时所有的患者均应用了支架和栓子保护装置。主要的结局终点是围术期内任何原因的卒中、心肌梗死或死亡；或者颈动脉介入手术同侧的卒中。研究并未显示两组的差异，4 年支架组患者为 7.2%，颈动脉内膜剥脱组为 6.8%[71]。两组围术期并发症的类型有差异：支架植入组卒中发生率更高，内膜剥脱组的心肌梗死率初夏更多。年龄是影响治疗效果的一个重要因素。年轻的患者（<70 岁）支架植入术更成功，而高龄患者（≥70 岁）颈动脉内膜剥脱术后临床结局更佳[72]。老年患者的血管更迂曲，这使支架植入术更加困难。通过主动脉植入支架时，老年患者出现

栓塞的风险高于年轻患者。一项关于治疗无症状性的颈动脉狭窄的回顾性研究纳入17 716名行颈动脉内膜剥脱术后的患者和3962名行支架植入术后的患者,结果表明剥脱组的术后再卒中或院内死亡率均高于支架组[73]。

上述大型研究结果的汇总分析表明不能简单得出哪种治疗方法为上策的结论。长的、光滑的、分叉明显的病灶,尤其是伴随有冠状动脉疾病的患者更适合选用导管相关治疗。而那些局部不规则的溃疡斑块和高龄患者的迂曲血管则更适合外科治疗。外科大夫正在掌握手术和介入两种治疗手段以便他们能将治疗更加个体化。

血管成形术和支架治疗也是治疗颈部其他动脉闭塞性疾病的方法之一。球囊扩张血管成形术和(或)支架治疗治疗锁骨下动脉狭窄比手术治疗能获得很好的再通率,症状改善率在72%~100%之间,手术成功率在90%~100%之间,围术期并发症发生率在0%-10%之间,卒中和死亡的发生率在0%~4%之间[74-76]。Henry等报道了113例锁骨下动脉狭窄患者,行血管成形术的患者为57例,成形术和病支架治疗患者为46例,手术成功率在91%,围术期并发症的发生率为2.6%[77]。手术失败绝大部分发生于闭塞血管上。在平均4.3年的随访期内,再狭窄率为16%,大部分发生于单纯进行血管成形术的患者[77]。Schillinger等报道了较高的手术成功率,在115例锁骨下动脉狭窄患者中,行支架治疗的患者95%在1年随访时血管仍旧通畅,血管成形术有76%保持再通,但是在4年随访时支架治疗血管通畅率只有59%,血管成形术有68%保持通畅[78]。

在椎动脉起始处形支架治疗的数据很少[79-82]。比起颈动脉、椎动脉的血管直径较小而且几乎是以90度从锁骨下动脉发出,从而使支架放置非常困难。在椎动脉或颅内动脉症状性动脉粥样硬化病变支架治疗试验(SSYLVIA)中[82],报道了43%病人在6个月随访时发生再狭窄,但更近的一项包括148例患者的多中心研究发现,发现狭窄率更低为16%[83]。

颅内血管成形术和支架治疗

对颅内动脉闭塞性疾病首次行球囊扩张血管成形术是在20世纪80年代中期[53,84,85]。改良的微球囊导管和小型球囊可扩张性支架的引进极大地促进了颅内动脉介入治疗的发展。几个病例组显示

出良好的技术成功率,但并发症发生率较高[85-87]。Connors和Wojak治疗了70例颅内动脉闭塞性疾病,他们的经验促进了技术的改善[88]。他们学会了在手术中减慢小型球囊膨胀的速度,目的是使狭窄能够得到中等程度的改善而不是完全再通[87]。Takis等[89]和其他研究报道了这项技术的并发症,其中包括动脉夹层、需要溶栓的动脉血栓形成和与手术相关的脑梗死。

基于冠状动脉和颈动脉支架术的经验,颅内动脉支架术也开始应用[90-92]。Marks等报道了37例颅内血管成形术[93]的远期效果,Wojak等则报道了84例(62例行血管成形术、22例行支架治疗)[94]。Marks[93]的研究有2例围术期死亡,1例轻微卒中。平均狭窄率从84%下降到43%。治疗血管供血区年卒中发生率为3.4%,残余狭窄率大于50%的血管年卒中发生率为4.5%[93]。Wojak的研究中,围术期卒中或死亡的发生率为4.8%[94]。在平均4.6月的随访期中,23例患者发生血管再狭窄,这其中13例患者接受了再次治疗且没有发生明确的并发症[94]。

几项非随机,多中心研究也提示颅内支架术对症状性颅内动脉粥样硬化可有潜在获益。SSYLVIA研究是一个多中心、非随机的、前瞻性可行性研究,目的是对于单一椎动脉或颅内动脉狭窄率大于50%的患者行Neurolink颅内动脉支架治疗的进行疗效评价[82]。入组61例患者,43例有颅内动脉狭窄,18例有椎动脉颅外段的狭窄。在术后最早的30天内,6.6%的患者发生卒中但是没有死亡。58例患者支架植入成功。虽然35%的患者出现血管再狭窄,但是61%的患者是没有症状的[82]。在一项应用Wingspan支架治疗的前瞻性、12家欧洲中心参加的研究中,共入组了45例症状性颅内动脉狭窄(狭窄率大于50%)患者,都采用Wingspan支架治疗[95,96]。所有入组患者有95%发生卒中,29%发生短暂性脑缺血性发作。手术成功率为98%(44/45)。30天中死亡或同侧卒中发生率为4.5%(2/44),6个月内死亡或同侧卒中发生率为7.1%(3/42),所有原因的卒中发生率为9.5%(4/42)[96]。一项研究报道了美国的临床中心采用Wingspan支架治疗78例患者82处颅内动脉动脉粥样硬化病变[97],其中有2/3的病损狭窄率大于70%,除了一处病变外,所有病损部位都在首次手术中被成功植入支架。有5例(6.1%)患者发生严重的手术并发症,其中4例在术后30天内死亡[97]。

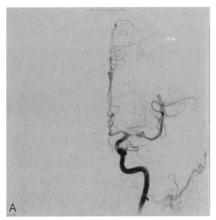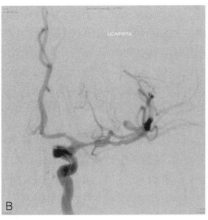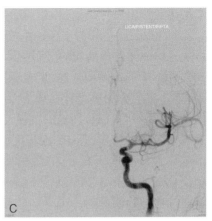

图 6-2　支架治疗颅内血管病变。急性左侧脑缺血患者的左侧颈动脉造影。(A)最初的血管造影显示左侧大脑中动脉起始处有一个严重狭窄,并有狭窄后的扩张;(B)血管成形术后、支架植入术前的血管造影;(C)放完 Neuroform 支架后的血管造影图像(马萨诸塞州波士顿贝斯以色列女执事医学中心神经外科 Ajith Thomas 供图)

图 6-2 是一例急性左侧半球脑缺血病人,左 MCA 的近端病变,应用用血管成形术治疗。术后患者临床症状及左侧半球灌注恢复正常。

基于这些令人鼓舞的研究,两个对颅内支架治疗症状颅内动脉粥样硬化的随机的试验开始进行。但都未显示支架治疗能够获益。部分原因是由于内科治疗组取得了优于预期的结果。在支架植入和积极药物治疗预防颅内动脉狭窄卒中复发试验(SAMMPRIS)中,入选 451 例因颅内大动脉狭窄,狭窄率达 70%~99%,出现近期缺血性卒中或 TIA 的病人,将其随机分为内科强化治疗组和强化治疗加 WingSpan 支架植入组[98]。在支架植入的患者中存在较高的早期并发症发生率,在支架术后第一个月中有 14.7% 的病人卒中或死亡[98]。第一个月后,内科治疗和支架治疗的患者在责任动脉供血区具有相同的卒中率。在随机分组 2 年后,支架组有更高的卒中发生率,与对照组相比为 21.9% 比 14.9%[99]。SAMMPRIS 的一个独特之处在于严格的生活方式改变包括营养摄入、体重和在指定教练监督下的运动。SAMMPRIS 中使用的强化药物治疗还包括高效的他汀类药物,通过频繁监测来积极控制血压,以及双重抗血小板治疗(联合阿司匹林和氯吡格雷)。这种密切检测的内科治疗方案与之前的内科治疗比较取得了更好的效果。在以前的手术或介入治疗与内科治疗的比较试验中,没有系统地描述"最佳药物治疗",并且没有密切监测对于危险因素改变的内科治疗的有效性。在 SAMMPRIS 中,基底动脉支架的术后并发症最为常见,许多梗死灶出现在支架血管的穿支动脉的供血区。

在 VISSIT 试验中初步报道了类似于 SAMMPRIS 的结果。在 112 例有症状的颅内狭窄患者中,随机分配到 Vitesse 支架组的患者比内科治疗组的病人 1 年内卒中的发生率更高,为 36.2% 比 15.1%[100]。

这两个随机试验的结果表明强化内科治疗仍然是有症状的颅内支架术的患者的最佳第一治疗策略。没有进行强化内科治疗的患者可考虑支架治疗,特别是有证据显示侧支代偿较差的病人[101],但是支架植入会带来过高的近期卒中风险,以至于无法作为一线治疗。

药物洗脱支架目前已用于冠状动脉领域,目的是减小再狭窄率。这样的支架需要更长时间、更加积极的抗血小板治疗,以减少白色血栓附着于支架之上。药物洗脱支架现在也被尝试用于颅外动脉和颅内动脉狭窄的治疗中,但是他们的长期安全性和有效性仍不确定[102-105]。针对药物洗脱支架是否能够提供更大获益还需要进一步的研究明确。

溶栓

原理及早期研究

血栓也可用化学方法溶解。在体内,血栓形成刺激了溶栓的内源性纤维蛋白溶解机制。Ⅻ因子、组织纤溶酶原激活物的释放及其他物质促进了纤溶酶原转化为纤溶酶,即有活性的溶解纤维蛋白的酶[106-108]。纤溶酶活性集中在纤维素沉积的部位。纤溶药物降解红色的红细胞 - 纤维素血栓中的纤维素网。它们不溶解白色的血小板 - 纤维素血栓,但可能激活血小板[108]。内源性纤溶酶的形成可能解释了一些血栓形成动脉的自发性再通。理想的溶栓成分将特异性地黏附于血块的纤维素且不引起全身性纤维蛋白原溶解。过分降低纤维蛋白原的水平可导致出血。

20世纪50年代为了各种系统性血栓栓塞疾病医生开始探索溶栓药物的应用。早期的尝试是用牛或人纤溶酶或链激酶。20世纪60年代早期,Meyer等在73名卒中加重患者发病3天内随机给予静脉内链激酶治疗和(或)伴随的抗凝治疗[109,110]。有些患者血栓成功溶解,但10名患者死亡,且有些出现了脑出血。这些研究后,链激酶被认为太过危险。脑损伤或既往卒中被认为是链激酶用于全身和心脏血栓栓塞的禁忌。

国立神经疾病与卒中研究院(NINDS)研究之前的已知动脉病变患者使用静脉内和动脉内溶栓的观察性研究

20世纪80年代,受到冠状动脉溶栓成功的鼓舞,临床医生再次转向"罪犯血栓"来治疗脑血管血栓栓塞。我在波士顿新英格兰医学中心的同事及我连同美国、德国及日本的同事参与了其中一些早期研究。最常使用的成分为链激酶、尿激酶和rtPA。在这些早期研究中,卒中患者经过临床及CT筛检之后进行血管造影。若显示颅内动脉阻塞,则经动脉(IA)或静脉(IV)给溶栓药物。治疗后随访血管造影来评估再通。前后循环的血栓栓塞均给予治疗。这些研究是观察性的,因为很少应用对照且接受治疗的患者不是随机的而是符合试验要求的患者序贯入组。

在所有这些早期血管造影研究及自rtPA使用后的血管造影对照试验中,再通与结局密切相关。迄今为止,溶栓成分仅通过溶解血栓发挥作用。如果动脉通道未开通则药物无法帮助恢复。了解多种阻塞性动脉病变患者使用静脉和动脉药物治疗后的再通率,对于选择适当的治疗是极其有帮助的。

血管造影控制下行动脉溶栓治疗的患者在24小时内给药[109-112]。是否能再灌注及程度主要取决于阻塞动脉的部位及卒中的机制。在17个研究449例接受治疗的患者中,64%治疗后有效再通。大脑中动脉主干及分支阻塞反应最好,而ICA反应差。MCA远端分支阻塞不如近端MCA病变的反应好,可能因为阻塞超出了介入导管能到达的范围。基底动脉阻塞的患者69%得以再通。颅内颈动脉(ICA)分叉(颈部"T"形部分)处闭塞的溶栓治疗几乎无例外的失败。栓子栓塞比动脉粥样硬化原位血栓形成的再通成功性更高。的确会出现再闭塞,所以有时溶栓后再行腔间血管成形术来保持闭塞动脉的开通。机械使血栓破裂有助于再通。据报

道的作者评估,18.5%患者出现颅内出血并发症且42%接受治疗的患者结局良好[111-114]。

在其他临床研究中,血管病变由血管造影确定但静脉给予溶栓药物[111-114]。这些研究中只有2个有未接受溶栓药物的对照患者。在6项研究中,6小时内给予rtPA,且一项研究的时间窗为8小时。在接受静脉rtPA治疗的370例患者中,1/3接受治疗的动脉显示了明显的再通而58例对照中只要5%再通。MCA分支阻塞再通效果最好,其次是MCA上下支阻塞。MCA主干阻塞再通要少于MCA分支及上下干病变。ICA阻塞很少再通且当ICA和MCA同时阻塞时不会再通。证实为基底动脉阻塞的患者很少给予静脉内rtPA治疗的,且只有六分之一的再通[115]。栓子栓塞比动脉粥样硬化原位血栓形成再通发生率更高。若给予rtPA之前血管造影证实双侧循环良好,则再通的结局更佳。与动脉用药相比,静脉用药的出血性梗死及血肿更常见,可能因为静脉治疗使用的剂量更大[111-114]。

静脉内和动脉内治疗的随机试验

静脉溶栓

基于观察性研究的令人鼓舞的结果,在过去20年中进行了静脉和动脉溶栓的几项随机试验。到2014年,至少有27项随机试验纳入超过10 000例患者[116,117]。少数静脉随机试验在治疗前推荐或汇报血管检查;他们使用临床表现和CT作为登记要求。动脉治疗的随机试验在治疗前需要导管或非侵入性血管造影。

有关静脉溶栓的首例大型多中心随机试验报道是欧洲合作性急性卒中研究(ECASSI),它包括了欧洲14个国家75个医院620例急性半球卒中患者[118,119]。313例患者随机接受rtPA治疗(1.1mg/kg),307例患者随机接受安慰剂。脑缺血症状发生6小时内给予治疗。初次CT扫描在当地阅片就提示严重早期梗死征象(弥散性半球肿胀、脑实质低密度、超过1/3MCA区域的脑沟消失)及出血者,被排除在外。一个独立且盲法的CT阅片组随后回顾性地阅读CT片,根据CT片入组标准,确定是否违背方案。很多患者(共109例,包括66例rtPA组患者及43例安慰剂组患者)偏离方案,主要是因为当地中心没能识别出应排除的患者的异常CT。考虑到治疗的整组患者,研究被认为阴性。结果为双峰的——接受rtPA治疗的患者良好结局的更多但结局不好及死亡的患者也较多[118,119]。

在ECASSI中,目标人群(那些没有试验禁忌的

患者)中接受 rtPA 治疗的患者,结局明显较好且住院时间明显缩短。接受 rtPA 治疗的患者,颅内出血及死亡更常见,但这些差异无显著的统计学意义。大面积的脑实质血肿在接受 rtPA 治疗的患者中也更常见。3 小时内接受 rtPA 治疗的患者比对照及 3 到 6 小时之间接受 rtPA 治疗的患者,表现更好[120]。

ECASS I 研究显示了 CT 平扫有早期梗死征象的患者其治疗是危险的。地方医院 CT 平扫的读片常是不可靠的。地方医生往往漏掉一些出血及很多早期梗死。有试验禁忌但接受 rtPA 治疗的患者其死亡率及脑出血率是很高的,分别为 33.3% 和 40%。在此试验中的 52 名患者尽管有主要的早期梗死征象,只有 40% 死亡[118-120]。

接下来的两个实验合称为 NINDS 研究[121]。与 ECASS 相比,主要的研究差异在于更低的 rtPA 剂量,更早期的治疗(302 例患者 90 分钟内接受治疗,322 例患者 90 到 180 分钟内接受治疗),没有因为入组时 CT 示脑缺血而排除患者。接受静脉内 rtPA 治疗的患者,3 个月时残疾轻微或无残疾者增加了至少 30%。症状性颅内出血(6.4% vs 0.6%)在接受 rtPA 治疗患者中更常见,且更常发生于入院时神经功能缺损严重者及 ≥75 岁的患者。rtPA 组 3 个月的死亡率是 17%,而安慰剂组是 21%[121]。溶栓获益似乎在于多种病因的组之间结局无明显差异,但缺少快速入组及血管与心脏影像学的缺如使临床卒中病因和发病机制的诊断不足,充其量为假设诊断。一个回顾 NINDS 结果的委员会称有关卒中亚型的结果是无效的[122]。

随后的试验证实静脉 rtPA 对于急性缺血性卒中是有益的,但也显示其益处高度时间依赖性[123-125]。当发病 1.5 小时内开始时,静脉溶栓具有显著的益处(改善 26/100 治疗患者的最终结果),1.5~3.0 小时内有可靠获益,3.0~4.5 小时内较小获益。但是疗效逐步下降。表 6-2 展示脑梗死后 3 个月良好结局的比值比,来自 NINDS、ECASS 和、ATLANTIS 试验的汇总分析。

在卒中发作后 1.0 和 4.5 小时之间,rtPA 输注开始每 10 分钟延迟,每 100 人里就少 1 人改善致残的结局[126]。超过 4.5 小时的发病,治疗未筛选的患者实际上造成更多的危害[127-130]。链激酶出血率过高[131]。

动脉溶栓

第一个直接导管输送溶栓药剂到达目标脑血栓大型多中心随机试验,是重组尿激酶原用于急性脑血栓栓塞(PROACT)实验。其研究了动脉内重组尿激酶原(r-proUK)治疗血管造影证实 MCA 阻塞患者的有效性[132-134]。PROACT I 比较了针对血管造影证实为 MCA 阻塞的患者在发病 6 小时内局部动脉注射 r-proUK 与肝素治疗[132]。不允许介入医生机械性地破坏血栓及在血栓近端注射重组尿激酶原(与社区的一贯做法相反)。药物治疗的 26 例患者中 15 例(58%)获得成功的再通,而单独肝素治疗的 14 例患者中两例(14%)再通。

PROACT II 更为广泛[133]。虽然它是一个开放标签研究,但对于药物治疗和安慰剂死亡随访却采用了盲法。约五分之一的患者在临床上医生认为其有 MCA 阻塞,而血管造影却无阻塞性的动脉病变。90 天时治疗组 40% 患者神经残疾轻微或无神经系统残疾,而对照组这一比例为 25%(P=0.04)。死亡率是相近的——治疗组 25% 而安慰剂组为 27%。治疗组症状性脑出血率为 10% 而安慰剂组为 2%(P=0.04)。研究显示相比对照组 18% 的再通率,治疗组再通率(66%)更高(P<0.001)[133]。尽管有过高的出血率,但患者总体从动脉溶栓中获益且没有过高的死亡率[133,134]。虽然动脉溶栓治疗是有效的且符合 FDA 讨论的试验前指导方针,但药物未获批准。

一项针对血管造影证实的一侧 MCA 的 M1 或 M2 段阻塞患者接受动脉内尿激酶治疗的随机化试验在日本展开[135,136]。给予患者静脉内肝素且完成

表 6-2　NINDS、ECASS 和 ATLANTIS 试验的汇总分析:脑梗死后 3 个月良好结局的比值比

时间范围	比值比（OR）	可信区间（CI）	rtPA 治疗组人数	安慰剂组人数
0~90min	2.81	1.75~4.5	161	150
91~180min	1.55	1.12~2.15	302	315
181~270min	1.40	1.05~1.85	390	411
270~360min	1.15	0.90~1.47	538	508

From Lees KR, Bluhmki E, von Kummer R, et al. Time to treatment with intravenous alteplase and outcome in stroke: An updated pooled analysis of ECASS, ATLANTIS, NINDS, and EPITHET trials. *Lancet* 2010;375:1695-1703 with permission.

了血管造影片。MCA 阻塞的患者使用动脉内尿激酶且用导丝破坏了血栓。患者(共 114,尿激酶组 57、对照组 57)6 小时内接受治疗。尿激酶组中 49% 结局良好(90 天 Rankin 评分 0~2)而对照组为 39%;同时尿激酶组中 42% 结局极好(90 天 Rankin 评分 0~1),而对照组该比例为 23%[135]。第一天动脉尿激酶组 9% 出现颅内出血,而对照组为 2%。纤溶组的死亡率为 5% 而对照组为 3.5%。当静脉 rtPA 在日本获得批准时,该研究提前终止。虽然结果未显示出动脉使用尿激酶的优势显著的统计学意义,但如果入组的患者数目足够的话,结果还是很有希望的[136]。

FDA 批准 rtPA 在美国上市后溶栓药物应用的效果

NINDS 试验结果的发表推动了美国迅速(个人认为过于迅速)将静脉溶栓广泛地引入社会。1996 年夏,NINDS 试验发布 6 个月后,FDA 批准了前 3 个小时使用 rtPA 治疗卒中患者。美国心脏协会[137] 及美国神经病学协会[138] 发表的治疗建议完全依照 NINDS 试验的纳入排除及治疗方案。建议溶栓前 CT 平扫无明显梗死,压迫效应,水肿或出血。指南没有要求或建议治疗前 MRI 或血管检查。2013 年,美国心脏协会 / 美国卒中协会发布指南,关于成人缺血性卒中早期管理提供进一步成熟的静脉 tPA 使用建议[139,140]。

在保守内科治疗中逐步应用新的治疗方法,静脉 rtPA 上市后的经验是一个有启发的例子。最终,大家均肯定这是一种有效的治疗卒中的药物。在 tPA 盛行之前,tPA 的批准将人们唤醒无用论:卒中能够且应该被治疗。卒中患者必须迅速进入医疗中心,医生和医院必须时刻准备着治疗他们。医生和媒体、政治家、政府应呼吁大众和医生关注卒中。

但不幸的是,起初医生和医疗对此响应较慢。作为一种时间十分紧迫的治疗手段,静脉 rtPA 溶栓治疗是一种颠覆性的医学创新,当首次提出时不太容易融入现有的医疗模式中。神经科医生们不愿意在临床中为溶栓治疗做出改变,包括在急诊做出紧急的反应[141]。与第二天早会常规阅片相比,放射科医生也不愿意立即读取 CT 或 MR 影像[142]。如果没有神经科医生,放射科医生及医院的支持,急诊医生对于复杂的脑部疾病拒绝给予风险与获益并存的治疗[143]。卒中急性期想要有高效的溶栓治疗,需要许多体制发生变化,包括神经科医生认识改变和新老交替,这样发展培养出受过快速响应训练的一批卒中专家团队[144,145];作为卒中响应小组的重要成员[146];医院层面建设卒中单元和卒中中心[12]。发展区域和国家认证机构以认证和管理卒中中心[147]。改变溶栓治疗的前期额外费用的报销(有效治疗的实施可以减少长期家庭护理费用,这可以使系统层面有更多的补偿)[148];其他对照试验和大型临床登记试验得出支持获益的数据表明,溶栓治疗的安全性和获益性在社区医院和教学医院一致[116,124,149-151];以及研究表明具有卒中病因,出血倾向(包括亚洲人和黑色人种)的安全性和跨种族群的获益[152-154]。

建立有资质的医疗中心并将卒中患者送往这些中心

并不是所有医院都同等程度适合处理急性脑缺血患者。一个重要目标便是发展具有先进卒中治疗能力的地区卒中中心[13]。现在美国及欧洲很多大城市具有这样的中心。同样需要有基于社区的中心,它们有足够的人员和技术能够有效安全地开展溶栓及其他治疗[155]。鉴于很多私立的中心没有足够的设备,因此必须制定标准及评估策略来认证可胜任的中心。框 6-5 列举了可选择的接受急性卒中患者的医院。远程医疗已经全球得到有效的使用[156-160]。这使得卒中中心的医生可以急诊帮助偏远地区的卒中病人。远程医疗的应用增加了偏远医院和其他没有神经科医学专家地区溶栓治疗的频率和合理性[158,161]。

框 6-5　医院对待急性卒中患者的不同选择

- 如果医疗中心打算救治急性卒中患者,应该建立系统设施和方案来快速转运患者,并对可疑急性卒中和 TIA 病人给予有效的评估和检查。确保患者的主治医师是有经验的而且具备充足的技术支持。
- 选择不接收可疑有急性卒中发作的病人并把他们转送到最近的可以治疗他们的卒中中心
- 改进设施符合标准后再接收患者
- 如果转移到附近的医院不方便,建议通过远程医疗或是咨询设备与附近的这些医院取得联系,以此来优化治疗

过去 10 年,在整个发达国家,建立了区域性急救系统,可将病人优先转送到可以溶栓治疗的医院,这使得溶栓治疗频率增加[162-165]。在网络更为发达的国家和地区,发病 3 小时内的缺血性卒中病人使用 IV 溶栓药的比率由 1%~2% 提升至

$5\%\sim20\%^{[166-169]}$。

随着卒中中心的建设,在多系统的努力下,减少了病人从进入医院到药物输入的时间间隔"到院至用药时间(DTN)",这使得静脉rtPA的效果进一步提高。由于快速治疗十分重要,指南建议对于没有禁忌的患者,医院应在60分钟内,完善急性缺血性卒中患者的临床和影像学评估,并且启动静脉tPA治疗[139,170,171]。在急性缺血性卒中,达到更快的门到针的时间最重要的临床治疗策略包括:①急诊预先得到通知,在病人到达前通知卒中团队并准备好CT扫描仪。②通过一个团队警报机动所有卒中团队成员。③加快脑部影像的获取和判读,预混rtPA,加快数据反馈,医护人员直接送病人到CT室[172,173]。在美国,这些方法的实施缩短了DTN时间,从而降低了卒中的死亡率并改善了功能预后[174-183]。

当然最早的步骤也同样重要:教育患者和公众在怀疑卒中的情况下在美国呼叫911;培训接线员识别急性的神经科问题,并紧急派出配备适当经验的人员和技术的救护车;并在急救管理中培训救护人员识别卒中。

在PROACT Ⅱ之后,在社区和教学医院也推行动脉溶栓药物的输注[135,184-186]。然而,近年来,随着基于机械性再通方法的兴起(在本章后面讨论),动脉溶栓药的输注已经成为二线治疗,用于治疗较小的颅内动脉中的机械装置不容易接近的更远端闭塞[135,184-188]。

展望:最新的技术及治疗进展

早期治疗

受到已证实的急性缺血性卒中治疗措施的带动,研究者和临床医生探索了许多快速治疗和再灌注的新策略[189]。最重要新策略列于框6-6。

框6-6 溶栓新策略

- 更快的治疗,甚至在入院前
- 延长治疗时间窗,采用更先进的CT、MRI和超声技术,包括血管成像来更好的选择病人
- 与卒中中心远程联系
- 更新的溶栓剂
- 联合技术——静脉内和随后选择性动脉内溶栓
- 使用TCD相关技术提高溶栓水平
- 多重再灌注和神经保护相结合
- 机械性再通与溶栓相配合

最迅速的开始治疗方法便是救护人员到达现场即开始治疗。医师在探索院前即开始药物治疗的可行性,尤其是神经保护剂[190-192]。理论上,增加大脑对缺血的耐受性可为溶栓提供了更长的时间窗。已经在初步试验中测试了几种神经保护剂,包括硫酸镁,硝酸甘油和远隔缺血适应[192-195]。使用这种方法可以在发病1小时内开始启动治疗,这是挽救大部分可能受损受到威胁脑组织的"黄金时间"[193]。卒中现场给予镁剂治疗(FAST-MAG)试验是2005年至2013年在加利福尼亚南部进行的一项大型创新研究[192]。它包括315辆救护车,40个紧急医疗服务机构,60家接收医院和2988名医护人员之间的合作。研究显示,在洛杉矶和橙县的1700名研究患者中,74%在第一小时内接受治疗,镁剂给予的时间中位数为45分钟[192]。不幸的是,在救护现场给予镁剂没有被证明是有效的。该研究确实证明了现场即刻治疗急性卒中患者的可行性。

现场更好的临床和技术诊断也会加速早期治疗。一个加快启动Ⅳ rtPA的方法是一辆配备有移动CT机、移动血液实验室和现场神经科医生或远程医疗的神经科医生的特殊救护车。这种"将医院带到患者身边,而不是把患者带到医院中去"的方法,能在现场完成脑部成像和rtPA治疗[196,197]。在德国,院前急性神经治疗和卒中医疗优化(PHANTOM-S)的随机试验中,在干预周内部署了移动CT救护车与标准救护车,进行了6184次卒中转运,并将两者相比。病人在专门的卒中救护车中接受静脉rtPA治疗的时间比标准救护车送病人到医院接受静脉rtPA治疗的时间缩短了25分钟[198]。需要进一步研究以明确卒中-移动模式是否具有成本效益并且可以在不同的地理环境中进行[199]。

用现代最新技术筛选溶栓患者

设计ECASS和NINDS研究时,可用的技术有限。从那时起MRI、CT及超声技术已经显著升级。在第4章我已经详尽地讨论了这一技术提供有关梗死脑组织和动静脉阻塞大小、部位及数目信息的能力。大多数权威都同意在当前指南的指导下在4.5小时内给予溶栓治疗是有效的,但是当前的指南是最好的吗?溶栓治疗能改进吗?现在被排除在外的患者,比如有神经症状却清醒的患者、病变轻微或已经显著改善的患者以及那些超过4.5小时后仍可治疗的患者,他们对治疗有反应吗?是否存在这样的患者,原本由于成功可能性低以及高出血或水肿

风险而不应接受治疗,现在却在指南指导下接受了治疗呢?

现代脑及血管影像学所获得的知识能帮助选择性治疗一些患者,依据现有的指南这些患者被纳入或是在外。当前的指南:使用固定的 4.5 小时时间窗;不将血管成像纳入决策;排除了醒前卒中的患者,症状轻微或改善患者。

(1) 一些患者的大脑在当前 4.5 小时底线后有进一步缺血的风险。早期及最近的研究证实了很多病例在不可逆梗死组织还很小,但濒临梗死的组织仍比较大情况下,超过 4.5 小时时间窗后仍改善及再通的例子[112,114,115,200-205]。

(2) 有神经症状但清醒患者的脑及血管成像往往显示存在可治疗的血管阻塞类型,无或仅有小的梗死,提示为溶栓的很好的候选人[206,207]。

(3) 很多患者入院时病变轻微或症状改善随后却发生了严重的卒中。改善或轻微病变是目前排除溶栓治疗最常见的原因之一。许多研究显示了一大批之后病情恶化的患者存在血管闭塞性病变,且这些病变是可行溶栓治疗的[208-211]。

(4) 很多患者 3 小时内的脑影像学检查已有大面积的梗死及很少可恢复的脑组织。溶栓对这些患者有害[5,118]。

(5) 一些急性缺血性卒中患者发病时或前后的确出现癫痫发作,尤其是那些栓塞性卒中患者[212]。不应因为癫痫发作的出现将一个原本适合溶栓治疗的患者排除在外。

明确是否存在动脉阻塞及其位置和已有梗死程度可能使医生选择非溶栓治疗,静脉治疗,或介入治疗,或联合静脉治疗的动脉治疗。动脉阻塞的部位和大小(血栓负荷)显然严重影响了静脉溶栓后再灌注的可能性[112,114,200,201,212,213]。对患者了解得越多,临床医生在选择急性期和更长期的治疗时就越合理。根据原始 NINDS 试验得出的制定个体化溶栓治疗方案的数据,现在指南进一步修订后会更加完善。

临床资料以及现代的 MRI 和 CT 技术都被用来试图更好地选择可能从溶栓中获益的患者,以及出血及其他并发症风险极高的患者[214-230]。一个基于病理及病理生理的选择系统优于单纯根据时间来选择。平面回波成像血栓评价(EPITHET)[205]试验、去氨普酶用于急性缺血性卒中(DIAS)试验[231]和运用弥散及灌注成像评估以了解卒中进展(DEFUSE)[5]

试验及更多的经验[225]已经明确了使用现代脑及血管影像技术最好地选择溶栓患者的可行性。

三项试验(DEDAS,DIAS 1 和 DIAS 2)已经使用脑和血管成像来选择超过 3 小时的患者用去氨普酶进行静脉溶栓治疗[223,232,233]。去氨普酶源自吸血蝙蝠唾液,是具有高度纤维蛋白选择性和长末端半衰期的纤溶酶原激活剂 - 纤维蛋白溶解酶[234]。纤维蛋白的选择性很重要,因为药物倾向于在血栓位点结合而不引起全身纤维蛋白原分解。在 3 个去氨普酶试验中,如果在 3~9 小时的时间窗内 MRI 和 CT 上的核心梗死区小于缺血半暗带区,则选择患者进行溶栓。当使用更可靠的 MRI 选择手段时,使用去氨普酶治疗的患者具有比安慰剂治疗的对照更高的再灌注速率和更好的临床结果[231]。

DEFUSE 试验研究了 MRI 标准是否有利于明确在卒中发病后 3~6 小时内治疗的患者中哪些对静脉 tPA 治疗有反应[5]。具有 PWI 的患者中有 54% 存在弥散 - 灌注失配,在这组患者中 56% 的良好反应和早期的再灌注有关,另外一组没有失配的患者中只有 19% 反应良好。除此之外,那些伴有大的 DWI 损伤者恢复更差,再灌注时临床反应良好的发生率很低,出血率高[5]。MRA 显示了 68 例患者中 44 例(65%)在治疗前出现症状性的动脉阻塞。随访 MRA 明确了 27% 出现完全的早期再通,16% 出现部分再通。早期再通的患者 PWI 容积减少 74% 而无再通患者减少 16%[5]。9.5% 的患者出现症状性颅内出血,尤其是溶栓前 DWI 梗死体积大的患者[225]。

EPITHET 试验将卒中后 3~6 小时后有 MRI 合适图像的病人随机分为静脉溶栓组和安慰剂组[205]。在 101 例病人当中与安慰剂组相比溶栓组再灌注更为常见,同时梗死面积增加更少,有更好的神经系统预后,以及与没有再灌注者相比有更好的功能预后。研究者指出在随后的试验中,将使用 MRI 选择 200~300 例时间较晚的病人,来进一步确认获益[205]。

EPITHET,DEFUSE 和去氨普酶试验强烈建议即使在 4.5~9.0 时间窗内 MRI 和 MRA 可以有效地选择患者进行溶栓治疗。包括 CTA 和灌注 CT 的现代 CT 显像方法也应该能够选择那些具有无梗死或小梗死灶同时存在较大低灌注区域的动脉闭塞的病人,适合于溶栓治疗且不受时间限制。框 6-7 列举合理选择急性缺血性卒中患者治疗方案的必须资料[215,216,235-237]。

- 任何动脉阻塞的部位、性质和严重性
- 脑缺血的机制——灌注不足或栓塞
- 血液成分和凝固性
- 脑损伤的程度和脑梗死加重的风险。多少脑组织损伤是不可逆的，多少梗死后虽失去了功能但是可逆转的（顿抑），多少是有功能的但因低灌注受到威胁的？

改进静脉溶栓

卒中医生认识到静脉溶栓经常是无效的。血栓能否溶解与取得再通与目标血栓的体积——血栓负荷有关。在像大脑中动脉 M2 分支血管这样的较小的远端血管，rtPA 得早期再灌注率为 60%~70%。在较大的大脑中动脉 M1 段主干中早期再灌注比率只有 40%~50%。同时在很粗的颈内动脉末端主干，静脉溶栓再通率只有 5%~15%[197]。提高 IV 再通率的策略包括测试新一代溶血栓药物[238]，联合 rtPA 与其他形式的手段如超声、药物来提高有效性[239,240]，或先给予静脉溶栓如果大血管仍闭塞，追加动脉溶栓或机械取栓[240-247]。

非 rtPA 溶栓剂
链激酶

虽然多数链激酶心脏试验将既往有卒中史的患者排除在外，但是链激酶已被广泛用于冠脉缺血的患者。关于静脉链激酶用于急性缺血性卒中患者有 3 个随机试验；都因为接受链激酶治疗患者出现高出血率而提前终止[131]。没有血管研究的报道，根据 CT 扫描结果决定是否纳入。研究者及临床医生推测这些试验中链激酶的剂量可能过大了[244]，小剂量可能是有效的，但目前没有链激酶相关试验启动。

尿激酶

静脉和动脉尿激酶常用于早期 NINDS 观察性研究，并在一些医学中心继续使用[249-253]。r-ProUK 用于成功的 PROACT 试验[132-134]，但尚未批准上市，目前无法应用[250]。动脉尿激酶用于日本的中脑动脉栓塞局部纤维蛋白溶解介入试验（MELT），并显示出希望[135]。

安克洛酶

安克洛酶，一种从马来群岛蝰蛇提纯的毒液，可以诱导迅速的全身去纤维素化[254-256]。自从 19 世纪 70 年代在加拿大及欧洲它便被用于四肢的血管疾病、深静脉血栓形成及视网膜中央动脉血栓形成，以此诱导再灌注[256]。19 世纪 80 年代分别对 20 和 30 例缺血性卒中患者的前驱性研究显示了安克洛酶可能是安全和有效的[257,258]。

美国开展了一项关于缺血性卒中患者（n=132）在症状出现 6 小时内给予安克洛酶治疗的随机安慰剂对照试验[254]。依据 Scandinavian 卒中评分测量的神经功能显示安克洛酶治疗组明显较好（P=0.04），且没有可识别的症状性颅内出血。没有血管研究报道所以改善的机制并不清楚。纤维蛋白原的降低溶解了闭塞的血栓？纤维蛋白原的降低有效减低了血液黏度所以才会使侧支血管中的血流加快？

第二个研究，安克洛酶治疗卒中试验（STAT）在美国及加拿大展开[255]。共 500 例急性或进展性缺血性损伤患者，给予连续 72 小时的安克洛酶注入（n=248）或给予安慰剂（n=252），随后在 96 和 120 小时时给予一小时的注入。目的是将纤维蛋白原的水平降至 200 以下。与安慰剂治疗组相比，安克洛酶治疗组达到了更好的功能结局（42.2% vs 34.4%，P=0.04）。安克洛酶治疗组出现了更多的症状性及非症状性颅内出血。这一试验的报告中没有包含血管损伤的数据[255]。欧洲安克洛酶治疗卒中试验（ESTAT）实施并纳入了 1222 例患者[259]。与 STAT 试验 3 小时时间窗相比，患者是在 6 小时之内接受治疗的。安克洛酶治疗组及安慰剂组 3 个月的功能结局相同。安克洛酶治疗组出现了更多出血及死亡[259]。据我们所知，目前没有进一步的安克洛酶的试验在进行或计划进行。

替奈普酶

替奈普酶（Tenecteplase，TNK）是野生株 rtPA 的一种生物基因变异体，可以单次大量注射[254]。它对纤维蛋白的亲和力是 rtPA 的 8 倍且半衰期更长。一项纳入了 17 000 例心肌梗死患者的试验，就出血情况将 TNK 与 rtPA 进行比较；接受 TNK 治疗的患者中出现系统性出血事件的患者更少，但使用 TNK 与 rtPA 治疗的患者，其颅内出血及死亡率相似[260]。一项关于卒中患者 TNK 剂量的初步试验发现，按照 0.4mg/kg 的剂量使用 TNK 时，出血事件发生率过高。但在使用更低剂量 TNK，即 0.1mg/kg 及 0.25mg/kg 时，与发病 3 小时内静脉应用 rtPA 相比，出血率更低[261]。一项澳大利亚的研究纳入了头 CT 提示中等大小动脉（大脑中动脉、大脑前动脉或大脑后动脉）阻塞且灌注与梗死核心失配的患者，在这些患者中比较两种剂量的 TNK(0.1mg/kg 及 2.5mg/kg) 与静脉应用 rtPA 的效果[262]。TNK 组患者获得再灌注的比例为 79%,高于 rtPA 组 55% 的再灌注比例,且 TNK 组患者获得良好结局的比例更高,为 72%,rtPA 组为 44%[262]。由于在上述研究中 TNK 效果较好,故目前已有大型临床研究探究 TNK 的使用效果。

去氨普酶

本书上述"影像检查的选择"部分已提到,去氨普酶是一种提取自吸血蝙蝠唾液,且具有高纤维蛋白选择性和长半衰期的纤溶酶原激活剂纤溶酶[234]。去氨普酶治疗急性缺血性卒中潜在获益(Desmoteplase's signals of potential benefit in the Desmoteplase in Acute Ischemic Stroke,DIAS)研究[233]、去氨普酶治疗急性缺血性卒中剂量递增(Dose Escalation of Desmoteplase for Acute Ischemic Stroke,DEDAS)研究[232]目前正进行大规模的国际性追踪随访。

用机械设备实现再灌注

过去十年,应用以导管为基础的机械取栓装置再次开通急性闭塞动脉的技术快速发展。与静脉或动脉内应用溶栓药物相比,血管内机械取栓治疗有独特的优势[263]。以导管为基础的机械取栓技术起效更加快速,可在数分钟内使血管达到再通,而使用溶栓药物则需最长 120 分钟的时间才可达到同样效果。由于避免了溶栓药物的使用,应用机械取栓技术发生系统性出血事件的风险可能更低。以导管为基础的机械取栓治疗对于移除远端血管体积较大的血栓更加有效,如颈动脉 T 型闭塞,该种类型血栓体积较大,使用溶栓药物效果缓慢。与药物治疗相比,近期应用的导管机械取栓设备可更有效地使血管再通[263,264]。有时,在机械取栓后可动脉内应用罂粟碱,以减少因机械取栓对血管内皮干扰而引起的血管收缩的情况。

为治疗急性缺血性卒中不同类型的血管病变,产生了一系列机械治疗方法[265]。许多患者因栓塞造成颅内动脉闭塞。栓子可来自于心脏或动脉,如主动脉或颈动脉,漂浮至相对正常的脑动脉,堵塞血管。这类血栓使用可将血栓"钓"出(取栓器)或"吸"出的设备(吸栓器)效果更佳。其他患者的阻塞性病变可能主要因局部动脉粥样硬化性斑块及上覆的小血栓产生。吸栓器和取栓器可能能够去除由小血栓引起的阻塞,但对于动脉粥样硬化性斑块本身则无效。然而,应用血管成形术及支架治疗上述类型斑块可获得较好效果,因为血管成形术及

支架可机械性破入动脉粥样硬化性病变。

目前广泛使用的血管内机械干预方式可分为三类:血管成形术 / 支架、吸栓器和取栓器。

血管成形术和(或)支架

当动脉粥样硬化性斑块上覆的栓子阻塞血管时,血管成形术和(或)支架可高效再通被阻塞的目标大脑动脉[266,268],但该治疗同样存在风险。与心脏的动脉相比,颅内动脉更易出现血管夹层及雪犁效应。雪犁效应指支架植入过程中,斑块移位,堆积堵塞开通的母动脉发出的穿支血管。因此,急性期的血管成型或支架治疗仅作为其他治疗无效时的备选治疗方法。

血栓抽吸术

血栓抽吸设备使用真空吸引抽吸被堵塞动脉内的血栓。首个成功应用的取栓器为 Penumbra 取栓器。取栓设备的改进需要解决技术难点,即取栓器尖端的堵塞。上述问题常见于在颅内动脉内使用细小的导管吸取血栓时。Penumbra 取栓器在抽吸管内增加了一种上覆球形尖端的分离装置。真空抽吸开始时,医师将其持续推进、缩回,保持导管尖端不被堵塞,并可吸出导管前方的血栓。一项多中心研究纳入了 125 例发病 8 小时内不符合 rtPA 溶栓标准或已接受 rtPA 溶栓但未获得血管再通的患者,使用 Penumbra 装置进行治疗[269]。患者的平均美国卫生研究院卒中量表评分(National Institutes of Health Stroke Scale,NIHSS)为 18 分。研究发现 Penumbra 系统可在绝大多数患者中使用。11.2% 的患者发生了症状性颅内出血,血管再通的患者获得独立结局事件的比例更高为 29%,未再通的患者该比例为 9%[269]。在后续的大型单病例组研究中,经 Penumbra 装置治疗后再灌注的患者比例可达 50%~75%[270,271]。

近期血栓抽吸术的一项技术革新是发展出了更大的,可在颅内动脉内灵活、易操控行进吸取血栓的导管。若导管直径更宽,则不使用分离装置直接抽吸血栓也不会造成导管尖端的堵塞,且真空抽吸力度可直接由医师回抽的力度调整。在一项大型病例组研究中,急性卒中患者通过直接血栓吸引治疗,即刻获得血管再灌注的比例为 50%~70%,若单独使用直接血栓吸引不能开通血管,则可继续使用取栓器治疗,该情况下再灌注比例将提高至 85%~95%[272,273]。

取栓器

取栓器最先被用于脑循环血管内线圈或异体

物质的捕获,自然进一步被用于捕获及去除体内自然产生的血栓性栓子。取栓器可捕获栓子并将其移出体内。首先批准应用的取栓器为 Merci 取栓装置。这种装置形似"开瓶钻",可将血栓从动脉内取出。取栓过程类似开瓶钻取出葡萄酒瓶瓶塞的过程。脑缺血的机械性取栓(Mechanical Embolus Removal in Cerebral Ischemia,MERCI)研究评估了这种机械取栓设备的安全性及有效性。该研究为一项前瞻性,多中心的非随机性试验,共纳入了 151 例不符合静脉 tPA 溶栓标准的患者[274]。48%(68/141 例)使用取栓器的患者获得了血管再通。10 例患者(7.1%)出现有重要临床意义的手术并发症。141 例患者中 11 例(7.8%)出现了症状性颅内出血。与血管未再通的患者相比,成功再通的患者在 90 天时更易出现较好的神经功能结局(改良 Rankin 评分≤2)(46% vs 10%),且死亡更少(32% 和 54%,P=0.01)[274]。这一试验的结果使 MERCI 取栓装置获得美国食品与药品管理局(FDA)的批准,用于治疗颅内动脉急性闭塞的患者。多中心 MERCI 试验进一步在更广泛的患者群中评估了 Merci 取栓装置的效果。研究纳入了症状发生 8 小时之内的患者,包括接受静脉内 tPA 治疗但未获得血管再通的患者[275]。该试验的主要结局指标为血管再通及安全性。164 例接受取栓治疗的患者中,48 例(29%)已在术前接受了静脉 tPA 治疗。90 例(55%)仅采用取栓术治疗的患者获得了血管再通,112 例(68%)接受联合治疗的患者(动脉内应用 tPA 或其他机械干预方法)获得了血管再通。16 例(9.8%)患者出现了症状性颅内出血。在术前已接受静脉 tPA 治疗的 48 例患者中,5 例(10.4%)发生了颅内出血。在 116 例术前未接受静脉内 tPA 治疗的患者中,11 例(9.5%)发生了颅内出血。9 例(5.5%)患者出现了有临床意义的手术并发症,包括腹股沟血肿及既往未受累区域的栓塞[276]。

最新及最成功的取栓装置为支架取栓装置[277,278]。上述装置为金属网状,在血栓块内展开,将血栓移位并网罗其至支架内。支架以未折叠形式撤出,将陷入支架网内的栓子带出。与 Merci 取栓器及其他取栓装置相比,支架取栓器主要有两点优势:①应用后可使目标血管即刻获得血流恢复,而非等待血栓被吸出后(再获得血流恢复);②与其他取栓装置相比有更高的血管再通成功率。

两项随机试验比较了支架取栓装置及"开瓶钻"型取栓装置的效果。Solitaire 用于血栓切除术

(solitaire with the intention for thrombectomy,SWIFT)试验是一项多中心,前瞻性的随机试验[279]。SWIFT 设计纳入 200 例拟接受血栓切除术的患者,将其随机分组至 Solitaire 支架取栓器组和 Merci 取栓器组,作为首先应用的取栓装置。但在入组 113 例患者后数据安全及监督委员会提前终止了此项研究,因为中期分析已可得出 Solitaire 装置明显优于 Merci 取栓器的结论。应用支架取栓装置可获得更高的再通率。54 例首先应用支架取栓器的患者中 37 例(69%)获得了再通,当联合使用其他治疗方法(动脉内应用 tPA 或其他机械治疗)时,48 例(89%)患者获得再通。在 53 例首先应用 Merci 取栓器的患者中,16 例(30%)获得了再通,经联合治疗后 37 例(67%)获得再通。更高的血管再通率意味着更好的临床结局。55 例接受支架取栓装置治疗的患者中有 32 例(58%)在发病 3 个月时获得了良好的神经功能结局,而 48 例使用 Merci 取栓器的患者中仅 16 例(33%)获得了良好的神经功能结局。与 Merci 取栓装置相比,支架取栓器颅内症状性出血事件的发生率显著降低,分别为 1.7% 与 10.9%。支架取栓器组患者卒中后 3 个月的死亡率也更低,为 17.2%,而 Merci 取栓器组为 38.2%[279]。

在研究 Trevo 装置的急性缺血性卒中大血管闭塞取栓及再通(Thrombectomy Revascularization of large Vessel Occlusions in acute ischemic stroke,TREVO)研究中也得出了相似的结论[280]。该研究为一项多中心试验,将 178 例患者随机分组至 Trevo 支架取栓器起始治疗组及 Merci 取栓器起始治疗组,应用支架取栓器可达到更佳的血管开通效果。首先使用支架取栓器时,86% 的患者可达到最小或更大程度上的血管再通,该比例在"开瓶钻"型取栓器组患者中为 60%。支架取栓器组患者可获得更好的功能结局,3 个月时的独立生活率为 40%,而另一组患者的独立生活率为仅为 22%。然而,与 SWIFT 试验中 Solitaire 支架取栓器的研究结果不同,Trevo 支架取栓器组患者出血率较"开瓶钻"组取栓器组未降低,且 3 个月时的死亡率有增高趋势,两组死亡率分别为 34.1% 和 24.1%[280]。

试验研究结果可快速更新治疗设备及技术,而这些技术相关的临床研究可能需要数年才可得出结论。在此情况下就可能出现研究中的窘境,即技术更新过快,而相关的临床研究仅可在数年后得到已经过时的结论。上述问题同样可见于急性缺血性卒中以导管为基础的再灌注治疗中[193]。在

支架取栓器出现前,有三项随机试验开始进行第一代导管取栓技术有效性的评估。SYNTHESIS 研究(362 例患者),卒中介入治疗研究Ⅲ(interventional management of stroke Ⅲ,IMS-Ⅲ)(656 例患者),及血栓切除术机械取栓再通血管研究(Mechanical Retrieval and Recanalization of Stroke Clots Using Embolectomy,MR RESCUE)(118 例患者)探究了动脉内溶栓联合"开瓶钻"型取栓器的治疗效果[281,283],三项试验均未获得阳性结果,不能证明一代导管取栓治疗可在静脉内 tPA 治疗或其他支持性治疗的基础上带来额外获益。然而,当上述研究完成时,支架取栓器已经出现,且其效果远好于第一代导管治疗。

SWIFT 和 TREVO 研究使急性脑缺血再灌注治疗跨入了崭新的时代。卒中医师可首次使用高效的血管再通干预措施,使 80%~95% 的患者获得血流再灌注。2015 年初共有三项试验证明与标准的静脉内 tPA 治疗相比,动脉内治疗特定颅内前循环大动脉急性闭塞的患者更加有效。荷兰急性缺血性卒中血管内治疗的多中心随机临床试验(The Multicenter Randomized Clinical Trial of Endovascular Treatment for Acute Ischemic Stroke in the Netherlands,MR CLEAN),是一项在荷兰展开的 3 期多中心临床研究。该研究随机分配患者治疗组别,非盲法治疗但盲法评估结局指标[284]。研究纳入了发病 6 小时内,NIHSS 评分≥2 分,血管影像提示可接受动脉内治疗的患者,即 CTA、MRA、DSA 提示颈内动脉,大脑中动脉(MI 或 M2 段)或大脑前动脉闭塞。在随机分组前,445 例患者(89%)已接受了静脉内 tPA 治疗。在 500 例急性缺血性卒中患者中,233 例被分配至颅内动脉内治疗组,267 例被分配至常规治疗组。在 233 例动脉内治疗组的患者中,共 190 例(81.5%)使用支架取栓器治疗。该组患者治疗前的 NIHSS 评分中位数为 17,常规治疗对照组的 NIHSS 评分中位数为 18。试验结果提示动脉内治疗利于主要结局评分的分布。校正后的总体 OR 为 1.67(95%CI 1.21~2.30)[284]。发病 90 天时的 mRS 见图 6-3A。动脉内治疗组患者偏向分布于更好的结局,这在 mRS 评分除"死亡"外的其他等级分数中均可体现。两组间达到功能独立(mRS 0~2)的患者比例的绝对差值为 13.5%(95%CI 5.9~21.2),其中动脉内治疗组患者功能独立比例更高(32.6% vs 19.1%),校正后的 OR 值为 2.16(95%CI 1.39~3.38)。两组间死亡率及症状性颅内出血的发生率无显著差异[284]。

总部设立在加拿大卡尔加里的血管内治疗前循环近端闭塞且梗死核心较小,重点缩短 CT 检查至血管再通(The Endovascular Treatment for Small Core and Anterior Circulation Proximal Occlusion with Emphasis on Minimizing CT to Recanalization Times,ESCAPE)试验,将 118 例急性缺血性卒中的患者随机分配至标准治疗组(对照组),另 118 例患者随机分配至标准治疗加取栓装置血管内治疗组[285]。该研究纳入了发病 12 小时以内,CTA 提示前循环近

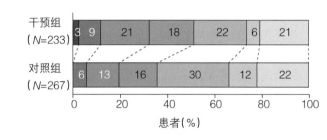

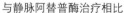

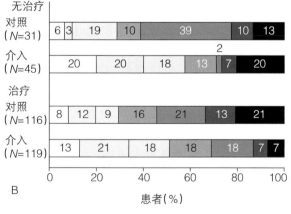

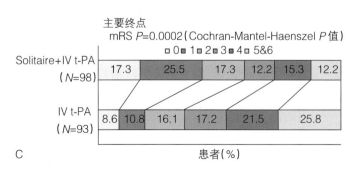

图 6-3 (A)MR CLEAN 研究,(B)ESCAPE 研究,(C)SWIFT PRIME 研究改良 Rankin 评分结局

端颅内血管阻塞(颈内动脉或大脑中动脉 M1 或 M2 段),梗死核心较小但侧支循环较好的患者。共 238 例患者(干预组 120 例,对照组 118 例)接受了静脉内 tPA 治疗。该研究中患者的诊断及治疗速度很快。干预组患者的 CT 至初次再灌注的中位时间为 84 分钟。该研究应用了现代支架取栓器,且与既往研究相比发病到取栓时间更短。因早期已可证明其有效性,故试验早期终止。干预组患者 90 天时功能独立(mRS 为 0~2 分)的比例为 53%,对照组为 29.3%(P<0.001)(图 6-3B)。该研究结果证明干预组治疗更有效(总 OR 值 2.6,95%CI 1.7~3.8;P<0.001),且干预组治疗与死亡率下降相关(干预组 10.4%,对照组 19.0%,P=0.004)。干预组患者症状性颅内出血的发生率为 3.6%,对照组为 2.7%(P=0.75)[285]。试验结果见森林图(图 6-4)。

Solitaire 用于血栓切除术作为基础血管内治疗(The Solitaire With the Intention For Thrombectomy as PRIMary Endovascular treatment,SWIFT PRIME) 试验在静脉内 tPA 治疗组及干预组(静脉内 tPA 联合 Solitaire 支架取栓器取栓治疗)各随机入组 98 例患者后停止,因该样本量的患者已可证明 Solitaire 的有效性[286]。该研究的入组标准为:患者可于发病 4.5 小时内接受静脉内 tPA 治疗,于发病 6 小时内接受支架取栓治疗;CTA 证实患者颈内动脉或大脑中动脉 M1 段阻塞;梗死核心面积小于 1/3 大脑中动脉供血区域或体积小于 100ml。两组患者均于发病 2 小时内接受静脉内 tPA 治疗。结果提示干预组患者获得良好功能结局的比例更高且死亡率及严重残疾率更低。静脉内应用 tPA 治疗加 Solitaire 取栓组患者达到功能独立(90 天时 mRS 评分 0-2 分)的比例为 60%,而仅用静脉内 tPA 治疗的患者功能独立的比例为 36%[286](图 6-3C)。

神经功能缺损急症溶栓扩展时间窗——动脉内溶栓组(The Extending the Time for Thrombolysis in Emergency Neurological Deficits-Intra-Arterial,Extend IA)试验是一项在澳大利亚及新西兰开展的研究者

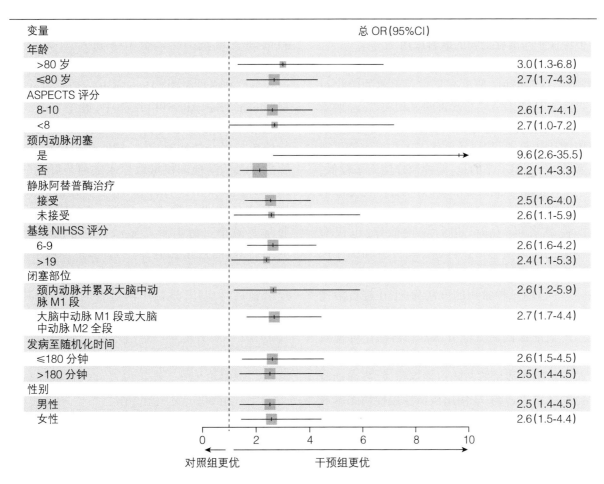

图 6-4　ESCAPE 试验的森林图结果
Goyal M,Demchuk AM,Menon BK et al. for the ESCAPE Irial Investigators. Randomized assessment of rapid endovascular treatment if ischemic stroke. *N Engl J Med* 2015;371:1019-1030 with permission.

主导型临床试验[287]。试验设计与上述试验相似。研究目的是评估静脉内 tPA 治疗桥接动脉内支架取栓治疗(Solitaire)与仅应用静脉内 tPA 治疗相比,可否获得更好效果。纳入的患者需满足 4.5 小时内静脉 tPA 溶栓的标准。入组标准包括:颅内颈内动脉或大脑中动脉 M1 或 M2 段闭塞,梗死体积小于 70ml;且(斯坦福)多模 CT 快速评估提示弥散 - 灌注失配;患者发病 6 小时内行腹股沟穿刺。由于有效性明确,入组 70 例患者后该研究停止。静脉内 tPA 治疗组患者早期恢复率为 37%,干预组该比例为 80%。干预组 9 例患者死亡,单独静脉内溶栓组 20 例患者死亡[287]。该研究干预所需的治疗人数(NNT)与其他试验相似。

这些试验证明对特定急性缺血性卒中患者快速使用支架取栓干预治疗是非常有效的。患者应使用现代 CT 和(或)MRI 技术进行评估。适宜干预治疗的患者应具备以下特点:颅内大动脉闭塞,无梗死核心或梗死核心体积较小,且侧支循环较好。这些患者应在有受到良好训练、经验充足的介入医师的高级卒中中心进行治疗。

多种神经保护与溶栓药物的联合应用

急性卒中的治疗发展史反映了单一药物治疗的局限性。闭塞动脉的再通是唯一重要的治疗目的。再灌注与临床结局的改善明显相关[266]。血管越快开通,临床结局越好[124,151,288,289]。即使是晚期获得再灌注的患者,其结局也优于未获得血管再通的患者[290,291]。但不幸的是,溶栓治疗使用率较低,因为卒中中心常不能做好准备,为符合溶栓标准的患者提供充足的治疗时间。

即使患者可"及时"进行溶栓治疗,也仅有 40% 患者的闭塞血管可以再通。研究者和临床医师开始研发多重续贯治疗或合并治疗——鸡尾酒疗法[292]。目前三种常用的方法为:①在进行溶栓之前给予神经保护剂治疗,延长溶栓的时间窗。增加脑组织对缺血的耐受性可以延长再灌注可挽救神经元的时间窗;②联合使用或在溶栓治疗之后使用抗血小板药物或抗凝药物以增强疗效,开通动脉或保持动脉血流通畅;③使用机械性血栓切除术或动脉内溶栓治疗作为静脉 tPA 治疗后未开通目标血管的桥接再通干预措施。

临床医师一直在寻找有效的神经保护剂。遗憾的是,大部分研究以失败告终。本书将在本章详细讨论神经保护剂的相关内容。联合使用神经保护剂及溶栓剂具有潜在的优势。急救车内应用神经保护剂可稳定濒临受损的脑组织,在患者抵达医院接受静脉内 tPA 治疗时可挽救更多的脑组织。FAST-MAG 研究发现,急救车内使用硫酸镁不能使患者获益。更早的试验探究急救车内应用硝酸甘油的潜在获益。硝酸甘油可调节大脑一氧化氮信号,短暂性升高血压,造成上肢暂时性缺血,改变远端缺血状态,以提高大脑的缺氧耐受性[194,195]。

目前,临床医师正在探究可否将降低体温作为溶栓的联合治疗[293,295]。在动物模型中,降低体温是强效的神经保护干预措施。理论上联合使用安全及有效的神经保护治疗可辅助复苏缺血的神经元,避免再灌注损伤,并延长再灌注的时间窗[295]。

静脉溶栓药物对于很多患者的血栓溶解及有效灌注的形成无效。在另外一些患者中,溶栓剂在早期有效,但后期动脉可发生再闭塞[296]。Alexandrov 和 Grotta 发现他们所治疗的静脉 rtPA 溶栓早期再通的患者约有 1/3 出现血管再闭塞[296]。已有临床医师探索应用糖蛋白Ⅱb/Ⅲa 抑制剂及直接凝血酶抑制剂作为溶栓治疗或其他再灌注治疗辅助用药的效果。在早期试验中糖蛋白Ⅱb/Ⅲa 抑制剂阿昔单抗[297,298]、替罗非班[299-301] 和依替巴肽[302,303] 均已与溶栓药物联合使用。在阿昔单抗治疗急性缺血性卒中(Abciximab in Emergent Stroke Treatment Trial,AbESTT)试验中,最主要的问题是出血[298,304],尤其是阿昔单抗与神经介入治疗和溶栓治疗联合使用时[297]。替罗非班应用在:在动脉内尿激酶溶栓和机械取栓术之前与肝素联合使用[93];与静脉 rtPA 合并使用[94] 或在静脉 rtPA 溶栓之后使用[95]。联合应用时,溶栓药物的剂量通常要减小。初步研究显示替罗非班可使治疗更加有效,而且出血并非严重问题。在两项多中心试验中依替巴肽作为静脉 tPA 溶栓的联合治疗措施进行应用,试验中阿替普酶的剂量减少为 0.6mg/kg[302,303]。近期一项试验纳入了 126 例患者,其中 101 例被分配至联合治疗组[304]。联合治疗组的患者发生症状性出血事件的比例更低(联合治疗组 2%,对照组 12%),且获得良好结局的比例更高(联合治疗组 50%,对照组 36%)[304]。阿加曲班 tPA 卒中研究探究了静脉 rtPA 溶栓后应用阿加曲班的安全性及有效性[305,306]。65 例接受联合治疗的患者中,症状性颅内出血的发生率为 4.6%,经颅多普勒(transcranial doppler,TCD)评估证实早期再通的比例为 61%。试验结果证明与单独静脉 tPA 治疗相比,联合治疗是安全且更加有效的[305,306]。

标准的抗凝治疗和抗血小板治疗也被用于溶栓剂的联合治疗[307]。虽然在 NINDS 和 PROACT 试验中禁止在溶栓后 24 小时之内使用肝素，但是在临床实践中肝素常立即用于静脉和动脉溶栓后。在一项研究中，肝素的使用并未增加症状性出血并发症的发生率[308]。在另外一项研究中，连续入组的 300 例静脉 rtPA 溶栓患者中，有 92 例预先使用了高剂量（153 例）或低剂量（122 例）阿司匹林（100~500mg）及肝素[309]。研究得出结论，预先使用阿司匹林及甚至预先使用肝素均未增加症状性出血的发生率[309]。但在后续的随机试验中证明静脉 tPA 溶栓联合阿司匹林治疗是有害的。在缺血性卒中抗血小板治疗联合 rtPA 溶栓治疗（Antiplatelet therapy in combination with rtPA Thrombolysis in Ischemic Stroke，ARTIS）研究中，642 例接受静脉 tPA 治疗的患者被随机分配至阿司匹林（300mg）联合治疗组及不立即使用抗血小板治疗组[310]。但该研究被早期终止，因为联合治疗组的症状性出血事件发生率高于对照组（4.3% 与 1.6%）[310]。

超声辅助改善再灌注

TCD 可以有效诊断并且定位颅内闭塞动脉，并能监测是否发生自发性血管再通或与治疗相关的血管再通[296,311]。前期的小型研究显示在溶栓期间用应 TCD 持续监测大脑中动脉可增加溶栓药物的疗效[312,313]。超声波可增加到达血栓处的 rtPA 的剂量，提高纤维蛋白多聚体分解数量，并可增加 tPA 与纤维蛋白的结合度[314]。在一项名为联合应用 tPA 及经颅多普勒超声治疗脑缺血（Combined Lysis of Thrombus in Brain Ischemia Using Transcranial Ultra Sound and Systemic tPA，CLOTBUST）的随机试验中，患者被随机分接受连续性 2MHz TCD 组（治疗组 63 例）和安慰剂组（对照组 63 例）[315]。主要联合终点是经 TCD 评估血管完全再通或临床症状显著好转。其中 3 例治疗组及 3 例安慰剂组患者出现症状性颅内出血。治疗组有 31 例患者（49%）在 t-PA 治疗后 2 小时内出现血管完全再通或临床症状显著好转，而安慰剂组仅有 19 例（30%，P=0.03）。在 t-PA 治疗后 24 小时内，24 例治疗组患者（44%）和 21 例安慰剂组患者（40%）出现显著症状好转（P=0.7）。在溶栓后 3 个月时，治疗组 53 例患者中有 22 例（42%）获得较好结局（mRS 评分 0~1 分），安慰剂组 49 例患者中 14 例（29%）获得良好结局（P=0.20）[315]。但应用标准 TCD 超声增加溶栓效果有临床应用上的困难——多普勒脉冲波技术需要有经验的超声

医师快速将超声窗放置在目标血栓处。近期，可由任何医务人员放置的新型连续波多普勒装置已经出现[240]。目前大型试验正在评估这项临床可操作的超声技术提高溶栓疗效的效果。

超声能可松解血栓凝块，加用气态微球超声造影剂后超声的松解效果可进一步提高。气态微球超声造影剂在受到外部超声振动时进行共振，体积扩张，振动，随后在靠近血栓或血栓内破裂。除将 rtPA 与超声联合使用外，联合应用超声振动后可在血栓处破裂的微球可进一步增加血管再通率[316]。

无需溶栓剂，超声自身即具有松解红色血栓内的纤维蛋白结构的效果，从而使红细胞解聚，溶解血栓[317]。早期一项预研究入组了 15 例不符合溶栓标准的患者，他们被随机分至持续 TCD 监测组及无监测组[318]。持续监测组血管再通率较高且神经功能改善更多，但是该研究样本量过小[318]。另一项关于溶栓的预研究比较了 TCD 持续监测，无 TCD 监测，及 TCD 持续监测加用 3 × 2.5g 剂量（400mg/ml）的半乳糖微泡剂的溶栓效果[319]。结果显示微泡剂可增强并加快超声辅助的溶栓效果[319]。故有充分理由推荐有条件的医院在溶栓后早期使用 TCD 进行持续监测。

溶栓治疗给急性缺血性卒中患者带来了希望。在阅读本节综述时，我们可以通过文章的长度和复杂性理解溶栓领域的持续发展和革新。新药物、新设备和新的评估方法层出不穷，观察性研究及试验不断进行探索。框 6-8 列出了目前对于溶栓的推荐建议。进行溶栓决策的关键因素是确定动脉闭塞是否存在，闭塞部位，面积大小，动脉闭塞的原因，症状出现（如果准确）的时间，梗死和受损脑组织体积大小，其他有效性治疗的实施情况，以及被告知治疗风险及获益后患者的意愿。

框 6-8 对有丰富经验医师及现代化技术的卒中中心的溶栓建议

1. 若患者发病后 4.5 小时内到院，临床上病因诊断明确（如房颤），且 CT 无大面积低密度区域，则可不进行进一步检查，给予 tPA 治疗。

2. 若患者病因不明和（或）并不符合指南要求（醒后卒中，发病时间不准确，距发病 >4.5 小时及神经功能缺损轻微或较前改善），则建议进一步行脑及血管影像学检查。可应用 MRI 的 T2*、DWI、MRA 序列，CT 和 CTA，颈部 CT 或 MR 及经颅多普勒超声进行检查。

3. 如果可能，溶栓前、后和溶栓过程中使用经颅多普勒监测是非常合适的。这有助于识别血管再通和再闭塞。

脑和血管评价之后

以下情况不建议溶栓：

　a. 已经存在较大面积梗死区且可挽救脑组织较少

　b. 已出现自发性再通

以下情况推荐进行静脉内溶栓（若血管未再通可桥接动脉内溶栓或机械取栓）

● 颅内动脉阻塞（如：颈动脉 T 型闭塞，大脑中动脉 M1 段或 M2 段，椎动脉，或基底动脉），尤其是卒中机制为栓塞，没有或仅有小面积梗死灶及存在大量可挽救的脑组织

● 3 小时内的颈内动脉闭塞（虽然治疗常是不成功的）

以下情况推荐进行血管造影检查并考虑血管内治疗

● 基底动脉闭塞

● 双侧椎动脉闭塞

● 症状出现时间超过 4.5 小时

● 颈内动脉闭塞的部分患者

● 对于临床资料（人口学和反复的 TIA）提示动脉粥样硬化性血栓原位形成阻塞颅内动脉的患者，尤其是静脉溶栓后无有效再通的部分患者

阻塞区血管搭桥术

血管搭桥术可以在颈部越过阻塞区域将一条血管与和另一条血管相吻合（如，将颈总动脉和椎动脉相连），或在颅内植入颅外血管分支和颅内动脉间的人工通道。血管搭桥术可将动脉 - 动脉直接吻合，也可在动脉间植入静脉血管或植入人工血管。当一段有狭窄但仍然开放的血管进行了搭桥手术后，狭窄远端的分流使压力增高，进一步减少了通过血管狭窄处及既往狭窄动脉栓塞处远端的血流[320,321]。血管闭塞处形成的血栓可导致远端栓塞，从而造成新的缺血性损伤。

很多病例报道提到，使用颞浅动脉作为供血动脉，大脑中动脉的分支作为受血动脉的颅内外动脉搭桥术（extracranial-to-intracranial，EC-IC）是有效的。然而一项关于颅内外动脉搭桥术疗效的大型随机临床试验发现，手术在研究观察期内无获益，使该项手术的有效性受到了质疑[322]。在某些情况下，手术病人的情况较药物治疗的患者更差[322]。该病例组的患者于末次脑缺血或卒中发作的 6 个月或更长时间后进行手术，以避免由于局部毛细血管和小动脉缺血及血管壁渗透性增高引发的再灌注出血。根据这一研究的结果，外科医生及卒中医生提出了以下问题[323]：

1. 在病程早期进行搭桥手术（尽管更加危险）是否会更有效？

2. 选用较大的受血动脉（如颈内动脉颅内段，大脑中动脉主干或更大的血管通道，如植入静脉或更大的动脉）能否改善患者结局？

3. 是否存在少数特定的患者（例如经现代技术检测提示存在持续的严重低灌注的患者）能够受益？[324-328]

后续研究发现可应用脑影像技术识别颈内动脉闭塞，侧支循环较差且脑血管储备较差的患者，这类特定的患者卒中风险明显增加[329-333]。颈动脉闭塞相关研究表明，PET 提示同侧氧摄取分数增加（O$_2$ extraction fraction，OEF），是症状性颈内动脉闭塞者随后发生卒中的显著独立危险因素[332,333]。在 42 例 OEF 正常的患者中，两年内同侧缺血性卒中的发病率是 5.3%，而在 39 例 OEF 增高的患者中卒中的发病率为 26.5%（P=0.004）[332,333]。

上述研究推动了第二项 EC/IC 搭桥术研究的产生。颈动脉闭塞外科研究（the Carotid Occlusion Surgery Study，COSS）纳入了 195 例症状颈内动脉闭塞且病变同侧摄氧分数增高的患者[334-336]。2 年时手术治疗组与药物治疗组的临床结局并无差异。手术治疗组发生围术期卒中及死亡或随后发生同侧卒中的比例是 21%，该比例在药物治疗组中为 23%。虽然手术治疗组 30 天后的卒中发生率更低，但手术治疗组的优势也不能得到肯定，因为 30 天内手术组的卒中发生率更高，为 14.3%，而非手术组的卒中发生率仅为 2%[335]。

搭桥手术获益优于药物治疗需建立在安全完成搭桥手术的基础上。近期搭桥手术技术产生了革新，即可进行间接而非直接外科搭桥手术[337]。间接搭桥手术避免将新供血血管直接连接至受血动脉，避免慢性受压的血管床遭受高流量压力的冲击。新手术方式将供血动脉放置于大脑皮层表面，在数周或数月后，新生的侧支小血管可从供血动脉发出，完成供血。该种手术方式可用于治疗 moyamoya 综合征的患者多种不同的组织结构可被放置于儿童 moyamoya 综合征患者缺血脑组织的表面，包括网膜、股薄肌、带血供组织颞肌、带帽状腱膜的颞浅动脉及硬膜和蛛网膜的血管部分[338]。尽管尚无随机试验明确证实，但通常认为搭桥手术可有效治疗 moyamoya 病的患儿[339]。颞浅动脉与大脑中动脉的吻合方式也常使用，但在年轻的患者中上述两动脉均较细小。成人烟雾病患者常发生大脑深部穿通动脉的出血，这些血管为提供充足的侧

支供血,其血流负荷经常过高。目前,一项日本进行的多中心、前瞻性、随机试验——日本成人烟雾病试验发现进行双侧 EC-IC 搭桥术治疗可减少二次出血的发生[340]。目前日本正在进行另一项研究,目的是探究 EC-IC 搭桥术治疗脑出血型烟雾病是否有效[341]。烟雾病的治疗详细内容见本书第12章。

搭桥手术在过去也被用于治疗椎基底动脉缺血。但是,这些手术目前已经基本上被颅内血管成形术及血管支架所取代。

增加侧支循环的血流量和缺血区毛细血管床灌注量

血管扩张剂长期用于增加血流量。二氧化碳(carbon dioxide, CO_2)是最古老的血管扩张剂,临床医师通过让患者吸入含高浓度 CO_2 的气体来扩张脑动脉。其他血管扩张剂包括环扁桃酯(cyclandelate)、异克舒林(isoxsuprine)、氢麦角碱(hydergine)、罂粟碱(papaverine)、磷酸二酯酶抑制剂(phosphodiesterase inhibitors)和烟酸(nicotinic acid)。然而遗憾的是,目前还缺乏 TIA 或缺血性卒中患者血管扩张剂的使用及其对脑血流量疗效的相关信息[342]。卒中患者脑血流循环对血管扩张剂的异常,甚至是相矛盾的应答可能在理论上提示该疗法是无效甚至是有害的[342]。脑血管中膜含有的弹力纤维相对较少,与其身体他部位的血管相比,脑血管对血管扩张剂的反应性较低。血管扩张剂对其他血管的扩张作用强于脑血管,因此应用血管扩张剂可能导致低血压和脑血流量的整体下降。非缺血区的脑动脉具有扩张能力,而缺血区的动脉因受到缺血性损害而丧失了扩张能力。在这种情况下,扩血管药物可导致血液更多地流入非缺血区,而对缺血区则产生"盗血"现象。

有些药物对部分血管起收缩作用而对另一些起扩张作用。甚至在不同剂量或其他因素的作用下个别药物甚至可对同一血管系统产生不同效应。5-羟色胺能够扩张正常的冠状动脉而对内皮受损的冠状动脉则是起收缩作用[343]。目前尚未对脑血管病患者的治疗药物进行详尽的个体化研究。对局部脑血流量(regional cerebral blood flow, rCBF)及脑动脉血流量的评估技术可就不同药物对血流量、临床症状及临床结局的影响进行更加确切的分析。

在蛛网膜下腔出血或偏头痛等存在血管痉挛的情况下,使用抑制血管收缩的药物对患者是有益的。乙酰唑胺(acetazolamide, diamox)可刺激脑动脉急性扩张,以检测脑血管对进一步增加的血流量的储备能力。经静脉给予乙酰唑胺前后可以用经颅多普勒超声或灌注 CT 检测颅内基底动脉血流量[344,345]。在一项对颅内或颅外动脉阻塞患者的研究中,静脉给予乙酰唑胺的确能够增加 rCBF 但主要是在非阻塞侧[346]。乙酰唑胺可以口服,因此能够用于门诊血管闭塞性疾病的患者,增加其血流量,但是这种治疗方法尚未在缺血性卒中患者中进行广泛的研究。

自 1987 年以来,钙离子通道阻滞剂就开始用于临床试验,以明确它们能否改善缺血性卒中及 SAH 患者的功能。钙离子可在很多方面影响脑缺血患者的临床结局[347]。其中包括促进血管收缩(通过作用于血管平滑肌)、改变凝血功能(一些凝血反应需要钙离子)、杀伤细胞(当细胞外的钙离子穿过细胞膜进入细胞内时),以及降低全身血压[347,348]。

一项初步研究表明尼莫地平对治疗 SAH 患者的脑血管痉挛有积极的作用[349]。后续研究也表明,其对 SAH 患者的发病,死亡及延迟性缺血性梗死的预防都有一定益处。但是,这些研究并未明确尼莫地平是否能够增加血流量或减少动脉血管收缩[350-352]。尽管在早期给予足量的尼莫地平对大部分缺血性卒中患者可能有效[354],但关于其疗效的试验结果却令人失望[353],治疗效果可能更多是由于阻滞了钙离子从细胞外向细胞内的迁移而非抑制了血管收缩。

全身性注射钙离子通道阻滞剂后目标动脉的药物浓度可能较低。通过导管可将钙离子通道阻滞剂高选择性注射至颅内动脉,提高局部浓度并获得更好的生理结局。动脉内注射钙离子通道阻滞剂可逆转 SAH 患者及可逆性脑血管收缩综合征患者的血管痉挛[355,356]。

扩充血容量是另一种扩大脑血流量及增加大脑微循环灌注量的方法。临床医师通过增加液体摄入量或通过使用各种扩容剂来扩充血容量。目前使用的扩容剂有白蛋白,血浆及胶体和晶体溶液[357]。已有广泛研究证明在缺血性试验模型中白蛋白可增加局部缺血区的脑血流量[358]。白蛋白同时是一种强抗氧化剂,并可溶解小动脉中的微血栓,研究者认为除可增加血容量及血流量外,白蛋白还可能具有神经保护效果。在高剂量白蛋白治疗急性缺血性卒中患者研究的第 2 部分(high-dose albumin treatment for acute ischaemic stroke, ALIAS)中,与对照组相比,白蛋白组获得较好临床结局的患者比例并未增多(44% 和 44%),且白蛋白组患者有更高比例出现肺水肿(13% 与 1%)[359]。

扩容药物通过增加血容量提高脑血流量。甘露醇常用来治疗水肿性脑梗死及脑出血患者的脑水肿，它也可短暂增加血管内血容量，并增加微循环的血流。大量液体输注或输注红细胞可增加血容量，并增加 SAH 患者缺血区域的脑血流量[360]。

改变血流情况的另一目的是改善血液黏度。纤维蛋白原含量和血细胞比容（Hct）是决定脑血管内血液黏度的两个重要因素。通过血液稀释来降低 HCT 可以降低全血黏度并增加血流量[361,362]。能保证血流量及足够运氧能力的最适 Hct 大约是 33%[363]。近期研究发现，Hct 降低时运氧能力随之下降，因此血液稀释可能仅能起到增加血流量的作用，而不能增加大脑内氧气的供给[364]。关于血液稀释治疗卒中患者的试验未能证明其有效性[365-368]。

纤维蛋白原对全血液黏度有重要意义[369]。纤维蛋白原水平增高是高风险患者卒中复发的预测因素[370-373]。降低纤维蛋白原水平可增加脑血流量并可降低血液凝固性，因为白色血栓及红色血栓均需纤维蛋白原转化为纤维蛋白[374-375]。安克洛酶，是在本章前面溶栓部分提到的一种药物，它选择性作用于纤维蛋白原并抑制纤维蛋白交联[255]。另一种迅速降低血液纤维蛋白水平及全血黏度的方法是使用血浆去除术。奥地利研究人员发明了一种名为肝素诱导的体外低密度脂蛋白沉淀术（heperin-induced, extracorporeal low-density lipoprotein precipitation, HELP）[375,376]。在该系统中，血液从一侧肘静脉引出，流经一个滤器将细胞成分从血浆中分离出来。在过滤后的血浆中加入等量的醋酸缓冲液及肝素。经这一过程，血液中的纤维蛋白原，低密度脂蛋白胆固醇及甘油三酯就都被清除了。然后，处理过的血液通过另一侧的肘静脉重新回输体内。HELP 疗法可以降低纤维蛋白原水平，降低全血黏度（无论在高或低的剪切速率下），降低血浆黏度并减少红细胞转运时间[375-377]。在欧美国家，这一清除技术用于治疗家族性高胆固醇血症已有数十年历史[377]。该治疗技术对于预防早期动脉粥样硬化相当有效。治疗后，纤维蛋白原会急剧减少但这只是暂时性的，持续时间不足两周。该清除术也会显著降低 C- 反应蛋白的水平[378]。这种疗法被用于快速扩充脑血流量，也可重复用于治疗有高纤维蛋白水平的血管性痴呆及微血管闭塞性疾病的患者。消耗纤维蛋白在预防卒中及限制脑梗死范围中的作用，还没有在正常胆固醇水平的患者中进行充分的研究。

ω-3 脂肪酸，特别是二十五碳五烯酸，同样能够减低血中纤维蛋白原的水平，尽管疗效有很大差异[379-381]。初步研究表明，EPA 也能降低血液黏度，特别是对那些血黏度基线值较高的患者[379]。各种鱼油中富含的 EPA 及 ω-3 脂肪酸，除可以影响纤维蛋白原及血液黏度外，还可以潜在的降低血小板的聚集性。爱斯基摩人发生动脉粥样硬化的几率很小，被认为与其饮食富含鱼类及 ω-3 脂肪酸有关。这些物质尚未在卒中的预防及治疗中进行评估[382]。氯贝丁酯、噻氯匹啶和己酮可可碱也有一些降低纤维蛋白原的作用。

另一种降低纤维蛋白原及血液黏度的方案是使用全氟化合物。这种方法在动物实验中可以改善微循环血量及氧供。全氟化合物是一种相对较小的分子，比红细胞小得多。它们可以携带及释放还未代谢的氧气，保持化学惰性并且有较低的表面张力[383]。当病人或实验动物吸入 100% 纯氧时，这些小分子与氧结合而饱和。全氟化合物，即所谓的白色血液，主要用于治疗患有严重贫血，但由于宗教原因拒绝接受输血的病人[384,385]。理论上讲，小分子能够挤过那些阻挡红细胞通过的血管通道，从而成功的运输所需的氧到达大脑的缺血半暗区。然而，在临床研究中，研究人员无法获得足够高浓度的全氟化合物为组织提供有效的携氧能力[385]。在卒中动物模型中，以高氧氟碳化合物灌注脑室及蛛网膜下腔，可以降低脑梗死的范围[386,387]。使用碳氟化合物乳剂向组织运氧的设想是大有希望的，但直接脑室内转运制约了它的临床应用[388]。

机械治疗手段已被用于增加 CBF。主动脉内球囊装置已被用于急性心肌梗死患者中，起到支撑冠脉、维持全身血流的作用。腹主动脉局限性血管闭塞造成闭塞上端血容量迅速增加，也使 CBF 增加[389,390]。这种血流量的增加甚至可以持续到球囊撤离后。一种特殊的导管（Neuroflo）用以局限性封堵主动脉，最初在小部分 SAH 后血管痉挛和急性脑梗死患者中进行研究[391,392]。急性缺血性卒中 Neuroflo 安全性和有效性（SENTIS）试验验证了 Neuroflo 在急性脑梗死患者中的安全性和有效性 -230 名患者给予装置治疗，257 名患者给予对照治疗[393]。试验的主要有效性终点为治疗后 90 天的总体致残率。试验达到了其主要安全性终点，但未达到其主要有效性终点。治疗有效的指征包括发病后 5 小时内治疗、患者年龄大于 70 岁、中等严重程度的卒中患者[393]。

中国香港地区的一些学者对大动脉闭塞的患者尝试使用体外反搏器(ECP)来增加脑血流灌注[394]。所使用的ECP技术通过袖带充气将心电图触发的250mmHg的舒张压传递到下肢,使得舒张期血流增加,同时降低的收缩后负荷进而增加心脏、脑、肾等血流量[394,395]。

给予50名卒中发生一周内或更长时间的患者每天一小时的常规治疗。对于卒中发生早期的患者,ECP治疗安全且效果较好[394]。

在低血流量的患者中,血液淤滞导致了血栓形成及栓塞。在后续的部分中讨论的预防栓塞的治疗措施也同样适用于许多其他低血流量的情况。

预防血栓形成、延长和栓塞

血栓形成取决于一系列相关的因素,包括局部血管损伤或内膜粗糙,血小板数量及其活性,血清凝血和抗凝物质含量。血栓可以分为红色的红细胞纤维蛋白血栓和白色的血小板纤维蛋白血栓。红色血栓使用溶栓药,肝素,华法林,凝血因子Xa抑制剂,直接凝血酶抑制剂进行治疗[396]。与之相比,我们使用抗血小板药物(如阿司匹林、氯吡格雷、双嘧达莫和西洛他唑等)预防白色血栓形成[396-398]。通常,红色血栓,即红细胞纤维蛋白血栓,易于形成于血流量低或血液淤滞的区域,而较小的白色血小板血栓常黏附于血液高速流动的血管粗糙区域。

血流量降低时易于形成红色血栓。在扩张的心房(尤其是伴有诸如房颤的无效收缩时),心室壁运动减弱区,以及大的心脏室壁瘤内常有红色血栓形成。当射血分数降低时,心室内也常有红色血栓形成。红色血栓常形成于梗死心肌的表面。形成于下肢和盆腔静脉并能穿过心房或心室间隔缺损或穿过肺动静脉瘘的血栓几乎都是红色血栓。红色及白色血栓常能够沿受损的心瓣膜而形成,尤其是在人工心瓣膜。

红色血栓主要由红细胞和纤维蛋白构成。主要在血流减慢区形成。该血栓的形成并不依赖异常的血管壁或组织凝血激酶。凝血级联反应的最后一步是可溶性纤维蛋白原转变成不可溶的纤维蛋白。纤维蛋白束形成一个纤维网包裹血液的有形成分(血小板、红细胞及白细胞)形成血栓。纤维蛋白既有黏性又有收缩性。当凝血因子Ⅱ,即凝血酶原,转变成凝血酶后会发生纤维蛋白原-纤维蛋白反应。循环中的纤维蛋白原和凝血酶原含量对上述反应的发生至关重要。

凝血酶原可以通过两种不同途径被激活。在所谓的外源性凝血系统中,组织或血管内皮损伤释放出凝血物质,组织因子,这些物质继而激活血小板和丝氨酸蛋白酶凝血因子(特别是Ⅴ、Ⅶ和因子Ⅹ)。因子Ⅹ的激活可以促进凝血酶原向凝血酶的转变。血小板激活会引起他们自身聚集、黏附于受损的血管壁,并释放出多种细胞间物质,这些物质继而激活凝血系统[396,399,400]。

与之互补的内源性凝血系统是指以无活性形式存在于循环中的血液凝血因子(因子Ⅴ、Ⅷ[抗血友病球蛋白]、Ⅸ、Ⅹ、Ⅺ、Ⅻ),它们相对于血液而言属于内源性物质。Ⅻ因子从惰性形式向活化形式的激活可以激发一系列反应,即凝血级联反应,在该级联反应中各种凝血因子相继转变成活性酶形式。最终,这些反应激活了因子Ⅹ,因子Ⅹ可以催化凝血酶原-凝血酶反应。

白色血栓由血小板和纤维蛋白组成,其内不含红细胞。白色血栓最常形成于异常的血管内皮表面,尤其是在快速血流处。不平整的瓣膜和血管内皮表面易于形成血小板纤维蛋白血栓。在很多患者中,血栓的形成首先是白色血栓在裸露或异常血管内皮的沉积。血小板黏附在异常内皮并聚集形成白色血栓。血小板活化可以刺激凝血酶生成,后者继而导致红色血栓形成,并与白色血栓相叠加[401]。对急性缺血性卒中患者脑动脉中取出的血栓进行分析表明,其主要类型是红白混合血栓[402]。影像可以为脑血栓的形成提供线索。富含红细胞的红色血栓含有较多成分的铁,这使得它们在CT上呈现较高密度,在MRI上呈现较低信号[403]。

标准的抗凝剂包括肝素(及低分子肝素、类肝素)、华法林、因子Xa抑制剂、直接凝血酶抑制剂(阿加曲班、希美加群、达比加群),理论上讲,上述药物对预防红色血栓更有用处,而抗血小板聚集药能更好地预防白色血栓[398]。肝素、华法林及直接凝血酶抑制剂对治疗静脉和大动脉阻塞性疾病和易于导致心源性栓塞的心脏病有极好的疗效,而降低血小板聚集的药物更适于治疗无严重狭窄的动脉斑块。溶栓药能够溶解红色血栓,但不能溶解白色血栓。实际上,溶栓药能够刺激血小板活化。

红细胞增多症和血小板增多症提高了血栓形成的概率。经常献血、去除继发性红细胞增多症的病因(如吸烟)、真性红细胞增多症的特异性抗肿瘤治疗都是降低血细胞比容的有效方法。在紧急情况下,血液稀释能够降低血细胞比容从而减小血液黏滞度和血栓倾向。血小板减少症也可以导致凝血倾向,通常伴有血液增殖性疾病(这需要特殊治疗)。严重贫血也可能促进血栓形成。

抗凝剂

普通肝素和低分子量肝素

肝素是一种从多种动物组织(通常是牛肺和猪肠)中提取的生物制品,20世纪40年代开始应用于临床。肝素是21种以上硫酸黏多糖的异质性混合物,分子量为3000~37500D[313],最初描述为在体外有抗凝活性的肝(hepar)提取物[404],并因此得名。肝素具有降低血脂和多种抗凝效应,抗凝特性是由于其活性成分与抗凝血酶Ⅲ(AT Ⅲ)结合。抗凝血酶Ⅲ能够缓慢与凝血酶、丝氨酸蛋白酶因子Ⅶa、Ⅸa、Ⅹa、Ⅺa与Ⅻa结合并使之灭活。肝素与抗凝血酶Ⅲ结合后戏剧性地加速了抗凝血酶Ⅲ与凝血酶和凝血因子Ⅹa和Ⅺa复合物的形成[405,406]。肝素同时能够对抗凝血活酶,阻止血栓与纤维蛋白原反应生成纤维蛋白。肝素是硫酸黏多糖的一种异质性混合物,至少含有21种成分,分子大小从3000~37 500道尔顿[407]。

肝素通常用于血栓形成急性期,肠外给药途径限制了其长期使用。由于华法林对胎儿的毒副作用,肝素还用于需要抗凝治疗的孕妇。给药方式包括静脉团注、持续静滴,皮下注射作用相对较弱。给药剂量通常是活化部分凝血激酶时间保持在正常值的1.5~2.5倍之间[404,408,409]。

在口服维生素K拮抗剂治疗尚未达到有效治疗作用之前,通常用肝素来维持抗凝作用。这一做法的原因有二:首先肝素起效快,华法林需要几天的时间才能达到有效治疗水平;第二预防在未预先使用肝素的情况下直接应用华法林初期偶然出现的血液高凝。华法林诱发性皮肤坏死少见,大多在遗传性蛋白C缺乏的患者存在炎症或细胞因子激活时发生。已知蛋白C缺陷的患者,华法林剂量最好从2mg开始缓慢加量。心房颤动不伴血栓形成的非卧床患者没有必要在使用华法林的同时应用肝素和检测是否存在蛋白C缺陷。

一些患者使用肝素后出现血小板减少或新发缺血性事件[410-414]。肝素诱发的血小板减少症(HITS)分为两种。最常见是由于肝素导致血小板聚集,在使用肝素1~5天开始出现轻度血小板减少,无缺血性事件,虽继续应用肝素血小板计数可恢复正常;肝素诱发的重型血小板减少,IgG和IgM抗体与血小板结合使血小板计数减少,多在开始治疗后第二周出现。血小板减少较为严重(10 000mm[3])时,由于凝血因子和血小板的耗竭可能发生血栓栓塞和出血性并发症。白色血小板 - 纤维蛋白凝块阻塞小动脉导致皮肤或内脏器官坏死,称为白色血栓综合征。偶有出现血栓形成但不伴血小板减少[415]。

不同来源的商业制剂、甚至是来源相同但批次不同的肝素制剂之间的抗凝活性亦不同[409-407],因此临床效应和意外性出血的发生率亦不同。普通肝素已逐渐被低分子量肝素和类肝素代替。肝素的商业制备大体上分为低分子量和高分子量肝素。低分子量肝素是分子量在4000-6000D之间的普通肝素片段[416,417]。类肝素是由天然组织提取或半合成的硫酸化葡萄糖胺聚糖[417,418],他们的结构和生物学功能,特别是抗凝作用均与肝素相似。肝素、低分子量肝素和类肝素均作为抗凝物与血浆中的抗凝血酶Ⅲ结合[419],导致AT Ⅲ构象改变从而加速了凝血酶(包括凝血酶、活性因子Ⅹa)的失活。

低分子量肝素的生物利用度和药代动力学均优于普通肝素,血浆半衰期为肝素的2-4倍[416]。因其对血小板功能和血管渗透性作用较小[416]、[417],出血性并发症相对少见。一些证据表明低分子量肝素的抗凝作用比普通肝素强,且不激活血小板[405,418]。肝素的出血性并发症与其抑制血小板聚集有关,后者主要由于肝素高分子量成分的作用[418]。低分子量肝素出现肝素相关血小板减少、皮肤坏死和白色血栓综合征的发生率均较小。使用肝素需要密切监测PTT,低分子量肝素和肝素类似物可通过监测抗因子 -Ⅹa活性,但并不是所有实验室均可进行高质量可重复的抗因子 -Ⅹa活性检测。肝素类似物和低分子量肝素使用更加方便,可用于院外患者使用。低分子量肝素在下肢静脉血栓形成和肺栓塞中的应用研究已经较为成熟,但在卒中患者的应用极少。在急性缺血性卒中卧床患者深静脉血栓预防方面,小剂量低分子量肝素已显现出优势。一项名为PREVAIL的随机试验中包含了1762名随机患者,深静脉血栓出现在10%的低分子量肝素组和18%的普通肝素组[420]。

肝素和抗凝制剂在心房颤动以外的缺血性卒中患者的应用研究很少。肝素 - 华法林序贯疗法被用于心源性栓塞患者(早期再栓塞风险较高)。最近的研究还表明,肝素对治疗脑硬脑膜静脉窦血栓形成有效。新型抗凝剂(直接凝血酶抑制剂和Ⅹa因子抑制剂)起效迅速且使用前不需使用肝素。

因为抗凝剂的适应证(时间除外)均涉及静脉和口服抗凝剂,我将在讨论口服抗凝剂之后进行论述。

华法林

华法林是一种水溶性香豆素酸衍生物,经小肠吸收,通过与白蛋白结合在血液中运输。其治疗作用是抑制维生素 K 活性从而抑制凝血因子Ⅱ、Ⅶ、Ⅸ、Ⅹ的生物合成[421]。通过抑制上述促凝血因子,华法林同时作用于所谓的内源性级联反应和外源性凝血途径[421,422]。华法林的作用机制与肝素不同。一些患者应用华法林抗凝后仍然出现短暂性缺血发作或进展性缺血性卒中的症状,但使用肝素替代华法林后症状戏剧性地消失。华法林的治疗窗剂量是指既能有效避免血栓栓塞导致缺血性卒中又无高概率出血风险。华法林的代谢在个体间、个体内存在很大差异,且易受其他药物和饮食影响。因此,定期监测抗凝活性对安全用药十分必要[421-425]。

由于过去使用的凝血活酶制剂各不相同,世界卫生组织设计一种人脑凝血活酶作为国际标准[329]。制造厂家将各自的制剂标准化,并与国际标准比较计算出一个国际敏感指数。用国际敏感指数和凝血酶原时间便很容易计算出国际标准化比值(INR)。多个专家组均依据国际系统发表推荐抗凝强度[426,427]。推荐两种强度:一个偏低(INR 2.0~3.0),一个稍高(INR 3.0~4.5)[426]。很明显高强度抗凝的出血风险也较高。荷兰一项大型可逆性缺血的卒中预防研究(SPIRIT)比较阿司匹林和口服抗凝剂(INR 目标值 3.0~4.5)的疗效,但因抗凝治疗组难以接受的高出血率而被迫中期停止[428]。另外一项研究显示 INR 每升高 0.5 单位,出血风险增加为 1.43 倍[424]。

基因分析可以鉴定一些对华法林的患者。CYP2C9 和 VKORC1 等位基因突变的患者应用华法林时对出血更加敏感[429]。VKORC1 在亚洲地区尤其常见。基因分析有助于指导华法林的应用剂量[430,431]。遗传药理学生物标记在直接凝血酶抑制剂、其他类型的抗凝剂和抗癫痫药的应用中的应用变得更加重要[432]。

心房颤动观察分析 5 项心房颤动抗凝治疗(INR 目标值 1.4~4.2)研究,并推荐 INR 目标值 2.0~3.0 作为最佳获益及风险值[433,434]。Hylek 等同样分析心房颤动患者抗凝治疗结果发现 INR 在 2.0 以下时卒中风险增加[435],INR 在 2.0 与 3.0 之间时可获得理想的保护作用[435]。INR 大于 3.0 时保护作用无进一步增加。大多数患者我将 INR2.0~3.0 作为目标值;

75 岁以上的患者,INR 目标值为 2.0~2.5。预防机械二尖瓣置换术后心源性栓塞需更大剂量的华法林,INR 目标值为 2.5~3.5.

抗凝剂的适应证和周期

心源性栓塞

心源性栓塞抗凝治疗的最好证据来源于房颤。直到 20 世纪 90 年代,才开始进行随机试验研究华法林对某些特定疾病的疗效。早期研究显示华法林对风湿性二尖瓣狭窄的脑栓塞患者有效[436-439]。心房颤动不伴瓣膜性心脏病的患者应用华法林预防卒中获得显著疗效[439-452]。所有研究均显示华法林明显降低卒中风险。心房颤动不伴心脏瓣膜疾病的患者,华法林的有效性较阿司匹林高约 50%[447]。汇总分析发现一些变量,有助于选择出适宜抗凝治疗的非瓣膜性房颤患者。有利于抗凝治疗的临床指征:年龄,充血性心力衰竭史、高血压史、糖尿病、女性、既往有脑或全身栓塞病史[449]。有利于抗凝的超声心动图指征:心房和心室血栓、自发性声学显影、心房扩大、心脏瓣膜病、室壁瘤样扩张、运动不能或运动机能减退、射血分数降低等。

框 6-9 列举了作为抗凝治疗潜在指征的多种心

框 6-9 心源性栓子来源和抗栓药

抗凝血指征
房颤
超声心动图发现心脏血栓
心室壁瘤
心室动力不足
急性心肌梗死
射血分数非常低
二尖瓣狭窄伴左心房大
自回声现象和左心房大
人工瓣膜修复
抗生素应用指征
细菌性心内膜炎
抗血小板应用指征
疣状心内膜炎
抗磷脂抗体综合征性纤维性瓣膜病
非栓塞性(消耗性)心内膜炎
纤维束
钙化性主动脉瓣狭窄
抗凝血药有时可应用
二尖瓣脱垂(伴血栓)
二尖瓣环形钙化(伴血栓)
卵圆孔未闭伴房间隔瘤

脏疾病。许多疾病应用华法林与其他抗血小板聚集药物的疗效相对值尚无定论。

心源性栓塞所致急性缺血性卒中患者启动抗凝治疗的时间尚存争议[453-460]。一方面，给予抗凝治疗前，延迟治疗会危及到第二次栓塞事件的发生。另一方面，过早开始抗凝治疗会增加新发梗死部位出血风险。缺血性卒中刚发生后的数日内出血转化发生风险最高。针对心源性栓塞性卒中早期抗凝治疗的临床试验，仅粗略地比较了即刻给予和延迟至 7-14 天期间内给予抗凝治疗的所有患者，不论患者的病灶大小和出血风险。这些研究结果表明不同的治疗策略相比均无优势。通常立即抗凝治疗导致早期出血或多或少被延迟抗凝治疗引起的早期脑梗死复发所抵消。例如，房颤患者早期抗凝治疗的最大临床试验——国际卒中试验，3169 名房颤患者被随机分配到给予不同剂量华法林和不予华法林组，和给予阿司匹林和不予阿司匹林组[451]。高剂量华法林组比不予华法林组缺血性卒中发生率更低（2.4% 比 4.9%）但是出血性卒中发生率更高（2.8% vs 0.4%），卒中后 6 个月的生存率和独立生存率无差异[451]。

我主张给予具体患者任何治疗均应权衡获益与风险。关于心源性栓塞开始抗凝的时间，应权衡无抗凝情况下早期卒中复发的风险与早期抗凝治疗的风险。心房颤动患者早期卒中复发与先前栓塞性事件的次数、瓣膜异常情况、心房大小、心房或心耳附壁血栓、心室损伤、心室功能、射血分数、血液和凝血因子有关。早期抗凝相关性出血与患者的血压、凝血因子、起始剂量、给药途径和抗凝强度、CT 或 MRI 上轻度或出血性梗死灶的大小有关。超声心动图检查可协助判断早期复发的风险。

抗凝剂不作为二尖瓣脱垂（MVP）、二尖瓣环形钙化（MAC）、钙化性主动脉狭窄、瓣膜纤维变性损伤（Libman-Sacks 疣状心内膜炎伴红斑狼疮、抗磷脂抗体综合征和非血栓性心内膜炎）、心脏黏液瘤和细菌性心内膜炎的常规预防性用药。如果患者存在心房颤动、人工瓣膜等抗凝指征，伴发细菌性心内膜炎仍可继续应用抗凝剂。一些 MVP、MAC 患者出现二尖瓣附壁血栓时给予抗凝剂治疗。

房间隔缺损和卵圆孔未闭（PFO）的最佳预防治疗尚无定论，应根据患者的情况进行个体化选择。超声心动图研究数据显示房间隔瘤与心房间分流明确相关，而房间隔瘤和（或）PFO 均与原因不明的或青年卒中相关[461-464]。房间隔瘤患者发生脑栓塞

的机制尚未完全清楚，但病变可以隐匿血栓。一例房间隔瘤内曾发现血栓[465]，另一例尸检时发现房间隔瘤基底部血栓[466]。

一些数据研究了 PFO 患者卒中复发率以及各种治疗对预防复发的疗效[462,467-470]。一项欧洲多中心研究，对 277 名仅阿司匹林治疗的有 PFO 和（或）房间隔瘤的隐源性卒中患者进行平均 22.6 个月的随访[462][468]。4 年后，仅有 PFO 的患者复发率约为 2.3%，PFO 合并房间隔瘤的患者复发率更高，达到 15.2%[468]。

原因不明卒中患者卵圆孔未闭研究（PICSS）[470]是华法林阿司匹林复发性卒中研究（WARSS）的亚组研究[471]，包括 WARSS 所有 TEE 患者，其中 312 例华法林治疗，318 例阿司匹林治疗。大面积 PFO 在原因不明卒中患者中更加常见，所有原因不明的卒中患者中，华法林治疗的年卒中复发率和死亡率轻度优于阿司匹林（4.75% vs 8.95%，RR 0.53；95%CI 0.18~1.58），由于样本量较小、可信区间较大而差异无显著性[470]。

PFO 闭合装置是用于 PFO 患者的卒中预防的一种选择性微创疗法[472-474]。通过导管将装置上的两圆盘分别定位在房间隔开口两侧，闭合缺损。较新的设备，如 Amplatzer PFO 封堵器和 Gore Helex，比较早一代的设备看起来更安全，早期的设备倾向于引起心房颤动并成为凝块形成的表面[475]。在两项随机试验中，RESPECT（将 PFO 闭合与当前标准化治疗进行比较的复发性卒中的随机评价）和 PC（隐源性栓塞患者的经皮穿刺卵圆孔封堵术），放置 Amplatzer PFO 封堵器比单纯抗栓药物治疗卒中发生数更少[473-475]。两个方法干预的患者卒中发生数均较少，但不存在统计学差异。

目前资料对于 PFO 相关性卒中的最佳治疗尚无定论。PFO 和房间隔瘤的存在均增加卒中发生的风险。大面积缺损、自发性右向左分流和大量分流气泡可能是反常栓塞的高危因素。华法林、手术或经皮导管卵圆孔闭合术的治疗效果可能优于作用于血小板功能的药物，但目前的研究尚未显示其绝对优势。

硬脑膜窦和大脑静脉血栓形成

大脑静脉引流结构闭塞是由于红细胞 - 纤维蛋白红色血栓形成。由于抗凝剂对外周静脉血栓形成和肺栓塞有效，理论上讲，抗凝剂对中枢神经系统静脉闭塞亦有效。多篇病例报道和综述显示肝素抗凝治疗后患者无病情恶化或新发出血[476-483]。一项研究中 82 例肝素治疗的患者，无一例死亡且 77% 患者完全恢复[477]。另外一项研究 79 例抗凝

卒中复发和出血率均较低[491,492]。虽然华法林对包括心房颤动在内的一些疾病疗效明确,但由于很难将 INR 控制在目标范围内、并发症的严重性和潜在的法医学不良事件,一些初级护理师或内科医师不愿开立该药。

新抗凝剂:因子Xa 和凝血酶抑制剂

红色血栓由红细胞和纤维蛋白组成。由于血液循环中的凝血因子激活形成,而不需要血管壁损伤或组织凝血致活酶。凝血及链反应的最后一步是将可溶性纤维蛋白原转变为不溶性纤维蛋白聚合物。纤维蛋白丝形成纤维网使血液系统成分(血小板、红细胞和白细胞)紊乱形成凝块。纤维蛋白有很强的附着力且能够收缩。凝血因子X活化为 Xa 可催化凝血酶原(因子Ⅱ)转变为凝血酶。凝血酶再催化纤维蛋白原转化为纤维蛋白。

凝血系统的几种重要成分——凝血酶原、因子 Xa 和凝血酶——是抗凝剂的药理学靶点。新抗凝剂多作用于因子Xa 或凝血酶。凝血酶直接抑制剂存在许多潜在的优点。阿加曲班是一种在亚洲常用来代替肝素的静脉用药制剂[497],在美国和欧洲多用于肝素诱导性血小板减少症的患者[498]。一项研究显示该药对急性缺血性卒中可能有效[499]。其安全性和可控性均优于肝素。希美加群是一种直接凝血酶抑制剂口服制剂,在欧洲进行试验研究并获得批准,但在美国没有得到批准。在深静脉血栓[500]和心房颤动[501-503]研究中,该药的有效性等同于或优于华法林,且较少发生出血。该药及其他直接凝血酶抑制剂起效快,因此不需要预先使用肝素。给药剂量恒定,而不需要通过监测 APTT 或 INR 决定。由于肝酶异常而未获得美国食品与药品管理局(FDA)批准。在此之后,另一种直接凝血酶抑制剂口服药达比加群,由于在早期试验中不良反应较少,已被批准并进一步进行临床验证。

直接口服抗凝剂主要药理学靶点为因子Xa 和凝血酶。目前主要投入市场使用的是达比加群[504-596]。口服因子Xa 抑制剂包括利伐沙班、阿哌沙班和依度沙班[507-511]。直接口服抗凝剂比华法林有一些优势。它们的药物代谢可预测性更强,与食物和其他药物相互作用更少。因此,服用剂量固定,不需定期采集血样调整药物剂量。它们的半衰期更短,药物起效或抵消更快,所以通常不需静脉用其他抗凝药物来桥接。直接凝血酶或因子Xa 抑制剂多数是经肾脏排泄,所以对于肾功能不全的患者必须注意调整用药剂量。这些药物所致出血风险比维生素 K 抑制剂低。最近,正在研究的解毒剂被证实可有效抑制出血。

直接口服抗凝剂已经被广泛用于预防伴有房颤的卒中。这些药剂与华法林相比,在预防栓塞性卒中方面有相同或更好的效果,同时在预防颅内出血上相同或更安全[506-511]。例如,在阿哌沙班降低卒中和其他心房颤动(ARISTOTLE)血栓事件的临床试验中,将 18 201 例房颤患者随机分为阿哌沙班组及华法林组,随访 1.8 年[508,509]。阿哌沙班组再发缺血性和出血性卒中的比率较低(1.27%/年 对 1.6%/年)。阿哌沙班组的严重出血发生率(2.13% vs 3.09%)和死亡率((3.52% vs 3.94%))均较低[508]。利伐沙班(ROCKET AF)[510]和依度沙班(ENGAGE AF)[511]的试验也表明,这些因子 Xa 抑制剂对于非瓣膜性心房颤动患者而言比华法林更有效和更安全。更新的抗凝剂在患者选择与方法上有很大差异,因此它们不能直接进行比较。抗凝剂的适用患者指征仍有很多不确定性[512]。

磺达肝素钠是皮下注射的五糖类药物,相比于肝素其引起更少的出血且不会引起血小板减少症。它是因子 Xa 的间接抑制剂。磺达肝素钠在防止近期手术[513]和住院患者[514]静脉血栓形成和肺栓塞试验中非常有效。磺达肝素钠对急性冠状动脉综合征患者而言比低分子量肝素治疗效果更好[515-517]。磺达肝素钠通过肾排泄并会积聚在肾损伤患者体内。

改变血小板功能的药物

阿司匹林

关于阿司匹林的第一个临床观察性研究是由先驱者 Craven 实施的[518]。Craven 发现牙科患者应用阿司匹林后出血量增加,随后说服自己的朋友和他的父母每天服用一到两片阿司匹林。他随后在密西西比河医学杂志发表了一篇文章证明了这种方法在 8000 例患者中可以预防冠状动脉和脑动脉血栓的有效性[519,520]。20 年过去了,来自于美国和英国的多篇病例报道说明了阿司匹林在预防单眼黑蒙中的作用,从而把人们的注意力引向了这种物质[521,522]。美国[523]和加拿大[524]的阿司匹林试验在 20 世纪 70 年代相继展开。

阿司匹林和其他非甾体类抗感染药物,例如吲哚美辛、保泰松和布洛芬在离体条件下阻止继发于血小板聚集和血小板黏附之后的释放[525]。阿司匹林通过抑制前列腺素和血栓素 A2 的释放阻止血小板的聚集和释放。这种抑制功能是由抑制将花生四烯酸转化为凝血素前体 - 血栓素 A2 的环氧化酶的功能来实现的[526]。不仅如此，阿司匹林还能抑制上皮细胞产生前列腺环素。前列腺环素是抗血小板聚集的物质还有血管扩张的功能[527]。

阿司匹林的理想治疗剂量仍然备受争议。美国[523]、加拿大[524]和 WASID[491]研究阿司匹林的剂量为每天 1300mg。一些研究者认为较小剂量的阿司匹林可以抑制血小板的功能而且不干扰上皮细胞产生前列腺环素[528,529]。离体试验采用正常、年轻的血管研究小剂量和大剂量的阿司匹林对前列腺素和前列腺环素的影响。但是在有颅外动脉血管疾病的患者，上皮细胞通常是受损的不能合成前列腺环素。在英国 UK-TIA 试验中，每天 300mg 的阿司匹林与更高剂量一样有效[530]。在瑞典的低剂量阿司匹林研究中，每天 75mg 阿司匹林可以使卒中和死亡的发生率下降 18%，有统计学意义[531]。而在丹麦的 TIA 试验中，每天 30mg 的阿司匹林与 300mg 一样有效，而且耐受性更好[532]。

服用阿司匹林的患者不能完全获得阿司匹林离体试验中所有抗血小板的功能[533-538]。Helgason 等研究了体外阿司匹林对血小板功能的影响[535]。共研究了 107 例患者，每天服用 325mg 的阿司匹林，79% 的患者血小板聚集功能被完全抑制，20.5% 的患者被部分抑制。在 9 例对 325mg 阿司匹林无任何反应的患者，将剂量提高到 650mg 后有 5 例患者的血小板功能被完全抑制。继续加量到 975mg 有 1 例患者血小板也出现抑制。3 例对 975mg 没有反应的患者在 1300mg 时出现了部分抑制[535]。其他研究也显示出随着阿司匹林剂量的不同血小板功能受到不同程度的影响[536]。基因对阿司匹林的药效有作用，其他药物也是一样。一些患者可能比其他人需要更大量的阿司匹林。血小板与上皮细胞和动脉壁相互作用，所有血小板的功能只是形成血小板 - 纤维素和纤维素 - 红细胞血栓的因素之一。阿司匹林抵抗现象的存在和重要性仍在议论中[536,539]。大部分神经病学专家现在使用阿司匹林在每天 50-325mg 之间。胃肠道出血和胃炎是阿司匹林使用中重要的并发症。这些副作用的产生是剂量依赖性的。

磷酸二酯酶抑制剂 - 双嘧达莫和西洛他唑

磷酸二酯酶抑制剂能适度地降低血小板功能[398,540]、降低内皮活性，可作为血管扩张剂[398,540]。

在西方，双嘧达莫是一种嘧啶化合物，已被广泛用于卒中治疗，而西拉司坦是亚洲的研究焦点。双嘧达莫附着于血管内皮抑制血小板。在兔子中，阿司匹林和双嘧达莫共同服用，并与化学及电刺激配合进行可以用来防止血栓形成，两种药物没有分开使用过[541]。1971 年的一项研究报告中，Sullivan 等发现，加入 400mg 双嘧达莫的华法林可预防植入心脏瓣膜患者发生栓塞性卒中[542]。20 世纪 80 年代初两个试验报告显示即使添加了阿司匹林，双嘧达莫亦没有效果[543,544]。在加拿大和美国的试验中，给短暂性脑缺血发作（TIA）或轻型卒中患者每日服用 1300mg 阿司匹林与每日添加 300mg 双嘧达莫的治疗效果没有差异[543]。在法国一项试验中，将 225mg 双嘧达莫与 1000mg 阿司匹林一起服用比单独服用阿司匹林的效果差[544]。

两个试验均显示双嘧达莫的吸收与胃酸度相关，同时根据其药代动力学原理每日需要给药四次。双嘧达莫的剂量相对较低，且无法在血液中维持持续有效浓度。双嘧达莫的延释型有更长的活性，更利于吸收[545-548]。欧洲卒中预防研究（ESPS 1 和 ESPS 2）报道了将阿司匹林与延释型的双嘧达莫一起服用可以用来预防卒中。在 ESPS 1 中，试验组患者服用双嘧达莫（75mg，每日 3 次）和阿司匹林（330mg，每日 3 次），对照组服用安慰剂，服用两年，结果显示，试验组缺血性卒中或短暂性脑缺血发作患者比服用安慰剂患者相比卒中降低了 38%[545]。在 ESPS 2 中，6602 名患者分为两组，一组服用安慰剂、阿司匹林（25mg，每日 2 次）、双嘧达莫（200mg）以调释型每日服用 2 次，另一组服用阿司匹林（25mg，每日 2 次），双嘧达莫（200mg）以调释型形式每日服用 2 次[546]。仅服用阿司匹林、仅服用双嘧达莫、阿司匹林与双嘧达莫同时服用，其卒中和死亡的相对危险度分别下降了 13.2%、15.4%、24.4%[546]。联合治疗使卒中风险比单独服用阿司匹林下降了 23.1%，比单独服用双嘧达莫下降了 24.7%[546-548]。

在荷兰后来进行的试验中也显示双嘧达莫可以有效预防新近的短暂性脑缺血发作或轻型卒中[549]。该试验（ESPRIT）与 ESPS 试验有所不同：阿司匹林的剂量不同（30~325mg，中间剂量 75mg），17% 的患者不是接受延释型双嘧达莫，同时试验并不是由制药公司资助的。研究中包括了所有血管源性非致命性卒中、非致命性心肌梗死和大出血所引起的死亡情况。13% 服用阿司匹林 - 双嘧达莫的患者、16% 服用阿司匹林的患者出现了上述情况[549]。7%

服用阿司匹林 - 双嘧达莫的患者、8.4% 服用阿司匹林的患者发生了缺血性卒中。心脏事件更常见于阿司匹林组[549]。一项 meta 分析得出结论"对轻型卒中和短暂性脑缺血发作患者而言,阿司匹林与双嘧达莫的联合使用比单独使用阿司匹林在预防卒中和其他严重血管事件上更有效"[550]。

西洛他唑是一种磷酸二酯酶抑制剂,与双嘧达莫一样,具有抗血小板和血管扩张作用[551,552]。日本的一项试验纳入了试验前 1~6 个月内发病的 1000 多名脑梗患者,每天服用两次西洛他唑 100mg,结果显示在意向性治疗分析中脑梗死的复发频率的相对危险度降低了 42.3%(95%CI 10.3%~62.9%, P=0.013)[553]。日本这项试验中包括了 278 个试验中心,2757 名非心源性卒中患者被随机分为两组,一组服用西洛他唑(100mg,每日 2 次),另一组服用阿司匹林(81mg,每日 1 次),最长服用 5 年,平均服用 29 个月[554]。西洛他唑组较少发生缺血性和出血性卒中,比率分别为每年 2.76% 和 3.71%[554]。西洛他唑被证实可以增加动脉粥样硬化风险患者的脑血流量。西洛他唑常用于外周血管闭塞性疾病的患者[555]。在韩国试验中,联合使用西洛他唑和阿司匹林比单独使用阿司匹林能更有效地预防动脉粥样硬化狭窄的进展[556]。迄今为止西洛他唑或西洛他唑 + 阿司匹林对卒中的预防作用主要在亚洲人中研究,且所研究的患者往往有穿支动脉病(腔隙性卒中)和颅内大动脉疾病。尚无针对美国和欧洲患者的研究。

噻氯吡啶类:氯吡格雷和噻氯匹啶

噻氯匹啶是第一个用于临床试验和临床实践的噻氯吡啶类药物。噻氯吡啶类药物能够阻断血小板聚集的腺苷二磷酸通路,但不同于阿司匹林,该类药物不影响环氧合酶途径[476,557]。在一项大规模的随机的噻氯匹啶 - 阿司匹林卒中研究中(TASS),噻氯匹啶对于曾罹患小卒中患者的卒中、心梗、血管性死亡事件发生率的相对危险度大约降低了 30%[558]。在加拿大美国噻氯匹啶研究中(CATS),噻氯匹啶(每日 500mg)对于降低 TIA 或小卒中患者卒中的发生率较阿司匹林(每日 1300mg)略有效[559]。但在试验中,噻氯匹啶有着相对更高的副作用,尤其是腹泻和皮疹。中性粒细胞减少是该药的一种严重但较少见的并发症,发生率约为 1%[558,559]。服用噻氯匹啶还会轻度升高血胆固醇[558]。Bennett 等报道了 60 例使用噻氯匹啶后发生血栓性血小板减少性紫癜的案例[560],作为噻氯匹啶的一种副作用,

血小板减少症也受到了关注[557]。噻氯匹啶是在 90 年代早期开始用于卒中预防治疗的,但是,由于它严重的副作用以及氯吡格雷(一种噻氯吡啶类药物,与噻氯匹啶的化学结构类似,仅是引入了一个羧甲基侧位基团,与噻氯匹啶疗效相似但严重副作用较少)用于临床导致了噻氯匹啶使用逐渐减少。

氯吡格雷(75mg/d)与阿司匹林(325mg/d)对缺血性事件(缺血性卒中、心肌梗死和血管性死亡)风险的对比研究(CAPRIE)是一项随机双盲临床试验[561]。在 3 年的研究中,共有 19 185 名患者入组,其中包括缺血性卒中患者 6421 名,心梗患者 6302 名,动脉粥样硬化性周围血管阻塞性疾病患者 6452 名。在考虑所有终点事件的前提下与阿司匹林进行对比,氯吡格雷使卒中的相对危险度下降 8.7%[561]。使用氯吡格雷组卒中发生率为 2.30%(405/17 636 人),阿司匹林组的发生率为 2.45%(430/17 519 人)。氯吡格雷降低心梗发生率的效应较卒中强[561]。氯吡格雷在大规模的临床试验中显示出极佳的安全性,中性粒细胞减少和血小板减少的发生率与阿司匹林组之间无明显差异,但是后来有报道称其与血栓性血小板减少性紫癜相关[562]。

推测两种药物降低血小板活性可能优于单一药物,MATCH 试验将脑缺血患者分为两组,一组服用阿司匹林(75mg/d)+ 氯吡格雷(75mg/d),另一组单用氯吡格雷(75mg/d)[563,564]。这种组合在改善主要终点事件(缺血性卒中、心肌梗死、血管性死亡和急性缺血事件的再住院发生率)以及引起更多危及生命的出血上(一般指颅内)效果并不突出[563,564]。同样的,氯吡格雷和阿司匹林联合用药与单独服用阿司匹林预防动脉粥样硬化血栓形成事件(CHARISMA)试验研究了将阿司匹林加入氯吡格雷以预防卒中的有效性[565]。试验纳入了 15 063 名患有临床症状的心血管疾病(冠状动脉、脑血管或外周血管)或多种危险因素的患者。总体而言,氯吡格雷和阿司匹林联合用药在降低心肌梗死、卒中或心脑血管引起的死亡方面不如单独使用阿司匹林更有效。中重度出血在联合服用氯吡格雷和阿司匹林的患者中更常见[565]。

尽管长期联合使用氯吡格雷和阿司匹林治疗显示没有单药治疗有效,但最新数据表明,短期联合治疗对早期轻型卒中或短暂性脑血管缺血发作是有效的。非心源性缺血事件发病的最初几周是复发性缺血事件的高风险时期,因为动脉粥样硬化斑块处于不稳定状态且侧支尚未完全成熟。氯吡格雷用于急性非致残性脑血管事件高危人群的疗效

研究（CHANCE）结果显示,亚洲人群联合使用氯吡格雷和阿司匹林优于单独使用阿司匹林的短期疗效[566]。将中国 114 个中心,5170 例轻型缺血性卒中或 TIA 患者随机分为 2 组,一组联合使用氯吡格雷和阿司匹林持续 21 天,接下来单独使用氯吡格雷持续 90 天,另一组服用阿司匹林持续 90 天。联合用药组复发缺血性卒中发生率为 8.2%,而阿司匹林组为 11.7%[566]。出血性卒中的发生率低且在两组中相等(0.3%)。在美国和欧洲,血小板抑制剂用于新发的短暂性脑缺血发作和轻型卒中试验(POINT)目前正在研究西方人群的短期联合使用氯吡格雷和阿司匹林治疗非心源性卒中和 TIA 的疗效[567]。

冠状动脉支架患者试验中,尤其是处于药物洗脱期的患者显示双重抗血小板治疗对于降低血栓形成很重要,最常见的治疗方案是阿司匹林和氯吡格雷治疗 6~12 个月[568]。对颈动脉支架的患者也要常规给予双抗血小板治疗[569]。支架会覆盖血管内膜,这会影响血小板与内皮的接触;影响血小板附着到内皮的药物(西洛他唑和双嘧达莫)对有支架的患者而言可能并不有效。对长期双重抗血小板治疗的有支架患者而言添加抗凝剂需谨慎。

GP Ⅱb/Ⅲa 拮抗剂

糖蛋白血小板 Ⅱb/Ⅲa(GP Ⅱb/Ⅲa)复合物拮抗剂的出现使我们能够更有效的抑制血小板的功能。GP Ⅱb/Ⅲa 复合物是一个结合诸如纤维蛋白原在内的黏附蛋白的位点。结合了纤维蛋白原就能够激发血小板的聚集和黏附。阿昔单抗(abciximab)是一种人源化的单克隆抗体,它可以结合血小板上的 GP Ⅱb/Ⅲa 复合物[570,571]。阿昔单抗主要通过静脉途径用于侵入性冠脉及脑血管成形术后的病人[570,572,573]。该药会导致血小板功能的严重损害,类似于临时性血小板机能不全,因此,使用该药会使潜在升高出血的发生率[570]。初步研究表明,卒中后首个 24 小时内使用阿昔单抗是安全的[574]。阿昔单抗的急性卒中治疗试验Ⅱ(AbESTT-Ⅱ)是一项Ⅲ期随机双盲临床试验,旨在比较该药与安慰剂对急性缺血性卒中患者的治疗作用,结果表明该药没有明显的有效性,并且出于安全性的考虑(过多出血)提前终止了该研究[304]。

一些患者在血管外科手术或血管内介入治疗后会形成一层白色的血小板纤维蛋白血栓。在这种情况下,阿昔单抗被证明是非常有用的。在对急性卒中患者进行再灌注介入治疗时,阿昔单抗可以被用于溶栓剂的辅助治疗药物[575-577]。心脏病专家

常联合阿昔单抗或其他 GP Ⅱb/Ⅲa 拮抗剂与溶栓剂、其他抗血小板药或抗凝剂共同构成一个强效的静脉内"鸡尾酒疗法"用于治疗急性冠状动脉相关的心脏缺血[578,579]。

其他注射用小分子非抗体类 GP Ⅱb/Ⅲa 拮抗剂,如替罗非班、依替巴肽,有时呈较短的抗血小板活性,能够改善冠脉手术后的结局,与阿昔单抗相比出血并发症较少[570,580]。GP Ⅱb/Ⅲa 拮抗剂可以长期口服,目前正在进行临床试验,但是到目前为止一直存在大量出血的问题,也从未应用于临床实践。洛曲非班是一种口服 GP Ⅱb/Ⅲa 拮抗剂,已经进行了 BRAVO 试验,该研究纳入 9190 名患有冠状动脉或脑血管疾病的患者[580]。洛曲非班的给药量是 30mg 和 50mg 两种,每日两次,对照组给予安慰剂阿司匹林。洛曲非班治疗与安慰剂相比有明显更高的血管性疾病相关的死亡率以及更严重的出血。洛曲非班的使用并不能显著的减少全因死亡率、心梗及需要住院或行紧急血运重建的缺血复发等终点事件[581]。

具体血管的抗血小板治疗

大多数早期预防缺血性卒中的抗血小板治疗试验往往选取非心源性卒中患者作为研究对象。十年前,抗血小板试验者协会[582,583]、抗血栓试验者协会[584]以及 Cochrane[585]和相关综述[586,587]分析了 285 个试验结果(超过 135 000 例患者),这些试验检查了抗血小板药物在卒中预防以及其他血管事件中的有效性与安全性。早期发表的研究都没有强制性的对心脏、主动脉以及颅内动脉进行严格的评估或对卒中技术辅助诊断机制进行评估。没有一个早期研究显示哪些药物对血管损伤的治疗是有效的。

最近开始实施的试验方法更为复杂。大型试验已经对由具体动脉位点导致的缺血性卒中患者进行评估,并已经开始提供更为详细的治疗指南。

主动脉弓动脉粥样硬化:主动脉弓相关性脑损伤试验(AARCH)纳入 349 例患有缺血性卒中、TIA 或外周栓塞性疾病的患者,且其主动脉弓有厚度大于 4mm 的斑块,没有其他确诊的栓塞源[588]。患者随机分为两组,分别接受阿司匹林 5-150mg/d 和氯吡格雷 75mg/d 的双重抗血小板治疗,或华法林治疗且目标 INR 为 2-3。平均随访 3.4 年后,双联抗血小板治疗的不良血管事件发生率较低,为 7.6%(13/172),而华法林治疗组为 11.3%(20/177)[588]。主动脉弓动脉粥样硬化的特征通常为快速异常血流流经不规则动脉粥样硬化表面时更可能产生白

色而不是红色血栓,并会影响血小板抗聚集治疗。虽然不是非常确定,但 AARCH 结果表明,对于主动脉弓的动脉硬化斑块,密集的双重抗血小板治疗确实比抗凝治疗效果好。

颅内大动脉粥样硬化:华法林 - 阿司匹林治疗症状性颅内疾病研究(WASID)招募了颅内大动脉有 50%~99% 粥样硬化性狭窄的缺血性卒中患者[489]。患者被随机分配到高剂量阿司匹林组(1300 mg/d),或目标 INR 为 2~3 的华法林组。在平均 1.8 年的随访中,两组的缺血性卒中复发率相似。华法林组心肌梗死发生率较高(7.3% vs 2.9%),大出血发生率(8.3% vs3.2%)和死亡率(9.7% vs4.3%)也较高。华法林治疗组中的低 INR 组患者缺血性卒中患病率较高,高 INR 组患者出血发生率更高[489,490]。颅内大动脉狭窄会在不规则表面出现快速的双层流动而形成白色血栓,流动缓慢则会形成红色血栓。因此,抗血小板和抗凝治疗一定程度上可以预防缺血性卒中,但抗血小板药物相比维生素 K 拮抗剂能更好地预防冠状动脉事件且并发症发生率更低。更新的抗凝剂(直接凝血酶和因子 Xa 抑制剂)疗效更好,出血发生率更低。它们的利益 - 风险比比维生素 K 拮抗剂更高,同时在治疗严重狭窄与急性闭塞上优于抗血小板药物。

穿支动脉粥样硬化和脂肪变性:小型皮质下卒中二次预防试验(SPS3)招募了 3020 例经 MRI 确诊的新近发病的腔隙性梗死患者[589]。患者随机接受双联抗血小板治疗,每日服用阿司匹林 325mg + 氯吡格雷 75 mg,或接受单药抗血小板治疗,每日服用 325mg 阿司匹林。平均随访 3.4 年后,双重抗血小板治疗的缺血性卒中复发率低(2.0%/ 年 对 2.4%/ 年),但出血性卒中复发率更高(0.42%/ 年 对 0.25%/ 年),总卒中率在两组间没有差异[589]。双重抗血小板治疗的大出血发生率几乎是单药治疗的两倍(2.1%/ 年 对 1.1%/ 年),双重抗血小板组的死亡率也较高(2.1%/ 年 对 1.4%/ 年)。这些研究结果表明,阿司匹林和氯吡格雷的双重抗血小板治疗比单药治疗出血风险更低。因为西洛他唑和双嘧达莫与阿司匹林和氯吡格雷的作用机制不同,且更少引起出血,因此凯普兰假定它们治疗穿支动脉疾病比阿司匹林和(或)氯吡格雷具有更高的益处 - 风险比。西洛他唑可以与阿司匹林一起服用,且已经表明治疗颅内疾病有效[556]。

需要进一步研究、比较抗血小板药物与其他策略治疗血管病变患者的效果。一些研究者和临床医生给重度动脉粥样硬化患者(这些患者常规治疗

无效)联合使用了华法林抗凝和抗血小板聚集药物(通常是阿司匹林)[590]。联合治疗是有效的,但出血并发症发生率更高[590,591]。我们也给已经服用华法林的患者使用了联合治疗,但单独使用时无效。

一个有用的策略是在无血流减少征兆、未出现血小板堵塞和小型白色(或白色和红色)血栓引起的缺血时使用抗血小板聚集剂。更新的抗凝剂将会残留在动脉血流淤滞区域或心脏内血栓内。这些策略目前尚缺乏科学依据。框 6-10 回顾了当前关于使用抗血小板聚集药物和抗凝剂的建议。

提高大脑对缺血的耐受性("神经保护")

理论上讲,可能存在某种物质或治疗措施使得大脑,至少在一定时间内,对缺氧和能量供给不足所造成的有害效应具有一定的耐受性。也就是说,尽管灌注不足也能保持脑细胞存活。我已经在本章中讨论了这些所谓的神经保护措施,这些措施是在溶栓早期一起合并使用的。在我们所推定的神经保护剂的临床试验中,凡是单用这些药物而没有其他增加再灌注辅助治疗措施的研究,毫无例外都失败了[592,593]。有些失败是因为所谓的神经保护制剂仅仅对急性缺血的实验动物模型有效,而对人类大脑缺血无效或疗效甚微。还有些失败可能是由于不适当的试验设计和评价方法造成的[594]。

神经元的死亡取决于多种因素[595],包括:①神经元的活动水平(工作越多,所需的能量也越多);②局部存在的代谢产物,如乳酸[596,597]、氧自由基[598-601];③整体的温度(在低温状态时,代谢水平低所需的能量也少)[601-603],④神经元细胞膜的完整性,以及⑤进入细胞的钙流量和细胞内外的钙离子梯度[604-606]。

脑缺血的动物实验证明高血糖使大脑更易遭受缺血的损害[597]。糖能够增强代谢并导致生成乳酸。而酸中毒会破坏脑组织[607]。目前已知高血糖对脑缺血和出血患者的临床结局有不良影响[608-611]。高浓度的细胞外钙也会导致神经元死亡。降低血糖和减少钙内流已经成为我们所推定的神经元保护疗法。

神经递质,尤其是谷氨酸,在缺血区释放后可能会过度兴奋神经元并导致毒性损害,从而加剧最初由缺血所引起的损害[612-616]。兴奋毒性假说这一理论引发了大量关于神经递质和缺血的研究,这些研究试图推翻过度释放的神经递质有害这一说法。兴奋毒性假说最早由 Olney 等提出,用于解释给予小鼠谷氨酸和其他酸性氨基酸后引起脑室周围结

框 6-10 当前关于使用抗血小板聚集药物和抗凝剂的建议

给药策略	建议
即刻抗凝治疗	由确诊的心源性脑栓塞(严重的高血压、细菌性心内膜炎或脓毒症患者延迟或禁用)引起的缺血性卒中或 TIA 患者; 大动脉严重狭窄或闭塞,没有或仅伴有小 - 中型梗死灶; 静脉注射低分子肝素、低剂量普通肝素或服用达比加群或 Xa 因子抑制剂预防卒中患者的深静脉血栓(除非禁忌); 由确诊的心源性脑栓塞(直径小于 1.5cm)导致的脑梗死延迟治疗(未控制的高血压,细菌性心内膜炎或脓毒症需延迟或禁用)。
即刻抗血小板治疗	阿司匹林和氯吡格雷或阿司匹林与西洛他唑,或阿司匹林和调释型双嘧达莫的双联抗血小板治疗伴有颅内外动脉粥样硬化斑块的 TIA 和轻型卒中患者。阿司匹林和氯吡格雷联合应用是治疗有支架患者的最优选择。治疗穿支动脉疾病相关的脑梗死优选西洛他唑和阿司匹林或阿司匹林和调释型双嘧达莫。 单一抗血小板治疗(如果阿司匹林过敏,使用负荷剂量的氯吡格雷)
延迟抗凝治疗	在确诊的心源性脑栓塞患者抗血小板治疗的初始阶段,开始抗凝治疗(严重高血压、细菌性心内膜炎或败血症延迟或禁用)。若栓塞较小,发病后 48 小时开始使用;栓塞范围较大,7 天后开始使用;存在出血性转化,14 天后开始使用。
长期抗凝治疗	心源性脑栓塞和风湿性心脏病、心房肥大的房颤患者或累及前循环的脑栓塞、人工瓣膜和一些处于高凝状态的患者; 在流动敏感成像(TOF MRA,血管造影)中显像的大动脉严重狭窄导致的 BA、ICA 或 MCA 出现的血流淤滞。
长期抗血小板聚集药物治疗(阿司匹林,氯吡格雷,联合阿司匹林 - 双嘧达莫,西洛他唑)	1. 未伴有严重狭窄的颅内外动脉粥样硬化患者; 2. 腔隙性脑梗死的患者; 3. 红细胞增多症或血小板增多症和相关缺血性发作的患者。

构病变这一现象[612-615]。电生理学研究表明,上述化合物都是神经刺激物,能够损害脑室周围结构。上述理论假设,缺氧和缺血导致能量消耗并使谷氨酸释放入神经组织,接着谷氨酸与受体结合并兴奋已经缺乏血供的细胞,最终导致神经元死亡。我们推测具有神经毒性的物质包括:谷氨酸,红藻酸,N-甲基 -D- 天冬氨酸(NMDA),同型半胱氨酸。目前,针对谷氨酸的研究最多。神经毒性物质有不同的受体类型,通常分为 NMDA 受体和非 NMDA 受体(包括使君子氨酸受体和红藻酸受体)。

动物实验支持兴奋毒性在缺血中的作用。向实验动物的海马注射红藻酸后会导致一种类似缺氧缺血损害的细胞死亡形式[615]。在缺血大脑的细胞外间隙中有谷氨酸浓度的升高。阻滞海马内特异性的兴奋传导通路似乎能够抵抗大脑的缺血性损害。最后,早期给予脑缺血动物兴奋性神经递质阻滞剂有时能够起到神经保护作用。

谷氨酸能够提高细胞膜的钠通透性,使大量钠流入细胞内。与此同时,氯离子和水分子也进入细胞,并导致细胞毒性水肿。跨膜钙内流使胞质内游离钙增多,这种毒性物质会杀灭细胞[604,605]。在实验中使用了大量竞争性和非竞争性 NMDA 受体拮抗剂,包括 MK801、右啡烷、右美沙芬、氯胺酮、镁、美金刚、塞福太、阿替加奈、非氨酯和苯己哌啶[617-619]。尽管在实验动物上进行了大量兴奋性神经递质的研究,但是在卒中患者身上只进行了初步的研究[617-619]。上述很多药物都具有显著的中枢神经系统或心血管系统毒性作用。很多 NMDA 通道拮抗剂在治疗期间都可导致烦躁、意识错乱、镇静、幻觉、紧张症和精神病行为等不良反应。遗憾的是这些药物引起多种无法接受的副作用,尤其是精神病。

一些研究者猜测,缺氧损伤时出现的自由基可能导致了进一步的神经损害[598-600]。自由基可以是一个原子、一组原子或在最外层轨道上有未配对电子的分子。共价化学键通常具有成对的电子,而分子形式自由基的共价键是打开的,这就是它们具有高度反应性的原因。脑缺血中重要自由基是超氧自由基和羟自由基。过氧化氢与超氧化物反应能产生羟自由基。黄嘌呤氧化酶是一种生成超氧自由基的重要酶类。自由基可以与受损的蛋白,核酸,脂质及其他分子发生反应,并能够启动破坏性的级联反应[598-600]。氧自由基也可以破坏血管,并导致血管扩张,通透性增加,内皮和平滑肌损伤及血小板聚集性增强[600]。

预防和中和氧自由基的研究主要用于动物实验。所使用的药物被称为自由基清除剂。遗憾的是,在初步的临床试验中还没有发现此类药物有效。最近用于人类临床试验的自由基清除剂是 NXY-059。该药在 SAINT I 试验中是安全有效的[620-622],但在 SAINT II 中却没有任何疗效[623],研发和生产该药的公司声称他们并不奢望该药用于卒中的神经保护治疗。高剂量白蛋白治疗急性缺血性卒中试验(ALIAS)-2 显示白蛋白无法改善预后,还可能加重肺水肿[359]。

一种神经保护策略是给予能够帮助受损神经元恢复的底物。胞磷胆碱(胞苷 -5- 二磷酸胆碱)最常用作实验动物和人的底物。胞磷胆碱是膜磷脂磷脂酰胆碱生物合成的中间物,且用于增强脑中这种脂质的合成。已经开始单独使用胞磷胆碱或将其与溶栓治疗联合使用[624-628]。胞磷胆碱在针对急性缺血性卒中患者的初步临床试验中,结果显示其非常安全,同时提出了一些关于其有效性的建议[625,626]。然而,欧洲 2298 名患者的试验中,胞磷胆碱并没有改善效果[627]。

神经细胞最主要使用的底物是氧和糖。我们已经开始关注糖的管理问题了。高血糖增加乳酸生成,并且可能有不利而不是保护作用。氧可能诱导缺血性脑组织动脉收缩的问题使得最近才开始探索其对急性脑缺血患者的作用[606,608-611]。另一个理论关注的是额外的氧可以增加缺血性区域中损伤性氧自由基的生成。已知高压氧治疗潜水员减压症是有效的 - 潜水时随着压力的变化气体被引入血管 - 这似乎值得在脑缺血患者中尝试。不幸的是,急性卒中患者的高压氧初步试验并没有显著效果,并且压力可能通过减少动脉的输入流量而造成伤害[629,630]。床头吸入氧(常压氧)也未能证明有效[631-634]。

另一种神经保护措施是降低脑组织所需的代谢,这样,尽管能量供应不足神经组织也能存活。这一措施也有望扩大有效再灌注的时间窗。该措施的两个最常见方法分别是诱导低体温[635-643]和使用苯巴比妥类药物诱导麻醉[644,645]。上述干预措施能够降低大脑的能量和代谢水平,从而降低大脑对养分,氧气及血液的需求。但是,无论何种方法都会导致影响循环并干扰卒中患者的检查和治疗。降低体温能有效减轻心脏停搏患者的脑损伤,这是低温治疗最常见的临床应用[636,637]。初步研究表明该法对大面积脑梗患者可能有效[638-640]。上述观察性研究的结果是由单用降低体温或联合使用单侧骨瓣切除减压术所得到的。新的降体温技术使该疗法更加具有

应用的前景[641],急性缺血性卒中的低温疗法试验正在进行中[646]。降温到达一个有效的体温水平并非易事。寒战和躯体不适通常需要相当深的睡眠状态才能克服,此间电解质紊乱常见,而它有潜在的致心律失常作用。除非具有相当丰富的使用经验,否则医院不应使用低温疗法保护神经。苯巴比妥类药物对该药诱导的昏迷患者的治疗存在很多实际问题,且该药还未用于急性卒中患者的治疗。

撰写本文时,尚没有局部缺血性卒中的神经保护策略证明对人类有效。不切实际的理念和理论比比皆是,远远超过数据,但这个领域的调查仍然可能在未来得以证明。在用于人体治疗测试之前,需要在动物模型中进行更严格、无偏差的测试。卒中患者接受各种治疗方案的效果试验并不总是设计良好。通常在发作期给予急性卒中患者服用药物,且大多数试验和研究中在纳入或随访时未进行全脑或血管成像。

在所有急性脑缺血患者中:

1. 许多人已经有较大面积梗死灶。死亡的脑对神经保护没有反应。超前治疗是有效的。即使是在发病后一分钟在救护车中的治疗都会增加患者的可抢救性。发病时间较长的患者可以通过 DWI MRI 扫描或 CT 扫描判断是否已经发展为大面积梗死。

2. 许多脑供血血管被阻塞。由于血管的堵塞,神经保护剂可能无法到达缺血的神经元。向流通的动脉或正在接受溶栓或再灌注治疗的患者施用药物是最有效的。

3. 由于白质由束而不是神经元组成,白质梗死尤其是腔隙可能不会响应保护细胞的神经保护剂。

神经保护剂不太可能像治疗缺血性卒中一样有力使受威胁区域血流恢复正常。然而,如果可以在发病早期给予神经保护剂可能对溶栓剂和导管再灌注技术有补充作用,它们可以在再灌注之前稳定受威胁区域,或在血管流通后防止再灌注损伤[647-649]。

他汀(HMG-CoA 还原酶抑制剂)

他汀类药物在卒中和血管性疾病预防中具有多效性,而且在神经保护方面具有潜在益处,所以我们有必要将他汀类药物单独拿出来讨论。羟甲基戊二酰辅酶 A(HMG-CoA)还原酶抑制剂(他汀)最初用于降低血清中胆固醇,特别是低密度脂蛋白胆固醇。早期的试验显示,他汀类药物不仅能够降低胆固醇水平,而且能够降低冠心病相关事件和死亡率,即使当患者的胆固醇在中等水平时[650-652]。他

汀类药物的随机试验汇总分析发现它可以显著降低卒中的发生率[653-655]。他汀类药物可以减缓冠状动脉病变[656]和颈动脉粥样硬化斑块的进展[657-659]。对于冠状动脉性疾病,强化他汀治疗(相当于80mg的阿托伐他汀)比低剂量有更多的效果[656]。对于TIA和卒中患者强化治疗也有类似效果[660,661]。一项对于8800例有脑血管病病史而且进行他汀治疗的患者进行回顾性分析看出,再发缺血性卒中和卒中的风险降低,但是出血性卒中风险升高[662]。但是针对于脑血管病患者的其他试验虽然样本量较小却都没有显示出血性卒中风险升高的趋势[662]。

初步的研究结果显示他汀类药物也有潜在的神经保护作用[661,663-667]。大剂量的他汀可以增加缺血灶核心和半暗带的脑血流量。脑血流量增加的一种机制与内皮源性的一氧化氮合酶增加有关[666,668,669]。他汀类药物在降低动脉粥样硬化性疾病发生率和病死率的机制是不能仅用降低血清脂蛋白水平来解释的。基础研究显示他汀类药物包含有其他重要功能:①血管内皮功能的稳定;②抗感染功效,可以降低C反应蛋白和低密度脂蛋白水平[656],高浓度的C反应蛋白水平是冠状动脉和脑血管疾病发生的强预警信号[670-672];③斑块脂质核成分的减少和斑块的稳定;④斑块纤维帽的增强;⑤减少血小板-纤维蛋白血栓的形成,减少内皮表面白色血栓的沉积;⑥减少斑块中促血栓形成成分[673];⑦增加脑血管的反应性,这种增加可以减少蛛网膜下腔出血后血管痉挛的发生率[674],增加穿支动脉病变导致的腔隙性梗死患者的脑血流量[675]。在卒中和许多类型的脑血管患者,他汀治疗有很多适应证[661,666,677-679]。但是在一项随机试验中,未能发现他汀类对急性SAH有益[676]。

高剂量他汀治疗证明非常安全,只有不到1%的患者有严重并发症[663]。而且他汀的停用对于有冠状动脉和脑血管事件的患者来说可以加速心肌梗死和脑损害的发生[680-682]。在一项含有215例急性缺血性卒中的研究中发现,如果在前3天停用他汀,可以增加梗死的体积,Rankin评分增加,3个月时死亡率和住院率增加[682]。神经肌肉症状包括无症状性肌酐激酶增加、痉挛、僵直,运动不能,肢体近端肌肉无力和横纹肌溶解症[683,684]。严重的肌病罕见。亲水性他汀类药物(普伐他汀和阿托伐他汀)高剂量使用时与转氨酶升高有关,不是CK,而亲脂性他汀类药物(辛伐他汀和洛伐他汀)高剂量使用时与CK升高有关,不是转氨酶[683]。

颅内压增高、脑水肿及其控制

大面积缺血性和出血性卒中常会使颅内容积及压力增高。脑疝引起的颅内压升高是大面积卒中患者死亡的共同原因。对于这部分病人的治疗常包括对颅内压改变的控制。蛛网膜下腔出血会使颅内血液增加,由于常并发脑脊液的引流不畅,所以蛛网膜下腔出血的病人几乎都有颅内压的增高。

颅骨可以看作是一个几乎完全封闭的坚硬容器。脑及其间隙的液体几乎占颅内容积的80%,而脑脊液和血管中的血液各占大约10%的容积[685]。当颅内压升高时,脑脊液的产生会减少或更多地被吸收,而颅内的血液会流向低压的静脉系统使得颅内的这部分血管容量减小,这样机体通过改变脑脊液和血管腔隙来发生适应性的改变[685]。

颅内压对颅内血管压力和流动起主要作用。为了维持脑组织的活性必须要有足够的大脑灌注压。在仰卧的病人,大脑灌注压相当于全身平均动脉压减去平均颅内压[685]。无论是颅内压的增加还是全身动脉压的降低都会进一步影响已缺血的脑组织的局部血流量。实际上,在卒中患者仅有几个因素引起了颅内压的升高,这包括:①颅内容物的增加,如大脑血肿或蛛网膜下腔出血;②梗死和出血病灶内和周围的水肿;③脑室系统的阻塞导致的脑积水;④蛛网膜出血或炎症导致脑脊液的吸收减少。以上的每一种病态改变都暗示了一种不同的治疗策略。

减少或限制脑出血量

与脑梗死不同的是,脑出血常会引起颅内容量的增加。出血量越大,颅内容量体积增加的就越大。另外,局部血液的聚集会引起周围的水肿,从而也会使脑容积额外的增加。连续脑成像研究已经证实在症状出现的最初几个小时内血肿会扩大[686-688]。大约35%~40%的血肿扩大是在疾病发生的3-4小时内,血肿体积的扩大是脑出血患者发病率和死亡率增加的一个重要原因[689]。在卒中发生的最初48小时内血肿周围水肿常开始出现,并且在第一周内水肿范围会增大。血肿越大其周围水肿范围往往会越大[690,691]。血红蛋白分解的产物和凝血酶可能会促进水肿的形成。血肿周围的水肿体积与疾病的结局也是相关的[692]。整个颅内压会普遍升高,特别是在局部血肿区域;压力的改变会引起中线结构移位和脑组织疝入另一硬膜腔内。治疗的目的是控制出血面积的大小,这可以通过减少继续出血、治疗脑水肿及血肿引流来实现。在颅内血管畸形或动脉瘤患者,去除病变血管也会防止再出血。

制止出血的最重要方法是降低动脉压。在 CT 扫描之前,Miller Fisher 医生有时会用他的手指来暂时阻断临床上基底节出血的高血压病人病变身体同侧的颈动脉,从而减少脑内血流量及阻止继续出血。这一方法与在出血肢体近端放置止血带是相似的。然而,血压大幅度的降低也是有害的,因为升高的血压会帮助远离出血部位的脑组织获得足够的血液供应。增高的颅内压会被动的传递到大脑静脉及硬脑膜窦内并引起相应部位压力的增高,故动脉压必须升高至能使脑组织实现灌注的有效的动静脉压力差来。血压过度的降低会减少脑组织的灌注。当降低血压时必须仔细的监测病人的意识及神经功能状态。

初步试验表明,提早将急性颅内出血患者的血压降低到正常范围可以减少出血扩大且可能改善病情[693-696]。急性脑出血患者强化降血压试验-2(INTERACT2)中,2839 例颅内出血且发病后 6 小时内收缩压升高的患者随机分组,一组接受强化治疗以在 1 小时内将收缩期血压降至低于 140mmHg,另一组采用较少的积极治疗将收缩期血压降至低于 180mmHg[696]。死亡或重度残疾发生率在强化降压组中较低,为 52% vs55.6%[696]。

当出血是由于出血素质引起时,校正凝血机制对制止出血就至关重要。例如在血友病人应用抗血友病球蛋白及在华法林导致的低凝血酶原血症患者应用新鲜冰冻血浆、维生素 K 或活化因子Ⅶ来校正,这些都是这一治疗原则的体现。达比加群、阿哌沙班和利伐沙班所致的出血目前也已经有可用的解毒剂了。

最近,临床医师和研究者已经尝试在脑出血早期,给无凝血机制异常的患者使用重组活化因子Ⅶa(rFⅦa),来阻止血肿扩大[697-700]。2 项 rFⅦa 的随机试验显示了部分有效性,但由于诱导高凝状态,又增加一定的风险。在一项共纳入 399 例经 CT 证实为脑内血肿患者的试验中,在起病 3 小时内,被随机分到安慰剂组(96 例)、40μg/kg 的 rFⅦa 组(108 例)、80μg/kg 的 rFⅦa 组(92 例)和 160μg/kg 的 rFⅦa 组(108 例),并在初次 CT 扫描后的 1 小时内使用[698]。主要结局评定是观察第 24 小时脑内出血体积变化的百分率。结果发现安慰剂组血肿体积的增加显著高于三个 rFⅦa 治疗组。安慰剂组平均增加率是 29%,

其他三组依次是 16%、14% 和 11%(三个 rFⅦa 治疗组与安慰剂比较,P=0.01)[698]。与安慰剂组相比,三个治疗组脑内出血量依次被减少 3.3ml、4.5ml 及 5.8ml(P=0.01)。69% 的安慰剂治疗组患者死亡或有严重的功能障碍,而三个治疗组这一比例依次是 55%、49% 和 54%(三个 rFⅦa 治疗组与安慰剂比较,P=0.004)。安慰剂组在第 90 天的死亡率是 29%,而其余 3 个治疗组合并后是 18%(P=0.02)。严重的血栓栓塞不良事件,主要是心肌梗死或脑梗死,在 rFⅦa 治疗患者中发生率是 7%,而安慰剂组是 2%(P=0.12)[698,701]。另一个试验共纳入了 841 例脑出血患者,这些患者在发病后的 4 小时内被随机分到安慰剂组(268 例)、20μg/kg rFⅦa 治疗组(276 例)及 80μg/kg rFⅦa 治疗组(297 例)[700]。用 rFⅦa 进行止血治疗,减少了出血,但是不会改善存活率或功能状态结局。出血体积在 20μg/kg 组减少了 2.6ml,在 80μg/kg 组减少了 3.8 ml(95%CI 0.9~6.7,P=0.009)。在已经患有严重血管闭塞性疾病如冠状动脉、周围动脉或静脉血栓栓塞的患者中,应用 rFⅦa 会增加心肌梗死及肺栓塞等静脉栓塞事件的风险。

血肿引流可迅速进行减压,有些患者会出现血肿自发性的向脑室或蛛网膜下腔的破入来实现受损组织的减压。外科引流手术的难易度都取决于病变的位置和距脑表面的距离。脑叶、壳核和小脑出血易于外科引流操作,而丘脑和脑桥出血则很难实现有效的引流[702,703]。引流的目的是减轻危及生命的脑临界容积的扩大。血肿引流会遗留永久性的空腔和颅神经传导功能的中断,虽然患者可以存活,但是不会减低最终神经功能缺损的程度。与同等范围大小的梗死病灶相比,出血常不会累及大脑皮层,而梗死常会破坏皮层。鉴于此,出血的预后往往要好于同等程度的梗死。

脑血肿的外科开放引流治疗方法仍存在争议。临床连续的试验都没有解决关于脑出血后关于外科引流手术的相关问题[704]。荟萃分析研究[705]和循证医学的研究[706]均指出脑血肿的外科治疗是没有足够证据的。由于这些研究都是一系列的不同部位、不同大小的脑出血的病人,并且是由不同的外科大夫在非同一个时间点上采用非同一种外科手术方法进行的手术,这也难怪结论是不同。目前大部分神经科医师普遍认为存在极大血肿的病人如伴有意识水平下降,外科引流手术是没有帮助的,因为这样的病人的预后是非常渺茫的。同样引流非常小的血肿也是没有多大用处的,因为病人不用引流他们的恢复也是很好的。减压手术对伴有中等大小的脑叶和小脑出血，特别是当有血肿扩大、占位效应和临床症状恶化的患者是最有可能有效的。

迄今为止，最大规模的随机对比临床试验——STICH试验，没有能够证明用药或外科手术治疗哪一方是有明确优势的[704,707,708]。STICH试验研究纳入来自27个国家83个中心的1033例患者，这些患者在病后的24小时被随机分为早期保守治疗组和手术治疗组。与24%的早期保守治疗组患者相比，早期手术组的26%的患者有一个良好的结局（OR 0.89，95%CI 0.66~1.19；P=0.414）。在这项分析中，深部的脑叶出血被同时考虑在内[707]。在530例早期保守治疗组患者中有140例进行了手术治疗，这增加了结果分析和解释的难度[709]。研究者的结论总体上是"与早期保守治疗组相比神经手术组的幕上自发性脑出血患者没有从手术中获得明显的益处[707]。STICH试验明确的显示脑内持续出血和脑积水会恶化病情[710]。

减压手术的时机是很重要，起初脑内的血液是液状的，后来血液凝结并固化就更难消除了。时间越长脑内的血块就变得更柔软和更具流动性。遗憾的是，目前的CT和MRI技术不能可靠地反映血液的流动性，除非血肿内有液平面。临床医生认为在症状出现4小时之内的早期手术可能会允许引流液态的血液，这种手术的结局比12小时之后的手术要好得多[711]。一个验证这种假设的研究在11例患者4小时内接受手术后被提前停止了[711]。手术的中位时间为180分钟，平均出血量为40ml，平均基线NIHSS评分为19分。术后出血发生的有4例，其中3人死亡。出血发生于40%的4小时内接受手术的患者中，而12小时内治疗的患者有12%出血。术后出血和死亡率是有显著相关性的[711]。显然，过早手术往往会导致出血，这就会影响患者的预后。理想的手术时间尚待明确。

有两个治疗上需要改进的地方曾被提出过，希望能实现立体定向引流伴或不伴有血栓软化来引流脑内血凝块。立体定向手术被提出来应用于脑出血治疗已经有近20年了[712-715]。它更被广泛的在西方国家应用而不是亚洲国家。引流是通过每个小钻孔而没有皮质切除术。立体定向手术已经形成有和没有立体框架及有和没有溶栓剂直接导入脑内血块，结果很有应用前景，并被证明由有经验的外科医生进行引流更有优越性。内镜血液引流是另一个有前景的技术[716,717]。

通过引流亚急性出血来降低颅内压可以提高患者的意识水平，并且可以减少用药的次数和严重并发症，后者往往会导致患者昏睡[714]。在迄今为止最大的脑出血的侵入性手术随机试验中，患者被随机分为随机进行立体定向穿刺tPA手术灌注打破血肿或药物治疗[718]，立体定向手术后，随机分入干预组的前79名患者平均出血量为20ml，分入对照组的前39名患者平均出血量为41ml。出血周围水肿也在手术组减少，手术组血肿周围水肿为28ml，而药物治疗组为42ml[718]。

脑室有血，特别是量比较大时，结局会很差。临床医师提出越多的脑室创伤性血液引流可能会改善患者脑内出血包括脑室出血的预后[719,720]。一项早期的试验研究表明，与单纯的脑室外引流相比脑室尿激酶溶栓能够加速脑室内血凝块的消除[719,720]。

相信，在可预见的未来，采用先进的立体定向和内窥镜技术及溶栓药物液化血栓来更积极的引流血肿，将会给脑出血患者带来更好的预后。用药物治疗脑血肿的周围水肿将在下一章讨论。

脑水肿和颅内压增高的治疗

脑梗死、脑出血和蛛网膜下腔出血可引起继发效应，导致脑肿胀。颅内压增高（ICP）的结果是意识水平的降低和不良预后的可能性增加。脑肿胀的三个主要的过程是脑血管充血、血管源性脑水肿和细胞毒性水肿。脑毛细血管扩张的潜在体积是巨大的。当患者意识水平降低时，病人可能处于低通气状态，从而使动脉血二氧化碳水平升高。二氧化碳是一种有效的血管扩张。通过机械通气可以迅速使血管充血从而快速的降低颅内压[685,721]。过度换气可以立即使ICP下降，但峰值会在二氧化碳分压（PCO_2）降低后的30分钟后出现[685,721]。最初PCO_2在5~10mmHg急剧降低时ICP会减少25%~30%[685]。PCO_2应保持25~35mmHg之间。在意识水平下降的患者血气分析时应监测毛细血管血氧饱和度。过度换气引起的ICP降低效应是暂时的，仅持续1~2天[722]。大多数患者可能需要使用镇静和箭毒样的药物来适当的控制机械通气。不考虑原因，减少头部血液量会降低ICP。即使没有重要血管扩张或阻塞，减少颅内静脉血液量也会使颅内减压。

在梗死和血肿的急性期往往伴随着相当明显的水肿。脑水肿的两个基本类型是血管源性和细胞毒性[723]。间质内或细胞外的水常被认为是血管源性水肿[724]。这种血管源性水肿对渗透性利尿剂是有反应的,如甘露醇和甘油。甘油是一种有效的渗透性脱水剂,可降低 ICP,既可口服也可静脉应用[725-727]。当静脉应用时,应每 2 个小时用一次,口服时可每隔 4~6 小时用一次[685]。甘油是由甘油纯化得到的。甘油是非处方药,不被吸收,由粪便排出体外。对于出院后仍存在脑水肿的患者,甘油是非常有用的药品。

20%~25% 的甘露醇一直是最常见的用来降低 ICP 的渗透剂。虽然剂量不同,但是常用的初始甘露醇剂量为 0.75~1g/kg,以后根据 ICP 的情况每 3~5 小时按 0.25~0.5g/kg 应用[685]。0.25 g/kg 的低剂量降低 ICP 的效果与高剂量相同,但低剂量的作用持续时间短[685,728]。甘露醇也可以直接改善血肿周围的微循环灌注。最近许多神经科重症医务人员已经开始使用高渗盐水(约 23% 溶液)来减轻脑水肿。这一治疗方法已有效地扭转了脑疝的症状并可以被患者耐受[729-732]。抬高患者头部和应用巴比妥酸盐也可以降低 ICP。脑血肿并有颅内压升高的患者应该保持坐位。

激素的有效性尚待争议,但是大部分研究都表明激素对于脑出血和梗死的患者是没有益处的[685]。血肿周围常伴有血管源性水肿。许多临床医师对脑内有大血肿的患者都应用甘露醇。然而,理论上认为当继续出血和血肿体积增加时高渗透剂可能会渗透入血肿[733]。

另一种脑水肿是所谓的细胞毒性水肿,它是细胞肿胀引起的,所以水在细胞内[723]。大部分脑缺血病人的脑水肿是细胞内水肿,而且对激素反应不敏感[734]。细胞毒性水肿是急性脑梗死病人病灶 DWI-MRI 成像的主要原理。格列本脲对细胞毒性水肿的疗效据说可被 DWI-MRI 成像证实。缺血也能产生血管源性水肿。缺血也可会引起血管源性的水肿,这一现象会延迟出现,然而,当脑细胞坏死时机体就会释放某些物质增加血 - 脑屏障的通透性从而引起细胞外水肿。

不论是血管源性水肿还是细胞毒性水肿,脑组织的再灌注都会加重其程度[723,735]。当脑供血动脉发生堵塞引起脑缺血时,毛细血管和小静脉血管都可能会受损伤。当这部分区域发生再灌注时,由于血管内皮和基底膜的损伤,受损的毛细血管会有渗出。脑水肿和脑出血的加重是应用溶栓药物治疗后的潜在并发症。再灌注会带来或增加循环中的物质如兴奋性的毒素类、Ca^{2+},这些物质可能会加重细胞损伤并导致更严重的细胞毒性水肿[3]。

临床试验还未能够显示激素对于缺血性或原发性幕上脑出血的有效性[685,733,736-738]。大部分权威人士都不推荐对脑梗死的患者应用激素。除了大面积脑梗死、预后很渺茫外,脑水肿对于大部分患者并不是很重要。对于这些患者,体温过低有助于控制水肿程度,去骨瓣减压术去除水肿的机械压迫起着救命的作用。戏剧性的,明显的水肿往往会出现在部分年轻的患者,尽管其梗死看起来非常局限。在这种情况下,渗透剂和激素可能是有帮助的。

近来,重症监护室的医师已经开始喜欢用高渗盐水而不是甘露醇[685,739]。静脉注射含 1.25%~3% 盐水的溶液虽然起效慢但是可以产生持久有效的渗透压梯度。相反,推注不同浓度的盐水(比如 23.4% 或 10%)比甘露醇可能更有用[713,732,740-743]。静脉炎是应用高渗盐水的一个副作用,除非应用特殊的套管针。充血性心力衰竭也是扩容的一个并发症[741,743]。

移除梗死和水肿的脑组织被应用到脑疝或 ICP 增高患者的外科减压术中。大部分患者的脑梗死都累及到了小脑并压迫脑干和第四脑室[744-747]。梗死的小脑如同一个血肿一样在后颅凹这样一个相对狭小且封闭的腔隙内产生了严重的占位效应。半侧颅骨切除术已被越来越多的用于治疗大面积脑梗死患者[640,748-753]。半侧颅骨切除术会去除一个大约 12cm 的大骨片,通常这个骨片包括额叶、顶叶、颞叶和部分枕骨鳞状骨瓣[750]。手术中硬脑膜被打开并用硬脑膜补片来封闭。

起初,手术仅限于有大面积右侧大脑半球梗死的患者,这是因为一般来说左侧大脑半球大面积梗死的幸存者仍将遗留不能救治的失语和右侧偏瘫[748]。最初的手术仅对有明显脑组织移位和处于昏睡状态的患者实施,后来一些研究发现手术对于大面积梗死的患者最好能在脑疝发生前进行[748,749,751-753]。一系列令人惊喜的结果在左侧大脑半球大面积脑梗死患者中也发生了[640,749,750]。大脑中动脉供血区域梗死的患者预后是相当差的[754],因此对于这些患者积极的治疗是必要的,特别是对于那些年轻的既往身体健康的患者。在一个对 3 项试验的汇总分析中[755],134 例 60 岁或更年轻的大面积脑梗死患者被纳入,手术是救命性的,手术组患者的死亡率是 22% 而非手术组死亡率为 64%。大多数患者都活下来了,伴有中到重度残疾,但手术也确实增加了患者有一个非伤残的结局的可能,38% 比 25%。有时候,即使那些有颞叶沟回疝形成的患者,手术效果也都很好,并在急性过度换气和随之应用甘露醇后都会存活[748,749,751-753,756]。但是,伦理问题仍然存在,因为个人和家庭对于选择带有严重残疾生存或者平静的没有痛苦的死去有不同的个人意见[757]。

脑积水可能是脑室引流系统阻塞造成的,最常见的是中脑导水管或第四脑室水平阻塞或由于血液和血液中的物质阻塞脑膜,引起脑脊液吸收障碍造成的。在蛛网膜下腔出血(SAH)患者,早期脑室可能会扩大,部分患者会发展为持续的脑积水[758]。仅很少一部分的SAH患者需要做脑室分流术,因为大部分患者的脑积水都是暂时的。对其他部分患者反复的腰椎穿刺和应用乙酰唑胺来减少脑脊液产生是有效的。大面积脑梗死和出血会压迫第四脑室从而导致阻塞性脑积水[744,759]。在那种情况下引入一个脑室排泄管道或分流器会挽救生命,并且部分患者不需要直接进行后颅凹的创伤性手术就可以恢复[759]。对大面积脑梗死患者,是否进行脑室引流或去除大部分梗死组织取决于每个病人的临床和影像结果[747,760,761]。

促进恢复

前面几部分探讨了预防和减少缺血性脑损伤,如果损害已经发生和梗死或出血已经存在了怎么办?因为人群中70岁以上的人数正在迅速的增加,所以在接下来的几十年中卒中的发生率预计将会有相当大的增加[762-764]。到2020年,卒中将会占疾病总的负担的6.2%[765]。即使急性脑梗死和脑出血的患者得到最佳的治疗,许多患者仍会遗留脑损伤。是否有药物或治疗可以改善功能或最大程度地促进或加速功能的恢复?功能磁共振fMRI和经颅磁刺激TMS大大便利了脑损伤恢复的研究。干细胞研究引发了对于神经系统可塑性和再生的研究的热潮。这些研究和技术的进步已经引起了对于神经恢复研究和临床上的兴趣[766-768]。在此将简要叙述便于恢复的不同策略,在第20章将会就此主题进行更详细的讨论。我在本章不会讨论标准的物理或专业的治疗方法,而会就正在被推行和研究的新疗法进行讨论。

最热门的促进恢复的新研究是关于原始干细胞移植到卒中患者体内的[769-771]。早期的动物移植实验发现移植的神经元只有在他们执行轴索连接功能之前的未成熟阶段植入才能存活并有活性。在人的初步研究发现,用从人睾丸生殖细胞直接来源的人类有丝分裂后的神经元样细胞(NT2N)植入

已经梗死和出血的纹状体,已经显示出了将这些干细胞植入人体内的可行性[769,770,772,773]。给予这些病人环孢素来免疫抑制。一些病人情况似乎有改善[772,773],还没有出现大的安全问题。随后几年的研究证实,注入血管的祖细胞可以通过血脑屏障并迁移到梗死灶。更无创的控制干细胞的方法仍在探索当中,包括IA或者骨髓基质细胞的简易静脉注射[774-776]。研究人员也在探索取出病人自己的细胞并将它们提取干细胞成分然后体外增殖。这种策略将避免免疫抑制。

卒中患者的干细胞研究显然是非常初步的。但原始胚胎细胞用于移植时常含有丰富的生长因子,后者可以刺激内源性神经组织增殖。研究人员正在探索骨髓基质细胞[769,770,777-779]和人脐带血[770,772,778]作为潜在的移植细胞和相应生长因子来源的可能性。这里有很多问题[771]:①什么时间移植?如果移植太早,缺血可能降低植入物的生长潜能,而且细胞因子和淋巴细胞可能会影响植入。同样移植后的效果在急性期常不明显,这使得患者和医师在卒中发作后选择这样一种试验性的治疗变得不太可能,而在卒中发作后的数周或数月进行移植可能不十分有效且可能为时已晚。②什么样的细胞可以作为供源,需要多少细胞?③什么样的卒中?梗死仅限于一个区域(如壳核)的患者是唯一的被选择者吗?如果许多不同分化的神经细胞(皮质、壳核、海马等)梗死,移植还有效吗?梗死的大小怎么要求?如果梗死主要累及白质或累及像穿行于内囊那样的重要白质传导束呢?④该使用哪种路线?IV,IA,脑室内,或直接进入卒中部位?诱导脑与祖细胞的可塑性,随着最近与磁和电刺激的发展[780]已成为一个具有广阔前景的研究领域。

促进功能恢复的另外一个方法,用一句谚语来说就是“用进废退”。刺激卒中损坏的大脑区域可能促进其可塑性,且能促使其他区域对损坏的区域进行功能代偿。研究人员已经发现限制患者使用正常的肢体可以迫使使用偏瘫的肢体[781-783]。起初就有研究探讨了对卒中后急性期治疗学上干预正常肢体使用的效果,最长随访达12个月[781]。2001年1月到2003年1月期间,一项多中心大规模的临床试验在7个美国学术中心被开展,被命名为肢体约束诱导治疗评价(EXCITE),共纳入222个主要患缺血性卒中的患者[782]。被纳入限制 - 人工运动治疗组(n=106)的参与者在进行偏瘫手臂治疗时给相对受影响较小的手佩戴连指手套,另一组(n=116)

则接收常规护理即从在急性期卒中康复到药物治疗到理疗干预。在那些卒中 3~9 个月的患者中,患肢的限制和物理治疗是有显著的意义的,并在临床上肢体运动功能改善持续至少 1 年[782]。

有研究者还检测过轻瘫肢体对感觉和感觉运动刺激的反应性。一项研究检测了卒中后上肢的重复感觉运动训练后的效果[784,785]。连续 100 例卒中患者被随机分配到每天接受额外上臂感觉运动刺激的试验组和对照组。治疗周期共 6 周,在治疗前后及卒中后的 6 个月和 12 个月对患者进行评估。在随访的第 5 年,在功能测试组较对照组有显著差异,支持接受早期、重复及针对性的偏瘫肢体刺激治疗。卒中后急性期上肢的额外刺激对运动功能的恢复具有临床意义并对健康有长期的有益作用[784]。另一项研究显示用 100Hz 电流刺激有慢性卒中后神经功能缺陷的患者手指表面,可以改善受累肢体使用器具的能力[786,787]。许多不同类型的感觉传入 - 视觉运动、颈部本体感觉、前庭和体感,对卒中后的忽视有改善[786,787]。

另一种尝试促进功能恢复的方法是直接刺激大脑[780,788-792]。重复经颅磁刺激(rTMS)对大脑皮层兴奋性具有潜在的长远的影响。研究者已经开始寻找 rTMS 对促进恢复的潜在价值。rTMS 的抑制和异化效应取决于刺激的频率范围。当最初应用到初级运动皮层 M1 时,低频(5~20Hz)刺激会增加皮层的兴奋性。有两项研究发现,将低频 rTMS 应用到脑梗死对侧的运动皮层后会改善手被卒中影响的运动功能[789,790]。研究者认为抑制梗死对侧的性大脑的兴奋性会利于梗死大脑半球的兴奋性的释放[789,790]。也有研究发现用频率为 3Mz[791] 和 10Mz[792] 的磁刺激在梗死侧大脑运动皮层进行刺激,将促进对侧瘫痪手的功能恢复。通常 rTMS 会与常规的标准物理和专业治疗同时实施。

直流电刺激可以有类似磁刺激的效果[793-795]。经颅直流电刺激(TDCS)也可以实现经颅刺激。恒定的低振幅的直流电流通过表面安装方式传递到大脑皮层[793],对脑组织是激活或抑制作用取决于直流电刺激是阳极或阴极。阳极刺激使大脑活动和兴奋性增加而阴极刺激抑制大脑活动。患者不能判断电流是开启或关闭。初步研究表明直流电刺激能改善患肢的运动[793-795]。目前直接电流刺激与其他康复疗法同时进行促进复苏的方案正在测试中。

药物介入治疗也曾被探索研究过。卒中相关损伤影响了神经细胞分泌神经传导递质和对递质的应答能力。一种常用的方法是试图通过替换受损区域活跃的神经递质来恢复其功能。以这种方法进行的研究大部分都是无对照的试验或小的试验。给予帕金森病人左旋多巴来补足病人因黑质纹状体体变性导致的体内多巴胺耗竭状态。乙酰胆碱类药物已经被尝试给予胆碱能缺乏的阿尔茨海默病患者。由此,一部分临床医师已经尝试在卒中患者应用神经递质。对于情感淡漠和木僵的双侧正中丘脑梗死的患者,给予多巴胺受体激动剂溴隐亭后,患者自发动作和睡眠状态得到了改善[796]。另一例患者被纳入研究时已是左额叶出血后失语 3 年半了,经治疗语言变的流畅了而且说话停顿次数减少[797]。其他一些小的研究发现使用溴隐亭平均剂量为 30mg,单独或与卡巴多巴或帕金宁合用可以改善 Broca 失语和经皮质运动性失语患者语言的流畅性[798,799]。溴隐亭对于右侧额顶叶和纹状体梗死患者的左侧空间忽视也同样有效[799]。应用溴隐亭可改善忽视和注意力减退,但是撤药时会加重症状。溴隐亭和利舒脲已被有效地用于治疗四例退行性病变和卒中导致的意志缺乏患者[800]。上述所有情况下,溴隐亭大概可能没有组织修复的能力,它只是促进了功能的改善。

安非他明也被用来促进恢复和增强功能。在 Feeney 等[801,802]完成动物实验发现安非他明加上运动活动可以加速大鼠平衡木行走能力的恢复后,一些研究者就开始尝试在卒中患者用安非他明[787,803-807]。在实验大鼠,无论是生理盐水(低血容量大鼠,用作对照组)还是安非他明单独都不能促进的感觉运动皮质损伤后的恢复。而联合用 2mg/kg 剂量的安非他明和持续的平衡木行走锻炼是必需的[804,805]。相反,给予动物氟哌啶醇后动物表现远远不及对照组。对实验性感觉运动皮质损伤来说安非他明同样有促进功能恢复的功效[801,802]。在实验性感觉运动皮质病灶的动物中,安非他明在促进功能康复方面也有效[806]。早期人体试验,与安慰剂对照组相比右旋 - 安非他明和物理疗法会加快恢复速度[804]。必须早期给予安非他明才有效。当给予正常人 10mg 右旋 - 安非他明并随之进行训练后手的功能得到改善,而单独的训练是达不到的[808]。另有一项研究,给予一些正常年轻志愿者单一剂量的选择性去甲肾上腺素再摄取抑制剂后用 TMS 监测发现运动技能和皮质运动兴奋性增加[809]。目前尚不清楚当于运动锻炼联合应用时安非他明是具有促进恢复功能的作用还是只是一般的刺激作用[810]。

安非他明的调节可能只是长时程增强细胞功能或仅仅是非特异性刺激较正常差的细胞。

有些药物具有延缓恢复的功能,氟哌啶醇就对恢复有明确的负面影响[802]。同样,可以增强 γ- 氨基丁酸传递的药物如地西泮,就可能增强抑制作用并延缓恢复[810]。卒中患者往往会应用多种药物[811,812]。有些是在卒中前用的,有些是卒中后为了治疗各种症状和身体状态而用的。总的来说,所有药物对恢复的短期和长期的综合作用虽然没有被很好的研究过,但是非常重要[812,813],应尽可能避免应用镇静药、抗惊厥药、氟哌啶醇和阿片类。

脑机接口提供了一种改善患者功能的替代方式,使患者通过意识控制人工假体或者通过替代通路控制他们自己的肢体[814,815]。

结论和准则

卒中是一种复杂的疾病。处理应包括:①卒中和全身动脉粥样硬化的风险评估和卒中预防策略;②快速的临床评估和诊断;③快速完成大脑和血管成像和血液检查,④血压和体液平衡的管理;⑤急性卒中期的药物或外科治疗(或两者);⑥早期康复技术的使用;⑦监测和治疗,以防止常见的卒中并发症(如误吸、静脉血栓形成、泌尿系和肺部感染、褥疮);⑧对于卒中的特殊问题和常规情况向病人及其家属宣教。

由于卒中患者往往会出现与第一次卒中原因不同的第二次和第三次卒中[816],所有患者必须严格的筛查所有可能导致卒中的情况。必须要考虑到预防所有可能的已知风险[817]。

卒中治疗领域发展如此之快,我已经总结了许多抽象的理论和研究性策略。我建议临床医师在准备治疗卒中和脑血管病时可以采用如下准则:

1. 早期开始预防。在住院期间对患者及其家属进行卒中危险因素和其控制的宣教。

2. 治疗急性卒中,预防再次复发,康复训练在住院期间和恢复阶段均需进行。

3. 防止常见的卒中并发症,例如深静脉血栓、误吸,血容量不足、压迫性的褥疮、挛缩和泌尿道感染。这些问题预防比治疗更容易。

4. 通过分析患者个体的发病机制和病理生理来计划治疗急性卒中,实时出现的症状不应该是唯一的指导治疗的因素。

5. 临床医师应该确定血管损伤的部位和严重性、血液状态和凝血功能、大脑的状态(如正常、木僵或不可逆性损害)

6. 仔细的明确每一个卒中患者问题所在。卒中是血管性疾病,其诊断涉及寻找心脑血管和血液系统问题。明确的诊断具有很大的内在价值。这样才能够评价预后和指导合理的治疗。

7. 当没有脑损伤或缺血是最近发生和可能逆转时,应通过动脉内膜切除术或溶栓来解除血管闭塞。

8. 通过药物防止血栓形成、播散和栓塞是可能的。通过应用肝素、类肝素及华法林类等抗凝血药来改变血小板的聚集和黏附。建议应用抗血小板聚集药物(如阿司匹林)以防止白色血栓以及用肝素、华法林来消除红色血栓。

9. 抗凝治疗对急性大动脉闭塞可能有用。抗凝治疗需要处方使用[4-8]。对一些有动脉重度狭窄与慢性心脏病产生血流淤滞和机械瓣膜的患者,长期抗凝治疗是必要的。

10. 在卒中急性期尽可能增加缺血区域的血流量。避免脑梗死期血压过度的降低和血容量不足。

11. 卒中患者的心脏疾病和死亡率高。要始终考虑到患者的心脏和脑血液供应情况。

这些一般治疗方法和策略将在本书的第2篇(卒中综合征)和第3篇(预防、并发症和康复)中展开论述。

(赵琳 石光 王子璇 周怡茉 张心邈 叶娜 米东华 王力群 邰宏飞 李楠 译 杜万良 校)

参考文献

1. Caplan LR. Evidence based medicine: Concerns of a clinical neurologist. *J Neurol Neurosurg Psychiatry*. 2001;**71**:569–574

2. Thibault GE. Too old for what? *N Engl J Med*. 1993;**328**:946–950

3. Caplan LR. Reperfusion of ischemic brain: Why and why not? In W Hacke GDZ, M Hirschberg, eds. *Thrombolytic therapy in acute ischemic stroke*. Berlin: Springer; 1991:36–45

4. Pan J, Konstas A-A, Bateman B, Ortolano G, Pile-Spellman J. Reperfusion injury following cerebral ischemia: Pathophysiology, MR imaging, and potential therapies. *Neuroradiology*. 2007;**49**:93–102

5. Albers GW, Thijs VN, Wechsler L, Kemp S, Schlaug G, Skalabrin E, et al. Magnetic resonance imaging profiles predict clinical response to early

reperfusion: The diffusion and perfusion imaging evaluation for understanding stroke evolution (DEFUSE) study. *Ann Neurol.* 2006;**60**:508–517

6. Caplan LR. Are terms such as completed stroke or RIND of continued usefulness? *Stroke.* 1983;**14**:431–433

7. Caplan LR. TIAs: We need to return to the question, "What is wrong with Mr Jones?" *Neurology.* 1988;**38**:791–793

8. Cebul RD, Snow RJ, Pine R, Hertzer NR, Norris DG. Indications, outcomes, and provider volumes for carotid endarterectomy. *JAMA.* 1998;**279**:1282–1287

9. Wennberg DE, Lucas FL, Birkmeyer JD, Bredenberg CE, Fisher ES. Variation in carotid endarterectomy mortality in the medicare population: Trial hospitals, volume, and patient characteristics. *JAMA.* 1998;**279**:1278–1281

10. Robinson RG, Spalletta G. Poststroke depression: A review. *Can J Psychiatry.* 2010;**55**:341–349

11. Robinson RG, Lipsey JR, Price TR. Diagnosis and clinical management of post-stroke depression. *Psychosomatics.* 1985;**26**:769–772, 775–768

12. Alberts MJ, Hademenos G, Latchaw RE, Jagoda A, Marler JR, Mayberg MR, et al. Recommendations for the establishment of primary stroke centers. Brain attack coalition. *JAMA.* 2000;**283**:3102–3109

13. Alberts MJ, Latchaw RE, Selman WR, Shephard T, Hadley MN, Brass LM, et al. Recommendations for comprehensive stroke centers: A consensus statement from the brain attack coalition. *Stroke.* 2005;**36**:1597–1616

14. Song S, Saver J. Growth of regional acute stroke systems of care in the United States in the first decade of the 21st century. *Stroke.* 2012;**43**:1975–1978

15. Indredavik B, Slordahl SA, Bakke F, Rokseth R, Haheim LL. Stroke unit treatment. Long-term effects. *Stroke.* 1997;**28**:1861–1866

16. Diez-Tejedor E, Fuentes B. Acute care in stroke: Do stroke units make the difference? *Cerebrovasc Dis.* 2001;**11** Suppl 1:31–39

17. Birbeck GL, Zingmond DS, Cui X, Vickrey BG. Multispecialty stroke services in California hospitals are associated with reduced mortality. *Neurology.* 2006;**66**:1527–1532

18. Leys D, Ringelstein EB, Kaste M, Hacke W. The main components of stroke unit care: Results of a European expert survey. *Cerebrovasc Dis.* 2007;**23**:344–352

19. Candelise L, Gattinoni M, Bersano A, Micieli G, Sterzi R, Morabito A. Stroke-unit care for acute stroke patients: An observational follow-up study. *Lancet.* 2007;**369**:299–305

20. Stroke Unit Trialists' Collaboration. Organised inpatient (stroke unit) care for stroke. *Cochrane Database Syst Rev.* 2013;**9**: CD000197

21. Indredavik B, Bakke F, Solberg R, Rokseth R, Haaheim LL, Holme I. Benefit of a stroke unit: A randomized controlled trial. *Stroke.* 1991;**22**:1026–1031

22. Stroke Unit Trialists' Collaboration. Collaborative systematic review of the randomised trials of organised inpatient (stroke unit) care after stroke. *BMJ.* 1997;**314**:1151–1159

23. Stroke Unit Trialists' Collaboration. How do stroke units improve patient outcomes? A collaborative systematic review of the randomized trials. *Stroke.* 1997;**28**:2139–2144

24. Xian Y, Holloway RG, Chan PS, Noyes K, Shah MN, Ting HH, et al. Association between stroke center hospitalization for acute ischemic stroke and mortality. *JAMA.* 2011;**305**:373–380

25. Caplan LR, Sergay S. Positional cerebral ischaemia. *J Neurol Neurosurg Psychiatry.* 1976;**39**:385–391

26. Toole JF. Effects of change of head, limb and body position on cephalic circulation. *N Engl J Med.* 1968;**279**:307–311

27. Wojner-Alexander AW, Garami Z, Chernyshev OY, Alexandrov AV. Heads down: Flat positioning improves blood flow velocity in acute ischemic stroke. *Neurology.* 2005;**64**:1354–1357

28. Favilla CG, Mesquita RC, Mullen M, Durduran T, Lu X, Kim MN, et al. Optical bedside monitoring of cerebral blood flow in acute ischemic stroke patients during head-of-bed manipulation. *Stroke.* 2014;**45**:1269–1274

29. Rordorf G, Cramer SC, Efird JT, Schwamm LH, Buonanno F, Koroshetz WJ. Pharmacological elevation of blood pressure in acute stroke. Clinical effects and safety. *Stroke.* 1997;**28**:2133–2138

30. Hillis AE, Ulatowski JA, Barker PB, Torbey M, Ziai W, Beauchamp NJ, et al. A pilot randomized trial of induced blood pressure elevation: Effects on function and focal perfusion in acute and subacute stroke. *Cerebrovasc Dis.* 2003;**16**:236–246

31. Chalela JA, Dunn B, Todd JW, Warach S. Induced hypertension improves cerebral blood flow in acute ischemic stroke. *Neurology.* 2005;**64**:1979

32. Hillis AE, Kane A, Tuffiash E, Ulatowski JA, Barker PB, Beauchamp NJ, et al. Reperfusion of specific brain regions by raising blood pressure restores selective language functions in subacute stroke. *Brain Lang.* 2001;**79**:495–510

33. Lehv MS, Salzman EW, Silen W. Hypertension complicating carotid endarterectomy. *Stroke.* 1970;**1**:307–313

34. Holton P, Wood JB. The effects of bilateral removal of the carotid bodies and denervation of the carotid sinuses in two human subjects. *J Physiol.* 1965;**181**:365–378

35. Breen JC, Caplan LR, DeWitt LD, Belkin M, Mackey WC, O'Donnell TP. Brain edema after carotid surgery. *Neurology.* 1996;**46**:175–181

36. Caplan LR, Skillman J, Ojemann R, Fields WS. Intracerebral hemorrhage following carotid endarterectomy: A hypertensive complication? *Stroke.* 1978;**9**:457–460

37. Ogasawara K, Sakai N, Kuroiwa T, Hosoda K, Iihara K, Toyoda K, et al. Intracranial hemorrhage associated with cerebral hyperperfusion syndrome following carotid endarterectomy and carotid artery stenting: Retrospective review of 4494 patients. *Journal of Neurosurgery.* 2007;**107**:1130–1136

38. North American Symptomatic Carotid Endarterectomy Trial Collaborators. Beneficial effect of carotid endarterectomy in symptomatic patients with high-grade carotid stenosis. *N Engl J Med.* 1991;**325**:445–453

39. European Carotid Surgery Trialists' Collaborative Group. MRC European Carotid Surgery Trial: Interim results for symptomatic patients with severe (70–99%) or with mild (0–29%) carotid stenosis. *Lancet.* 1991;**337**:1235–1243

40. Brott TG, Halperin JL, Abbara S, Bacharach JM, Barr JD, Bush RL, et al. ASA/ACCF/AHA/AANN/AANS/ACR/ASNR/CNS/SAIP/SCAI/SIR/SNIS/SVM/SVS Guideline on the management of patients with extracranial carotid and vertebral artery

disease: Executive summary. *Circulation.* 2011;**124**:489–532

41. Barnett HJ, Taylor DW, Eliasziw M, Fox AJ, Ferguson GG, Haynes RB, et al. Benefit of carotid endarterectomy in patients with symptomatic moderate or severe stenosis. North American Symptomatic Carotid Endarterectomy Trial collaborators. *N Engl J Med.* 1998;**339**:1415–1425

42. European Carotid Surgery Trialists' Collaborative Group. Randomised trial of endarterectomy for recently symptomatic carotid stenosis: Final results of the MRC European Carotid Surgery Trial (ECST). *Lancet.* 1998;**351**:1379–1387

43. Spetzler RF, Hadley MN, Martin NA, Hopkins LN, Carter LP, Budny J. Vertebrobasilar insufficiency. Part 1: Microsurgical treatment of extracranial vertebrobasilar disease. *J Neurosurg.* 1987;**66**:648–661

44. Kieffer E, Koskas F, Bahnini A, et al. Long-term results after reconstruction of the cervical vertebral artery. In LR Caplan, EG Shifrin, AN Nicolaides, WS Moore, eds. *Cerebrovascular Ischaemia – Investigation and Management.* London: Med-Orion; 1996: 617–625

45. Berguer R, Flynn LM, Kline RA, Caplan LR. Surgical reconstruction of the extracranial vertebral artery: Management and outcome. *J Vasc Surg.* 2000;**31**:9–18

46. Executive Committee for the Asymptomatic Carotid Atherosclerosis Study. Endarterectomy for asymptomatic carotid artery stenosis. *JAMA.* 1995;**273**:1421–1428

47. Halliday A, Mansfield A, Marro J, Peto C, Peto R, Potter J, et al. Prevention of disabling and fatal strokes by successful carotid endarterectomy in patients without recent neurological symptoms: Randomised controlled trial. *Lancet.* 2004;**363**:1491–1502

48. Hopkins LN, Martin NA, Hadley MN, Spetzler RF, Budny J, Carter LP. Vertebrobasilar insufficiency. Part 2. Microsurgical treatment of intracranial vertebrobasilar disease. *J Neurosurg.* 1987;**66**:662–674

49. Ausman JI, Diaz FG, Pearce JE, de los Reyes RA, Leuchter W, Mehta B, et al. Endarterectomy of the vertebral artery from C2 to posterior inferior cerebellar artery intracranially. *Surg Neurol.* 1982;**18**:400–404

50. Meyer FB, Piepgras DG, Sundt TM, Jr., Yanagihara T. Emergency embolectomy for acute occlusion of the middle cerebral artery. *J Neurosurg.* 1985;**62**:639–647

51. Kerber C W, Cromwell L D, Loehden O L. Catheter dilatation of proximal carotid stenosis during distal bifurcation endarterectomy. *AJNR Am J Neuroradiol.* 1980;**1**:348–349

52. Kachel R. Results of balloon angioplasty in the carotid arteries. *J Endovasc Surg* 1996;**3**:22–30

53. Caplan LR, Meyers PM, Schumacher HC. Angioplasty and stenting to treat occlusive vascular disease. *Rev Neurol Dis.* 2006;**3**:8–18

54. Wholey MH, Wholey M, Mathias K, Roubin GS, Diethrich EB, Henry M, et al. Global experience in cervical carotid artery stent placement. *Catheter Cardiovasc Interv.* 2000;**50**:160–167

55. Roubin GS, New G, Iyer SS, Vitek JJ, Al-Mubarak N, Liu MW, et al. Immediate and late clinical outcomes of carotid artery stenting in patients with symptomatic and asymptomatic carotid artery stenosis: A 5-year prospective analysis. *Circulation.* 2001;**103**:532–537

56. Crawley F, Clifton A, Buckenham T, Loosemore T, Taylor RS, Brown MM. Comparison of hemodynamic cerebral ischemia and microembolic signals detected during carotid endarterectomy and carotid angioplasty. *Stroke.* 1997;**28**:2460–2464

57. Eckert B, Thie A, Valdueza J, Zanella F, Zeumer H. Transcranial Doppler sonographic monitoring during percutaneous transluminal angioplasty of the internal carotid artery. *Neuroradiology.* 1997;**39**:229–234

58. Markus HS, Clifton A, Buckenham T, Brown MM. Carotid angioplasty. Detection of embolic signals during and after the procedure. *Stroke.* 1994;**25**:2403–2406

59. McCleary AJ, Nelson M, Dearden NM, Calvey TA, Gough MJ. Cerebral haemodynamics and embolization during carotid angioplasty in high-risk patients. *Br J Surg.* 1998;**85**:771–774

60. Ribo M, Molina CA, Alvarez B, Rubiera M, Alvarez-Sabin J, Matas M. Transcranial Doppler monitoring of transcervical carotid stenting with flow reversal protection: A novel carotid revascularization technique. *Stroke.* 2006;**37**:2846–2849

61. Hofmann R, Niessner A, Kypta A, Steinwender C, Kammler J, Kerschner K, et al. Risk score for peri-interventional complications of carotid artery stenting. *Stroke.* 2006;**37**:2557–2561

62. Endovascular versus surgical treatment in patients with carotid stenosis in the Carotid and Vertebral Artery Transluminal Angioplasty Study (CAVITAS): A randomised trial. *Lancet.* 2001;**357**:1729–1737

63. Brown MM. Vascular Surgical Society of Great Britain and Ireland: Results of the Carotid and Vertebral Artery Transluminal Angioplasty Study. *Br J Surg.* 1999;**86**:710–711

64. Coward LJ, McCabe DJ, Ederle J, Featherstone RL, Clifton A, Brown MM. Long-term outcome after angioplasty and stenting for symptomatic vertebral artery stenosis compared with medical treatment in the Carotid and Vertebral Artery Transluminal Angioplasty Study (CAVITAS): A randomized trial. *Stroke.* 2007;**38**:1526–1530

65. Ederle J, Bonati LH, Dobson J, Featherstone RL, Gaines PA, Beard JD, et al. Endovascular treatment with angioplasty or stenting versus endarterectomy in patients with carotid artery stenosis in the Carotid and Vertebral Artery Transluminal Angioplasty Study (CAVITAS): Long-term follow-up of a randomised trial. *Lancet Neurol.* 2009;**8**:898–907

66. Bonati LH, Ederle J, McCabe DJ, Dobson J, Featherstone RL, Gaines PA, et al. Long-term risk of carotid restenosis in patients randomly assigned to endovascular treatment or endarterectomy in the Carotid and Vertebral Artery Transluminal Angioplasty Study (CAVATAS): Long-term follow-up of a randomised trial. *Lancet Neurol.* 2009;**8**:908–917

67. Yadav JS, Wholey MH, Kuntz RE, Fayad P, Katzen BT, Mishkel GJ, et al. Protected carotid-artery stenting versus endarterectomy in high-risk patients. *N Engl J Med.* 2004;**351**:1493–1501

68. Ringleb PA, Allenberg J, Bruckmann H, Eckstein HH, Fraedrich G, Hartmann M, et al. 30 day results from the space trial of stent-protected angioplasty versus carotid endarterectomy in symptomatic patients: A randomised non-inferiority trial. *Lancet.* 2006;**368**:1239–1247

69. Mas JL, Chatellier G, Beyssen B, Branchereau A, Moulin T, Becquemin JP, et al. Endarterectomy versus stenting in patients with symptomatic severe carotid stenosis. *N Engl J Med.* 2006;**355**:1660–1671

70. Qureshi AI. Carotid angioplasty and stent placement after EVA-3S trial. *Stroke.* 2007;**38**:1993–1996

71. Brott TG, Hobson RW, 2nd, Howard G, Roubin GS, Clark WM, Brooks W, et al. Stenting versus endarterectomy for treatment of carotid-artery stenosis. *N Engl J Med.* 2010;**363**:11–23

72. Voeks JH, Howard G, Roubin GS, Malas MB, Cohen DJ, Sternbergh WC, 3rd, et al. Age and outcomes after carotid stenting and endarterectomy: The Carotid Revascularization Endarterectomy Versus Stenting Trial. *Stroke.* 2011;**42**:3484–3490

73. Choi JC, Johnston C, Kim AS. Early outcomes after carotid artery stenting compared with endarterectomy for asymptomatic carotid stenosis. *Stroke* 2015;**46**:120–125

74. Hadjipetrou P, Cox S, Piemonte T, Eisenhauer A. Percutaneous revascularization of atherosclerotic obstruction of aortic arch vessels. *J Am Coll Cardiol.* 1999;**33**:1238–1245

75. Motarjeme A. Percutaneous transluminal angioplasty of supra-aortic vessels. *J Endovasc Surg.* 1996;**3**:171–181

76. Wada T, Takayama K, Taoka T, Nakagawa H, Myouchin K, Miyasaka T, et al. Long-term treatment outcomes after intravascular ultrasound evaluation and stent placement for atherosclerotic subclavian artery obstructive lesions. *Neuroradiol J.* 2014;**27**:213–221

77. Henry M, Amor M, Henry I, Ethevenot G, Tzvetanov K, Chati Z. Percutaneous transluminal angioplasty of the subclavian arteries. *J Endovasc Surg.* 1999;**6**:33–41

78. Schillinger M, Haumer M, Schillinger S, Ahmadi R, Minar E. Risk stratification for subclavian artery angioplasty: Is there an increased rate of restenosis after stent implantation? *J Endovasc Ther.* 2001;**8**:550–557

79. Chastain HD, 2nd, Campbell MS, Iyer S, Roubin GS, Vitek J, Mathur A, et al. Extracranial vertebral artery stent placement: In-hospital and follow-up results. *J Neurosurg.* 1999;**91**:547–552

80. Piotin M, Spelle L, Martin JB, Weill A, Rancurel G, Ross IB, et al. Percutaneous transluminal angioplasty and stenting of the proximal vertebral artery for symptomatic stenosis. *AJNR Am J Neuroradiol.* 2000;**21**:727–731

81. Higashida R, Tsai F, Halbach V, Dowd C, Hieshima G. Transluminal angioplasty, thrombolysis, and stenting for extracranial and intracranial cerebral vascular disease. *Journal of Interventional Cardiology.* 1996;**9**:245–255

82. SSYLVIA Study Investigators. Stenting of symptomatic atherosclerotic lesions in the vertebral or intracranial arteries (SSYLVIA): Study results. *Stroke.* 2004;**35**:1388–1392

83. Edgell RC, Zaidat OO, Gupta R, Abou-Chebl A, Linfante I, Xavier A, et al. Multicenter study of safety in stenting for symptomatic vertebral artery origin stenosis: Results from the Society of Vascular and Interventional Neurology Research Consortium. *Journal of Neuroimaging.* 2013;**23**:170–174

84. Meyers PM, Schumacher HC, Tanji K, Higashida RT, Caplan LR. Use of stents to treat intracranial cerebrovascular disease. *Annu Rev Med.* 2007;**58**:107–122

85. Higashida R, Meyers, PM, Connors, JJ 3rd, Sacks D, Strother CM, Barr JD, et al. Intracranial angioplasty and stenting for cerebral atherosclerosis: A position statement of the American Society of Interventional and Therapeutic Neuroradiology, Society of Interventional Radiology, and the American Society of Neuroradiology. *J Vasc Interv Radiol.* 2005;**16**:1281–1285

86. Gress DR, Smith WS, Dowd CF, Van Halbach V, Finley RJ, Higashida RT. Angioplasty for intracranial symptomatic vertebrobasilar ischemia. *Neurosurgery.* 2002;**51**:23–27; discussion 27–29

87. Marks MP, Marcellus M, Norbash AM, Steinberg GK, Tong D, Albers GW. Outcome of angioplasty for atherosclerotic intracranial stenosis. *Stroke.* 1999;**30**:1065–1069

88. Connors JJ, 3rd, Wojak JC. Percutaneous transluminal angioplasty for intracranial atherosclerotic lesions: Evolution of technique and short-term results. *J Neurosurg.* 1999;**91**:415–423

89. Takis C, Kwan ES, Pessin MS, Jacobs DH, Caplan LR. Intracranial angioplasty: Experience and complications. *AJNR Am J Neuroradiol.* 1997;**18**:1661–1668

90. Gomez CR, Misra VK, Liu MW, Wadlington VR, Terry JB, Tulyapronchote R, et al. Elective stenting of symptomatic basilar artery stenosis. *Stroke.* 2000;**31**:95–99

91. Yu W, Smith WS, Singh V, Ko NU, Cullen SP, Dowd CF, et al. Long-term outcome of endovascular stenting for symptomatic basilar artery stenosis. *Neurology.* 2005;**64**:1055–1057

92. Kessler IM, Mounayer C, Piotin M, Spelle L, Vanzin JR, Moret J. The use of balloon-expandable stents in the management of intracranial arterial diseases: A 5-year single-center experience. *AJNR Am J Neuroradiol.* 2005;**26**:2342–2348

93. Marks MP, Marcellus ML, Do HM, Schraedley-Desmond PK, Steinberg GK, Tong DC, et al. Intracranial angioplasty without stenting for symptomatic atherosclerotic stenosis: Long-term follow-up. *AJNR Am J Neuroradiol.* 2005;**26**:525–530

94. Wojak JC, Dunlap DC, Hargrave KR, DeAlvare LA, Culbertson HS, Connors JJ, 3rd. Intracranial angioplasty and stenting: Long-term results from a single center. *AJNR Am J Neuroradiol.* 2006;**27**:1882–1892

95. Henkes H, Miloslavski E, Lowens S, Reinartz J, Liebig T, Kuhne D. Treatment of intracranial atherosclerotic stenoses with balloon dilatation and self-expanding stent deployment (WingSpan). *Neuroradiology.* 2005;**47**:222–228

96. Bose A, Hartmann M, Henkes H, Liu HM, Teng MM, Szikora I, et al. A novel, self-expanding, nitinol stent in medically refractory intracranial atherosclerotic stenoses: The WingSpan study. *Stroke.* 2007;**38**:1531–1537

97. Fiorella D, Levy EI, Turk AS, Albuquerque FC, Niemann DB, Aagaard-Kienitz B, et al. US multicenter experience with the WingSpan stent system for the treatment of intracranial atheromatous disease: Periprocedural results. *Stroke.* 2007;**38**:881–887

98. Chimowitz MI, Lynn MJ, Derdeyn CP, Turan TN, Fiorella D, Lane BF, et al. Stenting versus aggressive medical therapy for intracranial arterial stenosis. *N Engl J Med.* 2011;**365**:993–1003

99. Derdeyn CP, Chimowitz MI, Lynn MJ, Fiorella D, Turan TN, Janis LS, et al. Aggressive medical treatment with or without stenting in high-risk patients with intracranial artery stenosis (SAMMPRIS): The final results of a randomised trial. *Lancet.* 2014;**383**:333–341

100. Zaidat O. VISSIT trial final results. Sixth Annual Meeting of the Society of Vascular and Interventional Neurology. October 26–27, Houston, TX, 2013

101. Liebeskind DS, Cotsonis GA, Saver JL, Lynn MJ, Turan TN, Cloft HJ, et al. Collaterals dramatically alter stroke

risk in intracranial atherosclerosis. *Ann Neurol.* 2011;**69**:963–974

102. Montorsi P, Galli S, Ravagnani PM, Trabattoni D, Fabbiocchi F, Lualdi A, et al. Drug-eluting balloon for treatment of in-stent restenosis after carotid artery stenting: Preliminary report. *J Endovasc Ther.* 2012;**19**:734–742

103. Vajda Z, Aguilar M, Göhringer T, Horváth-Rizea D, Bäzner H, Henkes H. Treatment of intracranial atherosclerotic disease with a balloon-expandable paclitaxel eluting stent. *Clin Neuroradiol.* 2012;**22**:227–233

104. Gupta R, Al-Ali F, Thomas AJ, Horowitz MB, Barrow T, Vora NA, et al. Safety, feasibility, and short-term follow-up of drug-eluting stent placement in the intracranial and extracranial circulation. *Stroke.* 2006;**37**:2562–2566

105. Shuchman M. Trading restenosis for thrombosis? New questions about drug-eluting stents. *N Engl J Med.* 2006;**355**:1949–1952

106. Collen D. On the regulation and control of fibrinolysis. Edward Kowalski memorial lecture. *Thromb Haemost.* 1980;**43**:77–89

107. Sloan MA. Thrombolysis and stroke. Past and future. *Arch Neurol.* 1987;**44**:748–768

108. del Zoppo G, Hosomi, N. Mechanisms of thrombolysis. In P Lyden, ed. *Thrombolytic Therapy for Acute Stroke.* Totowa, NJ: Humana Press; 2005:3–27

109. Meyer JS, Gilroy J, Barnhart MI, Johnson JF. Anticoagulants plus streptokinase therapy in progressive stroke. *JAMA.* 1964;**189**:373

110. Meyer JS GJ, Barnhart ME, Johnson JF. Therapeutic thrombolysis in cerebral thromboembolism: Randomized evaluation of streptokinase. In C Millikan, JP Whisnant, eds. *Cerebral Vascular Disease, Fourth Princeton Conference.* New York, NY: Grune & Stratton; 1965:200–213

111. Del Zoppo GJ. Thrombolytic therapy in cerebrovascular disease. *Stroke.* 1988;**19**:1174–1179

112. Pessin MS, del Zoppo GJ, Furlan AJ. Thrombolytic treatment in acute stroke: Review and update of selected topics. In MA Moskowitz, LR Caplan, eds. *Cerebrovascular Diseases, 19th Princeton Conference, 1994.* Boston, MA: Butterworth-Heinemann; 1995:409–418

113. Caplan LR. *Caplan's Stroke: A Clinical Approach.* Boston, MA: Butterworth-Heinemann; 2000

114. Caplan LR. Thrombolysis 2004: The good, the bad, and the ugly. *Rev Neurol Dis.* 2004;**1**:16–26

115. Grond M, Rudolf J, Schmulling S, Stenzel C, Neveling M, Heiss WD. Early intravenous thrombolysis with recombinant tissue-type plasminogen activator in vertebrobasilar ischemic stroke. *Arch Neurol.* 1998;**55**:466–469

116. Wardlaw JM, Murray V, Berge E, Del Zoppo GJ. Thrombolysis for acute ischaemic stroke. *Cochrane Database Syst Rev.* 2009:CD000213

117. Sandercock P, Wardlaw JM, Lindley RI, Dennis M, Cohen G, Murray G, et al. The benefits and harms of intravenous thrombolysis with recombinant tissue plasminogen activator within 6 h of acute ischaemic stroke (The Third International Stroke Trial [IST-3]): A randomised controlled trial. *Lancet.* 2012;**379**:2352–2363

118. Hacke W, Kaste M, Fieschi C, Toni D, Lesaffre E, von Kummer R, et al. Intravenous thrombolysis with recombinant tissue plasminogen activator for acute hemispheric stroke. The European Cooperative Acute Stroke Study (ECASS). *JAMA.* 1995;**274**:1017–1025

119. Fisher M, Pessin MS, Furian AJ. ECASS: Lessons for future thrombolytic stroke trials. European Cooperative Acute Stroke Study. *JAMA.* 1995;**274**:1058–1059

120. Steiner T, Bluhmki E, Kaste M, Toni D, Trouillas P, von Kummer R, et al. The ECASS 3-hour cohort. Secondary analysis of ECASS data by time stratification. ECASS study group. European Cooperative Acute Stroke Study. *Cerebrovasc Dis.* 1998;**8**:198–203

121. The National Institute of Neurological Disorders and Stroke rt-PA Stroke Study Group. Tissue plasminogen activator for acute ischemic stroke. *N Engl J Med.* 1995; **333**:1581–1587

122. Ingall TJ, O'Fallon WM, Asplund K, Goldfrank LR, Hertzberg VS, Louis TA, et al. Findings from the reanalysis of the NINDS tissue plasminogen activator for Acute Ischemic Stroke Treatment Trial. *Stroke.* 2004;**35**:2418–2424

123. Lansberg MG, Schrooten M, Bluhmki E, Thijs VN, Saver JL. Treatment time-specific number needed to treat estimates for tissue plasminogen activator therapy in acute stroke based

on shifts over the entire range of the modified Rankin Scale. *Stroke.* 2009;**40**:2079–2084

124. Lees KR, Bluhmki E, von Kummer R, Brott TG, Toni D, Grotta JC, et al. Time to treatment with intravenous alteplase and outcome in stroke: An updated pooled analysis of ECASS, ATLANTIS, NINDS, and EPITHET trials. *Lancet.* 2010;**375**:1695–1703

125. Wardlaw JM, Murray V, Berge E, del Zoppo G, Sandercock P, Lindley RL, et al. Recombinant tissue plasminogen activator for acute ischaemic stroke: An updated systematic review and meta-analysis. *Lancet.* 2012;**379**:2364–2372

126. Lansberg M, Bluhmki E, Saver J. Number needed to treat estimates for tPA per 90-minute time interval. *Stroke.* 2008;**39**:560

127. Hacke W, Kaste M, Fieschi C, von Kummer R, Davalos A, Meier D, et al. Randomised double-blind placebo-controlled trial of thrombolytic therapy with intravenous alteplase in acute ischaemic stroke (ECASS II). Second European–Australasian Acute Stroke Study Investigators. *Lancet.* 1998;**352**:1245–1251

128. Clark WM, Wissman S, Albers GW, Jhamandas JH, Madden KP, Hamilton S. Recombinant tissue-type plasminogen activator (alteplase) for ischemic stroke 3 to 5 hours after symptom onset. The ATLANTIS study: A randomized controlled trial. Alteplase thrombolysis for acute noninterventional therapy in ischemic stroke. *JAMA.* 1999;**282**:2019–2026

129. Hacke W, Donnan G, Fieschi C, Kaste M, von Kummer R, Broderick JP, et al. Association of outcome with early stroke treatment: Pooled analysis of ATLANTIS, ECASS, and NINDS rt-Pa stroke trials. *Lancet.* 2004;**363**:768–774

130. Flaherty ML JE, Kothari RU, Broderick JP. Intravenous thrombolytic therapy for acute ischemic stroke: Results of large, randomized clinical trials. In P Lyden, ed. *Thrombolytic Therapy for Acute Stroke.* Totowa, NJ: Humana Press; 2005:111–127

131. Donnan GA, Davis SM, Chambers BR, Gates PC, Hankey GJ, McNeil JJ, et al. Trials of streptokinase in severe acute ischaemic stroke. *Lancet.* 1995;**345**:578–579

132. del Zoppo GJ, Higashida RT, Furlan AJ, Pessin MS, Rowley HA, Gent M. PROACT: A phase II randomized trial of recombinant pro-urokinase by

direct arterial delivery in acute middle cerebral artery stroke. PROACT investigators. Prolyse in acute cerebral thromboembolism. *Stroke.* 1998;**29**:4–11

133. Furlan A, Higashida R, Wechsler L, Gent M, Rowley H, Kase C, et al. Intra-arterial prourokinase for acute ischemic stroke. The PROACT II study: A randomized controlled trial. Prolyse in acute cerebral thromboembolism. *JAMA.* 1999;**282**:2003–2011

134. Furlan AJ, Katzan I, Abou-Chebl A, Russman A. Intra-arterial thrombolysis in acute ischemic stroke. In P Lyden, ed. *Thrombolytic Therapy for Acute Stroke.* Totowa, NJ: Humana Press; 2005:159–184

135. Ogawa A, Mori E, Minematsu K, Taki W, Takahashi A, Nemoto S, et al. Randomized trial of intraarterial infusion of urokinase within 6 hours of middle cerebral artery stroke: The Middle Cerebral Artery Embolism Local Fibrinolytic Intervention Trial (MELT) Japan. *Stroke.* 2007;**38**:2633–2639

136. Saver JL. Intra-arterial fibrinolysis for acute ischemic stroke: The message of MELT. *Stroke.* 2007;**38**:2627–2628

137. Adams HP, Jr., Brott TG, Furlan AJ, Gomez CR, Grotta J, Helgason CM, et al. Guidelines for thrombolytic therapy for acute stroke: A supplement to the guidelines for the management of patients with acute ischemic stroke. A statement for healthcare professionals from a special writing group of the Stroke Council, American Heart Association. *Stroke.* 1996;**27**:1711–1718

138. Practice advisory: Thrombolytic therapy for acute ischemic stroke – summary statement. Report of the quality standards subcommittee of the American Academy of Neurology. *Neurology.* 1996;**47**:835–839

139. Jauch EC, Saver JL, Adams HP, Jr., Bruno A, Connors JJ, Demaerschalk BM, et al. Guidelines for the early management of patients with acute ischemic stroke: A guideline for healthcare professionals from the American Heart Association/ American Stroke Association. *Stroke.* 2013;**44**:870–947

140. Adams HP, Jr., del Zoppo G, Alberts MJ, Bhatt DL, Brass L, Furlan A, et al. Guidelines for the early management of adults with ischemic stroke: A guideline from the American Heart

Association/American Stroke Association Stroke Council, Clinical Cardiology Council, Cardiovascular Radiology and Intervention Council, and the Atherosclerotic Peripheral Vascular Disease and Quality of Care Outcomes in Research Interdisciplinary Working Groups: The American Academy of Neurology affirms the value of this guideline as an educational tool for neurologists. *Stroke.* 2007;**38**:1655–1711

141. Horowitz SH. Thrombolytic therapy in acute stroke: Neurologists, get off your hands! *Arch Neurol.* 1998;**55**:155–157

142. Burton T. Doctors push for more scans in stroke cases. *Wall Street Journal.* 2009:**D1**

143. American College of Emergency Physicians. Use of intravenous tPA for the management of acute stroke in the emergency department. www.acep.org, 2002

144. Adams HP, Jr, Kenton EJ, 3rd, Scheiber SC, Juul D. Vascular neurology: A new neurologic subspecialty. *Neurology.* 2004;**63**:774–776

145. Josephson SA, Engstrom JW, Wachter RM. Neurohospitalists: An emerging model for inpatient neurological care. *Ann Neurol.* 2008;**63**:135–140

146. Scott PA, Xu Z, Meurer WJ, Frederiksen SM, Haan MN, Westfall MW, et al. Attitudes and beliefs of Michigan emergency physicians toward tissue plasminogen activator use in stroke: Baseline survey results from the increasing stroke treatment through interactive behavioral change tactic (INSTINCT) trial hospitals. *Stroke.* 2010;**41**:2026–2032

147. Schwamm LH, Pancioli A, Acker JE, 3rd, Goldstein LB, Zorowitz RD, Shephard TJ, et al. Recommendations for the establishment of stroke systems of care: Recommendations from the American Stroke Association's task force on the development of stroke systems. *Stroke.* 2005;**36**:690–703

148. Demaerschalk BM, Durocher DL. How diagnosis-related group 559 will change the US medicare cost reimbursement ratio for stroke centers. *Stroke.* 2007;**38**:1309–1312

149. Wahlgren N, Ahmed N, Davalos A, Ford GA, Grond M, Hacke W, et al. Thrombolysis with alteplase for acute ischaemic stroke in the safe implementation of thrombolysis in stroke-monitoring study

(SITS-MOST): An observational study. *Lancet.* 2007;**369**:275–282

150. Fonarow GC, Smith EE, Saver JL, Reeves MJ, Bhatt DL, Grau-Sepulveda MV, et al. Timeliness of tissue-type plasminogen activator therapy in acute ischemic stroke: Patient characteristics, hospital factors, and outcomes associated with door-to-needle times within 60 minutes. *Circulation.* 2011;**123**:750–758

151. Saver JL, Fonarow GC, Smith EE, Reeves MJ, Grau-Sepulveda MV, Pan W, et al. Time to treatment with intravenous tissue plasminogen activator and outcome from acute ischemic stroke. *JAMA.* 2013;**309**:2480–2488

152. Nakagawara J, Minematsu K, Okada Y, Tanahashi N, Nagahiro S, Mori E, et al. Thrombolysis with 0.6 mg/kg intravenous alteplase for acute ischemic stroke in routine clinical practice: The Japan post-marketing alteplase registration study (J-MARS). *Stroke.* 2010;**41**:1984–1989

153. Chao AC, Hsu HY, Chung CP, Liu CH, Chen CH, Teng MM, et al. Outcomes of thrombolytic therapy for acute ischemic stroke in Chinese patients: The Taiwan Thrombolytic Therapy for Acute Ischemic Stroke (TTT-AIS) study. *Stroke.* 2010;**41**:885–890

154. Schwamm LH, Reeves MJ, Pan W, Smith EE, Frankel MR, Olson D, et al. Race/ethnicity, quality of care, and outcomes in ischemic stroke. *Circulation.* 2010;**121**:1492–1501

155. Alberts MJ, Latchaw RE, Jagoda A, Wechsler LR, Crocco T, George MG, et al. Revised and updated recommendations for the establishment of primary stroke centers: A summary statement from the brain attack coalition. *Stroke.* 2011;**42**:2651–2665

156. LaMonte MP, Bahouth MN, Hu P, Pathan MY, Yarbrough KL, Gunawardane R, et al. Telemedicine for acute stroke: Triumphs and pitfalls. *Stroke.* 2003;**34**:725–728

157. Audebert HJ, Kukla C, Clarmann von Claranau S, Kuhn J, Vatankhah B, Schenkel J, et al. Telemedicine for safe and extended use of thrombolysis in stroke: The telemedic pilot project for integrative stroke care (TEMPIS) in Bavaria. *Stroke.* 2005;**36**:287–291

158. Audebert HJ, Kukla C, Vatankhah B, Gotzler B, Schenkel J, Hofer S, et al. Comparison of tissue plasminogen

activator administration management between telestroke network hospitals and academic stroke centers: The telemedical pilot project for integrative stroke care in Bavaria/Germany. *Stroke*. 2006;**37**:1822–1827

159. Meyer BC, Raman R, Hemmen T, Obler R, Zivin JA, Rao R, et al. Efficacy of site-independent telemedicine in the stroke doc trial: A randomised, blinded, prospective study. *Lancet Neurol*. 2008;**7**:787–795

160. Silva GS, Farrell S, Shandra E, Viswanathan A, Schwamm LH. The status of telestroke in the United States: A survey of currently active stroke telemedicine programs. *Stroke*. 2012;**43**:2078–2085

161. Alberts MJ, Wechsler LR, Jensen ME, Latchaw RE, Crocco TJ, George MG, et al. Formation and function of acute stroke-ready hospitals within a stroke system of care recommendations from the brain attack coalition. *Stroke*. 2013;**44**:3382–3393

162. Hachinski V, Donnan GA, Gorelick PB, Hacke W, Cramer SC, Kaste M, et al. Stroke: Working toward a prioritized world agenda. *Int J Stroke*. 2010;**5**:238–256

163. Moynihan B, Davis D, Pereira A, Cloud G, Markus HS. Delivering regional thrombolysis via a hub-and-spoke model. *J R Soc Med*. 2010;**103**:363–369

164. Gladstone DJ, Rodan LH, Sahlas DJ, Lee L, Murray BJ, Ween JE, et al. A citywide prehospital protocol increases access to stroke thrombolysis in Toronto. *Stroke*. 2009;**40**:3841–3844

165. Song S, Saver J. Growth of regional stroke systems of care in the United States in the first decade of the 21st century. *Stroke*. 2011;**42**:e340

166. Schwamm LH, Smith E, Saver JL, Reeves M, Messe S, Bhatt D, et al. Temporal trends in the use of IV tPA among all ischemic stroke patients presenting to GWTG-stroke hospitals (abstract). *Stroke*. 2011;**42**:e104

167. Addo J, Bhalla A, Crichton S, Rudd AG, McKevitt C, Wolfe CDA. Provision of acute stroke care and associated factors in a multiethnic population: Prospective study with the South London Stroke Register. *BMJ* 2011;**342**:d744

168. Grau AJ, Eicke M, Biegler MK, Faldum A, Bamberg C, Haass A, et al. Quality monitoring of acute stroke care in Rhineland–Palatinate, Germany, 2001–2006. *Stroke*. 2010;**41**:1495–1500

169. Gumbinger C, Reuter B, Stock C, Sauer T, Wietholter H, Bruder I, et al. Time to treatment with recombinant tissue plasminogen activator and outcome of stroke in clinical practice: Retrospective analysis of hospital quality assurance data with comparison with results from randomised clinical trials. *BMJ*. 2014;**348**:g3429

170. Marler JR, Winters Jones P, EMR M. *The National Institute of Neurological Disorders and Stroke: Proceedings of National Symposium on Rapid Identification and Treatment of Acute Stroke*. Bethesda, MD: National Institute of Neurological Disorders and Stroke; 1997

171. Summers D, Leonard A, Wentworth D, Saver JL, Simpson J, Spilker JA, et al. Comprehensive overview of nursing and interdisciplinary care of the acute ischemic stroke patient: A scientific statement from the American Heart Association. *Stroke*. 2009;**40**:2911–2944

172. Xian Y, Smith EE, Zhao X, Peterson ED, Olson DM, Hernandez AF, et al. Strategies used by hospitals to improve speed of tissue-type plasminogen activator treatment in acute ischemic stroke. *Stroke*. 2014;**45**:1387–1395

173. Ford AL, Williams JA, Spencer M, McCammon C, Khoury N, Sampson TR, et al. Reducing door-to-needle times using Toyota's lean manufacturing principles and value stream analysis. *Stroke*. 2012;**43**:3395–3398

174. Fonarow GC, Zhao X, Smith EE, Saver JL, Reeves MJ, Bhatt DL, et al. Door-to-needle times for tissue plasminogen activator administration and clinical outcomes in acute ischemic stroke before and after a quality improvement initiative. *JAMA*. 2014;**311**:1632–1640

175. Qureshi AI, Suri MF, Nasar A, He W, Kirmani JF, Divani AA, et al. Thrombolysis for ischemic stroke in the United States: Data from national hospital discharge survey 1999–2001. *Neurosurgery*. 2005;**57**:647–654

176. Albers GW, Bates VE, Clark WM, Bell R, Verro P, Hamilton SA. Intravenous tissue-type plasminogen activator for treatment of acute stroke: The Standard Treatment with Alteplase to Reverse Stroke (STARS) Study. *JAMA*. 2000;**283**:1145–1150

177. Demchuk AM, Tanne D, Hill MD, Kasner SE, Hanson S, Grond M, et al. Predictors of good outcome after intravenous tPA for acute ischemic stroke. *Neurology*. 2001;**57**:474–480

178. Katzan IL, Furlan AJ, Lloyd LE, Frank JI, Harper DL, Hinchey JA, et al. Use of tissue-type plasminogen activator for acute ischemic stroke: The Cleveland area experience. *JAMA*. 2000;**283**:1151–1158

179. Katzan IL, Hammer MD, Furlan AJ, Hixson ED, Nadzam DM. Quality improvement and tissue-type plasminogen activator for acute ischemic stroke: A Cleveland update. *Stroke*. 2003;**34**:799–800

180. Weimar C, Kraywinkel K, Maschke M, Diener HC. Intravenous thrombolysis in German stroke units before and after regulatory approval of recombinant tissue plasminogen activator. *Cerebrovasc Dis*. 2006;**22**:429–431

181. Heuschmann PU, Berger K, Misselwitz B, Hermanek P, Leffmann C, Adelmann M, et al. Frequency of thrombolytic therapy in patients with acute ischemic stroke and the risk of in-hospital mortality: The German Stroke Registers Study Group. *Stroke*. 2003;**34**:1106–1113

182. Sobesky J, Frackowiak M, Zaro Weber O, Hahn M, Moller-Hartmann W, Rudolf J, et al. The Cologne stroke experience: Safety and outcome in 450 patients treated with intravenous thrombolysis. *Cerebrovasc Dis*. 2007;**24**:56–65

183. Toni D, Lorenzano S, Puca E, Prencipe M. The SITS-MOST Registry. *Neurol Sci*. 2006;**27** Suppl 3:S260–262

184. Lisboa RC, Jovanovic BD, Alberts MJ. Analysis of the safety and efficacy of intra-arterial thrombolytic therapy in ischemic stroke. *Stroke*. 2002;**33**:2866–2871

185. Qureshi AI, Ali Z, Suri MF, Kim SH, Shatla AA, Ringer AJ, et al. Intra-arterial third-generation recombinant tissue plasminogen activator (reteplase) for acute ischemic stroke. *Neurosurgery*. 2001;**49**:41–48; discussion 48–50

186. Arnold M, Schroth G, Nedeltchev K, Loher T, Remonda L, Stepper F, et al. Intra-arterial thrombolysis in 100 patients with acute stroke due to middle cerebral artery occlusion. *Stroke*. 2002;**33**:1828–1833

187. Edwards MT, Murphy MM, Geraghty JJ, Wulf JA, Konzen JP. Intra-arterial cerebral thrombolysis for acute ischemic stroke in a community hospital. *AJNR Am J Neuroradiol.* 1999;**20**:1682–1687

188. Suarez JI, Sunshine JL, Tarr R, Zaidat O, Selman WR, Kernich C, et al. Predictors of clinical improvement, angiographic recanalization, and intracranial hemorrhage after intra-arterial thrombolysis for acute ischemic stroke. *Stroke.* 1999;**30**:2094–2100

189. Molina CA, Saver JL. Extending reperfusion therapy for acute ischemic stroke: Emerging pharmacological, mechanical, and imaging strategies. *Stroke.* 2005;**36**:2311–2320

190. Rajajee V, Saver J. Prehospital care of the acute stroke patient. *Tech Vasc Interv Radiol.* 2005;**8**:74–80

191. Crocco T, Gullett T, Davis SM, Flores N, Sauerbeck L, Jauch E, et al. Feasibility of neuroprotective agent administration by prehospital personnel in an urban setting. *Stroke.* 2003;**34**:1918–1922

192. Saver JL, Starkman S, Eckstein M, Stratton SJ, Franklin D, Pratt TM, et al. for the FAST-MAG Investigators and Coordinators. Prehospital use of magnesium sulfate as neuroprotection in acute stroke. *N Engl J Med* 2015;**372**:528–536

193. Saver JL. The 2012 Feinberg lecture: Treatment swift and treatment sure. *Stroke.* 2013;**44**:270–277

194. Ankolekar S, Fuller M, Cross I, Renton C, Cox P, Sprigg N, et al. Feasibility of an ambulance-based stroke trial, and safety of glyceryl trinitrate in ultra-acute stroke: The Rapid Intervention with Glyceryl Trinitrate in Hypertensive Stroke Trial. *Stroke.* 2013;**44**:3120–3128

195. Hougaard KD, Hjort N, Zeidler D, Sorensen L, Norgaard A, Hansen TM, et al. Remote ischemic preconditioning as an adjunct therapy to thrombolysis in patients with acute ischemic stroke: A randomized trial. *Stroke.* 2014;**45**:159–167

196. Walter S, Kostopoulos P, Haass A, Keller I, Lesmeister M, Schlechtriemen T, et al. Diagnosis and treatment of patients with stroke in a mobile stroke unit versus in hospital: A randomised controlled trial. *Lancet Neurol.* 2012;**11**:397–404

197. Weber JE, Ebinger M, Rozanski M, Waldschmidt C, Wendt M, Winter B, et al. Prehospital thrombolysis in acute stroke: Results of the PHANTOM-S pilot study. *Neurology.* 2013;**80**:163–168

198. Ebinger M, Winter B, Wendt M, Weber JE, Waldschmidt C, Rozanski M, et al. Effect of the use of ambulance-based thrombolysis on time to thrombolysis in acute ischemic stroke: A randomized clinical trial. *JAMA.* 2014;**311**:1622–1631

199. Rajan S, Baraniuk S, Parker S, Wu T-C, Bowry R, Grotta JC. Implementing a mobile stroke unit program in the United States. Why, how and how much? *JAMA Neurology* 2015;**72**(2):229–234

200. del Zoppo GJ, Poeck K, Pessin MS, Wolpert SM, Furlan AJ, Ferbert A, et al. Recombinant tissue plasminogen activator in acute thrombotic and embolic stroke. *Ann Neurol.* 1992;**32**:78–86

201. Wolpert SM, Bruckmann H, Greenlee R, Wechsler L, Pessin MS, del Zoppo GJ. Neuroradiologic evaluation of patients with acute stroke treated with recombinant tissue plasminogen activator. The rt-PA Acute Stroke Study Group. *AJNR Am J Neuroradiol.* 1993;**14**:3–13

202. Montavont A, Nighoghossian N, Derex L, Hermier M, Honnorat J, Philippeau F, et al. Intravenous rt-PA in vertebrobasilar acute infarcts. *Neurology.* 2004;**62**:1854–1856

203. Lindsberg PJ, Soinne L, Tatlisumak T, Roine RO, Kallela M, Happola O, et al. Long-term outcome after intravenous thrombolysis of basilar artery occlusion. *JAMA.* 2004;**292**:1862–1866

204. Kent DM, Selker HP, Ruthazer R, Bluhmki E, Hacke W. Can multivariable risk–benefit profiling be used to select treatment-favorable patients for thrombolysis in stroke in the 3 -to 6-hour time window? *Stroke.* 2006;**37**:2963–2969

205. Davis SM, Donnan GA, Parsons MW, Levi C, Butcher KS, Peeters A, et al. Effects of alteplase beyond 3 h after stroke in the echoplanar imaging thrombolytic evaluation trial (EPITHET): A placebo-controlled randomised trial. *Lancet Neurol.* 2008;**7**:299–309

206. Fink JN, Kumar S, Horkan C, Linfante I, Selim MH, Caplan LR, et al. The stroke patient who woke up: Clinical and radiological features, including diffusion and perfusion MRI. *Stroke.* 2002;**33**:988–993

207. Manawadu D, Bodla S, Keep J, Jarosz J, Kalra L. An observational study of thrombolysis outcomes in wake-up ischemic stroke patients. *Stroke.* 2013;**44**:427–431

208. Barber PA, Zhang J, Demchuk AM, Hill MD, Buchan AM. Why are stroke patients excluded from tPA therapy? An analysis of patient eligibility. *Neurology.* 2001;**56**:1015–1020

209. Smith EE, Abdullah AR, Petkovska I, Rosenthal E, Koroshetz WJ, Schwamm LH. Poor outcomes in patients who do not receive intravenous tissue plasminogen activator because of mild or improving ischemic stroke. *Stroke.* 2005;**36**:2497–2499

210. Rajajee V, Kidwell C, Starkman S, Ovbiagele B, Alger JR, Villablanca P, et al. Early MRI and outcomes of untreated patients with mild or improving ischemic stroke. *Neurology.* 2006;**67**:980–984

211. Urra X, Ariño H, Llull L, Amaro S, Obach V, Cervera Á, et al. The outcome of patients with mild stroke improves after treatment with systemic thrombolysis. *PLoS One.* 2013;**8**:e59420

212. Selim M, Kumar S, Fink J, Schlaug G, Caplan LR, Linfante I. Seizure at stroke onset: Should it be an absolute contraindication to thrombolysis? *Cerebrovasc Dis.* 2002;**14**:54–57

213. Saqqur M, Uchino K, Demchuk AM, Molina CA, Garami Z, Calleja S, et al. Site of arterial occlusion identified by transcranial Doppler predicts the response to intravenous thrombolysis for stroke. *Stroke.* 2007;**38**:948–954

214. Schellinger PD, Fiebach JB, Jansen O, Ringleb PA, Mohr A, Steiner T, et al. Stroke magnetic resonance imaging within 6 hours after onset of hyperacute cerebral ischemia. *Ann Neurol.* 2001;**49**:460–469

215. Koroshetz WJ, Lev MH. Contrast computed tomography scan in acute stroke: "You can't always get what you want but ... You get what you need". *Ann Neurol.* 2002;**51**:415–416

216. Wintermark M, Reichhart M, Thiran JP, Maeder P, Chalaron M, Schnyder P, et al. Prognostic accuracy of cerebral blood flow measurement by perfusion computed tomography, at the time of emergency room admission, in acute stroke patients. *Ann Neurol.* 2002;**51**:417–432

217. Kidwell CS, Alger JR, Saver JL. Beyond mismatch: Evolving paradigms in

imaging the ischemic penumbra with multimodal magnetic resonance imaging. *Stroke*. 2003;34:2729–2735

218. Sanak D, Nosal V, Horak D, Bartkova A, Zelenak K, Herzig R, et al. Impact of diffusion-weighted MRI-measured initial cerebral infarction volume on clinical outcome in acute stroke patients with middle cerebral artery occlusion treated by thrombolysis. *Neuroradiology*. 2006;48:632–639

219. Kohrmann M, Juttler E, Fiebach JB, Huttner HB, Siebert S, Schwark C, et al. MRI versus CT-based thrombolysis treatment within and beyond the 3 h time window after stroke onset: A cohort study. *Lancet Neurol*. 2006;5:661–667

220. Davis SM, Donnan GA, Butcher KS, Parsons M. Selection of thrombolytic therapy beyond 3 h using magnetic resonance imaging. *Curr Opin Neurol*. 2005;18:47–52

221. Prosser J, Butcher K, Allport L, Parsons M, MacGregor L, Desmond P, et al. Clinical–diffusion mismatch predicts the putative penumbra with high specificity. *Stroke*. 2005;36:1700–1704

222. Butcher KS, Parsons M, MacGregor L, Barber PA, Chalk J, Bladin C, et al. Refining the perfusion–diffusion mismatch hypothesis. *Stroke*. 2005;36:1153–1159

223. Hacke W, Albers G, Al-Rawi Y, Bogousslavsky J, Davalos A, Eliasziw M, et al. The Desmoteplase In Acute Ischemic Stroke Trial (DIAS): A phase II MRI-based 9-hour window acute stroke thrombolysis trial with intravenous desmoteplase. *Stroke*. 2005;36:66–73

224. Hjort N, Butcher K, Davis SM, Kidwell CS, Koroshetz WJ, Rother J, et al. Magnetic resonance imaging criteria for thrombolysis in acute cerebral infarct. *Stroke*. 2005;36:388–397

225. Schellinger PD, Thomalla G, Fiehler J, Kohrmann M, Molina CA, Neumann-Haefelin T, et al. MRI-based and CT-based thrombolytic therapy in acute stroke within and beyond established time windows: An analysis of 1210 patients. *Stroke*. 2007;38:2640–2645

226. Lansberg MG, Thijs VN, Bammer R, Kemp S, Wijman CA, Marks MP, et al. Risk factors of symptomatic intracerebral hemorrhage after tPA therapy for acute stroke. *Stroke*. 2007;38:2275–2278

227. Fiehler J, Albers GW, Boulanger JM, Derex L, Gass A, Hjort N, et al. Bleeding risk analysis in stroke imaging before thrombolysis (BRASIL): Pooled analysis of T2*-weighted magnetic resonance imaging data from 570 patients. *Stroke*. 2007;38:2738–2744

228. Lee SJ, Saver JL, Liebeskind DS, Ali L, Ovbiagele B, Kim D, et al. Safety of intravenous fibrinolysis in imaging-confirmed single penetrator artery infarcts. *Stroke*. 2010;41:2587–2591

229. Lansberg MG, Lee J, Christensen S, Straka M, De Silva DA, Mlynash M, et al. Rapid automated patient selection for reperfusion therapy: A pooled analysis of the echoplanar imaging thrombolytic evaluation trial (EPITHET) and the diffusion and perfusion imaging evaluation for understanding stroke evolution (DEFUSE) study. *Stroke*. 2011;42:1608–1614

230. Scalzo F, Alger JR, Hu X, Saver JL, Dani KA, Muir KW, et al. Multi-center prediction of hemorrhagic transformation in acute ischemic stroke using permeability imaging features. *Magn Reson Imaging*. 2013;31:961–969

231. Warach S, Al-Rawi Y, Furlan AJ, Fiebach JB, Wintermark M, Lindstén A, et al. Refinement of the magnetic resonance diffusion-perfusion mismatch concept for thrombolytic patient selection: Insights from the desmoteplase in acute stroke trials. *Stroke*. 2012;43:2313–2318

232. Furlan AJ, Eyding D, Albers GW, Al-Rawi Y, Lees KR, Rowley HA, et al. Dose escalation of desmoteplase for acute ischemic stroke (DEDAS): Evidence of safety and efficacy 3 to 9 hours after stroke onset. *Stroke*. 2006;37:1227–1231

233. Hacke W, Furlan AJ, Al-Rawi Y, Davalos A, Fiebach JB, Gruber F, et al. Intravenous desmoteplase in patients with acute ischaemic stroke selected by MRI perfusion–diffusion weighted imaging or perfusion CT (DIAS-2): A prospective, randomised, double-blind, placebo-controlled study. *Lancet Neurol*. 2009;8:141–150

234. Liberatore GT, Samson A, Bladin C, Schleuning WD, Medcalf RL. Vampire bat salivary plasminogen activator (desmoteplase): A unique fibrinolytic enzyme that does not promote neurodegeneration. *Stroke*. 2003;34:537–543

235. Wintermark M, Reichhart M, Cuisenaire O, Maeder P, Thiran JP, Schnyder P, et al. Comparison of admission perfusion computed tomography and qualitative diffusion- and perfusion-weighted magnetic resonance imaging in acute stroke patients. *Stroke*. 2002;33:2025–2031

236. Obach V, Oleaga L, Urra X, Macho J, Amaro S, Capurro S, et al. Multimodal CT-assisted thrombolysis in patients with acute stroke: A cohort study. *Stroke*. 2011;42:1129–1131

237. Parsons M, Spratt N, Bivard A, Campbell B, Chung K, Miteff F, et al. A randomized trial of tenecteplase versus alteplase for acute ischemic stroke. *N Engl J Med*. 2012;366:1099–1107

238. Hu HH, Teng MM, Hsu LC, Wong WJ, Wang LM, Luk YO, et al. A pilot study of a new thrombolytic agent for acute ischemic stroke in Taiwan within a five-hour window. *Stroke*. 2006;37:918–919

239. Alexandrov AV, Demchuk AM, Burgin WS, Robinson DJ, Grotta JC. Ultrasound-enhanced thrombolysis for acute ischemic stroke: Phase l. Findings of the CLOTBUST trial. *J Neuroimaging*. 2004;14:113–117

240. Barlinn K, Barreto AD, Sisson A, Liebeskind DS, Schafer ME, Alleman J, et al. Clotbust-hands free: Initial safety testing of a novel operator-independent ultrasound device in stroke-free volunteers. *Stroke*. 2013;44:1641–1646

241. Lewandowski CA, Frankel M, Tomsick TA, Broderick J, Frey J, Clark W, et al. Combined intravenous and intra-arterial r-tPA versus intra-arterial therapy of acute ischemic stroke: Emergency Management of Stroke (EMS) Bridging Trial. *Stroke*. 1999;30:2598–2605

242. Ernst R, Pancioli A, Tomsick T, Kissela B, Woo D, Kanter D, et al. Combined intravenous and intra-arterial recombinant tissue plasminogen activator in acute ischemic stroke. *Stroke*. 2000;31:2552–2557

243. The IMS II Trial Investigators. Combined intravenous and intra-arterial recanalization for acute ischemic stroke: The Interventional Management of Stroke Study. *Stroke*. 2004;35:904–911

244. The IMS Study Investigators. Hemorrhage in the Interventional Management of Stroke Study. *Stroke*. 2006;37:847–851

245. Sekoranja L, Loulidi J, Yilmaz H, Lovblad K, Temperli P, Comelli M, et al. Intravenous versus combined (intravenous and intra-arterial) thrombolysis in acute ischemic stroke: A transcranial color-coded duplex sonography – guided pilot study. *Stroke*. 2006;**37**:1805–1809

246. The IMS II Trial Investigators. The Interventional Management of Stroke (IMS) II Study. *Stroke*. 2007;**38**:2127–2135

247. Keris V, Rudnicka S, Vorona V, Enina G, Tilgale B, Fricbergs J. Combined intraarterial/intravenous thrombolysis for acute ischemic stroke. *AJNR Am J Neuroradiol*. 2001;**22**:352–358

248. Butcher K, Shuaib A, Saver J, Donnan G, Davis SM, Norrving B, et al. Thrombolysis in the developing world: Is there a role for streptokinase? *Int J Stroke*. 2013;**8**:560–565

249. Ducrocq X, Bracard S, Taillandier L, Anxionnat R, Lacour JC, Guillemin F, et al. Comparison of intravenous and intra-arterial urokinase thrombolysis for acute ischaemic stroke. *J Neuroradiol*. 2005;**32**:26–32

250. Sugg RM, Noser EA, Shaltoni HM, Gonzales NR, Campbell MS, Weir R, et al. Intra-arterial reteplase compared to urokinase for thrombolytic recanalization in acute ischemic stroke. *AJNR Am J Neuroradiol*. 2006;**27**:769–773

251. Macleod MR, Davis SM, Mitchell PJ, Gerraty RP, Fitt G, Hankey GJ, et al. Results of a multicentre, randomised controlled trial of intra-arterial urokinase in the treatment of acute posterior circulation ischaemic stroke. *Cerebrovasc Dis*. 2005;**20**:12–17

252. Inoue T, Kimura K, Minematsu K, Yamaguchi T. A case-control analysis of intra-arterial urokinase thrombolysis in acute cardioembolic stroke. *Cerebrovasc Dis*. 2005;**19**:225–228

253. Tirschwell DL, Coplin WM, Becker KJ, Vogelzang P, Eskridge J, Haynor D, et al. Intra-arterial urokinase for acute ischemic stroke: Factors associated with complications. *Neurology*. 2001;**57**:1100–1103

254. Fanale PL. *Thrombolytic Therapy for Acute Ischemic Stroke in Acute Stroke, Bench to Bedside*. New York, NY: Informa Healthcare; 2007

255. The Ancrod Stroke Study Investigators. Ancrod for the treatment of acute ischemic brain infarction. *Stroke*. 1994;**25**:1755–1759

256. Sherman DG, Atkinson RP, Chippendale T, Levin KA, Ng K, Futrell N, et al. Intravenous ancrod for treatment of acute ischemic stroke: The STAT study: A randomized controlled trial. Stroke Treatment with Ancrod Trial. *JAMA*. 2000;**283**:2395–2403

257. Hossmann V, Heiss WD, Bewermeyer H, Wiedemann G. Controlled trial of ancrod in ischemic stroke. *Arch Neurol*. 1983;**40**:803–808

258. Olinger CP, Brott TG, Barsan WG, Hedges JR, Glas-Greenwalt P, Pollak VE, et al. Use of ancrod in acute or progressing ischemic cerebral infarction. *Ann Emerg Med*. 1988;**17**:1208–1209

259. Hennerici MG, Kay R, Bogousslavsky J, Lenzi GL, Verstraete M, Orgogozo JM. Intravenous ancrod for acute ischaemic stroke in the European Stroke Treatment with Ancrod Trial: A randomised controlled trial. *Lancet*. 2006;**368**:1871–1878

260. Van De Werf F, Adgey J, Ardissino D, Armstrong PW, Aylward P, Barbash G, et al. Single-bolus tenecteplase compared with front-loaded alteplase in acute myocardial infarction: The ASSENT-2 double-blind randomised trial. *Lancet*. 1999;**354**:716–722

261. Haley EC, Thompson JLP, Grotta JC, Lyden PD, Hemmen TG, Brown DL, et al. Phase IIB/III trial of tenecteplase in acute ischemic stroke: Results of a prematurely terminated randomized clinical trial. *Stroke*. 2010;**41**:707–711

262. Parsons M, Spratt N, Bivard A, Campbell B, Chung K, Miteff F, et al. A randomized trial of tenecteplase versus alteplace for acute ischemic stroke. *N Engl J Med* 2012;**366**: 1099–1107

263. Leary MC, Saver JL, Gobin YP, Jahan R, Duckwiler GR, Vinuela F, et al. Beyond tissue plasminogen activator: Mechanical intervention in acute stroke. *Ann Emerg Med*. 2003;**41**:838–846

264. Saver JL. Improving reperfusion therapy for acute ischaemic stroke. *J Thromb Haemost*. 2011;**9** Suppl 1:333–343

265. Baltsavias G, Yella S, Al Shameri RA, Luft A, Valvanis A. Intra-arterial administration of papaverine during mechanical thrombectomy for acute ischemic stroke. *J Stroke Cerebrovasc Dis* 2015;**24**:41–47

266. Rha JH, Saver JL. The impact of recanalization on ischemic stroke outcome: A meta-analysis. *Stroke*. 2007;**38**:967–973

267. Levy EI, Siddiqui AH, Crumlish A, Snyder KV, Hauck EF, Fiorella DJ, et al. First food and drug administration-approved prospective trial of primary intracranial stenting for acute stroke: SARIS (Stent-Assisted Recanalization in acute Ischemic Stroke). *Stroke*. 2009;**40**:3552–3556

268. Velat GJ, Hoh BL, Levy EI, Mocco J. Primary intracranial stenting in acute ischemic stroke. *Curr Cardiol Rep*. 2010;**12**:14–19

269. The Penumbra Pivotal Stroke Trial Investigators. The Penumbra Pivotal Stroke Trial: Safety and effectiveness of a new generation of mechanical devices for clot removal in intracranial large vessel occlusive disease. *Stroke*. 2009;**40**:2761–2768

270. Kulcsár Z, Bonvin C, Pereira VM, Altrichter S, Yilmaz H, Lövblad KO, et al. Penumbra system: A novel mechanical thrombectomy device for large-vessel occlusions in acute stroke. *Am J Neuroradiol*. 2010;**31**:628–633

271. Psychogios M-N, Kreusch A, Wasser K, Mohr A, Gröschel K, Knauth M. Recanalization of large intracranial vessels using the penumbra system: A single-center experience. *Am J Neuroradiol*. 2012;**33**:1488–1493

272. Jankowitz B, Grandhi R, Horev A, Aghaebrahim A, Jadhav A, Linares G, et al. Primary manual aspiration thrombectomy (MAT) for acute ischemic stroke: Safety, feasibility and outcomes in 112 consecutive patients. *J NeuroIntervent Surg*. 2014; doi:10.1136/neurintsurg-2013–011024

273. Turk AS, Frei D, Fiorella D, Mocco J, Baxter B, Siddiqui A, et al. Adapt FAST study: A direct aspiration first pass technique for acute stroke thrombectomy. *J NeuroIntervent Surg*. 2014;**6**:260–264

274. Smith WS, Sung G, Starkman S, Saver JL, Kidwell CS, Gobin YP, et al. Safety and efficacy of mechanical embolectomy in acute ischemic stroke: Results of the MERCI trial. *Stroke*. 2005;**36**:1432–1438

275. Smith WS, Sung G, Saver J, Budzik R, Duckwiler G, Liebeskind DS, et al. Mechanical thrombectomy for acute ischemic stroke: Final results of the Multi MERCI trial. *Stroke*. 2008;**39**:1205–1212

276. Smith WS. Safety of mechanical thrombectomy and intravenous tissue plasminogen activator in acute ischemic stroke. Results of the Multi Mechanical Embolus Removal In

Cerebral Ischemia (MERCI) trial, part I. *AJNR Am J Neuroradiol.* 2006;**27**:1177–1182

277. Jahan R. Solitaire flow-restoration device for treatment of acute ischemic stroke: Safety and recanalization efficacy study in a swine vessel occlusion model. *AJNR Am J Neuroradiol.* 2010;**31**:1938–1943

278. Hausegger K, Hauser M, Kau T. Mechanical thrombectomy with stent retrievers in acute ischemic stroke. *Cardiovasc Intervent Radiol.* 2014;**37**:863–874

279. Saver JL, Jahan R, Levy EI, Jovin TG, Baxter B, Nogueira RG, et al. Solitaire flow restoration device versus the MERCI retriever in patients with acute ischaemic stroke (SWIFT): A randomised, parallel-group, non-inferiority trial. *Lancet.* 2012;**380**:1241–1249

280. Nogueira RG, Lutsep HL, Gupta R, Jovin TG, Albers GW, Walker GA, et al. TREVO versus MERCI retrievers for thrombectomy revascularisation of large vessel occlusions in acute ischaemic stroke (TREVO 2): A randomised trial. *Lancet.* 2012;**380**:1231–1240

281. Ciccone A, Valvassori L. Endovascular treatment for acute ischemic stroke. *N Engl J Med.* 2013;**368**:2433–2434

282. Broderick JP, Palesch YY, Demchuk AM, Yeatts SD, Khatri P, Hill MD, et al. Endovascular therapy after intravenous t-PA versus t-PA alone for stroke. *N Engl J Med.* 2013;**368**:893–903

283. Kidwell CS, Jahan R, Gornbein J, Alger JR, Nenov V, Ajani Z, et al. A trial of imaging selection and endovascular treatment for ischemic stroke. *N Engl J Med.* 2013;**368**:914–923

284. Berkheimer OA, Fransen PSS, Beumer D, van den Berg LA, Lingsma HF, Yoo AJ, et al. for the Mr CLEAN Investigators. A randomized trial of intraarterial treatment for acute ischemic stroke. *N Engl J Med.* 2015;**372**:11–20

285. Goyal M, Demchuk AM, Menon BK, Eesa M, Rempel JL, Thronton J, et al. for the ESCAPE Trial Investigators. Randomized assessment of rapid endovascular treatment of ischemic stroke. *N Engl J Med.* 2015;**372**:1019–1030

286. Saver J, Goyal M, Bonafe A, Diener H-C, Levy EI, Pereira VM, et al. for the SWIFT PRIME Investigators.

SolitaireTM with the intention for Thrombectomy as Primary Endovascular Treatment for Acute Ischemic Stroke (SWIFT PRIME) trial: protocol for randomized, controlled, multicenter study comparing the SolitaireTM revascularization device with IV tPA with IV tPA alone in acute ischemic stroke. *Int J Stroke.* 2015;**10**:439–448

287. Campbell BC. EXTEND-IA: Endovascular therapy after intravenous t-PA versus t-PA alone for ischemic stroke using CT perfusion imaging selection. International Stroke Conference, 2015: http://my.american heart.org/idc/groups/ahamah-public/@wcm/@sop/@scon/documents/down loadable/ucm_471810.pdf

288. Delgado-Mederos R, Rovira A, Alvarez-Sabin J, Ribo M, Munuera J, Rubiera M, et al. Speed of tPA-induced clot lysis predicts DWI lesion evolution in acute stroke. *Stroke.* 2007;**38**:955–960

289. Mazighi M, Chaudhry SA, Ribo M, Khatri P, Skoloudik D, Mokin M, et al. Impact of onset-to-reperfusion time on stroke mortality: A collaborative pooled analysis. *Circulation.* 2013;**127**:1980–1985

290. Wunderlich MT, Goertler M, Postert T, Schmitt E, Seidel G, Gahn G, et al. Recanalization after intravenous thrombolysis: Does a recanalization time window exist? *Neurology.* 2007;**68**:1364–1368

291. Uchino K, Anderson DC. Better late than never?: The story of arterial recanalization in acute ischemic stroke. *Neurology.* 2007;**68**:1335–1336

292. Sacco RL, Chong JY, Prabhakaran S, Elkind MS. Experimental treatments for acute ischaemic stroke. *Lancet.* 2007;**369**:331–341

293. Hemmen TM, Raman R, Guluma KZ, Meyer BC, Gomes JA, Cruz-Flores S, et al. Intravenous thrombolysis plus hypothermia for acute treatment of ischemic stroke (ICTUS-l): Final results. *Stroke.* 2010;**41**:2265–2270

294. Lyden PD, Hemmen TM, Grotta J, Rapp K, Raman R. Endovascular therapeutic hypothermia for acute ischemic stroke: ICTUS 2/3 protocol. *Int J Stroke.* 2014;**9**:117–125

295. Steiner T, Hacke W. Combination therapy with neuroprotectants and thrombolytics in acute ischaemic stroke. *Eur Neurol.* 1998;**40**:1–8

296. Alexandrov AV, Grotta JC. Arterial reocclusion in stroke patients

treated with intravenous tissue plasminogen activator. *Neurology.* 2002;**59**:862–867

297. Qureshi AI, Saad M, Zaidat OO, Suarez JI, Alexander MJ, Fareed M, et al. Intracerebral hemorrhages associated with neurointerventional procedures using a combination of antithrombotic agents including abciximab. *Stroke.* 2002;**33**:1916–1919

298. Abciximab Emergent Stroke Treatment Trial (ABESTT) Investigators. Emergency administration of abciximab for treatment of patients with acute ischemic stroke: Results of a randomized phase 2 trial. *Stroke.* 2005;**36**:880–890

299. Mangiafico S, Cellerini M, Nencini P, Gensini G, Inzitari D. Intravenous glycoprotein IIB/IIIA inhibitor (tirofiban) followed by intra-arterial urokinase and mechanical thrombolysis in stroke. *AJNR Am J Neuroradiol.* 2005;**26**:2595–2601

300. Straub S, Junghans U, Jovanovic V, Wittsack HJ, Seitz RJ, Siebler M. Systemic thrombolysis with recombinant tissue plasminogen activator and tirofiban in acute middle cerebral artery occlusion. *Stroke.* 2004;**35**:705–709

301. Seitz RJ, Meisel S, Moll M, Wittsack HJ, Junghans U, Siebler M. The effect of combined thrombolysis with rtPA and tirofiban on ischemic brain lesions. *Neurology.* 2004;**62**:2110–2112

302. Pancioli AM, Broderick J, Brott T, Tomsick T, Khoury J, Bean J, et al. The combined approach to lysis utilizing eptifibatide and rt-PA in acute ischemic stroke: The CLEAR Stroke Trial. *Stroke.* 2008;**39**:3268–3276

303. Pancioli AM, Adeoye O, Schmit PA, Khoury J, Levine SR, Tomsick TA, et al. Combined approach to lysis utilizing eptifibatide and recombinant tissue plasminogen activator in Acute Ischemic Stroke-Enhanced Regimen Stroke Trial. *Stroke.* 2013;**44**:2381–2387

304. Adams HP, Jr., Effron MB, Torner J, Davalos A, Frayne J, Teal P, et al. Emergency administration of abciximab for treatment of patients with acute ischemic stroke: Results of an international phase III trial: Abciximab in Emergency Treatment of Stroke Trial (ABESTT-II). *Stroke.* 2008;**39**:87–99

305. Sugg RM, Pary JK, Uchino K, Baraniuk S, Shaltoni HM, Gonzales NR, et al. Argatroban tPA stroke study: Study design and results in the first treated

cohort. *Arch Neurol.* 2006;**63**:1057–1062

306. Barreto AD, Alexandrov AV, Lyden P, Lee J, Martin-Schild S, Shen L, et al. The argatroban and tissue-type plasminogen activator stroke study: Final results of a pilot safety study. *Stroke.* 2012;**43**:770–775

307. Diener HC, Foerch C, Riess H, Rother J, Schroth G, Weber R. Treatment of acute ischaemic stroke with thrombolysis or thrombectomy in patients receiving anti-thrombotic treatment. *Lancet Neurol.* 2013;**12**:677–688

308. Grond M, Rudolf J, Neveling M, Stenzel C, Heiss WD. Risk of immediate heparin after rt-PA therapy in acute ischemic stroke. *Cerebrovascular Diseases.* 1997;**7**:318–323

309. Schmulling S, Rudolf J, Strotmann-Tack T, Grond M, Schneweis S, Sobesky J, et al. Acetylsalicylic acid pretreatment, concomitant heparin therapy and the risk of early intracranial hemorrhage following systemic thrombolysis for acute ischemic stroke. *Cerebrovasc Dis.* 2003;**16**:183–190

310. Zinkstok SM, Roos YB. Early administration of aspirin in patients treated with alteplase for acute ischaemic stroke: A randomised controlled trial. *Lancet.* 2012;**380**:731–737

311. Alexandrov AV, Demchuk AM, Felberg RA, Grotta JC, Krieger DW. Intracranial clot dissolution is associated with embolic signals on transcranial Doppler. *J Neuroimaging.* 2000;**10**:27–32

312. Alexandrov AV, Demchuk AM, Felberg RA, Christou I, Barber PA, Burgin WS, et al. High rate of complete recanalization and dramatic clinical recovery during tpa infusion when continuously monitored with 2-Mhz transcranial Doppler monitoring. *Stroke.* 2000;**31**:610–614

313. Eggers J, Koch B, Meyer K, Konig I, Seidel G. Effect of ultrasound on thrombolysis of middle cerebral artery occlusion. *Ann Neurol.* 2003;**53**:797–800

314. Tsivgoulis G, Eggers J, Ribo M, Perren F, Saqqur M, Rubiera M, et al. Safety and efficacy of ultrasound-enhanced thrombolysis: A comprehensive review and meta-analysis of randomized and nonrandomized studies. *Stroke.* 2010;**41**:280–287

315. Alexandrov AV, Molina CA, Grotta JC, Garami Z, Ford SR, Alvarez-Sabin J, et al. Ultrasound-enhanced systemic thrombolysis for acute ischemic stroke. *N Engl J Med.* 2004;**351**:2170–2178

316. Molina CA, Barreto AD, Tsivgoulis G, Sierzenski P, Malkoff MD, Rubiera M, et al. Transcranial Ultrasound in Clinical Sonothrombolysis (TUCSON) Trial. *Ann Neurol.* 2009;**66**:28–38

317. Polak JF. Ultrasound energy and the dissolution of thrombus. *N Engl J Med.* 2004;**351**:2154–2155

318. Eggers J, Seidel G, Koch B, Konig IR. Sonothrombolysis in acute ischemic stroke for patients ineligible for rt-PA. *Neurology.* 2005;**64**:1052–1054

319. Molina CA, Ribo M, Rubiera M, Montaner J, Santamarina E, Delgado-Mederos R, et al. Microbubble administration accelerates clot lysis during continuous 2-Mhz ultrasound monitoring in stroke patients treated with intravenous tissue plasminogen activator. *Stroke.* 2006;**37**:425–429

320. Furlan AJ, Little JR, Dohn DF. Arterial occlusion following anastomosis of the superficial temporal artery to middle cerebral artery. *Stroke.* 1980;**11**:91–95

321. Gumerlock MK, Ono H, Neuwelt EA. Can a patent extracranial–intracranial bypass provoke the conversion of an intracranial arterial stenosis to a symptomatic occlusion? *Neurosurgery.* 1983;**12**:391–400

322. The EC/IC bypass study group. Failure of extracranial–intracranial arterial bypass to reduce the risk of ischemic stroke. Results of an international randomized trial. *N Engl J Med.* 1985; **313**:1191–1200

323. Caplan LR, Piepgras DG, Quest DO, Toole JF, Samson D, Futrell N, et al. EC-IC bypass 10 years later: Is it valuable? *Surg Neurol.* 1996;**46**:416–423

324. Przybylski GJ, Yonas H, Smith HA. Reduced stroke risk in patients with compromised cerebral blood flow reactivity treated with superficial temporal artery to distal middle cerebral artery bypass surgery. *J Stroke Cerebrovasc Dis.* 1998;**7**:302–309

325. Diaz FG, Umansky F, Mehta B, Montoya S, Dujovny M, Ausman JI, et al. Cerebral revascularization to a main limb of the middle cerebral artery in the sylvian fissure. An alternative approach to conventional anastomosis. *J Neurosurg.* 1985;**63**:21–29

326. Diaz F. Technique for extracranial–intracranial bypass grafting. In W Moore, ed. *Surgery for Cerebrovascular Disease.* Philadelphia, PA: W B Saunders; 1996:638–654

327. Tulleken CA, Verdaasdonk RM, Beck RJ, Mali WP. The modified Excimer laser-assisted high-flow bypass operation. *Surg Neurol.* 1996;**46**:424–429

328. Klijn CJ, Kappelle LJ, van der Zwan A, van Gijn J, Tulleken CA. Excimer laser-assisted high-flow extracranial/intracranial bypass in patients with symptomatic carotid artery occlusion at high risk of recurrent cerebral ischemia: Safety and long-term outcome. *Stroke.* 2002;**33**:2451–2458

329. Derdeyn CP, Grubb RL, Jr., Powers WJ. Cerebral hemodynamic impairment: Methods of measurement and association with stroke risk. *Neurology.* 1999;**53**:251–259

330. Grubb RL, Jr., Derdeyn CP, Fritsch SM, Carpenter DA, Yundt KD, Videen TO, et al. Importance of hemodynamic factors in the prognosis of symptomatic carotid occlusion. *JAMA.* 1998;**280**:1055–1060

331. Powers WJ. Cerebral hemodynamics in ischemic cerebrovascular disease. *Ann Neurol.* 1991;**29**:231–240

332. Yokota C, Hasegawa Y, Minematsu K, Yamaguchi T. Effect of acetazolamide reactivity on long-term outcome in patients with major cerebral artery occlusive diseases. *Stroke.* 1998;**29**:640–644

333. Vernieri F, Pasqualetti P, Passarelli F, Rossini PM, Silvestrini M. Outcome of carotid artery occlusion is predicted by cerebrovascular reactivity. *Stroke.* 1999;**30**:593–598

334. Grubb RL, Jr., Powers WJ, Derdeyn CP, Adams HP, Jr., Clarke WR. The carotid occlusion surgery study. *Neurosurg Focus.* 2003;**14**:e9

335. Grubb RL, Jr. Extracranial–intracranial arterial bypass for treatment of occlusion of the internal carotid artery. *Curr Neurol Neurosci Rep.* 2004;**4**:23–30

336. Adams HP, Jr., Powers WJ, Grubb RL, Jr., Clarke WR, Woolson RF. Preview of a new trial of extracranial-to-intracranial arterial anastomosis: The carotid occlusion surgery study. *Neurosurg Clin N Am.* 2001;**12**:613–624

337. Dusick JR, Liebeskind DS, Saver JL, Martin NA, Gonzalez NR. Indirect revascularization for nonmoyamoya intracranial arterial stenoses: Clinical

and angiographic outcomes. *J Neurosurg.* 2012;**117**:94–102

338. Garg BP, Biller J. Moyamoya disease and cerebral ischemia. In HH Batjer, L Friberg, RG Greenlee Jr, TA Kopitnik, WL Young, eds. *Cerebrovascular Disease.* Philadelphia, PA: Lippincott-Raven; 1997:489–499

339. Scott RM, Smith JL, Robertson RL, Madsen JR, Soriano SG, Rockoff MA. Long-term outcome in children with moyamoya syndrome after cranial revascularization by pial synangiosis. *J Neurosurg.* 2004;**100**:142–149

340. Miyamoto S, Yoshimoto T, Hashimoto N, Okada Y, Tsuji I, Tominaga T, et al. Effects of extracranial–intracranial bypass for patients with hemorrhagic moyamoya disease: Results of the Japan adult moyamoya trial. *Stroke.* 2014;**45**:1415–1421

341. Miyamoto S. Study design for a prospective randomized trial of extracranial–intracranial bypass surgery for adults with moyamoya disease and hemorrhagic onset - the Japan adult moyamoya trial group. *Neurol Med Chir (Tokyo).* 2004;**44**:218–219

342. Caplan L. Use of vasodilating drugs for cerebral symptomatology. In R Miller, D Greenblatt, eds. *Drug Therapy Reviews.* Amsterdam: Elsevier; 1979:305–317

343. Golino P, Piscione F, Willerson JT, Cappelli-Bigazzi M, Focaccio A, Villari B, et al. Divergent effects of serotonin on coronary-artery dimensions and blood flow in patients with coronary atherosclerosis and control patients. *N Engl J Med.* 1991;**324**:641–648

344. Piepgras A, Schmiedek P, Leinsinger G, Haberl RL, Kirsch CM, Einhaupl KM. A simple test to assess cerebrovascular reserve capacity using transcranial Doppler sonography and acetazolamide. *Stroke.* 1990;**21**:1306–1311

345. Mette D, Strunk R, Zuccarello M. Cerebral blood flow measurement in neurosurgery. *Transl Stroke Res.* 2011;**2**:152–158

346. Hojer-Pedersen E. Effect of acetazolamide on cerebral blood flow in subacute and chronic cerebrovascular disease. *Stroke.* 1987;**18**:887–891

347. Braunwald E. Mechanism of action of calcium-channel-blocking agents. *N Engl J Med.* 1982;**307**:1618–1627

348. Gorelick PB, Caplan LR. Calcium, hypercalcemia and stroke. Current concepts in cerebrovascular disease. *Stroke.* 1985:**20**:13–17

349. Allen GS, Ahn HS, Preziosi TJ, Battye R, Boone SC, Boone SC, et al. Cerebral arterial spasm – a controlled trial of nimodipine in patients with subarachnoid hemorrhage. *N Engl J Med.* 1983;**308**:619–624

350. Philippon J, Grob R, Dagreou F, Guggiari M, Rivierez M, Viars P. Prevention of vasospasm in subarachnoid haemorrhage. A controlled study with nimodipine. *Acta Neurochir (Wien).* 1986;**82**:110–114

351. Jan M, Buchheit F, Tremoulet M. Therapeutic trial of intravenous nimodipine in patients with established cerebral vasospasm after rupture of intracranial aneurysms. *Neurosurgery.* 1988;**23**:154–157

352. Pickard JD, Murray GD, Illingworth R, Shaw MD, Teasdale GM, Foy PM, et al. Effect of oral nimodipine on cerebral infarction and outcome after subarachnoid haemorrhage: British aneurysm nimodipine trial. *BMJ.* 1989;**298**:636–642

353. Trust Study Group. Randomised, double-blind, placebo-controlled trial of nimodipine in acute stroke. *Lancet.* 1990;**336**:1205–1209

354. The American Nimodipine Study Group. Clinical trial of nimodipine in acute ischemic stroke. *Stroke.* 1992;**23**:3–8

355. Pandey P, Steinberg GK, Dodd R, Do HM, Marks MP. A simplified method for administration of intra-arterial nicardipine for vasospasm with cervical catheter infusion. *Neurosurgery.* 2012;**71**:77–85

356. Yancy H, Lee-Iannotti JK, Schwedt TJ, Dodick DW. Reversible cerebral vasoconstriction syndrome. *Headache.* 2013;**53**:570–576

357. Heros RC, Korosue K. Hemodilution for cerebral ischemia. *Stroke.* 1989;**20**:423–427

358. Huh PW, Belayev L, Zhao W, Busto R, Saul I, Ginsberg MD. The effect of high-dose albumin therapy on local cerebral perfusion after transient focal cerebral ischemia in rats. *Brain Res.* 1998;**804**:105–113

359. Ginsberg MD, Palesch YY, Hill MD, Martin RH, Moy CS, Barsan WG, et al. High-dose albumin treatment for acute ischaemic stroke (ALIAS) part 2:

A randomised, double-blind, phase 3, placebo-controlled trial. *Lancet Neurol.* 2013;**12**:1049–1058

360. Dhar R, Scalfani MT, Zazulia AR, Videen TO, Derdeyn CP, Diringer MN. Comparison of induced hypertension, fluid bolus, and blood transfusion to augment cerebral oxygen delivery after subarachnoid hemorrhage. *J Neurosurg.* 2012;**116**:648–656

361. Thomas DJ. Hemodilution in acute stroke. *Stroke.* 1985;**16**:763–764

362. Thomas DJ, Marshall J, Russell RW, Wetherley-Mein G, du Boulay GH, Pearson TC, et al. Effect of haematocrit on cerebral blood-flow in man. *Lancet.* 1977;**2**:941–943

363. Wood JH, Kee DB, Jr. Hemorheology of the cerebral circulation in stroke. *Stroke.* 1985;**16**:765–772

364. Chittiboina P, Guthikonda B, Wollblad C, Conrad SA. A computational simulation of the effect of hemodilution on oxygen transport in middle cerebral artery vasospasm. *J Cereb Blood Flow Metab.* 2011;**31**:2209–2217

365. Strand T, Asplund K, Eriksson S, Hagg E, Lithner F, Wester PO. A randomized controlled trial of hemodilution therapy in acute ischemic stroke. *Stroke.* 1984;**15**:980–989

366. Staedt U, Schlierf G, Oster P. Hypervolemic hemodilution with 10% HES 200/0.5 and 10% dextran 40 in patients with ischemic stroke. In A Hartmann, Kuschinsky E, eds. *Cerebral Ischemia and Hemorheology.* New York, NY: Springer; 1987:429–435

367. Scandinavian Stroke Study Group. Multicenter trial of hemodilution in acute ischemic stroke. Results of subgroup analyses. *Stroke.* 1988;**19**:464–471

368. Aichner FT, Fazekas F, Brainin M, Polz W, Mamoli B, Zeiler K. Hypervolemic hemodilution in acute ischemic stroke: The Multicenter Austrian Hemodilution Stroke Trial (MAHST). *Stroke.* 1998;**29**:743–749

369. Grotta J, Ackerman R, Correia J, Fallick G, Chang J. Whole blood viscosity parameters and cerebral blood flow. *Stroke.* 1982;**13**:296–301

370. Coull BM, Beamer N, de Garmo P, Sexton G, Nordt F, Knox R, et al. Chronic blood hyperviscosity in subjects with acute stroke, transient

ischemic attack, and risk factors for stroke. *Stroke.* 1991;**22**:162–168

371. Beamer N, Coull BM, Sexton G, de Garmo P, Knox R, Seaman G. Fibrinogen and the albumin–globulin ratio in recurrent stroke. *Stroke.* 1993;**24**:1133–1139

372. Ernst E, Resch KL. Fibrinogen as a cardiovascular risk factor: A meta-analysis and review of the literature. *Ann Intern Med.* 1993;**118**:956–963

373. Rothwell PM, Howard SC, Power DA, Gutnikov SA, Algra A, van Gijn J, et al. Fibrinogen concentration and risk of ischemic stroke and acute coronary events in 5113 patients with transient ischemic attack and minor ischemic stroke. *Stroke.* 2004;**35**:2300–2305

374. Liu M, Counsell C, Wardlaw J, Sandercock P. A systematic review of randomized evidence for fibrinogen-depleting agents in acute ischemic stroke. *J Stroke Cerebrovasc Dis.* 1998;**7**:63–69

375. Schuff-Werner P, Schutz E, Seyde WC, Eisenhauer T, Janning G, Armstrong VW, et al. Improved haemorheology associated with a reduction in plasma fibrinogen and LDL in patients being treated by heparin-induced extracorporeal LDL precipitation (HELP). *Eur J Clin Invest.* 1989;**19**:30–37

376. Walzl M, Lechner H, Walzl B, Schied G. Improved neurological recovery of cerebral infarctions after plasmapheretic reduction of lipids and fibrinogen. *Stroke.* 1993;**24**:1447–1451

377. Bambauer R, Schiel R, Latza R. Low-density lipoprotein apheresis: An overview. *Ther Apher Dial.* 2003;**7**:382–390

378. Wieland E, Schettler V, Armstrong VW. Highly effective reduction of c-reactive protein in patients with coronary heart disease by extracorporeal low density lipoprotein apheresis. *Atherosclerosis.* 2002;**162**:187–191

379. Radack K, Deck C, Huster G. Dietary supplementation with low-dose fish oils lowers fibrinogen levels: A randomized, double-blind controlled study. *Ann Intern Med.* 1989;**111**:757–758

380. Kobayashi S, Hirai A, Terano T, Hamazaki T, Tamura Y, Kumagai A. Reduction in blood viscosity by eicosapentaenoic acid. *Lancet.* 1981;**2**:197

381. Vanschoonbeek K, Feijge MA, Paquay M, Rosing J, Saris W, Kluft C, et al. Variable hypocoagulant effect of fish oil intake in humans: Modulation of fibrinogen level and thrombin generation. *Arterioscler Thromb Vasc Biol.* 2004;**24**:1734–1740

382. Kwak SM, Myung SK, Lee YJ, Seo HG. Efficacy of omega-3 fatty acid supplements (eicosapentaenoic acid and docosahexaenoic acid) in the secondary prevention of cardiovascular disease: A meta-analysis of randomized, double-blind, placebo-controlled trials. *Arch Intern Med.* 2012;**172**:686–694

383. Geyer RP. Oxygen transport in vivo by means of perfluorochemical preparations. *N Engl J Med.* 1982;**307**:304–305

384. Tremper KK, Friedman AE, Levine EM, Lapin R, Camarillo D. The preoperative treatment of severely anemic patients with a perfluorochemical oxygen-transport fluid, Fluosol-DA. *N Engl J Med.* 1982;**307**:277–283

385. Gould SA, Rosen AL, Sehgal LR, Sehgal HL, Langdale LA, Krause LM, et al. Fluosol-DA as a red-cell substitute in acute anemia. *N Engl J Med.* 1986;**314**:1653–1656

386. Bose B, Osterholm JL, Triolo A. Focal cerebral ischemia: Reduction in size of infarcts by ventriculo-subarachnoid perfusion with fluorocarbon emulsion. *Brain Res.* 1985;**328**:223–231

387. Bell RD, Frazer GD, Osterholm JL, Duckett SW. A novel treatment for ischemic intracranial hypertension in cats. *Stroke.* 1991;**22**:80–83

388. Bell RD, Powers BL, Brock D, Provencio JJ, Flanders A, Benetiz R, et al. Ventriculo-lumbar perfusion in acute ischemic stroke. *Neurocrit Care.* 2006;**5**:21–29

389. Hammer M, Jovin T, Wahr J, Heiss WD. Partial occlusion of the descending aorta increases cerebral blood flow in a non-stroke porcine model. *Cerebrovasc Dis.* 2009;**28**:406–410

390. Liebeskind DS. Aortic occlusion for cerebral ischemia: From theory to practice. *Curr Cardiol Rep.* 2008;**10**:31–36

391. Lylyk P, Vila JF, Miranda C, Ferrario A, Romero R, Cohen JE. Partial aortic obstruction improves cerebral perfusion and clinical symptoms in patients with symptomatic vasospasm. *Neurol Res.* 2005;**27**(Suppl 1):S129–S135

392. Emery DJ, Schellinger PD, Selchen D, Douen A, Chan R, Shuaib A, et al. Safety and feasibility of collateral blood flow augmentation following intravenous thrombolysis. *Stroke.* 2011;**42**:1135–1137

393. Shuaib A, Bornstein NM, Diener H-C, et al. Partial aortic occlusion for cerebral perfusion augmentation: safety and efficacy of Neuroflo in acute ischemic stroke. *Stroke.* 2011;**42**:1680–1690

394. Han JH, Leung TW, Lam WL et al. Preliminary findings of external counterpulsation for ischemic stroke patients with large artery occlusions. *Stroke.* 2008;**39**:1340–1343

395. Bonetti PO, Holmes DR Jr, Lerman A, Barsness GW. Enhanced external counterpulsation for ischemic heart disease: What's behind the curtain? *J Am Coll Cardiol.* 2003;**41**;1918–1925

396. del Zoppo GJ. Vascular hemostasis and brain embolism In LR Caplan WJ Manning, eds. *Brain Embolism.* New York, NY: Informa Healthcare; 2006:243–258

397. Weksler B. Antithrombotic therapies in the management of cerebral ischemia. In F Plum, W Pulsinelli, eds. *Cerebrovascular Diseases: Proceedings of the Fourteenth Princeton Conference.* New York, NY: Raven Press, 1985:211–223

398. Caplan LR. Antiplatelet therapy in stroke prevention: Present and future. *Cerebrovasc Dis.* 2006;**21** Suppl 1:1–6

399. Bloom AL, Thomas DP. *Haemostasis and Thrombosis.* Edinburgh: Churchill-Livingstone; 1987

400. Deykin D. Thrombogenesis. *N Engl J Med.* 1967;**276**:622–628

401. Hemker HC, Lindhout T. Interaction of platelet activation and coagulation. In V Fuster, Topol EN, Nabel EG, eds. *Atherothrombosiss and Coronary Artery Disease.* Philadelphia, PA: Lippincott–Williams & Wilkins; 2005:569–581

402. Marder VJ, Chute DJ, Starkman S, Abolian AM, Kidwell C, Liebeskind D, et al. Analysis of thrombi retrieved from cerebral arteries of patients with acute ischemic stroke. *Stroke.* 2006;**37**:2086–2093

403. Liebeskind DS, Sanossian N, Yong WH, Starkman S, Tsang MP, Moya

AL, et al. CT and MRI early vessel signs reflect clot composition in acute stroke. *Stroke.* 2011;**42**:1237–1243

404. Francis CW, Kaplan KL. Principles of antithrombotic therapy. In MA Lichtman, TJ Kipps, K Kaushansky, eds. *Williams Hematology*, 7th ed. New York, NY: McGraw-Hill; 2006:283–300

405. Caplan LR. Anticoagulation for cerebral ischemia. *Clin Neuropharmacol.* 1986;**9**:399–414

406. Damus PS, Hicks M, Rosenberg RD. Anticoagulant action of heparin. *Nature.* 1973;**246**:355–357

407. Wu KK. New pharmacologic approaches to thromboembolic disorders. *Hosp Pract (Off Ed).* 1985;**20**:101–104, 107–108, 117–120

408. Hirsh J. Heparin. *N Engl J Med.* 1991;**324**:1565–1574

409. Salzman EW, Deykin D, Shapiro RM, Rosenberg R. Management of heparin therapy: Controlled prospective trial. *N Engl J Med.* 1975;**292**:1046–1050

410. Warkentin TE, Levine MN, Hirsh J, Horsewood P, Roberts RS, Gent M, et al. Heparin-induced thrombocytopenia in patients treated with low-molecular-weight heparin or unfractionated heparin. *N Engl J Med.* 1995;**332**:1330–1335

411. Becker PS, Miller VT. Heparin-induced thrombocytopenia. *Stroke.* 1989;**20**:1449–1459

412. Arepally GM, Ortel TL. Clinical practice. Heparin-induced thrombocytopenia. *N Engl J Med.* 2006;**355**:809–817

413. Das P, Ziada K, Steinhubl SR, Moliterno DJ, Hamdalla H, Jozic J, et al. Heparin-induced thrombocytopenia and cardiovascular diseases. *Am Heart J.* 2006;**152**:19–26

414. Lovecchio F. Heparin-induced thrombocytopenia. *Clinical Toxicology.* 2014;**52**:579–583

415. Phelan BK. Heparin-associated thrombosis without thrombocytopenia. *Ann Intern Med.* 1983;**99**:637–638

416. Weitz JI. Low-molecular-weight heparins. *N Engl J Med.* 1997;**337**:688–698

417. Gordon DL, Linhardt R, Adams HP, Jr. Low-molecular-weight heparins and heparinoids and their use in acute or progressing ischemic stroke. *Clin Neuropharmacol.* 1990;**13**:522–543

418. Rosenberg RD, Lam L. Correlation between structure and function of heparin. *Proc Natl Acad Sci U S A.* 1979;**76**:1218–1222

419. Bick RL, Frenkel EP, Walenga J, Fareed J, Hoppensteadt DA. Unfractionated heparin, low molecular weight heparins, and pentasaccharide: Basic mechanism of actions, pharmacology, and clinical use. *Hematol Oncol Clin North Am.* 2005; **19**:1–51, v

420. Sherman DG, Albers GW, Bladin C, Fieschi C, Gabbai AA, Kase CS, et al. The efficacy and safety of enoxaparin versus unfractionated heparin for the prevention of venous thromboembolism after acute ischaemic stroke (PREVAIL study): An open-label randomised comparison. *Lancet.* 2007;**369**:1347–1355

421. Wessler S, Gitel SN. Warfarin. From bedside to bench. *N Engl J Med.* 1984;**311**:645–652

422. Deykin D. Warfarin therapy. 1. *N Engl J Med.* 1970;**283**:691–694

423. Hull R, Hirsh J, Jay R, Carter C, England C, Gent M, et al. Different intensities of oral anticoagulant therapy in the treatment of proximal-vein thrombosis. *N Engl J Med.* 1982;**307**:1676–1681

424. Taberner DA, Poller L, Burslem RW, Jones JB. Oral anticoagulants controlled by the British comparative thromboplastin versus low-dose heparin in prophylaxis of deep vein thrombosis. *Br Med J.* 1978;**1**:272–274

425. Francis CW, Marder VJ, Evarts CM, Yaukoolbodi S. Two-step warfarin therapy. Prevention of postoperative venous thrombosis without excessive bleeding. *JAMA.* 1983;**249**:374–378

426. Hirsh J, Poller L, Deykin D, Levine M, Dalen JE. Optimal therapeutic range for oral anticoagulants. *Chest.* 1989;**95**:5s–11s

427. The Boston Area Anticogulation Trial for Atrial Fibrillation Investigators. The effect of low-dose warfarin on the risk of stroke in patients with nonrheumatic atrial fibrillation. *N Engl J Med.* 1991;**325**:129–132

428. The Stroke Prevention In Reversible Ischemia Trial (SPIRIT) Study Group. A randomized trial of anticoagulants versus aspirin after cerebral ischemia of presumed arterial origin. *Ann Neurol.* 1997;**42**:857–865

429. Sconce EA, Khan TI, Wynne HA, Avery P, Monkhouse L, King BP, et al. The impact of *CYP2C9* and *VKORC1* genetic polymorphism and patient characteristics upon warfarin dose requirements: Proposal for a new dosing regimen. *Blood.* 2005;**106**:2329–2333

430. Rieder MJ, Reiner AP, Gage BF, Nickerson DA, Eby CS, McLeod HL, et al. Effect of *VKORC1* haplotypes on transcriptional regulation and warfarin dose. *N Engl J Med.* 2005;**352**:2285–2293

431. Yin T, Miyata T. Warfarin dose and the pharmacogenomics of *CYP2C9* and *VKORC1* – rationale and perspectives. *Thromb Res.* 2007;**120**:1–10

432. Ingelman-Sundberg M. Pharmacogenomic biomarkers for prediction of severe adverse drug reactions. *N Engl J Med.* 2008;**358**:637–639

433. Risk factors for stroke and efficacy of antithrombotic therapy in atrial fibrillation. Analysis of pooled data from five randomized controlled trials. *Arch Intern Med.* 1994;**154**:1449–1457

434. Hart RG. Oral anticoagulants for secondary prevention of stroke. *Cerebrovascular Diseases.* 1997;**7**(Suppl 6):24–29

435. Hylek EM, Skates SJ, Sheehan MA, Singer DE. An analysis of the lowest effective intensity of prophylactic anticoagulation for patients with nonrheumatic atrial fibrillation. *N Engl J Med.* 1996;**335**:540–546

436. Fleming HA, Bailey SM. Mitral valve disease, systemic embolism and anticoagulants. *Postgrad Med J.* 1971;**47**:599–604

437. Adams GF, Merrett JD, Hutchinson WM, Pollock AM. Cerebral embolism and mitral stenosis: Survival with and without anticoagulants. *J Neurol Neurosurg Psychiatry.* 1974;**37**:378–383

438. Carter AB. Prognosis of cerebral embolism. *Lancet.* 1965;**2**:514–519

439. Caplan LR. Brain embolism. In LR Caplan MC, JW Hurst, MI Chimowitz, eds. *Clinical Neurocardiology*. New York, NY: Marcel Dekker; 1999:35–185

440. The Boston Area Anticoagulation Trial for Atrial Fibrillation Investigators. The effect of low-dose warfarin on the risk of stroke in patients with nonrheumatic atrial fibrillation. *N Engl J Med.* 1990;**323**:1505–1511

441. The European Atrial Fibrillation Trial (EAFT) Study Group. Silent brain infarction in nonrheumatic atrial fibrillation. *Neurology*. 1996;**46**:159–165

442. European Atrial Fibrillation Trial Study Group. Secondary prevention in non-rheumatic atrial fibrillation after transient ischaemic attack or minor stroke. *Lancet*. 1993;**342**:1255–1262

443. Petersen P, Boysen G, Godtfredsen J, Andersen ED, Andersen B. Placebo-controlled, randomised trial of warfarin and aspirin for prevention of thromboembolic complications in chronic atrial fibrillation. The Copenhagen AFASAK study. *Lancet*. 1989;**1**:175–179

444. The Stroke Prevention in Atrial Fibrillation Investigators. Stroke Prevention in Atrial Fibrillation Study. Final results. *Circulation*. 1991;**84**:527–539

445. The Stroke Prevention in Atrial Fibrillation Investigators. Warfarin versus aspirin for prevention of thromboembolism in atrial fibrillation: Stroke Prevention in Atrial Fibrillation II Study. *Lancet*. 1994;**343**:687–691

446. The Stroke Prevention in Atrial Fibrillation Investigators. Adjusted-dose warfarin versus low-intensity, fixed-dose warfarin plus aspirin for high-risk patients with atrial fibrillation: Stroke Prevention in Atrial Fibrillation III randomised clinical trial. *Lancet*. 1996;**348**:633–638

447. Albers GW. Atrial fibrillation and stroke. Three new studies, three remaining questions. *Arch Intern Med*. 1994;**154**:1443–1448

448. Manning W. *Cardiac Source of Embolism: Treatment in Brain Embolism*. New York, NY: Informa Healthcare; 2006

449. Lip GY. Can we predict stroke in atrial fibrillation? *Clin Cardiol*. 2012;**35** Suppl 1:21–27

450. The Publications Committee for the Trial of Org 10172 in Acute Stroke Treatment (TOAST) Investigators. Low molecular weight heparinoid, Org 10172 (Danaparoid), and outcome after acute ischemic stroke: A randomized controlled trial. *JAMA*. 1998;**279**:1265–1272

451. Saxena R, Lewis S, Berge E, Sandercock PA, Koudstaal PJ. Risk of early death and recurrent stroke and effect of heparin in 3169 patients with acute ischemic stroke and atrial fibrillation in the International Stroke Trial. *Stroke*. 2001;**32**:2333–2337

452. Berge E, Abdelnoor M, Nakstad PH, Sandset PM. Low molecular-weight heparin versus aspirin in patients with acute ischaemic stroke and atrial fibrillation: A double-blind randomised study. HAEST Study Group. Heparin in Acute Embolic Stroke Trial. *Lancet*. 2000;**355**:1205–1210

453. Cerebral Embolism Study Group. Immediate anticoagulation of embolic stroke: A randomized trial. *Stroke*. 1983;**14**:668–676

454. Chamorro A, Vila N, Saiz A, Alday M, Tolosa E. Early anticoagulation after large cerebral embolic infarction: A safety study. *Neurology*. 1995;**45**:861–865

455. Chamorro A, Vila N, Ascaso C, Blanc R. Heparin in acute stroke with atrial fibrillation: Clinical relevance of very early treatment. *Arch Neurol*. 1999;**56**:1098–1102

456. Cerebral Embolism Task Force. Cardiogenic brain embolism. *Arch Neurol*. 1986;**43**:71–84

457. Cerebral Embolism Task Force. Cardiogenic brain embolism. The second report of the Cerebral Embolism Task Force. *Arch Neurol*. 1989;**46**:727–743

458. Cerebral Embolism Study Group. Immediate anticoagulation of embolic stroke: Brain hemorrhage and management options. *Stroke*. 1984;**15**:779–789

459. Furlan AJ, Cavalier SJ, Hobbs RE, Weinstein MA, Modic MT. Hemorrhage and anticoagulation after nonseptic embolic brain infarction. *Neurology*. 1982;**32**:280–282

460. Pessin MS, Estol CJ, Lafranchise F, Caplan LR. Safety of anticoagulation after hemorrhagic infarction. *Neurology*. 1993;**43**:1298–1303

461. Cabanes L, Mas JL, Cohen A, Amarenco P, Cabanes PA, Oubary P, et al. Atrial septal aneurysm and patent foramen ovale as risk factors for cryptogenic stroke in patients less than 55 years of age. A study using transesophageal echocardiography. *Stroke*. 1993;**24**:1865–1873

462. Mas JL, Arquizan C, Lamy C, Zuber M, Cabanes L, Derumeaux G, et al. Recurrent cerebrovascular events associated with patent foramen ovale, atrial septal aneurysm, or both. *N Engl J Med*. 2001;**345**:1740–1746

463. Thaler DE, Saver JL. Cryptogenic stroke and patent foramen ovale. *Curr Opin Cardiol*. 2008;**23**:537–544

464. Kent DM, Ruthazer R, Weimar C, Mas JL, Serena J, Homma S, et al. An index to identify stroke-related vs. incidental patent foramen ovale in cryptogenic stroke. *Neurology*. 2013;**81**:619–625

465. Grosgogeat Y, Lhermitte F, Carpentier A, Facquet J, Alhomme P, Tran T. [Aneurysm of the interauricular septum revealed by a cerebral embolism]. *Arch Mal Coeur Vaiss*. 1973;**66**:169–177

466. Silver MD, Dorsey JS. Aneurysms of the septum primum in adults. *Arch Pathol Lab Med*. 1978;**102**:62–65

467. Bogousslavsky J, Garazi S, Jeanrenaud X, Aebischer N, Van Melle G. Stroke recurrence in patients with patent foramen ovale: The Lausanne Study. Lausanne Stroke with Paradoxal Embolism Study Group. *Neurology*. 1996;**46**:1301–1305

468. Mas JL, Zuber M. Recurrent cerebrovascular events in patients with patent foramen ovale, atrial septal aneurysm, or both and cryptogenic stroke or transient ischemic attack. French Study Group on Patent Foramen Ovale and Atrial Septal Aneurysm. *Am Heart J*. 1995;**130**:1083–1088

469. Bridges ND, Hellenbrand W, Latson L, Filiano J, Newburger JW, Lock JE. Transcatheter closure of patent foramen ovale after presumed paradoxical embolism. *Circulation*. 1992;**86**:1902–1908

470. Homma S, Sacco RL, Di Tullio MR, Sciacca RR, Mohr JP. Effect of medical treatment in stroke patients with patent foramen ovale: Patent Foramen Ovale in Cryptogenic Stroke Study. *Circulation*. 2002;**105**:2625–2631

471. Mohr JP, Thompson JL, Lazar RM, Levin B, Sacco RL, Furie KL, et al. A comparison of warfarin and aspirin for the prevention of recurrent ischemic stroke. *N Engl J Med*. 2001;**345**:1444–1451

472. Furlan AJ, Reisman M, Massaro J, Mauri L, Adams H, Albers GW, et al. Closure or medical therapy for cryptogenic stroke with patent foramen ovale. *N Engl J Med*. 2012;**366**:991–999

473. Carroll JD, Saver JL, Thaler DE, Smalling RW, Berry S, MacDonald LA, et al. Closure of patent foramen ovale versus medical therapy after cryptogenic stroke. *N Engl J Med*. 2013;**368**:1092–1100

474. Meier B, Kalesan B, Mattle HP, Khattab AA, Hildick-Smith D, Dudek D, et al. Percutaneous closure of patent foramen ovale in cryptogenic embolism. *N Engl J Med*. 2013;**368**:1083–1091

475. Li Y, Zhou K, Hua Y, Wang C, Xie L, Fang J, et al. Amplatzer occluder versus cardioSEAL/STARFlex occluder: A meta-analysis of the efficacy and safety of transcatheter occlusion for patent foramen ovale and atrial septal defect. *Cardiol Young*. 2013;**23**:582–596

476. Bousser M-G, Ross Russell, R. *Cerebral Venous Thrombosis*. Philadelphia, PA: W B Saunders; 1997

477. Ameri A, Bousser M-G. Cerebral venous thrombosis. *Neurol Clin*. 1992;**10**:87–111

478. Jacewicz M, Plum F. Aseptic cerebral venous thrombosis. In K Einhaupl, O Kempski, Baethmann A, eds. *Cerebral Sinus Thrombosis. Experimental and Clinical Aspects*. New York, NY: Plenum; 1990:157–170

479. Einhaupl KM, Villringer A, Meister W, Mehraein S, Garner C, Pellkofer M, et al. Heparin treatment in sinus venous thrombosis. *Lancet*. 1991;**338**:597–600

480. Meister W, Einhaupl K, Villringer A. Treatment of patients with cerebral sinus and vein thrombosis with heparin. In K Einhaupl, O Kempski, Baethmann A, eds. *Cerebral Sinus Thrombosis. Experimental and Clinical Aspects*. New York, NY: Plenum; 1990:225–230

481. de Bruijn SF, Stam J. Randomized, placebo-controlled trial of anticoagulant treatment with low-molecular-weight heparin for cerebral sinus thrombosis. *Stroke*. 1999;**30**:484–488

482. Caplan LR. Venous and dural sinus thrombosis. In LR Caplan, ed. *Posterior Circulation Disease. Clinical Findings, Diagnosis, and Management*. Boston, MA: Blackwell Science; 1996:569–592

483. Diaz JM, Schiffman JS, Urban ES, Maccario M. Superior sagittal sinus thrombosis and pulmonary embolism: A syndrome rediscovered. *Acta Neurol Scand*. 1992;**86**:390–396

484. Caplan LR. Resolved: Heparin may be useful in selected patients with brain ischemia. *Stroke*. 2003;**34**:230–231

485. Caplan LR. Anticoagulants to prevent stroke occurrence and worsening. *Isr Med Assoc J*. 2006;**8**:773–778

486. Caplan LR. Worsening in ischemic stroke patients: Is it time for a new strategy? *Stroke*. 2002;**33**:1443–1445

487. International Stroke Trial Collaborative Group. The International Stroke Trial (IST): A randomised trial of aspirin, subcutaneous heparin, both, or neither among 19 435 patients with acute ischaemic stroke. *Lancet*. 1997;**349**:1569–1581

488. Kay R, Wong KS, Yu YL, Chan YW, Tsoi TH, Ahuja AT, et al. Low-molecular-weight heparin for the treatment of acute ischemic stroke. *N Engl J Med*. 1995;**333**:1588–1593

489. Adams HP, Jr., Bendixen BH, Leira E, Chang KC, Davis PH, Woolson RF, et al. Antithrombotic treatment of ischemic stroke among patients with occlusion or severe stenosis of the internal carotid artery: A report of the Trial of Org 10172 in Acute Stroke Treatment (TOAST). *Neurology*. 1999;**53**:122–125

490. Wong KS, Chen C, Ng PW, Tsoi TH, Li HL, Fong WC, et al. Low-molecular-weight heparin compared with aspirin for the treatment of acute ischaemic stroke in asian patients with large artery occlusive disease: A randomised study. *Lancet Neurol*. 2007;**6**:407–413

491. Chimowitz MI, Lynn MJ, Howlett-Smith H, Stern BJ, Hertzberg VS, Frankel MR, et al. Comparison of warfarin and aspirin for symptomatic intracranial arterial stenosis. *N Engl J Med*. 2005;**352**:1305–1316

492. Koroshetz WJ. Warfarin, aspirin, and intracranial vascular disease. *N Engl J Med*. 2005;**352**:1368–1370

493. Georgiadis D, Arnold M, von Buedingen HC, Valko P, Sarikaya H, Rousson V, et al. Aspirin vs. anticoagulation in carotid artery dissection: A study of 298 patients. *Neurology*. 2009;**72**:1810–1815

494. Samsa GP, Matchar DB, Goldstein LB, Bonito AJ, Lux LJ, Witter DM, et al. Quality of anticoagulation management among patients with atrial fibrillation: Results of a review of medical records from two communities. *Arch Intern Med*. 2000;**160**:967–973

495. Chiquette E, Amato MG, Bussey HI. Comparison of an anticoagulation clinic with usual medical care: Anticoagulation control, patient outcomes, and health care costs. *Arch Intern Med*. 1998;**158**:1641–1647

496. Kucher N, Connolly S, Beckman JA, Cheng LH, Tsilimingras KV, Fanikos J, et al. International normalized ratio increase before warfarin-associated hemorrhage: Brief and subtle. *Arch Intern Med*. 2004;**164**:2176–2179

497. Kobayashi S, Tazaki Y. Effect of the thrombin inhibitor argatroban in acute cerebral thrombosis. *Semin Thromb Hemost*. 1997;**23**:531–534

498. Lewis BE, Wallis DE, Leya F, Hursting MJ, Kelton JG. Argatroban anticoagulation in patients with heparin-induced thrombocytopenia. *Arch Intern Med*. 2003;**163**:1849–1856

499. LaMonte MP, Nash ML, Wang DZ, Woolfenden AR, Schultz J, Hursting MJ, et al. Argatroban anticoagulation in patients with acute ischemic stroke (ARGIS-1): A randomized, placebo-controlled safety study. *Stroke*. 2004;**35**:1677–1682

500. Fiessinger JN, Huisman MV, Davidson BL, Bounameaux H, Francis CW, Eriksson H, et al. Ximelagatran vs. low-molecular-weight heparin and warfarin for the treatment of deep vein thrombosis: A randomized trial. *JAMA*. 2005;**293**:681–689

501. Olsson SB. Stroke prevention with the oral direct thrombin inhibitor ximelagatran compared with warfarin in patients with non-valvular atrial fibrillation (SPORTIF III): Randomised controlled trial. *Lancet*. 2003;**362**:1691–1698

502. Albers GW, Diener HC, Frison L, Grind M, Nevinson M, Partridge S, et al. Ximelagatran vs. warfarin for stroke prevention in patients with nonvalvular atrial fibrillation: A randomized trial. *JAMA*. 2005;**293**:690–698

503. Akins PT, Feldman HA, Zoble RG, Newman D, Spitzer SG, Diener HC, et al. Secondary stroke prevention with ximelagatran versus warfarin in patients with atrial fibrillation: Pooled analysis of SPORTIF III and V clinical trials. *Stroke*. 2007;**38**:874–880

504. Ahmed S, Levin V, Malacoff R, Martinez MW. Dabigatran: A new chapter in anticoagulation. *Cardiovasc Hematol Agents Med Chem*. 2012;**10**:116–123

505. Di Nisio M, Middeldorp S, Buller HR. Direct thrombin inhibitors. *N Engl J Med*. 2005;**353**:1028–1040

506. Connolly SJ, Ezekowitz MD, Yusuf S, Eikelboom J, Oldgren J, Parekh A, et al. Dabigatran versus warfarin in patients with atrial fibrillation. *N Engl J Med*. 2009;**361**:1139–1151

507. Yeh CH, Fredenburgh JC, Weitz JI. Oral direct factor Xa inhibitors. *Circ Res*. 2012;**111**:1069–1078

508. Connolly SJ, Eikelboom J, Joyner C, Diener HC, Hart R, Golitsyn S, et al.

Apixaban in patients with atrial fibrillation. *N Engl J Med.* 2011;**364**:806–817

509. Granger CB, Alexander JH, McMurray JJ, Lopes RD, Hylek EM, Hanna M, et al. Apixaban versus warfarin in patients with atrial fibrillation. *N Engl J Med.* 2011;**365**:981–992

510. Patel MR, Mahaffey KW, Garg J, Pan G, Singer DE, Hacke W, et al. Rivaroxaban versus warfarin in nonvalvular atrial fibrillation. *N Engl J Med.* 2011;**365**:883–891

511. Giugliano RP, Ruff CT, Braunwald E, Murphy SA, Wiviott SD, Halperin JL, et al. Edoxaban versus warfarin in patients with atrial fibrillation. *N Engl J Med.* 2013;**369**:2093–2104

512. Bauer KA. New anticoagulants: Anti IIa vs. anti Xa – is one better? *J Thromb Thrombolysis.* 2006;**21**:67–72

513. Turpie AG, Bauer KA, Eriksson BI, Lassen MR. Fondaparinux vs. enoxaparin for the prevention of venous thromboembolism in major orthopedic surgery: A meta-analysis of four randomized double-blind studies. *Arch Intern Med.* 2002;**162**:1833–1840

514. Cohen AT, Davidson BL, Gallus AS, Lassen MR, Prins MH, Tomkowski W, et al. Efficacy and safety of fondaparinux for the prevention of venous thromboembolism in older acute medical patients: Randomised placebo controlled trial. *BMJ.* 2006;**332**:325–329

515. Yusuf S, Mehta SR, Chrolavicius S, Afzal R, Pogue J, Granger CB, et al. Comparison of fondaparinux and enoxaparin in acute coronary syndromes. *N Engl J Med.* 2006;**354**:1464–1476

516. Yusuf S, Mehta SR, Chrolavicius S, Afzal R, Pogue J, Granger CB, et al. Effects of fondaparinux on mortality and reinfarction in patients with acute ST-segment elevation myocardial infarction: The OASIS-6 randomized trial. *JAMA.* 2006;**295**:1519–1530

517. Rajagopal V, Bhatt DL. Factor Xa inhibitors in acute coronary syndromes: Moving from mythology to reality. *J Thromb Haemost.* 2005;**3**:436–438

518. Fields WS, Lemak NA. *A History of Stroke: Its Recognition and Treatment.* New York, NY: Oxford University Press; 1989

519. Craven LL. Experiences with aspirin (acetylsalicylic acid) in the nonspecific prophylaxis of coronary thrombosis. *Miss Valley Med J.* 1953;**75**:38–44

520. Craven LL. Prevention of coronary and cerebral thrombosis. *Miss Valley Med J.* 1956;**78**:213–215

521. Mundall J, Quintero P, Von Kaulla KN, Harmon R, Austin J. Transient monocular blindness and increased platelet aggregability treated with aspirin. A case report. *Neurology.* 1972;**22**:280–285

522. Harrison MJ, Marshall J, Meadows JC, Russell RW. Effect of aspirin in amaurosis fugax. *Lancet.* 1971;**2**:743–744

523. Fields WS, Lemak NA, Frankowski RF, Hardy RJ. Controlled trial of aspirin in cerebral ischemia. *Stroke.* 1977;**8**:301–314

524. The Canadian Cooperative Study Group. A randomized trial of aspirin and sulfinpyrazone in threatened stroke. *N Engl J Med.* 1978; **299**:53–59

525. Moncada S, Vane JR. Arachidonic acid metabolites and the interactions between platelets and blood-vessel walls. *N Engl J Med.* 1979;**300**:1142–1147

526. Nurden AT, Guyonnet Duperat V, Nurden P. Platelet function and pharmacology of antiplatelet drugs. *Cerebrovasc Dis.* 1997;**7** Suppl 6:2–9

527. Moncada S. Biology and therapeutic potential of prostacyclin. *Stroke.* 1983;**14**:157–168

528. Preston FE, Whipps S, Jackson CA, French AJ, Wyld PJ, Stoddard CJ. Inhibition of prostacyclin and platelet thromboxane A_2 after low-dose aspirin. *N Engl J Med.* 1981;**304**:76–79

529. Weksler BB, Pett SB, Alonso D, Richter RC, Stelzer P, Subramanian V, et al. Differential inhibition by aspirin of vascular and platelet prostaglandin synthesis in atherosclerotic patients. *N Engl J Med.* 1983;**308**:800–805

530. United Kingdom Transient Ischaemic Attack (UK-TIA) aspirin trial: Interim results. UK-TIA study group. *Br Med J (Clin Res Ed).* 1988;**296**:316–320

531. The SALT Collaborative Group. Swedish Aspirin Low-Dose Trial (SALT) of 75 mg aspirin as secondary prophylaxis after cerebrovascular ischaemic events. *Lancet.* 1991;**338**:1345–1349

532. The Dutch TIA Trial Study Group. A comparison of two doses of aspirin (30 mg vs. 283 mg a day) in patients after a transient ischemic attack or minor ischemic stroke. *N Engl J Med.* 1991;**325**:1261–1266

533. Schwartz KA. Aspirin resistance: A review of diagnostic methodology, mechanisms, and clinical utility. *Adv Clin Chem.* 2006;**42**:81–110

534. Helgason CM, Hoff JA, Kondos GT, Brace LD. Platelet aggregation in patients with atrial fibrillation taking aspirin or warfarin. *Stroke.* 1993;**24**:1458–1461

535. Helgason CM, Tortorice KL, Winkler SR, Penney DW, Schuler JJ, McClelland TJ, et al. Aspirin response and failure in cerebral infarction. *Stroke.* 1993;**24**:345–350

536. Dalen JE. Aspirin resistance: Is it real? Is it clinically significant? *Am J Med.* 2007;**120**:1–4

537. Chen WH, Cheng X, Lee PY, Ng W, Kwok JY, Tse HF, et al. Aspirin resistance and adverse clinical events in patients with coronary artery disease. *Am J Med.* 2007;**120**:631–635

538. Hohlfeld T, Weber AA, Junghans U, Schumacher M, Boucher M, Schror K, et al. Variable platelet response to aspirin in patients with ischemic stroke. *Cerebrovasc Dis.* 2007;**24**:43–50

539. Gaglia MA, Jr., Clavijo L. Cardiovascular pharmacology core reviews: Aspirin. *J Cardiovasc Pharmacol Ther.* 2013;**18**:505–513

540. FitzGerald GA. Dipyridamole. *N Engl J Med.* 1987;**316**:1247–1257

541. Honour AJ, Hockaday TD, Mann JI. The synergistic effect of aspirin and dipyridamole upon platelet thrombi in living blood vessels. *Br J Exp Pathol.* 1977;**58**:268–272

542. Sullivan JM, Harken DE, Gorlin R. Pharmacologic control of thromboembolic complications of cardiac-valve replacement. *N Engl J Med.* 1971;**284**:1391–1394

543. The American–Canadian Co-operative Study Group. Persantine aspirin trial in cerebral ischemia. *Stroke.* 1983;**14**:99–103

544. Bousser M-G, Eschwege E, Haguenau M, Lefauconnier JM, Thibult N, Touboul D, et al. "AICLA" controlled trial of aspirin and dipyridamole in the secondary prevention of athero-thrombotic cerebral ischemia. *Stroke.* 1983;**14**:5–14

545. The ESPS Group. The European Stroke Prevention Study (ESPS). Principal end-points. *Lancet.* 1987;**2**:1351–1354

546. Diener HC, Cunha L, Forbes C, Sivenius J, Smets P, Lowenthal A. European Stroke Prevention Study. 2. Dipyridamole and acetylsalicylic acid in the secondary prevention of stroke. *J Neurol Sci.* 1996;**143**:1–13

547. Leonardi-Bee J, Bath PM, Bousser M-G, Davalos A, Diener HC, Guiraud-Chaumeil B, et al. Dipyridamole for preventing recurrent ischemic stroke and other vascular events: A meta-analysis of individual patient data from randomized controlled trials. *Stroke.* 2005;**36**:162–168

548. Sacco RL, Sivenius J, Diener HC. Efficacy of aspirin plus extended-release dipyridamole in preventing recurrent stroke in high-risk populations. *Arch Neurol.* 2005;**62**:403–408

549. Halkes PH, van Gijn J, Kappelle LJ, Koudstaal PJ, Algra A. Aspirin plus dipyridamole versus aspirin alone after cerebral ischaemia of arterial origin (ESPRIT): Randomised controlled trial. *Lancet.* 2006;**367**:1665–1673

550. Verro P, Gorelick PB, Nguyen D. Aspirin plus dipyridamole versus aspirin for prevention of vascular events after stroke or TIA: A meta-analysis. *Stroke.* 2008;**39**:1358–1363

551. Ikeda Y, Kikuchi M, Murakami H, Satoh K, Murata M, Watanabe K, et al. Comparison of the inhibitory effects of cilostazol, acetylsalicylic acid and ticlopidine on platelet functions ex vivo. Randomized, double-blind cross-over study. *Arzneimittelforschung.* 1987;**37**:563–566

552. Tanaka T, Ishikawa T, Hagiwara M, Onoda K, Itoh H, Hidaka H. Effects of cilostazol, a selective camp phosphodiesterase inhibitor on the contraction of vascular smooth muscle. *Pharmacology.* 1988;**36**:313–320

553. Gotoh F, Tohgi H, Hirai S, Terashi A, Fukuuchi Y, Otomo E, et al. Cilostazol stroke prevention study: A placebo-controlled double-blind trial for secondary prevention of cerebral infarction. *J Stroke Cerebrovasc Dis.* 2000;**9**:147–157

554. Shinohara Y, Katayama Y, Uchiyama S, Yamaguchi T, Handa S, Matsuoka K, et al. Cilostazol for prevention of secondary stroke (CSPS 2): An aspirin-controlled, double-blind, randomised non-inferiority trial. *Lancet Neurol.* 2010;**9**:959–968

555. Ameriso SF, Lagos R, Ferreira LM, Fernandez Cisneros L, La Mura AR. Cerebrovascular effects of cilostazol in patients with atherosclerotic disease. *J Stroke Cerebrovasc Dis.* 2006;**15**:273–276

556. Kwon SU, Cho Y-J, Koo J-S, Bae H-J, Lee Y-S, Hong K-S, et al. Cilostazol prevents the progression of the symptomatic intracranial arterial stenosis: The multicenter double-blind placebo-controlled trial of cilostazol in symptomatic intracranial arterial stenosis. *Stroke.* 2005;**36**:782–786

557. Sharis PJ, Cannon CP, Loscalzo J. The antiplatelet effects of ticlopidine and clopidogrel. *Ann Intern Med.* 1998;**129**:394–405

558. Hass WK, Easton JD, Adams HP, Jr., Pryse-Phillips W, Molony BA, Anderson S, et al. A randomized trial comparing ticlopidine hydrochloride with aspirin for the prevention of stroke in high-risk patients. Ticlopidine Aspirin Stroke Study Group. *N Engl J Med.* 1989;**321**:501–507

559. Gent M, Blakely JA, Easton JD, Ellis DJ, Hachinski VC, Harbison JW, et al. The Canadian–American Ticlopidine Study (CATS) in thromboembolic stroke. *Lancet.* 1989;**1**:1215–1220

560. Bennett CL, Weinberg PD, Rozenberg-Ben-Dror K, Yarnold PR, Kwaan HC, Green D. Thrombotic thrombocytopenic purpura associated with ticlopidine. A review of 60 cases. *Ann Intern Med.* 1998;**128**:541–544

561. CAPRIE Steering Committee. A randomised, blinded, trial of clopidogrel versus aspirin in patients at risk of ischaemic events (CAPRIE). *Lancet.* 1996;**348**:1329–1339

562. Bennett CL, Connors JM, Carwile JM, Moake JL, Bell WR, Tarantolo SR, et al. Thrombotic thrombocytopenic purpura associated with clopidogrel. *N Engl J Med.* 2000;**342**:1773–1777

563. Diener HC, Bogousslavsky J, Brass LM, Cimminiello C, Csiba L, Kaste M, et al. Aspirin and clopidogrel compared with clopidogrel alone after recent ischaemic stroke or transient ischaemic attack in high-risk patients (MATCH): Randomised, double-blind, placebo-controlled trial. *Lancet.* 2004;**364**:331–337

564. Hankey GJ, Eikelboom JW. Adding aspirin to clopidogrel after TIA and ischemic stroke: Benefits do not match risks. *Neurology.* 2005;**64**:1117–1121

565. Bhatt DL, Fox KA, Hacke W, Berger PB, Black HR, Boden WE, et al. Clopidogrel and aspirin versus aspirin alone for the prevention of atherothrombotic events. *N Engl J Med.* 2006;**354**:1706–1717

566. Wang Y, Zhao X, Liu L, Wang D, Wang C, Li H, et al. Clopidogrel with aspirin in acute minor stroke or transient ischemic attack. *N Engl J Med.* 2013;**369**:11–19

567. Johnston SC, Easton JD, Farrant M, Barsan W, Battenhouse H, Conwit R, et al. Platelet-oriented inhibition in new TIA and minor ischemic stroke (POINT) trial: Rationale and design. *Int J Stroke.* 2013;**8**:479–483

568. Steinhubl SR, Berger PB, Mann JT, 3rd, Fry ET, DeLago A, Wilmer C, et al. Early and sustained dual oral antiplatelet therapy following percutaneous coronary intervention: A randomized controlled trial. *JAMA.* 2002;**288**:2411–2420

569. Chaturvedi S, Yadav JS. The role of antiplatelet therapy in carotid stenting for ischemic stroke prevention. *Stroke.* 2006;**37**:1572–1577

570. Weksler BB. Antiplatelet agents in stroke prevention. Combination therapy: Present and future. *Cerebrovasc Dis.* 2000;**10** Suppl 5:41–48

571. Tcheng JE. Differences among the parenteral platelet glycoprotein IIB/IIIA inhibitors and implications for treatment. *Am J Cardiol.* 1999;**83**:7e–11e

572. Lefkovits J, Plow EF, Topol EJ. Platelet glycoprotein IIB/IIIA receptors in cardiovascular medicine. *N Engl J Med.* 1995;**332**:1553–1559

573. Wallace RC, Furlan AJ, Moliterno DJ, Stevens GH, Masaryk TJ, Perl J, 2nd. Basilar artery rethrombosis: Successful treatment with platelet glycoprotein IIB/IIIA receptor inhibitor. *AJNR Am J Neuroradiol.* 1997;**18**:1257–1260

574. The Abciximab in Ischemic Stroke Investigators. Abciximab in acute ischemic stroke. A randomized, double-blind, placebo-controlled, dose-escalation study. *Stroke.* 2000;**31**:601–609

575. Qureshi AI, Harris-Lane P, Kirmani JF, Janjua N, Divani AA, Mohammad YM, et al. Intra-arterial reteplase and intravenous abciximab in patients with acute ischemic stroke: An open-label, dose-ranging, phase I study. *Neurosurgery.* 2006;**59**:789–796; discussion 796–787

576. Eckert B, Koch C, Thomalla G, Kucinski T, Grzyska U, Roether J, et al. Aggressive therapy with intravenous abciximab and intra-arterial rtPA and

additional PTA/stenting improves clinical outcome in acute vertebrobasilar occlusion: Combined local fibrinolysis and intravenous abciximab in acute vertebrobasilar stroke treatment (FAST): Results of a multicenter study. *Stroke*. 2005;**36**:1160–1165

577. Velat GJ, Burry MV, Eskioglu E, Dettorre RR, Firment CS, Mericle RA. The use of abciximab in the treatment of acute cerebral thromboembolic events during neuroendovascular procedures. *Surg Neurol*. 2006;**65**:352–358, discussion 358–359

578. Heer T, Zeymer U, Juenger C, Gitt AK, Wienbergen H, Zahn R, et al. Beneficial effects of abciximab in patients with primary percutaneous intervention for acute STsegment elevation myocardial infarction in clinical practice. *Heart*. 2006;**92**:1484–1489

579. De Luca G, Suryapranata H, Stone GW, Antoniucci D, Tcheng JE, Neumann FJ, et al. Abciximab as adjunctive therapy to reperfusion in acute ST-segment elevation myocardial infarction: A meta-analysis of randomized trials. *JAMA*. 2005;**293**:1759–1765

580. Coller BS. Anti-gpIIB/IIIA drugs: Current strategies and future directions. *Thromb Haemost*. 2001;**86**:427–443

581. Topol EJ, Easton D, Harrington RA, Amarenco P, Califf RM, Graffagnino C, et al. Randomized, double-blind, placebo-controlled, international trial of the oral IIB/IIIA antagonist lotrafiban in coronary and cerebrovascular disease. *Circulation*. 2003;**108**:399–406

582. Antiplatelet Trialists' Collaboration. Secondary prevention of vascular disease by prolonged antiplatelet treatment. *Br Med J (Clin Res Ed)*. 1988;**296**:320–331

583. Antiplatelet Trialists' Collaboration. Collaborative overview of randomised trials of antiplatelet therapy – I: Prevention of death, myocardial infarction, and stroke by prolonged antiplatelet therapy in various categories of patients. Antiplatelet Trialists' Collaboration. *BMJ*. 1994;**308**:81–106

584. Antiplatelet Trialists' Collaboration. Collaborative meta-analysis of randomised trials of antiplatelet therapy for prevention of death, myocardial infarction, and stroke in high risk patients. *BMJ*. 2002;**324**:71–86

585. Gubitz G, Sandercock P, Counsell C. Antiplatelet therapy for acute ischaemic stroke. *Cochrane Database Syst Rev*. 2000:Cd000029

586. Tran H, Anand SS. Oral antiplatelet therapy in cerebrovascular disease, coronary artery disease, and peripheral arterial disease. *JAMA*. 2004;**292**:1867–1874

587. Diener HC. Secondary stroke prevention with antiplatelet drugs: Have we reached the ceiling? *Int J Stroke*. 2006;**1**:4–8

588. Amarenco P, Davis S, Jones EF, Cohen AA, Heiss WD, Kaste M, et al. for The Aortic Arch Related Cerebral Hazard Trial Investigators. Clopidogrel plus aspirin versus warfarin in patients with stroke and aortic arch plaques. *Stroke*. 2014;**45**:1248–1257

589. The SPS 3 Investigators. Effects of clopidogrel added to aspirin in patients with recent lacunar stroke. *N Engl J Med*. 2012;**367**:817–825

590. Miller A, Lees RS. Simultaneous therapy with antiplatelet and anticoagulant drugs in symptomatic cardiovascular disease. *Stroke*. 1985;**16**:668–675

591. Chesebro JH, Fuster V, Elveback LR, McGoon DC, Pluth JR, Puga FJ, et al. Trial of combined warfarin plus dipyridamole or aspirin therapy in prosthetic heart valve replacement: Danger of aspirin compared with dipyridamole. *Am J Cardiol*. 1983;**51**:1537–1541

592. O'Collins VE, Macleod MR, Donnan GA, Horky LL, van der Worp BH, Howells DW. 1,026 experimental treatments in acute stroke. *Ann Neurol*. 2006;**59**:467–477

593. Macleod MR, Fisher M, O'Collins V, Sena ES, Dirnagl U, Bath PM, et al. Good laboratory practice: Preventing introduction of bias at the bench. *Stroke*. 2009;**40**:e50–52

594. Ovbiagele B, Kidwell CS, Starkman S, Saver JL. Neuroprotective agents for the treatment of acute ischemic stroke. *Curr Neurol Neurosci Rep*. 2003;**3**:9–20

595. Garcia J. Mechanisms of cell death in ischemia. In LR Caplan, ed. *Brain Ischemia, Basic Concepts and Clinical Relevance*. London: Springer; 1995:7–18

596. Plum F. What causes infarction in ischemic brain?: The Robert Wartenberg lecture. *Neurology*. 1983;**33**:222–233

597. Myers R. Lactic acid accumulation as a cause of brain edema and cerebral necrosis resulting from oxygen deprivation. In R Korobkin, C Guilleminault, eds. *Advances in Perinatal Neurology*. New York: Spectrum; 1979:88–114

598. McCord JM. Oxygen-derived free radicals in postischemic tissue injury. *N Engl J Med*. 1985;**312**:159–163

599. Floyd R. Production of free radicals. In KMA Welch LR Caplan, DJ Reis, BK Siesjo, B Weir, eds. *Primer on Cerebrovascular Diseases*. San Diego, CA: Academic Press; 1997:165–169

600. Kontos HA. Oxygen radicals in cerebral ischemia: The 2001 Thomas Willis lecture. *Stroke*. 2001;**32**:2712–2716

601. Ginsberg MD. Adventures in the pathophysiology of brain ischemia: Penumbra, gene expression, neuroprotection: The 2002 Thomas Willis lecture. *Stroke*. 2003;**34**:214–223

602. Busto R, Dietrich WD, Globus MY, Ginsberg MD. The importance of brain temperature in cerebral ischemic injury. *Stroke*. 1989;**20**:1113–1114

603. WD Dietrich RB. Hyperthermia and brain ischemia. In KMA Welch, LR Caplan, DJ Reis, BK Siesjo, B Weir, eds. *Primer on Cerebrovascular Diseases*. San Diego, CA: Academic Press; 1997:165–169

604. Siesjo BK, Bengtsson F. Calcium fluxes, calcium antagonists, and calcium-related pathology in brain ischemia, hypoglycemia, and spreading depression: A unifying hypothesis. *J Cereb Blood Flow Metab*. 1989;**9**:127–140

605. Tymianski M, Sattler RG. Is calcium involved in excitotoxic or ischemic neuronal damage? In KMA Welch, LR Caplan, DJ Reis, BK Siesjo, B Weir, eds. *Primer on Cerebrovascular Diseases*. San Diego, CA: Academic Press; 1997:190–192

606. Siesjo BK. Historical overview. Calcium, ischemia, and death of brain cells. *Ann N Y Acad Sci*. 1988;**522**:638–661

607. Siesjo B, Smith M-L. Mechanism of acidosis-related damage. In KMA Welch, LR Caplan, DJ Reis, BK Siesjo, B Weir, eds. *Primer on Cerebrovascular Diseases*. San Diego, CA: Academic Press; 1997:223–226

608. Adams HP, Jr., Olinger CP, Marler JR, Biller J, Brott TG, Barsan WG, et al. Comparison of admission serum glucose concentration with neurologic outcome in acute cerebral infarction. A study in patients given naloxone. *Stroke*. 1988;**19**:455–458

609. Woo J, Lam CW, Kay R, Wong AH, Teoh R, Nicholls MG. The influence of hyperglycemia and diabetes mellitus on immediate and 3-month morbidity and mortality after acute stroke. *Arch Neurol*. 1990;**47**:1174–1177

610. Alvarez-Sabin J, Molina CA, Montaner J, Arenillas JF, Huertas R, Ribo M, et al. Effects of admission hyperglycemia on stroke outcome in reperfused tissue plasminogen activator-treated patients. *Stroke*. 2003;**34**:1235–1241

611. Passero S, Ciacci G, Ulivelli M. The influence of diabetes and hyperglycemia on clinical course after intracerebral hemorrhage. *Neurology*. 2003;**61**:1351–1356

612. Choi D. The excitotoxic concept. In KMA Welch, LR Caplan, DJ Reis, BK Siesjo, B Weir, eds. *Primer on Cerebrovascular Diseases*. San Diego, CA: Academic Press; 1997:187–190

613. Choi D. Excitotoxicity and stroke. In LR Caplan, ed. *Brain Ischemia, Basic Concepts and Clinical Relevance*. London: Springer; 1995:29–36

614. Olney JW. Brain lesions, obesity, and other disturbances in mice treated with monosodium glutamate. *Science*. 1969;**164**:719–721

615. Meldrum B. Excitotoxicity in ischemia: An overview. In MD Ginsberg, WD Dietrich, eds. *Cerebrovascular Diseases*. New York, NY: Raven Press; 1989:47–60

616. Lai TW, Zhang S, Wang YT. Excitotoxicity and stroke: Identifying novel targets for neuroprotection. *Prog Neurobiol*. 2014;**115**:157–188

617. Small DL, Buchan AM. NMDA and AMPA receptor antagonists in global and focal ischemia. In KMA Welch, LR Caplan, DJ Reis, BK Siesjo, B Weir, eds. *Primer on Cerebrovascular Diseases*. San Diego, CA: Academic Press; 1997:244–247

618. Onai MZ, Fisher M. Thrombolytic and cytoprotective therapies for acute ischemic stoke: A clinical overview. *Drugs Today*. 1996;**32**:573–592

619. Lees KR. Cerestat and other NMDA antagonists in ischemic stroke. *Neurology*. 1997;**49**:S66–S69

620. Lees KR, Zivin JA, Ashwood T, Davalos A, Davis SM, Diener HC, et al. NXY-059 for acute ischemic stroke. *N Engl J Med*. 2006;**354**:588–600

621. Hess DC. NXY-059: A hopeful sign in the treatment of stroke. *Stroke*. 2006;**37**:2649–2650

622. Fisher M. NXY-059 for acute ischemic stroke: The promise of neuroprotection is finally realized? *Stroke*. 2006;**37**:2651–2652

623. Shuaib A, Lees KR, Lyden P, Grotta J, Davalos A, Davis SM, et al. NXY-059 for the treatment of acute ischemic stroke. *N Engl J Med*. 2007;**357**:562–571

624. Overgaard K, Meden P. Citicoline – the first effective neuroprotectant to be combined with thrombolysis in acute ischemic stroke? *J Neurol Sci*. 2006;**247**:119–120

625. Clark WM, Wechsler LR, Sabounjian LA, Schwiderski UE. A phase III randomized efficacy trial of 2000 mg citicoline in acute ischemic stroke patients. *Neurology*. 2001;**57**:1595–1602

626. Warach S, Pettigrew LC, Dashe JF, Pullicino P, Lefkowitz DM, Sabounjian L, et al. Effect of citicoline on ischemic lesions as measured by diffusion-weighted magnetic resonance imaging. Citicoline 010 investigators. *Ann Neurol*. 2000;**48**:713–722

627. Davalos A, Alvarez-Sabin J, Castillo J, Diez-Tejedor E, Ferro J, Martinez-Vila E, et al. Citicoline in the treatment of acute ischaemic stroke: An international, randomised, multicentre, placebo-controlled study (ICTUS trial). *Lancet*. 2012;**380**:349–357

628. Alonso de Lecinana M, Gutierrez M, Roda JM, Carceller F, Diez-Tejedor E. Effect of combined therapy with thrombolysis and citicoline in a rat model of embolic stroke. *J Neurol Sci*. 2006;**247**:121–129

629. Nighoghossian N, Trouillas P, Adeleine P, Salord F. Hyperbaric oxygen in the treatment of acute ischemic stroke. A double-blind pilot study. *Stroke*. 1995;**26**:1369–1372

630. Rusyniak DE, Kirk MA, May JD, Kao LW, Brizendine EJ, Welch JL, et al. Hyperbaric oxygen therapy in acute ischemic stroke: Results of the hyperbaric oxygen in acute ischemic stroke trial pilot study. *Stroke*. 2003;**34**:571–574

631. Ronning OM, Guldvog B. Should stroke victims routinely receive supplemental oxygen? A quasi-randomized controlled trial. *Stroke*. 1999;**30**:2033–2037

632. Hughes S. SO2S: No benefit of routine oxygen in acute stroke. XXIII European Stroke Conference. Presented May 7, 2014

633. Kim HY, Singhal AB, Lo EH. Normobaric hyperoxia extends the reperfusion window in focal cerebral ischemia. *Ann Neurol*. 2005;**57**:571–575

634. Singhal AB, Benner T, Roccatagliata L, Koroshetz WJ, Schaefer PW, Lo EH, et al. A pilot study of normobaric oxygen therapy in acute ischemic stroke. *Stroke*. 2005;**36**:797–802

635. Ginsberg M. Hypothermic neuroprotection in cerebral ischemia. In KMA Welch, LR Caplan, DJ Reis, BK Siesjo, B Weir, eds. *Primer on Cerebrovascular Diseases*. San Diego, CA: Academic Press; 1997:272–275

636. Bernard SA, Gray TW, Buist MD, Jones BM, Silvester W, Gutteridge G, et al. Treatment of comatose survivors of out-of-hospital cardiac arrest with induced hypothermia. *N Engl J Med*. 2002;**346**:557–563

637. Mayer SA. Hypothermia for neuroprotection after cardiac arrest. *Curr Neurol Neurosci Rep*. 2002;**2**:525–526

638. Schwab S, Schwarz S, Spranger M, Keller E, Bertram M, Hacke W. Moderate hypothermia in the treatment of patients with severe middle cerebral artery infarction. *Stroke*. 1998;**29**:2461–2466

639. Schwab S, Georgiadis D, Berrouschot J, Schellinger PD, Graffagnino C, Mayer SA. Feasibility and safety of moderate hypothermia after massive hemispheric infarction. *Stroke*. 2001;**32**:2033–2035

640. Georgiadis D, Schwarz S, Aschoff A, Schwab S. Hemicraniectomy and moderate hypothermia in patients with severe ischemic stroke. *Stroke*. 2002;**33**:1584–1588

641. Abou-Chebl A, DeGeorgia MA, Andrefsky JC, Krieger DW. Technical refinements and drawbacks of a surface cooling technique for the treatment of severe acute ischemic stroke. *Neurocrit Care*. 2004;**1**:131–143

642. Krieger DW, De Georgia MA, Abou-Chebl A, Andrefsky JC, Sila CA, Katzan IL, et al. Cooling for acute ischemic brain damage (COOL AID): An open pilot study of induced

hypothermia in acute ischemic stroke. *Stroke.* 2001;**32**:1847–1854

643. Lyden MP, Colbourne PF, Lyden P, Schwab S. Preclinical and clinical studies targeting therapeutic hypothermia in cerebral ischemia and stroke. *Ther Hypothermia Temp Manag.* 2013;**3**:3–6

644. Safar P. Amelioration of post-ischemic brain damage with barbiturates. *Stroke.* 1980;**11**:565–568

645. Black KL, Weidler DJ, Jallad NS, Sodeman TM, Abrams GD. Delayed pentobarbital therapy of acute focal cerebral ischemia. *Stroke.* 1978;**9**:245–249

646. Wu TC, Grotta JC. Hypothermia for acute ischaemic stroke. *Lancet Neurol.* 2013;**12**:275–284

647. Stroke Therapy Academic Industry Roundtable 11 (STAIR-11). Recommendations for clinical trial evaluation of acute stroke therapies. *Stroke.* 2001;**32**:1598–1606

648. Fisher M. Recommendations for advancing development of acute stroke therapies: Stroke Therapy Academic Industry Roundtable 3. *Stroke.* 2003;**34**:1539–1546

649. Fisher M, Albers GW, Donnan GA, Furlan AJ, Grotta JC, Kidwell CS, et al. Enhancing the development and approval of acute stroke therapies: Stroke Therapy Academic Industry Roundtable. *Stroke.* 2005;**36**:1808–1813

650. Shepherd J, Cobbe SM, Ford I, Isles CG, Lorimer AR, MacFarlane PW, et al. Prevention of coronary heart disease with pravastatin in men with hypercholesterolemia. West of Scotland Coronary Prevention Study Group. *N Engl J Med.* 1995;**333**:1301–1307

651. Randomised trial of cholesterol lowering in 4444 patients with coronary heart disease: The Scandinavian Simvastatin Survival Study (4S). *Lancet.* 1994;**344**:1383–1389

652. Sacks FM, Pfeffer MA, Moye LA, Rouleau JL, Rutherford JD, Cole TG, et al. The effect of pravastatin on coronary events after myocardial infarction in patients with average cholesterol levels. Cholesterol and recurrent events trial investigators. *N Engl J Med.* 1996;**335**:1001–1009

653. Hebert PR, Gaziano JM, Chan KS, Hennekens CH. Cholesterol lowering with statin drugs, risk of stroke, and total mortality. An overview of randomized trials. *JAMA.* 1997;**278**:313–321

654. Blauw GJ, Lagaay AM, Smelt AH, Westendorp RG. Stroke, statins, and cholesterol. A meta-analysis of randomized, placebo-controlled, double-blind trials with HMG-CoA reductase inhibitors. *Stroke.* 1997;**28**:946–950

655. Bucher HC, Griffith LE, Guyatt GH. Effect of HMG CoA reductase inhibitors on stroke. A meta-analysis of randomized, controlled trials. *Ann Intern Med.* 1998;**128**:89–95

656. Nissen SE, Tuzcu EM, Schoenhagen P, Crowe T, Sasiela WJ, Tsai J, et al. Statin therapy, LDL cholesterol, C-reactive protein, and coronary artery disease. *N Engl J Med.* 2005;**352**:29–38

657. Furberg CD, Adams HP, Jr., Applegate WB, Byington RP, Espeland MA, Hartwell T, et al. Effect of lovastatin on early carotid atherosclerosis and cardiovascular events. Asymptomatic Carotid Artery Progression Study (ACAPS) Research Group. *Circulation.* 1994;**90**:1679–1687

658. Crouse JR, 3rd, Byington RP, Bond MG, Espeland MA, Craven TE, Sprinkle JW, et al. Pravastatin, lipids, and atherosclerosis in the carotid arteries (PLAC-II). *Am J Cardiol.* 1995;**75**:455–459

659. Hodis HN, Mack WJ, LaBree L, Selzer RH, Liu C, Liu C, et al. Reduction in carotid arterial wall thickness using lovastatin and dietary therapy: A randomized controlled clinical trial. *Ann Intern Med.* 1996;**124**:548–556

660. Amarenco P, Bogousslavsky J, Callahan A, 3rd, Goldstein LB, Hennerici M, Rudolph AE, et al. High-dose atorvastatin after stroke or transient ischemic attack. *N Engl J Med.* 2006;**355**:549–559

661. Amarenco P, Goldstein LB, Szarek M, Sillesen H, Rudolph AE, Callahan A, 3rd, et al. Effects of intense low-density lipoprotein cholesterol reduction in patients with stroke or transient ischemic attack: The Stroke Prevention by Aggressive Reduction in Cholesterol Levels (SPARCL) Trial. *Stroke.* 2007;**38**:3198–3204

662. Vergouwen MD, de Haan RJ, Vermeulen M, Roos YB. Statin treatment and the occurrence of hemorrhagic stroke in patients with a history of cerebrovascular disease. *Stroke.* 2008;**39**:497–502

663. Sanossian N, Ovbiagele B. Drug insight: Translating evidence on statin therapy into clinical benefits. *Nat Clin Pract Neurol.* 2008;**4**:43–49

664. Schwartz GG, Olsson AG, Ezekowitz MD, Ganz P, Oliver MF, Waters D, et al. Effects of atorvastatin on early recurrent ischemic events in acute coronary syndromes: The MIRACL study: A randomized controlled trial. *JAMA.* 2001;**285**:1711–1718

665. Elkind MS, Flint AC, Sciacca RR, Sacco RL. Lipid-lowering agent use at ischemic stroke onset is associated with decreased mortality. *Neurology.* 2005;**65**:253–258

666. Amarenco P, Moskowitz MA. The dynamics of statins: From event prevention to neuroprotection. *Stroke.* 2006;**37**:294–296

667. Fisher M, Moonis M. Neuroprotective effects of statins: Evidence from preclinical and clinical studies. *Curr Treat Options Cardiovasc Med.* 2012;**14**:252–259

668. Endres M, Laufs U, Huang Z, Nakamura T, Huang P, Moskowitz MA, et al. Stroke protection by 3-hydroxy-3-methylglutaryl (HMG)-CoA reductase inhibitors mediated by endothelial nitric oxide synthase. *Proc Natl Acad Sci U S A.* 1998;**95**:8880–8885

669. Endres M, Laufs U, Liao JK, Moskowitz MA. Targeting eNOS for stroke protection. *Trends Neurosci.* 2004;**27**:283–289

670. Ridker PM, Rifai N, Rose L, Buring JE, Cook NR. Comparison of C-reactive protein and low-density lipoprotein cholesterol levels in the prediction of first cardiovascular events. *N Engl J Med.* 2002;**347**:1557–1565

671. Eikelboom JW, Hankey GJ, Baker RI, McQuillan A, Thom J, Staton J, et al. C-reactive protein in ischemic stroke and its etiologic subtypes. *J Stroke Cerebrovasc Dis.* 2003;**12**:74–81

672. Arenillas JF, Alvarez-Sabin J, Molina CA, Chacon P, Montaner J, Rovira A, et al. C-reactive protein predicts further ischemic events in first-ever transient ischemic attack or stroke patients with intracranial large-artery occlusive disease. *Stroke.* 2003;**34**:2463–2468

673. Rosenson RS, Tangney CC. Antiatherothrombotic properties of statins: Implications for cardiovascular event reduction. *JAMA.* 1998;**279**:1643–1650

674. Carod-Artal FJ. Statins and cerebral vasomotor reactivity: Implications

for a new therapy? *Stroke.* 2006;**37**:2446–2448

675. Pretnar-Oblak J, Sabovic M, Sebestjen M, Pogacnik T, Zaletel M. Influence of atorvastatin treatment on l-arginine cerebrovascular reactivity and flow-mediated dilatation in patients with lacunar infarctions. *Stroke.* 2006;**37**:2540–2545

676. Kirkpatrick PJ, Turner CL, Smith C, Hutchinson PJ, Murray GD. Simvastatin in aneurysmal subarachnoid haemorrhage (STACH): A multicentre randomised phase 3 trial. *Lancet Neurol.* 2014;**13**:666–675

677. Ovbiagele B, Kidwell CS, Saver JL. Expanding indications for statins in cerebral ischemia: A quantitative study. *Arch Neurol.* 2005;**62**:67–72

678. Elkind MS, Sacco RL, Macarthur RB, Peerschke E, Neils G, Andrews H, et al. High-dose lovastatin for acute ischemic stroke: Results of the phase I dose escalation neuroprotection with statin therapy for acute recovery trial (NEUSTART). *Cerebrovasc Dis.* 2009;**28**:266–275

679. Biffi A, Devan WJ, Anderson CD, Cortellini L, Furie KL, Rosand J, et al. Statin treatment and functional outcome after ischemic stroke: Case-control and meta-analysis. *Stroke.* 2011;**42**:1314–1319

680. Endres M, Laufs U. Discontinuation of statin treatment in stroke patients. *Stroke.* 2006;**37**:2640–2643

681. Colivicchi F, Bassi A, Santini M, Caltagirone C. Discontinuation of statin therapy and clinical outcome after ischemic stroke. *Stroke.* 2007;**38**:2652–2657

682. Blanco M, Nombela F, Castellanos M, Rodriguez-Yanez M, Garcia-Gil M, Leira R, et al. Statin treatment withdrawal in ischemic stroke: A controlled randomized study. *Neurology.* 2007;**69**:904–910

683. Dale KM, White CM, Henyan NN, Kluger J, Coleman CI. Impact of statin dosing intensity on transaminase and creatine kinase. *Am J Med.* 2007;**120**:706–712

684. Radcliffe KA, Campbell WW. Statin myopathy. *Curr Neurol Neurosci Rep.* 2008;**8**:66–72

685. Ropper A, Gress D, Diringer M, Green D, Mayer S. *Neurological and Neurosurgical Intensive Care.* New York, NY: Raven Press; 2003

686. Kazui S, Naritomi H, Yamamoto H, Sawada T, Yamaguchi T. Enlargement of spontaneous intracerebral hemorrhage. Incidence and time course. *Stroke.* 1996;**27**:1783–1787

687. Brott T, Broderick J, Kothari R, Barsan W, Tomsick T, Sauerbeck L, et al. Early hemorrhage growth in patients with intracerebral hemorrhage. *Stroke.* 1997;**28**:1–5

688. Qureshi AI, Tuhrim S, Broderick JP, Batjer HH, Hondo H, Hanley DF. Spontaneous intracerebral hemorrhage. *N Engl J Med.* 2001;**344**:1450–1460

689. Davis SM, Broderick J, Hennerici M, Brun NC, Diringer MN, Mayer SA, et al. Hematoma growth is a determinant of mortality and poor outcome after intracerebral hemorrhage. *Neurology.* 2006;**66**:1175–1181

690. Delgado Almandoz JE, Yoo AJ, Stone MJ, Schaefer PW, Goldstein JN, Rosand J, et al. Systematic characterization of the computed tomography angiography spot sign in primary intracerebral hemorrhage identifies patients at highest risk for hematoma expansion: The spot sign score. *Stroke.* 2009;**40**:2994–3000

691. Huynh TJ, Demchuk AM, Dowlatshahi D, Gladstone DJ, Krischek O, Kiss A, et al. Spot sign number is the most important spot sign characteristic for predicting hematoma expansion using first-pass computed tomography angiography: Analysis from the predict study. *Stroke.* 2013;**44**:972–977

692. Gebel JM, Jr., Jauch EC, Brott TG, Khoury J, Sauerbeck L, Salisbury S, et al. Relative edema volume is a predictor of outcome in patients with hyperacute spontaneous intracerebral hemorrhage. *Stroke.* 2002;**33**:2636–2641

693. Anderson CS, Huang Y, Wang JG, Arima H, Neal B, Peng B, et al. Intensive blood pressure reduction in acute cerebral haemorrhage trial (INTERACT): A randomised pilot trial. *Lancet Neurol.* 2008;**7**:391–399

694. Antihypertensive Treatment of Acute Cerebral Hemorrhage (ATACH) Investigators. Antihypertensive treatment of acute cerebral hemorrhage. *Crit Care Med.* 2010;**38**:637–648

695. Arima H, Huang Y, Wang JG, Heeley E, Delcourt C, Parsons M, et al. Earlier blood pressure-lowering and greater attenuation of hematoma growth in acute intracerebral hemorrhage: Interact pilot phase. *Stroke.* 2012;**43**:2236–2238

696. Anderson CS, Heeley E, Huang Y, Wang J, Stapf C, Delcourt C, et al. Rapid blood-pressure lowering in patients with acute intracerebral hemorrhage. *N Engl J Med.* 2013;**368**:2355–2365

697. Mayer SA. Ultra-early hemostatic therapy for intracerebral hemorrhage. *Stroke.* 2003;**34**:224–229

698. Mayer SA, Brun NC, Broderick J, Davis S, Diringer MN, Skolnick BE, et al. Safety and feasibility of recombinant factor VIIa for acute intracerebral hemorrhage. *Stroke.* 2005;**36**:74–79

699. Mayer SA, Brun NC, Begtrup K, Broderick J, Davis S, Diringer MN, et al. Recombinant activated factor VII for acute intracerebral hemorrhage. *N Engl J Med.* 2005;**352**:777–785

700. Mayer SA, Brun NC, Begtrup K, Broderick J, Davis S, Diringer MN, et al. Efficacy and safety of recombinant activated factor VII for acute intracerebral hemorrhage. *N Engl J Med.* 2008;**358**:2127–2137

701. Sugg RM, Gonzales NR, Matherne DE, Ribo M, Shaltoni HM, Baraniuk S, et al. Myocardial injury in patients with intracerebral hemorrhage treated with recombinant factor VIIa. *Neurology.* 2006;**67**:1053–1055

702. Kase CS, Cromwell RM. Prognosis and treatment of patients with intracerebral hemorrhage. In CS Kase, LR Caplan, eds. *Intracerebral Hemorrhage.* Boston, MA: Butterworth–Heinemann; 1994:467–489

703. Kase CS, Caplan LR. Therapy of intracerebral hemorrhage. In T Brandt, LR Caplan, J Dichgans, HC Diener, C Kennard, eds. *Neurological Disorders, Course and Treatment.* San Diego, CA: Academic Press; 1996:277–288

704. Rabinstein AA, Wijdicks EF. Surgery for intracerebral hematoma: The search for the elusive right candidate. *Rev Neurol Dis.* 2006;**3**:163–172

705. Prasad K, Browman G, Srivastava A, Menon G. Surgery in primary supratentorial intracerebral hematoma: A meta-analysis of randomized trials. *Acta Neurol Scand.* 1997;**95**:103–110

706. Prasad K, Shrivastava A. Surgery for primary supratentorial intracerebral haemorrhage. *Cochrane Database Syst Rev.* 2000:Cd000200

707. Mendelow AD, Gregson BA, Fernandes HM, Murray GD, Teasdale GM, Hope DT, et al. Early surgery versus initial conservative treatment in patients with spontaneous supratentorial intracerebral haematomas in the international surgical trial in intracerebral haemorrhage (STICH): A randomised trial. *Lancet*. 2005;**365**:387–397

708. Mendelow AD, Gregson BA, Rowan EN, Murray GD, Gholkar A, Mitchell PM. Early surgery versus initial conservative treatment in patients with spontaneous supratentorial lobar intracerebral haematomas (STICH II): A randomised trial. *Lancet*. 2013;**382**:397–408

709. Prasad KS, Gregson BA, Bhattathiri PS, Mitchell P, Mendelow AD. The significance of crossovers after randomization in the STICH trial. *Acta Neurochir Suppl*. 2006;**96**:61–64

710. Bhattathiri PS, Gregson B, Prasad KS, Mendelow AD. Intraventricular hemorrhage and hydrocephalus after spontaneous intracerebral hemorrhage: Results from the STICH trial. *Acta Neurochir Suppl*. 2006;**96**:65–68

711. Morgenstern LB, Demchuk AM, Kim DH, Frankowski RF, Grotta JC. Rebleeding leads to poor outcome in ultra-early craniotomy for intracerebral hemorrhage. *Neurology*. 2001;**56**:1294–1299

712. Shields CB, Friedman WA. The role of stereotactic technology in the management of intracerebral hemorrhage. *Neurosurg Clin N Am*. 1992;**3**:685–702

713. Niizuma H, Shimizu Y, Yonemitsu T, Nakasato N, Suzuki J. Results of stereotactic aspiration in 175 cases of putaminal hemorrhage. *Neurosurgery*. 1989;**24**:814–819

714. Marquardt G, Wolff R, Sager A, Janzen RW, Seifert V. Subacute stereotactic aspiration of haematomas within the basal ganglia reduces occurrence of complications in the course of haemorrhagic stroke in non-comatose patients. *Cerebrovasc Dis*. 2003;**15**:252–257

715. Thiex R, Rohde V, Rohde I, Mayfrank L, Zeki Z, Thron A, et al. Frame-based and frameless stereotactic hematoma puncture and subsequent fibrinolytic therapy for the treatment of spontaneous intracerebral hemorrhage. *J Neurol*. 2004;**251**:1443–1450

716. Cho DY, Chen CC, Chang CS, Lee WY, Tso M. Endoscopic surgery for spontaneous basal ganglia hemorrhage: Comparing endoscopic surgery, stereotactic aspiration, and craniotomy in noncomatose patients. *Surg Neurol*. 2006;**65**:547–555; discussion 555–546

717. Miller CM, Vespa P, Saver JL, Kidwell CS, Carmichael ST, Alger J, et al. Image-guided endoscopic evacuation of spontaneous intracerebral hemorrhage. *Surg Neurol*. 2008;**69**:441–446;discussion 446

718. Mould WA, Carhuapoma JR, Muschelli J, Lane K, Morgan TC, McBee NA, et al. Minimally invasive surgery plus recombinant tissue-type plasminogen activator for intracerebral hemorrhage evacuation decreases perihematomal edema. *Stroke*. 2013;**44**:627–634

719. Naff NJ, Hanley DF, Keyl PM, Tuhrim S, Kraut M, Bederson J, et al. Intraventricular thrombolysis speeds blood clot resolution: Results of a pilot, prospective, randomized, double-blind, controlled trial. *Neurosurgery*. 2004;**54**:577–583; discussion 583–574

720. Webb AJ, Ullman NL, Mann S, Muschelli J, Awad IA, Hanley DF. Resolution of intraventricular hemorrhage varies by ventricular region and dose of intraventricular thrombolytic: The clot lysis: Evaluating accelerated resolution of IVH (CLEAR IVH) program. *Stroke*. 2012;**43**:1666–1668

721. Zervas NT, Hedley-Whyte J. Successful treatment of cerebral herniation in five patients. *N Engl J Med*. 1972;**286**:1075–1077

722. D Krieger, Hacke W. *The Intensive Care of the Stroke Patient. Stroke Pathophysiology, Diagnosis, and Management*. New York, NY: Churchill Livingstone; 1998:1133–1154

723. O'Brien M. Ischemic cerebral edema. In LR Caplan, ed. *Brain Ischemia, Basic Concepts and Clinical Relevance*. London: Springer; 1995:43–50

724. Klatzo I. Presidental address. Neuropathological aspects of brain edema. *J Neuropathol Exp Neurol*. 1967;**26**:1–14

725. Newkirk TA, Tourtellotte WW, Reinglass JL. Prolonged control of increased intracranial pressure with glycerin. *Arch Neurol*. 1972;**27**:95–96

726. Buckell M, Walsh L. Effect of glycerol by mouth on raised intracranial pressure in man. *Lancet*. 1964;**2**:1151–1152

727. Frank MS, Nahata MC, Hilty MD. Glycerol: A review of its pharmacology, pharmacokinetics, adverse reactions, and clinical use. *Pharmacotherapy*. 1981;**1**:147–160

728. Marshall LF, Smith, RW, Rauscher LA, Shapiro HM. Mannitol dose requirements in brain-injured patients. *J Neurosurg*. 1978;**48**:169–172

729. Qureshi AI, Suarez JI. Use of hypertonic saline solutions in treatment of cerebral edema and intracranial hypertension. *Crit Care Med*. 2000;**28**:3301–3313

730. Koenig MA, Bryan M, Lewin JL, 3rd, Mirski MA, Geocadin RG, Stevens RD. Reversal of transtentorial herniation with hypertonic saline. *Neurology*. 2008;**70**:1023–1029

731. Wagner I, Hauer EM, Staykov D, Volbers B, Dorfler A, Schwab S, et al. Effects of continuous hypertonic saline infusion on perihemorrhagic edema evolution. *Stroke*. 2011;**42**:1540–1545

732. Fink ME. Osmotherapy for intracranial hypertension: Mannitol versus hypertonic saline. *Continuum (Minneap Minn)*. 2012;**18**:640–654

733. Feigin VL, Anderson N, Rinkel GJ, Algra A, van Gijn J, Bennett DA. Corticosteroids for aneurysmal subarachnoid haemorrhage and primary intracerebral haemorrhage. *Cochrane Database Syst Rev*. 2005: CD004583

734. Sheth KN, Kimberly WT, Elm JJ, Kent TA, Mandava P, Yoo AJ, et al. Pilot study of intravenous glyburide in patients with a large ischemic stroke. *Stroke*. 2014;**45**:281–283

735. Kuroiwa T, Shibutani M, Okeda R. Blood–brain barrier disruption and exacerbation of ischemic brain edema after restoration of blood flow in experimental focal cerebral ischemia. *Acta Neuropathol*. 1988;**76**:62–70

736. Mulley G, Wilcox RG, Mitchell JR. Dexamethasone in acute stroke. *Br Med J*. 1978;**2**:994–996

737. O'Brien MD. Ischemic cerebral edema. A review. *Stroke*. 1979;**10**:623–628

738. Poungvarin N, Bhoopat W, Viriyavejakul A, Rodprasert P, Buranasiri P, Sukondhabhant S, et al. Effects of dexamethasone in primary supratentorial intracerebral

hemorrhage. *N Engl J Med.* 1987;**316**:1229–1233

739. Bardutzky J, Schwab S. Antiedema therapy in ischemic stroke. *Stroke.* 2007;**38**:3084–3094

740. Shackford SR, Bourguignon PR, Wald SL, Rogers FB, Osler TM, Clark DE. Hypertonic saline resuscitation of patients with head injury: A prospective, randomized clinical trial. *J Trauma.* 1998;**44**:50–58

741. Suarez JI, Qureshi AI, Bhardwaj A, Williams MA, Schnitzer MS, Mirski M, et al. Treatment of refractory intracranial hypertension with 23.4% saline. *Crit Care Med.* 1998;**26**:1118–1122

742. Schwarz S, Georgiadis D, Aschoff A, Schwab S. Effects of hypertonic (10%) saline in patients with raised intracranial pressure after stroke. *Stroke.* 2002;**33**:136–140

743. Suarez JI. Hypertonic saline for cerebral edema and elevated intracranial pressure. *Cleve Clin J Med.* 2004;**71** Suppl 1:S9–13

744. Caplan LR. Cerebellar infarcts. In LR Caplan, ed. *Posterior Circulation Disease: Clinical Findings, Diagnosis, and Management.* Boston, MA: Blackwell Science; 1996:492–543

745. Lehrich JR, Winkler GF, Ojemann RG. Cerebellar infarction with brain stem compression. Diagnosis and surgical treatment. *Arch Neurol.* 1970;**22**:490–498

746. Feely MP. Cerebellar infarction. *Neurosurgery.* 1979;**4**:7–11

747. Neugebauer H, Witsch J, Zweckberger K, Juttler E. Space-occupying cerebellar infarction: Complications, treatment, and outcome. *Neurosurg Focus.* 2013;**34**:E8

748. Delashaw JB, Broaddus WC, Kassell NF, Haley EC, Pendleton GA, Vollmer DG, et al. Treatment of right hemispheric cerebral infarction by hemicraniectomy. *Stroke.* 1990;**21**:874–881

749. Schwab S, Rieke K, Aschoff A, Albert F, von Kummer R, Hacke W. Hemicraniotomy in space-occupying hemispheric infarction: Useful early intervention or desperate activism? *Cerebrovasc Dis.* 1996;**6**:325–329

750. Schwab S, Steiner T, Aschoff A, Schwarz S, Steiner HH, Jansen O, et al. Early hemicraniectomy in patients with complete middle cerebral artery infarction. *Stroke.* 1998;**29**:1888–1893

751. Vahedi K, Vicaut E, Mateo J, Kurtz A, Orabi M, Guichard JP, et al. Sequential-design, multicenter, randomized, controlled trial of early decompressive craniectomy in malignant middle cerebral artery infarction (DECIMAL trial). *Stroke.* 2007;**38**:2506–2517

752. Vahedi K, Hofmeijer J, Juettler E, Vicaut E, George B, Algra A, et al. Early decompressive surgery in malignant infarction of the middle cerebral artery: A pooled analysis of three randomised controlled trials. *Lancet Neurol.* 2007;**6**:215–222

753. Mayer SA. Hemicraniectomy: A second chance on life for patients with space-occupying MCA infarction. *Stroke.* 2007;**38**:2410–2412

754. Heinsius T, Bogousslavsky J, Van Melle G. Large infarcts in the middle cerebral artery territory. Etiology and outcome patterns. *Neurology.* 1998;**50**:341–350

755. Cruz-Flores S, Berge E, Whittle IR. Surgical decompression for cerebral oedema in acute ischaemic stroke. *Cochrane Database Syst Rev.* 2012: CD003435

756. Wijdicks EFM, Schievink WI, McGough PF. Dramatic reversal of the uncal syndrome and brain edema from infarction in the middle cerebral artery territory. *Cerebrovasc Dis.* 1997;**7**:349–352

757. Lukovits TG, Bernat JL. Ethical approach to surrogate consent for hemicraniectomy in older pateints with extensive middle cerebral artery stroke. *Stroke* 2014;**45**:2833–2835

758. Graff-Radford NR, Torner J, Adams HP, Jr., Kassell NF. Factors associated with hydrocephalus after subarachnoid hemorrhage. A report of the cooperative aneurysm study. *Arch Neurol.* 1989;**46**:744–752

759. Greenberg J, Skubick D, Shenkin H. Acute hydrocephalus in cerebellar infarct and hemorrhage. *Neurology.* 1979;**29**:409–413

760. Khan M, Polyzoidis KS, Adegbite AB, McQueen JD. Massive cerebellar infarction: "Conservative" management. *Stroke.* 1983;**14**:745–751

761. Rieke K, Krieger D, Adams HP, Aschoff A, Meyding-Lamade U, Hacke W. Therapeutic strategies in space-occupying cerebellar infarction based on clinical, neuroradiological and neurophysiological data. *Cerebrovasc Dis.* 1993;**3**:45–55

762. Meairs S, Wahlgren N, Dirnagl U, Lindvall O, Rothwell P, Baron JC, et al. Stroke research priorities for the next decade – a representative view of the European scientific community. *Cerebrovasc Dis.* 2006;**22**:75–82

763. Menken M, Munsat TL, Toole JF. The global burden of disease study: Implications for neurology. *Arch Neurol.* 2000;**57**:418–420

764. Ovbiagele B, Goldstein LB, Higashida RT, Howard VJ, Johnston SC, Khavjou OA, et al. Forecasting the future of stroke in the United States: A policy statement from the American Heart Association and American Stroke Association. *Stroke.* 2013;**44**:2361–2375

765. Caplan LR. Treatment of patients with stroke. *Arch Neurol.* 2002;**59**:703–707

766. Savitz SI, Rosenbaum DM, Dinsmore JH, Wechsler LR, Caplan LR. Cell transplantation for stroke. *Ann Neurol.* 2002;**52**:266–275

767. Cramer SC. Brain repair after stroke. *N Engl J Med.* 2010;**362**:1827–1829

768. Cramer SC, Sur M, Dobkin BH, O'Brien C, Sanger TD, Trojanowski JQ, et al. Harnessing neuroplasticity for clinical applications. *Brain.* 2011;**134**:1591–1609

769. Kondziolka D, Wechsler L, Goldstein S, Meltzer C, Thulborn KR, Gebel J, et al. Transplantation of cultured human neuronal cells for patients with stroke. *Neurology.* 2000;**55**:565–569

770. Bliss T, Guzman R, Daadi M, Steinberg GK. Cell transplantation therapy for stroke. *Stroke.* 2007;**38**:817–826

771. Savitz SI, Cramer SC, Wechsler L. Stem cells as an emerging paradigm in stroke 3: Enhancing the development of clinical trials. *Stroke.* 2014;**45**:634–639

772. Kondziolka D, Steinberg GK, Wechsler L, Meltzer CC, Elder E, Gebel J, et al. Neurotransplantation for patients with subcortical motor stroke: A phase 2 randomized trial. *J Neurosurg.* 2005;**103**:38–45

773. Savitz SI, Dinsmore J, Wu J, Henderson GV, Stieg P, Caplan LR. Neurotransplantation of fetal porcine cells in patients with basal ganglia infarcts: A preliminary safety and feasibility study. *Cerebrovasc Dis.* 2005;**20**:101–107

774. Misra V, Ritchie MM, Stone LL, Low WC, Janardhan V. Stem cell therapy in ischemic stroke: Role of IV and

intra-arterial therapy. *Neurology.* 2012;**79**:S207–212

775. Yavagal DR, Lin B, Raval AP, Garza PS, Dong C, Zhao W, et al. Efficacy and dose-dependent safety of intra-arterial delivery of mesenchymal stem cells in a rodent stroke model. *PLoS One.* 2014;**9**:e93735

776. Chopp M, Li Y. Transplantation of bone marrow stromal cells for treatment of central nervous system diseases. *Adv Exp Med Biol.* 2006;**585**:49–64

777. Chen J, Chopp M. Neurorestorative treatment of stroke: Cell and pharmacological approaches. *NeuroRx.* 2006;**3**:466–473

778. Chen J, Sanberg PR, Li Y, Wang L, Lu M, Willing AE, et al. Intravenous administration of human umbilical cord blood reduces behavioral deficits after stroke in rats. *Stroke.* 2001;**32**:2682–2688

779. Shen LH, Li Y, Chen J, Cui Y, Zhang C, Kapke A, et al. One-year follow-up after bone marrow stromal cell treatment in middle-aged female rats with stroke. *Stroke.* 2007;**38**:2150–2156

780. Sandrini M, Cohen LG. Noninvasive brain stimulation in neurorehabilitation. *Handb Clin Neurol.* 2013;**116**:499–524

781. van der Lee JH, Wagenaar RC, Lankhorst GJ, Vogelaar TW, Deville WL, Bouter LM. Forced use of the upper extremity in chronic stroke patients: Results from a single-blind randomized clinical trial. *Stroke.* 1999;**30**:2369–2375

782. Wolf SL, Winstein CJ, Miller JP, Taub E, Uswatte G, Morris D, et al. Effect of constraint-induced movement therapy on upper extremity function 3 to 9 months after stroke: The EXCITE randomized clinical trial. *JAMA.* 2006;**296**:2095–2104

783. Dobkin BH. Interpreting the randomized clinical trial of constraint-induced movement therapy. *Arch Neurol.* 2007;**64**:336–338

784. Feys H, De Weerdt W, Verbeke G, Steck GC, Capiau C, Kiekens C, et al. Early and repetitive stimulation of the arm can substantially improve the long-term outcome after stroke: A 5-year follow-up study of a randomized trial. *Stroke.* 2004;**35**:924–929

785. Dannenbaum RM, Dykes RW. Sensory loss in the hand after sensory stroke: Therapeutic rationale. *Arch Phys Med Rehabil.* 1988;**69**:833–839

786. Dobkin B. Stroke. In: B Dobkin, ed. *Neurologic Rehabilitation.* Philadelphia, PA: FA Davis Co.; 1996:157–217

787. Teasell RW, Kalra L. What's new in stroke rehabilitation. *Stroke.* 2004;**35**:383–385

788. Takeuchi N, Chuma T, Matsuo Y, Watanabe I, Ikoma K. Repetitive transcranial magnetic stimulation of contralesional primary motor cortex improves hand function after stroke. *Stroke.* 2005;**36**:2681–2686

789. Kobayashi M, Hutchinson S, Theoret H, Schlaug G, Pascual-Leone A. Repetitive TMS of the motor cortex improves ipsilateral sequential simple finger movements. *Neurology.* 2004;**62**:91–98

790. Khedr EM, Ahmed MA, Fathy N, Rothwell JC. Therapeutic trial of repetitive transcranial magnetic stimulation after acute ischemic stroke. *Neurology.* 2005;**65**:466–468

791. Kim YH, You SH, Ko MH, Park JW, Lee KH, Jang SH, et al. Repetitive transcranial magnetic stimulation-induced corticomotor excitability and associated motor skill acquisition in chronic stroke. *Stroke.* 2006;**37**:1471–1476

792. Kluger BM, Triggs WJ. Use of transcranial magnetic stimulation to influence behavior. *Curr Neurol Neurosci Rep.* 2007;**7**:491–497

793. Wagner T, Valero-Cabre A, Pascual-Leone A. Noninvasive human brain stimulation. *Annual Rev Biomed Eng* 2007;**9**:527–565

794. Alonso-Alonso M, Fregni F, Pascuazl-Leone A. Brain stimulation in post-stroke rehabilitation. *Cerebrovasc Dis* 2007; **24** Suppl 1:157–166

795. Hummel F, Celnik P, Giraux et al. Effects of non-invasive cortical stimulation on skilled motor function in chronic stroke. *Brain* 2005;**128**:490–499

796. Catsman-Berrevoets CE, von Harskamp F. Compulsive pre-sleep behavior and apathy due to bilateral thalamic stroke: Response to bromocriptine. *Neurology.* 1988;**38**:647–649

797. Albert ML, Bachman DL, Morgan A, Helm-Estabrooks N. Pharmacotherapy for aphasia. *Neurology.* 1988;**38**:877–879

798. Sabe L, Leiguarda R, Starkstein SE. An open-label trial of bromocriptine in nonfluent aphasia. *Neurology.* 1992;**42**:1637–1638

799. Fleet WS, Valenstein E, Watson RT, Heilman KM. Dopamine agonist therapy for neglect in humans. *Neurology.* 1987;**37**:1765–1770

800. Barrett K. Treating organic abulia with bromocriptine and lisuride: Four case studies. *J Neurol Neurosurg Psychiatry.* 1991;**54**:718–721

801. Feeney DM, Gonzalez A, Law WA. Amphetamine, haloperidol, and experience interact to affect rate of recovery after motor cortex injury. *Science.* 1982;**217**:855–857

802. Hovda DA, Feeney DM. Haloperidol blocks amphetamine induced recovery of binocular depth perception after bilateral visual cortex ablation in cat. *Proc West Pharmacol Soc.* 1985;**28**:209–211

803. Davis JN, Crisostomo EA, Duncan P. Amphetamine and physical therapy facilitate recovery of function from stroke: Correlative animal and human studies. In ME Raichle, W Powers, eds. *Cerebrovascular Diseases.* New York, NY: Raven Press; 1987:297–304

804. Goldstein L. Amphetamine-facilitated functional recovery after stroke. In MD Ginsberg, WD Dietrich, eds. *Cerebrovascular Diseases.* New York, NY: Raven Press; 1989:303–308

805. Hurwitz BE, Dietrich WD, McCabe PM, Alonso O, Watson BD, Ginsberg MD, et al. Amphetamine promotes recovery from sensory-motor integration deficit after thrombotic infarction of the primary somatosensory rat cortex. *Stroke.* 1991;**22**:648–654

806. Reding MJ, Solomon B, Borucki S. The effect of dextroamphetamine on motor recovery after stroke. *Neurology.* 1995;**45**:A222

807. Sawaki L, Cohen LG, Classen J, Davis BC, Butefisch CM. Enhancement of use-dependent plasticity by d-amphetamine. *Neurology.* 2002;**59**:1262–1264

808. Plewnia C, Hoppe J, Cohen LG, Gerloff C. Improved motor skill acquisition after selective stimulation of central norepinephrine. *Neurology.* 2004;**62**:2124–2126

809. Walker-Batson D. Amphetamine and post-stroke rehabilitation: Indications and controversies. *Eur J Phys Rehabil Med.* 2013;**49**:251–260

810. Hernandez TC, Kiefel J, Barth TM. Disruption and facilitation of recovery of behavioral function: Implication of the gamma-aminobutyric acid/

benzodiazepine receptor complex. In MD Ginsberg, WD Dietrich, eds. *Cerebrovascular Diseases*. New York, NY: Raven Press; 1989:327–334

811. Goldstein LB, Davis JN. Physician prescribing patterns following hospital admission for ischemic cerebrovascular disease. *Neurology*. 1988;**38**:1806–1809

812. Goldstein LB. Potential effects of common drugs on stroke recovery. *Arch Neurol*. 1998;**55**:454–456

813. Goldstein LB. Common drugs may influence motor recovery after stroke. The Sygen in acute stroke study investigators. *Neurology*. 1995;**45**:865–871

814. Lee B, Liu CY, Apuzzo ML. A primer on brain–machine interfaces, concepts, and technology: A key element in the future of functional neurorestoration. *World Neurosurg*. 2013;**79**:457–471

815. Lee B, Attenello FJ, Liu CY, McLoughlin MP, Apuzzo ML. Recapitulating flesh with silicon and steel: Advancements in upper extremity robotic prosthetics. *World Neurosurg*. 2014;**81**:730–741

816. Yamamoto H, Bogousslavsky J. Mechanisms of second and further strokes. *J Neurol Neurosurg Psychiatry*. 1998;**64**:771–776

817. Caplan LR. Prevention of strokes and recurrent strokes. *J Neurol Neurosurg Psychiatry*. 1998;**64**:716

第7章
前循环的大动脉闭塞性疾病

本章讲述前循环大动脉闭塞性疾病的临床和实验室特异性发现。本章将提供典型病例对治疗及最常见的临床和影像学特点进行讨论。本书第一部分讨论大动脉闭塞性疾病相关的流行病学、病因学和病理学特点。

颈内动脉闭塞性疾病

颈部颈内动脉粥样硬化

1951年，Miller Fisher关于颈内动脉闭塞性疾病的关键报道引起了临床医生的关注，开启了缺血性脑血管病的现代研究[1,2]。在此之前，前循环缺血性卒中都归因于大脑中动脉病变。Fisher的研究使卒中前的颈动脉疾病的预警事件得到关注。他认为眼部和大脑半球缺血症状是诊断颈部颈内动脉病变的依据。他把这些事件称为短暂性脑缺血发作(TIA)[1,3]。Fisher认为：可以想象，未来某一天，当发现患者有卒中前兆时，可通过血管旁路开通闭塞的颈内动脉进行治疗。当时，血管造影需要外科手术，只有单帧并且需要手工成像。10年后，随着血管造影越来越安全以及广泛开展，越来越多的医生认识到颈内动脉疾病的发病率和重要性。目前，更新的无创性技术，包括CT血管成像(CTA)、核磁血管成像(MRA)及超声检查能较可靠的发现门诊患者颈动脉病变程度。

第一列颈动脉手术开展于20世纪50年代[1,4]。在20世纪60~70年代，随着更好的诊断技术、更安全的麻醉、更先进的外科技术以及血管外科医生增加促进了对颈动脉疾病手术治疗的探索。1985年，在美国大约完成了超过107 000血管内膜剥脱术，使该手术成为三大最常见手术之一[4]。1987年以后，在世界范围内，随着医生对血管内膜剥脱术的适应证、有效性及并发症的认识，该手术逐渐减少[5,6]。1991年北美和欧洲对照性试验表明：症状性颈动脉严重狭窄患者行血管内膜剥脱术能获益[7,8]。这些研究使手术有更高的可信度并促进了血管外科手术的发展。随后北美[9]和欧洲[10]对照性研究表明：在中重度颈动脉狭窄(50%~69%)患者，当由手术死亡率和致残率较低的外科医生操作时，患者能受益。该试验也表明：对于无症状性颈动脉重度狭窄的患者，颈动脉内膜剥脱术能使患者受益[11,12]。因为该手术并发症、致死率及致残率在不同的外科医师及医疗中心变化很大，甚至同一城市差异也很大，因此最重要一环对是外科医生的选择[13,14]。在过去的十年中，颈动脉狭窄的介入治疗——血管成形/支架术逐渐增多，而血管外科手术并没有增加。血管成形/支架术，由许多不同领域的专家操作，包括神经放射医师、血管外科医师、心脏病医师、神经内科医师以及神经外科医师。目前的研究正在比较血管成形/支架术与直接外科手术之间相对危险度和获益的差别[15,16]。在过去的十年间，药物治疗的迅速进展，促使重新评价颈动脉血运重建术，尤其是对于无症状的患者[17,18]。复习完颈部颈动脉疾病的流行病学、临床和实验室检查后，我回到治疗这个重要问题上来。

一位58岁男性，HL，醒来后发现左手麻木无力。他6年前有心肌梗死病史，且中度体力劳动时有心绞痛发作。在过去1年中，患者活动后出现左侧小腿后部疼痛，当休息或行走不超过两个街区时疼痛减轻。

颈部颈内动脉闭塞性疾病的主要原因是动脉粥样硬化性狭窄。病变通常起源于远端颈总动脉，延伸至颈内和颈外动脉起始段数厘米内，一般总会引起更严重的颈内动脉狭窄。病变的常见位置如图4-7所示。这种病变在白人患者更常见，非裔美国人或亚洲人相对较少；在男性比女性更常见[19,20]。全身大动脉闭塞性疾病,特别是冠状动脉、髂动脉、股动脉,常伴有颈动脉粥样硬化。颈内动脉闭塞性疾病常与心绞痛、心肌梗死、肢体间歇性无力并存[21]。颈内动脉近端病变和冠状动脉疾病危险因素类似,包括高血压、吸烟、糖尿病以及高胆固醇血症。颈内动脉疾病患者常死于心脏疾病。应关注心、脑以及脑循环的情况。

虽然 HL 没有主动提供其他症状,但问诊揭示了几个颈动脉疾病的重要征象。在就诊前的几个月,患者曾有两次一过性右眼视力下降。一次发作表现为右眼上部视野黑蒙,自上而下出现,随后迅速出现黑蒙。另一次发作仅为右眼上部视野模糊。发作时间很短,每次不超过 1 分钟。他另外也曾出现过三次短暂的神经系统功能障碍。一次表现为左腿迈步蹒跚,另两次表现为言语不清以及左侧面部、上肢和手部麻木。首次发作为 3 个月前,最近一次发作在 3 天前。患者同时也主诉此次就诊前数周出现频繁、少有的头痛。

动脉粥样硬化性斑块常逐渐导致颈内动脉管腔狭窄。溃疡、血小板颗粒和血栓黏附于斑块裂口、斑块内出血均为管腔进行性狭窄的常见原因。斑块通常包含脂质核心和纤维帽。当纤维帽破裂时,脂质核心与血液中物质作用后会活化血小板并激活凝血级联反应,促进在斑块表面形成红色及白色血栓。血小板团块和血栓有可能脱离血管壁,栓塞至远端血管,引起一过性或较长时间的脑及眼部功能障碍。血流量减少也可导致远端血管间断性灌注不足。由于上述原因,TIA 常在动脉狭窄时出现,并且为卒中先兆。很多时候,当一条动脉闭塞时,因有足够的侧支循环代偿,并不会出现持续的神经功能缺损。

一过性单眼盲是颈内动脉闭塞性疾病最重要的提示之一。视力丧失常被描述为视物昏暗、黑蒙或模糊。这个过程常从视野上部出现,但可能像拉开戏幕一样从两侧消失。几秒或几分钟后,症状像拉开窗帘一样从下向上消失、或逐渐变淡。这通常并不出现持续性的视力丧失。这些一过性的视物模糊常由眼动脉(颈内动脉的第一分支)血流量减少所致。当颈内动脉近端至眼动脉间(颈部或虹吸段近端)、或眼动脉自身病变时,会出现一过性黑蒙。眼动脉血流量减少或压力降低是颈动脉疾病的提示之一。

最常见的鉴别诊断是偏头痛,患者常主诉视野明亮、闪光、闪烁或运动,一般持续约 15~30 分钟,很少为单眼发作。偶有情况下,颈内动脉严重狭窄的患者会主诉在光线明亮处视力减退,这属于"视网膜间歇性视力下降"的一种类型[22]。一些双侧颈

动脉病变的患者,一过性视力丧失可能是双侧的。正如 HL 一样,患者通常不会主动提供短暂性视力丧失的病史,因为他们认为这和疾病无关。医生必须反复追问关于眼和脑部缺血的症状。

半球缺血症状通常也较短暂。缺血发作在不同患者差异可能很大,常累及不同肢体、症状也不完全相同。然而,有些时候发作是类似的。在一些严重狭窄的患者,缺血发作可能很频繁,突然站起或血压突然降低可能诱发[23]。短暂、反复、机枪样的发作常提示近端狭窄所致的远端低灌注。栓塞通常持续时间较长,很少频繁发作。在大血管病变中,如颈内动脉,TIA 通常在数月内反复发作,而由于小血管病变所致的腔隙性脑梗死中,TIA 常在数小时、数天、数周内反复发作。在颈动脉狭窄时,由于侧支循环建立导致血管扩张,常会出现非习惯性的头痛。然而,头痛作为唯一的症状并不常见;以我个人的经验来看,头痛常伴随着 TIA。颈内动脉疾病最常见的症状列在表 7-1 中。

查体发现:患者 HL 左上肢轻度无力,左侧腰肌轻度无力,左手严重无力。左侧位置感减退,不能准确定位左肢触觉的位置,也不能识别放在左手上的物体。他不能正确画出时钟(图 7-1,上),也不能正确学画(图 7-1,下)。在右侧颈动脉分叉处能听见高音调的杂音。同时发现右侧 Horner 征。

表 7-1 颈内动脉病变的临床症状

- 发作性的单眼盲
- 短暂性脑缺血发作,症状变化较大,常在数周到数月中出现。
- 常伴有非习惯性头痛
- 常伴有冠状动脉和外周动脉疾病史

眼和血管的检查常对颈内动脉病变的定位有重要意义(表 7-2)。颈动脉触诊并无益于发现异常,除非一侧颈总动脉闭塞,此时无法触及颈动脉搏动。即使颈内动脉闭塞,颈总动脉的搏动也会传递到颈内动脉的位置。出现典型的杂音(如高音调、持续时间长、在颈动脉分叉处杂音最强)对颈内动脉病变有诊断意义。然而,当严重狭窄血流量明显减少时并没有杂音。如果在颈动脉分叉处及同侧眼动脉均能听到杂音,可以肯定杂音起源于颈内动脉,并且动脉是通畅的。杂音也可能起源于颈外动脉的近端。在这种情况下,杂音通常向下颌处放射,压迫颈外动脉分支可使杂音减轻[24]。当颈内动脉闭塞或严重狭窄时,颈外动脉侧支会供应眶部血

表 7-2 颈内动脉疾病征象

颈部
颈动脉分叉处高音调、局限性、长时间杂音
面部
下颌角、眉弓和颊部（ABC）动脉搏动增强[25]
额动脉征[26]
颞浅动脉增多
视网膜
胆固醇晶体[27]
血小板颗粒[28]
视网膜梗死
动脉管径减小
无严重的高血压改变
静脉淤滞性视网膜病[29,30]
视网膜动脉压力降低

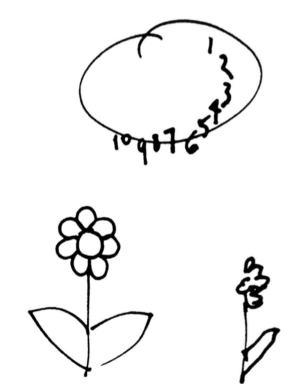

图 7-1 上方为一右顶叶梗死患者画的时钟。下方为该患者（右）模仿检查者（左）画的菊花

液,因此可能在下颌角、眉弓和颊部(ABC 区域)触及动脉搏动(图 3-5)[25]。血流可能从额动脉逆流向眶部(图 3-6)[26]。

病变颈动脉侧虹膜和视网膜缺血是另一个有意义的提示。病变侧视网膜相比对侧视网膜常管

径缩小,并很少有高血压性的眼底改变。白色絮状渗出或局部视网膜萎缩意味着视网膜梗死。微小胆固醇栓子是一种高度折射体,常位于视网膜动脉分叉处[27]。视网膜动脉内也可能一过性出现白色血小板团块[28]。图 3-8、图 3-9、图 3-10 列出了颈内动脉严重狭窄患者的视网膜血管改变。

静脉淤滞性视网膜病是用来描述慢性颈内动脉闭塞患者的眼底表现一个术语,其特征性表现为:微动脉瘤、小点状视网膜出血、视网膜静脉扩张、颜色变深以及不规则管腔[29,30](图 3-11 及图 7-2)。这种表现类似于糖尿病视网膜病变,但不同的是:这种病变常是单侧、位于视网膜中部、TCD 可发现眼动脉流速减低、测量眼动脉压力下降。静脉淤滞性视网膜病通常提示眼动脉长期严重血流量减少。

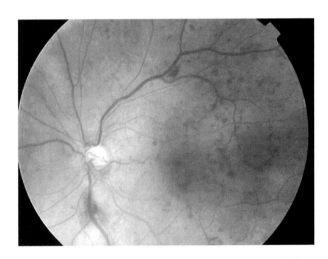

图 7-2 一位颈动脉闭塞患者的眼底照相显示中央静脉视网膜病。眼底静脉扩张并有点状出血,大部分位于视网膜周围(Thomas Hedges Ⅲ供图。本图彩色版本,请见书末彩插)

神经系统症状是由 ICA 供血的脑组织梗死引起。ICA 梗死和内源性大脑中动脉梗死在临床症状上难以区分[31,32]。ICA 梗死最常见的区域是大脑中动脉供血区。肢体无力通常在对侧手部和脸部较重,而下肢较轻。当出现感觉缺失时,通常为皮层型感觉障碍,即对侧身体位置觉、两点辨别觉、实体辨别觉缺失。而且,手和脸部的感觉障碍通常较躯干和下肢明显。当双上肢同时给予触觉刺激时,患者常忽略病灶对侧刺激。对侧视觉空间忽视及同向性偏盲也是常见症状,特别当病灶位于右侧大脑半球时。绘画、模仿能力差、不能持续完成任务、情感反应下降及病感缺失(不能意识到功能缺陷)均为右侧 ICA 梗死常见症状[33,34]。失语是左侧 ICA

梗死常见后遗症。

偶尔,梗死主要累及大脑前动脉供血区,此时足、腿及双肩无力明显。极少数情况下,当大脑后动脉由颈内动脉供血时,颈动脉梗死可仅表现为大脑后动脉梗死,临床表现为偏盲,无其他症状[35,36]。

患者 HL 完善了双功能超声检查。B 超显示了右侧颈总动脉远端扁平斑块,以及右侧颈内动脉起始部严重动脉粥样硬化性改变,近乎闭塞。多普勒超声右侧颈内动脉高度狭窄。左侧颈动脉病变轻微。TCD 提示右侧颈内动脉虹吸段、MCA、ACA 低流速。CT 提示顶叶皮层低密度,累及中央后沟和上顶叶。CTA 显示右侧颈内动脉起始段严重不规则狭窄,残余管腔约 1mm(狭窄率约 95%)(图 7-3)。虹吸段及 MCA 正常。超声心动图及 48 小时动态心电图正常。

无创性诊断检查已在第 4 中讨论。图 4-6、图 4-7、图 4-12、图 4-13 列出了关于颈部颈内动脉超声研究。该患者颈动脉超声显示右侧颈内动脉起始段血流量严重减少,CTA 证实了该结果并清晰地显示出动脉。两种检查一致,因此没有必要行诊断性血管造影检查。如果需要行血管成形或支架植入术,那么血管造影将是辅助检查。MRA 也是很好筛查方法,虽然有时会过度夸大病变[37]。图 7-4A 为 MRA 显示的颈内动脉病灶。图 7-4B 为图 7-4A 中同一病灶的血管造影情况。

在颈内动脉粥样硬化闭塞性疾病的患者中,病变有几种常见的形式。当颈内动脉闭塞时,血管

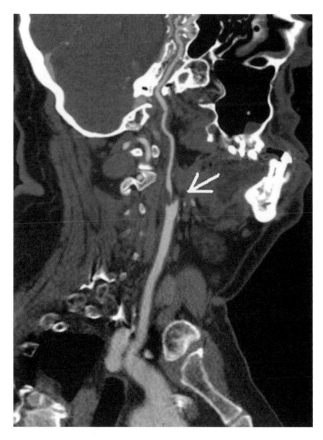

图 7-3　颈部计算机断层血管造影(CTA)侧位像显示颈内动脉起始段非常严重的狭窄

造影可能显示血管缺失或点状、圆锥、树桩形[38]。Barnett 等研究了既往闭塞的颈动脉残端引发栓塞的机制[39]。狭窄病灶可能是溃疡、平滑或不规则形。病灶也可能很长、一端逐渐变细或像架子一样

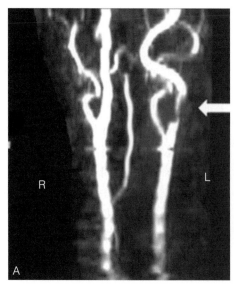
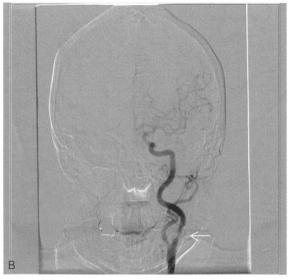

图 7-4　(A)磁共振血管成像(MRA)显示左侧颈内动脉起始段严重狭窄(白色箭头所示);(B)同一患者的血管造影显示左侧颈内动脉局限性环形缩窄(白色箭头所示)

突然倾斜。B 型超声或彩色多普勒成像（CDFI）检查能够明确颈动脉起始段斑块性质、有无溃疡及血流情况。图 4-13 显示了一名患者 CDFI 结果。钙化及平滑的斑块很少为动脉源性栓塞的起源，通常也并不会快速增大。不规则形、异质性、溃疡性斑块常容易进展，多为动脉源性栓子来源。高场强 MRI 及 CT 对颈动脉横断面检查也能获得有关斑块的有用信息。当血管造影检查后，通常能明确是栓塞了 MCA 还是其分支，也称之为颈动脉血栓形成后颅内动脉栓塞性闭塞[40]。

颈内动脉疾病的影像学表现

颈动脉闭塞或严重狭窄患者，CT 平扫常提示几种常见梗死模式（图 7-5）。这些模式包括：①MCA

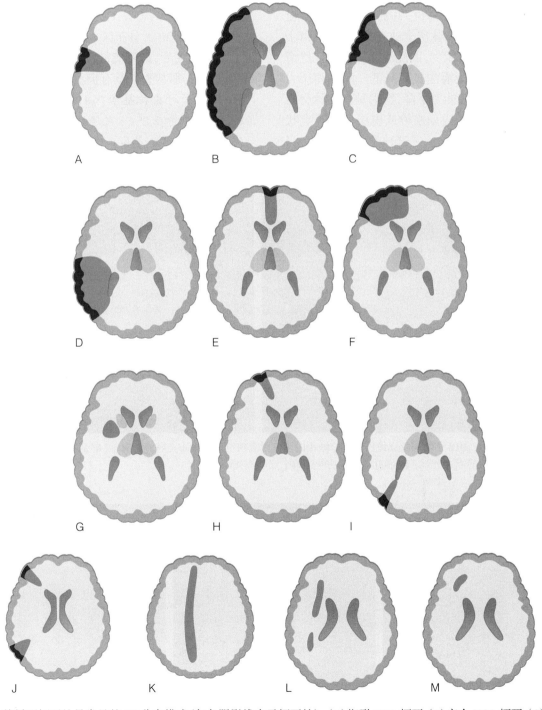

图 7-5　前循环梗死灶最常见的 CT 分布模式（灰色阴影线表示梗死灶）。（A）楔形 MCA 梗死；（B）完全 MCA 梗死；（C）MCA 上干梗死；（D）MCA 下干梗死；（E）ACA 梗死；（F）ACA 于 MCA 分水岭梗死；（G）纹状体内囊梗死；（H）前分水岭楔形梗死；（I）后分水岭楔形梗死；（J）前后分水岭梗死；（K）条状分水岭梗死；（L）卵圆形深部分水岭梗死；（M）小的白质分水岭梗死

与 ACA 或 MCA 与 PCA 之间交界区/分水岭梗死；②皮层下白质梗死，即内分水岭梗死；③楔形，软脑膜动脉供血区梗死；④基底节和豆状核梗死[40]。

分水岭和皮层下白质梗死常是由于低灌注合并栓塞引起。症状性颈内动脉疾病患者 TCD 监测常发现众多微栓子通过 MCA[41,42]。通常大多数微栓子为白色血栓，即血小板和纤维蛋白混合体。当颈内动脉狭窄时，动脉管腔中心血流速度增加，血流分层更明显。在某些部位，特别是残腔周围，血流速度降低。当颈内动脉次全或完全闭塞时，由于血容量减少导致血流减少，因此流速降低。这些情况均会导致前向血流灌注显著降低。灌注和压力降低导致微栓子处理能力下降，特别是在动脉交界区[43,44]。DWI 上可见内分水岭或皮层分水岭点状梗死灶。图 7-6A 和 B 显示了这种类型梗死灶。当

小点状梗死伴 MCA 分布中心区大梗死灶时，常由较大栓子引起，分布如图 7-7A 和 B 所示或沿内分水岭区垂直线性分布（图 7-7C）。

位于皮层或基底节区的大梗死灶通常由于大脑中动脉主干、上干、下干或穿支动脉栓塞所致。这些大的栓子很可能含有红色血栓，有时其中混有白色血栓。通过取栓装置取出的大脑中动脉血栓常是白色和红色血栓混合体[45,46]。凯普兰等人的经验：严重颈内动脉狭窄的患者，CT 和 MRI 上最常见病灶为分水岭梗死或 MCA 分布区大的皮层梗死。患者 HL 为上顶叶小梗死，最可能的机制为颈内动脉斑块所致的栓塞。心脏检查并没有提示心源性栓塞的证据。

HL 接受肝素抗凝治疗 1 周，然后接受华法林治疗，INR 维持在 2~2.5 之间。在 4 周时，接受了颈动脉内膜剥脱术。术后严密监测血压，但并没有发

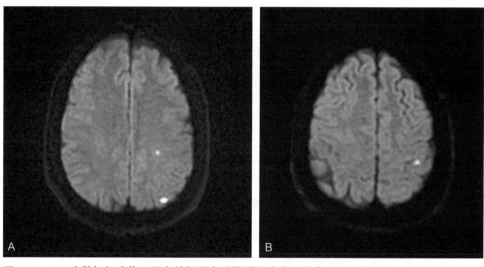

图 7-6 MRI 弥散加权成像显示在单侧颈内动脉严重狭窄患者中小点状高信号。（A）后分水岭区的两个点状梗死灶；（B）靠近皮层手功能区单个点状梗死灶

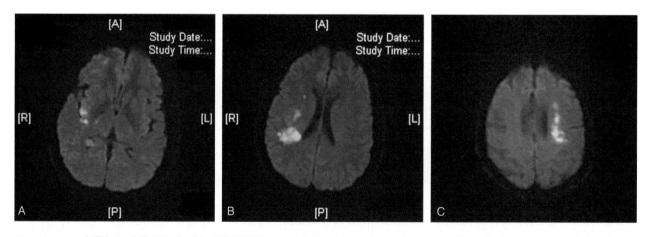

图 7-7 MRI 弥散加权成像所示的颈内动脉闭塞所致的较大梗死灶。（A）位于岛叶皮质后部的前后两处梗死灶，前大后小；（B）紧邻侧室后部的几厘米大小的梗死灶，在其前方内分水岭区域可见更小的点状梗死灶；（C）内分水岭区线形点状高信号

现血压升高。患者遗留左手笨拙和轻度麻木，但能胜任以前的工作。

在我目前的临床实践中，对颈部颈内动脉疾病治疗的选择主要依据以下标准：

1. 狭窄的严重程度。

2. 颈动脉和致狭窄斑块的解剖。颈动脉分叉角度大及狭窄较长会增加外科手术的难度，此时如果需要积极治疗，应考虑介入治疗。

3. 近期出现脑梗死，即患者有持续神经系统功能缺损同时 CT 或 MRI 发现病灶。

4. 患者身体的一般状况，特别是有无手术、华法林抗凝禁忌证，以及有无服用降低血小板聚集药物史。

5. 患者年龄：倾向接受颈动脉剥脱术的年龄超过 74 岁的患者。

6. 术者致残率和死亡率的记录，以及手术医院。

7. 行血管成形术或支架术的介入医生的经验和记录。

8. 患者和家属对不同治疗方法的态度。

在梅奥临床中心，内科医师和外科医师会仔细分析颈动脉手术患者的神经科、内科及血管造影的相关风险。他们关于颈动脉手术并发症分类列于表7-3中。在我认为应该积极治疗的患者(外科手术、

表 7-3 颈动脉内膜剥脱术风险

神经系统风险
进展性脑缺血
近期卒中
血管解剖风险
颈动脉分叉位置高
长病灶(延伸到颈内动脉3cm或延伸入颈总动脉5cm)
颈内动脉内血栓
对侧颈内动脉狭窄或闭塞
颅内狭窄或闭塞
内科风险
高血压
冠心病
糖尿病
肥胖
吸烟
慢性阻塞性肺病
充血性心脏衰竭

Sundt TM, Sandok BA, Whisnant JP. Carotid endarterectomy complications and preoperative assessment of risk. *Mayo Clin Proc* 1975; 50:301-306.

血管成形/支架)，对治疗的选择我非常依赖他们的分析[47]。颈动脉外科手术和支架治疗，包括观察性研究和试验结果，已在第6章中进行过详细讨论。最新的一些随机研究，特别是颈动脉内膜剥脱术对比支架植入术对比研究(CREST)[48,49]，对症状性和非症状性颈动脉疾病患者，在支架植入术和内膜剥脱术的选择上提供了重要的证据。颈内动脉症状性 TIA 及非致残性小卒中的治疗将在后继章节中讨论。

颈部颈内动脉完全闭塞

对于颈部颈内动脉完全闭塞的患者，我不推荐支架或外科手术治疗。当颈内动脉闭塞时，血栓很快延伸到高颈部，常能达到虹吸端甚至更远。因为颈内动脉颈部没有分支，侧支循环会促进血栓向颈动脉第一分支——眼动脉延伸。完全开通闭塞的颈内动脉从技术上来说很难，而且取出血栓的过程可能会导致远端的栓塞。如果确切知道完全闭塞发生于几分钟或几小时之前或刚发生于造影手术后，那么可以考虑开通。对于症状发生在数小时之内的急性卒中患者，此时的血管内治疗是血栓负担最低的，血管成形术及血管支架植入术通常可考虑的。对于缺血症状及体征持续存在的患者，积极的血管内处理是需考虑的。一个最新的研究结果显示，血管内治疗对于发病时间长达5天的进展性或不稳定神经功能缺损症状的患者效果仍然较好[50]。

血管造影能够明确血栓造成管腔狭窄程度。如果对侧颈内动脉造影发现造影剂逆行充盈至闭塞 ICA 颈部，那么可能需要外科医生手术干预或者介入医生静脉溶栓后再行支架植入术。

患者在发生卒中后及时就诊且经 CT 或 MRI 证实无大范围脑梗死时，可考虑给予溶栓治疗。但是，静脉溶栓(给予 tPA)通常很难开通闭塞的颈内动脉颈段或颅内动脉[51,52]。IMS III研究表明对颈内动脉末端闭塞性病变，单纯静脉溶栓的再通率仅为28%[51]，而静脉溶栓联合血管内介入治疗的再通率则达到83%，改良 mRS 评分 0-2 分也由 4% 提高到了 27%。随着机械取栓技术的进步预后可能更好。IMSIII研究中大脑中动脉闭塞患者 24 小时经 CTA 证实血管再通率更高、预后更好，单纯静脉溶栓组和静脉溶栓联合血管内介入治疗的再通率分别为42% 和 46%[52]。当颈内动脉颈段或者颅内动脉在动脉粥样硬化的基础上继发血栓形成时，溶栓成功

后若不行血管成形术或支架植入术,通常还会再次血栓形成。目前尚没有静脉溶栓及抗凝治疗在颅内动脉血栓形成的相关的比较数据。

急性颈内动脉血栓形成的治疗包括:卧床休息,保持头部水平位或略低于足部以增加头部的血供;应该尽量避免出现低血压,对有些患者甚至可以用药来升压。在发病 1-2 天内,除非出现恶性血压升高(如 BP>225/125mmHg),尽量不用降压药物。如果患者血压正常且没有抗凝禁忌证,特别是神经系统功能缺损进行性加重或者出现波动时可静脉使用肝素,目前我们也在考虑应用新型口服抗凝剂(direct thrombin or factor Xa inhibitors)代替肝素 / 华法林,但是目前缺乏应用新型抗凝剂的经验。急性期之后,不再使用抗凝药物,而是给予阿司匹林 325mg/d、氯吡格雷 75mg/d 或者西洛他唑 200mg,抑或是给予阿司匹林 25mg/ 双嘧达莫缓释片胶囊 200mg(2 次 / 日)。

诊断颈内动脉完全闭塞必须谨慎,因为血流量严重减少会引起狭窄远端管腔塌陷。血管造影会出现类似于闭塞的假象(也称为假性闭塞[53]),但随后的图像上通常能显示通过虹吸段的前向血流。彩色多普勒超声有时能够探查到血管造影未能探查到的假性闭塞处血流[54]。图 4-13 即是这种情况。高颈部 CT 增强扫描能显示颈内动脉内血流情况,并记录存在的前向血流[55]。在假性闭塞中,尽管残余血流量很小,但这也能够给予外科干预治疗。假性闭塞通常是颈内动脉严重狭窄。北美症状性颈动脉内膜剥脱术研究(NASCET)发现,颈内动脉接近闭塞与狭窄程度较低患者相比,前者并没有卒中风险增加(70%~94%),手术并发症也没有更高[56]。按照我们的临床经验,假性闭塞等同于闭塞,即颈内动脉管腔实际上已经塌陷,这些患者的治疗方法同颈内动脉完全闭塞患者一致。

颈内动脉闭塞的患者,症状通常在动脉栓塞或低灌注当时或之后很快出现,也可能出现慢性低血流状态,也称为"贫困灌注",但罕有持续[57]。颈内动脉闭塞患者偶尔也会出现一过性症状,特别是在过量服用降压药物、脱水或血容量减少导致低血压状态时出现。最常见的症状是短暂发作性单眼视物模糊和(或)对侧肢体的麻木无力。一种不常见但典型的低灌注征象被称为肢体抖动性 TIA[58,59]。通常在患者站立或活动时,闭塞颈动脉对侧肢体,特别是手和上肢出现屈曲伸直样抖动,偶尔也累及下肢,坐下或躺下时抖动缓解,这是由缺血而非癫痫引起的症状。

我们并不推荐颈内动脉闭塞患者行 ECA-ICA 旁路手术,除非出现持续、反复发作缺血症状或 PET、SPECT 及其他新技术发现有持续的"贫困灌注"。用 TCD 对 MCA 及 ACA 血流速度进行连续性研究,特别是静注乙酰唑胺后,便能了解关于远端血流及颈动脉侧支循环扩张产生血流储备能力的相关信息。这些实验室检查已在第 4 章中讨论。

COSS 研究(The Carotid Occlusion Surgery Study)随机用 PET 检查将患者分为 EC-IC 手术治疗联合优化内科治疗及优化内科治疗两组,结果表明患者并未从手术治疗中获益[60,61]。手术治疗组患者围术期卒中发生率较预想值高,而内科治疗组的卒中发生率却低于预期值[60,61]。改善手术治疗或者设定不同的入组条件是否能从手术中获益,目前尚不明确,虽然没有临床试验数据支持,但是我们发现乙酰唑胺能够提高某些颈动脉闭塞患者的血供,因此,我们会用乙酰唑胺治疗了一些患者。

颈内动脉颈段严重狭窄

我个人的观点,症状性颈内动脉严重狭窄时,除非狭窄的颈内动脉供血区严重的、致残性的梗死灶,均需要积极治疗(外科手术、血管成形术或支架植入术)。北美[7,9]和欧洲[8,10]相关试验的结果支持这些患者行 CEA。大多数临床医师对介入治疗也采取同样的纳入标准。严重狭窄的标准是什么?两条主要标准是:①动脉的解剖狭窄程度;②TCD 显示侧支循环中血液流速和压力显著降低[62]。残余血管腔小于 1.5mm(70%~99%)代表严重狭窄,并会阻碍颈内动脉分支内的血流。严重颈内动脉狭窄的组织学检查常会发现复合性溃疡[63,64]。虽然这些病变可能也出现在无狭窄的血管中,但当血管狭窄时更易出现。

当患者临床表现为 TIA,轻型卒中,且颈内动脉狭窄致管腔小于 1.5mm(狭窄率 70%~99%)时,我认为应积极治疗。除非患者持续存在神经系统功能缺损或 CT、MRI 可见大的新发梗死,上述几类患者 2 周内行手术治疗,患者获益最大[61]。CEA 术后所致的颅内出血事件主要与术中刺激颈动脉窦而产生高血压所致[65-67]。术后严密监测血压及术后降压治疗(如果存在高血压)能有效预防 ICH。颈动脉支架术后颅内出血不常见,可能与经皮穿刺手术出现严重高血压概率较外科手术低有关。

颈动脉严重狭窄患者行颈动脉内膜剥脱术后

还可能出现"高灌注综合征"[68,69]。大量血液涌入之前灌注不足的脑组织可能超过脑血管自动调节范围，导致头痛、癫痫发作、局灶性神经系统功能缺损、脑水肿及脑出血[69]。严重高灌注综合征的患者也常出现在严重的急性高血压患者。识别该综合征继而快速、有效的降压治疗能够预防脑水肿和脑出血。高灌注也可能在颈内动脉支架术后出现[70]，但较外科手术治疗少见。

是选择外科手术治疗还是介入治疗，观念在不断更新，因为目前有很多研究正在比较两者的效果。在第 6 章中已讨论病分析了目前的研究结果。年龄 >70 岁患者适合颈动脉内膜剥脱术，年轻患者特别是伴有冠状动脉疾病患者更适合颈动脉支架植入术。随着支架技术的进步，目前已经不用将导引导管穿过主动脉弓，远端保护装置的应用可能改变受益 - 风险比，因此颈动脉支架植入术也是重度颈内动脉狭窄患者的良好选择。目前选择 CAS 抑或是血管成形术 / 支架植入术主要取决于以下几个方面：①外科医生和介入医生的可获得性、经验、培训情况、既往手术的成功率；②颈内动脉病变的性质、部位、严重程度及有无其他动脉疾病；③患者的年龄与性别（与男性患者，尤其是年龄 >65 岁的男性患者相比，女性患者颈动脉内膜剥脱术的疗效相对较差）；④血管解剖结构；⑤存在影响手术或介入治疗效果的其他疾病；⑥患者的主观愿望。长节段、表面光滑、或病变位于颈动脉分叉部位，特别是伴有冠状动脉疾病的患者可能更适合介入治疗。局部不规则的溃疡斑块的患者更适合外科手术治疗。

重度颈内动脉狭窄的患者，如果不能或患者拒绝行手术或介入治疗，我们可以使用华法林或者一种新型口服抗凝剂治疗，同时积极控制危险因素，包括大剂量使用 HMG-CoA 抑制剂（如阿托伐他汀 40~80mg）以及 ACEI 类药物。抗凝治疗持续多长时间目前尚不明确，需要个体化。我们会通过顺序多普勒扫描结果来指导抗凝治疗时间，在随访中我们发现严重狭窄的患者通常会闭塞，但并不会产生新的症状[71,72]。在闭塞后的 4-6 周内，血栓机化且容易黏附，在此之后极少栓塞。在扫描提示完全闭塞后 4~6 周后，将华法林调整为阿司匹林每日 1 次或 2 片 25mg 阿司匹林联合双嘧达莫缓释片 200mg 口服。在管腔狭窄但没有闭塞时，我们会继续应用华法林或者新型抗凝药物。还有一些患者斑块可能缩小，狭窄程度减轻，对于这些患者，改为抗血小板

治疗也是合理的，但是目前并没有研究对我们制定的治疗措施进行验证。

轻中度颈内动脉颈段狭窄的斑块疾病

颈内动脉颈段斑块患者可以预防性使用他汀类和抗血小板药物。新近的研究证据支持大剂量他汀治疗[73]。治疗性地改变生活方式（戒烟、控制体重、运动等）及控制脑血管病危险因素同样非常重要，而且改变生活方式有助于调控血压、调节血糖代谢及控制体重。轻中度狭窄患者并不推荐抗凝治疗、手术或者介入治疗。虽然溃疡可发生于无狭窄的病灶，并且成为动脉源性栓塞的起源，但这在轻中度狭窄的患者并不常见。如果同时伴有严重狭窄病灶，通常会认为该斑块为责任斑块。而且，斑块的自然发展过程并未研究明确，它们可能重新内皮化并自愈。40 岁以上的人群普遍存在斑块，但是目前血管造影或者无创检查并不能完全准确显示组织学检查中的溃疡。目前认为抗血小板聚集药物是无狭窄性及持续性高血流速度斑块的最有效治疗。

理论上，抗血小板药物（阿司匹林、阿司匹林联合双嘧达莫缓释剂、氯吡格雷、西洛他唑）治疗效果优于华法林，华法林可能是预防缓慢血流中形成红色血栓最有效的药物。目前，与其他药物相比，我们更推荐使用阿司匹林，但是具体用量尚不明确，目前通常临床上应用 325mg/d（但是并没有确切证据表明其效果优于 81mg 的阿司匹林[74]），或者使用氯吡格雷 75mg/d、阿司匹林双嘧达莫调释片、西洛他唑 200mg 2 次 /d 的替代疗法。精确、可重复的体外抗血小板聚集药物的有效性试验可能能够指导临床医生滴定患者的具体剂量，并且检测药物的有效性。但是目前并没有研究表明根据血小板功能调整药物剂量能够减少卒中的复发。

在斑块较薄时，抗血小板药物的治疗方案非常明确，但是当斑块增大、变得不规则或表面形成溃疡、管腔狭窄达到 50%-70% 时，治疗方案会更加困难并且应该个体化。NASCET（The North American Symptomatic Carotid Endarterectomy Trial）研 究 及 ECET 研究（European Carotid Surgery Trial）表明严重狭窄患者仅能从手术中轻微受益。但是，受益 - 风险比主要取决于患者自身及外科医生[9,10]，比如一位年轻患者颈内动脉接近重度狭窄，伴有反复发作 TIA 病史，就非常适合血管再通治疗，这时可以选择外科手术或者血管成形 / 支架植入术。

颈动脉血栓

某些严重狭窄或非严重狭窄的颈动脉粥样硬化患者血管造影时,会看到有明显血栓形成,[75,76],图7-8A 和 B 为血管造影时因血栓形成所致的颈内动脉充盈缺损;图 2-4 为尸检颈动脉标本,包含一个巨大的血栓。在这类患者中,有些患者脂质表面黏附着漂浮血栓,而且凝血功能正常;但是,有些患者存在高凝状态促进了颈动脉血栓的形成。肿瘤、活动性炎性疾病,如克罗恩病、溃疡性结肠炎等能促进及增加急性期反应物(acute-phase reactants),促进在内皮病变部位形成血栓,后者应该及时临床。对管腔内血栓形成患者的回顾分析发现,外科手术或华法林治疗均能有效预防卒中复发[75]。然而,凝血功能障碍患者术后血栓会复发[76],这些患者治疗前应详细评估凝血功能。对常见癌症筛查,特别是腺癌,常是必要的。NASCET 研究表明,颈内动脉血栓会增加外科手术风险[77]。

无症状性颈内动脉颈段疾病

前面主要讨论了症状性颈内动脉疾病患者的治疗。下面开始讨论无症状性颈内动脉狭窄性疾病。通常医生是在发现颈部血管杂音或是行主动脉弓、冠状动脉或外周血管手术时对颈内动脉进行评估。通过颈部血管超声检查能够部分评估全身血管动脉粥样硬化的程度,一些情况下是非血管疾病在造影时发现的或血管造影显示了无症状侧颈内动脉病变。在症状出现前,这些病变应该治疗吗?

无症状性颈内动脉狭窄患者一般不推荐行颈动脉内膜剥脱术或血管成形 / 支架植入术,这类患者行其他大血管手术时并不显著增加卒中,而且,没有 TIA 前兆的卒中并不常见。在大多数医疗中心,外科手术和血管造影风险(死亡率和致残率共约6%)或血管成形 / 支架术的风险,很可能和无 TIA 前兆的卒中风险一样(如果不比它多的话),对大量患者长期随访发现每年卒中发生率不超过 2%[78]。多个研究表明过去十年间的药物治疗的进步(包括他汀和降压药物等)使得无症状性颅内动脉狭窄患者卒中的发生率降低[17,18]。对包含 16000 多例中到重度狭窄患者的 41 项研究表明,经过药物治疗每年发生同侧颈内动脉供血区卒中的概率为 1.7%[79]。心血管事件的发生率比以前统计的有所改善[79]。TCD 检测到微栓子患者卒中的发生率较高,未检测到微栓子患者卒中的发生率更低[80,81]。卒中发生率低的患者给予强化内科治疗,无症状性狭窄患者血管再通的获益更大。

以下几项无症状性狭窄的研究结果很重要,值得分析。一项对 168 名颈内动脉狭窄患者的前瞻性研究中:26 名患者(15%)仅有 TIA 发作;3 名患者有 TIA 发作但拒绝手术,最终发生卒中时间;仅有 1 名患者无任何预警信号突发卒中[82]。在另一项无症状性颈内动脉狭窄随访 2 年的研究结果表明:

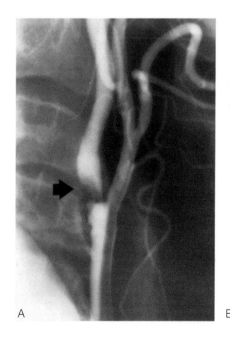
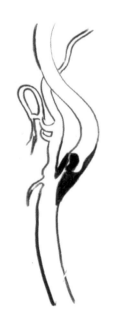
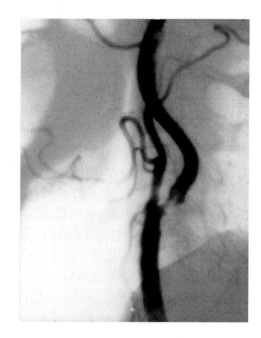

图 7-8 数字减影血管造影显示了颈内动脉内部血栓。(A)黑箭头指向的充盈缺损是血栓所致;(B)右侧血管造影显示颈内动脉起始部充盈缺损。中间示意图黑色部分是斑块和血栓

318 名患者中 5% 发生 TIA，但仅有 2 名患者出现卒中前没有 TIA[83]。连续性研究表明，狭窄的动脉常会闭塞但并不引起任何症状[71,72]。双侧颈动脉狭窄患者行血管内膜剥脱术后，非手术侧发生卒中事件并不常见[83]。即使非心脏血管手术之前发现患者存在血管杂音，但术后卒中风险并不增加[84]，但是行心脏手术治疗的患者，术后卒中通常是由心源性栓子引起。

无症状颈内动脉狭窄患者必须个体化治疗[85]。除非狭窄程度很重（管腔狭窄 >80%），否则无症状性颈内动脉狭窄不必要外科手术或介入治疗。当患者了解到有发生卒中风险时，有些常会很焦虑，但并不知道卒中的风险很低。他们宁愿冒着手术并发症的风险也不愿意"卒中"时刻威胁着自己，这时需与患者详尽沟通，并解释内科和外科治疗的获益及风险。对于不宜行外科手术的患者，应该宣传 TIA 相关知识，并建议其重视 TIA，可给予他汀和抗血小板药物治疗，并改善生活方式等，同时可用多普勒超声随访颈动脉病变情况。狭窄程度严重时的确会增加卒中风险，一些证据也支持积极治疗[86]。TIA 发作属于症状性疾病范围，同样需要外科干预。

无症状性颈动脉狭窄研究（Asymptomatic Carotid Artery Study）表明，颈动脉狭窄超过 60%，且没有严重的心脏或合并其他疾病男性患者，可从颈动脉内膜剥脱术中受益[87]。参与这项研究的外科医师均经过严格挑选，围术期致残率和死亡率较低（2.3%）。血管造影致卒中风险为 1.2%[87]。一项欧洲的研究也报道了外科治疗的有效性，但女性及 65 岁以上的患者手术效果不如男性及更年轻的患者[88]。但是这些研究的结果以及无症状性颈动脉狭窄疾病的治疗问题引起了很大的争议[89-91]。许多神经内科和血管外科医师质疑这些患者是否必须血管造影检查，他们更依赖多普勒超声及 CTA、MRA 检查。每名患者需要个体化治疗。选择内科保守治疗还是外科手术抑或是介入治疗时应考虑以下因素：斑块的解剖学特点（如位置、范围、狭窄程度、均一性、回声性质）、用他汀和抗血小板药物治疗后斑块改变的情况、并存疾病，特别是有无高血压和冠状动脉性疾病、手术和介入医师的经验及之前手术成功率、患者在充分理解疾病和治疗的情况下的期望和倾向[85]。

无症状性颈内动脉粥样硬化性疾病患者血管成形术 / 支架植入术治疗的相关资料正在不断积累。目前的注册数据资料表明与 CAS 相关死亡率

已经达到 <3% 的目标水平[92]。在 CREST 研究中，无症状颈动脉狭窄 CAS 围术期卒中发生率及死亡率、术后同侧大脑发生卒中率为 2.5%（+0.6%）[48]。在第 6 章中已经比较了无症状性颈动脉狭窄颈动脉患者支架植入术（CAS）及颈动脉内膜剥脱术（CEA）的相对获益。

颅外颈动脉夹层

动脉夹层是仅次于动脉粥样硬化引起颈部颈动脉病变常见原因。第 12 章会更详细地讨论动脉夹层的问题。颈动脉夹层通常累及颈动脉咽段，即颈内动脉开口上方至入颅段。夹层所致的动脉撕裂，几乎总是累及内膜，通常指外伤性或自发性夹层。绝大多数夹层通常与外伤或机械性压迫的因素相关[93,94]。突然颈部的活动或伸展很可能诱发夹层。一些看似平凡的事情，如击网球时猛扑或骑车时为看身边和后面的车而扭头都可能诱发夹层。许多患者可能未在意或认为不重要而忽略这些事情。先天性或获得性的动脉内膜和弹力组织异常（尤其是纤维肌发育不良）的患者更易患夹层。但是，大多数动脉夹层患者并没有并存的疾病。动脉夹层患者常伴有偏头痛，偏头痛与夹层之间相关性的假说系偏头痛发作时出现血管壁水肿使血管更容易撕裂。

动脉夹层最初很可能是动脉内膜的撕裂，随后导致动脉壁内出血。随后血液流入血管壁之间导致血管从近段到远端纵向撕裂。夹层能沿内膜撕裂，血管壁之间凝固的部分血液进入血管腔。动脉壁因其内部血液充盈而扩张，同时也使动脉管腔受压。有些患者夹层很可能起源于血管内膜的管腔侧，逐步撕裂到中膜。内膜表面常呈现为内膜瓣。有时巨大的动脉夹层位于中膜和外膜之间，从而形成突出于动脉表面的动脉瘤。

颅外动脉夹层症状主要是由管腔狭窄以及腔内血栓引起。夹层穿透外膜会导致破裂，血液流入颈部周围肌肉、筋膜，会引起颈部疼痛并形成假性动脉瘤，但通常并不会引起血流进一步减少。由于血管壁间破裂的血栓进入管腔或管腔内原位血栓形成，因此血管腔内常合并血栓。血管壁间的血液压迫导致管腔狭窄，从而引起血流改变，并刺激内皮细胞产生内皮素、组织因子，激活血小板和凝血级联反应，所有这些都促进了管腔内血栓形成。脑缺血可能由于低灌注（通常是由于急性管腔狭窄引起）、栓塞或两者均有。低灌注通常引起脑缺血，但

很少引起梗死。梗死多由栓塞或管腔内血栓进展引起。

颈部颈动脉夹层的主要症状有：①颈、头或面部疼痛；②Horner 征；③搏动性耳鸣；④一过性单眼视力丧失；⑤一过性对侧肢体麻木无力；⑥突发卒中；⑦低位颅神经麻痹（Ⅸ-Ⅻ）[93-97]。

通常需要将动脉壁引起的症状和脑缺血症状区别开来。最常见的非脑缺血症状有：疼痛、Horner 征、搏动性耳鸣和低位颅神经功能丧失[98]。很多患者仅表现为疼痛或头痛并无异常神经系统缺失症状。疼痛一般位于颈部、面部或下颌。头痛可能为广泛性的，但一般在夹层一侧更明显。Horner 综合征是由于扩张的颈动脉累及交感纤维所致。搏动性耳鸣是由于颈动脉的走行靠近鼓室膜有关。症状持续一周或更长时间的非缺血症状的患者（除了疼痛和头痛）很少发展为脑缺血。

低灌注相关神经系统症状通常较多，短时间TIA，因其发作时间很短被 Miller Fisher 称为颈动脉快板（carotid allegro）。突发卒中通常是由于夹层部位的血栓栓塞所致。颅底部颈动脉膨胀、扩张，压迫在此处出颅的低位颅神经（Ⅸ-Ⅻ）[98]。

通过超声对颈动脉分叉到颅底段检测，对颈动脉夹层诊断能有所提示[99]。MRA、CTA 及标准血管造影均对诊断有益。图 7-9A 和 B 显示了颈动脉夹层患者的 MRA 图像。该患者颈部 MRI 抑脂成像平扫显示了颈动脉壁的典型信号改变（图 7-9C）。图7-10 为一位颈动脉夹层患者的咽部典型动脉瘤血管造影。图 12-3 为一位颈动脉夹层患者的两幅血管造影图片。

表 7-4 列出了在颈部血管夹层（主要是颈动脉）大型病例组研究中的不同治疗方法[93,97,100,101]。这些研究中，572 名患者中有 87% 患者给予了抗凝治疗。发现夹层即刻或随后给予抗凝治疗能预防卒中。目前没有研究发现理论上所认为的抗凝会增大夹层的范围的情况。CADISS-NR 研究纳入了88 例患者，分别给予抗血小板或者抗凝治疗，结果

两组患者卒中发生率都较低且没有明显差异，但是这些患者均是诊断动脉夹层超过 7 天后才入组的[102]。目前并没有设计急性期（即卒中的发生率极高）两种治疗方法的随机对照研究。最近已经完成的 CADISS 研究纳入了症状出现 <7 天的患者，但研究结果尚未在临床上适用[102]。

内科医生担心抗凝治疗可能会增加动脉管壁内出血，从而造成动脉闭塞。一篇报道的确报道了抗凝治疗可能是有问题的，提出使用肝素会造成颈内动脉延迟闭塞[103]。对于神经系统缺血症状、管腔严重狭窄或颅内栓塞的患者，我们会先使用肝素而后给予华法林治疗。选择抗凝而不是抗血小板治疗的原因如下：①有证据表明颈动脉夹层患者栓塞多为红色血栓所致，因此抗凝比抗血小板治疗更有效；②很多其他研究报道表明抗凝有效而且相对安全；③源于 200 多例动脉夹层患者抗凝治疗的经验。同样目前需要设计随机对照研究来证实抗凝治疗的效果。因为栓塞的风险主要出现在急性期，因此需先用肝素随后使用华法林治疗，尽量最大限度地增加急性期脑血流量，以增加侧支循环的建立。夹层是否愈合可通过使用 MRI、MRA、CTA 及超声进行监测。6 周后夹层动脉仍闭塞的患者可停用抗凝药物。对于有广泛动脉开放的患者可继续抗凝治疗直至管腔狭窄改善、血流受阻不再明显。当动脉血流改善后，可将抗凝调整为抗血小板药物，如阿司匹林、氯吡格雷或阿司匹林联合双嘧达莫缓释制剂。

少数颈内动脉夹层患者曾给予溶栓治疗。若红色血栓栓塞未累及颈内动脉咽段、发病后立刻被发现、且没有大范围的脑梗死，那么这些患者溶栓治疗可能是有效的。根据个人经验，这种情况非常罕见。颈内动脉闭塞后静脉溶栓很可能是无效的。动脉尚未闭塞的患者，随着时间延长管腔一般逐渐开通良好，同时抗凝治疗有效地预防了血栓形成和栓塞，因此可不用植入支架。极为少见的情况下，患者血管严重狭窄或者新发闭塞且在抗凝治疗的情况下仍有

表 7-4 三个颈动脉夹层病例组的急性期治疗

研究	n	抗血小板	抗凝	t-PA	手术
Biousse 等[95]	80	15（19%）	58（73%）	0	1（1%）
Engelter 等[100]	33	8（24%）	25（76%）	0	0
Touze 等[101]	459	24（5%）	416（91%）*	2（0.4%）	0
总计	572	47（8%）	499（87%）	2（0.3%）	1（0.2%）

*405 例使用肝素，11 例使用华法林。

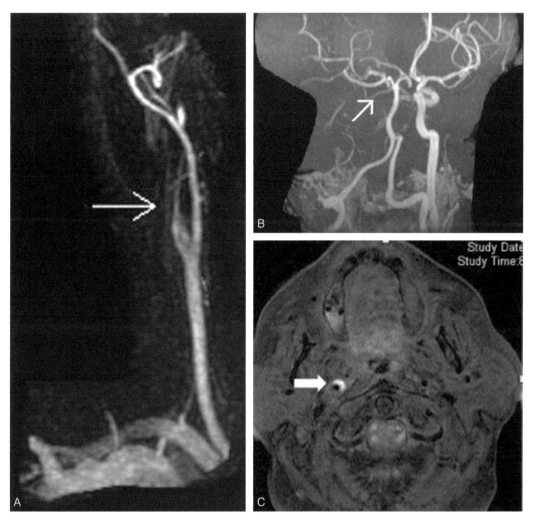

图 7-9　颈内动脉夹层。（A）磁共振血管成像显示了右侧颈内动脉（白箭头）起始段狭窄，管腔逐渐变细；（B）磁共振血管成像提示右侧颈内动脉远端未见显影。白箭头所示为该部位本应有血管出现；（C）MRI 脂肪抑制呈现显示右颈内动脉半月形高信号，可能为右侧颈内动脉夹层中血流或水肿

缺血发作，此时植入支架可能有效[104,105]。

颈内动脉颅内段闭塞性疾病

颈内动脉虹吸段狭窄或血栓闭塞性疾病远较颈内动脉起始段病变要少。颈内动脉虹吸段包括从进入颈动脉孔开始到从床突上部离开海绵窦的这一段 S 型弯曲。眼动脉在虹吸段起源于颈内动脉。在岩骨内走行的颈内动脉病理学特点知之甚少，因为研究中很少能除去骨质的影响。颈内动脉虹吸段钙化比较常见[106]。对颈内动脉虹吸段病变患者发现以下特点：卒中发病率高，常伴有颅外血管疾病，且冠状动脉疾病死亡率高[107-112]。

70 岁非裔美国人，RY，1 周前睡醒后出现右侧面部和肢体无力，在此之前曾出现过一过性右下肢无力。伴言费力，但能复述及对文字和口语理解正常。既往有高血压、心绞痛及右颈局部高音调杂

音病史。

颈内动脉虹吸段病变流行病学特点和颈动脉起始段病变类似。非裔美国人虹吸段病变异常的高[19]。颈动脉及椎动脉起始段伴随病变常见。对颈内动脉虹吸段病变病例组的研究发现，颈内动脉起始部和虹吸段串联型病变达 62%[107]。与颈内动脉起始段病变患者相比，颈内动脉虹吸段病变的患者中，TIA 更为少见。在颈内动脉虹吸段病变的患者中：卒中与 TIA 比值及无症状患者比率更高。

是否出现一过性黑蒙取决于虹吸段病变的位置。根据我们的经验，闭塞性病变常位于眼动脉起始段远端，因此颈内动脉虹吸段病变是短暂性单眼视野缺失的罕见病因。

查体通常未见颈外动脉面部分支侧支循环代偿的征象。在颈动脉起始段病变中，对眼部及视网膜病理学讨论较少。我们见过许多经血管造影证

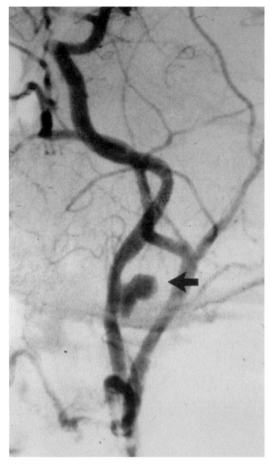

图 7-10 一位颈内动脉夹层患者:数字减影血管造影显示右颈内动脉咽段动脉瘤突起

实的颈内动脉虹吸段闭塞的患者,数天后出现眼动脉血流量减少及视网膜动脉压力降低。眼动脉迟发性缺血的机制主要是眼动脉分支以远的血栓逆向延伸,这在颈动脉虹吸段狭窄合并血栓形成患者的尸检中已得到证实[113]。血栓也可能逆向延伸到颈部,引起类似于颈内动脉起始段病变的症状。然而,如果颈动脉虹吸段闭塞是由栓塞引起的,则极少发生血栓逆向进展[113]。

很少对颈内脉虹吸段、颈内动脉起始段及大脑中动脉梗死形态学和分布特征进行过详细的研究。我们的印象是:虹吸段病变时,大脑前或大脑中动脉分布区的孤立梗死更常见。在虹吸段病变中,下肢无力更常见,这提示大脑前动脉供血区受累。有时,病变累及大脑前动脉和中动脉供血区中心部位,导致下肢和面部无力明显,而手部不受累;而颈内动脉起始段病变时,上肢无力最常见。

患者 RY 颈动脉超声提示右侧颈动脉起始端中度狭窄(50%)。TCD 提示左颈内动脉虹吸段血流速度增快(眼窗),左侧大脑中动脉和大脑前动脉血流速度减慢。右侧颅内血管血流速度正常。经股动脉穿刺血管造影提示左颈内动脉虹吸段起始部严重狭窄,眼动脉分支以远血管正常(图 7-11)。左颈内动脉起始段薄斑块形成,不伴狭窄。没有发现明确的远端分支闭塞。MRI 提示额旁正中叶和左

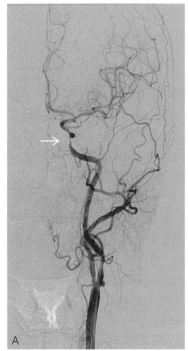
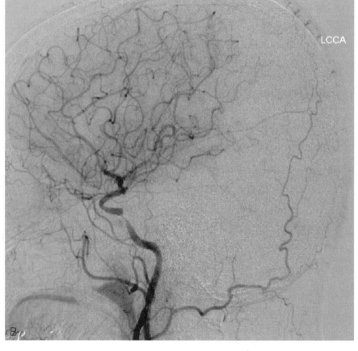

图 7-11 左颈动脉 DSA。(A)前后位像示颈内动脉进入虹吸段时严重狭窄区;(B)该狭窄的侧位像(马萨诸塞州波士顿贝斯以色列女执事医学中心神经外科 Ajith Thomas 供图)

后顶叶小梗死灶。

超声检查确诊了左侧颈动脉虹吸段严重病变，这与患者临床症状及 MRI 所示的梗死灶相吻合。TCD 能有效发现颈内动脉颅内段狭窄，并判断狭窄率[114,115]。颈动脉虹吸段 MRA 成像常难以判断，因为此处血管走行弯曲容易形成伪影。该部位 CTA 比 MRA 检查更准确。对侧颈内动脉起始段病变无症状，并没有严重到引起血流量减少。患者腿和足部无力及经皮质运动性失语为大脑前动脉缺血表现。梗死形成可能是因为 MCA 血流量减少但侧支循环好或源于颈内动脉虹吸段不规则狭窄的栓子所致。

给予了患者 RY 静脉内肝素治疗。第 1 天下肢无力略有加重，之后病情稳定。在第 5 天开始给予华法林治疗。在第 7 天，停用肝素。患者继续使用华法林治疗 1 年后出现了致命性心肌梗死。

20 世纪 80 年代的回顾性研究证实颈内动脉虹吸段病变比颈内动脉起始段病变预后更差[107-112]。颅内血管闭塞性疾病通常比颈部血管病变预后更差[116]。闭塞性病变越靠近脑部，引起梗死的可能性就越大。然而，与来源于颈部、主动脉弓或心脏的动脉内栓子引起梗死灶相比，与原位动脉粥样硬化性相关的局部梗死灶相对更小。

迟发性卒中和心源性猝死较为常见。颈内动脉虹吸段狭窄似乎比颅内病变更稳定。随访血管造影表明颈内动脉虹吸段狭窄病变的进展率及复发率较低[117]。虹吸段部位的病变无法通过手术治疗。可选择的治疗方法包括：溶栓（对于那些发病后迅速到达医院的患者）、抗血小板聚集药物来防止疾病恶化及进行二级卒中预防、华法林、血管成形术、颈外 - 颈内动脉至大脑中动脉旁路。目前没有或缺少前瞻性、对照性研究充分证实颈动脉虹吸段狭窄任意内科治疗的有效性，很大程度上是因为这类患者识别数量相对较少。一些研究显示：白人患者虹吸段病变相关性 TIA，经华法林治疗后，预后相对较好[108,109]。

WASID 研究随机给予颅内动脉狭窄患者华法林或每日 1300mg 阿司匹林治疗[118-120]。该研究纳入了 119 例颈内动脉颅内段狭窄患者。尽管由于颈内动脉疾病患者数量太少而未得出具体的结论，然而，在所有的颅内血管病变患者中，给予华法林治疗组，未见缺血性卒中事件明显减少或出血明显增加[118-120]。同时观察到华法林治疗组的死亡率更高，尽管许多并非血管性死亡。

颈内动脉虹吸段走行弯曲、钙化使血管成形术或狭窄处支架治疗困难和高风险。然而，目前已经完成过一些球囊血管成形术（无支架）治疗[121-124]。颅内动脉狭窄支架成形术与积极内科治疗的比较（SAMMPRIS）研究随机化给予颅内动脉狭窄患者血管成形术及支架植入术（PTAS）联合积极内科治疗或单独给予积极内科治疗[125]。只有 94 例患者存在颈内动脉颅内段 70%~99% 狭窄。由于在给予经皮血管成形术及支架植入术患者中，早期卒中及出血的发生率较高，这项研究在纳入了 451 例患者后终止了试验。单独给予积极内科治疗的患者结局较好[125]。尽管支架植入的技术限制及操作技巧可能导致了介入治疗组的较差的预后，但是目前仍很难倾向于颅内动脉狭窄血管内治疗，除非可能是在经最大强度内科治疗后仍出现缺血性事件复发的情况下。

对于颈内动脉虹吸段闭塞的患者，如果在神经系统症状出现后 6-8 小时内到达医院且没有或仅有小梗死灶，应考虑血管内再通治疗。在许多这类患者中，可见栓子位于颈动脉顶端（颈动脉 T 段），并且在虹吸段可找到逆向性栓子。在 3 小时内到院，应使用静脉溶栓。如果不成功，可考虑借助如支架取栓器等机械装置来进行血管内治疗。在发表的治疗性研究中，颈内动脉颅内段不区分为虹吸段和颈内动脉 T 段组。当讨论到颈内动脉 T 段时，我们回顾了颈内动脉颅内段闭塞介入治疗结果。发生于闭塞之前的预警 TIA 提示存在来自于之前非常狭窄的 ICA 颅内段的原位血栓。这类患者通过任何方式均难以再通，只能给予抗凝治疗及最大限度增加颅内血流量。

根据华法林 - 阿司匹林症状性颅内疾病（WASID）研究结果，大多数颈内动脉虹吸段狭窄患者应给予抗血小板聚集治疗，如阿司匹林、氯吡格雷、西洛他唑和（或）低剂量阿司匹林和双嘧达莫复合制剂。对于颈内动脉虹吸段严重狭窄以及抗血小板聚集治疗过程中仍出现进展性或波动性症状患者，可考虑抗凝治疗。对同时伴有颈内动脉起始段狭窄患者，也应该密切观察心脏情况，因为相关心源性猝死发病率高（正如患者 RY）。

一些患者有虹吸段狭窄相关的颈内动脉起始严重狭窄。在这些串联型病变患者中，在颈内动脉狭窄术后复查造影常发现虹吸段狭窄程度减轻或再通[126]。这是因为术前远端血流量减少导致的管腔塌陷或狭窄。如果虹吸段完全闭塞，那么改善颈内动脉起始段狭窄无益。然而,如果虹吸段狭窄并不严重,那么颈内动脉起始段近端行内膜剥脱或支架植入术能在很大程度上改善血流。

在颈部和颅内动脉均有严重狭窄的患者,可在一次手术中同时放置多部位支架。当串联性颈内动脉病变伴颅外或颅内闭塞性病变时,我通常选择抗凝或抗血小板治疗,及大剂量他汀治疗,并不建议给予积极尝试开通串联病变治疗。侵入性外科或介入治疗前及介入治疗后短期内需要停用抗凝药物;在支架植入术后使用抗凝联合双联抗血小板药物治疗。这会相对增加在停用抗凝治疗时其他狭窄动脉闭塞的风险以及介入治疗后数周至数月内出血的风险。我们认为抗凝治疗对于大多数广泛闭塞性病变的患者危险大于获益。对这些患者我们通常选用华法林或某种新型抗凝剂治疗。

颈内动脉尖闭塞

颈内动脉颅内段分叉处的闭塞主要为栓塞性[127-128]。颈内动脉这段因其形态常被称为颈内动脉 T 段。当栓子阻塞颈内动脉颅内段远端时,通常累及大脑前动脉及中动脉供血区导致大面积梗死,通常栓子累积大脑中动脉,这常致死或严重致残。过去常认为颈内动脉颅内段远端闭塞很少能通过静脉溶栓或血管内治疗实现再通。近期一些关于溶栓后颈内动脉 T 段再通可能性的分析相对更乐观一些[129]。

在 IMS 三期试验中,单用经静脉重组组织型纤溶酶原激活剂溶栓治疗组只有 28% 实现了颈内动脉 T 段再通,但在联合动静脉内治疗组中再通率增加至 83%[51]。mRS 评分为 0~2 分定义为良好预后,在经静脉重组组织型纤溶酶原激活剂溶栓治疗组良好预后率仅为 4%,联合治疗组可达 27%[52]。两个回顾性研究分析了多例动脉内栓塞患者经机械取栓或未行机械取栓的结局[130,131]。在 201 例急性颈内动脉症状性狭窄患者中,107 例(53%)存在颈内动脉 T 段闭塞,在这些患者中,只有 17 例(16%)患者结局较好[130]。机械性取栓比溶栓更能有效开通动脉[130]。在其他血管内相关研究中,623 例患者中 75 例颈内动脉 T 段狭窄患者在整个病例组里结局最差[131]。

在弥散加权成像评估来了解卒中进展研究 -2(DEFUSE-2)中,患者纳入研究条件为:符合美国国立卫生研究院卒中量表(NIHSS)评分大于或等于 5 分,在血管内治疗前 90min 内行基础 MRI,并且在卒中发病后 12 小时内可行血管内干预[132]。在这项研究中,对比了合并有颈内动脉(61%)狭窄和大脑中动脉(59%)狭窄的再灌注率。当获得再灌注时,颈内动脉(65%)狭窄组和大脑中动脉(63%)狭窄组的良好临床反应比例大致相同。当未获得再灌注时,颈内动脉(9%)狭窄组的良好结局比大脑中动脉(52%)狭窄组更少[132,133]。

颈内动脉 T 段栓塞的预防治疗取决于栓子来源的部位和病变性质。颈内动脉床突上段在发出大脑前动脉及中动脉分支前(颈动脉远端)的严重狭窄或血栓性闭塞极少发生。在我们的经验中,该部位病变的极少数患者常有凝血功能异常,如镰刀细胞病或循环狼疮抗凝物。

颈动脉颅内段夹层

前循环颅内段夹层比颈内动脉颅外段(主要是咽段)少见得多。如果发生颅内动脉夹层,常累及颈内动脉虹吸段或以远。过去对颈内动脉颅内段夹层的报道常强调其死亡率和严重发病率。最近凯普兰等报道了 10 例自发性颈内动脉颅内段夹层的患者[134]。年龄从 15~59 岁(平均 28 岁)。严重的眶后和颞部头痛及随后出现的对侧轻偏瘫是最常见的早期临床症状。所有患者均没有血管危险因素及头颈部外伤史。一名患者仅有一次 TIA,但其他 9 名患者均有脑梗死,其中一名伴蛛网膜下腔出血。夹层最常见的位置是颈内动脉床突上段(8 名患者),2 名患者分别延伸至大脑中动脉或大脑前动脉。1 名患者出现单侧大脑前动脉动脉瘤。2 名患者颈内动脉床突上段完全闭塞。所有患者恢复都很好,3 个月随访时 mRS 评分显示 3 名没有残疾、4 名轻度、3 名中度残疾[134]。其他作者也报道过,颈内动脉颅内段夹层患者中,儿童和年轻患者大多预后相对较好[135,136]。夹层也可能起源于大脑中动脉。

对那些表现为缺血并不存在任何蛛网膜下腔出血证据的患者,我们给予强效抗凝来防治腔内血栓增大及形成栓塞。我们并未发现继发性动脉瘤破裂是表现为缺血症状患者的重要危险因素。

大脑中动脉主干、上干、下干闭塞或严重狭窄

在颅内血管造影普及之前,大脑中动脉闭塞这一诊断很普遍。在 Fisher 及其他人发出应注意颈内动脉颅外段病变的高发生率的号召[1-3]及血管造影

逐渐普及后,很多最初诊断为大脑中动脉闭塞的患者最终发现颈部存在颈内动脉病变。绝大多数大脑中动脉闭塞为栓塞性,栓子来源于颈内动脉起始端斑块,或来源于心脏或主动脉弓。对院内前循环颅内段罕见动脉闭塞性疾病观察发现:白人发病率较高。然而,对非裔美籍[19,20,137,138]和亚洲[139-144]患者的研究发现颅内 MCA 主干闭塞病变比白种人发病率更高。巴黎的一项对 399 名白人卒中患者死亡后 MCA 尸检发现 11% 有非狭窄性动脉粥样硬化性斑块,13% 有导致狭窄率为 30%~74% 的斑块,6% 有 75%~99% 狭窄或原位闭塞[145]。图 7-12 所示为大脑中动脉闭塞患者中最常见的梗死模式。

一位 48 岁的中国女性,AC,醒来后发现右侧面部无力且不能言语。当天这些症状消失。3 天后的早晨,患者不能正常言语并伴右肢无力。患者既往有轻度高血压病史,没有冠心病及外周血管病史。症状出现后 10 小时患者到医院就诊。

在凯普兰等人的经验中,与颈内动脉疾病相比,大脑中动脉闭塞性疾病更常见于非裔美籍人和亚洲人,而且这些患者多为年轻女性,常伴有高血压、糖尿病[20,31,142,146]。这些患者较少出现高胆固醇血症、冠状动脉及外周动脉疾病。日本、中国、韩国及泰国裔,以及糖尿病患者和服用避孕药的女性,更易与非裔美籍人有相似的 MCA 病理学改变。和颈动脉粥样硬化性疾病类似,富含脂质的活动斑块和溃疡容易引起白色和红色血栓沉积,从而引起动脉内血栓形成[147,148]。松动的血栓可能逐渐增多并栓塞至远端动脉或阻塞豆纹动脉的开口。

虽然在大脑中动脉闭塞性疾病中也有 TIA 出现,但很可能发作没有颈内动脉疾病发作频繁,而且持续时间也更短[31]。大脑中动脉疾病患者出现 TIA 频率似乎在不同种族之间变化很大。在四个白种人为主的 MCA 闭塞性疾病的研究中发现,临床表现为 TIA 发作的比卒中的比例更高[149-152]。这些研究中 TIA 和卒中比例分别是 15:1[149],15:6[150],13:11[151],9:4[152]。相反,TIA 和卒中在非裔美籍人中的比例为 4:16[31]。在一个主要为华裔患者的病例组研究中比例为 3:20[146],日本患者的研究中比例为 8:28[153]。一项报道吸烟频率的大型研究发现吸烟是大脑中动脉病变的重要危险因素。80% 大脑中动脉闭塞的患者以及 72% 大脑中动脉狭窄的患者有吸烟史[143]。由于血管病变在颅内,而且在眼动脉供血区之后,因此一过性单眼盲并不会出现。

在入院后的前 3 天,患者 AC 症状逐渐恶化,逐渐出现右肢完全瘫痪,右肢的轻度刺痛感以及缄默。查体没有发现杂音、面部或肢体脉搏异常。

与颈内动脉疾病患者相比,MCA 病变患者通常症状更容易逐渐恶化[31,146]。MCA 病变患者常常在清晨睡醒后或小睡后发现异常情况,并且在发病后 1~7 天内常有症状波动,或症状逐渐进展。这种缓慢起病、进展性病程,提示缺血区缓慢血流状态。当血流最缓慢时出现神经系统症状,并且侧支循环的建立及代偿需要时间。最近使用 TCD 研究发现:微栓子常起源于大脑中动脉狭窄部位[154-156]。和颈内动脉疾病一样,低灌注会导致微栓子清除率下降。

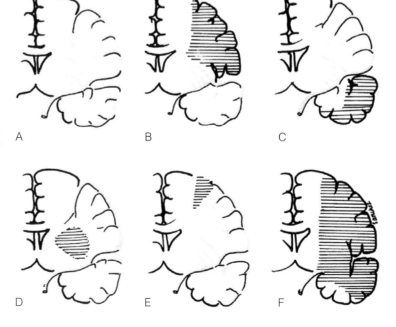

图 7-12　MCA 梗死的常见模式:(A)正常冠状位;(B)MCA 上干闭塞;(C)MCA 下干闭塞;(D)基底节梗死;(E)软脑膜区楔形梗死;(F)MCA 完全闭塞

血栓性栓塞形成及其清除率下降均会导致梗死形成[43,44]。相反,ICA 疾病患者更常在清醒时突然起病,之后病情稳定(该过程合理的解释为巨大的白色、红色或混合血栓突然从 ICA 病变处脱落导致栓塞,而非单纯低灌注)。内源性 MRA 闭塞病变产生症状的原因有:①是大脑凸面软脑膜分支栓子的主要动脉内来源;②低灌注导致边缘区缺血,包括深部边缘区和表浅边缘区;以及③斑块及栓子阻塞了通向深部豆纹动脉分支的血流,导致深部灰白质梗死。在许多患者中都存在混合机制。

因为闭塞过程在颅内,因此没有颅外动脉疾病相关征象。血管闭塞部位、脑缺血部位和程度不同[157],神经系统症状及体征亦不同。下面章节讨论大脑中动脉病变最常见的神经系统缺损症状。虽然这些症状在内源性大脑中动脉闭塞性疾病中讨论,但这些症状在 MCA 供血区栓塞中更为常见。图 7-13 显示了 MCA 梗死的常见模式以及解剖和临床症状相关性。

大脑中动脉上干狭窄或闭塞

大脑中动脉上干供应额叶及顶上小叶。可认为 MCA 上干主要供应外侧裂以上 MCA 供血的部分。偶尔,当大脑中动脉主干较短时,豆纹动脉起源于上干近端[31,158,159]。这种情况下,内囊及外侧基底节也由上干供血。

临床症状包括:①偏瘫,脸部、手部及上肢更重,下肢相对较轻;②偏侧感觉缺失,通常是针刺觉和位置觉减退;有时不累及下肢;③凝视麻痹,双眼向病灶侧凝视。④对侧空间忽视,特别是视觉刺激时。视觉忽视通常在右侧半球病灶时更严重。

当病灶位于左侧优势半球时,总会伴有失语症状。还可出现言语量减少,且患者两只手均不能按要求完成动作。然而,他们可以遵守全身活动指令,如翻身、坐起和站立。患者也许能够通过适当点头对是与否类问题进行回答,但对于书写类资料理解力很差。随着时间推移,Broca 失语可能进展为少量、

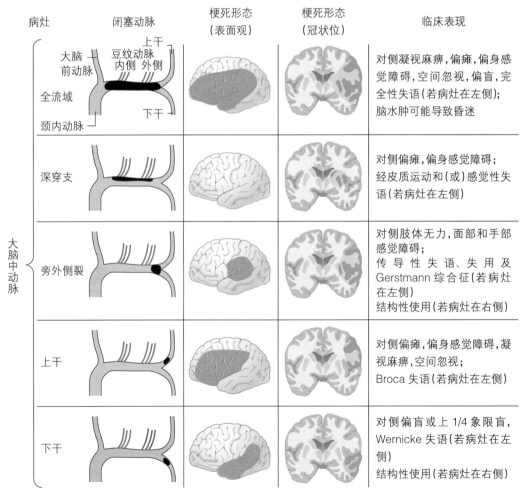

图 7-13 MCA 闭塞模式及其解剖关系

费力语言,音节发音差、漏字。然而,常常能保持对口语的理解力。

右侧半球 MCA 上干区梗死的患者,常不能意识到自己的缺陷(病感失认),并可能会以任何方式拒绝承认自己已有偏瘫或功能损害[33,34,160]。一些患者还具有不能坚持的特点,他们往往很快地开始执行要求的任务,但是不能坚持或提前终止任务[33,34,161]。当被要求朗读时,右侧 MCA 上干闭塞的患者常忽略左侧页面或段落,并且注意不到他们左侧的人或物体。

大脑中动脉下干闭塞

大脑中动脉下干通常供应颞叶外侧和顶下小叶,供血区大多位于外侧裂的下部和后部。颞叶的前部、内侧和底部由其他动脉供血。不同于 MCA 上干梗死的患者,MCA 下干梗死的患者通常不会有基本的运动和感觉异常。他们常会有对侧视野缺损、偏盲或象限盲。

当下干梗死累及左侧半球时,患者常有Wernicke 失语。语言流利,音节发音好。但患者用错词或根本不存在的词语,言语没有意义。对口头语言的理解和复诉能力差。书写功能可能部分保留,患者更愿意通过书写而不是说来表达[162,163]。

当右侧梗死时,患者绘画和抄写能力差,找路或阅读地图有困难。

颞叶梗死常伴行为异常。Wernicke 失语患者有时易怒、偏执并可能有暴力倾向。右侧颞叶梗死的患者常有类似震颤性谵妄的过度反应状态[164-166]。右侧下干闭塞有时诊断困难,除非患者进行详细检查。主要神经系症状为:左侧视野缺陷、较差的绘画、抄写能力,并容易激惹[166]。

大脑中动脉供血区深部梗死

基底节和内囊梗死通常是大脑中动脉主干发出豆纹动脉前闭塞所致。或者,MCA 主干内的斑块可以阻塞豆纹动脉分支,导致基底神经节和内囊选择性梗死[167,168]。位于上部斑块最有可能减少豆纹动脉内的血流并且导致深部梗死[168]。图 7-14 所示MCA 上部的斑块及其对应的大脑深部梗死灶。这些梗死灶通常较小但比腔梗要大且位于基底神经节下极区[167,168]。大脑半球表浅侧支循环储备好,而深部灰质核和内囊侧支循环储备差。因此,一些MCA 闭塞的患者常选择性累及深部豆纹供血区,造成缺血。然而,侧支循环却足以阻止皮层梗死。病灶在 CT 或 MRI 上可能会和腔隙性梗死混淆,但梗死一般比腔隙性梗死大,常延伸到皮层下。一些学

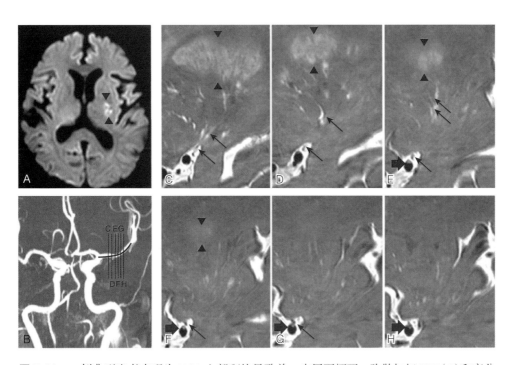

图 7-14　一例典型患者表现为 MCA 上部斑块导致单一皮层下梗死。弥散加权 MRI(A)和高分辨 MRI 矢状位图像(C-F)示单一皮层下梗死灶(箭头)。MRA(B)示左侧 MCA 未见明显狭窄。C-H线指示每一层的位置。高分辨 MRI(C-H)示穿支动脉(细箭头)起源于阻塞穿支(F-H)上部斑块(细箭头)(Jong Kim 供图)

者称之为巨腔隙[31,169]。对 MCA 豆纹动脉供血区梗死描述的术语为纹状体 - 内囊梗死[146,170,171]。

纹状体 - 内囊梗死的患者总是有偏瘫，但面部、上肢和下肢无力的分布常是多变的。感觉缺失通常较轻，因为内囊后肢常保留。当梗死灶位于左侧半球时，出现一段时间缄默后，语言会减少并有构音障碍，但复述能力相对保留。口语理解力和阅读能力取决于病灶的大小及前后累及的范围[172,173]。当梗死灶位于右侧半球时，会出现对侧视觉和触觉忽视，但这一般较顶叶皮层梗死引起的忽视持续时间更短。

大脑中动脉闭塞所致大脑中动脉供血区完全梗死

主干闭塞合并大脑中动脉供血区完全梗死在 MCA 近端栓塞患者中最为常见（图 4-9）。大多数内源性大脑中动脉闭塞性的患者，有足够的侧支循环能至少避免供血区周边的梗死。

这类患者预后常极差。在一项 208 例 MCA 供血区大面积梗死患者的研究中，死亡率达 17%。50% 的患者遗留严重的残疾[174]，包括严重瘫痪、偏侧感觉缺失，注意偏盲以及对侧凝视麻痹。当左侧半球梗死时，患者出现完全性失语。右侧半球梗死出现严重忽视、病感失认、兴趣低下、无动力、冷漠以及严重的结构性失用。很少可以恢复到日常使用功能[175]。

梗死半球脑水肿导致中线移位和脑疝，这是 MCA 供血区大面积梗死的重要并发症[174]。该并发症尤其易于出现在栓塞性 MCA 供血区大面积梗死的年轻患者中。昏迷通常提示预后极差。许多大面积梗死并发严重脑水肿的年轻和老年患者接受去骨瓣减压术后幸存[176-178]。存活者常常有严重的神经功能缺损症状，并且在日常行为需依赖他人照料。

大脑中动脉供血区节段性梗死

大脑中动脉供血区节段性梗死是由 MCA 上干或下干远端皮层支阻塞引起。这几乎都由栓塞所致，很少是由皮层支自身动脉粥样硬化闭塞引起。受累分支不同，症状差异很大[157]。

岛叶梗死

岛叶部分梗死在大脑中动脉栓塞性闭塞的患者中很常见。一个提示大脑中动脉梗死的征象，有时在急性脑梗死患者的 CT 扫描上也称为"岛带征"。图 7-15 所示为主要累及岛叶皮质梗死的

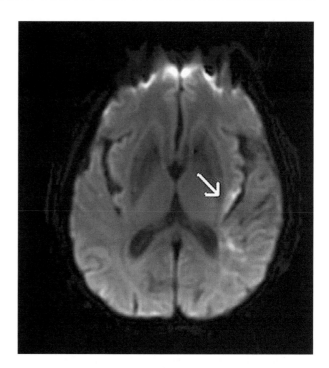

图 7-15 MRI-DWI 相所示主要累及左侧岛叶皮质下部的梗死灶（白箭头）

MRI。在波士顿贝斯以色列女执事医疗中心使用新型多模态磁共振对连续 150 名急性非腔隙性脑缺血研究中发现，72 例患者（48%）在 DWI 上可见岛叶梗死[179]。其中梗死灶较大的有 34 例（23%），较小的有 38 例（25%）。岛叶梗死与豆纹区域梗死，更严重的神经功能缺损及 MRA 上提示大脑中动脉近端闭塞相关[179]。

岛叶梗死可表现为以下几种模式：①梗死灶局限于岛叶前部，常伴有 MCA 外侧裂上部供血区梗死；②梗死位于岛叶后部，常伴有由 MCA 下干供血的颞叶及顶下小叶梗死；③累及岛叶前部和后部的较大梗死，常伴有由 MCA 上干或下干供血的纹状体 - 内囊梗死和（或）皮层及皮层下梗死[179]。MCA 上干供应岛叶前部皮质，下干供应岛叶后部皮质。当整个岛叶（或部分岛叶前部及后部）梗死，病变一定在某部位累及了 MCA 主干。

一些对动物及人类的观察表明：岛叶皮质有非常重要自主神经及心脏调节功能[180-184]。Oppenheimer 等刺激癫痫患者的岛叶皮质[180,181]。他们发现，当电刺激左侧岛叶皮质时会出现心动过缓及血压降低；而刺激右侧岛叶皮质时会引起心动过速和血压升高[180]。刺激左侧岛叶会降低保护性的副交感作用，增加心血管交感神经作用，从而影响心率和血压。Yoon 等在研究癫痫外科手术患者自主神经功能时，也发现了自主神经功能的不对称

性[182]。他们发现右侧半球主要调节交感神经系统活性。Hachinski 等对试验诱导性右侧大脑中动脉闭塞的大鼠研究发现:心电图 Q-T 间期延长,血浆去甲肾上腺素水平升高;而假手术组和左侧大脑中动脉闭塞的大鼠没有类似发现[183]。他们认为:右侧大脑半球梗死比左侧半球梗死能引起更明显的交感神经系统活性波动[183]。其他一些研究者使用功率谱对大脑中动脉梗死患者心率的变化研究表明有明显的交感和副交感神经失衡[184]。心血管系统的改变也主要是由于大脑半球岛叶受累所致。

患者 AC 颈动脉超声正常。入院血糖 240mg/dl(译者注:13.3mmol/L),给予胰岛素后逐渐控制。MRI-DWI 显示深部纹状体内囊梗死。MRI 灌注成像显示 MCA 深穿支和皮层支大部分供血区低灌注。TCD 在左侧 MCA 未探及血流,而同侧 ACA 血流正常。血管造影显示左侧 MCA 主干闭塞,闭塞起始部呈圆锥样不规则形。

MCA 供血区梗死的 CT 模式前文已描述。梗死最常见的形态为楔形、软脑膜区域梗死以及皮层下、基底节区、内囊梗死[157]。非强化 CT 平扫常出现大脑中动脉高密度征,这是急性大脑中动脉梗死的一个常见且重要征象(图 4-19)。在一项 55 名大脑中动脉梗死患者的研究中,1/3 均有该征象[185]。检测大脑中动脉病变,TCD 是一项非常有效的检查[114,115,186,187]。当声波探及某深部病变时,狭窄使血流速度增快。当 MCA 闭塞时,血流量和速度均下降,TCD 常无法获得信号。TCD 能用来快速诊断栓塞性 MCA 闭塞并监测溶栓后血管再通的情况[187]。TCD 监测有时能发现大脑中动脉狭窄部位的微栓子信号[155,156,187,188]。这表明栓塞起源于大脑中动脉狭窄部位,这在 MCA 狭窄患伴血栓形成患者的尸检中也得到证实[189]。

MRA 及 CTA 侧重于颅内血管检查,通常也能发现严重的大脑中动脉闭塞性病变[190,191]。即使狭窄部位的信号强度下降,通常提示有严重的狭窄,

MRA 也常会夸大狭窄程度[192]。当 MRA 和 CTA 提示非常明显狭窄病变的血管,可能在血管造影上没有发现任何显著狭窄。使用标准血管造影前后位显示,大脑中动脉是否闭塞能非常清楚显示。如果闭塞靠近 MCA 分叉处,则斜位显示病变最清楚。MCA 侧支供血最差的区域在侧位象上显示最清楚。有时 MCA 上干和下干染色较淡,很难判断狭窄或闭塞的确切位置。

患者 AC 接受了肝素治疗,然而神经功能缺损仍逐渐进展。患者 2 个月时仍在使用华法林治疗。复查血管造影显示:来源于大脑前和大脑后动脉的侧支循环良好。2 个月时复查 MRI 显示:T2 成像上梗死灶的面积和首次 MRI 灌注成像上低灌注区域完全匹配。

内源性大脑中动脉病变的治疗并不明确,因为几乎没有研究纳入这种患者,且很少有关于急性期治疗的研究。在急性血栓形成或栓塞性大脑中动脉闭塞的患者中,早期溶栓治疗有时是有效的。栓塞性 MCA 闭塞与动脉粥样硬化基础上原位血栓形成所致 MCA 闭塞的患者相比而言,溶栓治疗更容易使前者再通。静脉[193-196]和动脉[197]溶栓治疗栓塞性 MCA 闭塞均有效。后来的研究结果显示,颅内大动脉血管循环闭塞的再通率在静脉使用 tPA 的病人中相对较低。表 7-5 显示了由 CTA 或 TCD 显示的 ICA 末端、MCA M1 段和 MCA M2 段闭塞的病人,在静脉使用 rtPA 和血管成形术后的血管再通率。资料来自于卡尔加里卒中中心 2002-2009 年的数据[198]。MCA 自身血栓性疾病的患者,如果溶栓后不行血管成形术,血栓常容易再形成。

在过去的 20 年间,血管成形术和支架植入术目前越来越多的应用于治疗 MCA 狭窄性病变[121-124,199-201]。图 6-2 显示了一位 MCA 主干不规则狭窄的患者使用 wingspan 支架治疗成功前后。血管成形术有可能并发豆纹动脉闭塞并导致纹状体内囊梗死[200]。血管夹层及血管痉挛也是 MCA

表 7-5　颅内前循环血管闭塞的病人部分或全部进行 TCD 及血管造影检查显示的急性再通率

闭塞部位	再通率	静脉 tPA 后再通	介入后再通	未再通
ICA 末端	43.5%	4%	39%	56.5%
MCA 的 M1 段	75%	32%	43%	25%
MCA 的 M2 段	92%	31%	61.5%	8%

Modified from Bhatia R, Hill MD, Shobha N, et al. Low rates of acute recanalization with intravenous recombinant tissue plasminogen activator in ischemic stroke: Real-world experience and a call for action. *Stroke* 2010;41:2254-2258.

主干血管成形术的并发症[200]。血管成形术治疗成功与否很大程度上依赖于 MCA 病变的位置、长度、角度以及形态学[201]。尽管颅内支架植入术具有潜在的获益，支架和积极的强化药物治疗相比较，SAMMPRIS 试验证实，在预防卒中复发方面并没有显示出支架治疗组有明显获益[125,202]。有些结果提示药物治疗可能获益的试验结果可能是由于其他积极的药物治疗所产生的结果。包括监测治疗结果和生活方式训练。单独的血管成形术是否会导致较少的并发症以及是否比支架植入有更好的结果仍有待确定。

　　肝素，包括低分子肝素和类肝素，一直用来治疗急性血栓形成或栓塞性 MCA 闭塞。在 6 周到 3 个月之间，使用华法林来阻止 MCA 血栓的增长和栓塞。新型抗凝药在理论上也可以替代肝素和华法林的作用。但尚未有关于这些治疗策略的临床经验。在这段时间内，血栓逐渐变得有组织且有黏性，此时侧支循环程度最好。华法林也被用来阻止狭窄的大脑中动脉完全闭塞。

　　在 Hinton 的病例组研究中，白人服用华法林后病情逐渐稳定[149]。在黑色人种和亚洲人病例组研究中发现抗凝治疗效果较差[31,110,146]。因此，MCA 病变的病理学、病理生理学在白人、黑色人种、亚洲人及其他种族中可能存在差异。华法林 - 阿司匹林症状性颅内疾病（WASID）研究回顾性的分析了使用华法林和阿司匹林治疗颅内闭塞性疾病患者的预后，发现华法林更有效[203]。在该研究中，颅内最常见的病变是 MCA 狭窄，患者急性期治疗先使用肝素随后使用华法林治疗[203]。在前瞻性的 WASID 临床试验中，阿司匹林（1300mg/d）和华法林同样有效，且出血更少[118,119]。然而，该试验是一个二级预防的研究，并且研究对象是非急性期患者。在这些患者中，华法林比阿司匹林更有效一些，在 INR 值控制在目标范围内的患者，华法林并没有引起更多的出血事件[119]。

　　在严重大脑中动脉狭窄的患者，我倾向于使用华法林抗凝，并将 INR 值保持在 2.0~2.5 之间，尤其是在症状波动或进展的患者。如果症状没有得到控制，在合适的患者，我选择对责任病变行血管成形术或支架植入术治疗。

大脑前动脉严重狭窄或闭塞

　　大脑前动脉自身性闭塞并不常见。大部分大

脑前动脉梗死的病因为栓塞，栓子来源于心脏或颈动脉。许多大脑前动脉自身病变的患者，颈内动脉和大脑中动脉多有广泛性病变，常伴多发梗死，这使明确大脑前动脉病变的临床病理学相关性较为困难[204,205]。在一些亚洲国家，尤其日本，很多大脑前动脉流域性梗死由颅内大脑前动脉及其分支的解剖变异相关[206-213]。在一个日本中心通过血管造影术研究发现 194 例孤立的 ACA，MCA 和 PCA 梗死患者，三分之二累及 ACA。17 例存在颅内动脉解剖变异[212]。在另一个报告中，43% 的孤立的 ACA 区域梗死患者具有 ACA 解剖变异[211]。主要涉及 A2 和 A3 段。这些位置是内源性动脉粥样硬化的罕见部位，并且很少发生栓塞。其他 ACA 区域梗死与蛛网膜下腔出血（前交通动脉瘤所致）引起的血管痉挛相关性缺血有关[214]。

　　在一项脑梗死 CT 研究中发现，413 名患者中有 13 名为大脑前动脉梗死，约占 13%[215]。这 13 名患者中 8 名完善了血管造影检查，发现其中 5 名存在大脑前动脉闭塞。其他 3 名造影显示了大脑前动脉闭塞，但在 CT 上并没有在对应的区域发现病灶。该研究发现：几乎所有大脑前动脉闭塞患者均在同侧颈内动脉起始段或虹吸段存在严重的狭窄[215]。这组患者中大脑前动脉梗死最可能的机制是动脉内栓塞，栓子来源于颈内动脉近端。在其中的一名患者中，作者认为栓子来源于闭塞的颈内动脉起始段，并通过前交通动脉到达了对侧的大脑前动脉。

　　在 Lausanne 卒中登记研究中，1490 名卒中患者中有 27 名首次发病梗死灶仅局限于大脑前动脉供血区[216]。这 27 名患者中有 10 名存在颈内动脉闭塞性病变，7 名患者为心源性栓塞。仅有 1 名患者为大脑前动脉自身狭窄。其余的 9 名患者大脑前动脉梗死原因不明[216]。

　　综合凯普兰和其他人的看法，对大脑前动脉梗死发病机制分析如下[205,215-217]：①大脑前动脉梗死大部分为栓塞性；②多为动脉源性栓塞，起源于颈内动近端脉闭塞性疾病；③若为大脑前动脉自身动脉粥样硬化性闭塞，多伴有颅内外多发动脉狭窄及多发脑梗死；④亚洲患者颅内动脉粥样硬化性疾病更常见，有时会累及大脑前动脉；⑤大脑前动脉粥样硬化性狭窄并不总位于水平部，有可能累及胼周动脉及其他动脉。表 7-16 所示为大脑前动脉闭塞的模式及解剖相关性。

　　A1 段较短，水平走行。随后 ACA 发出穿支，供

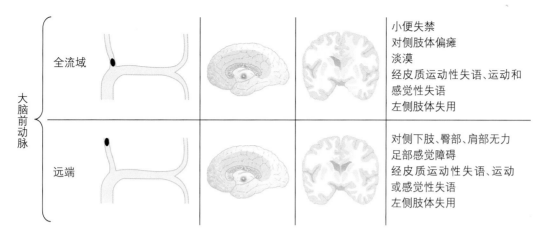

图 7-16　ACA 的梗死模式和解剖相关性

应尾状核的前内侧部分、内囊前肢和前穿质[218-221]。这些穿支中的一组称为"Heubner 动脉"。对于解剖标本的分析显示,常见一组相对平行的 Heubner 动脉和内侧纹状体动脉,而不是一个单根动脉[219,221]。到达中线后,ACA 向后延展,分为胼周动脉和胼胝体缘动脉,供应胼胝体上方的额叶旁正中。图 2-11、图 2-12 和图 2-15 显示 ACA 及其常见供血区。有时,一侧的 A1 段可能缺如或发育不良,双侧 ACA 起源于同一 ICA。ACA 闭塞后,梗死的程度取决于堵塞部位和 Willis 环前部的结构。

一位 75 岁性,CF,午睡醒来后发现左下肢瘫痪伴左足趾轻度刺痛感。查体发现完全左下肢瘫痪。当要求患者完成敬礼、挥手、扔球动作时,患者右手能正常完成,但左手完成动作的方式不正确。然而,患者左上肢病没有无力及笨拙。患者本人偶尔也非常惊奇地发现自己左手会抓住右手、无意识的活动。

大脑前动脉梗死的最重要提示是肌无力的分布。无力通常在足部最严重,但在下肢近端通常也较重。受累侧耸肩通常也无力,但如果大脑前动脉深穿支没有受累,手部和面部肌肉通常不受累。一些大脑前动脉供血区前部或大面积梗死的患者常伴有偏瘫[205]。一些大脑前动脉供血区内侧额叶梗死的患者常有严重的运动忽视[222]。这些患者偏瘫侧肢体往往无自主运动。尽管缺乏自主运动,但强刺激能导致笨拙、缓慢的活动。这些患者下肢无力的原因为累及了中央区的运动皮质。上肢运动功能障碍与累及运动前区皮质有关[222]。皮层感觉缺失在无力的一侧肢体也存在,但通常较轻。患者难以对下肢被触摸的位置定位,不能识别用铅笔写在足部上的数字或辨别两侧的触觉。梗死对侧肢体

常有强握反射。

另一个有意义的体征是左肢失用。在正常情况下,语言在左侧大脑半球的后部接收。为了将语言传输至右侧大脑半球控制左肢活动,语言信息首先到达左侧额叶,然后通过胼胝体到达右侧额叶。在大脑前动脉梗死中,胼胝体或其相邻的白质纤维常受累。无论是左侧还是右侧大脑前动脉梗死都破坏了这个传递通路[223-225]。通过以下简单的床旁检查可以发现这些问题。

1. 要求患者左手和右手完成语言命令。大脑前动脉梗死的患者不能正确的用左手完成语言命令,但右手可正常完成。

2. 要求患者先用左手写,然后用右手写。一些大脑前动脉梗死患者当用左手书写时会出现语言错误。

3. 要求患者首先命令放在左手的物体,然后把物体放在右手命名。大脑前动脉梗死的患者通常不能命名放在左手的物体,但能通过视觉和触觉来选择同样的物体;放在右手的物体患者通常能正确命名。Kaplan 和 Geschwind 对左肢失用有过详细描述,通常被称为前部失联系综合征[223,224]。

当左侧大脑前动脉梗死累及运动辅助区皮质时常出现经皮质运动性或感觉性失语[205,226-228]。尽管自发语言减少,但患者复述能力仍保留较好。失禁的特点为不能控制小便,虽然患者尿意感保留,这常出现在双侧梗死时。单侧大脑前动脉梗死或双侧额叶梗死的患者常出现意志力缺失。患者淡漠,自主性降低,对命令的反应慢,说话用词减少[229-231]。这些患者难以快速从 20 数到 1 或坚持完成长时间的任务,如划出一段中所有字母 A 或没有语言提示下告诉检查者自己哪一个手指被触摸或移动

了。在一些患者活动减少是阵发性的。在某一时刻患者能正常交流,但在另一个时刻患者双眼目视前方,对询问和谈话无反应,就像大脑短暂被关闭了一样[229-232]。

大脑前动脉梗死累及额叶时的另一个征象是异手征[205,233-235]。患者 CF 已经注意到他的左手似乎有思想,经常做一些并没有想做的动作。这中征象在右手更常见,常被左手有意识的运动干扰。一只手对抗另一只手或不自主的活动。该症状也见于行胼胝体切断术后的癫痫患者,因此该征象可能与半球间联系缺陷有关。强握多出现在额叶病灶对侧,可能也是引起该征象的重要原因。

患者 CF 头 CT 显示中等大小、右额叶内侧梗死(图 7-17),血管造影提示右侧大脑前动脉发出胼胝体缘动脉前严重狭窄。经过治疗后,患者能使用助行器行走。

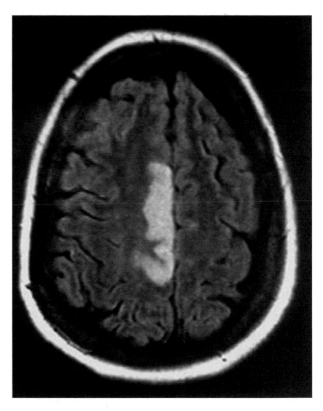

图 7-18　MRI-FLAIR 呈现显示为一典型的大脑前动脉皮层梗死,位于旁正中皮质

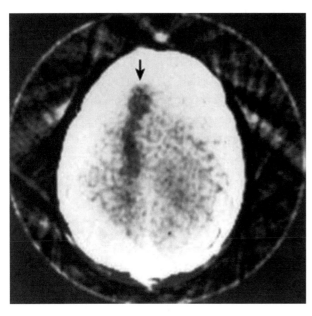

图 7-17　CT 显示右侧大脑前动脉供血区条状梗死(黑箭头)

MRI 能非常好的显示 ACA 梗死的区域。图 7-17 的 CT、图 7-18 的 MRI 都显示了典型的大脑前动脉供血区中部梗死,患者临床表现为对侧下肢瘫痪。对于大脑前动脉自身性病变知之甚少。该患者我并没有选择抗凝治疗,因为即使右侧大脑前动脉供血区剩余部位完全梗死,也不会有更多的损害。

少数患者可能会出现突发双侧大脑前动脉梗死[236-238]。图 7-19 所示为双侧大脑前动脉供血区梗死。图 7-20 所示为非对称的双侧大脑前动脉梗死

的患者脑尸检样本。双侧大脑前动脉梗死的最常见原因是发育不全或一侧大脑前动脉 A1 段缺如。在这种情况下双侧大脑前动脉为一侧大脑前动脉供血。血管造影中可发现经一侧颈内动脉注入造影剂,双侧大脑前动脉显影。颈内动脉或供应双侧的大脑前动脉梗死会导致双侧额叶梗死,临床表现为突发淡漠、意志力丧失和小便失禁[236-238]。当累及中央旁小叶时,会出现一侧及双侧肢体无力。无力主要累及下肢。这种突发的额叶性痴呆是一种非常显著的临床症状,特别是对于不熟悉这种少见综合征的人。

尾状核梗死

Heubner 返动脉是 ACA 的一个主要分支,主要供应尾状核头和内囊前肢的血液[220,239,240]。尾状核外侧的大部分是由 MCA 外侧豆纹动脉分支供血。虽然早期研究认为 Heubner 返动脉是单一动脉,但最新的研究显示:大脑前动脉和前交通动脉交接处附近常平行发出多组返动脉。大约 25% 的正常人 Heubner 返动脉是单一的;2 条、3 条甚至 4 条返动脉也较常见[218,219]。这些穿支动脉闭塞或发出这些穿支前的母动脉 ACA 闭塞,都会导致尾状核头部梗

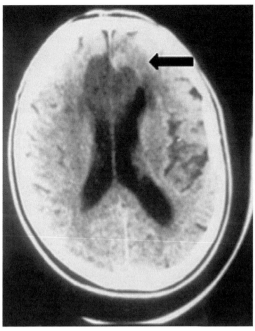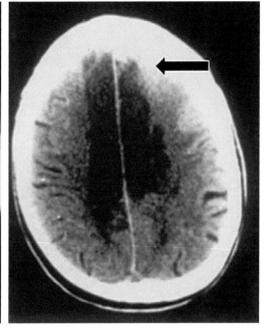

图 7-19 一位突发双下肢无力、缄默的患者,CT 所示为 ACA 供血区双侧旁正中部位梗死。(A)CT 所示梗死紧邻侧脑室前部,累及胼胝体和扣带回;(B)更高的 CT 层面显示双侧 ACA 供血区旁正中部位大面积梗死(Noble David 供图)

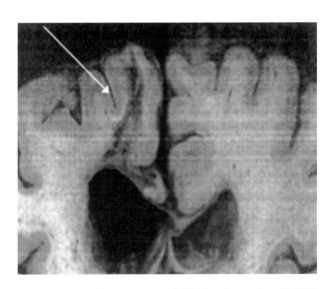

图 7-20 ACA 梗死尸检显示:左侧大面积 ACA 梗死伴侧脑室扩大(白箭头)。胼胝体坏死,梗死向右侧扣带回延伸

死。梗死也常累及内囊前肢及壳核前部的大部分。大脑中动脉的内外侧豆纹动脉分支也供应尾状核、内囊前肢及壳核。图 7-21 显示了尾状核梗死的 CT 分布模式图[220]。

尾状核梗死的临床表现变异很大。虽然许多患者表现为轻偏瘫,但通常是一过性的,且无力并不明显。在一个 18 名尾状核梗死患者的研究中,13 名患者(72%)出现病灶对侧肢体无力。然而,在大多数患者中,肢体无力很轻而且恢复很快[221]。在

尾状核梗死中构音障碍更常见,一项研究中 18 名患者中有 11 名(61%)出现[220];在另一项研究中,21 名患者中有 18 名(86%)出现[239]。尾状核梗死也会出现运动障碍,通常为对侧肢体舞蹈症为主要临床表现[241]。

最重要的是行为改变[220,231,239,240,242]。在我的经验中,最常见的行为改变是意志力丧失[220,231,239,240]。患者家属常描述患者比卒中前更淡漠、无兴趣、无动力、言语简单、无积极性。行动缓慢是一个常见的症状,患者每一个动作都需要更长的时间及更多的注意力和努力。特别是在右侧尾状核梗死,另一个常见的异常是坐立不安和活动过度。一些患者不停地说话、打电话,显得焦虑、混乱、激动,非常类似右侧颞叶梗死[165,166,220,242]。另一些尾状核梗死患者,坐立不安、激动和淡漠、无动力相互交替。左侧尾状核梗死可能出现轻度失语。一些右侧尾状核梗死的患者可能有左侧视觉忽视[220,242]。

尾状核梗死患者的认知和行为的改变非常类似于内侧丘脑、额叶及颞叶梗死。解剖和生理学研究发现:尾状核和皮层不同的区域,以及尾状核和丘脑、苍白球、黑质之间存在非常强烈的联系[212,243,244]。尾状核-黑质-丘脑-皮层环路和计划、思考、行动以及其他高级皮层功能之间有密切的联系[220,243]。

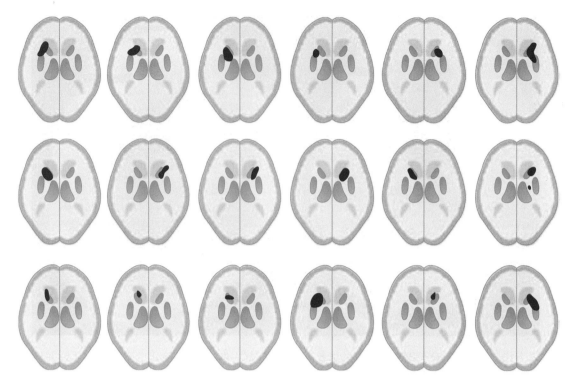

图 7-21　尾状核梗死 CT 分布模式图

尾状核梗死的病因很多。尾状核外侧部的大部分由大脑中动脉内外侧豆纹动脉供血。这些分支闭塞或大脑中动脉近端闭塞，会导致包括包括尾状核在内的纹状体 - 内囊梗死。大脑前动脉自身病变闭塞或栓塞，是尾状核梗死的另一个主要原因。在大多数患者，梗死很可能是由于穿支动脉起始处动脉粥样硬化性病变引起的[220,245]。1990 年一项尾状核梗死的研究中发现小动脉疾病危险因素很常见[220]。在 18 名患者中，高血压(77%)和糖尿病(33%)常见，5 名患者既有高血压又有糖尿病，仅有 3 名患者既没有高血压也没有糖尿病。18 名患者中有 1 名患者确诊为大动脉疾病(颈内动脉虹吸段狭窄)。1 名患者有心脏栓子的来源(二尖瓣狭窄)[220]。这些研究提示大部分尾状核梗死主要由动脉粥样硬化性分支疾病引起。然而，在没有更多的临床和尸检结论之前，对该结论需谨慎。目前，对于尾状核梗死在诊断小动脉病变之前，我们建议完善心脏、超声、CTA 及 MRA 检查。

脉络膜前动脉闭塞

神经影像(CT 及 MRI)检查常会显示脉络膜前动脉(AChA)供血区梗死。有时，由于颈内动脉颅内段闭塞，AChA 梗死常伴有 MCA 梗死。脉络膜前动脉起源于颈内动脉发出眼动脉和后交通动脉后，向后外侧走行，供应苍白球、外侧膝状体、内囊后肢及颞叶内侧[246,247]。少数血流供应丘脑。图 2-17 显示了脉络膜前动脉和其供血范围。AChA 偶尔也会出现变异[248]。AChA 可能起源于 MCA 或后交通动脉。有时脉络膜前动脉比正常粗，供应通常为大脑后动脉供血的颞枕叶[248]。

在 CT 出现前，脉络膜前动脉梗死很少能在生前诊断。Cooper 最初在治疗帕金森患者震颤时无意中结扎了这支血管，后来又对其进行了有目的研究。结果差异很大[249]。

分析不同患者脉络膜前动脉综合征[250-255]，表现如下：

- 面部、上肢、下肢轻偏瘫。
- 偏身感觉障碍，通常是暂时的。
- 同向性偏盲。
- 当外侧膝状体梗死时，会出现少见的偏盲，在偏盲侧的视野中心会保留鸟喙状视野[256]。
- 没有持续的忽视、失语或其他高级皮层功能异常。

偏瘫是最常见的症状。偏瘫和偏身感觉障碍不常出现，通常并不持续。偏盲是最少见的症状。一些双侧脉络膜前动脉供血区梗死累及内囊的患者常会出现严重的构音障碍和缄默[257]。

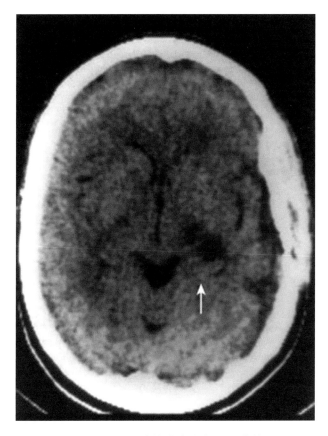

图 7-22　CT 显示脉络膜前动脉梗死(白箭头)

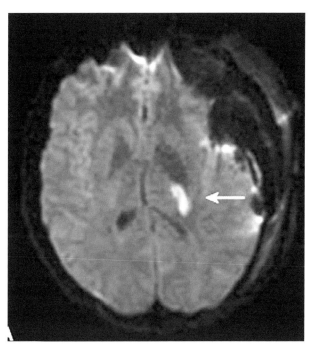

图 7-23　MRI-DWI 成像。A、B 两图显示了脉络膜前动脉供血区梗死

脉络膜前动脉供血区梗死可通过 CT(图 7-22)或 MRI(图 7-23)证实,一般显示苍白球、颞角附近的外侧膝状体梗死[250,255,258],通过血管造影可证实脉络膜前动脉是否闭塞。许多报道表明脉络膜前动脉梗死的患者多有高血压和糖尿病[250,255,259]。脉络膜前动脉梗死更常见的是自身闭塞所致。病理学很可能是颅内分支动脉粥样硬化性疾病[245]。颈动脉闭塞、颈动脉动脉瘤所致的血管痉挛以及心源性栓塞偶尔也可能是 AChA 梗死病因,此时多伴大脑中动脉梗死[260,261]。

大脑后动脉偶尔直接起源于颈内动脉后交通动脉分支。该血管在第 8 章中在详细讨论,因为它多起源于基底动脉。

(刘欣　侯志凯　郑丽娜　丁亚榕　艾青 译

杜万良 校)

参考文献

1. Estol CJ: Dr C Miller Fisher and the history of carotid artery disease. *Stroke* 1996;**27**:559–566.

2. Fisher CM: Occlusion of the internal carotid artery. *Arch Neurol Psychiatry* 1951;**65**:346–377.

3. Fisher CM: Occlusion of the carotid arteries. *Arch Neurol Psychiatry* 1954;**72**:187–204.

4. Thompson JE: The evolution of surgery for the treatment and prevention of stroke: The Willis lecture. *Stroke* 1996;**27**:1427–1434.

5. Dyken M: Carotid endarterectomy studies: A glimmering of science. *Stroke* 1986;**17**:355–358.

6. Barnett HJ, Plum F, Walton J: Carotid endarterectomy – an expression of concern. *Stroke* 1984;**15**:941–943.

7. NASCET Collaborators: Beneficial effect of carotid endarterectomy in symptomatic patients with high-grade carotid stenosis. *N Engl J Med* 1991;**325**:445–453.

8. European Carotid Surgery Trialists Collaborative Group: Interim results for symptomatic patients with severe (70–99%) or with mild (0–19%) carotid stenosis. *Lancet* 1991;**337**:1235–1243.

9. Barnett HJM, Taylor DW, Eliasziw M, et al: Benefit of carotid endarterectomy in patients with symptomatic moderate or severe stenosis. North American Symptomatic Carotid Endarterectomy Trial Collaborators. *N Engl J Med* 1998;**339**:1415–1425.

10. European Carotid Surgery Trialists' Collaborative Group: Randomised trial of endarterectomy for recently symptomatic carotid stenosis: Final results of the MRC European Carotid Surgery Trial (ECST). *Lancet* 1998;**351**:1379–1387.

11. Executive Committee for the Asymptomatic Carotid Atherosclerosis Study: Endarterectomy for symptomatic carotid artery stenosis. *JAMA* 1995;**273**:1421–1428.

12. Halliday A, Mansfield A, Marro J, et al: Prevention of disabling and fatal strokes by successful carotid endarterectomy in patients without

recent neurological symptoms: Randomised controlled trial. *Lancet* 2004;**363**:1491–1502.

13. Wennberg DE, Lucas FL, Birkmeyer JD, et al: Variation in carotid endarterectomy mortality in the Medicare population. *JAMA* 1998;**279**:1278–1281.

14. Kempczinski RF, Brott TG, Labutta RJ: The influence of surgical specialist and caseload on the results of carotid endarterectomy. *J Vasc Surg* 1986;**3**:911–916.

15. Meyers PM, Schumacher C, Higashida RT, et al: Use of stents to treat extracranial cerebrovascular disease. *Ann Rev Med* 2006;**57**:437–454.

16. Caplan LR, Meyers PM, Schumacher HC: Angioplasty and stenting to treat occlusive vascular disease. *Rev Neurol Dis* 2006;**3**:8–18.

17. Abbott AL: Medical (nonsurgical) intervention alone is now best for prevention of stroke associated with asymptomatic severe carotid stenosis: Results of a systematic review and analysis. *Stroke* 2009;**40**:e573–e583.

18. Marquardt L, Geraghty OC, Mehta Z, Rothwell PM: Low risk of ipsilateral stroke in patients with asymptomatic carotid stenosis on best medical treatment: A prospective, population-based study. *Stroke* 2010;**41**:e11–e17.

19. Gorelick PB, Caplan LR, Hier DB, et al: Racial differences in the distribution of anterior circulation occlusive disease. *Neurology* 1984;**34**:54–59.

20. Caplan LR, Gorelick PB, Hier DB: Race, sex, and occlusive cerebrovascular disease: A review. *Stroke* 1986;**17**:648–655.

21. Mohr JP, Caplan LR, Melski J, et al: The Harvard Cooperative Stroke Registry: A prospective registry. *Neurology* 1978;**28**:752–754.

22. Furlan A, Whisnant J, Kearns T: Unilateral visual loss in bright light. *Arch Neurol* 1979;**36**:675–676.

23. Caplan LR, Sergay S: Positional cerebral ischemia. *J Neurol Neurosurg Psychiatry* 1976;**39**:385–391.

24. Reed C, Toole J: Clinical technique for identification of external carotid bruits. *Neurology* 1981;**31**:744–746.

25. Fisher CM: Facial pulses in internal carotid artery occlusion. *Neurology* 1970;**20**:476–478.

26. Caplan LR: The frontal artery sign. *N Engl J Med* 1973;**288**:1008–1009.

27. Hollenhorst R: Ocular manifestations of insufficiency or thrombosis of the internal carotid artery. *Am J Ophthalmol* 1959;**47**:753–767.

28. Fisher CM: Observations of the fundus oculi in transient monocular blindness. *Neurology* 1959;**9**:333–347.

29. Kearns T, Hollenhorst R: Venous stasis retinopathy of occlusive disease of the carotid artery. *Mayo Clin Proc* 1963;**38**:304–312.

30. Carter JE: Chronic ocular ischemia and carotid vascular disease. In Bernstein EF (ed): *Amaurosis Fugax*. New York: Springer, 1988, pp 118–134.

31. Caplan LR, Babikian V, Helgason C, et al: Occlusive disease of the middle cerebral artery. *Neurology* 1985;**35**:975–982.

32. Neau J-P, Bogousslavsky J: Superficial middle cerebral artery syndromes. In Bogousslavsky J, Caplan LR (eds): *Stroke Syndromes*, 2nd ed. Cambridge: Cambridge University Press, 2001, pp 405–427.

33. Caplan LR, Bogousslavsky J: Abnormalities of the right cerebral hemisphere. In Bogousslavsky J, Caplan LR (eds): *Stroke Syndromes*. Cambridge: Cambridge University Press, 1995, pp 162–168.

34. Hier DB, Mondlock J, Caplan LR: Behavioral abnormalities after right hemisphere stroke. *Neurology* 1983;**33**:337–344.

35. Pessin MS, Kwan E, Scott RM, Hedges TR: Occipital infarction with hemianopsia from carotid occlusive disease. *Stroke* 1989;**20**:409–411.

36. Linn FH, Chang H-M, Caplan LR: Carotid artery disease: A rare cause of posterior cerebral artery territory infarction. *J Neurovasc Dis* 1997;**2**:31–34.

37. Townsend TC, Saloner D, Pan XM, Rapp JH: Contrast material-enhanced MRA overestimates severity of carotid stenosis, compared with 3D time-of-flight MRA. *J Vasc Surg* 2003;**38**:36–40.

38. Pessin M, Duncan G, Davis K, et al: Angiographic appearance of carotid occlusion in acute stroke. *Stroke* 1980;**11**:485–487.

39. Barnett HJM, Peerless S, Kaufmann J: "Stump" of internal carotid artery: A source for further cerebral embolic ischemia. *Stroke* 1978;**9**:448–452.

40. Ringelstein E, Zeumer H, Angelou D: The pathogenesis of strokes from internal carotid artery occlusion:

Diagnostic and therapeutic implications. *Stroke* 1983;**14**:867–875.

41. Orlandi G, Parenti G, Bertolucci A, Murri L: Silent cerebral microembolism in asymptomatic and symptomatic carotid artery stenoses of low and high degree. *Eur Neurol* 1997;**38**:39–43.

42. Droste DW, Dittrich R, Kerveny V, et al: Prevalence and frequency of microembolic signals in 105 patients with extracranial carotid artery occlusive disease. *J Neurol Neurosurg Psychiatry* 1999;**67**:525–528.

43. Caplan LR, Hennerici M: Impaired clearance of emboli (washout) is an important link between hypoperfusion, embolism, and ischemic stroke. *Arch Neurol* 1998;**55**:1475–1482.

44. Caplan LR, Wong K-S, Gao S, et al: Is hypoperfusion an important cause of strokes? If so, how? *Cerebrovasc Dis* 2006;**21**:145–153.

45. Marder VJ, Chute DJ, Starkman S, et al: Analysis of thrombi retrieved from cerebral arteries of patients with acute ischemic stroke. *Stroke* 2006;**37**:2086–2093.

46. Liebeskind D, Sanossian N, Young WH et al. CT and MRI early vessel signs reflect clot composition in acute stroke. *Stroke* 2011;**42**:1237–1243.

47. Sundt T, Sandok BA, Whisnant JP: Carotid endarterectomy: Complications and preoperative assessment. *Mayo Clin Proc* 1975;**50**:301–306.

48. Brott TG, Hobson RW, 2nd, Howard G, et al. and the CREST Investigators: Stenting versus endarterectomy for treatment of carotid-artery stenosis. *N Engl J Med* 2010;**63**:11–23.

49. Caplan LR, Brott TG: Of horse races, trials, meta-analyses, and carotid artery stenosis. (Editorial). *Arch Neurol* 2011;**68**:157–159.

50. Aghaebrahim A, Jovin T, Jadhav AP, Noorian A, Gupta R, Nogueira RG: Endovascular recanalization of complete subacute to chronic atherosclerotic occlusions of intracranial arteries. *J Neurointerv Surg* 2014;**6**:645–648.

51. Broderick JP, Palesch YY, Demchuk AM, et al. for the Interventional Management of Stroke (IMS) III Investigators: Endovascular therapy after intravenous t-PA versus t-PA alone for stroke. *N Engl J Med* 2013;**368**:893–903.

52. Demchuk AM, Goyal M, Yeatts SD, et al. for the interventional

Management of Stroke (IMS) III Investigators: Recanalization and clinical outcome of occlusion sites at baseline CT angiography in the Interventional Management of Stroke III trial. *Radiology* 2014;**273**:202–210.

53. Sekhar L, Heros R: Atheromatous pseudo-occlusion of the internal carotid artery. *J Neurosurg* 1980;**52**:782–789.

54. Steinke W, Kloetzsch C, Hennerici M: Symptomatic and asymptomatic high-grade carotid stenosis in Doppler color-flow imaging. *Neurology* 1992;**42**:131–138.

55. Riles T, Posner M, Cohen W, et al: Rapid sequential CT scanning of the occluded internal carotid artery. *Stroke* 1982;**13**:124.

56. Morganstern LB, Fox AJ, Sharpe BL, et al: The risks and benefits of carotid endarterectomy in patients with near occlusion of the carotid artery. *Neurology* 1997;**48**:911–915.

57. Baron JC: Stroke research in the modern era: Images versus dogma. *Cerebrovasc Dis* 2005;**20**:154–163.

58. Baquis GD, Pessin MS, Scott RM: Limb shaking – a carotid TIA. *Stroke* 1985;**16**:444–448.

59. Yanigahara T, Piepgras DG, Klass DW: Repetitive involuntary movement associated with episodic cerebral ischemia. *Ann Neurol* 1985;**18**:244–250.

60. Powers WJ, Clarke WR, Grubb RL, Jr, Videen TO, Adams HP, Jr, Derdeyn CP, and the COSS. Investigators: Extracranial–intracranial bypass surgery for stroke prevention in hemodynamic cerebral ischemia: The Carotid Occlusion Surgery Study randomized trial. *JAMA* 2011;**306**:1983–1992.

61. Caplan LR: Bypassing trouble. *Arch Neurol* 2012;**69**:518–520.

62. Can U, Furie K, Suwanwela N, et al: Transcranial Doppler ultrasound criteria for hemodynamically significant internal carotid artery stenosis based on residual lumen diameter calculated from en bloc endarterectomy specimens. *Stroke* 1997;**28**:1966–1971.

63. Fisher CM, Ojemann RG: A clinico-pathological study of carotid endarterectomy plaques. *Rev Neurol (Paris)* 1986;**39**:273–299.

64. Fisher M, Paganini-Hill A, Martin A, et al: Carotid plaque pathology: Thrombosis, ulceration, and stroke pathogenesis. *Stroke* 2005;**36**:253–257.

65. Caplan LR, Skillman J, Ojemann R, et al: Intracerebral hemorrhage following carotid endarterectomy: A hypertensive complication. *Stroke* 1978;**9**:457–460.

66. Piepgras DG, Morgan MK, Sundt TM, et al: Intracerebral hemorrhage after carotid endarterectomy. *J Neurosurg* 1988;**68**:532–536.

67. Wade J, Larson C, Hickey R, et al: Effect of carotid endarterectomy on carotid chemoreceptor and baroreceptor function in man. *N Engl J Med* 1970;**282**:823–829.

68. Reigel MM, Hollier LH, Sundt TM, et al: Cerebral hyperperfusion syndrome: A cause of neurologic dysfunction after carotid endarterectomy. *J Vasc Surg* 1987;**5**:628–634.

69. Breen JC, Caplan LR, DeWitt LD, et al: Brain edema after carotid surgery. *Neurology* 1996;**46**:175–181.

70. Abou-Chebl A, Yadav JS, Reginelli JP, et al: Intracranial hemorrhage and hyperperfusion syndrome following carotid artery stenting: Risk factors, prevention, and treatment. *J Am Coll Cardiol* 2004;**43**:1596–1561.

71. Hennerici M, Rautenberg W, Struck R: Spontaneous clinical course of asymptomatic vascular processes of the extracranial cerebral arteries. *Klin Wochenschr* 1984;**62**:570–576.

72. Hennerici M, Hulsbower HB, Hefter K, et al: Natural history of asymptomatic extracranial disease: Results of a long-term prospective study. *Brain* 1987;**110**:777–791.

73. Stroke Prevention by Aggressive Reduction in Cholesterol Levels (SPARCL) Investigators: High-dose atorvastatin after stroke or transient ischemic attack. *N Engl J Med* 2006;**355**:549–559.

74. Johnson ES, Lanes SF, Wentworth CE, 3rd, Satterfield MH, Abebe BL, Dicker W: A metaregression analysis of the dose-response effect of aspirin on stroke. *Arch Intern Med* 1999;**159**:1248–1253.

75. Caplan LR, Stein R, Patel D, et al: Intraluminal clot of the carotid artery detected angiographically. *Neurology* 1984;**34**:1175–1181.

76. Pessin MS, Abbott BF, Prager R, et al: Clinical and angiographic features of carotid circulation thrombus. *Neurology* 1986;**36**:518–523.

77. Buchan A, Gates P, Pelz D, Barnett HJM: Intraluminal thrombus in the cerebral circulation. Implications for surgical management. *Stroke* 1988;**19**:681–687.

78. Nadareishvili ZG, Rothwell PM, Beletsky V, et al: Long-term risk of stroke and other vascular events in patients with asymptomatic carotid artery stenosis. *Arch Neurol* 2002;**59**:1162–1166.

79. Hadar N, Raman G, Moorthy D et al: Asymptomatic carotid artery stenosis treated with medical therapy alone: Temporal trends and implications for risk assessment and the design of future studies. *Cerebrovasc Dis* 2014;**38**:163–173.

80. Markus HS, King A, Shipley M et al: Asymptomatic embolisation for prediction of stroke in the Asymptomatic Carotid Emboli Study (ACES): A prospective observational study. *Lancet Neurol* 2010;**9**:663–671.

81. Spence JD, Coates V, Li, H, et al: Effects of intensive medical therapy on microemboli and cardiovascular risk in asymptomatic carotid stenosis. *Arch Neurol* 2010;**67**:180–186.

82. Humphries A, Young J, Santilli P, et al: Unoperated asymptomatic significant carotid artery stenosis: A review of 182 instances. *Surgery* 1976;**80**:694–698.

83. Durward Q, Ferguson G, Barr H: The natural history of asymptomatic carotid bifurcation plaques. *Stroke* 1982;**13**:459–464.

84. Ropper A, Wechsler L, Wilson L: Carotid bruits and the risk of stroke in elective surgery. *N Engl J Med* 1982;**307**:1387–1390.

85. Caplan LR: A 79-year-old musician with asymptomatic carotid artery disease. *JAMA* 1995;**274**:1383–1389.

86. Chambers BR, Norris JW: Outcome in patients with asymptomatic neck bruits. *N Engl J Med* 1986;**315**:860–865.

87. Executive Committee for the Asymptomatic Carotid Atherosclerosis Study (ACAS): Endarterectomy for asymptomatic carotid artery stenosis. *JAMA* 1995;**273**:1421–1428.

88. Halliday A, Mansfield A, Marro J, et al: Prevention of disabling and fatal strokes by successful carotid endarterectomy in patients without recent neurological symptoms: Randomised controlled trial. *Lancet* 2004;**363**:1491–1502.

89. Brott T, Toole J: Medical compared with surgical treatment of asymptomatic carotid artery stenosis. *Ann Intern Med* 1995;**123**:720–722.

90. Warlow C: Surgical treatment of asymptomatic carotid stenosis. *Cerebrovasc Dis* 1996;**6**(Suppl 1):7–14.

91. Perry JR, Szalai JP, Norris JW: Consensus against both endarterectomy and routine screening for asymptomatic carotid artery stenosis. *Canadian Stroke Consortium. Arch Neurol* 1997;**54**:25–28.

92. Gray WA, Verta P: The impact of regulatory approval and Medicare coverage on outcomes of carotid stenting. *Catheter Cardiovasc Interv* 2014;**83**:1158–1166.

93. Caplan LR: Dissections of brain-supplying arteries. *Nat Clin Pract Neurol* 2008;**4**:34–42.

94. Debette S, Leys D: Cervical-artery dissections: Predisposing factors, diagnosis, and outcome. *Lancet Neurol.* 2009;**8**:668–678.

95. Biousse V, D'Anglejan-Chatillon, Toboul P-J, et al: Time course of symptoms in extracranial carotid artery dissections. A series of 80 patients. *Stroke* 1995;**26**:235–239.

96. Bogousslavsky J, Despland PA, Regli F: Spontaneous carotid dissection with acute stroke. *Arch Neurol* 1987;**44**:137–140.

97. Baumagartner RW, Bogousslavsky J: Clinical manifestations of carotid dissection. In Baumgartner RW, Bogousslavsky J, Caso V, Paciaroni M (eds): *Handbook on Cerebral Artery Dissection.* Basel: Karger, 2005, pp 70–76.

98. Caplan LR, Gonzalez RG, Buonanno FS: Case 18–2012: A 35-year-old man with neck pain, hoarseness, and dysphagia. *N Engl J Med* 2012;**366**:2306–2313.

99. Sturznegger M: Ultrasound findings in spontaneous carotid artery dissection: The value of Duplex sonography. *Arch Neurol* 1991;**48**:1057–1063.

100. Engelter ST, Lyrer PA, Kirsch EC, Steck AJ: Long-term follow-up after extracranial internal carotid artery dissection. *Eur Neurol* 2000;**44**:199–204.

101. Touze E, Gauvrit J-Y, Moulin T, et al: Risk of stroke and recurrent dissection after a cervical artery dissection. *A multicenter study. Neurology* 2003;**61**:1347–1351.

102. Kennedy F, Lanfranconi S, Hicks C, and the Cervical Artery Dissection in Stroke Study (CADISS-NR) Investigators: Antiplatelets vs. anticoagulation for dissection: CADISS nonrandomized arm and meta-analysis *Neurology* 2012;**79**:686–689.

103. Dreier JP, Lurtzing F, Kappmeier M, et al: Delayed occlusion after internal carotid artery dissection under heparin. *Cerebrovasc Dis* 2004;**18**:296–303.

104. Kadkhodayan Y, Jeck DT, Moran CJ, et al: Angioplasty and stenting in carotid dissection with and without pseudoaneurysm. *AJNR Am J Neuroradiol* 2005;**26**:2328–2335.

105. Lavallée PC, Mazighi M, Saint-Maurice J-P, et al. Stent-assisted endovascular thrombolysis versus intravenous thrombolysis in internal carotid artery dissections with tandem internal carotid and middle cerebral artery occlusion. *Stroke* 2007;**38**:2270–2274.

106. Fisher CM, Gore I, Okabe N, et al: Calcification of the carotid siphon. *Circulation* 1965;**32**:538–548.

107. Marzewski D, Furlan A, St Louis P, et al: Intracranial internal carotid artery stenosis: Long-term prognosis. *Stroke* 1982;**13**:821–824.

108. Craig D, Meguro K, Watridge G, et al: Intracranial internal carotid artery stenosis. *Stroke* 1982;**13**:825–828.

109. Wechsler LR, Kistler JP, Davis KR, et al: The prognosis of carotid siphon stenosis. *Stroke* 1986;**17**:714–718.

110. Caplan LR: Cerebrovascular disease: Larger artery occlusive disease. In Appel S (ed): *Current Neurology*, vol **8**. Chicago: Yearbook Medical, 1988, pp 179–226.

111. Borozan PG, Schuler JJ, LaRosa MP, et al: The natural history of isolated carotid siphon stenosis. *TJ Vasc Surg* 1984;**1**:744–749.

112. Bogousslavsky J: Prognosis of carotid siphon stenosis. *Stroke* 1987;**18**:537.

113. Castaigne P, Lhermitte F, Gautier JC, et al: Internal carotid artery occlusion: A study of 61 instances in 50 patients with postmortem data. *Brain* 1970;**93**:231–258.

114. Ley-Pozo J, Ringelstein EB: Noninvasive detection of occlusive disease of the carotid siphon and middle cerebral artery. *Ann Neurol* 1990;**28**:640–647.

115. Sloan MA, Alexandrov AV, Tegeler CH, et al: Assessment: Transcranial Doppler ultrasonography: Report of the Therapeutics and Technology Assessment Subcommittee of the American Academy of Neurology. *Neurology* 2004;**62**:1468–1481.

116. Thijs VN, Albers GW: Symptomatic intracranial atherosclerosis: outcome of patients who fail antithrombotic therapy. *Neurology* 2000;**55**:490–497.

117. Akins PT, Pilgram TK, Cross DT, Moran CJ: Natural history of stenosis from intracranial atherosclerosis by serial angiography. *Stroke* 1998;**29**:433–438.

118. Chimowitz MI, Lynn MJ, Howlett-Smith H, et al: Comparison of warfarin and aspirin for symptomatic intracranial arterial stenosis. *N Engl J Med* 2005;**352**:1305–1316.

119. Kasner SE, Chimowitz MI, Lynn MJ, et al: Predictors of ischemic stroke in the territory of a symptomatic intracranial arterial stenosis. Warfarin Aspirin Symptomatic Intracranial Disease Trial Investigators. *Circulation* 2006;**113**:555–563.

120. Kasner SE, Lynn MJ, Chimowitz MI, et al: Warfarin vs. aspirin for symptomatic intracranial stenosis: Subgroup analyses from WASID. *Neurology* 2006;**67**:1275–1278.

121. Callahan III AS, Berger BL: Balloon angioplasty of intracranial arteries for stroke prevention. *J Neuroimaging* 1997;**7**:232–235.

122. Marks MP, Marcellus M, Norbash AM, et al: Outcome of angioplasty for atherosclerotic intracranial stenosis. *Stroke* 1999;**30**:1065–1069.

123. Connors 3rd JJ, Wojak JC: Percutaneous transluminal angioplasty for intracranial atherosclerotic lesions: Evolution of technique and short-term results. *J Neurosurg* 1999;**91**:415–423.

124. Marks MP, Marcellus ML, Do HM, et al: Intracranial angioplasty without stenting for symptomatic atherosclerotic stenosis: Long-term follow-up. *AJNR Am J Neuroradiol* 2005;**26**:525–530.

125. Chimowitz MI, Lynn MJ, Derdeyn CP, et al. for the SAMMPRIS Investigators: Stenting versus aggressive medical therapy for intracranial arterial stenosis. *N Engl J Med* 2011;**365**:993–1003.

126. Day A, Rhoton A, Quisling R: Resolving siphon stenosis following endarterectomy. *Stroke* 1980;**11**:278–281.

127. Bladin PF, Berkovic SF: Striatocapsular infarction. *Neurology* 1984;**34**:1423–1430.

128. Jansen O, von Kummer R, Forsting M, et al: Thrombolytic therapy in acute occlusion of the intracranial internal carotid artery bifurcation. *AJNR Am J Neuroradiol* 1995;**16**:1977–1986.

129. Zaidat OO, Suarez JI, Santillan C, et al: Response to intra-arterial and combined intravenous and intra-arterial thrombolytic therapy in patients with distal internal carotid artery occlusion. *Stroke* 2002;**33**:1821–1827.

130. Fisher U, Mono ML, Schroth G, et al: Endovascular therapy in 201 patients with acute symptomatic occlusion of the internal carotid artery. *Eur J Neurol* 2013;**20**:1017–1024.

131. Galimanis A, Jung S, Mono M-L, et al: Endovascular therapy of 623 patients with anterior circulation stroke. *Stroke* 2012;**43**:1052–1057.

132. Lansberg MG, Straka M, Kemp S, et al: MRI profile and response to endovascular reperfusion after stroke (DEFUSE 2): a prospective cohort study. *Lancet Neurol* 2012;**11**:860–867.

133. Lemmens R, Mlvnash M, Straka M, et al: Comparison of the response to endovascular reperfusion in relation to site of arterial occlusion. *Neurology.* 2013;**81**:614–618.

134. Chaves C, Estol C, Esnaola MM, et al: Spontaneous intracranial internal carotid artery dissection: Report of 10 patients. *Arch Neurol* 2002;**59**:977–981.

135. Pelkonen O, Tikkakoski T, Leinonen S, et al: Intracranial arterial dissection. *Neuroradiology* 1998;**40**:442–447.

136. Estol C, Caplan LR: Intracranial arterial dissections. In Caplan LR, van Gijn J (eds): *Stroke Syndromes,* 3rd ed. Cambridge, UK: Cambridge University Press, 2012, pp 566–573.

137. Russo L: Carotid system transient ischemic attacks: Clinical, racial, and angiographic correlations. *Stroke* 1981;**12**:470–473.

138. Bauer R, Sheehan S, Wechsler N, et al: Arteriographic study of sites, incidence, and treatment of arteriosclerotic cerebrovascular lesions. *Neurology* 1962;**12**:698–711.

139. Kieffer S, Takeya Y, Resch J, et al: Racial differences in cerebrovascular disease: Angiographic evaluation of Japanese and American populations. *AJR Am J Roentgenol* 1967;**101**:94–99.

140. Brust R: Patterns of cerebrovascular disease in Japanese and other population groups in Hawaii: An angiographic study. *Stroke* 1975;**6**:539–542.

141. Kubo H: Transient cerebral ischemic attacks: An arteriographic study. *Naika* 1968;**22**:969–978.

142. Feldmann E, Daneault N, Kwan E, et al: Chinese–white differences in the distribution of occlusive cerebrovascular disease. *Neurology* 1990;**40**:1541–1545.

143. Bogousslavsky J, Barnett JHM, Fox AJ, et al: Atherosclerotic disease of the middle cerebral artery. EC-IC Bypass Study Group. *Stroke* 1986;**17**:1112–1120.

144. Gorelick P, Han J, Huang Y, Wong K-SL: Epidemiology. In Kim J, Caplan LR, Wong K-SL (eds): *Intracranial Atherosclerosis.* Oxford: Wiley-Blackwell, 2008, pp 33–44.

145. Mazighi M, Labreuche J, Gongora-Rivera F, et al: Autopsy prevalence of intracranial atherosclerosis in patients with fatal stroke. *Stroke* 2008;**39**:1142–1147.

146. Yoo K-M, Shin H-K, Chang H-M, Caplan LR: Middle cerebral artery occlusive disease: The New England Medical Center Stroke Registry. *J Stroke Cerebrovasc Dis* 1998;**7**:344–351.

147. Chen XY, Wong KS, Lam WWM, et al: Middle cerebral artery atherosclerosis: histological comparison between plaques associated with and not associated with infarct in a postmortem study. *Cerebrovasc Dis* 2008;**25**:74–80.

148. Ogata J, Yutani C, Otsubo R, et al: Heart and vessel pathology underlying brain infarction in 142 stroke patients. *Ann Neurol* 2008;**63**:770–781.

149. Hinton R, Mohr JP, Ackerman R, et al: Symptomatic middle cerebral artery stenosis. *Ann Neurol* 1979;**5**:152–157.

150. Corston RN, Kendall BE, Marshall J: Prognosis in middle cerebral artery stenosis. *Stroke* 1984;**15**:237–241.

151. Moulin DE, Lo R, Chiang J, et al: Prognosis in middle cerebral artery occlusion. *Stroke* 1985;**16**:282–284.

152. Feldmeyer JJ, Merendaz C, Regli F: Stenosis symptomatiques de l'artère cerebrale moyenne. *Rev Neurol (Paris)* 1983;**139**:725–736.

153. Naritomi H, Sawada T, Kuriyama Y, et al: Effect of chronic middle cerebral artery stenosis on the local cerebral hemodynamics. *Stroke* 1985;**16**:214–219.

154. Segura T, Serena J, Molins A, Davalos A: Clusters of microembolic signals: A new form of cerebral microembolism in a patient with middle cerebral artery stenosis. *Stroke* 1998;**29**:722–724.

155. Wong KS, Gao S, Chan YL, et al: Mechanisms of acute cerebral infarctions in patients with middle cerebral artery stenosis: A diffusion-weighted imaging and microemboli monitoring study. *Ann Neurol* 2002;**52**:74–81.

156. Gao S, Wong KS, Hansberg T, et al: Microembolic signal predicts recurrent cerebral ischemic events in acute stroke patients with middle cerebral artery stenosis. *Stroke* 2004;**35**:2832–2836.

157. Mohr JP, Kedja-Scharlein J: Middle cerebral artery syndromes. In Caplan LR, van Gijn (eds): *Stroke Syndromes,* 3rd ed. Cambridge, UK: Cambridge University Press, 2012, pp 344–363.

158. Jain K: Some observations on the anatomy of the middle cerebral artery. *Can J Surg* 1964;**7**:134–139.

159. Kaplan H: Anatomy and embryology of the arterial system of the forebrain. In Vinken P, Bruyn G (eds): *Handbook of Clinical Neurology,* vol **11**. Amsterdam: North Holland, 1972, pp 1–23.

160. Hier DB, Gorelick PB, Shindler AG: *Topics in Behavioral Neurology and Neuropsychology.* Boston: Butterworth, 1987.

161. Fisher CM: Left hemiplegia and motor impersistence. *J Nerv Ment Dis* 1956;**123**:201–218.

162. Hier DB, Mohr JP: Incongruous oral and written naming: Evidence for a subdivision of the syndromes of Wernicke's aphasia. *Brain Lang* 1977;**4**:115–126.

163. Sevush S, Roeltgen D, Campanella D, et al: Preserved oral reading in Wernicke's aphasia. *Neurology* 1983;**33**:916–920.

164. Awada A, Poncet M, Signoret J: Confrontation de la Salpêtrière 4 Mai 1983: Troubles des compartement soudains avec agitation chez un homme de 68 ans. *Rev Neurol (Paris)* 1984;**140**:446–451.

165. Schmidley J, Messing R: Agitated confusional states in patients with right hemisphere infarctions. *Stroke* 1984;**15**:883–885.

166. Caplan LR, Kelly M, Kase CS, et al: Infarcts of the inferior division of the

right middle cerebral artery. *Neurology* 1986;**36**:1015–1020.

167. Kim JS, Yoon Y: Single subcortical infarction associated with parental arterial disease: important yet neglected sub-type of atherothrombotic stroke. *Int J Stroke* 2013;**8**:197–203.

168. Yoon Y, Lee DH, Kang DW, Kwon SU, Kim JS: Single subcortical infarction and atherosclerotic plaques in the middle cerebral artery: High-resolution magnetic resonance imaging findings. *Stroke* 2013;**44**:2462–2467.

169. Adams H, Damasio H, Putnam S, et al: Middle cerebral artery occlusion as a cause of isolated subcortical infarction. *Stroke* 1983;**14**:948–952.

170. Weiller C, Ringelstein EB, Reiche W, et al: The large striatocapsular infarct: A clinical and pathological entity. *Arch Neurol* 1990;**47**:1085–1091.

171. Caplan LR: The large striato-capsular infarct: A clinical and pathophysiologic entity: Critique. *Neurol Chronicle* 1991;**1**:12–13.

172. Damasio A, Damasio H, Rizzo M, et al: Aphasia with nonhemorrhagic lesions in the basal ganglia and internal capsule. *Arch Neurol* 1982;**89**:15–20.

173. Naesser M, Alexander M, Estabrooks N, et al: Aphasia with predominantly subcortical lesion sites. *Arch Neurol* 1982;**39**:2–14.

174. Heinsius T, Bogousslavsky J, van Melle G: Large infarcts in the middle cerebral artery territory. Etiology and outcome patterns. *Neurology* 1998;**50**:341–350.

175. Hier DB, Mondlock J, Caplan LR: Recovery of behavioral abnormalities after right hemisphere stroke. *Neurology* 1983;**33**:345–350.

176. Staykov D, Gupta R: Hemicraniectomy in malignant middle cerebral artery infarction. *Stroke* 2011; **42**:513–516.

177. Kolias A, Kirkpatrick PJ, Hutchinson PJ: Decompressive craniectomy: Past, present and future. *Nature Rev Neurol* 2013;**9**:405–415.

178. Jüttler E, Unterberg A, Woitzik J, et al. for the Destiny II Investigators. Hemicraniectomy in older patients with extensive middle-cerebral-artery stroke. *N Engl J Med* 2014;**370**:1091–1100.

179. Fink JN, Selim MH, Kumar S, et al: Insular cortex infarction in acute middle cerebral artery territory stroke: Predictor of stroke severity and vascular lesion. *Arch Neurol* 2005;**62**:1081–1085.

180. Oppenheimer SM, Cechetto DF, Hachinski VC: Cerebrogenic cardiac arrythmias: Cerebral ECG influences and their role in sudden death. *Arch Neurol* 1990;**47**:513–519.

181. Oppenheimer SM, Wilson JX, Guiraudon C, Cechetto DF: Insular cortex stimulation produces lethal cardiac arrhythmias: A mechanism of sudden death. *Brain Res* 1991;**550**:115–121.

182. Yoon R-W, Morillo CA, Cechetto DF, Hachinski V: Cerebral hemispheric lateralization in cardiac autonomic control. *Arch Neurol* 1997;**54**:741–744.

183. Hachinski VC, Oppenheimer SM, Wilson JX, et al: Assymetry of sympathetic consequences of experimental stroke. *Arch Neurol* 1992;**49**:697–702.

184. Giubilei F, Strano S, Lino S, et al: Autonomic nervous system activity during sleep in middle cerebral artery infarction. *Cerebrovasc Dis* 1998;**8**:118–123.

185. Tomsick T, Brott T, Barsan W, et al: Prognostic value of the hyperdense middle cerebral artery sign and stroke scale score before ultra-early thrombolytic therapy. *AJNR Am J Neuroradiol* 1996;**17**:79–85.

186. Alexandros AV, Bladin CF, Norris JW: Intracranial blood flow velocities in acute ischemic stroke. *Stroke* 1994;**25**:1378–1383.

187. Molina CA, Alexandrov AV: Transcranial Doppler ultrasound. In Caplan LR, Manning WJ (eds): *Brain Embolism*. New York: Informa Healthcare, 2006, pp 113–128.

188. Segura T, Serena J, Molins A, Davalos A: Clusters of microembolic signals: A new form of cerebral microembolism presentation in a patient with middle cerebral artery stenosis. *Stroke* 1998;**29**:722–724.

189. Masuda J, Yutani C, Miyashita T, Yamaguchi T: Artery-to-artery embolism from a thrombus formed in a stenotic middle cerebral artery. Report of an autopsy case. *Stroke* 1987;**18**:680–684.

190. Wong KS, Lam WWM, Liang E, et al: Variability of magnetic resonance angiography and computed tomography angiography in grading middle cerebral artery stenosis. *Stroke* 1996;**27**:1084–1087.

191. Bash S, Villablanca JP, Duckwiler G, et al: Intracranial vascular stenosis and occlusive disease. Evaluation with CT angiography, MR angiography, and digital subtraction angiography. *AJNR Am J Neuroradiol* 2005;**26**:1012–1021.

192. Nederkoorn PJ, van der Graaf Y, Eikelboom BC, van der Lugt A, Bartels LW, Mali WP: Time-of-flight MR angiography of carotid artery stenosis: does a flow void represent severe stenosis? *AJNR Am J Neuroradiol* 2002;**23**:1779–1784.

193. Mori E, Yoneda Y, Tabuchi M, et al: Intravenous recombinant tissue plasminogen activator in acute carotid artery territory stroke. *Neurology* 1992;**42**:976–982.

194. Trouillas P, Nighoghossian N, Getenet J, et al: Open trial of intravenous tissue plasminogen activator in acute carotid territory stroke. *Stroke* 1996;**27**:882–890.

195. Wolpert SM, Bruckman H, Greenlee R, et al: Neuroradiologic evaluation of patients with acute stroke treated with recombinant tissue plasminogen activator. *AJNR Am J Neuroradiol* 1993;**14**:3–13.

196. Albers GW, Thijs VN, Wechsler L, et al: MRI profiles predict clinical response to early reperfusion: The Diffusion and Perfusion Imaging Evaluation for Understanding Stroke Evolution (DEFUSE) Study. *Ann Neurol* 2006;**60**:508–517.

197. del Zoppo GJ, Higashida R, Furlan AJ, et al: PROACT: A phase II randomized trial of recombinant pro-urokinase by direct arterial delivery in acute middle cerebral artery stroke. *Stroke* 1998;**29**:4–11.

198. Bhatia R, Hill MD, Shobha N et al: Low rates of acute recanalization with intravenous recombinant tissue plasminogen activator in ischemic stroke: real-world experience and a call for action. *Stroke* 2010;**41**:2254–2258.

199. Meyers PM, Schumacher HC, Tanji K, et al: Use of stents to treat intracranial cerebrovascular disease. *Ann Rev Med* 2007;**58**:107–122.

200. Chaturverdi S, Caplan LR: Angioplasty for intracranial atherosclerosis: Is the treatment worse than the disease? *Neurology* 2003;**61**:1647–1648.

201. Mori T, Fukuoka M, Kazita K, Mori K: Follow-up study after intracranial percutaneous transluminal cerebral balloon angioplasty. *AJNR Am J Neuroradiol* 1998;**19**:1525–1533.

202. Derdeyn CP, Chimowitz MI, Lynn MJ, for the Stenting and Aggressive Medical Management for Preventing Recurrent Stroke in Intracranial Stenosis Trial Investigators. Aggressive medical treatment with or without stenting in high-risk patients with intracranial artery stenosis (SAMMPRIS): the final results of a randomised trial. *Lancet* 2014;**383**:333–341.

203. Chimowitz MI, Kokkinos J, Strong J, et al: The Warfarin–Aspirin Symptomatic Intracranial Disease Study. *Neurology* 1995;**45**:1488–1493.

204. Critchley M: The anterior cerebral artery, and its syndromes. *Brain* 1930;**53**:120–165.

205. Brust JCM. Anterior cerebral artery. In Caplan LR, van Gijn J (eds): *Stroke Syndromes*, 3rd ed. Cambridge UK, Cambridge University Press, 2012, pp 364–374.

206. Ohkuma H, Suzuki S, Kikkawa T, et al: Neuroradiologic and clinical features of arterial dissection of the anterior cerebral artery. *Am J Neuroradiol* 2003;**24**:691–699.

207. Sasaki O, Koike T, Takeuchi S, Tanaka R: Serial angiography in a spontaneous dissecting anterior cerebral artery aneurysm. *Surg Neurol* 1991;**36**:49–53.

208. Guridi J, Gallego J, Monzon F, Aguilera F: Intracerebral hemorrhage caused by intramural dissection of the anterior cerebral artery. *Stroke* 1993;**24**:1400–1402.

209. Koyama S, Kotani A, Sasaki J: Spontaneous dissecting aneurysm of the anterior cerebral artery: report of two cases. *Surg Neurol* 1996;**46**:55–61.

210. Matsumoto S, Takada T, Kazui S, et al: Rotational angiographic demonstration of dissection of the anterior cerebral artery. *Cerebrovasc Dis* 2005;**20**:55–58.

211. Sato S, Toyoda K, Matsuoka H, et al: Isolated anterior cerebral artery territory infarction: dissection as an etiological mechanism. *Cerebrovasc Dis* 2010;**29**:170–177.

212. Shimoyama T, Kimura K, Iguchi Y, et al: Spontaneous intra-cranial arterial dissection frequently causes anterior cerebral artery dissection. *J Neurol Sci* 2011;**304**:40–43.

213. Nagamine Y, Fukuoka T, Hayashi T et al: Research article: Clinical characteristics of isolated anterior cerebral artery territory infarction due to arterial dissection. *J Stroke Cerebrovasc Dis* 2014;**23**:2907–2913.

214. Uihlein A, Thomas R, Cleary J: Aneurysms of the anterior communicating artery complex. *Mayo Clin Proc* 1967;**42**:73–87.

215. Gacs G, Fox A, Barnett HJM, et al: Occurrence and mechanisms of occlusion of the anterior cerebral artery. *Stroke* 1983;**14**:952–959.

216. Bogousslavsky J, Regli F: Anterior cerebral artery territory infarction in the Lausanne Stroke Registry. Clinical and etiologic patterns. *Arch Neurol* 1990;**47**:144–150.

217. Nagaratnam N, Davies D, Chen E: Clinical effects of anterior cerebral artery infarction. *J Stroke Cerebrovasc Dis* 1998;**7**:391–397.

218. Rhoton AL, Sacki N, Pearlmutter D, Zeal A: Microsurgical anatomy of common aneurysm sites. *Clin Neurosurg* 1978;**26**:248–306.

219. Gorczyca W, Mohr G: Microvascular anatomy of Heubner's recurrent artery. *J Neurosurg* 1976;**44**:359–367.

220. Caplan LR, Schmahmann JD, Kase CS, et al: Caudate infarcts. *Arch Neurol* 1990;**47**:133–143.

221. Dunker R, Harris A: Surgical anatomy of the proximal anterior cerebral artery. *J Neurosurg* 1976;**44**:359–367.

222. Chamarro A, Marshall RS, Valls-Sole J, et al: Motor behavior in stroke patients with isolated medial frontal ischemic infarction. *Stroke* 1997;**28**:1755–1760.

223. Geschwind N, Kaplan E: A human cerebral deconnection syndrome. *Neurology* 1962;**12**:675–695.

224. Geschwind N: Disconnection syndromes in animals and man. *Brain* 1965;**88**:237–294, 585–644.

225. Pereira A, Schomer A, Feng W, et al: Anterior disconnection syndrome revisited using modern technologies. *Neurology* 2012;**79**:290–291.

226. Rubens A: Aphasia with infarction in the territory of the anterior cerebral artery. *Cortex* 1975;**11**:239–250.

227. Alexander M, Schmitt M: The aphasia syndrome of stroke in the left anterior cerebral artery territory. *Arch Neurol* 1980;**37**:97–100.

228. Ross E: Left medial parietal lobe and receptive language functions: Mixed transcortical aphasia after left anterior cerebral artery infarction. *Neurology* 1980;**30**:144–151.

229. Fisher CM: Abulia minor versus agitated behavior. *Clin Neurosurg* 1983;**31**:9–31.

230. Fesenmeier JT, Kuzniecky R, Garcia J: Akinetic mutism caused by bilateral anterior cerebral tuberculous arteritis. *Neurology* 1990;**40**:1005–1006.

231. Ghoshal S, Gokhale S, Rebovich G, Caplan LR: The neurology of decreased activity: abulia. *Rev Neurol Dis* 2011;**8**:55–67.

232. Fisher CM: Intermittent interruption of behavior. *Trans Am Neurol Assoc* 1968;**93**:209–210.

233. Brion S, Jedynak C-P: Trouble du tranfer inter-hemispherique a propos de trois observations de tumeurs du corps calleux. Le signe de al main etrangere. *Rev Neurol (Paris)* 1972;**126**:257–266.

234. Goldberg G, Mayer NH, Toglia JU: Medial frontal cortex infarction and the alien hand sign. *Arch Neurol* 1981;**38**:683–686.

235. Geschwind DH, Iacoboni M, Mega MS, et al: Alien hand syndrome: Interhemispheric motor disconnection due to a lesion in the midbody of the corpus callosum. *Neurology* 1995;**45**:802–808.

236. Freeman FR: Akinetic mutism and bilateral anterior cerebral artery occlusion. *J Neurol Neurosurg Psychiatry* 1971;**34**:693–694.

237. Borggreve F, De Deyn PP, Marien P, et al: Bilateral infarction in the anterior cerebral artery vascular territory due to an unusual anomaly of the circle of Willis. *Stroke* 1994;**25**:1279–1281.

238. Ferbert A, Thorn A: Bilateral anterior cerebral territory infarction in the differential diagnosis of basilar artery occlusion. *J Neurology* 1992;**239**:162–164.

239. Caplan LR: Caudate infarcts. In Donnan G, Norrving B, Bamford J, Bogousslavsky J (eds): *Subcortical Stroke*, 2nd ed. Oxford: Oxford University Press, 2002, pp 209–223.

240. Chung C-S, Caplan LR: Caudate nucleus infarcts and hemorrhages. In Caplan LR, van Gijn J (eds): *Stroke Syndromes*, 3rd ed. Cambridge, UK: Cambridge University Press, 2012, pp 397–404.

241. Saris S: Chorea caused by caudate infarction. *Arch Neurol* 1983;**40**:590–591.

242. Mendez M, Adams N, Lewandowski K: Neurobehavioral changes

associated with caudate lesions. *Neurology* 1989;**39**:349–354.

243. Alexander GE, DeLong MR, Strick PL: Parallel organization of functionally segregated circuits linking basal ganglia and cortex. *Ann Rev Neurosci* 1986;**9**:357–381.

244. Alexander GE, Delong MR: Microstimulation of the primate neostriatum: I: Physiological properties of striatal microexcitable zones. *J Neurophysiol* 1985;**53**:1417–1432.

245. Caplan LR: Intracranial branch atheromatous disease. *Neurology* 1989;**39**:1246–1250.

246. Rhoton A, Fuji K, Fradd B: Microsurgical anatomy of the anterior choroidal artery. *Surg Neurol* 1979;**12**:171–187.

247. Mohr JP, Steinke W, Timsit SG, et al: The anterior choroidal artery does not supply the corona radiata and lateral ventricular wall. *Stroke* 1991;**22**:1502–1507.

248. Takahashi S, Suga T, Kawata Y, Sakamoto K: Anterior choroidal artery: Angiographic analysis of variations and anomalies. *AJNR Am J Neuroradiol* 1990;**11**:719–729.

249. Cooper I: Surgical occlusions of the anterior choroidal artery in Parkinsonism. *Surg Gynecol Obstet* 1954;**99**:207–219.

250. Helgason C, Caplan LR, Goodwin V, et al: Anterior choroidal territory infarction: Case reports and review. *Arch Neurol* 1986;**43**:681–686.

251. Helgason C, Caplan LR: Anterior choroidal artery territory strokes. In Caplan LR, van Gijn J (eds): *Stroke Syndromes*, 3rd ed. Cambridge, UK: Cambridge University Press, 2012, pp 375–386.

252. Ward T, Bernat J, Goldstein A: Occlusion of the anterior choroidal artery. *J Neurol Neurosurg Psychiatry* 1984;**47**:1046–1049.

253. Masson M, DeCroix JP, Henin D, et al: Syndrome de l'artère choroidienne anterieure: Etude clinique et tomodensitometrique de 4 cas. *Rev Neurol (Paris)* 1983;**139**:553–559.

254. Decroix JP, Graveleau PH, Masson M, Cambier J: Infarction in the territory of the anterior choroidal artery: A clinical and computerized tomographic study of 16 cases. *Brain* 1986;**109**:1071–1085.

255. Helgason CM: Anterior choroidal artery territory infarction. In Donnan G, Norrving B, Bamford J, Bogousslavsky J (eds): *Lacunar and Other Subcortical Infarctions*. Oxford: Oxford University Press, 1995, pp 131–138.

256. Frisen L: Quadruple sector anopia and sectorial optic atrophy: A syndrome of the distal anterior choroidal artery. *J Neurol Neurosurg Psychiatry* 1979;**42**:590–594.

257. Helgason C, Wilbur A, Weiss A, et al: Acute pseudobulbar mutism due to discrete bilateral capsular infarction in the territory of the anterior choroidal artery. *Brain* 1988;**111**:507–524.

258. Damasio H: A computed tomographic guide to the identification of cerebral vascular territories. *Arch Neurol* 1983;**40**:138–142.

259. Bruno A, Graff-Radford NR, Biller J, Adams HP: Anterior choroidal artery territory infarction: A small vessel disease. *Stroke* 1989;**20**:616–619.

260. Mayer JM, Lanoe Y, Pedetti L, Fabry B: Anterior choroidal-artery territory infarction and carotid occlusion. *Cerebrovasc Dis* 1992;**2**:315–316.

261. Leys D, Mounier-Vehier F, Lavenu I, et al: Anterior choroidal artery territory infarcts. Study of presumed mechanisms. *Stroke* 1994;**25**:837–842.

第8章
后循环的大血管闭塞性疾病

8

根据 20 世纪 50~60 年代美国[1-5]和英国[1,6]专家建议,将后循环缺血统称为椎基底系统供血不足(VBI)或椎基底动脉系统脑梗死。有学者在 VBI 患者中试验了不同的治疗方法[1,7],与前 / 后循环 TIA 或脑梗死患者治疗研究的结果相似,没有发现任何一种治疗策略对整名患者群体有帮助。随着神经影像学的发展、神经科手术的进展以及一些安全无创检查手段的发展,神经内外科医生们开始考虑根据前循环缺血患者个体的以下情况对其进行治疗:①血管病变的性质、严重程度、部位;②梗死的程度;③血液系统、凝血象等检查;④患者自身的身体状况。

由于相对于前循环缺血患者,椎基底动脉系统缺血患者的同源性更高,因此更应对其应用上述治疗策略[1,2,8,9]。本章内容以此观点为基础,并根据责任血管的位置对椎基底动脉系统缺血进行分类。需要注意的是,在后循环中,相当一部分组织是由小的穿支动脉供血的,因此其小血管病 / 大血管病的比例相对前循环较高。我会在本书第 9 章详细介绍后循环腔隙性梗死和穿支动脉供血区梗死。本章由于篇幅等限制不可能详尽地讲述后循环血管病,另有专门的论著,读者可参考相关文献[1]。

锁骨下动脉或头臂干闭塞或严重狭窄

椎动脉颅外段(ECVA)起自锁骨下动脉近端。在大多数患者中,锁骨下动脉自主动脉弓发出,支配头臂部,但右侧锁骨下动脉起自头臂干。因此,锁骨下动脉或头臂干在 ECVA 起始处之前的病变可能导致椎动脉血流的异常。Reivich 等[10]和其他学者[11-13]发现了锁骨下动脉盗血综合征,这引起了临床医生的重视。在锁骨下动脉盗血综合征患者,锁骨下动脉近端堵塞或严重狭窄引起同侧椎动脉

和同侧上肢血管血压降低,由于对侧椎动脉和基底动脉血压相对较高,血液可从对侧椎动脉、基底动脉向狭窄侧椎动脉及上肢内反向流动(图 8-1)。图 8-2 显示了一例锁骨下动脉盗血患者的造影结果。

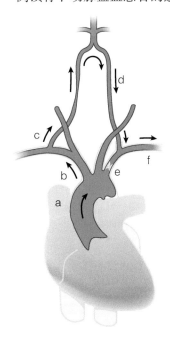

图 8-1 图示锁骨下动脉盗血:(a)主动脉弓;(b)头臂干;(c)右侧椎动脉;(d)左侧椎动脉;(e)锁骨下动脉在发出左侧椎动脉前发生闭塞;(f)锁骨下动脉。图中箭头提示血流方向

大多数锁骨下动脉病变的患者是无症状的,在有症状的患者当中,大多数主诉都与上肢缺血有关。有的患者可能主诉运动上肢易时疲劳、疼痛或发冷,尤其是一些在体育运动或工作中常使用上肢的患者。在 1988 年由 Hennerici 等进行的锁骨下动脉盗血大型病例研究中,研究者采用超声检测椎动脉逆向血流,其中 1/3 的患者主诉上肢疼痛、麻木或疲劳[14]。然而,在 324 名研究对象中,仅有 15 名(4.8%)患者出现确切的上肢缺血或栓塞的体征[14]。除非患者合并颈动脉疾病,否则并不常出现神经系统症状。在 155 名单侧锁骨下动脉盗血的患者中,

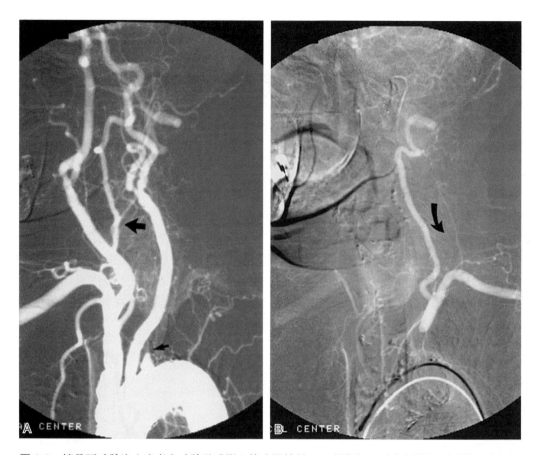

图 8-2 锁骨下动脉盗血患者主动脉弓减影血管造影结果。A. 早期相显示右侧锁骨下动脉和右侧椎动脉(上方的黑箭头)正常显影,而左侧锁骨下动脉近起始段闭塞(下方的黑箭头)。B. 晚期相显示左侧椎动脉显影,造影剂自右侧椎动脉进入左侧椎动脉,然后从左侧椎动脉逆流入左侧锁骨下动脉闭塞部分远端(弯箭头)Caplan LR. *Posterior Circulation Disease:Clinical Findings,Diagnosis,and Management.* New York:Blackwell Science,1996 with permission of Blackwell Publishing Ltd.

116名(74%)患者并没有神经系统症状[14]。

JK为一名53岁的体力工作者,主诉偶发头晕,有时工作时出现复视和视物模糊。每次症状持续时间很短,在暂停工作后数秒钟内症状消失。在近6个月内,他的左上肢和左手有时会感觉发冷,偶尔在活动后会出现左上肢、左手疼痛。

锁骨下动脉盗血最常见的症状与单侧上肢或单侧手部有关,患者常出现单侧上肢发冷、无力或疼痛,但是常由于症状不重而不系统诊治。在出现椎动脉血流异常(椎动脉前向血流减小或出现逆向血流)后,患者可出现阵发性眩晕。眩晕是目前发现的锁骨下动脉盗血的常见神经系统症状,通常患者会有天旋地转的眩晕感。另外,复视、视力下降、震动幻觉、站立不稳等症状出现相对较少,且常伴随眩晕出现。患者的症状通常持续时间较短,且有时是在缺血上肢运动后出现的,这常有助于患者的诊断。例如对于冠状动脉-胸廓内动脉搭桥术后的患者,同侧上肢活动后,原本流向心脏的血流就会

被分流,从而可能会产生心绞痛症状(冠状动脉-锁骨下动脉盗血现象)[15]。许多患者在缺血上肢活动并不会引起神经系统症状。

在JK的查体中发现,其左侧桡动脉搏动较弱,且较颈动脉和右侧桡动脉延迟。右上肢血压为160/90mmHg,左上肢血压为120/50mmHg。另外,JK自觉左上肢发冷。左侧锁骨上区可闻及较响亮的杂音,该杂音的强度随血压计袖带逐渐膨胀而逐渐降低,直至袖带压力超过120mmHg时杂音完全消失。此外,右侧颈动脉分叉处也可闻及响亮的高调杂音。神经系统检查未见明显异常。

锁骨下动脉闭塞性疾病常可以通过查体来诊断。此类患者侧手腕、肘前脉搏是不对称的,血管受累侧脉搏较弱,且较对侧延迟。另外,双上肢血压也可不同,受累侧上肢血压可能低于对侧。但以我的经验,双侧脉搏不对称较血压差异更明显。因此我认为,在诊断锁骨下动脉盗血综合征时,同时检查双侧腕部脉搏较常规测量双上肢血压更有意义。

另外,此类患者还可能出现锁骨上区血管杂音。若该血管杂音是由 ECVA 狭窄(不伴有锁骨下动脉狭窄)引起的,则使用血压计袖带加压超过收缩压时,由于更多的血液被挤压入狭窄的 ECVA 中,杂音可能会增强。而如果该杂音是由锁骨下动脉或头臂干狭窄引起的,使用血压计袖带加压会降低患侧上肢的血流,从而使杂音减小。

粥样硬化性锁骨下动脉狭窄的发生率为0.5%~2% 左右,其中左侧较右侧更常见,而且椎动脉起始部近端部分较远离椎动脉起始部远端部分更容易受累。锁骨下动脉近端粥样硬化常伴有全身其他部位大动脉闭塞类的疾病,主要有冠状动脉、下肢动脉和其他颅外大动脉等。对于 JK 来说,其响亮的、局灶性右侧颈动脉杂音提示伴发的右侧颈动脉病变。

其他疾病,尤其是颞动脉炎[16]和 Takayasu 病[17,18]等,也可引起锁骨下动脉狭窄。其中,累及主动脉弓分支的颞动脉炎很少见,而且只发生于老年患者。Takayasu 动脉炎在年轻亚洲女性和中年印度男性中最常见。由于 Takayasu 病患者腕部脉搏基本都会消失,因此亦称“无脉症”。采用常规方法测量这些患者的血压并不能准确反映其系统血压。

棒球和板球运动员由于其上肢运动性质的原因,常容易出现头臂干和锁骨下动脉病变。具有颈肋的人或长期使用腋杖的人也常会出现锁骨下动脉狭窄或动脉瘤样扩张。病变血管内可能形成血栓,并可能栓塞外周(如手指)动脉,这种情况常需与雷诺病鉴别。当血管病变累及头臂干时,患者可能出现颈动脉血流下降的相关症状。但与锁骨下动脉相比,头臂干通常受累较少[19,20]。图 8-3 中显示了一例严重头臂干狭窄患者的 MRA 图像。

多数头臂干闭塞性疾病患者有吸烟史。另外,女性患者多于男性;这与颈动脉、锁骨下和外周动脉闭塞性疾病不同,后者男性发病率高于女性[19]。尽管右侧锁骨下动脉盗血的发病率低于左侧,但是右侧锁骨下动脉盗血的症状更严重,且更亟需治疗。Symonds 曾报道过两例右侧锁骨下动脉闭塞的患者,他们的血栓随血流进入头臂干和颈动脉系统[21]。之后又时有关于栓子进入头臂干引起反复发作性上肢和脑缺血的报道[1,22,23]。

下面列举一个著名职业棒球投手的病例[24]。他最初的症状为突然感觉投球侧手臂没有反应,且其拇指、示指和中指感觉麻木。血管造影显示第一肋骨内侧边缘近端的右侧锁骨下动脉完全闭塞。五

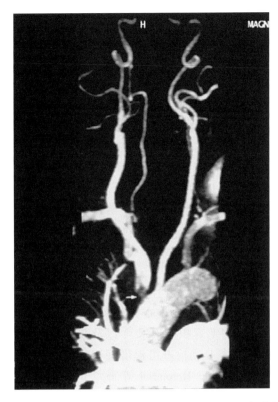

图 8-3　主动脉弓区域钆增强 MRA 显示头臂干近端严重狭窄(白箭头)

天后当患者再次训练时,突然出现左侧肢体偏瘫和意识模糊[24]。后再次行血管造影检查发现斑块已经向头臂干蔓延,部分斑块堵塞头臂干,并向颅内栓塞颈内动脉分支[24]。

凯普兰曾经接诊过一名患者,其症状和体征均提示可能的无名动脉闭塞。其症状有:①一过性右侧单眼盲;②右上肢发冷;③右上肢远端麻木;④视物成双;⑤头晕;⑥共济失调;⑦左侧同向性偏盲。各项检查(包括 MRI 和血管造影)发现头臂干狭窄,且有血栓形成;右侧 MCA、PCA 供血区以及小脑上动脉(SCA)供血区内梗死灶;右侧颈动脉至眼动脉和 MCA 栓塞,右侧锁骨下动脉 -ECVA 至基底动脉远端和 PCA、SCA 栓塞。综上所述,同侧上肢和眼动脉缺血的症状,伴随前和(或)后循环缺血症状,可拟诊头臂干疾病。

尽管锁骨下动脉盗血的患者常出现频繁的后循环缺血症状,但其中后循环缺血性卒中的患者很少见[1,14,25]。我只发现了两例有记录的出现脑干或小脑严重梗死的锁骨下动脉盗血患者,这两例患者都出现了严重的低血压。新西兰医学中心后循环登记的 407 名后循环 TIA 或缺血性卒中患者中,仅有两名患者(TIA)的病因为锁骨下动脉或头臂干病变[1,2,26,27]。

通过无创性检查方法发现,JK 的左前臂血流减小。B 超检查发现 JK 左侧锁骨下动脉距起始处 2cm 处严重狭窄。连续波(CW)多普勒检查发现患者左侧 ECVA 中有血液逆流。TCD 检查发现血流速度正常。MRI 正常。血管造影证实左侧锁骨下动脉高度狭窄,延迟相中可见左侧椎动脉内血液逆流;另有右侧 ICA 起始部中重度狭窄(残余管腔为 2.5mm)和左侧 ICA 起始部轻度狭窄;颅内动脉正常。我们为 JK 开立阿司匹林 25mg 和缓释双嘧达莫 200mg 口服,每日两次,并嘱其避免左上肢的剧烈运动。患者的眩晕症状持续了 2 个月左右后消失。后来我们对其进行了随访,跟踪其后循环缺血症状。

上肢血流的无创性检查可提供锁骨下动脉狭窄的诊断依据,主要检查方法有上臂血流量检测、上臂静脉堵塞容积描记术[28]以及双上肢相对血流速度[29]。多普勒检查可提供确切的近端 ECVA 系统内血流情况。Hennerici 等研究了连续波多普勒探测头臂干和锁骨下动脉病变的准确性[20]。超声发现的 12 名头臂干狭窄患者和 66 名锁骨下动脉盗血患者均在造影中证实了超声检查结果[20]。对于有轻中度锁骨下动脉狭窄的患者,可发现收缩期 ECVA 中血流减小,但血流通常是正向的。随着锁骨下动脉狭窄的加剧,收缩期血流出现逆流(而舒张期血流仍然维持正向)或出现血流量显著持续下降[14,30-33]。通常情况下,二维超声和 CW 多普勒均可较好地显示锁骨下动脉[34](图 4-9、图 4-10、图 4-11)。左侧锁骨下动脉的 B 超通常显示锁骨下动脉发出后 1~4cm 后的部分,而右侧锁骨下动脉的多普勒检查存在更多问题,因为右侧锁骨下动脉近端有一个向后外侧的弯曲[34]。

TCD 可以提供近端动脉病引起的颅内效应[14,32,33]。Hennerici 等报道了 50 名锁骨下动脉盗血患者的 TCD 结果:47 例患者为单侧病变,另外 3 例患者为双侧病变[14]。无论近端 ECVA 中血流情况如何,大多数患者肱动脉血流速度正常,但有血液反流。CTA 和 MRA 也可显示头臂干、锁骨下动脉以及 ECVA,尤其是使用钆增强后获得的弓上血管影像。图 4-23 显示了正常锁骨下动脉、头臂干和椎动脉的钆增强 MRA 影像。图 8-3 显示了头臂干严重病变的钆增强 MRA 影像。图 4-26 显示了左侧锁骨下动脉和椎动脉起始处的 CTA 表现。

对患者行血管造影检查时,需要重视延迟相 ECVA 血流情况,否则可能忽略逆向血流。另外,由于锁骨下动脉盗血患者还可能合并其他动脉闭塞,因此还需重视颈动脉等动脉的评估。

锁骨下动脉疾病通常是相对良性的。由于支配上肢的侧支血管的开放,后循环缺血和上肢的症状通常可逐渐改善。与血管外科手术(仅需一个颈部切口)相比,开胸行近端锁骨下动脉或头臂干手术相对复杂。目前,血管成形术和支架植入术已经基本完全替代了外科手术。

与颈动脉手术相比,锁骨下动脉和头臂干外科手术难度大得多,且并发症更常见。在一项纳入 2496 名患者的系统综述中,外科手术并发症平均发生率为 16%,卒中发生率为 3%,死亡率为 2%[35]。而球囊血管成形术和(或)支架植入术治疗锁骨下动脉狭窄的结果相对较好,症状改善率为 72%~100%,成功率为 90%~100%,围术期并发症发生率为 0%-10%,卒中发生率和死亡率分别为 0% 和 4%[36-42]。对锁骨下动脉狭窄患者行支架植入术的成功率和再通率也很高。在一项研究中,Henry 等报道了单独采用血管成形术(n=57)或支架植入术(n=46)治疗 113 名锁骨下动脉狭窄或闭塞患者,手术成功率为 91%,并发症发生率为 2.6%[38]。手术不成功的多为血管闭塞患者。经过平均 4.3 年的随访,再狭窄率为 16%,其中大多数为血管成形术组[38]。在 Schillinger 等的一项研究中,在 115 名锁骨下动脉狭窄患者中分别进行血管成形术或支架植入术;术后 1 年时,95% 的支架植入术患者血管仍通畅,而血管成形术患者中血管通畅的比例仅为 76%;但是术后 4 年时,前组患者血管通畅率下降为 59%,而后组患者血管通畅率为 68%[43]。对于锁骨下动脉狭窄来说,目前没有足够的证据表明支架植入更优于单纯的血管成形[44]。

有时影像学检查发现 VA 血液逆流会使外科医生(修复锁骨下动脉或结扎近端 ECVA)或介入科医生(对狭窄血管行血管成形术或支架植入术)倾向于手术治疗。当患者由于上肢缺血的症状影响日常生活时(例如高尔夫球手或棒球投手出现上肢缺血症状时),患者具有手术治疗的适应证。当该疾病累及头臂干或锁骨下动脉时,可能出现严重的颈动脉供血区脑梗死,因此通常适合更积极的治疗方法。而对于其他患者,我建议暂观察或保守治疗。锁骨下动脉狭窄,不论是否为症状性,都是动脉粥样硬化程度的一个标志。锁骨下动脉狭窄与总体的死亡率增加具有相关性(危害比 1.40),也与心血管疾病的死亡率增加具有相关性(危害比 1.57)[45]。

对于锁骨下动脉或无名动脉狭窄患者,我们常采用控制危险因素的方式(如吸烟、高血压、高血脂等),并观察患者前循环缺血症状。凯普兰会开立大剂量他汀类药物(相当于 80mg 阿托伐他汀)、抗血小板聚集药物以及 ACEI 或 ARB 等药物控制患者危险因素。

椎动脉颈段严重狭窄或闭塞

椎动脉颅外段(ECVA)动脉粥样硬化类疾病

ECVA(椎动脉颅外段)最常见的动脉粥样硬化发病部位为自锁骨下动脉发出处。此处动脉粥样硬化的流行病学与 ICA 起始处动脉粥样硬化相似。事实上,通常同一名患者可同时出现 ECVA 起始部和 ICA 起始部动脉粥样硬化[46-48]。凯普兰等曾经发现,非裔美国人和亚洲人 ECVA 起始部狭窄率较白人低[1,49]。金宗成等在韩国人群中发现相比于远侧的椎动脉(6%)、后循环动脉(6%)或基底动脉(8%),ECVA 病变(4%)更少造成缺血性卒中[50]。ECVA 近端狭窄患者常有吸烟史,并常合并高血压、冠状动脉疾病和外周血管闭塞性疾病。在新西兰医学中心后循环登记 407 名椎基底动脉系统 TIA 或卒中患者中,ECVA 为最常见的粥样硬化性动脉狭窄部位[1,26,27]:共有 131 名患者(32%)ECVA 显著狭窄(狭窄程度超过 50%),其中 29 名患者为双侧受累。许多 ECVA 严重病变的患者常合并椎基底动脉系统颅内部分严重狭窄或闭塞,有时甚至会累及双侧[26,27]。在仅有一个部位动脉闭塞的患者中,52 名患者的受累部位为 ECVA 近端(其中有 15 名患者为双侧受累)[26,27]。

LM 是一名 63 岁的白人男性,在两周内反复发作旋转性头晕,有时发作仅有头晕,有时还伴有视物成双和站立不稳。其中一次发作时患者出现右侧肢体一过性无力。每次发作后短时间内可缓解,持续 30 秒至 4 分钟不等,常在安静休息时发作,从未在运动时发作。另外,患者偶尔还会出现左枕部头痛。

由 ECVA 起始处病变导致 TIA 的患者最常见的症状为头晕。这种发作很难与锁骨下动脉盗血患者的症状相区别,除非前者的症状并非运动时或上肢用力时出现。尽管头晕是最常见的症状,但很少是唯一的症状,通常(或至少在部分病例中)会伴

有其他后循环缺血症状。另外,通过仔细追问患者病史,可能发现复视、振动幻觉、下肢无力、轻偏瘫或麻木等伴随症状。不伴其他神经系统症状的反复的发作性头晕或眩晕多不是由后循环动脉闭塞所引起[51-53]。由于头晕是神经系统的常见症状,且在大多数病例中并不是由于脑血管病所引起,所以很少会对反复单纯头晕发作的患者诊断椎动脉颅外段疾病。真正的良性位置性眩晕(如发生在起床或就寝时)基本上都不是由于 ECVA 病所引起。但是对于合并卒中危险因素的患者,也需要用超声、CTA 或者 MRA 来对椎动脉的颅外段和颅内段进行评估。

VA 粥样斑块通常起始于锁骨下动脉,并向 ECVA 近端蔓延数厘米。VA 起始部病变形态学的相关著作和文献很少。尽管对颈动脉内膜切除术所得的标本进行分析后常发现斑块内出血或溃疡形成,但 ECVA 的粥样硬化斑块常比较平滑,且很少发生溃疡[54,55]。由于 ECVA 病变的患者不会都进行 CEA 手术治疗,因此很少能够取得病变血管进行病理学分析,因此 ECVA 起始处病变的病理学资料就很有限。也就没有通过尸检中发现斑块内溃疡和出血的重要性。颈内动脉(ICA)起始部和 ECVA 起始部的形态学并不相同,二者的空间结构差异很大。ECVA 是以接近 90° 角从锁骨下动脉发出的,而 ICA 是以接近平行的方向从颈总动脉(CCA)发出的。另外,ICA 和 ECVA 也存在着管腔和血流的差异,仅有一小部分锁骨下动脉的血流进入 ECVA(与锁骨下动脉相比,ECVA 是相对细小的血管),而 CCA 中血液的大部分均流入 ICA(ICA 与 CCA 管径相差不大)。

1989 年,Pelouze 报道了这样一例患者:多次发作头晕和脑干缺血的症状,且长期不按时服用阿司匹林[56]。血管造影显示近 ECVA 起始处不规则狭窄,B 超提示溃疡斑块形成。对患者行 ECVA 内膜剥脱术,术中发现不规则溃疡斑块,为多发后循环栓塞的责任病灶[56]。ECVA 起始处斑块溃疡的发病率很重要,但是至今未有定论,因此尚需更多的尸检和手术病理结果。是否有小的血小板 - 纤维蛋白栓子和红细胞 - 纤维蛋白栓子频繁从 ECVA 近端随血流栓塞后循环的下游远端动脉呢?抗血小板聚集药物和(或)抗凝药物单用或联用对 ECVA 起始部病变相关 TIA 是否有效呢?

两个重要的解剖学基础可解释 ECVA 起始部病变很少引起慢性椎基底动脉系统严重缺血的

原因：

1. 双侧椎动脉会合成基底动脉，尽管双侧椎动脉不对称很常见，但是一侧椎动脉完全闭塞的病例很少见。

2. ECVA 在颈部走行时发出很多肌支和其他分支，但 ICA 在颈部没有分支。

与颈动脉闭塞相比，椎动脉系统动脉闭塞形成充足侧支循环的潜力大很多。图 8-4 显示了一名 ECVA 起始部闭塞患者远端侧支形成。即使双侧 ECVA 均严重狭窄或闭塞，一些患者仍不出现后循环梗死[1,26,27,57-62]。从血流动力学角度来看，ECVA 起始处病变较 ICA 起始部病变相对良性。在新西兰医学中心后循环登记的 407 名 ECVA 病变患者中，仅有 13 名患者有慢性的、反复发作的低血流动力学性脑缺血症状[27]。在这 13 名患者中，12 名患

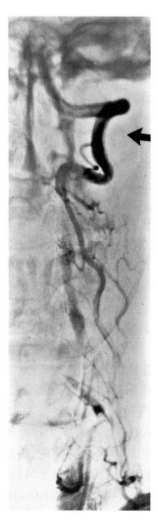

图 8-4 锁骨下动脉造影显示远端 ECVA 由来自侧支循环的造影剂充盈显影（黑箭头）Caplan LR. *Posterior Circulation Disease: Clinical Findings, Diagnosis, and Management*. New York: Blackwell Science, 1996 with permission of Blackwell Publishing Ltd.

者有严重的双侧椎动脉狭窄或闭塞——6 名患者为双侧 ECVA 严重病变，另外 6 例患者为单侧 ECVA 严重病变，合并对侧 ICVA（椎动脉颅内段）严重病变。仅有的 1 例没有双侧椎动脉病变的患者有一侧 ECVA 闭塞和双侧 ICA 闭塞。所有 13 名患者均有 TIA 发作，其中仅有两例脑梗死，1 例累及枕叶，另 1 例累及颞叶和小脑。这 13 名患者的 TIA 为多发性，且在 1 周至数月内反复发作。其中头晕伴有向一侧偏斜、共济失调步态、视物模糊、口周麻木或复视是最常见的 TIA 症状[26]。

ECVA 起始处病变最常见的表现为起源于粥样硬化性狭窄处的白色血小板 - 纤维蛋白血栓和红色红细胞 - 纤维蛋白血栓栓塞下游动脉[1,2,27,58-62]，我曾经在 2 周内接诊过 3 例这样的患者。其实前循环中也存在着类似的情况。一例因 MCA 供血区小灶脑梗死住院的患者，颈部血管 B 超和造影提示 ICA 起始处闭塞，新近形成的血栓破碎后随血流栓塞远端动脉。在新西兰医学中心后循环登记的 407 名患者中，80 名患者有近端 ECVA 次全闭塞或完全闭塞。其中 45 名患者（56%）最可能的脑缺血病因为 VA 病变处来源的栓子栓塞远端动脉[58]。表 8-1 描述了这 80 例脑梗死所推测的发病机制。这其中有 22 例伴有严重的颅内动脉病变，用其来解释卒中病因相比于用 ECVA 病变应该更加合理。图 8-5 显示的是颈部椎动脉起始处血栓形成的 CTA 影像。与传统观念相比，后循环颅内部分的动脉内栓塞的实际发生率高很多。

表 8-1 新英格兰医学中心后循环登记中具有重度 ECVA 病变的患者分组

ECVA 组病变特点	患者人数（%）
同时伴有颅内动脉（椎动脉颅内段或 / 和基底动脉）闭塞	22（27.5%）
源于 ECVA 的动脉 - 动脉栓塞	19（24%）
可能源于 ECVA 的动脉 - 动脉栓塞	20（25%）
血流动力学性 TIA	13（16%）
夹层	6（7.5%）

* 这些患者可能有其他栓子起源，但 ECVA 被认为是可能性最大的起源

患者 LM 神经系统查体未见异常，左侧锁骨上窝可闻及局灶性高调血管杂音，右侧乳突后可闻及柔和的血管杂音。MRI 检查未见异常。无创性检查发现左侧 ECVA 血流下降。DSA 检查发现左侧 ECVA 起始部严重狭窄（图 8-6），基底动脉和右侧

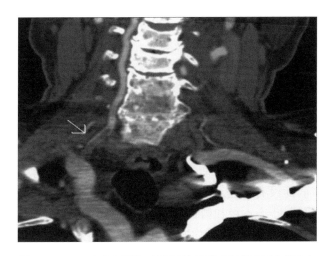

图 8-5　CTA 显示右侧椎动脉起始处的充盈缺损(白箭头)，提示此处血栓形成

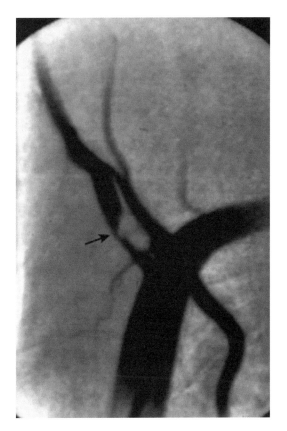

图 8-6　锁骨下动脉造影显示左侧椎动脉起始处严重狭窄(箭头)

VA 血流正常，应用华法林治疗后患者未再发作。6个月后颈部血管 B 超、连续波多普勒和彩色多普勒血流成像(CDFI)提示左侧 ECVA 近端完全闭塞。1 个月之后停用华法林，患者未再发作。

对于近端 ECVA 病变的患者，常可在锁骨上窝闻及血管杂音。临床医生应在后颈部及乳突后进行多个位置的听诊。有时由于患者健侧血管内侧

支血流增加，因此可能在健侧闻及血管杂音(像上述患者 LM)。颈部血管 B 超可显示椎动脉起始部至进入颈椎横突孔之前的部分[1,32-34]。彩色多普勒血流成像(CFDI)也有助于显示 ECVA 和远端血流情况。图 8-7 显示了 ECVA 自锁骨下动脉发出后近端的 CFDI 成像。低位颈部和 C2 颈椎处连续波多普勒成像是监测 ECVA 血流的最有效方法。当 ECVA起始处出现严重狭窄时，血流常发生逆流或在病变处往返流动。CTA 能够显示椎动脉起始处，有时比 MRA 效果好。MRA(尤其是主动脉弓上血管钆增强 MRA)也能够提供 ECVA 近端病变的可靠诊断依据。

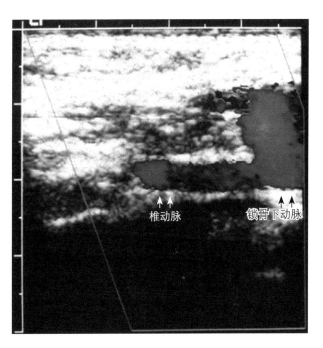

图 8-7　图示 ECVA 彩色多普勒成像结果，血流自锁骨下动脉(右侧)流入椎动脉

关于 ECVA 起始处病变患者的自然病程，以及患者对不同治疗的反应目前尚不足以得出确切结论。Moufarrij 等回顾了克利夫兰医院的 VA 病变病例 - 对 80 名 ECVA 起始处超过 75% 狭窄的患者进行长期随访后发现，仅有 2 名患者出现了脑干卒中，而这 2 名患者同时还合并有基底动脉狭窄[63]。

对 ECVA 手术有丰富临床经验的血管外科医生可以对患者进行 ECVA 起始段旁路手术，而其死亡率和致残率较低[1,55,56,64-68]。与 ICA 相比，血管成形术和支架植入术较少应用于 ECVA。在部分相关研究中引用了 9%~10% 的术后 1 年再狭窄率[69-73]。在椎动脉或颅内动脉症状性动脉粥样硬化病变支架植入研究(SSYLVIA)中，14 名 ECVA 支架植入术后

患者中,有 6 名患者(43%)在术后 6 个月内发生了超过 50% 的再狭窄[73]。这项 ECVA 血管成形 / 支架植入研究的预试验引起了大家对 ECVA 狭窄介入治疗后高再狭窄率的担忧。

目前尚没有关于近端 ECVA 病变患者应用抗血小板聚集药物或抗凝药物的有效性数据。在患者 LM 的病例中,我选择华法林预防血栓形成和前向血流降低的血管的继发栓塞。但是如果该患者的血管狭窄没有那么严重,我原本会选择单用阿司匹林或联用阿司匹林和缓释双嘧达莫来预防纤维蛋白 - 血小板栓子。金宗成倾向于在起始的几个月中使用阿司匹林联合氯吡格雷,病人稳定后改为单药治疗。

对于另外一些患者,我会选择外科手术对其血管进行重建,但我对 ECVA 血管成形术和支架植入术经验不多。很明显,关于 ECVA 起始处病变的自然病程特点及其对药物、手术或介入治疗的反应,我们需要更多的信息。CTA、MRA 以及一些后循环血管无创性检查方法的普及可能提供 ECVA 起始处病变患者的相关信息,对这些患者进行前瞻性的随访和相关研究,可明确不同治疗方法的相对效应和危险性。

ECVA 夹层

动脉夹层通常累及活动性较大的部分,而很少发生于动脉的起始部[74]。本书的第 12 章将会详细地讨论椎动脉夹层。颈动脉和椎动脉分别固定于其颈总动脉和锁骨下动脉的起始部。ECVA 起始部,经过颈椎椎间孔时(即 V2 段),以及穿过硬脑膜进入颅腔时,位置相对固定。而在这些相对固定部分之间的较短的可移动部分很容易受到牵拉或发生撕裂。夹层可能累及 ECVA 近端(V1 段),通常起自 ECVA 起始部的上方,影响进入 C5 或 C6 横突孔之前的部分。V1 段椎动脉夹层基本均是单侧发病。ECVA 远端(V3 段)是椎动脉夹层最常见的发病部位。这部分血管活动性较大,因此对突然的位置改变和牵拉很敏感,这种情况可能出现在颈部按摩时。V3 段夹层可能向远端延伸至椎动脉颅内段(ICVA),也可能向近端延伸至椎动脉 V2 段。尽管 ECVA 远端夹层患者的疼痛和其他症状可能是单侧的,但其夹层通常是双侧的。

ECVA 夹层最早发现于颈部外伤或颈部按摩后的患者,但是也有关于患者自己改变颈部位置或使颈部在一段时间内固定于某位置而引起 ECVA 损伤的报道。ECVA 夹层也可出现于手术和复苏术后,这可能是由于患者在麻醉或无意识状态中颈部长时间处于同一位置造成的[75]。椎动脉夹层最常累及 ECVA 的 V3 段。自发的 ECVA 夹层与外伤相关性 ECVA 夹层的症状很相似,常见后颈部或枕部疼痛等症状。

疼痛通常在神经系统症状之前数小时、数天甚至数周前出现[74,76-82]。一些 ECVA 夹层患者只有颈痛,而没有神经系统症状和体征。TIA 常包括头晕、复视、步态不稳和构音障碍。在 ECVA 夹层患者中,TIA 比 ICA 患者更为常见。患者常可突发梗死并突然出现症状。最常见的缺血性损伤是 PICA 供血范围中的小脑梗死和双侧延髓梗死。与 ICA 颅外段夹层相似,脑梗死常由新鲜栓子进入 ICVA 所致。部分夹层可向颅内延伸。有时栓子可进入小脑上动脉(SCA)、基底动脉或大脑后动脉。患者年龄较轻,仅出现疼痛而没有或仅有轻微的神经系统功能缺损,预示预后较好[82]。

ECVA 夹层可引起颈神经根性疼痛[83,84]。毗邻神经根的 ECVA 动脉瘤样扩张可引起根性疼痛,并可导致相应神经分布区的运动、感觉和反射异常。ECVA 供应颈髓的分支动脉中血流降低、血压下降时可引起脊髓梗死。偶尔会因为由 ECVA 发出供应脊髓的血管低灌注,而出现脊髓梗死的结果[84,85]。许多 ECVA 夹层的患者有头痛或 TIA 发作等症状,但是通常没有持续的神经功能缺损。

ECVA 多普勒检查可发现夹层,典型征象主要包括动脉管径增大,搏动指数降低,管腔内异常回声以及血流降低的血流动力学证据[86]。彩色多普勒也可发现颈部血管夹层。连续波多普勒显示的高颈部动脉内血流降低和 TCD 显示的 ICVA 血流降低也可提示远端 ECVA 夹层。脑血管造影仍然是可疑 ECVA 夹层最准确的影像学检查方法。图 12-5 显示了椎动脉夹层的动脉造影结果。

椎动脉颅内段(ICVA)病变

除了起始部,严重的动脉粥样硬化性狭窄在椎动脉颈段很少见。相对而言,斑块一般位于骨赘对侧,很少引起管腔狭窄[1,54]。ECVA 远端很容易发生外伤[1]、夹层和纤维肌发育不良。颞动脉炎患者[87]和长期应用含高剂量雌激素的口服避孕药的女性[88],有时会出现 ECVA 颈段远端严重狭窄。

ICVA 的动脉粥样硬化在动脉远端最严重,通

常位于椎 - 基底动脉交界处[1,89,90]。狭窄常延伸入基底动脉近端。有时 ICVA 狭窄会出现于穿过硬脑膜进入颅腔的部分,但相对较少见。与近端 ECVA 病变的患者不同,ICVA 闭塞性疾病无非常典型的患者。

亚洲的近期研究显示 ICVA 夹层较已知的更加常见,而且多数累及发出 PICA 的部位[91]。夹层经常延伸至基底动脉。此外,夹层还有可能表现为占位性病变(夹层动脉瘤),挤压脑干和(或)颅神经[92]。一项研究中,31 例椎动脉颅内段夹层患者,55% 有头痛症状,48% 发生梗死,包括脑干和小脑,10% 表现为蛛网膜下腔出血[93]。ICVA 夹层是导致延髓外侧梗死的重要原因[94]。

临床研究结果发现,ICVA 动脉粥样硬化和夹层患者明显依赖于闭塞发生的位置和范围,以及梗死发生的区域。我们通过 4 个不同的病例来说明临床中常见的表现。

病例 1

57 岁的白人男性 WA,睡醒后出现一过性头晕和复视。第二天患者感觉眩晕,有时感觉房间晃动,有时感觉像在坐船,伴左眼严重刺痛和左侧面部麻木,伴坐位和站立位向一侧倾斜,伴左手动作笨拙。患者声音嘶哑,伴饮水呛咳,后晨起出现呕吐和打嗝,于是来医院就诊。查体发现左侧面部和右侧躯干、肢体痛温觉减退,双眼左视时出现眼震,左侧角膜反射减退,左侧眼睑下垂,左侧瞳孔缩小,左侧手、足活动笨拙,左侧软腭上抬无力。

ICVA 闭塞患者最常见的症状和体征与延髓外侧部缺血有关[1,94],与病例 1 中的患者相似。对于延髓外侧部梗死的患者,最常见的血管病变部位为 ICVA 近端或中段[1,94,95]。起自 ICVA 中段或远端 2/3 的穿支动脉穿过外侧延髓窝为延髓被盖外侧部供血[1,96,97]。PICA(小脑后上动脉)中央支只为延髓被盖部的一小部分供血[97]。ICVA 闭塞性病变会降低上述穿支动脉的血流。有时,延髓外侧部梗死是由小的延髓穿支动脉闭塞引起的,但这种情况较少见。

回忆延髓外侧部核团和传导束的解剖可以帮助我们理解延髓外侧部梗死的主要症状和体征(图 8-8)。

1. 三叉神经脊束和脊束核症状。主要包括同侧眼部、面部刺痛和面部麻木,查体通常会发现同侧面部痛温觉减退和角膜反射减退。

2. 前庭神经核及相关症状。由于前庭系统功

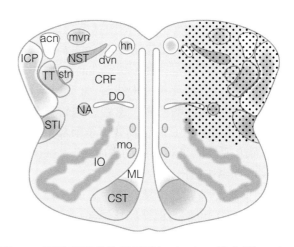

图 8-8　图示延髓背外侧梗死(Wallenberg 综合征)。ACN,楔束核;CRF,中央网状结构;CST,皮质脊髓束;DO,背侧副橄榄核;DVN,迷走神经背核;HN,舌下神经核;ICP,小脑下脚;IO,下橄榄核;ML,内侧丘系;MO,内侧副橄榄核;MYN,前庭内侧核;NA,疑核;NST,孤束核;STT,脊髓丘脑束;STN,三叉神经脊束核;TT,三叉神经脊束

能异常,患者可出现眩晕,并可能伴有呕吐;查体通常会发现双眼向患侧转动时出现粗大眼震,而向健侧转动时会出现较快的细小眼震[1]。有时眼球向患侧强迫偏斜,称为眼球外斜[1,98,99]。

3. 感觉传导通路。

脊髓丘脑束:脊髓丘脑束受损通常会导致对侧肢体和躯干痛温觉减退,这种症状常会被患者忽略。部分患者会主诉患侧肢体不能感觉冷热,而大多数患者只有在进行感觉检查时才会意识到这种感觉异常。有时患者对侧躯干可能出现一个平面,在这个平面以下的躯干和下肢痛温觉丧失[1,100-102]。更为常见的是感觉下降,通常下肢比上肢更为常见。这是由于脑干下部的脊髓丘脑束受损,从表面到中央依次传导骶区,下肢,躯干和上肢的感觉[101]。另有部分患者由于四叠体交叉纤维受累,导致痛温觉异常累及对侧面部[1,102]。对侧面部、上肢、躯干和下肢的痛觉和温度觉可能完全丧失[1,102]。

内侧丘系:约有 7% 延髓外侧梗死的患者主诉同侧肢体麻木、僵硬或无力,尤其上肢远端。振动觉和本体感觉偶有受损。这种同侧感觉异常经常与尾部背外侧损伤有关,包括同侧脊髓或内侧丘系交叉[103]。

4. 小脑绳状体(小脑下脚)。小脑绳状体受累主要表现为向病灶侧倾斜或同侧肢体笨拙,查体常见病灶侧肢体张力降低、反射亢进,但是不常见意向性震颤,另外患者坐位或站立位时常向病灶侧偏斜。常见呃逆。

5. 自主神经系统核团及传导束。交感神经系

统下行纤维横跨延髓外侧部的网状结构,其功能异常可引起同侧 Horner 综合征;同时迷走神经背核有时会受累,引起心动过速和不稳定性高血压。

6. 疑核。当梗死接近中线时,常会影响疑核,引起声音嘶哑和吞咽障碍。患者患侧软腭与咽部力弱,有时会导致饮食时食物残留于咽部梨状隐窝中,从而出现类似乌鸦叫声的咳嗽(患者试图将食物从梨状隐窝中咳出)。

7. 面神经核或其传导纤维。有时患者会出现同侧面部无力,可能与面神经核尾部(靠近疑核)或围绕面神经核的皮质延髓纤维缺血有关[1]。

8. 呼吸控制异常。目前所知,呼吸节律的控制涉及脑桥外侧部和延髓被盖部。脊髓灰质炎和双侧延髓梗死是常见的引起呼吸异常的原因[104]。Levin 和 Margolis 曾经报道过一例一侧延髓外侧部梗死导致无法自主呼吸(中枢性睡眠呼吸暂停综合征,又称 Ondine curse 综合征)的患者[105]。Bogousslavsky 等详细描述了两例单侧延髓外侧部梗死导致呼吸衰竭患者的临床表现和尸检结果[106]。此类患者的肺通气不足很可能与孤束、疑核、疑后核、小细胞核和巨细胞核受累有关[1,106]。

MRI 研究表明,梗死类型和临床结局依据梗死首尾侧位置不同而改变[94]。头侧病灶与椎动脉远端(或椎基底动脉汇合)动脉粥样硬化性疾病有关,并且可能累及腹正中区,包括疑核和脊髓丘脑的交叉。这些患者可能有严重的吞咽困难、构音困难、对侧三叉神经感觉缺失和面瘫。另一方面,尾侧病灶常位置表浅且近边缘,常导致更严重的步态共济失调,下肢感觉减退更为严重,是由于脊髓小脑束外侧受损,和脊髓丘脑束部分受损。中间部损伤常表现与 WA 相似。

当脑梗死局限于延髓外侧部时,除了以下三种情况外患者预后较好:

1. 部分患者合并同侧小脑下部梗死(由 PICA 供血的区域)。当 ICVA 闭塞部分很长且堵塞双侧 PICA 和延髓外侧部穿支时,可出现延髓外侧部和小脑梗死。在延髓外侧部梗死患者中,大约 1/6 的患者是这种情况[1,109]。当梗死灶较大时,患者可能出现头痛、头部偏斜,甚至会导致昏睡状态。后颅窝压力升高会引起延髓受压,严重者可致死[1]。

2. 部分延髓外侧部梗死的患者会迅速死亡,但死亡的确切原因尚不明确,其中最可能的原因是迷走神经张力增加(由迷走神经背核受累引起)或自主呼吸中枢受累。

3. 部分单侧延髓外侧部梗死的患者双侧 ICVA 均有闭塞性病变。由于自主呼吸调控能力的丧失,出现梗死灶对侧延髓缺血症状的患者预后很差。部分双侧 ICVA 病变的患者一旦出现缺血症状后预后很差[1,89,90,110]。

由于上述问题一旦出现后果很严重,因此我通常对延髓外侧部梗死的患者进行常规 MRI 检查,已明确是否合并小脑梗死和小脑占位效应,并完成 MRA、CTA 或 TCD 检查对 ICVA 进行无创性的评估。图 8-9 显示了延髓外侧部梗死的 MRI 结果。

对于有 ICVA 闭塞性病变的患者,延髓外侧部梗死常伴有延髓中央部缺血,这是由于 ICVA 闭塞会堵塞向前发出的脊髓前动脉开口[111]。除了上面提到的体征之外,延髓锥体缺血会引起病灶对侧上下肢的轻偏瘫。舌下神经和内侧丘系受累[112-116]可能引起病灶同侧伸舌无力和对侧位置觉减退,但这种情况较少见。延髓中央部合并外侧部梗死常被称为延髓半切梗死,通常源于 ICVA 远端(发出 PICA 分支)较长的闭塞。

ICVA 远端闭塞仅仅堵塞了脊髓前动脉的开口,从而引起延髓中央部的梗死(而不合并延髓外侧部梗死)[114]。约有 10% 患者延髓中央部梗死是双侧的,但可以向尾侧蔓延至脊髓,此时患者会出现四肢轻瘫,很难与基底动脉闭塞引起的脑桥梗死相鉴别[115,116]。尽管脊髓前动脉经常起源于同侧,也有一些患者一侧分支成为脊髓前动脉供应双侧尾端中央髓质和头侧脊髓。图 8-10 显示了双侧延髓中部梗死的 MRI 结果。

ICVA 在穿过硬脑膜进入颅内时位于脑干两侧。它们向正中转折,在桥延沟处汇合成基底动脉。ICVA 近端位于延髓背侧,然而远端更靠近延髓头端中间。延髓锥体距离 ICVA 远端最近。图 8-11 显示如上关系。ICVA 与延髓头侧、中部、尾侧的位置变化关系解释了为何 ICVA 不同部位的损伤会引起不同的症状。

在 ICVA 疾病的许多患者中,狭窄部位多在血管远端,椎基底动脉交界处。只有 ICVA 远端狭窄患者,没有缺血症状或由于 ICVA 损伤导致的延髓或小脑后下部梗死。表 8-2 展示了在新英格兰医学中心后循环登记中 ICVA 狭窄部位。

患者 WA 的 ECVAB 超和 CW 多普勒检查均未见异常,TCD 提示左侧 ICVA 血流速度增快,右侧 ICVA 内压力正常。MRA 显示左侧 ICVA 恰在入颅后严重狭窄。

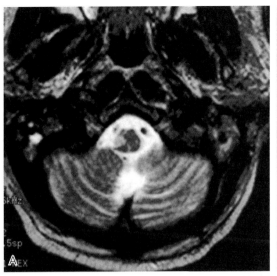
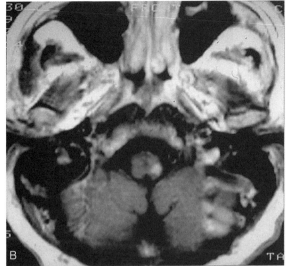

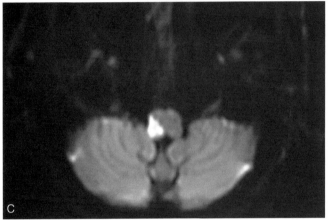

图 8-9 MRI 显示延髓外侧梗死。(A)T2 加权相:延髓左侧小片状长信号。因为左侧椎动脉颅内段闭塞,其血管流空影未显示。右侧椎动脉流空清晰可见,且为正常。(B)T2 加权相显示延髓右外侧小梗死灶。(C)FLAIR 相显示由于延髓外侧梗死而突发死亡的年轻患者三角形梗死区(伊利诺伊州芝加哥大学 Agnieszka Ardelt 供图)

图 8-10 MRI 显示双侧延髓内侧梗死。(A)T2 加权相,可见延髓内侧基底和被盖部高信号影,但是不十分明显。(B)DWI,更清楚地显示了延髓正中基底和被盖部的高信号影(日本京都 Yasumasa Yamamoto 供图)

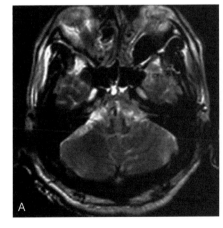
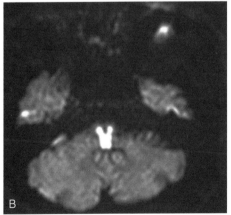

表 8-2 新英格兰医学中心后循环登记中 ICVA 位置分布

位置	数目
ICVA 近端 1/3	14(24%)
ICVA 中间 1/3	2(3%)
ICVA 远端 1/3 和椎基底动脉交界处	40(66%)
ICVA 近端 1/3 合并中间 1/3	2(3%)
ICVA 近端 1/3,中间 1/3 合并远端 1/3	17(28%)

TCD 可以为动脉闭塞提供准确的证据,例如可通过枕骨大孔窗对 ICVA 进行检查[32,33]。TCD 和 MRA 结果回报后,我们给予患者华法林治疗,并对其定期行 TCD 检查,明确其动脉狭窄情况。

病例 2

一名 48 岁的女性 AD,突发眩晕伴站立不稳、呕吐。查体仅有的阳性体征为共济失调步态和轻

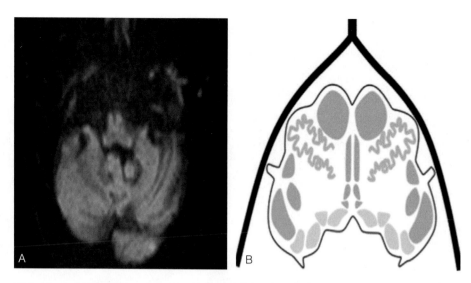

图 8-11 （A）图为延髓 T2 加权相。锥体更近背侧，大脑脚位于后颅凹内前方。（B）示意图显示延髓各部分组成与图示顶端椎动脉颅内段汇聚处的关系

度的双眼向左侧共轭凝视。头 CT 结果正常。第二天早晨患者感觉困倦，并有严重头痛，感觉静卧时稍缓解。查体发现患者颈部僵硬，双眼完全向左侧共轭凝视，左侧角膜反射减退，双侧足跖反射阳性。CT 显示左侧小脑大面积低密度影，第四脑室未见，侧脑室扩大。MRI 显示 PICA 分布区的小脑梗死（图 8-12）。后患者意识状态转为嗜睡，很难唤醒，接受激素和甘露醇治疗后仍昏睡。对其进行经后颅窝开颅小脑坏死组织清除术后，患者恢复很好。

小脑梗死患者最常见的血管病变是 ICVA 严重狭窄或闭塞[1,117-120]。通常 ICVA 的闭塞是由栓塞引起的，血栓常起源于心脏或近心大血管[1,120-122]。小脑梗死综合征通常很难诊断。症状有时与内耳迷路炎相似，有时看起来好像并不严重。患者常有眩晕，并伴有共济失调性步态和呕吐，这与小脑出血患者的症状和体征很相似[1,122,123]。更多的情况下，延髓外侧部缺血的症状不明显。最初的 CT 检查可能是正常的。有一点需要强调，即医生需要明确第四脑室的形态是否正常，是否位于正常的位置。在这里患者中我们没有做到这一点，回顾患者最初的影像学检查时发现第四脑室向右侧轻微移位。

MRI 在检测早期小脑缺血时更为准确，特别是 T2 相矢状位。在 T2 矢状位上分辨相关血管的供血区相对容易。小脑水平裂以上的部分为 SCA（小脑上动脉）供血区；水平裂以下的区域为 AICA（小脑前下动脉）或 PICA（小脑后下动脉）供血区，具体取决于病变部位位于小脑下部的前方或后方。图 8-13

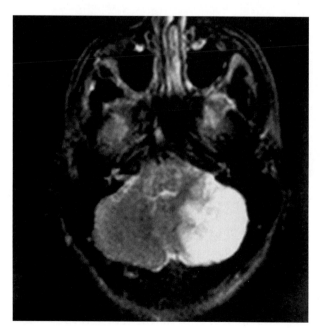

图 8-12 MRI T2 加权相轴位图显示 PICA 供血区大范围梗死

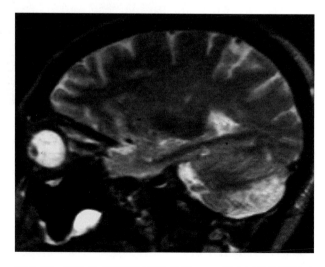

图 8-13 MRI T2 加权相矢状位显示 PICA 供血区大范围梗死

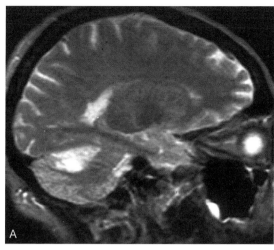
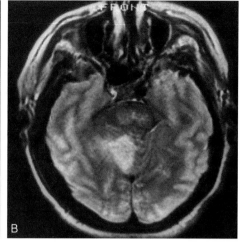

图 8-14 图示 MRI T2 加权相。(A)SCA 供血区内小脑上部梗死;(B)轴位图显示 SCA 中央穿支供血区内的小脑蚓部上端梗死

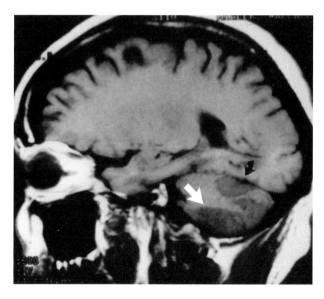

图 8-15 MRI T1 加权相矢状位图示同侧 PICA 供血区梗死(白箭头)和 SCA 供血区梗死(弯曲的黑箭头)From Caplan LR. *Posterior Circulation Disease:Clinical Findings, Diagnosis, and Management*. New York:Blackwell Science,1996 with permission of Blackwell Publishing Ltd.

显示了 PICA 供血区梗死在 MR 矢状位 T2 相上的表现。图 8-14A 和 B 显示了小脑上动脉供血区脑梗死。图 8-15 显示了同侧 PICA 和 SCA 供血区梗死的 MRI 矢状位 T2 相表现。

小脑肿胀可能压迫小脑脑桥角,累及同侧 V、VI、VII、VIII颅神经。延髓和脑桥受压可能是双眼向病灶侧凝视的原因。这个发现很重要,因为双眼共轭凝视而不伴有对侧偏瘫是诊断小脑占位效应的重要依据。压迫严重时,足跖反射阳性,收缩压上升,舒张压下降,脉搏减慢,甚至引起呼吸暂停。

随着小脑肿胀加剧,复查 CT 时常可发现低密度影。由于第四脑室受压,其他脑室可出现扩大。MRI 检查常可发现对侧小脑蚓部和脑干明显受压,若不及时治疗,患者可能死亡[1,120,124-126]。此时最佳治疗方法是解除肿胀小脑的压迫。对于部分患者应用激素和甘露醇等药物有效,部分患者接受侧脑室穿刺引流后好转[127,128]。通常很难区分小脑梗死压迫脑干和基底动脉血栓形成引起的脑干缺血,此时可行 MRI 检查进行鉴别,但常需完成 MRA 和(或)血管造影以明确血管病变情况。

病例 2 中的患者 AD 是大面积小脑梗死的实例。部分患者的小脑梗死面积很小,可完全没有或仅有轻微的神经系统体征。局限于小脑蚓部的 PICA 供血区内脑梗死患者常常表现为孤立性眩晕[53]。查体可正常或仅有眼震和共济失调性步态。PICA 供血区脑梗死的最重要体征是姿势改变、共济失调性步态和肢体肌张力降低。患者处于坐位或站立位时会向病灶侧倾斜或倾倒。许多患者在急性期内可能无法行走或站立,需要陪护人员的帮助。当患者可以走路之后,他们常会感觉好像被某种力量向病灶侧牵拉,这种感觉在转身时最为明显。患者病灶侧肢体通常没有小脑性意向性震颤。临床医生可以嘱患者同时伸出双臂,同时抬起或放下双臂并突然制动,此时可能发现患者的肌张力下降,主要表现为病灶侧上肢常运动过度且制动较慢,而部分患者患侧上肢可能抬起或放下的幅度较对侧小。另外,部分患者由于一侧肢体共济失调而无法正常进食,他们无法准确地指向移动的目标。

心源性或 ECVA 来源的栓子可能栓塞 ICVA、

PICA 或 SCA,从而引起小脑梗死。心脏相关检查和 MRA 或血管造影通常可以提示此类脑血管疾病的病因。

病例 3

一名 65 岁男性患者 BE,入院前 10 天和 7 天时分别出现一过性头痛和头晕。入院当天患者突然出现视力丧失和情绪激动。于入院 5 小时后查体发现患者不能回忆过去三周内发生的事情,且患者此后无法形成新的记忆,并伴有完全性右侧同向性偏盲,此外未发现脑干或其他中枢神经系统功能异常。CT 提示左侧 PCA 供血区内的枕叶、颞叶梗死。MRI 又发现左侧 PICA 供血区内的小脑梗死。脑血管造影提示左侧 ICVA 闭塞,左侧 PCA 栓塞,其余血管未见异常,仅有轻微的动脉粥样硬化。心脏相关检查未见异常。

该患者有 ICVA 闭塞,并有栓子栓塞基底动脉系统远端血管。回顾患者的病史,可以推断患者的两次头痛和头晕发作可能是由于小脑或延髓一过性缺血造成的。研究表明,尸检中进行椎基底动脉系统相关研究时发现栓塞性血管闭塞在 PCA 中较常见[1,128]。这些栓子可能来源于 ECVA 或 ICVA 的新鲜血栓[1,60,61,129,130]。Koroshetz 和 Ropper 研究了 12 例 PCA 供血区梗死且有脑干相关症状[130]的病例后发现,3 名患者为 ICVA 来源的栓子引起动脉内栓塞,另有 3 名患者 ICVA 和 ECVA 有病变。所有 12 名患者 PCA 供血区梗死的原因均为动脉内栓塞[130]。对于患者 BE,由于发现了动脉-动脉栓塞的证据(椎动脉内新鲜血栓形成),对此类患者在血栓稳定(血栓形成后 3-4 周内)前我们应用肝素或华法林抗凝治疗。关于对新发 ICVA 闭塞患者应用抗凝治疗以预防栓塞事件和进展性卒中的风险获益比,目前尚没有足够的研究数据。另外,尽管尚没有已发表的相关数据,但是溶栓也是急性 ICVA 闭塞的另一潜在的治疗方法。

病例 4

一名 60 岁的非裔美国人 EO,既往有高血压和糖尿病史,近日小憩后出现一过性视物成双和头晕。两天后患者出现走路不稳和视物成双。查体发现患者有共济失调性步态、眼震和轻微的左侧面部无力。患者站立位时感觉头晕、乏力、视物模糊。入院后患者接受肝素治疗,并卧床休息。6 天后患者逐渐进入昏睡状态,并出现四肢瘫痪。后来患者很快由于肺炎而死亡。尸检发现患者双侧 ICVA 闭塞,且小脑半球、延髓和脑桥广泛坏死。

双侧 ICVA 病变相对较常见。在新英格兰医学中心后循环疾病登记的 430 名患者中,21% 的患者有严重的 ICVA 闭塞性疾病[89],并且 10% 的患者(42 名患者)有双侧 ICVA 严重病变[90]或单侧 ICVA 严重病变合并有其他可影响后循环灌注的颅内或颅外血管病变[90]。表 8-3 列出了 ICVA 闭塞性病变的类型和其他重要病变血管的比例。双侧 ICVA 闭塞的诊断通常很难[1,110]。患者早期症状可能相对轻微,且通常为小脑或双侧延髓受累的表现,像病例 1 和病例 2 中的患者。由于低灌注的原因,症状常与位置相关,例如患者突然坐起、站立时或血压自发性下降或治疗后下降时,症状会加重。通常 TIA 会持续,且症状复杂、刻板[90],症状和体征也可能逐渐进展[110]。由于缺血是脑干灌注下降引起的,而非血栓发展或栓塞引起的,因此肝素通常无效。图 4-30A 显示了一例双侧 ICVA 闭塞患者的多模态 MRI,可见延髓、脑桥和小脑严重灌注不足。患者主要表现为共济失调和锥体束征。有时 PCA 供血区缺血也可引起视野、记忆和行为的改变。双侧 ICVA 闭塞在高血压和糖尿病患者中最常见[1,90,110]。广泛的脑后部缺血可导致死亡[110]。

表 8-3　ICVA 狭窄 - 闭塞性疾病　新英格兰医学中心后循环疾病登记

病变位置	数量
单侧 ICVA 病变	18(30%)
双侧 ICVA	21(35%)
单侧 ICVA+*	21(35%)
伴有基底动脉狭窄	10(17%)
伴有基底动脉闭塞	6(10%)

*ECVA 狭窄 - 闭塞,或者对侧 VA 发育不良,或基底动脉疾病

20 世纪 70~80 年代,临床倾向于采用外科搭桥手术治疗双侧 ICVA 病变引起的持续性脑干缺血,具体供体血管不定,主要是枕动脉和颞浅动脉等动脉搭桥到后循环中 ICVA 闭塞处远端的血管[131-133]。当狭窄部位靠近 ICVA 近端时,有时也会采取 ICVA 内膜剥脱术[134]。最近,临床上更倾向于血管成形术,合并或不合并一侧 ICVA 狭窄处支架植入[135-137]。

病例 1~4 中的患者均有 ICVA 病变引起的严重后循环梗死。部分患者已经耐受了血管病变而没有任何症状或仅有轻微的 TIA 发作。然而有一条定律存在,即血管病变的部位距离锁骨下-椎动脉起始处越远,发生梗死的可能性越大;而病变部位

越靠近近端,出现良性病程的可能性越大。

关于 ICVA 病变的最佳治疗方法目前知之甚少。Allen 等对 ICVA 患者行内膜剥脱术——通常是近端病变的患者[137]。介入放射学家可对 ICVA 病变患者行血管成形术。在 3 例双侧 ICVA 闭塞患者中单侧 ICVA 血管成形术后 TIA 即不再发作[135]。一项对比支架植入血管成形术和强化内科治疗的随机试验研究(SAMMPRIS)表明药物治疗的优势,可作为改善生活方式的一种途径[138]。在 SAMMPRIS 研究中有 36 例患者行 ICVA 支架植入术。这些病人中术后 30 天内有 3 例患者有缺血性并发症以及 3 例有出血性并发症[139,140]。ICVA 支架植入术后的患者与颈动脉、大脑中动脉支架植入术后的患者相比,更易出现缺血性并发症,但其缺血性并发症事件发生率低于基底动脉支架植入术后者[138,139]。在 SAMMPRIS 研究中 ICVA 支架植入术后的患者其出血性并发症发生率是最高的[139,140]。

另外,若患者就诊及时,溶栓治疗也可溶解 ICVA 内的血栓。在写这本书时尚缺乏相关临床试验或发表的关于急性 ICVA 闭塞病例静脉溶栓的结果。有一些报告关于双侧 ICVA 病变动脉溶栓及取栓的结果[137,141,142]。

关于在上述病例摘要及讨论中,我们强调了及时发现大面积小脑梗死并进行减压治疗的重要性。对于 ICVA 闭塞患者,短期应用肝素或华法林或新型抗凝剂以阻止血栓进展或栓塞。对于 ICVA 重度狭窄患者,选择长期抗凝(6 个月 ~1 年),应用华法林时维持国际标准化比值(INR)在 2~2.5 之间。采用 TCD 对 ICVA 狭窄患者进行随访,并对其进行 MRA 检查以明确血管病变的进展情况,观察病变血管是发生了完全闭塞还是发生了再通。在证实血管闭塞或再通约 1 个月后停止抗凝治疗。虽然没有数据证明上述治疗策略,但是起码在目前效果还是很好的[136]。金宗成等更倾向于使用几个月的双重抗血小板药物:阿司匹林联合氯吡格雷。在病人稳定后,根据 ICVA 病变的严重程度,调整为单用阿司匹林或阿司匹林联合西洛他唑。这种治疗方案的选择部分依据于华法林 - 阿司匹林症状性颅内疾病研究(Warfarin-Aspirin Symptomatic Intracranial Disease,WASID)[143]中提示服用华法林相对于服用阿司匹林有更高的出血并发症发生率,同时阿司匹林联合西洛他唑相对于单用阿司匹林可以更有效地防止颅内动脉粥样硬化进展[144]。期待以后会有对于 ICVA 疾病治疗更严谨的、前瞻性的研究。

基底动脉严重狭窄或闭塞

双侧脑干梗死

在一项具有里程碑意义的报道中,Kubik 和 Adams 呼吁大家注意基底动脉闭塞的临床和病理生理特点[145]。当时认为基底动脉闭塞的特征性表现为四肢瘫和颅神经异常,通常较容易确诊,且认为该病是致命性的。但现在我们知道基底动脉闭塞患者的临床预后有很大的差异。部分患者死亡或遗留严重的残疾,而另有部分患者仅遗留轻微的残疾,甚至完全没有后遗症[1,26,62,146-149]。患者的预后取决于血栓形成的速度、部位、程度,是否合并后循环其他部位的血管闭塞性病变,以及侧支循环的情况。

一名 63 岁的老年男性 OL,由于双下肢无力而无法从床上坐起。患者 5 年前有心肌梗死病史。在此次发病前 1 个月内,患者时有严重的枕部头痛。发病前 2 周内,患者发作过两次短暂性复视,其中一次还伴有一过性下肢无力。发病前 3 天内,患者左下肢明显无力,并伴有复视,但拒绝诊治。

动脉粥样硬化通常会影响基底动脉近端的几厘米,狭窄也可发生于中段或远端[1,147,148,150,151]。基底动脉粥样硬化的患者易合并其他部位的动脉粥样硬化,尤其是冠状动脉、颈动脉和髂股动脉。在 Kubik 与 Adams 最初的报道中[145],大多数患者常在没有任何征兆即突然出现症状或体征。他们的报道提示注意 TIA 发作的频率和重要性。Kubik 和 Adams 在病人死后检查了他们的器官,发生在致死性卒中之前的症状的数据是缺乏的。但数据来自于病理实验室。对于大多数基底动脉闭塞性疾病的患者,详细地询问病史可能会发现患者既往常会有短暂性脑干功能缺损的症状,例如上述患者 OL。其中最常见的 TIA 症状包括:①复视;②头晕,但通常没有天旋地转的感觉;③双下肢无力;以及④不同肢体发作性无力等。与其他颅外或颅内大动脉闭塞性疾病相似,部分患者在发生脑血流量下降前或过程中会出现显著的头痛。基底动脉闭塞性疾病患者的头痛通常位于枕部,并向头顶扩散。

查体时发现,患者 OL 肢体肌力弱,尤其是右侧肢体。患者无法移动其右侧上下肢;但是可将左脚抬起,保持脚后跟距床面 15 厘米 5 秒钟不下落;另外患者可通过在床面滑动上肢而使左肩部内收,但是无法抬起左上肢以及移动手指。双侧足跖反射阳性。针刺觉和触觉正常。患者双眼无法转向右侧，当凝视左侧时，仅有左眼移动且有外展性眼震，而左视时右眼无法内收。此外，患者有构音障碍，且咽部有分泌物潴留。

基底动脉起自延髓 - 脑桥交界的双侧 ICVA 汇合处，终止于脑桥 - 中脑交界处，其主要供血区是脑桥，尤其是脑桥基底部。基底动脉主要供应区域为脑桥，特别是脑桥基底部。脑桥被盖部有丰富的侧支血供，但主要依赖于起自近基底动脉尖分叉前的小脑上动脉（SCA）。基底动脉闭塞常可引起双侧脑桥基底部缺血，有时会累及一侧或双侧脑桥被盖部中央。图 8-16 显示了 Kubik 和 Adams 提出的基底动脉闭塞患者的缺血范围分布[145]。需注意的是，延髓和小脑半球通常不会受累，这与一侧或双侧 ICVA 病变时的情况不同。包含双侧小脑前下动脉（AICA）开口的基底动脉中段闭塞患者常合并一侧或双侧小脑半球前下部梗死[1,122,152,153]。图 8-17 是一例基底动脉闭塞患者的尸检标本，与图 8-16B 中的类型相似。

以下解剖学知识可以帮助大家预测和理解基底动脉闭塞患者常见的症状和体征：

1. 肢体瘫痪。与上述患者 OL 表现相似，肢体瘫痪通常是双侧的，并可能是不对称的。查体时可发现瘫痪侧肢体僵硬、腱反射亢进，病理征阳性。部分患者为轻偏瘫，且偏瘫对侧肢体常可出现肌力和腱反射的改变[1]。在新英格兰医学中心后循环登记中，轻偏瘫较四肢瘫痪更常见[1,147]。

2. 真性延髓性麻痹和假性延髓性麻痹。脑梗死可能直接累及颅神经运动神经核而导致一侧或双侧面部、软腭、眼部、颈部或舌肌的瘫痪。第Ⅸ-Ⅻ颅神经核位于延髓被盖部，通常位于梗死平面以下。颅神经支配的肌群瘫痪可引起构音障碍、发声困难、声音嘶哑、吞咽障碍以及舌肌无力，这在基底动脉闭塞并出现脑桥梗死的患者中很常见。脑桥

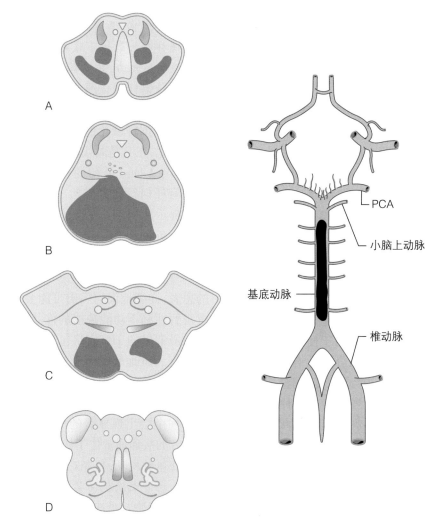

图 8-16　图示基底动脉闭塞引起的脑桥梗死。(A)中脑;(B)脑桥上部;(C)脑桥下部,(D)延髓

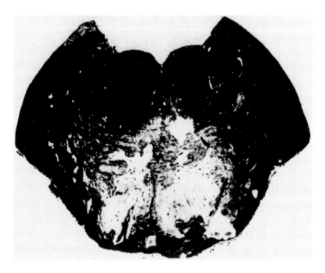

图 8-17　脑桥髓磷脂染色显示基底动脉闭塞患者局限于脑桥基底旁正中部分的梗死 Caplan LR. *Posterior Circulation Disease: Clinical Findings, Diagnosis, and Management.* New York: Blackwell Science, 1996 with permission of Blackwell Publishing Ltd.

的病变会影响皮质核束的传导纤维，由于这种病变并非直接累及颅神经核，而是通过影响下行传导通路间接影响颅神经核，因此其所致的颅神经支配肌群无力称为假性延髓性麻痹，查体可有下颌反射和面反射增强、咽反射亢进，且患者可出现强哭强笑等症状。部分患者的肢体瘫痪和延髓性麻痹很严重以至于无法通过言语或肢体语言进行交流。由于这种

患者的运动功能丧失，因此被称为闭锁状态[1,154-156]。患者有时可出现眼球运动或眨眼，这证明患者的神志是清醒的，且智力不受影响。

3. 感觉丧失或小脑功能异常。梗死通常会累及脑桥中线处或靠近中线的部位，而侧支血管主要是沿脑干外侧部走行的外周血管，并对脑干基底部的外侧、被盖部及小脑供血。图 8-18A 显示了基底动脉闭塞时可能出现的侧支血管。图 8-18B 显示了一例基底动脉近端闭塞患者的脑血管造影结果，可见小脑动脉代偿了基底动脉上端的血供。小脑半球主要由起自椎动脉的 PICA 和起自基底动脉的 SCA 供血，其中后者在基底动脉内血栓未延伸至远端时可不受累及。累及小脑、脑桥基底部内 AICA 供血区的脑梗死也可发生，但是由此产生的小脑功能异常的体征常会被伴随的瘫痪和锥体束征所掩盖。脊髓丘脑束和小脑常可不受累。

4. 眼球运动异常[1,157-159]。第Ⅵ颅神经、内侧纵束、脑桥侧视中枢均位于脑桥被盖部的旁正中部，这个区域缺血时会出现相应的症状。第Ⅵ颅神经或神经核病变会引起眼球的外展功能障碍。内侧纵束（MLF）病变会引起病变侧眼球向对侧凝视时出现内收障碍，而此时对侧眼球在外展位出现眼震。这种表现称为核间性眼肌麻痹，可以双侧受累。脑桥被盖部的旁正中部病变也可影响脑桥旁正中网状结构（PPRF），以及介导眼球向同侧凝视的侧视中枢，

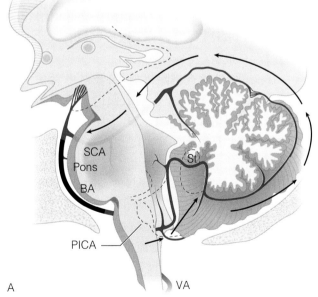
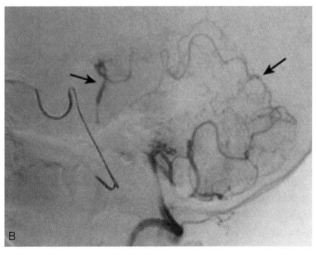

图 8-18　（A）图示脑干、小脑矢状面，其中可见小脑供血动脉。基底动脉闭塞时，血液可经 ICVA 流入 PICA，并在沿小脑向上汇入 SCA，从而进入基底动脉远端。（B）椎动脉造影侧面观，显示基底动脉闭塞，而基底动脉远端由来源于 PICA 与 SCA 之间的沿小脑走行的侧支充盈显影

这个部位的梗死可引起同侧的共轭凝视性轻偏瘫。一侧病变可同时影响同侧的 PPRF 和 MLF(上述患者 OL 即有这种综合征);由于患者仅保留了一个半凝视功能(将每一侧眼球向一个方向凝视的功能视为 1 个凝视功能),因此 Fisher 称之为一个半综合征[1,159]。对于患者 OL,右侧 PPRF 病变导致右视障碍,而右侧 MLF 病变导致其右眼左视时内收障碍。

5. 眼震。前庭神经核及其联系纤维受累也很常见,可引起垂直和水平眼震。

6. 其他眼部体征。基底动脉闭塞患者也可出现眼睑下垂、瞳孔缩小、斜视。

7. 昏迷。若病变累及双侧脑桥被盖部中央,患者可能出现昏迷[1,160,161]。意识水平降低可能是提示预后差的信号,但是此种情况必须注意与闭锁状态相鉴别。

患者 OL 的头颅 CT 结果正常,入院第一天 MRI 检查发现位于双侧脑桥基底部中段和下段的缺血灶。脑桥下段未见基底动脉血流流空效应。对患者给予肝素持续静点,后患者在入院最初的 24 小时内出现右下肢无力症状加重。之后患者病情稳定,第 10 天时患者可抬起双上肢,且构音障碍较前明显好转。入院第 2 天的 MRA 检查技术较差,但是仍提示基底动脉闭塞。第 3 天的血管造影提示双侧 ECVA 起始处轻微不规则,但没有明显狭窄,基底动脉近起始处闭塞;于颈内动脉注射造影剂可通过后交通动脉使基底动脉上段显影。至入院第 14 天,患者可在他人帮助下坐起来,且坐起时没有出现血压降低和肢体无力加重等情况。在给予华法林且 INR 维持于 2.5 左右时停用肝素。患者在康复训练过程中恢复了部分神经功能,且没有出现进一步的症状和体征。

尽管目前先进扫描设备的出现使得 CT 的诊断能力提高,但是诊断脑干梗死时 CT 并不十分敏感。然而 CT 在排除原发性脑干出血(是脑干梗死的鉴别诊断之一)时很可靠。在诊断脑干和小脑梗死时,MRI 较 CT 更有意义[147-149,162]。对于患者 OL 和其他双侧脑干功能异常的患者,首先需要鉴别脑桥出血、基底动脉闭塞和基底动脉分支双侧闭塞(无基底动脉闭塞)[163],常可通过血管影像学检查进行二者的鉴别,如 CTA、MRA 和 DSA[1,147-149,162,164]。

当患者 OL 就诊时,广泛的双侧体征和既往无卒中病史的临床特征提示基底动脉主干病变的可能性很大。患者神经系统体征持续时间超过 72 小时,因此已经无法溶栓。若患者在发病 24 小之内

到达医院,我可能考虑对其行血管造影术,若术中发现基底动脉闭塞,我会对其行动脉溶栓治疗。在患者就诊后接受造影检查前行 MRA 筛查基底动脉闭塞。基底动脉闭塞患者即使在发病后 24 小时才开始治疗,静脉内溶栓和动脉内溶栓也均被证明有效[1,165-168]。

动脉内治疗曾被认为是重建闭塞基底动脉必需的治疗方式,但是静脉溶栓和动脉溶栓治疗基底动脉闭塞患者在一病例组中的结果是相似的[164-168]。BASICS 登记研究是目前最大的关于基底动脉闭塞导致的急性脑梗死治疗的所有数据的研究[168]。接近一半的患者(49%,288/592)接受了动脉内治疗。在这些动脉内治疗的患者中,179 例患者仅给予动脉溶栓,79 例给予静脉溶栓联合机械取栓,30 例患者仅给予机械取栓[168]。表 8-4 显示神经症状出现到获得不同治疗方式治疗的时间,包括抗血小板(抗栓和抗凝)、静脉注射 rtPA、动脉内治疗[动脉溶栓和(或)机械取栓]。几乎 2/3 的病人在发病 6 小时内得到了治疗 -359/562(62%)。表 8-4 也显示了根据基础预后得到的病人预后,轻微的神经功能缺陷(0-2)还是严重的神经功能缺陷[3-5、昏迷和(或)四肢瘫痪或闭锁状态][168]。尽管可以获得早期的积极的治疗,仅有 1/4 的病人可以达到良好预后(mRS 0-2),36% 的患者死亡。那些基线状态表现为轻微到中等神经功能缺陷的患者接受动脉内治疗后有更高风险出现较差的临床预后(RR 1.49,95%CI 1~1.23)。较重神经功能缺损的病人接受静脉溶栓或者动脉内治疗临床预后是相似。动脉内治疗时经常会用到取栓器,但是关于取栓器械有效性的数据暂时没有报道(表 8-4)。

在头颅 CT 检查排除出血后,我对患者采用肝素抗凝治疗。这种情况金宗成倾向于使用阿司匹林联合氯吡格雷。CT、CTA,MR、MRA 足够诊断基底动脉疾病并且确定梗死程度[169-171]。图 8-19 显示了基底动脉狭窄伴闭塞的患者。

当患者早期脑干缺血症状波动时,我不倾向于行有创性检查,此时只有诊断仍未明确或考虑行动脉内治疗[动脉内溶栓和(或)血管成形术]时方可行血管造影检查。脑干血流灌注下降是一个主要的问题,必须注意尽可能增加其血流量。我嘱患者平卧休息;除非患者处于恶性期,否则不予降压治疗;同时需要纠正心衰;应避免脱水治疗和低血容量疗法。在缺血的最初阶段(2 周内),患者坐起、站立或仅仅从床上起身时均可能出现另外的缺血症

表 8-4 BASICS 登记纳入 592 名患者。根据基线严重程度和治疗方法分析结局。上方的表格是不同治疗时间对应的结局，下方表格是不同基线严重程度和治疗方法对应的结局

治疗时间	抗栓（n=183）	静脉 tPA（n=121）	动脉 tPA（n=288）	合计（n=592）
0-3 小时	45（25%）	67（55%）	67（23%）	179（30%）
3-6 小时	39（21%）	32（26%）	119（41%）	190（32%）
6-9 小时	28（15%）	7（6%）	49（17%）	84（14%）
>9 小时	71（39%）	15（12%）	53（18%）	139（23%）

| mRS | 基线时轻到中度 | | | 基线时重度 | | | 合计 |
	抗栓（n=104）	静脉 tPA（n=49）	动脉 tPA（n=92）	抗栓（n=79）	静脉 tPA（n=72）	动脉 tPA（n=196）	（n=592）
0-2	38（37%）	26（53%）	28（30%）	21（27%）	15（21%）	22（11%）	150（25%）
3-5	53（51%）	15（31%）	43（47%）	15（19%）	24（33%）	78（40%）	228（39%）
死亡	13（12%）	8（16%）	21（23%）	43（54%）	33（46%）	96（49%）	214（36%）

Derived from data in Schonewille W, Wijman CAC, Michel P, et al. on behalf of the BASICS Study Group. Treatment and outcomes of acute basilar artery occlusion in the Basilar Artery International Cooperation Study（BASICS）: a prospective registry study. Lancet Neurol 2009; 8: 724-730, with permission.

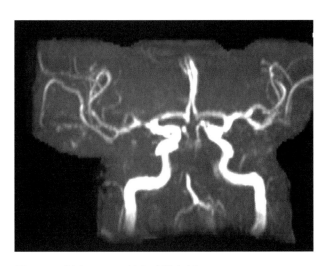

图 8-19 颅内 MRA。基底动脉中断

状[172]。当患者坐起或站立时，我测量了脉搏、血压，并注意观察神经系统症状、体征的改变。患者需逐步离床活动，并需要严密监护。由于病变部位常超出枕窗的探测范围，因此 TCD 有时并不能准确反映基底动脉病变情况。

若 CTA、MRA 或血管造影提示基底动脉完全闭塞，我会继续应用肝素，后改为华法林，总疗程约 6-8 周，之后单用阿司匹林或联用阿司匹林和缓释双嘧达莫。若患者基底动脉未闭塞，而是存在严重狭窄，我通常会采用长期华法林治疗，以预防血管闭塞。若基底动脉主干中只有很小的斑块，我会选择单用阿司匹林或联用阿司匹林和双嘧达莫，从而抑制血

小板聚集。金宗成倾向于使用阿司匹林联合氯吡格雷或者阿司匹林联合西洛他唑治疗严重的基底动脉闭塞性疾病。由轻度狭窄导致的穿支闭塞引起的单侧脑梗死患者可以使用阿司匹林联合西洛他唑。我和金宗成也会给予这类病人高剂量他汀。

对于血管造影未见明显基底动脉原位血管病变的患者，需考虑栓塞的可能性，并保证完善各项检查以除外心源性栓子或主动脉弓 / 头臂干近端 / 锁骨下动脉 / 椎动脉来源的栓子。可行血管造影和支架植入使狭窄的基底动脉再通，但是这种治疗方法可能造成基底动脉发出的旁正中和其他穿支动脉开口闭塞[141,142]。我非常谨慎使用基底动脉支架但是倾向于基底动脉取栓当 rtPA 效果不好且并没有大范围的脑干梗死时。与颈动脉相比，椎动脉管径更小且更加迂曲，介入操作时对操作技术要求更高。但是金宗成等认为如果根据临床和影像资料筛选病人，造影联合支架治疗伴或者不伴血栓切除非常有效。符合条件的病人包括：①突然出现的神经功能缺损症状（例如意识丧失 = 丧失伴四肢瘫）或者逐渐加重的神经功能缺损症状；②严重的基底动脉或者椎动脉闭塞性疾病伴随非功能性对侧椎动脉（闭锁、PICA 末端、双侧动脉粥样硬化）；③弥散相未发现广泛的脑干梗死（临床 - 影像失配）。他们已经治疗了再通后临床症状显著改善的患者。越早血管再通，结果越好。治疗时间窗长于及出血并发症低于前循环大动脉急性闭塞病人。亚急性期

如果有大量可挽救脑组织介入治疗是有效的[173]。介入治疗只能在条件许可的卒中中心开展,需要足够的设备和经验丰富的神经病专家及神经放射专家。一个最近纳入99例基底动脉闭塞患者分别接受介入治疗和药物治疗的非随机研究显示90天随访时45%的介入治疗组病人获得良好功能预后(mRS<2),药物治疗组90天时没有病人能获得良好功能预后(P=0.012)[174]。虽然大型的对照试验仍需要证明介入治疗的有效性,但是对于基底动脉闭塞,对照组的治疗效果太差,试验开展几乎不可能。

一名38岁男性PG,由家属发现昏睡。据患者妻子描述,发病当天早晨患者无明显异常,且近期未见异常。患者既往无心血管病史。查体时发现患者双侧瞳孔散大,直径固定于8mm,双眼球偏向于下外侧,转动患者头部时可发现两眼共轭地向相反方向转动,即存在头眼反射。运动功能未见明显异常。

双侧第Ⅲ对神经功能障碍和昏迷提示患者存在中脑损伤,这可能由较大的幕上占位性病变压迫中脑引起,也可能由中脑原位病变引起。由于没有卒中病史、没有卒中危险因素,且患者昏迷无法进行全面的查体,因此我认为必须及时完成神经影像学检查。

患者平扫和增强头CT未见异常,而MRI无法进行紧急检查。第二天DWI检查和磁共振T2相提示丘脑近中线处和中脑被盖部梗死灶,MRA未见异常。超声心动图提示左房黏液瘤。

多数基底动脉闭塞患者的血栓局限于基底动脉近端,部分患者的血栓会延伸到基底动脉远端,另有部分患者(常见于非裔美国人)基底动脉内血栓可能仅累及远端[1,50,150]。图8-20显示一例基底动脉内双侧SCA开口处狭窄患者双侧SCA供血区梗死。此类患者常出现构音障碍、辨距困难和意向性震颤。与PICA供血区小脑梗死相比,此类患者的头晕和共济失调性步态不明显。

基底动脉远端闭塞常见病因为心源性栓塞或椎动脉近端来源的栓子导致动脉-动脉栓塞。若栓子直径小于椎动脉管腔直径,可以通过椎动脉,通常不会导致基底动脉近端闭塞,因为后者管腔直径较ICVA大,但这样的栓子可能引起基底动脉远端或终末分支栓塞。基底动脉远端主要通过发出小分支穿过后穿质负责中脑和间脑的血供。上述区域的功能异常有以下体征[1,175-177]:

1. 瞳孔异常。上述部位的病变常会累及向E-W核走行的传入纤维从而影响瞳孔对光反射的传入通路。第Ⅲ颅神经、下行交感神经系统也可能

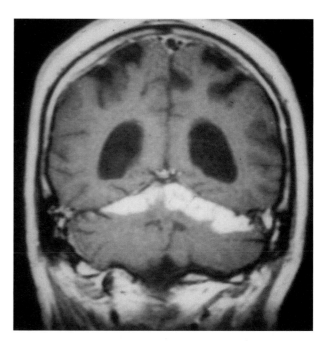

图8-20　MRI T2加权相冠状面显示双侧SCA供血区的双侧小脑尚未梗死,该患者基底动脉闭塞,堵塞双侧SCA开口。我称之为"蛋糕上的糖霜(icing on a cake)"

受累。患者瞳孔通常会出现异常,例如瞳孔缩小,固定于中间位置;或瞳孔散大,具体情况取决于病变的平面和范围。另外常可发现患者瞳孔对光反射迟钝,且双瞳不同轴。有时患者可出现一侧卵圆形瞳孔[178]。

2. 眼球运动异常。基底动脉尖病变的患者常可出现垂直凝视[157,158,179-181],即双眼向上或向下凝视。患者也可出现斜视,静息时双眼可能偏离中心位置,常见于向下内收位。另外患者也可出现其他眼球运动异常,如双眼内聚、可逆性眼震以及第Ⅵ颅神经假性麻痹等[1,157-159,175-177]。第Ⅵ对颅神经假性麻痹患者双眼不能外展的原因通常被认为是双眼的过度内聚,双眼内收的位移中和了外展的位移,因此使得患者双侧眼球外展不充分。此时患者的病变部位肯定位于第Ⅵ对颅神经核及其神经纤维腹侧[1,162,180,182]。

3. 意识状态改变。由于双侧脑干腹侧旁正中功能异常,患者可能出现嗜睡或昏迷。急性期过后,患者仍可能相对淡漠。部分患者一天可能睡很长时间,除非给予刺激或被动参加活动。

4. 眼睑异常-上睑下垂或眼睑下垂。第三对脑神经麻痹是动眼神经纤维或者核团受累。当动眼神经核团受累,病人经常出现双侧眼睑下垂[182]。上睑提肌的亚核位于中间,已经交叉投射到对侧上睑提肌的亚核。在一些病人中脑丘脑交界处病变

的病人会出现眼睑回缩 -Collier 征[182,183]。

5. 健忘症。当患者出现丘脑梗死时可能伴有记忆丧失。患者不能形成新的记忆，且可能无法回忆卒中发病前短时间内的事情。同时患者还可能出现其他行为异常，包括易激惹、幻觉以及类似额叶病变的症状。有左侧和双侧丘脑近中线处梗死的患者常合并持续的认知障碍[184]。

对于患者 PG，双侧第Ⅲ颅神经瘫痪提示中脑病变，且已有 MRI 证实。由于最常见的病因是栓塞，心脏和血管相关检查很重要。左房黏液瘤的发现使得病因得到及时处理。患者在卒中发病后第 4 天神智转清，唯一遗留的持续、明显的神经功能障碍为双侧第Ⅲ颅神经麻痹。基底动脉尖栓塞患者梗死灶的分布不同，可能包括中脑和丘脑，以及 SCA 和 PCA 的供血区，梗死有时也可能局限于一侧 SCA 或一侧 PCA 供血区。图 8-21 显示了一例基底动脉尖栓塞患者的 MRI 和 CTA，可见中脑、小脑上部和双

侧 PCA 供血区内多发梗死灶。图 8-22 显示充盈缺损，提示基底动脉动脉远端血栓形成。

单侧脑干梗死

基底动脉粥样硬化病变可以阻塞穿支开口，导致单侧脑桥或者中脑梗死（穿支闭塞或者穿支动脉粥样硬化）[185-189]。基底动脉病变可以通过基底动脉多平面高分辨核磁显示[188]。梗死主要出现在脑干腹侧，主要累及脑桥旁正中。最常见的症状包括对侧偏瘫、构音障碍、偶尔出现共济失调。如果损伤延伸到脑桥被盖，会出现感觉异常、眼球运动异常（最常见的是核间性眼肌麻痹）情感障碍偶尔出现，但与双侧病变相比不显著。最近研究发现基底动脉粥样硬化阻塞穿支是单侧脑干梗死重要的发病机制，这种发病机制约出现在 23% 的单侧脑干梗死病人[184]并且 39%~50% 的病人病变延伸到基底部[190-192]。第 9 章穿支动脉疾病会详细讨论。

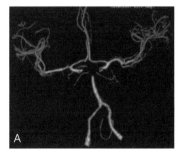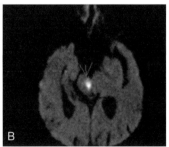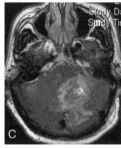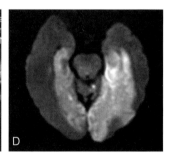

图 8-21　基底动脉尖闭塞患者影像图像。（A）CTA 未见基底动脉远端及左侧大脑后动脉；（B）弥散相可见位于中脑的梗死灶；（C）弥散相可见病灶累及左侧小脑上动脉供血区及左侧脑桥被盖部；（D）弥散相可见在大脑后动脉供血区的广泛双侧枕叶梗死

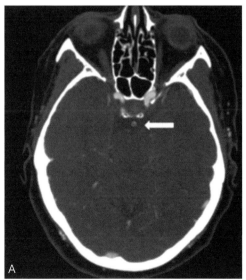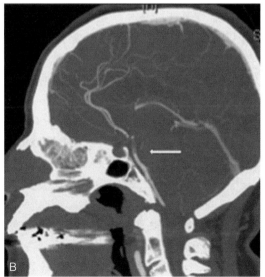

图 8-22　图示基底动脉顶端栓塞患者的 CTA。（A）轴位显示基底动脉高密度影（白色箭头所示）（B）矢状位显示基底动脉尖充盈缺损（小白箭头所示）（马萨诸塞州波士顿贝斯以色列女执事医学中心 Mark McAllister 供图）

基底动脉夹层

基底动脉夹层罕见。过去认为基底动脉夹层比椎动脉夹层预后更差。1979 年的综述表明广泛的双侧脑干梗死最常见的症状是突然地意识丧失和四肢麻痹[193]。其他的颅内动脉夹层通常引起脑干梗死或与夹层动脉瘤有关的蛛网膜下腔出血。1993 年发表的一篇纳入 33 例基底动脉基层患者的综述显示 27 例患者脑干梗死、5 例蛛网膜下腔出血、6 例既有梗死又有出血 30（79%）例病人死亡[194]。2010 年的一项研究提示单侧脑干梗死患者获得良好预后更加常见[195]。几年之前，基底动脉夹层仅可通过导管造影诊断，通常只在严重卒中病人进行侵入性造影检查。随着非侵入性检查的出现，更多的颅内动脉夹层的病人得到诊断，这些病人症状差异较大，包括轻微脑干梗死、蛛网膜下腔出血、昏迷、四肢麻痹。我们的经验是很多颅内后循环夹层开始于椎动脉颅内段延伸至基底动脉，然而很多病人只有轻微临床症状。

大脑后动脉严重狭窄或闭塞

大脑后动脉（PCA）是基底动脉的主要终末分支。大约 30% 的患者一侧 PCA 通过后交通动脉起自同侧 ICA 系统。内源性 PCA 动脉粥样硬化最常影响该动脉的起始段，其流行病学与近端 MCA 病变相似。PCA 供血区梗死常由于后循环栓塞引起[1,62,63,131,132,196-198]。Castaigne 等在一项尸检研究中研究了 30 例 PCA 供血区梗死的病例[129]，其中最常见的梗死机制是椎基底动脉系统近心端来源栓子造成的栓塞（30 名患者中有 15 名，占全部患者的 50%）。其中 8 名患者基底动脉内血栓延伸至 PCA 内。仅有 3 名患者的 PCA 血栓是在原位动脉粥样硬化性狭窄的基础上形成的[131]。

Pessin，我以及同事们研究了 35 名偏盲且头 CT 提示一侧 PCA 供血区脑梗死的患者[196]。图 8-23 显示了这项研究中患者的 CT 情况。最常见的梗死机制为栓塞，其中 10 名患者（28.5%）的栓子来源于心脏，6 名患者（17%）的栓子来源于后循环近心端血管病变部。另有 11 名患者，其临床表现和血管造影结果提示栓塞，但没有发现明确的栓子来源部位。在 35 名患者中有 27 名患者（77%）有 PCA 分支的栓塞性闭塞[196]。在新英格兰医学中心后循环登记的 79 名患者中，有 65 名患者（82%）最可能的发病机制为栓塞[198]。其他医学中心 PCA 供血区梗死相关报道

也提示栓塞是这种脑梗死的首要原因[1,197,198]。

最近来自土耳其[199]和韩国[200]的研究，所有卒中病人均进行 MRA 检查，分别在 1/4 和 1/5 的大脑后动脉供血区梗死病人明确了大脑后动脉粥样硬化是大脑后动脉供血区梗死的原因。这些结果表明与之前的认识相比，大脑后动脉粥样硬化是引起大脑后动脉供血区梗死的更为重要原因。种族差异、深部脑梗死的纳入[200]以及完整的血管评价或许可以解释不同研究之间大脑后动脉粥样硬化患病率的差异。

尽管动脉粥样硬化是影响大脑后动脉的最重要病理学改变，夹层[201]烟雾病[202]纤维肌发育不良[203]血管痉挛（可逆性脑血管收缩综合征）[204]均可累及大脑后动脉，导致大脑后动脉供血区缺血。

我们可以对前后循环进行对比。在前循环中，栓子常栓塞 MCA 的分支，导致皮质梗死；在后循环中，栓子经过椎动脉和基底动脉后，最终会栓塞 PCA 分支，引起皮质梗死。MCA 和 PCA 原位病变有时也会发生，但是与心源性栓塞或动脉-动脉栓塞相比并不常见。当存在 PCA 原位动脉粥样硬化时，患者临床表现通常会包括短暂性偏盲，有时会伴有一侧肢体的短暂性偏身感觉症状[205]。

一名神志清醒的 64 岁非裔美国女性 MA，发现自己无法看到左侧的事物。患者能够阅读，但是不能确认房间内的物体，为了看见左侧的东西，患者需要转向左侧。另外，患者有右眼后方钝痛。患者无肢体运动、行走障碍以及思考障碍。在发病前的数周内，患者有过几次短暂性左侧视野缺损，每次持续几分钟后缓解。查体发现患者左侧同向性偏盲，但左侧视野中心处保留。患者能够阅读，能够辨别物体的颜色和特点，能够画出常见的物体，能够复制图画，并能够准确地将纸上的线条从中间分为两段。运动、感觉、腱反射和步态未见异常。

PCA 在发出到中脑和丘脑的穿支动脉后，又发出分支到枕叶以及颞叶的中下部（图 8-24）。PCA 病变患者的头痛通常位于球后或眼球上方，很可能提示小脑幕上面受第 V 颅神经的第一支支配。PCA 供血区的脑梗死最常影响视野和躯体感觉，但很少引起瘫痪[1,196-198,205-206]。

视野异常

PCA 供血范围内梗死的患者最常见的单发症状为偏盲[1,196-198,205-206]，这是由距状沟边缘视觉相关皮质梗死引起的（该区域由 PCA 的距状沟分支供血）或由靠近视觉皮质的膝距束受累引起。若只有一

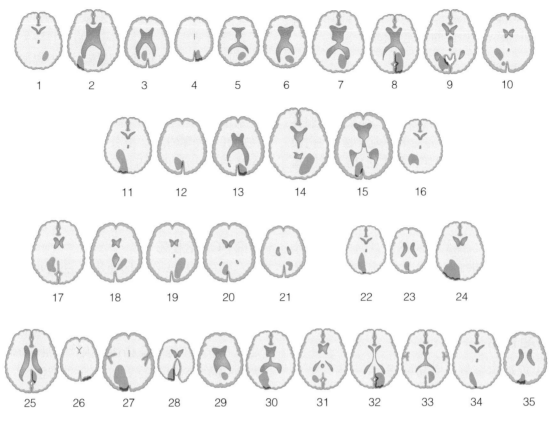

图 8-23　PCA 供血区梗死的 CT 表现

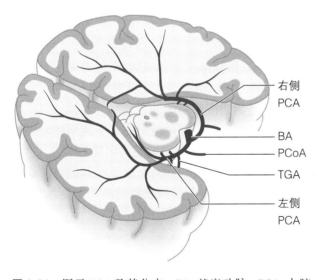

图 8-24　图示 PCA 及其分支。BA，基底动脉。PCA，大脑后动脉。PCoA，后交通动脉。TGA，丘脑膝状体动脉（Laurel Cook-Lhowe 绘图）

侧距状沟下缘舌回受累，则患者会出现双眼上 1/4 象限偏盲；若一侧距状沟下缘楔叶受累，则患者会出现双眼下 1/4 象限偏盲。

　　当梗死局限于纹状皮质，而不累及邻近的顶叶时，患者会意识到视野的缺损，通常会表现为部分视野空白、黑蒙或视物受限，患者会发现他们必须

更加注意偏盲的视野。当给予书面材料或图片时，枕叶梗死的患者能够看见并正确解释。他们手持书面材料时常会将其放置于未受累的视野中。

　　偏盲和视野忽略通常是不同的，且视野忽略也并不是偏盲的一种或轻或重的形式。对于枕叶梗死的患者，临床医生能够通过查体明确其视野缺损情况。有时患者视野中心可不受累，称为黄斑回避。视动性眼震正常。尽管患者能够明确辨认偏盲侧视野中的物体移动，但部分患者不能辨认其性质、位置或颜色[1,207]。

　　与此相比，顶叶梗死的患者（通常位于 MCA 供血区）膝距束和纹状皮质不受累，会出现视觉忽略，其查体结果与枕叶内侧梗死的患者大不相同。有视觉忽略的患者通常不能意识到视野的缺损。他们通常会出现以下情况：①忽视正常视野中的事物；②看不见缺损视野中的文字，通常只能看见文章和标题的一半；③看不见忽视视野中的图片；④向视野缺损侧的视动性眼震减弱[207]。另外，视野忽视患者还常出现绘画和临摹能力下降。当 PCA 的顶枕支和颞支受累时，可出现整个 PCA 供血区的大范围梗死，患者会出现偏盲和视觉忽略。仅有纹状皮质梗死的患者仅出现偏盲而不伴有视觉忽略的情

况更常见。以我的经验来看,不伴有偏盲的视觉忽略通常是由 MCA 供血区的梗死引起的。

躯体感觉异常

躯体感觉相关核团,丘脑腹后内侧核和外侧核位于丘脑外侧部。上述核团或自丘脑发出至躯体感觉皮质(中央后回和顶岛盖的感觉 2 区)的白质纤维缺血会产生感觉相关症状与体征,而不伴有瘫痪[197,198,208]。患者会主诉面部、肢体或躯干感觉倒错或麻木。查体有时可发现患者触觉、针刺觉和位置觉减退。许多患者的感觉症状很严重,可能无需查体也会发现[150]。偏侧感觉缺失,伴有偏盲但不伴有瘫痪,是 PCA 供血区梗死的诊断标准。血管闭塞性病变位于 PCA 发出丘脑膝状体动脉(到达丘脑外侧部)之前[208,209]。

运动功能异常

PCA 近端病变很少引起偏瘫[1,181,197,198,210-212]。最靠近 PCA 近端的穿支穿过中脑支配大脑脚。PCA 起始部闭塞性病变可引起中脑大脑脚梗死而导致偏瘫,伴有丘脑外侧部梗死导致的偏身感觉缺失,以及枕叶梗死的偏盲。这种情况临床上表现上很难与 MCA 或脉络膜前动脉供血区梗死相鉴别,但是可以通过 CT 和 MRI 轻易鉴别。Hommel 等[212]提供的图 8-25 显示了大脑后动脉近端的穿支。

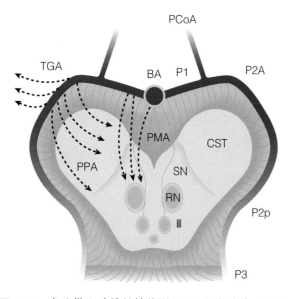

图 8-25　中脑供血动脉的轴位图。BA,基底动脉。PCoA,后交通动脉。P1,PCA 近端。P2A,大脑后动脉 P2 段的前段。P2P,大脑后动脉 P2 段的后段。P3,大脑后动脉 P3 段。TGA,丘脑膝状体动脉。PPA,大脑脚穿通动脉。PMA,旁正中动脉。CST,大脑脚内走行的皮质脊髓束。SN,黑质。RN,红核。Ⅲ,动眼神经核

当丘脑外侧部梗死而未累及中脑时,患者常出现偏身感觉症状,并伴有同侧偏身共济失调和舞蹈样、肌张力下降的症状。肢体共济失调似乎与小脑上脚和红核发出到达丘脑腹外侧核的纤维受累相关。手足徐动和肌张力下降症状则很可能与锥体外系中由豆状核袢发出到达丘脑腹外侧核和腹前核的纤维受累有关。部分丘脑外侧部梗死的患者,在卒中发病后早期可出现短暂性不自主舞蹈样和手足徐动症状[1,290]。

认知和行为异常

左侧 PCA 区梗死

当左侧 PCA 供血区梗死时,患者可能出现一些额外的症状:

1. 不伴失写的失读症。左枕叶和胼胝体压部梗死会出现典型的不伴失写的失读综合征,Dejerine 是第一个对该综合征描述的人[213],后来 Geschwind 和 Fusillo 等对其进行更加详细的阐述[214]。左侧视觉皮质中枢梗死时,患者仅余左侧视野(右侧枕叶视觉皮质中枢支配)。当命名看见的事物时,由于信息需从右侧枕叶皮质到达左颞、顶叶语言中枢,因此胼胝体或邻近白质连合纤维梗死时,会影响右侧枕叶和左侧大脑半球之间的信息联系,致使患者不能命名看见的事物。而最突出的症状是阅读障碍,尽管患者可以辨认单个字母或数字,但是无法辨认词语或词组。此外,由于语言皮质未受累,患者可保留说话、复述和大声拼写的能力。尽管其能够写出一段短文,但在一段时间后他们通常不能阅读自己所写的内容。患者还可伴有颜色命名障碍[1,207,214,215],但患者能够匹配颜色和形状,这证明其颜色辨认能力正常。患者也可正确描述熟悉事物的颜色,并能选用正确颜色的蜡笔绘出常见事物,然而却无法说出颜色的名字。

2. 命名性失语和经皮质感觉性失语[216]。一些左侧 PCA 供血区梗死的患者不能命名事物,另外一些患者虽能够复述,但不能理解他人的言语。

3. 古茨曼综合征。PCA 供血区梗死可累及角回,导致患者出现一系列症状,通常统称为古茨曼综合征[1]。主要表现包括:①左右失认;②手指失认;③结构性失用;④失写症;以及⑤失算症。单一患者,上述症状可能同时出现,也可能仅出现一项或几项。古茨曼综合征也发生于 MCA 供血区的角回梗死。

4. 记忆力减退。当患者双侧颞叶内侧受损时,

通常其新记忆形成时存在缺陷[1,217-219]，这种情况在左侧颞叶内侧梗死时也会出现[1,215,217-221]。单侧病变引起的记忆障碍通常是短暂性的，但是部分患者可持续长达半年。患者不能回忆近期发生的事情，而且在接受新信息短时间后就无法回忆；他们通常只能够重复几分钟前听到的话或发生的事情。

失忆通常由海马梗死所致（颞动脉分支供血区）。最近，Szabo 等报道了他们对 57 例以核磁弥散加权像确诊的有海马区梗死患者的研究结果。他们将海马区急性梗死分为四种类型：整个海马区梗死，海马体部和尾部的侧面及背面梗死，海马侧面的小梗死，发现 57 例患者中，大脑后动脉支配区域梗死时没有孤立的海马病灶，3 例是双侧病灶，54 例为单侧病灶；22 例为右侧病灶，32 例为左侧病灶。海马整个梗死占 25%；海马体部和尾部占 32%；海马体部背面的局限性梗死灶占 37%[222]；小病灶占 7%；大脑后动脉近端闭塞引起整个海马梗死时，病灶通常较大，且会累及颞叶和枕叶。大脑后动脉分支闭塞或者小的栓子脱落所致的海马区梗死时，梗死灶则为小的病灶。用三类不同类型的神经系统记忆查体时，仅有 11（19%）（包括 3 个双侧梗死中的 2 位）表现出典型的失忆。左侧海马区梗死组长期形象记忆会下降，近时记忆和远时记忆也会有减退，同时学习能力及认知记忆会缺损[217]。右侧海马区梗死时会有非形象记忆的减退[222]。

5. 视觉失认症[1,207,215,223,224]。部分左侧 PCA 供血区梗死的患者无法通过视觉来辨认常见事物的性质和用途；但是他们用手摸索某一物体或听他人用语言描述某一物体时，其通常可正确命名。例如某一患者在面对剪刀时不知道其为何物，但将剪刀放到她手中时就能够对其正确命名了。当让患者列出五种剪切所需的物体时，患者会提到了剪刀，这说明"剪刀"这个名词是存在于患者脑海中的[215]。

右侧大脑后动脉供血区梗死

右侧 PCA 供血区梗死通常会伴有面容失认症，即不能辨认熟悉的人的面容[1,207,224-226]。有时患者甚至不能辨认其配偶和子女及镜子中的自己。尽管患者不能辨认熟人的面容以及将熟人面容与本人对号入座，但是查体时会发现患者潜意识中对熟人的面容有熟悉感[226]。此外，右侧 PCA 供血区梗死患者也常出现迷路、不能回忆路线、无法指出起地图中的熟悉地名等症状[207,227]。右侧枕颞叶梗死的患者有时无法回忆起熟悉的人或物体原本的样子。梦境也可能缺如现实中原来视觉见过的画面。忽

视症状在右侧 PCA 供血区梗死的患者中更为常见。

双侧大脑后动脉供血区梗死

双侧 PCA 梗死时，最常见的表现是皮质盲、健忘、易激惹性谵妄[1,175,197,206,207,228-230]。双侧 PCA 梗死最常见的原因是栓塞造成的远端基底动脉分叉堵塞。图 8-21D 磁共振显示栓子脱落引起表现为视力丧失的双侧 PCA 梗死。皮质盲患者不能看到或识别任何视觉象限的物体，但瞳孔光反射保留[1,207,228]。一些皮质盲患者或许不愿承认他们的视力缺陷的事实（视觉失认或 Anton 综合征）[231]。值得注意的是患者顶叶与视觉相关的区域也会受到影响，引起病感失认及不能处理来自枕叶的信息[232]。Anton 综合征的患者可表现为可能与颞叶病灶相关的善谈或者易激惹与言语增多[233]。双侧颞叶内侧梗死引起的健忘症可以是持续性的，这与 Korsakoff 综合征极为相似[217]。另外，海马、枕颞内侧回和舌回受累（通常是双侧受累时）可导致患者处于一种易激惹的高度兴奋状态，容易与震颤性谵妄相混淆[1,229,230]。

距状沟上下缘浅层病灶

对动物和人类的生理学研究[1,207,234-236]以及对患者的症状体征的分析：物体识别与视觉空间特点的辨认解剖上位于不同的区域。视觉皮质中枢位于距状沟下缘，包括 Brodman18，19 及 37 区位于舌回和梭状回之间的纹旁区和纹状体周围皮质，它们包含了视觉观察到物体的颜色神经元的激活[207,234-236]。枕叶腹侧物体识别通路大多从枕叶下缘起始至额叶中下部。图 8-26 显示这些所谓的通路。

枕叶背侧通路从距状沟上缘纹旁区和纹状体周围皮质至顶叶和额叶视区传到空间认知信息。腹侧传导通路传导视觉数据至颞横回中下缘及颞叶内侧边缘结构区，主要是杏仁核与海马和额叶腹外侧皮质[207]，这类传导通路主要传导物体的性质、颜色、类别及功能信息。颞叶内侧与外侧相互作用以区分熟悉物体与其他记忆相关物体之间的关系。颞枕通路的内侧和下部通路与语言皮层紧密联系以区分和命名所看到的物体。

当梗死灶局限于双侧距状沟下缘皮质时，主要为人面失认和视觉颜色缺陷[1,207,224,238,239]，与不伴失写的失读症患者不能命名颜色相反，此类患者不能正确的辨认，匹配或者命名的颜色[234,235]。同时他们也很难将记忆中的物体、人物以及地点形象化[237]。

当梗死灶主要位于双侧距状沟背侧时将会产生多种症状[207,231]。部分患者会有 Balint 综合征的

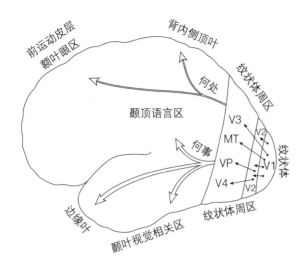

图 8-26　背侧及腹侧的视觉通路以及它们之间的相互关系示意图 From Mesulam M-M. Higher visual functions of the cerebral cortex and their disruption in clinical practice. In Albert DM, Jakobiec FA (eds), *Principles and Practice of Ophthalmology*, Vol 4. Philadelphia: W B Saunders, 1994, pp 2640-2653 with permission.

特点[207,240,241]。同时性失认症患者虽然能够感知一些景象的个别特征但没有一个整体的概念[207,242]。视觉性共济失调是一种不能在视觉得指引下准确进行手部动作 - 即视觉输入和手部运动缺乏协调性[207,243]。凝视麻痹(精神性凝视麻痹)是一种患者不能按照指令去注视物体,虽然患者可自发的活动眼球,但是执行指令物体时却存在困难[207,244,245]。由于患者不容易看到视觉全景,因此患者在阅读方面存在困难,这种情况需要与不伴失写的失读症相鉴别看来。另外,此类患者在寻找他们既往所熟悉的路途及定向和在地图上定位建筑物也存在很大困难[237]。

患者 MA 的头 CT 提示右枕叶内侧梗死,没有行血管造影检查。颅外多普勒检查没有发现 VA 血液逆流。TCD 提示右侧 PCA 局部血流速度增快。MRI 提示枕叶梗死累及距状沟上下缘的纹状皮质。MRA 显示右侧 PCA 局限性狭窄。超声心动和心电监测未见异常。后患者出院,回家口服阿司匹林治疗。在后来随访的几年中上述表现没有明显变化。

CT 可以准确地反映受累病灶的血管分布。这位患者经 CT 证实患者的颅内病变位于右侧 PCA 的距状支供血区[1,197,206,246,247]。同时 CT 还能够明确病变是缺血而非出血。MRI 在显示丘脑、中脉和近端脑干、小脑的小病灶时效果更佳,这样就可帮助临床医生发现责任血管。枕叶内侧切面的磁共振 T2 加权相矢状位影像可发现病灶与距状裂和视放射的位置关系,因此可帮助临床医生判断视野缺损症状的预后。图 8-27 包含了由于 PCA 栓塞所致枕叶梗死患者的轴位和冠状位 MRI 表现。

枕叶是淀粉样血管病的常见发病部位。淀粉样血管病引起的枕叶出血患者常无高血压病史,且表现可与缺血性卒中相类似。目前关于 PCA 原位病变的最佳治疗方案尚无定论。当梗死局限于 PCA 分支时,需要考虑心源性栓塞的可能性,并进行心脏相关检查予以鉴别。

患者 MA 没有任何心源性栓塞的临床和实验室证据。无创性检查没有发现颈部 ECVA 闭塞的证据(ECVA 为 PCA 栓塞的可能栓子来源)。若无创性检查发现 ECVA 闭塞或流行病学和病因学因素支持 ECVA 起始处病变的可能性,则需行颈部钆增强 MRA、CTA 或血管造影明确锁骨下动脉以及 ECVA 起始处情况。患者 MA 为非裔美国人,没有冠心病

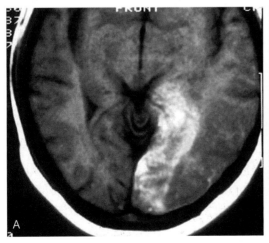
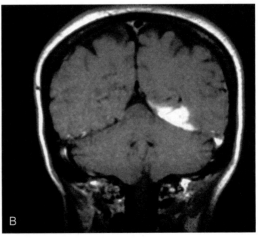

图 8-27　MRI T2 加权相显示 PCA 供血区梗死。(A)轴位图显示枕叶大面积梗死;(B)冠状位显示枕叶内较小范围梗死

通常其新记忆形成时存在缺陷[1,217-219]，这种情况在左侧颞叶内侧梗死时也会出现[1,215,217-221]。单侧病变引起的记忆障碍通常是短暂性的，但是部分患者可持续长达半年。患者不能回忆近期发生的事情，而且在接受新信息短时间后就无法回忆；他们通常只能够重复几分钟前听到的话或发生的事情。

失忆通常由海马梗死所致（颞动脉分支供血区）。最近，Szabo 等报道了他们对 57 例以核磁弥散加权像确诊的有海马区梗死患者的研究结果。他们将海马区急性梗死分为四种类型：整个海马区梗死，海马体部和尾部的侧面及背面梗死，海马侧面的小梗死，发现 57 例患者中，大脑后动脉支配区域梗死时没有孤立的海马病灶，3 例是双侧病灶，54 例为单侧病灶；22 例为右侧病灶，32 例为左侧病灶。海马整个梗死占 25%；海马体部和尾部占 32%；海马体部背面的局限性梗死灶占 37%[222]；小病灶占 7%；大脑后动脉近端闭塞引起整个海马梗死时，病灶通常较大，且会累及颞叶和枕叶。大脑后动脉分支闭塞或者小的栓子脱落所致的海马区梗死时，梗死灶则为小的病灶。用三类不同类型的神经系统记忆查体时，仅有 11（19%）（包括 3 个双侧梗死中的 2 位）表现出典型的失忆。左侧海马区梗死组长期形象记忆会下降，近时记忆和远时记忆也会有减退，同时学习能力及认知记忆会缺损[217]。右侧海马区梗死时会有非形象记忆的减退[222]。

5. 视觉失认症[1,207,215,223,224]。部分左侧 PCA 供血区梗死的患者无法通过视觉来辨认常见事物的性质和用途；但是他们用手摸索某一物体或听他人用语言描述某一物体时，其通常可正确命名。例如某一患者在面对剪刀时不知道其为何物，但将剪刀放到她手中时就能够对其正确命名了。当让患者列出五种剪切所需的物体时，患者会提到了剪刀，这说明"剪刀"这个名词是存在于患者脑海中的[215]。

右侧大脑后动脉供血区梗死

右侧 PCA 供血区梗死通常会伴有面容失认症，即不能辨认熟悉的人的面容[1,207,224-226]。有时患者甚至不能辨认其配偶和子女及镜子中的自己。尽管患者不能辨认熟人的面容以及将熟人面容与本人对号入座，但是查体时会发现患者潜意识中对熟人的面容有熟悉感[226]。此外，右侧 PCA 供血区梗死患者也常出现迷路、不能回忆路线、无法指出起地图中的熟悉地名等症状[207,227]。右侧枕颞叶梗死的患者有时无法回忆起熟悉的人或物体原本的样子。梦境也可能缺如现实中原来视觉见过的画面。忽

视症状在右侧 PCA 供血区梗死的患者中更为常见。

双侧大脑后动脉供血区梗死

双侧 PCA 梗死时，最常见的表现是皮质盲、健忘、易激惹性谵妄[1,175,197,206,207,228-230]。双侧 PCA 梗死最常见的原因是栓塞造成的远端基底动脉分叉堵塞。图 8-21D 磁共振显示栓子脱落引起表现为视力丧失的双侧 PCA 梗死。皮质盲患者不能看到或识别任何视觉象限的物体，但瞳孔光反射保留[1,207,228]。一些皮质盲患者或许不愿承认他们的视力缺陷的事实（视觉失认或 Anton 综合征）[231]。值得注意的是患者顶叶与视觉相关的区域也会受到影响，引起病感失认及不能处理来自枕叶的信息[232]。Anton综合征的患者可表现为可能与颞叶病灶相关的善谈或者易激惹与言语增多[233]。双侧颞叶内侧梗死引起的健忘症可以是持续性的，这与 Korsakoff 综合征极为相似[217]。另外，海马、枕颞内侧回和舌回受累（通常是双侧受累时）可导致患者处于一种易激惹的高度兴奋状态，容易与震颤性谵妄相混淆[1,229,230]。

距状沟上下缘浅层病灶

对动物和人类的生理学研究[1,207,234-236]以及对患者的症状体征的分析：物体识别与视觉空间特点的辨认解剖上位于不同的区域。视觉皮质中枢位于距状沟下缘，包括 Brodman18,19 及 37 区位于舌回和梭状回之间的纹旁区和纹状体周围皮质，它们包含了视觉观察到物体的颜色神经元的激活[207,234-236]。枕叶腹侧物体识别通路大多从枕叶下缘起始至额叶中下部。图 8-26 显示这些所谓的通路。

枕叶背侧通路从距状沟上缘纹旁区和纹状体周围皮质至顶叶和额叶视区传到空间认知信息。腹侧传导通路传导视觉数据至颞横回中下缘及颞叶内侧边缘结构区，主要是杏仁核与海马和额叶腹外侧皮质[207]，这类传导通路主要传导物体的性质、颜色、类别及功能信息。颞叶内侧与外侧相互作用以区分熟悉物体与其他记忆相关物体之间的关系。颞枕通路的内侧和下部通路与语言皮层紧密联系以区分和命名所看到的物体。

当梗死灶局限于双侧距状沟下缘皮质时，主要为人面失认和视觉颜色缺陷[1,207,224,238,239]，与不伴失写的失读症患者不能命名颜色相反，此类患者不能正确的辨认，匹配或者命名的颜色[234,235]。同时他们也很难将记忆中的物体、人物以及地点形象化[237]。

当梗死灶主要位于双侧距状沟背侧时将会产生多种症状[207,231]。部分患者会有 Balint 综合征的

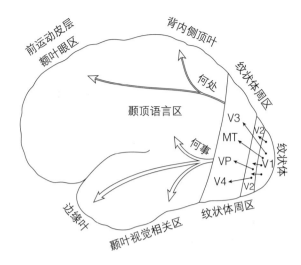

图 8-26　背侧及腹侧的视觉通路以及它们之间的相互关系示意图 From Mesulam M-M. Higher visual functions of the cerebral cortex and their disruption in clinical practice. In Albert DM, Jakobiec FA (eds), *Principles and Practice of Ophthalmology*, Vol 4. Philadelphia：W B Saunders，1994，pp 2640-2653 with permission.

特点[207,240,241]。同时性失认症患者虽然能够感知一些景象的个别特征但没有一个整体的概念[207,242]。视觉性共济失调是一种不能在视觉得指引下准确进行手部动作 - 即视觉输入和手部运动缺乏协调性[207,243]。凝视麻痹（精神性凝视麻痹）是一种患者不能按照指令去注视物体，虽然患者可自发的活动眼球，但是执行指令物体时却存在困难[207,244,245]。由于患者不容易看到视觉全景，因此患者在阅读方面存在困难，这种情况需要与不伴失写的失读症相鉴别看来。另外，此类患者在寻找他们既往所熟悉的路途及定向和在地图上定位建筑物也存在很大困难[237]。

患者 MA 的头 CT 提示右枕叶内侧梗死，没有行血管造影检查。颅外多普勒检查没有发现 VA 血液逆流。TCD 提示右侧 PCA 局部血流速度增快。MRI 提示枕叶梗死累及距状沟上下缘的纹状皮质。MRA 显示右侧 PCA 局限性狭窄。超声心动和心电监测未见异常。后患者出院，回家口服阿司匹林治疗。在后来随访的几年中上述表现没有明显变化。

CT 可以准确地反映受累病灶的血管分布。这位患者经 CT 证实患者的颅内病变位于右侧 PCA 的距状支供应血区[1,197,206,246,247]。同时 CT 还能够明确病变是缺血而非出血。MRI 在显示丘脑、中脉和近端脑干、小脑的小病灶时效果更佳，这样就可帮助临床医生发现责任血管。枕叶内侧切面的磁共振 T2 加权相矢状位影像可发现病灶与距状裂和视放射的位置关系，因此可帮助临床医生判断视野缺损症状的预后。图 8-27 包含了由于 PCA 栓塞所致枕叶梗死患者的轴位和冠状位 MRI 表现。

枕叶是淀粉样血管病的常见发病部位。淀粉样血管病引起的枕叶出血患者常无高血压病史，且表现可与缺血性卒中相类似。目前关于 PCA 原位病变的最佳治疗方案尚无定论。当梗死局限于 PCA 分支时，需要考虑心源性栓塞的可能性，并进行心脏相关检查予以鉴别。

患者 MA 没有任何心源性栓塞的临床和实验室证据。无创性检查没有发现颈部 ECVA 闭塞的证据（ECVA 为 PCA 栓塞的可能栓子来源）。若无创性检查发现 ECVA 闭塞或流行病学和病因学因素支持 ECVA 起始处病变的可能性，则需行颈部钆增强 MRA、CTA 或血管造影明确锁骨下动脉以及 ECVA 起始处情况。患者 MA 为非裔美国人，没有冠心病

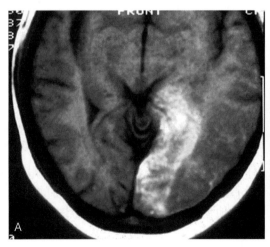
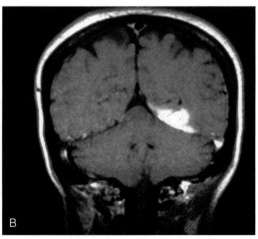

图 8-27　MRI T2 加权相显示 PCA 供血区梗死。(A)轴位图显示枕叶大面积梗死；(B)冠状位显示枕叶内较小范围梗死

和外周血管疾病史，也没有高胆固醇血症史。上述情况不支持 ECVA 近端病变的可能性[49]。患者没有脑干症状，且 TCD 提示 ICVA 血流速度正常，因此也除外 ICVA 病变。TCD 发现右侧 PCA 局部血流速度加快，提示 PCA 局灶性病变。颅内 MRA 除外了 ICVA 病变，并确定了 PCA 的原位病变。患者出现的一系列视野缺失的症状支持右侧 PCA 原位闭塞性病变的可能[205]。即使右侧 PCA 供血区梗死范围较大，出现严重残疾的可能性也不大。但由于不能完全除外仍有出现严重神经功能缺损的可能性，我认为需进一步采取有创性检查手段，并进行相对积极的治疗，我选择了阿司匹林治疗。

后循环缺血患者的鉴别诊断

随着技术的进步，尤其是 MRI、超声心动、超声、TCD、CTA 和 MRA 等检查手段的出现和推广，临床医生可以更加安全、更加快速诊断后循环缺血患者及判断他们的发病机制。DWI 和 PWI 也有助于发现后循环中的低灌注区域，与 MRI T2 相比较更早的发现梗死灶。

我们发现，将后循环供血区按照主要血管分布划分成一些较小的区域对临床有很大帮助[1,2,26,62,109]。双侧 ICVA 在延髓 - 脑桥交界处汇合成基底动脉。ICVA 供血区主要包括延髓和由 ICVA 分支之一 PICA 供血的小脑，可将这个区域称为颅内后循环近端供血区。基底动脉在脑桥 - 中脑交界处分叉，其供血区主要包括脑桥和由 AICA 供血的部分小脑，可将其称为颅内后循环中部供血区。而由基底动脉远端和其 SCA 分支，以及 PCA、穿支动脉供血的区域可称为颅内后循环远端供血区，主要包括中脑、丘脑、SCA 供血的部分小脑，以及 PCA 供血的颞叶、枕叶。图 8-28 显示上述后循环供血区。

后循环分区法是以每一位患者的临床和影像学数据为基础的设计出来的。例如假设一名患者出现左侧延髓外侧综合征和右侧偏盲，MRI 显示左侧颞叶梗死，那么这名患者一定有颅内后循环近端和远端供血区缺血。左侧颅内后循环近端供血区缺血说明患者一定存在左侧 ICVA 某部位病变。颅内后循环近端和远端供血区联合病变最常见的原因是栓子栓塞 ICVA 后在其中停留，然后随血流进入基底动脉分叉处或 ICVA 闭塞性病变合并远端栓塞。上述分区方法可以提示血管病变的部位，即位于血管的起始处还是终末处；然后临床医生可以通

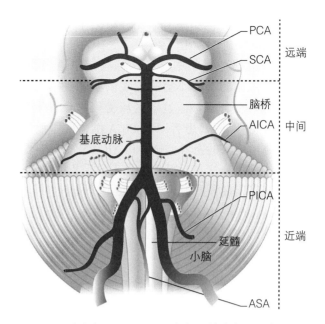

图 8-28 示脑底面 ICVA、BA 走行及其分支。相应的大脑区域被划分为后循环近端、中部和远端供血区。ASA，脊髓前动脉；PICA，小脑后上动脉；AICA，小脑前上动脉；SCA，小脑上动脉；PCA，大脑后动脉

过血管相关检查，如颅外和经颅多普勒、CTA、MRA、血管造影以及超声心动等明确具体的血管病变。

在新英格兰医学中心后循环登记中，颅内后循环远端供血区缺血是最常见的，包括缺血局限于或包含远端供血区[1,2,26,109]。在其他登记研究中，后循环远端供血区也是常见的受累部位。在 Lausanne 卒中登记的 401 名后循环缺血患者中，有 164 名患者有丘脑或 PCA 供血区梗死[248-250]；在有 MRA 影像资料的 70 名患者中，37% 的患者为后循环远端供血区缺血，27% 为后循环近端供血区缺血，23% 为后循环中部供血区缺血[249]。在 Besancon[251,252] 和 Athens[253] 的卒中登记中，将后循环的病变部位分为脑干、小脑和 PCA 供血区。Besancon 卒中登记中的 251 名后循环缺血患者中，34% 的患者为 PCA 供血区缺血，39% 的患者为脑干缺血，另有 27% 的患者为小脑缺血[251,252]。在 Athens 卒中登记的 259 名患者中，27% 的患者为 PCA 供血区缺血，28% 的患者为脑干缺血，另有 24% 的患者为小脑缺血[253]。

在新英格兰医学中心后循环登记中，PCA 供血区缺血是最常见的，包括缺血局限于 PCA 供血区或合并其他部位缺血；然而相当一部分后循环远端供血区缺血的患者也会出现脑干腹侧和 SCA 供血区梗死[109]。若将脑干腹侧和 SCA 供血区梗死患者与 PCA 供血区梗死患者合并为一类，则在 Lausanne、Besancon 和 Athens 的卒中登记中，这类患者所占的

比例与新英格兰医学中心后循环登记中的后循环远端供血区缺血患者比例相当。

在新英格兰医学中心后循环登记中,延髓和(或)PICA供血的部分小脑的近端供血区是第二常见的后循环受累区域。这个区域受累主要发生于ECVA和ICVA闭塞患者以及PICA供血的小脑范围内心源性栓塞的患者。脑桥和AICA供血的部分小脑的中部供血区是后循环中最不易受累的区域。这个区域受累最常见于基底动脉或其分支病变。此外,在Lausanne、Besancon和Athens的卒中登记中,多发病变的患者很常见,这与新英格兰医学中心后循环登记相似[109]。

与快速发展的检查技术相比,治疗手段的发展相对滞后。抗血小板药、抗凝药、外科手术、血管成形术和支架植入术、溶栓以及机械取栓术(在本书第6章以及其他章节中已经描述了上述治疗方法)等均已被应用于临床,但是至今尚没有随机临床试验证实明确后循环血管和颅内病变患者的最佳治疗方法。希望在不远的将来,关于明确血管病变患者的临床试验能够为其治疗指明方向。

(杨明　张雪蕾　李世雨　李明耀　罗岗
冷昕祎　译　杜万良　校)

参考文献

1. Caplan LR: *Vertebrobasilar Ischemia and Hemorrhage: Clinical Findings, Diagnosis, and Management of Posterior Circulation Disease*, 2nd ed. Cambridge: Cambridge University Press, 2015.

2. Caplan LR: Posterior circulation ischemia: Then, now, and tomorrow (Thomas Willis Lecture – 2000). *Stroke* 2000;**31**:2011–2013.

3. Millikan C, Siekert R: Studies in cerebrovascular disease. The syndrome of intermittent insufficiency of the basilar arterial system. *Mayo Clin Proc* 1955;**30**:61–68.

4. Denny-Brown D: Basilar artery syndromes. *Bull N Engl Med Center* 1953;**15**:53–60.

5. Fang H, Palmer J: Vascular phenomena involving brainstem structures. *Neurology* 1956;**6**:402–419.

6. Williams D, Wilson T: The diagnosis of the major and minor syndromes of basilar insufficiency. *Brain* 1962;**85**:741–774.

7. Millikan C, Siekert R, Shick R: Studies in cerebrovascular disease: The use of anticoagulant drugs in the treatment of insufficiency or thrombosis within the basilar arterial system. *Mayo Clin Proc* 1955;**30**:116–126.

8. Caplan LR: Vertebrobasilar disease: Time for a new strategy. *Stroke* 1981;**12**:111–114.

9. Caplan LR: Vertebrobasilar disease: Should we continue the double standard of managing patients with brain ischemia? *Heart Stroke* 1993;**2**:377–381.

10. Reivich M, Holling E, Roberts B, et al: Reversal of blood flow through the vertebral artery and its effects on cerebral circulation. *N Engl J Med* 1961;**265**:878–885.

11. Heyman A, Young W, Dillon M, et al: Cerebral ischemia caused by occlusive disease of the subclavian or innominate arteries. *Arch Neurol* 1964;**10**:581–589.

12. North R, Fisher W, DeBakey M, et al: Brachial-basilar insufficiency syndrome. *Neurology* 1962;**12**:810–820.

13. Patel A, Toole J: Subclavian steal syndrome: Reversal of cephalic blood flow. *Medicine* 1965;**44**:289–303.

14. Hennerici M, Klemm C, Rautenberg W: The subclavian steal phenomenon: A common vascular disorder with rare neurologic deficits. *Neurology* 1988;**38**:669–673.

15. Potter BJ, Pinto DS: Subclavian steal syndrome. *Circulation* 2014;**129**:2320–2323.

16. Pollock M, Blennerhassett J, Clark A: Giant cell arteritis and the subclavian steal syndrome. *Neurology* 1973;**23**:653–657.

17. Hall S, Barr W, Lie JT, et al: Takayasu arteritis. *Medicine* 1985;**64**:89–99.

18. Shinohara Y: Takayasu disease. In Caplan LR (ed) *Uncommon Causes of Stroke*, 2nd ed. Cambridge: Cambridge University Press, 2008, pp 27–31.

19. Brewster DC, Moncure AC, Darling C, et al: Innominate artery lesions: Problems encountered and lessons learned. *J Vasc Surg* 1985;**2**:99–112.

20. Hennerici M, Aulich A, Sandemann W, Freund H-J: Incidence of asymptomatic extracranial occlusive disease. *Stroke* 1981;**12**:750–758.

21. Symonds C: Two cases of thrombosis of subclavian artery with contralateral hemiplegia of sudden onset, probably embolic. *Brain* 1927;**50**:259–260.

22. Martin R, Bogousslavsky J, Miklossy J, et al: Floating thrombus in the innominate artery as a cause of cerebral infarction in young adults. *Cerebrovasc Dis* 1992;**2**:177–181.

23. Ferriere M, Negre G, Bellecoste JF, et al: Thrombus flottant sous-clavier responsible d'un syndrome encephalo-digital, deux observations. *La Presse Med* 1984;**13**:27–29.

24. Fields WS, LeMak NA, Ben-Menachem Y: Thoracic outlet syndrome: Review and reference to a stroke in a major league pitcher. *AJNR Am J Neuroradiol* 1986;**7**:73–78.

25. Baker R, Rosenbaum A, Caplan L: Subclavian steal syndrome. *Contemp Surg* 1974;**4**:96–104.

26. Caplan LR, Wityk RJ, Glass TA, et al: New England Medical Center Posterior Circulation Registry. *Ann Neurol* 2004;**56**:389–398.

27. Caplan LR, Wityk RJ, Pazdera L, et al: New England Medical Center Posterior Circulation Stroke Registry: II. Vascular lesions. *J Clin Neurol* 2005;**1**:31–49.

28. Ekestrom S, Eklund B, Liljequist L, et al: Noninvasive methods in the evaluation of obliterative disease of the subclavian or innominate artery. *Acta Med Scand* 1979;**206**:467–471.

29. Berguer R, Higgins R, Nelson R: Noninvasive diagnosis of reversal of

vertebral artery blood flow. *N Engl J Med* 1980;**302**:1349–1351.

30. von Reutern GM, Pourcelot L: Cardiac cycle-dependent alternating flow in vertebral arteries with subclavian artery stenosis. *Stroke* 1978;**9**:229–236.

31. Liljequist L, Ekestrom S, Nordhus O: Monitoring direction of vertebral artery blood flow by Doppler shift ultrasound in patients with suspected subclavian steal. *Acta Chir Scand* 1981;**147**:421–424.

32. von Reutern G-M, von Budingen H-J: Ultrasound diagnosis of cerebrovascular disease. In von Reutern G-M, von Budingen H-J (eds): *Ultrasound Diagnosis of Cerebrovascular Disease: Doppler Sonography of the Extracranial and Intracranial Arteries: Duplex Scanning.* Stuttgart: Georg Thieme, 1993, pp 129–175.

33. von Budingen H-J, Staudacher T: Evaluation of vertebrobasilar disease. In Newell DW, Aaslid R (eds): *Transcranial Doppler.* New York: Raven Press, 1992, pp 167–195.

34. Ackerstaff RGA: Duplex scanning of the aortic arch and vertebral arteries. In Bernstein EF (ed): *Vascular Diagnosis*, 4th ed. St Louis: Mosby, 1993, pp 315–321.

35. Hadjipetrou P, Cox S, Piemonte T, Eisenhauer A: Percutaneous revascularization of atherosclerotic obstruction of aortic arch vessels. *J Am Coll Cardiol* 1999;**33**:1238–1245.

36. Dorros G, Lewin RF, Jamnadas P, Mathiak LM: Peripheral transluminal angioplasty of the subclavian and innominate arteries utilizing the brachial approach: Acute outcome and follow-up. *Catheter Cardiovasc Diagn* 1990;**19**:71–76.

37. Hebrang A, Maskovic J, Tomac B: Percutaneous transluminal angioplasty of the subclavian arteries: Long-term results in 52 patients. *AJR Am J Roentgenol* 1991;**156**:1091–1094.

38. Henry M, Amor M, Henry I, et al: Percutaneous transluminal angioplasty of the subclavian arteries. *J Endovasc Surg* 1999;**6**:33–41.

39. Millaire A, Trinca M, Marache P, et al: Subclavian angioplasty: Immediate and late results in 50 patients. *Catheter Cardiovasc Diagn* 1993;**29**:8–17.

40. Motarjeme A: Percutaneous transluminal angioplasty of supra-aortic vessels. *J Endovasc Surg* 1996;**3**:171–181.

41. Motarjeme A, Keifer JW, Zuska AJ, Nabawi P: Percutaneous transluminal angioplasty for treatment of subclavian steal. *Radiology* 1985;**155**:611–613.

42. Vitek JJ: Subclavian artery angioplasty and the origin of the vertebral artery. *Radiology* 1989;**170**:407–409.

43. Schillinger M, Haumer M, Schillinger S, et al: Risk stratification for subclavian artery angioplasty: Is there an increased rate of restenosis after stent implantation? *J Endovasc Ther* 2001;**8**:550–557.

44. Iared W, Mourao JE, Puchnick A, Soma F, Shigueoka DC: Angioplasty versus stenting for subclavian artery stenosis. *Cochrane Database Syst Rev* 2014;**5**: CD008461.

45. Aboyans V, Kamineni A, Allison MA, et al: The epidemiology of subclavian stenosis and its association with markers of subclinical atherosclerosis: the Multi-Ethnic Study of Atherosclerosis (MESA). *Atherosclerosis* 2010;**211**:266–270.

46. Fisher CM, Gore I, Okabe N, et al: Atherosclerosis of the carotid and vertebral arteries: Extracranial and intracranial. *J Neuropathol Exp Neurol* 1965;**24**:455–476.

47. Hutchinson EC, Yates PO: The cervical portion of the vertebral artery, a clinicopathological study. *Brain* 1956;**79**:319–331.

48. Hutchinson E, Yates P: Carotico-vertebral stenosis. *Lancet* 1957;**1**:2–8.

49. Gorelick PB, Caplan LR, Hier DB, et al: Racial differences in the distribution of posterior circulation occlusive disease. *Stroke* 1985;**16**:785–790.

50. Kim JS, Nah HW, Park SM, et al: Risk factors and stroke mechanisms in atherosclerotic stroke: intracranial compared with extracranial and anterior compared with posterior circulation disease. *Stroke* 2012;**43**:3313–3318.

51. Fisher CM: Vertigo in cerebrovascular disease. *Arch Otolaryngol* 1967;**85**:529–534.

52. Kerber KA, Brown D, Lisabeth LD, et al: Stroke among patients with dizziness, vertigo, and imbalance in the emergency department. A population-based study. *Stroke* 2006;**37**:2484–2487.

53. Lee H, Sohn S-I, Cho Y-W, et al: Cerebellar infarction presenting isolated vertigo. Frequency and vascular topographical patterns. *Neurology* 2006;**67**:1178–1183.

54. Moosy J: Morphology, sites, and epidemiology of cerebral atherosclerosis. *Res Publ Assoc Res Nerv Ment Dis* 1966;**51**:1–22.

55. Imparato A, Riles T, Kim G: Cervical vertebral angioplasty for brainstem ischemia. *Surgery* 1981;**90**:842–852.

56. Pelouze GA: Plaque ulcerie de l'ostium de l'artère vertebrale. *Rev Neurol* 1989;**145**:478–481.

57. Fisher CM: Occlusion of the vertebral arteries. *Arch Neurol* 1970;**22**:13–19.

58. Wityk RJ, Chang H-M, Rosengart A, et al: Proximal extracranial vertebral artery disease in the New England Medical Center posterior circulation registry. *Arch Neurol* 1998;**55**:470–478.

59. George B, Laurian C: Vertebrobasilar ischemia with thrombosis of the vertebral artery: Report of two cases with embolism. *J Neurol Neurosurg Psychiatry* 1982;**45**:91–93.

60. Caplan LR, Tettenborn B: Embolism in the posterior circulation. In Bergner R, Caplan LR (eds): *Vertebrobasilar Arterial Disease.* St Louis: Quality Medical Publishers, 1991, pp 50–63.

61. Caplan LR, Amarenco P, Rosengart A, et al: Embolism from vertebral artery origin occlusive disease. *Neurology* 1992;**42**:1505–1512.

62. Glass TA, Hennessey PM, Pazdera L, et al: Outcome at 30 days in the New England Medical Center Posterior Circulation Registry. *Arch Neurol* 2002;**59**:369–376.

63. Moufarrij N, Little JR, Furlan AJ, et al: Vertebral artery stenosis: Long-term follow-up. *Stroke* 1984;**15**:260–263.

64. Callow A: Surgical management of varying patterns of vertebral artery and subclavian artery insufficiency. *N Engl J Med* 1964;**270**:546–552.

65. Roon A, Ehrenfeld W, Cooke P, et al: Vertebral artery reconstruction. *Am J Surg* 1979;**138**:29–36.

66. Berguer R, Flynn LM, Kline RA, Caplan LR: Surgical reconstruction of the extracranial vertebral artery: Management and outcome. *J Vasc Surg* 2000;**31**:9–18.

67. Berguer R, Flynn LM, Kline RA, et al: Surgical reconstruction of the extracranial vertebral artery: Management and outcome. *J Vasc Surg* 2000;**31**:9–18.

68. Kieffer E, Koskas F, Bahnini A, et al: Long-term results after reconstruction of

the cervical vertebral artery. In Caplan LR, Shifrin EG, Nicolaides AN, Moore WS (eds): *Cerebrovascular Ischaemia: Investigations and Management*. London: Med-Orion, 1996, pp 617–625.

69. Myers PM, Schumacher HC, Higashida RT, et al: Use of stents to treat extracranial cerebrovascular disease. *Ann Rev Med* 2006;**57**:437–454.

70. Higashida R, Tsai F, Halbach V, et al: Transluminal angioplasty, thrombolysis, and stenting for extracranial and intracranial cerebral vascular disease. *J Interv Cardiol* 1996;**9**:245–255.

71. Chastain 2nd HD, Campbell MS, Iyer S, et al: Extracranial vertebral artery stent placement: In-hospital and follow-up results. *J Neurosurg* 1999;**91**:547–552.

72. Piotin M, Spelle L, Martin JB, et al: Percutaneous transluminal angioplasty and stenting of the proximal vertebral artery for symptomatic stenosis. *AJNR Am J Neuroradiol* 2000;**21**:727–731.

73. The SSLVIA Study Investigators. Stenting of Symptomatic Atherosclerotic Lesions in the Vertebral or Intracranial Arteries (SSYLVIA): Study results. *Stroke* 2004;**35**:1388–1392.

74. Caplan LR: Dissections of brain-supplying arteries. *Nat Clin Pract Neurol* 2008;**4**:34–42.

75. Tettenborn B, Caplan LR, Sloan MA, et al: Postoperative brainstem and cerebellar infarcts. *Neurology* 1993;**43**:471–477.

76. Debette S, Leys D. Cervical-artery dissections: predisposing factors, diagnosis, and outcome. *Lancet Neurol.* 2009;**8**:668–678.

77. Caplan LR, Zarins C, Hemmatti M: Spontaneous dissection of the extracranial vertebral arteries. *Stroke* 1985;**16**:1030–1038.

78. Mokri B, Houser OW, Sandok BA, Piepgras DG: Spontaneous dissections of the vertebral arteries. *Neurology* 1988;**38**:880–885.

79. Silbert PL, Mokri B, Schievink WI: Headache and neck pain in spontaneous internal carotid and vertebral artery dissection. *Neurology* 1995;**45**:1517–1522.

80. Saeed AB, Shuaib A, Al-Sulaiti G, Emery D: Vertebral artery dissection: Warning symptoms, clinical features, and prognosis in 26 patients. *Can J Neurol Sci* 2000;**27**:292–296.

81. Arnold M, Bousser M-G: Clinical manifestations of vertebral artery dissection. In Baumgartner RW,

Bogousslavsky J, Caso V, Paciaroni M (eds): *Handbook on Cerebral Artery Dissection*. Basel: Karger, 2005, pp 77–86.

82. Arnold M, Bousser M-G, Fahrni G, et al: Vertebral artery dissection. Presenting findings and predictors of outcome. *Stroke* 2006;**37**:2499–2503.

83. Giroud M, Gras P, Dumas R, Becker F: Spontaneous vertebral artery dissection initially revealed by a pain in one upper arm. *Stroke* 1993;**24**:480–481.

84. Dubard T, Pouchot J, Lamy C, et al: Upper limb peripheral motor deficits due to extracranial vertebral artery dissection. *Cerebrovasc Dis* 1994;**4**:88–91.

85. Goldsmith P, Rowe D, Jager R, Kapoor R: Focal vertebral artery dissection causing Brown–Séquard syndrome. *J Neurol Neurosurg Psychiatry* 1998;**64**:416–417.

86. Touboul PJ, Mas JL, Bousser M-G, Laplane D: Duplex scanning in extracranial vertebral artery dissection. *Stroke* 1987;**18**:116–121.

87. Wilkinson I, Russel R: Arteries of the head and neck in giant cell arteritis. *Arch Neurol* 1972;**27**:378–391.

88. Bickerstaff E: *Neurological Complications of Oral Contraceptives*. Oxford: Clarendon Press, 1975.

89. Muller-Kuppers M, Graf KJ, Pessin MS, et al: Intracranial vertebral artery disease in the New England Medical Center Posterior Circulation Registry. *Eur Neurol* 1997;**37**:146–156.

90. Shin H-K, Yoo K-M, Chang HM, Caplan LR: Bilateral intracranial vertebral artery disease in the New England Medical Center Posterior Circulation Registry. *Arch Neurol* 1999;**56**:1353–1358.

91. Huang YC, Chen YF, Wang YH, Tu YK, Jeng JS, Liu HM: Cervicocranial arterial dissection: Experience of 73 patients in a single center. *Surg Neurol* 2009;**72** Suppl 2:S20–77; discussion S7.

92. Caplan LR, Baquis GD, Pessin MS, et al: Dissection of the intracranial vertebral artery. *Neurology* 1988;**38**:868–877.

93. Hosoya T, Adachi M, Yamaguchi K, Haku T, Kayama T, Kato T: Clinical and neuroradiological features of intracranial vertebrobasilar artery dissection. *Stroke* 1999;**30**:1083–1090.

94. Kim JS: Pure lateral medullary infarction: clinical–radiological correlation of 130 acute, consecutive patients. *Brain* 2003;**126**:1864–1872.

95. Fisher CM, Karnes W, Kubik C: Lateral medullary infarction: The pattern of vascular occlusion. *J Neuropathol Exp Neurol* 1961;**20**:323–379.

96. Stephens RB, Stilwell DL: *Arteries and Veins of the Human Brain*. Springfield, IL: Charles C Thomas, 1969.

97. Duvernoy HM: *Human Brainstem Vessels*. Berlin: Springer, 1978.

98. Kommerall G, Hoyt W: Lateropulsion of saccadic eye movements. *Arch Neurol* 1973;**28**:313–318.

99. Meyer K, Baloh R, Krohel G, et al: Ocular lateropulsion: A sign of lateral medullary disease. *Arch Ophthalmol* 1980;**98**:1614–1616.

100. Matsumoto S, Okuda B, Imai T, Kameyama M: A sensory level on the trunk in lower lateral brainstem lesions. *Neurology* 1988;**38**:1515–1519.

101. Song I-U, Kim J-S, Lee D-G, et al: Pure sensory deficit at the T4 sensory level as an isolated manifestation of lateral medullary infarction. *J Clin Neurol* 2007;**3**:112–115.

102. Kim JS, Lee JH, Lee MC: Patterns of sensory dysfunction in lateral medullary infarction: Clinical-MRI correlation. *Neurology* 1997;**49**:1557–1563.

103. Kim JS: Sensory symptoms in ipsilateral limbs/body due to lateral medullary infarction. *Neurology* 2001;**57**:1230–1234.

104. Devereaux M, Keane J, Davis R: Automatic respiratory failure associated with infarction of the medulla: Report of two cases with pathologic study of one. *Arch Neurol* 1973;**29**:46–52.

105. Levin B, Margolis G: Acute failure of automatic respirations secondary to a unilateral brainstem infarct. *Ann Neurol* 1977;**1**:583–586.

106. Bogousslavsky J, Khurana R, Deruaz JP, et al: Respiratory failure and unilateral caudal brainstem infarction. *Ann Neurol* 1990;**28**:668–673.

107. Currier R, Giles C, Westerberg M: The prognosis of some brainstem vascular syndromes. *Neurology* 1958;**8**:664–668.

108. Caplan LR, Pessin M, Scott RM, et al: Poor outcome after lateral medullary infarcts. *Neurology* 1986;**36**:1510–1513.

109. Caplan LR, Chung CS, Wityk RJ, et al: New England Medical Center Posterior Circulation Stroke Registry: I. Methods, database, distribution of

brain lesions, stroke mechanisms, and outcomes. *J Clin Neurol* 2005;**1**:14–30.

110. Caplan LR: Bilateral distal vertebral artery occlusion. *Neurology* 1983;**33**:552–558.

111. Hauw J, Der Agopian P, Trelles L, et al: Les infarctes bulbaires. *J Neurol Sci* 1976;**28**:83–102.

112. Sawada H, Seriu N, Udaka F, Kameyama M: Magnetic resonance imaging of medial medullary infarction. *Stroke* 1990;**21**:963–966.

113. Tyler KL, Sandberg E, Baum KF: Medial medullary syndrome and meningovascular syphilis: A case report in an HIV-infected man and a review of the literature. *Neurology* 1994;**44**:2231–2235.

114. Kim JS, Kim HG, Chung CS: Medial medullary syndrome: Report of 18 new patients and a review of the literature. *Stroke* 1995;**26**:1548–1552.

115. Hagiwara N, Toyoda K, Torisu R, et al: Progressive stroke involving bilateral medial medulla expanding to spinal cord due to vertebral artery dissection. *Cerebrovasc Dis* 2007;**24**:540–542.

116. Kumral E, Afsar N, Kirbas D, et al: Spectrum of medial medullary infarction: Clinical and magnetic resonance imaging findings. *J Neurol* 2002;**249**:85–93.

117. Sypert G, Alvord E: Cerebellar infarction: A clinicopathological study. *Arch Neurol* 1975;**32**:351–363.

118. Amarenco P, Hauw JJ, Henin D, et al: Les infarctus du territoire de l'artère cerebelleuse postero-inferieure: Etude clinico-pathologique de 28 cas. *Rev Neurol* 1989;**145**:277–286.

119. Amarenco P, Hauw JJ, Gautier JC: Arterial pathology in cerebellar infarction. *Stroke* 1990;**21**:1299–1305.

120. Mazighi M, Amarenco P: Cerebellar infarcts. In Caplan LR, van Gijn J (eds): *Stroke Syndromes*, 3rd ed. Cambridge: Cambridge University Press, 2012, pp 469–479.

121. Amarenco P, Caplan LR: Vertebrobasilar occlusive disease, review of selected aspects: 3. Mechanisms of cerebellar infarctions. *Cerebrovasc Dis* 1993;**3**:66–73.

122. Caplan LR: Cerebellar infarcts: Key features. *Rev Neurol Dis* 2005;**2**:51–60.

123. Fisher CM, Picard E, Polak A, et al: Acute hypertensive cerebellar hemorrhage: Diagnosis and surgical treatment. *J Nerv Ment Dis* 1965;**140**:38–57.

124. Lehrich J, Winkler G, Ojemann R: Cerebellar infarction with brainstem compression: Diagnosis and surgical treatment. *Arch Neurol* 1970;**22**:490–498.

125. Fairburn B, Oliver L: Cerebellar softening: A surgical emergency. *BMJ* 1956;**1**:1335–1336.

126. Hornig CR, Rust DS, Busse O, et al: Space-occupying cerebellar infarction. Clinical course and prognosis. *Stroke* 1994;**25**:372–374.

127. Seelig J, Selhorst J, Young H, et al: Ventriculostomy for hydrocephalus in cerebellar hemorrhage. *Neurology* 1981;**31**:1537–1540.

128. Rieke K, Krieger D, Adams H-P, et al: Therapeutic strategies in space-occupying cerebellar infarction based on clinical, neuroradiological and neurophysiological data. *Cerebrovasc Dis* 1993;**3**:45–55.

129. Castaigne P, Lhermitte F, Gautier J, et al: Arterial occlusions in the vertebral-basilar system. *Brain* 1973;**96**:133–154.

130. Koroshetz WJ, Ropper AH: Artery-to-artery embolism causing stroke in the posterior circulation. *Neurology* 1987;**37**:292–296.

131. Sundt T, Whisnant J, Piepgras D, et al: Intracranial bypass grafts for vertebral-basilar ischemia. *Mayo Clin Proc* 1978;**53**:12–18.

132. Ausman J, Diaz F, de los Reyes R, et al: Anastomosis of occipital artery to AICA for vertebrobasilar junction stenosis. *Surg Neurol* 1981;**16**:99–102.

133. Roski R, Spetzler R, Hopkins L: Occipital artery to posterior–inferior cerebellar artery bypass for vertebrobasilar ischemia. *Neurosurgery* 1982;**10**:44–49.

134. Allen G, Cohen R, Preziosi T: Microsurgical endarterectomy of the intracranial vertebral artery for vertebrobasilar transient ischemic attacks. *Neurosurgery* 1981;**81**:56–59.

135. Takis C, Kwan ES, Pessin MS, et al: Intracranial angioplasty: Experience and complications. *AJNR Am J Neuroradiol* 1997;**18**:1661–1668.

136. Myers PM, Schumacher HC, Tanji K, et al: Use of stents to treat intracranial cerebrovascular disease. *Ann Rev Med* 2007;**58**:207–122.

137. Caplan LR: The intracranial vertebral artery: A neglected species. The Johann Jacob Wepfer Award 2012. *Cerebrovasc Dis* 2012;**34**:20–30.

138. Chimowitz MI, Lynn MJ, Derdeyn CP, et al, for the SAMPRIS Investigators: Stenting versus aggressive medical therapy for intracranial arterial stenosis. *N Engl J Med* 2011;**365**:993–1003.

139. Derdeyn CP, Fiorella D, Lynn MJ, et al: Stenting and Aggressive Medical Management for Preventing Recurrent Stroke in Intracranial Stenosis Trial Investigators. Mechanisms of stroke after intracranial angioplasty and stenting in the SAMMPRIS trial. *Neurosurg* 2013;**72**:777–795.

140. Fiorella D, Derdeyn CP, Lynn MJ, et al: SAMMPRIS Trial Investigators. Detailed analysis of periprocedural strokes in patients undergoing intracranial stenting in Stenting and Aggressive Medical Management for Preventing Recurrent Stroke in Intracranial Stenosis (SAMMPRIS). *Stroke* 2012;**43**:2682–2688.

141. Nakayama T, Tanaka K, Kaneko M, Yokoya-ma T, Uemura K: Thrombolysis and angioplasty for acute occlusion of intracranial vertebrobasilar arteries. *J Neurosurg* 1998;**88**:919–922.

142. Wang Bin, Wang Yabing, Li Shenmao, et al: Intra-arterial thrombolysis combined with angioplasty for treatment of acute ischemic cerebral infarction. *Chin J Cerebrovasc Dis* 2011;**8**:65–69.

143. Chimowitz MI, Lynn MJ, Howlett-Smith H, et al: Comparison of warfarin and aspirin for symptomatic intracranial arterial stenosis. *N Engl J Med* 2005;**352**:1305–1316.

144. Kwon SU, Cho YJ, Koo JS, et al: Cilostazol prevents the progression of the symptomatic intracranial arterial stenosis: The multicenter double-blind placebo-controlled trial of cilostazol in symptomatic intracranial arterial stenosis. *Stroke* 2005;**36**:782–786.

145. Kubik C, Adams R: Occlusion of the basilar artery: A clinical and pathologic study. *Brain* 1946;**69**:73–121.

146. Caplan LR: Occlusion of the vertebral or basilar artery. *Stroke* 1979;**10**:272–282.

147. Voetsch B, DeWitt LD, Pessin MS, et al: Basilar artery occlusive disease in the New England Medical Center Posterior Circulation Registry. *Arch Neurol* 2004;**61**:496–504.

148. Schonewille W, Wijman C, Michel P: BASICS Investigators. Treatment and clinical outcome in patients with basilar artery occlusion. *Stroke* 2006;**37**:922–928.

149. Baird TA, Muir KW, Bone I: Basilar artery occlusion. *Neurocritical care* 2004;**1**:319–329.

150. Pessin MS, Gorelick PB, Kwan ES, et al: Basilar artery stenosis: middle and distal segments. *Neurology* 1987;**37**:1742–1746.

151. LaBauge R, Pages C, Marty-Double JM, et al: Occlusion du tronc basilaire. *Rev Neurol* 1981;**137**:545–571.

152. Amarenco P, Hauw JJ: Cerebellar infarction in the territory of the anterior inferior cerebellar artery: A clinicopathological study of 20 cases. *Brain* 1990;**118**:139–155.

153. Amarenco P, Rosengart A, DeWitt LD, et al: Anterior inferior cerebellar artery territory infarcts. Mechanisms and clinical features. *Arch Neurol* 1993;**50**:154–161.

154. Nordgren RE, Markesbery WR, Fukuda K, Reeves AG: Seven cases of cerebromedullospinal disconnection: The "locked-in syndrome". *Neurology* 1971;**21**:1140–1148.

155. Nikić PM, Jovanović D, Paspalj D, Georgievski-Brkić B, Savić M: Clinical characteristics and outcome in the acute phase of ischemic locked-in syndrome: case series of twenty patients with ischemic LIS. *Eur Neurol* 2013;**69**:207–212.

156. Posner JB, Saper CB, Schiff ND, Plum F: *Plum and Posner's Diagnosis of Stupor and Coma*, 4th ed. Oxford, Oxford University Press, 2007.

157. Pierrot-Deseilligny C, Caplan LR: Eye movement abnormalities. In Caplan LR, van Gijn J (eds) *Stroke Syndromes*, 3rd ed. Cambridge: Cambridge University Press, 2012, pp 64–74.

158. Thömke F: Disorders of ocular motility. In Urban PP, Caplan LR (eds): *Brainstem Disorders*. Berlin: Springer-Verlag, 2011, pp 104–130.

159. Fisher CM: Some neuro-ophthalmological observations. *J Neurol Neurosurg Psychiatry* 1967;**30**:383–392.

160. Chase T, Moretti L, Prensky A: Clinical and electroencephalographic manifestations of a vascular lesion of the pons. *Neurology* 1968;**18**:357–368.

161. Parvizi J, Damasio AR: Neuroanatomical correlates of brainstem coma. *Brain* 2003;**126**:1524–1536.

162. Biller J, Yuh W, Mitchell GW: Early diagnosis of basilar artery occlusion using magnetic resonance imaging. *Stroke* 1988;**19**:297–306.

163. Fisher CM: Bilateral occlusion of basilar artery branches. *J Neurol Neurosurg Psychiatry* 1977;**40**:1182–1189.

164. Klein IF, Lavallee PC, Schouman-Claeys E, Amarenco P: High-resolution MRI identifies basilar artery plaques in paramedian pontine infarct. *Neurology* 2005;**64**:551–552.

165. Caplan LR: Thrombolysis in vertebrobasilar occlusive disease. In Lyden PD (ed): *Thrombolytic Therapy for Acute Stroke*, 2nd ed. Totawa, NJ: Humana Press, 2005, pp 203–209.

166. Lindsberg P, Soinne L, Tatlisumak T et al. Long-term outcome after intravenous thrombolysis of basilar artery occlusion. *JAMA* 2004;**292**:1862–1866.

167. Lindsberg PJ, Mattle HP: Therapy of basilar artery occlusion: A systematic analysis comparing intra-arterial and intravenous thrombolysis. *Stroke* 2006;**37**:922–928.

168. Schonewille WJ, Wijman CAC, Michel P et al. on behalf of the BASICS study group: Treatment and outcomes of acute basilar artery occlusion in the Basilar Artery International Cooperation Study (BASICS): A prospective registry study. *Lancet Neurol* 2009;**8**:724–730.

169. Bogousslavsky J, Regli F, Maeder P, et al: The etiology of posterior circulation infarcts: A prospective study using magnetic resonance imaging and magnetic resonance angiography. *Neurology* 1993;**43**:1528–1533.

170. Roether J, Wentz K-U, Rautenberg W, et al: Magnetic resonance angiography in vertebrobasilar ischemia. *Stroke* 1993;**24**:1310–1315.

171. Bash S, Villablanca JP, Duckwiler G, et al: Intracranial vascular stenosis and occlusive disease. Evaluation with CT angiography, MR angiography, and digital subtraction angiography. *AJNR Am J Neuroradiol* 2005;**26**:1012–1021.

172. Caplan LR, Sergay S: Positional cerebral ischemia. *J Neurol Neurosurg Psychiatry* 1976;**39**:385–391.

173. Lu PH, Park JW, Park S, et al: Intracranial stenting of subacute symptomatic atherosclerotic occlusion versus stenosis. *Stroke* 2011;**42**:3470–3476.

174. Broussalis E, Hitzl W, McCoy M, Trinka E, Killer M: Comparison of endovascular treatment versus conservative medical treatment in patients with acute basilar artery occlusion. *Vasc Endovascular Surg* 2013;**47**:429–437.

175. Caplan LR: Top of the basilar syndrome: Selected clinical aspects. *Neurology* 1980;**30**:72–79.

176. Mehler MF: The rostral basilar artery syndrome: Diagnosis, etiology, prognosis. *Neurology* 1989;**39**:9–16.

177. Mehler MF: The neuro-ophthalmologic spectrum of the rostral basilar artery syndrome. *Arch Neurol* 1988;**45**:966–971.

178. Fisher CM: Oval pupils. *Arch Neurol* 1980:**37**:502–503.

179. Hommel M, Bogousslavsky J: The spectrum of vertical gaze palsy following unilateral brainstem stroke. *Neurology* 1991;**41**:1229–1234.

180. Alemdar M, Kamaci S, Budak F: Unilateral midbrain infarction causing upward and downward gaze palsy. *J Neuro-Ophthalmol* 2006;**26**:173–176.

181. Hommel M, Besson G: Midbrain infarcts. In Bogousslavsky J, Caplan LR (eds): *Stroke Syndromes*, 2nd ed. Cambridge: Cambridge University Press, 2001, pp 512–519.

182. Caplan LR: Ptosis. *J Neurol Neurosurg Psychiatry* 1974;**37**:1–7.

183. Collier J: Nuclear ophthalmoplegia with especial reference to retraction of the lids and ptosis and to lesions of the posterior commissure. *Brain* 1927;**50**:488–498.

184. Hermann DM, Siccoli M, Brugger P, et al: Evolution of neurological, neuropsychological and sleep-wake disturbances after paramedian thalamic stroke. *Stroke* 2008;**39**:62–68.

185. Fisher CM, Caplan LR: Basilar artery branch occlusion: A cause of pontine infarction. *Neurology* 1971;**21**:900–905.

186. Fisher CM: Bilateral occlusion of basilar artery branches. *J Neurol Neurosurg Psychiatry* 1977;**40**:1182–1189.

187. Caplan LR: Intracranial branch atheromatous disease: A neglected, understudied and underused concept. *Neurology* 1989;**39**:1246–1250.

188. Klein IF, Lavallee PC, Schouman-Claeys E, Amaraenco P: High-resolution MRI identifies basilar artery plaques in paramedian pontine infarct. *Neurology* 2005;**64**:551–552.

189. Bassetti C, Bogousslavsky J, Barth A, Regli F: Isolated infarcts of the pons. *Neurology* 1996;**46**:165–175.

190. Kataoka S, Hori A, Shirakawa T, Hirose G: Paramedian pontine infarction. Neurological/topographical correlation. *Stroke* 1997;**28**:809–815.

191. Kumral E, Bayulkem G, Evyapan D: Clinical spectrum of pontine infarction. Clinical-MRI correlations. *J Neurol* 2002;**249**:1659–1670.

192. Kim JS, Cho KH, Kang DW, Kwon SU, Suh DC: Basilar artery atherosclerotic disease is related to subacute lesion volume increase in pontine base infarction. *Acta Neurol Scand* 2009;**120**:88–93.

193. Alexander CB, Burger PC, Goree JA: Dissecting aneurysms of the basilar artery in two patients. *Stroke* 1979;**10**:294–299.

194. Masson C, Krespy Y, Masson M, Colombani JM: Magnetic resonance imaging in basilar artery dissection. *Stroke* 1993;**24**:1264–1266.

195. Ruecker M, Furtner M, Knoflach M, et al: Basilar artery dissection: Series of 12 consecutive cases and review of the literature. *Cerebrovasc Dis* 2010;**30**:267–276.

196. Pessin MS, Lathi E, Cohen M, et al: Clinical features and mechanism of occipital infarction. *Ann Neurol* 1987;**21**:290–299.

197. Chaves CJ, Caplan LR: Posterior cerebral artery. In Caplan LR, van Gijn J (eds): *Stroke Syndromes*, 3rd ed. Cambridge: Cambridge University Press, 2012, pp 405–418.

198. Yamamoto Y, Georgiadis AL, Chang HM, Caplan LR: Posterior cerebral artery territory infarcts in the New England Medical Center (NEMC) Posterior Circulation Registry. *Arch Neurol* 1999;**56**:824–832.

199. Kumral E, Bayulkem G, Atac C, Alper Y: Spectrum of superficial posterior cerebral artery territory infarcts. *Eur J Neurol* 2004;**11**:237–246.

200. Lee E, Kang DW, Kwon SU, Kim JS: Posterior cerebral artery infarction: Diffusion-weighted MRI analysis of 205 patients. *Cerebrovasc Dis* 2009;**28**:298–305.

201. Caplan LR, Estol CJ, Massaro AR: Dissection of the posterior cerebral arteries. *Arch Neurol* 2005;**62**:1138–1143.

202. Hishikawa T, Tokunaga K, Sugiu K, Date I: Assessment of the difference in posterior circulation involvement between pediatric and adult patients with moyamoya disease. *J Neurosurg* 2013;**119**:961–965.

203. Frens DB, Petajan JH, Anderson R, Deblanc JH, Jr: Fibromuscular dysplasia of the posterior cerebral artery: Report of a case and review of the literature. *Stroke* 1974;**5**:161–166.

204. Calabrese LH, Dodick DW, Schwedt TJ, Singhal AB. Narrative review: Reversible cerebral vasoconstriction syndromes. *Ann Intern Med* 2007;**146**:34–44.

205. Pessin MS, Kwan E, DeWitt LD, et al: Posterior cerebral artery stenosis. *Ann Neurol* 1987;**21**:85–89.

206. Mohr JP, Pessin MS: Posterior cerebral artery disease. In Barnett HJM, Mohr JP, Stein BM, Yatsu F (eds): *Stroke Pathophysiology, Diagnosis, and Management*, 3rd ed. New York: Churchill Livingstone, 1998, pp 481–502.

207. Barton JS, Caplan LR: Cerebral visual dysfunction. In Caplan LR, van Gijn J (eds): *Stroke Syndromes*, 3rd ed. Cambridge: Cambridge University Press, 2012, pp 75–97.

208. Georgiadis AL, Yamamoto Y, Kwan ES, et al: Anatomy of sensory findings in patients with posterior cerebral artery (PCA) territory infarction. *Arch Neurol* 1999;**56**:835–838.

209. Caplan LR, DeWitt LD, Pessin MS, et al: Lateral thalamic infarcts. *Arch Neurol* 1988;**45**:959–964.

210. Benson DF, Tomlinson EB: Hemiplegic syndrome of the posterior cerebral artery. *Stroke* 1971;**2**:559–564.

211. Hommel M, Besson G, Pollak P, et al: Hemiplegia in posterior cerebral artery occlusion. *Neurology* 1990;**40**:1496–1499.

212. Hommel M, Moreaud O, Besson G, Perret J: Site of arterial occlusions in the hemiplegic posterior cerebral artery syndrome. *Neurology* 1991;**41**:604–605.

213. Dejerine J: Contribution à l'étude anatomo-pathologique et clinique des différentes variétés de cécité verbale. *Memoires de la Societe Biologique* 1892;**4**:61–90.

214. Geschwind N, Fusillo M: Color naming defect in association with alexia. *Arch Neurol* 1966;**15**:137–146.

215. Caplan LR, Hedley-White T: Cueing and memory dysfunction in alexia without agraphia. *Brain* 1974;**97**:25–262.

216. Kertesz A, Sleppard A, MacKenzie R: Localization in transcortical sensory aphasia. *Arch Neurol* 1982;**39**:475–479.

217. Victor M, Angevine J, Mancall E, et al: Memory loss with lesions of hippocampal formation. *Arch Neurol* 1961;**5**:244–263.

218. Ferro JM, Martins IP: Memory loss. In Caplan LR, van Gijn J (eds): *Stroke Syndromes*, 3rd ed. Cambridge: Cambridge University Press, 2012, pp 212–220.

219. Benson F, Marsden C, Meadows J: The amnestic syndrome of posterior cerebral artery occlusion. *Acta Neurol Scand* 1974;**50**:133–145.

220. Mohr JP, Leicester J, Stoddard L, et al: Right hemianopia with memory and color deficits in circumscribed left posterior cerebral artery territory infarction. *Neurology* 1971;**21**:1104–1113.

221. Ott B, Saver JL: Unilateral amnestic stroke. Six new cases and a review of the literature. *Stroke* 1993;**24**:1033–1042.

222. Szabo K, Forster A, Jager T et al: Hippocampal lesion patterns in acute posterior cerebral artery stroke: Clinical and imaging findings. *Stroke* 2009;**40**:2042–2045.

223. Rubens A, Benson F: Associative visual agnosia. *Arch Neurol* 1971;**24**:305–316.

224. Grusser OJ, Landis T: *Visual Agnosias and Other Disturbances of Visual Perception and Cognition*. Boston: CRC Press, 1991.

225. Damasio A, Damasio H, Van Hoesen G: Prosopagnosia: Anatomic basis and behavioral mechanisms. *Neurology* 1982;**32**:331–341.

226. Tranel D, Damasio AR: Intact recognition of facial expression, gender, and age in patients with impaired recognition of face identity. *Neurology* 1988;**38**:690–696.

227. Fisher CM: Disorientation to place. *Arch Neurol* 1982;**39**:33–36.

228. Symonds C, McKenzie I: Bilateral loss of vision from cerebral infarction. *Brain* 1957;**80**:415–455.

229. Medina J, Rubino F, Ross E: Agitated delirium caused by infarctions of the hippocampal formation and fusiform and lingual gyri: A case report. *Neurology* 1974;**24**:1181–1183.

230. Horenstein S, Chamberlain W, Conomy J: Infarction of the fusiform and calcarine regions: Agitated delirium and hemianopsia. *Trans Am Neurol Assoc* 1962;**92**:357–367.

231. Kumral E, Bayulkem G, Atac C, Alper Y: Spectrum of superficial posterior cerebral artery territory infarcts. *Eur J Neurol* 2004;**11**:237–246.

232. Kondziella D, Frahm-Falkenberg S: Anton's syndrome and eugenics. *J Clin Neurol* 2011;**7**:96–98.

233. Eby SA, Buchner EJ, Bryant MG, Mak HK: The rehabilitation of Anton syndrome. *PM R* 2012;**4**:385–387.

234. Mesulam M-M: Higher visual functions of the cerebral cortex and their disruption in clinical practice. In Albert DM, Jakobiec FA (eds): *Principles and Practice of Ophthalmology*, vol **4**. Philadelphia, WB Saunders Co., 1994, pp 2640–2653.

235. Mishkin M, Ungerleider LG, Macko KA: Object vision and spatial vision: Two cortical pathways. *Trends Neurosci* 1983;**6**:414–417.

236. Ungerleider LG, Haxby JV: "What" and "where" in the human brain. *Curr Opin Neurobiol* 1994;**4**:157–165.

237. Levine DN, Warach J, Farah M: Two visual systems in mental imagery: Dissociation of "what" and "where" in imagery disorders due to bilateral posterior cerebral lesions. *Neurology* 1985;**35**:1010–1018.

238. Meadows J: Disturbed perception of colors associated with localized cerebral lesions. *Brain* 1974;**97**:615–632.

239. Damasio A, Yamada T, Damasio H, et al: Central achromatopsia: behavioral, anatomic, and physiologic aspects. *Neurology* 1980;**30**:1064–1071.

240. Hecaen H, De Ajuriaguerra J: Balint's syndrome (psychic paralysis of visual fixation) and its minor forms. *Brain* 1954;**77**:373–400.

241. Bálint R: Seelenlahmung des `Schauens' optische ataxie, räumliche storung der aufmerksamkeit. *Monatschr Psychiatr Monatschr Psychiatr Neurol* 1909;**25**:51–191.

242. Luria AR: Disorders of "simultaneous perception" in a case of bilateral occipito-parietal brain injury. *Brain* 1959;**82**:437–449.

243. Holmes G: Disturbances of visual orientation. *Br J Ophthalmol* 1918;**2**:506–516.

244. Cogan DG: Ophthalmic manifestations of bilateral non-occipital cerebral lesions. *Br J Ophthalmol* 1965;**49**:281–297.

245. Johnston JL, Sharpe JA, Morrow MJ: Spasm of fixation: A quantitative study. *J Neurol Sci* 1992;**107**:166–171.

246. Kinkle W, Newman R, Jacobs L: Posterior cerebral artery branch occlusions: CT and anatomical considerations. In Berguer R, Bauer R (eds): *Vertebrobasilar Arterial Occlusive Disease*. New York: Raven Press, 1984, pp 117–133.

247. Goto K, Tagawa K, Uemma K, et al: Posterior cerebral artery occlusion. *Radiology* 1979;**132**:357–368.

248. Bogousslavsky J, Cachin C, Regli F, et al: Cardiac sources of embolism and cerebral infarction – clinical consequences and vascular concomitants: The Lausanne Stroke Registry. *Neurology* 1991;**41**:855–859.

249. Bogousslavsky J, Regli F, Maeder P, Meuli R, Nader J: The etiology of posterior circulation infarcts: A prospective study using magnetic resonance angiography. *Neurology* 1993;**43**:1528–1533.

250. Bogousslavsky J, Van Melle G, Regli F: The Lausanne Stroke Registry: Analysis of 1000 consecutive patients with first stroke. *Stroke* 1988;**19**:1083–1092.

251. Moulin T, Tatu L, Crepin-Leblond T, et al: The Besancon Stroke Registry: An acute stroke registry of 2500 consecutive patients. *Eur Neurol* 1997;**38**:10–20.

252. Moulin T, Tatu L, Vuillier F, et al: Role of a stroke data bank in evaluating cerebral infarction subtypes: Patterns and outcome of 1776 consecutive patients from the Besancon Stroke Registry. *Cerebrovasc Dis* 2000;**10**:261–271.

253. Vemmos K, Takis C, Georgilis K, et al: The Athens Stroke Registry: Results of a five-year hospital-based study. *Cerebrovasc Dis* 2000;**10**:133–141.

第9章
穿支和分支动脉病

颅内外大动脉闭塞或狭窄作为一种传统性病损,神经内外科医师在关照其卒中患者时基本可以将其识别出。我们通过血管造影及其他无创检查通常比较容易就可以确认出大动脉的异常,并且通过外科手术或活检术方法取出病变血管做病理检查,很容易便得以确认。而相反,对于颅内微小动脉损伤,尽管目前病理发现为我们对它的认识提供了依据,但其作为卒中发病的另一个病因仍存在争议。Miller Fisher(图 1-6~ 图 1-8)回顾了腔隙性脑梗死的病史[1],定义了造成腔隙血管病理的自然史和病因学[2],他还描述了很多临床症状,可以借以很容易并比较可靠的诊断为腔隙性脑梗死。Fisher 几乎是独自的使这种疾病得到了神经病学界的关注。然而,有些临床医师始终没能够或拒绝将腔隙性脑梗死的概念作为卒中的鉴别诊断之一,还有一些人怀疑腔隙是否能在临床上被诊断。因此,所谓的"腔隙假说"长期存在争议[3]。

Durand-Fardel 在 1843 年第一次将腔隙状态这一概念描述为经常可以在基底节区发现的,含有完整的组织与血管网状组织的多发小洞样表现[3-5]。Ferrand[6]工作于 Pierre Marie 实验室,他和 Marie 本人[7]第一次对腔隙性脑梗死病人的临床表现进行了描述。这些法国作家们提出腔隙几乎总是位于豆状核、丘脑、脑桥、内囊及大脑白质。偏瘫是急性腔隙性脑梗死的主要表现。Marie 将多发腔隙的临床状态称作腔隙状态,其特点为假性延髓性麻痹及一种异常的小步步态。Foix 等增加了对内囊及脑桥腔隙性脑梗死临床细节的描述[8-10]。此后研究进展很慢,直到 Fisher 对腔隙性脑梗死的病理及临床表现做了大量工作[3,4]。

腔隙性卒中的频率和相当大比例的腔隙性卒中患者强调了腔隙性卒中的重要性。它们占据缺血性卒中 20%~25% 的比例,每年将近发病率为 100 000 人中 15 人发病[11,12]。

病理学

腔隙性梗死为较小,分散,通常不规则的病灶,其大小介于 1 到 15mm。只有 17% 的腔隙小于 1cm[1]。对微小腔隙的观察通常可发现结缔组织间类似蜘蛛网一样完整的丝条。Marie 认识到真正的腔隙性梗死必须要与血管周围间隙扩张相鉴别,以及与产气细菌[7]造成的坏死后洞隙相鉴别。对于坏死 - 存气的洞隙通常为数个,完整的圆形,而没有蜘蛛网样改变,并且经常含有特征性的难闻气味。磁共振成像(MRI)通常将血管周围间隙扩张显示为分散的局部增高信号[13]。最常见的腔隙性脑梗死的部位在壳核及苍白球,其次在脑桥,丘脑,尾状核,内囊及放射冠。腔隙较少出现在大脑脚、锥体以及皮层下白质。这些病灶一般不会发生于大脑或小脑皮层。

可通过对有腔隙性脑梗死的穿支动脉供血区域一系列切片显示出特征性血管病理改变[2]。那些微细的血管通常会有局部扩张以及通过动脉壁的血管外微出血。血管内膜下的泡沫细胞有时会堵塞管腔,而且沉积在血管壁内的纤维蛋白样物质可被染为粉红色(图 9-1)。病变处的动脉血管通常被螺旋状缠结成束的结缔组织所替代,从而堵塞一般的血管层。Fisher 称这个过程为阶段性动脉组织破坏、纤维蛋白样变性以及脂肪透明质变性。Fisher 还发现有时会出现更大的深部梗死,他借用先前概念称之为巨腔隙,可能为上一级血管闭塞所致,如大脑中动脉主干造成外侧豆纹动脉群开口的堵塞[14]。图 9-2 显示了 Fisher 提出的影响动脉血流的脂肪透明质变性损害导致脑桥梗死的示意图[2]。

Fisher[15,16]、Cole 和 Yates[17]以及 Rosenblum[18]发现这些脂肪透明质变性穿支动脉微扩张而形成小动脉瘤具有潜在破裂的风险,从而导致颅内出血。这与 Charcot 和 Bouchard[19]所发现的造成脑

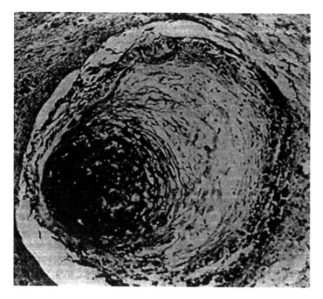

图 9-1　脂质透明变性和纤维素样坏死的小穿支动脉；管腔严重受累（C Miller Fisher 供图）

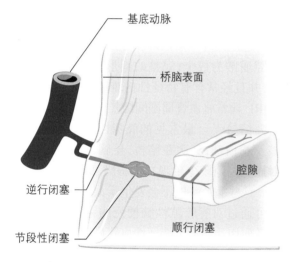

图 9-2　该图显示穿支动脉血管损伤及其导致的脑桥腔隙性梗死之间的关系。血管组织破坏的远端动脉内血管形成，血栓沿着与血流相反的方向向着基底动脉主干延伸 Adapted from Fisher CM. The arterial lesion underlying lacunes. *Acta Neuropathol* 1969；12：1-15.

实质出血的病损很相似。深部高血压性出血的分布与腔隙的位置是一样的（壳核、内囊、丘脑、脑桥）。脂肪透明质变性动脉可能会出现闭塞，导致腔隙性脑梗死或破裂后造成颅内出血[15]。Fisher 回顾分析了 114 名活检发现腔隙的病人的病例资料。除了 3 个病人其他人均通过既往病史确定患有高血压病，而且查体时发现血压升高或被发现心脏重量超过 400g 而且不能为其他原因所解释[1]。Fisher 将这种阶段性动脉组织破坏及脂肪透明质变性归因为高血压病。在 1960 年 Fisher 活检研究期间，高血压病

很难控制。

伴有皮质下梗死和白质脑病的常染色体显性遗传性脑动脉病（CADASIL）是一种遗传性疾病，目前已被确信为一种脑内小的穿支动脉性疾病[20-22]。得此病时穿支动脉中层会含有一种颗粒物质并且伸入至外膜。过碘酸 - 希夫（PAS）染色发现其有糖蛋白存在，但是对弹性蛋白及淀粉状蛋白的染色总是阴性的。中层平滑肌细胞肿胀并且通常会变性[22]。内皮可能会缺失并由胶原纤维替代。和小动脉一样毛细血管也包括在内。有时对于有上述病理改变高血压病人还会发现一些其他情况，包括内弹性膜的重叠及分离，外膜纤维化及玻璃样变，还有动脉中层的纤维化及肥大。这些遗传性疾病病例的基底节区及大脑白质腔隙性脑梗死与高血压病人所见的非常类似。

目前认为伴有皮质下梗死和白质脑病的常染色体隐性遗传性脑动脉病（CARASIL）是一种由单基因疾病引起的状态，涉及编码 HtrA 丝氨酸蛋白酶 / 蛋白酶 1 的 *HTRA1* 基因突变[23]。临床神经病学表现与 CADASIL，除了早秃，后背痛，及严重的脊柱炎这些额外的主要症状。和 CADASIL 相反的是，CARASIL 动脉不包括嗜锇物质。CARASIL 疾病穿支动脉扩张，有时收缩[24]。动脉中层平滑肌细胞逐渐减少，细胞外基质减少[24]。

另外一种遗传性血管疾病，目前已经知道与Ⅳ型 A1 前胶原蛋白（*Col4A1*）编码基因突变有关，最近得到证实。这种基因突变影响脑小动脉同时还累及较大一些的视网膜及脑动脉[25-29]。临床表现多样，包括：围生期出血及脑穿通畸形，外伤后脑出血倾向，视网膜动脉迂曲，脑动脉瘤，穿通动脉相关性脑梗死，脑白质神经胶质增生，脑微出血，以及肾脏疾病[25-29]。与 CADASIL 不同，颞叶通常免于受累这种慢性脑白质病变。

同样发现有可能其他血管相关的慢性脑白质病变病理的遗传性病因，目前没有明确特征。儿童症状描述的一种逐渐进展性认知和运动症状，脑部影像显示广泛的脑白质神经胶质增生，基底节、小脑核、深部白质区的囊肿形成及钙化[30]。显微镜下可以发现小穿支动脉的血管瘤样改变[30]。据描述一个 44 岁女性患者有同样的发现[31]。

在 19 世纪后期[32,33]及 20 世纪早期[9,10,34-38]之间，所进行的详细分层解剖使我们基本确定了来自大脑及基底动脉主干的分支动脉的部位、解剖及供血区域。Pullicino 回顾并详尽的阐明了这些血管的

解剖以及其供应区域[39,40]。其中一些穿支动脉见
图 2-14、图 2-18、图 2-22。

　　Foix 认识到梗死通常局限于这些分支其中一
支的供血区域。而这些分支的开口经常被一种有
别于脂肪透明质变性的病理改变所堵塞。Fisher 和
Caplan[41]、Fisher[42] 以及 Caplan[43] 对这些分支的
血管病理表现进行了描述。Fisher 和 Caplan[41] 报
道了有关导致基底动脉分支供血区域梗死的血管
损害,而不同于脂肪透明质变性的血管病理改变。
这种病理变化被认为是颅内分支血管动脉粥样硬
化性疾病。图 2-33、图 9-3 和图 9-4 中的一些示意
图展示了这种病理变化在主干血管上的部位及发
病机制[43]。穿支动脉的开口处可以被位于主干血
管的粥样硬化斑块堵塞,粥样硬化斑块可起始于主
干血管并延伸入穿支(所谓的结合部动脉粥样硬化
性斑块)或微小斑块可直接于分支动脉的根部向上
进展。有时候粥样硬化斑块上会有血栓附着。这
种血管病理改变有时被认为是微小粥样斑,并且在
病理上与同样会造成深小梗死的脂肪透明质变性
血管病变截然不同[44]。

　　近来我们可以通过高分辨率核磁对颅内分支
血管动脉粥样硬化性疾病进行显影。对主干动脉
分支根部轴向层面的 MRI 显影技术可用来显示来
自大脑中动脉[45,46] 和基底动脉[47](图 9-5)的斑块
冲撞或堵塞穿支动脉的情况。

　　区分不同影像的颅内动脉形成了不同的分类。
Kim、Yoon 和他们的韩国同行,以及中国的动脉粥样

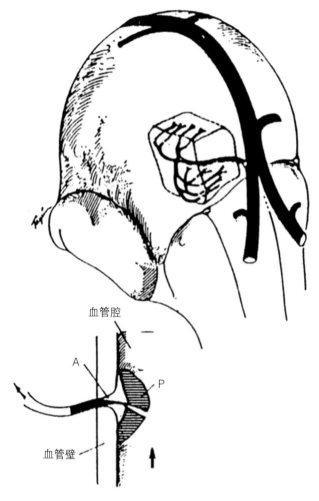

图 9-3　基底动脉分支闭塞:下方的图显示的是上方立体框
内的血管堵塞;可见一斑块延伸入该分支。A,粥样斑;P,斑
块 From Fisher CM,Caplan LR. Basilar artery branch occlusion:
A cause of pontine infarction. *Neurology* 1971;21:900-905.

图 9-4　深部梗死的机制。1a,MCA 闭塞导致
的基底节内囊梗死。1b,豆纹动脉闭塞导致的
深部小囊样梗死。2a,PCA 闭塞导致外侧丘脑
梗死。2b,丘脑膝状体动脉闭塞导致外侧丘脑
梗 死 From Caplan LR,DeWitt LD,Pessin MS,et
al. Lateral thalamic infarcts. *Arch Neurol* 1988;45:
959-964.

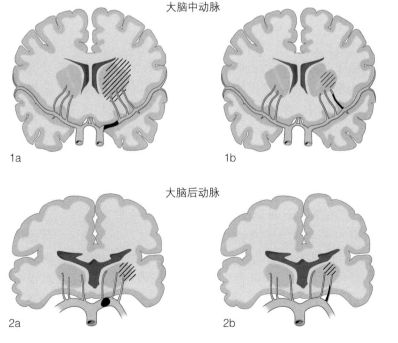

285

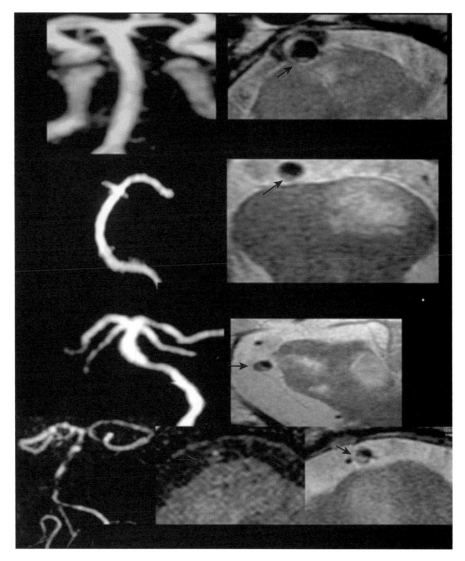

图 9-5　高分辨 MRA 显示基底动脉主干(箭头)斑块阻塞穿支动脉分支引起脑桥基底部梗死 From Klein IF,Lavallee PC,Schouman-Claeys E,Amaraenco P. High-resolution MRI identifies basilar artery plaques in paramedian pontine infarct. *Neurology* 2005;64:551-552.

硬化研究组[50]用不同的术语来区分引起单一皮质下梗死(SSI)病因的机制,大部分作者称之为腔隙。远端单一皮质下梗死(dSSI)推测是由其内部的穿支动脉本身病变引起(例如,Fisher 术语中的脂肪透明质变性)。近端单一皮质下梗死(pSSI)推测病理病变位于穿支动脉管腔口。pSSI 患者再细分为两类:有主干动脉损伤的 pSSI 和没有主干动脉损伤的 pSSI。主干动脉损伤通过利用高分辨颅内血管成像获得诊断。这种影像和描述一个示例见图 7-14。没有主干动脉损伤的 pSSI 的分类与上述所讨论的由 Fisher 和 Caplan 提出的术语颅内分支血管动脉粥样硬化性疾病相符合[41-43]。假设病理是穿支动脉口形成微小动脉斑,正如图 2-33C 所阐释。有主干动脉损伤的 pSSI 分类与图 2-33A 和 B 所阐释的

相符合。主干动脉病变可以很微小并不侵入主干动脉内管腔,或者可以病变广泛。主干动脉斑块是阻塞脑桥穿支动脉管腔的一个重要机制(第 8 章)并且豆纹动脉可以引起 MCA 深部供血区域纹状体内囊梗死(第 7 章)。

高血压和糖尿病是腔梗患者的流行病学危险因素。具有这些危险因素的患者通常累及较大的供应大脑和冠状动脉的颈部 - 颅内动脉会有相应的动脉闭塞。在一组 108 例腔梗患者队列中,Horowitz 等报道,其中高血压患者占 68%,糖尿病患者 37%,两者都有占 18%,两者均无占 23%[51]。他们还发现没有这两种心血管危险因素的患者,32% 患有颈动脉或者心源性病因。微栓子也可源自心脏和主动脉并引起腔梗,但通常合并皮质和皮质下梗死。

脑桥梗死是对糖尿病病人尸检时最常见病理性损害,并且对于大多数病例,是由粥样硬化性分支动脉疾病所致[52]。局限于脉络膜前动脉(AChA)以及丘脑膝状体动脉分布区的梗死是最常可被粥样硬化性分支血管病变所解释的。微小粥样斑,主干动脉斑块,以及主干动脉原位血栓形成或栓塞所致闭塞很可能用来解释血压正常病人的深部梗死。

区分这些"微血管病变"重要条件是有无存在主干动脉闭塞而穿支动脉血流受阻。亚裔患者,尤其是日本、韩国及中国,小的深部梗死经常缘于大的颅内主干动脉闭塞性疾病,闭塞部位病损导致穿支动脉的开口处受阻[53,54]。对于那些小的深部梗死是因为严重的颅内较大主干动脉闭塞所致时,梗死的面积要稍大一些,神经功能缺损略严重,并且比起原发于穿支动脉本身的疾病更容易复发[55,56]。血管影像学检查(CTA、MRA、TCD、DSA)可以比较容易的显示主要的颅内大动脉的闭塞。

尽管脂肪透明质变性和微小粥样斑可被精确的病理检查所区分,但是在临床上鉴别诊断仍是十分困难的。Boiten 将 100 名有腔隙表现的患者分为两个不同的小组[57]。一组有动脉粥样硬化的危险因素以及单一症状的腔隙性脑梗死;另一组有高血压病,多发性腔隙性脑梗死(其中一些为无症状性的)以及神经影像学检查显示脑白质异常。他假定前组有动脉分支血管粥样硬化疾病,后组有脂肪透明质变性[57]。经验源自这些报告证实了这些观察。在临床上区分主干动脉分支管腔引起穿支闭塞和原发穿支动脉病变(脂肪透明质变性)是很困难的。分支管腔病变更易于引起较大的梗死,相比原发穿支动脉病变会有更严重的临床表现[58]。

常见临床表现

一名 56 岁的非洲裔美国人,RB,醒来后发现其右臂无力。当他想站立起来去厕所时,他意识到他的右腿也感到力弱。他呼叫妻子时被发现他的声音有些低沉。他没有头痛,也没感到头晕或其他不适。随着这一天的进展,他觉得胳膊和腿的无力症状有所波动。然而到了晚上,他的右臂及右腿根本不能活动了。在此之前他没有卒中史、心脏病史或跛行,并且在此次发病之前的几天内没有任何先兆症状。2 个月前,医生告诉他血压升高,而且"很值得去看看"了,但是他并没有去就诊。

Fisher 在他的著作中反复强调了高血压是造成

纤维素样变性及脂肪透明质变性主要原因,动脉血管病变而导致腔隙性脑梗死。Fisher 提到了造成腔隙性脑梗死的动脉血管病变也同样会导致深部的颅内出血,从而这些出血及腔隙通常出现在非常相同的脑区。他发现通常是最近发作的高血压或者近来更加严重或者难以控制。尽管 Fisher 将动脉血管病归因于高血压,但是仍有其他报道表示,经 CT 证实诊断为腔隙性脑梗死的患者有着较低的高血压患病率(52.5%[59]、57%[60]、65%[61]、72%[62])。Harvard 卒中登记研究发现临床诊断腔隙性脑梗死的百分之七十五的患者有高血压[63]。在一个尸检研究中,死后发现腔隙的 64% 的患者有着高血压病史[64]。然而这个患病率与经注册的大量缺血性卒中患者的高血压发病率并没有明显的不同。北曼哈顿研究为包含了多民族的队列研究,结果显示腔隙性脑梗死的患者有着更高年龄的趋势,并且比起那些深部颅内出血的患者更可能患有糖尿病及胆固醇水平升高[65]。

为了进一步全面的评估,Fisher 采用病理标准来诊断腔隙及高血压(心脏重量为 400g 而没有其他原因),并且细致的寻查医院及医生对于既往血压情况的记录。尽管非常清楚的是并非所有出现深部梗死的患者都有高血压,但是对于一名下诊断的医师,如果患者既往或当时无高血压或糖尿病时,在其要将病灶归因于原发性穿支动脉闭塞性疾病所致时一定要谨慎。收缩压性高血压在老年人当中很常见,可能在引起穿支动脉损害并增加血管脆性时起到特别的作用。我也曾见到过血压正常而血细胞比容升高的患者有着腔隙性脑梗死的临床表现,其可能是由于小动脉内血栓块所致。还发现肾脏疾病[66]以及扩张性动脉疾病[67](大的颅内动脉扩张延长)(见第 12 章)也与脑小血管疾病相关。

Fisher 发现 114 名有腔隙性脑梗死的患者中64% 有着严重的大血管粥样硬化,这个患病率远远超过不伴腔梗的人群,其患病率通常被发现为 9%[1]。目前知道高血压使得患者易于过早出现较大的颅内外血管动脉粥样硬化性改变。大的及小的血管疾病往往并存,所以仅仅通过临床表现、非侵入性检查或血管造影所证实的动脉粥样硬化性血管狭窄并不能排除有腔隙性卒中的病因所在。

腔隙很小并且深在。因为表浅动脉不伴有高强度纤维动脉的过度扩张,而且深部动脉没有痛性神经纤维,所以腔隙性脑梗死的病人往往没有血管扩张性头痛。这些小病灶还不至于可能造成头痛或意识水平下降。腔隙位于离皮层较远的地方不会引起癫痫[63]或对表皮脑电图（EEG）记录产生影响[68]。如果出现了意识下降，不寻常的头痛或癫痫，则不支持病因学诊断为腔隙性卒中。

腔隙性脑梗死病人的病程也与大动脉闭塞性疾病和脑栓塞有所不同[63,69]。接近20%腔隙性脑梗死的病人发病前会有短暂性脑缺血发作（TIA）[69-71]，这个比率比起大血管疾病要低得多，但是要多于脑栓塞的病人。当腔隙性脑梗死的病人出现TIA时，其时间间隔较短并且比起其他缺血性病因来说表现得更加刻板。短暂、刻板的TIA可能在一天内有多次发作。Donnan等[72]发现若一次纯运动性脑梗死之前出现反复发作的偏瘫则为"内囊预警综合征"的标志。然而，这种反复的TIA可能会发生于其他区域皮层下以及脑干出现病变，而不仅局限于内囊。

脑梗死的病人神经功能缺损症状经常会缓慢进展，会有频繁的波动，并且于卒中发生开始的72小时之内加重。比起有缺血性卒中病因的病人来说，这种突发的神经功能缺损其起病时即达到高峰的发生率要相对较少。在几天内偏瘫逐渐恶化是有些因腔隙性脑梗死出现纯运动性偏瘫的病人的特征性表现。腔隙性脑梗死是造成卒中发病一周之内临床神经系统体征恶化的最常见原因[73,74]。

对病人RB的检查发现，他的血压为165/95mmHg，神志清楚，理解力正常，复述能力正常，且言语正常。病人的阅读、书写及拼写词汇均正常。他发声略缓慢，右侧面部、肩膀、上臂、手、大腿及足部轻度力弱。右侧的深反射活跃，右侧跖反射为背伸。他自觉右肢触觉正常，并且可以精确的识别右手中物体的特征。对病人右肢的点触也可被正确定位。视野检查也是正常的。

腔隙容易发生于特殊的解剖部位——那些为穿支动脉供血的区域。其中有些深部的病灶会造成特征性的临床症状被称为腔隙综合征[75]，而有些没有临床表现或临床表现很难与浅表卒中相鉴别。临床症状并不能完全定位其损伤或部位。Arboix等证明尽管腔隙综合征高度怀疑深部小血管梗死，也有16%的病例并非腔隙性梗死[76]。

在对167个腔隙性脑梗死病人的尸检中，93个病人（56%）被报道没有相应的症状[67]。最终未引起卒中症状的梗死被称为无症状性卒中。大部分无症状性卒中为腔梗，长期高血压引起的小血管疾病是主要原因[77]。Vermeer等证实无症状性梗死是引起痴呆的主要决定性因素。他们表明核磁上有梗死灶而临床无症状性梗死患者，长达3.6年随访后，进展为痴呆的风险高于正常人两倍[78]。在一项系统性回顾中，Vermeer等报道健康老年人可以有20%在核磁上发现脑梗死，在其他队列中达到50%[77]。

解剖学定位在诊断腔隙性脑梗死时可能是最有帮助的了。RB有面部、上臂及腿部的偏瘫，同时有反射活跃及跖反射背伸征。若是考虑运动皮层的病灶造成这种表现，那么病灶可能由邻近侧裂部的面区拓展至旁中央前叶的足区，前者是由MCA供血，而后者为大脑前动脉供血。这样的病灶可能会不定的影响语言、感觉或视力。一个较大的浅表或额叶深部病灶不仅可能会造成运动障碍，还可能会造成双眼向病灶侧凝视及意志缺乏。Marie指出偏瘫是腔隙性脑梗死的标志[7]。Fisher将独立的面部、胳膊及腿部症状定义为纯运动性偏瘫[14]，并且指出这些表现对于脑桥或内囊具有诊断意义。

有些作者，应用放射性同位素检查或CT进行研究，发现了除腔隙外其他临床表现为纯运动性偏瘫的病灶[61,79,80]。MRI更具敏感性，并且可显示出有些病人其病灶在皮层上但在临床上被考虑为一个腔隙性脑梗死的症状。请记住Fisher对病人进行了全面性的检查。当他称病人的症状为纯运动性时，他已经有意识地对感觉、视野及皮层功能进行了检查，并确认其都是正常的。Fisher还强调无力要包括面部、胳膊和腿，并且表现有高血压，才可得到纯运动性卒中的诊断。患者RB符合Fisher对于纯运动性偏瘫的诊断标准。一个问题是，对于CT上有非腔隙病灶的患者，经过深入且全面的查体临床诊断为腔隙时，是否有必要按同样全面的方式对患者进行其他影像学检查？

凯普兰建议可以采用高中几何学的类似策略：试着去证实你一开始的诊断印象是错误的。寻找不能证实你诊断的证据（如感觉、视力或智能的异常）。精神状态的检测非常关键，因为多数除了腔梗的其他病灶在造成纯运动性偏瘫时会出现神志，行为或智能改变，并提示为额叶的病变。

尽管腔梗的症状表面上很纯粹，但一些病人的症状还可能是缘于小的血肿。我们知道小的壳核、内囊及脑桥的血肿可造成纯运动性偏瘫及其他常在腔梗时出现的症状[69,71,81-83]。在临床医生能够稳妥的诊断腔梗之前，笔者认为有必要对病人行神经影像学检查（CT或MRI）以表明有腔隙或除外脑实质出血及皮层梗死。弥散 - 加权象 MRI 可以将近期的腔隙性梗死与陈旧的病灶进行区分。血管影像学检查也是排除主干动脉闭塞性疾病的重要手段。

病灶部位及临床综合征

前循环半球病灶

对于半球出现腔梗的病人可能最为常见的临床症状就是纯运动性轻偏瘫。患者 RB 就有此症状。责任病灶通常发生于内囊。图 9-6 为一个尸检标本，显示了位于底节区的一个腔梗病灶，并洞穿了内囊。Rascol 等区分了内囊病灶造成纯运动轻偏瘫的三种类型：①横跨内囊前后肢的较大病灶，为较大的外侧豆纹动脉群闭塞所致；②由中间豆纹动脉供血的主要位于内囊后肢的内囊 - 苍白球梗死；③由外侧豆纹动脉或 Heubner 返动脉供血的内囊前肢及尾状核病灶[69,71]。MRI 检查显示有纯运动性偏瘫的病人还可能在中脑、脑桥或延髓有病灶，其影响了下行于大脑脚、脑桥基底部及延髓锥体交叉的皮质脊髓束纤维[84,85]。

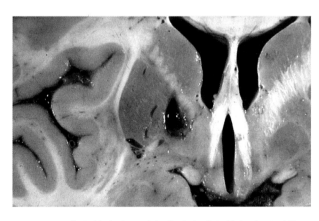

图 9-6　一位生前有纯运动轻偏瘫患者尸检标本显示位于基底神经节内和内侧（主要是苍白球）的陈旧性腔隙性梗死灶，并延伸穿过内囊（本图彩色版本，请见书末彩插）

面部、胳膊和腿的无力程度并不总是一致。面部经常仅有部分受累[69]。有时一个纯粹的单瘫几乎只是伴随另个肢体的最小限度的无力或反射亢进。在卒中数据库（Stroke Data Bank）中，累及面部、胳膊及腿的严重程度有关临床表现与内囊病灶的部位并无明显相关性[69,86]。Mohr 对此做了如下总结：“坚持以往认为[71]运动纤维位于内囊后肢前半部分的想法似乎不再是合理的……而且目前已有的资料并没有记载很多内囊前部受损累及面部和

后部受损累及腿的病[69]。”

部分腔隙性脑梗死患者的临床表现包括身体一侧无力、锥体束征、小脑型共济失调和肢体的共济失调。该症状首次被发现是在下肢受累为主的患者中，被称为同侧共济失调和轻偏瘫[87]。后来 Fisher 将其命名为共济失调性轻偏瘫，提示上肢和下肢可有不同形式的受累，但是症状主要表现为同侧肢体的小脑型共济失调和运动体征[88]。一些患者在运动异常的一侧也可有感觉症状[89]。无力和共济失调的严重程度可存在很大差异，上肢和下肢的受累程度也可明显不同。导致共济失调性轻偏瘫的责任病灶分布很广。大部分病灶是位于内囊后肢。但是位于中脑、脑桥的腔隙性梗死也可出现该临床症状。

有时临床表现为身体一侧运动功能异常，但是没有真正的瘫痪，无反射亢进，足跖反射表现为屈曲。我们将这些表现称为无锥体束征的偏侧运动综合征。导致这些症状的部分病灶位于纹状体和苍白球。通常可以出现自发性运动和相关运动减少，笨拙，被动运动阻力轻度增加，受累肢体运动减缓。一些患者有轻度的单侧帕金森综合征。另外一些有舞蹈样的运动障碍，部分偏侧舞蹈症的患者有纹状体的梗死[90,91]。

有时一侧大脑半球腔隙性脑梗死的患者主要表现为延髓功能异常。位于运动皮层、内囊、纹状体和脑桥下的白质内的皮质延髓束中断导致构音障碍、吞咽困难，甚至还可以出现缄默。轻扣嘴角可能出现病变延髓侧口轮匝肌和眼轮匝肌收缩增加或双侧都增加。通常一侧的舌肌和面肌无力。存在明显延髓体征患者的病损通常双侧的，表现为假性延髓性麻痹[92]。有时初期的病灶不导致症状或仅是轻微的一侧运动体征。当对侧开始受累，双侧受累包括皮质延髓束受累时出现明显的延髓功能异常，尤其是构音障碍和吞咽困难，有时还伴有夸大的哭笑表情。

在第 7 章中，我们讨论了尾状核[93,94]和 AChA 供血区的梗死[95-98]。这些区域的梗死可非常小，非常符合腔隙性脑梗死或更加深部的梗死。尾状核病损可局限在尾状核或延伸至内囊前肢和豆状核前部[93,94]。AChA 供血区梗死可累及苍白球或内囊后肢[95-98]。这些部位的梗死很可能是由于累及一处或多处内侧豆纹动脉和 AChA 的颅内分支动脉粥样性病变引起的[43]。

累及这些动脉小的穿支动脉的最常见原因很

可能是动脉微小粥样硬化或脂质透明变性。对豆纹动脉和 AChA 分布区存在病灶的患者的神经病理学研究很少，以至于不能证实或反对该假说[43]。一些尾状核梗死的患者有显著的构音障碍和认知行为异常，尤其是意志缺乏和烦躁[93,94,99,100]。一些左侧尾状核梗死的患者存在失语，通常是轻度的、短暂性的。腔隙性脑梗死患者死后的尸检发现失语和右侧偏瘫是与腔隙性脑梗死相关的最常见的临床症状之一[64]。责任病灶位于纹状体和内囊前肢或丘脑。

后循环、脑干、丘脑腔隙性梗死和分支闭塞

脑桥和延髓

腔隙性脑梗死和分支动脉供血区梗死常见发生于脑桥[84,85,101,102]。在对格勒诺布尔和法国的 100 名腔隙性脑梗死住院患者 MRI 的回顾性研究中，所有病灶中有 38 个（25%）位于脑桥[84]。在另一项 12 名患者的急性期 MRI 研究中，11 个病灶中有 6 个位于脑桥，患者产生的临床症状和分布区相一致[103]。脑桥病损最常见的部位是一侧脑桥基底部，几乎总是在基底动脉旁正中动脉分支的一支的中央供血区[101,102]。图 2-22 是基底动脉的穿支动脉。这些血管的闭塞导致这些分支在脑桥供血区域的梗死。关于这些部位梗死患者的尸体解剖研究很少。一些患者的病理改变为脑桥基底部穿支动脉的脂质透明变性和节段性动脉组织破坏[2,14]。

运用对 3 名患者的脑桥、基底动脉以及其仍然黏附在脑桥的分支动脉进行连续切片的方法，对累及基底动脉分支的动脉病损急性研究[41,42]。基底

动脉内的粥样斑块导致 1 名患者的直径在 0.5mm 的基底动脉分支的管腔阻塞[41]。在阻塞动脉分支的远端存在大量斑块的粘合，这些斑块来自动脉主干病损内的动脉内微栓子或由于血流减少在原位形成的。另外一名患者基底动脉管腔内的斑块延伸至管径为 0.5mm 的分支开口处，形成一个连接处斑块[41]。第 3 名患者的双侧基底动脉分支阻塞[42]。在这名患者的基底动脉分支开口处有一个微夹层在斑块上形成一个开口，生成的重叠的栓子阻塞分支。在图 2-33、图 9-3 和图 9-4 中描述了分支阻塞的机制。基底动脉内扁平或突出的斑块会阻塞分支开口或为形成延伸至分支内的小栓塞片段提供原发地。基底动脉延长扩张症也可使分支开口处变形。

延髓锥体梗死可导致纯运动性轻偏瘫，面部常不受累[14,101,104-107]。有时内侧丘系也可受累，导致对侧肢体麻木感。第Ⅻ颅神经在通过延髓基底部时也可发生缺血。

穿支动脉走行过程中出现的脂质透明样病变导致脑桥梗死，这些梗死部位通常位于脑桥实质内，不累及脑桥和软脑膜的交界处，但是穿动脉开口处闭塞几乎总是能导致起始于基底部软脑膜的梗死。图 9-7 显示这两种病理变化的众多不同部位。图 9-8 是一张 MRI 片，显示基底动脉分支闭塞导致一侧脑桥基底旁正中梗死。注意的是梗死延伸至基底部软脑膜表面。图 9-9 是一张显示邻近被盖，位于脑桥基底背侧腔隙性脑梗死的尸检标本。

与脑桥基底部梗死相关的 3 种主要症状是纯运动性轻偏瘫、共济失调性轻偏瘫和构音障碍 - 手笨拙综合征[101,102,108-111]。纯运动性轻偏瘫很可能是

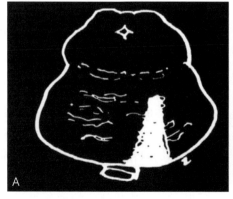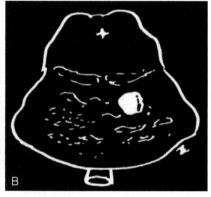

图 9-7　该图显示脑桥梗死。（A）延伸至脑桥基底部软膜表面的基底动脉分支梗死；（B）供应脑桥实质的穿支动脉脂质透明样病变导致的该部位梗死 From Caplan LR. Intracranial branch atheromatous disease：A neglected understudied, and underused concept. *Neurology* 1989；39：1246-1250.

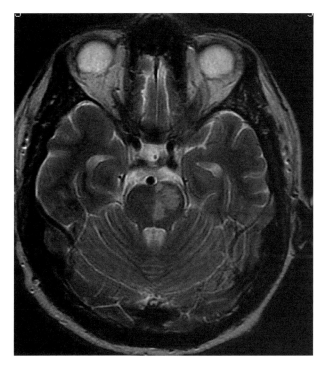

图 9-8 MRI 的 T2 加权像显示脑桥旁中央梗死。基底动脉血流排空看似正常（Ladislav Pazdera 供图）

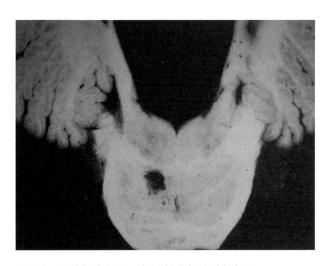

图 9-9 尸检标本显示一侧脑桥背侧腔隙性梗死

最常见的症状，几乎均是当脑桥梗死位于脑桥基底旁中央部时出现。一些患者的其他表现帮助明确梗死位于脑桥。同侧Ⅵ颅神经麻痹或核内性眼肌麻痹有时与对侧轻偏瘫相伴随[41,101,108]。累及被盖和脑桥基底部病变可同时累及脑桥旁中央网状结构，导致偏向病灶侧的共轭凝视麻痹，同时伴有对侧肢体无力和锥体束征。虽然有时没有凝视麻痹，但是眼球共轭凝视运动是非对称的，同时伴有同侧轻度共轭凝视异常。内侧丘系和锥体束纤维同时受累导致偏瘫侧出现一些感觉症状和体征[108,109,111]。一般主诉感觉异常的患者感觉功能检查显示轻度的

振动觉缺失，针刺觉和温度觉保留。

脑桥基底部传递的纤维穿过小脑中脚，向小脑走行。脑桥小脑纤维中断可导致小脑型共济失调。共济失调性轻偏瘫也常由脑桥损伤导致[87,88,101,102,108,109,111]。引起共济失调性轻偏瘫的梗死灶与导致纯运动性轻偏瘫的病灶相比通常较小，更加靠近前端背外侧[101,102,109]。同侧肢体的轻微的、小的共济失调可以为定位于此提供线索，因为损伤在某种程度上累及双侧的脑桥小脑穿行纤维。构音障碍 - 手笨拙综合征通常是由于更接近脑桥基底背侧部的小腔隙性脑梗死导致，累及内侧丘系旁的皮质延髓束[101,102,109-111]。相关的面肌和舌肌无力常是严重的，虽然患者诉无力，但是手和手臂的检查基本上是正常的。

腔隙性脑梗死灶偶尔会位于脑桥被盖的内侧或外侧，也就是在来自长的周围动脉的水平穿动脉分布区或来自脑桥基底部穿支动脉的分布区[101,102,111,112]。这些腔隙性脑梗死和脑干被盖外侧血肿导致的损害极其相似[111,113]。病灶一般累及来自脑桥腹侧的内侧丘系和脊髓丘脑侧束连接处的感觉丘系。这些病灶也可能是累及内侧丘系或在形成脊髓丘脑束前累及感觉丘系。纯感觉卒中样综合征表现为同侧面部、手臂和腿的主观感觉异常或麻木（或二者均有）。可伴有头晕、步态共济失调、构音障碍和眼震[111,113,114,115]。

中脑

中脑的穿支动脉受损主要累及大脑脚和旁中央区域。图 9-10 是一张显示大脑脚梗死的 MRI 片。几乎没有其他详细报道的病例[101,116-119]。位于一些这些分布区的梗死是由于大脑后动脉主干（PCA）闭塞导致的[119,120]。图 8-25 显示了 PCA 穿支的分布

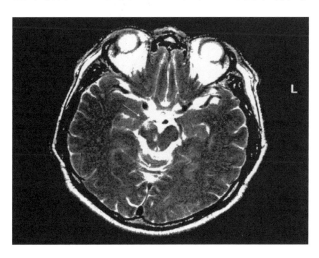

图 9-10 MRI 的 T2 加权像显示一侧中脑大脑脚梗死

情况。有一种临床综合征包括由于中脑第Ⅲ颅神经纤维受累导致的同侧动眼神经麻痹和对侧轻偏瘫（Weber综合征）。一些患者的红核和同侧大脑脚受累会引起运动无力和震颤。震颤通常是随着轻偏瘫的改善而出现，发生于静止和意向性运动时。受累的手臂也常存在共济失调。一些患者有位于中脑内、累及小脑上脚十字交叉的局部病灶，会出现双侧肢体的共济失调和震颤。该综合征非常少见，通常被称为Wernekinck交叉综合征[121,122]。很少有中脑分支脉受损同时有神经病理证据证实的病例报道[119,120,123]。

丘脑

丘脑腔隙性脑梗死非常常见。在Hommel等进行的腔隙性脑梗死MRI研究中，丘脑梗死占到14%[84]。穿支动脉分布区梗死主要位于各种丘脑穿通动脉分布区的旁正中，在丘脑膝状体动脉或脉络丛后动脉分布区的外侧。最重要、最一致的两条旁中央丘脑穿通动脉是极动脉（丘脑结节动脉）和丘脑-丘脑下动脉（脚间窝动脉）[101,123-132]。

双侧极动脉发自后交通动脉中间1/3处，供应丘脑前内侧核团和前外侧核团。图9-11是一张显示极动脉供血区丘脑梗死的MRI片。有时此血管

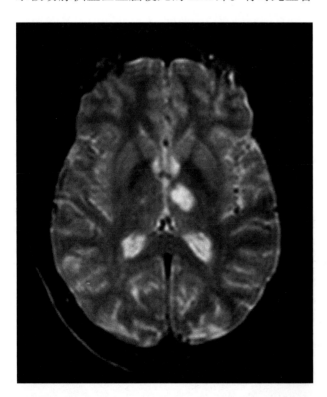

图9-11 MRI的T2加权像显示左侧前外侧中央动脉供血区梗死 Bogousslavsky J，Caplan LR. Vertebrobasilar occlusive disease：Review of selected aspects. Ⅲ. Thalamic infarcts. *Cerebrovasc Dis* 1993；3：193-205.

缺失，这些患者该动脉供血区的血液则由丘脑-丘脑下动脉供应。丘脑穿动脉供血区梗死的主要表现为认知和行为异常，但是症状可以因受累动脉不同而不同[85,101,125,127-129,131,132]。单侧丘脑极动脉分布区的丘脑前外侧梗死常导致意志缺乏、面部不对称、对侧一过性轻度运动异常，有时还出现失语（左侧丘脑病灶）或视觉忽视（右侧丘脑病灶）。意志缺乏同时伴有运动减缓、语言和活动减少、回答问题或谈话时长时间停顿是突出的异常表现。一些患者衣冠不整、做事无头绪。一侧病灶患者的意志缺乏、认知和行为异常通常在3-6个月后改善。偶尔会发现双侧梗死灶是位于一侧极动脉供应区域内[133]。这意味着双侧动脉很可能偶尔会从单支动脉或动脉环或共有的动脉网发出。双侧极动脉受累时行为异常更严重、持久。记忆也可受累[133]。行为异常很可能可以用丘脑和额叶及其他皮质区间的皮质丘脑突触联系来解释。

丘脑-丘脑下动脉起自PCA近端，供应后联合附近大部分丘脑后中央部分。左右动脉可能单独起自不同动脉，但是也可均起自单一的单侧动脉或共同血管蒂[101,123,124,130]。一侧病灶的特点通常是垂直凝视麻痹（向上或上下均有）和遗忘症。没有运动和感觉的症状和体征。垂直凝视的通路包括内侧纵束嘴端间质核和行经间脑-中脑连接处的两眼垂直运动的联系纤维。一侧病灶使这些联系纤维中断，导致共轭性垂直凝视麻痹[134,135]。记忆缺失可以很严重，伴有记忆形成困难和近期事件回忆困难。单侧梗死患者的遗忘症状通常在6个月内改善。虽然缺乏尸检资料，但双侧丘脑后侧旁中央蝴蝶样梗死可以是由单支供血动脉或血管蒂的分支闭塞引起[101,123,124,130,136]。双侧梗死的患者可出现嗜睡和双侧动眼神经麻痹[136]。同样的症状可以由脑栓塞引起腹侧基底动脉闭塞后出现。在第8章和第10章中将对脑栓塞进行叙述。

腔隙性梗死和分支动脉供血区梗死尤其多见于外侧丘脑。该区域包含有躯体感觉核团（腹后外侧核和腹后内侧核）和腹外侧核及腹前核，由丘脑膝状体动脉供血。这些血管起自PCA，是MCA豆纹动脉分支在后循环中的对应血管。这些动脉或其分支闭塞出现多种不同的临床综合征[101,137]。

Dejerine和Roussy首次描述了外侧丘脑的较大面积梗死，出现的临床症状很长时间被称为丘脑综合征[138]。该综合征的重要特点就是对侧偏身感觉症状和对侧肢体共济失调，就凯普兰等人经验几乎

都是由动脉分支粥样病变导致。有时会出现对侧
手臂偶然的神经质样半侧舞蹈样动作,手可以是成
一个握拳的姿势。部分患者可有迅速缓解的一过
性轻偏瘫[137]。

感觉症状通常主要是累及面部、颈部、躯干和
四肢的感觉异常。感觉缺失一般轻微。感觉体征
与躯体感觉神经核团缺血有关。共济失调是由连
接到腹前核和腹外侧核的小脑传出纤维中断引起
的。来自纹状体(豆状核祥)投射至这些运动核团
的纤维也受累。肌张力异常、舞蹈样动作和偏身类
帕金森病的特点很可能是由于这些锥体外系投射
纤维受累。在原发卒中数月后可出现受累肢体和
躯干疼痛,这是 Dejerine 和 Roussy 提到的主要特征
之一[138]。许多患者一直没有疼痛。患者在卒中发
生时或发生后短期内几乎从未意识到有疼痛。图
9-12 是显示外侧丘脑梗死的 MRI 片。

供应躯体感觉核团的丘脑膝状体动脉分支闭塞
是导致大部分纯感觉性卒中患者发病的原因[139-142]。
梗死灶一般比广泛外侧丘脑综合征患者的要小。
图 9-13 的 MRI 显示的是纯感觉性卒中患者外侧丘
脑的小梗死灶。在此情况下,患者除诉躯体感觉异
常外无其他症状或体征。患者最常诉面部、四肢和
躯干麻木、麻刺感或针刺样感觉。所有偏身感觉异
常说了丘脑内躯体感觉中继核团受累。在躯体运
动皮层内手和面部的代表区大,而代表躯干、头皮
和其他部位的区域较小,以致不能很好地区分这些
感觉。口腔内、眼、耳、头皮、胸部、背部、腹部和外
阴的麻木在丘脑腔隙性脑梗死中比在顶叶皮层表
浅梗死中更常见[140,141]。

几天后躯体感觉异常可能会使得患者很不快,
可能主要表现为灼烧、绷紧或酸痛感[139,140]。即使

MRI 上显示存在腔隙性脑梗死灶,感觉症状也可
能是持续性或一过性。通常患者主诉的主观感受
异常比客观的感觉缺失更加突出。多数纯感觉性
卒中患者没有任何感觉模态的阈值异常,而另外的
患者身体两侧感觉异常的性质或程度存在轻微异
常。运动、视觉和智能正常。有时纯感觉性卒中可
以是由于脑桥被盖内侧或外侧梗死或脑桥梗死引
起[101,102,114,117,118,143]。

有时丘脑膝状体动脉分支闭塞可引起一种被
称为感觉运动性卒中的综合征[144]。此综合征主
要以纯感觉性卒中相关的感觉症状和体征、感觉
异常同侧肢体的偏瘫和锥体束征为特点。这些病
例很少有进行尸检研究的。在一例较好的病例研
究中,责任病灶累及躯体感觉核团。邻近的内囊
后肢明显苍白[144]。Dejerine-Roussy 的原始文章
中的绘图清晰地显示了常累及邻近内囊的外侧丘
脑梗死[101,137,138]。与一些神经解剖书中不同的是,
丘脑膝状体动脉一定在有些时候供应该区域。内
囊缺血很可能是导致一些外侧丘脑梗死患者出现
一过性轻瘫和感觉运动卒中患者运动障碍的原因。

脉络膜后外侧动脉供血区梗死是所有丘脑梗
死中了解最少、报道最少的一类。脉络膜后外侧动
脉供应大部分丘脑枕和部分外侧膝状体,位于丘脑
上部的动脉祥供应前核。中央动脉供应缰、中央内
侧核前部的丘脑枕部分以及旁正中核[101]。目前关
于脉络丛后动脉供血区梗死患者的临床病理和神
经影像学报道很少[101,125,132,145-148]。

脉络膜后动脉分布区梗死患者可能会出现偏
盲、偏身感觉症状和行为异常。最具有特异性且最
易明确的就是视野的异常。脉络膜后动脉和其脉
络膜外侧动脉分支供应一部分外侧膝状体,与脉络

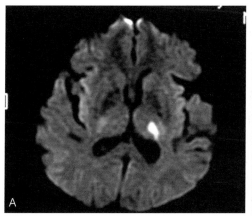
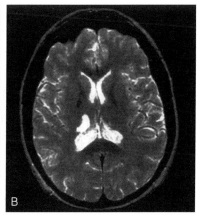
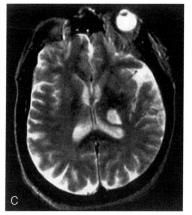

图 9-12　一组外侧丘脑梗死的图。(A)MRI-DWI 像显示左侧外侧丘脑急性梗死。(B,C)MRI 的 T2 加权像显示外侧丘脑梗死

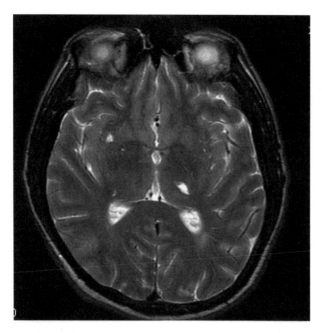

图9-13 MRI的T2加权像显示纯感觉卒中患者外侧丘脑小梗死灶

膜前动脉供血区相对。脉络膜后动脉分布区梗死最典型的视野缺损表现为扇形视野缺损,即累及一侧水平子午线的楔状视野缺损[146-148]。相反,AChA分布区梗死患者的视野缺损可包括上和下象限缺损,但是沿着中央水平子午线的视野不受累。脉络膜后动脉梗死患者也可有上或下象限偏盲[132,148]。邻近或累及腹后外侧核的病灶也可导致偏身感觉症状,通常表现为偏身感觉缺失和轻偏瘫。脉络膜后动脉分布区梗死患者也可出现遗忘和一过性失语[132,148]。

认知障碍

与其他类型的脑梗死相比,腔隙性脑梗死总体上预后更好,主要是因为病变较小和症状的严重性较低。腔隙性脑梗死最初被描述为没有临床症状,拥有优异的功能结局和良好的总体长期预后。据报道,相比于更严重、更大的皮质脑梗死,腔隙性脑梗死不太可能影响认知和行为。重申这一观点,经典的腔隙性综合征的特点不包括认知障碍。而现在的研究表明,认知障碍和痴呆的发展是脑小血管梗死患者的一项需关注的问题。1992年,Loeb等报道,腔隙性脑梗死患者发生痴呆的频率比正常人群高4~12倍[149]。小皮层下卒中的二级预防(SPS 3)试验表明,近一半的诊断为腔隙性脑梗死的患者,在发病后2周至6个月之间出现轻度认知障碍[150]。在一项包括超过2800例患者的荟萃分析中,腔隙性脑梗死后痴呆的发生率为20%,轻度认知障碍或

痴呆的发生率为37%[151]。在腔隙性脑梗死后总体估计有11%-23%的风险发展为痴呆,并且这种风险随着腔隙性脑梗死的复发和同时发生白质病的出现而增加[151-154]。

疑有腔隙性卒中患者的影像学和其他检查

在描述完已知的腔隙综合征和他们的责任病灶后,我们将回到具有高血压和纯运动性轻偏瘫的患者RB。

RB的全血细胞计数正常。EEG示轻度对称性减缓。CT显示左侧内囊后肢小梗死灶和右侧壳核内的小病灶。MRI上也显示这些病灶,且在右侧丘脑内存在另一个小的腔隙性梗死灶。磁共振弥散加权成像显示明显的内囊后肢病灶。MRA和颈动脉、基底动脉超声正常。

由于腔隙性脑梗死为很小、位于半球深部或位于脑干,所以通常对于从大脑凸面记录到的EEG无明显影响[68]。病灶的部位和大小决定了其在CT上的表现。急性脑桥腔隙性梗死很少能很好地在CT上成像,但几乎都能在MRI上得到显示。纯运动性偏瘫很可能是所有腔隙综合征中能在CT上呈阳性结果最多的综合征。Rascol等发现,在30名纯运动卒中患者中有29名患者的CT上显示低密度灶[71]。他们将病灶分成大的内囊-壳核-尾状核梗死和小的内囊-苍白球梗死或内囊-尾状核梗死[71]。一些大梗死灶患者的豆纹动脉在血管造影时可见异常。其他有报道称基底神经节和内囊存在大梗死灶的患者有MCA闭塞性疾病[155-158]。相反,纯感觉卒中的患者很少能够在CT上见到病灶[141]。

在显示小的脑干和丘脑梗死时MRI无疑优于CT[84,85,101,103,159]。Rothrock等对31名临床诊断为腔隙性脑梗死的患者进行评价。23名(74%)患者的MRI上存在相应病灶[103]。在同时行CT和MRI检查时,MRI在显示与症状相对应的病灶时更有优势。在另外一项110名患者的研究中,89名患者的MRI更够很好地显示出一个或多个很可能是腔隙性脑梗死的责任病灶[84]。当给予二乙烯三胺五乙酸钆增强剂时,急性腔隙性梗死灶普遍强化[159]。当临床医生发现存在多个病灶且不能确定病灶所处阶段时,强化可能有帮助。一般只有急性期病灶才强化。钆增强剂的使用正逐渐被MRI-DWI序列的常规使用所取代。

MRI 对检测深部脑梗死的总体优势大于 CT,尤其对于急性梗死来说。MRI-DWI 在显示症状发生后不久的腔隙性脑梗死灶以及区分近期和陈旧性梗死灶时尤其有帮助。在脑梗死发作的几小时内,腔隙性病灶在 DWI 上呈现为高信号。随后,在数小时或甚至数天内,T2 加权成像或液体衰减反转恢复(FLAIR)序列上可出现病灶。慢性深部脑梗死在 T1 和 FLAIR 序列上呈现为低信号,在 FLAIR 序列上,通常病灶边缘呈现高信号[160]。Förster 等还表明,多模态 MRI 包括 DWI 和灌注加权成像(PWI)可用于证明是否存在与急性腔隙性脑梗死相关的失配,因此,可能有助于支持这种急性脑梗死的治疗决策[161]。

虽然传统认为腔隙性脑梗死灶大小的上限为 15mm,但是对 890 名韩国卒中患者的研究发现,仅在 MRI 显示该大小的病灶不足以提示病因是腔隙性的还是非腔隙性的[162]。对于腔隙性梗死的大小没有完全的共识。0.3 或 0.5cm 被广泛用于区分腔隙性梗死与较小的血管周围空间的下线。使用 1.5 或 2.0cm 为上限来将它们与其他病理,特别是纹状囊性和栓塞性皮层下梗死区分。

CT 或 MRI 在除外鉴别诊断的微出血时不可或缺,这些出血可导致与腔隙综合征一样的临床表现。Rajajee 等在诊断发病 6 小时内的腔隙性脑梗死的患者时对急性期 CT 扫描和现代多参数 MRI 检查进行了比较[163]。该研究的 15 名运用临床和 CT 诊断标准诊断为腔隙性脑梗死的患者中,5 名患者行 MRI 后发现为其他鉴别诊断。但是在这 15 名患者中 MRA 均未发现大动脉闭塞,这提示临床和 CT 诊断标准可能对穿支动脉疾病无特异性,但是可能可以有效地除外大部分大动脉闭塞[163]。MRI 通过对含铁血黄素的成像能够比 CT 更有效地明确病灶是小血肿还是腔隙性脑梗死灶。

部分腔隙性脑梗死和颈动脉、MCA 疾病患者的血管造影存在异常[158]。一些大动脉损伤很可能是偶发的,与卒中发生无关。尸检研究显示大部分高血压和腔隙性脑梗死患者同时合并动脉粥样硬化

的发病率很高。明显健康的囚犯的脑血管造影出现动脉粥样硬化的频率也很高[164]。在腔隙性脑梗死患者中也发现同时有颅内外动脉粥样硬化斑块和狭窄[165]。因此,颅内外大动脉表现出粥样硬化闭塞性疾病并不能证明这就是腔隙性脑梗死的病因。一些患者的动脉主干阻塞可导致豆纹动脉、丘脑膝状体动脉和脑桥穿动脉供血区发生梗死。图 9-4 以图表的形式描述了动脉主干和穿支动脉的闭塞性血管病变。动脉主干的损伤可以是斑块、原位血栓形成或栓塞[43]。在基底神经节和内囊出现超过 20mm 的腔隙性脑梗死灶的患者中,尤其重要一点是要考虑到动脉主干的病变。就我个人经验,其临床症状通常包括比腔隙综合征更多的其他特点[43,157]。在一些患者中,超声心动图和心律监测对于除外动脉主干心源性栓塞也很重要。深部大梗死很好是由于脂质透明变性导致。

神经影像学检查,特别是 MRI,对于每名患者都很重要。决定是否需要进行全面实验室检查的因素为:①是否有合理的危险因素,如高血压、红细胞增多症、糖尿病;②有无典型的神经系统表现;③神经系统检查是否全面,查体医生的经验是否丰富[166];和④神经影像学检查结果如何。如果患者既往或目前无高血压证据,那么医生需要怀疑梗死的原因是不是脂质透明变性。无典型神经系统表现或表现出异常头痛、意识下降或抽搐则强调需要行更完善的实验室检查。有时 CT 或 MRI 可以意外发现浅表梗死、小出血灶,甚至是非血管疾病,如肿瘤。

当临床诊断不明确时,则可能需要行颅内外动脉超声、CT 血管成像、磁共振血管成像或标准的血管造影术。通常在完成包括详细的病史询问和体格检查、血液检查、EEG 和 CT 或 MRI 这些初步评价后,医生可以将脑梗死患者归为以下 3 类中的一类:①非常明确的腔隙性脑梗死;②病灶符合腔隙性梗死,但不能诊断(非典型腔隙性梗死);③临床表现和腔隙性脑梗死的病因不相符。表 9-1 列出了这 3 类可能出现的临床表现。第 2 类和第 3 类患

表 9-1　可疑腔隙性梗死患者的表现(右侧肢体受累)

	很可能为该诊断	有可能为该诊断但不确定	不可能或不太可能为腔隙性梗死
危险因素	高血压	糖尿病,轻度高血压	无高血压
神经系统体征	右侧面部、手臂和腿的瘫痪	面部、手臂和腿不受累或不对称受累	右手瘫痪
其他症状	无	轻度头痛不适	严重头痛和抽搐发作
辅助检查	CT 或 MRI 与症状一致的深部小梗死灶	CT 或 MRI 正常	CT 或 MRI 上左额叶低密度;CT 或 MRI 有出血

者比第 1 类患者需要进行更多的评估。

治疗

RB 卧床休息。当他被转到一家康复医院时也就是发病的第二周,无力的症状缓解。他出院时给予阿托伐他汀钙 40mg/d 联合 25mg 阿司匹林和 200mg 双嘧达莫缓释片一天两次治疗。他在康复医院时被转诊给一位内科医生,该医生对他进行了仔细的随访并开始给他行降压治疗。

目前没有发现有何种治疗能够改变腔隙性脑梗死的急性过程。脂质透明变性和纤维蛋白样变性的形态学本质均是累及血管壁而不破坏动脉内膜,因此从理论上来说使用溶栓药或抗凝剂的治疗措施不太可能有效。脑出血仍然是与溶栓相关的最具破坏性、不可预测的并发症,并且暗示腔隙性梗死的存在可能代表溶栓后继发性 ICH 的风险增加。虽然在单纯腔隙性梗死患者中没有溶栓治疗试验,但大量研究提供了充分证据,其中腔隙性卒中已经形成了显著的比例。NINDS 溶栓临床研究的报道称包括腔隙性脑梗死在内的所有卒中亚型对 tPA 治疗均有良好反应[167],但显然他们关于腔隙性脑梗死的数据是不可信的。在那项临床试验中,病史和体格检查草率并不充分,没有血管影像学检查,只有 CT 且不能很好显示急性梗死灶,没有进行或未报道有影像学随访。而且安慰剂组和治疗组患者数目存在很大差异。一个被任命对 NINDS 研究的资料进行评审和总结的委员会证实,该研究数据并不支持其关于卒中亚型的结论[168]。

一些研究者显示,在大型临床试验(包括其他形式的缺血性卒中)中,与安慰剂相比,在溶栓治疗的腔隙性卒中的 3 个月时显示出更坏的结果[169,170]。其他结果显示在腔隙性脑梗死患者进行溶栓治疗的 3 个月是效果好[171-173]。Griebe 等特别比较了用重组组织纤溶酶原激活剂(rtPA)治疗的急性腔隙性卒中患者和获得标准医疗护理的患者。他们指出 rtPA 治疗的患者中更有利,而 3 个月后功能缺陷在两组中相似。两组之间的总并发症发生率没有显著差异,但是他们没有检测到症状性颅内出血,血栓形成性腔隙性卒中患者的出血性转变更常见[174]。fluri 等以前表现出类似的结果,即结果没有多余的 ICH 率[175]。虽然这个问题没有得到解决,但有一些证据表明静脉溶栓可能对腔隙性梗死患者有益,并且似乎没有使用过多的危害。

有报告表明,肝素抗凝在急性腔隙性脑梗死期间无效[176]。作者经验证实患者在接受肝素治疗时病情继续进展。对该病行外科手术治疗还有很大的距离。

梗死很有可能是和穿支动脉阻塞部位远端血流受累有关,合理的治疗应该是将血压、血容量和血流升至最高可耐受程度。因为病变是由高血压导致,所以最合理的预防新的脂质透明变性的治疗就是谨慎地控制血压。但是,在脑梗死急性期过分降低血压可减少双侧动脉内血流,扩大梗死的面积[41,42]。我倾向于等到卒中发生后的开始几周明显的降压治疗。

血压管理在预防进一步腔隙性卒中中尤为重要。研究者 SPS 3 研究了 3020 例患有腔隙性卒中的患者。在过去 180 天内随机分配给他们 2 个不同的收缩血压目标:130~149mmHg(高组)或低于 130mmHg(低组)。降压药由当地的研究医师选择[177]。虽然所有卒中率降低和心肌梗死或血管性死亡的复合结果与收缩期血液目标较低关系不显著,但脑出血率明显降低,与治疗相关的严重不良事件罕见[177]。

24 小时血压监测显示夜间血压过高且白天血压不能降至正常预示着腔隙性脑梗死和白质异常的进一步进展[178]。白天血压过度降低也会造成麻烦。初步研究提示培哚普利和其他 ACE 抑制剂可能对血管舒张功能有益,优于其他类型的降压药[179]。我们尝试着在发病后初期几天使血流最大化,让患者保持头平躺的姿势休息以此来增加脑血流。如果血管损伤的病因是血管主干病变而非脂质透明变性,那么这样的治疗是合理的。

一些研究结果支持抗血小板药物的使用,特别是双嘧达莫和西洛他唑,以及预防性应用他汀类药物防止进一步的腔隙性脑梗死和白质病变。在很多临床研究中腔隙性脑梗死患者都有过度反应。通常心源性栓塞和颈动脉病变等其他导致缺血性卒中的病因被除外,许多严重颅内病变的患者给予抗凝治疗,如基底动脉闭塞。在 WARRS 临床研究中,腔隙性脑梗死患者占 40%,阿司匹林治疗有效[180]。在 ESPS-Ⅱ 临床研究中,联合运用阿司匹林和双嘧达莫缓释片比单独使用阿司匹林或双嘧达莫更有效[181]。在那项研究中,腔隙性脑梗死是最普遍的卒中类型。在日本进行的一项对明显腔隙性缺血性卒中患者的临床研究中,存在争议的抗血小板聚集药物西洛他唑被证实是非常有效的[182]。西洛他唑和双嘧达莫具有有效扩张血管的作用,该作用可能使得其对穿支动脉病变患者格外有效。日本研究证实了西洛他唑在腔隙性梗死患者中的作用[182]。阿司匹林已被认为是腔隙性梗死患者的标准抗血小板治疗[183]。在有效避免第二次卒中预防用药(PRoFESS)研究中,其中超过50%的患者具有小血管梗死作为指标事件,氯吡格雷和阿司匹林和双嘧达莫之间在预防复发性卒中没有差异[184]。在SPS 3中,具有腔隙性梗死的患者以双盲方式随机化以接受325mg/d的阿司匹林或者325mg/d的阿司匹林和75mg/d的氯吡格雷的组合[185]。在这项研究中加入氯吡格雷与阿司匹林没有显著降低卒中复发的风险,但是显著增加出血和死亡的风险[185]。

除了降脂作用,他汀类还具有血管扩张剂作用,并且可以增加穿透性动脉疾病的患者的血流量[186,187]。积极降低胆固醇预防卒中(SPARCL)研究表明,在一个亚组分析中,小血管疾病的患者,低密度脂蛋白胆固醇升高与大血管卒中病人有相似的卒中复发风险,和阿托伐他汀治疗每日80mg是降低这一风险,同样有效,这意味着患者小血管病也受益于他汀类药物治疗[188]。最初的SPARCL结果表明,用他汀类药物治疗腔隙性卒中的患者出血性卒中的风险增加[189]。这一结果的有效性值得怀疑,因为在孤立的亚组中存在假阳性结果的高风险。我们认为,他汀类药物的益处远大于在腔隙性梗死组的任何潜在的风险。

除了组织纤溶酶原激活剂(tPA),关于腔隙性卒中发作后不久的其他治疗的数据很少。一项对急性缺血性卒中患者静脉使用镁的临床研究[卒中静脉用镁的有效性(IMAGES)]提示,镁可能对腔隙性卒中患者有效[190]。已知镁有血管活性作用和神经保护特性,这可能与其对该人群有益相关[191]。

慢性穿支动脉病

历史背景

导致单发腔隙性脑梗死的病变通常累及多处的穿支动脉。因此,经常可以在脑的尸检时或MRI上发现多发腔隙性脑梗死。Tuszynski等进行的尸检研究中,169名患者共有327个腔隙性梗死灶,平均每名患者有1.9个[64]。不到一半的患者(46%)仅有一个腔隙性梗死灶,16%的患者有2个,38%的患者存在3个或更多。早期研究发现出现多发病

灶的频率甚至更高[1-7],但是更加普遍的控制血压可能改变了这个趋势。腔隙性脑梗死最常见累及纹状体、内囊、丘脑、脑白质和脑桥。当广泛出现腔隙性脑梗死时,就会使得脑的深部产生瑞士干酪样的表现。该病变通常被称为腔隙状态,由Pierre Marie命名[7]。其临床表现的习惯上描述包括①语言、吞咽和情感控制异常的假延髓病变;②小步步态;③帕金森样强直;④反射亢进;⑤跖反射表现为伸直;⑥伴有思维和反应减慢的痴呆;和⑦各种无力和感觉的症状和体征。近期的经验,特别是来自CT和MRI的,对该传统观点提出了疑问。首先,许多多发腔隙性脑梗死的患者看似身体健康、功能正常。其次,表现该症状的患者几乎总是有相当严重的脑白质改变和脑室扩大。大部分临床医生和研究者更倾向于将痴呆和临床体征归结于白质病变(被Hachinski称为白质脑病)[192]而不是腔隙性脑梗死。腔隙性脑梗死、白质内胶质细胞增生和脑萎缩几乎总是同时出现,且和广泛的穿支小动脉异常有关[193,194]。这些症状的同时出现时应该考虑存在慢性脑微血管病变。

病理学

Binswanger首次描述了慢性脑白质异常[194-196]。Olszewski在一篇关于该疾病历史和病理变化的综述中使用了皮质下动脉硬化性脑病一词[194,197,198]。Babikian和Ropper复习了文献报道的40多例该疾病的病理学特点[199],以及其他讨论通常病理表现的综述[194,198,200,201]。肉眼观察脑白质柔然、皱缩和颗粒样的组织融合区域。这些区域分布不规则,主要在枕叶和侧脑室周围白质,特别是前部靠近脑室表面的地方[194,197-201]。小脑白质通常也受累。脑室扩大,有时会有胼胝体变小。脑白质的体积变小,但是皮层一般不受累。脑室扩大是由于白质萎缩。围绕脑室的白质异常可能减弱组织的支持力量,导致脑室进一步地机械性扩大。

白质异常几乎总是伴随有一些腔隙性脑梗死。在42例Binswanger病尸解中有39例表现有该情况[199]。显微研究显示髓磷脂苍白。通常苍白的髓磷脂不是均匀的,而是在髓鞘形成减少区域的周围有正常组织围绕。有时白质异常非常严重以致出现坏死和空洞。在髓磷脂苍白的区域内神经胶质增生显著。

穿支动脉管壁增厚和透明样变。罕见小动脉闭塞[156]。一些患者具有病理表现不同的疾病,以

血管周围间隙扩大为特征,该疾病被 Pierre Marie 称为筛孔状态[7]。多发血管周围间隙扩大可伴有白质改变和认知行为异常以及类似帕金森病的基底节功能异常的临床表现[202,203]。

Binswanger 白质病变的患者偶尔会有淀粉样血管病变的潜在血管病变[151-154]。这些患者脑皮质和软脑膜内的动脉增厚,含有能染成淀粉样蛋白一样的和嗜刚果红物质。白质和基底神经节内的动脉也向心性增厚,但是不含有淀粉样蛋白。在一些报道中肉芽肿样血管炎患者也合并有淀粉样血管病变[208-210]。

在 CADASIL(伴有皮层下梗死的常染色体显性遗传脑血管病)患者的脑白质和腔隙性梗死灶内也可以发现类似的微血管异常病变[21,22,211-213]。白质异常通常在早期就很明显。临床诊断为 CADASIL 患者的亲属可在症状出现前表现出白质异常。通常为局灶性,在疾病早期可以出现结节样的局部白质病变。后期白质异常更加弥散,特别是在枕叶和额叶脑室周围的白质。外囊和颞叶前部的白质病变尤其能够表现出 CADASIL 的特点[214]。

临床表现

微血管病患者的临床表现非常多变。最常见的是运动迟缓和意识丧失。也可以有记忆缺失、失语和视觉空间功能障碍。行为安排和连续任务的实施等执行功能受累。假性延髓性麻痹、锥体束征、跖反射过伸和步态异常也常见。临床表现常逐渐进展或呈阶梯式进展,并在数天至数周时间内恶化。通常存在症状稳定的脚踩平台期[194,198,199]。大部分患者也有急性腔隙性卒中。

小血管病是一个导致老年人负担不断增长,认知功能障碍,步态异常的主要因素,腔隙性梗死和脑白质病变是其形成这个重要的原因。在对 16 项研究的回顾中,pantoni 等认为认知下降与白质病变呈正相关[215]。神经影像学分析估计,小血管疾病的存在会导致 75 岁老年人患老年痴呆的风险成倍增加[216]。在一项荟萃分析中,Debette 和 Markus 的成果汇集 22 项纵向研究报道卒中、痴呆和死亡的风险增加与白质异常有关[217]。研究脑白质疏松症和残疾学会(LADIS)对 695 例患者进行队列研究,随访 3 年,显示白质异常和腔隙性脑梗死与患者认知功能独立相关。白质异常的严重程度与腔隙的数量较差的认知表现有关[218]。综上所述,白质异常与认知功能显著相关,而腔隙灶与认知的关联不

突出[218]。年龄相关性白质变化的严重程度与步态和运动损害的严重程度之间存在很强的关联[219]。LADIS 研究者表明,通过 3 年的随访,严重的白质异常使患者从独立状态转变为依赖状态的风险增加了一倍以上[220]。

脑淀粉样血管病变患者常表现反复发作的脑出血,主要位于脑白质。一些患者表现为短暂性脑缺血发作,其他患者表现为和高血压相关 Binswanger 病的临床表现一样的呈逐渐阶梯式进展的症状[221]。一些脑淀粉样血管病变患者伴有肉芽肿性血管炎,表现为神经系统症状的逐渐发展[209,210,222,223]。这种情况在没有脑活组织检查时诊断困难。凯普兰猜想含有淀粉样血管蛋白的血管破裂会不会导致淀粉样蛋白流入脑脊液已发炎症反应。含有淀粉样蛋白的动脉的血管常表现出破裂和中断。有时,伴有血管炎的脑淀粉样血管病变患者激素治疗有效[224,225]。

CADASIL 的发病年龄很早,平均大约在 40 岁[158]。表现为突发卒中,逐渐进展的认知、行为和运动异常。CADASIL 患者及其亲属也常表现抑郁和头痛,头痛常符合偏头痛的标准[158,159]。Tournier-Lasserve 等将 CADASIL 病基因定位于常染色体 19q12 上的 D19S226 位点[160]。此病临床表现的严重程度存在很大个体差异。

影像

CT 通常显示脑室周围低密度。MRI 表现更加清楚,T2 加权像上出现脑室周围高密度区和片状白质病变[194,199,214]。图 9-14 是一位 Binswanger 白质病变患者的 MRI 片。对这些白质改变凯普兰更加喜欢使用"脑白质缺血"一词。脑白质缺血是一个广泛使用术语,很多白质病变的患者并无血管疾病。几种不同类型的白质病变包括:①脑室系统周围帽状白质病变,尤其在前角和枕部;②通常围绕脑室周围弥散性或局灶性的白质异常信号;③散在、小点状或片状或融合的异常信号去,多数的病灶信号存在差异。Awad 等尝试将这些不同的病灶同神经病理改变联系起来[13]。结果显示,一般而言,脑室周围环状弥散异常信号表明神经胶质增生,这很可能是由于脑脊液中透过脑室管膜的液体引起的[13]。小的病灶是由于筛孔状态导致的。半卵圆中心和放射冠的病灶通常是慢性部分性缺血的区域[13]。

腔隙性梗死和白质病变不是脑小血管疾病的唯一神经影像学表现。除了这些缺血的后果,宏观

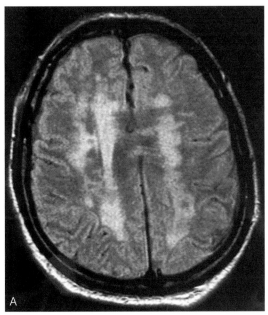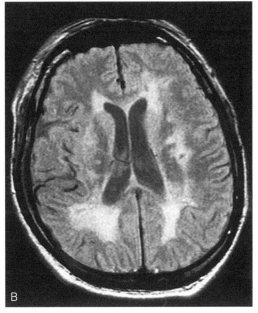

图 9-14　MRI 的 T2 加权像。轴位片（A）和（B）显示 Binswanger 病患者脑室周围高信号和半卵圆中心周围白质大片异常信号

和微观的出血性病变（称为微出血）也可以识别。虽然大出血是很容易被常规影像学检查包括 CT 识别，脑微出血的检测需要合适的磁共振序列如 T2*的使用[226]。脑微出血被定义为直径 2~10mm 的小的深部或浅部出血；它们代表慢性血液产物的小病灶，例如在正常（或接近正常）脑组织中的小穿支血管周围的含铁血黄素的集合[227,228]。Koennecke 指出这些微出血存在于约 70% 的自发性 ICH 患者，而这其中 40% 为缺血性脑血管病患者。脑微血管病变与缺血性卒中患者脑微出血的最高发生率（57%）相关[229]。高血压患者的微出血倾向于累及深部结构（高血压出血和腔隙的相同区域），而具有脑性淀粉样血管病的个体倾向于具有更多的大叶性微出血。感染性心内膜炎患者在 MRI 上也经常出现微出血[230]。

腔隙性梗死和慢性白质异常的发病机制

发生于单支穿支动脉工供血区内散在梗死灶的机制是非常明确的。受累穿支血管的管腔狭窄，斑块、微小夹层或血管阻塞管腔进一步减少脑内穿支供血区域的学流。血液流变学因素也可以降低穿支血管内血流，并足以造成梗死。

导致白质异常分布区域大于单支穿支血管供血区的机制很难解释，可能涉及很多不同的机制。以下是已经明确的参与缺血或血管通透性增加的两类主要机制。

1. 与平行穿支动脉相关的缺血。原因是许多平行的穿支动脉受累导致血流严重受限。随后，脑血流减少等血流动力学变化导致受累动脉供血区内出现缺血和白质损害。血压下降、心排出量减少、血容量减少或全血黏度增加造成脑血流下降。与此相似，在一些穿支既往就存在闭塞或接近闭塞的情况下，单支穿支血管必须供应既往由受累穿支供应的对侧区域的学流。然后，供应对侧血流的穿支血管闭塞，结果产生的梗死灶就会大于任何一支穿支血管的供血范围。

2. 血管通透性增加。当穿支动脉内的血压非常高时会发生液体的渗漏或渗出。该情况急性发作时被称为高血压脑病。此病以液体从小动脉渗出导致脑水肿和脑内瘀点为主要特点，有时出现较大的脑出血。当该过程呈慢性时，液体渗出可导致神经胶质增生和白质及基底神经节受损。一些人认为白质病变是由于慢性或反复发作的高血压脑病导致。一些慢性白质病变的患者没有严重的高血压。这些患者的血管中膜和内膜可能异常以致即使动脉内的血压正常，液体也会从受损动脉内渗出。

这两种机制都有一些研究支持。Yamamoto 等对腔隙性脑梗死和皮质下白质病变的日本患者的 24 小时动态血压监测结果进行了分析[231-233]。血压控制差、动态血压平均值高以及提示夜间血压过高的夜间下降度减小都提示了腔隙性脑梗死和白质病变的进展。其他研究也显示了过高或过低的血压在白质损伤和腔隙性脑梗死中的重要作用[234,235]。血压控制欠佳可显著加重白质异常。

很多严重慢性白质异常和 Binswanger 病患者存在全血黏度和纤维蛋白原水平增加[194,236,237]。通过微血管的血液黏度增加和血流减缓可加重血管损伤,导致深部穿支动脉供血区域低灌注。

血管通透性的增加是白质异常的另一种潜在机制。高血压、CADASIL、CARASIL 和脑淀粉样血管病全都在血管介质和外膜沉积纤维蛋白或淀粉样蛋白或其他物质,从而引起病理改变。血管壁的组分,特别是基质金属蛋白酶的组分在确定血管对穿过血管的血液组分的连续性中是重要的。基质金属蛋白在理解血管通透性中具有重要作用[238-240]。在 Binswanger 型病理改变患者的白质和脑脊液中,基质金属蛋白-9 水平显著升高[238,239]。基质金属蛋白通过降解血管内的紧密连接蛋白的方式破坏血脑屏障[240]。穿支血管内金属蛋白水平升高可促进液体从这些血管中渗出。脑室周围区域的慢性水肿可促进神经胶质增生。白质病变患者脑水肿的另一种潜在机制是白质内静脉的退行性改变。Brown 等通过对 186 例人脑尸检研究发现了小静脉迂曲和静脉壁的逐渐增厚[241]。一些静脉和小静脉闭塞,其他的具有非常狭窄的管腔。这种慢性静脉胶原病在一些患有白血病的患者中非常常见[241]。减少静脉引流可以促进脑水肿。血管周围区域的慢性水肿可刺激胶质增生和炎症,继而可增加白质损伤[242]。支持这种发病机理的理论是在 CADACIL 白质异常先于脑梗死。

治疗

慢性微血管病变的治疗尚不清楚。显然血压控制是非常重要。24 小时动态血压监测是了解血压水平和其动态变化非常有用的途径。夜间血压可能非常重要。糖尿病和血细胞比容升高也被证明是与一个以上的腔隙性脑梗死患者的重要相关危险因素。受到关于高血黏度初步研究资料的影响,凯普兰开始试图通过降低血细胞比容(通过补液、献血和戒烟)和给予富含二十碳五烯酸鱼油制品及运用其他手段降低纤维蛋白原水平的方法来治疗腔隙性脑梗死和慢性微血管白质病变的患者。凯普兰还提倡大量摄取液体。

微血管病变必须和大动脉闭塞性疾病导致的多发梗死以及多发脑栓塞相鉴别,后两者是引起血管性痴呆的原因。在这两种疾病中,大部分梗死灶都位于皮质和(或)皮质下,病史中常有急性卒中发作史。在导致血管性痴呆的这些原因中,颅外和经颅超声、超声心动图、心律监测、凝血障碍的血液学筛查和血管影像学检查通常能提示心源性栓塞或多发大动脉闭塞性疾病。最近,一些遗传研究指出如 NOTCH3、HTRA1 与 Apoeε4 等特定的靶基因与脑小疾病有关,对这些特定基因的功能探索可能给未来治疗提供一些指导。

(朱翠婷 张玮艺 金朝 齐冬
邱彩霞 译 杜万良 校)

参考文献

1. Fisher CM: Lacunes, small deep cerebral infarcts. *Neurology* 1965;**15**:774–784.

2. Fisher CM: The arterial lesions underlying lacunes. *Acta Neuropathol* 1969;**12**:1–15.

3. Besson G, Hommel M: Historical aspects of lacunes and the "lacunar controversy". In Pullicino PM, Caplan LR, Hommel M (eds): *Cerebral Small Artery Disease*. New York: Raven Press, 1993, pp 1–10.

4. Hauw J-J: The history of lacunes. In Donnan G, Norrving B, Bamford J, Bogousslavsky J (eds): *Lacunar and Other Subcortical Infarcts*. Oxford: Oxford University Press, 1995, pp 3–15.

5. Durand-Fardel M: *Traite des ramollisements du cerveau*. Paris: Bailliere, 1843.

6. Ferrand J: *Essai Sur l'Hemiplegie des Vieillards: Les Lacunes de Desintegration Cerebrale [thesis]*. Paris: University of Paris, 1902.

7. Marie P: Des foyers lacunaires de desintegration et des differents autres etats cavitaires du cerveau. *Rev Med (Paris)* 1901;**21**:281.

8. Foix C, Levy M: Les ramollisements sylviens. *Rev Neurol* 1927;**43**:1–51.

9. Foix C, Hillemand P: Contribution a l'etude des ramollisements protuberantiels. *Rev Med* 1926;**43**:287–305.

10. Caplan LR: Charles Foix – the first modern stroke neurologist. *Stroke* 1990;**21**:348–356.

11. Kolominsky-Rabas PL, Weber M, Gefeller O, Neundoerfer B, Heuschmann PU: Epidemiology of ischemic stroke subtypes according to TOAST criteria: Incidence, recurrence, and long-term survival in ischemic stroke subtypes: a population-based study. *Stroke* 2001;**32**:2735–2740.

12. Sacco S, Marini C, Totaro R, Russo T, Cerone D, Carolei A: A population-based study of the incidence and prognosis of lacunar stroke. *Neurology* 2006;**66**:1335–1338.

13. Awad I, Johnson PC, Spetzler RF, Hodak JA: Incidental subcortical lesions identified on magnetic

resonance imaging in the elderly: II. Postmortem pathological correlations. *Stroke* 1986;**17**:1090–1097.

14. Fisher CM: Pure motor hemiplegia of vascular origin. *Arch Neurol* 1965;**13**:30–44.

15. Fisher CM: Pathological observations in hypertensive cerebral hemorrhage. *J Neuropathol Exp Neurol* 1971;**30**:536–550.

16. Fisher CM: Cerebral miliary aneurysms in hypertension. *Am J Pathol* 1972;**66**:313–324.

17. Cole F, Yates P: Intracerebral microaneurysms and small cerebrovascular lesions. *Brain* 1966;**90**:759–767.

18. Rosenblum WJ: Miliary aneurysms and "fibrinoid" degeneration of cerebral blood vessels. *Hum Pathol* 1977;**8**:133–139.

19. Charcot J, Bouchard C: Nouvelles recherches sur la pathogenie de l'hemorrhagie cérébrale. *Arch Phys Norm Pathol* 1868;**1**:110–127, 643–665.

20. Baudrimont M, Dubas F, Joutel A: Autosomal dominant leukoencephalopathy and subcortical ischemic strokes: A clinicopathological study. *Stroke* 1993;**24**:122–125.

21. Lammie GA, Rakshi J, Rossor MN, et al: Cerebral autosomal dominant arteriopathy with subcortical infarcts and leukoencephalopathy – confirmation by cerebral biopsy in two cases. *Clin Neuropathol* 1995;**14**:201–206.

22. Chabriat H, Bousser M-G: Cerebral autosomal dominant arteriopathy with subcortical infarcts and leukoencephalopathy. In Donnan G, Norrving B, Bamford J, Bogousslavsky J (eds): *Subcortical Stroke*, 2nd ed. Oxford: Oxford University Press, 2002, pp 111–120.

23. Fukutake T: Cerebral autosomal recessive arteriopathy with subcortical infarcts and leukoencephalopathy (CARASIL): From discovery to gene identification. *J Stroke Cerebrovasc Dis* 2011;**20**:85–93.

24. Oide T, Nakayama H, Yanagama S, Ito N, Arima K: Extensive loss of arterial medial smooth muscle cells and mural extracellular matrix in cerebral autosomal recessive arteriopathy with subcortical infarcts and leukoencephalopathy (CARASIL). *Neuropathology* 2008;**28**:132–142.

25. Gould DB, Phalan FC, Breedveld GI, et al: Mutations in *COL4A1* cause perinatal cerebral hemorrhage and porencephaly. *Science* 2005;**308**:1167–1171.

26. van der Knaap MS, Smit LM, Barkhof F, et al: Neonatal porencephaly and adult stroke related to mutations in collagen IVA1. *Ann Neurol* 2006;**59**:504–511.

27. Gould DB, Phalan FC, van Mil SE, et al: Role of *COL4A1* in small-vessel disease and hemorrhagic stroke. *N Engl J Med* 2006;**354**:1489–1496.

28. Plaisir E, Gribouval O, Alamowitch S, et al: *COL4A1* mutations and hereditary angiopathy, nephropathy, aneurysms, and muscle cramps. *N Engl J Med* 2007;**357**:2687–2695.

29. Lanfranconi S, Markus HS: *COL4A1* mutations as a monogenic cause of cerebral small vessel disease a systematic review. *Stroke* 2010;**41**:e513–e518.

30. Labrune P, Lacroix C, Goutieres F, et al: Extensive brain calcifications, leukodystrophy, and formation of parenchymal cysts: A new progressive disorder due to diffuse cerebral microangiopathy. *Neurology* 1996;**46**:1297–1301.

31. Corboy JR, Gault J, Kleinschmidt-Demasters BK: An adult case of leukoencephalopathy with intracranial calcifications and cysts. *Neurology* 2006;**67**:1890–1892.

32. Duret H: Conclusion d'un memoire sur la circulation bulbaire. *Arch Phys Norm Pathol* 1873;**50**:88–89.

33. Duret H: Recherches anatomiques sur la circulation de l'encephale. *Arch Phys Norm Pathol* 1874;**1**:60–91, 316–353.

34. Foix C, Hillemand P: Irrigation de la protuberance. *Compt Rendu Soc Biol (Paris)* 1925;**42**:35–37.

35. Foix C, Hillemand P: Les artères de l'axe encephalique jusqu'a diencephale inclusivement. *Rev Neurol* 1925;**41**:705–739.

36. Foix C, Hillemand P: Irrigation du bulbe. *Compt Rendu Soc Biol (Paris)* 1924;**42**:33–35.

37. Stopford J: The arteries of the pons and medulla oblongata: I. *J Anat Physiol* 1915;**50**:131–164.

38. Stopford J: The arteries of the pons and medulla oblongata: II. *J Anat Physiol* 1916;**50**:255–280.

39. Pullicino PM: The course and territories of cerebral small arteries. In Pullicino PM, Caplan LR, Hommel M (eds): *Cerebral Small Artery Disease*. New York: Raven Press, 1993, pp 11–39.

40. Pullicino PM: Diagrams of perforating artery territories in axial, coronal, and sagittal planes. In Pullicino PM, Caplan LR, Hommel M (eds): *Cerebral Small Artery Disease*. New York: Raven Press, 1993, pp 41–72.

41. Fisher CM, Caplan LR: Basilar artery branch occlusion: A cause of pontine infarction. *Neurology* 1971;**21**:900–905.

42. Fisher CM: Bilateral occlusion of basilar artery branches. *J Neurol Neurosurg Psychiatry* 1977;**40**:1182–1189.

43. Caplan LR: Intracranial branch atheromatous disease: A neglected, understudied and underused concept. *Neurology* 1989;**39**:1246–1250.

44. Ostrow PT, Miller LL: Pathology of small artery disease. In Pullicino PM, Caplan LR, Hommel M (eds): *Cerebral Small Artery Disease*. New York: Raven Press, 1993, pp 93–123.

45. Klein IF, Lavallee PC, Touboul P-J, et al: In vivo middle cerebral artery plaque imaging by high-resolution MRI. *Neurology* 2006;**67**:327–329.

46. Lam WW, Wong KS, So NM, et al: Plaque volume measurement by magnetic resonance imaging as an index of remodeling of middle cerebral artery: Correlation with transcranial color Doppler and magnetic resonance angiography. *Cerebrovasc Dis* 2004;**17**:166–169.

47. Klein IF, Lavallee PC, Schouman-Claeys E, Amaraenco P: High-resolution MRI identifies basilar artery plaques in paramedian pontine infarct. *Neurology* 2005;**64**:551–552.

48. Kim JS, Yoon Y: Single subcortical infarction associated with parental arterial disease: important yet neglected sub-type of atherothrombotic stroke. *Int J Stroke* 2013;**8**:197–203.

49. Yoon Y, Lee DH, Kang DW, Kwon SU, Kim JS: Single subcortical infarction and atherosclerotic plaques in the middle cerebral artery: High-resolution magnetic resonance imaging findings. *Stroke* 2013;**44**:2462–2467.

50. Zhang C, Wang Y, Zhao X, on behalf of the Chinese Intracranial Atherosclerosis Study Group: Distal single subcortical infarction had a better clinical outcome compared with proximal single subcortical infarction. *Stroke* 2014;**45**:2613–2619.

51. Horowitz DR, Tuhrim S, Weinberger JM, Rudolph SH: Mechanisms in lacunar infarction. *Stroke* 1992;**23**:325–327.

52. Peress N, Kane W, Aronson S: Central nervous system findings in a tenth-decade autopsy population. *Prog Brain Res* 1973;**40**:473–484.

53. Bang OY, Heo JH, Kim JY, et al: Middle cerebral artery stenosis is a major clinical determinant in striatocapsular deep infarction. *Arch Neurol* 2002;**59**:259–263.

54. Wong KS, Gao S, Chan YL, et al: Mechanisms of acute cerebral infarctions in patients with middle cerebral artery stenosis: A diffusion-weighted imaging and microemboli monitoring study. *Ann Neurol* 2002;**52**:74–81.

55. Bang OY, Joo SY, Lee PH, et al: The course of patients with lacunar infarcts and a parent arterial lesion: Similarities to large artery vs. small artery disease. *Arch Neurol* 2004;**61**:514–519.

56. Baumgartner RW, Sidler C, Mosso M, Georgiadis D: Ischemic lacunar stroke in patients with and without potential mechanism other than small-artery disease. *Stroke* 2003;**34**:653–659.

57. Boiten J: *Lacunar Stroke: A Prospective Clinical and Radiologic Study [thesis].* Maastricht, 1991.

58. Yamamoto Y, Ohara T, Hamanaka M, Hosomi A, Tamura A, Akiguchi I: Characteristics of intracranial branch atheromatous disease and its association with progressive motor deficits. *J Neurol Sci* 2011;**304**:78–82.

59. Norrving B, Cronqvist S: Clinical and radiologic features of lacunar versus nonlacunar minor stroke. *Stroke* 1989;**20**:59–64.

60. Pullicino P, Nelson R, Kendall B, et al: Small deep infarcts diagnosed on computed tomography. *Neurology* 1980;**30**:1090–1096.

61. Weisberg L: Computed tomography and pure motor hemiparesis. *Neurology* 1979;**29**:490–495.

62. Donnan G, Tress B, Bladin P: A prospective study of lacunar infarction using computed tomography. *Neurology* 1982;**32**:47–56.

63. Mohr JP, Caplan LR, Melski J: The Harvard Cooperative Stroke Registry: A prospective registry. *Neurology* 1978;**28**:754–762.

64. Tuszynski MH, Petito CK, Levy DB: Risk factors and clinical manifestations of pathologically verified lacunar infarctions. *Stroke* 1989;**20**:990–999.

65. Labovitz DL, Boden-Albala B, Hauser WA, Sacco RL: Lacunar infarct or deep intracerebral hemorrhage. Who gets which? The Northern Manhattan Study. *Neurology* 2007;**68**:606–608.

66. Ikram MA, Vernooji MW, Hofman A, et al: Kidney function is related to cerebral small vessel disease. *Stroke* 2008;**39**:55–61.

67. Pico F, Labreuche J, Seilhean D, et al: Association of small-vessel disease with dilatative arteriopathy of the brain. Neuropathologic evidence. *Stroke* 2007;**38**:1197–1202.

68. Caplan LR, Young R: EEG findings in certain lacunar stroke syndromes. *Neurology* 1972;**22**:403.

69. Mohr JP: Lacunes. *Stroke* 1982;**13**:3–11.

70. Miller V: Lacunar stroke, a reassessment. *Arch Neurol* 1983;**40**:129–134.

71. Rascol A, Clanet M, Manelfe C, et al: Pure motor hemiplegia: CT study of 30 cases. *Stroke* 1982;**13**:11–17.

72. Donnan GA, O'Malley HM, Quang L, et al: The capsular warning syndrome and lacunar TIAs. In Donnan G, Norrving B, Bamford J, Bogousslavsky J (eds): *Subcortical Stroke,* 2nd ed. Oxford: Oxford University Press, 2002, pp 175–184.

73. Steinke W, Ley S: Lacunar stroke is the major cause of progressive motor deficits. *Stroke* 2002;**33**:1510–1516.

74. Caplan LR: Worsening in ischemic stroke patients: Is it time for a new strategy? *Stroke* 2002; **33**:1443–1445.

75. Donnan GA, Norrving B: Lacunes and lacunar syndromes. *Handb Clin Neurol* 2009;**93**:559–575.

76. Arboix A, Massons J, Garcia-Eroles L, Targa C, Comes E, Parra O: Clinical predictors of lacunar syndrome not due to lacunar infarction. *BMC Neurol* 2010;**10**:31.

77. Vermeer SE, Longstreth WT Jr, Koudstaal PJ: Silent brain infarcts: A systematic review. *Lancet Neurol* 2007;**6**:611–619.

78. Vermeer SE, Prins ND, denHeijer T, Hofman A, Koudstaal PJ, Breteler M: Silent brain infarcts and the risk of dementia and cognitive decline. *N Engl J Med* 2003;**348**:1215–1222.

79. Nelson R, Pullicino P, Kendall B, et al: Computed tomography in patients presenting with lacunar syndromes. *Stroke* 1980;**11**:256–261.

80. Richter R, Bruse J, Bruun B, et al: Frequency and course of pure motor hemiparesis: A clinical study. *Stroke* 1977;**8**:58–60.

81. Gobernado JM, de Molina AR, Gimeno A: Pure motor hemiplegia due to hemorrhage in the lower pons. *Arch Neurol* 1980;**37**:393.

82. Mori E, Tabuchi M, Yamadori A: Lacunar syndrome due to intracerebral hemorrhage. *Stroke* 1985;**16**:454–459.

83. Kase CS: Subcortical haemorrhages. In Donnan G, Norrving B, Bamford J, Bogousslavsky J (eds): *Subcortical Stroke,* 2nd ed. Oxford: Oxford University Press, 2002, pp 347–377.

84. Hommel M, Besson G, LeBas JF, et al: Prospective study of lacunar infarction using magnetic resonance imaging. *Stroke* 1990;**21**:546–554.

85. Besson G: *Les Infarctus Lacunaires: Evaluation Clinique et par l'Imagerie par Resonance Magnetique [thesis].* France: University of Grenoble, 1989.

86. Kase CS, Wolf PA, Hier DB, et al: Lacunar infarcts: Clinical and CT aspects. The Stroke Data Bank experience. *Neurology* 1986;**36**:178–179.

87. Fisher CM, Cole M: Homolateral ataxia and crural paresis, a vascular syndrome. *J Neurol Neurosurg Psychiatry* 1965;**28**:48–55.

88. Fisher CM: Ataxic hemiparesis. *Arch Neurol* 1978;**35**:126–128.

89. Helgason CM, Wilbur AC: Capsular hypesthetic ataxic hemiparesis. *Stroke* 1990;**21**:24–33.

90. Goldblatt D, Markesbury W, Reeves AG: Recurrent hemichorea following striatal lesions. *Arch Neurol* 1974;**32**:51–54.

91. Kase C, Maulsby G, DeJaun E: Hemichorea-hemiballism and lacunar infarction in the basal ganglia. *Neurology* 1981;**31**:452–455.

92. Helgason C, Wilbur A, Weiss A, et al: Acute pseudobulbar mutism due to discrete bilateral capsular infarction in the territory of the anterior choroidal artery. *Brain* 1988;**111**:507–524.

93. Caplan LR, Schmahmann JD, Kase CS, et al: Caudate infarcts. *Arch Neurol* 1990;**47**:133–143.

94. Caplan LR: Caudate infarcts. In Donnan G, Norrving B, Bamford J, Bogousslavsky J (eds): *Subcortical Stroke,* 2nd ed. Oxford: Oxford University Press, 2002, pp 209–223.

95. Fisher CM: Capsular infarcts. *Arch Neurol* 1979;**36**:65–73.

96. Helgason C, Caplan LR, Goodwin J, Hedges T: Anterior choroidal artery

territory infarction: Case reports and review. *Arch Neurol* 1986;**43**:681–686.

97. Mohr JP, Steinke W, Timsit SG, et al: The anterior choroidal artery does not supply the corona radiata and lateral ventricular wall. *Stroke* 1991;**22**:1502–1507.

98. Caplan LR: Anterior choroidal artery territory infarcts. In Donnan G, Norrving B, Bamford J, Bogousslavsky J (eds): *Subcortical Stroke*, 2nd ed. Oxford: Oxford University Press, 2002, pp 225–240.

99. Kumral E, Evyapan D, Balkir K: Acute caudate vascular lesions. *Stroke* 1999;**30**:100–108.

100. Mendez M, Adams N, Lewandowski K: Neurobehavioral changes associated with caudate lesions. *Neurology* 1989;**39**:349–354.

101. Caplan LR: *Vertebrobasilar Ischemia and Hemorrhage: Clinical Findings, Diagnosis and Management of Posterior Circulation Disease*. Cambridge, Cambridge University Press, 2015.

102. Bassetti C, Bogousslavsky J, Barth A, Regli F: Isolated infarcts of the pons. *Neurology* 1996;**46**:165–175.

103. Rothrock JF, Lyden PD, Hesselink JF, et al: Brain magnetic resonance imaging in the evaluation of lacunar stroke. *Stroke* 1987;**18**:781–786.

104. Leestra JE, Noronha A: Pure motor hemiplegia, medullary pyramid lesion, and olivary hypertrophy. *J Neurol Neurosurg Psychiatry* 1976;**39**:877–884.

105. Ropper AH, Fisher CM, Kleinman GM: Pyramidal infarction in the medulla: A cause of pure motor hemiplegia sparing the face. *Neurology* 1979;**29**:91–95.

106. Milandre L, Arnaud O, Khalil R: Infarction of the medullary pyramid identified on MRI. *Cerebrovasc Dis* 1992;**2**:183–184.

107. Ho KL, Meyer KR: The medial medullary syndrome. *Arch Neurol* 1981;**38**:385–387.

108. Kataoka S, Hori A, Shirakawa T, Hirose G: Paramedian pontine infarction, neurological/topographical correlation. *Stroke* 1997;**28**:809–815.

109. Kim JS, Lee JH, Im JH, Lee MC: Syndromes of pontine base infarction, a clinical–radiological correlation study. *Stroke* 1995;**26**:950–955.

110. Fisher CM: A lacunar stroke, the dysarthria-clumsy hand syndrome. *Neurology* 1967;**17**:614–617.

111. Chung C-S, Caplan LR: Pontine infarcts and hemorrhages. In Bogousslavsky J, Caplan LR (eds): *Stroke Syndromes*, 2nd ed. Cambridge: Cambridge University Press, 2001, pp 520–533.

112. Helgason CM, Wilbur AC: Basilar branch pontine infarctions with prominent sensory signs. *Stroke* 1991;**22**:1129–1136.

113. Caplan LR, Goodwin J: Lateral tegmental brainstem hemorrhages. *Neurology* 1982;**32**:252–260.

114. Shintani S, Tsuroka S, Shiigai T: Pure sensory stroke caused by a pontine infarct. Clinical, radiological, and physiological features in four patients. *Stroke* 1994;**25**:1512–1515.

115. Kim JS, Bae YH: Pure or predominant sensory stroke due to brainstem lesion. *Stroke* 1997;**28**:1761–1764.

116. Ho K-L: Pure motor hemiplegia due to infarction of the cerebral peduncle. *Arch Neurol* 1982;**39**:524–526.

117. Bogousslavsky J, Maeder P, Regli F, et al: Pure midbrain infarction: Clinical syndromes, MRI, and etiologic patterns. *Neurology* 1994;**44**:2032–2040.

118. Martin PJ, Chang H-M, Wityk R, Caplan LR: Midbrain infarction: Associations and aetiologies in the New England Medical Center Posterior Circulation Registry. *J Neurol Neurosurg Psychiatry* 1998;**64**:392–395.

119. Hommel M, Besson G: Midbrain infarcts. In Bogousslavsky J, Caplan LR (eds): *Stroke Syndromes*, 2nd ed. Cambridge: Cambridge University Press, 2001, pp 512–519.

120. Hommel B, Besson G, Pollak P, et al: Hemiplegia in posterior cerebral artery occlusion. *Neurology* 1990;**40**:1496–1499.

121. Mossuto-Agatiello L: Caudal paramedian midbrain syndrome. *Neurology* 2006;**66**:1668–1671.

122. Sato S, Toyoda K, Kawase K, et al: A caudal mesencephalic infarct presenting only tetra-ataxia and tremor. *Cerebrovasc Dis* 2008;**25**:187–189.

123. Castaigne P, Lhermitte F, Buge A, et al: Paramedian thalamic and midbrain infarcts: Clinical and

neuropathological study. *Ann Neurol* 1981;**10**:127–148.

124. Percheron G: Les arteres du thalamus humain: II. Arteres et territoires thalamique paramedians de l'arterie basilarie communicante. *Rev Neurol (Paris)* 1976;**132**:309–324.

125. Barth A, Bogousslavsky J, Caplan LR: Thalamic infarcts and hemorrhages. In Bogousslavsky J, Caplan LR (eds): *Stroke Syndromes*, 2nd ed. Cambridge: Cambridge University Press, 2001, pp 461–468.

126. Bogousslavsky J, Miklossy J, Deruaz J, et al: Unilateral left paramedian infarction of thalamus and midbrain: A clinicopathological study. *J Neurol Neurosurg Psychiatry* 1986;**49**:686–694.

127. Graff-Radford NR, Damasio H, Yamada T, et al: Nonhaemorrhagic thalamic infarction. *Brain* 1985;**108**:495–516.

128. Bogousslavsky J, Regli F, Assal G: The syndrome of tuberothalamic artery territory infarction. *Stroke* 1986;**17**:434–441.

129. Bogousslavsky J, Regli F, Uske A: Thalamic infarcts: Clinical syndromes, etiology, and prognosis. *Neurology* 1988;**38**:837–848.

130. Tatemichi T, Steinke W, Duncan C, et al: Paramedian thalamo-peduncular infarction: Clinical syndromes and magnetic resonance imaging. *Ann Neurol* 1992;**32**:162–171.

131. Bogousslavsky J, Caplan LR: Vertebrobasilar occlusive disease, review of selected aspects. III: Thalamic infarcts. *Cerebrovasc Dis* 1993;**3**:193–205.

132. de Freitas GR, Bogousslavsky J: Thalamic infarcts. In Donnan G, Norrving B, Bamford J, Bogousslavsky J (eds): *Subcortical Stroke*, 2nd ed. Oxford: Oxford University Press, 2002, pp 255–285.

133. Kaplan RF, Estol CJ, Damasio H, et al: Bilateral polar artery thalamic infarcts. *Neurology* 1991;**41**(Suppl 1):329.

134. Wall M, Slamovits TL, Weisberg LA, Trufant SA: Vertical gaze ophthalmoplegia from infarction in the area of the posterior thalamo-subthalamic paramedian artery. *Stroke* 1986;**17**:546–555.

135. Pierrot-Deseiligny C, Caplan LR: Eye movement abnormalities. In Caplan LR, van Gijn J (eds): *Stroke Syndromes*

3rd ed. Cambridge: Cambridge University Press, 2012, pp 64–74.

136. Meissner I, Sapir S, Kokmen E, Stein SD: The paramedian diencephalic syndrome: A dynamic phenomenon. *Stroke* 1987;**18**:380–385.

137. Caplan LR, DeWitt LD, Pessin MS, et al: Lateral thalamic infarcts. *Arch Neurol* 1988;**45**:959–964.

138. Dejerine J, Roussy G: Le syndrome thalamique. *Rev Neurol* 1906;**14**:521–532.

139. Fisher CM: Pure sensory stroke involving face, arm, and leg. *Neurology* 1965;**15**:76–80.

140. Fisher CM: Thalamic pure sensory stroke: A pathologic study. *Neurology* 1978;**28**:1141–1144.

141. Fisher CM: Pure sensory stroke and allied conditions. *Stroke* 1982;**13**:434–447.

142. Fisher CM: Lacunar strokes and infarcts: A review. *Neurology* 1982;**32**:871–876.

143. Hommel M, Besson G, Pollak P, et al: Pure sensory stroke due to a pontine lacune. *Stroke* 1989;**20**:406–408.

144. Mohr JP, Kase C, Meckler R, et al: Sensorimotor stroke. *Arch Neurol* 1977;**34**:734–741.

145. Mohr JP, Timsit S: Choroidal artery disease. In Barnett HJM, Mohr JP, Stein BM, Yatsu F (eds): *Stroke, Pathophysiology, Diagnosis, and Management*, 3rd ed. New York: Churchill Livingstone, 1998, pp 503–512.

146. Besson G, Bogousslavsky J, Regli F: Posterior choroidal-artery infarct with homonymous horizontal sectoranopia. *Cerebrovasc Dis* 1991;**1**:117–120.

147. Frisen I, Holmegaard L, Rosencrantz M: Sectorial optic atrophy and homonymous, horizontal sectoranopia: A lateral posterior choroidal artery syndrome. *J Neurol Neurosurg Psychiatry* 1978;**41**:374–380.

148. Neau JP, Bogousslavsky J: The syndrome of posterior choroidal artery territory infarction. *Ann Neurol* 1996;**39**:779–788.

149. Loeb C, Gandolfo C, Croce R, Conti M: Dementia associated with lacunar infarction. *Stroke*. 1992;**23**:1225–1229.

150. Jacova C, Pearce LA, Costello R, et al: Cognitive impairment in lacunar strokes: The SPS3 trial. *Ann Neurol* 2012;**72**:351–362.

151. Makin SD, Turpin S, Dennis MS, Wardlaw JM: Cognitive impairment after lacunar stroke: Systematic review and meta-analysis of incidence, prevalence and comparison with other stroke subtypes. *J Neurol Neurosurg Psychiatry* 2013;**84**:893–900.

152. Longstreth WT Jr, Arnold AM, Beauchamp NJ Jr, et al: Incidence, manifestations, and predictors of worsening white matter on serial cranial magnetic resonance imaging in the elderly: The Cardiovascular Health Study. *Stroke* 2005;**36**:56–61.

153. Schmidt R, Ropele S, Enzinger C, et al: White matter lesion progression, brain atrophy, and cognitive decline: The Austrian Stroke Prevention Study. *Ann Neurol* 2005;**58**:610–616.

154. Vermeer SE, Hollander M, van Dijk EJ, Hofman A, Koudstaal PJ, Breteler MM. Silent brain infarcts and white matter lesions increase stroke risk in the general population: The Rotterdam Scan Study. *Stroke* 2003;**34**:1126–1129.

155. Adams H, Damasio H, Putnam S, et al: Middle cerebral artery occlusion as a cause of isolated subcortical infarction. *Stroke* 1983;**14**:948–952.

156. Maki G, Mihara H, Shizuka M, et al: CT and arteriographic comparison of patients with transient ischemic attacks: Correlation with small infarcts of basal ganglia. *Stroke* 1983;**14**:276–280.

157. Caplan LR, Babikian V, Helgason C, et al: Occlusive disease of the middle cerebral artery. *Neurology* 1985;**35**:975–982.

158. Bogousavsky J, Regli F, Maeder P: Intracranial large-artery disease and "lacunar" infarction. *Cerebrovasc Dis* 1991;**1**:154–159.

159. Miyashita K, Naritomi H, Sawada T, et al: Identification of recent lacunar lesions in cases of multiple small infarction by magnetic resonance imaging. *Stroke* 1988;**29**:834–839.

160. Patel B, Markus HS: Magnetic resonance imaging in cerebral small vessel disease and its use as a surrogate disease marker. *Int J Stroke* 2011;**6**:47–59.

161. Förster A, Kerl HU, Wenz H, Brockmann MA, Nölte I, Groden, C: Diffusion- and perfusion-weighted imaging in acute lacunar infarction: Is there a mismatch? *PLoS One* 2013;**8**: e77428.

162. Bang OY, Yeo SH, Yoon JH, et al: Clinical MRI cutoff points for predicting lacunar stroke may not exist: Need for a grading rather than a dichotomized system. *Cerebrovasc Dis* 2007;**24**:520–529.

163. Rajajee V, Kidwell C, Starkman S, et al: Diagnosis of lacunar infarcts within 6 hours of onset by clinical and CT criteria versus MRI. UCLA MRI Acute Stroke Investigators. *J Neuroimag* 2008;**18**:66–72.

164. Faris A, Poser C, Wilmore D, et al: Radiologic visualization of neck vessels in healthy men. *Neurology* 1963;**13**:386–396.

165. Takahashi W, Fujii H, Ide M, et al: Atherosclerotic changes in intracranial and extracranial large arteries in apparently healthy persons with asymptomatic lacunar infarction. *J Stroke Cerebrovasc Dis* 2005;**14**:17–22.

166. Lodder J, Bamford J, Kappelle J, Boiten J: What causes false clinical prediction of small deep infarcts. *Stroke* 1994;**25**:86–91.

167. National Institute of Neurological Disorders and Stroke rt-PA Study Group: Tissue plasminogen activator for acute ischemic stroke. *N Engl J Med* 1995;**333**:1581–1587.

168. Ingall TJ, O'Fallon WM, Asplund K, et al: Findings from the reanalysis of the NINDS tissue plasminogen activator for acute ischemic stroke treatment trial. *Stroke* 2004;**35**:2418–2424.

169. Fuentes B, Martínez-Sánchez P, Alonso de Leciñana M, et al. for the Madrid Stroke Network: Efficacy of intravenous thrombolysis according to stroke subtypes: the Madrid Stroke Network data. *Eur J Neurol* 2012;**19**:1568–1574.

170. IST-3 Collaborative Group, Sandercock P, Wardlaw JM, Lindley RI, et al: The benefits and harms of intravenous thrombolysis with recombinant tissue plasminogen activator within 6 h of acute ischaemic stroke (the Third International Stroke Trial (IST-3)): A randomised controlled trial. *Lancet* 2012;**379**:2352–2363.

171. Mustanoja S, Meretoja A, Putaala J, et al. for the Helsinki Stroke Thrombolysis Registry Group: Outcome by stroke etiology in patients receiving thrombolytic treatment: descriptive subtype analysis. *Stroke* 2011;**42**:102–106.

172. Shobha N, Fang J, Hill MD: Do lacunar strokes benefit from thrombolysis? Evidence from the Registry of the Canadian Stroke Network. *Int J Stroke* 2013;**8**(Suppl A100):45–49.

173. Lahoti S, Gokhale S, Caplan LR, et al: Thrombolysis in ischemic stroke without arterial occlusions. *Stroke* 2014;**45**:2722–2727.

174. Griebe M, Fischer E, Kablau M, et al: Thrombolysis in patients with lacunar stroke is safe: an observational study. *J Neurol* 2014;**261**:405–411.

175. Fluri F, Hatz F, Rutgers MP, et al: Intravenous thrombolysis in patients with stroke attributable to small artery occlusion. *Eur J Neurol* 2010;**17**:1054–1060.

176. Dobkin B: Heparin for lacunar stroke in progression. *Stroke* 1983;**14**:421–423.

177. SPS3 Study Group: Blood-pressure targets in patients with recent lacunar stroke: The SPS3 randomised trial *Lancet* 2013;**382**:507–515.

178. Yamamoto Y, Akiguchi I, Oiwa K, et al: Twenty-four-hour blood pressure and MRI as predictive factors for different outcomes in patients with lacunar infarct. *Stroke* 2002;**33**:297–305.

179. Walters M, Muir S, Shah I, Lees K: Effect of perindopril on cerebral vasomotor reactivity in patients with lacunar infarction. *Stroke* 2004;**35**:1899–1902.

180. Mohr JP, Thompson JLP, Lazar RM, et al: A comparison of warfarin and aspirin for the prevention of recurrent ischemic stroke. Warfarin–Aspirin Recurrent Stroke Study Group. *N Engl J Med* 2001;**345**:1444–1451.

181. Diener HC, Cunha L, Forbes C, et al: European Stroke Prevention Study 2. Dipyridamole and acetylsalicylic acid in the secondary prevention of stroke. *J Neurol Sci* 1996;**143**:1–13.

182. Gotoh F, Tohgi H, Hirai S, et al: Cilostazole Stroke Prevention Study: A placebo-controlled double-blind trial for secondary prevention of cerebral infarction. *J Stroke Cerebrovasc Dis* 2000;**9**:147–157.

183. Furie KL, Kasner SE, Adams RJ, et al: Guidelines for the prevention of stroke in patients with stroke or transient ischemic attack: A guideline for healthcare professionals from the American Heart Association/American Stroke Association. *Stroke* 2011;**42**:227–276.

184. Sacco RL, Diener HC, Yusuf S, et al. for the PRoFESS Study Group: Aspirin and extended-release dipyridamole versus clopidogrel for recurrent stroke. *N Engl J Med* 2008;**359**:1238–1251.

185. SPS3 Investigators: Effects of clopidogrel added to aspirin in patients with recent lacunar stroke. *N Engl J Med* 2012;**367**:817–825.

186. Carod-Artal FJ: Statins and cerebral vasomotor reactivity. Implications for a new therapy. *Stroke* 2006;**37**:2446–2448.

187. Pretnar-Oblak J, Sabovic M, Sebestjen M, et al: The influence of atorvastatin treatment on L-arginine cerebrovascular reactivity and flow-mediated dilatation in patients with lacunar infarction. *Stroke* 2006;**37**:2540–2545.

188. Amarenco P, Benavente O, Goldstein LB, for the Stroke Prevention by Aggressive Reduction in Cholesterol Levels Investigators: Results of the Stroke Prevention by Aggressive Reduction in Cholesterol Levels (SPARCL) Trial by stroke subtypes. *Stroke* 2009;**40**:1405–1409.

189. Stroke Prevention by Aggressive Reduction in Cholesterol Levels (SPARCL) Investigators: High-dose atorvastatin after stroke or transient ischemic attack. *N Engl J Med* 2006;**355**:549–559.

190. Intravenous Magnesium Efficacy in Stroke (IMAGES) Study Investigators: Magnesium for acute stroke (Intravenous Magnesium Efficacy in Stroke Trial): Randomized controlled trial. *Lancet* 2004;**363**:439–445.

191. Aslanyan S, Weir CJ, Muir KW, Lees KR: Magnesium for treatment of acute lacunar stroke syndromes. Further analysis of the IMAGES trial. *Stroke* 2007;**38**:1269–1273.

192. Hachinski V, Potter P, Merskey H: Leuko-araiosis. *Arch Neurol* 1987;**44**:21–23.

193. Okeda R: Morphometrische Vergleichsuntersuchungen an Hirnarterien bei Binswangerscher Encephalopathie und Hochdruckencephalopathie. *Acta Neuropathol (Berlin)* 1973;**26**:23–43.

194. Caplan LR: Binswanger's disease – revisited. *Neurology* 1995;**45**:626–633.

195. Binswanger O: Die abgrenzung der allgemeinen progressiven paralyse. *Klin Wochenschr* 1894; **49**:1103–1105; 1895;50:1137–1139; 1895;52:1180–1186.

196. Blass JP, Hoyer S, Nitsch R: A translation of Otto Binswanger's article: The delineation of the generalized progressive paralysis. *Arch Neurol* 1991;**48**:961–972.

197. Olszewski J: Subcortical arteriosclerotic encephalopathy. *World Neurol* 1965;**3**:359–374.

198. Caplan LR, Schoene WC: Clinical features of subcortical arteriosclerotic encephalopathy (Binswanger's disease). *Neurology* 1978;**28**:1206–1215.

199. Babikian V, Ropper AH: Binswanger disease: A review. *Stroke* 1987;**18**:1–12.

200. Fisher CM: Binswanger's encephalopathy: A review. *J Neurol* 1989;**236**:65–79.

201. Ward NS, Brown MM: Leukoaraiosis. In Donnan G, Norrving B, Bamford J, Bogousslavsky J (eds): *Subcortical Stroke*, 2nd ed. Oxford: Oxford University Press, 2002, pp 47–66.

202. Maclullich AM, Wardlaw JM, Ferguson KJ, et al: Enlarged perivascular spaces are associated with cognitive function in healthy elderly men. *J Neurol Neurosurg Psychiatry* 2004;**75**:1519–1523.

203. Kim D-G, Oh S-H, Kim J: A case of disseminated polycystic dilated perivascular spaces presenting with dementia and parkinsonism. *J Clin Neurol* 2007;**32**:96–100.

204. Gray F, Dubas F, Roullet E, Escourolle R: Leukoencephalopathy in diffuse hemorrhagic cerebral amyloid angiopathy. *Ann Neurol* 1985;**18**:54–59.

205. Dubas F, Gray F, Roullet E, Escourolle R: Leukoencephalopathies arteriopathiques. *Rev Neurol* 1985;**141**:93–108.

206. Loes D, Biller J, Yuh WT, et al: Leukoencephalopathy in cerebral amyloid angiopathy: MR imaging in four cases. *AJNR Am J Neuroradiol* 1990;**11**:485–488.

207. DeWitt LD, Louis DN: Case records of the Massachusetts General Hospital: Case 27-1991. *N Engl J Med* 1991;**325**:42–54.

208. Fountain NB, Eberhard DA: Primary angiitis of the central nervous system associated with cerebral amyloid angiopathy: Report of two cases and review of the literature. *Neurology* 1996;**46**:190–197.

209. Caplan LR: Case records of the Massachusetts General Hospital. Case 10–2000. *N Engl J Med* 2000;**342**:957–964.

210. Marotti JD, Savitz SI, Kim W-K, Williams K, Caplan LR, Joseph JT: Cerebral amyloid angiitis progressing to generalized angiitis and leucoencephalitis. *Neuropathol Appl Neurobiol* 2007;**33**:1–5.

211. Davous P: CADASIL: A review with proposed diagnostic criteria. *Eur J Neurology* 1998;**5**:219–233.

212. Dichgans M, Mayer M, Uttner I, et al: The phenotypic spectrum of CADASIL: Clinical findings in 102 cases. *Ann Neurol* 1998;**44**:731–739.

213. Tournier-Lasserve E, Joutel A, Melki J, et al: Cerebral autosomal dominant arteriopathy with subcortical infarcts and leukoencephalopathy maps on chromosome 19q12. *Nat Gen* 1993;**3**:256–259.

214. Chabriat H, Levy C, Taillia H, et al: Patterns of MRI lesions in CADACIL. *Neurology* 1998;**51**:452–457.

215. Pantoni L, Poggesi A, Inzitari D: The relation between white matter lesions and cognition. *Curr Opin Neurol* 2007;**20**:390–397.

216. Savva GM, Wharton SB, Ince PG, Forster G, Matthews FE, Brayne C: Medical Research Council Cognitive Function and Ageing Study. Age, neuropathology, and dementia. *N Engl J Med* 2009;**360**:2302–2309.

217. Debette S, Markus HS: The clinical importance of white matter hyperintensities on brain magnetic resonance imaging: Systematic review and meta-analysis. *BMJ* 2010;**341**:c3666.

218. van der Flier WM, van Straaten EC, Barkhof F, et al: Small vessel disease and general cognitive function in nondisabled elderly: The LADIS Study. *Stroke* 2005;**36**:2116–2120.

219. Baezner H, Blahak C, Poggesi A, et al: Association of gait and balance disorders with age-related white matter changes: The LADIS Study. *Neurology* 2008;**70**:935–942.

220. The LADIS Study Group 2001–2011: A decade of the LADIS (Leukoaraiosis And DISability) Study: What have we learned about white matter changes and small-vessel disease? *Cerebrovasc Dis* 2011;**32**:577–588.

221. Greenberg SM, Vonsattel JPG, Stakes JW, et al: The clinical spectrum of cerebral amyloid angiopathy: Presentations without lobar hemorrhage. *Neurology* 1993;**43**:2073–2079.

222. Scolding NJ, Joseph J, Kirby PA, et al: Alpha-beta related angiitis: Primary angiitis of the central nervous system associated with cerebral amyloid angiopathy. *Brain* 2005;**128**:500–515.

223. Eng JA, Frosch MP, Choi K, et al: Clinical manifestations of cerebral amyloid-related inflammation. *Ann Neurol* 2004;**55**:250–256.

224. Ginsberg L, Geddes J, Valentine A: Amyloid angiopathy and granulomatous angiitis of the central nervous system: A case responding to corticosteroid treatment. *J Neurol* 1998;**235**:438–440.

225. McHugh JC, Ryan AM, Lynch T, et al: Steroid-responsive recurrent encephalopathy in a patient with cerebral amyloid angiopathy. *Cerebrovasc Dis* 2007;**23**:66–69.

226. Pantoni L: Cerebral small vessel disease: From pathogenesis and clinical characteristics to therapeutic challenges. *Lancet Neurol* 2010;**9**:689–701.

227. Greenberg SM, Vernooij MW, Cordonnier C, et al. for the Microbleed Study Group: Cerebral microbleeds: A guide to detection and interpretation. *Lancet Neurol* 2009;**8**:165–174.

228. Wardlaw JM, Smith EE, Biessels GJ, et al. for the STandards for ReportIng Vascular changes on nEuroimaging (STRIVE v1): Neuroimaging standards for research into small vessel disease and its contribution to ageing and neurodegeneration. *Lancet Neurol* 2013;**12**:822–838.

229. Koennecke HC: Cerebral microbleeds on MRI: Prevalence, associations, and potential clinical implications. *Neurology* 2006;**66**:165–171.

230. Klein I, Lung B, Labreuche J et al. for the IMAGE Study Group: Cerebral microbleeds are frequent in infective endocarditis. *Stroke* 2009;**40**:3461–3465.

231. Yamamoto Y, Akiguchi I, Oiwa K, et al: Adverse effect of nighttime blood pressure on the outcome of lacunar infarct patients. *Stroke* 1998;**29**:570–576.

232. Yamamoto Y, Akiguchi I, Oiwa K, et al: Twenty-four-hour blood pressure and MRI as predictive factors for different outcomes in patients with lacunar infarct. *Stroke* 2002;**33**:297–305.

233. Yamamoto Y, Akiguchi I, Oiwa K, et al: The relationship between 24-hour blood pressure readings, subcortical ischemic lesions and vascular dementia. *Cerebrovasc Dis* 2005;**19**:302–308.

234. Hoshide Y, Kario K, Schwartz JE, et al: Incomplete benefit of antihypertensive therapy on stroke reduction in older hypertensives with abnormal nocturnal blood pressure dipping (extreme-dippers and reverse-dippers). *Am J Hypertens* 2002;**15**:844–850.

235. Chamorro A, Pujol J, Saiz A, et al: Periventricular white matter lucencies in patients with lacunar stroke. A marker of too high or too low blood pressure. *Arch Neurol* 1997;**54**:1284–1288.

236. Schneider R, Ringelstein EB, Zeumer H, et al: The role of plasma hyperviscosity in subcortical arteriosclerotic encephalopathy (Binswanger's disease). *J Neurol* 1987;**234**:67–73.

237. Chung C-S, Caplan LR, van Swieten J, et al: White matter changes in stroke and fibrinogen levels. *Ann Neurol* 1993;**34**:260.

238. Rosenberg GA, Sullivan N, Esiri MM: White matter damage is associated with matrix metalloproteinases in vascular dementia. *Stroke* 2001;**32**:1162–1168.

239. Adair JC, Charlie J, Dencoff JE, et al: Measurement of gelatinase B (MMP-9) in the cerebrospinal fluid of patients with vascular dementia and Alzheimer disease. *Stroke* 2004;**35**:e159–e162.

240. Yang Y, Estrada EY, Thompson JF, et al: Matrix metalloproteinase-mediated disruption of tight junction proteins in cerebral vessels is reversed by synthetic matrix metalloproteinase inhibitor in focal ischemia in rat. *J Cereb Blood Flow Metab* 2007;**27**:697–709.

241. Brown WR, Moody DM, Challa VR, Thore CR, Anstrom JA: Venous collagenosis and arterial tortuosity in leukoaraiosis. *J Neurol Sci* 2002;**15**;203–204.

242. Rosenberg GA, Bjerke M, Wallin A: Multimodal markers of inflammation in the subcortical ischemic vascular disease type of vascular cognitive impairment. *Stroke* 2014;**45**:1531–1538.

243. Arauz A, Murillo L, Cantú C, Barinagarrementeria F, Higuera J: Prospective study of single and multiple lacunar infarcts using magnetic resonance imaging: Risk factors, recurrence, and outcome in 175 consecutive cases. *Stroke* 2003;**34**:2453–2458.

244. Dichgans M, Zietemann V: Prevention of vascular cognitive impairment. *Stroke* 2012;**43**:3137–3146.

栓塞是脑缺血的最常见原因,这些栓塞性的物质(栓子)主要来源于心脏、主动脉弓以及入颅前的颈部动脉,最终到达颅内动脉,偶尔也有其他物质,如空气、脂肪、肿瘤细胞以及外源性物质进入到循环系统,到达脑组织和全身其他器官[1]。过去医生们认为,栓塞性物质释放入血液循环的情况非常少见,一旦发生将导致极高的栓塞事件发生率(如进入颅内动脉的栓子极有可能引发卒中和脑栓塞)。但是随着检查手段的不断发展,新的诊断性检查如经颅多普勒超声(TCD)对栓子的监测已经证明,脑栓塞的发生率其实很高[2-9]。我们可以经常从血液循环中发现这些栓子的存在,但其导致真正栓塞事件的发生率却很低[9]。

临床表现

栓塞的发生一定要有栓子的来源和去处(图2-5)。栓塞发生后患者的临床表现主要与栓子种植的部位即受累动脉有关;患者的症状和体征主要取决于栓子的性质和大小、栓塞的部位以及栓子对局部血流阻断时间的长短[10]。当然,仅仅通过受累的动脉我们无法区别栓子的来源及其成分,神经科临床查体也无法区别栓子究竟是来源于心脏、动脉还是来自于静脉。

TL,男,31岁,木匠,在工作中突发意识混乱、右手无力。既往3年前曾发生小卒中,表现为左侧肢体麻木无力,当时脑血管造影结果正常,医生嘱其口服华法林2年。在停用华法林3个月后出现了短暂的头晕,行走向左侧偏斜,症状持续约1周好转。否认心脏及血管疾病病史。体格检查显示:轻度窦性心动过速,余心脏及颈部血管检查未见异常,血压130/60mmHg。神经系统查体:言语流利,有较多错语,语句重复困难,失读、失写、拼写困难;右上肢力弱,无法识别右手中所放物体,左侧病理征阳性。

此次TL发病,累及左侧大脑半球,同时很可能还累及中央前回、中央后回以及顶下小叶。该患者3年前亦是突发起病,出现右侧大脑半球受累的表现。停用华法林后出现的头晕、走路向左偏斜可能是左侧小脑半球缺血的表现。这三次事件累及不同的部位和血管分布区,故考虑最可能的诊断为脑栓塞,但目前从临床表现尚不能明确栓子的来源。

栓塞性卒中常突然发生,其临床表现常在数秒钟或数分钟之内进展达高峰。栓塞性卒中的神经功能缺损可在体力活动时发生,但更常发生于休息或日常活动过程中[10-12]。一般来讲,栓塞性卒中的患者其神经功能缺损程度在卒中一发生时即达最高峰。当栓子阻塞受累脑动脉后,侧支循环即开始形成或发展,可使神经功能缺损程度有所改善。与动脉粥样硬化性狭窄基础上的原位血栓形成不同,栓塞性卒中的栓子只是疏松地附着在血管壁上,易碎并容易漂向远端。栓子碎裂漂向远端会显著影响后续的临床过程。该过程通常在卒中发生后的前48小时之内发生。

在不可逆的神经功能缺损形成之前,栓子碎裂漂向远端可使缺血的脑组织发生再灌注("血管再通"),临床症状通常会有所改善。但是在某些患者,如果栓子或其碎片漂向远端后阻塞远端重要的血管分支,可使缺血进一步加重,临床症状进一步恶化。例如左侧大脑中动脉(MCA)主干栓塞后可突发失语、右侧肢体偏瘫和感觉缺失。当栓子向远端移动通过主干后,供应内囊和底节区的豆纹动脉重新获得血供,则患者的偏瘫症状可能会有所好转,皮层血供增加也可使语言功能得到改善。如果栓子进入到供应颞叶的大脑中动脉下干并阻塞颞动脉,患者最终可能形成流利性Wernicke失语。如果栓塞性卒中患者的临床症状在初步改善后再次加重,则加重通常是一步到位达到最重,且基本上总是在48小时之内发生。而对于多次发生逐步加重、平缓进展性加重或延迟性加重在栓塞性卒中患者并不常见。48 小时之后的延迟性加重通常是由脑水肿或梗死范围内出血所致，因为出血转换通常发生于卒中后的 2~7 天。

另外一种非常有特征性的脑栓塞被 Mohr[13,14] 称为"迅速好转型神经功能缺损"。该术语指的是突然发生的严重神经功能缺损短时间内完全或近完全的迅速好转。这种情况通常是由于闭塞的大脑中动脉主干或基底动脉迅速再通所致[14]。

来源于心脏的栓子大约有 4/5 进入到脑的前循环并均分到两侧，其余的 1/5 进入到后循环[10-12,15-17]，其比例与进入到椎基底动脉系统的血流比例相当。栓子所到达动脉的部位与栓子自身的大小及性质有关。心脏瓣膜及二尖瓣环钙化所形成的钙化栓子与红色血栓(主要成分为红细胞及纤维蛋白)和白色血栓(血小板 - 纤维蛋白)相比其活动度及可塑性均小。图 10-1 所示的是从尸检的大脑中动脉取出的红色血栓。循环的血流有时可绕道而行，避开胆固醇结晶栓子，尤其是在视网膜动脉。

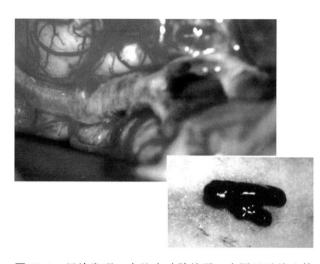

图 10-1　尸检发现一大脑中动脉栓子。小图显示从血管中取出的红色栓子(本图彩色版本，请见书末彩插) From Caplan LR，Manning WJ. *Brain Embolism*，New York：Informa Healthcare，2006 with permission.

在前循环和后循环，均有栓子种植的好发部位[10,16-18]。进入到颈动脉的大栓子可停留在颈动脉或颈内动脉，特别是当粥样硬化斑块使管腔变窄时更容易发生。如果栓子顺利通过颈内动脉颅外段，下一个易停留的部位则是颈内动脉颅内段向大脑前动脉和大脑中动脉分叉的部位(也被称为颈动脉 T 型分叉或颈动脉顶端)。动脉的分叉处是栓子的易停留部位，通过了颈内动脉颅内段分叉处的栓子

最容易进入到大脑中动脉及其分支。Gacs 等研究认为循环中的球形栓子几乎总是沿着主干动脉进入到大脑中动脉及其分支[16]。动物实验研究认为，即使是将硅树脂类的圆柱体或球体、塑料的圆柱体或自体的血凝块作为栓子注入到动物血液循环内，其到达大脑中动脉分布区的比例仍是最高[17]。

到达大脑中动脉的栓子会进入到其上干、下干及其皮层分支。上干为大脑外侧裂以上的皮层及白质供血，其中包括额叶及顶叶上部；下干为外侧裂以下的区域供血，主要包括颞叶及顶叶下部。上述病例中提到的 TL 的情况很可能是左侧大脑中动脉的下干受累，而其第一次卒中发作则可能是右侧大脑中动脉受累。栓子很少进入到大脑中动脉的穿支动脉(豆纹动脉)及其分支，因为这些动脉几乎都是以90 度角从母动脉发出。

大脑中动脉及其分支的栓塞可引起多种形式的梗死[4,10](见图 2-37)，其中皮层及皮层 - 皮层下梗死最为常见。对于大脑中动脉主干急性闭塞的年轻患者，其侧支循环可在大脑表面迅速形成，从而为大脑中动脉皮层分布区代偿供血；主干闭塞还可导致向豆状核纹状体供血的分支动脉闭塞，由于该部位为大脑中动脉深穿支供血，侧支循环较差，可导致基底节及其周围白质范围内的梗死，通常称为纹状体内囊梗死。栓子偶尔也会进入到大脑前动脉或其远端分支，导致一侧额叶的旁中央区域梗死。

进入后循环的栓子可导致椎动脉颅外段及颅内段闭塞，通过了椎动脉颅内段的栓子通常都能通过基底动脉的近心端和中段，因为这两部分都比椎动脉的颅内段要粗；但是基底动脉朝向颅内方向的那一端(远端)会逐渐变细，栓子经常会阻塞基底动脉远端分叉处(基底动脉尖)或其分支中的一支 - 向丘脑及中脑中部供血的穿支动脉、为小脑上表面供血的小脑上动脉以及为丘脑外侧部和颞枕叶供血的大脑后动脉[18-20]。图 10-2 示意图显示的是椎基底动脉系统栓塞的好发部位；图 10-3 显示的是尸检所见的基底动脉栓塞。脑组织最常见的栓塞位于①椎动脉分支之小脑后下动脉分布区的小脑后下部分；②小脑上动脉分布区的小脑上部分；③大脑后动脉分布区内的丘脑和大脑半球部分[18]。TL 的第二次卒中发作很可能就是由于小脑缺血所致[18,21]。

栓塞发生后，患者神经功能缺损的临床表现与其动脉栓塞的部位有关，症状和体征与第 7 章和第 8 章的表现相似。右侧大脑前动脉栓塞可导致左下

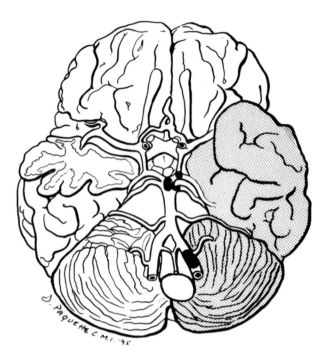

图 10-2　脑底部的示意图显示的是后循环最常发生栓塞的部位。黑块位于左侧颅内椎动脉，基底动脉远端，左侧小脑上动脉和大脑后动脉分支。左颞叶和左小脑的灰色阴影提示梗死 Drawn by Dari Paquette. From Caplan LR. *Posterior Circulation Disease：Clinical Findings，Diagnosis，and Management.* New York：Blackwell Science，1996 with permission of Blackwell Publishing Ltd.

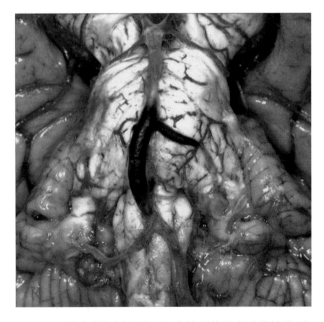

图 10-3　脑底部解剖显示一红色栓子使基底动脉扩张（本图彩色版本，请见书末彩插）

肢无力、意识障碍以及左上肢失用。如果左侧大脑中动脉的上干栓塞，可出现 Broca 失语、右侧面瘫、右上肢及右手瘫痪。左侧大脑中动脉的下干栓塞则

可引起 Wernicke 失语及右侧同向性偏盲。单侧大脑后动脉栓塞亦可引起同向性偏盲，而基底动脉尖的栓塞则可导致皮质盲、嗜睡或躁动以及眼动异常。有时，如果栓子过大，还可导致完全正常或已有狭窄的颈内动脉、大脑中动脉主干、椎动脉颅内段或基底动脉闭塞，引起严重的神经功能损伤。

心脏来源的栓子往往比颈部或颅内动脉来源的栓子要大，所以平均来讲，心源性栓塞导致的梗死病灶也相应要大于动脉 - 动脉栓塞的梗死病灶[10,22-26]。在美国卒中数据库（Stroke Data Bank）中，心源性栓塞患者在 CT 上的平均梗死体积是动脉内栓塞患者梗死体积的 2.4 倍，该差异有显著统计学意义（$P<0.01$）[24,26]。在一项 2000 多例卒中患者的研究中发现，心源性栓塞患者梗死灶的平均大小为 73.7cm^3，而非栓塞性梗死病灶的平均大小为 48.9cm^3 [25]。对美国卒中数据库的研究还发现，心源性栓塞患者在卒中发生后更早出现意识水平下降，与动脉内栓塞患者相比同样具有显著统计学差异（29.8% vs 6.1%，$P<0.01$）[26]。

上述病例中的 TL 并没有系统性栓塞的病史。人们习惯将全身其他动脉的栓塞证据作为临床诊断脑栓塞的重要标准。对心源性栓塞或致死性卒中患者的尸检研究发现，几乎所有患者都发现存在其他器官的栓塞，特别是存在脾及肾的栓塞[27,28]。但是，临床对系统性栓塞的辨识率却很低，不同卒中登记数据库对系统性栓塞的诊断率不同：哈佛卒中登记为 2%，迈克尔·里斯卒中登记为 2.3%，美国卒中数据库为 3.6% 而洛桑卒中登记为 3%[4,10-12,15,26]。在一项对 60 例心源性脑栓塞患者进行的研究中发现，8% 发生了系统性栓塞，其中 2 例发生了肾栓塞，3 例发生了肢体远端的栓塞，这是在目前报道中发现系统性栓塞比例最高的研究[29]。

栓子入脑致脑栓塞可引起短暂性或持续性神经功能缺损的症状发生。大脑对于缺血等变化十分敏感，而系统性栓塞同样可以引发缺血，但由此导致的症状却并不具有特异性，栓子进入肢体致肢体栓塞可引起上肢疼痛，下肢痛性痉挛或其他短暂的不适症状，在日常活动、肢体长时间保持某个姿势时均可发生。同样，栓子进入到肠道致肠道栓塞可引起胃部痉挛、肠道蠕动不规则或腹部疼痛，这些也是临床常见症状，不具有特异性。栓子进入到肾及脾所致的栓塞可引起侧腹部或腹部不适，也极少诊断与系统性栓塞相关。只有血尿及严重的肢体缺血两种情况可能会让医生想到系统性栓塞的可能，特别是

已知患者存在心脏疾病时。一项对 324 例急性缺血性卒中患者的尿液及肾功能分析研究发现，尿中白细胞和红细胞计数以及血清肌酐水平升高的患者人群中，心源性栓塞的发生比例较高[30]。腹部 CT 或 MRI 检查有可能通过显示脾、肾或其他腹腔内脏的栓塞病灶来区分心脏或主动脉弓来源的栓塞以及血管内损伤性栓塞[31]。

栓塞受累动脉及其分支动脉相关的影像学及实验室改变

脑实质的影像学检查可使用 CT、MRI 或 CT+MRI，脑血管的影像学检查可采用 CTA、MRA、标准的介入血管造影和 TCD，这些影像检查可协助明确栓塞受累的动脉、是否存在梗死病灶、病灶的部位及大小。

TL 的头部 CT 显示在左侧角回和中央后回存在低密度影，在低密度区内还有点状的小区域为出血转换所致。在右侧额叶和左侧小脑还可见小的陈旧病灶。该患者的血液学、血清学及凝血功能检查均正常，MRI 显示的梗死病灶与 CT 所示相同，顶叶下部新发出血转换病灶在 MRI 上显示较 CT 上更为明确。入院后第三天的血管造影显示左侧内眦动脉断流，其近端血管显示正常。

头颅 CT 及 MRI 均可显示脑栓塞病灶。由于栓子往往停留在动脉的远端，这些动脉为皮层区域供血，使得栓塞病灶往往呈"V"形，位于皮层表浅部位。多个血管分布区内的多发皮层梗死提示为心源性栓塞。Ringelstein 等分析了 60 例心源性栓塞患者的 CT 梗死形态[29]（图 2-37）。大多数病灶较大，且以皮层为基础（41 个病灶），有些患者的病灶为小的皮层、皮层下及岛叶梗死灶。很少一部分患者病灶为纹状体内囊区域的深部梗死[32]。多发的、不同血管分布区内的皮层及皮层-皮层下梗死对心脏或主动脉弓来源的栓塞具有特异的诊断价值。有些情况下，急性栓塞的栓子在普通平扫 CT 上可显示为动脉的"高密度征"（图 4-19）。大多数情况下"高密度征"显示的是大脑中动脉的走行及形状，偶尔平扫 CT 也可见钙化点出现在这些动脉的走行区域（图 4-20）。通过 TCD 进行栓子监测（图 4-17、图 4-18）已经使脑栓塞的检出率增加[2,5-10]。

栓塞性梗死的病灶在尸检标本上是灰色的，可间杂瘀点状小出血，也有可能该病灶被完全的出血所占据。图 10-4 显示的就是一例典型的出血性梗死。Fisher 和 Adams 曾对尸检标本进行过大量研究

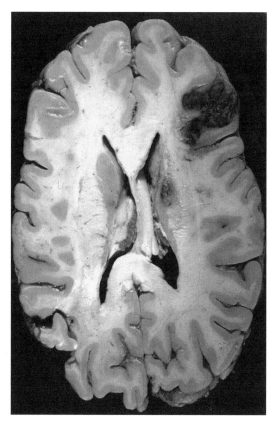

图 10-4　尸检中发现大脑中动脉上干前支供血区有一出血性梗死。在同侧基底节区也有一出血性梗死 From Caplan LR，Manning WJ. *Brain Embolism*. New York：Informa Healthcare，2006 with permission.

以期找到脑内出血性梗死的发病机制[32,33]。脑内供血的滋养动脉闭塞后可导致神经元的缺血性坏死及缺血区域内血管壁的损伤。当阻塞血管的栓子向远端移动时，起初缺血的区域可因血流通过而获得再灌注。但此时再灌注区域内的毛细血管和小动脉已经受损，血管壁不再完整，血液可通过血管壁渗出到周围的梗死组织内。可以用图 10-5A 和 B 的一例病例来说明上述 Fisher 和 Adams 的研究理论：该患者为栓子阻塞在大脑中动脉发出豆纹动脉分支之前的主干部位，引起基底节、内囊及大脑中动脉分布区皮层广泛梗死。但是后来尸检显示栓子向远端移动并通过了豆纹动脉分支发出部位，并仍然阻塞大脑中动脉的远端分支。尸检时发现获得再灌注的深部底节区发生了出血，而未获得再灌注的大脑中动脉皮层支分布区显示仅为单纯梗死。图 10-6 显示的是一例相似的再灌注区域内出血性梗死。

出血性梗死的主要原因是原来缺血的组织内发生了再灌注。另一个可引起出血性梗死的卒中机制是系统性低灌注。心脏骤停或休克患者在抢

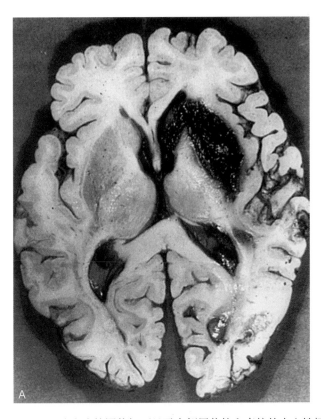
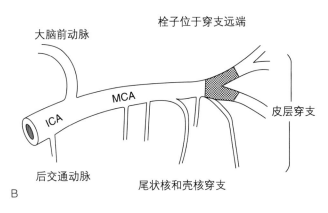

图 10-5 （A）脑的冠状切面显示右侧尾状核和壳核的出血性梗死,由右侧大脑中动脉的分支豆纹动脉供血;（B）图示颅内颈内动脉和其分支解剖。在大脑中动脉主干的远侧部,豆纹动脉(供应尾状核和壳核)的远端,发现一栓子(阴影部分)。此栓子在引起穿支闭塞后移向了血管远端 From Fisher CM, Adams RD. Observations on brain embolism with special reference to hemorrhagic infarction. In Furlan AJ（ed）, *The Heart and Stroke*. London: Springer, 1987, pp 17-36 with permission.

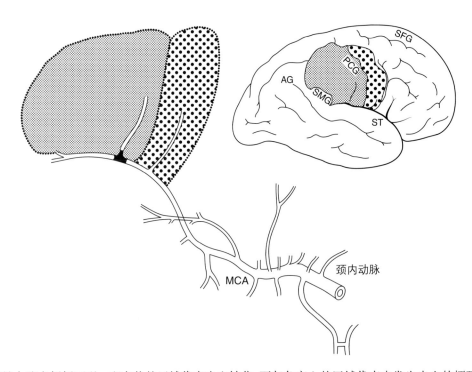

图 10-6 右侧是大脑右侧侧面观。斑点状的区域代表出血转化,而灰色实心的区域代表未发生出血的梗死区域。左侧的图死安置的是一大脑中动脉分支中的栓子。栓子的邻近区域显示的是一 bland 梗死,再灌注的区域出现了出血。AG,角回;SMG,缘上回;ST,颞上回;SFG,额上回;PCG,中央后回 From Fisher CM, Adams RD. Observations on brain embolism with special reference to hemorrhagic infarction. In Furlan AJ（ed）, *The Heart and Stroke*. London: Springer, 1987, pp 17-36 with permission.

救成功后可重建有效的血液循环,如果此时脑组织低灌注持续时间过长,再灌注即可引起边缘带梗死区域内出血。梗死后出血性改变在脑栓塞的患者极为常见。在两项研究中,观察者通过连续的脑影像检查来前瞻性研究出血性梗死的发生率[35,36]。Yamaguchi 等比较了 120 例脑栓塞患者与 109 例原位血栓形成性脑梗死患者卒中后 3~10 天头部 CT 检查的结果[34],显示在栓塞性梗死中有 45 例(40%)发生了出血转换,而在原位血栓形成性梗死中仅有 2 例(1.8%)发生出血转换。Okada 等对 160 例临床判断为栓塞性梗死的患者每 10 天进行一次头部 CT 扫描[35]。他们发现在整个病程中共有 65 例患者(40.6%)在不同时间的头部 CT 显示发生了出血转换。其中在前 4 天内首次 CT 显示出血转换的仅有 10 例患者(6%),而其余的出血转换是在随后的复查 CT 上发现[36]。波士顿新英格兰医学中心的研究显示,发生了大脑或小脑出血转换的所有患者均发现有栓子的来源[37,38]。磁共振对出血转换诊断的敏感性要优于头颅 CT,因此,对于脑栓塞的患者后续进行头颅磁共振扫描或许可使出血转换的检出率超过 50%。

对于大多数患者,出血性梗死主要由红细胞渗出到梗死的组织内所致。可表现为梗死灶内散在的点状出血或分散的融合成片的出血。在部分患者特别是梗死范围大于一个脑叶的患者,出血性梗死的范围内可形成局灶性均匀一致的出血(即血肿)[39]。在大多数出血性梗死的患者中,出血转化并不引起临床症状和体征的加重。出血转换通常是在常规复查影像时发现。出血破入到坏死的脑组织并不使临床表现加重,除非是在梗死灶内形成了大的占位性血肿。

自 20 世纪 80 年代以来,随着急性血管造影术的经验积累,有心源性栓子来源和颅外血管闭塞性疾病患者其颅内栓子的检出率较前增高[40-42]。CTA、MRA、标准经导管血管造影等检查,尤其是在卒中起病 48 小时内实施,经常可发现栓塞的征象。远端血管或中等大小的血管突然变细、中断,在与临床症状相对应的责任血管内未发现可见的动脉粥样硬化性改变或管腔的充盈缺损,则可诊断为栓塞。图 4-31~ 图 4-33 显示的是急性多模核磁和 CT 上的改变。每个病人,血管成像(MRA 或 CTA)均可显示闭塞性栓子,灌注异常的区域超出弥散异常区域,提示目前脑组织缺血,但尚未梗死。随后的影像检查或血管造影发现闭塞消失,证实这一诊断。Datal 等曾报道 9 名患者曾在最初血管造影中发现栓子然而随后发现消失[43]。其他研究也有发现栓子消失或发

生了移动[44,45]。如果检查发现正常血管,却出现供血区域的皮层和皮层下梗死也高度提示栓塞。

突发起病的半球性卒中患者其 TCD 检查常可发现 MCA 闭塞。连续 TCD 监测发现血管阻塞的消失,提示患者有存在脑栓塞的可能[2,46-49]。在过去十年中,人们发现了 TCD 的一项非常重要但目前临床还较少使用的功能,可协助临床医生诊断 -TCD 栓子监测功能[2,46]。操作时通常是将超声探头放置于脑动脉部位,最常选用的是每侧的 MCA 和 PCA。当栓子通过被检测的血管时会产出"吱吱"的噪音,同时在示波器上见到高密度的短暂信号(HITS)。信号的特点由栓子的性质(气体、血栓、钙化栓子、胆固醇结晶等)、大小及通过时间决定。图 4-17 和图 4-18 显示的是 TCD 捕捉到的微栓子信号。图 10-7 显示的是颈动脉血管成形术过程中在 MCA 区域监测到的一串微栓子信号。此种监测探头还可以放在颈部和脑血管。从心脏和主动脉弓来源的栓子流向两侧大脑半球的几率相等,流向前循环和后循环的几率也成比例。在每侧的 MCA 分布区大约有 40% 的栓子可以到达,其余 20% 的栓子进入到后循环。栓子信号在颈部的显现应该早于颅内的显现。与之不同的是,来源于颈动脉的栓子只能进入同侧颅内前循环的动脉分支,而在颈部则无法监测到。比如来源于左侧 ICA 的栓子可在左侧 MCA 处监测到栓子信号,而在颈部、双侧 PCA 或右侧动脉系统则无法监测到栓子信号。来源于椎动脉的栓子可进入到任一侧的 PCA。这一超声监测技术有助于更好鉴别栓子的性质和来源。这一技术也可对栓子负荷进行量化,同时提供了一种方法用于监测各种治疗手段对减少栓子总量的有效性。

在一项研究中,Daffertshofer 等监测了 280 例发生了 MCA 分布区急性缺血事件的患者,并将 118

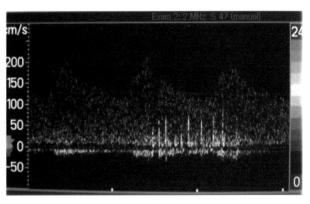

图 10-7　在颈动脉成形术中,TCD 监测到 MCA 一阵微栓子信号

例无症状患者作为对照,监测时间为30~60分钟[7]。结果发现,只有两例对照组患者(1.7%)监测到微栓子信号。78名经证实无栓子来源的患者未监测到微栓子信号,而有栓子来源的患者中12.9%的患者监测到了微栓子信号[7]。相较于心源性栓塞的患者(其微栓子监测阳性率为6.2%)而言,血管源性栓塞的患者其微栓子监测的阳性率更高,比如在ICA狭窄患者(阳性率为17.1%)。在ICA狭窄率超过70%的患者中有1/5患者显示存在微栓子信号,而在ICA狭窄率小于70%的患者中只有13%监测到了微栓子信号[7]。

Sliwka等在6个月内连续监测了109位患有房颤或其他潜在心源性栓塞疾病的患者[8]。在100名患者中有36人成功监测到了微栓子信号[8]。微栓子信号出现的平均数为每30分钟2.69(±2.7)个(区间:1~12)。患有冠状动脉粥样硬化性心脏病致使射血分数小于30%、患有扩张型心肌病或二尖瓣狭窄的房颤患者其微栓子检出比例最高[8]。

Georgiadis等用TCD监测了300名有潜在心源性栓塞风险的患者和100名患有严重ICA病变的患者[48]。在这些患者中,他们发现各种疾病的微栓子信号检出率分别为:感染性心内膜炎43%;左心室壁瘤34%;心内血栓26%;扩张型心肌病26%;非瓣膜性房颤21%;心瓣膜病15%;人工瓣膜55%;ICA疾病28%(症状性ICA疾病52%,无症状性ICA疾病7%);对照组5%[50]。

CT和MR血管造影术常可显示颅内大动脉的闭塞。尤其是当使用T2*加权梯度回波序列时,MR可显示血栓为低信号[51,52]。在此基础上,我们可以将血栓大小作为衡量血块负载的指标,即其与静脉溶栓后血栓溶解的可能性大小是相关的[52]。MR的检查结果对于预测颅内动脉内血栓的主要成分究竟是红细胞、纤维蛋白-血小板还是以上两者兼有即混合性血栓具有协助作用[53]。在3.0TMR的T2*序列可见的血栓中,部分呈两层,这些血栓绝大部分是来源于心脏的红色血栓[54]。

患者TL经超声心动图检查显示心脏扩大,射血分数降低,提示存在心肌病。随后的心肌活检证实为心脏结节病。在接下来的一年里TL开始口服华法林,未再监测到脑部栓子。

上述患者为急性起病,反复发作,不同血管分布区内多发脑梗死,血液学检查阴性,缺少动脉粥样硬化的危险因素,颅外动脉近心端和颅内动脉均正常,虽无心脏病史,仍提示心源性脑栓塞的可能性大。心脏评估最终证实了这一诊断。

栓子来源

绝大部分脑部栓子来源于心脏、主动脉弓和颈部的入脑前动脉。图2-5即显示了脑内主要的栓子来源。这些来源于心脏、动脉或循环系统的栓子可有各种不同的物理性质[1,55]。表10-1列出了许多种来源于心脏和动脉内的栓子。偶尔也会有外源性物质如空气、脂肪和肿瘤细胞进入到血液循环,引起全身不同脏器的栓塞。但最为重要是,药物预防栓塞复发很大程度上取决于栓子成分的性质,而不是其来源。这就好比我们不仅要关注鸟巢,自鸟巢飞出的小鸟更值得关注。

心脏来源

在20世纪50年代,只有伴发房颤的风湿性二尖瓣狭窄和近期发生的心肌梗死被认为是引起栓塞的重要危险因素。目前许多心脏损伤和疾患都被认为有形成心脏栓子和发生栓塞的风险。目前更为先进的心脏诊断性检测手段使心脏疾患的诊断更为明确,并试图量化栓塞的风险。有脑栓塞风险的心脏疾病可分为6组[4,55-57]:

1. 心律失常,特别是心房颤动和病窦综合征;
2. 心脏瓣膜疾病,特别是二尖瓣狭窄、人工心脏瓣膜、感染性心内膜炎和非细菌性心内膜炎;

表10-1　各种来源的栓塞性物质

心脏来源	动脉来源	全身性
红色的纤维蛋白依赖性血栓	红色的纤维蛋白依赖性血栓	空气
白色的血小板-纤维蛋白血栓	白色的血小板-纤维蛋白血栓	脂肪
纤维蛋白条索和柔和的瓣膜赘生物(NBTE)	联合的红白血栓	肿瘤的黏蛋白
来自感染性心内膜炎的细菌	胆固醇结晶	滑石粉及微结晶分子(药物注射)
来自钙化瓣膜和二尖瓣环的钙结晶	粥样硬化斑块的碎片	异物
肿瘤(黏液瘤和其他心脏新生物)	动脉钙化部位的钙	

3. 心室心肌异常性疾病,尤其是与冠状动脉疾病相关的心肌异常、心肌炎和其他扩张型心肌病;

4. 心室腔内的病变,特别是肿瘤,如黏液瘤和血栓;

5. 分流,尤其是房间隔缺损和卵圆孔未闭,来源于深静脉的栓子可借此通道进入体循环,引起所谓的反常性栓塞;

6. 心房病变,如心房膨大、心房梗死和血栓形成以及房间隔瘤。

表 10-2 列出了能引起栓塞的主要的心脏疾病,表 10-3 比较了大动脉血栓形成和栓塞患者的临床表现。

1856 年 Virchow 提出了血栓在血管和心房内形成的三个前提条件[58]。这三个条件是:

(1) 存在局部血液循环瘀滞。

(2) 内皮损伤。

(3) 血液凝固能力增加。

在血流瘀滞的部位,低剪切率和其他因素可以

表 10-2　可能产生栓子的一些心脏疾病

冠状动脉病	心肌疾病或心内膜病
附壁血栓	心内膜纤维弹性组织增生症
心室壁瘤	酒精性心肌病
运动功能减退区域	可卡因心肌病
心律不齐	心肌炎
房颤	结节病
病态窦房结综合征	Fabry 病
瓣膜疾病	淀粉样变性病
风湿性二尖瓣狭窄	**心内损伤**
风湿性主动脉狭窄	黏液瘤
二叶主动脉瓣	纤维弹性组织瘤
二尖瓣环钙化	恶性心内肿瘤
钙化性主动脉瓣狭窄	代谢性肿瘤
二尖瓣脱垂	球形瓣膜
细菌性心内膜炎	**心脏间隔异常(反常栓塞)**
非病毒性栓塞性心内膜炎	房间隔缺损
	卵圆孔未闭
	房间隔瘤

表 10-3　动脉血栓形成与栓塞的比较

血栓形成	栓塞
1. 多有短促、频繁、临床表现多样(霰弹枪样)的前驱 TIA 发作	1. 多表现为单次或者发作次数较少但持续时间较长的 TIA 或卒中发作
2. 各次均表现为同一血管分布区的 TIA 发作	2. 神经功能缺损症状多在一出现时即达到高峰
3. 多在醒后发生卒中	3. 多在活动中或突然用力、咳嗽或打喷嚏时出现
4. 症状的出现与体位有关	4. 梗死位于多血管分布区
5. 多存在大动脉的严重狭窄或闭塞	5. 远端动脉内存在栓子
6. 血管造影提示无远端栓子的存在	6. 多为出血性梗死
7. 梗死多位于狭窄动脉供血的边缘区域	7. 梗死位于动脉供血区的中心,多为楔形,靠近皮层
8. 患者多存在动脉粥样硬化的危险因素:高血压、高胆固醇血症、心绞痛等	8. 存在已知的心脏、动脉或静脉性的栓子来源

激活经典的凝血级联反应,导致红细胞-纤维蛋白血栓形成。血流瘀滞最常见于房颤患者的心房和心耳。还见于弥散性和局灶性心肌收缩无力患者的心室腔内。心肌内皮组织的改变见于心肌梗死、心室壁瘤、炎症性和其他性质的心肌病以及心内膜疾病的患者。瓣膜内皮受损可见于多种心脏疾病。表面起保护作用的内皮一旦受损,其下的组织则直接暴露于循环的血液,引起血小板激活、黏附、分泌,并启动凝血的级联反应。研究发现心源性栓塞的患者血小板活化能力及血液凝固能力均增加[59-63]。

心律不齐
心房颤动

心房颤动的特点为心房电生理和机械活动紊乱,导致心房特别是左心耳内血液瘀滞[56,57]。房颤患者左心耳的射血速度显著下降(<20cm/s),而血栓形成的风险与左心耳的射血速度成负相关[56,64]。除了血液瘀滞,血液学研究还发现房颤与血液的高凝状态相关[61,62]。

心房颤动是最常见的心脏疾病之一。在美国有超过250万人患有房颤,该患病人数大大超过了风湿性二尖瓣狭窄的患病人数。这相当于大约0.4%的人患有房颤,且随着年龄的增加,这一状况更为严重。年龄大于60岁的人群中可能有5%的人患有房颤。20世纪70年代一系列的流行病学研究证实房颤是卒中的重要危险因素,房颤患者卒中发作最常见的发病机制为心源性栓塞,规范的抗栓治疗可以显著减少房颤患者脑栓塞的发生率。房颤的病因学以及相关的心脏和其他医学因素对于该类患者的卒中风险都有影响。在Framingham研究中,孤立性房颤患者发生卒中的风险是普通人群的5.6倍,而合并风湿性心脏病的房颤患者卒中风险则提高到17.6倍[65,66]。老年、充血性心衰、高血压病史、既往心梗病史和血栓栓塞史均增加了房颤患者的卒中风险[67-70]。上述信息均可通过既往史获得。一项房颤卒中预防研究的联合分析纳入了5项研究,分析了不同的危险因素对随访期内卒中发病的影响[70]。通过对所有数据的多元分析,得出了以下危险因素的相对危险度:卒中或TIA病史(RR,2.5)、糖尿病(RR,1.7)、高血压病史(RR,1.6)、年龄增长(RR,1.4/每10年)[70]。这些RR值的计算针对所有卒中类型,而不仅心源性栓塞。

超声心动图检查所见对于评估单名患者的脑卒中风险也是很有价值的[56,57,71-78]。经食管超声心动图(TEE)可探测到左心房和左心耳的栓子。图4-36是一房颤患者经食管超声心动图的图片,显示了一个左心房内血栓。非瓣膜病性房颤的患者血栓常在左心耳形成、移出,而有瓣膜病的房颤患者栓子更常见在左心房内形成。对于有瓣膜病的房颤患者,其血栓的检出率为9%~22%,而非瓣膜病性房颤患者的栓子检出率为10%[55]。小栓子(<2mm)或已移出的栓子不易检出。经食管超声心动图检出左心房扩大和左心耳功能障碍,意味着发生心源性栓塞的风险增加[71,74,75,78]。房颤患者若合并二尖瓣环形钙化(MAC)和左心室功能障碍,卒中风险也会增加。

自发性回声增强(也称为烟雾状回声)很可能是房颤患者发生心源性栓塞重要预测因素之一[76-79]。图10-8是一经食管超声心动图的图像,显示了这一异常。自发性回声增强最早用以描述二尖瓣疾病,是指心腔内回荡的烟雾状声影。超声产生的漩涡在心腔内反复移动,当血流增加或局部血流瘀滞消除后该声影即可消失。回声的强度可从模糊的云雾状到明亮的回声增强,不同患者可能表现的回声强度不同。自发性回声增强很可能是由于低剪切率时血红蛋白和红细胞相互作用所致,它也是左心房血流瘀滞的标志。产生自发性回声的主要决定因素包括:血细胞比容、纤维蛋白原水平和缓慢的心内血流。Chimowitz等发现自发性回声增强的出现与患有房颤或二尖瓣狭窄患者的既往卒中病史高度相关[79]。在房颤患者中有60%的超声显示存在自发性回声增强,而在合并房颤和左心房血栓的患者中该比例超过85%[79-82]。经食管超声心动图的前瞻性研究显示14%的新发房颤患者可见左房血栓[83-86],而慢性房颤患者和近期发生

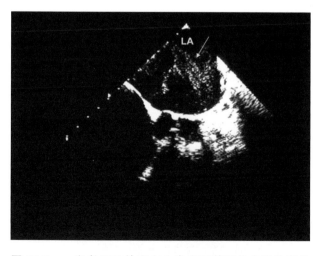

图10-8 一患者TEE检查左心房出现漩涡状自发性声学显影提示血流慢或瘀滞 From Caplan LR,Manning WJ. *Brain Embolism*. New York:Informa Healthcare,2006 with permission.

血栓栓塞的房颤患者,其左房栓子的检出率分别增至 27%[85] 和 45%[86]。

心律监测技术常被用于识别不明原因卒中患者是否患有房颤。可仅在住院期间应用标准 Holter 动态心电监测仪进行 24~48 小时监测,或进行更为长时程的动态监测[87-90]。阵发性房颤持续时间的不同是否具有意义目前仍存在争议。持续时间极短(6~10s)的阵发性房颤或许尚不足以形成血栓,然而还应同时考虑到左心房、左心耳的大小和功能的影响。为评估长程心电监测在此类患者中的应用价值,仍需要开展更多的相关研究。2 项临床试验研究了在探测持续时间大于 30s 的不同房颤病例中,不同时程心律监测的价值[88-90]。在 EMBRACE 研究(在转移性乳腺癌患者中对比艾瑞布林单药与肿瘤内科医生综合方案的治疗效果)中发现,使用 30 天事件触发式外部可穿戴监测仪共检测到 551 名患者中有 16.1% 有持续 30 秒或更长时间的房颤事件;而使用 24 小时标准监测设备的患者中仅有 3.2% 被发现存在房颤事件[90]。在 CRYSTAL AF 研究(隐源性卒中与隐匿性房颤)中,研究人员使用了皮下植入性监测设备;在进行监测的前 6 个月当中,441 名患者中有 8.9% 被发现存在持续时间大于 30 秒的房颤事件,而在 1 年当中,12.4% 的患者被发现存在阵发性房颤[89]。

临床医生也在寻找生物标记物从而预测患者是否已经存在或可能出现房颤及充血性心力衰竭。一项关于校正心率标准心电图中 QT 间期(QTc 间期)的研究探索了发生阵发性房颤的可能性大小。在 972 名急性缺血性卒中患者中,存在房颤的患者(共有 69 名,占患者总数 7.1%)较其他患者 QTc 间期显著延长(436vs431ms P<0.001)[91]。脑钠尿肽和氨基末端脑钠肽前体的检测也被证明在实际应用中具有一定意义。在健康人中,心房的 BNP 含量最为丰富,然而当患者存在充血性心力衰竭时,这一地位被心室所取代。患有房颤、充血性心力衰竭和肾功能衰竭的患者多存在脑钠尿肽和氨基末端脑钠肽前体的显著升高[92-94]。

本书的第 3 版和第 4 版以表格的形式介绍了:研究接受维生素 K 拮抗剂(主要为华法林)和抗血小板聚集剂(主要为阿司匹林)治疗的非瓣膜性房颤患者中出血并发症的严重程度及可能性大小的主要临床试验[95-102]。在这些试验中,华法林在减少非瓣膜性房颤患者卒中发生率方面比阿司匹林的有效性高约 50%。神经病学家们达成一致共识:华法林是绝大多数房颤患者选用药物,除非有显著的抗凝禁忌证。然而,华法林的应用难度较大。调查显示,在非高知识背景的社区中[103](图 6-5)和正接受临床指导抗凝治疗的人群中[104](图 6-6),仍然有很多患者的抗凝治疗过度或不达标。华法林的抗凝治疗难以掌控,这是由于每个患者对于剂量的敏感程度不同,同时食物和其他药物对于维生素 K、凝血素和肝功能皆有可能产生影响。尤其令人担忧的是,INR 这一重要指标常常在重大出血事件发生前才出现变化。一项研究显示,绘制 INR 值与出血前时间的相关曲线,可观察到仅在出血发生前的很短时间中,INR 才出现较为显著的升高[105]。

全科医师和内科医师常不愿对老年患者实施抗凝治疗,但许多研究发现华法林对于年长患者是有效和相对安全的[106,107]。在 21 世纪的早期,制药公司开始研究不通过拮抗维生素 K 从而产生抗凝效果的药物。直接口服抗凝药主要是通过抑制凝血因子 Xa 和凝血酶发挥作用,目前处于实际应用阶段的主要直接口服抗凝血酶药物是达比加群[108]。被美国食品与药品管理局(FDA)批准的口服凝血因子 Xa 抑制剂包括:利伐沙班、阿哌沙班、依度沙班。相较于华法林,直接口服抗凝药具有诸多优势:可更容易的预测药物服用后的代谢过程,且较少发生与食物及其他药物间的相互作用;这些药物可以按照单一剂量服用,而不需要规律监测血液指标从而调整药物剂量;其具有较短的半衰期,从而起效和失效更为迅速,因此在起效前不需要接受肠道外的桥接抗凝治疗。直接凝血酶抑制剂和凝血因子 Xa 抑制剂多经肾排泄,故肾功能异常患者需要调整药物剂量。直接口服抗凝药的出血风险要小于维生素 K 拮抗剂。近期,已有实验证明,若出血进展,抗凝药物拮抗剂可以逆转直接口服抗凝药物的抗凝作用。

已有试验研究了直接口服抗凝剂在房颤患者中的卒中预防作用;在房颤患者中,直接口服抗凝药物与华法林相比,不仅可以更为有效的预防栓塞性卒中,同时其发生颅内出血的风险也更低[110-114]。例如,在 ARISTOLE(比较房颤患者中阿哌沙班和华法林的药物效果)研究中,18 201 名房颤患者被随机分配到阿哌沙班和华法林治疗组,平均随访时间为 1.8 年[112]。阿哌沙班治疗组的缺血性卒中和出血性卒中的发生率更低(1.27%/ 年 vs 3.94%/ 年)。在严重出血事件和死亡事件中,阿哌沙班治疗组优于华法林治疗组(2.13%/ 年 vs 3.09%/ 年)(3.52%/ 年 vs 3.94%/ 年)。图 10-9 的森林图,总结了将新型

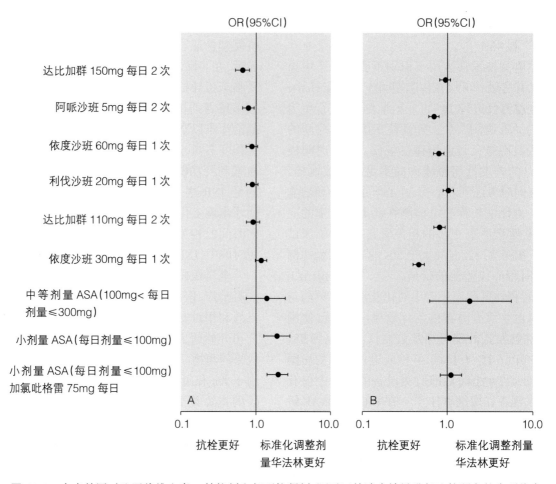

OR(95%CI)　　　　　　　　OR(95%CI)

达比加群 150mg 每日 2 次

阿哌沙班 5mg 每日 2 次

依度沙班 60mg 每日 1 次

利伐沙班 20mg 每日 1 次

达比加群 110mg 每日 2 次

依度沙班 30mg 每日 1 次

中等剂量 ASA(100mg< 每日
剂量≤300mg)

小剂量 ASA(每日剂量≤100mg)

小剂量 ASA(每日剂量≤100mg)
加氯吡格雷 75mg 每日

A　　　　　　　　　　　　B

0.1　　　　1.0　　　　10.0　　　0.1　　　　1.0　　　　10.0

抗栓更好　　标准化调整剂　　　抗栓更好　　标准化调整剂量
　　　　　量华法林更好　　　　　　　　华法林更好

图 10-9　本森林图对比了将维生素 K 拮抗剂和新型抗凝剂、阿司匹林治疗效果进行比较研究的多项临床试验结果。A. 关于各种原因所致卒中和系统性栓塞。B. 关于各种出血事件。ASA:阿司匹林 VKA:维生素 K 拮抗剂 From Cameron C,Coyle D,Richter D,et al. Systematic review and network meta-analysis comparing antithrombotic agents for the prevention of stroke and major bleeding in patients with atrial fibrillation. *BMJ Open* 2014;4:e004301 with permission.

抗凝剂、阿司匹林和维生素 K 拮抗剂治疗效果进行比较研究的多项临床试验[115]。相比于华法林,我们强烈推荐使用新型抗凝剂,并认为在可以预见的将来华法林很可能不再具有实际应用价值。

目前人们仍在探索房颤的其他治疗策略。5个随机临床试验比较了控制心率和调整心律对降低血栓栓塞风险的有效性[116]。意想不到的是,心律控制组血栓栓塞的风险明显高于心率控制组(2.9%~7.9% vs 0%~0.5%)[116]。在上述研究中,心率的控制主要通过药物治疗,而心律控制则通过电复律和(或)药物。另外一项研究比较了控制心率和调整心律对心脏射血分数低于 30%、充血性心衰及心房颤动病史的患者的有效性[117],结果显示调整心律(保证是窦性心律)与控制心率的治疗效果无统计学差异[117]。心律控制组中的 58% 的患者发作一次或多次心房颤动[117]。结果说明即使是接受复

律的患者,也常再次出现房颤发作。

外科医生和心脏介入科医生试图通过对肺静脉和左心房局部的消融或破坏以维持正常的窦性心律,从而减少房颤患者的卒中风险[118,119]。消融是通过导管对目的区域进行射频、冷冻消融术及激光切除来进行。在上述手术中,还要切除左心耳以防形成栓子继发栓塞[118,120-123]。消融手术最早用于那些因心脏瓣膜病实施开放性心脏手术的患者。最近一系列经皮介入技术用以探索控制房性心律不齐和切除左心耳。经皮左心耳封堵装置术可能并发心包积液、心房食管瘘、装置内栓塞及术后脓毒血症[124]。术后予以抗凝或双联抗血小板治疗可以预防装置上血栓形成。目前为止,射频消融和心耳封堵对房颤病人的疗效尚不明确。

病窦综合征

虽然窦房结功能不全在 20 世纪初就被临床所

认识，但是直至 20 世纪 70 年代才证实心房功能障碍是栓塞的病因之一[125,126]。该状态由多种名字命名，包括病窦综合征，窦房功能紊乱，快 - 慢综合征。诊断的关键是患者有窦房结功能不全的临床表现。病人常表现为慢和(或)快的心脏节律。Lown 归纳其特征为心房活动紊乱、P 波波形改变、心动过缓，混合有多发的、反复发生的异位起搏以及房性和窦性心动过速[127]。很多患者还患有房颤或房扑，心室率较低(70 次 /min)[128]。罗彻斯特和明尼苏达心血管疾病分析显示，在年龄大于或等于 75 岁的人群中，2.9% 的男性和 1.5% 的女性患有病窦综合征[129]。

在两个专门从事心脏病治疗研究的临床中心中，发现病窦综合征的患者系统性栓塞最常发生于脑部，约有 14 例 (18%) 病窦综合征患者发病[130,131]。与房颤患者类似，病窦综合征患者其年龄增加也与栓塞的发生率升高相关。使用心脏起搏器(心房单腔起搏器和心室单腔起搏器)的患者并不能减少卒中的发生率或卒中所致的死亡[132]。

与房颤患者类似，左房功能紊乱的患者可促进栓子的形成。心动过速可促使栓子自心脏移向体循环。血小板的激活和血液凝固能力增加促使血栓栓塞的可能性增加。对窦房结功能不全患者，目前尚缺乏有关抗凝或使用阿司匹林治疗的正式的、前瞻性、随机化研究，虽然窦房结功能不全的患者发生脑栓塞的几率更低，但治疗反应和治疗顾虑很可能与房颤患者一样。

心脏瓣膜病

1/10~1/5 的心脏瓣膜病患者发生过心源性卒中[133]。因瓣膜病导致的瓣膜表面的异常、瓣膜功能和心脏生理的改变，促使瓣膜表面和邻近心室内血小板 - 纤维蛋白性白色栓子和红色血栓的形成。狭窄的瓣膜柔韧度减低，表面不规则，逐渐粘连，瓣叶出现营养不良性钙化，导致瓣口逐渐狭窄。瓣膜出口闭塞导致血液湍流。在瓣膜远端的射流中湍流强度显著增加[134]。血小板在湍流增加的区域激活，血栓形成的数量和瓣口湍流直接相关。

在狭窄瓣膜的远侧，血流由包括中心的射流以及环绕射流的环状涡流组成，这些涡流位于流出道壁和主流之间。这些涡流较层流能使血液和不规则的瓣膜表面仍保持紧密的接触，引起血小板 - 纤维蛋白栓子在瓣膜表面的黏附，进一步激活血小板，形成栓子。瓣膜关闭不全延长了血液和异常瓣膜表面接触的时间，也促进血栓的形成。瓣膜疾病常导致心房和心室扩大。左心房扩大常见于二尖瓣狭窄和二尖瓣关闭不全的病人，有时会很严重。左心房扩大常伴有血流瘀滞和血栓形成，尤其是在左心耳发生以及有心房颤动的患者心脏内发生。

风湿性二尖瓣疾病

尽管风湿热和风湿性心脏病的发生率已显著下降，但风湿性心脏病仍然是脑栓塞的重要病因。在风湿性心脏病中二尖瓣最常受累，其次是二尖瓣和主动脉瓣共同受累。孤立的风湿性主动脉瓣膜病很少见，肺动脉瓣和三尖瓣是风湿性心瓣膜病很少累及的部位。很久以来人们就已对风湿性二尖瓣狭窄和卒中的显著相关性有所认识。

正常成人二尖瓣横断面积为 $4~6cm^2$[2,56]。当瓣膜面积下降到小于 $2cm^2$ 时开始出现临床症状[2,56]。二尖瓣狭窄的主要原因是风湿热，可导致严重的二尖瓣狭窄(尤其以女性多见)、二尖瓣狭窄合并二尖瓣反流或严重的二尖瓣反流(男性多见)。发生风湿性心瓣膜病时，二尖瓣瓣叶边缘融合，腱索增粗。狭窄的二尖瓣瓣膜呈特征性的漏斗状。逐渐加重的瓣膜狭窄使心房内压力增高，心房扩大。左房的内皮组织还可形成纤维化。逐渐加重的左心房扩大、血流瘀滞和心内膜表面的异常促使栓子形成，然而血栓栓塞的发生似乎和二尖瓣的狭窄程度无关[56,135]。左心房内大血栓，尤其是球形血栓，几乎只能在风湿性二尖瓣狭窄的患者(以及二尖瓣血栓形成修复后的患者)中见到。虽然不常见，但这种球形栓子易被经胸超声心动图探及。

在临床开始应用抗凝治疗之前，尸检和外科手术病例组发现二尖瓣狭窄的人群中发生临床血栓栓塞的风险增加[136-138]。栓塞，尤其是脑栓塞，可能是风湿性二尖瓣狭窄最早的临床征象。二尖瓣狭窄患者栓塞发生率为 10%~20%[139-141]。大约 50%~75% 临床检测到的栓子都累及脑部。相较于二尖瓣关闭不全而言，二尖瓣狭窄发生栓塞事件的情况更为常见。虽然窦性心律的二尖瓣狭窄患者也会发生栓塞，但是一旦出现房颤，栓塞发生的风险就会显著增加。Daley 等发现，在 194 例患有风湿性心脏病和系统性栓塞的患者中，二尖瓣受损的占 97%，存在房颤的占 90%，存在二尖瓣受损或房颤的为 100%[142]。一项对 754 名患有慢性风湿性心脏病患者的研究显示，随访期限大于 5000人 / 年，栓塞的发生率为 1.5%/ 人年[139]。房颤患者栓塞的发生率是窦性心律患者栓塞发生率的 7 倍。1/3 的栓塞复发事件发生于房颤起病后的第一个月，其余 2/3 发生于起病后的第 1 年[139]。

抗凝治疗可明确减少栓塞事件的复发率[143]。20 世纪 60~70 年代，二尖瓣狭窄的首选治疗方法是二尖瓣环形成术，但该治疗方法并没有显著降低栓塞的发生率。有时会采用左心耳切除的方法以防栓子沉积。现代诊断技术的进步，特别是超声心动图的出现，已经使二尖瓣狭窄和其他风湿性瓣膜病变的诊断发生了革命性变化。超声心动图可对二尖瓣口进行定量测量，同时也可对受二尖瓣病变影响的左房和左室功能进行量化评定。该评定方法可用于对疾病的进展和治疗反应进行连续监测，同时还可以监测到左房和左心耳的血栓形成。孤立性二尖瓣狭窄患者伴发心内膜炎较为罕见，但是一旦合并细菌性心内膜炎，则可使脑栓塞发生的风险显著增加。

与二尖瓣狭窄相比，风湿性二尖瓣反流引起脑栓塞的风险相对较小。在栓塞病例组中，二尖瓣关闭不全常伴发进展性左心室肥厚。对于风湿性二尖瓣关闭不全的患者，二尖瓣修复和二尖瓣置换术很可能是预防栓塞发生的重要手段。

主动脉瓣疾病

后天性的主动脉瓣疾病的病因常不明确。进展性钙化性主动脉瓣狭窄常见于先天性二叶主动脉瓣的患者，还可继发于风湿性心瓣膜病。钙化这一退行性变常见于 40~60 岁的二尖瓣病患者，然而原发性的主动脉瓣钙化性狭窄在 60~80 岁的患者中更为常见[144]。老年人特发性的主动脉瓣钙化性疾病可能由动脉粥样硬化的退行性过程所致，但这一假设尚缺乏明确的证据。尸检发现半数主动脉瓣狭窄患者有微栓子的组织学证据。主动脉瓣的改变是进行性发展的。先前已患病的瓣膜开始增厚，这一过程考虑与纤维蛋白原沉积有关。纤维蛋白原沉积后开始机化、钙化，最终导致正常的瓣膜结构变形。二尖瓣和钙化的主动脉瓣无法自由开放，瓣叶的狭窄和不规则导致血液形成湍流。异常的血流和瓣膜可激活血小板并促进纤维蛋白原沉积，这可以解释瓣膜表面较多小血栓形成的原因。

相较于二尖瓣病变，栓塞在主动脉瓣病变患者中的发生率较低。但许多临床和尸检研究发现，因主动脉瓣钙化发生的栓塞并不罕见。Soulie 等发现 81 名主动脉瓣钙化性狭窄的患者中，有 33% 的患者发现存在栓子[145]。在另一项尸检研究中发现，165 名主动脉瓣钙化性狭窄的患者中，有 37 名（22%）患者发现钙化的血栓[146]。其中 32 例的血栓发生于冠状动脉，11 例发生于肾血管，1 例发生于视网膜中央动脉，还有 1 例在大脑中动脉。虽然 1 例患者大脑中动脉因钙化的血栓而发生闭塞，但并无神经体征的记录，也未发现梗死[146]。在人的一生中，由于钙化的栓子在视网膜眼底镜检查中有典型形态学特征，常通过眼部检查来明确有无栓子。钙化的视网膜栓子呈白色、不规则，密度固定，常有别于亮的胆固醇结晶和纤维蛋白原 - 血小板栓子。

在所有临床研究中发现栓塞症状在心脏操作（导管手术和外科手术）后更为常见。主动脉瓣膜手术与栓塞的高发生率显著相关。栓塞在二尖瓣或主动脉瓣疾病叠加细菌性心内膜炎的患者中更为常见。钙化血栓在尸检和眼部检查中的检出率高，而有临床症状的脑和内脏器官缺血事件的发生率却低，这一差别可能与钙化栓子体积小，内脏栓子较脑部栓子诊断更为困难有关。

肥厚型心肌病也称为特发性肥厚性主动脉下狭窄，随着超声心动图的出现，该病更易检出。这一疾病的特点是相较于左室的游离壁，左心室肌在室间隔部位不成比例、不均匀地增厚。室间隔肥厚可引起收缩期二尖瓣前移和不同程度的左室流出道阻塞，该变化的程度依赖于心肌收缩力的大小。二尖瓣的结构异常合并有肥厚型心肌病[147]。肥厚型心肌病的患者卒中发生率很低。在该疾病的初期极少发生卒中，而卒中一旦发生，通常是由于栓塞所致，而该栓塞往往与房颤、细菌性心内膜炎、二尖瓣关闭不全或二尖瓣环钙化有关。房颤在肥厚型心肌病的晚期出现，常伴有左心房扩大[147-149]。二尖瓣环形钙化也与特发性肥厚性主动脉瓣下狭窄有关[150]。

鲜有主动脉瓣关闭不全病人发生栓塞的报道。主动脉瓣反流是由主动脉瓣或主动脉根部功能异常所致。风湿性心瓣膜病和感染性心内膜炎可能是引起主动脉瓣叶疾病并导致主动脉瓣关闭不全的最常见原因，而马方综合征、主动脉壁夹层形成和因年龄增长和高血压所致的主动脉环扩张症是导致主动脉根部病变的常见病因。梅毒曾是主动脉瓣关闭不全的常见原因，但现在已极为罕见。风湿性主动脉瓣炎和主动脉瓣赘生物是主动脉反流患者发生脑和全身性栓塞的潜在原因。

二尖瓣脱垂

Barlow 和 Bosman 在早期的收缩中期喀喇音（二尖瓣脱垂 [MVP]）综合征的报道中描述了一位 23 岁女性的患者，该患者出现了短暂性左上肢无力。该患者经评估后认定为 MVP[151,152]。报道中没有提及神经症状和体征的细节，也未探讨该神经功能受损的事件和心脏状况的关系[151,12]。从那时起，许多病例对照研究和尸检研究显示 MVP 患者有可能发生心源性栓塞,但较为罕见。MVP 患者的脑血管事件即使不予治疗,复发率也相对很低。

MVP 是唯一最常诊断的心脏瓣膜异常。其人群发生率估计为 5%~21%,在女性人群中的发病率稍高[153]。基本的病理过程是胶原破坏,富含黏多糖的黏液瘤物质渗入瓣膜。二尖瓣常有增厚,腱索和二尖瓣环可能也有黏液性物质沉积,导致腱索伸长,有时出现断裂和二尖瓣环的扩张。异常的二尖瓣瓣叶活动也引起纤维化和瓣叶心内膜面增厚[154]。三尖瓣和主动脉瓣有时也可表现为黏液样变性。当瓣膜滑脱分离的间隙过大时,一部分二尖瓣瓣叶无法与其余的瓣叶紧密对合,就出现了二尖瓣关闭不全。

MVP 患者有时出现左心室收缩功能异常。尸检可发现栓子,尤其是在二尖瓣后叶和左心房壁之间[152,155,166]。正常硬度的瓣膜转变为松弛的黏液瘤性组织,导致瓣叶拉伸,内皮的连续性消失,内皮下结缔组织纤维撕裂。这些变化促进血小板 - 纤维蛋白栓子在瓣叶表面形成。

MVP 可通过超声心动图诊断。当发现对合的前叶和(或)后叶异常地后向运动超过 2mm,一个或两个二尖瓣瓣叶在收缩期超出二尖瓣环的平面,移入左心房,即可诊断为 MVP[152]。在 MVP 的患者有时还会发现二尖瓣瓣叶在收缩中期呈现"波状变形"或在全收缩期都呈现"吊床"样改变[153]。二尖瓣增厚、变长以及二尖瓣关闭不全是诊断二尖瓣黏液瘤性变的重要附加条件[157,158]。大约 8% 的 MVP 患者出现严重的二尖瓣关闭不全,导致充血性心力衰竭,必须进行二尖瓣置换手术。房颤可发生于任意时期,但在老年患者中更为常见,尤其是二尖瓣关闭不全和左心房扩大的患者。黏液瘤性瓣膜可在菌血症时受染,但是感染性心内膜炎的发生率很低。MVP 可见于遗传性结缔组织病的患者,例如马方综合征、埃勒斯 - 当洛综合征以及成骨不全(osteogenesis imperfecta)[152]。

1974 年 Barnett 首先报道了 MVP 和脑缺血之间的可能联系[159]。这份最初的报道仅列举了 4 名患者,但是 Barnett 等随后将病例数量增至 14 例[159,160]。所有患者都相对较为年轻(10~48 岁),均无心血管危险因素或闭塞性血管病变。Barnett 等随后发表了一系列的病例对照试验,为年轻患者中 MVP 和脑缺血之间的相关性提供了进一步的证据[161]。Lauzier 和 Barnett 对六组发生了 MVP 和脑缺血事件的患者进行了回顾分析[152],这六组中共有 114 例患者,包括 46 例男性和 48 例女性。在其发生的脑缺血事件中,2/3 为缺血性卒中,其余的均为 TIA,在这些缺血事件中,单发的事件比多发事件更为常见。在这些人中有 16 人经过心律监测显示存在心律失常,其中有 8 例为房颤患者[152]。

在患有 MVP 和血栓栓塞性事件的患者中已经发现存在血小板功能异常。患有 MVP 的患者其血小板的存活时间缩短,血液循环中血小板凝集物增加,同时 β- 血小板球蛋白和血小板因子Ⅳ的水平升高[152]。循环中的血小板与异常的心内膜和黏液性退变的瓣膜结构相互作用,导致血小板聚集、黏附及分泌增加。血小板纤维蛋白聚集物黏附在异常的瓣膜表面,可导致栓塞发生或促使红细胞 - 纤维蛋白血栓形成。

伴有二尖瓣脱垂的患者其卒中复发率较低。对于存在二尖瓣反流和左房增大的患者以及经超声心动图证实患有房颤、心房或瓣膜存在血栓的患者,有使用华法林抗凝治疗的指征。对于不伴房颤、心内膜炎或严重二尖瓣关闭不全的患者,则可选择抗血小板聚集治疗,如使用阿司匹林、阿司匹林联合缓释双嘧达莫或氯吡格雷。

二尖瓣环形钙化

二尖瓣环形钙化(MAC)是二尖瓣纤维支持结构的退行性变,多发生于老年人,女性尤其多见。老年患者因心源性栓塞行经胸超声(TTE)检查时最常看到二尖瓣后区存在高反射区域,此种表现即代表存在二尖瓣环形钙化(MAC)[56,162,163]。MAC 在老年人中十分常见。在一项超过 2000 例患者的临床研究(平均年龄 81 岁)中发现,48% 的患者患有 MAC,且该类患者的房颤发生率往往高于未患 MAC 的患者(22%vs8%)[162]。除年龄外,MAC 也与高血压及主动脉粥样硬化有关。

在对 MAC 的最早的描述中,Korn 等报告的 14 例患者中有 4 例患有脑梗死,其中 3 例为多发性梗死[164]。DeBono 和 Warlow 通过研究首次提出了 MAC 是卒中的潜在诱因。他们研究了 151 例视网膜或脑缺血的患者,其中 8 例患有 MAC,而在年龄和性别相匹配的视网膜或脑缺血的对照组中,却未发现患有 MAC 的患者[165]。1979~1981 年,Framingham 队列研究共对未患卒中的男性 426 例及女性 733 例(平均年龄 70 岁)进行了 M 型超声心动图检查[166]。研究发现,在 1159 名研究对象中,44 名男性(10.3%)及 116 名女性(15.8%)患有

MAC。经过八年随访,51 名(5.1%)未患 MAC 的患者发生了卒中,22 名(15.8%)患有 MAC 的患者发生了卒中。MAC 对于卒中的相对危险度(RR)为 2.1 (95% CI 1.24~3.57;$P=0.006$)[166]。该研究后来还发现 MAC 的严重程度与卒中发生频率之间存在关系;超声心动图上的高密度信号每增厚一毫米就代表了卒中发生的相对危险度(RR)增加 1.24。即使在排除动脉粥样硬化性心脏病和充血性心衰的影响下,MAC 患者罹患卒中的危险度仍然是未患 MAC 患者的两倍[166]。最近一项研究对 MAC 的作用进行了探索,该研究选取了 2723 名未患已知心血管病的美国本土患者[167]。结果证实,在调控其他各种危险因素的情况下,主动脉瓣硬化并不是卒中的重要危险因素,而存在 MAC 却是偶发卒中的重要危险因素[167]。

钙化通常发生于二尖瓣环的后部。它甚至可扩展 3.5cm 远而到达邻近的心肌,也经常向心房或通过孔洞向左心室扩展[164]。尸检发现一些患有 MAC 的患者存在溃疡和钙化斑,这些结构进入到心室腔,有时会看到血栓附着于溃疡区域[168]。超声心动图也可显示附着在钙化的二尖瓣环上的血栓[167,169,170]。患有 MAC 患者的栓子成分可以为钙化(如钙化性主动脉瓣狭窄)也可以为血栓成分。MAC 在临床中十分常见,且常伴有二尖瓣反流、房颤及主动脉粥样硬化,也可合并细菌性心内膜炎。高血压、冠状动脉硬化性心脏病以及脑血管闭塞性疾病在患有 MAC 的患者也常出现。目前尚无数据显示任何预防手段可以防止 MAC 患者发生脑或动脉栓塞。MAC 与动脉硬化的关系(84% 合并 MAC 对 33% 不合并 MAC)或许能够部分解释其与卒中的关系[171]。

人工心脏瓣膜

由于心脏疾病诊断和手术治疗得不断进步,心脏瓣膜更换越来越频繁。目前有超过八十种不同型号的人工心脏瓣膜,仅美国一年内就有超过 60 000 例心脏瓣膜置换术[142]。现在有些人工瓣膜可经皮从血管系统植入。机械瓣膜最初由金属和碳合金构成,但该种瓣膜易形成血栓。生物瓣膜通常为异种移植物,由猪或牛的心包或瓣膜组织装在金属支架上构成。但是保存人类心脏瓣膜以用于同种移植的方式却很少用于瓣膜置换术。生物瓣膜与其他瓣膜相比不易形成血栓(但其血栓形成率仍高于天然瓣膜),因此患者不需要长期接受抗凝治疗。但是生物瓣膜不如机械瓣膜经久耐用[172]。

瓣膜血栓形成是机械瓣膜以及生物瓣膜的重要并发症。严重的瓣膜血栓形成可导致肺充血、心排血量下降、脑及全身的系统性栓塞。人工瓣膜血栓形成的几率大约为每年 0.1%~5.7%[173,174]。机械瓣膜会导致血流速度改变,而且其本身材料所固有的促进血栓形成的特质均可促使血栓形成及血栓性栓塞。对置换机械瓣膜患者的血液样本进行研究后显示,患者血中血小板特异性蛋白水平升高,这表明血小板被活化,在行人工心脏瓣膜置换术的患者血液中存活的时间缩短[175]。

在抗凝治疗欠佳的情况下,血栓形成及随后的栓塞最常发生于进行机械瓣膜置换的患者,最常发生部位是二尖瓣和三尖瓣[176,177]。对人工心脏瓣膜尤其是在二尖瓣处放置的瓣膜进行评估,最好是选择经食管超声心动图来完成。临床医生通常认为,进行了机械瓣膜置换的患者如果发生全身系统性栓塞,则栓子很可能是来自置换的人工瓣膜,特别是当没有其他明确原因并且/或该患者的 INR 水平控制不理想时。如果患者发生了血栓栓塞性事件,而且其 INR 值也在治疗范围之内,此时经食管超声心动图通常能够帮助鉴别瓣膜功能障碍是由于血管翳向内生长还是由于血栓形成所致[56]。

瓣膜置换术促进血栓栓塞事件发生的病理生理过程在心脏手术进行时就已开始。一旦血液循环重建,植入的人工材料及瓣膜周围损伤的组织即可导致血小板活化。通常所有人工心脏瓣膜都有涤纶缝合环,这是血小板活化和黏附的原发病灶。另外,植入的人工材料还会激活内源性凝血途径。上述各种情况均可促进红色血栓的形成。人造生物瓣膜的退行性改变也会刺激白色的血小板 - 纤维蛋白血栓(白色血栓)的形成。在后期,纤维化和钙化的生物瓣膜的窦尖部也可见到血栓形成。

栓塞是机械瓣膜和生物瓣膜的又一重要并发症。在未应用抗栓治疗的前提下,进行机械瓣膜置换的患者发生大范围栓塞的几率是每年 4%[178]。如果使用抗血小板聚集药物,该几率会降低至每年 2%,如果使用华法林抗凝治疗,则会降低至每年 1%[178]。大多数症状性栓塞均是因为栓子进入了脑组织。二尖瓣置换机械瓣膜的患者发生栓塞的几率较主动脉瓣置换的患者为高,这可能与二尖瓣人工瓣膜置换的患者同时伴有房颤和左房增大有关。置换人造生物瓣膜的患者同样存在栓塞的风险。在一项针对 128 例植入猪生物瓣膜的患者的 5~8 年随访中显示,在 43 例进行了主动脉瓣置换的患者中有 2 例发生了临床栓塞,在 62 例进行了二尖瓣瓣膜置换的患者中,有9例发生了栓塞,同时在18例进行了主动脉瓣联合二尖瓣置换的患者中,有4例发生了临床栓塞[179]。这一类血栓栓塞的患者绝大多数是有房颤及心脏传导阻滞[179]。左房增大、房颤、左室功能不全以及感染性心内膜炎均与人工心脏瓣膜置换的患者发生血栓栓塞事件有重要关联。

所有行人工心脏瓣膜置换的患者均建议使用抗凝治疗。对于置换生物瓣膜的患者在术后的最初三个月里建议将INR控制在2.0~3.0的目标范围内。口服抗凝剂可减少机械瓣膜置换术后患者的栓塞几率,推荐机械瓣膜患者的抗凝治疗强度应高于生物瓣膜患者,球形人工瓣膜患者的抗凝治疗强度应高于双叶碟瓣和单倾碟瓣的患者。联合使用抗血小板药物如双嘧达莫、阿司匹林及氯吡格雷等可进一步降低栓塞的几率。阿司匹林联合低强度的抗凝治疗(INR2.0~3.0)可能与高强度抗凝治疗一样有效,而严重出血的风险更低。由于人工心脏瓣膜导致血小板沉积形成白色纤维蛋白血栓,血红蛋白聚集形成红细胞-纤维蛋白血栓,这使得联合运用抗血小板聚集与抗凝治疗更有意义。有人工心脏瓣膜的孕妇应使用肝素或低分子肝素进行治疗,因为在怀孕期间及产褥期血栓栓塞的发病率都会增加。

感染性心内膜炎

自Osler时代以来,人们对感染性心内膜炎的神经系统并发症已经有了很好的认识[180],但近几十年来人们对心内膜炎临床范畴的认识发生了巨大变化,如果将近来的感染性心内膜炎患者与20世纪60年代的心内膜炎患者相比,现在的心内膜炎包括了更年老的患者、更多的药物成瘾者、更多三尖瓣受损的病例(通常为静脉药物成瘾者)以及更多人工心脏瓣膜感染的患者。同时,诊断手段也发生了变化,超声心动图以及新的脑和脑血管影像检查技术使临床医生能够更好区分心脏及脑组织的病理和病理生理改变。目前,在发生了感染性心内膜炎的自身瓣膜及人工心脏瓣膜患者中,脑缺血、脑出血、蛛网膜下腔出血、脑病及脑膜炎是神经系统的主要并发症[181-187]。

脑缺血通常可由栓塞引起。大约有五分之一的心内膜炎患者会发展为脑梗死。该类患者在尸检时可发现在皮质及皮质下存在小的、通常为多发的单纯梗死。较大的梗死通常发生于金黄色葡萄球菌性心内膜炎患者。脑缺血可以短暂性脑缺血发作(TIA)的形式存在,可累及脑和视网膜。脑缺血的临床表现可能是患者存在心内膜炎的标志,这

在病程初期最为常见。抗生素治疗应用数天后也可发生缺血性卒中。用TCD监测心内膜炎患者可发现,尽管在应用抗生素之前以及应用结束之后不久的时间里可见更多微栓子存在,但是在应用抗生素治疗期间依然有微栓子存在。在各类感染性心内膜炎中患者发生脑缺血的几率分别为17%[182]、19%[183]和15%[186]。

在发生充血性心衰后,动脉栓塞是感染性心内膜炎患者最常见的危及生命的并发症。该栓塞在应用抗生素治疗的第一周内最为常见[187],此后发生概率逐渐降低[188]。发生于抗生素治疗完成后的晚期栓塞十分少见,除非心内膜炎反复感染。葡萄球菌和链球菌属导致了超过80%的天然瓣膜心内膜炎[189]。葡萄球菌性心内膜炎在临床上导致栓塞的风险较其他细菌为高[182,187,188,190]。真菌性心内膜炎也常与栓塞有关。二尖瓣赘生物临床上致栓塞的几率较主动脉瓣损伤致栓塞的几率要高[187,191,192]。

感染性瓣膜赘生物在超声心动图上通常显示为明亮的、来回移动的回声密度信号,图4-35显示的是某感染性心内膜炎患者二尖瓣处存在的较大赘生物。图10-10显示在多个心瓣膜区域都存在细菌性赘生物。超声心动图上检测出赘生物的几率取决于检查者的技术水平以及实施检查的频率。超声心动图对于损伤小于2mm的病灶检出结果不可靠。在Hart等的研究[使用M型和二维经胸超声心动图(TTE)]中发现,在金黄色葡萄球菌性心内膜炎患者首次超声心动图中瓣膜赘生物的检出率为41%,而与之相对比的是链球菌属所致的心内膜炎,其首次超声心动图瓣膜赘生物的检出率为57%[183]。但是,超声心动图检查结果阴性并不能排除心内膜炎的诊断,如果临床上高度怀疑或考虑为心内膜炎,而经胸超声心动图检查结果为阴性,则应进一步行经食管超声心动图(有着良好的空间分辨率)检查。如果经食管超声心动图(TEE)发现存在较大的赘生物(大于10mm),且赘生物的移动度增加,则患者即有发生临床血栓栓塞事件的高风险[194]。

在心内膜炎患者中,脑出血的发生率不及脑缺血发生率高,但其发生极具破坏性并且危及生命。在各种有关心内膜炎的研究中,颅内出血的发生率分别为6%[182]、7%[183]、2.8%[185]和5.6%[186]。一些研究通过现代化脑部影像检查技术和尸体解剖阐明了心内膜炎患者颅内出血的发生机制[184,195,196]。有些患者的出血发生于单纯梗死区域内,通常表现为出血转换,其特点是梗死范围内发生斑点状或较大

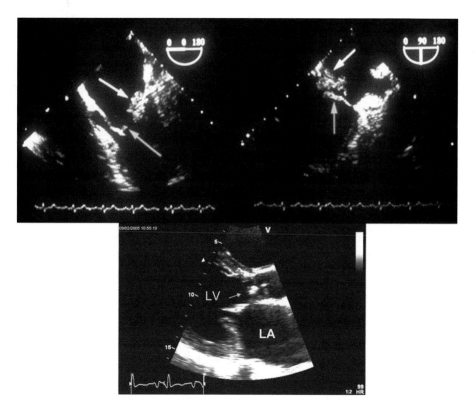

图 10-10　超声心动图显示了一感染性心内膜炎患者的细菌赘生物。第一排图：TEE 显示一大的赘生物自二尖瓣后突出(白箭头)，二尖瓣前叶一很小的赘生物(灰箭头)。最底一排图：胸骨旁长轴位经胸超声心动图。注意主动脉瓣左心室流出道侧的赘生物(箭头)。左心室 (LV) 和左心房 (LA) 被标出 From Caplan LR, Manning WJ. *Brain Embolism*. New York, Informa Healthcare, 2006 with permission.

区域的出血，不形成融合或分散的血肿。部分患者的血肿会进一步扩大，血肿性出血通常发生于应用抗凝治疗的患者。有一部分患者的颅内出血由发生脓毒性动脉炎的动脉破裂引起，这是由于感染性物质栓塞了动脉，导致了动脉壁的坏死[195,196]。少数患者是由于真菌性动脉瘤破裂血液进入脑实质所致。心内膜炎患者脑出血的发生情况类似于脑缺血，在心内膜炎临床发病或即将发病时最常发生，在应用了有效的抗生素治疗后则发生的可能性减小。许多脑出血患者在出血前数小时或数天内有短暂的或持续的脑缺血发作。这一前驱的缺血症状可由动脉栓塞导致脑梗死来解释。梗死区域内发生出血或受到感染栓子影响的动脉发生破裂引发出血，其结果常致命[195,196]。

对于真菌性动脉瘤是否需行血管造影检查以及造影检查发现的动脉瘤是否需行手术治疗尚存在较大争议。Hart 等的综述中写到，在其所研究的2119 例心内膜炎患者中，仅 5% 的脑出血患者被证实为真菌性动脉瘤[195]。真菌性动脉瘤是由感染物质栓塞并进入脑动脉的血管壁及外膜而导致。该

类动脉瘤多沿血管走行，发生于动脉的远端，且为多发。感染性心内膜炎患者的动脉瘤发生部位与心房黏液瘤患者的发生部位相似，可能是因为两者具有相似的栓塞病因学。而与之相反，普通的囊状"浆果"型动脉瘤通常发生于 Willis 环的基底动脉近心端。最近研究显示，在磁共振的梯度自旋回波成像(T2* 加权像)上，部分感染性心内膜炎的患者会出现一些微小的圆形黑色敏感性区，被称作"微出血"[197,198]。这些"微出血"通常发生于脑沟，很可能就是小的真菌性动脉瘤的影像表现。一般在没有临床和影像学证据证明颅内出血的患者，其血管造影几乎很少显示存在真菌性动脉瘤。在部分患者经过抗菌治疗后，真菌性动脉瘤可以消失，这在复查的血管造影上可以发现[199-201]。但是有些真菌性动脉瘤在经过抗生素治疗后仍会破裂，而且动脉瘤再破裂往往会是致命的。当发现动脉瘤后，是否进行血管造影检查以及是否施行手术治疗取决于患者的临床个体差异。

弥散性脑部症状即脑病在心内膜炎患者中十分常见。这些症状包括嗜睡和意识水平下降、意识

混乱、谵妄、注意力以及记忆力下降。脑病的发生可有不同的病因，通常由毒性代谢物质及全身系统性因素引起，如氮质血症、肺功能障碍、低钠血症等。对许多病人而言，脑病是发热和急性感染的毒性效应。由金黄色葡萄球菌感染所致的急性心内膜炎较其他微生物感染性心内膜炎更易罹患脑病。通过尸检、CT 及 MRI 研究发现，脑病患者通常出现多发、微小及分散的脑梗死、微小脓肿病灶或两者兼而有之[184,202]。当毒性较强的微生物导致不可控制的感染时，常可引发脑病，显微镜下所见的脓毒性栓子即是其病因[184]。

心内膜炎的患者也会发生脑膜炎。脑膜的感染是由被感染的赘生物栓塞脑膜动脉所致，通常表现为伴有发热的头痛。由于此类感染的常见病原体毒性相对较轻，患者的病情不会像其他急性细菌性脑膜炎一样严重。有两个对心内膜炎患者的研究显示，其发生脑膜炎的概率分别为 6.4%[181]和 1.1%[182]。

感染性心内膜炎患者的瓣膜赘生物主要由血小板、纤维蛋白、红细胞及炎性细胞组成，附着在自体或人工心脏瓣膜受损的内皮上。病原体通常由很厚的纤维素包裹，深埋于赘生物中，这也就解释了为什么抗生素很难治愈此类损伤。赘生物的大小从几毫米到几厘米不等，其形成栓塞的可能性大小与赘生物自身大小及其易碎性有关。此类病变最常累及二尖瓣，而二尖瓣疾病相对于其他瓣膜病也更常见。过去主要的潜在性瓣膜疾病是风湿病，而现在瓣膜钙化、二尖瓣脱垂和人工心脏瓣膜较以往占据了更高的比例。自体瓣膜和人工心脏瓣膜感染后的神经系统并发症并无差异[182,184,185]。

实验室检查有助于诊断，但临床所见往往千变万化，而识别感染性心内膜炎最重要的一点是临床上高度怀疑此病。存在任何不明原因的发热及心脏杂音的患者都应怀疑此病。多次血培养对怀疑为感染性心内膜炎的患者十分重要。腰穿脑脊液可能为正常或有轻微的蛋白水平升高以及红细胞和白细胞的数量增加。脑脊液细胞中度增加，主要为淋巴细胞和中性粒细胞。当出现脑膜炎的临床表现时白细胞可能增加。对于此病超声心动图是一项重要的诊断手段，但正如前所述，超声心动图检查结果阴性并不能排除此诊断。

该病最重要的治疗手段是迅速应用特效的抗菌药物。大多数神经系统并发症发生于诊断前或邻近诊断时以及抗生素应用的初期。在抗菌治疗后卒中仍有可能复发，但临床较为少见。一项研究表明，

147 例经治疗后出院的感染性心内膜炎患者其中 15 例在出院后发生卒中，除一人外，其他 14 例患者均为人工心脏瓣膜引发的心内膜炎[182]。这组患者再发卒中的时间在出院之后很久（平均 22 个月），该现象可以用心内膜炎复发、抗凝治疗的并发症以及人工心脏瓣膜的非感染性疾病解释，而并不是用初次的心内膜炎所导致的脑血管的并发症来解释[182]。

自体瓣膜性心内膜炎不是抗凝治疗的指征，即使此时发生了脑或全身性栓塞。在对机械瓣膜性感染性心内膜炎患者是否应坚持应用抗凝治疗的问题上始终存在争议。但大多数临床医生主张继续谨慎使用抗凝血药，除非发生了脑出血。一旦发生出血性梗死或脑出血，华法林的抗凝治疗通常要停用 1~2 周。对于栓塞复发风险较高的患者，如果发现了出血，可在早期使用肝素进行抗凝治疗，这可能比较安全，待病情稳定后可重新换回使用华法林抗凝。如果患者发生了由于瓣膜功能不全所导致的心力衰竭、感染控制不利、真菌或抗菌药物无法控制的其他毒性较强的微生物所致的瓣膜感染、瓣膜或腱索断裂等心脏并发症，此时可考虑实行感染瓣膜清创术或瓣膜置换术。

非感染性纤维素性和纤维性心内膜损伤（包括瓣膜纤维）

在许多其他情况下，患者并未存在明确的风湿热或细菌性心内膜炎的证据，但却发现其纤维瓣膜增厚，心脏瓣膜及邻近的心内膜上附着有许多肉眼明确可见的赘生物，这些赘生物中包含了血小板和纤维蛋白的混合物。Libman 和 Sacks 首先对此类病变进行了详细的描述，他们共报道了 4 例该类心内膜炎，并依据其临床和病理改变称之为"非典型赘疣性心内膜炎"[203]。尸检显示瓣膜纤维性增厚形成赘生物，尤其多见沿瓣膜关闭线及瓣叶生长。这些赘生物可蔓延至乳头肌和心室内膜。在上述 4 例患者中仅有 1 例患者表现出明显的神经系统症状，病死前出现了单侧偏瘫及抽搐发作。作者推测这些症状可能是由来源于瓣膜的赘生物的栓塞所致。当时 Libman 和 Sacks 并未能明确诊断，但却指出其临床表现类似于某种红斑性疾病[203]。第二年，Klemperer、Pollack 和 Baehr 共同发表了播散性系统性红斑狼疮的病理改变[204]。1935 年，Baehr 等报告了一组急性播散性系统性红斑狼疮的病例，共 23 例，其中 13 例患者发现存在非风湿性疣状心内膜炎，与 Libman 和 Sacks 的描述相似[203]。这些临床和病理报告最终归结为一种疾病——系统性红斑狼疮（SLE），该

病以前被认为主要是一种皮肤疾病,而现在医学界则将其作为急性播散性系统性疾病来重视。

1940 年,Libman and Sacks 的一名工作于纽约 Mount Sinai 医院的年轻同事 Gross 详细报道了一项研究,该研究中共包含 27 例心脏病患者,其中 23 例是患有 SLE 的死亡病例[206]。他指出 Mount Sinai 医院[203]的原始报告显示这些患者有典型的红斑狼疮的临床表现,并建议将疣状心内膜炎作为 SLE 的诊断特征[206]。Libman、Sacks[203]和 Gross[206]发现类似的心内膜炎病变也出现在一些晚期或恶病质的疾病当中,如肿瘤,肺结核和白血病,并称之为非细菌性血栓性心内膜炎。由于这些早期的报道,我们才知道类似的心脏瓣膜和心内膜病变在还发生于患有 SLE、抗磷脂抗体(APLA)综合征、消耗性非细菌性血栓性心内膜炎(NBTE)的患者身上发生。所有这些疾病都可能存在相似的发病机制。

瓣膜病变在 SLE 患者中十分常见。Roldan 等对 69 例 SLE 患者分两个时间点进行了经食管超声心动图(TEE)检查,平均时间间隔为 29 个月[207]。在首次

的 TEE 中发现 61% 的患者存在瓣膜异常,而在第二次检查中则为 53%。在首次检查中还发现患者存在瓣膜增厚(61%)、瓣膜赘生物(43%)、瓣膜反流(25%)以及狭窄(4%)。最常累及的瓣膜为二尖瓣,其次为主动脉瓣,偶尔可见累及三尖瓣,但肺动脉瓣受累极为少见。TEE 上还发现存在瓣膜疾病的患者并发卒中、外周动脉栓塞、心力衰竭以及叠加感染性心内膜炎的比例为 22%[207]。最近一篇关于 38 例患有疣状心内膜炎的 SLE 患者的综述中提到,SLE 患者心脏瓣膜受累的程度与 SLE 的持续时间、是否存在 APLA 以及临床是否发生血栓形成有关[208]。

20 世纪 70 年代抗磷脂抗体综合征首次被确认为是独立于 SLE 之外的促血栓形成性综合征。此病以反复发生的流产、卒中、心肌梗死、静脉血栓形成、肺栓塞以及血小板减少为特点。血清学检查提示狼疮抗凝物或抗心磷脂抗体阳性或两者同时阳性。超声心动图研究结果显示,APLA 患者出现心脏瓣膜病变的频率相对较高,且无法与 SLE 患者的瓣膜病变进行区分。图 10-11 为 TEE 检查结果和

图 10-11 抗磷脂抗体综合征和多发脑栓塞的患者二尖瓣可见赘生物。(A) 超声心动图显示了二尖瓣一带蒂,可动的病变(白箭头);(B)瓣膜病变通过手术取出,为赘生物。LA,左心房;LV,左心室;AO,主动脉(本图彩色版本,请见书末彩插)From Caplan LR, Manning WJ. *Brain Embolism*. New York:Informa Healthcare,2006 with permission.

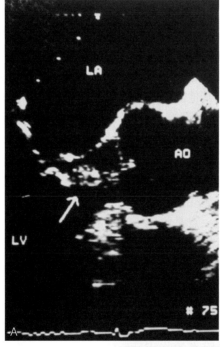
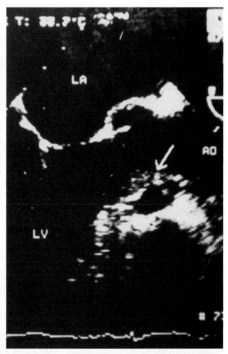
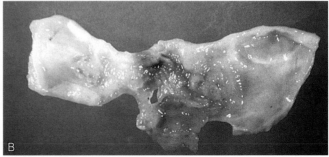

取自一 APLA 综合征年轻男性患者纤维性瓣膜赘生物的手术标本。Barbut 等以 87 例超声心动图显示存在二尖瓣或主动脉瓣反流或两者同时存在反流的患者为研究对象，对抗磷脂抗体阳性的患病率进行研究[209]，其中 26 例患者(30%)存在免疫球蛋白 G 或 M 抗心磷脂抗体，这些患者中有 8 例发生了局灶性脑缺血事件(7 人确定为栓塞)，而这其中的 7 人为免疫球蛋白 G 抗心磷脂抗体阳性[209]。在另一份报告中，Barbut 等对 21 例有抗磷脂抗体综合征并发生了局灶性脑缺血事件的患者进行研究[210]，其中 14 例卒中患者中有 12 人(86%)、7 例非卒中患者中有 3 人(42%)经超声心动检查证实为二尖瓣或主动脉瓣异常。此研究中的 21 例患者中有 8 例患有 SLE[210]。

卒中抗磷脂抗体研究组开展了一项大型合作型研究项目，以 128 例存在脑部或眼部缺血症状且 APLA 阳性的患者为研究对象进行研究，其中 16 名患者(12.5%)经超声心动检查证实存在二尖瓣异常，2 名患者存在主动脉瓣损伤[211]。磷脂是心脏瓣膜内皮细胞、血小板、血管内皮细胞和凝血蛋白的重要组成成分。目前，大多数抗磷脂抗体检查只包括狼疮抗凝物和抗心磷脂抗体检测。有一部分患者虽然有 APLA 的临床特征，且存在瓣膜赘生物和心源性脑栓塞，但其抗体检验结果却为阴性。

很早以前人们就发现癌症和慢性消耗性疾病的患者常存在高凝状态和非细菌性血栓性心内膜炎(NBTE)。这些患者中大多数癌症为黏液癌或腺癌[212]。在一项对 20 例存在脑部或其他器官栓塞的癌症患者的研究中发现，16 例患者在尸检中发现 NBTE[213]。Edoute 等对 200 例癌症患者进行了前瞻性的超声心动图检查，发现 NBTE 的检出率为 19%。其瓣膜损伤时二尖瓣和主动脉瓣受累的几率相同[214]。在临床发生血栓栓塞事件的癌症患者中，人们也常发现血浆 D- 二聚体的水平升高，它是高凝状态的生物标记物[214]。非细菌性血栓性心内膜炎的特点为易形成白色或棕色的易碎赘生物，通常沿瓣膜关闭线生长。这些赘生物可以很大，显微镜下通常可见退化的血小板、条形纤维以及一些由白细胞相互交织在一起形成的嗜酸性团块组织。SLE、APLA 以及 NBTE 这三种情况均与高凝状态、卒中以及血小板减少有关。这三种疾病中的心脏瓣膜和内皮损伤情况十分相似，一般很难通过肉眼或显微镜进行鉴别。这三种疾病还均可见在心脏瓣膜及心内膜表面发生血小板沉积、纤维蛋白混合以及

血小板性栓子的形成。对于这些疾病的治疗目前尚无正式的研究发表。理论上，应用改变血小板聚集、分泌和黏附的药物可能有效。存在高凝状态的 SLE 和 APLA 患者通常使用肝素和华法林的复合物来治疗高凝状态，防止动静脉血栓形成。

非感染性瓣膜损伤也可在类癌患者(可能由于血液中 5- 羟色胺水平升高所致)及接受某些药物(麦角胺、美西麦角、右芬氟拉明、芬氟拉明、芬特明、卡麦角林和培高利特)[215,216]治疗的患者中发现，这些瓣膜和心内膜的损伤在形态学上均有相似性，都存在瓣膜纤维性增厚，柔韧性降低。

超声心动图检查经常发现在瓣膜表面附着有活动的丝条。这些丝条的形成原因和存在的意义目前尚不明确。1856 年 Lambl 最早对此种病变进行了描述，他发现，在尸检中可见主动脉瓣的心室面有时有丝状附着物生长[217]，因此这些纤维丝样病变常被称为兰伯赘生物。不久 Magarey 便在二尖瓣的心房面发现了类似的丝状赘生物[218]，它由内皮细胞覆盖的结缔组织核构成，通常厚度小于 1mm，长度在 1~10mm 不等[218]。Magarey 将这种丝状赘生物和二尖瓣增厚联系起来，断定它们是瓣膜表面的纤维素性物质沉积所致[218]。超声心动图检查显示这些瓣膜赘生物形态细长，有活动的回声反射结构，在瓣叶线将要闭合时可见独立的过度波形运动，这种赘生物可在二尖瓣的心房面和主动脉瓣的心室面发现，而且也在越来越多的进行超声心动检查的老年患者中发现[219]。

Freedberg 等对两年内进行 TEE 检查的 1559 例患者进行了回顾性调查，其中 63 例患者(4%)发现二尖瓣丝状赘生物，26 例患者(1.7%)发现了主动脉瓣丝状赘生物[220]。这些患者中 10.6% 的患者是由于怀疑发生了新近的血栓事件才进行该项检查，而由于其他临床迹象进行该检查的患者仅占 2.3%[220]。Roberts 等对因脑缺血进行 TEE 检查和因其他事件进行该检查时发现丝状赘生物的概率进行比较，发现脑缺血和丝状赘生物之间存在某种关联[221]。这种关联在年轻患者和同时存在二尖瓣及主动脉瓣丝状赘生物的患者身上体现得最为明显[221]。Cohen 等发现，在 338 例脑缺血患者中有 22.5% 的人有丝状赘生物，而在 276 例既往没有脑缺血病史的患者有 12.1% 的人可发现上述异常(OR 2 ;95%CI 1.3~3.4 ;P<0.005)[222]。存在丝状赘生物的患者卒中复发的风险较低[222]。丝状赘生物还可在二尖瓣增厚的患者中发现[222,223]。丝状赘生

物的形成可能是由于一种变性过程引起纤维素在瓣膜表面沉积所致。这些异常的瓣膜、丝状赘生物和在瓣膜及赘生物表面形成的血栓称为栓子的重要来源。在某些患者，其瓣膜丝状赘生物的形成机制可能与 SLE、APLA 综合征及癌症患者瓣膜损伤的发生机制相同。

Nighoghossian 等报道了 3 例发生脑缺血事件的病人可能与心脏手术后二尖瓣形成丝状赘生物有关[224]。对这些患者的研究发现，包括脑血管造影和血清学检查在内的大量检查均未发现除瓣膜损伤以外的其他可能导致卒中发生的病因。这 3 例患者的瓣膜损伤表现如下：一例患者在二尖瓣的心室面可见一 6mm 厚的漂浮肿物；一例患者在二尖瓣前叶可见一 6mm 大小损伤面；另一例患者在二尖瓣前叶有一固定的 5mm 大小的损伤[225]。这三例患者中的一例是在紧急心脏手术时发现了二尖瓣病变，另外两例是在使用抗凝药物治疗后而仍然发生卒中的情况下进行了心脏手术并发现了上述瓣膜病变。病理组织学检查提示损伤由不含细胞的纤维性核心和包含颗粒物质及内皮细胞的外环组成。在其中两例患者的瓣膜损伤处可见有血栓附着[224]。

对于有瓣膜丝状赘生物的患者应如何治疗目前尚无正式的研究发表，但据 Nighoghossian 等的报道，其两例患者虽接受了抗凝药物治疗，结果并未对脑栓塞产生预防作用[224]，而且该治疗可能对非细菌性血栓性心内膜炎（NBTE）也无效。针对预防血栓形成和栓塞发生，多个抗血小板聚集药物联合治疗或抗血小板聚集与抗凝药物联合使用，可能比单用两类治疗中的任何一种药物更有效。

心肌和心腔损害

心肌梗死和冠状动脉疾病

临床上急性心肌梗死的病人发生系统性梗死的比例大约在 3%（范围 0.6%~6.4%）[2,56,225,226]。临床上可监测到的栓子大多进入脑内。大多数发生卒中的心梗患者是由于左心室形成了栓子，部分心梗患者的卒中发生是由于左心房的栓子栓塞、低血压或颅外血管闭塞性疾病所致。冠状动脉血栓形成可以产生急性期反应蛋白，包括丝氨酸蛋白酶凝结蛋白。由于这种高凝状态的存在，机体可在心梗发生后的数天至数周内发生静脉血栓形成或动脉粥样硬化性狭窄的颅内外血管发生闭塞。

卒中和血栓形成的风险与心肌梗死发生的位置（前壁心梗发生的风险更高）和梗死范围大小有关。在 GISSI-3 研究中发现，发生前壁心肌梗死致

左室射血分数低于 40% 的患者其发生左心室血栓形成的概率可达 18%，而那些射血分数相对较高的心梗患者其左心室血栓形成的概率低于 10%[227]。非前壁心肌梗死的患者发生左室血栓形成的概率在 1.8%~5.4% 之间[55,227-230]。左心室形成的血栓大多位于左室壁的尖端，可导致左室的收缩力下降。相对于小面积心肌梗死而言，附壁血栓更容易发生于透壁心梗和大范围前壁心梗的患者中。心脏内存在心室收缩力下降的区域、射血分数降低以及左心室壁瘤形成均可诱发血栓形成。图 10-12 显示了一个近期发生致命性心肌梗死的病人左室中的巨大血栓。

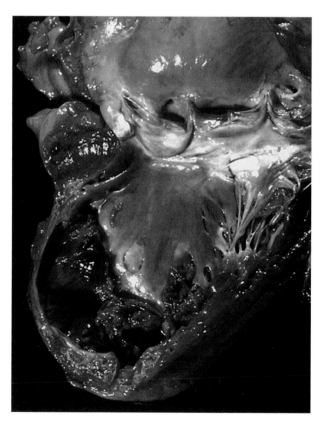

图 10-12 大面积脑栓塞患者的心脏解剖。在近期的心肌梗死部位有一巨大的血栓

心脏血栓形成多发生于心肌梗死后的前 3 天内，特别是在发生了大面积心肌梗死的患者，也可在更晚时形成。连续的 TTE 监测显示，大多数心脏血栓在心梗后前两星期内形成（中位数：5~6 天）[231-233]。当一些病人左室新发血栓形成时，可导致左室心肌收缩功能下降[233,234]。血栓的不断移动和向心腔内突出使得卒中发生的风险升高[235]。

全身性栓塞平均在心肌梗死后 14 天内发生，

在其后的 4~6 周内发生较为少见[236]。抗凝剂的使用降低了急性心肌梗死病人发生卒中的风险。在999 名急性心肌梗死病人的研究中，短期使用华法林 28 天降低了卒中的发生风险（华法林组 0.8% 比非抗凝药对照组 3.8%，$P<0.001$）[237]。

心肌收缩力下降和可能发生心室壁瘤的区域在急性心肌梗死后常持续存在。在冠状动脉手术研究（CASS）中，7.6% 的病人通过血管造影证实存在左心室壁瘤[238]。尽管室壁瘤较为常见，且其内常形成附壁血栓，但是其发生卒中的风险却相对较低，约为 5%[239]。心梗后左室功能受损在卒中的发生中有重要作用。在一项纳入 2231 名患者的研究中，病人在发生急性心肌梗死后并发左室功能障碍，平均随访 42 个月，其中 103（4.6%）名患者发生了卒中[240]。左室射血分数低于 28% 的患者发生卒中的风险最高，并且左室射血分数绝对数值每下降5%，卒中发生的可能性就增加 18%[240]。

部分脑栓塞患者意外发现存在左室血栓。这些血栓多是由 TTE 发现，而 TTE 对左室血栓检出的敏感性和特异性均大于 90%[55,241-243]。超声造影可以协助分辨究竟是尖端小梁形成还是血栓形成[55]。尽管已有左室尖端血栓检出的报道[228]，但由于 TEE 常不能显示左室的真正尖端，这使得在怀疑左室尖端血栓形成时不能用 TEE 作为恰当的影像检查方法。心脏磁共振延迟增强扫描也许对于左室血栓形成的检出率比 TTE 和 TEE 更加优越。

一些有左室血栓形成的患者并没有急性心肌梗死的病史，心腔损害可能被误认为黏液瘤或其他心脏肿瘤。连续的超声心动图检查显示这些血栓可逐渐退化或突然消失[4]，常无栓塞的神经系统或其他系统症状出现。血栓形成、自发性内源性纤维蛋白溶解和血栓碎裂是一系列动态变化过程。心脏血栓接受溶栓治疗的患者理论上还面临许多风险：大的血栓破裂成小栓子引起栓塞和卒中、心肌梗死以及系统性栓塞。经抗凝治疗后，血栓有可能消失而不引起栓塞的症状或体征。

心肌病

任何影响心内膜和心肌的病理情况均可促进附壁血栓形成、系统性栓塞和脑栓塞的发生。决定血栓形成的三个最重要因素是：①心内膜表面的参与；②心室的收缩、血液流量和喷射模式；③血小板和凝血系统的活化。在扩张型、限制型和肥厚型这三类心肌病中，附壁血栓形成和栓塞最常见于扩张型心肌病。血流停滞和正常心内膜下小梁缺失可

促进室内血栓形成。心内膜下小梁的网络系统通过形成许多小的隔间来发挥功能，这些小的隔间可在心室内产生高水平的推进力，推动血液远离心内膜表面[244]。

各种心肌疾病都是心源性栓塞的始动原因，如肌营养不良、心脏淀粉样变性、围生期心肌病、Fabry 病、可卡因相关心肌病、心肌致密化不全性疾病以及心脏结节病等。病态肥胖症也与一种心肌病相关[245]。最近，日本和其他国家的研究人员描述了一种与精神损伤相关的心肌病，称为Takotsubo 心肌病[246,247]。Takotsubo 是日本一种类似于壶形的捕捉章鱼圈套的名称，该名称被应用到对心肌病的描述，因为典型的超声心动图上显示，心脏常出现特征性的尖端膨胀，类似于日本捕捉章鱼所用圈套的形状。Takotsubo 改变出现于严重情感应激之后以及蛛网膜下腔出血之后。正如心肌的其他疾病，Takotsubo 心肌病偶尔也会成为脑部栓塞的来源。

心肌病患者的附壁血栓最常在心尖附近的小梁肉柱间形成。部分心肌病患者可发生房颤，而房颤的发生大大增加了心源性栓塞的概率。一般肥厚型心肌病患者不常发生栓塞，除非他们发生房颤。

心脏黏液瘤及其他肿瘤

原发性心脏肿瘤较为罕见，在尸解研究中发生的概率不足 0.03%，其中黏液瘤占近 60%[248]。心脏肿瘤虽然罕见，却是脑栓塞的重要原因。黏液瘤是最常见的心脏肿瘤，组织学上为良性肿瘤，常位于左心房体部和卵圆窝边缘房间隔的中部，但也有一些起自于心房的后壁或前壁或心耳[249]。图10-13 为经食管超声心动图显示一个典型的左心房黏液瘤附着于房间隔。心脏黏液瘤约 75% 位于左心房，15%~20% 位于右心房[249]。约 6%~8% 的黏液瘤位于心室，左右心室所占比例大致相等[249]。黏液瘤极少起源于心瓣膜。曾有报道部分患者存在的双侧心房黏液瘤，通常是由一侧肿瘤通过未闭的卵圆孔进入对侧心房而形成。黏液瘤由它们的心内膜附着处突入心腔。该类肿瘤最常见于 30~60岁人群，女性较男性略微易感，亦报道存在有家族性黏液瘤的病例。

心脏黏液瘤患者栓塞发生率为 30%~50%[249,250]。大多数栓子来源于左心房，可到达脑和全身各个器官。相较于瘤体的大小，栓塞概率的大小与黏液瘤的活动度更加密切相关[251]。偶尔，右房黏液瘤可

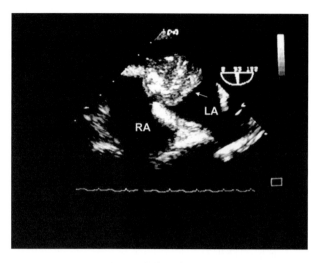

图 10-13　TEE 显示了一附着于房间隔卵圆孔区域的巨大的左房(LA)黏液瘤(白箭头)。RA,右心房 From Caplan LR, Manning WJ. *Brain Embolism.* New York:Informa Healthcare, 2006 with permission.

由于卵圆孔未闭而导致全身性栓塞。红白血栓均易在黏液瘤表面形成。栓子可由肿瘤碎片或血栓颗粒组成,也可能两者兼有。

偶尔,黏液瘤造成的脑栓塞患者可发生脑蛛网膜下腔出血或脑出血。该出血与出血性梗死的发展或动脉瘤破裂相关。黏液瘤组织形成的栓子可栓塞到脑动脉壁,形成动脉瘤,这类似于细菌性心内膜炎病人中所见的真菌性动脉瘤。通常情况下,动脉瘤较小且多发,位于脑动脉的周围分支。而有些动脉瘤体积较大。黏液瘤及心内膜炎患者动脉瘤多位于外周,不同于囊状("浆果样")动脉瘤。最初的栓塞事件后可发生迟发进展性脑缺血和动脉瘤增大。虽然动脉瘤的延迟增大和破裂以及转移肿瘤的生长确有发生,但概率较低。在梅奥医院一个 35 例心房黏液瘤患者手术切除后的回顾性调查中发现,无一例患者发生由黏液瘤造成的迟发性神经系统事件[252]。然而,复发性心脏肿瘤常会引起反复栓塞的发生。

乳头状弹力纤维瘤是另一种类型心脏肿瘤,常引起脑栓塞[250,253-257]。这种肿瘤由一个无血管的胶原纤维核心产生的多个乳突状条索通过一个短茎与心内膜相连接。这些肿瘤为高度球形、具有高活动度的带蒂肿瘤,通常位于主动脉弓或二尖瓣部位。有些情况下,它也会在心内膜表面形成。超声检查时,该肿瘤边缘部位会出现无回声斑影[256]。传统意义上并不认为这些肿瘤与瓣膜功能不全有关,但从肿瘤表面脱落的血栓[256]或瘤

体[253],可能是造成系统性栓塞的原因。冠状动脉栓塞会导致心绞痛和冠状动脉缺血。而在超声心动图诊断该病之前往往就已经发生了多发脑梗死。

TTE 和 TEE 对检测黏液瘤和乳头状弹性纤维瘤都具有高度敏感性。但 TEE 可提供更准确的解剖信息,如附着点的部位,并且在某些患者 TEE 可以将这类肿瘤从血栓中区分出来[55]。横纹肌瘤往往为多发,它起源于心室肌并凸向心室腔。结节性硬化和神经纤维瘤病可诱发心脏横纹肌瘤。

栓子通常由肿瘤碎片组成。从理论上讲,白色的血小板纤维蛋白病灶或红色的红细胞纤维蛋白血栓可产生于心脏肿瘤的表面或其缝隙里。因此,影响血小板聚集和功能的物质以及标准的抗凝血剂可能有一定的治疗作用,但把它们应用于黏液瘤或其他心脏肿瘤患者的研究还尚未实施。唯一肯定的治疗方式是手术治疗。

反常栓塞和心隔缺损

最近,反常栓塞和卵圆孔未闭这个主题受到了比以往更大的关注,很大原因是由于检测心脏卵圆孔未闭的技术不断提高。反常性栓子是指那些通过右向左分流进入到循环系统的栓子。到目前为止,最常见的隐性心内分流是卵圆孔未闭。卵圆孔未闭在正常人中高频率地出现使得一个有卵圆孔未闭的卒中患者的病因难以明确:反常栓子通过未闭的卵圆孔是其卒中的原因,还是卵圆孔未闭仅仅是一个偶然发现。

由于术语的混乱使得有必要重温胚胎学关于心房如何分割为左、右两个心房。胚胎在子宫内的第 5 周时房间隔开始形成[258]。原发隔从单心房的上部开始增长,并与心内膜垫融合封闭称做原发孔型房间隔缺损。另一个潜在的缺损源于部分原发隔重吸收,称为继发孔型房间隔缺损。第二个隔,即继发隔,产生于心房上部在原发隔的右侧向下生长覆盖继发孔。因为卵圆孔的存在,继发孔没有完全被覆盖。原发隔和继发隔平行连接成一个狭缝样的活瓣,它们构成卵圆孔。胎儿在宫内时,此瓣使含氧血液绕过肺循环[258]。卵圆孔未闭在胎儿期使右心房的血液向左心房分流便利,从而绕过高阻力的肺循环。在宫内期,肺是不充气的。在出生时或其后不久,原发隔和继发隔融合,关闭房间隔阻断血流。继发隔缺陷发生于原发隔过度重吸收或继发隔形成不充分时。当原发隔和继发隔没有完全融合时就会出现卵圆孔未闭。

有相当数量的个体成年后卵圆孔依然关闭不

完全。卵圆孔未闭的人群比例依其定义的不同而有所差异。尸检研究发现大约 30% 的成年人都存在可用探针探及的卵圆孔未闭[259]。在 Hagen 等的研究中,956 例心脏相关临床表现和病理均正常的病人中发现卵圆孔未闭的占 27.3%[259]。卵圆孔未闭的发生率随年龄增加而降低——30 岁以下的病例占 34.3%,40~80 岁的占 25.4%,90~100 岁的病例占 20.2%。未闭卵圆孔的平均直径为 4.9mm,其大小随年龄增长而增大[259]。超声心动图研究显示与正常人相比,卒中患者更常见卵圆孔未闭,并且与病因明确者相比,病因未明者("隐源性卒中")卵圆孔未闭更常见[260-262]。

表 10-4 列出了静脉血栓形成的主要危险因素。我们用以下五条标准定义反常性栓塞:①可促进腿部和盆静脉血栓形成的任何情况(如久坐、近期手术史等);②高凝状态(例如应用口服避孕药、存在莱顿突变并伴有活化蛋白 C 抵抗、脱水);③发生于性交、用力排便和其他有 Valsalva 动作或促进右向左分流的活动过程中的突发卒中;④神经系统缺血事件前后立即发生的肺栓塞;⑤详细评估后依然缺乏明确起因的卒中。当满足其中的至少四条时,反常性栓塞的诊断可能性较大。

表 10-4　静脉血栓形成以及肺栓塞和反常栓塞的诱因

凝血机制异常
• 抗凝血酶Ⅲ,蛋白 C,蛋白 S 和纤溶酶原缺乏
• 伴或不伴凝血因子 V 莱顿突变的活化蛋白 C 抵抗
• 凝血酶原基因突变
• 异常纤维蛋白原血症
• 凝血因子Ⅷ、Ⅸ、Ⅺ水平增高
• 纤维蛋白原水平很高
• 高同型半胱氨酸
下肢瘫痪
久坐,如乘飞机或汽车长途旅行
肿瘤
急性炎症性疾病(如 Crohn 病、溃疡性结肠炎)
外科手术
四肢外伤
妊娠
抗磷脂抗体综合征
使用雌激素
制动,常见的石膏模型固定
肥胖症
中心静脉导管

一个典型病例是一位 29 岁女性患者,其与丈夫及四个孩子在一次旅行后返家的路上,天气很热,八小时的旅途中她滴水未进,大多时间跪在座椅上,面朝在旅行舱后部跳跃的孩子,教训他们。到家后,她和丈夫喂孩子吃饭后安排他们上床睡觉。冲澡后她与丈夫发生了性行为,在达到高潮时,她突然不能讲话,右臂无力麻木。体检示其有右侧偏瘫和失语。CT 检查示其左侧大脑中动脉上支分布区梗死。超声心动图显示一大的卵圆孔未闭,Valsalva动作时分流增加。心脏和主动脉均无其他异常,颈部和颅内动脉 MRA 正常。她恢复较好,但残留右手麻木和部分命名性失语。

Gautier 等报道了 29 例反常性栓塞患者,并回顾了 31 例他人报道的患者[263]。在这 60 名患者中,促进静脉闭塞的因素有手术、产后、末梢损伤、颈静脉插管。卒中发生于性行为、用力排便、负重、用力呼气、哮喘发作、体育活动、耳部减压和武术之后。一些患者可检测出静脉血栓,但很少有临床的肺部血栓。肺部放射性核素扫描、血管造影和尸检显示许多患者有肺栓塞[263]。卒中最常发生于大脑中动脉的供血区,可见于其中 25 例患者。15 例患者(37.5%)为椎基底动脉供血区栓塞性缺血,大于预期的随机概率,因为只有 20% 入脑的血流为后循环供应。一项关于卵圆孔未闭患者微栓子分布的研究也显示栓子更易进入后循环,其原因尚无法解释[264]。另一项研究显示,由 Valsalva 动作激起分流的卵圆孔未闭患者(与休息时持续存在分流的患者相比)更倾向于后循环栓塞[265]。

反常性栓塞也常发生于室间隔缺损、房间隔缺损和肺动静脉瘘。静脉血栓可以在疾病早期检测到,一些静脉血栓可能累及到盆腔静脉,并且可以通过腹部或骨盆成像技术检查到。

PFO 可经通过非侵入性 TTE 和(或)TEE 加静脉注射对比剂证实。通过 3~5 次的心跳,使右心房完全浑浊,左心房可见微泡。成像常在安静状态下,通过 Valsalva 呼吸和咳嗽,瞬间增高右心房内的压力,以促进右向左的分流。通过咳嗽成像敏感性最高。分流的大小通过半定量分析,小于 10 个微泡认为轻微,10~30 个微泡认为少量分流,大于 30 个微泡提示大的分流[260]。TEE 较 TTE 敏感[55,266]。腹股沟注射对比剂很可能优于肘窝注射[267]。静脉注射后左心房内显现对比剂量(或右向左分流的程度)与风险增加相关[268,269]。有时超声心动图可捕捉到栓子通过未闭的卵圆孔的图像,如图 10-14 所示。

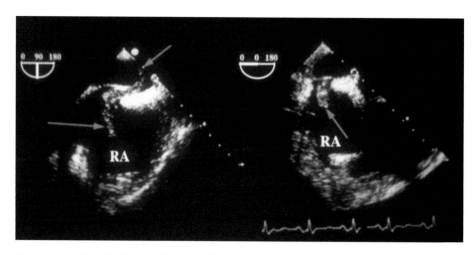

图 10-14 一缺血性卒中患者的 TEE 图像显示一栓子(白箭头)正通过房间隔。RA,右心房
From Caplan LR,Manning WJ. *Brain Embolism*. New York:Informa Healthcare,2006 with permission.

TCD 可有效地诊断右向左的心脏或肺分流[270-272]。前臂静脉注射少量的盐对比剂,这种对比剂与少量空气剧烈搅动或注射混有聚明胶肽的对比剂[271]。注射期间和注射后,MCA 可接受 TCD 检查。在最初的 3~5 个心动周期内(<10s)MCA 内出现微泡提示存在右向左的血液分流。图 4-18 显示的是血液右向左分流的检查过程中,出现的由气泡产生的微泡信号。这种检查通常做和不做 Valsalva 动作都查。这一技术的优势在于 TCD 的便携性,可以进行床旁操作。基于钆造影剂的实时 MRI 是显示右向左分流的又一方法[273]。

房间隔瘤(atrial septal aneurysm,ASA)可能增加脑栓塞的风险,故受到越来越多的关注。第一房间隔融合使卵圆孔关闭,从而导致房间隔右侧压力降低。房间隔中的第一房间隔的组织通过卵圆孔向右或左心房膨出,称为房间隔瘤。房间隔瘤和心房间分流有很强的关联。房间隔瘤较卵圆孔未闭少见,常通过超声心动图诊断,因房间隔组织过多,超声心动图上表现为卵圆孔部位的膨出或间隔移动[274]。房间隔瘤中间隔的偏移程度定义为左向和右向偏移最大幅度之和,至少 10~15mm。普通人群中 ASA 的发病率经 TTE 筛查估计为 0.5%[275],而经 TEE 筛查可高达 5%[276,277]。ASA 常与 PFO 关联,超过 50% 的 ASA 患者伴发 PFO[278,279]。ASA 引发卒中的机制可归因于伴发 PFO,易发生房性心律失常[280],由于其表面不规则,易于在动脉瘤的颈部形成栓子[281]。不伴 PFO 的 ASA 发生卒中的风险尚不确定。

Cabanes 等选取了 100 名年龄低于 55 岁、经全面评估的卒中患者和 50 名对照,然后对 ASA、PFO 和 MVP 的发病率进行了研究[282]。房间隔瘤的检出率在卒中患者中为 28%,对照组为 8%。PFO 在房间隔瘤患者中的检出率为 72%,非房间隔瘤患者中的检出率为 25%。房间隔瘤(OR 4~3;95%CI 1.3~14.6;P=0.01) 或 PFO(OR 3~9;95%CI 1.5~10.0;P=0.003)与原因不明的卒中显著相关。同时合并房间隔瘤和 PFO 的患者较无这两种病的患者发生卒中的 OR 为 33.3(95%CI 4.1~270.0)。偏移超过 10mm 的房间隔瘤与卒中的相关度是偏移度较小患者的 8 倍[282]。此项研究中 MVP 没有增加原因不明卒中的发生率。一项术中的前瞻性研究发现与房间隔缺损相关的脑栓塞发生率很低[277]。

可依据 TEE 来预测通过 PFO 发生反常性栓塞的可能性[269,283]。一项研究提出房间隔瘤伴发 PFO 是一项重要发现,更易发生反常性栓塞[283]。在另一项研究中,相较于病因明确的卒中患者,PFO 在原因不明的卒中患者中缺损更大,可见更多的微泡[269]。心电图也可提示 PFO 和房间隔的继发孔缺损。卵圆孔未闭和房间隔缺损的患者在心电图下壁导联(Ⅱ、Ⅲ、aVF)的 R 波升支或波峰可见 M 形切迹[284]。这一切迹形状称为"钩形波",因其形态学上类似于钩针。

许多研究分析了卵圆孔未闭患者卒中的复发率和不同治疗措施对于卒中复发的影响[4,285,286]。Bogousslavsky 及其瑞士同事们对 140 名连续的卵圆孔未闭和脑缺血性卒中患者的卒中复发进行了研究[246]。1/4 的患者患有房间隔瘤。在 3 年的平均随访期内,每年发生卒中或死亡的概率为 2.4%。只有 8 名患者脑梗死复发(每年 1.9%)[285]。92 名患者(66%)口服阿司匹林(250mg/d),而 37 名患者(26%)接受了抗凝治疗,11 名患者(8%)在卒中后 12 周内,行抗凝治疗后,接受了手术封堵。研究发现任何治疗方法对于卒中复发的影响均无显著差异。首发卒中可导致半数患者遗留有残疾表现,而与首发卒中严重程度相对应的则是其相对较低的复发率[285]。

在法国的一项多中心研究中,随访了 132 名原因不明性卒中的患者,这些患者患有 PFO 和(或)房间隔瘤,平均随访期限为 22.6 个月[286]。2 年的卒中复发率为 2%~3%,在同时罹患卵圆孔未闭和房间隔瘤的患者中稍高。复发患者中有 4 名口服抗血小板药物的患者和 1 名接受抗凝治疗的患者[286]。洛桑调查者发现心肺旁路手术中接受卵圆孔封闭治疗的 30 名患者,在平均两年的随访期内未出现卒中复发[287]。术后没有患者接受抗攻击素和抗凝治疗。没有严重的手术并发症发生。术后,经 TCD 和 TEE 检查,2 名患者仍有心房间分流,但分流较术前明显减少[287]。现在许多心胸外科医生通过小切口封闭未闭的卵圆孔,称之为微创手术,但是成功率和并发症的发生率目前仍未知。

卵圆孔未闭越来越多地采用不同的经皮封堵装置进行闭合[288,289]。卵圆孔封堵装置是预防 PFO 患者卒中的新型、侵入性最小的方法。这个装置由圆盘组成,经导管放入,打开置于房间隔的两侧,然后封堵缺损。更新的装置,如 Amplatzer PFO 闭合器和 Gore Helex 比旧装置更安全,旧装置可能诱发房颤,其表面可形成血栓[290]。在 RESPECT[291]和 PC[292]两个随机试验中,数据显示放置 Amplatzer PFO 闭合器与单独抗凝治疗相比,卒中发生率更低。数据显示两种治疗卒中的发生都很少,但这些差别没有达到统计学差异。在 CLOSURE I 试验中,包含了 909 个患有不明原因卒中或 TIA 的患者,随机分到药物治疗组和 STARFlex 装置经皮封堵组[293]。封堵组卒中率为 2.9%,而药物治疗组为 3.1%(P=0.79)。TIA 在封堵组和药物治疗组的概率分别为 3.1% 和 4.1%(P=0.44)。有复发性神经病学事件的患者中常能发现反常栓塞以外的其他病因[293]。

有关治疗的有效数据尚无定论,但所有研究都显示了卵圆孔未闭的卒中患者卒中复发率低(大约 2% 每年)。同时罹患卵圆孔未闭和房间隔瘤显著增加了卒中复发的风险。华法林和外科或经导管封堵等措施可能比抗血小板药物治疗更有效,但回顾性研究并未显示这一优势。卵圆孔未闭是否应行封堵治疗以及采用何种方式目前仍存争议。由经验丰富的心脏病学家完成操作。经皮封堵装置的管理技术改进,使得现在比装置刚问世时安全。病人的挑选是关键。Kent、Thaler 等做了一个反常栓塞风险(Risk of Paradoxical Embolism,RoPE)评分,用于评估不明原因卒中的患者中,观察到的 PFO 与卒中指数相关的可能性[294,295]。对于这部分卵圆孔未闭患者,凯普兰分享了他的标准,这个标准决定反常栓塞是否是已出现卒中的原因。关于选择药物治疗还是机械封堵还需要做大量的工作。

最常见的心脏起源

在卒中数据库中房性心律失常、充血性心力衰竭和心脏的运动不能区是脑栓塞最常见的心源性因素[24]。房性心律失常和左室运动不能是洛桑卒中登记中脑栓塞最常见的潜在的心源性原因[15,296]。房性心律失常,与冠状动脉疾病相关的心肌异常,伴心脏射血分数减少的充血性心力衰竭可能是诱发栓塞最常见的心脏异常。

主动脉

对卒中和 TIA 患者的研究已经证实胸主动脉是脑栓塞的重要栓子来源。虽然众所周知,主动脉是动脉粥样硬化的好发部位,直到 20 世纪 90 年代才提及主动脉的动脉粥样硬化疾病是卒中的重要病因。Tunick 等报道了 4 例难以解释的缺血性卒中事件,TEE 显示巨大的、突出的、可移动的粥样斑块[297,298]。Tunick 等随后报道 122 名患有 TIA,卒中或外周血栓病变患者的 TEE 结果,以及 122 名年龄、性别匹配的对照组的 TEE 结果[299]。突出的粥样斑和栓塞事件的发生显著相关(OR 3~2,95%CI 1.6~6.5,P<0.001),有可移动组分的粥样斑只见于发生了栓塞事件的患者[299]。

观察性研究和病例报道使医疗人员认识到主动脉粥样硬化作为卒中和外周栓塞性疾病的病因之一,引起了关注。1992 年,Pierre Amarenco 和他的法国同事们发表了两篇报道,明确指出主动脉粥样硬化疾病是卒中的重要病因,可以通过临床鉴别[300,301]。Amarenco 等首次发表了 500 名卒中或其他神经病学疾病的尸检研究。239 名患有脑血管疾病的患者中,26% 的患者有溃疡性主动脉斑块,而 261 名患有其他神经病学疾病的患者中,只有 5% 的患者有类似斑块(P<0.001)[255]。无明确病因

的脑梗死患者中,主动脉粥样斑的患病率为61%;有其他明确病因的患者中,主动脉粥样斑的患病率为22%(P<0.001)[300]。主动脉弓溃疡性斑块与颈动脉狭窄不相关,提示主动脉和颈动脉疾病是卒中的独立危险因素。Amarenco等也报道了一项12名连续的原因不明卒中患者的TEE研究[301]。6名患者(50%)在主动脉弓有管腔内的回声光团,主要位于升主动脉和主动脉弓的连接处。其中一患者,斑块是有蒂的,而其他5名患者的斑块有宽的基底部和不规则的表面。这些斑块延伸3~15mm突入主动脉腔。2名有主动脉斑块的患者在四头肌肌肉活检中发现胆固醇栓子[301]。

Tobler等通过尸检研究升主动脉粥样硬化斑块的发生和分布[302]。在97例升主动脉中,38%有直径大于8mm的粥样硬化斑块;斑块的平均直径为19mm。66个斑块中大多数位于升主动脉右侧壁的前方或后方,升主动脉的上段和下段同等受累[302]。斑块在主动脉弓也常见,尤其是无名动脉的发出处(占48例主动脉弓样本21%)[302]。

两项研究探讨了经TEE证实主动脉弓动脉粥样硬化患者血管事件的发生率[303,304]。法国卒中人群主动脉斑块研究(French Study of Aortic Plaques in Stroke Group)随访了331名患有脑梗死2~4年的患者[304]。日后脑梗死和其他血管事件的发生率和主动脉壁的厚度密切相关。在控制其他混杂因素后,主动脉壁斑块大于4mm发生脑梗死的RR值为3.8(95%CI 1.8~7.8;P=0.0012),所有血管事件的RR值为3.5(95%CI 2.1~5.9;P<0.001)[304]。德国两家院校医院开展的一项前瞻性研究中,医生随访了136名有扁平斑块,厚度小于5mm的患者,47名有厚斑块,厚度大于5mm或有可移动成分的复杂斑块,平均随访期限为16个月[305]。15名患者发生了栓塞事件;扁平斑块患者中栓塞发生率为4.1/100人年,而复杂、厚或可移动斑块患者的栓塞发生率为13.7/100人年[305]。

TEE已成为主动脉影像检查的常用的标准手段。图4-38列举了许多不同的主动脉斑块的TEE图像。TEE图像和主动脉的病理有很好的一致性[305,306]。TEE的局限性在于它是非侵入性的,有一部分的主动脉因主气管存在不易成像而显影模糊。TEE可显示大的斑块和主动脉腔内游移的栓子。Vaduganathan等研究表示术中胸主动脉的TEE成像和组织学的一致性高达73%[307]。TEE不能检测出溃疡形成,但是可以显示复杂粥样斑和移

动的碎片。手术开始时应用的主动脉周超声对于检测严重的粥样斑和不同部位的主动脉内膜-中膜厚度也是很有效的[306]。

将多普勒超声探头置于右侧锁骨上窝也可探及升主动脉;主动脉弓和胸降主动脉的近端可用一超声探头在左侧锁骨上探及[308]。这些结果只是初步的,但是很有前景。这一技术需要对操作者进行培训,尚不能在多数中心开展。多数的斑块位于主动脉弓的弯曲处,从升主动脉的远端到降主动脉的近端,B型超声可以很好的显示这一范围[308]。胸主动脉可在经胸超声心动图检测时经由胸骨上途径探及。在一项研究中,该检查结果大的突出斑块的阳性预测值为91%,而在阴性结果的预测值则为98%。但遗憾的是,在所研究的患者中只有89%的患者所获得的图像其质量可供分析之用[309]。

磁共振血管造影(MRA)和MRI也用于主动脉近端的成像。Kutz等比较了屏气时钆增强MRA和TEE检测大斑块(>5mm)的敏感度[310]。MRA的敏感度为54%,而TEE的敏感度为92%。显示主动脉管腔的技术,例如MRA和标准的血管造影技术,常不能显示主动脉壁,会低估动脉粥样硬化斑块。许多研究者对一些增强动脉粥样硬化斑块和血管内皮的技术进行了试验。在兔模型中,钆氟M使斑块增强,可以发现早期动脉粥样硬化病变[311]。2007年的一项研究发现,在识别重要主动脉异常方面,3T MRI优于TEE[312]。MRI显示74名患者中,高风险主动脉病变大于4mm的患者有37名,而TEE显示有23名(P=0.029)[312]。通过应用斑块和内皮增强剂,高分辨率的MRI很有可能在不久的将来成为检测和量化主动脉粥样硬化斑块的首选的影像学技术。

CT血管造影的进展使该技术成为检测主动脉板块的另一种有效的方法。CT血管造影可以显示主动脉弓的斑块,以及由于气管的原因而在TEE表现为盲区的部位。一项包含有64例隐源性卒中的患者,患者都进行了CTA和TEE的检查,结果显示CTA较TEE能显示出更多的主动脉的异常[313]。来自这项研究的图4-38A显示了主动脉斑块以及图4-38B比较了在升主动脉、主动脉弓和近端降主动脉中两种技术显示的主动脉斑块的数量和定位[313]。血流磁共振研究表示,降主动脉近端的斑块物质经常逆行,可能是脑栓塞和外周动脉栓塞的潜在来源[314]。TEE和主动脉增强CT扫描可

以显示突出的占位,通常是血栓,但是在罕见的情况下,代表性的肿瘤性病变如来源于主动脉壁的肉瘤,可能是脑栓塞的供体来源[315]。

主动脉动脉粥样硬化疾病的治疗尚悬而未决。尽管抗凝治疗被认为可以加重一些患者的胆固醇结晶栓塞,但主动脉血栓斑块在抗凝治疗后可以消失[316,317]。预防主动脉粥样斑溃疡部位血栓形成,肝素、香豆素或直接凝血酶抑制剂理论上可以使动脉粥样硬化物质进入管腔,促进胆固醇性栓塞。胆固醇性栓塞在急性心肌梗死的病人溶栓治疗后也有描述[318]。和抗凝治疗相似,如果血栓溶解,溶栓剂也可将溃疡部位暴露于血液循环。静脉溶栓治疗[319]和外科手术去除突出的栓子[320]均报道对主动脉粥样斑的治疗成功有效。

影响血小板聚集和功能的药物,以及联合应用抗血小板药物和抗凝剂可能能有效预防主动脉斑块发生栓塞。但是尚未系统研究。抗血小板药物可能能有效地预防白色血小板 - 纤维蛋白血栓,反过来可以促进红色血栓的形成。主动脉弓相关脑损伤(ARCH)试验是一项前瞻性随机对照的开放标记试验,且为盲法终点研究。该研究测试对于有缺血性卒中、短暂性脑缺血发作,或者是外周血管栓塞的在胸主动脉中有大于 4mm 的斑块且没有其他确定的栓子来源的患者,阿司匹林 75~100mg/ 天加氯吡格雷 75mg/ 天较华法林(INR 2-3)治疗上的优越性[321]。这个试验被过早的终止了。两组都出现出血以及没有明确的抗血小板或抗凝治疗的优越性[320]。我们建议血栓大(>4mm)且突出、有移动的动脉粥瘤的患者采用抗凝治疗,而栓子小且扁平的患者则采用抗血小板制剂。

心脏手术

心脏手术并发症的部分被安排在这是由于大部分并发症被归因于脑栓塞,还因为主动脉和心脏是主要的栓子来源。已报道的术后神经病学异常不尽相同,7%~61% 为短暂性的并发症,1.6%~23% 为永久性的并发症[322-324]。并发症的发生率在前瞻性研究中较高,这类研究中病人在术后常规检查,不同于回顾性调查。一项纳入 312 名患者的研究报道,61% 的患者记录有暂时的并发症[324]。在克利夫兰医院,421 名冠状动脉旁路移植术的患者,16.8% 有迟发的脑病或卒中[325]。并发症可分为四类:①脑病;②卒中;③认知功能障碍;④周围神经系统并发症。

脑病和卒中

广泛的神经精神表现,包括妄想、混乱、定向力障碍、思睡和行为改变而无局灶性神经功能障碍,常一同被置于脑病这一大的范围内。这类患者的影像学检查常无新发的大面积的局灶性脑梗死。在克利夫兰诊所冠状动脉旁路移植手术病例组中,11.6% 的患者在术后第四天被诊断患有脑病[324]。在另一更大的病例组中,在 1669 名冠状动脉旁路移植术的患者中,57 名(3.4%)的患者有严重的术后精神状态的改变,包括妄想和脑病[326]。其病因是多方面的。微栓子是主要的原因。脑病在老年患者,嗜酒和有肾脏疾病的患者中更为常见。许多患者因使用体外循环泵的时间延长,脑灌注不足,出现了缺氧缺血性脑病。多数病例可用医源性解释。镇静药、镇痛药、尤其是麻醉药和氟哌啶醇以及其他抗精神病药是常见的罪魁祸首。氟哌啶醇常导致意识水平下降,四肢僵硬,迟钝和思睡,并且药物可在体内存留相当长的时间。在动物试验中显示氟哌啶醇可使脑部病变恢复延缓[327,328]。我认为,这些药物不宜应用于老年患者的内外科治疗,尤其是有脑部疾病的患者。

患者在心脏手术后发生神经行为改变的现象并不是由精神病学家最早发现,而是在 1965 年由 Gilman 前瞻性随访了一组行心脏直视手术的患者后最早发现[323]。其早期研究得出结论:与术中体外循环所用的泵和过滤器相关的颗粒性物质栓塞导致了脑病的发生[329]。膜性结构引入后,不再使用原来的气泡、气泡氧合器和串联在一起的过滤器,这使得较大的栓塞性颗粒到达系统循环的风险有所下降[329]。

1990 年有人发表了一篇报道,介绍了在对完成过心脏手术的 5 例患者和 6 只狗的尸体解剖中的发现,这再次引起了人们对上述话题的兴趣[330]。在这 11 例脑组织中有 10 例均出现了广泛分布的局灶性毛细血管和小动脉扩张。在这些扩张的毛细血管的区域内,大约有一半的局灶性扩张的毛细血管和小动脉中含有双折射的结晶材料[330]。这些血管性损伤可累及中型动脉、末梢动脉以及毛细血管,而且它们常沿同一个血管多发分布或聚集成簇。另外两例患者发生的局灶性毛细血管和小动脉扩张数量较少。作者们认为这些发现与医源性原因导致微小的空气或脂肪栓子释放入循环系统的理论最为一致[330]。在心肺旁路手术后患者出现脑病的表现和持续的认知功能异常,在这里微栓子可能就是一项重要原因。

在心脏手术期间和术后短期内,可检测到大量微栓子释放,这与卒中复发、脑病的发生以及认知功能障碍有相关性[331-334]。如果使用超声心动图和经颅多普勒超声进行监测,则在双侧大脑中动脉和主动脉管腔内均可探测到无数的微栓子通过。有记录的大多数的微栓子是在夹闭和开放主动脉时产生,但是栓子雨也可在行主动脉套管植入术时或心脏旁路手术的起始和结束时监测到[332,333]。这些微栓子有多种组成成分,可能有空气、动脉粥样硬化斑脱落的碎屑、脂肪以及血小板-纤维蛋白性栓子。心脏和主动脉来源的栓子形成的栓塞导致了脑部的损害,这在心脏手术后较为常见。

手术期间脑的灌注情况也是预测术后脑部缺血性损伤发生与否以及损伤严重程度的重要因素[332]。低灌注可能是通过降低微栓子的处理和清除能力而导致了脑缺血发生。在对100例心脏旁路手术患者的研究中,Tufo等发现,在平均动脉压维持在40mmHg的患者中有78%的人有神经体征,但平均压力是60mmHg的只有27%的患者有神经体征[335]。对于有神经体征的患者血压低于60mmHg的时间平均为46分钟,相比而言对于没有神经体征的患者平均为21分钟[335]。在另一项研究中发现,有两个很重要的指标——疾病的严重性和血压低于平均值50mmHg所持续的时间——在心脏手术后的神经功能缺损中都是很重要的因素[336]。在一项随机研究中发现,患者的平均动脉压维持在50~60mmHg的范围,其发生卒中的概率为7.2%,而平均动脉压力维持在80~100mmHg的患者卒中频率为2.4%[337]。回顾15例具有术后高卒中风险的患者,他们接受了体外循环冠脉手术,术前动脉血压降低到基线以下会引发术后认知功能受损[33]。

术中可使用经颅多普勒超声对脑基底动脉血流速度进行监测,该方法对脑灌注的评价要优于使用平均动脉压进行监测。有研究使用TCD连续监测了100例心脏手术中的患者,对于术后未出现神经症状的患者其术中基线血流速度下降为17%,术后出现灌注性脑病的患者下降为34%,术后发生卒中的患者下降达43%[332]。在这些患者中,术后未出现神经系统症状的其术中脑血流灌注低于基线50%的持续时间为36分钟,术后发生脑病者持续时间为71分钟,而术后发生卒中者则为105分钟[332]。

Pugsley等研究了100例体外循环患者,50个人有动脉基线过滤器,50个没有,使用TCD来监控微栓子[331]。所有患者均给予手术前后神经心理测

验。没有动脉过滤器体外循环手术的患者在术后8天和8周发生神经心理障碍的情况更常见,故考虑神经心理异常与微栓子的数量有关[331]。

临床额叶功能缺损发生频率在各种人种中为4.7%~5.2%[323-325,332]。心脏内手术例如瓣膜置换手术,术后卒中的风险较高,从4.2%~13%不等[332]。在2264名有或无心内冠状动脉搭桥术的患者中,神经功能缺损的比例在有搭桥术加心内手术的患者是没有该手术的患者的两倍[332]。在克利夫兰诊所421人中有22人(5.2%)有术后的卒中,但是严重的神经功能缺损只占总数的2%[325]。12例脑梗死累及了大脑半球,12例累及脑干,5例累及视网膜,2例累及视神经[325]。应用脑显像数据,65%的患者梗死是多发的。梗死通常很小且数量多,更易累及小脑、枕叶、大脑中动脉和大脑后动脉的分水岭区以及由大脑中动脉分支供血的区域[332]。很多卒中在病人麻醉清醒后的第一天发现,但是卒中也常在术后的几天内发展。

大多数心脏术后的脑梗死是由心脏和主动脉来源的栓塞所致。心脏外科医生、心内科医生及神经科医生最担心的问题是在心脏手术过程中,血流动力学压力降低可能使先前由于颅外血管狭窄所导致的缺血脆弱区灌注更为下降。这种担心成为了心脏手术治疗前为患者进行动脉杂音听诊并使用无创的血管造影检查来明确颅外血管系统状况的驱动力。如果此时发现颈动脉疾病,则颈动脉的手术可选择在心脏手术之前或与之同时进行。该方法的发病率和死亡率证实都很高[339]。

研究发现,由超声判断的颈动脉狭窄的病人围术期同侧发生缺血性梗死的几率较小[340-342]。在对颈动脉疾病搭桥手术患者的回顾性研究中发现,144例患者有重度的动脉粥样硬化(有大于50%的新月形狭窄),并累及155支血管,正如术前血管造影所示的那样[343]。狭窄同侧的卒中事件在有50%~90%狭窄血管的患者中的比例仅1.1%,在狭窄大于90%的血管中的比例为6.2%,在颈动脉闭塞中的比例为2%[343]。Von等用TCD监测了心脏手术中患者的大脑中动脉。研究发现,即使是有严重颈动脉狭窄的患者通常在手术中脑血流也没有大的变化[344]。

脑梗死通常发生于心脏手术后。血流动力学压力在手术过程中是最大的,低灌注所导致的损伤在手术清醒后才能发现。在一项研究中发现,30例患者(17%)中有5人的术后卒中在心脏手术后立即发现。另外的14人在24小时内出现神经功能缺损,

7 人在 24~48 小时内发生[345]。有两名患者卒中分别发生于术后第 5 天和第 11 天。术后梗死的多发性及其在 CT 上的分布与栓塞的特点相一致[345]。

一些由心脏损伤产生的栓子在心脏手术以前就已经存在了，比如瓣膜损伤，心室壁瘤，心肌运动减退区。房颤及其他类型心律失常可能在手术前就存在或术后新发。房颤常在术后发生，而且常为一过性。一些患者在术前服用华法林或阿司匹林，但这在手术前和手术中需要停用，术后除非发生卒中才会继续使用。

大量证据表明术后的栓塞与升主动脉的溃疡型动脉粥样硬化损伤有关[332,346-353]。主动脉切除术或人工静脉吻合术会释放脂质结晶和钙化斑块的碎片。黄色的动脉斑块常肉眼可见，且可通过手术清除。当主动脉被夹闭时常可听到一些咔嚓声。图 10-15 是某患者尸检中的降主动脉，它存在许多溃疡性损伤，该患者在 CABG 手术之后再也没有清醒过来。其经食管超声显示主动脉存在严重病变，伴有多发的活动性斑块。来自降主动脉近端的动脉粥样硬化物质也可被逆行性转运到主动脉弓，进而造成脑栓塞。

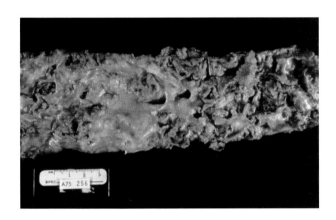

图 10-15 尸检时手术前 TEE 显示带有活动的突出斑块的升主动脉和主动脉弓的严重病变的患者的降主动脉。在 CABG 术后患者再未醒来（Denise Barbut 供图）

心肺旁路术后最重要的卒中危险因素就是主动脉的粥样硬化。随着年龄的增长，主动脉粥样斑块的频率大大增加。在尸检中发现，50 多岁患者的主动脉粥样硬化发生率为 20%，而大于 75 岁患者的发生率竟达 80%[332,354]。搭桥术后的卒中率也随着年龄显著增长，从 51-60 岁患者的 1% 到大于 80 岁患者的 9%[333]。主动脉粥样硬化和搭桥术后卒中的关系首次是在尸检研究中发现的，这个研究包括 221 名患

者[354]。37% 患有严重升主动脉粥样硬化的患者存在动脉栓塞，但是对于没有发现明显升主动脉粥样硬化者仅 2% 有栓塞[354]。在另一项研究中，心脏外科专家回顾性研究了约翰霍普金斯医院的 3279 例搭桥术后患者，寻找手术后卒中的危险因素[351]。严重的升主动脉粥样硬化是已经确定的危险因素之一[352]。

利用超声可以对术前、术中和术后颅内血管的栓塞情况进行探查和量化。记录大脑中动脉的经颅多普勒能发现颅内动脉微栓子的到来。图 10-16 是在心脏手术期间采集的 TCD 记录，其显示在换能器下通过的微栓子高强度瞬态信号（HITS），术中经食管超声可用来探查栓子进入和穿越主动脉。图 10-17 是术中记录的经食管超声心动图，它显示了一组微栓子进入主动脉腔。当进行心脏内手术时更多是栓子被发现，因为这些患者常有瓣膜钙化、瓣膜赘

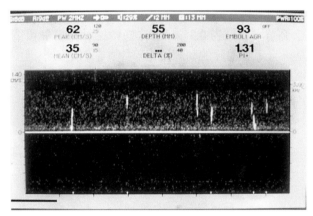

图 10-16 TCD 记录来源于心脏旁路手术中，对主动脉进行操作时，稳定状态下对 MCA 一段时间的检测（Denise Barbut 供图）

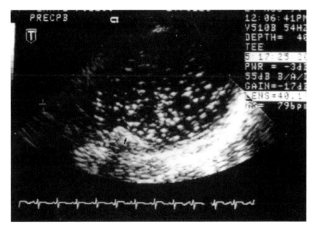

图 10-17 TEE 记录来源于在心脏手术期间左侧锁骨下动脉起始水平的主动脉。可见一可移动斑块突入主动脉腔（小黑箭头）。这是在主动脉夹松开时记录到的，显示主动脉夹闭部位的远端血管腔内有一连串的栓子（Denise Barbut 供图）

生物以及心脏内血栓。通过在封闭性心脏手术中使用 TCD 监测，可发现一条大脑中动脉微栓子的数量从 0-1200 不等（平均 130 个）[332]。通过经食管超声心动监测的主动脉微栓子为数千个，反映了一个事实，即只是微栓子的一部分进入了脑[332,355]。

栓塞的机会在手术的不同时段不是均等分布的。对主动脉的相反性处理比如术中夹闭动脉与放开夹闭所导致的栓塞占总量的 60%[333,355]。在主动脉置管性操作以及心肺旁路手术的开始和结束时段均可监测到微栓子的快速流动。在开放性心脏手术中，通过 TCD 监测，微栓子尤其在心脏射血时、主动脉夹闭放开后以及旁路手术刚开始时最多[332]。图 10-18 是心脏手术时记录的 TCD，显示由大量微栓子流形成的"白茫茫一片"，这个现象发生于主动脉夹闭放开时。很多微栓子是气态的物质。主动脉夹闭和放开之后在主动脉内以及相应的脑动脉内有一个暴风雪样的强回声物质团[332]。这些粒子平均直径为 0.85mm。这些微栓子颗粒最可能是来自于主动脉的动脉硬化碎片。它们足够小而能够进入脑循环，但是只有极小的栓子导致脑栓塞。关闭泵源的冠脉旁路手术发生微栓子栓塞的机会较少，主要因为该手术无需夹闭主动脉[356]。

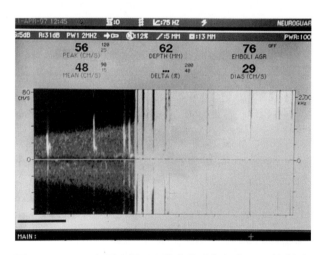

图 10-18　TCD 记录来源于心脏旁路手术中对 MCA 的监测。在松开主动脉夹时，先是单个的栓子（图左侧的白条纹）通过，随后是大量栓子雨（"白茫茫一片"）通过（Denise Barbut 供图）

经食管超声心动图和 CTA 可以在手术前探测并定量检测主动脉溃疡性斑块。有些心脏外科手术中使用经食管超声心动图（阻断前）来检测和标明因主动脉粥样硬化等原因不能进行阻断的区域。Marshall 等将一个外科 B 型超声波探头放置在动脉中以寻找突出的斑块[357]。超声显像能比目测和触

诊更有效地显示出斑块。此外，斑块的数量和位置经常改变检测程序的进行[357]。心外科手术中，人们已经开始将过滤器放置在动脉中，用来阻止碎片和胆固醇结晶体。图 10-19 显示了一些胆固醇结晶体和其他一些被过滤器阻挡的碎片。

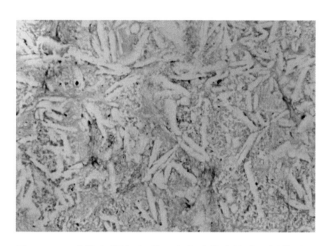

图 10-19　动脉夹移除后，放置在主动脉内的滤网拦截到的胆固醇结晶和其他小碎片（Denise Barbut 供图）

不伴有局灶性运动、感觉或视觉障碍的认知功能障碍是冠脉搭桥手术最常见的并发症。有些病人有明显理智丧失，而有些病人则只有通过正式的神经心理学评估才能检测到微妙的问题。高龄和手术的旁路长度是心肺旁路手术后产生认知功能障碍的重要危险因素[358]。有前瞻性研究表明，心肺旁路手术后，微栓子是最重要导致认知缺陷的原因[331,332,359,360]。与没有认知障碍的病人相比，那些有认知障碍的病人在手术过程中有更多的微栓子。Pugsley 等发现，在接受心脏手术 8 周后，术中产生栓塞总计超过 1000 个的病人中有 43% 出现了认知异常，相比之下，术中产生栓塞总计少于 200 个的病人则只有 8% 出现认知异常[331]。Barbut 等发现，在 6 个发生认知障碍的病人当中，移除动脉夹时产生微栓子的平均数是 166 个，相比之下，没有产生认知障碍的 11 位病人中，产生微栓子的平均数是 73 个[359]。

心脏手术后另一偶然被发现的并发症是快速眼动的选择性麻痹[361-364]。手术醒来后不久的病人不能自主发起共轭水平眼动。垂直眼动有时也会受到累及。视线跟踪和反射性眼球运动则被保留下来。病人通常会通过转头来引发眼球的被动反射运动从而实现眼动。其他神经功能缺损也可同时存在。还有病人在脑桥被盖部位发生局部小范围梗死[361-364]。

依我看来，所有接受心脏手术的病人在术前都

应接受经食管心脏超声检查[353]。这可以发现潜在的心脏和动脉性栓塞源。同时也能测量左心功能、心房大小和射血分数。当胸腔被打开后，主动脉超声检查也十分有用。潜在的心脏病源的存在有助于指导手术期间和之后的肝素使用。有关动脉病变的信息则可以指导夹具安放位置以及钳夹的方法。对一些病人可以实施不夹主动脉的手术——即所谓非体外循环手术[292]。最近的一项研究表明，是否采用体外循环的心脏手术对后期的认知差异无明显影响，但却未包含动脉和左心室功能的数据[365]。非体外循环手术不使用动脉夹具却比使用动脉夹具的体外循环手术耗时更长。看起来，患有严重动脉疾病但心室功能良好的患者最好实施非体外循环手术。而动脉正常，但是心室功能受损的患者则应该采用体外循环的手术方式。除了在计划和实施心脏手术时对阻塞性冠状动脉部位进行定位以外，还需要明确左心室功能、心脏射血分数以及主动脉病变的相关信息[353]。松开动脉夹当时及其以后在动脉上安置过滤器，则是另外一个防止微栓子到达脑部和其他器官的有效方法。

栓塞的动脉来源

颅内和颅外的大动脉，通常是脑栓塞的栓子来源。动脉栓塞源又分为动脉到动脉、动脉内的或局部栓塞。前循环和后循环中大动脉内发生动脉粥样硬化病变的部位和频率在第 7 和第 8 章中有所讨论。颅外动脉近心端和颅内动脉近期发生的溃疡和狭窄性病变是最常见的栓塞源。

尽管动脉粥样硬化是导致动脉内栓塞的最普遍原因，但其他血管疾病也有可能成为栓塞的来源。创伤和动脉夹层导致局部血栓和栓塞的形成。动脉夹层可能是第二常见的动脉栓塞来源。有些情况下，主动脉弓头臂分支的炎症性疾病，例如颞动脉炎及大动脉疾病，也可能导致动脉栓塞。有时血栓在动脉瘤、囊状膨大[366,367]、动脉夹层、长头和梭形动脉瘤内形成[368]，可以使远端分支动脉发生中断和栓塞。

纤维肌发育不良是一个重要但较为罕见的血管疾病，可累及颈动脉和椎动脉的咽段，偶尔也可累及这些动脉的颅内段，这也成为一些远端动脉栓塞的来源。偶尔有些时候，如果患者存在癌症或其他可致血液高凝状态的疾病，即使并没有发现其他动脉疾病的证据，也有可能在大动脉内形成血栓[369]。随后这些栓子可栓塞颅内动脉，导致卒中的发生。图 10-20 显示了 ICA 内一个较大血栓。

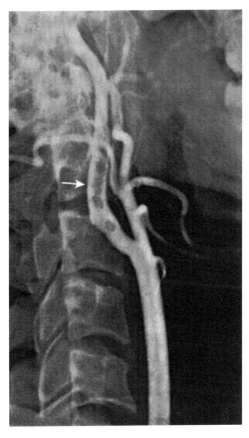

图 10-20　颈动脉造影，侧面观。深色的充盈缺损（白箭头）代表管腔内的斑块

潜在栓塞来源的影像和实验室评估

当临床表现、脑影像检查以及血管检查提示患者为脑栓塞时，就应该为患者进行所有潜在栓塞病因的全面评估，包括心脏、主动脉和脑血管等。脑栓塞和原位血栓形成的临床差异已在第 3 章中讨论。表 10-3 列出了这两种不同的卒中机制常见的鉴别诊断要点。有些病人体内有不止一个的潜在栓塞源。动脉粥样硬化斑块和闭塞病变，往往在心脏，主动脉和头臂动脉中共存。患有脑血管闭塞病变的患者通常患冠状动脉粥样硬化性心脏病的几率较高，而且他们所患有的冠心病对死亡率或瘫痪风险的影响比脑血管疾病更大。同时，患冠状动脉粥样硬化性心脏病患者产生颅内外血管闭塞性病变的几率较高。用于血栓栓塞的预防性治疗措施可以预防所有的潜在栓塞来源所导致的栓塞，而不仅是针对当前的栓塞源。

许多患有严重心脏疾病的患者可通过病史、体格检查、心电图和胸部 X 射线检查发现存在的异常状况。此类患者需要进行 TTE 检查，通常包括使用多普勒探测仪和静脉内注射微泡以查找潜在的心隔分流。如果年轻患者存在明确的动脉源性栓塞的证据,则不需再行超声心动图检查。

为了明确超声心动图的用处,同时明确如何选择经胸超声心动图与经食管超声心动图,我们有必要复习一下心脏的解剖结构[56]。左房是一个薄壁的、卵形腔体,直接位于升主动脉后方。左房的内表面是由胎儿的肺静脉发育而来,因此它是光滑而连续的[56,370]。男性和女性经胸测量的左房大小的参数目前早已公开,但其绝对直径和长度数值则通常由临床超声心动实验室来公布。随着年龄增长,左心房容积会逐渐增加。在 TTE 检查中,人们可从不同的角度对左房进行观察[56]。左心耳是一个高度小梁化的结构,它起源于左房外侧壁的中部,靠近左上肺静脉的入口处。左心耳通常在 TTE 中无法看到,但食管与左房的后部紧密贴近,并且没有中间骨组织或肺的遮挡,因此,经食管超声心动图就成为检查左房和左心耳的最理想影像手段。一些研究证实,通过对左心房及左心耳的直视手术发现,TEE 在显示左心房和左心耳血栓方面具有高度精确性[56,371,372]。

TTE 是一种创伤性极小的检查,然而因为要在静脉内注入盐水作对比剂,TEE 相比而言却是一种中度创伤性检查,通常需要镇静。TEE 需要将改良过的胃镜(顶端含有超声晶体探头)放入食管。所得图像展示的是食管内部和胃底。由于食管靠近心脏的后部,中间没有肺和骨骼遮挡,同时该检查设备使用高频率的成像传感器,这大大提高了该检查的空间分辨率[56]。当要鉴别或排除一些病理变化时,尤其是与心脏或主动脉血栓栓塞相关的病理性改变,更适于采用 TEE 检查,这些病理性改变包括左房内血栓或肿瘤、卵圆孔未闭、瓣膜赘生物、主动脉内动脉粥样硬化斑块以及心脏自发显影等[56]。但 TTE 仍在左室收缩功能和左室心尖部血栓的检查鉴别中更具优势。对于许多病人,直接使用 TEE(不使用 TTE)可能是最快捷的鉴别心源性栓塞的检查方法[56,373-376]。

TEE 有时不能识别心源性栓子。部分栓子因为太小而难以检测到。直径 1~2mm 的栓子可引起破坏性的神经功能损害。而这样大小的栓子超声心动图通常无法分辨。导致不能识别的另一重要原因是血栓形成和栓塞本身是一动态过程。当栓子离开心脏到达脑部,导致临床事件发生后即刻检查,超声心动图可能无法显示心脏内存在栓子。其后栓子还可再重新形成。

TEE 还可提供主动脉近端的重要信息,而这一部位 TTE 无法显影。TEE 对于 TTE 提示但无法确证的心脏病患者很重要,对于其他检查(脑血管、血液学和其他心脏检查)无法找到脑缺血和脑栓塞病因的患者也很重要。包括门电路血池显影(多门电路采集扫描)在内的放射性核素检查,像其他心脏影像学检查技术一样,可用于病人的筛选[378]。TEE 和 CTA 可以如之前的主动脉部分中所讨论的那样有效地显示主动脉斑块。

先进的 CT 和 MRI 技术现在可以在心房和心房附近以及在脑室内显示血栓[379-384]。当 TEE 不能很好地显示这些损伤时,双能 CT[381] 和 CTA[381,383,384] 可以显示血栓。现在,心脏 MRI 比过去更经常使用,并且在检测血栓和心脏壁异常方面较为有效[379,380]。

颅内和颅外的动脉必须进行仔细检查,以确定栓子的动脉来源,提供有关血管栓塞闭塞的信息或两者兼顾。四种最常见且有效的检查头臂动脉的方法是 MRA、CTA、超声和经导管脑血管造影。脑部的影像学检查也应包括血管检查,显示与脑缺血相关的部位、严重程度和分布。这些诊断性检查及其在前、后循环大血管病变诊断中的作用在第 4、7 和 8 章进行了广泛的回顾。

血液学检查在疑似脑栓塞患者的评估中也很重要。为什么有慢性病变的患者,例如主动脉突出的粥样瘤,心房颤动或颈内动脉狭窄在特定的时间出现血栓? 就许多病人而言,原因在于血小板和(或)凝血系统的激活[385]。内皮 - 内膜损伤与血液呈高凝状态这两个过程相互作用,可以解释血栓栓塞发生的原因。各种条件都可以影响凝血系统。共存的感染,癌症,脱水,先天性或获得性高凝状态(例如,在对活化蛋白 C 具有抗性或具有降低的抗凝血酶Ⅲ活性的患者中)可以激活凝血级联,其在存在合适的损害时可导致血栓形成和栓塞。凝血研究应该是评估疑似脑栓塞的患者和那些还没有临床事件的具有潜在栓塞源的患者的一个重要部分。血液学评价在第 4 章中描述。

脑栓塞患者的治疗

治疗的目的是最大程度地减少脑栓塞造成的脑部缺血性损害,预防急性栓塞的复发。达成这一目的策略分为 4 大类:①血栓导致的脑缺血区域的再灌注;②急性抗凝治疗,预防血栓播散和进一步血栓形成;③提高脑部对缺血的耐受,即使缺血也能使神经细胞存活；④控制血栓栓塞的并发症，例如脑水肿和脑出血[385]。治疗在第 6 章中详细讨论，这里仅简要总结。我们将讨论一般策略。一般来说，栓子比原位形成的血栓更容易进行溶栓治疗，因为它们不一开始就黏附到到责任动脉。

再灌注治疗

脑栓塞预后最重要预测因子是因栓子阻塞血管而导致缺血的脑组织能否在出现不可逆性损伤之前再灌注，以及再灌注进行的快慢。再灌注有两种既不相同又相互补充的方式：栓子移向远端、自发性或经治疗后闭塞血管的再通；侧支循环血流的增强可为缺血组织提供充足的血氧供应。

闭塞血管的开放

脑缺血症状发生后即时的颈颅血管造影发现：如果在发病 6~8 小时内实施血管造影检查，有很大比例的显示有颅内血管的闭塞[40.41.386.387]。临床和血管造影研究证实栓子常自最初的停驻部位移向远端[13.14.43.44.388]。在栓子移动的过程中会伴有戏剧性的临床复原[13.14]。哈弗卒中登记中，当神经症状出现后 48 小时后行血管造影检查，血栓多数已移走，在血管造影成像尚不可见[11.389]。TCD 可有效地显示脑动脉栓塞的开放和再闭塞[2]。

包括 MRA 和弥散相在内的 MRI 的急诊研究清楚地显示当血管再通，患者很少发生进展性脑梗死[390-393]。应用血管造影和经颅多普勒对未接受治疗和接受静脉或动脉溶栓治疗的患者进行研究，发现血管再通患者的表现明显优于血管闭塞的患者[394-398]。这些研究还有助于预测溶栓后出血的可能性。脑梗死和临床恢复的程度也与责任动脉保持闭塞的时间长度相关。累及的范围（"血栓负荷"）以及动脉闭塞的时间是结局的最重要决定因素。

药物或机械溶栓及取栓

静脉注射溶栓药物或采用设备机械取栓，均可实现闭塞血管的再通。溶栓药物可经静脉或动脉注射。这两种注射方法均有其优点和不足。静脉内溶栓可立即实施而且不需要专门的培训。然而，静脉注射时，能够到达大阻塞动脉的药物剂量比通过动脉直接在阻塞性血栓内局部给药更受限制。动脉内溶栓需由接受培训的介入科医师操作。在溶栓前、溶栓过程中和溶栓后都需要进行血管造影。这会延迟治疗。动脉内治疗的主要优势是介入医师

可自行的操控栓子，这一方法有助于溶栓，在治疗的过程中还可根据需要实施血管成形 / 支架植入。例如，在栓子来源于极度狭窄的颈动脉的动脉内栓塞的患者中，在分解或取出颅内栓塞后，可以在 ICA 中植入支架。动脉内溶栓所需药物剂量小，发生出血并发症的几率也较静脉溶栓治疗低。另一策略是选择静脉内溶栓治疗。随后给予 MRI 和 MRA 检查或 CT 和 CTA[399.400]。如果血管没有再通，患者症状没有改善，可给予血管造影，同时行动脉内溶栓治疗。我在第 6 章中对溶栓进行了详细讨论。

机械取栓可作为药物溶栓的补充，或当血栓栓塞患者有相对或绝对溶栓禁忌证时实施[339-344]。用于机械取栓的装置有很多：抽吸术、圈套器、网、螺旋、直接成形术和支架[401.402]。激光能[血管内光声再通（EPAR）]可用于乳化和抽吸栓子[403]。理论上，机械取栓较药物溶栓有很多优点。药物溶栓，无论是静脉内或动脉内都较消耗时间。药物注射后需要 1~2 小时才能实现血管再通[16.76]。血栓可以单纯使用机械取出，或可以通过机械破碎使血栓的非血栓形成成分碎裂并增加与溶栓药物的表面积接触来促进药物溶栓。机械溶栓产生出血风险较小，由于不会使用全身或局部纤维蛋白溶解剂，所以不会降低血液凝固性。机械血栓移除可以应用在那些目前无法使用药物溶栓的病人中。例如，最近进行了手术和已经用抗凝血剂治疗的病人。支架回收器打开动脉并且在检索并取出闭塞性血栓的同时实现再通。机械取栓的主要限制是需要训练有素的介入医师，其需要熟悉所使用的装置并具有丰富的经验。

患者溶栓或机械取栓治疗的选择取决于对于收益 / 风险比的评估。在做决定时需考虑三个重要方面：①动脉是否闭塞，位于什么部位，是如何发生的；②已发生梗死的范围；③是否有进一步梗死的风险。如果血管闭塞，梗死面积小或无，脑大面积的重要区域有进一步发生缺血性损害的风险，必须采取各种方法使闭塞血管开放。良好的侧支循环也很重要，因为良好的侧支循环更有可能成功实现再灌注。闭塞的时间越长，缺血区包括血管在内越有可能发生缺血性损害，再灌注就越有可能导致出血或水肿。存在于动脉中较长时间的血栓通常比较新的栓子更难溶解和取出。在第 4 章中讨论的影像学技术——MRI、弥散相（DWI）、MRA 和 MR 灌注、CT、CTA 和 CT 灌注，以及颅外和经颅超声检查，可以明确脑梗死的部位、血管闭塞和可能进一步发生损害的部位。急性卒中的溶栓建议列在表 6-8 中。

第 6 章讨论的随机试验现在已经明确地显示了使用现代脑和血管成像技术所诊断的缺血性卒中患者积极进行介入性血管内治疗的有效性。在这些研究中，大多数患者被给予 IV 溶栓剂，并且使用支架取出器来取出栓子。这些研究证明，使用先进的脑和血管影像检查的患者，通过应用介入技术打开闭塞的责任动脉，比仅用标准静脉内溶栓治疗具有更好的预后。

ML 是一名 46 岁女性，突发失语及右手无力。她患有慢性心肌病且在前几个月报道有呼吸困难和足部水肿加重。神经症状出现 3.5 小时后显示了轻度的右手笨拙和发作性言语错误。她出现了读、写和拼写错误。发病 4 小时后 MR 的 MRA 显示了左侧大脑中动脉的阻塞，DWI 上小的椭圆形异常弥散区域和正常的 T2 加权 MRI 平扫。静脉内注射了重组的组织型纤维蛋白溶酶原激活物后 TCD 显示了大脑中动脉供血区的再灌注。溶栓后 18 小时进行了 MRI 和 MRA 检查。大脑中动脉阻塞已有所改善，但是仍存在遗留的灌注缺损。梗死可见于 T2 加权和 DWI 上，但是没有再扩大。灌注成像显示了一个较梗死更大的损伤。随后的研究显示，大脑中动脉完全再通且灌注损伤被清除。梗死仍存在但她的检查恢复了正常，除了在弹钢琴时稍有些欠灵活。

要想挽救脑组织，溶栓的时间至关重要。动物的实验性研究表明，3 小时后已经发展了不可逆的脑缺血（梗死）。然而，缺血性脑组织的可挽救性在患者间相差甚远。有时缺血且可挽救的脑组织可持续多个小时。低灌注的组织血供已经不足以维持功能，但并不是不可挽救性的损伤。顿抑脑（"Stunned brain"）和缺血半暗带是用于描述缺血无功能但还未梗死的词语。溶栓及自发性再通的主要危险是缺血区损伤血管的再灌注可引起严重出血。较为理想的是，是否实施溶栓或其他形式的再灌注，如血管成形术，应该取决于可见到的可挽救的半暗带组织及已经梗死的脑组织的程度，而非症状出现后过了多久。梗死的程度决定了治疗的风险性；半暗带的存在和面积，处于濒死状态组织的大小决定了获得再灌注的溶栓治疗的潜在获益。新的磁共振技术如弥散加权和灌注 MR 扫描采用了声波技术，联合了 MRA，使临床医生对这些因素有了个量化评估。

ML 的例子显示了这一成像工具的功能。尽症状发生已经超过了 4 小时，影像显示了实现再通的较大潜在获益，以及将血栓留在原处的风险。如果静脉内治疗后血管未获得再通，我们应该实施动脉造影并尝试通过动脉内溶栓和（或）机械方法将血块取出。

临床医生应该通过脑成像（CT 和 T2 加权 MRI 扫描），血管研究（CTA，MRA，TCD，血管造影）及神经检查等评估阻塞血管供应的正常，梗死和濒死脑组织的程度。如果患者存在严重的神经功能损伤且脑部平扫显示了大面积脑组织的梗死，这种情形下出血风险很大，此时溶栓只能挽救很少部分。如果患者有严重的神经功能损伤但头颅扫描正常，那么有相当多的濒死脑组织则是可挽救的脑组织，如果溶栓成功它们可以恢复功能。

脑血流扩充和"神经保护"

改善因栓塞而遭受缺血的脑局部血液循环有很多种医学方法。最优的血压的管理、血容量和心排血量可改善缺血区的血流。脑血流量随着血压的增加而增加，直到血压过高，接近有害的范围。在脑缺血的急性期，除非血压过高，否则降低全身血压是不明智的，例如高于 200/120mmHg。

许多患者血压低，可以用去甲肾上腺素、麻黄碱或其他儿茶酚胺类药物升高血压增加脑循环灌注。血容量也影响灌注压和血流。许多未正常进食的患者，可出现脱水和血液浓缩。还有一些其他原因，如呕吐，节食或仅仅是由于诊断性试验占用了患者的进食时间。最好是保持高的血容量，尤其是血浆容量。液体必须通过静脉、鼻胃管或胃管给予。注意，应避免液体过量而合并心力衰竭和脑水肿。在增加液体量的同时应仔细检测心脏和脑功能[56]。

许多脑栓塞的患者存在心脏功能异常。如果心脏的泵功能足够强壮，则可以最大程度保证脑部供应的血流。所以对患者的心脏节律及泵功能予以特别关注格外重要，尤其是在脑栓塞发生后脑缺血的急性期和病情极易变化的阶段。有时候可以通过使用洋地黄类药物或血管扩张剂增加心排血量，使用心脏起搏器或药物治疗心动过缓及传导阻滞，调整当前用药如洋地黄类和利尿剂、纠正异常的血清 K^+ 和 Ca^{++} 水平以及控制快速性心律失常等均可改善心脏的输出功能。心脏的射血分数和输出量可以通过超声心动图进行监测。

到目前为止，临床医生和研究人员已经对有可能改善脑组织局部缺血耐受力的许多药物进行了临床探索性研究，这种治疗方式通常称之为神经保护治疗，其目的是为了改善脑缺血性损伤后细胞的代谢过程。遗憾的是所有此类药物在人体进行的对照试验均未显示出其有效性。这可能也与这些临床试验和研究设计的局限性有关。本书的第 6 章已经详细讨论了神经保护的相关内容。或许将来人们真能够发现此类可改善脑缺血损伤性效应的药物。

抗凝治疗

对于急性血栓栓塞的患者,常应用肝素或肝素类似物进行治疗,这种全身肝素化治疗的目的就是为了预防栓子进一步扩大延长,并可切断现有栓子的残端以防进一步的栓塞发生。据目前所知,尽管在肝素治疗期间心脏内的血块常可消失,但肝素并不能溶解已经存在的血栓。人们之所以推荐在急性期进行肝素化治疗主要原因有两个:肝素可防止颅内已经存在的栓子进一步活动发展,并能对产生栓子的部位再次形成血栓进行预防。为了保证溶栓后的动脉管腔保持通畅,人们也常用肝素进行治疗。现在使用的较新的口服抗凝剂(直接凝血酶抑制剂 - 达比加群和因子 Xa 抑制剂 - 阿哌沙班,利伐沙班和依度沙班)都在数小时内快速起效,因此可以在急性期替代肝素。

当栓子到达颅内的动脉并种植时,它常在某个时间点发生碎裂,而这些碎片通常并不会再黏附许多凝血物质。这些已经形成的栓塞不是抗凝血剂治疗的主要对象。是否在急性期为患者实施肝素或更新的口服抗凝剂治疗以预防下一次血栓栓塞性卒中,应该取决于再发急性栓塞的风险及肝素治疗相关性出血的风险。而急性血栓进一步形成并导致栓塞的风险主要取决于最初血栓来源的心脏或动脉的病变性质。

对于具有再发栓塞高危风险的心脏病患者,比如伴有房颤的二尖瓣狭窄、伴有心房血栓或左房增大的房颤以及伴有附壁血栓的急性心肌梗死,则应该考虑在急性期给抗凝治疗。而对于发生急性再栓塞风险较低的心脏疾病患者,比如慢性房颤或二尖瓣环形钙化患者,急性期可暂缓抗凝剂治疗。

颈部的急性颈动脉或椎动脉闭塞是动脉栓塞的重要来源。当血栓在动脉粥样硬化性狭窄的部位刚刚形成时,血栓并不规则且并没有黏附在血管壁上。此时血栓常可延伸生长或形成新的血栓,尤其是在通过血栓表面的血流下降时。随着时间延长,大约 3~4 周时,血栓开始变得规则并黏附在血管壁上,此时则很难再形成血栓。与此同时,侧支循环也已建立并逐渐稳定下来。如果患者在第 3~6 周时仍有可能形成新的血栓并导致栓塞,此时可依据实际情况讨论决定是否使用抗凝剂。

这一决策的另一方面考虑到了急性抗凝与脑或其他器官出血的相关性。主要的危险因素是高血压、潜在的出血性损伤 - 比如消化性溃疡病或出血性肠炎,以及脑梗死的程度。如果患者存在一大面积脑梗死,那么其急性抗凝后脑出血的风险就要高于没有或小面积脑梗死者。

在服用抗凝剂时出现脑内出血的患者中重新引入抗凝是一个特殊问题[404,405]。是否以及何时再开始抗凝治疗取决于栓子源(房颤、人工瓣膜等)栓塞的风险以及进一步颅内出血的风险。研究显示停用抗凝剂后栓塞的风险比预计的要小,同样再引入抗凝剂后出血的风险也比预计的要小[404,405]。我们建议当再次栓塞的风险较低时,可等待一周或 10 天。

控制脑水肿及占位效应

栓塞性卒中患者早期常出现脑水肿。缺血性水肿可以是细胞内(所谓的细胞毒性水肿或干性水肿),或主要存在于细胞外及结缔组织中(血管源性水肿或湿性水肿)[406]。可通过对渗透压利尿剂如高张生理盐水,甘露醇,甘油或皮质类固醇的反应来断定细胞外间隙的脑水肿。然而,研究显示,这些对于大面积脑梗死或出血的卒中患者并不是很有效。多数水肿可能存在于细胞内并且意味着这些细胞损伤。恢复这些细胞的正常代谢功能可能比所谓的抗水肿剂更具治疗性。有一些患者,多数是年轻患者,其迅速发展广泛的血管性,细胞外脑水肿,具有增加的颅内压力和产生移位和脑室的疝气的后果。对于这些患者,治疗性的试验应用渗透性脱水剂或皮质类固醇是允许的,因为这种情形往往是需要孤注一掷的。

对于存在大面积脑肿胀及颅内压增高的患者,偏侧颅骨切除术(hemicraniectomy)可以救命,但有时会有遗留下严重的神经系统后遗症。令人吃惊的是,有些患者在偏侧颅骨切除术后获得非常好的恢复,且遗留很少神经功能缺损。

长期治疗防止再栓塞

医生应当几乎是在治疗患者本次脑栓塞的同时考虑到下一次栓塞的预防。有三种可用于预防的策略:①尽可能去除栓塞来源;②改善与来源处疾患相关的危险因素;③改善凝血功能以防新的血栓形成。一些来源处病变是可以通过手术或介入放射技术得到纠正或至少缓解的。心脏瓣膜损伤、心脏肿瘤、房间隔缺损、PFO 及突出的可移动的大的主动脉粥样瘤可通过手术治疗。新型介入技术使 PFO 和主动脉粥样瘤得以有效的经皮介入治疗。颈动脉和椎动脉病变可通过手术（内膜切除术）或支架及血管成形术纠正。许多合并心脏，主动脉及心血管源性病变的患者有可改善的危险因素，如吸烟、高脂血症、高血压、久坐不动的生活方式及肥胖。咨询并治疗这些危险因素是治疗脑栓塞患者的一个重要部分。

抗凝是一个适用于大多数脑栓塞患者的预防未来血栓栓塞的策略。栓塞颗粒是多种多样的。白色的血小板血栓、红色的红细胞 - 纤维蛋白血栓、胆固醇结晶、来自动脉和瓣膜的颗粒、黏液瘤组织、感染性心内膜炎患者的细菌，以及非感染性心内膜患者的较软的纤维赘生物等是最主要的物质。防止颗粒再进入循环的医学预防治疗取决于栓子中的"填充物"而不是栓子的来源处[1,4,50]。重要是鸟儿而不是鸟巢的位置[55]。例如对于细菌性心内膜炎患者，预防栓塞最有效的措施是使用有效的抗生素对细菌性赘生物进行灭菌。众所周知，胆固醇结晶、钙化的颗粒、细菌性赘生物及黏液瘤，对于抗凝或调节血小板功能的药物没有反应。

最常用于防止血栓栓塞的两类药物制剂是标准抗凝剂（肝素、低分子量肝素、肝素类似物及华法林复合物）及改变血小板黏附、聚集和分泌的药物，如阿司匹林、噻氯匹啶、氯吡格雷、潘生丁、西洛他唑及 ω-3 鱼油。第 6 章详细讨论了这些药物的应用。白色血小板 - 纤维素血栓在血流快速的广泛开放的动脉和腔隙的不规则表面上形成。另一方面，红细胞 - 纤维蛋白红色血栓则易于在静态的区域形成，如下肢静脉，扩张的心房，严重狭窄的动脉等。有时，白色及红色血栓两者并存，因为活化的血小板是促进凝血级联反应及随后红色血栓形成的激活物。对于存在促进红色血栓形成的病损的患者及影像检查提示有血栓的患者，我们选择抗凝治疗来预防。只要促进红色血栓的状况存在，就持续进行抗凝。这些状况包括持续性心房颤动，室壁瘤，人工瓣膜和颅外动脉狭窄。对于处于闭塞前状态的动脉粥样狭窄处出现急性闭塞性血栓，我们只持续短时间（6~12 周）的抗凝治疗，在此期间栓子稳固形成并不再扩散或形成新鲜的栓子尾部。这时侧支循环通常已经达到最大化。有时，原先导致血栓的病变随后发展（如动脉夹层，粥样斑块消退或心脏右到左分流纠正），这时可以停止抗凝并用抗血小板药物替代。

患者存在易于形成白色血小板 - 纤维血栓的病变，我们使用调节血小板功能的药物治疗。非狭窄性不规则动脉粥样斑块和非狭窄性不规则瓣膜表面是最常见的情况。对于可以耐受阿司匹林的患者，我们一般处方每日肠溶阿司匹林 325mg 或者阿司匹林联合双嘧达莫控释片。西洛他唑及氯吡格雷也是经常会被处方的其他抗血小板药物。高纤维蛋白原水平增加了全血黏滞度及血小板聚集性，更易导致红色血栓的形成。应处方降低纤维蛋白原水平的药物。在红色及白色血栓都有形成趋势的情况下，联合抗血小板聚集药物及香豆素可能比单独使用其中任何一种药物更有效。

来源于血管系统外的栓塞物质

一些进入体循环及脑循环的栓子物质并非起源于心脏，主动脉或颅 - 颈动脉，并且也不是由血液成分或血栓构成。这些栓子的情况及性质与常见的血管内栓子有很大不同，因此我们将在本章结尾讨论这些栓子的主要特征。这些微粒是多种多样的，脑栓塞的临床症状和情形也是。脂肪和气泡导致很多脑小毛细血管及动脉微栓塞，引发了一种脑病综合征，而肿瘤和异物栓子常阻塞单一分散的动脉导致卒中。

脂肪栓塞

脂肪栓塞最常发生于严重创伤导致骨折之后。脂肪栓塞综合征的频率，临床和实验室特征及情形已被广泛描述[3,407-411]。该综合征由呼吸困难、意识水平下降和受伤后 24~48 小时出现瘀斑的三联症组成。表 10-5 列举了脂肪栓塞综合征患者的主要表现。脂肪栓塞常见于肢体钝挫伤伴骨折后，但也可发生于骨折患者心脏手术后。外伤时，患者最常见的是长骨及骨盆骨折，尤其最常累及股骨。脂肪栓塞综合征在儿童和仅限于上肢骨折的患者中并不常见[407]。常见的原因是车祸导致的多发骨折。研究者对一个创伤中心在 10 年内收治的脂肪栓塞综合征进行了回顾性研究，发现 3026 例患者中有 27 例（0.9%）伴长骨骨折[408]。开心手术在开放心房或心室后，偶尔可以发生脂肪栓塞综合征[412,413]。开心术后脂肪栓塞的机制尚不明确，但是来自胸骨切开的脂肪及心外膜脂肪可能直接进入体循环。心脏外科手术体外循环过程中心内吸引器中会有不同数量的脂质球。

表 10-5　脂肪栓塞

主要临床特征

　呼吸困难或呼吸窘迫

　意识下降或认知障碍

　瘀斑

其他表现

　高热

　心动过速

　视网膜梗死

　黄疸

实验室和影像学检查

　贫血

　血小板减少

　低氧

　胸部 X 片异常

　尿中出现脂肪球和脂质

　经颅多普勒检查发现微栓子

　经食管超声心动图检查可见脂肪栓子

　MRI 可见多发梗死和小出血灶

脂肪栓塞的报道也见于镰状细胞贫血的患者（纯合子的 S-S 和患有 S-C 疾病者）[413-416]。对于镰状细胞病患者，脂肪源于骨和骨髓坏死。一些患者在脂肪栓塞前可能出现骨和关节的疼痛和不适。脂肪栓塞也常见于注射以脂质物质增加稳定性的药物之后。脂醇被用于与脂溶性的抗癌药物混合形成稳定的共价轭合物。这个混合物随后被注入肿瘤的供给动脉中，比如在肝脏里。有报道在该治疗措施后出现脂肪栓塞[418]。在一个报道中，临床表现包括呼吸困难和意识水平下降。低氧血症在木僵前或其伴随木僵发生。MRI 显示了多数位于分水岭区域的多发局灶性异常。神经系统体征虽然严重但持续短暂，可在几周后完全消失。报道的 3 例患者都没有超声心动图证实的心脏分流[418]。脑脊液注射泵使用期间偶尔也可以发生脂肪栓子[419]。当将导管误植入动脉而非静脉时，含高脂成分的胃肠外营养液偶尔会因此输入颈部及颅内动脉。

脂肪栓塞综合征通常发生于创伤后数小时至数天后。在一项针对 14 例长骨骨折创伤患者的研究中显示，患者出现脂肪栓塞体征的潜伏期为 12~72 小时不等（平均为 41 小时）[408]。有时脂肪

栓塞的临床表现可延后到第 5 天出现[406]。大部分患者的症状在创伤后 24~72 小时之间出现。

脂肪栓塞的主要临床表现是呼吸困难、呼吸急促、发热、心动过速、瘀斑以及神经系统功能障碍，也可出现黄疸[411]。神经系统症状和体征可能出现在呼吸窘迫的前后，常以意识水平降低，随后出现意识模糊伴谵妄为特点。超过 80% 的患者会出现神经系统症状和体征。大多数患者出现以烦躁、焦虑、意识错乱、记忆力差和意识水平下降为特点的脑病。患者通常会由这种状态转入木僵或昏迷状态。病程初期和发病期间常见癫痫发作，可为局灶性的，也可为完全性的。局灶性神经系统症状也十分常见，如轻偏瘫、共同性斜视、失语以及视野缺损。常见的运动异常包括下肢肌张力增高，巴氏征，以及去大脑强直。在一组患者中有 33% 的患者出现局灶性神经系统体征[411]。有些患者存在由脂肪栓塞引起的视网膜功能障碍相关的视觉盲点和其他视觉异常。

肺部症状发生在神经系统症状出现的不久之后，也可同时出现。患者呼吸困难和呼吸急促症状显著时，可发展为发绀。也可能出现心动过速、高热及循环衰竭等；低血压常与失血、低氧血症和低血容量有关。此外也可出现肾衰竭。肺栓子可导致肺动脉床阻力增加以及右心压力增大。卵圆孔未闭的患者，肺动脉高压可引起脂肪栓子广泛自右到左分流。

体格检查发现瘀斑是提示脂肪微栓子存在的一个重要线索。约有 50%~75% 的脂肪栓塞综合征的患者存在瘀斑，最常见于下睑结膜、颈部和肩部皮肤以及腋窝[1,353,354]。另一重要临床线索是眼动脉出现脂肪栓子。眼底特别是其周边区域可见微梗死。在白色的苍白中心有时可见小的出血。视网膜动脉中有时能发现脂肪球。偶见视神经乳头水肿。

实验室化验往往有助于诊断。许多患者可出现胸片结果异常，常见弥漫全肺的斑点疏松浸润。大多数患者存在由创伤性失血和溶血引起的血红蛋白和血细胞比容下降。由于消耗性凝血病所致的血小板减少、凝血酶原和活化部分凝血活酶时间延长十分常见。也可以发生明显的弥散性血管内凝血。TCD 监测可证实长骨骨折的患者是否存在脂肪栓子[420,421]。脑成像可显示小的出血、脑水肿和局灶性梗死，常见于 CT 或 MRI 扫描中脑回增强的区域。CT 扫描大多正常，但也可能出现低密度和小出血区域。MRI 则敏感得多，常发现白质和边缘区域的异常[422]。FLAIR 和对比增强图像特别有助于发现微梗死[422]。图 10-21 是磁共振 FLAIR 序

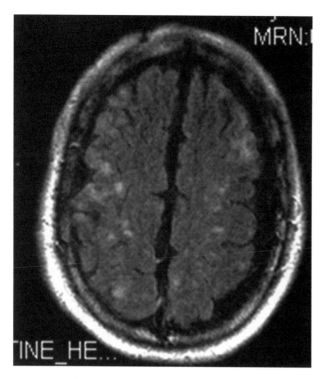

图 10-21　MRI FLAIR 图像显示一左下肢骨折的患者因脂肪栓塞而出现脑内多发小梗死灶

列,一位下肢骨折后出现昏迷的患者,图像中显示由脂肪栓塞引起的多处脑微小梗死。磁共振波谱分析(MRS)也可用于鉴别脂肪的出现[419]。在一例报告中,患者在发生股骨骨折后出现脂肪栓塞,昏迷 35 小时后进行 MRS 检查,显示在患者脑室周围白质及枕部脑皮质存在大量长链脂质共振信号,并不伴乳酸盐共振信号。脂质在随后的检查中逐渐消失[419]。

当使用脂肪染色剂时,有时可在尿液中发现脂质球。皮肤、肾及肌肉活检时可能可以在小的皮肤、肌肉、肾静脉以及肾小球中发现脂质球。血液冰冻切片也可显示中性脂肪的存在;中性脂肪最常见于低氧血症以及动脉血二氧化碳分压小于 60mmHg 的患者。低氧血症在脂肪栓塞综合征的患者中是非常常见的。脂肪栓塞最有效和最具特异性的检查手段是支气管肺灌洗,[420,423]此技术需要使用显微镜检查灌洗回收的细胞,并用特殊染色剂对中性脂肪染色;比如,油红 O 染色剂。

脂肪栓塞综合征的患者死亡率相当高(高达50%),尽管随时间进展死亡率有所下降[1,407,408]。当出现昏迷、严重失血、低血压、高热以及弥散性血管内凝血(DIC)时死亡率居高不下。死于脂肪栓塞综合征的患者死后脑部尸检可见许多小的球形或环形,以及管周出血、脑水肿及微梗死灶[424]。

脂肪染色提示脂肪球遍布出血灶和颅内小血管。肺中常见小出血、水肿以及透明膜。脂肪球也能见于肾小球、心肌、肝、胰腺、脾以及胃肠黏膜中。

尚未经过治疗试验正式研究脂肪栓塞综合征患者的治疗。支持性治疗非常重要,包括常以辅助呼吸方式给氧以及液体和血浆的置换。皮质类固醇、肝素以及静脉注射 5% 的酒精等都有被尝试过,但它们的有效性尚未得到很好的研究。得益于肝素的分解脂肪作用,其已经被用于消耗性凝血障碍的患者。酒精也被认为具有分解脂肪的能力。这些治疗方法中,最常应用皮质类固醇。

空气栓塞

气泡偶然进入体循环造成脑或其他器官空气栓塞。空气的来源是多种多样的。最常见的是在手术和医疗操作期间,导致医源性空气引入。空气栓塞可见于下列情况,胃肠道内窥见检查和手术,[1,425-428]自发性气胸和累及肺脏的胸腔内操作和手术,[425,429]肺动脉造影,会阴部和腹膜空气侵入,关节充气造影术以及心脏、颈部、颅脑和腋窝[425]的手术后。心房-食管瘘是空气进入血管系统的另一来源。筛骨板和鼻窦骨折[430]和鼻窦手术后,空气也可进入颅内。动静脉导管植入和心肺体外循环也常能引发空气栓塞[431,432]。家庭输液治疗也能导致空气进入体内[433]。胸腔、肺部或大血管贯通伤时较少出现空气栓塞。剖宫产时常会发生空气进入血管系统[434]。心前区多普勒可证实有半数剖宫产术出现一定程度的空气栓塞[434,435]。

导致空气栓塞的另一个重要和完全不同的情况与水肺潜水和深潜后快速上升有关[436,437]。在潜水事故中,黏液堵塞和呼气不能引起的部分支气管阻塞导致空气滞留肺泡。由于气体体积与压力成反比(波义耳定律),随着潜水员上升周围压力下降,肺中加压气泡的体积急剧增加[438]。肺内空气迅速膨胀导致空气进入肺的动静脉流出系统[438]。气泡通过肺血管或 PFO 进入体循环,类似于脂肪栓塞,很多小微粒进入循环并堵塞了微血管。出现临床减压综合征的潜水员患有卵圆孔未闭的几率要高于机会性预期。

静脉系统空气的大量进入可使肺动脉和右心室流出道突然梗阻,导致心律不齐、猝死和循环衰竭[438]。患者可出现呼吸困难、发绀、胸痛、躁动不安和濒死感。当仅少量空气进入静脉系统时,肺血管过滤系统可保护冠状动脉和脑部血液循环。空气入肺,尤其是在肺动脉压升高时可导致肺水肿。空气还可刺激多种导致肺损伤和凝血障碍的促凝血酶原激酶、表面活化剂和细胞因子的释放。

气泡进入供应脑部血液的动脉可立刻引起短暂的血流中断。空气通过毛细血管床迅速进入小静脉并消散[1,438]。在血管扩张和血流停滞后气泡可导致动脉血管收缩[438]。

在出现潜水相关事件的个体中,脑部空气栓塞的症状和体征得到了最透彻的研究[436,437,439]。这些事件发生于水肺潜水,并在从潜水艇迅速逃离的海军人员中被很好的研究[439]。潜水员浮出水面后常突然出现意识丧失。头晕、胸闷、感觉异常、乏力、视力模糊,恶心和头痛是最常见的症状,可以在意识丧失前出现。癫痫发作和局灶性神经系统体征,尤其是脑干和小脑的功能障碍也十分常见[436,437,439]。

头颅 CT 检查在脑内有时可发现气体聚集离散灶和气体聚集多发灶[440,441]。脑成像另一个常见而重要的发现就是脑水肿导致脑室系统受压。使用 MRI 的 DWI 序列检查也可发现脑内多发散在的梗死病灶[440,441]。TCD 对于气体微栓子的检测非常敏感。治疗通常有吸入 100% 的纯氧和高压氧舱[432,436]。

肿瘤栓塞

偶尔供应脑部的大动脉被肿瘤栓子堵塞。新生肿瘤直接侵蚀颈部动脉或肺静脉时或肿瘤侵入周围静脉时,栓子随血流进入心脏,然后通过心脏中隔缺损处进入到体循环时可发生肿瘤栓塞。最常引起栓塞的肿瘤为肺部的原发肿瘤或其他部位转移至肺部的肿瘤[442]。脑栓塞有时可发生于肺部肿瘤术后。尸检时通常可发现肿瘤侵犯肺静脉或侵入左心房[443]。对肺部肿瘤患者实施手术治疗可促进肿瘤所致的系统性栓塞的发生。肿瘤栓塞最常见的临床症状就是卒中,但也可发生全身其他器官的栓塞。肿瘤栓子还可通过未闭的卵圆孔或其他房间隔缺损进入到循环系统。也有报道称,患有侵入颈部动脉的甲状腺或其他颈部肿瘤的患者发生肿瘤栓塞[443]。

异物栓塞

偶尔也有异物进入血液循环系统导致脑部栓塞。导致脑栓塞的异物必须进入肺静脉,然后直接进入左心,或首先进入右心再通过心脏缺损的间隔进入左心,或直接穿透供应脑部血流的颈 - 颅动脉。子弹和弹丸类物质可穿过皮肤进入心脏[444]。曾有报道猎枪的子弹穿入颈部的颈动脉,头颅 CT 扫描可见导致脑部栓塞性梗死的子弹[445,446]。Langenbach 等曾报道了一例 52 岁的男性患者,右侧颈部在锤锻时被小的金属屑穿透[447]。患者迅速出现了严重的左侧偏瘫,颅骨平片显示在右侧垂体窝旁有一 2mm × 7mm 大小、金属密度的颗粒。CT 显示右侧大脑中动脉供血区域发生了大面积梗死,血管造影提示该金属碎片恰好堵塞了大脑中动脉[447]。图 10-22 显示的就是一例猎枪子弹导致的较大范围的 MCA 分布区域梗死,而图 10-23 则是该患者的造影结果,显示有一个 2mm 大小的子弹阻塞了颈内动脉的颅内段和大脑中动脉。该例患者脑内的子弹从心脏而来,是在争吵中被击中胸部所致[444]。超声心动图无法检出此类栓子的原因是这类极具破坏性的血栓栓子体积却很小。异物由于各种原因可以进入心脏并导致全身动脉和脑栓塞[448-450]。

异物导致视网膜及脑动脉栓塞也可见于将口服片剂研碎后静脉注射的患者[451-455]。最常报道的该类物质为滑石粉和甲基纤维素,这些都是制作药物片剂所需的辅料。这些物质首先阻塞肺血管,肺血管阻塞可引起肺动脉高压,并造成动静脉分流,导致该类物质进入肺静脉及随后进入体循环[451,452]。一

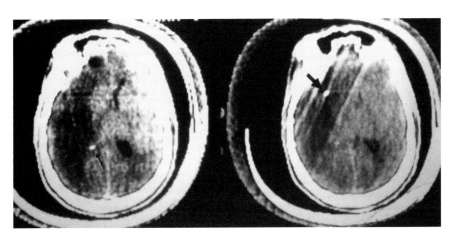

图 10-22　CT 显示右侧大脑中动脉供血区大面积脑梗死。黑箭头指出的是脑部影像上显示的多颗猎枪子弹 From Kase CS, White R, Vinson TL, Eichelberger RP. Shotgun pellet embolism to the middle cerebral artery. *Neurology* 1981;31:458-461 with permission.

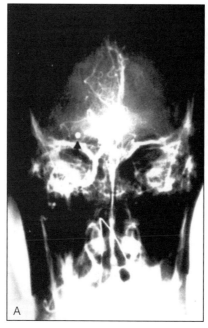
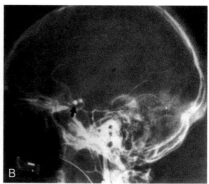

图 10-23 颈动脉造影：A. 前后位；B. 侧位显示 2 颗铅弹（黑箭头）阻塞了大脑中动 脉 From Kase CS, White R, Vinson TL, Eichelberger RP. Shotgun pellet embolism to the middle cerebral artery. *Neurology* 1981; 31：458-461 with permission.

些药物滥用者会静脉注射以滑石粉和玉米淀粉为辅料制成的药物，在该类患者的视网膜动脉内可见到滑石粉和玉米淀粉形成的栓子[453]。对于直接将药物注入颈部动脉的患者亦有发生卒中的报道[455]。

本章回顾了脑栓塞这一部戏里面的三大主角——受体动脉、栓塞物质以及栓塞物质的来源。

我们强调代表栓塞的物质是在急性和预防性两者治疗中最重要的焦点。

（陈子墨 韩冲 张星 刘鑫鑫 杨馨漩
王宇 蔡媛 谢雪微 王春娟 译
杜万良 校）

参考文献

1. Caplan LR. Embolic particles. In LR Caplan, W Manning (eds), *Brain Embolism*. New York: Informa Healthcare, 2006, pp 259–275.

2. Molina C, Alexandrov A. Transcranial Doppler ultrasound. In LR Caplan, W Manning (eds), *Brain Embolism*. New York: Informa Healthcare, 2006, pp 113–128.

3. Caplan LR. Brain embolism, revisited. *Neurology* 1993;**43**:1281–1287.

4. Caplan LR. Brain embolism. In LR Caplan, JW Hurst, M Chimowitz (eds), *Clinical Neurocardiology*. New York: Marcel Dekker, 1999, pp 35–185.

5. Markus HS. Transcranial Doppler detection of circulating cerebral emboli, a review. *Stroke* 1993;**24**:1246–1250.

6. Sliwka U, Job F-P, Wissuwa D, et al. Occurrence of transcranial Doppler high-intensity transient signals in patients with potential cardiac sources of embolism, a prospective study. *Stroke* 1995;**26**:2067–2070.

7. Daffertshofer M, Ries S, Schminke U, Hennerici M. High-intensity transient signals in patients with cerebral ischemia. *Stroke* 1996;**27**:1844–1849.

8. Sliwka U, Lingnau A, Stohlmann W-D, et al. Prevalence and time course of microembolic signals in patients with acute strokes, a prospective study. *Stroke* 1997;**28**:358–363.

9. Babikian VL, Caplan LR. Brain embolism is a dynamic process with variable characteristics. *Neurology* 2000;**54**:797–801.

10. Caplan LR. Recipient artery. In LR Caplan, W Manning (eds), *Brain Embolism*. New York: Informa Healthcare, 2006, pp 31–59.

11. Mohr JP, Caplan LR, Melski JW, et al. The Harvard Cooperative Stroke Registry: A prospective registry. *Neurology* 1978;**29**:754–762.

12. Caplan LR, Hier DB, D'Cruz I. Cerebral embolism in the Michael Reese Stroke Registry. *Stroke* 1983;**14**:530–536.

13. Mohr JP, Gautier JC, Hier DB, Stein RW. Middle cerebral artery. In HJM Barnett, JP Mohr, BM Stein, FM Yatsu (eds), *Stroke, Pathophysiology, Diagnosis, and Management*, Vol **1**. New York: Churchill Livingstone, 1986, pp 377–450.

14. Minematsu K, Yamaguchi T, Omae T. "Spectacular shrinking deficit": Rapid recovery from a major hemispheric syndrome by migration of an embolus. *Neurology* 1992;**42**:157–162.

15. Bogousslavsky J, van Melle G, Regli F. The Lausanne Stroke Registry: Analysis of 1000 consecutive patients with first stroke. *Stroke* 1988;**19**:1083–1092.

16. Gacs G, Merer FT, Bodosi M. Balloon catheter as a model of cerebral emboli in humans. *Stroke* 1982;**13**:39–42.

17. Helgason C. Cardioembolic stroke topography and pathogenesis.

Cerebrovasc Brain Metab Rev
1992;**4**:28–58.

18. Caplan LR. *Vertebrobasilar Ischemia and Hemorrhage: Clinical Findings, Diagnosis, and Management of Posterior Circulation Disease*. Cambridge: Cambridge University Press, 2015.

19. Caplan LR. Top of the basilar syndrome: Selected clinical aspects. *Neurology* 1980;**30**:72–79.

20. Mehler MF. The rostral basilar artery syndrome: Diagnosis, etiology, prognosis. *Neurology* 1989;**39**:9–16.

21. Caplan LR. Cerebellar infarcts: Key features. *Rev Neurol Dis* 2005;**2**:51–60.

22. Lodder J, Krijne-Kubat B, Broekman J. Cerebral hemorrhagic infarction at autopsy: Cardiac embolic cause and the relationship to the cause of death. *Stroke* 1986;**17**:626–629.

23. Hart RG, Easton JD. Hemorrhagic infarcts. *Stroke* 1986;**17**:586–589.

24. Timsit SG, Sacco RL, Mohr JP, et al. Brain infarction severity differs according to cardiac or arterial embolic source. *Neurology* 1993;**43**:728–733.

25. Bladin CF. *Seizures After Stroke*. Melbourne: University of Melbourne, 1997. Thesis.

26. Kittner SJ, Sharkness CM, Price TR, et al. Infarcts with a cardiac source of embolism in the NINCDS Stroke Data Bank: Historical features. *Neurology* 1990;**40**:281–284.

27. Hinton RC, Kistler JP, Fallon JR, Friedlich AL, Fisher CM. Influence of etiology of atrial fibrillation on incidence of systemic embolism. *Am J Card* 1977;**40**:509–513.

28. Abboud H, Labreuche J, Gongora-Riverra F, et al. Prevalence and determinants of subdiaphragmatic visceral infarction in patients with fatal stroke. *Stroke* 2007;**38**:1442–1446.

29. Ringelstein EB, Koschorke S, Holling A, et al. Computed tomographic patterns of proven embolic brain infarctions. *Ann Neurol* 1989;**26**:759–765.

30. Viehman JA, Saver JL, Liebeskind DS, et al. Utility of urinalysis in discriminating cardioembolic stroke mechanism. *Arch Neurol* 2007;**64**:667–670.

31. Slaoui T, Klein IF, Guidoux C, et al. Prevalence of subdiaphragmatic visceral infarction in cardioembolic stroke. *Neurology* 2010;**74**:1030–1032.

32. Ringelstein EB, Koschorke S, Holling A, et al. Computed tomographic

patterns of proven embolic brain infarctions. *Ann Neurol* 1989;**26**:759–765.

33. Fisher CM, Adams R. Observations on brain embolism with special reference to the mechanism of hemorrhagic infarction. *J Neuropathol Exp Neurol* 1951;**10**:92–93.

34. Fisher CM, Adams RD. Observations on brain embolism with special reference to hemorrhagic infarction. In AJ Furlan (ed), *The Heart and Stroke*. London: Springer, 1987 pp 17–36.

35. Yamaguchi T, Minematsu K, Choki JI, Ikeda M. Clinical and neuroradiological analysis of thrombotic and embolic cerebral infarction. *Jpn Circ J* 1984;**48**:50–58.

36. Okada Y, Yamaguchi T, Minematsu K, et al. Hemorrhagic transformation in cerebral embolism. *Stroke* 1989;**20**:598–603.

37. Pessin MS, Estol C, Lafranchise F, Caplan LR. Safety of anticoagulation after hemorrhagic infarction. *Neurology* 1993;**43**:1298–1303.

38. Chaves CJ, Pessin MS, Caplan LR, et al. Cerebellar hemorrhagic infarction. *Neurology* 1996;**46**:346–349.

39. Garcia J, Ho K-L, Caccamo DV. Intracerebral hemorrhage: Pathology of selected topics. In CS Kase, LR Caplan (eds), *Intracerebral Hemorrhage*. Boston: Butterworth–Heinemann, 1994, pp 45–72.

40. Fieschi C, Argentino C, Lenzi G, et al. Clinical and instrumental evaluation of patients with ischemic stroke within the first six hours. *J Neurol Sci* 1989;**91**:311–322.

41. del Zoppo GJ, Poeck K, Pessin MS, et al. Recombinant tissue plasminogen activator in acute thrombotic and embolic stroke. *Ann Neurol* 1992;**32**:78–86.

42. Wolpert SM, Bruckmann H, Greenlee R, Wechsler L, Pessin MS, del Zoppo GJ. Neuroradiologic evaluation of patients with acute stroke treated with recombinant tissue plasminogen activator. The rt-PA Acute Stroke Study Group. *AJNR Am J Neuroradiol* 1993;**14**:3–13.

43. Dalal P, Shah P, Sheth S, et al. Cerebral embolism: Angiographic observations on spontaneous clot lysis. *Lancet* 1965;**1**:61–64.

44. Liebeskind A, Chinichian A, Schechter M. The moving embolus seen during cerebral angiography. *Stroke* 1971;**2**:440–443.

45. Caplan LR, Allam GJ, Teal PA. The moving embolus. *J Neurimag* 1993;**3**:195–197.

46. Sharma VK, Tsivgoulis G, Lao AY, Alexandrov AV. Role of transcranial Doppler ultrasonography in evaluation of patients with cerebrovascular disease. *Curr Neurol Neurosci Rep* 2007;**7**:8–20.

47. Thomassen L, Waje-Andreassen U, Naess H, et al. Doppler ultrasound and clinical findings in patients with acute ischemic stroke treated with thrombolysis. *Eur J Neurol* 2005;**12**:462–465.

48. Molina CA, Alexandrov AV, Demchuk AM, et al. Improving the predictive accuracy of recanalization on stroke outcome in patients treated with tissue plasminogen activator. *Stroke* 2004;**35**:151–156.

49. Askevold ET, Naess H, Thomassen L. Predictors of recanalization after intravenous thrombolysis in acute ischemic stroke. *J Stroke Cerebrovasc Dis* 2007;**16**:21–24.

50. Georgiadis D, Lindner A, Manz M, et al. Intracranial microembolic signals in 500 patients with potential cardiac or carotid embolic source and in normal controls. *Stroke* 1997;**28**:1203–1207.

51. Cho K-H, Kim JS, Kwon SU, Cho A-H, Kang D-W. Significance of susceptibility vessel sign on T2*-weighted gradient echo imaging for identification of stroke subtypes. *Stroke* 2005;**36**:2379–2383.

52. Kimura K, Iguchi Y, Shibazaki K, Watanabe M, Iwanga T, Aoki J. M1 susceptiblity vessel sign on T2* as a strong predictor for no early recanalization after IV – t-PA in acute ischemic stroke. *Stroke* 2009;**40**:3130–3132.

53. Yamamoto N, Satomi J, Tada Y, et al. Two-layered susceptibility vessel sign on 3-Tesla T2*-weighted imaging is a predictive biomarker of stroke subtype. *Stroke* 2015;**46**:269–271.

54. Liebeskind DS, Sanossian N, Yong WH, et al. CT and MRI early vessel signs reflect clot composition in acute stroke. *Stroke* 2011;**42**:1237–1243.

55. Caplan LR. Of birds and nests and brain emboli. *Rev Neurol* 1991;**147**:265–273.

56. Caplan LR, Manning W. Cardiac sources of embolism: The usual suspects. In LR Caplan, W Manning (eds), *Brain Embolism*. New York: Informa Healthcare, 2006, pp 129–159.

57. Manning W. Cardiac sources of embolism: Pathophysiology and

identification. In LR Caplan, W Manning (eds), *Brain Embolism.* New York: Informa Healthcare, 2006, pp 161–186.

58. Virchow R. *Gesammelte Abhandlungen zur Wissenschaftlichenmedtezin.* Frankfurt: Meidinger Sohn, 1856, pp 219–732.

59. Harker LA, Slichter SL. Studies of platelet and fibrinogen kinetics in patients with prosthetic heart valves. *N Engl J Med* 1970;**283**:1302–1305.

60. Baumgartner HR, Haudenschild C. Adhesion of platelets to subendothelium. *Ann N Y Acad Sci* 1972;**201**:22–36.

61. Gustafsson C, Blomback M, Britton M, et al. Coagulation factors and the increased risk of stroke in nonvalvular atrial fibrillation. *Stroke* 1990;**21**:47–51.

62. Kumagai K, Fukunami M, Ohmori M, et al. Increased intracardiovascular clotting in patients with chronic atrial fibrillation. *J Am Coll Cardiol* 1990;**16**:377–380.

63. Hanna JP, Furlan AJ. Cardiac disease and embolic sources. In LR Caplan (ed), *Brain Ischemia.* London: Springer, 1995, pp 299–315.

64. Goldman ME, Pearce LA, Hart RG. Pathophysiologic correlates of thromboembolism in nonvalvular atrial fibrillation: I. Reduced flow velocity in the left atrial appendage (The Stroke Prevention in Atrial Fibrillation (SPAF-III) Study). *J Am Soc Echocardiogr* 1999;**12**:1080–1087.

65. Wolf PA, Dawber TR, Thomas HE, Kannel WB. Epidemiologic assessment of chronic atrial fibrillation and risk of stroke: The Framingham Study. *Neurology* 1978;**28**:973–977.

66. Wolf PA, Abbott RD, Kannel WB. Atrial fibrillation: A major contribution to stroke in the elderly. The Framingham Study. *Arch Intern Med* 1987;**147**:1561–1564.

67. Cairns JA, Connolly SJ. Nonrheumatic atrial fibrillation. Risk of stroke and role of antithrombotic therapy. *Circulation* 1991;**84**:469–481.

68. Dunn M, Alexander J, DeSilva R, Hildner F. Antithrombotic therapy in atrial fibrillation. *Chest* 1989;**95**:S118–S127.

69. The Stroke Prevention in Atrial Fibrillation Investigators. Predictors of thromboembolism in atrial fibrillation: 1. Clinical features of patients at risk. *Ann Intern Med* 1992;**116**:1–5.

70. Atrial Fibrillation Investigators. Risk factors for stroke and efficacy of antithrombotic therapy in atrial fibrillation: Analysis of pooled data from five randomized controlled trials. *Arch Intern Med* 1994;**154**:1449–1457.

71. Caplan LR, D'Cruz I, Hier DB, et al. Atrial size, atrial fibrillation, and stroke. *Ann Neurol* 1986;**19**:158–161.

72. Stroke Prevention in Atrial Fibrillation Investigators. Predictors of thromboembolism in atrial fibrillation: II. Echocardiographic features of patients at risk. *Ann Intern Med* 1992;**116**:6–12.

73. DiPasquale G, Urbinati S, Pinelli G. New echocardiographic markers of embolic risk in atrial fibrillation. *Cerebrovasc Dis* 1995;**5**:315–322.

74. Vernhorst P, Kamp O, Visser CA, Verheught FWA. Left atrial appendage flow velocity assessment using transesophageal echocardiography in nonrheumatic atrial fibrillation and systemic embolism. *Am J Cardiol* 1993;**71**:192–196.

75. Garcia-Fernandez MA, Torrecilla EG, San Roman D, et al. Left atrial appendage Doppler flow patterns: Implications of thrombus formation. *Am Heart J* 1992;**124**:955–965.

76. Beppu S, Nimura Y, Sakakibara H. Smoke-like echo in the left atrial cavity in mitral valve disease: Its features and significance. *J Am Coll Cardiol* 1985;**6**:744–749.

77. Merino A, Hauptman P, Badiman L, et al. Echocardiographic "smoke" is produced by an interaction of erythrocytes and plasma proteins modulated by shear forces. *J Am Coll Cardiol* 1992;**20**:1661–1668.

78. Black IW, Stewart WJ. The role of echocardiography in the evaluation of cardiac sources of embolism. *Echocardiography* 1993;**10**:429–439.

79. Chimowitz MI, DeGeorgia MA, Poole RM, et al. Left atrial spontaneous echo contrast is highly associated with previous stroke in patients with atrial fibrillation or mitral stenosis. *Stroke* 1993;**24**:1015–1019.

80. Warraich HJ, Gandhavadi M, Manning WJ. Mechanical discordance of the left atrium and appendage. *Stroke* 2014;**45**:1481–1484.

81. Manning WJ, Silverman DI, Gordon SPF, Krumholz HM, Douglas PS. Cardioversion from atrial fibrillation without prolonged anticoagulation with use of transesophageal echocardiography to exclude the presence of atrial thrombi. *N Engl J Med* 1993;**328**:750–756.

82. Stroke Prevention in Atrial Fibrillation Investigators Committee on Echocardiography. Transesophageal echocardiographic correlates of thromboembolism in high-risk patients with nonvalvular atrial fibrillation. *Ann Intern Med* 1998;**128**:639–647.

83. Weigner MJ, Thomas LR, Patel U, et al. Transesophageal-echocardiography-facilitated early cardioversion from atrial fibrillation: Short-term safety and impact on maintenance of sinus rhythm at 1 year. *Am J Med* 2001;**110**:694–702.

84. Klein AL, Grimm RA, Murray RD, et al. Use of transesophageal echocardiography to guide cardioversion in patients with atrial fibrillation. *N Engl J Med* 2001;**344**:1411–1420.

85. Stoddard MF, Dawkins PR, Prince CR, Ammash NM. Left atrial appendage thrombus is not uncommon in patients with acute atrial fibrillation and a recent embolic event: A transesophageal echocardiographic study. *J Am Coll Cardiol* 1995;**25**:452–459.

86. Manning WJ, Silverman DI, Waksmonski CA, Oettgen P, Douglas PS. Prevalence of residual left atrial thrombi in patients presenting with acute thromboembolism and newly recognized atrial fibrillation. *Arch Intern Med* 1995;**155**:2193–2197.

87. Kishore A, Vail A, Majid A, et al. Detection of atrial fibrillation after ischemic stroke or transient ischemic attack: A systematic review and meta-analysis. *Stroke* 2014;**45**:520–526.

88. Kamel H. Heart-rhythm monitoring for evaluation of cryptogenic stroke. *N Engl J Med* 2014;**370**:2532–2533.

89. Sanna T, Diener H-C, Passman RS, et al. for the CRYSTAL AF Investigators. Cryptogenic stroke and underlying atrial fibrillation. *N Engl J Med* 2014;**370**:2478–2486.

90. Gladstone DJ, Spring M, Dorian P, et al. for the EMBRACE Investigators. Atrial fibrillation in patients with cryptogenic stroke. *N Engl J Med* 2014;**370**:2467–2477.

91. Hoshino T, Nagao T, Shiga T, et al. Prolonged QTc interval predicts poststroke paroxysmal atrial fibrillation. *Stroke* 2015;**46**:71–76.

92. Mair J. Biochemistry of B-type natriuretic peptide – where are we now? *Clin Chem Lab Med* 2008;**46**:1507–1514.

93. Braunwald E. Biomarkers in heart failure. *N Engl J Med* 2008;**358**:2148–2159.

94. Patton KK, Ellinor PT, Heckbert SR, et al. N-terminal pro-B-type naturetic peptide is a major predictor of the development of atrial fibrillation: The Cardiovascular Health Study. *Circulation* 2009;**120**:1768–17774.

95. Boston Area Anticoagulation Trial for Atrial Fibrillation Investigators. The effect of low-dose warfarin on the risk of stroke in patients with nonrheumatic atrial fibrillation. *N Engl J Med* 1990;**323**:1505–1511.

96. EAFT Study Group. Silent brain infarction in nonrheumatic atrial fibrillation. *Neurology* 1996;**46**:159–165.

97. EAFT (European Atrial Fibrillation Trial) Study Group. Secondary prevention in non-rheumatic atrial fibrillation after transient ischaemic attack or minor stroke. *Lancet* 1993;**342**:1255–1262.

98. Petersen P, Godtfredsen J, Boysen G, et al. Placebo-controlled, randomized trial of warfarin and aspirin for prevention of thromboembolic complications in chronic atrial fibrillation: The Copenhagen AFASAK Study. *Lancet* 1989;**1**:175–179.

99. Stroke Prevention in Atrial Fibrillation Investigators. The Stroke Prevention In Atrial Fibrillation Study: Final results. *Circulation* 1991;**84**:527–539.

100. Stroke Prevention in Atrial Fibrillation Investigators. Adjusted-dose warfarin versus low-intensity, fixed-dose warfarin plus aspirin for high-risk patients with atrial fibrillation: Stroke Prevention in Atrial Fibrillation III randomised clinical trial. *Lancet* 1996;**348**:633–638.

101. Stroke Prevention in Atrial Fibrillation Investigators. Prospective identification of patients with nonvalvular atrial fibrillation at low risk of stroke during treatment with aspirin: Stroke Prevention in Atrial Fibrillation III Study. *Circulation* 1997;**96**(Suppl):1–281(abst).

102. Albers G. Atrial fibrillation and stroke. Three new studies, three remaining questions. *Arch Intern Med* 1994;**154**:1443–1448.

103. Samsa GP, Matchar DB, Goldstein LB, et al. Quality of anticoagulation management among patients with atrial fibrillation: Results of a review of medical records from two communities. *Arch Intern Med* 2000;**160**:967–973.

104. Chiquette E, Amato MG, Bussey HI. Comparison of an anticoagulation clinic with usual medical care: Anticoagulation control, patient outcomes, and health care costs. *Arch Intern Med* 1998;**158**:1641–1647.

105. Kucher N, Connolly S, Beckman JA, et al. International normalized ratio increase before warfarin-associated hemorrhage: Brief and subtle. *Arch Intern Med* 2004;**164**:2176–2179.

106. Rash A, Downes T, Portner R, et al. A randomized controlled trial of warfarin vs. aspirin for stroke prevention in octogenarians with atrial fibrillation (WASPO). *Age Ageing* 2007;**36**:151–156.

107. Mant J, Hobbs FD, Fletcher K, et al. Warfarin versus aspirin for stroke prevention in an elderly community population with atrial fibrillation (The Birmingham Atrial Fibrillation Treatment of the Aged Study, BAFTA): A randomized controlled trial. *Lancet* 2007;**370**:493–503.

108. Di Nisio M, Middeldorp S, Buller HR. Direct thrombin inhibitors. *Engl J Med* 2005;**353**:1028–1040.

109. Yeh CH, Fredenburgh JC, Weitz JI. Oral direct factor Xa inhibitors. *Circ Res* 2012;**111**:1069–1078.

110. Connolly SJ, Ezekowitz MD, Yusuf S, et al. Dabigatran versus warfarin in patients with atrial fibrillation. *N Engl J Med* 2009;**361**:1139–1151.

111. Connolly SJ, Eikelboom J, Joyner C, et al. Apixaban in patients with atrial fibrillation. *N Engl J Med* 2011;**364**:806–817.

112. Granger CB, Alexander JH, McMurray JJ, et al. Apixaban versus warfarin in patients with atrial fibrillation. *N Engl J Med* 2011;**365**:981–992.

113. Patel MR, Mahaffey KW, Garg J, et al. Rivaroxaban versus warfarin in nonvalvular atrial fibrillation. *N Engl J Med* 2011;**365**:883–891.

114. Giugliano RP, Ruff CT, Braunwald E, et al. Edoxaban versus warfarin in patients with atrial fibrillation. *N Engl J Med* 2013;**369**:2093–2104.

115. Cameron C, Coyle D, Richter D, et al. Systematic review and network meta-analysis comparing antithrombotic agents for the prevention of stroke and major bleeding in patients with atrial fibrillation. *BMJ Open* 2014;**4**: e004301.

116. Sherman DG. Stroke prevention in atrial fibrillation. Pharmacological rate vs. rhythm control. *Stroke* 2007;**38**(part 2):615–617.

117. Roy D, Talajic M, Nattel S, et al. for the Atrial Fibrillation and Congestive Heart Failure Investigators. Rhythm control versus rate control for atrial fibrillation and heart failure. *N Engl J Med* 2008;**358**:2667–2677.

118. Gillinov AM. Advances in surgical treatment of atrial fibrillation. *Stroke* 2007;**38** (part 2): 618–623.

119. Tung R, Buch E, Shivkumar K. Catheter ablation of atrial fibrillation. *Circulation* 2012;**126**:223–229.

120. Reddy VY, Doshi SK, Sievert H, et al. on behalf of the PROTECT AF Investigators. Percutaneous left atrial appendage closure for stroke prophylaxis in patients with atrial fibrillation. *Circulation* 2013;**127**:720–729.

121. Swaans MJ, Post MC, Rensing BJWM, Boersma LVA. Ablation for atrial fibrillation in combination with left atrial appendage closure: First results of a feasibility study. *J Am Heart Assoc* 2012;**1**:e002212.

122. Onalan O, Crystal E. Left atrial appendage exclusion for stroke prevention in patients with nonrheumatic atrial fibrillation. *Stroke* 2007;**38** (part 2):624–630.

123. Syed TM, Halperin JL. Left atrial appendage closure for stroke prevention in atrial fibrillation: State of the art and current challenges. *Nat Clin Pract Neurol* 2007;**4**:428–435.

124. Maisel WH. Left atrial appendage occlusion – closure or just the beginning. *N Engl J Med* 2009;**360**:2601–2603.

125. Rubenstein JJ, Schulman CL, Yurchak PM, et al. Clinical spectrum of the sick sinus syndrome. *Circulation* 1972;**46**:5–13.

126. Fairfax AJ, Lambert CD, Leatham A. Systemic embolism in chronic sinoatrial disorder. *N Engl J Med* 1976;**295**:190–192.

127. Lown B. Electrical reversion of cardiac arrhythmias. *Br Heart J* 1967;**29**:469–489.

128. Orencia AJ, Hammill SC, Whisnant JP. Sinus node dysfunction and ischemic stroke. *Heart Dis Stroke* 1994;**3**:91–94.

129. Phillips SJ, Whisnant JP, O'Fallon WM, Frye RL. Prevalence of cardiovascular disease and diabetes mellitus in residents of Rochester,

Minnesota. *Mayo Clin Proc* 1990;**65**:344–359.

130. Radford DJ, Julian DG. Sick sinus syndrome. Experience of a cardiac pacemaker clinic. *BMJ* 1974;**3**:504–507.

131. Rosenqvist M, Vallin H, Edhag O. Clinical and electrophysiologic course of sinus node disease: Five-year follow-up study. *Am Heart J* 1985;**109**:513–522.

132. Bathen J, Sparr S, Rokseth R. Embolism in sinoatrial disease. *Acta Med Scand* 1978;**203**:7–11.

133. Cerebral Embolism Task Force. Cardiogenic brain embolism. *Arch Neurol* 1986;**43**:71–84.

134. Stein PD, Sabbah HN, Pitha JV. Continuing disease process of calcific aortic stenosis. *Am J Cardiol* 1977;**39**:159–163.

135. Casella L, Abelmann WH, Ellis LB. Patients with mitral stenosis and systemic emboli. *Arch Int Med* 1964;**114**:773–781.

136. Weiss S, Davis D. Rheumatic heart disease: III. Embolic manifestations. *Am Heart J* 1933;**9**:45–52

137. Wallach JB, Lukash L, Angrist AA. An interpretation of the incidence of mitral thrombi in the left auricle and appendage with particular reference to mitral commissurotomy. *Am Heart J* 1953;**45**:252–254.

138. Bannister RB. Risk of deferring valvotomy in patients with moderate mitral stenosis. *Lancet* 1960;**2**:329–332.

139. Szekely P. Systemic embolism and anticoagulant prophylaxis in rheumatic heart disease. *BMJ* 1964;**1**:1209–1212.

140. Keen G, Leveaux VM. Prognosis of cerebral embolism in rheumatic heart disease. *BMJ* 1958;**2**:91–92.

141. Coulshed N, Epstein EJ, McKendrick CS, et al. Systemic embolism in mitral valve disease. *BMJ* 1970;**32**:26–34.

142. Daley R, Mattingly TW, Holt CL, et al. Systemic arterial embolism in rheumatic heart disease. *Am Heart J* 1951;**42**:566–581.

143. Fleming HA, Bailey SM. Mitral valve disease, systemic embolism and anticoagulants. *Postgrad Med J* 1971;**47**:599–604.

144. Carabello BA, Crawford FA. Valvular heart disease. *N Engl J Med* 1997;**337**:32–41.

145. Soulie P, Caramanian M, Soulie J, Bader JL, Colcher E. Les embolies calcaires des atteintes orificielles calcifees du coeur gauche. *Arch Mal Coeur Vaiss* 1969;**12**:1657–1684.

146. Holley KE, Bahn RC, McGoon DC, Mankin HT. Spontaneous calcific embolization associated with calcific aortic stenosis. *Circulation* 1963;**27**:197–202.

147. Klues HG, Maron BJ, Dollar AL, Roberts WC. Diversity of structural mitral valve alterations in hypertrophic cardiomyopathy. *Circulation* 1992;**85**:1651–1660.

148. Hardarson T, De la Calzada CS, Curiel R, Goodwin JF. Prognosis and mortality of hypertrophic obstructive cardiomyopathy. *Lancet* 1973;1462–1467.

149. Glancy DL, O'Brien KP, Gold HK, Epstein SE. Atrial fibrillation in patients with idiopathic hypertrophic subaortic stenosis. *Brit Heart J* 1970;**32**:652–659.

150. Tajik AJ, Giuliani ER, Frye RL, et al. Mitral valve and/or annulus calcification assoiated with hypertrophic subaortic stenosis (IHSS). *Circulation* 1972;**16**(Suppl II):228.

151. Barlow JB, Bosman CK. Aneurysmal protrusion of posterior leaflets of the mitral valve. An auscultatory-electrocardiographic syndrome. *Am Heart J* 1966;**71**:166–178.

152. Lauzier S, Barnett HJM. Cerebral ischemia with mitral valve prolapse and mitral annular calcification. In AJ Furlan (ed), *The Heart and Stroke: Exploring Mutual Cerebrovascular and Cardiovascular Issues*. London: Springer, 1987, pp 63–100.

153. Markiewicz W, Stoner J, London E, et al. Mitral valve prolapse in one hundred presumably healthy young females. *Circulation* 1976;**53**:464–473.

154. Cheitlin MD, Byrd RC. Prolapsed mitral valve: The commonest valve disease? *Curr Probl Cardiol* 1984;**8**:3–53.

155. Ranganatham N, Silver MD, Robinson T, et al. Angiographic–morphological correlation in patients with severe mitral regurgitation due to prolapse of the posterior mitral valve leaflet. *Circulation* 1973;**48**:514–518.

156. Kostuk WJ, Boughner DR, Barnett HJM, Silver MD. Strokes: A complication of mitral-leaflet prolapse? *Lancet* 1977;**2**:313–316.

157. Marks AR, Choong CY, Sanfillipo AJ, et al. Identification of high-risk and low-risk subgroups of patients with mitral-valve prolapse. *N Engl J Med* 1989;**320**:1031–1036.

158. Nishimura RA, McGoon MD, Shub C, et al. Echocardiographically documented mitral-valve prolapse: Long term follow-up of 237 patients. *N Engl J Med* 1985;**313**:1305–1309.

159. Barnett HJM. Transient cerebral ischemia: Pathogenesis, prognosis, and management. *Ann Royal Coll Phys Surg Can* 1974;**7**:153–173.

160. Barnett HJM, Jones MW, Boughner DR, Kostuk WJ. Cerebral ischemic events associated with prolapsing mitral valve. *Arch Neurol* 1976;**33**:777–782.

161. Barnett HJM, Boughner DR, Taylor DW, et al. Further evidence relating mitral-valve prolapse to cerebral ischemic events. *N Engl J Med* 1980;**302**:139–144.

162. Aronow WS, Koenigsberg M, Kronzon I, Gutstein H. Association of mitral annular calcium with new thromboembolic stroke and cardiac events at 39-month follow-up in elderly patients. *Am J Cardiol* 1990;**65**:1511–1512.

163. Benjamin EJ, Plehn JF, D'Agostino RB, et al. Mitral annular calcification and the risk of stroke in an elderly cohort. *N Engl J Med* 1992;**327**:374–379.

164. Korn D, DeSanctis R, Sell S. Massive calcification of the mitral valve, a clinicopathological study of fourteen cases. *N Engl J Med* 1962;**267**:900–909.

165. DeBono D, Warlow C. Mitral annulus calcification and cerebral or retinal ischemia. *Lancet* 1979;**2**:383–385.

166. Benjamin EJ, Plehn JF, D'Agostino RB, et al. Mitral annular calcification and the risk of stroke in an elderly cohort. *N Engl J Med* 1992;**327**:374–379.

167. Kizer J, Wiebers DO, Whisnant JP, et al. Mitral annular calcification, aortic valve sclerosis, and incident stroke in adults free of clinical cardiovasacular disease. The Strong Heart Study. *Stroke* 2005;**36**:2533–2537.

168. Pomerance A. Pathological and clinical study of calcification of the mitral valve ring. *J Clin Pathol* 1970;**23**:354–361.

169. Stein JH, Soble JS. Thrombus associated with mitral valve calcification. A possible mechanism

for embolic stroke. *Stroke* 1995;**26**:1697–1699.

170. Barnett HJM. Stroke by cause. Some common, some exotic, some controversial. *Stroke* 2005;**36**:2523–2525.

171. Adler Y, Shohat-Zabarski R, Vaturi M, et al. Association between mitral annular calcium and aortic atheroma as detected by transesophageal echocardiographic study. *Am J Cardiol* 1998;**81**:784–786.

172. Vongpatanasin W, Hillis D, Lange RA. Prosthetic heart valves. *N Engl J Med* 1996;**335**:407–416.

173. Edmunds LH Jr. Thromboembolic complications of current cardiac valvular prostheses. *Ann Thor Surg* 1982;**34**:96–106.

174. Metzdorff MT, Grunkemeier GL, Pinson CW, Starr A. Thrombosis of mechanical cardiac valves: A qualitative comparison of the silastic ball valve and the tilting disc valve. *J Am Coll Cardiol* 1984;**4**:50–53.

175. Harker LA, Slichter SL. Studies of platelet and fibrinogen kinetics in patients with prosthetic heart valves. *N Engl J Med* 1970;**283**:1302–1305.

176. Silber H, Khan SS, Matloff JM, et al. The St. Jude valve: Thrombolysis as the first line of therapy for cardiac valve thrombosis. *Circulation* 1993;**87**:30–37.

177. Vitale N, Renzulli A, Cerasuolo F, et al. Prosthetic valve obstruction: Thrombolysis versus operation. *Ann Thorac Surg* 1994;**57**:365–370.

178. Cannegieter SC, Rosendaal FR, Briet E. Thromboembolic and bleeding complications in patients with mechanical heart valve prostheses. *Circulation* 1994;**89**:635–641.

179. Cohn LH, Mudge GH, Pratter F, Collins JJ Jr. Five to eight-year follow-up of patients undergoing porcine heart-valve replacement. *N Engl J Med* 1981;**304**:258–262.

180. Osler W. Gulstonian lectures on malignant endocarditis. *Lancet* 1885;**1**:459–465.

181. Jones HR, Siekert RG, Geraci J. Neurologic manifestations of bacterial endocarditis. *Ann Intern Med* 1969;**71**:21–28.

182. Salgado AV, Furlan AJ, Keys TF, et al. Neurologic complications of endocarditis: A 12-year experience. *Neurology* 1989;**39**:173–178.

183. Hart RG, Foster JW, Luther MF, Kanter MC. Stroke in infective endocarditis. *Stroke* 1990;**21**:695–700.

184. Kanter MC, Hart RG. Neurologic complications of infective endocarditis. *Neurology* 1991;**41**:1015–1020.

185. Keyser DL, Biller J, Coffman TT, Adams HP. Neurologic complications of late prosthetic valve endocarditis. *Stroke* 1990;**21**:472–475.

186. Matsushita K, Kuriyama Y, Sawada T, et al. Hemorrhagic and ischemic cerebrovascular complications of active infective endocarditis of native valve. *Eur Neurol* 1993;**33**:267–274.

187. Pruitt AA, Rubin RH, Karchmer AW, Duncan GW. Neurological complications of bacterial endocarditis. *Medicine* 1978;**57**:329–43.

188. Steckelberg JM, Murphy JG, Ballard D, et al. Emboli in infective endocarditis: The prognostic value of echocardiography. *Ann Intern Med* 1991;**114**:635–640.

189. Tunkel AR, Mandell GL. Infecting microorganisms. In D Kay, (ed.), *Infective Endocarditis*. New York: Raven Press, 1992, pp 85–97.

190. Garvey GJ, Neu HC. Infective endocarditis – an evolving disease. A review of endocarditis at the Columbia-Presbyterian Medical Center, 1968–1973. *Medicine* 1978;**57**:105–127.

191. Jaffe WM, Morgan DE, Pearlman AS, Otto CM. Infective endocarditis, 1983–1988: Echocardiographic findings and factors influencing morbidity and mortality. *J Am Coll Cardol* 1990;**15**:1227–1233.

192. Rohmann S, Erbel R, Gorge G, et al. Clinical relevance of vegetation localization by transesophageal echocardiography in infective endocarditis. *Eur Heart J* 1992;**12**:446–452.

193. Shively BK, Gurule FT, Roldan CA, Leggett JH, Schiller NB. Diagnostic value of transesophageal compared with transthoracic echocardiography in infective endocarditis. *J Am Coll Cardiol* 1991;**18**:391–397.

194. Sanfilippo AJ, Picard MH, Newell JB, et al. Echocardiographic assessment of patients with infectious endocarditis: Prediction of risk for complications. *J Am Coll Cardiol* 1991;**18**:1191–1199.

195. Hart RG, Kagan-Hallet K, Joerns S. Mechanisms of intracranial hemorrhage in infective endocarditis. *Stroke* 1987;**18**:1048–1056.

196. Masuda J, Yutani C, Waki R, et al. Histopathological analysis of the mechanisms of intracranial hemorrhage complicating infective endocarditis. *Stroke* 1992;**23**:843–850.

197. Klein I, Iung B, Wolff M, et al. Silent T2* cerebral microbleeds. A potential new imaging clue in infective endocarditis. *Neurology* 2007;**68**:2043.

198. Nandigam K. Silent T2* cerebral microbleeds: A potential new imaging clue in infective endocarditis. *Neurology* 2008;**70**:323–324.

199. Morawetz RB, Karp RB. Evolution and resolution of intracranial bacterial (mycotic) aneurysms. *Neurosurgery* 1984;**15**:43–49.

200. Moskowitz MA, Rosenbaum AE, Tyler HR. Angiographically monitored resolution of cerebral mycotic aneurysms. *Neurology* 1974;**24**:1103–1108.

201. Bingham WF. Treatment of mycotic intracranial aneurysms. *J Neurosurg* 1977;**46**:428–437.

202. Bertorini TE, Laster RE, Thompson BF, Gelfand M. Magnetic resonance imaging of the brain in bacterial endocarditis. *Arch Intern Med* 1989;**149**:815–817.

203. Libman E, Sacks B. A hitherto undescribed form of valvular and mural endocarditis. *Arch Intern Med* 1924;**33**:701–737.

204. Klemperer P, Pollack AD, Baehr G. Pathology of disseminated lupus erythematosus. *Arch Pathol* 1941;**32**:569–631.

205. Baehr G, Klemperer P, Schifrin A. A diffuse disease of the peripheral circulation usually associated with lupus erythematosus and endocarditis. *Trans Assoc Am Physicians* 1935;**50**:139–155.

206. Gross L. The cardiac lesions in Libman–Sacks disease, with a consideration of its relationship to acute diffuse lupus erythematosus. *Am J Pathol* 1940;**16**:375–407.

207. Roldan CA, Shively B, Crawford MH. An echocardiographic study of valvular heart disease associated with systemic lupus erythematosus. *N Engl J Med* 1996;**335**:1424–1430.

208. Moyssakis I, Tektonidou MG, Vassilios V, et al. Libman–Sacks endocarditis in systemic lupus erythematosus: Prevalence,

associations, and evolution. *Am J Med* 2007;**120**:636–642.

209. Barbut D, Borer J, Gharavi A, et al. Prevalence of anticardiolipin antibody in isolated mitral or aortic regurgitation, or both, and possible relation to cerebral ischemic events. *Am J Cardiol* 1992;**70**:901–905.

210. Barbut D, Borer J, Wallerson D, et al. Anticardiolipin antibody and stroke: Possible relation of valvular heart disease and embolic events. *Cardiology* 1991;**79**:99–109.

211. Antiphospholipid Antibodies in Stroke Study Group. Clinical and laboratory findings in patients with antiphospholipid antibodies and cerebral ischemia. *Stroke* 1990;**21**:1268–1273.

212. Amico L, Caplan LR, Thomas C. Cerebrovascular complications of mucinous cancer. *Neurology* 1989;**39**:522–526.

213. Reagan TJ, Okazaki H. The thrombotic syndrome associated with carcinoma. *Arch Neurol* 1974;**31**:390–395.

214. Edoute Y, Haim N, Rinkevich D, Brenner B, Reisner SA. Cardiac valvular vegetations in cancer patients: A prospective echocardiographic study of 200 patients. *Am J Med* 1997;**102**:252–258.

215. Connolly HM, Crary JL, McGoon MD, et al. Valvular heart disease associated with Fenflurmine-phentermine. *N Engl J Med* 1997;**337**:581–588.

216. Yamamoto M, Uesugi T, Nakayama T. Dopamine agonists and cardiac valvulopathy in Parkinson's disease: A case control study. *Neurology* 2006;**67**:1225–1229.

217. Lambl VA. Papillare exkreszenzen an der semilunar-klappe der aorta. *Wien Med Wochenscshr* 1856;**6**:244–247.

218. Magarey FR. On the mode of formation of Lambl's excrescences and their relation to chronic thickening of the mitral valve. *J Pathol Bacteriol* 1949;**61**:203–208.

219. Roldan CA, Shively BK, Crawford MH. Valve excrescences: Prevalence, evolution and risk for embolism. *J Am Coll Cardiol* 1997;**30**:1308–1314.

220. Freedberg RS, Goodkin GM, Perez JL, et al. Valve strands are strongly associated with systemic embolization: A transesophageal echocardiographic study. *J Am Coll Cardiol* 1995;**26**:1709–1712.

221. Roberts JK, Omarali I, Di Tullio MR, et al. Valvular strands and cerebral ischemia. Effect of demographics and strand characteristics. *Stroke* 1997;**28**:2185–2188.

222. Cohen A, Tzourio C, Chauvel C, et al. Mitral valve strands and the risk of ischemic stroke in elderly patients. *Stroke* 1997;**28**:1574–1578.

223. Lee RJ, Bartzokis T, Yeoh TK, et al. Enhanced detection of intracardiac sources of cerebral emboli by transesophageal echocardiography. *Stroke* 1991;**22**:734–739.

224. Nighoghossian N, Derex L, Loire R, et al. Giant Lambl excrescences. An unusual source of cerebral embolism. *Arch Neurol* 1997;**54**:41–44.

225. Vaitkus PT, Berlin JA, Schwartz JS, Barnathan ES. Stroke complicating acute myocardial infarction: A meta-analysis of risk modification by anticoagulation and thrombolytic therapy. *Arch Intern Med* 1992;**152**:2020–2024.

226. Konrad MS, Coffey CE, Coffey KS, et al. Myocardial infarction and stroke. *Neurology* 1984;**34**:1403–1409.

227. Chiarella F, Santoro E, Domenicucci S, et al. on behalf of the GISSI-3 Investigators. Predischarge two-dimensional echocardiographic evaluation of left ventricular thrombosis after acute myocardial infarction in the GISSI-3 study. *Am J Cardiol* 1998;**81**:822–827.

228. Meltzer RS, Visser CA, Fuster V. Intracardiac thrombi and systemic embolization. *Ann Intern Med* 1986;**104**:689–698.

229. Visser CA, Kan G, Meltzer RS, et al. Embolic potential of left ventricular thrombi after myocardial infarction: A two-dimensional echocardiographic study of 119 patients. *J Am Coll Cardiol* 1985;**5**:1276–1280.

230. Kouvaras G, Chronopoulas G, Soufras G, et al. The effects of long term antithrombotic treatment on left ventricular thrombi in patients after an acute myocardial infarction. *Am Heart J* 1990;**119**:73–78.

231. Asinger RW, Mikell FL, Elsperger J, Hodges M. Incidence of left-ventricular thrombosis after acute transmural myocardial infarction. Serial evaluation by two-dimensional echocardiography. *N Engl J Med* 1981;**305**:297–302.

232. Nihoyannopoulos P, Smith GC, Maseri A, Foale RA. The natural history of left ventricular thrombus in myocardial infarction: A rationale in support of masterly inactivity. *J Am Coll Cardiol* 1989;**14**:903–911.

233. Greaves SC, Zhi G, Lee RT, et al. Incidence and natural history of left ventricular thrombus following anterior wall acute myocardial infarction. *Am J Cardiol* 1997;**80**:442–448.

234. Keren A, Goldberg S, Gottlieb S, et al. Natural history of left ventricular thrombi: Their appearance and resolution in the posthospitalization period of acute myocardial infarction. *J Am Coll Cardiol* 1990;**15**:790–800.

235. Domenicucci S, Chiarella F, Bellotti P, et al. Long-term prospective assessment of left ventricular thrombus in anterior wall acute myocardial infarction and implications for a rational approach to embolic risk. *Am J Cardiol* 1999;**83**:519–524.

236. Lapeyre AC III, Steele PM, Kazmier FJ, et al. Systemic embolism in chronic left ventricular aneurysm: Incidence and the role of anticoagulation. *J Am Coll Cardiol* 1985;**6**:534–538.

237. Anticoagulants in acute myocardial infarction: Results of a cooperative clinical trial. *JAMA* 1973;**225**:724–729.

238. Faxon DP, Ryan TJ, Davis KB, et al. Prognostic significance of angiographically documented left ventricular aneurysm from the coronary artery surgery study (CASS). *Am J Cardiol* 1982;**50**:157–164.

239. Reeder GS, Lengyei M, Tajik AJ, et al. Mural thrombus in left ventricular aneurysm. Incidence, role of angiography, and relation between anticoagulation and embolism. *Mayo Clin Proc* 1981;**56**:77–81.

240. Loh E, Sutton M, Wun C-C, et al. Ventricular dysfunction and the risk of stroke after myocardial infarction. *N Engl J Med* 1997;**336**:251–257.

241. Stratton JR, Lighty GW, Pearlman AS, Ritchie JL. Detection of left ventricular thrombus by two-dimensional echocardiography: Sensitivity, specificity, and causes of uncertainty. *Circulation* 1982;**66**:156–166.

242. Ports TA, Cogan J, Schiller NB, Rapaport E. Echocardiography of left ventricular masses. *Circulation* 1978;**58**:528–536.

243. Chen C, Koschyk D, Hamm C, et al. Usefulness of transesophageal echocardiography in identifying small

left ventricular apical thrombus. *J Am Coll Cardiol* 1993;**21**:208–215.

244. Oppenheimer SM, Lima J. Neurology and the heart. *J Neurol Neurosurg Psychiatry* 1998;**64**:289–297.

245. Wong C, Marwick TH. Obesity cardiomyopathy: Diagnosis and therapeutic implications. *Nature Clin Practice Cardiovasc Med.* 2007;**4**:480–489.

246. Grabowski A, Kilian J, Strank C, Cieslinski G, Meyding-Lamade U. Takotsubo cardiomyopathy – a rare cause of cardioembolic stroke. *Cerebrovasc Dis* 2007;**24**:146–148.

247. Ziegelstein RC. Acute emotional stress and cardiac arrhythmias. *JAMA* 2007;**298**:324–329.

248. Wold LE, Lie JT. Cardiac myxomas: A clinicopathologic profile. *Am J Pathol* 1980;**101**:219–240.

249. Reynen K. Cardiac myxomas. *N Engl J Med* 1995;**333**:1610–1617.

250. Blondeau P. Primary cardiac tumors: French study of 533 cases. *Thorac Cardiovasc Surg* 1990;**38** (Suppl 2):192–195.

251. Lee VH, Connolly HM, Brown Jr RD. Central nervous system manifestations of cardiac myxoma. *Arch Neurol* 2007;**64**:1115–1120.

252. Sandok BA, von Estorff I, Giuliani ER. Subsequent neurological events in patients with atrial myxoma. *Ann Neurol* 1980;**8**:305–307.

253. Edwards FH, Hale D, Cohen A, et al. Primary cardiac valve tumors. *Ann Thorac Surg* 1991;**52**:1127–1131.

254. Giannesini C, Kubis N, N'Guyen A, et al. Cardiac papillary fibroelastoma: A rare cause of ischemic stroke in the young. *Cerebrovasc Dis* 1999;**9**:45–49.

255. Brown RD, Khandheria BK, Edwards WD. Cardiac papillary fibroelastoma: A treatable cause of transient ischemic attack and ischemic stroke detected by transesophageal echocardiography. *Mayo Clin Proc* 1995;**70**:863–868.

256. Klarich KW, Enriquez-Sarano M, Gura GM, et al. Papillary fibroelastoma: Echocardiographic characteristics for diagnosis and pathologic correlation. *J Am Coll Cardiol* 1997;**30**:784–90.

257. Gagliardi R, Franken R, Protti G. Cardiac papillary fibroelastoma and stroke in a young man – etiology and treatment. *Cerebrovasc Dis* 2008;185–187.

258. Azarbal B, Tobis J. Interatrial communications, stroke, and migraine headache. *Appl Neurol* 2005;**1**:22–36.

259. Hagen PT, Scholz DG, Edwards WD. Incidence and size of patent foramen ovale during the first 10 decades of life: An autopsy study of 965 normal hearts. *Mayo Clin Proc* 1984;**59**:17–20.

260. Lechat PH, Mas JL, Lascault G, et al. Prevalence of patent foramen ovale in patients with stroke. *N Engl J Med* 1988;**318**:1148–1152.

261. Di Tullio M, Sacco RL, Gopal A, et al. Patent foramen ovale as a risk factor for cryptogenic stroke. *Ann Intern Med* 1992;**117**:461–465.

262. Petty GW, Khanderia BK, Chu C-P, et al. Patent foramen ovale in patients with cerebral infarction. A transesophageal echocardiographic study. *Arch Neurol* 1997;**54**:819–822.

263. Gautier JC, Durr A, Koussa S, et al. Paradoxical cerebral embolism with a patent foramen ovale. A report of 29 patients. *Cerebrovasc Dis* 1991;**1**:193–202.

264. Venketasubramanian N, Sacco RL, Di Tullio M, et al. Vascular distribution of paradoxical emboli by transcranial Doppler. *Neurology* 1993;**43**:1533–1535.

265. Kim BJ, Kim N-Y, Kang D-W, Kim JS, Kwon SU. Provoked right-to-left shunt in patent foramen ovale associates with ischemic stroke in posterior circulation. *Stroke* 2014;**45**:3707–3710.

266. Konstantinides S, Kasper W, Geibel A, et al. Detection of left-to-right shunt in atrial septal defect by negative contrast echocardiography: A comparison of transthoracic and transesophageal approach. *Am Heart J* 1993;**126**:909–917.

267. Hamann GF, Schatzer-Klotz D, Frohlig G, et al. Femoral injection of echo contrast medium may increase the sensitivity of testing for a patent foramen ovale. *Neurology* 1998;**50**:1423–1428.

268. Hausmann D, Mügge A, Daniel WG. Identification of patent foramen ovale permitting paradoxic embolism. *J Am Coll Cardiol* 1995;**26**:1030–1038.

269. Homma S, Tullio MR, Sacco RL, et al. Characteristics of patent foramen ovale associated with cryptogenic stroke: A biplane transesophageal echocardiographic study. *Stroke* 1994;**25**:582–586.

270. Chimowitz MI, Nemec JJ, Marwick TH, et al. Transcranial Doppler ultrasound identifies patients with right-to-left cardiac or pulmonary shunts. *Neurology* 1991;**41**:1902–1904.

271. Albert A, Muller HR, Hetzel A. Optimized transcranial Doppler technique for the diagnosis of cardiac right-to-left shunts. *J Neuroimaging* 1997;**7**:159–163.

272. Di Tullio M, Sacco RL, Venketasubramanian N, et al. Comparison of diagnostic techniques for the detection of a patent foramen ovale in stroke patients. *Stroke* 1993;**24**:1020–1024.

273. Mohrs OK, Petersen SE, Erkapic D, et al. Diagnosis of patent foramen ovale using contrast-enhanced dynamic MRI: A pilot study. *AJR Am J Roetgenol* 2005;**184**:234–240.

274. Ilercil A, Meisner JS, Vijayaraman P, et al. Clinical significance of fossa ovalis membrane aneurysm in adults with cardioembolic cerebral ischemia. *Am J Cardiol* 1997;**80**:96–99.

275. Belkin RN, Hurwitz BJ, Kislo J. Atrial septal aneurysm: Association with cerebrovascular and peripheral embolic events. *Stroke* 1987;**18**:856–862.

276. Schneider B, Hanrath P, Vogel P, Meinertz T. Improved morphologic characterization of atrial septal aneurysm by transesophageal echocardiography: Relation to cerebrovascular events. *J Am Coll Cardiol* 1990;**16**:1000–1009.

277. Burger AJ, Sherman HB, Charlamb MJ. Low incidence of embolic strokes with atrial septal aneurysms: A prospective, long-term study. *Am Heart J* 2000;**139**:149–152.

278. Agmon Y, Khandheria BK, Meissner I, et al. Frequency of atrial septal aneurysms in patients with cerebral ischemic events. *Circulation* 1999;**99**:1942–1944.

279. Zabalgoitia-Reyes M, Herrera C, Gandhi DK, et al. A possible mechanism for neurologic ischemic events in patients with atrial septal aneurysm. *Am J Cardiol* 1990;**66**:761–764.

280. Berthet K, Lavergne T, Cohen A, et al. Significant association of atrial vulnerability with atrial septal abnormalities in young patients with ischemic stroke of unknown cause. *Stroke* 2000;**31**:398–403.

281. Silver MD, Dorsey JS. Aneurysms of the septum primum in adults. *Arch Pathol Lab Med* 1978;**102**:62–65.

282. Cabanes L, Mas JL, Cohen A, et al. Atrial septal aneurysm and patent foramen ovale as risk factors for cryptogenic stroke in patients less than 55 years of age. A study using transesophageal echocardiography. *Stroke* 1993;**24**:1865–1873.

283. Hanna JP, Sun JP, Furlan AJ, et al. Patent foramen ovale and brain infarct. Echocardiographic predictors, recurrence, and prevention. *Stroke* 1994;**25**:782–786.

284. Ay H, Buonanno FS, Abraham S, et al. An electrocardiographic criterion for diagnosis of patent foramen ovale associated with ischemic stroke. *Stroke* 1998;**29**:1393–1397.

285. Bogousslavsky J, Garazi S, Jeanrenaud X, et al. Stroke recurrence in patients with patent foramen ovale: The Lausanne study. *Neurology* 1996;**46**:1301–1305.

286. French Study Group on Patent Foramen Ovale and Atrial Septal Aneurysm. Recurrent cerebrovascular events in patients with patent foramen ovale or atrial septal aneurysms and cryptogenic stroke or TIA. *Am Heart J* 1995;**130**:1083–1088.

287. Devuyst G, Bogousslavsky J, Ruchat P, et al. Prognosis after stroke followed by surgical closure of patent foramen ovale: A prospective follow-up study with brain MRI and simultaneous transesophageal and transcranial Doppler ultrasound. *Neurology* 1996;**47**:1162–1166.

288. Kim D, Saver JL. Patent foramen ovale and stroke: What we do and don't know. *Rev Neurol Dis* 2005;**2**:1–7.

289. Bridges ND, Hellensbrand W, Catson L, et al. Transcatheter closure of patent foramen ovale after presumed paradoxical embolism. *Circulation* 1992;**86**:1902–1908.

290. Li Y, Zhou K, Hua Y, et al. Amplatzer occluder versus Cardioseal/Starflex occluder: A meta-analysis of the efficacy and safety of transcatheter occlusion for patent foramen ovale and atrial septal defect. *Cardiol Young* 2013;**23**:582–596.

291. Carroll JD, Saver JL, Thaler DE, et al. for the RESPECT Investigators. Closure of patent foramen ovale versus medical therapy after cryptogenic stroke. *N Engl J Med* 2013;**368**:1092–1100.

292. Meier B, Kalesan B, Mattle HP, et al. for the PC Trial Investigators. Percutaneous closure of patent foramen ovale in cryptogenic embolism. *N Engl J Med* 2013;**368**:1083–1091.

293. Furlan AJ, Reisman M, Joseph Massaro J, et al. for the CLOSURE I Investigators. Closure or medical therapy for cryptogenic stroke with patent foramen ovale. *N Engl J Med* 2012;**366**:991–999.

294. Kent DM, Ruthazer R, Weimar C, et al. An index to identify stroke-related vs. incidental patent foramen ovale in cryptogenic stroke. *Neurology* 2013;**81**:619–625.

295. Thaler DE, Ruthazer R, Weimar C, et al. Recurrent stroke predictors differ in medically treated patients with pathogenic vs. other PFOs. *Neurology* 2014;**83**:221–226.

296. Bogousslavsky J, Cachin C, Regli F, et al. Cardiac sources of embolism and cerebral infarction. Clinical consequences and vascular concomitants. *Neurology* 1991;**41**:855–859.

297. Tunick PA, Kronzon I. Protruding atherosclerotic plaque in the aortic arch of patients with systemic embolization: A new finding seen by transesophageal echocardiography. *Am Heart J* 1990;**120**:658–660.

298. Tunick PA, Culliford AT, Lamparello PJ, Kronzon I. Atheromatosis of the aortic arch as an occult source of multiple systemic emboli. *Ann Intern Med* 1991;**114**:391–392.

299. Tunick PA, Perez JL, Kronzon I. Protruding atheromas in the thoracic aorta and systemic embolization. *Ann Intern Med* 1991;**115**:423–427.

300. Amarenco P, Duyckaerts C, Tzourio C, et al. The prevalence of ulcerated plaques in the aortic arch in patients with stroke. *N Engl J Med* 1992;**326**:221–225.

301. Amarenco P, Cohen A, Baudrimont M, Bousser M-G. Transesophageal echocardiographic detection of aortic arch disease in patients with cerebral infarction. *Stroke* 1992;**23**:1005–1009.

302. Tobler HG, Edwards JE. Frequency and location of atherosclerotic plaques in the ascending aorta. *J Thor Cardiovasc Surg* 1988;**96**:304–306.

303. Bruns JL, Segel DP, Adler S. Control of cholesterol embolization by discontinuation of anticoagulant therapy. *Am J Med Sci* 1978;**275**:105–108.

304. French Study of Aortic Plaques in Stroke Group. Atherosclerotic disease of the aortic arch as a risk factor for recurrent ischemic stroke. *N Engl J Med* 1996;**334**:1216–1221.

305. Mitusch R, Doherty C, Wucherpfennig H, et al. Vascular events during follow-up in patients with aortic arch atherosclerosis. *Stroke* 1997;**28**:36–39.

306. Amarenco P, Cohen A. Update on imaging aortic atherosclerosis. *Adv Neurol* 2003;**92**:75–89.

307. Vaduganathan V, Ewton A, Nagueh SF, et al. Pathologic correlates of aortic plaques, thrombi and mobile "aortic debris" imaged in vivo with transesophageal echocardiography. *J Am Coll Cardiol* 1997;**30**:357–363.

308. Weinberger J, Azhar S, Danisi F, Hayes R, Goldman M. A new noninvasive technique for imaging atherosclerotic plaque in the aortic arch of stroke patients by transcutaneous real-time B-mode ultrasonography. *Stroke* 1998;**29**:673–676.

309. Schwammenthal A, Schwammenthal Y, Tanne D, et al. Transcutaneous detection of aortic arch atheromas by suprasternal harmonic imaging. *J Am Coll Cardiol* 2002;**39**:1127–1132.

310. Kutz SM, Lee VS, Tunick PA, et al. Atheromas of the thoracic aorta: A comparison of transesophageal echocardiography and breath-hold gadolinium enhanced 3-dimensional magnetic resonance angiography. *J Am Soc Echocardiogr* 1999;**12**:853–858.

311. Barkhausen J, Ebert W, Heyer C, Debatin JF, Weinmann H-J. Detection of atherosclerotic plaque with gadofluorine-enhanced magnetic resonance imaging. *Circulation* 2003;**108**:605–609.

312. Harloff A, Dudler P, Frydrychowicz A, et al. Reliability of aortic MRI at 3 Tesla in patients with cryptogenic stroke. *J Neurol Neurosurg Psychiatry* 2007;**79**:540–546.

313. Chatzikonstantinou A, Krissak R, Fluchter S, et al. CT angiography of the aorta is superior to transesophageal echocardiography for determining stroke subtypes in patients with cryptogenic stroke. *Cerebrovasc Dis* 2012;**33**:322–328.

314. Wehrum T, Kams M, Strecker C, et al. Prevalence of potential retrograde embolization pathways in the proximal descending aorta in stroke

patients. *Cerebrovas Dis* 2014;**38**:410–417.

315. Yamashiro K, Funabe S, Tanaka R, et al. Primary aortic sarcoma. *Neurology* 2015;**84**:755–756.

316. Blackshear JL, Jahangir A, Oldenberg WA, Safford RE. Digital embolization from plaque-related thrombus in the thoracic aorta: Identification with transesophageal echocardiography and resolution with warfarin therapy. *Mayo Clin Proc* 1993;**68**:268–272.

317. Freedberg RS, Tunick PA. Culliform AT, Tatelbaum RJ, Kronzon I. Disappearance of a large intraaortic mass in a patient with prior systemic embolization. *Am Heart J* 1993;**125**:1445–1447.

318. Fine MJ, Kapoor W, Falanga V. Cholesterol crystal embolization: A review of 221 cases in the English literature. *Angiology* 1987;**38**:769–784.

319. Hausmann D, Gulba D, Bargheer, et al. Successful thrombolysis of an aortic-arch thrombus in a patient after mesenteric embolism. *N Engl J Med* 1992;**327**:500–501.

320. Belden JR, Caplan LR, Bojar RM, Payne DD, Blachman P. Treatment of multiple cerebral emboli from an ulcerated, thrombogenic ascending aorta with aortectomy and graft replacement. *Neurology* 1997;**49**:621–622.

321. Amarenco P, Davis S, Jones EF, et al. for the Aortic Arch Related Cerebral Hazard Trial Investigators. Clopidogrel plus aspirin versus warfarin in patients with stroke and aortic arch plaques. *Stroke* 2014;**45**:1248–1257.

322. Slogoff S, Girgis KZ, Keats AS. Etiologic factors in neuropsychiatric complications associated with cardiopulmonary bypass. *Anesth Analg* 1982;**61**:903–911.

323. Gilman S. Neurological complications of open heart surgery. *Ann Neurol* 1990;**28**:475–476.

324. Shaw PJ, Bates D, Cartledge NEF. Early neurological complications of coronary artery bypass surgery. *BMJ* 1985;**391**:1384–1387.

325. Breuer AC, Furlan AJ, Hanson MR, et al. Central nervous system complications of coronary artery bypass graft surgery: Prospective analysis of 421 patients. *Stroke* 1983;**14**:682–687.

326. Coffey CE, Massey EW, Roberts KB, et al. Natural history of cerebral complication of coronary artery bypass graft surgery. *Neurology* 1983;**33**:1416–1421.

327. Feeney DM, Gonzalez A, Law WA. Amphetamine, haloperidol and experience interact to affect the rate of recovery after motor cortex injury. *Science* 1982;**217**:855–857.

328. Houda DA, Feeney DM. Haloperidol blocks amphetamine induced recovery of binocular depth perception of the bilateral visual cortex abilities in the cat. *Proc West Pharmacol Soc* 1985;**28**:209–211.

329. Sila C. Neuroimaging of cerebral infarction associated with coronary revascularization. *AJNR Am J Neuroradiol* 1991;**12**:817–818.

330. Moody DM, Bell MA, Challa VR, et al. Brain microemboli during cardiac surgery or aortography. *Ann Neurol* 1990;**28**:477–486.

331. Pugsley W, Klinger L, Paschalis C, et al. The impact of microemboli during cardiopulmonary bypass on neuropsychological functioning. *Stroke* 1994;**25**:1393–1399.

332. Barbut D, Caplan LR. Brain complications of cardiac surgery. *Curr Probl Cardiol* 1997;**22**:445–476.

333. Barbut D, Lo Y, Gold JP, et al. Impact of embolization during coronary artery bypass grafting on outcome and length of stay. *Ann Thor Surg* 1997;**63**:998–1002.

334. Clark RE, Brillman J, Davis DA, et al. Microemboli during coronary artery bypass grafting: Genesis and effect on outcome. *J Thorac Cardiovasc Surg* 1995;**25**:1393–1399.

335. Tufo HM, Ostfeld AM, Shekelle R. Central nervous system dysfunction following open-heart surgery. *JAMA* 1970;**212**:1333–1340.

336. Stockard JJ, Bickford RG, Schauble JF. Pressure-dependent cerebral ischemia during cardiopulmonary bypass. *Neurology* 1973;**23**:521–529.

337. Gold JP, Charlson ME, Williams-Russo P, et al. Improvement of outcomes after coronary artery bypass: A randomized trial comparing intraoperative high vs. low mean arterial pressure. *J Thorac Cardiovasc Surg* 1995;**110**:1302–1314.

338. Gottesmann RF, Hillis AE, Grega MA, et al. Early postoperative cognitive dysfunction and blood pressure during coronary artery bypass graft operation. *Arch Neurol* 2007;**64**:1111–1114.

339. Dubinsky RM, Lai SM. Mortality from combined carotid endarterectomy and coronary artery bypass surgery in the US. *Neurology* 2007;**68**:195–197.

340. Breslau PJ, Fell G, Ivey TD, et al. Carotid arterial disease in patients undergoing coronary artery bypass operations. *J Thorac Cardiovasc Surg* 1981;**82**:765–767.

341. Turnipseed WD, Berkhoff HA, Belzer FO. Postoperative stroke in cardiac and peripheral vascular disease. *Ann Surg* 1980;**192**:365–368.

342. Chimowitz M. Neurological complications of cardiac surgery. In LR Caplan, JW Hurst, M Chimowitz (eds), *Clinical Neurocardiology*. New York: Marcel Dekker, 1999, pp 226–257.

343. Furlan A, Craciun A. Risk of stroke during coronary artery bypass graft surgery in patients with internal carotid artery disease documented by angiography. *Stroke* 1985;**16**:797–799.

344. Von Reutern G, Hetzel A, Birnbaum D, et al. Transcranial Doppler ultrasound during cardiopulmonary bypass in patients with internal carotid artery disease documented by angiography. *Stroke* 1988;**19**:674–680.

345. Hise JH, Nipper MN, Schnitker JC. Stroke associated with coronary artery bypass surgery. *AJNR Am J Neuroradiol* 1991;**12**:811–814.

346. Barbut D, Gold JP. Aortic atheromatosis and risks of cerebral embolization. *J Cardiothorac Vasc Anesth* 1996;**10**:24–30.

347. Blauth CI, Cosgrove DM, Webb BW, et al. Atheroembolism from the ascending aorta. An emerging problem in cardiac surgery. *J Thorac Cardiovasc Surg* 1992;**103**:1104–1112.

348. Masuda J, Yutani C, Ogata J, et al. Atheromatous embolism to the brain: A clinicopathologic analysis of 15 autopsy cases. *Neurology* 1994;**44**:1231–1237.

349. Katz ES, Tunick PA, Rusinek H, et al. Protruding aortic atheromas predict stroke in elderly patients undergoing cardiopulmonary bypass: Experience with intraoperative transesophageal echocardiography. *J Am Coll Cardiol* 1992;**20**:70–77.

350. Mills NL, Everson CT. Atherosclerosis of the ascending aorta and coronary artery bypass. Pathology, clinical correlates and operative management. *J Thorac Cardiovasc Surg* 1991;**102**:546–553.

351. Yao FSF, Barbut D, Hager DN, et al. Detection of aortic emboli by transesophageal echocardiography during coronary artery bypass surgery. *J Cardiothorac Vasc Anesth* 1996;**10**:314–317.

352. Gardner TJ, Horneffer PJ, Manolio TA, et al. Stroke following coronary artery bypass grafting: A ten-year study. *Ann Thorac Surg* 1985;**40**:574–581.

353. Caplan LR. Translating what is known about neurological complications of coronary artery bypass graft surgery into action (Editorial). *Arch Neurol* 2009;**66**:1062–1064.

354. Warehag TH, Davila-Roman VG, Barzilai B, et al. Management of the severely atherosclerotic aorta during cardiac operations. *J Thorac Cardiovasc Surg* 1992;**103**:453–462.

355. Barbut D, Yao FS, Hager DN, et al. Comparison of transcranial Doppler ultrasonography and transesophageal echocardiography during coronary artery bypass surgery. *Stroke* 1996;**27**:87–90.

356. Dittrich R, Ringelstein EB. Occurrence and clinical impact of microembolic signals during or after cardiosurgical procedures. *Stroke* 2008;**39**:503–511.

357. Marshall WG, Barzilai B, Kouchoukos NT, et al. Intraoperative ultrasonic imaging of the ascending aorta. *Ann Thorac Surg* 1989;**48**:339–344.

358. Borowicz I, Goldsborough M, Selnes O, McKann G. Neuropsychologic change after cardiac surgery. A critical review. *J Cardiothorac Vasc Anesth* 1996;**10**:105–111.

359. Barbut D, Hinton R, Szatrowski TP, et al. Cerebral emboli detected during bypass surgery are associated with clamp removal. *Stroke* 1994;**25**:2398–2402.

360. Hammon J, Stump D, Kon N, et al. Risk factors and solutions for the development of neurobehavioral changes after coronary artery bypass grafting. *Ann Thorac Surg* 1997;**63**:1613–1618.

361. Hanson MR, Hamid MA, Tomsak RL, Chou SS, Leigh RJ. Selective saccadic palsy caused by pontine lesions: Clinical, physiological, and pathological correlations. *Ann Neurol* 1986;**20**:209–217.

362. Tomsak RL, Volpe BT, Stahl JS, Leigh RJ. Saccadic palsy after cardiac surgery: Visual disability and rehabilitation. *Ann NY Acad Sci* 2002;**956**:430–433.

363. Eggers SDZ, Moster ML, Cranmer K. Selective saccadic palsy after cardiac surgery. *Neurology* 2008;**70**:318–320.

364. Solomon D, Ramat S, Tomsak RL, et al. Saccadic palsy after cardiac surgery: Characteristics and pathogenesis. *Ann Neurol* 2007;**63**:355–365.

365. van Dijk D, Spoor M, Hijman R, et al. for the Octopus Study Group. Cognitive and cardiac outcomes 5 years after off-pump vs. on-pump coronary artery bypass graft surgery. *JAMA* 2007;**297**:701–708.

366. Duncan A, Rumbaugh C, Caplan LR. Cerebral embolic disease, a complication of carotid aneurysms. *Radiology* 1979;**133**:379–384.

367. Fisher M, Davidson R, Marcus E. Transient focal cortical ischemia as a presenting manifestation of unruptured cerebral aneurysms. *Ann Neurol* 1980;**8**:367–372.

368. Pessin MS, Chimowitz MI, Levine SR, et al. Stroke in patients with fusiform vertebrobasilar aneurysms. *Neurology* 1989;**39**:16–21.

369. Caplan LR, Stein R, Patel D, et al. Intraluminal clot of the carotid artery detected radiographically. *Neurology* 1984;**34**:1175–1181.

370. Perloff JK. Congenital mitral stenosis, cor triatriatum, congenital pulmonary vein stenosis. In JK Perloff, Marelli AJ (eds), *The Clinical Recognition of Congenital Heart Disease*. Philadelphia: W B Saunders, 1987, pp 169–171.

371. Manning WJ, Weintraub, RM, Waksmonski, CA, et al. Accuracy of transesophageal echocardiography for identifying left atrial thrombi. A prospective, intraoperative study. *Ann Intern Med* 1995;**123**:817–822.

372. Fatkin D, Scalia G, Jacobs N, et al. Accuracy of biplane transesophageal echocardiography in detecting left atrial thrombus. *Am J Cardiol* 1996;**77**:321–323.

373. Pearson AC, Labovitz AJ, Tatineni S, Gomez CR. Superiority of transesophageal echocardiography in detecting cardiac source of embolism in patients with cerebral ischemia of uncertain etiology. *J Am Coll Cardiol* 1991;**17**:66–72.

374. DeRook FA, Comess KA, Albers GW, Popp RL. Transesophageal echocardiography in the evaluation of stroke. *Ann Intern Med* 1992;**117**:922–932.

375. Daniel WG, Mugge A. Transesophageal echocardiography. *N Engl J Med* 1995;**332**:1268–1279.

376. Horowitz DR, Tuhrim S, Weinberger J, et al. Transesophageal echocardiography: Diagnostic and clinical applications in the evaluation of the stroke patient. *J Stroke Cerebrovasc Dis* 1997;**6**:332–336.

377. Johnson LL, Pohost GM. Nuclear cardiology. In RC Schlant, RW Alexander (eds), *Hurst's The Heart*, 8th ed. New York: McGraw-Hill, 1994, pp 2281–2323.

378. Ezekowiz MD, Wilson DA, Smith EO, et al. Comparison of indium-111 platelet scintigraphy and two-dimensional echocardiography in the diagnosis of left ventricular thrombi. *N Engl J Med* 1982;**306**:1509–1513.

379. Daccarett M, McGann CJ, Akoum NW, MacLeod R, Marrouche NF. MRI of the left atrium: Predicting clinical outcomes in patients with atrial fibrillation. *Exp Rev Cardiovasc Ther* 2011;**9**:105–111.

380. Baher A, Mowla A, Kodali S, et al. Cardiac MRI improves identification of etiology of acute ischemic stroke. *Cerebrovasc Dis* 2014;**37**:277–284.

381. Hur J, Kim YJ, Lee HJ, et al. Left atrial appendage thrombi in stroke patients: Detection with two-phase cardiac CT angiography versus transesophageal echocardiography. *Radiology* 2009;**251**:683–690.

382. Hur J, Kim YJ, Lee HJ, et al. Cardioembolic stroke: Dual-energy cardiac CT for differentiation of left atrial appendage thrombus and circulatory stasis. *Radiology* 2012;**263**:688–695.

383. Romero J, Husain SA, Kelesidis I, Sanz J, Medina HM, Garcia MJ. Detection of left atrial appendage thrombus by cardiac computed tomography in patients with atrial fibrillation: A meta-analysis. *Circ Cardiovasc Imaging* 2013;**6**:185–194.

384. Romero J, Cao JJ, Garcia MJ, Taub CC. Cardiac imaging for assessment of left atrial appendage stasis and thrombosis. *Nat Rev Cardiol* 2014;**11**:470–480.

385. Caplan LR, Feinberg WM, Fisher MJ, del Zoppo GJ. The blood. In LR Caplan (ed), *Brain Ischemia. Basic Concepts and Clinical Relevance*. London: Springer, 1995, pp 83–126.

386. Caplan LR. Treatment of the acute embolic event. In LR Caplan,

W Manning (eds), *Brain Embolism.* New York: Informa Healthcare, 2006, pp 277–288.

387. Furlan A, Higashida R, Wechsler L, et al. Intraarterial prourokinase for acute ischemic stroke. The PROACT II Study: A randomized controlled trial. Prolyse in acute cerebral thromboembolism. *JAMA* 1999;**282**:2003–2011.

388. Fisher CM, Perlman A. The nonsudden onset of cerebral embolism. *Neurology* 1967;**17**:1025–1032.

389. Melski J, Caplan LR, Mohr JP, Geer D, Bleich H. Modeling the diagnosis of stroke at two hospitals. MD Computing 1989;**6**:157–163.

390. Staroselskaya I, Chaves C, Silver B, et al. Relationship between magnetic resonance arterial patency and perfusion-diffusion mismatch in acute ischemic stroke and its potential clinical use. *Arch Neurol* 2001;**58**:1069–1074.

391. Derex L, Nighoghossian N, Hermier M, Adeleine P, Froment JC, Trouillas P. Early detection of cerebral arterial occlusion on magnetic resonance angiography: Predictive value of the baseline NIHSS score and impact on neurological outcome. *Cerebrovasc Dis* 2002;**13**:225–229.

392. Parsons MW, Barber PA, Chalk J, et al. Diffusion- and perfusion-weighted response to thrombolysis in stroke. *Ann Neurol* 2002;**51**:28–37.

393. Campbell BC, Christensen S, Parsons MW, et al. for the EPITHET and DEFUSE Investigators. Advanced imaging improves prediction of hemorrhage after stroke thrombolysis. *Ann Neurol* 2013;**73**:510–519.

394. Pessin MS, del Zoppo GJ, Furlan AJ. *Thrombolytic treatment in acute stroke: Review and Update of Selected Topics in Cerebrovascular Disease. 19th Princeton Conference, 1994.* Boston: Butterworth–Heinemann, 1995, pp 409–418.

395. Caplan LR. *Caplan's Stroke, a Clinical Approach.* Boston, Butterworth–Heinemann, 2000, pp 124–130.

396. Caplan LR. Thrombolysis 2004: The good, the bad, and the ugly. *Rev Neurol Dis* 2004;**1**:16–26.

397. Christoforidis G, Mohammad Y, Bourekas E, Slivka A. Initial severity of angiographic occlusion predicts subsequent volume of cerebral infarction following intra-arterial thrombolysis in acute ischemic stroke. *Neurology* 2004;**62** (Suppl 5): A449.

398. Toni D, Fiorelli M, Zanette EM, et al. Early spontaneous improvement and deterioration of ischemic stroke patients: A serial study with transcranial Doppler ultrasonography. *Stroke* 1998;**29**:1144–1148.

399. Lewandowski C, Frankel M, Tomsick T, et al. Combined intravenous and intraarterial r-tPA versus intra-arterial therapy of acute ischemic stroke: Emergency Management of Stroke (EMS) Bridging Trial. *Stroke* 1999;**30**:2598–2605.

400. IMS Study Investigators. Combined intravenous and intra-arterial recanalization for acute ischemic stroke: The Interventional Management of Stroke Study. *Stroke* 2004;**35**:904–912.

401. Hausegger K, Hauser M, Kau T. Mechanical thrombectomy with stent retrievers in acute ischemic stroke. *Cardiovasc Intervent Radiol* 2014;**37**:863–74.

402. Ciccone A, Valvassori L. Endovascular treatment for acute ischemic stroke. *N Engl J Med* 2013;**368**:2433–2434.

403. Berlis A, Lutsep H, Barnwell S. Mechanical thrombolysis in acute ischemic stroke with endovascular photoacoustic recanalization. *Stroke* 2004;**35**:1112–1116.

404. Hacke W. The dilemma of reinstituting anticoagulation for patients with cardioembolic sources and intracranial hemorrhage: How wide is the strait between Skylla and Karybdis? *Arch Neurol* 2000;**57**:1682–1684.

405. Phan TG, Koh M, Wijdicks EF. Safety of discontinuation of anticoagulation in patients with intracranial hemorrhage at high thromboembolic risk. *Arch Neurol* 2000;**57**:1710–1713.

406. O'Brien MD. Ischemic cerebral edema in brain ischemia. In LR Caplan (ed.), *Basic Concepts and Clinical Relevance*, London: Springer-Verlag, 1995, pp 43–50.

407. Parisi DM, Koval K, Egol K. Fat embolism syndrome. *Am J Orthop (Belle Mead NJ)* 2002;**31**:507–512.

408. Bulger E, Smith DG, Maier RV, Jurkovich G. Fat embolism syndrome. A 10-year review. *Arch Surg* 1997;**132**:435–439.

409. Sevitt S. *Fat Embolism.* London: Butterworth & Co., 1962.

410. Dines DE, Burgher LW, Okazaki H. The clinical and pathological correlation of fat embolism syndrome. *Mayo Clin Proc* 1975;**50**:407–411.

411. Jacobson DM, Terrence CF, Reinmuth OM. The neurologic manifestations of fat embolism. *Neurology* 1986;**36**:847–851.

412. Hill JD, Aguilar MJ, Baranco AP, Gerbode F. Neuropathological manifestations of cardiac surgery. *Ann Thorac Surg* 1969;**7**:409–517.

413. Ghatal NR, Sinnenberg RJ, DeBlois GG. Cerebral fat embolism following cardiac surgery. *Stroke* 1983;**14**:619–621.

414. Charache S, Page DL. Infarction of bone marrow in sickle cell disorders. *Ann Intern Med* 1967;**67**:1195–1200.

415. Vichinsky E, Williams K, Das M, et al. Pulmonary fat embolism: A distinct cause of severe acute chest syndrome in sickle cell anemia. *Blood* 1994;**83**:3107–3112.

416. Shelley WM, Curtis EM. Bone marrow and fat embolism in sickle cell anemia and sickle cell-hemoglobin C disease. *Bull Johns Hopkins Hosp* 1958;**103**:8–25.

417. Chmel H, Bertles J. Hemoglobin S/C disease in a pregnant woman with crisis and fat embolization syndrome. *Am J Med* 1975;**58**:563–566.

418. Yoo KM, Yoo BG, Kim KS, Lee SU, Han BH. Cerebral lipiodol embolism during transcatheter arterial chemoembolism. *Neurology* 2004;**63**:181–183.

419. Qian Y, Ances BM, Pruitt A, Choi B, Moonis G. Intracranial fat embolization due to baclofen pump. *Neurology* 2005;**64**:919.

420. Simon A, Ulmer JL, Strottman JM. Contrast-enhanced MR imaging of cerebral fat embolism: Case report and review of the literature. *AJNR* 2003;**24**:97–101.

421. Forteza AM, Rabinstein A, Koch S, et al. Endovascular closure of a patent foramen ovale in the fat embolism syndrome. Changes in the embolic pattern as detected by transcranial Doppler. *Arch Neurol* 2002;**59**:455–459.

422. Forteza AM, Koch S, Romano JG, et al. Transcranial Doppler detection of fat emboli. *Stroke* 1999;**30**:2687–2691.

423. Guillevin R, Vallee JN, Demeret S, et al. Cerebral fat embolism: Usefulness of magnetic resonance spectroscopy. *Ann Neurol* 2005;**57**:434–439.

424. Chastre J, Fagon J-Y, Soler P, et al. Bronchoalveolar lavage for rapid

diagnosis of the fat embolism syndrome in trauma patients. *Ann Intern Med* 1990;**113**:583–588.

425. Godeau B, Schaeffer A, Bachir D, et al. Bronchoalveolar lavage in adult sickle cell patients with acute chest syndrome: Value for diagnostic assessment of fat embolism. *Am J Resp Care Med* 1996;**153**:1691–1696.

426. Kamenar E, Burger PC. Cerebral fat embolism: A neuropathological study of a microembolic state. *Stroke* 1980;**11**:477–484.

427. Menkin M, Schwartzman RJ. Cerebral air embolism. Report of five cases and review of the literature. *Arch Neurol* 1977;**34**:169–170.

428. Valentino R, Hilbert G, Vargas F, Gruson D. Computed tomographic scan of massive cerebral air embolism. *Lancet* 2003;**361**:1848.

429. Demaerel P, Gevers A-M, De Brueker Y, Sunaert S, Wilms G. Stroke caused by cerebral air embolism during endoscopy. *Gastrointest Endosc* 2003;**1**:134–135.

430. Weber M-A, Fiebach JB, Lichy MP, Schwark C, Grau A. Bilateral cerebral air embolism. *J Neurol* 2003;**250**:1115–1117.

431. Hodics T, Linfante I. Cerebral air embolism. *Neurology* 2003;**60**:112.

432. Hertz JA, Schinco MA, Frykberg ER. Extensive pneumocranium. *J Trauma* 2002;**52**:188.

433. Laskey AL, Dyer C, Tobias JD. Venous air embolism during home infusion therapy. *Pediatrics* 2002;**109**:e15.

434. Gei AF, Vadhera, Hankins GDV. Embolism during pregnancy: Thrombus, air, and amniotic fluid. *Anesthesiol Clin North America* 2003;**21**:165–182.

435. Malinow AM, Naulty JS, Hunt CO, et al. Precordial ultrasonic monitoring during cesarean delivery. *Anesthesiology* 1987;**66**:816–819.

436. Spencer MP, Campbell SD. Development of bubbles in venous and arterial blood during hyperbaric decompression. *Bull Mason Clin* 1968;**22**:26–32.

437. Gillen HW. Symptomatology of cerebral gas embolism. *Neurology* 1968;**18**:507–512.

438. van Hulst RA, Klein J, Lachman B. Gas embolism: Pathophysiology and treatment. *Clin Physiol Funct Imaging* 2003;**23**:237–246.

439. Cantais E, Louge P, Suppini A, Foster PP, Palmier B. Right-to-left shunt and risk of decompression illness with cochleovestibular and cerebral symptoms in divers: Case control study in 101 consecutive dive accidents. *Crit Care Med* 2003;**31**:84–88.

440. Jeon S-B, Kim JS, Lee DK, Kang D-W, Kwon SU. Clinicoradiological characteristics of cerebral air embolism. *Cerebrovasc Dis* 2007;**23**:459–462.

441. Yeh T, Austin EH, Sehic A, Edmonds HL. Rapid recognition and treatment of cerebral air embolism: The role of neuroimaging. *J Thor Cardiovasc Surg* 2003;**126**:589–591.

442. Lefkovitz NW, Roessman U, Kori S. Major cerebral infarction from tumor embolus. *Stroke* 1986;**17**:555–557.

443. Banerjee AK, Chopra JS. Cerebral embolism from a thyroid carcinoma. *Arch Neurol* 1972;**27**:186–187.

444. Kase CS, White R, Vinson TL, Eichelberger RP. Shotgun pellet embolus to the middle cerebral artery. *Neurology* 1981;**31**:458–461.

445. Yaari R, Ahmadi J, Chang GY. Cerebral shotgun pellet embolism. *Neurology* 2000;**54**:1487.

446. Duncan I, Fourie PA. Embolization of a bullet in the internal carotid artery. *AJR Am J Roentgenol* 2002;**178**:1572–1573.

447. Langenbach M, Leopold H-C, Hennerici M. Neck trauma with embolization of the middle cerebral artery by a metal splinter. *Neurology* 1990;**40**:552–553.

448. Dato GMA, Arsianian A, Di Marzio P, Filosso PL, Ruffini E. Posttraumatic and iatrogenic foreign bodies in the heart: Report of fourteen cases and review of the literature. *J Thor Cardiovascular Surg* 2003;**126**:408–414.

449. Crie JS, Hajar R, Folger G. Umbilical catheter masquerading at echocardiography as a left atrial mass. *Clin Cardiol* 1989;**12**:728–730.

450. Mattox KL, Beall AC, Ennix CL, DeBakey ME. Intravascular migratory bullets. *Am J Surg* 1979;**137**:192–195.

451. Caplan LR, Thomas C, Banks G. Central nervous system complications of "Ts and blues" addiction. *Neurology* 1982;**32**:623–628.

452. Caplan LR, Hier DB, Banks G. Current concepts of cerebrovascular disease – stroke: Stroke and drug abuse. *Stroke* 1982;**27**:869–73.

453. Atlee W. Talc and cornstarch emboli in the eyes of drug abusers. *JAMA* 1972;**219**:49–51.

454. Mizutami T, Lewis R, Gonatas N. Medial medullary syndrome in a drug abuser. *Arch Neurol* 1980;**37**:425–428.

455. Chillar RK, Jackson AL, Alaan L. Hemiplegia after intracarotid injection of methylphenidate. *Arch Neurol* 1982;**39**:598–599.

第11章
缺氧 - 缺血性脑病、心脏骤停以及心性脑病

前言

大脑对于血流、氧气或者能量供应上的减少极其敏感。患有低血压或者低氧的患者常会因脑功能的异常就诊于他们的家庭医师或者急诊室。通常,脑灌注的降低是由心脏疾病引起的,而心脏骤停、心律失常以及心脏泵血功能衰竭等心脏疾病均常由急性心肌梗死引起。此外,休克以及低血容量也会导致全脑灌注减少。由于循环衰竭常引起通气不足,而缺氧又很快引起心脏功能的下降,因此缺氧和低灌注常同时发生。"缺氧 - 缺血性脑病"一词反映了中枢神经系统应激的双重性质。肺栓塞是另一种可引起低血压和血氧下降的急症。对于部分患者来说,脑灌注的下降是由急性失血或血容量不足引起的。

缺氧 - 缺血性脑损伤造成的影响对于患者和他们的家庭可以是灾难性的。有些情况,如自缢、溺水以及一氧化碳中毒,大多引起缺氧性脑损伤。脑损伤的性质以及程度依赖于以下数个因素:严重性、时间、循环停止和氧气剥夺的期间以及潜在的原因。患者可以表现出一连串的体征和症状。对于患者的护理必须是连续的并在每一环节进行优化来提高生存率和神经系统预后。这需要来自各方的团队合作,包括需要决定脑损伤诊断和预后并指导专科重症监护病房(intensive care unit,ICU)中的诊治。神经病学家常同时需要对虽没有明显的脑损伤但认知和行为异常的患者进行评估。其中有些患有心衰的患者,会有心性脑病的症状。这些心性脑病的症状并不常被辨认出,尤其是当这些症状在病危的状况下进展时。因此,对于疾病的准确诊断和治疗要求对于心性脑病潜在病理生理学的通透理解以及对疾病诊断保持的高度警惕和怀疑。

脑损伤的病理生理学

正常脑代谢有几个独特的性质,包括有限的高能磷酸化合物固有储存和高代谢需求。大脑的正常运行严格依赖于连续的源于血液的氧气及葡萄糖供应以达到需求。氧气输送是脑血流量(CBF)和动脉血氧含量的产物。CBF 由 Hagen-Poiseuille 方程决定,与由平均动脉压(mean arterial pressure,MAP)和颅内压(intracranial pressure,ICP)之差所得的脑灌注压(cerebral perfusion pressure,CPP)直接相关,同时和血管直径相关并和血液黏滞度以及血管长度呈负相关。心排血量也与 CBF 直接相关,并独立于血压影响。动脉血氧含量包括血液中携带的氧气总量,包括了结合于血红蛋白的氧和溶解于血浆中的氧(与氧分压成比例)。溶解于血浆中的氧气依氧气压力梯度在毛细血管末端以及细胞之间扩散入脑组织。

当葡萄糖转运进细胞后,在无需氧气的条件下转化为丙酮酸。丙酮酸在线粒体中经有氧代谢产生三磷酸腺苷(adenosine triphosphate,ATP)提供能量,并需要满足细胞代谢的需求。减少的氧气和底物输送使氧化磷酸化解偶联,减少 ATP 的产生,以及干扰了离子泵的功能。胞内钠离子水平的升高伴有钾离子水平的降低引起了神经元的去极化[1]。电压门控的钙离子通道因去极化而打开,引起钙离子的快速内流和兴奋性毒性氨基酸如谷氨酸的释放[2]。过多的谷氨酸结合于位于突触后膜的 N-甲基 -D- 天冬氨酸(NMDA)受体和 α- 氨基 -3- 羟基 -5- 甲基 -4- 异噁唑丙酸(AMPA)受体,引起突触后神经元的去极化以及去极化波的扩散,促进缺血级联反应的进行。胞内过多的钠离子同时引起神经元细胞的渗透性肿胀(细胞毒性水肿)。

大量的钙内流也引起磷脂酶和蛋白酶的激活,

使得细胞膜被降解,同样被激活的核酸内切酶则产生 DNA 断裂[3,4]。过多的钙离子也进入线粒体引起线粒体内膜上的通透性转换孔(MPTP)的打开。这将引起膜电位的丢失,线粒体渗透性肿胀,细胞色素 c 的释放和细胞凋亡的开始,以及活性氧(ROS)的产生[5,6]。这些事件随后出现循环炎性细胞和前炎性介质如细胞因子和趋化因子的内流以及基质金属蛋白(MMP)的活化[7],血脑屏障的崩溃,和进一步的炎性细胞募集和炎症。

矛盾的是,血流的恢复可能引起额外的损害(再灌注损伤)。初始是反应性充血,这是脑自主调节丧失的结果,随后是严重的低灌注(无复流现象)或因白细胞和血小板沿毛细血管壁的淤积以及内皮细胞和星形胶质细胞终足的肿胀带来的微循环损害[8,9]。

任何可以引起 CBF 突然下降的状况都可以引起这一灾难性级联反应的发生。这类状况包括那些可以引起 CPP 下降的情况(可以是系统性低血压,升高的 ICP,或两个均有),血管半径的变窄,或血液黏滞度的上升。对于那些患有心脏骤停的患者,当然,是由于突然的室性心律失常引起的心输出量,体循环血压,CPP,和 CBF 的丧失。这通常伴随着突然的呼吸衰竭以及氧分压的下降(低氧血症)。这两者的结合在缺氧 - 缺血性脑损伤的双二重特性中达到顶点。血流动力学受损的患者常合并有严重的大血管狭窄或闭塞,易于在所谓的血管供血区域之间的边缘带(border-zone)发生缺血损伤。那些突然并仅造成低氧血症的情况(例如与自缢、溺水,或一氧化碳中毒相关的窒息)可引起显著的缺氧性脑损伤。在大多数案例中,这种损伤由于保留完好的脑灌注,底物的运输,以及毒素的清除而相对较轻。有些患有低氧血症的患者会有继发的循环停止。这两者的结合大幅增加了其对患者造成的损伤。理论上讲,严重的贫血同样可以减少动脉血氧含量并引发贫血性 - 缺氧脑损伤,而神经元线粒体中的氧化酶中毒(如氰化物中毒)可导致中毒性 - 缺氧性脑损伤[10,11]。

缺氧 - 缺血性脑损伤

心脏骤停

病例 1

AR,一个 51 岁患有高血压和糖尿病的男性患

者在家中被发现无反应。他的妻子为他进行了心肺复苏(cardiopulmonary resuscitation,CPR)。当急救人员到达现场时,心电图(electrocardiogram,ECG)的心律显示了心室颤动。自主循环在约 20 分钟后恢复。在医院中,他接受了核心温度为 33℃的低温治疗。他被给予了机械通气并用异丙酚镇静。寒战症状通过使用阿曲库铵所抑制。24h 后,他的温度缓慢恢复了。当患者体温升至 35℃以上时,停止给予阿曲库铵治疗。之后输入异丙酚以及因气管插管所致咳嗽而采用间断的静脉内弹丸注射芬太尼以维持治疗。48h 后,他的体温恢复正常。对于他的预后判断则需要由神经科会诊来决定。

概述

在美国每年有多达 325 000 人遭遇心脏骤停[12]。另有 200 000 人在医院发生心脏骤停[13]。由其造成的脑损伤是引起死亡率和发病率的主要原因。在过去的十年中,关于缺氧 - 缺血性脑损伤和心脏骤停的病理生理学研究使得我们得以更好地理解其全面而复杂的临床图景。这一病理过程不仅包括了直接的脑损伤,同时继发的心肌顿抑[14,15],脓毒血症样全身前炎性反应[16],以及全身缺血 / 再灌注综合征,以上可以被总结概括为"心脏骤停后综合征"[17]。"心脏骤停后脑病"一词包括了一整串神经系统损害,这其中包含有唤醒和意识障碍,谵妄,以及和缺血性卒中相关的综合征。

对于院外的心脏骤停,以室性心动过速以及室性颤动为最常见的诱发心律失常。这些"可电复律"的心律失常会在事件发生的数分钟后迅速退变为心电静止;因此,大多数心脏骤停的患者在急救医疗服务的首次检查时处于心电静止或无脉性电活动的状态[18]。室性颤动在心脏骤停中所占的比例可能随时间有所下降[19],这可以部分归功于 β- 受体阻滞剂的广泛应用[20]。总体来讲"可电复律的心律失常"比"不可电复律的"心律失常预后要好,但早期的除颤至关重要;未经处理的室性颤动每过一分钟,都会使存活的可能性降低 7-10%[21]。多于 80% 的室性颤动的案例是由缺血性心脏病引起[22,23]。非缺血性扩张型心肌病以及肥大性心肌病则是心脏骤停的第二大诱因,而其他心脏疾病诸如先天性心脏病以及潜在遗传决定的离子通道异常引起的心脏骤停则占了不到 10%[24]。已报道的院外心脏骤停的结局变动非常大,但总的出院存活率为大约 10%[25]。存活率的提升可能部分是因为更频繁的旁观者 CPR[26,27]。在院内发生心脏骤停的患者通常有共患疾病,而心

脏骤停的原因通常是多因素的,包括非缺血性心肌病,肺栓塞,出血,脓毒血症,以及肺部疾病。对于院内心脏骤停,"不可电复律"的心律失常是主要原因:无脉性电活动,41%;心电静止,32%;室性颤动,16%;室性心动过速,11%[28]。院内心脏骤停的平均出院存活率为大约 18%[13,29]。

在 2010 年的美国心脏协会(AHA)发布的关于心肺复苏(cardiopulmonary resuscitation,CPR)和急诊心血管护理(emergency cardiovascular care,ECC)的指南中,引入了多个变动以希求获得更好的结局。由于胸部按压的打断会降低生存率,其推荐将行 CPR 的顺序从传统的气道 - 呼吸 - 循环(A-B-C)改为循环 - 气道 - 呼吸(C-A-B)。最后,需要重点强调一下心脏骤停后的护理[30]。当自主循环恢复后,复苏后的治疗策略特别指向了心脏骤停和缺氧 - 缺血性脑损伤的不同机制。

即时的复苏后治疗策略

冠脉血管造影和血管再通

引起室性心动过速或室性颤动最常见的原因是心肌缺血。即时的冠脉血管造影和血管再通的理论依据是早期的血管再通可以减少心肌坏死,减少心律失常发生的可能性,增加心排血量,并且提高脑血流。然而,由于心脏骤停的患者并未被纳入大多数的急性心肌梗死试验,虽然无心脏骤停的 ST-抬高的心肌梗死患者会从血管再通中明确获益,但心脏骤停后复苏的患者是否会有类似的获益仍不明确。数个非随机观察性研究显示了早期的血管造影 / 冠状动脉介入相较于没有或延迟的血管造影有生存获益[31,32]。2015 年的指南提倡为复苏后 12 导联心电图(ECG)显示 ST 段抬高的患者行早期的冠脉血管造影。无论如何,由于未见 ST 段抬高并不能排除严重冠脉损伤的存在,也有许多人倡议如果没有明显的导致心脏骤停的非心源性原因,所有心脏骤停后复苏的患者都应该行早期冠脉血管造影[33,34]。

目标温度管理

多个全脑缺血的动物模型显示了低温对选择性易损神经元的显著的保护作用[35-38]。这一保护作用也已在大型动物的心脏骤停模型中得到了证实[39-41]。对于从低温中获益有多个解释。低温治疗降低脑代谢率的同时降低了脑对氧的需求,但这可能并非轻或中度的低温治疗带来相关神经保护作用的首要机制。更重要的是,低温减少了神经元

的去极化[42],同时兴奋性氨基酸释放的量和速率也有所降低[42-44]。低温治疗也降低了胞内的钙离子依赖激酶活性[45]并抑制了引起再灌注损伤的许多环节,如减少自由基的产生,内皮黏附分子的表达和白细胞的侵入,以及凋亡[46-48]。同时低温减少了 MMP 的活性由此减少了血脑屏障(blood-brain-barrier,BBB)的破坏[49]。低温通过减少原发缺血性损伤的程度改善了动物模型的结局,减轻了再灌注损伤,并保持了血管的完整性。

在 2002 年,两个关键的随机临床试验表明中度治疗性低温(32~34℃)可以减轻脑损伤,降低死亡率,并显著增加了可电复律的心脏骤停幸存者中的神经系统预后。在一个欧洲多中心试验中,心脏骤停后低温治疗的研究组,其中 55% 的接受低温治疗的患者在六个月时相较于 39% 的正常温度的对照组有着较好的结局[50]。第二个澳大利亚研究发现 49% 的接受降温治疗的患者与 26% 的对照组相比有着好的神经系统结局[51]。对于院外的室性颤动停搏后的昏迷患者给予低温治疗在 2010 年 AHA 对 CPR 和 ECC 的指南中被给予了 I 级推荐[52]。在一个更近的更大型的随机试验,目标温度管理(TTM)试验质疑了中度低温的获益[53]。在这一试验中,总共 939 个患者被随机分配接受 33℃ 或 36℃ 的目标温度。相较于早前的研究,TTM 试验包括了所有初始心律类型的患者,而并不仅是可以电复律的心律。六个月时,两组之间在死亡率或神经系统功能上并无显著性差异。在入院 3 天时,33℃ 的低温治疗组相较于 36℃ 组在出现更多不良事件上有一个无显著性的趋势,在 33℃ 组,与 36℃ 组相比更多的患者需要使用血管加压药物或者正性肌力药物。由于患者人群的不同,很难在这些临床试验之间进行比较。对于许多患者来说,将体温严格地控制在正常温度(防止发热)或者轻微低温(36℃)可能具有和中等程度的低温一样的效果。有些具有严重缺氧 - 缺血损伤的患者可能仍会从更低程度的低温(33℃)中受益,但仍需警惕随着温度的降低,治疗指数可能变得更窄且并发症会抵消获益。复苏中降温,开始于缺血级联反应的早期,可能在提供显著获益的同时将风险最小化[54]。对于心脏骤停后低温治疗的真正价值,合适的温度目标,治疗的时机和持续时间以及降温的方法则仍需要更多的研究来确定。

目标导向性血流动力学优化

由于增多的儿茶酚胺以及心肌顿抑,患者在复

苏后阶段常会紧随有血流动力学的不稳定。这表现在下降的心输出量,低血压以及心动过速[55]。心脏骤停后的低血压常与较差的结局相关[56]。在一些观察性研究当中,心脏停搏复苏后更高的血压和更好的结局相关联[57-60]。直觉上看上去,在复苏后紧跟的这段期间,标准的管理方案在于保持MAP高于65mmHg,这一水平可以保证冠脉的灌注。因为脑的自主调节在心脏骤停后会立即受到损害或者改变[61],而这一压力对于保证充足的脑灌注,尤其是对有"无复流现象"的患者,可能是远远不够的[62]。Sterz等,在一个可重现的犬科心脏骤停模型中,观察到诱发的高血压和更好的神经系统结局以及更少的组织病理学损害相关[63]。将这血压升高与低温治疗相结合甚至可以改善结局[64]。早期的血流动力学优化在其他严重疾病人群中表现出了改观的生存率,尤其是脓毒血症的患者[65],相似治疗策略的应用也可能使心脏骤停后的患者获益。血流动力学优化可以通过静脉输液并同时应用血管加压药(去甲肾上腺素),正性肌力药物(多巴酚丁胺)及变力扩血管药(米立农)等实现。应用这一治疗策略,Sunde等表示其可以改善心脏骤停后结局[66]。Gaieski等也将早期目标导向性血流动力学优化(目标MAP定于80~100mmHg之间)和低温治疗结合应用,该疗法展现出了提高生存率的趋势[67]。Tagami等报道了将三种治疗策略-早期血管再通、低温治疗以及血流动力学优化联合应用后和标准治疗相比有着更好的神经系统结局[68]。对于这一疗法,仍需要更多的研究来探究。

神经系统损害

缺氧-缺血性脑损伤的解剖学

神经元的对于缺氧-缺血性损伤的易感性在脑中不同部位有所不同。最易受损的神经细胞是位于脑皮质的神经细胞,尤其是Ⅲ、Ⅴ和Ⅵ层。这些层大多是皮质-皮质通路和丘脑-皮质通路传入的目的地并对唤醒和意识十分重要。同样易损的神经元位于海马的CA1区域,杏仁核,丘脑的前,背内侧核以及丘脑后结节,尾状核,壳核,苍白球,部分脑干核团如导水管周围核团以及黑质的网质部,还有小脑皮质的普肯野细胞[69-71]。这种选择性易损性可能是由于更高的代谢要求以及兴奋性氨基酸受体密度的更加密集,因此对兴奋性毒性更加敏感。某些酶系统的触发,例如热休克蛋白或c-fos或c-jun基因产物,也可能造成这种选择性易损[72]。缺血的

神经元并不会立刻死亡但通常在再灌的几天内死亡,这种延迟细胞死亡尤以CA1区域的海马神经元为著[73]。选择性易损,动脉解剖的不同以及对缺血和缺氧不同的反应解释了脑损伤形式的多种多样(图11-1)。

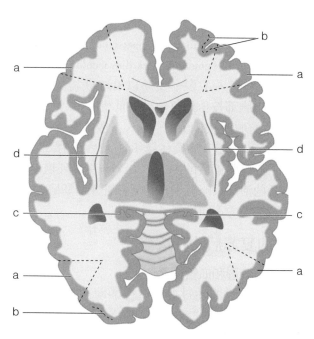

图11-1 大脑的水平截面图显示了缺氧-缺血性脑损伤的几种常见形式。a.在大脑前动脉和大脑中动脉供血区域之间的边缘带梗死和大脑中动脉和大脑后动脉供血区域之间的边缘带梗死。b.大脑皮质中层状坏死的区域。c.海马坏死。d.苍白球和壳核的神经细胞坏死 Adapted from Caplan LR, Hurst JW, Chimowitz MI. *Clinical Neurocardiology*. New York: Marcel Dekker, 1999.

缺氧-缺血性脑损伤的临床表现

神经病学家常会被要求评估心脏骤停后,复苏后以及复苏后即刻治疗后的患者。心脏骤停后脑病的临床症状变动非常大并且与缺氧-缺血性脑损伤的严重程度及解剖位置息息相关,此外还与即刻复苏和复苏后治疗的有效性有关。有一大串体征和症状与其相关,而唤醒和意识障碍在其中是最为重要的。所有的患者一开始都处于昏迷状态。随着时间的推移,症状改善的患者通常需要经过意识恢复的数个阶段,该过程开始于自发睁眼,紧随的是对于外界刺激很少作出反应的植物状态,随后是增加的自主行为和最小意识状态。患者可以"滞留"于任一阶段或者可以继续恢复直到完全康复,这取决于患者损伤的程度。这一过程也可以分类为焦躁,躁动,意识模糊以及谵妄。最后,当发生警示并可定位时,

其他的一些可以反应特定脑区域损伤的特殊神经系统症状可被发现,尤其是在边缘带区域。

昏迷

意识是由脑干被盖内的神经元不断刺激大脑皮层而得以维持的。上行网状激动系统,作为唤醒的核心区域,是由脑桥和中脑背侧被盖中的谷氨酸能以及胆碱能神经元构成[74,75]。这些神经激动中央丘脑(主要是板内核群)和基底前脑。中央丘脑和基底前脑随后通过谷氨酸能和胆碱能投射激动大脑皮层[76,77]。脑干的去甲肾上腺素系统同样通过调节皮质,丘脑板内核群以及基底前脑参与唤醒的形成。因皮质丘脑活动的功能障碍导致的昏迷既可以是因双侧半球皮层神经元功能的丧失直接造成,也可因脑干或丘脑的上行网状激动系统的损伤间接引起。

昏迷的患者,即使给予强烈的刺激,也是无法做出反应的。根据双侧半球损伤相较于脑干损伤的程度,可观察到不同的表现形式。对于具有双侧半球损伤的患者,脑干功能是完整的。瞳孔的对光反射是保留的,双侧瞳孔对称,并具有正常大小。眼球常表现为来回游动或是斜向上。通常,玩偶眼检查可轻易引发运动,表明皮层对于前庭 - 眼反射抑制的缺失。同时患者可能会有肢体的自发运动。皮质脊髓束保存完好的患者常有上肢或前臂的外展运动,且当捏掐时肢体会回缩从而远离刺激的位点。对于皮质脊髓束损伤的患者,当捏掐时会出现典型的上肢外展和屈曲,无论刺激的位点位于何处。患者腿部伸直并内旋[78]。明显的运动功能不对称通常意味着脑损伤的不对称。

有些患者的双侧脑半球损伤使他们的嘴保持开启,同时其他此类患者牙关紧闭并且像“斗牛犬”一样紧咬植入他们嘴中的管道或者压舌板,这使检查他们的咽部或者评估咽反射变得困难起来。常可见自发性的眨眼,打呵欠,咳嗽,打嗝,吐出舌头,舔嘴唇,叹息和吞咽。这些自发性的嘴,面部以及舌运动是通过脑干结构介导的,正如同眼球游动一般,意味着脑干仍是具有功能的。

相反,具有脑干损伤的患者,瞳孔对光反射常消失,左右大小不对称或者非常大或非常小。眼球固定在中线且行玩偶眼检查或冷热水试验时时不水平或垂直移动。其他脑干反射(角膜反射在脑干水平以及咳嗽 / 咽反射在延髓水平)也可能消失。运动系统检查可能显示上肢不正常的伸直反应,同时伴有肩部的内收和内旋以及前臂的旋前。由于较差的气道控制,反常呼吸或者两者均有,多数患者需要气管内插管以及机械通气。反常呼吸的形式也具有一定的定位价值:中枢神经性过度通气考虑脑干或者中脑的损伤,丛集式(比奥)呼吸考虑脑干损伤,共济失调性呼吸考虑延髓的损伤。有些患者因皮质下深处的基底节区和白质束损害进展出肌张力失调的强直状态,通常伴有大脑皮质的相对保留。延长的局部缺血,尤其是在年轻人当中,可以损伤基底节,尤其是苍白球。窒息或一氧化碳中毒可以产生类似的损伤,其中低氧血症先于并遮蔽了循环系统的代偿作用[79]。

昏迷是一个自限性状态。患者或者症状恶化直到达到神经系统评判脑死亡的标准(脑干反射以及自发呼吸消失),或者症状在几周之内得到改善并开始进入植物状态。

植物状态

从昏迷中恢复的第一个阶段是自发睁眼以及随之而来的植物状态,这意味着患者的自主神经功能及大致完整的觉醒 - 睡眠周期,呼吸,消化以及温度调节功能得以保存。虽然患者表现有间断的觉醒,但并没有任何自我或环境意识。患者没有任何理解或表达语言的征象,或对刺激有目的或自主的反应[60,80]。这一植物状态可能是意识恢复的过渡阶段或者继续延续这一状态;有些患者滞留在这一阶段。这些患者的尸检结果显示广泛的皮质和丘脑坏死以及多发的微梗死灶[81,82]。持续性植物状态一词被引入用来形容植物状态持续,某种程度上反复,超过 30 天[83],而永久性植物状态(permanent vegetative state,PVS)是指保持该状态三个月后症状没有改善(或创伤性脑损伤一年后没有改善)[84]。由于意识的恢复可以发生在一年内或以后,许多人已建议彻底废除 PVS 一词的使用并用简单的“VS”加上损伤的原因,自发病以来的时间长度以及和结局可能相关的各种因素来替换[85]。近年来,无反应觉醒综合征(unresponsive wakefulness syndrome,UWS)已被建议作为一个更精准且中性的词汇而使用[86]。最近的功能 MRI 研究显示有些患者的心理意向仍有部分保留,意味着至少部分表现为 PVS 的患者可能是功能性的闭锁[87,88]。

最小意识状态

在从昏迷到意识的完全恢复这一连续的恢复过程的下一个层次是最小意识状态(minimally conscious state,MCS),被定义为“意识被严重损坏,但可以证明存在微弱但肯定的对自身和环境刺激的认知的行为学证据的一种状况”[89]。患者可以服从简单的指令,做肯定或否定的回答,构词以及视觉追随移动目标。这些反应可以是间断的,波动的以及微弱的,使其较难与植物状态分辨。MCS的患者,通常较PVS有更好的预后[90]。MCS患者的病理学表明其与植物状态相比具有相似但严重程度相对较低的损伤形式。足够的神经细胞存活并连接于脑干,丘脑以及大脑皮质以支持一定程度的行为反应[91]。

缺氧-缺血性脑损伤的神经影像

脑的计算机断层扫描(computed tomography,CT)和磁共振成像(magnetic resonance Imaging,MRI)已经成为了诊断,管理及判断缺氧-缺血性脑损伤患者预后的基本工具。脑CT在心脏骤停后常具有欺骗性的显示正常。微小的皮层高密度影可以与蛛网膜下腔出血相混淆(假性蛛网膜下腔出血)[92,93]。48小时后,常会有细胞毒性水肿的征象,包括脑沟的消失,皮层灰质及其下白质分界的消失,模糊的岛带征以及深部灰质核团边缘分界的消失(特别是豆状核)。在较严重的案例中,CT扫描可能表现出灰质和白质密度的反转伴有相对增加的丘脑,脑干以及小脑的密度减弱(所谓的"反转征")[94]。边缘带梗死可能直到发病后24~48小时才出现(图11-2)。

MRI在识别缺氧-缺血性损伤和皮质层状坏死上比CT更敏感,皮质带的细胞毒性水肿是形成弥散加权成像(DWI)上高信号和对应部位表观弥散系数(ADC)低信号的原因[95]。变性蛋白的堆积可能引起T1加权序列高信号并可与出血相混淆[96]。受损的皮质区域一个月后在液体衰减反转恢复序列(Flair相)上常呈高信号[97]。当广泛皮质受损时,中央区和枕叶皮质常比其他区域更易受累,这可能与该区域的高代谢需求有关。虽然颞叶内侧的海马结构被认为最易受到缺氧的影响,但是该结构的影像学改变似乎不如中央区和枕区常见,有证据显示海马的损害可能是脑损害的延迟表现[98]。大多数严重的缺氧-缺血性损伤病例中可以出现双侧丘脑、豆状核、尾状核等深部灰质核团的改变。心脏骤停后3~5天是行MRI检查的最佳时间[99]。

心脏骤停预后

准确的预后判断对于缺氧-缺血损伤的患者来说很关键,降低的死亡率使预测功能恢复显得更重要。心脏骤停后的结局预测是一个复杂的过程,它依赖于停搏前、停搏时和停搏后的多种因素。多年来神经病学专家参照Levy等在1985年所写的论文来指导预后,该论文具有里程碑式的意义[100]。但这项早期的研究定义前后矛盾、统计学强度有限,并且当因为不理想的神经病学预后观察而使治疗退出和终止时,对于出现的不理想的神经病学结局,存在自我实现预言的问题。2006年,美国神经病学学会(ANN)制订了昏迷后经心肺复苏幸存者结局预测指南(图11-3)[101]。对于因心脏骤停而昏迷的

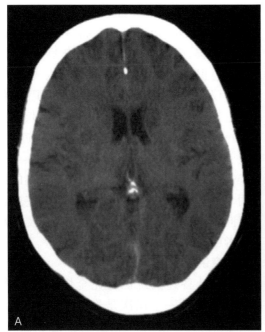
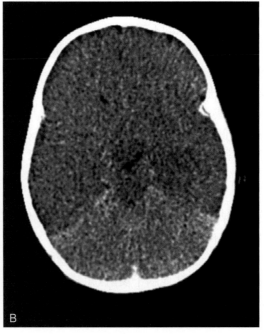

图11-2 CT扫描显示严重缺氧-缺血性脑损伤改变:(A)脑回可见多发低密度影;(B)弥散脑水肿:皮质沟消失、灰白质界线消失、侧脑室裂缝、小脑高密度("反转征")

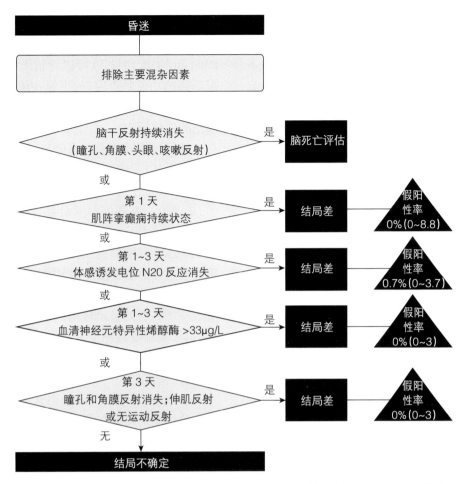

图 11-3　ANN 用来判断心脏骤停后复苏病人神经系统结局指南。FPR：假阳性率；NSE：神经元特异性烯醇酶；SSEP：体感诱发电位 FromWijdicks EF，Hijdra A，Young GB，Bassetti CL，Wiebe S. Practice parameter：Prediction of outcome in comatose survivors after cardiopulmonary resuscitation（an evidence-based review）：Report of the Quality Standards Subcommittee of the merican Academy of Neurology. *Neurology* 2006；67：203-210 with permission.

幸存者，由于低温可以改变复苏的自然过程，并且需要评估应用镇静剂、麻醉剂的最佳时间的临床特点，所以在应用这些指南时应该更加谨慎[102]。根据"跟着指南走"对超过 40 000 病例登记，开发了院内心脏骤停结局预测工具——心脏骤停幸存者复苏后院内（cardiac arest survival postresuscitation in-hospital，CASPRI）评分[28]。基于临床检查以及电生理、生化、神经影像学等辅助检查得到最准确的预测。

临床检查

在评估心脏骤停后昏迷患者时，脑干功能检查起到核心作用。因为脑干比大脑皮层更耐受缺氧 - 缺血损伤，脑干反射的消失提示皮层也受到严重损伤。发病 72 小时，瞳孔反射和角膜反射消失提示预后不良，该结论有 100% 特异性或 0% 假阳性率[100,103,104]，大多数复苏后低温治疗的研究证

实了这种高特异性[105-107]。但是，在最近的一项研究中，皮层反射并不能用于有效识别低体温患者的不良结局，该反射消失的假阳性率为 5%[108]。最好的伤害刺激性运动反射也能预测结局。发病 72 小时，与脑干反射消失相似，运动反射与伸肌反射的消失可以预测不良结局，有几乎为零的假阳性率[100,109,110]。对低温治疗的患者而言，其运动反射不太可靠，可能是镇静剂、麻醉剂的持续影响所致，使假阳性率从 11% 升到 24%[105,107,111]。为了做出可靠的预后评估，最好是依赖于复温后 72 小时的检查结果，并确保镇静剂失效至少 12 个小时。

累及面肌、躯干肌、四肢肌的广泛性多灶性肌阵挛多发生于心脏骤停后 24 小时内，这些患者的脑电图表现多异，但常表现为广泛的尖峰脉冲或暴发性抑制。持续肌阵挛的患者常存在广泛大脑皮层损

害,尤其是海马、距状皮层以及基底核、丘脑、小脑、脑干的神经核团[112],虽然有重叠,但这种损害与皮质来源的缺氧后癫痫持续状态不同。异常运动也不能与 Lance 和 Adams 描述的缺氧后肌阵挛混淆,它以无节律的细、粗肌痉挛为特点,当肢体用力时会显著加剧或被惊吓所诱发[113]。广泛性多灶性肌阵挛多提示不良预后[104,114],即使处在低温状态下[105,107]。

电生理检查

心脏骤停后的脑电图(EEG)改变已被广泛研究[115],像广泛抑制(<20uV)、暴发抑制等恶性模式伴随广泛癫痫样活动、在平静的背景波上有广泛的周期性复合波与不良预后相关[116],根据 ANN 实际参数,这种用来预测不良结局的恶性 EEG 的假阳性率为 3%[101]。好的结局与 EEG 的反应性和变异性有关[117,118]。缺氧后癫痫持续状态也与心脏骤停后不良预后有关[119],尽管用来判断低温治疗患者的不良预后并不确定[120]。癫痫持续状态的亚组分析表明,保留脑干反射、皮层体感诱发电位良好以及从持续的 EEG 模式发展而来(不同于暴发抑制模式)[122]的活跃的背景波可能获得好的结局[121]。据报道缺氧后癫痫持续状态在接受低温治疗的患者中更普遍,很可能是因为患者存活时间更长,可以将这种变化体现出来[121,123,124]。最后,癫痫活动通过抑制正常大脑功能,确实可能使患者的状况变得更差[106]。

心脏骤停 1~3 天后体感诱发电位上双侧 N20 电位反应的消失与不良预后有很大的相关性(假阳性率 0.7%)[101],然而 N20 皮层电位反应的存在并没有太大的预测价值[125]。体感诱发电位在接受低温治疗的患者中的预测价值与之相似[107,126],但有些研究认为其预测价值低[127]。长潜伏期电位(如 P300 和"失配负波")可以评估大脑皮层和丘脑皮层环路的功能是否完好,可能在预测昏迷后的恢复中起到作用[128,129]。

损伤的生化标志

神经元特异性烯醇酶(NSE)是一种由中枢和外周神经元(以及神经外胚层起源的肿瘤)产生的烯醇酶同工酶,它作为一种关键的糖解酶被释放到血液中,是评价心脏骤停预后最有效的生化标志。根据 ANN 实际参数,"心肺复苏后 1~3 天内血清 NSE 水平 >33μg/L 可准确地预测不良结局"[101,104]。有些研究通过评估心脏骤停后血清生化标志物来设置低温麻醉过程,数据结论不一,有的显示相同的预测价值[106,130-132],有的显示较低的预测价值[108,133,134]。遗憾的是,实验室检测差异和取样时间点差异使得很难对各项研究进行比较,我们需要更大的标准化和更大型的研究。

最近发现,血清 tau 蛋白水平对心脏骤停后 6 个月的功能结局也有较高的预测价值[135]。

神经影像学

神经影像学是一种新出现的可以预测心脏骤停预后的有力的工具。据报道头部 CT 上灰白质交界区的消失预示着死亡(特别是当灰白质亨氏单位比小于 1.18 时)[94,136]。脑沟的消失也与不良结局相关[137]。MRI 的 DWI、Flair 序列上广泛的皮质信号与不良结局密切相关[138-140]。图 11-4 显示的是一位预后不良的患者的 MRI 图像。脑干及白质改

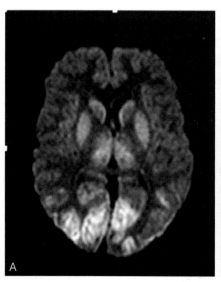
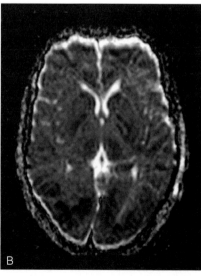
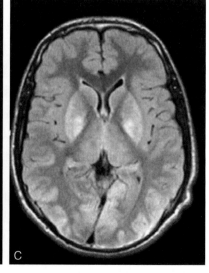

图 11-4　重度缺氧 - 缺血脑损伤的 MRI 表现:(A)轴位的 MRI-DWI 扫描显示双侧基底节、丘脑、枕叶对称性高信号,同时存在皮层层状坏死;(B)轴位 ADC 序列;(C)FLAIR 序列

变也与恢复可能性差相关[140]。大部分苏醒的患者皮层结构正常，但也有一部分人 DWI 或 FLAIR 上存在轻度至中度的改变。在一项研究中，一半结局良好的患者甚至存在深部灰质核团异常。中度至重度皮层损伤的患者没有从昏迷中苏醒的[99]。在 Wijman 等的前瞻性定量头部 MRI 研究中，有 10% 的心脏骤停昏迷幸存者的 ADC 图谱上显示脑血流量小于 $650 \times 10^{-6} mm^2/s$，这些患者没有从昏迷中苏醒。通过这种方式使得 MRI 比神经病学检查更具有预测价值[141]。通过定量的弥散张量成像技术评估白质束的完整性可以很好的预测发病一年后的结局[142]。

病例 1（续）

查体示神志昏迷（直到早上他还在用异丙酚和芬太尼），双侧瞳孔缩小，对光反射灵敏，皮层反射消失；当给予伤害性刺激时，双上肢有屈曲动作但双下肢无反应。心脏骤停时所做的最早的头部 CT 显示正常。

即使没有进行低温治疗，心脏骤停的预后评估也应该推迟到发病后 72 小时，在实施低温治疗时更是如此，因为包括镇静剂、神经肌肉接头阻滞剂等药物的药物代谢动力学、生物代谢、药物的清除都会受低温的影响。所以，在低温治疗时，皮层反射、最佳运动反射等临床表现在预测结局时并不是很可靠，建议停用镇静剂后再评估。

48 小时后再次查体示双侧瞳孔反射灵敏，角膜反射存在，给予疼痛刺激时有痛苦表情，双上肢迅速躲避，双下肢有屈曲动作。MRI 提示发病 5 天时未见弥散受限。发病 7 天时查体示自发睁眼，尚无法完成指令动作，但可追踪检查者，并可见肢体的自主运动。

根据 AAN 指南，对患者结局的预测是"不确定的"，在与患者家属讨论临床检查及神经影像学发现后，他们选择继续进行支持药物治疗。3 个月时再次查体仅可见轻度认知障碍。

分水岭梗死与血流动力学障碍

病例 2

LB，男性，63 岁，突发躁动不安和意识模糊。他 2 天前由于腹痛、发热及可能的脓毒血症入院，神经系统查体示患者躁动不安，他不知道自己身处何处，对过去的几天没有任何记忆，不能回忆 3 分钟前告诉他的 3 件物品中的任何一件，甚至不记得刚刚告诉他的要求他记住的物品（即"定向力、瞬间记忆、短时记忆和长时记忆均下降"）。语言、复述和理解语言的能力正常，能写但不能读，他不能通过视觉来辨别周围环境中的物体（即"视觉失认"），只能

看见给他的图片的一部分，但当相同的物体放在他的手上时，他能正确地说出物品的名称。运动、反射和躯体感觉功能均无异常。步态正常，但他在行走时将双手伸展，似乎以此来感受障碍物和墙壁。

概述

由于距离主要动脉供血区较远，分水岭、边缘带对低灌注尤其敏感，大脑中有三个这样的边缘带，它们分别是：①前分水岭，位于额上沟附近，为大脑前动脉（ACA）与大脑中动脉（MCA）供血区之间的区域；②后分水岭，位于颞顶部、顶枕部，为 MCA 与大脑后动脉（PCA）供血区之间的区域；③内分水岭，位于半卵圆中心和放射冠的白质，为 MCA 深、浅动脉穿支供血区之间的区域。还有一个分水岭位于脊髓的胸腰段，该节段完全由起源于第九胸髓至第二腰髓节段的前根动脉的单支血管灌注（该血管解剖详见第 16 章）。

全身低灌注可以引起分水岭梗死[143-146]，这在灵长类动物的研究中已被很好的阐述和证明[147]。这种分水岭梗死可发生于心脏骤停后，但表现并不相同，它们并不表现为典型的神经影像学上的联合广泛皮质层坏死。分水岭梗死多发生于不伴缺氧的低灌注（比如颈动脉闭塞或重度狭窄时发生低血压），相反，皮层坏死多由伴缺氧的低灌注引起[148]。其他可以导致脑灌注受损和分水岭梗死的因素是心排血量降低（如低射血分数的心肌病）和血液黏稠度增加（如高纤维蛋白原或高红细胞压积）。

栓塞也可以导致分水岭梗死，低灌注与栓塞通常被认为存在机制上和分布区域上的差异。Caplan 和 Hennerici 均强调这两种机制相互依存，在低灌注、动脉 - 动脉栓塞和大动脉粥样硬化之间存在协同交互作用[149]。来源于心脏、狭窄的颈部或颅内动脉内潜在的栓子在血流流速降低时会促进局部血栓形成。新形成的血栓不会附着于血管内皮，容易破裂并形成栓子。当前进的血流减少时，血流动力不足以推动栓子通过血管系统。近端动脉狭窄或心排血量受限使脑灌注下降限制远端微栓子的清除，从而进入解剖上的分水岭区，微血管床的多发栓塞也可进一步减少灌注[149]。该发病机制对皮层分水岭梗死而言可能比深部分水岭梗死更重要[150]。

神经系统损害

临床所见可以反映分水岭的解剖[146]，后分水岭的破坏常中断了枕叶距状沟视觉皮层和更靠前的控制眼球运动的中枢间的联系。后分水岭梗死的患者最初可能出现短暂失明，迅速改善但遗留

"Balint 综合征" [151-154]。患者表现得好像失明，但奇怪的是，有时他们却能够注意到一些小的细节。以下是 Balint 综合征的特点：

1. 综合失认（asimultagnosia）　患者看东西呈片状，不能同时在视野中看到完整的物体，可能仅注意到部分物体。为了在查体中能够发现该问题，医生应该让患者数出照片中的人数或物体数，让患者朗诵一段文章确定患者有无漏字或漏词，同时举起多个物体让患者辨认。

2. 视觉性共济失调（optical ataxia）　患者不能协调眼和手的运动，指物不准。医生应该让患者指出照片中特定的部位或纸上许多 X 的交叉点，需让患者先用一只手再用另一只手来描迹测试者所给的构建复杂的图纸。

3. 凝视失用（apraxia of gaze）　患者不能按要求正确注视。医生应该让患者注视旁边的物体，再注视检查者的鼻子，然后重复同样的动作，同时注意患者如何浏览一张图画中的内容。

无论哪侧视野，视觉异常都可以更重，双侧 PCA 供血区的卒中也可引起 Balint 综合征。有时，患有阿尔茨海默病、克雅病或一种叫做"后皮质萎缩症" [155]的退行性疾病的患者也会有 Balint 综合征的表现，只是这种症状是逐渐地隐匿地出现的，而不是突然出现的。

海马结构对营养缺乏十分敏感，严重的低灌注后，有些患者不能回忆最近发生的事情，不能形成新的持久记忆。这种失忆状态临床上与 Korsakoff 综合征相似，是海马选择易损结构及相邻的颞叶内侧结构缺氧 - 缺血的结果[69,70,156-159]，需进行主动记忆测试来确定和定量判断记忆的缺失情况。医生应该提供给患者一个十分真实的故事、三件物品或三张图片，跟患者强调随后会要求他们回忆这些信息，让患者重复这些东西以确定他们已经记住了；随后，让患者叙述回忆的内容。双侧 PCA 供血区域梗死引起的记忆障碍和躁动不安详见第 8 章。

当低灌注加重时，受损区域会延伸到前分水岭区，像一个凸向脑室的三角[160,161]，运动皮层中的肩部、手臂及大腿运动相关的区域最常受累，位于 MCA 供血区中间的控制面部运动的区域以和位于 ACA 供血区中间的控制脚部运动的部位则不被累及，我们将这种无力部位的分布比作"桶中人" [151,162]。患者的无力症状最初累及双上肢，可能随后仅限于双手、双前臂或双肩，患者的浅感觉不受损但手指的皮层感觉可能会消失，另外优势半球的前分水岭梗死

常造成皮层性失语。有时，由于不对称的血管闭塞性疾病，症状会呈不对称性，如单侧或不对称性肢体瘫痪及眼球偏向受损较重的一侧。弥漫的双侧分水岭梗死会导致昏迷。有些患者，尤其是之前发生过椎动脉闭塞疾病的患者，可能发生小脑分水岭梗死，常位于三支重要环形小脑动脉的主要供血区之间。

有时，从昏迷中苏醒的患者没有明显的脑损伤，但存在截瘫，这与脊髓的缺氧 - 缺血损伤有关，通常位于脊髓胸腰段分水岭区域[156,163]，颈髓通常不受累，所以尽管双下肢无力显著但双上肢正常。损伤多累及由脊髓前动脉供血的前部，包括前角运动神经元和锥体束，而后柱不受累，导致双下肢弛缓性瘫痪，随后会出现痉挛性瘫痪；同时伴有大、小便失禁，还可能会有躯体的痛温觉平面，位置觉、振动觉及触觉通常保留；双腿出现肌萎缩和肌束颤动。脊髓梗死不常见但却是心脏骤停或长期全身低灌注导致的严重结果，在一些患者中可能会由于大脑受损症状太显著而忽视了脊髓梗死。

病例 2（续）

患者主要表现 3 个方面的异常，即记忆、视觉和行为，这些表现提示双侧大脑半球后部异常，位于腹侧的基底动脉栓塞所导致双侧 PCA 供血区的颞枕叶梗死可以产生这些表现。另外，无症状的持续性低血压发作可能会导致 MCA 和 PCA 供血区之间的分水岭后部低灌注，也可以引起这些表现。远端区域的梗死最常累及半球后部，可能是由于该部位离心脏最远。

头部 CT 扫描显示后顶叶区小的但明确接近对称分布的低密度灶，内侧距状皮层和颞叶未受累。心电图提示急性心肌梗死，超声心动图提示左室收缩功能下降，射血分数为 20%~25%。LB 的临床情况相对较轻，随着时间的推移，恢复良好。

原发性缺血性脑损伤

自缢

病例 3

CW，27 岁男性，自缢未遂，被其女友发现，她成功割断绳子并呼叫了 911，她最后一次看到患者是 30 分钟前，她说当她在壁橱中发现他时，他的脚是接触地面的。救护车 5 分钟后到达现场。患者处于昏迷状态，瞳孔固定并散大，运动检查提示仅对伤害性刺激有躲避，GCS 评分为 3 分，血压为

130/80mmHg,心电图提示窦性心动过速(120 次 / 分),颈部有勒痕,双侧结膜出血。立即行气管插管并给予 100% 氧气通气,15 分钟后,瞳孔反射逐渐恢复,开始有自发的上肢运动,颈椎被颈托固定并送至神经重症监护室。

概述

在美国,自缢是最常见的第二大自杀行为,仅次于枪杀[164]。引起脑损伤的确切机制尚存在争议,但这依赖于身体被悬挂的高度。悬挂身体的绳子与身高等高或比身高更高,会造成第二颈椎的骨折(即所谓的"绞刑骨折"),继而导致脊髓受损,因窒息而死亡。在企图自杀事件中,下落高度通常很小。我们认为损伤的主要机制是颈部受压引起颈静脉和颈动脉闭塞,同时伴有气道闭塞引起的缺氧,心脏骤停继发的迷走神经刺激也被认为在其中起到作用[165]。自缢引起典型的缺氧脑损伤,其严重程度取决于缺氧的持续时间、程度及敏感度,无论是否继发于心脏骤停[166]。某种程度上,与缺血相比,神经元更耐受缺氧[167]。

神经系统损害

神经系统结局取决于脑损伤的严重程度,这与自缢的持续时间有关,小于 5 分钟的通常预后良好[168]。持续时间的延长会增加心脏骤停的风险,引起更严重的脑损伤和更差的预后。临床上,大部分患者最初都处于昏迷状态,入院神经系统检查用来预测长远结局并不可靠[169,170],只有入院头部 CT 扫描上显示的缺氧证据与不良结局独立相关[171]。丘脑后部与顶叶皮质后部在 MRI 弥散加权相上呈高信号[10],心脏骤停后早期 MRI 上的缺氧损伤表现也很常见[172]。自缢的患者中发生心脏骤停的往往预后不良[168],而未发生心脏骤停的会有良好的结局[10],在一个大于 10 年的研究中,总体死亡率为 9.5%。对大部分幸存者来说,出院时状况良好,91% 没有或只有短暂的残疾[171]。自缢后昏迷的患者应确保积极的治疗,基于一些小型研究结果显示低温麻醉有获益,故有人提倡该方法[173-175]。

病例 3(续)

CW 的颈部 CT 未见颈椎骨折,夜间他表现得更加躁动不安,需要少量的异丙酚镇静剂,第二天早上他可以完成简单的指令并移动所有肢体。头 MRI 未见弥散受限,MRA 和 MRI 脂肪饱和相未见动脉夹层。当日下午,差不多在事件发生后 16 个小时,行 MRI 检查后未再给予镇静剂。未见局部神经系统受限的症状与体征。

最初的神经系统检查和 GCS 评分与长远的功能结局并不相关,因此,不管自缢持续时间有多长,通常都会对每位入院时存在生命体征的患者给予初步的积极复苏和治疗。

溺水

概述

在美国,导致意外死亡的原因中,溺水排第五位[176],其发生率符合双峰年龄分布:第一个高峰为小于 5 岁的儿童,多由于游泳池旁或浴缸中无人看管;第二个高峰为 15~25 岁,尤其是年轻人,多发生于自然水体中[177]。酒精在超过一半事件中为促进因素[176]。2005 年,报告中提出一个新的定义和分类方案以促进更大的一致性。对于幸存者,术语"非致命性溺水"优于"近溺水"[178]。被淹没时,水进入肺部并迅速导致肺组织和脑缺氧,然后使人失去意识,喉痉挛引起的上呼吸道梗阻也可导致缺氧,接下来是心动过速、心动过缓、无脉电活动和心脏骤停[179]。这一过程发生的时间从数秒到数分钟不等,虽然很少见但可能延长到数小时(冰水中)[180]。溺水者中的颈髓损伤发生率很低(0.009%),除非存在明显的相关因素,比如潜水、外伤、酒精中毒,未提及常规的脊柱稳定性[181]。2010 年 AHA 关于 CPR 和 ECC 的指南指出,目前 CPR 以胸部按压开始,按照 C-A-B 的顺序进行。但是鉴于溺水后心脏骤停的缺氧性质,救助者应采用传统的 A-B-C 顺序;呼吸暂停的患者通常只需要进行人工呼吸就会有反应[182]。建立的六个等级的分类系统帮助指导溺水后患者的管理,等级越高,危险性越高[183],处于 3~6 级的患者通常需要进入重症监护室以密切观测。

神经系统损害

神经系统结局主要依赖于脑损伤的严重程度,这与被淹没的持续时间相关;被淹没时间小于 5 分钟的患者中 90% 有良好结局,超过 10 分钟的患者中只有 10% 有良好结局[180,184]。心源性、自缢引起的和溺水引起的心脏骤停,相比之下,当发生于冷水中时,可以起到重要的神经保护作用。已报道的发生于冰水中非致命性溺水后的显著神经功能恢复病例[185,186],一些小型的低温治疗研究显示有更好的预后[182,187]。心源性的心脏骤停中,MRI 异常可以用于预测预后。儿童中基底核损伤、皮层损伤及水肿与不良结局有关[188]。MRI 表现正常并不总是意味着良好的结局,在一个研究中,MRI 正常的患者只有 50% 有预测良好的结局[189]。重症监护室中,为了使继发性脑损伤最小,治疗管理主要集中于优化肺功能[190]。吸入水损害肺泡,从而冲洗表面活性物质,导致肺水肿,减少肺顺应性,引起肺不张,治疗与急性呼吸窘迫综合征(ARDS)相似[191]。充足的氧需应用体外膜式氧合[10]。

一氧化碳中毒

概述

在美国,一氧化碳(CO)中毒是引发中毒发病和死亡的最常见原因[192]。一氧化碳是一种无味、无臭、无刺激性、毒性很强的气体,其是汽车发动机和加热装置中不完全燃烧产生的碳氢化合物。一氧化碳气体与含血红素化合物强烈结合,与血红蛋白的结合形成碳氧血红蛋白(COHb);CO与血红蛋白的亲和力是氧与血红蛋白亲和力200倍,从而很容易取代氧与血红蛋白结合[193],造成血液中动脉血氧含量降低,导致组织缺氧。更严重的是,剩下的结合氧的解离曲线向左移动,进一步降低释放的氧气量。多种机制共同导致组织缺氧、缺血和继发性损伤。

CO结合细胞色素c氧化酶,从而中断线粒体呼吸作用,造成组织酸中毒,影响活性氧的生成[194]。它引起的脂质过氧化和血管内皮细胞脂质沉积,造成血管损伤[195]。CO还通过各种方式降低心脏功能,包括结合肌红蛋白。许多患者心排血量降低,造成低血压[196]。在大脑中,一氧化碳结合到富含血红素铁的区域,直接损害苍白球和部分黑质网状结构。因此,CO中毒的毒性是由于其使组织缺氧和缺血,并直接介导神经元损伤和脱髓鞘改变。

神经系统损害

急性一氧化碳中毒患者最初可能无症状。症状发生时,通常是非特异性的,包括轻度头痛,头晕,恶心,视觉障碍和精神恍惚。患者可出现胸痛、心动过速、呼吸急促。持续的神经损伤可能会导致抽搐、昏迷,甚至死亡[192]。有些患者可以从急性中毒事件中恢复,只是留有轻微的症状或是没有症状,但是几周后会出现迟发性脑病相关的神经和精神症状[197]。常常表现为迟发性帕金森症状,为运动减少-肌强直类型,且对药物反应性差[198]。Plum等描述了单一的缺氧性损伤后出现的迟发性进行性症状恶化,最初患者昏迷唤醒后只是表现为淡漠、不安、精神恍惚,但数天后出现肌强直和共济失调,尸检结果显示大脑半球广泛的白质脱髓鞘病变[199]。这迟发性症状恶化也可以发生在由其他原因引发的缺氧性脑损伤。有2篇报道迟发性脑病的文献中

提到还原芳香硫酸酶-A活性比正常值小50%[200,201]。芳基硫酸酯酶-A在髓鞘脂质代谢中具有溶酶体酶的活性。当局部组织存在酸中毒时,缺乏这种酶将使患者更容易发生脱髓鞘改变。迟发脑白质病变也可发生在注射海洛因后[202]。

CO中毒的其他神经系统损害包括记忆受损、注意力下降、视觉空间障碍和心理障碍。执行功能受损往往是由于额叶损伤,视觉空间能力受损是由于顶叶损伤[203]。也会发生人格改变和精神症状[204,205]。CO中毒后的头部CT和头MRI通常显示苍白球、壳核[206]、尾状核[206]、丘脑[207]及黑质[208]发生病变。CO中毒可导致小脑白质[209]、皮层下白质及脑室周围白质病变[210]。苍白球及白质损害程度能够预示CO中毒后神经功能情况[211,212]。从长远来看,患者可能会出现大脑皮层、胼胝体[213]、穹隆[214]及海马萎缩[204]。

在被怀疑CO中毒的患者中,立即给予面罩吸入100%的氧气是非常重要的治疗手段。治疗不应根据碳氧血红蛋白(COHb)水平,其与临床严重程度不密切相关。我们的目标是增加氧分压,降低CO的半衰期,促进血红蛋白的解离。高压氧(HBO)是用高于大气压力2~3倍的100%氧气。通常给予有严重神经症状的患者2.5~3.0 ATA 90~120分钟高压氧治疗[215]。高压氧和常压氧治疗急性和迟发性症状的疗效仍有争议[216]。

脑损伤的重症护理管理

基本护理

无论脑损伤的潜在机制是什么,细致入微的重症护理是实现最佳治疗效果的关键因素。对危重病人的管理在过去的十年中已经有相当大的进步,包括规范心肺复苏的协议,包括基本急救和重症监护的设立[217,218]。大多数患者最终会因呼吸衰竭气管插管,但也常常因为气道反应差而气管插管。氧合受损的常见原因是误吸、肺不张或肺水肿。低氧血症和高氧血症都与心脏骤停后预后不良相关[188]。吸入氧浓度(FiO_2)应调整至能够保持血氧饱和度大于94%。一个"保护性的策略",从ARDS患者推算,潮气量小于6ml/kg和充分的呼气末正压(PEEP)能够防止肺泡萎陷的同时维持较低的高原压力[219]。应避免过高的PEEP水平,因为可能会降低脑静脉血流量流出、心排血量,降低血压并造成脑灌注受损。患者应处于通风环境,保持正常

的 $PaCO_2$；避免过度换气，因为其可以导致脑血管收缩，从而减少脑血流量。所有的治疗应尽量减少镇静，包括日常镇静中断试验，其与减少机械通气时间、缩短平均住院日有关系[220,221]。当需要镇静时，推荐使用非苯二氮䓬类镇静剂（如异丙酚或右美托咪啶）[222]。深度镇静类药物（如咪达唑仑或劳拉西泮）与增加谵妄及损害认知有关[223]。

危重病人早期营养支持是非常重要的，但最近的随机对照试验并没有明确显示出完全替代喂养的益处。我们建议在发病第一周的关键时期开始给予低热量的胃饲，逐渐提供微量营养素。应密切监测电解质和低渗状态，避免脑损伤患者发生脑水肿。高血糖在危重病人中也很常见，并且已经成为缺氧 - 缺血性脑损伤、创伤性脑损伤、缺血性和出血性卒中不良预后的指标[224-227]。这种认识最初兴起了静脉注射胰岛素用来严格控制血糖[228-230]，但最近的研究挑战这种治疗方法。一项荟萃分析研究发现，严格的血糖控制与标准血糖管理相比没有降低死亡率，反而是显著增加低血糖风险[231]。严格的血糖控制对大脑代谢有潜在风险，可导致细胞外低葡萄糖水平，造成脑能量危机（乳酸 - 丙酮酸比值及谷氨酸水平升高）[230,232,233]。建议目标血糖控制水平为 140~180mg/dl（译者注：7.78~10mmol/L）。发热，类似于高血糖，可导致继发性神经元损伤和更坏的结果[234]；因此，在 ICU，任何原因引起的急性中枢神经系统损伤患者的体温应控制在常温（36.5~37℃）。昏迷患者存在静脉血栓栓塞的高风险，应接受低分子肝素或低剂量普通肝素抗凝治疗预防血栓形成[235]。

重症监护

癫痫发作应及时给予抗惊厥药。临床医生也应提高警惕只有连续脑电图监测才能发现的非惊厥性癫痫持续状态。这对于那些给予镇静剂和药物性瘫痪的患者是最真实的。用于治疗的一线药物包括左乙拉西坦和拉科酰胺[236]。对于肌阵挛性癫痫，给予丙戊酸钠、氯硝西泮都是有效的[237-239]。最近，左乙拉西坦被证实在后循环缺氧 - 缺血性肌阵挛是有效的[240]。检查所有患者的药物并停用任何可能阻碍恢复的药物。这些包括作用于中枢的药物，如可乐定、抗精神病药物和其他多巴胺受体拮抗剂，苯二氮䓬类和一些抗癫痫药物（苯妥英钠和苯巴比妥）[241]。一些药物已被证实能增加觉醒，可能需要用在特定患者身上。具体来说，作用于多巴胺受体类药物如金刚烷胺、左旋多巴、溴隐亭或阿扑吗啡，能增强纹状体背景活动、提高兴奋性和改善预后[242,243]。氟西汀，选择性 5- 羟色胺再摄取抑制剂，被假定为刺激运动皮质锥体细胞，从而提高运动恢复[244]。唑吡坦，γ- 氨基丁酸受体激动剂的一个子受体（GABA-A），也被证实至少在某些弥漫性脑损伤的患者中能增加觉醒的作用[245,246]。唑吡坦的机制被认为是通过抑制苍白球，而苍白球通常抑制丘脑 - 皮层放电，从而导致大脑皮层活动增强[247]。脑深部电刺激（DBS）也被用于直接激活丘脑 - 皮层放电[248,249]。

心性脑病

病例 4

ML，女性 67 岁，因严重充血性心力衰竭入院。已知她有严重的主动脉和二尖瓣病变，下肢水肿、腹水和胸腔积液。经过积极的利尿、卧床及胸腔穿刺术后，她的充血性心力衰竭明显好转。当心衰改善后，她的丈夫和家人发现她有明显的性格改变。以往外向、友好、健谈的她如今变得安静、凡事缺乏兴趣、淡漠、迟钝。她否认有任何的挫败感或抑郁。她看似不留意任何问题。她的回答常是一个或两个单词——是、否或一个词——回答通常是正确的。对她的体格检查除了发现双侧的 Babinski 征阳性外，运动、感觉、视力和反射检查正常。头部 CT 示脑沟内 CSF 的增加使其看似出现了"脑萎缩"。腰穿放出脑脊液后，她恢复以往状态，足跖反射表现为屈曲。

概述

估计有 510 万美国人患心脏衰竭。到 2030 年，由于人口老龄化，患病率预计将增加 25%[250]。心力衰竭可导致脑病，这方面知之甚少但广泛认可，其病理生理复杂并且影响因素多。

首先，降低心排血量和血压下降导致脑灌注压不足和脑血流量下降[251]。其次，右心房舒张排空功能下降导致静脉流体压增加，传递到硬脑膜静脉窦和颅内静脉导致颅内压增高，这又进一步影响脑灌注压。静脉压升高也导致脑脊液吸收障碍，从而使得脑脊液在脑池内、蛛网膜下腔或脑室内蓄积。颅内积液可以用形成胸腔和腹腔积液同样的道理来解释。脑膜和与胸膜、心包、腹膜类似的一种组织连接结构。CSF 渗出和胸膜渗出类似。静脉压升高导致 CSF 吸收下降，而 CSF 的生成没有变化。CSF 总量增加，液体积聚在脑池、蛛网膜下腔内，有时还会聚集在脑室内。心功能代偿期和充血性心力衰竭纠正后胸水、心包积液和腹水常不能完全吸收。第三、左心衰竭常与肺水肿、低氧血症有关。通过这些机制，心脏泵血功能的急性失代偿可导致缺氧-缺血性脑损伤和心性脑病。这种脑病伴有电解质、酸碱平衡紊乱，并且会出现在右心衰竭及肝、肾功能不全的患者中药物清除障碍[252,253]。心脏药物如胺碘酮与洋地黄也有神经系统的副作用。最后，在心脏衰竭的中越来越多的自主神经系统功能障碍的证据，也可能在脑病中发挥作用[254,255]。

神经系统损害

症状包括头晕、眩晕、精神恍惚、注意力难以集中和执行功能下降[255]。临床上，心性脑病与肝肾功能更衰竭的患者往往是最初症状没有什么区别。症状有每分钟或每小时都变化的趋势。患者可有扑翼样震颤，脑电图有弥漫性慢波节律。患者症状逐步发展的临床现象似于脑积水。ML 的症状和体征就提供了这种临床现象的例子，主要临床特点是冷漠和意志缺乏，缺乏积极性和主动性。意志缺失的患者自发行为严重降低。他们似乎满足于坐着或躺着什么都不做，很少或根本没有兴趣看电视、阅读、听广播、谈话或其他任何活动，自发言语量也减少。当被问问题或要求执行任务时，意志缺失的患者经常无法响应或经过很长时间延迟才去做。当考官重复给出问题或指示时，病人常常说他们在第一次就听到了这个要求，但就是无法开始回答或采取行动。而当他们做出反应时通常是简短、简洁的。患者不会坚持做熟识的任务，如命名 10 种动物园里的动物或 10 件衣服、从 20 到 1 倒数。知识的功能，包括记忆、语言、以及绘画和复制，虽然这些功能需要较长时间来执行，需要经常督促完成，但这些能力通常是保留的。相比于其他总是伴随着昏沉感的脑病来说，该类患者尽管缺乏运动并变得行动缓慢，但能保持清醒。朋友和家人形容这种意志缺失的患者像是"木头疙瘩"或"不爱动的懒虫"。原因很可能是由脑脊液滞留在颅内空腔，可能出现在脑外（脑外积水）或脑室系统（脑内积水），由于多余的脑脊液引起脑沟扩大，CT 扫描大脑可能出现"萎缩"，腰椎穿刺和脑脊液引流术后可明显改善脑萎缩。

从长远来看，慢性重度心力衰竭患者较常发生认知障碍包括记忆力、注意力、推理及概念形成的能力下降[256-258]，部分患者也有抑郁症[259-263]，心脏指数与神经心理测试性能上直接相关，心脏移植的

前后数据表明，拥有一颗新的心脏其在认知功能方面显著提升[264]。通过头 MRI 扫描可以发现慢性心力衰竭与广泛的颅内结构变化有关，包括较小的灰质和白质体积变化、无症状性脑梗死和增加的脑白质高信号[265-268]。脑白质高信号被直接认为来源于缺血性损伤，包括轴突丧失、髓鞘稀疏、胶质细胞增生、水肿及纤维损失[269]。

总结

心脏骤停后的缺氧-缺血性脑损伤可能是致命的。在社区，心脏骤停最常发生在不知道自己有心脏病的人，通常是由缺血性心脏病引起的。在医院里，心脏骤停通常发生在有多种合并症的患者。为了挽救心脏骤停后的生命和减少神经系统的损害，护理管理必须在每个点进行优化。这就需要一个团队的共同努力了，包括所有的供应商一开始快速应急措施，旁观者的 CPR 技术，立即复苏后的快速除颤，同时包括早期冠状动脉造影和血运重建治疗，有目标性的温度管理及优化血流动力学。神经内科的医生经常会参与到心脏骤停后病情的预测和指导诊治。基于心脏骤停原因、临床检查、电生理检查、生物标志物及影像学检查结果慎重考虑后给予准确的预测是至关重要的。

自缢、溺水和一氧化碳中毒导致缺氧性脑损伤的主要原因。自缢的后果主要取决于悬挂持续时间和心脏骤停存在的时间。由于许多患者预后可以取得良好的结果，所以积极的治疗是必要的。同样，溺水后的结果取决于淹没持续时间、心脏骤停的存在与肺损伤程度。一氧化碳中毒通常会影响苍白球和黑质结构，可以发生急性和迟发性神经精神症状。常压和高压氧可能是主要的治疗方法。对于所有类型的严重脑损伤，为达到最佳的治疗效果，细致的重症监护管理是一个关键因素。

许多心衰患者可以出现神经功能障碍，可以出现临床特点类似于其他代谢性脑病的肝性脑病。这种病情进展病因多且病理生理复杂。一些患者可以出现类似于正常压力脑积水的综合征，主要表现为冷漠、意志缺乏。从长远来看，慢性心力衰竭的患者会出现一系列的认知障碍，头 MRI 可发现部分结构改变，包括灰质和白质体积变小、分散的梗死灶和脑白质高信号。

（隋云鹏　周明月　房进平　邱彩霞 译

杜万良 校）

参考文献

1. Hansen AJ. Effect of anoxia on ion distribution in the brain. *Physiol Rev.* 1985;**65**(1):101–148.

2. Choi DW. Calcium-mediated neurotoxicity: Relationship to specific channel types and role in ischemic damage. *Trends Neurosci* 1988;**11**(10):465–469.

3. Hossmann KA. Pathophysiological basis of translational stroke research. *Folia Neuropathol.* 2009;**47**(3):213–227.

4. Kristian T, Siesjo BK. Calcium in ischemic cell death. *Stroke.* 1998;**29**(3):705–718.

5. Starkov AA, Chinopoulos C, Fiskum G. Mitochondrial calcium and oxidative stress as mediators of ischemic brain injury. *Cell Calcium.* 2004;**36**(3–4):257–264.

6. Sanderson TH, Reynolds CA, Kumar R, Przyklenk K, Huttemann M. Molecular mechanisms of ischemia-reperfusion injury in brain: Pivotal role of the mitochondrial membrane potential in reactive oxygen species generation. *Mol Neurobiol.* 2013;**47**(1):9–23.

7. Wang Q, Tang XN, Yenari MA. The inflammatory response in stroke. *J Neuroimmunol.* 2007;**184**(1–2): 53–68.

8. Ames A, 3rd, Wright RL, Kowada M, Thurston JM, Majno G. Cerebral ischemia. II. The no-reflow phenomenon. *Am J Pathol.* 1968;**52**(2):437_453.

9. Fischer EG, Ames A, 3rd, Hedley-Whyte ET, O'Gorman S. Reassessment of cerebral capillary changes in acute global ischemia and their relationship to the "no-reflow phenomenon". *Stroke.* 1977;**8**(1):36–39.

10. Singhal AB, Topcuoglu MA, Koroshetz WJ. Diffusion MRI in three types of anoxic encephalopathy. *J Neurol Sci.* 2002; **196** (1–2): 37–40.

11. Brierley JB. Experimental hypoxic brain damage. *J Clin Pathol Suppl (R Coll Pathol).* 1977;**11**:181–187.

12. Nichol G, Thomas E, Callaway CW, et al. Regional variation in out-of-hospital cardiac arrest incidence and outcome. *JAMA.* 2008;**300**(12):1423–1431.

13. Morrison LJ, Neumar RW, Zimmerman JL, et al. Strategies for improving survival after in-hospital cardiac arrest in the United States: 2013 consensus recommendations: A consensus statement from the American Heart Association. *Circulation.* 2013;**127**(14):1538–1563.

14. Chang WT, Ma MH, Chien KL, et al. Postresuscitation myocardial dysfunction: Correlated factors and prognostic implications. *Intensive Care Med.* 2007;**33**(1):88–95.

15. Ruiz-Bailen M, Aguayo de Hoyos E, Ruiz-Navarro S, et al. Reversible myocardial dysfunction after cardiopulmonary resuscitation. *Resuscitation.* 2005;**66**(2):175–181.

16. Adrie C, Adib-Conquy M, Laurent I, et al. Successful cardiopulmonary resuscitation after cardiac arrest as a "sepsis-like" syndrome. *Circulation.* 2002;**106**(5):562–568.

17. Nolan JP, Neumar RW, Adrie C, et al. Post-cardiac arrest syndrome: Epidemiology, pathophysiology, treatment, and prognostication. A Scientific Statement from the International Liaison Committee on Resuscitation; the American Heart Association Emergency Cardiovascular Care Committee; the Council on Cardiovascular Surgery and Anesthesia; the Council on Cardiopulmonary, Perioperative, and Critical Care; the Council on Clinical Cardiology; the Council on Stroke. *Resuscitation.* 2008;**79**(3):350–379.

18. Teodorescu C, Reinier K, Dervan C, et al. Factors associated with pulseless electric activity versus ventricular fibrillation: The Oregon sudden unexpected death study. *Circulation.* 2010;**122**(21):2116–2122.

19. Cobb LA, Fahrenbruch CE, Olsufka M, Copass MK. Changing incidence of out-of-hospital ventricular fibrillation, 1980–2000. *JAMA.* 2002;**288**(23):3008–3013.

20. Youngquist ST, Kaji AH, Niemann JT. Beta-blocker use and the changing epidemiology of out-of-hospital cardiac arrest rhythms. *Resuscitation.* 2008;**76**(3):376–380.

21. Cummins RO, Ornato JP, Thies WH, Pepe PE. Improving survival from sudden cardiac arrest: The "chain of survival" concept. A statement for health professionals from the Advanced Cardiac Life Support Subcommittee and the Emergency Cardiac Care Committee, American Heart Association. *Circulation.* 1991;**83**(5):1832–1847.

22. Huikuri HV, Castellanos A, Myerburg RJ. Sudden death due to cardiac arrhythmias. *N Engl J Med.* 2001;**345**(20):1473–1482.

23. Berdowski J, Berg RA, Tijssen JG, Koster RW. Global incidences of out-of-hospital cardiac arrest and survival rates: Systematic review of 67 prospective studies. *Resuscitation.* 2010;**81**(11):1479–1487.

24. Rubart M, Zipes DP. Mechanisms of sudden cardiac death. *J Clin Invest.* 2005;**115**(9):2305–2315.

25. Go AS, Mozaffarian D, Roger VL, et al. Heart disease and stroke statistics – 2013 update: A report from the American Heart Association. *Circulation.* 2013;**127**(1):e6–e245.

26. Hollenberg J, Herlitz J, Lindqvist J, et al. Improved survival after out-of-hospital cardiac arrest is associated with an increase in proportion of emergency crew–witnessed cases and bystander cardiopulmonary resuscitation. *Circulation.* 2008;**118**(4):389–396.

27. Adielsson A, Hollenberg J, Karlsson T, et al. Increase in survival and bystander CPR in out-of-hospital shockable arrhythmia: Bystander CPR and female gender are predictors of improved outcome. Experiences from Sweden in an 18-year perspective. *Heart.* 2011;**97**(17):1391–1396.

28. Chan PS, Spertus JA, Krumholz HM, et al. A validated prediction tool for initial survivors of in-hospital cardiac arrest. *Arch Intern Med.* 2012;**172**(12):947–953.

29. Merchant RM, Yang L, Becker LB, et al. Incidence of treated cardiac arrest in hospitalized patients in the United States. *Crit Care Med.* 2011;**39**(11):2401–2406.

30. Field JM, Hazinski MF, Sayre MR, et al. Part 1: Executive summary: 2010 American Heart Association Guidelines for Cardiopulmonary Resuscitation and Emergency Cardiovascular Care. *Circulation.* 2010;**122**(18 Suppl 3):S640–656.

31. Spaulding CM, Joly LM, Rosenberg A, et al. Immediate coronary angiography

375

in survivors of out-of-hospital cardiac arrest. *N Engl J Med.* 1997;**336**(23):1629–1633.

32. Radsel P, Knafelj R, Kocjancic S, Noc M. Angiographic characteristics of coronary disease and postresuscitation electrocardiograms in patients with aborted cardiac arrest outside a hospital. *Am J Cardiol.* 2011;**108**(5):634–638.

33. Nolan JP, Lyon RM, Sasson C, et al. Advances in the hospital management of patients following an out of hospital cardiac arrest. *Heart.* 2012;**98**(16):1201–1206.

34. Sideris G, Voicu S, Dillinger JG, et al. Value of post-resuscitation electrocardiogram in the diagnosis of acute myocardial infarction in out-of-hospital cardiac arrest patients. *Resuscitation.* 2011;**82**(9):1148–1153.

35. Busto R, Dietrich WD, Globus MY, Ginsberg MD. Postischemic moderate hypothermia inhibits CA1 hippocampal ischemic neuronal injury. *Neurosci Lett.* 1989;**101**(3):299–304.

36. Buchan A, Pulsinelli WA. Hypothermia but not the N-methyl-D-aspartate antagonist, MK-801, attenuates neuronal damage in gerbils subjected to transient global ischemia. *J Neurosci.* 1990;**10**(1):311–316.

37. Colbourne F, Grooms SY, Zukin RS, Buchan AM, Bennett MV. Hypothermia rescues hippocampal CA1 neurons and attenuates down-regulation of the AMPA receptor GluR2 subunit after forebrain ischemia. *Proc Natl Acad Sci USA.* 2003;**100**(5):2906–2910.

38. Chopp M, Chen H, Dereski MO, Garcia JH. Mild hypothermic intervention after graded ischemic stress in rats. *Stroke.* 1991;**22**(1):37–43.

39. Leonov Y, Sterz F, Safar P, et al. Mild cerebral hypothermia during and after cardiac arrest improves neurologic outcome in dogs. *J Cereb Blood Flow Metab.* 1990;**10**(1):57–70.

40. Sterz F, Safar P, Tisherman S, Radovsky A, Kuboyama K, Oku K. Mild hypothermic cardiopulmonary resuscitation improves outcome after prolonged cardiac arrest in dogs. *Crit Care Med.* 1991;**19**(3):379–389.

41. Nozari A, Safar P, Stezoski SW, et al. Mild hypothermia during prolonged cardiopulmonary cerebral resuscitation increases conscious survival in dogs. *Crit Care Med.* 2004;**32**(10):2110–2116.

42. Sick TJ, Xu G, Perez-Pinzon MA. Mild hypothermia improves recovery of cortical extracellular potassium ion activity and excitability after middle cerebral artery occlusion in the rat. *Stroke.* 1999;**30**(11):2416–2421; discussion 2422.

43. Erecinska M, Thoresen M, Silver IA. Effects of hypothermia on energy metabolism in Mammalian central nervous system. *J Cereb Blood Flow Metab.* 2003;**23**(5):513–530.

44. Busto R, Globus MY, Dietrich WD, Martinez E, Valdes I, Ginsberg MD. Effect of mild hypothermia on ischemia-induced release of neurotransmitters and free fatty acids in rat brain. *Stroke.* 1989;**20**(7):904–910.

45. Harada K, Maekawa T, Tsuruta R, et al. Hypothermia inhibits translocation of CaM kinase II and PKC-alpha, beta, gamma isoforms and fodrin proteolysis in rat brain synaptosome during ischemia-reperfusion. *J Neurosci Res.* 2002;**67**(5):664–669.

46. Globus MY, Alonso O, Dietrich WD, Busto R, Ginsberg MD. Glutamate release and free radical production following brain injury: Effects of posttraumatic hypothermia. *J Neurochem.* 1995;**65**(4):1704–1711.

47. Zheng Z, Yenari MA. Post-ischemic inflammation: Molecular mechanisms and therapeutic implications. *Neurol Res.* 2004;**26**(8):884–892.

48. Fukuda H, Tomimatsu T, Watanabe N, et al. Post-ischemic hypothermia blocks caspase-3 activation in the newborn rat brain after hypoxia-ischemia. *Brain Res.* 2001;**910**(1–2):187–191.

49. Hamann GF, Burggraf D, Martens HK, et al. Mild to moderate hypothermia prevents microvascular basal lamina antigen loss in experimental focal cerebral ischemia. *Stroke.* 2004;**35**(3):764–769.

50. Group. HaCAS. Mild therapeutic hypothermia to improve the neurologic outcome after cardiac arrest. *N Engl J Med.* 2002;**346**(8):549–556.

51. Bernard SA, Gray TW, Buist MD, et al. Treatment of comatose survivors of out-of-hospital cardiac arrest with induced hypothermia. *N Engl J Med.* 2002;**346**(8):557–563.

52. Peberdy MA, Callaway CW, Neumar RW, et al. Part 9: Post-cardiac arrest care: 2010 American Heart Association Guidelines for Cardiopulmonary Resuscitation and Emergency Cardiovascular Care. *Circulation.* 2010;**122**(18 Suppl 3):S768–786.

53. Nielsen N, Wetterslev J, Cronberg T, et al. Targeted temperature management at 33° C versus 36° C after cardiac arrest. *N Engl J Med.* 2013;**369**(23):2197–2206.

54. Castren M, Nordberg P, Svensson L, et al. Intra-arrest transnasal evaporative cooling: A randomized, prehospital, multicenter study (PRINCE: Pre-ROSC IntraNasal Cooling Effectiveness). *Circulation.* 2010;**122**(7):729–736.

55. Laurent I, Monchi M, Chiche JD, et al. Reversible myocardial dysfunction in survivors of out-of-hospital cardiac arrest. *J Am Coll Cardiol.* 2002;**40**(12):2110–2116.

56. Kilgannon JH, Roberts BW, Reihl LR, et al. Early arterial hypotension is common in the post-cardiac arrest syndrome and associated with increased in-hospital mortality. *Resuscitation.* 2008;**79**(3):410–416.

57. Spivey WH AN, Safar P, et al. Correlation of blood pressure with mortality and neurologic recovery in comatose postresuscitation patients (abstract). *Ann Emerg Med.* 1991;**20**:453.

58. Martin DR PD, Brown CG, et al. Relation between initial post-resuscitation systolic blood pressure and neurologic outcome following cardiac arrest (abstract). *Ann Emerg Med.* 1993;**22**:206.

59. Mullner M SF, Binder M, Hellwagner K, Meron G, Herkner H, Laggner A. Arterial blood pressure after human cardiac arrest and neurologic recovery. *Stroke.* 1996;**27**:59–62.

60. Beylin ME, Perman SM, Abella BS, et al. Higher mean arterial pressure with or without vasoactive agents is associated with increased survival and better neurological outcomes in comatose survivors of cardiac arrest. *Intensive Care Med.* 2013;**39**(11):1981–1988.

61. Nishizawa H, Kudoh I. Cerebral autoregulation is impaired in patients resuscitated after cardiac arrest. *Acta Anaesthesiol Scan.* 1996;**40**:1149–1153.

62. Sundgreen C LF, Herzog TM, Knudsen GM, Boesgaard S, Aldershvie J. Autoregulation of cerebral blood flow in patients resuscitated from cardiac arrest. *Stroke.* 2001;**32**:128–132.

63. Sterz F, Leonov Y, Safar P, Radovsky A, Tisherman S, Oku K. Hypertension with or without hemodilution after cardiac arrest in dogs. *Stroke.* 1990;**21**:1178–1184.

64. Safar P, Xiao F, Radovsky A, et al. Improved cerebral resuscitation from cardiac arrest in dogs with mild hypothermia plus blood flow promotion. *Stroke.* 1996. 1996;**27**:105–113.

65. Dellinger RP, Carlet JM, Masur H, et al. Surviving Sepsis Campaign guidelines for management of severe sepsis and septic shock. *Crit Care Med.* 2004;**32**(3):858–873.

66. Sunde K, Dunlop O, Rostrup M, Sandberg M, Sjoholm H, Jacobsen D. Determination of prognosis after cardiac arrest may be more difficult after introduction of therapeutic hypothermia. *Resuscitation.* 2006;**69**(1):29–32.

67. Gaieski DF, Band RA, Abella BS, et al. Early goal-directed hemodynamic optimization combined with therapeutic hypothermia in comatose survivors of out-of-hospital cardiac arrest. *Resuscitation.* 2009;**80**(4):418–424.

68. Tagami T, Hirata K, Takeshige T, et al. Implementation of the fifth link of the chain of survival concept for out-of-hospital cardiac arrest. *Circulation.* 2012;**126**(5):589–597.

69. Caplan LR. Cardiac arrest and other hypoxic ischemic insults. In Caplan LR, Hurst JW, Chimowitz M, eds. *Clinical Neurocardiology.* New York: Marcel Dekker; 1999, 1–34.

70. Adams JH, Brierley JB, Connor RC, Treip CS. The effects of systemic hypotension upon the human brain. Clinical and neuropathological observations in 11 cases. *Brain.* 1966;**89**(2):235–268.

71. Smith ML, Auer RN, Siesjo BK. The density and distribution of ischemic brain injury in the rat following 2–10 min of forebrain ischemia. *Acta Neuropathol.* 1984;**64**(4):319–332.

72. Takemoto O, Tomimoto H, Yanagihara T. Induction of c-fos and c-jun gene products and heat shock protein after brief and prolonged cerebral ischemia in gerbils. *Stroke.* 1995;**26**(9):1639–1648.

73. Bottiger BW, Schmitz B, Wiessner C, Vogel P, Hossmann KA. Neuronal stress response and neuronal cell damage after cardiocirculatory arrest in rats. *J Cereb Blood Flow Metab.* 1998;**18**(10):1077–1087.

74. Steriade M, Glenn LL. Neocortical and caudate projections of intralaminar thalamic neurons and their synaptic excitation from midbrain reticular core. *J Neurophysiol.* 1982;**48**(2):352–371.

75. Parvizi J, Damasio A. Consciousness and the brainstem. *Cognition.* 2001;**79**(1–2):135–160.

76. Berridge CW. Noradrenergic modulation of arousal. *Brain Res Rev.* 2008;**58**(1):1–17.

77. Vogt BA, Hof PR, Friedman DP, Sikes RW, Vogt LJ. Norepinephrinergic afferents and cytology of the macaque monkey midline, mediodorsal, and intralaminar thalamic nuclei. *Brain Struct Funct.* 2008;**212**(6):465–479.

78. Fisher CM. The neurological examination of the comatose patient. *Acta Neurol Scand.* 1969;**45**:Suppl 36:31–56.

79. Dooling EC, Richardson EP, Jr. Delayed encephalopathy after strangling. *Arch Neurol.* 1976;**33**(3):196–199.

80. Jennett B, Plum F. Persistent vegetative state after brain damage. A syndrome in search of a name. *Lancet.* 1972;**1**(7753):734–737.

81. Adams JH, Graham DI, Jennett B. The neuropathology of the vegetative state after an acute brain insult. *Brain.* 2000;**123**(Pt 7):1327–1338.

82. Dougherty JH, Jr., Rawlinson DG, Levy DE, Plum F. Hypoxic-ischemic brain injury and the vegetative state: Clinical and neuropathologic correlation. *Neurology.* 1981;**31**(8):991–997.

83. Jennett B, Plum F. Persistent vegetative state after brain damage. *RN.* 1972;**35**(10):ICU1–4.

84. Multi-Society Task Force on PVS. Medical aspects of the persistent vegetative state (2). *N Engl J Med.* 1994;**330**(22):1572–1579.

85. Giacino JT, Kalmar K. Diagnostic and prognostic guidelines for the vegetative and minimally conscious states. *Neuropsychol Rehabil.* 2005;**15**(3–4):166–174.

86. Laureys S, Celesia GG, Cohadon F, et al. Unresponsive wakefulness syndrome: A new name for the vegetative state or apallic syndrome. *BMC Med.* 2010;**8**:68.

87. Bardin JC, Fins JJ, Katz DI, et al. Dissociations between behavioural and functional magnetic resonance imaging-based evaluations of cognitive function after brain injury. *Brain.* 2011;**134**(3):769–782.

88. Monti MM, Vanhaudenhuyse A, Coleman MR, et al. Willful modulation of brain activity in disorders of consciousness. *N Engl J Med.* 2010;**362**(7):579–589.

89. Giacino JT, Ashwal S, Childs N, et al. The minimally conscious state: Definition and diagnostic criteria. *Neurology.* 2002;**58**(3):349–353.

90. Luaute J, Maucort-Boulch D, Tell L, et al. Long-term outcomes of chronic minimally conscious and vegetative states. *Neurology.* 2010;**75**(3):246–252.

91. Jennett B, Adams JH, Murray LS, Graham DI. Neuropathology in vegetative and severely disabled patients after head injury. *Neurology.* 2001;**56**(4):486–490.

92. Given CA, 2nd, Burdette JH, Elster AD, Williams DW, 3rd. Pseudo-subarachnoid hemorrhage: A potential imaging pitfall associated with diffuse cerebral edema. *AJNR Am J Neuroradiol.* 2003;**24**(2):254–256.

93. Phan TG, Wijdicks EF, Worrell GA, Fulgham JR. False subarachnoid hemorrhage in anoxic encephalopathy with brain swelling. *J Neuroimaging.* 2000;**10**(4):236–238.

94. Han BK, Towbin RB, De Courten-Myers G, McLaurin RL, Ball WS, Jr. Reversal sign on CT: Effect of anoxic/ischemic cerebral injury in children. *AJNR Am J Neuroradiol.* 1989;**10**(6):1191–1198.

95. Lovblad KO, Wetzel SG, Somon T, et al. Diffusion-weighted MRI in cortical ischaemia. *Neuroradiology.* 2004;**46**(3):175–182.

96. Siskas N, Lefkopoulos A, Ioannidis I, Charitandi A, Dimitriadis AS. Cortical laminar necrosis in brain infarcts: Serial MRI. *Neuroradiology.* 2003;**45**(5):283–288.

97. Komiyama M, Nakajima H, Nishikawa M, Yasui T. Serial MR observation of cortical laminar necrosis caused by brain infarction. *Neuroradiology.* 1998;**40**(12):771–777.

98. Wanko M, Garavelli M, Bernardi F, Niehaus TA, Frauenheim T, Elstner M. A global investigation of excited state surfaces within time-dependent density-functional response theory. *J Chem Phys.* 2004;**120**(4):1674–1692.

99. Mlynash M, Campbell DM, Leproust EM, et al. Temporal and spatial profile of brain diffusion-weighted MRI after cardiac arrest. *Stroke.* 2010;**41**(8):1665–1672.

100. Levy DE, Caronna JJ, Singer BH, Lapinski RH, Frydman H, Plum F. Predicting outcome from hypoxic-ischemic coma. *JAMA.* 1985;**253**(10):1420–1426.

101. Wijdicks EF, Hijdra A, Young GB, Bassetti CL, Wiebe S. Practice parameter: Prediction of outcome in comatose survivors after cardiopulmonary resuscitation (an evidence-based review): Report of the Quality Standards Subcommittee of

the American Academy of Neurology. *Neurology*. 2006;**67**(2):203–210.

102. De Georgia M, Raad M. Prognosis of coma after cardiac arrest in the era of hypothermia. *Continuum (Minneap Minn)*. 2012;**18**(3):515–531.

103. Randomized clinical study of thiopental loading in comatose survivors of cardiac arrest. Brain Resuscitation Clinical Trial I Study Group. *N Engl J Med*. 1986;**314**(7):397–403.

104. Zandbergen EG, Hijdra A, Koelman JH, et al. Prediction of poor outcome within the first 3 days of postanoxic coma. *Neurology*. 2006;**66**(1):62–68.

105. Al Thenayan E, Savard M, Sharpe M, Norton L, Young B. Predictors of poor neurologic outcome after induced mild hypothermia following cardiac arrest. *Neurology*. 2008;**71**(19):1535–1537.

106. Cronberg T, Rundgren M, Westhall E, et al. Neuron-specific enolase correlates with other prognostic markers after cardiac arrest. *Neurology*. 2011;**77**(7):623–630.

107. Rossetti AO, Oddo M, Logroscino G, Kaplan PW. Prognostication after cardiac arrest and hypothermia: A prospective study. *Ann Neurol*. 2010;**67**(3):301–307.

108. Samaniego EA, Mlynash M, Caulfield AF, Eyngorn I, Wijman CA. Sedation confounds outcome prediction in cardiac arrest survivors treated with hypothermia. *Neurocrit Care*. 2011;**15**(1):113–119.

109. Edgren E, Hedstrand U, Kelsey S, Sutton-Tyrrell K, Safar P. Assessment of neurological prognosis in comatose survivors of cardiac arrest. BRCT I Study Group. *Lancet*. 1994;**343**(8905):1055–1059.

110. Lee YC, Phan TG, Jolley DJ, Castley HC, Ingram DA, Reutens DC. Accuracy of clinical signs, SEP, and EEG in predicting outcome of hypoxic coma: A meta-analysis. *Neurology*. 2010;**74**(7):572–580.

111. Schefold JC, Storm C, Kruger A, Ploner CJ, Hasper D. The Glasgow Coma Score is a predictor of good outcome in cardiac arrest patients treated with therapeutic hypothermia. *Resuscitation*. 2009;**80**(6):658–661.

112. Young GB, Gilbert JJ, Zochodne DW. The significance of myoclonic status epilepticus in postanoxic coma. *Neurology*. 1990;**40**(12):1843–1848.

113. Lance JW, Adams RD. The syndrome of intention or action myoclonus as a sequel to hypoxic encephalopathy. *Brain*. 1963;**86**:111–136.

114. Celesia GG, Grigg MM, Ross E. Generalized status myoclonicus in acute anoxic and toxic-metabolic encephalopathies. *Arch Neurol*. 1988;**45**(7):781–784.

115. Young GB. The EEG in coma. *J Clin Neurophysiol*. 2000;**17**(5):473–485.

116. Scollo-Lavizzari G, Bassetti C. Prognostic value of EEG in post-anoxic coma after cardiac arrest. *Eur Neurol*. 1987;**26**(3):161–170.

117. Snyder BD, Hauser WA, Loewenson RB, Leppik IE, Ramirez-Lassepas M, Gumnit RJ. Neurologic prognosis after cardiopulmonary arrest: III. Seizure activity. *Neurology*. 1980;**30**(12):1292–1297.

118. Rossetti AO, Urbano LA, Delodder F, Kaplan PW, Oddo M. Prognostic value of continuous EEG monitoring during therapeutic hypothermia after cardiac arrest. *Crit Care*. 2010;**14**(5):R173.

119. Wijdicks EF, Parisi JE, Sharbrough FW. Prognostic value of myoclonus status in comatose survivors of cardiac arrest. *Ann Neurol*. 1994;**35**(2):239–243.

120. Rossetti AO, Logroscino G, Liaudet L, et al. Status epilepticus: An independent outcome predictor after cerebral anoxia. *Neurology*. 2007;**69**(3):255–260.

121. Rossetti AO, Oddo M, Liaudet L, Kaplan PW. Predictors of awakening from postanoxic status epilepticus after therapeutic hypothermia. *Neurology*. 2009;**72**(8):744–749.

122. Rundgren M, Westhall E, Cronberg T, Rosen I, Friberg H. Continuous amplitude-integrated electroencephalogram predicts outcome in hypothermia-treated cardiac arrest patients. *Crit Care Med*. 2010;**38**(9):1838–1844.

123. Abend NS, Topjian A, Ichord R, et al. Electroencephalographic monitoring during hypothermia after pediatric cardiac arrest. *Neurology*. 2009;**72**(22):1931–1940.

124. Legriel S, Bruneel F, Sediri H, et al. Early EEG monitoring for detecting postanoxic status epilepticus during therapeutic hypothermia: A pilot study. *Neurocrit Care*. 2009;**11**(3):338–344.

125. Robinson LR, Micklesen PJ, Tirschwell DL, Lew HL. Predictive value of somatosensory evoked potentials for awakening from coma. *Crit Care Med*. 2003;**31**(3):960–967.

126. Bouwes A, Binnekade JM, Zandstra DF, et al. Somatosensory evoked potentials during mild hypothermia after cardiopulmonary resuscitation. *Neurology*. 2009;**73**(18):1457–1461.

127. Leithner C, Ploner CJ, Hasper D, Storm C. Does hypothermia influence the predictive value of bilateral absent N20 after cardiac arrest? *Neurology*. 2010;**74**(12):965–969.

128. Kane NM, Butler SR, Simpson T. Coma outcome prediction using event-related potentials: P(3) and mismatch negativity. *Audiol Neurootol*. 2000;**5**(3–4):186–191.

129. Young GB, Wang JT, Connolly JF. Prognostic determination in anoxic–ischemic and traumatic encephalopathies. *J Clin Neurophysiol*. 2004;**21**(5):379–390.

130. Rundgren M, Karlsson T, Nielsen N, Cronberg T, Johnsson P, Friberg H. Neuron specific enolase and S-100B as predictors of outcome after cardiac arrest and induced hypothermia. *Resuscitation*. 2009;**80**(7):784–789.

131. Shinozaki K, Oda S, Sadahiro T, et al. Serum S-100B is superior to neuron-specific enolase as an early prognostic biomarker for neurological outcome following cardiopulmonary resuscitation. *Resuscitation*. 2009;**80**(8):870–875.

132. Oksanen T, Tiainen M, Skrifvars MB, et al. Predictive power of serum NSE and OHCA score regarding 6-month neurologic outcome after out-of-hospital ventricular fibrillation and therapeutic hypothermia. *Resuscitation*. 2009;**80**(2):165–170.

133. Fugate JE, Wijdicks EF, Mandrekar J, et al. Predictors of neurologic outcome in hypothermia after cardiac arrest. *Ann Neurol*. 2010;**68**(6):907–914.

134. Steffen IG, Hasper D, Ploner CJ, et al. Mild therapeutic hypothermia alters neuron specific enolase as an outcome predictor after resuscitation: 97 prospective hypothermia patients compared to 133 historical non-hypothermia patients. *Crit Care*. 2010;**14**(2):R69.

135. Randall J, Mortberg E, Provuncher GK, et al. Tau proteins in serum predict neurological outcome after hypoxic brain injury from cardiac arrest: Results of a pilot study. *Resuscitation*. 2013;**84**(3):351–356.

136. Torbey MT, Selim M, Knorr J, Bigelow C, Recht L. Quantitative analysis of the loss of distinction between gray and white matter in comatose patients

after cardiac arrest. *Stroke.* 2000;**31**(9):2163–2167.

137. Inamasu J, Miyatake S, Suzuki M, et al. Early CT signs in out-of-hospital cardiac arrest survivors: Temporal profile and prognostic significance. *Resuscitation.* 2010;**81**(5):534–538.

138. Wijdicks EF, Campeau NG, Miller GM. MR imaging in comatose survivors of cardiac resuscitation. *AJNR Am J Neuroradiol.* 2001;**22**(8):1561–1565.

139. Jarnum H, Knutsson L, Rundgren M, et al. Diffusion and perfusion MRI of the brain in comatose patients treated with mild hypothermia after cardiac arrest: A prospective observational study. *Resuscitation.* 2009;**80**(4):425–430.

140. Els T, Kassubek J, Kubalek R, Klisch J. Diffusion-weighted MRI during early global cerebral hypoxia: A predictor for clinical outcome? *Acta Neurol Scand.* 2004;**110**(6):361–367.

141. Wijman CA, Mlynash M, Caulfield AF, et al. Prognostic value of brain diffusion-weighted imaging after cardiac arrest. *Ann Neurol.* 2009;**65**(4):394–402.

142. Luyt CE, Galanaud D, Perlbarg V, et al. Diffusion tensor imaging to predict long-term outcome after cardiac arrest: A bicentric pilot study. *Anesthesiology.* 2012;**117**(6):1311–1321.

143. Bogousslavsky J, Regli F. Unilateral watershed cerebral infarcts. *Neurology.* 1986;**36**(3):373–377.

144. Chaves CJ, Silver B, Schlaug G, Dashe J, Caplan LR, Warach S. Diffusion- and perfusion-weighted MRI patterns in borderzone infarcts. *Stroke.* 2000;**31**(5):1090–1096.

145. Adams JH, Brierley JB, Connor RC, Treip CS. The effects of systemic hypotension upon the human brain. Clinical and neuropathological observations in 11 cases. *Brain.* 1966;**89**(2):235–268.

146. Howard R, Trend P, Russell RW. Clinical features of ischemia in cerebral arterial border zones after periods of reduced cerebral blood flow. *Arch Neurol.* 1987;**44**(9):934–940.

147. Brierley JB, Excell BJ. The effects of profound systemic hypotension upon the brain of M. rhesus: Physiological and pathological observations. *Brain.* 1966;**89**(2):269–298.

148. Rabinstein A, Resnick A. Hypoxic-ischemic brain damage. In Rabinstein A, Resnick A, eds. *Practical

Neuroimaging in Stroke: A Case-Based Approach.* Philadelphia: Saunders Elsevier; 2009, 1–17.

149. Caplan LR, Hennerici M. Impaired clearance of emboli (washout) is an important link between hypoperfusion, embolism, and ischemic stroke. *Arch Neurol.* 1998;**55**(11):1475–1482.

150. Moustafa RR, Izquierdo-Garcia D, Jones PS, et al. Watershed infarcts in transient ischemic attack/minor stroke with > or = 50% carotid stenosis: Hemodynamic or embolic? *Stroke.* 2010;**41**(7):1410–1416.

151. Mohr JP. Neurological complications of cardiac valvular disease and cardiac surgery including systemic hypotension. In Vinken PJ, Bruyn GW, eds. *Handbook of Clinical Neurology, vol 38. Neurological Manifestations of Systemic Disease.* Amsterdam: North Holland Publishing; 1979, 143–171.

152. Balint R. Seelenlahmung des Schauens, optische Ataxie, raumliche Storung der Aufmerksamheit. *Z Psychiatr Neurol* 1909;**25**:51–81.

153. Tyler HR. *Cerebral Disturbance of Vision in Neuro-Ophthalmology*, Vol 4. St. Louis: Mosby, 1968.

154. Hecaen H, De Ajuriaguerra J. Balint's syndrome (psychic paralysis of visual fixation) and its minor forms. *Brain.* 1954;**77**(3):373–400.

155. Benson DF, Davis RJ, Snyder BD. Posterior cortical atrophy. *Arch Neurol.* 1988;**45**(7):789–793.

156. Caronna JJ, Finklestein S. Neurological syndromes after cardiac arrest. *Stroke.* 1978;**9**(5):517–520.

157. Volpe BT, Hirst W. The characterization of an amnesic syndrome following hypoxic ischemic injury. *Arch Neurol.* 1983;**40**(7):436–440.

158. Cummings JL, Tomiyasu U, Read S, Benson DF. Amnesia with hippocampal lesions after cardiopulmonary arrest. *Neurology.* 1984;**34**(5):679–681.

159. Petito CK, Feldmann E, Pulsinelli WA, Plum F. Delayed hippocampal damage in humans following cardiorespiratory arrest. *Neurology.* 1987;**37**(8):1281–1286.

160. Zulch K. On the circulatory disturbances in the borderline zones of the cerebral and spinal vessels Paper presented at: *Proceedings of the Second International Congress on Neuropathology* 1955; Amsterdam.

161. Romanul F, Abramowicz A. Changes in brain and pial vessels in arterial border zones. *Arch Neurol* 1974;**11**:40–65.

162. Sage JI, Van Uitert RL. Man-in-the-barrel syndrome. *Neurology.* 1986;**36**(8):1102–1103.

163. Silver JR, Buxton PH. Spinal stroke. *Brain.* 1974;**97**(3):539–550.

164. Karch DL, Logan J, McDaniel D, Parks S, Pate lN. Surveillance for violent deaths – National Violent Death Reporting System, 16 States, 2009. *MMWR Surveill Summ.* 2012;**61**:1–43.

165. Clement R, Redpath M, Sauvageau A. Mechanism of death in hanging: A historical review of the evolution of pathophysiological hypotheses. *J Forensic Sci.*2010;**55**(5):1268–1271.

166. Miyamoto O, Auer RN. Hypoxia, hyperoxia, ischemia, and brain necrosis. *Neurology.* 2000;**54**(2):362–371.

167. Ames A, 3rd, Nesbett FB. Pathophysiology of ischemic cell death: I. Time of onset of irreversible damage; importance of the different components of the ischemic insult. *Stroke.* 1983;**14**(2):219–226.

168. Matsuyama T, Okuchi K, Seki T, Murao Y. Prognostic factors in hanging injuries. *Am J Emerg Med.* 2004;**22**(3):207–210.

169. Hanna SJ. A study of 13 cases of near-hanging presenting to an accident and emergency department. *Injury.* 2004;**35**(3):253–256.

170. Vander Krol L, Wolfe R. The emergency department management of near-hanging victims. *J Emerg Med.* 1994;**12**(3):285–292.

171. Salim A, Martin M, Sangthong B, Brown C, Rhee P, Demetriades D. Near-hanging injuries: A 10-year experience. *Injury.* 2006;**37**(5):435–439.

172. Hald JK, Brunberg JA, Dublin AB, Wootton-Gorges SL. Delayed diffusion-weighted MR abnormality in a patient with an extensive acute cerebral hypoxic injury. *Acta Radiol.* 2003;**44**(3):343–346.

173. Borgquist O, Friberg H. Therapeutic hypothermia for comatose survivors after near-hanging-a retrospective analysis. *Resuscitation.* 2009;**80**(2):210–212.

174. Legriel S, Bouyon A, Nekhili N, et al. Therapeutic hypothermia for coma after cardiorespiratory arrest caused by hanging. *Resuscitation.* 2005;**67**(1):143–144.

175. Baldursdottir S, Sigvaldason K, Karason S, Valsson F, Sigurdsson GH. Induced hypothermia in comatose survivors of asphyxia: A case series of 14 consecutive cases. *Acta Anaesthesiol Scand.* 2010;**54**(7):821–826.

176. Centers for Disease Control and Prevention. Available from http://www.cdc.gov/injury/wisqars. Accessed (cited 2014, June 16).

177. DeNicola LK, Falk JL, Swanson ME, Gayle MO, Kissoon N. Submersion injuries in children and adults. *Crit Care Clin.* 1997;**13**(3):477–502.

178. van Beeck EF, Branche CM, Szpilman D, Modell JH, Bierens JJ. A new definition of drowning: Towards documentation and prevention of a global public health problem. *Bull World Health Organ.* 2005;**83**(11):853–856.

179. Orlowski JP, Abulleil MM, Phillips JM. The hemodynamic and cardiovascular effects of near-drowning in hypotonic, isotonic, or hypertonic solutions. *Ann Emerg Med.* 1989;**18**(10):1044–1049.

180. Tipton MJ, Golden FS. A proposed decision-making guide for the search, rescue and resuscitation of submersion (head under) victims based on expert opinion. *Resuscitation.* 2011;**82**(7):819–824.

181. Handley AJ. Drowning. *BMJ.* 2014;**348**:g1734.

182. Vanden Hoek TL, Morrison LJ, Shuster M, et al. Part 12: Cardiac arrest in special situations: 2010 American Heart Association Guidelines for Cardiopulmonary Resuscitation and Emergency Cardiovascular Care. *Circulation.* 2010;**122**(18 Suppl 3):S829–861.

183. Szpilman D. Near-drowning and drowning classification: A proposal to stratify mortality based on the analysis of 1,831 cases. *Chest.* 1997;**112**(3):660–665.

184. Manolios N, Mackie I. Drowning and near-drowning on Australian beaches patrolled by life-savers: A 10-year study, 1973–1983. *Med J Aust.* 1988;**148**(4):165–167, 170–161.

185. Chochinov AH, Baydock BM, Bristow GK, Giesbrecht GG. Recovery of a 62-year-old man from prolonged cold water submersion. *Ann Emerg Med.* 1998;**31**(1):127–131.

186. Siebke H, Rod T, Breivik H, Link B. Survival after 40 minutes; submersion without cerebral sequelae. *Lancet.* 1975;**1**(7919):1275–1277.

187. Guenther U, Varelmann D, Putensen C, Wrigge H. Extended therapeutic hypothermia for several days during extracorporeal membrane-oxygenation after drowning and cardiac arrest. Two cases of survival with no neurological sequelae. *Resuscitation.* 2009;**80**(3):379–381.

188. Kilgannon JH, Jones AE, Parrillo JE, et al. Relationship between supranormal oxygen tension and outcome after resuscitation from cardiac arrest. *Circulation.* 2011;**123**(23):2717–2722.

189. Christophe C, Fonteyne C, Ziereisen F, et al. Value of MR imaging of the brain in children with hypoxic coma. *AJNR Am J Neuroradiol.* 2002;**23**(4):716–723.

190. Topjian AA, Berg RA, Bierens JJ, et al. Brain resuscitation in the drowning victim. *Neurocrit Care.* 2012;**17**(3):441–467.

191. Eggink WF, Bruining HA. Respiratory distress syndrome caused by near- or secondary drowning and treatment by positive end-expiratory pressure ventilation. *Neth J Med.* 1977;**20**(4–5):162–167.

192. Weaver LK. Carbon monoxide poisoning. *Crit Care Clin.* 1999;**15**(2):297–317.

193. Hardy KR, Thom SR. Pathophysiology and treatment of carbon monoxide poisoning. *J Toxicol Clin Toxicol.* 1994;**32**(6):613–629.

194. Miro O, Casademont J, Barrientos A, Urbano-Marquez A, Cardellach F. Mitochondrial cytochrome c oxidase inhibition during acute carbon monoxide poisoning. *Pharmacol Toxicol.* 1998;**82**(4):199–202.

195. Thom SR. Carbon monoxide-mediated brain lipid peroxidation in the rat. *J Appl Physiol.* 1990;**68**(3):997–1003.

196. Kalay N, Ozdogru I, Cetinkaya Y, et al. Cardiovascular effects of carbon monoxide poisoning. *Am J Cardiol.* 2007;**99**(3):322–324.

197. Lou M, Jing CH, Selim MH, Caplan LR, Ding MP. Delayed substantia nigra damage and leukoencephalopathy after hypoxic-ischemic injury. *J Neurol Sci.* 2009;**277**(1–2):147–149.

198. Scott BL, Jankovic J. Delayed-onset progressive movement disorders after static brain lesions. *Neurology.* 1996;**46**(1):68–74.

199. Plum F, Posner JB, Hain RF. Delayed neurological deterioration after anoxia. *Arch Intern Med.* 1962;**110**:18–25.

200. Weinberger LM, Schmidley JW, Schafer IA, Raghavan S. Delayed postanoxic demyelination and arylsulfatase-A pseudodeficiency. *Neurology.* 1994;**44**(1):152–154.

201. Gottfried JA, Mayer SA, Shungu DC, Chang Y, Duyn JH. Delayed posthypoxic demyelination. Association with arylsulfatase A deficiency and lactic acidosis on proton MR spectroscopy. *Neurology.* 1997;**49**(5):1400–1404.

202. Kriegstein AR, Shungu DC, Millar WS, et al. Leukoencephalopathy and raised brain lactate from heroin vapor inhalation ("chasing the dragon"). *Neurology.* 1999;**53**(8):1765–1773.

203. Parkinson RB, Hopkins RO, Cleavinger HB, et al. White matter hyperintensities and neuropsychological outcome following carbon monoxide poisoning. *Neurology.* 2002;**58**(10):1525–1532.

204. Gale SD, Hopkins RO, Weaver LK, Bigler ED, Booth EJ, Blatter DD. MRI, quantitative MRI, SPECT, and neuropsychological findings following carbon monoxide poisoning. *Brain Inj.* 1999;**13**(4):229–243.

205. Min SK. A brain syndrome associated with delayed neuropsychiatric sequelae following acute carbon monoxide intoxication. *Acta Psychiatr Scand.* 1986;**73**(1):80–86.

206. Ferrier D, Wallace CJ, Fletcher WA, Fong TC. Magnetic resonance features in carbon monoxide poisoning. *Can Assoc Radiol J.* 1994;**45**(6):466–468.

207. Tuchman RF, Moser FG, Moshe SL. Carbon monoxide poisoning: Bilateral lesions in the thalamus on MR imaging of the brain. *Pediatr Radiol.* 1990;**20**(6):478–479.

208. Kawanami T, Kato T, Kurita K, Sasaki H. The pallidoreticular pattern of brain damage on MRI in a patient with carbon monoxide poisoning. *J Neurol Neurosurg Psychiatry.* 1998;**64**(2):282.

209. Mascalchi M, Petruzzi P, Zampa V. MRI of cerebellar white matter damage due to carbon monoxide poisoning: Case report. *Neuroradiology.* 1996;**38** Suppl 1:S73–S74.

210. O'Donnell P, Buxton PJ, Pitkin A, Jarvis LJ. The magnetic resonance imaging appearances of the brain in acute carbon monoxide poisoning. *Clin Radiol.* 2000;**55**(4):273–280.

211. Vieregge P, Klostermann W, Blumm RG, Borgis KJ. Carbon monoxide

poisoning: Clinical, neurophysiological, and brain imaging observations in acute disease and follow-up. *J Neurol.* 1989;**236**(8):478–481.

212. Pracyk JB, Stolp BW, Fife CE, Gray L, Piantadosi CA. Brain computerized tomography after hyperbaric oxygen therapy for carbon monoxide poisoning. *Undersea Hyperb Med.* 1995;**22**(1):1–7.

213. Porter SS, Hopkins RO, Weaver LK, Bigler ED, Blatter DD. Corpus callosum atrophy and neuropsychological outcome following carbon monoxide poisoning. *Arch Clin Neuropsychol.* 2002;**17**(2):195–204.

214. Kesler SR, Hopkins RO, Blatter DD, Edge-Booth H, Bigler ED. Verbal memory deficits associated with fornix atrophy in carbon monoxide poisoning. *J Int Neuropsychol Soc.* 2001;**7**(5):640–646.

215. Prockop LD, Chichkova RI. Carbon monoxide intoxication: An updated review. *J Neurol Sci.* 2007;**262**(1–2):122–130.

216. Stoller KP. Hyperbaric oxygen and carbon monoxide poisoning: A critical review. *Neurol Res.* 2007;**29**(2):146–155.

217. Sunde K, Pytte M, Jacobsen D, et al. Implementation of a standardised treatment protocol for post resuscitation care after out-of-hospital cardiac arrest. *Resuscitation.* 2007;**73**(1):29–39.

218. Rittenberger JC, Guyette FX, Tisherman SA, DeVita MA, Alvarez RJ, Callaway CW. Outcomes of a hospital-wide plan to improve care of comatose survivors of cardiac arrest. *Resuscitation.* 2008;**79**(2):198–204.

219. Oba Y, Salzman GA. Ventilation with lower tidal volumes as compared with traditional tidal volumes for acute lung injury. *N Engl J Med.* 2000;**343**(11):813; author reply 813–814.

220. Kress JP, Pohlman AS, O'Connor MF, Hall JB. Daily interruption of sedative infusions in critically ill patients undergoing mechanical ventilation. *N Engl J Med.* 2000;**342**(20):1471–1477.

221. Girard TD, Kress JP, Fuchs BD, et al. Efficacy and safety of a paired sedation and ventilator weaning protocol for mechanically ventilated patients in intensive care (Awakening and Breathing Controlled trial): A randomised controlled trial. *Lancet.* 2008;**371**(9607):126–134.

222. Barr J, Fraser GL, Puntillo K, et al. Clinical practice guidelines for the management of pain, agitation, and delirium in adult patients in the intensive care unit. *Crit Care Med.* 2013;**41**(1):263–306.

223. Ruokonen E, Parviainen I, Jakob SM, et al. Dexmedetomidine versus propofol/midazolam for long-term sedation during mechanical ventilation. *Intensive Care Med.* 2009;**35**(2):282–290.

224. Rovlias A, Kotsou S. The influence of hyperglycemia on neurological outcome in patients with severe head injury. *Neurosurgery.* 2000;**46**(2):335–342; discussion 342–333.

225. Charpentier C, Audibert G, Guillemin F, et al. Multivariate analysis of predictors of cerebral vasospasm occurrence after aneurysmal subarachnoid hemorrhage. *Stroke.* 1999;**30**(7):1402–1408.

226. Badjatia N, Topcuoglu MA, Buonanno FS, et al. Relationship between hyperglycemia and symptomatic vasospasm after subarachnoid hemorrhage. *Crit Care Med.* 2005;**33**(7):1603–1609.

227. Dorhout Mees SM, van Dijk GW, Algra A, Kempink DR, Rinkel GJ. Glucose levels and outcome after subarachnoid hemorrhage. *Neurology.* 2003;**61**(8):1132–1133.

228. van den Berghe G, Wouters P, Weekers F, et al. Intensive insulin therapy in critically ill patients. *N Engl J Med.* 2001;**345**(19):1359–1367.

229. Van den Berghe G, Schoonheydt K, Becx P, Bruyninckx F, Wouters PJ. Insulin therapy protects the central and peripheral nervous system of intensive care patients. *Neurology.* 2005;**64**(8):1348–1353.

230. Vespa P, Boonyaputthikul R, McArthur DL, et al. Intensive insulin therapy reduces microdialysis glucose values without altering glucose utilization or improving the lactate/pyruvate ratio after traumatic brain injury. *Crit Care Med.* 2006;**34**(3):850–856.

231. Wiener RS, Wiener DC, Larson RJ. Benefits and risks of tight glucose control in critically ill adults: A meta-analysis. *JAMA.* 2008;**300**(8):933–944.

232. Oddo M, Schmidt JM, Carrera E, et al. Impact of tight glycemic control on cerebral glucose metabolism after severe brain injury: A microdialysis study. *Crit Care Med.* 2008;**36**(12):3233–3238.

233. Zetterling M, Hillered L, Enblad P, Karlsson T, Ronne-Engstrom E. Relation between brain interstitial and systemic glucose concentrations after subarachnoid hemorrhage. *J Neurosurg.* 2011;**115**(1):66–74.

234. Hajat C, Hajat S, Sharma P. Effects of poststroke pyrexia on stroke outcome: A meta-analysis of studies in patients. *Stroke.* 2000;**31**(2):410–414.

235. Guyatt GH, Akl EA, Crowther M, Gutterman DD, Schuunemann HJ. Executive summary: Antithrombotic Therapy and Prevention of Thrombosis, 9th ed: American College of Chest Physicians Evidence-Based Clinical Practice Guidelines. *Chest.* 2012;**141**(2 Suppl):7S–47S.

236. Claassen J, Silbergleit R, Weingart SD, Smith WS. Emergency neurological life support: Status epilepticus. *Neurocrit Care.* 2012;**17** Suppl 1:S73–S78.

237. Frucht S, Fahn S. The clinical spectrum of posthypoxic myoclonus. *Mov Disord.* 2000;**15** Suppl 1:2–7.

238. Wheless JW, Sankar R. Treatment strategies for myoclonic seizures and epilepsy syndromes with myoclonic seizures. *Epilepsia.* 2003;**44** Suppl 11:27–37.

239. Dijk JM, Tijssen MA. Management of patients with myoclonus: Available therapies and the need for an evidence-based approach. *Lancet Neurol.* 2010;**9**(10):1028–1036.

240. Muslu B, Kiklci O, Horasani E, Dikmen B. Dramatic effect of leveracetam on posthypoxic myoclonus: Difficult weaning from mechanical ventilation. *Clin Neuropharmacol.* 2009;**32**(4):236.

241. Goldstein LB. Common drugs may influence motor recovery after stroke. The Sygen In Acute Stroke Study Investigators. *Neurology.* 1995;**45**(5):865–871.

242. Meythaler JM, Brunner RC, Johnson A, Novack TA. Amantadine to improve neurorecovery in traumatic brain injury-associated diffuse axonal injury: A pilot double-blind randomized trial. *J Head Trauma Rehabil.* 2002;**17**(4):300–313.

243. Giacino JT, Whyte J, Bagiella E, et al. Placebo-controlled trial of amantadine for severe traumatic brain injury. *N Engl J Med.* 2012;**366**(9):819–826.

244. Pariente J, Loubinoux I, Carel C, et al. Fluoxetine modulates motor performance and cerebral activation of patients recovering from stroke. *Ann Neurol.* 2001;**50**(6):718–729.

245. Clauss RP, van der Merwe CE, Nel HW. Arousal from a semi-comatose state on zolpidem. *S Afr Med J.* 2001;**91**(10):788–789.

246. Brefel-Courbon C, Payoux P, Ory F, et al. Clinical and imaging evidence of zolpidem effect in hypoxic encephalopathy. *Ann Neurol.* 2007;**62**(1):102–105.

247. Schiff ND, Posner JB. Another "Awakenings". *Ann Neurol.* 2007;**62**(1):5–7.

248. Schiff ND, Fins JJ. Deep brain stimulation and cognition: Moving from animal to patient. *Curr Opin Neurol.* 2007;**20**(6):638–642.

249. Schiff ND. Central thalamic deep-brain stimulation in the severely injured brain: Rationale and proposed mechanisms of action. *Ann N Y Acad Sci.* 2009;**1157**:101–116.

250. Heidenreich PA, Albert NM, Allen LA, et al. Forecasting the impact of heart failure in the United States: A policy statement from the American Heart Association. *Circ Heart Fail.* 2013;**6**(3):606–619.

251. Choi BR, Kim JS, Yang YJ, et al. Factors associated with decreased cerebral blood flow in congestive heart failure secondary to idiopathic dilated cardiomyopathy. *Am J Cardiol.* 2006;**97**(9):1365–1369.

252. Caplan LR. Cardiac encephalopathy and congestive heart failure: A hypothesis about the relationship. *Neurology.* 2006;**66**(1):99–101.

253. Caplan LR. Encephalopathies and neurological effects of drugs used in cardiac patients. In Caplan LR, Hurst JW, Chimowitz MI, eds. *Clinical Neurocardiology.* New York: Marcel Dekker; 1999, 186–225.

254. Cohn JN, Levine TB, Olivari MT, et al. Plasma norepinephrine as a guide to prognosis in patients with chronic congestive heart failure. *N Engl J Med.* 1984;**311**(13):819–823.

255. Woo MA, Kumar R, Macey PM, Fonarow GC, Harper RM. Brain injury in autonomic, emotional, and cognitive regulatory areas in patients with heart failure. *J Card Fail.* 2009;**15**(3):214–223.

256. Garcia CA, Tweedy JR, Blass JP. Underdiagnosis of cognitive impairment in a rehabilitation setting. *J Am Geriatr Soc.* 1984;**32**(5):339–342.

257. Schall RR, Petrucci RJ, Brozena SC, Cavarocchi NC, Jessup M. Cognitive function in patients with symptomatic dilated cardiomyopathy before and after cardiac transplantation. *J Am Coll Cardiol.* 1989;**14**(7):1666–1672.

258. Bornstein RA, Starling RC, Myerowitz PD, Haas GJ. Neuropsychological function in patients with end-stage heart failure before and after cardiac transplantation. *Acta Neurol Scand.* 1995;**91**(4):260–265.

259. Friedmann E, Thomas SA, Liu F, Morton PG, Chapa D, Gottlieb SS. Relationship of depression, anxiety, and social isolation to chronic heart failure outpatient mortality. *Am Heart J.* 2006;**152**(5):940–948.

260. Jiang W, Alexander J, Christopher E, et al. Relationship of depression to increased risk of mortality and rehospitalization in patients with congestive heart failure. *Arch Intern Med.* 2001;**161**(15):1849–1856.

261. Koenig HG. Depression in hospitalized older patients with congestive heart failure. *Gen Hosp Psychiatry.* 1998;**20**(1):29–43.

262. Havranek EP, Ware MG, Lowes BD. Prevalence of depression in congestive heart failure. *Am J Cardiol.* 1999;**84**(3):348–350.

263. Freedland KE, Rich MW, Skala JA, Carney RM, Davila-Roman VG, Jaffe AS. Prevalence of depression in hospitalized patients with congestive heart failure. *Psychosom Med.* 2003;**65**(1):119–128.

264. Zuccala G, Cattel C, Manes-Gravina E, Di Niro MG, Cocchi A, Bernabei R. Left ventricular dysfunction: A clue to cognitive impairment in older patients with heart failure. *J Neurol Neurosurg Psychiatry.* 1997;**63**(4):509–512.

265. Kumar R, Woo MA, Macey PM, Fonarow GC, Hamilton MA, Harper RM. Brain axonal and myelin evaluation in heart failure. *J Neurol Sci.* 2011;**307**(1–2):106–113.

266. Vogels RL, van der Flier WM, van Harten B, et al. Brain magnetic resonance imaging abnormalities in patients with heart failure. *Eur J Heart Fail.* 2007;**9**(10):1003–1009.

267. Siachos T, Vanbakel A, Feldman DS, Uber W, Simpson KN, Pereira NL. Silent strokes in patients with heart failure. *J Card Fail.* 2005;**11**(7):485–489.

268. Russo C, Jin Z, Homma S, et al. Subclinical left ventricular dysfunction and silent cerebrovascular disease: The Cardiovascular Abnormalities and Brain Lesions (CABL) Study. *Circulation.* 2013;**128**(10):1105–1111.

269. Fazekas F, Kleinert R, Offenbacher H, et al. Pathologic correlates of incidental MRI white matter signal hyperintensities. *Neurology.* 1993;**43**(9):1683–1689.

第12章
非动脉硬化性血管病

12

很多不同的非动脉硬化性血管病变可导致脑缺血。这些疾病中的一部分还可以导致眼缺血和颅内出血。其中一些疾病的特点已经很清楚，而对于另外一些疾病的发病机制和临床特征所知甚少。因此，我们会讨论最常见、最重要的疾病。部分也会在其他章节中谈到。本专题内容非常广泛，我们只能结合参考文献对包含最重要信息的内容进行相对准确的简要叙述。《卒中的少见原因》(*Uncommon Causes of Stroke*)第3版对这些疾病中的大部分进行了更加详细的描述[1]。

动脉夹层[1-56]

过去曾认为颅外动脉夹层罕见。20世纪90年代，Fisher、Ojemann等的报道明确了颈内动脉(ICA)夹层患者的临床及影像学特点[2,3]。对其临床症状和体征认识的增加以及安全、快速的非侵袭性血管影像技术的出现使得脑供血动脉的夹层的诊断率增加[4-6]。ICA颅外段是最常受累的动脉，通常会累及咽段以及ICA起始处以上的远端颅外段。动脉粥样硬化常不发生于这些部位，而是几乎都累及颈内动脉起始段或颈动脉虹吸段。颅外椎动脉(ECVA)夹层发生于其出脊椎至入硬脑膜之间的远端部分或发生于椎动脉(VA)起始上方第一段、进入横突孔之前的动脉[5-9]。ICA咽段及ECVA的第一、三段相比这些动脉的起始段及入颅段而言，位置更加多动、不固定。夹层常累及颅外动脉的动脉祥及冗余部分[10]。

大部分夹层还掺杂着一些外伤、牵拉或物理应力作用有关。外伤可能是严重的，但是也可能是轻微的(例如扭曲颈部躲避下落的树枝、为了接住乒乓球而身子向前猛扑、倒车或滑雪时突然转动颈部)。许多所谓的自发性夹层的例子都是由被患者遗忘或认为不重要轻微外伤所致。先天性或获得性的动脉中膜或弹力层内的结缔组织成分异常、动脉管壁水肿都会促进夹层形成。在动脉夹层的患者中，马方综合征、中膜囊性坏死、纤维肌发育不良、Ehlers-Danlos综合征4型、Loeys-Dietz综合征、成骨不全1型和偏头痛等疾病的发生率比预期的高[5,6]。表12-1列出了与动脉夹层相关的情形。很多颈部动脉夹层的患者发现了提示结缔组织异常的骨骼、眼部及皮肤的疾病[11]。有时在颅外动脉夹层患者的皮肤中可发现胶原和细胞外基质的结缔组织超微结构异常[12,13]。在颈动脉夹层的患者中，特别是在那些反复发作颈动脉夹层的患者中，血浆中基质金属蛋白酶-2(MMP-2)的水平较对照组高[14]。

表12-1 与颈部动脉夹层相关的疾病

大、小颈部创伤
各种运动及娱乐活动
足球
橄榄球
冰球
垒球
网球
高尔夫
滑雪
自行车
游泳
健美操
射箭
瑜伽
体操
驾驶
武术(空手道、柔道、跆拳道)
骑马
潜水

续表

过山车
蹦极
其他
动脉高血压
口服避孕药
偏头痛
纤维肌发育不良
超微结构结缔组织异常
血管 ehlers-danlos Ⅳ 型
弹性纤维性假黄瘤
马方综合征
特纳综合征
威廉综合征
动脉迂曲综合征
遗传性血色素沉着症 1 型
α_1 抗胰蛋白酶缺乏
高胱氨酸尿症
MTHFR C677T 基因型
高同型半胱氨酸血症
颅内血管囊性中层坏死
茎突过长症
ICAM-1 E4690 K 基因多态性
常染色体显性多囊肾
感染
Moyamoya 病
着色斑病
血管盘曲、成环、打结（尤其是双侧）

Adapted from Giossi A, Ritelli M, Costa P, et al: Connective tissue anomalies in patients with spontaneous cervical artery dissection. *Neurology* 2014;83:2032-2037.

动脉壁内的撕裂导致出血。中膜内的血液夹层的方向经常是沿着动脉的纵轴走行的。在中膜和外膜平面间的夹层有时导致动脉出现动脉瘤样大疱。夹层还可以产生内膜撕裂，使得血管壁内的血肿重返管腔（图 12-1）。动脉管壁的扩大可能会侵袭管腔。由于壁内血肿的血重返管腔或管腔受累引起血流淤滞，结果常会在管腔内出现血栓。壁内血肿的扩大可能还会刺激内皮释放促进血栓形成的因子。血管腔内的血栓与内膜只是松弛地结合，很容易导致远端的栓塞。在夹层发生后的数周和数月中，血管壁

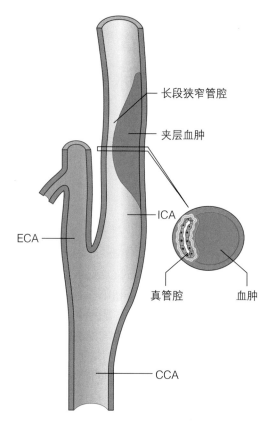

图 12-1　显示颈内动脉夹层的示意图。插图从横断面显示血肿和受累的管腔。CCA，颈总动脉；ECA，颈外动脉；ICA，颈内动脉

内的血被吸收，血管壁常能恢复正常大小。动脉瘤样的小囊可能是夹层愈合后遗留下来的残留物。

颈段颈动脉夹层[1-23,25]

通常，颈动脉夹层患者最显著的特点就是疼痛。常见为同侧颈部、下颌、咽部或面部的搏动性痛和锐痛，这些表现将夹层同一般的动脉粥样硬化性闭塞区分开来[4,5,15-18]。沿 ICA 壁走行的交感神经纤维通常受累，导致以上睑下垂和瞳孔缩小为特征的同侧部分 Horner 综合征。面部出汗功能保留是由于支配汗腺的交感神经纤维是沿着颈外动脉（ECA）走行的。

短暂性脑缺血发作（TIA）常见，可能累及同侧眼和大脑。症状常在数小时内或数天内反复发作，由此 Fisher 将其命名为颈动脉快板（carotid allegro）[2]。一些 ICA 夹层患者的有类似于偏头痛的视觉暗点、闪光，即使许多人没有偏头痛的个人史或家族史。一些患者听见颅内或耳内搏动性噪声。TIA 可能是由于管腔变窄引起远处低灌注导致，但是很多有严重卒中的患者存在夹层部位形成的血栓栓塞大脑中动脉（MCA）的证据。随着 ICA 夹层延伸到颈动脉虹吸部，

供应视神经的动脉灌注下降会导致缺血性视神经病变[19]。如果发生了卒中,那么其常在 ICA 夹层后迅速出现,但是也有可能在夹层后数天或数周发生。后期发生的卒中罕见,但在外伤性 ICA 夹层后有报道[20]。有时,夹层导致的相继症状会出现在数天至数周。疼痛可能首先出现在颈部,持续数天后消退。疼痛可能在数天甚至是数周后再次发作,并伴随着缺血性发作或卒中。毫无疑问,当症状加重时,起初的内膜撕裂扩大,出现了更多的血管壁内出血。有时,双侧颈动脉甚至是双侧椎动脉都会同时发生夹层。

超声波检查可以提示夹层的存在。B 超能够显示 ICA 起始处以上的 ICA 管腔变窄、见到血管腔内不规则的内膜,甚至能分辨真假管腔[21,22]。连续波(CW)多普勒可以显示以管腔狭窄区域高振幅信号伴收缩期多普勒频率显著下降及血流方向改变的典型波形[23]。此多普勒信号可能是由异常血管壁搏动和血流柱的一些双向运动导致。行颈部 VA 双向多普勒探测同样也可提示夹层[24]。典型表现为动脉管径增加、搏动下降、血管内异常回声和血流减少的血流动力学证据。彩色多普勒血流图也常可以显示颈部血管夹层的区域。在颅外 ICA 夹层患者中,经颅多普勒(TCD)也许可以显示 ICA 虹吸段和 MCA 动脉血流速度下降。当这些情况出现在没有动脉粥样硬化和栓塞危险因素的年轻患者,且其颈部 ICA 分叉处正常,则很可能诊断为夹层。

传统的动脉夹层诊断是在行标准的血管造影术后得出。图 12-2 是显示动脉夹层不同造影特点的图像。图 12-3 是颅外 ICA 夹层患者的血管造影片。造影最常见到线样征(图 12-3A),由一条长的、纤细的造影剂组成,从颈动脉分叉处远端开始,可延伸至颅底[2,3]。ICA 完全闭塞也有可能。这种闭塞同典型的动脉粥样硬化性闭塞不同;夹层导致的 ICA 闭塞从 ICA 起始端以远超过 2cm 处开始,不累及颈动脉窦,有一段逐渐狭窄直至闭塞的部分。也常可能

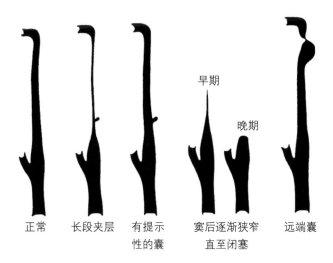

图 12-2　颈动脉夹层患者多种异常颈动脉造影示意图 From Fisher CM, Ojemann RG, Robertson GH. Spontaneous dissection of cervicocerebral arteries. *Can J Neurol Sci* 1978;5:9-19 with permission.

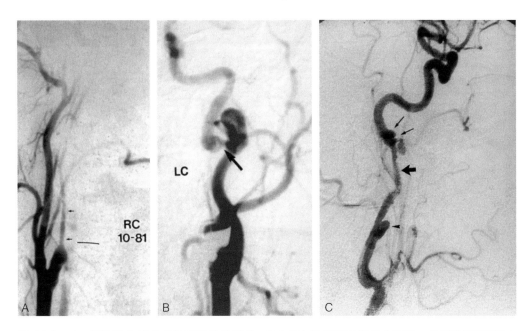

图 12-3　ICA 颅外段夹层患者的颈动脉造影片。(A)颈内动脉直径突然改变伴一长段线样狭窄(小黑箭头);(B)扭曲的颈动脉呈动脉瘤样扩张伴急性夹层。大的黑箭头指向狭窄区域;(C)长段的颈动脉夹层伴局部狭窄和动脉瘤样囊。箭头指向夹层最近端的动脉瘤样扩张。下面的箭头指向的是一个动脉狭窄的部位,双箭头指向的是一个位于动脉咽段较远端的不规则动脉瘤样扩张

有局灶性动脉瘤囊发生或出现沿着狭窄的、正常的或常是膨大的动脉近端或远端的外翻(图12-3B和C)。通过夹层部位的计算机断层扫描(CT)和磁共振成像(MRI)的轴位成像可显示血管壁内出血和壁内扩大,能证实夹层的诊断。图12-4是一张MRI的轴位横断面图,显示双侧外伤性ICA夹层。图7-9C也显

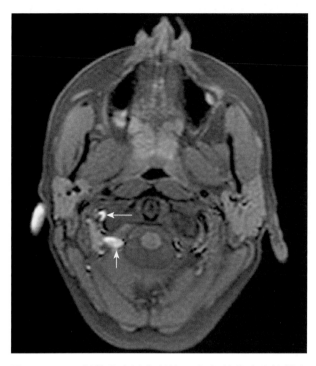

图12-4 ICA颅外段夹层患者的T1加权的非脂肪抑制成像的轴位横断面。随着血管走行可在两个部位看见白色高信号影。黑色流空部位代表的是动脉管腔,高信号的白色区域代表壁内血肿

示了一张颈动脉夹层的非脂肪抑制的MRI检查片。磁共振血管成像(MRA)(图7-9A和B)和计算机断层扫描血管成像(CTA)也可以显示夹层患者典型的血管异常。

ICA夹层,特别是伴有咽段动脉瘤形成,也可能导致位于颅底的低位脑神经功能异常。味觉异常、Honer综合征和舌肌无力、萎缩是最常见的脑神经体征。舌肌无力和萎缩是由于位于颈动脉鞘附近的舌下神经受压迫和缺血导致。有时,IX、X、XI和XII脑神经也会被累及[25]。

颈段椎动脉夹层[24-38]

ECVA夹层首次在颈部外伤和行脊椎按摩治疗的患者身上被发现[15,26-28]。报道称,VA损伤也发生于自行颈部按摩[29,30]或颈部长时间维持在一个姿势的患者中[28,31-34]。ECVA夹层也发生于手术或行复苏的患者中,可能是由于这些被麻醉或昏迷的患者颈部维持在一个姿势[35]。这些损伤常累及VA颅外段的远端(第3段)。图12-5ECVA夹层患者的血管造影。自发性ECVA夹层患者的临床和影像表现都和外伤相关性ECVA相似[5-9]。后颈部或枕部疼痛及全头痛常见。

疼痛常在神经系统症状出现前数小时、数天就出现,罕见在数周前发生。一些ECVA夹层患者仅有颈部疼痛而没有其他神经系统症状或体征。TIA常包括眩晕、复视、视物旋转、步态不稳和构音障碍。ECVA夹层发生TIA的频率较ICA夹层低。梗死

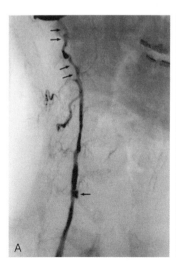
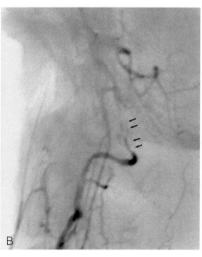
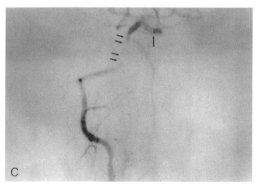

图12-5 ECVA夹层图。(A)椎动脉造影侧位像。一段长的椎动脉夹层显示不规则狭窄区域(上面的箭头)和动脉瘤样囊(下面的箭头);(B)椎动脉造影侧位片。椎动脉远端颅外段夹层伴有狭窄,动脉接近闭塞(黑色的箭头)。夹层上段的血流严重下降;(C)椎动脉造影片前后位。ECVA远端狭窄,血流受累(小黑箭头)。造影剂反流回双侧的ICVA(图片右侧长的黑箭头)

体征常突然发生。最常见的脑梗死类型为小脑后下动脉(PICA)供血区域内的小脑梗死和双侧延髓梗死[28]。在颅外段 ICA 夹层中,梗死常由于新鲜栓子栓塞 ICVA 导致。偶尔也可见夹层延伸或起始于颅内段。有时,栓子到达小脑上动脉(SCA)、基底动脉或大脑后动脉(PCA)。ECVA 夹层也可导致颈根部疼痛[36,37]。位于神经根附近的 ECVA 动脉瘤样扩张可能导致神经根性疼痛,引发神经根分布区域运动、感觉和反射异常[36,37]。有时,脊髓梗死是由 ECVA 营养颈部脊髓的分支发生低灌注导致[37,38]。CW 多普勒检测到的寰椎水平高颈段血流减少和经颅多普勒(TCD)显示的颅内椎动脉血流减少提示远端颅外椎动脉夹层。

颅内夹层[39-44]

很多 ICA 和 VA 颅外段夹层患者有头痛、疼痛和 TIA 症状,却没有持续的神经系统缺损症状。颅内动脉夹层较少见,但被认为更加严重。除非夹层是局限性的没有延伸,否则颅内动脉夹层几乎都导致严重残疾或死亡。

颅内动脉夹层可引起梗死、蛛网膜下腔出血或占位效应[5,28,39-44]。当夹层位于中膜和内膜间时,常发生管腔狭窄和局部的低灌注,导致相应供血区域的梗死。前循环中,ICA 的床突上段和 MCA 主干最常受累[39,41,43]。图 12-6 是一张延伸到 MCA 和大脑前动脉(ACA)的颅内 ICA 夹层的动脉造影片。后循环中,椎动脉颅内段(ICVA)和基底动脉最常受累[5,28,40]。偶见 PCA 受累[44]。既往认为颅内动脉夹层通常是高致残或致命的,但是现代技术使得对仅有轻微体征的颅内动脉夹层患者认识增加。当夹层在中膜和外膜间延伸时,动脉瘤和贯穿外膜的撕裂可能导致蛛网膜下腔出血(SAH),SAH 可反复出现。有时,夹层产生明显的动脉瘤样包块,从而表现出压迫邻近脑神经或脑实质的空间占位效应。

动脉夹层的治疗[46-56]

有时,患者可出现伴有动脉瘤和多处不同阶段夹层的慢性动脉夹层[5,28,40]。这些患者常有动脉中膜和弹力膜的异常,动脉内血肿的恢复以及不同程度的撕裂。我曾接诊过 2 位这样的患者,一位有复发的 SAH,另一位有复发性后循环 TIA 和卒中[40]。后一名患者的双侧 ICVA 夹层动脉瘤内可见血栓,在联合运用华法林和阿司匹林治疗后症状消失。一些有慢性夹层或复发性动脉夹层的患者有纤维肌发

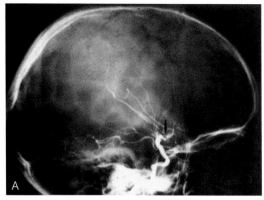

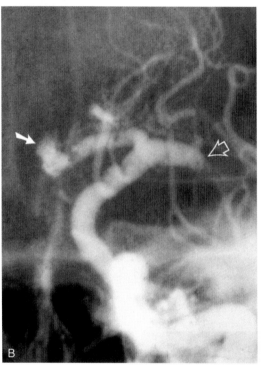

图 12-6　一位儿童的 ICA 颅内段夹层。(A)颈动脉造影片侧位像。和箭头指向颅内 ICA 的夹层;(B)特别显示夹层的放大片。左侧实心的白箭头显示 MCA 闭塞,右侧空心的箭头指向的是闭塞的大脑动脉

育不良[45]。但累及颅内动脉时,出血和局部的占位效应可以很显著。

大部分颅外动脉基层随着时间能自愈。他们高颈部的位置常使得手术修复很难进行或不可能。当动脉完全闭塞时,常不会再通,而是维持闭塞状态。留有残余管腔的动脉常能够自愈、恢复正常。已证实可通过手术修复伴有 SAH 的颅内动脉夹层,虽然这些患者自愈的几率和再出血的发生率如何目前尚不知。抗血小板和抗凝药物被认为是颈部动脉夹层的合理治疗。但是目前没有对比这些治疗方法疗效的随机对照研究[46]。在夹层发生的即刻或短时间内给予血栓栓塞的预防治疗应该是可以预防卒中发

生的。还未发现抗凝药物会增加夹层发生范围,这也是理论上主要考虑之处。由于只有在急性期存在栓塞风险,有经验的临床医生推荐使用肝素后给予华法林,同时在急性期设法使脑血流量(CBF)最大化从而增加侧支循环。新型抗凝药(直接凝血酶和Xa因子抑制剂)理论上可以代替华法林使用,早期149例患者的经验提示新型抗凝药可以安全有效地应用于夹层患者[47]。运用MRI、MRA[48]、CTA[49]和超声可以监测夹层的恢复情况。对于使用6周抗凝药后血管仍然闭塞的动脉夹层患者,通常停止使用抗凝药物。对于管腔未闭的患者,通常持续给予抗凝药物,直至管腔狭窄恢复到血流无显著受阻为止。可运用超声或MRA监测患者。当动脉血流量改善时,换用改善血小板功能的药物,如阿司匹林、氯吡格雷、西洛他唑或阿司匹林合并双嘧达莫缓释片[50]。Engelter等回顾了截止到2007年的运用不同抗凝药物的经验[41]。阿司匹林是未服用过抗血小板药物患者最常用的药物。观察性研究提示使用tPA进行溶栓治疗对颈部动脉夹层引起的4.5小时内急性缺血性卒中的患者治疗中是安全的[51,52]。

尽管支架也已被用于治疗颈部ICA夹层的患者[53-56],支架治疗的指证是非常有限的。当夹层动脉是开放时,他们常能自愈,随着时间形成广泛开放。只有当ICA闭塞或接近闭塞[54]而动脉造影和支架作为溶解来自ICA夹层的栓子栓塞MCA后的一种动脉内治疗手段时、或患者有持续低灌注[55]才具有行动脉造影和支架的指证,后者是很罕见的情况。

前循环夹层在第7章进行了讨论,后循环夹层在第8章中有展现。

纤维肌发育不良[52-68]

纤维肌发育不良首次是在肾动脉中发现的,被认为能影响包括颅外动脉和脑动脉在内的众多全身动脉[57,58]。它是一种非动脉粥样硬化性多灶性病变,可累及血管壁3层中的任何一层或所有层。据报道,仅有0.6%的脑循环非选择性连续动脉造影片中显示有存在[59,60]。目前还没有真正关于其患者卒中发病率的资料。该血管异常病变最常发生于中年女性中[60]。双侧ICA累及的情况常见(86%);病变常累及动脉的咽段,并从C1段向近端延伸7~8cm,而颈动脉分叉处及颈内动脉颅内段不受累。20%的患者同时患有椎动脉颈段的纤维肌发育不良[60]。

最常见的纤维肌发育不良类型发生于中膜。收缩带由纤维肌发育不良组织和中膜内增殖的平滑肌细胞组成,伴有由于中膜变薄和弹力膜破坏导致管腔扩大的区域[61,62]。这些异常使得动脉造影时表现出具有特征性的串珠样改变(图12-7A和B)。外膜

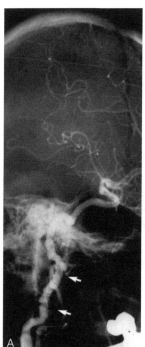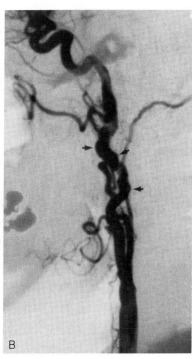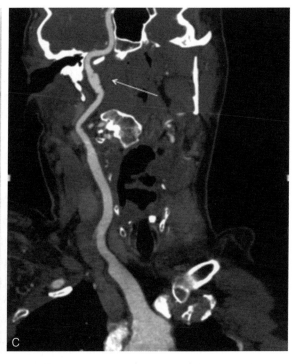

图12-7　纤维肌发育不良。(A)颈动脉造影侧位片显示典型的腊肠样、串珠样改变(白箭头);(B)颈动脉造影减影后的侧位片。收缩的部位用黑箭头表示;(C)椎动脉造影侧位片。累及椎动脉远端颅外段的FMD改变(白箭头)

组织的大缺口,仅在一些区域残存小节段的弹力组织[100]。另外一位年轻延长扩张症患者的病理检查显示肌层和内弹力膜缺失并伴有中膜的不规则增厚、多处内弹力膜缺失及区域性纤维化。有时,血管内膜增厚,存在严重的弹性组织变性,血管滋养管增加。延长扩张症在患有 Fabry 病、镰刀细胞病和 AIDS 的儿童中也很常见,其在 Ehlers-Danlos 综

合征患者中也发生[95]。扩张型动脉病变患者动脉直径扩大的发生率较高,由于穿支动脉病变其腔隙性脑梗死的发生率也较高[104,105]。

病变最常发生的部位是后颅窝,此处基底动脉或一侧 VA 或双侧 VAs 受累[96,106-110]。图 12-9A 显示了 6 位椎基底动脉延长扩张症患者的脑血管造影片。图 12-9B 和 C 显示基底动脉扩张、前向血流

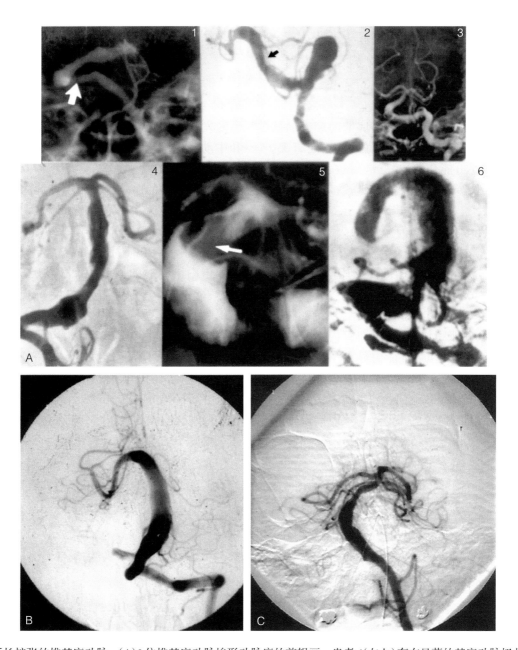

图 12-9　延长扩张的椎基底动脉。(A)6 位椎基底动脉梭形动脉瘤的剪辑画。患者 1(左上)存在显著的基底动脉扭曲和扩张,伴有近端动脉粥样硬化性狭窄(白箭头);患者 2 存在充盈缺损,代表基底动脉主干血栓形成;患者 3 左侧椎动脉和基底动脉扭曲;患者 4 显示扩张的基底动脉中存在不规则斑块;患者 5 基底动脉存在明显的扩张和充盈缺损(白箭头),充盈缺损代表血栓。下部明显的充盈缺损是一种人工现象,代表的是一个含气的窦。患者 6 有一个膨胀扩张很严重的动脉,由于前向血流减少导致远端低灌注和 PCA 灌注缺失;From Pessin MS,Chimowitz MI,Levine SR,et al. Stroke in patients with fusiform vertebrobasilar aneurysms. *Neurology* 1989;39:16-21.(B)椎动脉造影前后位片。基底动脉严重扩张,远端部分及其分支显影差;(C)基底动脉严重不规则扩张,伴有广泛的动脉粥样硬化性斑块,基底动脉腹侧分支显影差,因为前向血流较少

减少。动脉延长扩张的异常表现常在 CT 上被发现，因为迂曲、钙化的血管常穿过小脑脑桥三角[106,108]。MCA 也常受累，一些患者的前后循环都出现延长扩张异常。

尸体解剖常可发现广泛的粥样硬化斑块、管腔侵犯、血栓形成，粥样硬化斑块常有钙化。显微镜检查常发现血管壁纤维变性伴肌层减少、减弱、断裂或弹性组织消失[96,111]。临床上最常见的为脑梗死导致的症状。压迫性占位效应、脑神经或脑实质易位也常见。动脉瘤样扩张的动脉可以压迫延髓锥体[112]和大脑脚，可能会使脑桥基底部变形和形成锯齿缘。一些患者出现脑积水，可能和第三脑室延长扩张性动脉瘤有关。

缺血常发生于供应脑干和基底节的穿支动脉供血区。缺血和该疾病影响母动脉分支处有关。斑块或血栓栓子可能会被清除或隐藏在分叉口或栓塞分支。血管造影可能会显示延长扩张性动脉瘤内的血栓[106,113]。在其他患者中，分支动脉的变形和延长可能会降低血流，但分叉口或管腔并不消失。偶尔动脉瘤内的血栓栓子会栓塞较大的远端分支[106,113,114]。虽然这些动脉瘤破裂及其导致的蛛网膜下腔出血的情况不常见，但是确有发生[106,111,113]。

通常，CT、CTA、MRI 和 MRA 足以明确动脉的动脉瘤样扩大、膨胀，且可能提示血管内血栓的存在[115]。TCD 有利于诊断，可能会显示平均血流速度下降而峰流速相对完好[116]。在扩张的动脉内血流可能会来回往返，导致前向血流减少。前向血流减少可能会导致 MRA 上显影不清，从而错误地提示延长扩张的动脉闭塞。在这种情况下，CTA 和标准的血管造影能够显示动脉。对缺血复发和扩张延长动脉内存在血栓的患者使用华法林可能预防卒中发生。静脉溶栓药也已经被用来治疗延长扩张动脉内有大血栓的患者[113]。目前还没有关于扩张性动脉病变患者使用调节血小板功能药物的研究。血管病变常随着时间推移而增加，尽管当前正给予治疗，但这些患者卒中的发生率仍相对高[117]。

脑淀粉样血管病[118-153]

淀粉样血管病（CAA），亦称嗜刚果红血管病，在第 14 章中还将进行讨论，因为其主要临床特征是反复发作的脑叶内出血。该疾病的特点为小动脉和中动脉中无定形的嗜伊红染料物质沉积导致管壁增厚，在光学显微镜表现为黑点[118,119]。一些载有淀粉样蛋白的血管管壁是不连续的（图 12-10A）。当用刚果红染色并在偏光显微镜下观察时，血管壁内的物质呈现出黄绿双折射——从而被称为“嗜刚果红”。图 12-10B 是一位 CAA 患者脑皮层行 β 淀粉样蛋白染色后的显微照片。该疾病常累及许多动脉，特别是软脑膜和脑叶皮层。脑干、基底灰质核团、海马和皮层下白质不受累[118]。淀粉样蛋白最常沉积在枕叶和顶叶，但 ICH 也常发生于额叶和中央部位，亦可以发生于小脑[119-124]。受累的血管，特别是软脑膜内的血管，存在伴有血管外层或内层介质中淀粉样蛋白沉积的双管腔[118]。

最常被发现的临床综合征是 ICH、SAH 和年龄相关的认知功能下降。ICH 常为多部位和发生于

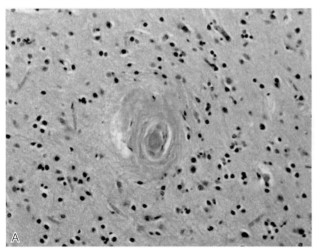
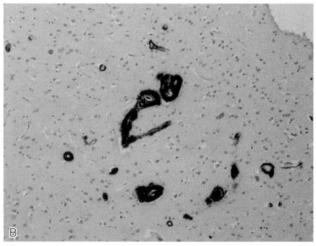

图 12-10　（A）脑皮层苏木精伊红染色后的显微照片显示淀粉样蛋白沉积的小动脉壁分裂;（B）运用苏木精对比剂对 β 淀粉样蛋白进行免疫荧光染色后的脑皮层显微照片。在许多小血管中可见到淀粉样蛋白（Steven Greenberg 供图）

皮层下脑叶[118-125]。CAA 卒中患者的核磁 T2* 敏感加权回波平面成像常显示多处、小的、陈旧性出血。这些小的含铁血黄素细胞沉积常被称为"微出血"。这些微出血常见，他们的量和部位可以预测出血加重的风险。图 12-11A 显示近期有淀粉样血管病相关脑出血患者的 GRE 和多处陈旧出血。小的充满含铁血黄素的细胞堆积常被称为"微出血"[126,127]。图 12-11B 显示的是一位表现为一过性失语男性的 GRE 图像，该图像显示皮层下多发微出血。

一些 CAA 患者出现沿大脑半球凸面分布的表面出血[127,128]。这些小的局灶性出血存在于脑沟中。原因是许多淀粉样蛋白载体血管位于蛛网膜下腔。患者可能出现头痛，但是通常也有某一肢体或偏身的局灶性感觉症状。出现偏身感觉症状到原因还不清楚。这些浅表凸面出血从未在动脉瘤出血中出现，而会在可逆性脑血管收缩综合征（RCVS）和脑静脉闭塞患者中出现。表面含铁血黄素沉积是 CAA 患者中另一个相对常见的发现，可能由于反复的蛛网膜下腔出血导致[120-132]。蛛网膜下腔出血几乎从不伴随突发的"雷击样"头痛。如果头痛发生，通常较轻，症状主要表现为偏身感觉症状和体征。

老年斑内含有淀粉样蛋白，隐匿性 CAA 患者的脑内常见阿尔茨海默样改变。一些 CAA 患者同时有痴呆或随着时间推移出现由多发梗死和阿尔

茨海默症病理改变导致智能减退[119]。APOE2 和APOE4 在加速 Aβ 淀粉样蛋白在脑血管中沉积都发挥作用，APOEε2 可能增加脑血管淀粉样变患者发生 ICH 的风险[133,134]。ICH 尤其常见于脑外伤或使用抗血栓形成药物后的 APOE2 携带者[135]。

早期的研究也显示，在淀粉样变相关的 ICH 患者的脑中也常见散在的梗死灶[121-123]。可以有 TIA发生[128,136]。一些 CAA 患者有多发梗死和明显白质脑病，脑室旁、皮质下和放射冠在 CT 上透亮和在 MRI 上显示信号异常增高[124,137-140]。临床表现为 Binswanger 病。实际上，CAA 可能是导致慢性缺血性微血管病变的重要原因，但通常不能被认识到。

CAA 的病因目前尚不清楚。已经证实存在家族性 CAA，特别是在冰岛、荷兰和德国的家系中，通常以常染色体显性遗传的方式被遗传，且外显率高[101]。冰岛家系的多样性是由于蛋白质 γ 带的异常代谢所致[119,141,142]。

有时存在和动脉淀粉样蛋白染色相关的显著炎性改变，有报道患者同时患有 CAA 和肉芽肿性动脉炎（或 CAA 诱导这些患者发生肉芽肿性反应）[118,143-149]。这种情况被称为 Aβ 相关性脉管炎[147,149]。含淀粉样蛋白的血管的破损将 Aβ 淀粉样蛋白释放入蛛网膜下腔，可能导致免疫反应从而引起脉管炎。这种患者常表现为头痛、认知和行为

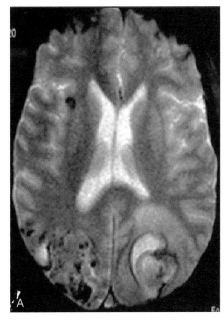
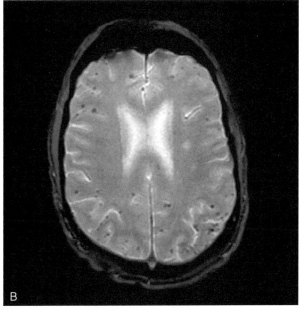

图 12-11　（A）一位近期发生左侧顶枕叶脑出血男性的 MRI 梯度回波像。显示多发陈旧性出血（黑色区域）;（B）一位表现一过性失语的 68 岁老年男性的 MRI 梯度回波像。图像显示许多脑叶内微出血灶，具有脑淀粉样血管病的特征（Steven Greenberg 供图）

异常、癫痫和局灶性神经体征[143-149]。脑脊液表现为中度的细胞增多和蛋白含量升高。部分患者临床上对糖皮质激素和免疫抑制剂有反应。

虽然曾经认为清除 CAA 相关的血肿可能是有害的，但是资料显示这些患者的手术结局和其他原因导致的 ICH 患者的手术结局没有区别[150,151]。将全身血压降低到最低可耐受水平是常用来降低 ICH 的发生频率的方法。对于 CAA 病理改变和生物标记物的进一步了解和认识将会产生更多的特异性的治疗策略[152,153]。

血管炎和其他可能的炎性血管病[154-399]

在鉴别诊断中，几乎每名医学生、非神经科医生和一些神经科医生都被告知血管炎（脉管炎）是导致卒中的一个原因。虽然常会被考虑到，但是已记载的动脉炎是导致卒中的罕见原因。表 12-2、表 12-3 中枢神经系统（CNS）血管炎最常见的是以头痛、抽搐、意识下降和认知、行为异常为表现的脑病，常伴有多处体征。认识这些罕见的由于特殊微生物感染引起动脉炎的情况对形成有效的治疗至关重要。有变应性超敏反应和系统性血管炎的患者可能对皮质类固醇激素治疗或控制系统性免疫疾病的治疗措施有反应。

表 12-2　卒中和脑血管炎

感染性血管炎
细菌性
真菌性
寄生虫
螺旋体
病毒性
立克次体
结核分枝杆菌
坏死性血管炎
p-ANCA 肉芽肿性小血管炎
经典的结节性多动脉炎
显微镜下多血管炎
过敏性血管炎和肉芽肿病（Churg-Strauss）
坏死性系统性血管炎重叠综合征
淋巴瘤样肉芽肿病
血管炎相关与胶原血管疾病
系统性红斑狼疮
类风湿性关节炎
硬皮病
Sjögren 综合征

续表

与其他系统性疾病相关的血管炎
白塞病
溃疡性结肠炎
结节病
复发性多软骨炎
Kohlmeier-Degos 病
巨细胞动脉炎
颞动脉炎
多发性大动脉炎
过敏性血管炎
过敏性紫癜
药物引起的血管炎
化学性血管炎
特发性混合型冷沉淀球蛋白血症
其他
血管炎肿瘤相关的
Cogan 综合征
皮肌炎 - 多发性肌炎
X- 连锁淋巴细胞增殖综合征
血栓闭塞性脉管炎（Buerger 病）
川崎病
原发性中枢神经系统血管炎（PACNS）

表 12-3　卒中和其他感染

猫抓病
肺炎支原体
柯萨奇病毒 9
细小病毒或 B19 病毒
加利福尼亚脑炎病毒
流行性腮腺炎病毒
丙型肝炎病毒
肠病毒
巨细胞病毒
西尼罗河病毒
病毒性出血热
立克次体
疟疾
钩端螺旋体病
伤寒
棘颚口线虫
自由生活阿米巴
裂头蚴病
雷米尔症

续表

蝶窦炎
链球菌感染后肾小球肾炎
感染性心内膜炎
脓毒症
寄生虫疾病（Chagas 病）
AIDS 或其他免疫疾病
急性脑膜炎
急性脑炎
亚急性脑膜脑炎

感染导致的动脉炎[154-230]

影响脑血管的感染性血管炎可引起缺血性或出血性脑血管并发症,主要是细菌、病毒、真菌。机会性中枢神经系统感染也可能使风湿性疾病的免疫抑制治疗复杂化。几乎所有种类的细菌或真菌均可引起感染性心内膜炎。心内膜炎也可能由立克次体和布氏杆菌引起。

细菌和真菌感染[154-186]

急性细菌性脑膜炎(例如肺炎球菌性或脑膜球菌性)患者软脑膜动脉和静脉常被脓液包绕。临床上可能合并血管阻塞和卒中,主要表现为头痛、发热、颈强直和意识下降。大约 15%~20% 细菌性脑膜炎的成年患者发生脑梗死,特别是肺炎球菌性脑膜炎患者[154-156]。化脓性的细菌性脑膜炎也可能会合并颅内血管痉挛、血管痉挛和动脉瘤。在脑膜炎球菌所致的脑膜炎患者中偶尔会合并脊髓和脑干梗死[157,158]。细菌性脑膜炎较少并发出血性卒中。

单核细胞增生性李斯特菌可能导致主要累及延髓和脑桥被盖部的典型炎症病变,出现多个低位脑神经麻痹和前庭及眼球运动体征[159-162]。图 12-12 显示的是运用青霉素治疗的李斯特菌脑炎患者的 MRI[162]。有时症状发生突然,随后的尸体解剖显示伴有多发梗死和局灶性脑炎的动脉炎。脑脊液(CSF)示脑脊液细胞数增多[159-162]。有时伴有猫抓病的患者[163]出现伴有急性颅内动脉狭窄和动脉炎的局灶性神经系统缺损[164],猫抓病被认为是由汉赛巴通体(Bartonella henselae)导致。

梅毒患者体内的梅毒螺旋体在二期梅毒脑膜炎时可能会侵袭脑动脉,由此导致以偏瘫、头痛、抽搐和 CSF 淋巴单核细胞数增多,伴有 CSF 蛋白增高

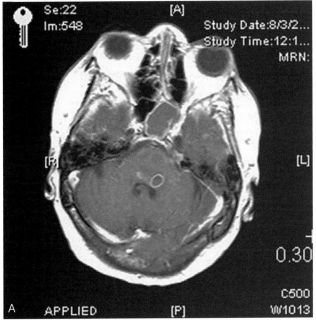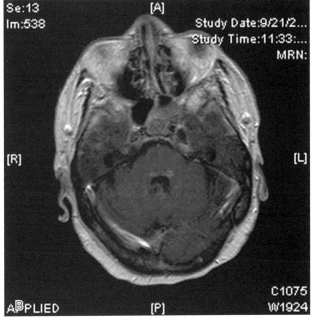

图 12-12　单核细胞增生性李斯特菌。(A)行增强后的 MRI T1 加权像显示位于脑桥邻近第四脑室底的环形强化;(B)青霉素治疗一个月后的 MRI 增强后的 T1 加权像 From Silvestri N, Ajani Z, Savitz S, Caplan LR. A 73-year-old woman with an acute illness causing fever and cranial nerve abnormalities. *Rev Neurol Dis* 2006;3;29-30,35-37. Figures reprinted with permission from MedReviews LLC. All rights reserved.

以及正常或偏低的葡萄糖水平为主要表现的脑膜血管性梅毒[165]。血管影像学检查可能会显示动脉狭窄[166,167]。脑膜血管性梅毒患者的血清学检查一般是阳性的。脊髓的动脉循环也可以受累。在获得性免疫缺陷综合征(AIDS)患者中所有形式的梅毒都更加常见,并且更加严重[165,168]。

莱姆病在很多地方和梅毒相似。脑膜炎、多脑神经麻痹、神经根性综合征和周围神经综合征显著[169-172]。莱姆心脏炎可以导致心脏传导阻滞以及节律异常[173-175];曾报道过患者出现卒中,但极少见[173-175]。卒中比周围神经和神经根性感觉综合征以及头痛、乏力、注意力不集中等更少见。CSF检查通常是异常的,血和CSF内存在疏螺旋体的特异性抗体[175]。

慢性颅底脑膜炎一般由肺结核[176-180]或特殊真菌(即隐球菌、组织胞浆菌和球孢子菌)[181-183]引起,常并发于渗出物包围的动脉所导致的炎症。神经结核主要影响基底处脑膜。致病诱因包括嗜酒、滥用药物、皮质醇应用和HIV感染。MCA近端和后穿质内的动脉最常受累。渗出物包绕动脉,使得动脉壁变厚和动脉壁产生炎症。由此可以导致基底节和中脑梗死,即使运用抗微生物药行杀菌后也会产生。结核性脑膜炎患者的脑脊液中单核细胞和淋巴细胞在一定程度上增多、蛋白增多、糖水平下降。脑脊液涂片可以通过观察到结核分枝杆菌确诊10%~20%的结核性脑膜炎。脑脊液聚合酶链反应在结核性脑膜炎中应用较多(敏感性48%~90%,特异性100%)。对于伴有脑脊液感染,尤其是真菌感染的患者来说,作为移植受体十分危险。

真菌中曲霉菌[184,185]和毛霉菌[186]会造成坏死性动脉炎和部分脑梗死和坏死。毛霉菌常来自副鼻窦[186],曲霉菌多通过血源播散到达脑循环,并不导致脑膜炎[184,185]。在使用皮质类固醇激素或免疫抑制剂的患者中,曲霉菌感染尤其常见。毛霉菌常发生于糖尿病酮症酸中毒患者以及肾衰竭患者。鼻部毛霉菌并可能导致海绵窦和颈动脉栓塞。颅内曲霉菌病可能由于霉菌性动脉瘤及脓毒性动脉炎导致SAH和脑血管炎。球孢子菌脑膜炎可能导致血管栓塞,新型隐球菌很少累及颅内血管。

病毒感染[188-211]

许多被认为是特发性的动脉炎可能是由病毒感染导致。患有乙型肝炎抗原血症的结节性多发性动脉炎患者的血管壁中存在乙型肝炎表面抗原、免疫球蛋白和补体[187]。目前已知水痘-带状疱疹病毒(VZV)也可以直接侵犯CNS血管,有时不产生过多可见的炎症反应[188,189]。病毒可以通过直接侵袭或通过激发针对血管成分的免疫反应的方法产生血管炎[189]。此外,免疫复合物沉积可以破坏血管和导致炎症。对有典型的结节性多发性动脉炎临床表现的患者通过运用聚合酶链式反应(PCR)对活组织或尸体进行分析可以发现带状疱疹病毒感染证据[189]。

VZV是目前最熟知的和记载最详细的导致动脉炎的病毒。最常见的临床表现为迟发性脑梗死,通常可导致出现眼部带状疱疹病毒的对侧偏瘫[190-192]。症状在疼痛的疱疹出现后的数天至数周(6至18周)开始[190,191,193]。梗死常发生于一侧大脑半球,导致轻偏瘫、偏身感觉缺失、失语或右侧大脑半球型认知和行为异常。梗死常发生于皮疹的对侧。但是,VZV血管病可不伴皮疹[193]。血管造影可显示颈内动脉虹吸部、MCA或ACA闭塞,有时可见这些动脉狭窄[190-192]。小动脉亦可受累,并可能闭塞[193]。有时在卒中发生前可能发作TIA,但TIA常突然发作并迅速出现神经系统体征。一些患者伴有脑炎。缺血复发和多发梗死也已有报道。该病死亡率估计近25%。该死亡率比类似大小的动脉粥样硬化性梗死灶所导致的死亡率要高[191]。CSF常显示轻度的脑脊液细胞增多,免疫球蛋白(Ig)和IgG指数可能会上升[190,191]。皮疹累及第V脑神经其他分支(上颌神经或下颌神经)的情况罕见,可出现在后颈部和上颈部的生皮节[194-196]。PCA和椎基底动脉偶有被累及[194-196]。

对于水痘后动脉病和脑梗死的研究已经在儿童中广泛展开[197-200]。对27名有连续血管影像检查的儿童进行了动脉病变原因和病情进展的研究[200]。他们在1~10.4岁(平均4.4岁)期间患水痘,并在4-47周(平均17周)后出现首次的脑缺血发作[200]。动脉影像学异常最常见于ICA床突上段、MCA的M1段和M2段、ACA的A1段。可见单处局灶性的环状狭窄、狭窄节段逐渐延伸以及多处狭窄。大部分脑梗死位于深部基底节、内囊和丘脑。一些患者的狭窄部位在初期研究中就已是最严重,但通常随后会进展到累及先前未受累的动脉。在随访的6~79个月中,血管的病变缓解或完全恢复。不管脑梗死是在急性期复发还是在症状发生后的

1~33 周发生复发,通常伴随有血管影像学上血管异常的加重。

VZV 血管炎患者的尸体解剖可能会表现为炎性坏死性动脉炎、肉芽肿样改变[188-190]或伴有散在炎症的动脉闭塞。Doyle 等证实受累血管平滑肌细胞的细胞核和细胞质中存在特征性的 VZV 病毒体[192]。对一位患眼带状疱疹后又出现左侧大脑半球梗死的患者运用 PCR 技术发现左侧大脑前、中、后动脉中存在 VZV 病毒 DNA 扩增[168]。病毒可能通过三叉神经血管结合部位从感染的 Gasserian 神经节达到同侧 MCA 和 ACA 近端部分[168]。三叉神经血管也从 V1 段投射到 SCA,颈上神经节可能投射至 ICVA、基底动脉和小脑前下动脉(AICA)和 SCA[169]。病毒进入内膜可激活内皮细胞释放促进血栓形成的因子。和其他病毒感染性疾病一样,通常在显微镜下不能看见炎症反应。

人类免疫缺陷病毒感染的患者卒中的发生率增加[203-207]。AIDS 患者发生卒中的机制多样。一些是由于慢性感染、吸毒和可能导致动脉炎的微生物感染,如真菌,所诱发的高凝状态导致[203-207]。AIDS 患儿可能会出现累及颅内动脉的伴有梭形动脉瘤的扩张性动脉病[175]。SAH 也可发生。

卒中可继发于猫抓病(巴通体)、支原体肺炎感染、柯萨奇 9 病毒、细小病毒属加利福尼亚脑炎病毒、流行腮腺炎病毒、丙肝病毒、肠道病毒属、巨细胞病毒、VZV、HIV 和出血性发热等。

Kawasaki 病是一种急性发作的疾病,大部分受累儿童被认为是由一种目前尚未明确的微生物感染致病[176]。其导致的血管病变主要为冠状动脉动脉瘤和主动脉病变。有时颈动脉也常受累[176-178]。

寄生虫感染[212-230]

囊虫病可能和动脉内膜炎及卒中有关[212-220]。囊虫病是由于猪带绦虫的幼虫(囊尾蚴)感染所致。含有囊尾蚴的异位囊虫寄生在脑实质、蛛网膜下腔和脑室内。卒中主要发生于蛛网膜下腔型囊虫病[212-217]。脑膜炎症可以蔓延至大的颅底部动脉,导致动脉内膜炎和脑梗死。可能发生皮质下小梗死和大的皮质 - 皮质下梗死。最常受累的血管为 MCA、PCA 和 ACA,基底动脉也可受累[217,218]。图 12-13 显示的是一个严重累及双侧 MCA 的蛛网膜下腔囊虫病的病例。一项研究的 28 名行脑血管造影的蛛网膜下腔囊虫病的患者中,15 名患者(53%)的造影证实有动脉炎[218]。这些患者中,有 12 名表现为卒中临床综合征,8 名 MRI 显示脑梗死[185]。在对脑囊虫病导致动脉狭窄的患者行 TCD 随访时发现,有时动脉狭窄随着时间推移而改善[219]。也有报道称在使用吡喹酮治疗后脑梗死缓解[220]。蛛网膜下腔内囊虫包囊破裂可导致炎症反应,后者会导致或加重动脉内膜炎[179,187]。

恶性疟原虫是 CNS 最常见的寄生虫感染。脑型疟疾主要表现为昏迷和经过一段发热和头痛的前驱期后出现抽搐[221]。疟原虫寄生的红细胞扩张毛细血管和小静脉,导致颅高压、脑水肿以及散在于全脑的出血。蛛网膜下腔出血也有报道[222]。儿童中抽搐和偏瘫较常见。对偏瘫儿童型脑血管造影和 TCD 检查常显示颅内主要动脉的局灶性狭窄[223,224]。

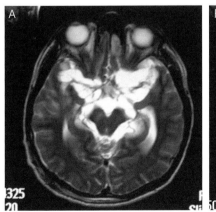
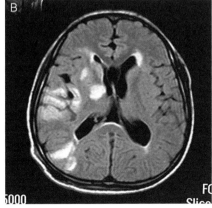
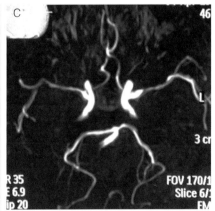

图 12-13 囊虫性动脉炎患者的脑梗死。(A)MRI 的 T2 加权像显示大脑外侧裂内巨大的蛛网膜葡萄状囊肿吞噬双侧大脑中动脉;(B)MRI 的 FLAIR 显示在右侧大脑中动脉供血区内近期梗死灶;(C)MRA 显示双侧 MCA 狭窄(Julio Lama、Guayaquil、Ecuador 供图)From Del Bruto OH. Stroke and vasculitis in patients with cysticercosis. In Caplan LR,Bogousslavsky J. *Uncommon Causes of Stroke*,2nd ed. Cambridge:Cambridge University Press,2008,pp 53-58 with permission.

枯氏锥虫感染所导致的疾病被称为 Chagas 病，在巴西、巴拉圭和其他南美地区多见[192]。T. cruzi 寄生虫通过锥蝽将粪便储存在黏膜上或在其叮咬人时抓伤皮肤的方法传播给人。当人抓挠被咬的伤口，寄生虫就进入血液。超过 90% 的患者有心脏受累（心脏扩大、心律失常和传导异常）。消化道（巨型食管、巨结肠）受累也常见。临床表现为扩张型心肌病。心脏疾病是由于支配心脏的自主神经受累导致，而非寄生虫直接侵犯心脏。Chagas 病患者发生卒中较常见，主要是由心源性栓塞导致[225-230]。心衰、附壁血栓、左心室尖动脉瘤，以及在 Chagas 患者中因心脏节律失常导致的脑内栓子[230]。部分感染 AIDS 的颅内血管炎患者与锥形虫病相关的坏死性脑炎有关。

与在阿米巴自由生产相关的脑膜炎可发现颅内大血管栓塞。裂头蚴病是由迭宫绦虫属的绦虫幼虫迁移所致的感染，仅有少见的裂头蚴病病历可以引发颅内血管炎。单侧或者双侧的颈动脉闭塞可以使双侧咽喉旁的坏死性筋膜炎出现并发症。易引起颈静脉的化脓性血栓性静脉炎（Lemierre 综合征）。Lemierre 综合征的非典型病历曾报道与冠状动脉栓子相关。极少情况下，单侧蝶窦炎与基底动脉炎相关。

系统性血管炎，包括胶原血管病[187,231-290]

系统性血管炎可以被分为结节性多发性动脉炎、超敏性血管炎、肉芽肿病（Churg-Strauss 综合征）、超敏性血管炎、Wegener 肉芽肿病和同时具有其他亚型特点的重叠综合征[187,231-237]。所有这些综合征的共同点就是多系统受累。

结节性多发性动脉炎（PAN）累及小动脉或中动脉，特别是在分叉处[235-239]。血管内膜增生、纤维蛋白样坏死以及动脉血栓形成后出现多形核白细胞和单核细胞浸润。最常见的神经系统体征可能和多发性单神经炎有关。20%~40% 的患者有 CNS 受累，常发生于全身症状、体征和神经病变出现后[232,238,239]。一些患者存在弥散性脑病，其他患者有局部或多处异常。若发生卒中，常在疾病后期。PAN 患者通常有高血压，并且是导致许多缺血性梗死和出血的原因。目前我还未见到或听说有初期就表现为卒中综合征的 PAN 病例。

Churg-Strauss 综合征患者常有肺部受累，包括哮喘和嗜酸性粒细胞增多症[232,240-245]。既往常有过

敏性疾病的病史。损伤易累及小血管，特别是毛细血管和小静脉[232,240-245]。脑病和末梢神经炎常见，但卒中十分罕见。

超敏性血管炎是一组病因一般清楚的疾病，主要表现为皮疹，常伴明显的紫癜样皮损，特别是在腿上。一些是由药物导致或感染后发病或与外源性抗原物质有关（例如血清病）。其他形式的超敏性血管炎表现有混合性冷球蛋白血症和 Henoch-Schönlein 紫癜。表现为多种超敏性血管炎综合征的患者中枢神经系统受累不常见，一旦受累则有显著的神经病、神经丛病以及脑病[232,245]。可发生卒中，但罕见，最常见的是由于全身紫癜导致的出血所引起[246-248]。

Wegener 肉芽肿 - 现在经常被叫做伴有小血管炎的 P-ANCA 肉芽肿，是一种坏死性肉芽肿性动脉炎，常是致死性的，主要累及肺、鼻窦、上呼吸道和肾[232,249]。也常有报道眼眶受累、眼外肌麻痹和视网膜、视神经缺血[250-253]。偶有报道发生脑梗死和脑动脉炎[254,255]。通过活组织检查和对抗中性粒细胞胞浆抗体的检测做出诊断，可用环磷酰胺和其他免疫抑制剂治疗[256]。

系统性红斑狼疮（SLE）是一种多系统的自身免疫结缔组织病，通常与高凝状态、内皮异常、心脏栓子和动脉高压的风险增加。患者常有神经系统异常的表现[257,258]。通常具有偏头痛、抽搐、认知减退的精神症状、舞蹈样动作、单神经病和多发性神经病特征的头痛是 SLE 的重要特点[257]。通常认为，血管炎是发生这些多种神经系统综合征的基础。而尸体解剖和临床研究显示，真正的血管炎并不是 CNS 症状的常见原因[259,260]。在一项尸体解剖研究中，Johnson 和 Richardson 发现不存在明显脑动脉炎症的证据[259]。

SLE 患者的确可以出现突发的神经体统体征，并且可以是突出的临床特征。SLE 患者的 MRI 常显示散在局灶性损害，一般无卒中的临床病史[260,261]。卒中的病因很多。小血管病变、小的深部梗死和出血常是由于高血压导致，这些伴随有 SLE 的肾脏疾病。皮层梗死和皮层 - 皮层下梗死常由凝血系统异常和心源性栓塞导致。脑血管造影常显示颅内动脉分支闭塞[262]。

血液系统异常在 SLE 患者中极其常见。狼疮抗凝物（LA）和抗磷脂抗体的存在常与临床的高凝状态相符，后者主要以流产、复发性血栓性静脉炎和卒中为特点[263]。血小板减少症和其他血小板异

常以及前列环素活性下降也很常见[264]。1988 年对 50 名死于 SLE 的患者的临床病理学研究中有 14 名（28%）患者出现临床表现和血栓性血小板减少性紫癜（TTP）类似的综合征[260]。这 14 名患者中 7 位尸体解剖发现有血小板性血栓阻塞他们的毛细血管和动脉、部分内皮下透明素沉积以及小动脉的微动脉瘤，这些都是 TTP 的典型表现[260]。在该研究中，50 名患者的脑或脊髓中均未发现动脉炎。

SLE 患者的超声心动图表现出心瓣膜病的高发病率，特别是 Libman-Sacks 心内膜炎[265]。其他心脏损害也很常见。Devinsky 等的临床病理学研究发现，50 名患者中有 25 名存在心脏损害，这是脑栓塞的重要来源[260]。这些心脏损害包括 Libman-Sacks 赘生物（8 名患者）、急性和慢性二尖瓣瓣膜炎（12 名患者）、无菌性栓塞性心内膜炎（2 名患者）和细菌性心内膜炎（1 名患者）。2 名患者有附壁血栓——一位在左心房，另一位在左心室[260]。SLE 患者的心内膜炎将在第 10 章进行详细叙述。心肌炎也是 SLE 的另一个特点。对存在局灶性神经系统体征或 MRI 显示局灶性损害的 SLE 患者进行评价时，需要包括全面的血液系统评价和心脏评价。

血栓性血小板减少性紫癜（TTP）临床上以发热、肾衰竭、血小板减少症和微血管性溶血性贫血为特点[266-269]。von Willebrand 因子（vWF）代谢途径异常特别是其裂解蛋白酶异常被认为是 TTP 的重要病理改变[266]。富含血小板的血栓充满小动脉和毛细血管，从而导致脑内的微梗死灶。迅速缓解的一过性局灶性神经系统体征和严重的弥散性脑病是常见的临床特征。一些报道称神经系统缺损症状有时长期存在，颅内大动脉闭塞和其分支闭塞有时也可以出现[266,270,271]。脑出血也有报道[272]。一些 TTP 患者出现伴有头痛、抽搐、失明的脑病和主要集中在后部大脑半球的可逆性脑影像学异常[272]。该可逆性后部白质脑病综合征与肾功能改变相关，可能象征着具有潜在可逆性的"毛细血管渗漏"[273]。在将来，现代神经影像可能会显示卒中其实在 TTP 患者中相当常见，但是通常较轻、无致残性。包括噻氯吡啶和氯比格雷在内的一些药物已被报道会导致 TTP[274-276]。血浆置换可能是有效的治疗手段，故对这种疾病的认识很重要[277]。

严重的类风湿关节炎（RA）可合并神经病变、脑膜炎以及类风湿性硬脑膜结节[232,278-281]。真正的伴有纤维蛋白样坏死的动脉炎偶尔也会见到，且可以导致脑病或多发的小梗死灶。在活动期 RA 患者中，纤维蛋白原水平、纤维蛋白原的更新以及纤维蛋白降解产物增加[278-282]。此外，循环中高滴度的类风湿因子可导致高黏滞性综合征[283]。RA 患者的这些血清学变化显然会导致脑梗死。

Sjögren 综合征患者常发生脑病，特别是累及三叉神经[284]。这些患者也常有认知和行为异常[285,286]。在一项对 38 名 Sjögren 综合征患者的神经影像学研究中，8 名患者存在局灶神经系统缺损——最常见的有轻偏瘫、失语、共济失调和其他认知及行为异常[286]。该研究中的 MR 显示，75% 的患者存在 CNS 异常，最常位于白质。偶尔可见皮层下类似梗死的散在病灶[286]。已经在 Sjögren 综合征患者的尸体解剖中发现了动脉炎，但是这些病灶很多在临床表现上和 MRI 上类似多发性硬化，很可能是导致了脱髓鞘病变而非脑梗死[286,287]。

头痛在系统性硬化病（硬皮病）中常见[288-290]。有时也有脑梗死和 SAH 的报道。高血压在硬皮病中常见，一些神经血管症状可能是偶然的高血压和可逆性血管收缩导致。

结节病[291-299]

结节病是导致多种 CNS 表现的原因，包括脑实质内肉芽肿、脑膜炎和脊髓病[291-293]。结节病有时导致脑动脉炎，几乎都伴有 CSF 细胞增多。肾炎性改变也常发生[294-297]。脑血管异常可能提示炎症细胞从脑膜经由血管周围间隙传播到较小的软膜血管。静脉显著受累，因此血管损害可能更加精确地被分为静脉炎或小静脉炎[298]。静脉周围炎可在对眼底行检眼镜检查时观察到。肾损害的特点表现为肾静脉周围淡黄白色的局部或弥散地形成鞘。图 12-14 显示的眼底照片提示静脉周围炎。硬性渗出物有时也被称为"蜡烛斑"，因为它们很像蜡滴，常和静脉周围炎有关，且可遗留白色视网膜脉络膜瘢痕[295,299]。

TIA、卒中以及脑膜、下丘脑和垂体功能异常表现是血管炎性神经系统结节病的临床特征，该疾病也可累及脊髓、周围神经系统和肌肉。静脉周围炎和脑膜炎通常对长期大剂量皮质类固醇治疗有反应（例如 60mg 泼尼松治疗 3~6 个月，甚至更长时间）。在一些患者中已经成功地运用了免疫抑制剂治疗，如硫唑嘌呤、环孢素、甲氨蝶呤。

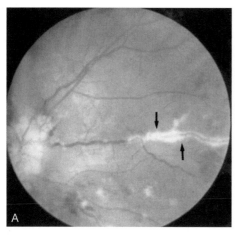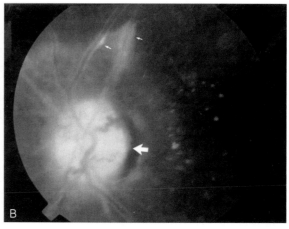

图 12-14 结节病患者的眼底相显示静脉周围炎。(A)广泛的局灶性静脉周围炎(黑箭头);(B)周围炎显著,累及眼底中心的静脉(小白箭头)。视乳头苍白、萎缩(新泽西州新泽西大学医学院 Larry Frohman 供图)

复发性多软骨炎[300]

在复发性多软骨炎患者中颅内动脉炎极少见,此类患者多表现为耳软骨、鼻软骨、喉气管软骨炎症,常可表现为鞍状鼻、塌耳畸形。血管炎可能主要累及小、中及大血管。目前有将近半数患者可出现心血管受累。主动脉瓣反流是常见的并发症。有 3% 患者可出现神经系统受累,主要表现为脑膜脑炎、癫痫发作、卒中、SAH、痴呆、小脑及脑神经受累表现。部分病人使用皮质醇类药物治疗有效。

巨细胞(颞)动脉炎[301-309]

巨细胞动脉炎一般发生于老年人中[301-309]。虽然 ECA 分支,特别是颞浅动脉和枕动脉最常受累,ICA、ECVA、锁骨下动脉、冠状动脉、股动脉甚至是颅内动脉也可受累[302-305]。供应视神经和视网膜的动脉发生肉芽肿性动脉炎后导致失明[301,303]。通常引起卒中的血管损害发生于 ICA 进入颈动脉虹吸段时的颅外 ICA 远端以及 ECVA 远端[305,306]。罕见软膜动脉和脑动脉中存在颞动脉炎的患者出现脑病和多灶性神经系统体征[307]。患者偶尔会表现多发梗死性痴呆[308]。

颞动脉炎一般表现为全身性疾病。患者常有不同以往的头痛。头痛为非搏动性,伴有远端肌肉疼痛、低热、体重减轻、全身无力、疲乏和下颌间歇性无力。下颌间歇性无力是由 ECA 分支供应的咬肌缺血导致。颞浅动脉可能是触痛的、索条样非搏动性的,头皮可能是弥散性触痛。最常见也是最可怕的并发症是失明。睫状后动脉闭塞导致缺血性视神经病变。此外,视网膜中央动脉闭塞可导致视网膜缺血。如果发生失明,通常很严重。一只眼睛受累后一般随后会出现另一只眼睛受累[302,303]。脑梗死发生率比眼睛受累更低。而且最可能累及椎基底动脉系统。枕叶皮层的梗死可以导致皮质盲,部分病例还曾经报道过小脑梗死和脊髓缺血。有帮助的实验室检查结果为红细胞沉降率(血沉)、CRP、纤维蛋白原水平增加、轻度贫血和白细胞数增加[302]。颞动脉炎可能表现出血沉正常。颞浅动脉和其他重要分支的彩色多普勒检查可能显示狭窄、闭塞或特征性的充盈管腔周围有低回声区域[309]。颞动脉活组织检查是最安全的诊断方法。ECA 分支和颅内循环在造影时均模糊,这有提示作用。如果可行,医生应该选择切取颞浅动脉一小段分支进行活组织检查。最好检查的动脉节段已经通过触诊、超声或血管造影明确存在异常。要获取较长的一段动脉是为了避免可能的跳跃性损伤,但是该动脉的主要部分保留。在老年卒中患者身上寻找颞动脉炎的主要特征是非常重要的。但是,很少有卒中是颞动脉炎的首发症状。

临床可能存在颞动脉炎的患者的活组织检查在泼尼松治疗(60~80mg/d)前进行。这些患者通常出现迅速缓解头痛和其他全身症状。激素在增至使症状缓解和血沉正常后减量。治疗不能逆转已经存在的中枢及眼缺血,但是有助于防止进一步的血管受累。

原发性中枢神经系统血管炎[310-318]

一些患者的血管炎局限在 CNS。原发性 CNS 血管炎综合征（PACNS）罕见、诊断困难，此病也称为 CNS 肉芽肿性血管炎和巨细胞肉芽肿性血管炎[310-311]。任何年龄都可发病（平均年龄接近 49 岁），男性为主（接近 2∶1）[310,312]。该病可以急性发作，症状在数周内进展或在数月至数年时间内发展[312,313]。临床表现通常为弥散性或局灶性脑病[310-316]。超过 60% 的患者有认知和行为改变，头痛、非对称性运动体征、嗜睡和抽搐是常见表现[312-315]。偶有报道 TIA 或突发的卒中[310-313]。也可有脊髓病的表现[312,313]。发病时可能表现为局灶性体征，但是更常见的是症状阶梯式逐渐加重，这强烈提示存在多灶性进展性脑病。接近 2/3 的患者血沉增加，但是其他血清学检查和全身检查没有帮助[312]。CSF 常有轻到中度的细胞增多，CSF 蛋白通常是高的（80%），一般高于 100mg/dl[312]。

CT、MRI 可能显示小的或大的局灶性损害，通常是梗死，但也可能是小的血肿和出血性梗死[312,317]。大约半数患者血管造影异常，表现出节段性狭窄和腊肠样动脉扩张（"串珠样"）[312,317,318]，但有一些患者的血管造影则完全正常或显示出非特异性异常[316,317]。在吸毒和有可逆性血管收缩综合征的患者也发现了节段性血管狭窄（RCNS），因此该血管造影结果并不是动脉炎所特有的。实际上，RCNS 在很多时候比 PACNS 更加常见。图 12-15 显示的是一位可逆性血管收缩综合征患者血管造影所显示的血管狭窄和扩张，该现象常被影像科医生误诊为动脉炎的表现。

活组织检查或尸体解剖显示累及大部分软脑膜、皮层和脊髓血管的节段性、坏死性肉芽肿性血管炎。任何大小的动脉或静脉都可受累，但是最常发生于直径在 200~500μm 间的血管。在一些患者中，肉芽肿样改变主要发生于小静脉[276,277]。血管的内膜和外膜有淋巴细胞、巨细胞和肉芽肿浸润。肉芽肿可以延伸至邻近脑实质。特异性诊断很重要，因为运用泼尼松和免疫抑制剂可能会使患者从一种如果不治疗可致命的疾病中恢复，例如使用环磷酰胺[275,276,279]。对于有多灶性损害和脑病的患者，特别是脑脊液细胞数增多和蛋白含量升高的患者，需行活检。Moore 强调对肉眼未见病变的大脑半球行活检时，特别是颞叶的尖端，应该选择包含有纵向走行的表面血管的脑组织[279]。

Takayasu 动脉炎[319-335]

Takayasu 动脉炎，通常被称为无脉病，是一种慢性的全身动脉炎，多定位于主动脉以及其近端分支（主动脉弓或者其分支，胸主动脉升段、腹主动脉或主动脉全长）。Takayasu 动脉炎最早发现在日本的年轻女孩和妇女中[319,320]。该病在其他国家中也很常见，但在北美仍罕见[321]。虽然该病明显累及女孩和妇女，且常在年轻时，但在印度的中年男性中也有表现类似的临床症状[322]。一些患者有一个前驱期，主要表现为全身乏力、发热和盗汗，实验室检查显示贫血和血沉增加。随后发生主动脉弓和其分支的严重闭塞性疾病，常导致颈部及四肢血管搏动消失[320-324]。

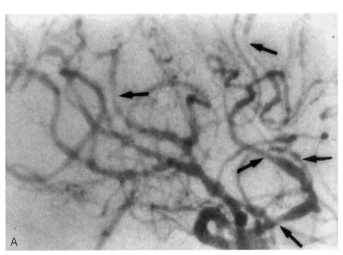
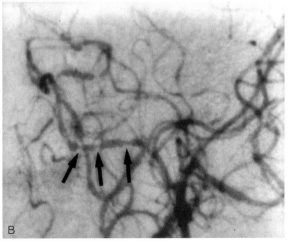

图 12-15　一名 RCNS 患者的颈动脉血管造影颅内相，褐色箭头指示的是血管分支处的狭窄，可见香肠样狭窄

奇怪的是,卒中或局灶性神经系统体征并不是主要的临床特征。头痛、眩晕、晕厥和视物模糊相对更常见。在一些患者中,虽然影像上显示主动脉弓起始处存在明显的血管闭塞,但是神经系统功能却很好地被保留[325]。可见血管闭塞、狭窄、管腔不规则和扩张、动脉瘤形成。最常受累的部位是左侧 CCA 中段、双侧锁骨下动脉和无名动脉的中段[326-328]。炎症累及中膜和外膜,出现浆细胞、淋巴细胞和组织细胞浸润[326-329]。在炎症阶段,弹性纤维和平滑肌细胞被破坏。在炎症消退后,动脉的内膜、中膜和外膜中被破坏的部分由纤维替代[329]。颅内动脉[330]、心脏和心脏瓣膜有时也受累[322,331]。

Takayasu 动脉炎可以通过超声检查得到诊断。多普勒扫描常显示双侧 CCA 近端受累,包括较长节段的血管壁向心性增厚[332]。超声检查也能很好地显示锁骨下动脉破坏[332]。超声还可以被用来监测损害变化和它们对治疗的反应。

上肢间歇性无力和下肢间歇性跛行与锁骨下动脉、主动脉和股动脉疾病有关。超过半数的患者表现出高血压,且可能很难控制。近端慢性闭塞性疾病常导致视网膜微动脉瘤和动静脉吻合。眼的慢性缺血可以导致失明[333]。近端闭塞性疾病导致广泛的侧支循环形成。高血压和通过双侧侧支的血流增加可以导致类似于 moyamoya 综合征的 SAH 和 ICH。皮质类固醇和免疫抑制剂治疗、血管成形术、外科搭桥术[329,334]都已被用于治疗。皮质类固醇(泼尼松开始 30mg/d,然后逐渐减少至 5~10mg/d维持治疗)可能会预防或减少血管并发症[319,329,335]。

血栓闭塞性血管炎(Buerger 病)[336]

血栓闭塞性血管炎(Buerger 病)是一种以远端动脉堵塞性疾病为特征的,主要累及四肢血管,伴或不伴有复发性浅表血栓性静脉炎,本病主要发生于 40~50 岁的男性吸烟人群。免疫相关检查多可发现针对动脉抗原的高敏反应。对本病患者,烟草严格禁用。

白塞病(Behçet 病)[337-350]

白塞病是一种首次由一位土耳其皮肤科医生报道的复发 - 缓解疾病,他发现了口腔溃疡、生殖道溃疡和葡萄膜炎的三联征[337,338]。该疾病最常见于土耳其、沙特阿拉伯、地中海国家和日本,但是在北

美、欧洲和全世界范围内都有报道。神经科医生识别白塞病很重要。主要的全身性临床表现是嘴和生殖道组织阿弗他溃疡、葡萄膜炎、滑膜炎和其他皮肤表现(如毛囊炎和结节性红斑)、肠道黏膜(结肠)的溃疡性损害和血栓性静脉炎[339-341]。该疾病主要发生于 20 多岁的年轻成人。男女比例在 2:1~4:1范围内[338-343]。大约 6%~10% 的患者可能出现神经系统受累。在一项有 323 名患者参加的土耳其大型临床病例组研究中,只有 46 名的患者由于头痛和神经系统体征就诊,仅有 17 名(5.3%)患者具有神经系统异常[339]。

最常见的神经系统症状是:①脑膜炎,主要症状为头痛;②脑炎,并逐渐进展为多灶性症状;③卒中,以相对急性发作的局灶性体征为特点;④头痛,伴有由于双侧硬脑膜窦血栓形成导致的视乳头水肿[333,339-349]。具有特征性的是存在神经系统症状的发作期和其间伴有缓解期,该过程非常类似于多发性硬化。CT 和 MRI 显示最常受累的部位是脑桥和中脑,其次是基底节和丘脑。损害常为小病灶,在 MRI 的 T2 加权像上为高信号,在 T1 加权像上为等信号或低信号[342,343]。一些病灶较大。临床上和MRI 也常显示脊髓受累[340]。分布于灰质和白质且常有含铁血黄素的病灶将这些病灶与多发性硬化的病灶区分开来。通常,血管造影无动脉异常。

CSF 几乎总是异常的,包括脑脊液细胞数增多、高蛋白含量、鞘内合成免疫球蛋白水平增加[350]。CSF 压力有时升高。IgA 和 IgM 的寡克隆带水平与神经系统疾病的严重程度很好地相对应,在随访过程中非常有用。活组织检查常为弥散性的脑膜脑炎伴有血管周围淋巴鞘形成,主要是在静脉、小静脉和毛细血管周围,偶尔有动脉受累[345,346]。硬脑膜窦和大的静脉可能有闭塞[337,344,347,349]。腿部静脉甚至是腔静脉血栓形成是重要的全身症状,病理改变主要是在静脉。脑内有坏死、脱髓鞘和瘢痕形成,特别是在脑干腹侧、内囊、基底节,脊髓也可出现这些变化。这些病灶可能代表了局灶性的出血性静脉源性梗死和存在脑炎的区域。皮质类固醇可能抑制眼和脑的症状[344]。

Cogan 综合征[351-356]

Cogan 描述了一种伴有前庭 - 听觉功能异常的基质性角膜炎综合征[351]。该疾病可能是一种累及年轻人的自身免疫性血管病变。最早的症状是畏

光、视力下降和眼红[352-354]。眼科检查发现基质性角膜炎,有时伴有葡萄膜炎。角膜混浊可导致失明。在发生眼部异常之前、过程中或之后出现耳鸣、听力下降、眩晕和共济失调[352,354]。显微镜检查提示小动脉和中动脉血管炎。一些患者有发热,主动脉瓣和肠道可能受累[352,353]。偶尔会有主动脉受累,导致主动脉炎和主动脉动脉瘤形成[352,355]。一些患者伴有脑膜脑炎[352],有报道出现颅内血管区域性收缩、舒张和扩张,但在 Cogan 综合征患者中非常罕见[352,356]。

Eales 病[357-365]

Eales 描述了一种以视网膜血管异常和反复发作的玻璃体出血为主要特点的眼病[357,358]。Eales 描述的这种情况可能不是一种特异性疾病,而是多种血管源性视网膜疾病中出现的视网膜病变[358,359]。Eales 型视网膜病变主要影响青年男性,在中东和印度最常见。视觉症状包括视野中有闪光、浮游物、蛛丝和黑幕以及视野模糊[360]。视觉症状主要由视网膜静脉周围炎、视网膜毛细血管无灌注和玻璃体出血导致[358-360]。一些患者存在广泛的视网膜血管再生和纤维血管增生[358]。

眼科检查显示明显的动脉鞘和静脉鞘的形成、火焰样视网膜出血和玻璃体出血。虽然症状通常开始出现在一只眼,但常为双眼受累[359]。黄斑血管相对不受累,故中央视野一般完好。动脉和静脉均受累的血管炎导致眼部症状。有时葡萄膜也受累。

CNS 受累主要表现为脑膜炎、局灶性梗死和血管闭塞[358,361-365]。一名患者的 MCA 闭塞导致左侧大脑半球梗死[362]。脊髓受累也有报道[364]。虽然 CSF 可能表现出脑脊液细胞数增多,但是通常没有全身症状或特异性的实验室检查异常[362]。诊断是在特征性的检眼镜检查异常的基础上得出的。

脑、耳和视网膜的微血管病[366-373]

Susac 等将一种罕见的、特殊的闭塞性血管疾病称为脑和视网膜的微血管病[366-369](亦称 Susac 综合征和视网膜 - 耳蜗 - 大脑血管病变[370])。虽然它在一些方面类似于肉芽肿性血管炎,但是它们之间存在重要区别。在脑和视网膜微血管病中通常有大的视网膜动脉缺失,导致渐进的、严重的双眼失明[366-373]。视网膜血管异常通过检眼镜很容易被看到。一些血管中断,而另外的则严重变窄或变细,亮光是它们增厚的血管壁的特征性表现。图 12-16 是一位患有此病患者的眼底照片。耳鸣和失聪也很突出。

最重要临床神经系统体征就是认知和行为异常、伴有锥体束征的双侧活动无力和小脑功能异常。MRI 常在 T2 加权像上显示位于白质和灰质的高信号小病灶,但是胼胝体一般不受累[692]。该疾病主要是在 20~40 岁的年轻妇女,通常是阶梯式或逐渐进展。CSF 蛋白升高,有时大于 1g/dl,但是一般无显著的脑脊液细胞数增加。脑组织活检显示不伴有明显炎症和肉芽肿形成的小动脉缺失,以及多处微梗死灶[366-373]。该病的一些患者在皮质类固醇和免疫抑制剂治疗后可获得至少是暂时性的好转[373]。

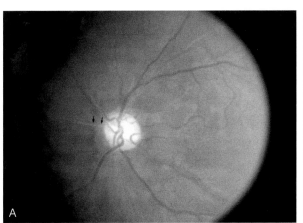
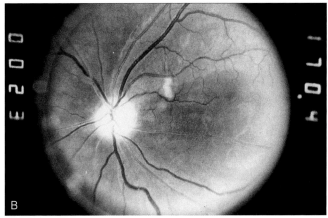

图 12-16　脑和视网膜微血管病变患者的眼底照片。(A)小黑箭头指向一条闭塞的白色视网膜动脉。另外的动脉也变细。较大的血管是静脉。视乳头非常苍白和萎缩;(B)另一只眼显示许多闭塞和纤细的视网膜动脉。还有散在的渗出液和视网膜白色区域。视乳头是粉白色的。患者由于视网膜动脉疾病已经失明(Thomas Hedges Ⅲ供图)

其他眼脑动脉病[374-386]

急性后多病灶性鳞状色素上皮病变是由 J Donald Gass 首先描述的一种眼科综合征,而不是一种疾病,以在色素上皮层和脉络膜水平的后极出现"多处奶油色鳞状损害"为主要特点[374-376]。该病是一种常在年轻人流感样发热后出现的一种急性脉络膜视网膜疾病[374-378]。双眼常同时受累,但有时也先后受累。症状包括视物模糊、视物变形和视觉暗点。眼底表现为位于视网膜色素上皮层水平眼底的多处、局限性的灰白色扁平破坏。视力常在数周后恢复正常。但是有时患者出现伴有严重失明的进行性疾病[378]。脉络膜血管炎是一个明确的病因。已经报道由头痛、CSF 细胞数增多、视神经炎和卒中[374-381]。脑血管造影有时显示存在动脉炎[378]。一名患者的脑组织病理学提示中等大小动脉存在局灶性肉芽肿性炎症[382]。

Vogt-Koyanagi-Harada 综合征是存在眼炎症损害患者的一个重要的鉴别诊断。该疾病常被称为葡萄膜 - 脑膜 - 脑炎。该综合征患者可能表现头发和睫毛早白、脱发、白斑、虹膜睫状体炎、脉络膜炎和失聪[383]。他们还可能有脑膜刺激征和 CSF 细胞数增多[383-386]。炎症粘连性蛛网膜炎出现,并导致许多上述症状。荧光血管造影显示视网膜血管渗漏。视乳头水肿和颅内压升高可以发生。一些患者有明显的神经系统体征,但是不清楚这些表现是否是由于血管炎症导致。除了缺少皮肤异常,此病其他临床表现和白塞病类似。该病常在 6 至 12 个月后缓解,但是可能复发。

很多患者在患眼睛炎性疾病的数年期间伴有累及虹膜、房水、玻璃体液和视网膜的血管异常,这些患者还存在 CSF 细胞数增加、头痛、神经系统体征和可以提示梗死的 MRI 病灶。这些患者没有与通常了解的眼脑血管病变相符合的疾病。在其他器官受累的同时,可能存在众多易累及眼睛和中枢神经系统的其他疾病。

Sneddon 综合征[387-394]

Sneddon 综合征以慢性皮损、网状青斑和反复发作的卒中为特点。该综合征常出现在无卒中危险因素的年轻患者当中[387-391]。最重要和具有诊断学意义的临床特征是通常发生于躯干和四肢的网状青斑、淡蓝灰色皮肤斑纹(图 12-17)。皮肤表现在患者脱下衣服后用肉眼观察就很明显。冷环境使皮肤的异常表现更加明显。我曾经看到过几位 Sneddon 综合征患者进行了许多的有创性检查,显而易见的是他们从未脱衣检查。通常患者的手脚冰凉,周围血管波动消失。手部的血管造影可能显示伴有区域性狭窄和扩张的指动脉显著闭塞[391]。皮肤活检可能表现出特征性异常。在真皮和皮下组织分界处的小至中等大小动脉表现出早期炎性破坏伴有内皮下增生和随后的纤维化[391]。

可见许多患者有不规则斑纹的浅灰色不规则皮肤区域,特别是在大腿、上肢近端和躯干。这些存在其他不明原因穿支动脉相关性脑梗死患者的这些表现并不能诊断为网状青斑。其他有患者存在偏头痛。我怀疑他们的皮肤血管异常是否提示了包括脑内血管在内的更加广泛的内皮下病变或血管收缩异常疾病。

Sneddon 综合征患者的神经系统表现是由多灶

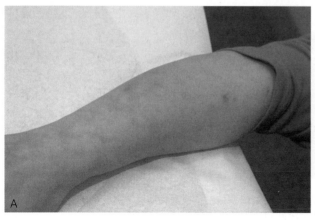
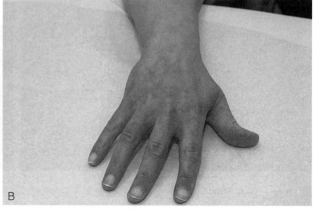

图 12-17　Sneddon 综合征患者的手和手臂照片,表现有网状青斑

性急性发作性卒中导致。CT 和 MRI 常显示在大脑皮层和白质内存在多发梗死[387,389-391]。脑血管造影常显示颅内动脉的分支闭塞[388,392]。有时该疾病是家族遗传性的[393]。一些 Sneddon 综合征患者存在抗磷脂抗体[387,394]。瓣膜型心脏异常在 Sneddon 综合征患者中也较常见,一些脑梗死可能是由于心源性栓塞导致[389,393,394]。

皮肤血管情况可能为了解眼和脑内的小血管提供线索。让卒中患者脱衣后对其进行查体是至关重要的,以保证发现躯干和四肢皮肤的异常。

Kohlmeier-Degos 综合征[395-399]

Kohlmeier-Degos 综合征,亦称恶性萎缩性丘疹病,是一种伴有特征性皮肤改变的血管闭塞性疾病[395,396]。该疾病可发生于任何年龄阶段,已有儿童发病的报道[396]。皮损开始为小的、黄粉色隆起性破坏,通常见于躯干和上肢[395-398]。皮损的中央部分萎缩,看起来呈瓷白色、扁平样凹陷,每处破损处都被一个隆起的粉色带环绕,且常伴毛细血管扩张[397]。皮肤内的小和中等大小的动脉遭受进展性纤维化并伴有皮肤梗死的[395-399]。皮肤活检示内膜和内弹力膜之间出现纤维增生,罕见伴有炎性改变[397-399]。肠道也常受累,导致溃疡、活动性减弱、肠管扩张,常穿孔发生[395-399]。虽然尸体解剖时发现其他内脏器官中的血管也常受累,但是全身症状常局限于皮肤和肠道。

大约 1/5 的 Kohlmeier-Degos 综合征患者出现CNS 症状[397],的确有卒中发生。头影像学显示梗死灶和小的出血。血管造影可能显示颅内血管分支远端闭塞和串珠样改变[397]。神经病理检查显示在内皮和内弹力膜之间出现玻璃样变或纤维增生,常伴有血栓形成[395-399]。炎性异常轻微或无。偶有SAH 和硬脑膜窦血栓形成[397,399]。有时卒中在皮肤和肠道受累前出现。Kohlmeier-Degos 病常是致命的,但一些患者可有缓解[399]。

药物滥用者的血管病变[400-425]

药物滥用已经成为导致青少年和年轻人卒中中的一个重要原因。毒品导致的 ICH 在第 14 章中讨论,最常见的是由于苯丙胺类和可卡因导致[400]。缺血性卒中常和下列 5 种不同情况中的一种相关:

①海洛因成瘾;②安非他命滥用;③合成口服药的滥用;④由于吸毒的生活方式导致的感染并发症;⑤可卡因滥用。

海洛因成瘾[400-407]

海洛因成瘾患者发生的卒中最常见的是缺血性卒中,可能是卒中或脊髓卒中[401-405]。卒中经常是在戒断海洛因后一段时间又重新静脉注射后出现。脑梗死可能在注射海洛因后马上出现,但是最常见的是在推迟 6~24 小时候发生。海洛因成瘾者也常有血清学异常和全身异常,包括嗜酸性粒细胞增多症、免疫球蛋白和 γ-球蛋白升高、血清学检查假阳性、Coombs 溶血试验阳性和淋巴结肿大[404]。已经发现在植入吗啡片的兔子体内被吗啡结合的血清球蛋白增加。在一些成瘾患者中,吗啡还结合γ-球蛋白[406]。通过不正当途径获得的海洛因中常掺杂有许多填充物和杂质。在该发现说明长期暴露在众多反复循环的异体抗原患者中,卒中的发生很有可能是免疫复合物沉积或其他超免疫机制导致的[404]。需要对海洛因成瘾者进行明确的免疫学或血清学研究。

安非他命的使用[407,408]

很多类安非他命物质被使用或滥用,包括左旋安非他命、甲基苯丙胺、哌甲酯、麻黄碱、伪麻黄碱[401]。最近人造的含安非他命成分的剂型在街道上可见,并且被广泛使用甚至滥用,包括迷幻药、快速丸、碱毒、冰毒等。寻求刺激是滥用的最常见原因,而减肥药和感冒药也常含有类安非他命物质。在滥用甲基苯丙胺后脑出血较脑梗死更加常见。梗死有时在尸体解剖时看到,但是临床表现的缺血性卒中不常见。出血常在使用安非他命后迅速出现,这是由于氨茶酚胺激增诱发的迅速血压升高导致[400]。在一些患者中,高血压可能是患者对苯丙醇胺的特异质反应。

在一些安非他命滥用患者的病理检查中可显示坏死性血管炎。病灶与结节性多发性动脉炎相似,可能影响脑和其他内脏器官[407]。实验动物[408]和口服或静脉使用安非他命患者[409]的血管造影显示颅内血管节段性改变伴显著的串珠样变化。安非他命滥用后发生 SAH 或 ICH 的患者出现隐匿性动脉瘤和血管畸形的频率较低,隐匿性动脉瘤和血管畸形是颅内出血的来源[400]。

合成口服药物的滥用[410-414]

将设计需经口服使用的药物通过静脉注射使用后的患者患有一种不同类型的疾病；哌甲酯（利他林）和含有曲吡那敏的喷他佐辛（镇痛新）是最常见的药物。这些化合物中含有滑石粉微晶纤维素和其他用于维持化学药瓶片状形态的填充物。成瘾者将药片研碎，溶解在自来水中，将其通过静脉注入体内或直接注入颈动脉[410]。注入的液体中仍然有药物和填充剂的颗粒，不能通过肺的细动脉和小动脉，导致血管闭塞[410,411]。肺部动静脉短路形成和通过这些短路的通道的可能是导致结晶到达成瘾者脑和眼的原因[410-412]。卒中和抽搐常在静脉注射后迅速出现。大脑深部的小动脉，如豆状核纹状体动脉[410]和脊髓前动脉，最常受累[413]。眼底镜下可见视网膜动脉处的滑石粉颗粒[414]。

成瘾生活方式导致的感染并发症

药品滥用者很少遵循严格的消毒预防措施。肝炎、AIDS、感染性心内膜炎和真菌感染是他们此种生活习惯和生活方式导致的常见并发症。心内膜炎可导致栓塞性卒中。真菌感染，特别是诺卡尔菌属和曲霉菌属，可导致局部坏死性梗死或脑脓肿[181,183,184]。

可卡因滥用[415-425]

可卡因滥用已经成为药物相关性卒中最常见的原因。目前可卡因使用泛滥。1990 年，在一项对 10 年期间入住旧金山总医院的 214 名 15~44 岁患者进行的研究中，34% 是药物滥用者，其中可卡因是主要被食用的药物[415]。可卡因被吸食或以盐酸可卡因的形式注射或以游离碱性基团的形式像吸烟一样被吸用，通常被称为高纯度可卡因[401,405,416-418]。高纯度可卡因是由混有液体的盐酸可卡因和氨水制成，有时还有小苏打。游离碱性可卡因常在可卡因被碱化和析出后被吸用。高纯度可卡因诱导的血压上升较盐酸可卡因诱导的更加迅速，产生较吸食或静脉使用盐酸可卡因更迅速、更高的血压。它的使用和脑梗死的高频发生相关[401,405,419]。不管是何种使用途径（用鼻子吸、吸入或注射），卒中常在使用可卡因后短时间内出现。脑梗死易于发生于脑干[420]。也有报道在使用可卡因后迅速出现脊髓梗死[421]。梗死的机制尚不清楚，但是与可卡因本身相关的血管收缩或其代谢被认为是主要机制。

在慢性滥用可卡因后也出现消化道缺血和心肌缺血以及一种嗜酸性心肌炎[401,422]。许多患者在食用可卡因的同时饮酒。可卡因和乙醇存在协同作用[401,422]。在有乙醇的情况下可卡因被代谢成可卡乙碱，后者结合单胺转运蛋白的能力较可卡因本身更强[401,423]。

血管收缩、血小板聚集增加和显著动脉炎被认为是可能导致可卡因使用者卒中发生的原因。一项给既往使用过可卡因但未成瘾的健康人注射可卡因并在 20 分钟后行 MRA 的研究发现这些人存在动脉收缩（主要是 MCA 和 PCA［局灶性和弥散性]）[424]。

可卡因滥用也和 SAH 和 ICH 相关[400,401,425]。可卡因相关性出血患者与使用安非他命后出血的患者相比，动脉瘤和血管畸形的发病率更高，原因尚不明确[390,4007]。除非是可卡因相关性出血位于典型的高血压性脑出血部位，否则需行血管造影。可卡因还增加动脉瘤性 SAH 后的血管痉挛[401]。可卡因患者也可能出现伴有多发出血和脑水肿的类似于高血压脑病的表现。图 12-18 是一个显示

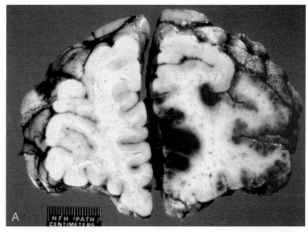

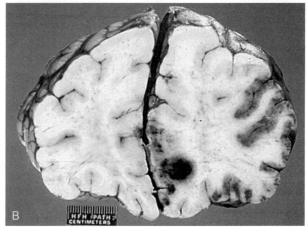

图 12-18　一位使用高纯度可卡因去世患者的尸体解剖所得脑组织切片。可见多发脑出血和脑水肿（Steven Levine 供图）

可卡因使用后出现伴有出血的高血压脑病的脑组织标本。

偏头痛和血管收缩综合征[426-464]

血管性头痛是内科医生和神经科医生最难处理的疾病。偏头痛发病于所有年龄阶段，包括幼儿和老人。虽然最有可能是在脑内放电时开始，但血管收缩是偏头痛综合征的一个重要组成部分[426-428]。偏头痛的遗传倾向也使得患者容易出现许多神经系统综合征，在这些综合征中血管收缩发挥重要作用[426-428]。在偏头痛发作期间，血管造影、CBF 检查和 TCD 已经清楚地记载了颅内血管直径、血流速度和 CBF 变化[428]。可逆性血管收缩已经被证实是导致缺血的重要原因，特别是在冠脉循环和在发生蛛网膜下腔出血后的脑内。偏头痛是一个通常在出现以下情况时得出的临床诊断：有搏动性头痛的既往史和家族史，头痛通常是单侧的，伴或不伴典型视觉、躯体感觉或其他偏头痛的伴随症状，伴有恶心和呕吐。虽然已经证实在偏头痛发作时存在血管收缩和血管扩张，但是并非所有血管收缩都发生于有偏头痛的患者。

偏头痛患者的神经影像学显示梗死的发生率比预期的更高[426,429]。偏头痛相关性卒中已经成为许多报道和病例研究的主题[426,428,430-433]。回顾性和前瞻性研究报道其患者发生缺血性卒中的风险增加，特别是有先兆的偏头痛患者[434,435]。一项对几个观察性研究进行的荟萃分析显示偏头痛患者发生缺血性卒中的风险增加一倍，伴随有先兆的偏头痛患者的风险则增加两倍[436]。卒中尤其常见于具有先兆性偏头痛病史 12 年或更久的年轻女性[437]。

梗死可以由长期剧烈的血管收缩导致[426,427,438]，引起永久性梗死或动脉血栓形成。剧烈的血管收缩可阻碍血流、促进血栓形成；在偏头痛过程中血小板被活化，血管收缩本身可能刺激内皮释放促进血栓形成的因子。我自己对偏头痛患者 PCA 和基底动脉供血部位发生卒中情况的研究显示一些患者在基底动脉和 PCA 内出现血栓[428,432,439]。

偏头痛患者的伴随症状可出现于头痛发生前、发生时或发生后，在未头痛时也可出现。短暂性血管收缩是导致许多老年人一过性神经系统功能障碍发作的原因[440-442]，包括短暂性全面性遗忘[426,428,443,444]。Fisher[440,441] 和 Caplan[428] 已经尝试通过分析患者的临床特征将偏头痛的伴随症状同动脉粥样硬化性缺血区分开来（表 12-4）。糟糕

表 12-4　偏头痛的伴随症状与动脉粥样硬化性脑梗死

偏头痛	动脉粥样硬化性脑梗死
不同感觉模态先后受累（如视觉、触觉、言语）	所有模态同时受累（如同时出现视觉、躯体感觉和言语异常）
所有类型的首发症状都是可以是"刺激性"症状（如视觉亮点、闪光和感觉错乱）	通常呈缺失症状（如失明、麻木）
每一种模态症状都逐渐进展，视觉缺失后逐渐累及视野；感觉异常从一个手指转移到手臂直至全身——通常 20 分钟后走遍全身	视野和躯体症状立即出现，无蔓延
每一种模态中，刺激症状后出现缺失症状（如视觉亮点后遗留视觉暗点；感觉异常后出现麻木）	通常只有缺失症状
一种模态恢复后另一种受累	所有受累症状同时出现
头痛最常在神经系统症状消失后出现	头痛伴随着神经系统症状出现而出现、随其消失而消失
症状常持续 15~30 分钟（平均 20 分钟）	发作持续一般约 1~2 分钟，常为 5 分钟
不同的发作累及不同区域和血管供血区	发作通常累及相同的血管分布区
发作可能在数年间都有，通常开始发生于 20~40 多岁之间	症状通常在数天、数周或数月后出现，患者通常 >50 岁
通常没有卒中危险因素	存在卒中危险因素
女性发病显著多于男性	除了绝经后，男性发病显著多于女性

的是,人类冠状动脉以及实验动物的视网膜和颅外动脉的动脉粥样硬化性病变使得他们易发生血管收缩。因此,血管收缩经常使动脉粥样硬化加重。TCD有助于识别血管收缩。此时流速增高随时间和药物治疗而改变。

Call、Fleming等呼吁要关注可逆性脑血管收缩综合征(RCVS)[427,445]。RCVS最常累及年轻女性,特别是产褥期妇女,但是在绝经期和所有年龄阶段都也都可发生。当发生于分娩后时,该综合征称为产后血管病[446]。发作常伴有所谓的雷击样剧烈头痛[447,448]。

一些患者在颈动脉内膜剥脱术后发生此综合征[449],运用5-羟色胺再摄取抑制剂治疗抑郁后或吸食大麻后会引发此综合征,特别是大量吸食时[448,450]。表12-5向我们展示了一个更全面的与可逆性脑血管收缩综合征(RCVS)相关

的原因。

血管收缩累及许多大、中、小供血动脉。临床表现包括剧烈头痛、意识下降、抽搐和不断变化的多灶性神经系统体征。脑水肿和死亡也可以发生。脑影像学检查可能提示在脑表面[448,451]和邻近脑沟存在局部蛛网膜下腔出血,以及在MRI的FLAIR像上代表小梗死灶的小范围异常。血管造影显示腊肠样局部区域的血管扩张和多个部位血管狭窄。图12-15显示了一位RCVS患者的血管造影异常表现。TCD显示许多颅内动脉内高血流速度。有时,开始的血管影像学检查是正常的,只是在数天或一周后发生异常[448]。目前一直没有治疗性的试验来验证什么是最佳的治疗方法,大部分病人在数周或数月内恢复。皮质类固醇激素,钙通道阻滞剂(例如尼莫地平、尼卡地平),抗癫痫药物,静脉注射镁剂,以及针对颅高压的治疗一直被用来治疗该综合

表12-5 RCVS病因

妊娠和产褥期	暴露于药物和血液制品	其他
产褥早期	伪麻黄碱	未破裂颅内动脉瘤
妊娠晚期	麻黄碱	颈动脉内膜切除术后
先兆子痫	酒石酸麦角胺	颈动脉解剖
子痫	甲基麦角新碱	高钙血症
延迟的产后子痫	溴隐亭	急性发作性卟啉病
	麦角乙脲	嗜铬细胞瘤
	曲坦类	支气管良性肿瘤
	异美汀	头外伤
	可卡因	神经外科手术
	5-羟色胺再摄取抑制剂	硬脊膜下血肿
	亚甲基二氧甲基安非他明	低颅压
	安非他明	自主神经障碍
	大麻毒品	
	麦角酸二乙基酰胺	
	他克莫司	
	环磷酰胺	
	促红细胞生成素	
	静脉注射免疫球蛋白	
	干扰素	
	输注红细胞	
	酗酒	
	人参	
	尼古丁贴剂	

征。我们的治疗经验之一是当症状发生时,早期给予维拉帕米,已经被证实在缓解症状和避免大范围脑损害方面是有效的。另外一些证据表明皮质类固醇激素的治疗是无效的甚至是有伤害的,它的使用是不被推荐的[450-453]。很多患者既往都有偏头痛病史。

其他两种具有偏头痛样头痛和神经系统体征的重要临床综合征为 Bartleson 综合征和 SMART 综合征[426]。伴有脑脊液淋巴细胞增多并且具有短暂的头痛和神经功能缺损的综合征(HaNDL 综合征)也被称为 Bartleson 综合征[454]或伴有脑脊液细胞数增多的假偏头痛综合征,是以慌张时发生的类似于先兆性偏头痛和伴有显著头痛和脑脊液细胞数增多为特点[454-456]。脑脊液的细胞数增多(>100 个细胞)主要与淋巴细胞为主,蛋白含量增加。许多患者有反复发作的失语,有时伴有视物模糊或视觉暗点和右侧肢体感觉或运动功能异常。视神经乳头水肿和第六对脑神经麻痹也会出现。每名患者的发作相对刻板,常在每次发作时累及左侧或右侧的大脑半球。发作持续时间在 15 分钟至 1 小时之间。发作可能在一天内反复出现,在一个 3~6 周的时间段内集中发作。本病可能是由炎症病因参与的原发性偏头痛的表现,但是其他可能性包括脑脊膜血管的病毒感染或一些其他未明确的无菌性脑膜炎。对于一个疱疹病毒 6 型感染的综合征患者[457],HaNDL 综合征的诊断有挑战性,需要谨慎的排除其他可能的诊断。HaNDL 综合征的临床病程具有典型的自限性,通常持续 4~12 周。治疗上通常是对症治疗,钙通道阻滞剂,特别是维拉帕米和乙酰唑胺可能有效。

放疗后卒中样偏头痛发作(SMART)是一个相对较新的综合征,在这种情况下卒中样偏头痛发作是脑放射治疗的晚期后遗症[426,458,459]。发作可能在放射治疗数年后出现。偏头痛样事件由可能持续数周的长期、但可逆的神经系统功能障碍组成。头痛常在先兆出现前发生,但并不总是这样。MRI 可能显示弥散性高皮质信号减退。目前还没有发现放射剂量、肿瘤类型或特定的化疗药物与该综合征的发生相关[426,458-461]。

ICH 有时会和严重的偏头痛发作合并出现[426,462-464]。剧烈的血管收缩导致局部脑组织缺血和水肿,以及由收缩动脉灌注的小动脉供血区域发生缺血。当血管收缩消退,到达这些部位额血流量增加,再灌注可导致受损动脉和小动脉的出血[426,462-464]。发病机制与颈动脉内膜剥脱术和脑栓塞后发生出血机制一样[464]。

子痫前期 / 子痫[465-474]

子痫前期 / 子痫是一种发生于妊娠和产后早期的非常重要而严重的、经常威胁生命和大脑的疾病,类似于 RCVS,其也有脑血管收缩[446,465-468]。子痫前期的特点是血压常高于基线值,常有蛋白尿、反射亢进和烦躁不安。如果随后发生了抽搐,那就被称为子痫。严重的子痫前期和子痫可在分娩后的前几天或几周发生。

虽然硫酸镁已经被证实可以预防抽搐,但是其不能有效降低血压,而血压是必须降下来的。脑出血,脑梗死,肾衰竭,肝衰竭和 HELLP 综合征(溶血、肝功能升高测试、血小板减少)是未得到有效治疗的子痫前期和子痫的重要并发症。子痫患者的血管影像学检查显示的可逆性血管收缩和之前叙述的 Call-Fleming 综合征中非妊娠妇女的一样[446,465-469]。

子痫的一个重要并发症就是可逆性后部白质脑病综合征(PRES)[470-474]。该综合征的特点是激越、烦躁不安、意识模糊、抽搐和包括视幻觉、偏盲、视觉忽视和皮质盲在内的视觉异常。脑影像学最常见征象是脑白质高信号,以枕部和颞叶后部白质的信号最高,但是旁正中的枕叶纹状区不受累。图 12-19 显示的是一位 PRES 患者的 CT 和 MRI 图像。该综合征可能是与内皮功能异常和体液量增加有关的毛细血管渗漏综合征。包括子痫前期和子痫在内的许多不同情况和该综合征有关:高血压脑病、包括环孢素和他克莫司在内的免疫抑制剂、嗜铬细胞瘤、急性肾小球肾炎和急性内分泌疾病(表 12-6)。很多伴有血压升高、蛋白尿和组织水肿。以往经验显示皮质和白质常受累,病变位于额叶、脑干、小脑或是弥散的,且并不总是局限于大脑半球后部,在一些患者中有不可逆的组织损伤,特别是当血压升高和水肿未能得到迅速、有效治疗的时候[474]。

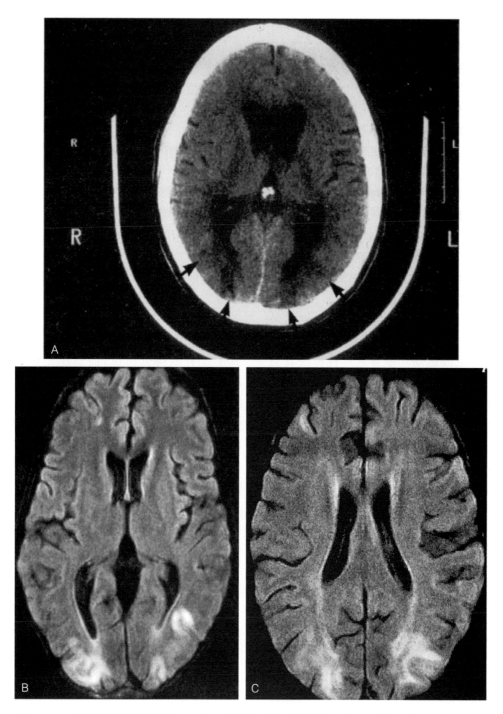

图 12-19 可逆性后部白质脑病。(A)CT 扫描显示枕叶低信号。(B 和 C)同一名患者 MRI 的 T2 加权像上显示双侧颞枕部高信号

Moyamoya 综合征[475-492]

虽然有时 Moyamoya 被认为是一种疾病，但是将其认为是有特征性的血管表现的综合征可能更合适[475]。颅内 ICA 在其颅内分叉处(所谓的 ICA 的 T 字型部分)出现进行性的狭窄和逐渐闭塞。ICA、ACA 和 MCA 的颅底穿支扩大以此来为双侧循环供血。这些血管形成大量显著的吻合通道，并在颅底出现毛细血管扩张，在血管造影片上像是一团烟雾。因为 MCA 大脑外侧裂分支缺乏，故这些血管尤为显著。这种颅底毛细血管扩张表现使得日本的临床医生运用 Moyamoya 这一非医学术语，其通俗的意思是"朦胧的、模糊的、难以名状的像飘在空中的一团烟雾的某种东西"[475-477]。尽管其最先在日本发现，但是该病在全世界范围内都有报道[475,477-480]。

尸体解剖研究虽然少,但是已经显存在严重的血管闭塞性病变,病变特点是伴有内膜增厚和内弹力膜异常的内皮细胞增生和纤维化[481]。相反,脑内的穿动脉出现动脉瘤形成、脂质透明变性、局部纤维素沉积以及弹力层和动脉管壁变薄[482]。穿动脉的这些变化可能是由这些小血管血流量的显著增加导致[475-477,482],血管本身无炎性异常表现。

表 12-6 PRES 病因

高血压脑病

妊娠毒血症
先兆子痫 / 子痫

急性 / 慢性肾脏疾病

嗜铬细胞瘤,原发性醛固酮增多症,库欣病

移植术后
骨髓

感染 / 脓毒症
全身炎症反应综合征
多器官功能障碍综合征

自身免疫疾病
系统性红斑狼疮
硬皮症
抗中性粒细胞胞浆抗体肉芽肿性多血管炎
结节性多动脉炎

肿瘤化疗术后
阿糖胞苷
顺铂
L- 天冬酰胺酶
吉西他滨
噻唑羧胺核苷
贝伐单抗
硼替佐米
长春新碱
激酶抑制剂(BAY 34-9006)
鞘内化疗
联合化疗

其他
低镁血症
高钙血症 / 低钙血症
低胆固醇血症
吉兰 - 巴雷综合征
急性发作性卟啉病
可卡因,安非他明,非处方兴奋剂(麻黄碱,伪麻黄碱)
透析 / 促红细胞生成素
3H 疗法
输血
肿瘤溶解综合征
过氧化氢
二甲基硫醚干细胞
热损伤
蝎毒

续表

免疫抑制剂
环孢素
他克莫司
西罗莫司
其他药物
α 干扰素
白细胞介素
TNF 拮抗剂
抗逆转录病毒治疗(艾滋病)
粒细胞集落刺激因子
静脉注入免疫球蛋白

表 12-7 Moyamoya 综合征病因

新生儿缺氧症	马方综合征
头外伤	特纳综合征
基底部脑膜炎 钩端螺旋体病	威廉姆斯综合征
放疗后血管病变	普瑞德威利综合征
多发性神经纤维瘤 1 型	Alagille 综合征
结节性硬化症	Apert 综合征
斯特奇 - 韦伯综合征	唐氏综合征
色素血管性斑痣性错构瘤病	Grange 综合征
弹性假黄瘤	动脉粥样硬化性疾病
伊藤低色素症	高血压
镰刀细胞性贫血	口服避孕药
β 地中海贫血	毒品滥用(可卡因等)
范克尼贫血	肌纤维性发育不良
再生障碍性贫血	大脑解剖和囊状动脉瘤
遗传性球形细胞增多症	动静脉畸形
蛋白 C 缺乏	海绵状血管瘤
蛋白 S 缺乏	高同型半胱氨酸血症
抗磷脂抗体综合征	糖原贮积病 1 型
血栓性血小板减少性紫癜	草酸过多症
因子XII缺乏	结节性多动脉炎
脑肿瘤	干燥综合征
鞍旁肿瘤	先天性巨结肠症
肾母细胞瘤	主动脉缩窄
结节病	肾动脉狭窄
系统性红斑狼疮	甲状腺功能亢进
Sneddon 综合征	Graves 病
原发性侏儒症 2 型	

1991 年,Ikeda 研究了 13 名符合 Moyamoya 综合征的日本患者的颅外动脉,这些患者的尸体解剖都有自发性的 Willis 环闭塞[483]。颅外动脉表现出和颅内动脉相同的内膜损伤。具有特征性的是肺动脉近端存在不伴有炎性异常的纤维结节性内膜增厚[483]。五种 Moyamoya 综合征(MYMY1-5)已经被描述[484]。已经在许多疾病中发现存在 moyamoya 血管异常(表 12-7),可以发生于年轻女性,特别是吸烟和使用口服避孕药的女性[481]。许多不同情况可能导致内膜病变,后者进一步导致纤维化和管腔狭窄[484]。

在以儿童起病的 Moyamoya 综合征的患者中,女性比男性占有更大的比例。临床上此病存在一个双峰分布,最常发生于年龄小于 15 岁的儿童和 30~50 岁的成人。儿童通常表现为在体育运动或过通气后出现一过性的偏瘫发作或其他局灶性神经系统体征。我们的几位年轻患者曾出现间断的舞蹈徐动症。其他患者表现为突然发作的功能丧失,如偏瘫或逐渐进展的智能减退。头痛和抽搐也较常见[475-477]。这些症状常伴有 CT 和 MRI 上梗死灶,CBF 研究显示存在低灌注区域。在 MRI 上可以经常看见异常血管系统的。

相反,成人常为脑出血,典型出血位于丘脑、基底节或白质。这些出血是由于基底部吻合血管的退行性变(动脉瘤样扩张和变细)和过度负载,且血管不能适应灌注所需要的血容量。有时出血为蛛网膜下腔出血和脑室内出血。一些 Moyamoya 综合征患者出现累及 Willis 动脉环的动脉瘤,特别是在前部的大脑前交通动脉区域和基底动脉[485,487]。血管造影显示的进展性异常在发病初期可能是非对称的,但是通常最后会累及双侧的 ICA 颅内段,一般 MCA 和 ACA 的近端部分也受累。随着颅内动脉狭窄,颅底动脉穿支、眶部血管(所谓的筛骨 moyamoya)以及来源于穿隆上方脑膜和表浅颞动脉并穿过硬脑膜的吻合支出现侧支形成[475-477]。图 12-20 显示了一个 Moyamoya 综合征患者的血管造影。随后,毛细血管扩张可能消退,变得不明显。Suzuki 等根据造影结果将疾病的严重程度进行分级[476,477]。

一些 Moyamoya 综合征的患者常在出现残疾后临床状况稳定。最佳治疗措施尚不明确[478]。众多不同的血管重建手术方案已经被运用。这通常涉及颞浅动脉和 MCA 的吻合、将颞浅动脉和脑膜中动脉靠近软脑膜或将血管化的结缔组织成分和肌肉置于软脑膜表面[487-490]。手术血管重建通常也称为血管连通术。手术重建后血管造影显示双侧血流改善[485,487-490]。人们希望血管重建能够预防进一步的梗死和出血,但是还没有系统性随机化治疗性试验研究证实血管重建有效。

最近发现,Moyamoya 综合征和在染色体 17q25-ter 上的 RNF213 基因的多态性之间有着很深的联系[491]。在 Moyamoya 综合征患者中最普遍的多态性是 RNF213 基因的 p.R4810K 多态性。在 RNF213 基因的 p.R4810K 多态性的患者中,大约有 1/3 最终

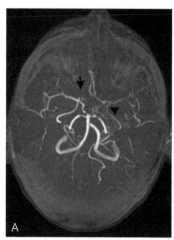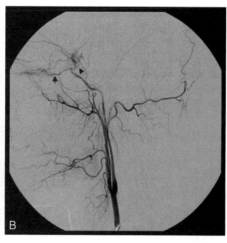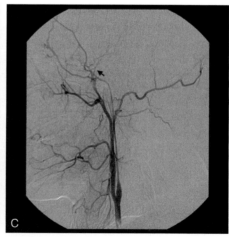

图 12-20　此图为一 23 岁女性 Moyamoya 综合征患者。(A)MRA 显示右侧颈内动脉末端闭塞,并有豆纹区侧支循环开放(烟雾状,箭头所指),伴有左侧颈内动脉海绵窦段闭塞(箭头),左侧大脑中动脉通过侧支代偿有很少的血流量。(B)DSA:右侧颈内动脉造影显示一条粗大的眼动脉(箭头),颈内动脉末端闭塞伴有豆纹区侧支循环开放(箭头所指)。(C)左侧颈内动脉造影显示一条细窄的左侧颈内动脉远端闭塞(箭头所指),左大脑中动脉和大脑前动脉没有血流通过

会发展成 Moyamoya 综合征[492]。到目前为止,大部分基因研究在亚洲人群中已经被开展。基因缺陷的鉴定很可能有助于研究这一目前为止仍令人困惑的疾病。

血液系统疾病,包括凝血功能、血液黏滞度及血清成分异常[493-577]

自 1980 年以来,对于血液成分以及它们在凝血过程中的作用的认识有了巨大进展,并且关于其研究和知识范围仍然在进一步扩大。脑梗死和脑出血可能是由血液系统异常直接导致而非由血管的原发性疾病引起[491,492]。在其他主动脉、心脏和血管内皮受损的患者中,凝血功能激活导致异常内皮表明血栓形成,这常会促进卒中发生。反过来,动脉闭塞增加凝血因子。内皮、血管和流动的血液之间的相互关系如此复杂,以致通常很难弄清哪种变化是原发的、导致疾病发生的,而哪种变化是血管闭塞后继发出现的。在第 4 章和第 6 章已经讨论了大部分血液系统疾病的相关实验室诊断和治疗,在此,仅将这些疾病进行简单罗列。

细胞异常[493-513]

组成血液的细胞成分异常可能是数量异常或性质异常。很久以前就已知红细胞增多症会增加血液黏滞度、降低 CBF 和增加血栓形成。严重的贫血也会和凝血能力增加有关,并可能会促进静脉窦血栓形成。

镰状细胞病和镰状红细胞血红蛋白 C 病就是红细胞质的异常影响血流量的例子。镰状细胞病和颅内大动脉和小的穿支血管闭塞有关[493-498]。CT、MRI 上通常可见皮层下、皮层以及分水岭梗死。血管造影显示颅底大动脉的颅内段闭塞。颅内动脉管壁增厚,出现内膜和内膜下增生。镰状细胞疾病的患者即使在儿童也可能出现动脉的扩张和膨大[499]。偶尔静脉和硬脑膜窦可能会有血栓形成[500]。TCD 为探测与颅内大动脉狭窄导致的血流速度变化提供了一种无创的检查手段,使得监测镰状细胞病患者成为可能[493,494,501,502]。一项研究证实,给那些 TCD 显示 ICA 或 MCA 或两者的血流速度都超过 200cm 的儿童输血可以预防卒中发展[494]。

夜间阵发性血红蛋白尿(PNH)以红细胞数量异常导致溶血和危及生命的发作性血栓形成为特点[503-505]。此病被认为是由于造血干细胞突变引起,导致在正常情况下黏附于细胞膜的红系表面蛋白缺陷。中性粒细胞减少和血小板减少症也很常见。疾病诊断后 8 年血栓形成的发生率约 30%,15 年后增至接近 50%[504,505]。脑血管事件是导致死亡和残疾的重要原因。颅内静脉和动脉是仅次于肝静脉的第二个重要的血栓形成部位[504,505]。脑静脉和硬脑膜窦血栓形成是最常见的临床神经系统表现。全身性出血和颅内出血可由血小板减少症导致,血小板的减少可能是严重的。

血小板计数增加,特别是在高于 100 万的情况下,也可能和高血凝状态相关。血小板增多可能是原发性的,即所谓的原发性血小板增多症,也可能和其他骨髓增生有关或更罕见地继发于全身疾病。原发性血小板增多症可以引起卒中以及手指动脉闭塞[506-510]。血小板计数和血栓性并发症之间缺乏对应关系,可能还存在血小板功能质的异常[491,506-508]。一些患者的血液凝固性增加使得即使在没有血小板增多也出现血小板黏附和聚集能力增加(所谓的黏性血小板)[507,508,511-513]。许多不同原因导致的血小板减少可能引起严重的脑部和全身性出血。

白血病有时合并脑出血和微梗死。当白细胞计数高时(白细胞比容增加),白细胞可能堵塞毛细血管,导致微梗死和伴有脑内微出血的血管破裂。脑内较大的出血和 SAH 最常见的原因是白细胞置换骨髓引起的血小板减少症。

血清学异常:高凝状态和出血[514-551]

通常循环中的天然抗凝剂能够阻止自发的血液凝固。其中最常见的抑制剂可能会由于遗传原因缺失或疾病出现数量减少,如抗凝血酶和蛋白 C 和 S[491,492,514]。抗凝血酶先天缺陷可能是量的或质的异常,最常见的为常染色体显性遗传[491,514,515]。抗凝血酶合成异常可以导致后天缺陷,如肝脏疾病或肾病综合征导致肾缺失的患者。蛋白 C 和 S 的先天不足可能会促进或导致血液凝固性增加[491,492,514,516]。来自莱顿的荷兰研究者报道一种被称为活化蛋白 C 抵抗的先天性凝血缺陷,此病是导致蛋白 C 活性异常的最常见原因[517,518]。在大多数情况下,活化蛋白 C 抵抗是由编码凝血因子 V 的基因发生点突变导致[518]。该突变的出现被称为因子 V 莱顿突变,伴随出现的是下肢静脉血栓栓塞发生率增至原来的 3~5 倍[519]以及发生脑静脉和硬脑膜窦血栓形成的频率增加。因子 V 莱顿突变是导致高凝状态最常见的遗传疾病。

导致易栓状态的第二常见基因突变是编码凝血酶的基因发生突变[520]。该突变使得凝血酶基因 3′ 端的非转录序列内的 20 210 位点上的鸟嘌呤转变成腺嘌呤[510]。在凝血酶基因突变携带者中发生脑静脉和周围静脉血栓形成的频率显著增加,特别是如果他们同时使用口服避孕药[521,522]。对不能解释的高凝状态患者行基因检查是合理的,尤其是那些有脑静脉血栓形成和反复发作的周围静脉血栓栓塞的患者。

全身性和遗传性疾病可改变丝氨酸蛋白酶凝血因子的水平。其中最常见的是导致关节、皮肤和颅骨内出血的血友病。一些患者存在长期因子Ⅷ浓度的增加和频繁发作的静脉血栓形成、自然流产和卒中[523,524]。其他患者的因子Ⅷ水平升高可能是原始血栓栓塞事件的附带现象。

一些感染和炎性疾病患者存在因子Ⅷ水平增加,如 Crohn 病和溃疡性结肠炎,这是由于原发疾病引起的血清学变化所产生[525-528]。可能会导致静脉的硬脑膜窦闭塞、血栓性静脉炎和动脉闭塞。炎性肠病的血液系统变化复杂,已经发现因子 V 和Ⅷ水平增加、抗凝血酶Ⅲ水平下降和血小板量和质的异常[525,527]。

研究也已经显示,在卒中发生的数天和数周前常有多种不同类型的感染存在[529,530]。感染和多种炎性异常引起急性反应物、白细胞、纤维蛋白原、凝血因子 V、Ⅶ和Ⅷ增加,这些成分的增加诱发原本存在内皮损伤的患者出现血栓形成[531,532]。

癌症也常和高凝状态相关[533-535]。黏蛋白腺癌的患者可能发展为静脉闭塞、大动脉栓塞和多处小动脉闭塞[536]。有一些情况下(如妊娠期、产褥期、口服避孕药的使用)出现高凝状态的机制目前还未完全了解。在肿瘤相关性卒中患者中,D- 二聚体水平通常是较高的,这通常表明血栓形成的加快和纤维蛋白转换的增加[537]。

重组组织型纤维蛋白酶原激活物的出现,使得关于人体正常纤维蛋白溶解活性和异常纤维蛋白溶解系统的研究增加[538-540]。血浆纤维蛋白酶原缺乏、异常纤维蛋白原血症以及组织纤溶酶原激活物和其抑制物异常可导致静脉和动脉发生血栓形成的趋势增加[538,541-544]。血栓形成增加是由纤溶酶原缺失或纤溶酶原抑制剂(PAI- I)对纤溶酶

原激活物的抑制增加所导致[541-544]。在急性卒中时可运用多种物质对凝血酶和纤维蛋白溶解活性进行监测[538,545,546]。例如纤维蛋白肽 A 水平和凝血酶活性相一致,纤维蛋白多聚体的降解产物——交联的 D- 二聚体水平是评价纤溶活性的有用指标[545,546]。

出血也可以由血清异常导致。获得性血友病是最常见于有因子Ⅷ自身抗体的成年人,抗体通常为 IgG 型,可导致危及生命的出血[547,548]。获得性血友病可能在妊娠和包括癌症和胶原血管病在内的许多疾病发生后出现。患者的 APTT 延长,将其血浆和正常的血浆相混也不能使其恢复正常,因为存在一种妨碍促凝血酶原激酶生成的抑制剂。纤溶活性亢进也可导致出血,这在心肌梗死和脑梗死溶栓后最常见。

Von Willebrand 病是另外一种常和颅内出血及全身出血相关的疾病。此病是由 von Willebrand 因子缺失或功能改变引起的,该因子参与血小板黏附和聚集、可稳定凝血因子Ⅷ的血浆糖蛋白[549-551]。此病由常染色体显性和隐性遗传。von Willebrand 因子基因位于第 12 号染色体上。出血和血小板功能受损、因子Ⅷ浓度下降有关。出血常为月经量多或在手术或手术后出现。

免疫异常与血流异常[552-577]

一些患者在循环中产生能和多种血液、血管成分反应的抗体。获得性血友病被认为是其中一个例子。这些自身抗体中最熟悉也是最常见的是狼疮抗凝物(LA)和抗心磷脂抗体。这些物质发生抗磷脂类反应。磷脂类是普遍存在的血管组成成分和多种血液成分。

LA 或抗心磷脂抗体的出现被称为抗磷脂抗体(APLA)综合征[552]。LA 是一种影响凝血酶原激活物形成的磷脂抗体[552-554]。在实验室,加入正常血浆也不能使延长的活化部分促凝血酶原激活时间恢复正常,这提示是由于存在凝血抑制物引起,而非因为参与凝血的成分缺失导致[552-565]。一些有 LA 的患者患有 SLE,但是大部分都没有。

在无已知全身疾病的情况下发现抗磷脂的 IgG、IgM 或 IgA 抗体,该异常被称为原发性 APLA 综合征[551,554-560]。临床上这些患者出现自发流产、血栓性静脉炎、肺栓塞和大、小动脉闭塞的几率增加。除了存在 LA 或抗心磷脂抗体或两者都存在外,实验室检查异常还包括 VDRL 阳性、血小板减少、

抗核抗体阳性。一些患者有二尖瓣和主动脉异常以及眼缺血[552,554,559,560]。心脏损伤和 Libman-Sacks（疣状心内膜炎）一样，累及瓣膜和心内膜。血液凝固能力增加和瓣膜异常的机制目前还是未知，但是这些可能和免疫相关的内皮和瓣膜表面受损有关[561-563]。IgG 和 APLA 强阳性的患者以后血管闭塞性损伤的发病率高[564,565]。抗 β2- 糖蛋白 I 和抗磷脂酰丝氨酸抗体似乎较其他测量到的抗体能更好地预测血栓形成的倾向[562,563]。抗磷脂酰丝氨酸抗体形成含凝血酶原复合物[563]。APLA 综合征患者的血管造影显示颅内血管闭塞性疾病、非典型的颅外闭塞性动脉病以及静脉和硬脑膜窦阻塞的发生频率高[566]。一些 APLA 患者有 Binswanger 型白质脑病。

弥散性血管内凝血（DIC）是一种影响细胞和血清因子的疾病[567-571]。当原发疾病导致局部或弥散性凝血，凝血级联反应可能被激活和过量血管内凝血酶生成。然后凝血系统被进一步激活，微循环中纤维蛋白形成、凝血成分存活时间缩短、纤溶系统激活[567]。诱发 DIC 的最常见疾病就是感染、产科急症和血管急症以及癌症[568,569]。脑外伤、SAH、脑肿瘤和血管畸形也可导致 DIC[568,570,571]。实验室检查包括血小板减少症、纤维蛋白原水平下降、凝血酶原时间和部分促凝血酶原时间延长、纤维蛋白裂解产物水平上升。DIC 可以和无菌性栓塞性心内膜炎相关，特别是癌症患者[533,536,568,570,571]。神经系统表现常见，包括伴有多处体征和明显血栓形成性脑梗死和栓塞性脑梗死的脑病。也可发生出血。

血流量，特别是脑内微循环内的血流量，显著地依赖于血液黏滞度。血液黏滞度很大程度受血液红细胞含量和血清纤维蛋白原水平的影响[572-574]。红细胞增多症和高纤维蛋白原血症可增加全血黏滞度、减少 CBF，特别是对于脑血管病的患者。高纤维蛋白原水平是卒中和其他大血管闭塞性疾病的重要危险因素[575]。少见由于高球蛋白导致黏滞度增加（如在 Waldenström 巨球蛋白血症或其他伴有异常蛋白或冷球蛋白疾病，例如多发性硬化）[576]。罕见由于血清脂类水平升高引起严重的高黏滞度[572,577]。

临床上高黏滞度综合征患者有一种以嗜睡、木僵、头痛、抽搐、共济失调和视觉下降为特点的脑病[572,576]。能发现高黏滞度的一条线索就是检眼镜观察视网膜外观。视网膜静脉扩张、扭曲，可能表现视网膜血管内血流柱的分段。血清黏滞度的测定是相对于水而言，正常平均水平约为 1.8。血清黏滞度为 5 或 6 时，常会引起脑病。低水平的血清黏滞度可能在高血压性微血管病变及动脉粥样硬化性疾病患者中起重要作用。

肿瘤[578-589]

血管炎可以发生在肿瘤之前，与肿瘤同时，或在肿瘤之后出现，特别是淋巴组织增生性和骨髓增生性疾病。淋巴瘤样肉芽肿病是一种主要累及肺的以血管为中心的淋巴组织增生性疾病，此病中的肉芽肿性结节可累及脑动脉和静脉，产生卒中样功能缺失[578-580]。已经发现淋巴瘤样肉芽肿病是由于 Epstein-Barr 病毒感染 B 淋巴细胞引起的，被归为 Epstein-Barr 病毒相关的淋巴组织增生性疾病[580]。肺和脑的区域性坏死可能和细胞在血管内浸润（"血管炎"）导致的梗死有关。肺外最常见的表现在皮肤和中枢神经系统，每种表现均占患者的 1/3 左右。皮肤损害通常由红斑疹和偶见的皮肤结节组成，特别是位于躯干。CNS 损害比脑神经病变或周围神经病变更加常见，通常是有局部的和多处的脑大面积破坏组成[578-581]。

淋巴瘤可表现为孤立的血管内肿瘤。该病现在被称为血管内淋巴瘤，但既往被叫做肿瘤样血管内皮增生症[581-587]。在毛细血管、小静脉和小动脉的管腔内存在大量多形性单核细胞增生。新生的管腔内细胞虽然很少是 T 细胞或 NK 细胞来源，但是通常有 B 细胞表型[582]。此病可以是全身性的，引起皮肤红色斑疹、皮下结节、血沉增加、发热和肾衰竭。该病可以累及脊髓[588]。典型表现为头痛、多灶性神经系统体征和一个逐渐加重的过程。MRI 上显示的脑损伤多样，从白质高信号到大面积的单个异常都可存在。可出现脑膜强化，这是由于脑膜内的微梗死灶或通过脑膜的血管血流速度减慢导致。血管造影通常是正常的，因为受累血管太小以致在造影片上不能看到。

脑膜 Hodgkin 病常由脑膜动脉和静脉闭塞导致，伴有大脑皮质下出血性梗死。我们已经在本章中叙述了小动脉的白细胞堵塞和与肿瘤相关的凝血疾病，特别是黏蛋白腺瘤。一种致命的坏死性脑血管炎比如结节状多动脉炎已经在 Purtillo 综合征或 X- 连锁淋巴增生性疾病（XLP）中被描述。但是对这种血管炎的发病机制至今是不清楚的。在 XLP 患者中,在 EB 病毒感染的复杂中枢神经系统临床表现中,已经发现了一种弥漫的中枢神经系统伴有颅内血管扩张的血管病变[589]。过敏性血管炎可能在混合性冷球蛋白血症被发现。

一些导致卒中的遗传病[590-661]

中在本章中已经讨论了很多疾病,如结缔组织的遗传性异常、遗传性家族性脑淀粉样血管病,这些疾病被认为是由基因决定的。许多其他疾病也可能受遗传易感性的影响。异常脂蛋白血症、血红蛋白病、糖尿病、高血压和动脉粥样硬化都受到遗传因子的强烈控制。我们在这章的最后简要叙述一些有孟德尔遗传病因学参与的其他疾病。本版会用一个完整的章节对卒中与基因进行详细阐述,并且扩大其范围,对于卒中遗传因素的认识正在迅速增加[590-594]。

MELAS 综合征(线粒体肌病、脑病、乳酸酸中毒和卒中样发作)是一种线粒体脑肌病[595-597]。抽搐、偏头痛样头痛和智能减退是最突出的临床表现。身材矮小和感音性神经性耳聋也是常见的特点[598-600]。便秘在神经系统症状出现前和发作时常见[597]。患者常具有急性发作的视力减退、轻偏瘫和共济失调,一般伴有抽搐。血中的乳酸和丙酮酸水平通常是高的,肌肉活检可能显示蓬毛样红色纤维[595-598]。

CT 和 MRI 显示最常见于顶枕叶和颞叶的散在的多发异常[599-603]。这些病变累及皮层和皮层下白质。病变主要由于缺血导致,但是供应这些区域的动脉是正常的。他们可能是由于以线粒体内的细胞色素氧化酶活性下降为主要特征的代谢异常引起,出现能量衰竭。基底节钙化也很明显。此病是由于来自母方的线粒体 DNA 突变导致[592,595]。其他线粒体疾病可能和 MRI 上显示的类似梗死的白质异常也有关。

Fabry 病表现为卒中、肾衰竭、肢体痛觉减退、角膜混浊和皮肤血管角质瘤。此病是一种性别相关的溶酶体贮积病。大部分临床病例为纯合子男性。偶有纯合子女性受累[604-611]。表现特征性的小的针尖样大小、深紫红色的非瘙痒性丘疹提示该诊断,丘疹主要沿大腿内侧、会阴、脐周分布,这种分布被称为浸浴样躯干分布(图 12-21)。由于缺乏溶酶体酶(α-半乳糖苷酶)使得三己糖神经酰胺(一种鞘脂)沉积,导致弥散性血管病变[604-609]。此病常见于严重下肢疼痛的青少年男性,特别是与小纤维和自主神经病变相关的疼痛出现在运动中和运动后的男性青少年。出汗通常减少或消失,因此常见不能耐热和不能锻炼。心肌也常受累,这种情况在一些患者中表现为心肌病。耳聋也常见,可能会突然发作。

多发性血管闭塞和卒中常见。卒中偏向于是与穿支动脉病变相关的腔隙性梗死。一些患者存

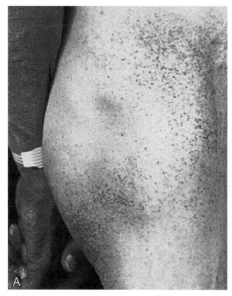
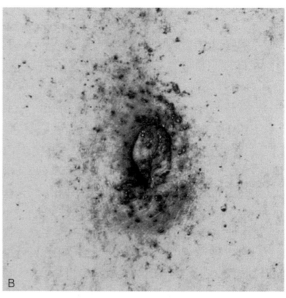

图 12-21 Fabry 病的血管胶质瘤。(A)臀部照片显示典型的小病灶;(B)脐周的血管胶质瘤(Edward Kaye 供图。本图彩色版本,请见书末彩插)

在颅内动脉延长扩张症[604,605]。在 Fabry 病的一些患者中有时会出现一些和心肌病相关的心源性栓塞性卒中。血管造影常显示分支动脉闭塞。内皮有鞘脂浸润。除非是行透析治疗,否则肾衰竭是最常导致死亡的原因。规律输入重组的 α- 半乳糖苷酶可以清除沉积在肾、皮肤和心内膜的球形三脂酰基鞘氨醇,降低自主神经病变导致的疼痛[609,610]。年轻的 Fabry 病和酶缺失患者应接受酶的输入治疗[610]。

伴有皮层下梗死和白质脑病的常染色体显性遗传性脑动脉病(CADASIL)是一种重要家族性疾病,以先兆偏头痛、多发腔隙性梗死和 Binswanger 型广泛脑白质异常为特点[612-617]。脑内的小动脉由于嗜锇物质沉积导致管壁增厚,该变化的生物学特征尚不明确[612,617,618]。动脉内的物质同淀粉样蛋白不同。皮肤活组织检查,尤其是在电子显微镜下,可见皮肤血管内存在相同物质沉积。临床表现为卒中、进行性步态异常和额叶型皮层下痴呆[612-617]。情绪障碍也常见,特别是抑郁症。偏头痛是这种脑白质病变患者和及其亲属的典型表现。不常见的临床表现包括癫痫发作,颅内出血,耳聋及帕金森病[619]。

MRI 显示典型损伤[612,620]。有时在临床症状出现以前就可发现有白质高信号。颞叶前部白质异常见,在高血压性 Binswanger 白质脑病中罕见该部位异常。CADASIL 是由 19 号染色体上 notch 3 基因突变引起的[612,621]。在日本发现了一种有些类似微血管性家族遗传病,被称为伴有皮质下梗死和白质脑病的常染色体隐性遗传性脑动脉病(CARASIL)[622,623],此病主要累及年轻男性,以 Binswanger 型白质脑病、脱发、显著的后背痛、强直性脊柱炎或腰椎间盘突出症为特征[622,623]。小动脉被纤维内皮增生和严重的透明样变浸润,伴有内膜和内弹力层的分裂[622,623]。很可能还存在其他遗传学上与 CADASIL 不同的、在脑动脉和全身动脉有不同生化物质沉积的遗传性微血管病。

Menkes 病(毛发灰质营养不良或卷发病)是一种 X 连锁隐性遗传病,此病的线粒体异常是由肠道铜离子吸收减弱导致[624-627]。根本的遗传缺陷是 ATP7A 基因上的一个突变,该基因位于 X 染色体(Xq-q13)长臂,编码 P 型 ATP 蛋白(ATP7A),后者对于金属阳离子跨细胞膜转运至关重要且在进化中高度保留下来的蛋白[624,626,627]。铜离子进入细胞需要转运体,而 Menkes 病患者缺乏钙转运体。铜离子缺乏导致线粒体内的细胞色素氧化酶功能低于正常和广泛的能量衰竭。来自 Menkes 病患者的培养的成纤维细胞、肌管以及淋巴细胞中的铜离子浓度超过正常对照组细胞内的好几倍[624]。头发粗糙、僵硬、易断裂。肌张力低下、抽搐和生长不能常见[624,625,628,629]。肌肉活检可能见到蓬毛样红色纤维。脑的电子显微镜检查可见异常线粒体。脑的 MRI 检查显示快速进展的脑萎缩,以及常出现的深部皮层下梗死。硬膜下血肿也常见[624]。尸体解剖见脑内多发微梗死,颅内分支动脉常是闭塞的。很多患者在幼童时期就死亡。目前在新生儿期就诊断该病是可能的,早期诊断为早期就开始补充铜提供机会[630]。运用每天注射铜 - 组氨酸的方法补充铜是最可靠的治疗。肠外途径给予铜可纠正肝性铜缺乏,使血清铜和血浆铜蓝蛋白水平恢复正常[624,630]。

已知神经纤维瘤病 1 型(NF1)患者会发生肾、全身动脉和脑血管的异常,NF1 是由于染色体 17q11.2 上的突变导致,该基因产物是神经纤维瘤蛋白(一种 GTP 酶激活酶)[631]。牛奶咖啡斑、周围神经纤维瘤和 Lisch 结节是 NF1 最常见的临床表现[631]。动脉瘤和动脉狭窄也发生。缺血性卒中和蛛网膜下腔出血都会被讨论[573-576]。颅内和颈部动脉都会出现动脉瘤。颅内动脉瘤最常见的部位是在 ICA 出海绵窦、刚刚发出眼动脉后的地方[631-634]。颅底动脉的多处闭塞可导致 moyamoya 现象。高血压可能是由于肾动脉闭塞或嗜铬细胞瘤导致,这些疾病在具有该基因突变患者中的发生频率增加。

高胱氨酸尿症可能是影响脑血管、导致过早的动脉粥样硬化和卒中的最常见基因病[635,636]。严重的高同型半胱氨酸血症和高胱氨酸尿症是最早在儿童中报道的基因疾病,被认为和早发卒中、精神发育迟滞以及类马方综合征有关。较低程度的高同型半胱氨酸血症和早发动脉粥样硬化有关。

典型的高胱氨酸尿症是由于胱硫醚 β- 合酶遗传缺陷导致,该酶是将来自甲硫氨酸的同型半胱氨酸转化成胱硫醚所需的酶。人体中每天将近有 15~20mmol/L 的由甲硫氨酸去甲基形成的同型半胱氨酸形成[636]。同型半胱氨酸随后通过两种途径中的一种代谢:再甲基化或硫化。在再甲基化过程中,同型半胱氨酸经过一个由甲硫氨酸合酶催化的反应形成甲硫氨酸[636]。维生素 B12 是甲硫氨酸合酶的一种重要的辅助因子,在该反应中 N5- 甲基 - 四氢叶酸是甲基工体。N5,N10- 甲基 - 四氢叶酸还原酶在该去甲基反应中作为一种催化剂发挥作用[636,637]。同型半胱氨酸还可以被转硫基,同型半胱氨酸和丝氨酸缩合形成胱硫醚,该反应由以维生素 B6 为基础的酶——胱硫醚 β- 合酶催化[636-638]。随后胱硫醚被水解成半胱氨酸,半胱氨酸反过来可以被整合进入谷胱甘肽或进一步被代谢成硫酸盐通过尿液排出体外[636,637,639]。

胱硫醚 β- 合酶缺失是导致严重高同型半胱氨酸血症最常见的遗传性原因。此病的纯合子形式被称为先天性高胱氨酸尿症,且和在空腹情况下血浆同型半胱氨酸浓度超过 400mmol/L 有关[636,637]。此遗传病很罕见(5/1000 000)。受累个体出现异味晶状体、骨骼畸形、类马方样体型和严重的早发动脉粥汤硬化。典型的以卒中或心肌梗死为表现形式的临床血栓栓塞事件发生于 30 岁之前[640]。N5,N10- 亚甲基四氢叶酸还原酶的纯合子缺失也可能导致严重的高同型半胱氨酸血症,该酶参与依赖 B12 的同型半胱氨酸再甲基化。具有该代谢缺陷的患者的预后比胱硫醚 β- 合酶缺失的患者更差[636,637]。

严重程度较轻的高同型半胱氨酸血症发生于这些酶缺失的杂合子患者中。同型半胱氨酸合成所需的辅助因子叶酸、维生素 B12 和 B6 缺失也可导致同型半胱氨酸水平升高。在伴有这些维生素辅助因子不足的营养缺乏患者中,给予补充这些物质可以降低同型半胱氨酸的水平。同型半胱氨酸水平上升还可以出现在使用甲氨蝶呤、茶碱和苯妥英治疗的患者中,及以下患者:①肾衰竭;②甲状腺功能亢进;③乳腺、胰腺和卵巢癌症;④淋巴细胞性白血病;⑤恶性贫血[636,637]。吸烟也和同型半胱氨酸水平升高有关,可能是由于干扰了吡哆醛磷酸盐的合成[641]。

已经明确证实同型半胱氨酸水平升高和卒中、过早的动脉粥样硬化、心肌梗死和静脉血栓栓塞相关[636,637,642,643]。包含有 2000 多人的 20 多项病例对照研究的证据已经证实了同型半胱氨酸水平升高和动脉粥样硬化的加速进展两者之间的关系[636,637]。同型半胱氨酸水平升高的患者较正常水平的个体存在更加严重的颈动脉疾病[644]。实验证据显示高同型半胱氨酸水平损伤血管内皮。这种损伤导致血小板活化和血栓形成[645,646]。同型半胱氨酸也能刺激血管平滑肌细胞增生[647]。

早衰(Hutchinson-Gilford 早老综合征)是一种罕见的以年轻时就开始过早衰老和过早死亡为主要特点的疾病[648,649]。临床表现包括在年轻时就出现导致冠脉和脑血管疾病的皮肤及附属物、关节和血管变化[648]。早衰患者具有在出生后前 10 年就易被识别的面部和身体的典型表现。早衰可以由编码核膜蛋白核纤层蛋白 A 的 LMNA 基因突变及 DNA 修复异常导致。早衰最常见的是由位于染色体 1q 的 LMNA 基因突变引起[648-651]。LMNA 基因编码位于核纤层的核纤层蛋白 A 和 C 以及丝状结构蛋白。早衰患者中 LMNA 突变导致脂质修饰(法尼基化)的前核纤层蛋白 A(早衰蛋白)聚集,损伤核膜功能受损[648]。颈部和颅内的血管闭塞性大动脉损伤可以在前 10 年就表现出来,这与在动脉粥样硬化成人中发现的破坏类似。

遗传性出血性毛细血管扩张(Osler-Weber-Rendu 病)是一种以频繁鼻出血、伴消化道出血的皮肤及内脏毛细血管扩张、脑血管急性和肺动静脉瘘为特点的疾病(图 12-22)[652-655]。位于两个基因上的突变,内皮因子和激活素受体样激酶 1,分别位于第 9 号、第 12 号染色体上,编码和血管异常相关的主要在血管内皮细胞表达的蛋白[652,654]。毛细血管扩张症由扩张的毛细血管后静脉组成。随着时间推移静脉更加扩张和弯曲,以平滑肌层过多而缺乏弹力纤维为主要特点[652,654]。小动脉也可以扩张,不经过毛细血管直接和小静脉相勾

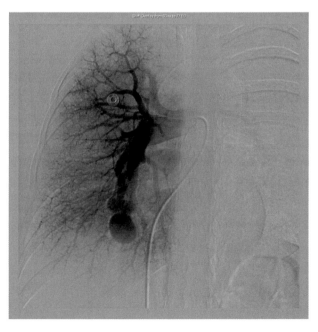

图 12-22　遗传性出血性毛细血管扩张症患者的肺造影片显示肺部动静脉瘘。这是导致反复脑栓塞的原因

通。遗传性出血性毛细血管扩张症患者常有脑内动静脉畸形和动静脉瘘。最大的动静脉畸形出现在肺、肝和脑。在这些肺动静脉瘘患者中可出现反常的脑栓塞。遗传性毛细血管扩张症患者的检查几乎总可以显示嘴唇、鼻黏膜和口腔内黏膜表面毛细血管扩张。

最近明确了 COL4A1 突变综合征以伴颅内出血易感性的脆弱血管家族性综合征为主要特点[618,656-659]。此病涉及编码 IV 型胶原的 α 链的 COL4A1 基因的不同突变。IV 型胶原是基底膜的重要组成成分。在小鼠中,COL4A1 突变体存在频繁的围生期出血和脑、眼和肾内出现结构异常的基底膜[656,657]。

伴有脑穿通畸形和围生期出血的婴儿偏瘫可能和子宫内或围生期脑出血有关。临床主要表现

为外伤后及使用抗凝剂过程中脑出血和蛛网膜下腔出血的易感性。肾血管扭曲和白质高信号常见。COL4A1 突变综合征和 CADACIL 都易出现颅内小血管受累,但是只有前者具有发生出血和血管脆弱的趋势[618,656-659]。血管相关的慢性脑白质病变可能有其他的遗传病因,至今仍没有被较好的描述。有一种描述为在儿童表现为逐渐发展的认知和运动障碍症状,影像学在基底节、小脑核团及深部白质表现为广泛的白质胶质细胞增生、囊肿形成及钙化[660]。在显微镜下可以发现小穿通动脉的血管瘤样改变。相似的发现已经在一名 44 岁女性患者报道过[661]。

（贾白雪　王越　刘霄　邱彩霞　译
杜万良　校）

参考文献

1. Caplan LR (ed): *Uncommon Causes of Stroke*, 2nd ed. Cambridge: Cambridge University Press, 2008.

2. Ojemann RG, Fisher CM, Rich JC: Spontaneous dissecting aneurysms of the internal carotid artery. *Stroke* 1972;**3**:434–440.

3. Fisher CM, Ojemann RG, Roberson GH: Spontaneous dissection of cervicocerebral arteries. *Can J Neurol Sci* 1978;**5**:9–19.

4. Baumgartner RW, Bogousslavsky J, Caso V, Paciaroni M (eds): *Handbook on Cerebral Artery Dissection*. Basel: Karger, 2005.

5. Caplan LR: Dissections of brain-supplying arteries. *Nat Clin Pract Neurol* 2008;**4**:34–42.

6. Debette S, Leys D: Cervical-artery dissections: Predisposing factors, diagnosis, and outcome. *Lancet Neurol* 2009;**8**:668–678.

7. Caplan LR, Zarins C, Hemmatti M: Spontaneous dissection of the extracranial vertebral artery. *Stroke* 1985;**16**:1030–1038.

8. Mokri B, Houser OW, Sandok BA, Piepgras DG: Spontaneous dissection of the vertebral arteries. *Neurology* 1988;**38**:880–885.

9. Caplan LR, Tettenborn B: Vertebrobasilar occlusive disease: Review of selected aspects: I. Spontaneous dissection of extracranial and intracranial posterior circulation arteries. *Cerebrovasc Dis* 1992;**2**:256–265.

10. Barbour PJ, Castaldo JE, Rae-Grant AD, et al: Internal carotid artery redundancy is significantly associated with dissection. *Stroke* 1994;**25**:1201–1206.

11. Giossi A, Ritelli M, Costa P, et al: Connective tissue anomalies in patients with spontaneous cervical artery dissection. *Neurology* 2014;**83**:2032–2037.

12. Brandt T, Hausser I, Orberk E, et al: Ultrastructural connective tissue abnormalities in patients with spontaneous cervicocerebral artery dissections. *Ann Neurol* 1998;**44**:281–285.

13. Arnold M, Fischer U, Nedeltchev K: Carotid artery dissection and sports. *Kardiovaskuläre Medizin* 2009;**12**:209–213.

14. Guillon B, Peynet J, Bertrand M, et al: Do extracellular-matrix-regulating enzymes play a role in cervical artery dissections? *Cerebrovasc Dis* 2007;**23**:299–303.

15. Hart RG, Easton JD: Dissection of cervical and cerebral arteries. In Barnett HJM (ed): *Neurologic Clinics*, vol **1**. Philadelphia: Saunders, 1983, pp 155–182.

16. Friedman WA, Day AL, Quisling RG, et al: Cervical carotid dissecting aneurysms. *Neurosurgery* 1980;**7**:207–214.

17. Silbert PL, Mokri B, Schievink WI: Headache and neck pain in spontaneous internal carotid and vertebral artery dissection. *Neurology* 1995;**45**:1517–1522.

18. Bogousslavsky J, Despland PA, Regli F: Spontaneous carotid dissection with acute stroke. *Arch Neurol* 1987;**44**:137–140.

19. Biousse V, Schaison M, Touboul P-J, et al: Ischemic optic neuropathy associated with internal carotid artery dissection. *Arch Neurol* 1998;**55**:715–719.

20. Pozzali E, Giuliani G, Poppi M, Faenza A: Blunt traumatic carotid dissection with delayed symptoms. *Stroke* 1989;**20**:412–416.

21. Sturzenegger M: Ultrasound findings in spontaneous carotid artery dissection: The value of duplex sonography. *Arch Neurol* 1991;**48**:1057–1063.

22. Alecu C, Fortrat JO, Ducrocq X, et al: Duplex scanning diagnosis of internal carotid artery dissections. *Cerebrovasc Dis* 2007;**23**:441–447.

23. Hennerici M, Steinke W, Rautenberg W: High-resistance Doppler flow pattern in extracranial ICA dissection. *Arch Neurol* 1989;**46**:670–672.

24. Touboul PJ, Mas JL, Bousser M-G, Laplane D: Duplex scanning in extracranial vertebral artery dissection. *Stroke* 1987;**18**:116–121.

25. Caplan LR, Gonzalez, RG, Buonanno, FS: Case 18–2012: A 35-year-old man

with neck pain, hoarseness, and dysphagia. *N Engl J Med* 2012;**366**:2306–2313.

26. Krueger BR, Okazaki H: Vertebral-basilar distribution infarction following chiropractic cervical manipulation. *Mayo Clin Proc* 1980;**55**:322–332.

27. Sherman DG, Hart RG, Easton JD: Abrupt change in head position and cerebral infarction. *Stroke* 1981;**12**:2–6.

28. Caplan LR: *Posterior circulation disease: Clinical Findings, Diagnosis, and Management.* Boston: Blackwell Science, 1996.

29. Cook JW, Sanstead JK: Wallenberg's syndrome following self-induced manipulation. *Neurology* 1991;**41**:1695–1696.

30. Rothrock JF, Hesselink JR, Teacher TM: Vertebral artery occlusion and stroke from cervical self-manipulation. *Neurology* 1991;**41**:1696–1697.

31. Tramo MJ, Hainline B, Petito F, et al: Vertebral artery injury and cerebellar stroke while swimming: Case report. *Stroke* 1985;**16**:1039–1042.

32. Hope EE, Bodensteiner JB, Barnes P: Cerebral infarction related to neck position in an adolescent. *Pediatrics* 1983;**72**:335–337.

33. Bostrom K, Liliequist B: Primary dissecting aneurysm of the extracranial part of the internal carotid and vertebral arteries. *Neurology* 1967;**17**:179–186.

34. Grossman FI, Davis KR: Positional occlusion of the vertebral artery: A rare cause of embolic stroke. *Neuroradiology* 1982;**23**:227–230.

35. Tettenborn B, Caplan LR, Sloan MA, et al: Postoperative brainstem and cerebellar infarcts. *Neurology* 1993;**43**:471–477.

36. Giroud M, Gras P, Dumas R, Becker F: Spontaneous vertebral artery dissection initially revealed by a pain in one upper arm. *Stroke* 1993;**24**:480–481.

37. Dubard T, Pouchot J, Lamy C, et al: Upper limb peripheral motor deficits due to extracranial vertebral artery dissection. *Cerebrovasc Dis* 1994;**4**:88–91.

38. Goldsmith P, Rowe D, Jager R, Kapoor R: Focal vertebral artery dissection causing Brown–Séquard syndrome. *J Neurol Neurosurg Psychiatry* 1998;**64**:416–417.

39. Yonas H, Agamanolis D, Takaoka Y, White RJ: Dissecting intracranial aneurysms. *Surg Neurol* 1977;**8**:407–415.

40. Caplan LR, Baquis G, Pessin MS, et al: Dissection of the intracranial vertebral artery. *Neurology* 1988;**38**:868–879.

41. Anson J, Crowell RM: Cervicocranial arterial dissection. *Neurosurg* 1991;**29**:89–96.

42. O'Connell B, Towfighi J, Brennan R, et al: Dissecting aneurysms of head and neck. *Neurology* 1985;**35**:993–997.

43. Chaves C, Estol C, Esnaola MM, et al: Spontaneous intracranial internal carotid artery dissection. *Arch Neurol* 2002;**59**:977–981.

44. Caplan LR, Estol CJ, Massaro AR: Dissection of the posterior cerebral arteries. *Arch Neurol* 2005;**62**:1138–1143.

45. de Bray JM, Marc G, Pautot G, et al: Fibromuscular dysplasia may herald symptomatic recurrence of cervical artery dissection. *Cerebrovasc Dis* 2007;**23**:448–452.

46. Schievink WI: The treatment of spontaneous carotid and vertebral artery dissections. *Curr Opin Carotid* 2000;**15**:316–321.

47. Caprio FZ, Bernstein RA, Alberts MJ, et al: Efficacy and safety of novel oral anticoagulants in patients with cervical artery dissections. *Cerebrovasc Dis* 2014;**38**:247–253.

48. Kasner SE, Hankins LL, Bratina P, Morganstern LB: Magnetic resonance angiography demonstrates vascular healing of carotid and vertebral artery dissections. *Stroke* 1997;**28**:1993–1997.

49. Leclerc X, Lucas C, Godefroy O, et al: Helical CT for the follow-up of cervical internal carotid artery dissections. *AJNR Am J Neuroradiol* 1998;**19**:831–837.

50. Engelter ST, Brandt T, Debette S, et al: Antiplatelets versus anticoagulation in cervical artery dissection. Cervical Artery Dissection in Ischemic Stroke Patients 5(CADISP) Study Group. *Stroke* 2007;**38**:2605–2611.

51. Georgiadis D, Lanczik O, Schwab S, et al: IV thrombolysis in patients with acute stroke due to spontaneous carotid dissection. *Neurology* 2005;**64**:1612–1614.

52. Biller J, Sacco R, Albuquerque FC, et al: Cervical arterial dissections and association with cervical manipulative therapy: A statement for healthcare professionals from the American Heart Association/American Stroke Association. *Stroke* 2014;**45**:3155–3174.

53. Kadkhodayan Y, Jeck DT, Moran CJ, et al: Angioplasty and stenting in carotid artery dissection with or without associated pseudoaneurysm. *AJNR Am J Neuroradiol* 2005;**26**:2328–2335.

54. Lavallee PC, Mazighi M, Saint-Maurice J-P, et al: Stent-assisted endovascular thrombolysis versus intravenous thrombolysis in internal carotid artery dissection with tandem internal carotid and middle cerebral artery occlusion. *Stroke* 2007;**38**:2270–2274.

55. Ansari SA, Thompson BG, Gemmete JJ, Gandhi D: Endovascular treatment of distal cervical and intracranial dissections with the neuroform stent. *Neurosurgery* 2008;**62**:636–646.

56. Janjua N, Qureshi AI, Kirmani J, Pullicino P: Stent-supported angioplasty for acute stroke caused by carotid dissection. *Neurocrit Care* 2006;**4**:47–53.

57. Caplan LR: Fibromuscular dysplasia. In Caplan LR (ed): *Uncommon Causes of Stroke,* 2nd ed. Cambridge: Cambridge University Press, 2008, pp 491–495.

58. Slovut DP, Olin JW: Fibromuscular dysplasia. *N Engl J Med* 2004;**350**:1862–1871.

59. So EL, Toole JF, Dalal P, et al: Cephalic fibromuscular dysplasia in 32 patients. *Arch Neurol* 1981;**38**:619–622.

60. Corrin LS, Sandok BA, Houser OW: Cerebral ischemic events in patients with carotid artery fibromuscular dysplasia. *Arch Neurol* 1981;**38**:616–618.

61. Sandok BA: Fibromuscular dysplasia of the internal carotid artery. *Neurol Clin* 1983;**1**:17–26.

62. Luscher TF, Lie JT, Stanson AW, et al: Arterial fibromuscular dysplasia. *Mayo Clin Proc* 1987;**62**:931–952.

63. Kubis N, von Langsdorrff D, Petitjean C, et al: Thrombotic carotid megabulb: Fibromuscular dysplasia, septae, and ischemic stroke. *Neurology* 1999;**52**:883–886.

64. Mettinger K, Ericson K: Fibromuscular dysplasia and the brain. *Stroke* 1982;**13**:46–52.

65. Olin JW, Froehlich J, Gux, et al: The United States Registry for Fibromuscular Dysplasia: Results in the first 447 patients. *Circulation* 2012;**125**:3182–3190.

66. Finsterer J, Strassegger J, Haymerle A, Hagmuller G: Bilateral stenting and asymptomatic internal carotid artery stenosis due to fibromuscular dysplasia. *J Neurol Neurosurg Psychiatry* 2000;**69**:683–686.

67. Assadian A, Senekowitsch C, Assadian O, et al: Combined open and endovascular stent grafting of internal carotid artery fibromuscular dysplasia: Long-term results. *Eur J Vasc Endovasc Surg* 2005;**29**:345–349.

68. Olin JW, Gornik HL, Bacharach JM, Biller J, et al: Fibromusclar dysplasia: State of the science and critical unanswered questions. A Scientific Statement from the American Heart Association. *Circulation* 2014;**129**:1048–1078.

69. Pessin MS, Chung C-S: Eales disease and Gröenblad-Strandberg disease (pseudoxanthoma elasticum). In Bogousslavsky J, Caplan LR (eds): *Stroke Syndromes*. Cambridge: Cambridge University Press, 1995, pp 443–447.

70. Lebwohl MG, Distefano D, Prioleau PG, et al: Pseudoxanthoma elasticum and mitral-valve prolapse. *N Engl J Med* 1982;**307**:228–231.

71. Caplan LR, Chung C-S: Pseudoxanthoma elasticum. In Caplan LR (ed): *Uncommon Causes of Stroke*, 2nd ed. Cambridge: Cambridge University Press, 2008, pp 135–138.

72. Laube S, Moss C: Pseudoxanthoma elasticum. *Arch Dis Child* 2005;**90**:754–756.

73. Strole WE, Margolis R: Case records of the Massachusetts General Hospital: Case 10-1983. *N Engl J Med* 1983;**308**:579–585.

74. Altman LK, Fialkow PJ, Parker F, et al: Pseudoxanthoma elasticum: An underdiagnosed genetically heterogenous disorder with protean manifestations. *Arch Intern Med* 1974;**134**:1048–1054.

75. Rios-Montenegro E, Behrens MM, Hoyt WF: Pseudoxanthoma elasticum: Association with bilateral carotid rete mirabile and unilateral carotid-cavernous sinus fistula. *Arch Neurol* 1972;**26**:151–155.

76. Roach ES: Ehlers–Danlos syndrome. In Caplan LR (ed): *Uncommon Causes of Stroke*, 2nd ed. Cambridge: Cambridge University Press, 2008, pp 139–144.

77. Byers PH: Ehlers–Danlos syndrome type IV: A genetic disorder in many guises. *J Invest Dermatol* 1995;**105**:311–313.

78. Leier CV, Call TD, Fulkerson PK, Wooley CF: The spectrum of cardiac defects in the Ehlers–Danlos syndrome types I and III. *Ann Intern Med* 1980;**92**:171–178.

79. Pretorius ME, Butler IJ: Neurologic manifestations of Ehlers–Danlos syndrome. *Neurology* 1983;**33**:1087–1089.

80. Lach B, Nair SG, Russell NA, Benoit BG: Spontaneous carotid-cavernous fistula and multiple arterial dissections in type IV Ehlers–Danlos syndrome. *J Neurosurg* 1987;**66**:462–467.

81. Sareli AE, Janssen WJ, Sterman D, et al: What's the connection? *N Engl J Med* 2008;**358**:626–632.

82. North KN, Whiteman DAH, Pepin MG, Byers PH: Cerebrovascular complications in Ehlers–Danlos syndrome type IV. *Ann Neurol* 1995;**38**:960–964.

83. Schievink WI, Limburg M, Oorthuys JW, et al: Cerebrovascular disease in Ehlers–Danlos syndrome type IV. *Stroke* 1990;**21**:626–632.

84. Schievink WI, Parisi JE, Piepgras DG, Michels VV: Intracranial aneurysms in Marfan's syndrome: An autopsy study. *Neurosurgery* 1997;**41**:866–870.

85. Conway JE, Hutchins GM, Tamargo RJ: Marfan syndrome is not associated with intracranial aneurysms. *Stroke* 1999;**30**:1632–1636.

86. Pyeritz RE: The Marfan syndrome. *Annu Rev Med* 2000;**51**:481–510.

87. Cunha L: Marfan's syndrome. In Caplan LR (ed): *Uncommon Causes of Stroke*, 2nd ed. Cambridge: Cambridge University Press, 2008, pp 131–134.

88. Kainulainen K, Pulkkinen L, Savolainen A, et al: Location on chromosome 15 of the gene defect causing Marfan syndrome. *N Engl J Med* 1990;**323**:935–939.

89. Schievink WI, Björnsson J, Piepgras DG: Coexistence of fibromuscular dysplasia and cystic medial necrosis in a patient with Marfan's syndrome and bilateral carotid artery dissections. *Stroke* 1994;**12**:2492–2496.

90. Youl BD, Coutellier A, Dubois B, et al: Three cases of spontaneous extracranial vertebral artery dissection. *Stroke* 1990;**4**:618–625.

91. van den Berg JS, Limburg M, Hennekam RC: Is Marfan syndrome associated with symptomatic intracranial aneurysms? *Stroke* 1996;**27**:10–12.

92. Loeys BL, Chen J, Neptune ER, et al: A syndrome of altered cardiovascular, craniofacial, neurocognitive and skeletal development caused by mutations in *TGFBR1* or *TGFBR2*. *Nat Genet* 2005;**37**:275–281.

93. Loeys BL, Schwarze U, Holm T, et al: Aneurysm syndromes caused by mutations in the TGF-beta receptor. *N Engl J Med* 2006;**355**:788–798.

94. LeMaire SA, Pannu H, Tran-Fadulu V, et al: Severe aortic and arterial aneurysms associated with *TGFBR2* mutation. *Nat Clin Pract Cardiovasc Med* 2007;**4**:167–171.

95. Savitz S, Caplan LR: Dilatative arteriopathy (dolichoectasia). In Caplan LR (ed): *Uncommon Causes of Stroke*, 2nd ed. Cambridge: Cambridge University Press, 2008, pp 479–482.

96. Lou M, Caplan LR: Vertebrobasilar dilatative arteriopathy (dolichoectasia). *Ann NY Acad Sci* 2010;**1184**:121–133.

97. Smoker WR, Price MJ, Keyes WD, et al: High-resolution computed tomography of the basilar artery: 1. Normal size and position. *AJNR Am J Neuroradiol* 1986;**7**:55–60.

98. Pico F, Labreuche J, Cohen A, et al: Intracranial arterial dolichoectasia is associated with enlarged descending thoracic aorta. *Neurology* 2004;**63**:2016–2021.

99. Read D, Esiri MM: Fusiform basilar artery aneurysm in a child. *Neurology* 1979;**29**:1045–1049.

100. Hirsch CS, Roessmann U: Arterial dysplasia with ruptured basilar artery aneurysm: Report of a case. *Hum Pathol* 1975;**6**:749–758.

101. Makos MM, McComb RD, Hart MN, Bennett DR: Alpha-glucosidase deficiency and basilar artery aneurysm: Report of a sibship. *Ann Neurol* 1987;**22**:629–633.

102. Schwartz A, Rautenberg W, Hennerici M: Dolichoectatic intracranial arteries: Review of selected aspects. *Cerebrovasc Dis* 1993;**3**:273–279.

103. Caplan LR: Dilatative arteriopathy (dolichoectasia): What is known and not known. *Ann Neurol* 2005;**57**:469–471.

104. Pico F, Labreuche J, Touboul PJ, Amarenco P: Intracranial arterial dolichoectasia and its relation with atherosclerosis and stroke subtype. *Neurology* 2003;**61**:1736–1742.

105. Pico F, Labreuche J, Touboul PJ, et al: Intracranial arterial dolichoectasia

and small-vessel disease in stroke patients. *Ann Neurol* 2005;**57**:472–479.

106. Pessin MS, Chimowitz MI, Levine SR, et al: Stroke in patients with fusiform vertebrobasilar aneurysms. *Neurology* 1989;**39**:16–21.

107. Moseley IF, Holland IM: Ectasia of the basilar artery: The breadth of the clinical spectrum and the diagnostic value of computed tomography. *Neuroradiology* 1979;**18**:83–91.

108. Little JR, St Louis P, Weinstein M, et al: Giant fusiform aneurysms of the cerebral arteries. *Stroke* 1981;**12**:183–188.

109. Echiverri HC, Rubino FA, Gupta SR, Gujrati M: Fusiform aneurysm of the vertebrobasilar arterial system. *Stroke* 1989;**20**:1741–1747.

110. Nishizaki T, Tamaki N, Takeda N, et al: Dolichoectatic basilar artery: A review of 23 cases. *Stroke* 1986;**17**:1277–1281.

111. Shokunbi MT, Vinters HV, Kaufmann JC: Fusiform intracranial aneurysms: Clinicopathologic features. *Surg Neurol* 1988;**29**:263–270.

112. Savitz SI, Ronthal M, Caplan LR: Vertebral artery compression of the medulla. *Arch Neurol* 2006;**63**:234–241.

113. DeGeorgia M, Belden J, Pao L, et al: Thrombus in vertebrobasilar dolichoectatic artery treated with intravenous urokinase. *Cerebrovasc Dis* 1999;**9**:28–33.

114. Cohen MM, Hemalatha CP, D'Addario RT, Goldman HW: Embolism from a fusiform middle cerebral artery aneurysm. *Stroke* 1980;**11**:158–161.

115. Aichner FT, Felber SR, Birhamer GG, Posch A: Magnetic resonance imaging and magnetic resonance angiography of vertebrobasilar dolichoectasia. *Cerebrovasc Dis* 1993;**3**:280–284.

116. Hennerici M, Rautenberg W, Schwartz A: Trans-cranial Doppler ultrasound for the assessment of intracranial arterial flow velocity: II. *Evaluation of intracranial arterial disease. Surg Neurol* 1987;**27**:523–532.

117. Passero S, Rossi S: Natural history of vertebrobasilar dolichoectasia. *Neurology* 2008;**70**:66–72.

118. Vinters HV: Cerebral amyloid angiopathy: A critical review. *Stroke* 1987;**18**:311–324.

119. Cordonnier C, Leys D: Cerebral amyloid angiopathies. In Caplan LR

(ed): *Uncommon Causes of Stroke*, 2nd ed. Cambridge: Cambridge University Press, 2008, pp 455–464.

120. Vinters HV, Gilbert JJ: Cerebral amyloid angiopathy: Incidence and complications in the aging brain: II. The distribution of amyloid vascular changes. *Stroke* 1983;**14**:924–928.

121. Okazaki H, Reagan TJ, Campbell RJ: Clinicopathological studies of primary cerebral amyloid angiopathy. *Mayo Clin Proc* 1979;**54**:22–31.

122. Cosgrove G, Leblanc R, Meagher-Villemure K, et al: Cerebral amyloid angiopathy. *Neurology* 1985;**34**:625–631.

123. Gilbert JJ, Vinters HV: Cerebral amyloid angiopathy: Incidence and complications in the aging brain: I. Cerebral hemorrhage. *Stroke* 1983;**14**:915–923.

124. Kase CS: Cerebral amyloid angiopathy. In Kase CS, Caplan LR (eds): *Intracerebral Hemorrhage*. Boston: Butterworth–Heinemann, 1994, pp 179–200.

125. Viswanathan A, Greenberg SM: Cerebral amyloid angiopathy in the elderly. *Ann Neurol* 2011;**70**:871–880.

126. Greenberg SM, Eng JA, Ning M, et al: Hemorrhage burden predicts recurrent intracerebral hemorrhage after lobar hemorrhage. *Stroke* 2004;**35**:1415–1420.

127. Greenberg SM, Finklestein SP, Schaefer PW: Petechial hemorrhages accompanying lobar hemorrhage: Detection by gradient-echo MRI. *Neurology* 1996;**46**:1751–1754.

128. Kumar S, Goddeau RP, Selim MH, et al. Atraumatic convexal subarachnoid hemorrhage: Clinical presentation, imaging patterns, and etiologies. *Neurology* 2010;**74**:893–899.

129. Beitzke M, Gattringer T, Enzinger C, Wagner G, Niederkorn K, Fazekas F: Clinical presentation and long term prognosis in patients with nontraumatic convexal subarachnoid hemorrhage. *Stroke* 2011;**42**:3055–3060.

130. Linn J, Herms J, Bruckmann H, Fesl G, Freilinger T, Wiesmann M: Subarachnoid hemosiderosis and superficial cortical hemosiderosis in cerebral amyloid angiopathy. *AJNR Am J Neuroradiol* 2008;**29**:184–186.

131. Linn J, Halpin A, Demaerel P, et al: Prevalence of superficial siderosis in patients with cerebral amyloid

angiopathy. *Neurology* 2010;**74**:1346–1350.

132. Shoamanesh A, Martinez-Ramirez S, Oliveira-Filho J, et al: Interrelationship of superficial siderosis and microbleeds in cerebral amyloid angiopathy. *Neurology* 2014;**83**:1838–1843.

133. Greenberg SM, Hyman BT: Cerebral amyloid angiopathy and apolipoprotein E: Bad news for the good allele? *Ann Neurol* 1997;**41**:701–702.

134. O'Donnell HC, Rosand J, Knudsen KA, et al: Apolipoprotein E genotype and the risk of recurrent lobar intracerebral hemorrhage. *N Engl J Med* 2000;**342**:240–245.

135. McCarron MO, Nicoll JA, Ironside JW, et al: Cerebral amyloid angiopathy-related hemorrhage. I. Interaction of APOE ε2 with putative clinical risk factors. *Stroke* 1999;**30**:1643–1646.

136. Smith DB, Hitchcock M, Philpott PJ: Cerebral amyloid angiopathy presenting as transient ischemic attacks: Case report. *J Neurosurg* 1985;**63**:963–964.

137. Gray F, Dubas F, Roullet E, Escourolle R: Leukoencephalopathy in diffuse hemorrhagic cerebral amyloid angiopathy. *Ann Neurol* 1985;**18**:54–59.

138. Loes DJ, Biller J, Yuh WTC, et al: Leukoencephalopathy in cerebral amyloid angiopathy: MR imaging in four cases. *AJNR Am J Neuroradiol* 1990;**11**:485–488.

139. DeWitt LD, Louis DN: Case records of the Massachusetts General Hospital: Case 27-1991. *N Engl J Med* 1991;**325**:42–54.

140. Greenberg SM, Vonsattel JPG, Stakes JW, et al: The clinical spectrum of cerebral amyloid angiopathy: Presentations without lobar hemorrhage. *Neurology* 1993;**43**:2073–2079.

141. Grubb A, Jensson O, Gudmundsson G, et al: Abnormal metabolism of Y-trace alkaline microprotein: The basic defect in hereditary cerebral hemorrhage with amyloidosis. *N Engl J Med* 1984;**311**:1547–1549.

142. Stefansson K, Antel JP, Ojer J, et al: Autosomal dominant cerebrovascular amyloidosis: Properties of peripheral blood lymphocytes. *Ann Neurol* 1980;**7**:436–440.

143. Fountain NB, Eberhard DA: Primary angiitis of the central nervous system

associated with cerebral amyloid angiopathy: Report of two cases and review of the literature. *Neurology* 1996;**46**:190–197.

144. Caplan LR: Case records of the Massachusetts General Hospital. Case 10-2000. *N Engl J Med* 2000;**342**:957–964.

145. Eng JA, Frosch MP, Choi K, et al: Clinical manifestations of cerebral amyloid angiopathy-related inflammation. *Ann Neurol* 2004;**55**:250–256.

146. Marotti JD, Savitz SI, Kim W-K, et al: Cerebral amyloid angiitis progressing to generalized angiitis and leucoencephalitis. *Neuropathol Appl Neurobiol* 2007;**33**:1–5.

147. Scolding NJ, Joseph F, Kirby PA, et al: Aβ-related angiitis: Primary angiitis of the central nervous system associated with cerebral amyloid angiopathy. *Brain* 2005;**128**:500–515.

148. Chung KK, Anderson NE, Hutchinson D, Syneck B, Barbar PA: Cerebral amyloid angiopathy related inflammation: Three case reports and a review. *J Neurol Neurosurg Psychiatry* 2011;**82**:20–26.

149. Salvarani C, Hunder GG, Morris JM, Brown RD Jr, Christianson T, Giannini C: Aβ-related angiitis: comparison with CAA without inflammation and primary CNS vasculitis. *Neurology* 2013;**81**:1596–1603.

150. Greene GM, Godersky JC, Biller J, et al: Surgical experience with intracerebral hemorrhage secondary to cerebral amyloid angiopathy. *Stroke* 1990;**21**:170.

151. Izumihara A, Ishihara T, Iwamoto N, et al: Postoperative outcome of 37 patients with lobar intracerebral hemorrhage related to cerebral amyloid angiopathy. *Stroke* 1999;**30**:29–33.

152. Greenberg SM: Cerebral amyloid angiopathy. Prospects for clinical diagnosis and treatment. *Neurology* 1998;**51**:690–694.

153. Greenberg SM, Salman RA-S, Biessels GJ, et al: Outcome markers for clinical trials in cerebral amyloid angiopathy. *Lancet Neurol* 2014;**13**:419–428.

154. van de Beek D, de Gans J, Spanjaard L, et al: Clinical features and prognostic factors in adults with bacterial meningitis. *N Engl J Med* 2004;**351**:1849–1859.

155. van de Beek D, de Gans J, Tunkel AR, et al: Community-acquired bacterial meningitis in adults. *N Engl J Med* 2006;**354**:44–53.

156. Bentley P, Quadri F, Wild EJ, et al: Vasculitic presentation of staphylococcal meningitis. *Arch Neurol* 2007;**64**:1788–1789.

157. O'Farrell R, Thornton J, Brennan P, et al: Spinal cord infarction and tetraplegia – Rare complications of meningococcal meningitis. *Br J Anesth* 2000;**84**:514–517.

158. van de Beek D, Patel R, Wijdicks EFM: Meningococcal meningitis with brainstem infarction. *Arch Neurol* 2007;**64**:1350–1351.

159. Weinstein AJ, Schianone WA, Furlan AJ: *Listeria* rhomboencephalitis. *Arch Neurol* 1982;**39**:514–516.

160. Brown RH, Sobel RA: Case records of the Massachusetts General Hospital. *N Engl J Med* 1989;**321**:739–750.

161. Frayne J, Gates P: *Listeria* rhomboencephalitis. *Clin Exp Neurol* 1987;**24**:175–179.

162. Silvestri N, Ajani Z, Savitz S, Caplan LR: A 73-year-old woman with an acute illness causing fever and cranial nerve abnormalities. *Rev Neurol Dis* 2006; **3**:29–30, 35–37.

163. Windsor JJ: Cat-scratch disease: Epidemiology, aetiology and treatment. *Br J Biomed Sci* 2001;**58**:101–110.

164. Selby G, Walker GL: Cerebral arteritis in cat-scratch disease. *Neurology* 1979;**29**:1413–1418.

165. Davis LE, Graham GD: Neurosyphilis and stroke. In Caplan LR (ed): *Uncommon Causes of Stroke*, 2nd ed. Cambridge: Cambridge University Press, 2008, pp 35–40.

166. Flint AC, Liberato BB, Anziska Y, et al: Meningovascular syphilis as a cause of basilar artery stenosis. *Neurology* 2005;**64**:391–392.

167. Gaa J, Weidauer S, Sitzer M, et al: Cerebral vasculitis due to treponema pallidum infection: MRI and MRA findings. *Eur Radiol* 2004;**14**:746–747.

168. Golden MR, Marra CM, Holmes KK: Update on syphilis: Resurgence of an old problem. *JAMA* 2003;**290**:1510–1514.

169. Rahn DW, Malawista SE: Lyme disease: Recommendations for diagnosis and treatment. *Ann Intern Med* 1991;**114**:472–481.

170. Steere AC, Sikand VK: The presenting manifestations of Lyme disease and the outcomes of treatment. *N Engl J Med* 2003;**348**:2472–2474.

171. Halperin JJ, Luft BJ, Anand AK, et al: Lyme neuroboreliosis: Central nervous system manifestations. *Neurology* 1989;**39**:753–759.

172. Pachner AR, Duray P, Steere AC: Cerebral nervous system manifestations of Lyme disease. *Arch Neurol* 1989;**46**:790–795.

173. Uldry PA, Regli F, Bogousslavsky J: Cerebral angiopathy and recurrent strokes following Borrelia burgdorferi infection. *J Neurol Neurosurg Psychiatry* 1987;**50**:1703–1704.

174. Schmiedel J, Gahn G, von Kummer R, Reichmann H: Cerebral vasculitis with multiple infarcts caused by Lyme disease. *Cerebrovasc Dis* 2004;**17**:79–81.

175. Halperin JJ: Stroke in Lyme disease. In Caplan LR (ed): *Uncommon Causes of Stroke*, 2nd ed. Cambridge: Cambridge University Press, 2008, pp 59–66.

176. Katrak SM: Vasculitis and stroke due to tuberculosis. In Caplan LR (ed): *Uncommon Causes of Stroke*, 2nd ed. Cambridge: Cambridge University Press, 2008, pp 41–46.

177. Leiguarda R, Berthier M, Starkstein S, et al: Ischemic infarction in 25 children with tuberculous meningitis. *Stroke* 1988;**19**:200–204.

178. Katrak SM, Shembalkar PK, Bijwe SR, Bhandarkar LD: The clinical, radiological and pathological profile of tuberculous meningitis in patients with and without human deficiency virus infection. *J Neurol Sci* 2000;**181**:118–126.

179. Bernaerts A, Vanhoenacker FM, Parizel PM, et al: Tuberculosis of the central nervous system: overview of neuroradiological findings. *Eur Radiol* 2003;**13**:1876–1890.

180. Chan KH, Cheung RT, Lee R, et al: Cerebral infarcts complicating tuberculous meningitis. *Cerebrovasc Dis* 2005;**19**:391–395.

181. Hier DB, Caplan LR: Stroke due to fungal infections. In Caplan LR (ed): *Uncommon Causes of Stroke*, 2nd ed. Cambridge: Cambridge University Press, 2008, pp 47–52.

182. Kobayashi RM, Coil M, Niwayama G, Trauner D: Cerebral vasculitis in coccidioidal meningitis. *Ann Neurol* 1977;**1**:281–284.

183. Walsh TJ, Hier DB, Caplan LR: Fungal infection of the central nervous system: Comparative analysis of the risk factors and clinical signs in 57 patients. *Neurology* 1985;**35**:1654–1657.

184. Walsh TJ, Hier DB, Caplan LR: Aspergillosis of the central nervous system: Clinicopathological analysis of 17 patients. *Ann Neurol* 1985;**18**:574–582.

185. Kleinschmidt-DeMasters BK: Central nervous system aspergillosis: A 20 year retrospective series. *Hum Pathol* 2002;**33**:116–124.

186. Rangel-Guerra R, Martinez HR, Saenz C, et al: Rhinocerebral and systemic mucormycosis. Clinical experience in 36 cases. *J Neurol Sci* 1996;**143**:19–30.

187. Moore PM, Cupps TR: Neurologic complications of vasculitis. *Ann Neurol* 1983;**14**:155–167.

188. Bischof M, Baumgartner RW: Varicella-zoster and other virus-related cerebral vasculopathy. In Caplan LR (ed): *Uncommon Causes of Stroke*, 2nd ed. Cambridge: Cambridge University Press, 2008, pp 17–26.

189. Gilden DH, Kleinschmidt-DeMasters BK, Wellish M, et al: Varicella-zoster virus, a cause of waxing and waning vasculitis: The *New England Journal of Medicine* case 5–1995 revisited. *Neurology* 1996;**47**:1441–1446.

190. Bourdette DN, Rosenberg NL, Yatsu FM: Herpes zoster ophthalmicus and delayed ipsilateral cerebral infarction. *Neurology* 1983;**33**:1428–1432.

191. Hilt DC, Buchholz D, Krumholz A, et al: Herpes zoster ophthalmicus and delayed contralateral hemiparesis caused by cerebral angiitis: Diagnosis and management approaches. *Ann Neurol* 1983;**14**:543–553.

192. Doyle PW, Gibson G, Dolman C: Herpes zoster ophthalmicus with contralateral hemiplegia: Identification of cause. *Ann Neurol* 1983;**14**:84–85.

193. Nagel MA, Cohrs RJ, Mahalingam R, et al: The varicella zoster virus vasculopathies. Clinical, CSF, imaging and virologic features. *Neurology* 2008;**70**:853–860.

194. Powers JM: Herpes zoster maxillaris with delayed occipital infarction. *J Clin Neuroophthalmol* 1986;**2**:113–115.

195. Snow BJ, Simcock JP: Brainstem infarction following cervical herpes zoster. *Neurology* 1988;**38**:1331.

196. Ross MH, Abend WK, Schwartz RB, Samuels MA: A case of C2 herpes zoster with delayed bilateral pontine infarction. *Neurology* 1991;**41**:1685–1686.

197. Caekebeke JFV, Peters ACB, Vandvik B, et al: Cerebral vasculopathy associated with primary varicella infection. *Arch Neurol* 1990;**47**:1033–1035.

198. Askalan R, Laughlin S, Mayank S, et al: Chickenpox and stroke in childhood: A study of frequency and causation. *Stroke* 2001;**32**:1257–1262.

199. Hausler MG, Ramaekers VT, Reul J, et al: Early and late onset manifestations of cerebral vasculitis related to varicella zoster. *Neuropediatrics* 1998;**29**:202–207.

200. Lanthier S, Armstrong D, Domi T, deVeber G: Post-varicella arteriopathy of childhood. *Neurology* 2005;**64**:660–663.

201. Melanson M, Chalk C, Georgevich L, et al: Varicella-zoster virus DNA in CSF and arteries in delayed contralateral hemiplegia: Evidence for viral invasion of cerebral arteries. *Neurology* 1996;**47**:569–570.

202. Saito K, Moskowitz MA: Contributions from the upper cervical dorsal roots and trigeminal ganglia to the feline circle of Willis. *Stroke* 1989;**20**:524–526.

203. Pinto AN: AIDS and cerebrovascular disease. *Stroke* 1996;**27**:538–543.

204. Gillams AR, Allen E, Hrieb K, et al: Cerebral infarction in patients with AIDS. *AJNR Am J Neuroradiol* 1997;**18**:1581–1585.

205. Cole John W, Pinto AN, Hebel JR, et al: Acquired immunodeficiency syndrome and the risk of stroke. *Stroke* 2004;**35**:51–56.

206. Berger JR: AIDS and stroke risk. *Lancet Neurol* 2004;**3**:206–207.

207. Fritz V, Bryer A: Stroke in persons infected with HIV. In Caplan LR (ed): *Uncommon Causes of Stroke*, 2nd ed. Cambridge: Cambridge University Press, 2008, pp 93–100.

208. Dubrovsky T, Curless R, Scott G, et al: Cerebral aneurysmal arteriopathy in childhood AIDS. *Neurology* 1998;**51**:560–565.

209. Lipton J, Rivkin MJ: Kawasaki disease: Cerebrovascular and neurologic complications. In Caplan LR (ed): *Uncommon Causes of Stroke*, 2nd ed.

Cambridge: Cambridge University Press, 2008, pp 81–86.

210. Amano S, Hazama F, Hamashima Y: Pathology of Kawasaki disease: II. Distribution and incidence of the vascular lesions. *Jpn Circ J* 1979;**43**:741–748.

211. Amano S, Hazama F, Kubagawa H, et al: General pathology of Kawasaki disease. On the morphological alterations corresponding to the clinical manifestations. *Acta Pathol Jpn* 1980;**30**:681–694.

212. Del Bruto OH: Stroke and vasculitis in patients with cysticercosis. In Caplan LR (ed): *Uncommon Causes of Stroke*, 2nd ed. Cambridge: Cambridge University Press, 2008, pp 53–58.

213. García HH, Del Brutto OH: Neurocysticercosis: Updated concepts about an old disease. *Lancet Neurol* 2005;**4**:653–661.

214. Escobar A, Weidenheim KM: The pathology of neurocysticercosis. In Singh G, Prabhakar S (eds): *Taenia Solium Cysticercosis. From Basic to Clinical Science*. Wallingford, Oxon, UK: CAB International, 2002, pp 289–305.

215. Caplan LR: How to manage patients with neurocysticercosis. *Eur Neurol* 1997;**37**:124–131.

216. Rodriguez-Carbajal J, del Brutto OH, Penagos P, et al: Occlusion of the middle cerebral artery due to cysticercotic angiitis. *Stroke* 1989;**20**:1095–1099.

217. Monteiro L, Almeida-Pinto J, Leite I, et al: Cerebral cysticercus arteritis: Five angiographic cases. *Cerebrovasc Dis* 1994;**4**:125–133.

218. Barinagarrementaria F, Cantu C: Frequency of cerebral arteritis in subarachnoid cysticercosis. An angiographic study. *Stroke* 1998;**29**:123–125.

219. Cantu C, Villarreal J, Soto JL, Barinagarrementaria F: Cerebral cysticercotic arteriits: Detection and follow-up by transcranial Doppler. *Cerebrovasc Dis* 1998;**8**:2–7.

220. Bang OY, Heo JH, Choi SA, Kim DI: Large cerebral infarction during praziquantel therapy in neurocysticercosis. *Stroke* 1997;**28**:211–213.

221. Newton CR, Warrell DA: Neurological manifestations of falciparum malaria. *Ann Neurol* 1998;**43**:695–702.

222. Gall C, Spuler A, Fraunberger P: Subarachnoid hemorrhage in a patient with cerebral malaria. *N Engl J Med* 1999 **341**:611–613.

223. Omanga U, Ntihinyurwa M, Shako D, Mashako M: Les hemiplegies au cours de l'acces pernicieux a *Plasmodium falciparum* de l'enfant. *Ann Pediatr (Paris)* 1983;**30**:294–296.

224. Newton CR, Marsh K, Peshu N, Kirkham FJ: Perturbations of cerebral hemodynamics in Kenyan children with cerebral malaria. *Pediatr Neurol* 1996;**15**:41–49.

225. Massaro AR: Cerebrovascular problems in Chagas disease. In Caplan LR (ed): *Uncommon Causes of Stroke*, 2nd ed. Cambridge: Cambridge University Press, 2008, pp 87–92.

226. Carod-Artal FJ, Vargas AP, Melo M, Horan TA: American trypanosomiasis (Chagas' disease): An unrecognised cause of stroke. *J Neurol Neurosurg Psychiatry* 2003;**74**:516–518.

227. Carod-Artal FJ, Vargas AP, Horan TA, Nunes LG: Chagasic cardiomyopathy is independently associated with ischemic stroke in Chagas disease. *Stroke* 2005;**36**:965–970.

228. Leon-Sarmiento FE, Mendoza E, Torres-Hillera M, et al: Trypanosoma cruzi-associated cerebrovascular disease: A case-control study in Eastern Colombia. *J Neurol Sci* 2004;**217**:61–64.

229. Oliveira-Filho J, Viana LC, Vieira de Melo RM, et al: Chagas disease is an independent risk factor for stroke: Baseline characteristics of a Chagas disease cohort. *Stroke* 2005;**36**:2015–2017.

230. Carod-Artal FJ, Gascon J: Chagas disease and stroke. *Lancet Neurol* 2010;**9**:533–542.

231. Fauci AS, Haynes BF, Katz P: The spectrum of vasculitis: Clinical, pathologic, immunologic and therapeutic considerations. *Ann Intern Med* 1978;**89**:660–676.

232. Moore PM, Richardson B: Neurology of the vasculitides and connective tissue disease. *J Neurol Neurosurg Psychiatry* 1998;**65**:10–22.

233. Scott DG: Classification and treatment of systemic vasculitis. *Br J Rheumatol* 1988;**27**:251–257.

234. Moore PM, Fauci AS: Neurologic manifestations of systemic vasculitis: A retrospective and prospective study of the clinico-pathologic features and responses to therapy in 25 patients. *Am J Med* 1981;**71**:517–524.

235. Kissel JT, Rammohan KW: Pathology and therapy of nervous system vasculitis. *Clin Neuropharmacol* 1991;**14**:28–48.

236. Moore PM, Richardson B: Neurology of the vasculitides and connective tissue diseases. *J Neurol Neurosurg Psychiatry* 1998;**65**:10–22.

237. Villringer A, Moore PM: Vasculitides and other nonatherosclerotic vasculopathies of the nervous system. In Brandt T, Caplan LR, Dichgans J, et al. (eds): *Neurological Disorders*. San Diego: Academic Press, 1996, pp 305–327.

238. Reichhart MD, Meuli R, Bogousslavsky J: Microscopic polyangiitis (MPA) and polyarteritis nodosa (PAN). In Caplan LR (ed): *Uncommon Causes of Stroke*, 2nd ed. Cambridge: Cambridge University Press, 2008, pp 311–330.

239. Caplan LR, Hedley-White ET: Case records of the Massachusetts General Hospital: Case 5–1995. *N Engl J Med* 1995;**332**:452–459.

240. Mehdirrata M, Caplan LR: Churg–Strauss syndrome. In Caplan LR (ed): *Uncommon Causes of Stroke*, 2nd ed. Cambridge: Cambridge University Press, 2008, pp 331–334.

241. Churg J, Strauss L: Allergic granulomatosis, allergic angiitis, and periarteritis nodosa. *Am J Pathol* 1951;**27**:277–301.

242. Chumbley LC, Harrison EG, DeRemee RA: Allergic granulomatosis and angiitis (Churg–Strauss syndrome): Report and analysis of 30 cases. *Mayo Clin Proc* 1977;**52**:477–484.

243. Sehgal M, Swanson JW, DeRemee RA, Colby TV: Neurologic manifestations of Churg–Strauss syndrome. *Mayo Clin Proc* 1995;**70**:337–341.

244. Hauser SL, Shahani B, Hedley-White ET: Case records of the Massachusetts General Hospital: Case 38–1990. *N Engl J Med* 1990;**323**:812–822.

245. Jennette JC, Falk RJ: Small-vessel vasculitis. *N Engl J Med* 1997;**337**:1512–1523.

246. Savitz S, Caplan LR: Cerebrovascular complications of Henoch– Schönlein purpura. In Caplan LR (ed): *Uncommon Causes of Stroke*, 2nd ed. Cambridge: Cambridge University Press, 2008, pp 309–310.

247. Chiaretti A, Caresta E, Piastra M, et al: Cerebral hemorrhage in Henoch–Schönlein syndrome. *Childs Nerv Syst* 2002;**18**:365–367.

248. Eun SH, Kim SJ, Cho DS, et al: Cerebral vasculitis in Henoch–Schönlein purpura: MRI and MRA findings, treated with plasmapharesis alone. *Pediatr Int* 2003;**45**:484–487.

249. Fauci AS, Haynes BF, Katz P, Wolff SM: Wegener's granulomatosis: Prospective clinical and therapeutic experience with 85 patients for 21 years. *Ann Intern Med* 1983;**98**:76–85.

250. Haynes BF, Fishman ML, Fauci AS, Wolff SM: The ocular manifestations of Wegener's granulomatosis: Fifteen years' experience and review of the literature. *Am J Med* 1977;**63**:131–141.

251. Lapresle J, Lasjaunias P: Cranial nerve ischemic arterial syndromes. *Brain* 1985;**109**:207–215.

252. Palaic M, Yeadon C, Moore S, Cashman N: Wegener's granulomatosis mimicking temporal arteritis. *Neurology* 1991;**41**:1694–1695.

253. Frohman LP, Lama P: Annual review of systemic diseases: 1995–1996, part 1. *J Neuroophthalmol* 1998;**18**:67–79.

254. Satoh J, Miyasaka N, Yamada T, et al: Extensive cerebral infarction due to involvement of both anterior cerebral arteries by Wegener's granulomatosis. *Ann Rheum Dis* 1988;**47**:606–611.

255. Provenzale JM, Allen NB: Wegener granulomatosis: CT and MR findings. *AJNR Am J Neuroradiol* 1996;**17**:785–792.

256. Nölle B, Specks U, Lüdemann J, et al: Anticytoplasmic autoantibodies: Their immunodiagnostic value in Wegener's granulomatosis. *Ann Intern Med* 1989;**111**:28–40.

257. Feinglass EJ, Arnett SC, Dorsch CA, et al: Neuropsychiatric manifestations of systemic lupus erythematosus: Diagnosis, clinical spectrum, and relationship to other features of the disease. *Medicine (Baltimore)* 1976;**55**:323–339.

258. Futrell N: Systemic lupus erythematosus. In Caplan LR (ed): *Uncommon Causes of Stroke*, 2nd ed. Cambridge: Cambridge University Press, 2008, pp 335–342.

259. Johnson RT, Richardson EP: The neurological manifestations of systemic lupus erythematosus: A clinical–pathological study of 24 cases and review of the literature. *Medicine (Baltimore)* 1968;**47**:337–369.

260. Devinsky O, Petito C, Alonso D: Clinical and neuropathological findings in systemic lupus erythematosus: The role of vasculitis, heart emboli, and thrombotic thrombocytopenic purpura. *Ann Neurol* 1988;**23**:380–384.

261. Alsen AM, Gabrulsen TO, McCune WJ: MR imaging of systemic lupus erythematosus involving the brain. *AJNR Am J Neuroradiol* 1985;**6**:197–201.

262. Trevor RF, Sondheimer FK, Fessel WJ, et al: Angiographic demonstration of major cerebral vessel occlusion in systemic lupus erythematosus. *Neuroradiology* 1972;**4**:202–207.

263. Hart R, Miller V, Coull B, et al: Cerebral infarction associated with lupus anticoagulants: Preliminary report. *Stroke* 1984;**15**:114–118.

264. McVerry BA, Machin SJ, Parry H, et al: Reduced prostacycline activity in systemic lupus erythematosus. *Ann Rheum Dis* 1980;**39**:524–525.

265. Galve E, Candell-Riera J, Pigrau C, et al: Prevalence, morphological types, and evaluation of cardiac valvular disease in systemic lupus erythematosus. *N Engl J Med* 1988;**319**:817–823.

266. Moncayo-Gaete J: Thrombotic thrombocytopenic purpura. In Caplan LR (ed): *Uncommon Causes of Stroke*, 2nd ed. Cambridge: Cambridge University Press, 2008, pp 301–308.

267. Petitt RM: Thrombotic thrombocytopenic purpura: A thirty year review. *Semin Thromb Hemost* 1980;**6**:350–355.

268. Kwaan HC: Clinicopathological features of thrombotic thrombocytopenic purpura. *Semin Hematol* 1987;**24**:71–81.

269. Silverstein A: Thrombotic thrombocytopenic purpura: The initial neurological manifestations. *Arch Neurol* 1968;**18**:358–362.

270. Rinkel G, Wijdicks E, Hene RJ: Stroke in relapsing thrombotic thrombocytopenic purpura. *Stroke* 1991;**22**:1087–1088.

271. Kelly PJ, McDonald CT, Neill GO, et al: Middle cerebral artery main stem thrombosis in two siblings with familial thrombocytopenic purpura. *Neurology* 1998;**50**:1157–1160.

272. Bakshi R, Shaikh ZA, Bates VE, Kinkel PR: Thrombotic thrombocytopenic purpura: Brain CT and MRI findings in 12 patients. *Neurology* 1999;**52**:1285–1288.

273. Hinchey J, Chaves C, Apignani B, et al: A reversible posterior leukoencephalopathy syndrome. *N Engl J Med* 1996;**334**:494–500.

274. Bennett CL, Weinberg PD, Rozenberg-Ben-Dror K, et al: Thrombotic thrombocytopenic purpura associated with ticlopidine. A review of 60 cases. *Ann Intern Med* 1998;**128**, 541–544.

275. Bennett CL, Connors JM, Carwile JM, et al: Thrombotic thrombocytopenic purpura associated with clopidogrel. *N Engl J Med* 2000;**342**:1773–1777.

276. Zakarija A, Bennett C: Drug-induced thrombotic microangiopathy. *Semin Thromb Hemost* 2005;**31**:681–690.

277. Shepard KV, Bukowski RM: The treatment of thrombotic thrombocytopenic purpura with exchange transfusions, plasma infusions and plasma exchange. *Semin Hematol* 1987;**24**:178–193.

278. Rubens E, Savitz S: Rheumatoid arthritis and cerebrovascular disease. In Caplan LR (ed): *Uncommon Causes of Stroke*, 2nd ed. Cambridge: Cambridge University Press, 2008, pp 343–346.

279. Ramos M, Mandybur TI: Cerebral vasculitis in rheumatoid arthritis. *Arch Neurol* 1975;**32**:271–275.

280. Watson P: Intracranial hemorrhage with vasculitis in rheumatoid arthritis. *Arch Neurol* 1979;**36**:58.

281. Watson P, Fekete J, Dick J: Central nervous system vasculitis in rheumatoid arthritis. *Can J Neurol Sci* 1977;**4**:269–271.

282. Takeda Y: Studies of the metabolism and distribution of fibrinogen in patients with rheumatoid arthritis. *J Lab Clin Med* 1967;**69**:624–633.

283. Jasin HE, LoSpalluto J, Ziff M: Rheumatoid hyperviscosity syndrome. *Am J Med* 1970;**49**:484–493.

284. Alexander EL, Provost TT, Stevens MB, Alexander GE: Neurologic complications of primary Sjögren's syndrome. *Medicine (Baltimore)* 1982;**61**:247–257.

285. Alexander GE, Provost TT, Stevens MB, Alexander EL: Sjögren syndrome: Central nervous system manifestations. *Neurology* 1981;**31**:1391–1396.

286. Alexander EL, Beall S, Gordon B, et al: Magnetic resonance imaging of cerebral lesions in patients with the Sjögren syndrome. *Ann Intern Med* 1988;**108**:815–823.

287. Alexander EL, Malinow K, Lijewski JE, et al: Primary Sjögren syndrome with central nervous system disease mimicking multiple sclerosis. *Ann Intern Med* 1986;**104**:323–330.

288. Rubens E: Scleroderma. In Caplan LR (ed): *Uncommon Causes of Stroke*, 2nd ed. Cambridge: Cambridge University Press, 2008, pp 429–431.

289. Estey E, Lieberman A, Pinto R, et al: Cerebral arteritis in scleroderma. *Stroke* 1979;**10**:595–597.

290. Pathak R, Gabor AJ: Scleroderma and central nervous system vasculitis. *Stroke* 1991;**22**:410–413.

291. Olugemo O, Stern BJ: Stroke and neurosarcoidosis. In Caplan LR (ed): *Uncommon Causes of Stroke, 2nd ed.* Cambridge: Cambridge University Press, 2008, pp 75–80.

292. Newman LS, Rose CS, Maier LA: Sarcoidosis. *N Engl J Med* 1997;**336**:1224–1234.

293. Scott TF: Neurosarcoidosis: Progress and clinical aspects. *Neurology* 1993;**43**:8–12.

294. Stern BJ, Krumholz A, Johns C, et al: Sarcoidosis and its neurological manifestations. *Arch Neurol* 1985;**42**:909–917.

295. Caplan LR, Corbett J, Goodwin J, et al: Neuro-ophthalmological signs in the angiitic form of neurosarcoidosis. *Neurology* 1983;**33**:1130–1135.

296. Meyer J, Foley J, Campagna-Pinto D: Granulomatous angiitis of the meninges in sarcoidosis. *Arch Neurol Psychiatry* 1953;**69**:587–600.

297. Alajouanine T, Bertrand J, Degos R, et al: Sarcoidose ganglionaire, cutanee et oculaire, avec atteinte secondaire diffuse, peripherique et centrale du système nerveux. *Rev Neurol (Paris)* 1958;**99**:421–447.

298. Urich H: Neurosarcoidosis or granulomatous angiitis: A problem of definition. *Mt Sinai J Med* 1977;**44**:718–725.

299. Karmi A: Ophthalmic changes in sarcoidosis. *Acta Ophthalmol* 1979;**141**(Suppl):1–94.

300. Stewart SS, Ashizawa T, Dudley Jr AW, et al: Cerebral vasculitis in relapsing poychondritis. *Neurology* 1988;**38**:150.

301. Thevathasan AW, Davis SM: Temporal arteritis. In Caplan LR (ed): *Uncommon Causes of Stroke*, 2nd ed. Cambridge: Cambridge University Press, 2008, pp 9–16.

302. Melson MR, Weyland CM, Newman NJ, Biousse V: The diagnosis of giant cell arteritis. *Rev Neurol Dis* 2007;**4**:128–142.

303. Goodwin J: Temporal arteritis. In Vinken P, Bruyn G (eds): *Handbook of Clinical Neurology*, vol **39**, part 2. Amsterdam: North Holland, 1980, pp 313–342.

304. Klein RG, Hunder GG, Stanson AW, et al: Large artery involvement in giant cell arteritis. *Ann Intern Med* 1975;**83**:806–812.

305. Wilkinson I, Russel R: Arteries of the head and neck in giant cell arteritis. *Arch Neurol* 1972;**27**:378–391.

306. Thielen KR, Wijdicks EFM, Nichols DA: Giant cell (temporal) arteritis: Involvement of the vertebral and internal carotid arteries. *Mayo Clin Proc* 1998;**73**:444–446.

307. Enzmann D, Scott WR: Intracranial involvement of giant-cell arteritis. *Neurology* 1977;**27**:794–797.

308. Casselli RJ: Giant cell (temporal) arteritis: A treatable cause of multi-infarct dementia. *Neurology* 1990;**40**:753–755.

309. Schmidt WA, Kraft HE, Vorpahl K, et al: Color Duplex ultrasonography in the diagnosis of temporal arteritis. *N Engl J Med* 1997;**337**:1336–1342.

310. Zuber M: Isolated angiitis of the central nervous system. In Caplan LR (ed): *Uncommon Causes of Stroke*, 2nd ed. Cambridge: Cambridge University Press, 2008, pp 1–8.

311. Salvarani C, Brown RD, Calamia KT, et al: Primary central nervous system vasculitis of 101 patients. *Ann Neurol* 2007;**62**:442–451.

312. Hankey GJ: Isolated angiitis/angiopathy of the central nervous system. *Cerebrovasc Dis* 1991;**1**:2–15.

313. Kolodny EH, Rebeiz JJ, Caviness VS, Richardson EP: Granulomatous angiitis of the central nervous system. *Arch Neurol* 1968;**19**:510–524.

314. Vollmer TL, Guarnaccia J, Harrington W, et al: Idiopathic granulomatous angiitis of the central nervous system. Diagnostic challenges. *Arch Neurol* 1993;**50**:925–930.

315. Moore PM: Diagnosis and management of isolated angiitis of the central nervous system. *Neurology* 1989;**39**:167–173.

316. Burger PC, Burch JG, Vogel FS: Granulomatous angiitis: An unusual etiology of stroke. *Stroke* 1977;**8**:29–35.

317. Harris KG, Tran DD, Sickels WJ, et al: Diagnosing intracranial vasculitis: The role of MR and angiography. *AJNR Am J Neuroradiol* 1994;**15**:317–330.

318. Alhalabi M, Moore PM: Serial angiography in isolated angiitis of the central nervous system. *Neurology* 1994;**44**:1221–1226.

319. Shinohara Y: Takayasu disease. In Caplan LR (ed): *Uncommon Causes of Stroke*, 2nd ed. Cambridge: Cambridge University Press, 2008, pp 27–32.

320. Shimizuki K, Sano K: Pulseless disease. *J Neuropathol Clin Neurol* 1951;**1**:37–47.

321. Ask-Upmark E: On the pulseless disease outside of Japan. *Acta Med Scand* 1954;**149**:161–178.

322. Subramanyan R, Joy J, Balakrishnan KG: Natural history of aortoarteritis (Takayasu's disease). *Circulation* 1989;**80**:429–437.

323. Lupi-Herrera E, Sanchez-Torres G, Marcushamer J, et al: Takayasu's arteritis: Clinical study of 107 cases. *Am Heart J* 1977;**93**:94–103.

324. Ishikawa K: Natural history and classification of occlusive thromboaortopathy (Takayasu's disease). *Circulation* 1978;**57**:27–35.

325. Sano K, Alga T, Saito I: Angiography in pulseless disease. *Radiology* 1970;**94**:69–74.

326. Hall S, Barr W, Lee JT, et al: Takayasu arteritis: A study of 32 North American patients. *Medicine (Baltimore)* 1985;**54**:89–99.

327. Hargraves RW, Spetzler RF: Takayasu's arteritis: Case report. *Barrow Neurol Inst Q* 1991;**7**:20–23.

328. Kerr GS, Hallahan CW, Giordano J, et al: Takayasu's arteritis. *Ann Intern Med* 1994;**120**:919–929.

329. Naritomi H: Takayasu's arteritis. In Bogousslavsky J, Caplan LR (eds): *Stroke Syndromes*. Cambridge: Cambridge University Press, 1995, pp 437–442.

330. Klos K, Flemming KD, Petty GW, Luthra HS: Takayasu's arteritis with arteriographic evidence of intracranial vessel involvement. *Neurology* 2003;**60**:1550–1551.

331. Talwar KK, Kumar K, Chopra P, et al: Cardiac involvement in nonspecific aortoarteritis (Takayasu's arteritis). *Am Heart J* 1991;**122**:1666–1670.

332. Sun Y, Yip P-K, Jeng J-S, et al: Ultrasonographic study and long-term follow-up of Takayasu's arteritis. *Stroke* 1996;**27**:2178–2182.

333. Ishikawa K, Uyama M, Asayama K: Occlusive thromboaortopathy (Takayasu's disease): Cervical occlusive stenosis, retinal artery pressure, retinal microaneurysms and prognosis. *Stroke* 1983;**14**:730–735.

334. Takagi A, Tada Y, Sato O, et al: Surgical treatment for Takayasu's arteritis: A long-term follow-up study. *J Cardiovasc Surg* 1989;**30**:553–558.

335. Fraga A, Mintz G, Valle L, Flores-Izquierdo G: Takayasu's arteritis: Frequency of systemic manifestations (study of 22 patients) and favorable response to maintenance steroid therapy with adrenocorticosteroids (12 patients). *Arthritis Rheum* 1972;**15**:617–624.

336. Biller J, Asconape J, Challa V, et al: A case for cerebral thromboangiitis obliterans. *Stroke* 1981;**12**:585–689.

337. Kumral E: Behçet's disease. In Caplan LR (ed): *Uncommon Causes of Stroke*, 2nd ed. Cambridge: Cambridge University Press, 2008, pp 67–74.

338. Chajek T, Fainaro M: Behçet's disease: Report of 41 cases and a review of the literature. *Medicine (Baltimore)* 1975;**54**:179–195.

339. Shimizu T, Ehrlich GE, Inaba G, et al: Behçet's disease (Behçet's syndrome). *Semin Arthritis Rheum* 1979;**8**:223–260.

340. Wechsler B, Davatchi F, Mizushima Y, et al: Criteria for diagnosis of Behçet's disease. *Lancet* 1990;**335**:1078–1080.

341. International Study Group for Behçet's Disease: Evaluation of diagnostic ("classification") criteria in Behçet's disease: Towards internationally agreed criteria. *Br J Rheum* 1992;**31**:299–308.

342. Serdaroglu P, Yazici H, Ozdemir C, et al: Neurologic involvement in Behçet's syndrome: A prospective study. *Arch Neurol* 1989;**46**:265–269.

343. Herskovitz S, Lipton RB, Lantos G: Neuro-Behçet's disease: CT and clinical correlates. *Neurology* 1988;**38**:1714–1720.

344. Bousser M-G, Wechsler B: Behçet's disease. In Bogousslavsky J, Caplan LR (eds): *Stroke Syndromes*. Cambridge: Cambridge University Press, 1995, pp 460–465.

345. Al Kawi MZ, Bohlega S, Banna M: MRI findings in neuro-Behçet's disease. *Neurology* 1991;**41**:405–408.

346. Banna M, El-Ramahi K: Neurologic involvement in Behçet's disease:

Imaging findings in 16 patients. *AJNR Am J Neuroradiol* 1991;**12**:791–796.

347. Pamir MN, Kansu T, Erbengi A, Zileli T: Papilledema in Behçet's syndrome. *Arch Neurol* 1981;**38**:643–645.

348. Bousser MG, Chiras J, Bories J, Castaigne P: Cerebral venous thrombosis: A review of 38 cases. *Stroke* 1985;**16**:199–213.

349. Wechsler B, Vidailhet M, Piette JC, et al: Cerebral venous thrombosis in Behçet's disease: Clinical study and long-term follow-up of 25 cases. *Neurology* 1992;**42**:614–618.

350. Sharief MK, Hentges R, Thomas E: Significance of CSF immunoglobulins in monitoring neurologic disease in Behçet's disease. *Neurology* 1991;**41**:1398–1401.

351. Cogan DG: Syndrome of nonsyphilitic interstitial keratitis and vestibulo-auditory symptoms. *Arch Ophthalmol* 1945;**33**:144–149.

352. Calvetti O, Biousse V: Cogan's syndrome. In Caplan LR (ed): *Uncommon Causes of Stroke*, 2nd ed. Cambridge: Cambridge University Press, 2008, pp 259–262.

353. Cheson BD, Bluming AZ, Alroy J: Cogan's syndrome: A systemic vasculitis. *Am J Med* 1976;**60**:549–555.

354. Peeters GJ, Pinckers AJ, Cremers CW, Hoefnagels WH: Atypical Cogan's syndrome: An autoimmune disease. *Ann Otol Rhinol Laryngol* 1986;**95**:173–175.

355. Romain PL, Aretz HT: Case records of the Massachusetts General Hospital: Case 6-1999. *N Engl J Med* 1999;**340**:635–641.

356. Albayram MS, Wityk R, Yousem DM, Zinreich SJ: The cerebral angiographic findings in Cogan syndrome. *AJNR Am J Neuroradiol* 2001;**22**:751–754.

357. Eales H: Case of retinal hemorrhage, associated with epistaxis and constipation. *Birmingham Med Rev* 1880;**9**:262–273.

358. Biousse V: Eales retinopathy. In Caplan LR (ed): *Uncommon Causes of Stroke*, 2nd ed. Cambridge: Cambridge University Press, 2008, pp 235–236.

359. Biswas J, Sharma T, Gopal L, et al: Eales disease – An update. *Surv Ophthalmol* 2002;**47**:197–214.

360. Miller NR: *Walsh and Hoyt's Clinical Neuroophthalmology*, vol **4**, 4th ed. Baltimore: Williams & Wilkins, 1991.

361. Raizman MB, Haas JJ: Case records of the Massachusetts General Hospital: Case 4–1998. *N Engl J Med* 1998;**338**:313–319.

362. Gordon MF, Coyle PK, Golub B: Eales disease presenting as stroke in the young adult. *Ann Neurol* 1988;**24**:264–266.

363. Herson RN, Squier M: Retinal perivasculitis with neurological involvement. *J Neurol Sci* 1978;**36**:111–117.

364. Singhal BS, Dastur DK: Eales disease with neurological involvement. *J Neurol Sci* 1976; **27**:312–321, 323–345.

365. White RH: The etiology and neurological complications of retinal vasculitis. *Brain* 1961;**84**:262–273.

366. Susac J, Hardman J, Selhorst J: Microangiopathy of the brain and retina. *Neurology* 1979;**29**:313–316.

367. Susac JO: Susac's syndrome: The triad of microangiopathy of the brain and retina with hearing loss in young women. *Neurology* 1994;**44**:591–593.

368. Papo T, Biousse V, Lehoang P, et al: Susac syndrome. *Medicine (Baltimore)* 1998;**77**:3–11.

369. Henriques I, Bogousslavsky J, Caplan LR: Microangiopathy of the retina, inner ear, and brain: Susac's syndrome. In Caplan LR (ed): *Uncommon Causes of Stroke*, 2nd ed. Cambridge: Cambridge University Press, 2008, pp 247–254.

370. Petty G, Engel A, Younge BR, et al: Retinocochleocerebral vasculopathy. *Medicine (Baltimore)* 1998;**77**:122–140.

371. Coppeto J, Currie J, Monteiro M, et al: A syndrome of arterial-occlusive retinopathy and encephalopathy. *Am J Ophthalmol* 1984;**98**:189–202.

372. Swanson R, Mario L, Monteiro M, et al: A microangiopathic syndrome of encephalopathy, hearing loss and retinal artery occlusion. *Neurology* 1985;**35**(Suppl 1):145.

373. Bogousslavsky J, Gaio JM, Caplan LR, et al: Encephalopathy, deafness, and blindness in young women: A distinct retino-cochleo-cerebral arteriolopathy. *J Neurol Neurosurg Psychiatry* 1989;**52**:43–46.

374. Reichhart M: Acute posterior multifocal placoid pigment epitheliopathy (APMPPE). In Caplan LR (ed): *Uncommon Causes of Stroke*, 2nd ed. Cambridge: Cambridge University Press, 2008, pp 237–246.

375. Gass JDM: Acute posterior multifocal placoid pigment epitheliopathy. *Arch Ophthalmol* 1968;**80**:177–185.

376. Gass JD: Acute posterior multifocal placoid pigment epitheliopathy. *Retina* 2003;**23**:177–185.

377. Jones NP: Acute posterior multifocal placoid pigment epitheliopathy. *Br J Ophthalmol* 1995;**79**:384–389.

378. Comu S, Verstraeten T, Rinkoff JS, Busis NA: Neurological manifestations of acute posterior multifocal placoid pigment epitheliopathy. *Stroke* 1996;**27**:996–1001.

379. Smith CH, Savino PJ, Beck RW, et al: Acute posterior multifocal placoid pigment epitheliopathy and cerebral vasculitis. *Arch Neurol* 1983;**40**:48–50.

380. Weinstein JM, Bresnick GH, Bell CL, et al: Acute posterior multifocal placoid pigment epitheliopathy with cerebral vasculitis. *J Clin Neuroophthalmol* 1988;**8**:195–201.

381. Bewermeyer H, Nelles G, Huber M, et al: Pontine infarction in acute posterior multifocal placoid pigment epitheliopathy. *J Neurol* 1993;**241**:22–26.

382. Wilson CA, Choromokos EA, Sheppard R: Acute posterior multifocal placoid pigment epitheliopathy and cerebral vasculitis. *Arch Ophthalmol* 1988;**106**:796–800.

383. Manor RS: Vogt-Koyanagi-Harada syndrome and related diseases. In Vinken P, Bruyn G, Klawans H (eds): *Handbook of Clinical Neurology*, vol **34**, part 2. Amsterdam: North Holland, 1978, pp 513–544.

384. Andreoli CM, Foster CS: Vogt-Koyanagi-Harada disease. *Int Ophthalmol Clin* 2006;**46**:111–122.

385. Kato Y, Kurimura M, Yahata Y, et al: Vogt-Koyanagi-Harada's disease presenting polymorphonuclear pleocytosis in the cerebrospinal fluid at the early active stage. *Intern Med* 2006;**45**:779–781.

386. Khoury T, Gonzalez-Fernandez F, Munschauer 3rd FE, Ostrow P: A 47-year-old man with sudden onset of blindness, pleocytosis, and temporary hearing loss. Vogt-Koyanagi-Harada syndrome (Uveomeningoencephalitic syndrome). *Arch Pathol Lab Med* 2006;**130**:1070–1072.

387. De Reuck JL, De Bleecker JL: Sneddon's syndrome. In Caplan LR (ed): *Uncommon Causes of Stroke*, 2nd ed. Cambridge: Cambridge University Press, 2008, pp 405–412.

388. Sneddon B: Cerebro-vascular lesions and livedo reticularis. *Br J Dermatol* 1965;**77**:180–185.

389. Tourbah A, Piette JC, Iba-Zizen MT, et al: The natural course of cerebral lesions in Sneddon syndrome. *Arch Neurol* 1997;**54**:53–60.

390. Thomas DJ, Kirby JD, Britton KE, Galton DJ: Livedo reticularis and neurological lesions. *Br J Dermatol* 1982;**106**:711–712.

391. Rebollo M, Val JF, Garijo F, et al: Livedo reticularis and cerebrovascular lesions (Sneddon's syndrome). *Brain* 1983;**106**:965–979.

392. Stockhammer G, Felber SR, Zelger B, et al: Sneddon syndrome: Diagnosis by skin biopsy and MRI in 17 patients. *Stroke* 1993;**24**:685–690.

393. Pettee AD, Wasserman BA, Adams NL, et al: Familial Sneddon's syndrome: Clinical, hematologic, and radiographic findings in two brothers. *Neurology* 1994;**44**:399–405.

394. Levine SR, Langer SL, Albers JW, Welch KMA: Sneddon's syndrome: An antiphospholipid antibody syndrome? *Neurology* 1988;**38**:798–800.

395. Cornett O, Rosenbaum DH: Kohlmeier–Degos disease (malignant atrophic papulosis). In Caplan LR (ed): *Uncommon Causes of Stroke*, 2nd ed. Cambridge: Cambridge University Press, 2008, pp 377–380.

396. Caviness Jr VS, Sagar P, Israel EJ, et al: Case 38-2006: A 5-year-old boy with headache and abdominal pain. *N Engl J Med* 2006;**355**:2575–2584.

397. Petit WA, Soso MJ, Higman H: Degos disease: Neurologic complications and cerebral angiography. *Neurology* 1982;**32**:1305–1309.

398. Strole WE, Clark WH, Isselbacher KJ: Progressive arterial occlusive disease (Kohlmeier–Degos). *N Engl J Med* 1967;**276**:195–201.

399. Subbiah P, Wijdicks E, Muenter M, et al: Skin lesion with a fatal neurologic outcome (Degos' disease). *Neurology* 1996;**46**:636–640.

400. Caplan LR: Drugs. In Kase CS, Caplan LR (eds): *Intracerebral Hemorrhage*. Boston: Butterworth–Heinemann, 1994, pp 201–220.

401. Brust JC: Stroke and substance abuse. In Caplan LR (ed): *Uncommon Causes of Stroke*, 2nd ed. Cambridge: Cambridge University Press, 2008, pp 365–370.

402. Brust J, Richter R: Stroke associated with addiction to heroin. *J Neurol Neurosurg Psychiatry* 1978;**39**:194–199.

403. Woods B, Strewler G: Hemiparesis occurring six hours after intravenous heroin injection. *Neurology* 1972;**22**:863–866.

404. Caplan LR, Hier DB, Banks G: Current concepts in cerebrovascular disease – stroke: Stroke and drug abuse. *Stroke* 1982;**13**:869–872.

405. Brust JC: Stroke and drugs. In Vinken P, Bruyn G, Klawans H (eds): *Handbook of Clinical Neurology*, vol **11**. Amsterdam: Elsevier, 1989, pp 517–531.

406. Pearson J, Richter R: Addiction to opiates: Neurologic aspects. In Vinken P, Bruyn G (eds): *Handbook of Clinical Neurology*, vol **37**. Amsterdam: North Holland, 1979, pp 365–400.

407. Citron B, Halpern M, McCarron M, et al: Necrotizing angiitis associated with drug abuse. *N Engl J Med* 1970;**283**:1003–1011.

408. Rumbaugh C, Bergeron R, Gang H, et al: Cerebral vascular changes secondary to amphetamine abuse in the experimental animal. *Radiology* 1971;**101**:345–351.

409. Rumbaugh C, Bergeron R, Gang H, et al: Cerebral angiographic changes in the drug abuse patient. *Radiology* 1971;**101**:335–344.

410. Caplan LR, Thomas C, Banks G: Central nervous system complications of "T's and Blues" addiction. *Neurology* 1982;**32**:623–628.

411. Szwed JJ: Pulmonary angiothrombosis caused by "blue velvet" addiction. *Ann Intern Med* 1970;**73**:771–774.

412. Atlee W: Talc and cornstarch emboli in the eyes of drug abusers. *JAMA* 1972;**219**:49–51.

413. Mizutami T, Lewis R, Gonatas N: Medial medullary syndrome in a drug abuser. *Arch Neurol* 1980;**37**:425–428.

414. Schoenberger SD, Agarwal A: Talc retinopathy. *N Engl J Med* 2013;**368**:852.

415. Kaku D, Lowenstein DH: Emergence of recreational drug abuse as a major risk factor for stroke in young adults. *Ann Intern Med* 1990;**133**:821–827.

416. Levine SR, Welch KM: Cocaine and stroke: Current concepts of cardiovascular disease. *Stroke* 1988;**19**:779–783.

417. Daras M, Tuchman AJ, Marks S: Central nervous system infarction related to cocaine abuse. *Stroke* 1991;**22**:1320–1325.

418. Levine SR, Washington JM, Jefferson ME, et al: "Crack" cocaine-associated stroke. *Neurology* 1987;**37**:1849–1853.

419. Levine SR, Brust JC, Futrell N, et al: A comparative study of the cerebrovascular complications of cocaine-alkaloidal versus hydrochloride – a review. *Neurology* 1991;**41**:1173–1177.

420. Rowley HA, Lowenstein DH, Rowbotham MC, Simon RP: Thalamomesencephalic strokes after cocaine abuse. *Neurology* 1989;**39**:428–430.

421. Di Lazzaro, V, Restuccia D, Oliviero A, et al: Ischaemic myelopathy associated with cocaine: Clinical, neurophysiological, and neuroradiological features. *J Neurol Neurosurg Psychiatry* 1997;**63**:531–533.

422. Isner JM, Estes NA, Thompson PD, et al: Acute cardiac events temporally related to cocaine. *N Engl J Med* 1986;**315**:1438–1443.

423. Brust JCM: *Neurological Aspects of Substance Abuse*, 2nd ed. Boston: Butterworth–Heinemann, 2004.

424. Kaufman MJ, Levin JM, Ross MH, et al: Cocaine-induced cerebral vasoconstriction detected in humans with magnetic resonance angiography. *JAMA* 1998;**279**:376–380.

425. Nolte KB, Brass LM, Fletterick CF: Intracranial hemorrhage associated with cocaine abuse: A prospective study. *Neurology* 1996;**46**:1291–1296.

426. Savitz S, Caplan LR: Migraine and migraine-like conditions. In Caplan LR (ed): *Uncommon Causes of Stroke*, 2nd ed. Cambridge: Cambridge University Press, 2008, pp 529–531.

427. Singhal AB, Koroshetz WF, Caplan LR: Reversible cerebral vasoconstriction syndromes. In Caplan LR (ed): *Uncommon Causes of Stroke*, 2nd ed. Cambridge: Cambridge University Press, 2008, pp 505–514.

428. Caplan LR: *Migraine in Posterior Circulation Disease: Diagnosis, Clinical Findings, and Management*. Boston: Blackwell Science, 1996.

429. Kruit MC, van Buchem MA, Hofman PA, et al: Migraine as a risk factor for subclinical brain lesions. *JAMA* 2004;**291**:427–434.

430. Rothrock JF, Walicke P, Swendon M, et al: Migrainous stroke. *Arch Neurol* 1988;**45**:63–67.

431. Bogousslavsky J, Regli F, Van Melle G, et al: Migraine stroke. *Neurology* 1988;**38**:223–227.

432. Caplan LR: Migraine and vertebrobasilar ischemia. *Neurology* 1991;**41**:55–61.

433. Rothrock J, North J, Madden K, et al: Migraine and migrainous stroke: Risk factors and prognosis. *Neurology* 1993;**43**:2473–2476.

434. Henrich JB, Horwitz RI: A controlled study of ischemic stroke risk in migraine patients. *J Clin Epidemiol* 1989;**42**:773–780.

435. Stang PE, Carson AP, Rose KM, et al: Headache, cerebrovascular symptoms, and stroke: The Atherosclerosis Risk in Communities Study. *Neurology* 2005;**64**:1573–1577.

436. Etminan M, Takkouche B, Isorna FC, Samii A: Risk of ischaemic stroke in people with migraine: Systematic review and meta-analysis of observational studies. *BMJ* 2005;**330**:63.

437. Donaghy M, Chang CL, Poulter N: European Collaborators of The World Health Organisation Collaborative Study of Cardiovascular Disease and Steroid Hormone Contraception: Duration, frequency, recency, and type of migraine and the risk of ischaemic stroke in women of childbearing age. *J Neurol Neurosurg Psychiatry* 2002;**73**:747–750.

438. Solomon S, Lipton RB, Harris PY: Arterial stenosis in migraine: Spasm or arteriopathy? *Headache* 1990;**30**:52–61.

439. Pessin MS, Lathi ES, Cohen MB, et al: Clinical features and mechanisms of occipital infarction in the posterior cerebral artery territory. *Ann Neurol* 1987;**21**:290–299.

440. Fisher CM: Late-life migraine accompaniments as a cause of unexplained transient ischemic attacks. *Can J Neurol Sci* 1980;**7**:9–17.

441. Fisher CM: Late-life migraine accompaniments: Further experience. *Stroke* 1986;**17**:1033–1042.

442. Wijman CAC, Wolf PA, Kase CS, et al: Migrainous visual accompaniments are not rare in late life. The Framingham Study. *Stroke* 1998;**29**:1539–1543.

443. Caplan LR, Chedru F, Lhermitte F, Mayman C: Transient global amnesia and migraine. *Neurology* 1981;**31**:1167–1170.

444. Caplan LR: Transient global amnesia: Characteristic features and overview. In Markowitsch HJ (ed): *Transient Global Amnesia and Related Disorders.* Toronto: Hogrife and Huber, 1990, pp 15–27.

445. Call GK, Fleming MC, Sealfon S, et al: Reversible cerebral segmental vasoconstriction. *Stroke* 1988;**19**:1159–1170.

446. Bogousslavsky J, Despland PA, Regli F, Dubuis PY: Postpartum cerebral angiopathy: Reversible vasoconstriction assessed by transcranial Doppler ultrasound. *Eur Neurol* 1989;**29**:102–105.

447. Chen S-P, Fuh J-L, Lirng J-F, et al: Recurrent primary thunderclap headache and benign CNS angiopathy. *Neurology* 2006;**67**:2164–2169.

448. Ducros A, Boukobza M, Porcher R, et al: The clinical and radiological spectrum of reversible cerebral vasoconstriction syndrome. A prospective series of 67 patients. *Brain* 2007;**130**:3091–3101.

449. Lopez-Valdes E, Chang H-M, Pessin MS, Caplan LR: Cerebral vasoconstriction after carotid surgery. *Neurology* 1997;**49**:303–304.

450. Calabrese LH, Dodick DW, Schwedt TJ, et al: Narrative reviews: Reversible cerebral vasoconstriction syndrome. *Ann Intern Med.* 2007;**146**:34–44.

451. Moustafa RR, Allen CMC, Baron J-C: Call–Fleming syndrome associated with subarachnoid haemorrhage: Three new cases. *J Neurol Neurosurg Psychiatry* 2008;**79**:602–605.

452. Ducros A: Reversible cerebral vasoconstriction syndrome. *Lancet Neurol* 2012;**11**:906–917.

453. French KF, Hoesch RE, Allred J, et al: Repetitive use of intra-arterial verapamil in the treatment of reversible cerebral vasoconstriction syndrome. *J Clin Neurosci* 2012;**19**:174–76.

454. Bartleson JD, Swanson JW, Whisnant JP: A migrainous syndrome with cerebrospinal fluid pleocytosis. *Neurology* 1981;**31**:1257–1262.

455. Gomez-Aranda F, Canadillas F, Marti-Masso JF, et al: Pseudomigraine with temporary neurological symptoms and lymphocytic pleocytosis. A report of 50 cases. *Brain* 1997;**120**:1105–1113.

456. Martin-Balbuena S, Arpa-Gutierrez FJ: Pseudomigraine with cerebrospinal fluid pleocytosis or syndrome of headache, temporary neurological deficit and cerebrospinal fluid. A historical review. *Rev Neurol* 2007;**45**:624–630.

457. Emond H, Schnorf H, Poloni C, Vulliemoz S, Lalive PH: Syndrome of transient headache and neurological deficits with CSF lymphocytosis (HaNDL) associated with recent human herpesvirus-6 infection. *Cephalalgia.* 2009;**29**:487–491.

458. Black DF, Bartleson JD, Bell ML, Lachner DH: SMART: Stroke-like migraine attacks after radiation therapy. *Cephalgia* 2006;**26**:1137–1142.

459. Pruitt A, Dalmau J, Detre J, et al: Episodic neurologic dysfunction with migraine and reversible imaging findings after radiation. *Neurology* 2006;**67**:676–678.

460. Black DF, Morris JM, Lindell, EP, et al: Stroke-like migraine attacks after radiation therapy (SMART) syndrome is not always completely reversible: A case series. *Am J Neuroradiol* 2013;**36**:1–6.

461. Wang N, Prasad S: SMART syndrome. Stroke-like migraine attacks after radiation therapy. *Neurol Clin Pract* 2014;**1**:530–531.

462. Cole AJ, Aube M: Migraine with vasospasm and delayed intracerebral hemorrhage. *Arch Neurol* 1990;**47**:53–56.

463. Gautier JC, Majdalani A, Juillard JB, et al: Hemorragies cerebrales au cours de la migraine. *Rev Neurol (Paris)* 1993;**149**:407–410.

464. Caplan LR: Intracerebral hemorrhage revisited. *Neurology* 1988;**38**:624–627.

465. Digre K, Varner M, Caplan LR: Eclampsia and stroke during pregnancy and the puerperium. In Caplan LR (ed): *Uncommon Causes of Stroke*, 2nd ed. Cambridge: Cambridge University Press, 2008, pp 515–528.

466. Siderov E, Feng W, Caplan LR: Stroke in pregnant and postpartum women. *Expert Rev Cardiovasc Ther* 2011;**9**:1235–1247.

467. Edlow JA, Caplan LR, O'Brien K, Tibbles C: Diagnosis of acute neurological emergencies in pregnant and postpartum women. *Lancet Neurol* 2013;**12**:175–185.

468. Hoffmann M, Keiseb J, Moodley J, Corr P: Appropriate neurological evaluation

and multimodality magnetic resonance imaging in eclampsia. *Acta Neurol Scand* 2002;**106**:159–167.

469. Neudecker S, Stock K, Krasnianski M: Call–Fleming postpartum angiopathy in the puerperium: A reversible cerebral vasoconstriction syndrome. *Obstet Gynecol* 2006;**107**:446–449.

470. Duncan R, Hadley D, Bone I, et al: Blindness in eclampsia: CT and MR imaging. *J Neurol Neurosurg Psychiatry* 1998;**52**:899–902.

471. Easton JD, Mas J-L, Lamy C, et al: Severe preeclampsia/eclampsia: hypertensive encephalopathy of pregnancy? *Cerebrovasc Dis* 1998;**8**:53–58.

472. Hinchey J, Chaves C, Appignani B, et al: A reversible posterior leukoencephalopathy syndrome. *N Engl J Med* 1996;**334**:494–500.

473. Schwartz RB, Feske SK, Polak JF, et al: Preeclampsia-eclampsia: Clinical and neuroradiographic correlates and insights into the pathogenesis of hypertensive encephalopathy. *Radiology* 2000;**217**:371–376.

474. Hinchey JA: Reversible leukoencephalopathy syndrome: what have we learned in the past 10 years. *Arch Neurol* 2008;**65**:175–176.

475. Adams H, Davis P, Hennerici M: Moyamoya. In Caplan LR (ed): *Uncommon Causes of Stroke*, 2nd ed. Cambridge: Cambridge University Press, 2008, pp 465–478.

476. Suzuki J, Kodama N: Moyamoya disease – a review. *Stroke* 1983;**14**:104–109.

477. Suzuki J: *Moyamoya Disease*. Berlin: Springer, 1986.

478. Kuroda S, Hashimoto N, Yoshimoto T, et al: Radiological findings, clinical course, and outcome in aymptomatic moyamoya disease. *Stroke* 2007;**38**:1430–1435.

479. Chiu D, Shedden P, Bratina P, Grotta JC: Clinical features of moyamoya disease in the United States. *Stroke* 1998;**29**:1347–1351.

480. Taveras JM: Multiple progressive intracranial arterial occlusions: A syndrome of children and young adults. *AJR Am J Roentgenol* 1969;**106**:235–268.

481. Bruno A, Adams HOP, Bilbe J, et al: Cerebral infarction due to moyamoya disease in young adults. *Stroke* 1988;**19**:826–833.

482. Mauro AJ, Johnson ES, Chikos PM, Alvord EC: Lipohyalinosis and miliary microaneurysms causing cerebral hemorrhage in a patient with moyamoya. A clinicopathological study. *Stroke* 1980;**11**:405–412.

483. Ikeda E: Systemic vascular changes in spontaneous occlusion of the circle of Willis. *Stroke* 1991;**22**:1358–1362.

484. Southerland AM, Meschia JF, Worrall BB: Shared associations of nonatherosclerotic, large-vessel, cerebrovascular arteriopathies: Considering intracranial aneurysms, cervical artery dissection, moyamoya disease and fibromuscular dysplasia. *Curr Opin Neurol* 2013;**26**:13–28.

485. Ueki K, Meyer FB, Mellinger JF: Moyamoya disease: The disorder and surgical treatment. *Mayo Clin Proc* 1994;**69**:749–757.

486. Herreman F, Nathal E, Yasui N, Yonekawa Y: Intracranial aneurysms in moyamoya disease: Report of ten cases and review of the literature. *Cerebrovasc Dis* 1994;**4**:329–336.

487. Robertson RL, Burrows PE, Barnes PD, et al: Angiographic changes after pial synangiosis in childhood moyamoya disease. *AJNR Am J Neuroradiol* 1997;**18**:837–845.

488. Houkin K, Kamiyama H, Abe H, et al: Surgical therapy for adult moyamoya disease. Can surgical revascularization prevent the recurrence of intracerebral hemorrhage? *Stroke* 1996;**27**:1342–1346.

489. Smith ER, Scott RM: Surgical management of moyamoya syndrome. *Skull Base* 2005;**15**:15–26.

490. Scott RM, Smith ER: Moyamoya disease and moyamoya syndrome. *N Engl J Med* 2009;**360**:1226–1237.

491. Kamada F, Aoki Y, Narisawa A, et al: A genome-wide association study identifies *RNF213* as the first moyamoya disease gene. *J Hum Genet* 2011;**56**:34–40.

492. Liu W, Morito D, Takashima S, et al: Identification of *RNF213* as a susceptibility gene for moyamoya disease and its possible role in vascular development. *PLoS One.* 2011;**6**:e22542.

493. Hart RG, Kanter MC: Hematologic disorders and ischemic stroke: A selective review. *Stroke* 1990;**21**:1111–1121.

494. Markus HS, Hambley H: Neurology and the blood: Haematological

abnormalities in ischaemic stroke. *J Neurol Neurosurg Psychiatry* 1998;**64**:150–159.

495. Adams RJ: Big strokes in small persons. *Arch Neurol* 2007;**64**:1567–1574.

496. Switzer JA, Hess DC, Nichols FT, Adams RJ: Pathophysiology and treatment of stroke in sickle-cell disease: Present and future. *Lancet* 2006;**5**:501–512.

497. Rothman SM, Fulling KH, Nelson JS: Sickle cell anemia and central nervous system infarction: A neuropathological study. *Ann Neurol* 1986;**20**:684–690.

498. Adams RJ, Nichols FT, McKie V, et al: Cerebral infarction in sickle cell anemia: mechanisms based on CT and MRI. *Neurology* 1988;**38**:1012–1017.

499. Steen RG, Langston JW, Ogg RJ, et al: Ectasia of the basilar artery in children with sickle cell disease: Relationship to hematocrit and psychometric measures. *J Stroke Cerebrovasc Dis* 1998;**7**:32–43.

500. Oguz M, Aksungur EH, Soyupak SK, Yildirim AU: Vein of Galen and sinus thrombosis with bilateral thalamic infarcts in sickle cell anemia: CT follow-up and angiographic demonstration. *Neuroradiology* 1994;**36**:155–156.

501. Adams RJ: TCD in sickle-cell disease: An important and useful test. *Pediatr Radiol* 2005;**35**:229–234.

502. Adams RJ, McKie VC, Hsu L, et al: Prevention of a first stroke by transfusions in children with sickle cell anemia and abnormal results on transcranial Doppler ultrasonography. *N Engl J Med* 1998;**339**:5–11.

503. Hillmen P, Lewis SM, Bessler M, et al: Natural history of paroxysmal nocturnal hemoglobinuria. *N Engl J Med* 1995;**333**:1253–1258.

504. Ziakas PD, Poulou LS, Rokas GI, et al: Thrombosis in paroxysmal nocturnal hemoglobinuria: Sites, risks, outcome. An overview. *J Thromb Haemost* 2007;**5**:642–645.

505. Poulou LS, Vakrinos G, Pomoni A, et al: Stroke in paroxysmal nocturnal haemoglobinuria: Patterns of disease and outcome. *Thromb Haemost* 2007;**98**:699–701.

506. Murphy S, Iland H, Rosenthal D, Laszlo J: Essential thrombocythemia: An interim report from the Polycythemia Vera Study Group. *Semin Hematol* 1986;**23**:177–182.

507. Jabaily J, Iland HJ, Laszlo J, et al: Neurologic manifestations of essential thrombocythemia. *Ann Intern Med* 1983;**99**:513–518.

508. Hehlmann R, Jahn M, Baumann B, Kopcke W: Essential thrombocythemia. Clinical characteristics and course of 61 cases. *Cancer* 1988;**61**:2487–2496.

509. Arboix A, Besses C, Acin P, et al: Ischemic stroke as the first manifestation of essential thrombocythemia. *Stroke* 1995;**26**:1463–1466.

510. Ogata J, Yonemura K, Kimura Y, et al: Cerebral infarction associated with thrombocythemia: An autopsy case study. *Cerebrovasc Dis* 2005;**19**:201–205.

511. Wu K: Platelet hyperaggregability and thrombosis in patients with thrombocythemia. *Ann Intern Med* 1978;**88**:7–11.

512. Al-Mefty O, Marano G, Rajaraman S, et al: Transient ischemic attacks due to increased platelet aggregation and adhesiveness. *J Neurosurg* 1979;**50**:449–453.

513. Trip MD, Cats VM, van Capelle FJL, Vreeken J: Platelet hyperreactivity and prognosis in survivors of myocardial infarction. *N Engl J Med* 1990;**322**:1549–1554.

514. Védy D, Schapira M, Angelillo-Scherrer A: Bleeding disorders and thrombophilia. In Caplan LR (ed): *Uncommon Causes of Stroke*, 2nd ed. Cambridge: Cambridge University Press, 2008, pp 283–300.

515. Thaler E, Lechner K: Antithrombin III deficiency and thromboembolism. *Clin Haematol* 1981;**10**:369–390.

516. Camerlingo M, Finazzi G, Casto L, et al: Inherited protein C deficiency and nonhemorrhagic arterial stroke in young adults. *Neurology* 1991;**41**:1371–1373.

517. Dahlback B, Carlsson M, Svensson PJ: Familial thrombophilia due to a previously unrecognized mechanism characterized by poor anticoagulant response to activated protein C: Prediction of a cofactor to activated protein C. *Proc Natl Acad Sci U S A* 1993;**90**:1004–1008.

518. Zoller B, Dahlback B: Linkage between inherited resistance to activated protein C and factor V gene mutation in venous thrombosis. *Lancet* 1994;**343**:1536–1538.

519. Ridker PM, Miletich JP, Stampfer MJ, et al: Factor V Leiden and risks of recurrent idiopathic venous thromboembolism. *Circulation* 1997;**95**:1777–1782.

520. Poort SR, Rosendaal FR, Reitsma PH, Bertina RM: A common genetic variation in the 3' untranslated region of the prothrombin gene is associated with elevated prothrombin levels and an increase in venous thrombosis. *Blood* 1996;**88**:3698–3703.

521. Huberfeld G, Kubis N, Lot G, et al: *G20210A* Prothrombin gene mutation in two siblings with cerebral venous thrombosis. *Neurology* 1998;**51**:316–317.

522. Martinelli I, Sacchi E, Landi G, et al: High risk of cerebral-vein thrombosis in carriers of a prothrombin-gene mutation and in users of oral contraceptives. *N Engl J Med* 1998;**338**:1793–1797.

523. Estol C, Pessin MS, DeWitt LD, Caplan LR: Stroke and increased factor VIII activity. *Neurology* 1989;**39**(suppl 1):1159.

524. Kosik KS, Furie B: Thrombotic stroke associated with elevated factor VIII. *Arch Neurol* 1980;**8**:435–437.

525. De Georgia MA, Rose DZ: Stroke in patients who have inflammatory bowel disease. In Caplan LR (ed): *Uncommon Causes of Stroke*, 2nd ed. Cambridge: Cambridge University Press, 2008, pp 381–386.

526. Talbot RW, Heppell J, Dozois RR, Beart RW: Vascular complications of inflammatory bowel disease. *Mayo Clin Proc* 1986;**61**:140–145.

527. Johns DR: Cerebrovascular complications of inflammatory bowel disease. *Am J Gastroenterol* 1991;**86**:367–370.

528. Sigsbee B, Rottenberg DA: Sagittal sinus thrombosis as a complication of regional enteritis. *Ann Neurol* 1978;**3**:450–452.

529. Grau A, Buggle F, Heindl S, et al: Recent infection as a risk factor for cerebrovascular ischemia. *Stroke* 1995;**26**:373–379.

530. Syrjanen J, Valtonen VV, Iivanainen M, et al: Preceding infection as an important risk factor for ischaemic brain infarction in young and middle aged patients. *BMJ* 1988;**296**:1156–1160.

531. Grau A, Buggle F, Steichen-Wiehn C, et al: Clinical and histochemical analysis in infection-associated stroke. *Stroke* 1995;**26**:1520–1526.

532. Grau A: Infection, inflammation, and cerebrovascular ischemia. *Neurology* 1997;**49**(suppl 4):S47–S51.

533. Leira R, Davalos A, Castillo J: Cancer and paraneoplastic strokes. In Caplan LR (ed): *Uncommon Causes of Stroke*, 2nd ed. Cambridge: Cambridge University Press, 2008, pp 371–376.

534. Sack GH, Levin J, Bell WR: Trousseau's syndrome and other manifestations of chronic disseminated coagulopathy in patients with neoplasms. *Medicine (Baltimore)* 1977;**56**:1–37.

535. Graus F, Rodgers LR, Posner JB: Cerebrovascular complications in patients with cancer. *Medicine (Baltimore)* 1985;**64**:16–35.

536. Amico L, Caplan LR, Thomas C: Cerebrovascular complications of mucinous cancers. *Neurology* 1989;**39**:523–526.

537. Kablau M, Michael G, Hennerici MG, Marc Fatar M, et al: Stroke and cancer: The importance of cancer-associated hypercoagulation as a possible stroke etiology. *Stroke* 2012;**43**:3029–3034.

538. Hajjar K, Francis CW: Fibrinolysis and thrombolysis. In Lichtman MA, Beutler E, Kipps TJ, Seligsohn U, Kaushansky K, Prchal JT (eds): *Williams Hematology*, 7th ed. New York: McGraw-Hill, 2006, pp 2089–2115.

539. Sloane MA: Thrombolysis and stroke – past and future. *Arch Neurol* 1986;**44**:748–768.

540. Del Zoppo GH, Zeumer H, Harker LA: Thrombolytic therapy in stroke: Possibilities and hazards. *Stroke* 1986;**17**:595–607.

541. Francis RB: Clinical disorders of fibrinolysis. *Blut* 1989;**59**:1–14.

542. Nilsson IM, Ljungner H, Tengborn L: Two different mechanisms in patients with venous thrombosis and defective fibrinolysis: Low concentrations of plasminogen activator or increased concentration of plasminogen activator inhibitor. *BMJ* 1985;**290**:1453–1456.

543. Collen D, Lijnen HR: The fibrinolytic system in man. *Crit Rev Oncol Hematol* 1986;**4**:249–301.

544. Nagayama T, Shinohara Y, Nagayama M, et al: Congenitally abnormal plasminogen in juvenile ischemic cerebrovascular disease. *Stroke* 1993;**24**:2104–2107.

545. Hunt FA, Rylatt DB, Hart R, Bundesen PG: Serum cross-linked fibrin (XDP) and fibrinogen/fibrin degradation products (FDP) in disorders associated with activation of the coagulation or fibrinolytic systems. *Br J Haematol* 1985;**60**:715–722.

546. Feinberg WM, Bruck DC, Ring ME, Corrigan JJ: Hemostatic markers in acute stroke. *Stroke* 1989;**20**:582–587.

547. Delgado J, Jimenez-Yuste V, Hernandez-Navarro F, Villar A: Acquired hemophilia. Review and meta-analysis focused on therapy and prognostic factors. *Br J Haematol* 2003;**121**:21–35.

548. Johansen RF, Sorensen B, Ingerslev J: Acquired haemophilia: Dynamic whole blood coagulation utilized to guide haemostatic therapy. *Haemophilia* 2006;**12**:190–197.

549. Ruggeri ZM, Zimmerman TS: von Willebrand factor and von Willebrand disease. *Blood* 1987;**70**:895–904.

550. Wilde JT: Von Willebrand disease. *Clin Med* 2007;**7**:629–632.

551. Nurden P, Nurden AT: Congenital disorders associated with platelet dysfunctions. *Thromb Haemost* 2008;**99**:253–263.

552. Roldan J, Brey RL: Antiphospholipid antibody syndrome. In Caplan LR (ed): *Uncommon Causes of Stroke*, 2nd ed. Cambridge: Cambridge University Press, 2008, pp 263–274.

553. Levine SR, Welch KMA: Cerebrovascular ischemia associated with lupus anticoagulant. *Stroke* 1987;**18**:257–263.

554. DeWitt LD, Caplan LR: Antiphospholipid antibodies and stroke. *AJNR Am J Neuroradiol* 1991;**12**:454–456.

555. Cervera R, Piette JC, Font J, et al: Antiphospholipid syndrome: Clinical and immunologic manifestations and patterns of disease expression in a cohort of 1,000 patients. *Arthritis Rheum* 2002;**46**:1019–1027.

556. Coull BM, Goodnight SH: Antiphospholipid antibodies, prethrombotic states, and stroke. *Stroke* 1990;**21**:1370–1374.

557. Levine SR, Kim S, Deegan MI, Welch KMA: Ischemic stroke associated with anticardiolipin antibodies. *Stroke* 1987;**18**:1101–1106.

558. Montalban J, Codina A, Ordi J, et al: Antiphospholipid antibodies in cerebral ischemia. *Stroke* 1991;**22**:750–753.

559. Pope JM, Canny CL, Bell DA: Cerebral ischemic events associated with endocarditis, retinal vascular disease, and lupus anticoagulant. *Am J Med* 1991;**90**:299–309.

560. Antiphospholipid Antibodies in Stroke Study (APASS) Group: Clinical and laboratory findings in patients with antiphospholipid antibodies and cerebral ischemia. *Stroke* 1990;**21**:1268–1273.

561. Lopez LR, Dier KJ, Lopez D, et al: Anti-beta 2-glycoprotein I and antiphosphatidylserine antibodies are predictors of arterial thrombosis in patients with antiphospholipid syndrome. *Am J Clin Pathol* 2004;**121**:142–149.

562. Atsumi T, Ieko M, Bertolaccini ML, et al: Association of autoantibodies against the phosphatidylserine-prothrombin complex with manifestations of the antiphospholipid syndrome and with the presense of lupus anticoagulant. *Arthritis Rheum* 2000;**43**:1982–1993.

563. Feldmann E, Levine SR: Cerebrovascular disease with antiphospholipid antibodies: Immune mechanisms, significance, and therapeutic options. *Ann Neurol* 1995;**37**(suppl 1):S114–S130.

564. Levine SR, Salowich-Palm L, Sawaya KL, et al: IgG anticardiolipin antibody titer 40 GPL and the risk of subsequent thrombo-occlusive events and death. A prospective cohort study. *Stroke* 1997;**28**:1660–1665.

565. Verro P, Levine SR, Tietjen GE: Cerebrovascular ischemic events with high positive anticardiolipin antibodies. *Stroke* 1998;**29**:2245–2253.

566. Provenzale JM, Barboriak DP, Allen NB, Ortel TL: Antiphospholipid antibodies: Findings at arteriography. *AJNR Am J Neuroradiol* 1998;**19**:611–616.

567. Bick RL: Disseminated intravascular coagulation and related syndromes: A clinical review. *Semin Thromb Hemost* 1988;**14**:299–338.

568. Wen PY, Sobel RA: Case records of the Massachusetts General Hospital: Case 36-1991. *N Engl J Med* 1991;**325**:714–726.

569. Colman RW, Rubin RN: Disseminated intravascular coagulation due to malignancy. *Semin Oncol* 1990;**17**:172–186.

570. Schwartzman RJ, Hill JB: Neurologic complications of disseminated intravascular coagulation. *Neurology* 1982;**32**:791–797.

571. Schwartzman RJ, Kumar M: Disseminated intravascular disease. In Caplan LR (ed): *Uncommon Causes of Stroke*, 2nd ed. Cambridge: Cambridge University Press, 2008, pp 275–282.

572. Dashe J: Hyperviscosity and stroke. In Caplan LR (ed): *Uncommon Causes of Stroke*, 2nd ed. Cambridge: Cambridge University Press, 2008, pp 347–356.

573. Grotta J, Ackerman R, Correia J, et al: Whole blood viscosity parameters and cerebral blood flow. *Stroke* 1982;**13**:296–301.

574. Coull BM, Beamer N, de Garmo P, et al: Chronic blood hyperviscosity in subjects with acute stroke, transient ischemic attack, and risk factors for stroke. *Stroke* 1991;**22**:162–168.

575. Ernst E, Resch KL: Fibrinogen as a cardiovascular risk factor: A meta-analysis and review of the literature. *Ann Intern Med* 1993;**118**:956–963.

576. Fahey JL, Barth WF, Solomon A: Serum hyperviscosity syndrome. *JAMA* 1965;**192**:464–467.

577. Rosenson RS, Baker AL, Chow M, Hay R: Hyperviscosity syndrome in a hypercholesterolemic patient with primary biliary cirrhosis. *Gastroenterology* 1990;**98**:1351–1357.

578. Fauci A, Haynes BF, Costa J, et al: Lymphatoid granulomatosis: Prospective clinical and therapeutic experience over 10 years. *N Engl J Med* 1982;**306**:68–74.

579. Hogan PJ, Greenberg MK, McCarty GE: Neurologic complications of lymphomatoid granulomatosis. *Neurology* 1981;**31**:619–620.

580. Hochberg EP, Gilman MD, Hasserjian RP: Case records of the Massachusetts General Hospital. Case 17-2006 – a 34-year-old man with cavitary lung lesions. *N Engl J Med* 2006;**354**:2485–2493.

581. Mizuno T, Takanashi Y, Onodera H, et al: A case of lymphomatoid granulomatosis/angiocentric immunoproliferative lesion with long clinical course and diffuse brain involvement. *J Neuro Sci* 2003;**213**:67–76.

582. Rubens EO: Intravascular lymphoma. In Caplan LR (ed): *Uncommon Causes of Stroke*, 2nd ed. Cambridge:

Cambridge University Press, 2008, pp 533–537.

583. Petito CK, Gottlieb GJ, Dougherty JH, Petito FA: Neoplastic angioendotheliosis: Ultrastructural study and review of the literature. *Ann Neurol* 1978;**3**:393–399.

584. Beal MF, Fisher CM: Neoplastic angioendotheliosis. *J Neurol Sci* 1982;**53**:359–375.

585. Reinglass JL, Miller J, Wissman S: Central nervous system angioendotheliosis. *Stroke* 1977;**8**:218–221.

586. Raroque HG, Mandler RN, Griffey MS, et al: Neoplastic angioendotheliomatosis. *Arch Neurol* 1990;**47**:929–930.

587. Glass J, Hochberg FH, Miller DC: Intravascular lymphomatosis – a systemic disease with neurologic manifestations. *Cancer* 1993;**71**:3156–3164.

588. Hamada K, Hamada T, Satoh M, et al: Two cases of neoplastic angioendotheliomatosis presenting with myelopathy. *Neurology* 1991;**41**:1139–1140.

589. Kanegane H, Ito Y, Ohshima K, et al: X-linked lymphoproliferative syndrome presenting with systemic lymphocytic vasculitis. *Am J Hematol* 2005;**78**:130–133.

590. Natowicz M, Kelley RI: Mendelian etiologies of stroke. *Ann Neurol* 1987;**22**:175–192.

591. Albert M: *Genetics of Cerebrovascular Disease.* Armonk, NY: Futura, 1999.

592. Alberts MJ: Genetics of cerebrovascular disease. *Stroke* 2004;**35**:342–344.

593. Meschia JF, Worrall BB: New advances in identifying genetic anomalies in stroke-prone probands. *Curr Neurol Neurosci Rep* 2004;**4**:420–426.

594. Hoy A, Leininger-Muller B, Poirier O, et al: Myeloperoxidase polymorphisms in brain infarction. Association with infarct size and functional outcome. *Atherosclerosis* 2003;**167**:223–230.

595. Hirt L: MELAS and other mitochondrial disorders. In Caplan LR (ed): *Uncommon Causes of Stroke*, 2nd ed. Cambridge: Cambridge University Press, 2008, pp 149–154.

596. Pavlakis SG, Phillips PC, DiMauro S, et al: Mitochondrial myopathy, encephalopathy, lactic acidosis, and stroke-like episodes: A distinctive clinical syndrome. *Ann Neurol* 1984;**16**:481–488.

597. Morgan-Hughes JA: Mitochondrial diseases. In Engel AG, Franzini-Armstrong C (eds): *Myology*, vol **2**, 2nd ed. New York: McGraw-Hill, 1994, pp 1610–1660.

598. Kuriyama M, Umezaki H, Fukuda Y, et al: Mitochondrial encephalomyopathy with lactate-pyruvate elevation and brain infarctions. *Neurology* 1984;**34**:72–77.

599. Allard JC, Tilak C, Carter AP: CT and MR of MELAS syndrome. *AJNR Am J Neuroradiol* 1988;**9**:1234–1238.

600. Koo B, Becker LE, Chuang S, et al: Mitochondrial encephalomyopathy, lactic acidosis, stroke like episodes (MELAS): Clinical, radiological, and genetic observations. *Ann Neurol* 1993;**34**:25–32.

601. Matthews PM, Tampieri D, Berkovic SF, et al: Magnetic resonance imaging shows specific abnormalities in the MELAS syndrome. *Neurology* 1991;**41**:1043–1046.

602. Clark JM, Marks MP, Adalsteinsson E, et al: MELAS: Clinical and pathological correlations with MRI, Xenon/CT, and MR spectroscopy. *Neurology* 1996;**46**:223–227.

603. Sue CM, Crimmins DS, Soo YS, et al: Neuroradiological features of six kindreds with MELAS tRNALeu A3243 G point mutation: Implications for pathogenesis. *J Neurol Neurosurg Psychiatry* 1998;**65**:233–240.

604. Mitsias P, Levine SR: Cerebrovascular complications of Fabry's disease. *Ann Neurol* 1996;**40**:8–17.

605. Mitsias P, Papamitsakis NIH, Amory CF, Levine SR: Cerebrovascular complications of Fabry disease. In Caplan LR (ed): *Uncommon Causes of Stroke*, 2nd ed. Cambridge: Cambridge University Press, 2008, pp 123–130.

606. Brady RO, Gal AE, Bradley RM, et al: Enzymatic defect in Fabry's disease: Ceramide trihexosidase deficiency. *N Engl J Med* 1967;**276**:1163–1167.

607. Dawson DM, Miller DC: Case records of the Massachusetts General Hospital: Case 2–1984. *N Engl J Med* 1984;**310**:106–114.

608. Kint JA: Fabry's disease: Alpha-galactosidase deficiency. *Science* 1970;**167**:1268–1269.

609. Eng CM, Guffon N, Wilcox WR, et al: Safety and efficacy of recombinant human alpha-galactosidase A – replacement therapy in Fabry's disease. *N Engl J Med* 2001;5:345:9–16.

610. Desnick RJ, Brady R, Barranger J, et al: Fabry disease, an under-recognized multi-systemic disorder: Expert recommendations for diagnosis, management, and enzyme replacement therapy. *Ann Intern Med* 2003;**138**:338–346.

611. Kolodny E, Fellgiebel A, Hilz MJ, et al: Cerebrovascular involvement in Fabry disease. Current status of knowledge. *Stroke* 2015;**46**:302–313.

612. Chabriat H, Bousser M-G: Cerebral autosomal dominant arteriopathy with subcortical infarcts and leukoencephalopathy (CADASIL). In Caplan LR (ed): *Uncommon Causes of Stroke*, 2nd ed. Cambridge: Cambridge University Press, 2008, pp 115–122.

613. Tournier-Lasserve E, Iba-Zizen M-T, Romero N, Bousser M-G: Autosomal dominant syndrome with stroke-like episodes and leukoencephalopathy. *Stroke* 1991;**22**:1297–1302.

614. Mas JL, Dilouya A, de Recondo J: A familial disorder with subcortical ischemic strokes, dementia, and leukoencephalopathy. *Neurology* 1992;**42**:1015–1019.

615. Hutchinson M, O'Riordan J, Javed M, et al: Familial hemiplegic migraine and autosomal dominant arteriopathy with leukoencephalopathy (CADASIL). *Ann Neurol* 1995;**38**:817–824.

616. Ragno M, Tournier-Lasserve E, Fiori MG, et al: An Italian kindred with cerebral autosomal dominant arteriopathy with subcortical infarcts and leukoencephalopathy (CADASIL). *Ann Neurol* 1995;**38**:231–236.

617. Dichgans M, Mayer M, Uttner I, et al: The phenotypic spectrum of CADASIL: Clinical findings in 102 cases. *Ann Neurol* 1998;**44**:731–739.

618. Caplan LR, Arenillas J, Cramer SC, et al: Stroke-related translational research (Review). *Arch Neurol* 2011;**68**:1110–1123.

619. Chabriat H, Joutel A, Dichgans M, et al: CADASIL. *Lancet Neurol* 2009;**8**:643–653.

620. Chabriat H, Levy C, Taillia H, et al: Patterns of MRI lesions in CADASIL. *Neurology* 1998;**51**:452–457.

621. Joutel A, Corpechot C, Ducros A, et al: Notch 3 mutations in CADASIL, a hereditary adult-onset condition causing stroke and dementia. *Nature* 1996;**383**:707–710.

622. Fukutake T, Hirayama K: Familial young-adult-onset arteriosclerotic leukoencephalopathy with alopecia and lumbago without arterial hypertension. *Eur Neurol* 1995;**35**:69–79.

623. Fukutake, T: Cerebral autosomal recessive arteriopathy with subcortical infarcts and leukoencephalopathy (CARASIL): From discovery to gene identification. *J Stroke Cerebrovasc Dis* 2011;**20**:85–93.

624. Menkes J: Menkes disease (kinky hair disease). In Caplan LR (ed): *Uncommon Causes of Stroke*, 2nd ed. Cambridge: Cambridge University Press, 2008, pp 225–230.

625. Menkes J, Alter M, Steigleder G, et al: A sex-linked recessive disorder with retardation of growth, peculiar hair and focal cerebral and cerebellar degeneration. *Pediatrics* 1962;**29**:764–779.

626. Moller JV, Juul B, Le Maire M: Structural organization, ion transport, and energy transduction of P-type ATP-ases. *Biochem Biophys Acta* 1996;**1286**:1–51.

627. Moller LB, Tumer Z, Lund C, et al: Similar splice-site mutations of the *ATP7A* gene lead to different phenotypes: Classical Menkes disease or occipital horn syndrome. *Am J Hum Genet* 2000;**66**:1211–1220.

628. Iannaccone ST, Rosenberg RN: Menkes disease. In Berg B (ed): *Principles of Child Neurology*. New York: McGraw-Hill, 1995, pp 473–475.

629. Morgello S, Peterson HD, Kahn LJ, Laufer H: Menkes kinky hair disease with "ragged red fibers." *Dev Med Child Neurol* 1988;**30**:812–816.

630. Kaler S, Holmes CS, Goldstein DS, et al: Neonatal diagnosis and treatment of Menkes disease. *N Engl J Med* 2008;**358**:605–614.

631. Nedeltchev N, Mattle HP: Cerebrovascular manifestations of neurofibromatosis. In Caplan LR (ed): *Uncommon Causes of Stroke*, 2nd ed. Cambridge: Cambridge University Press, 2008, pp 221–224.

632. Taboada D, Alonso A, Moreno J: Occlusion of the cerebral arteries in Recklinghausen's disease. *Neuroradiology* 1979;**18**:281–284.

633. Levinsohn PM, Mikhael MA, Rothman SM: Cerebrovascular changes in neurofibromatosis. *Dev Med Child Neurol* 1978;**20**:789–793.

634. Rizzo JF, Lessell S: Cerebrovascular abnormalities in neurofibromatosis type l. *Neurology* 1994;**44**:1000–1002.

635. Boers GH, Smals AG, Trijbels FJ, et al: Heterozygosity for homocystinuria in premature peripheral and cerebral occlusive disease. *N Engl J Med* 1985;**313**:709–715.

636. Welch GN, Loscalzo J: Homocysteine and atherothrombosis. *N Engl J Med* 1998;**338**:1042–1050.

637. Caplan LR, Hurst JW: Homocysteinemia and homocystinuria. In Caplan LR, Hurst JW, Chimowitz M (eds): *Clinical Neurocardiology*. New York: Marcel Dekker, 1999, pp 431–432.

638. Ueland PM, Refsum H, Stabler SP, et al: Total homocysteine in plasma or serum: methods and clinical applications. *Clin Chem* 1993;**39**:1764–1769.

639. Finkelstein JD, Martin JJ, Harris BJ: Methionine metabolism in mammals: The methionine-sparing effect of cystine. *J Biol Chem* 1988;**263**:11750–11754.

640. Mudd SH, Skovby F, Levy HL, et al: The natural history of homocystinuria due to cystathione-beta-synthase deficiency. *Am J Hum Genet* 1985;**37**:1–31.

641. Vermaak WJ, Ubbink JB, Barnard HC, et al: Vitamin B_6 nutrition status and cigarette smoking. *Am J Clin Nutr* 1990;**51**:1058–1061.

642. Clarke R, Daly L, Robinson K, et al: Hyperhomocysteinemia: An independent risk factor for vascular disease. *N Engl J Med* 1991;**324**:1149–1155.

643. Evers S, Koch H-G, Grotemeyer K-H, et al: Features, symptoms, and neurophysiological findings in stroke associated with hyperhomocysteinemia. *Arch Neurol* 1997;**54**:1276–1282.

644. Selhub J, Jacques PF, Bostom AG, et al: Association between plasma homocysteine concentrations and extracranial carotid-artery stenosis. *N Engl J Med* 1995;**332**:286–291.

645. Harker LA, Slichter SJ, Scott CR: Homocysteinemia: Vascular injury and arterial thrombosis. *N Engl J Med* 1974;**291**:537–543.

646. Harker LA, Ross R, Slichter SJ, Scott CR: Homocysteine-induced arteriosclerosis: The role of endothelial cell injury and platelet response in its genesis. *J Clin Invest* 1976;**58**:731–741.

647. Tsai J-C, Perrella MA, Yoshizumi M, et al: Promotion of vascular smooth muscle cell growth by homocysteine: A link to atherosclerosis. *Proc Natl Acad Sci U S A* 1994;**91**:6369–6373.

648. Roach ES, Anselm I, Rosman NP, Caplan LR: Progeria. In Caplan LR (ed): *Uncommon Causes of Stroke*, 2nd ed. Cambridge: Cambridge University Press, 2008, pp 145–148.

649. Merideth MA, Gordon LB, Clauss S, et al: Phenotype and course of Hutchinson–Gilford progeria syndrome. *N Engl J Med* 2008;**358**:592–604.

650. Delgado Luengo W, Rojas Martinez A, Ortiz Lopez R, et al: Del(1)(q23) in a patient with Hutchinson–Gilford progeria. *Am J Med Genet* 2002;**113**:298–301.

651. McClintock D, Gordon LB, Djabali K: Hutchinson–Gilford progeria mutant lamin A primarily targets human vascular cells as detected by an anti-lamin A G608 G antibody. *Proc Natl Acad Sci U S A* 2006;**103**:2154–2159.

652. Zuber M: Hereditary hemorrhagic telangiectasia (Osler–Weber–Rendu disease). In Caplan LR (ed): *Uncommon Causes of Stroke*, 2nd ed. Cambridge: Cambridge University Press, 2008, pp 109–114.

653. Osler W: On a family form of recurring epistaxis, associated with multiple telengiectases of the skin and mucous membranes. *John Hopkins Hosp Bull* 1901;**12**:333–337.

654. Peery WH: Clinical spectrum of hereditary haemorrhagic telengiectasia (Osler–Weber–Rendu disease). *Am J Med* 1987;**82**:989–997.

655. Guttmacher AE, Marchuk DA, White RI: Hereditary hemorrhagic telangiectasia. *N Engl J Med* 1995;**333**:918–924.

656. Gould DB, Phalan FC, Breedveld GJ, et al: Mutations in *COL4A1* cause perinatal cerebral hemorrhage and porencephaly. *Science* 2005;**308**:1167–1171.

657. Gould DB, Phalan FC, van Mil SE, et al: Role of *COL4A1* in small vessel

disease and hemorrhagic
stroke. *N Engl J Med*
2006;**354**:1489–1496.

658. Vahedi K, Boukobza M, Massin P,
et al: Clinical and brain MRI follow-up
study of a family with *COL4A1*
mutation. *Neurology*
2007;**69**:1564–1568.

659. Meschia JF, Rosand J: Fragile vessels.
Handle with care. *Neurology*
2007;**69**:1560–1561.

660. Labrune P, Lacroix C, Goutieres F,
et al: Extensive brain calcifications,
leukodystrophy, and formation of
parenchymal cysts: A new progressive
disorder due to diffuse cerebral
microangiopathy. *Neurology*
1996;**46**:1297–1301.

661. Corboy JR, Gault J,
Kleinschmidt-Demasters BK: An
adult case of leukoencephalopathy
with intracranial calcifications
and cysts. *Neurology*
2006;**67**:1890–1892.

第13章
蛛网膜下腔出血、动脉瘤和血管畸形

颅内出血包括脑实质出血、蛛网膜下腔出血以及脑实质出血合并蛛网膜下腔出血。约20%的卒中为出血性卒中，其中蛛网膜下腔出血（SAH）与脑内出血（ICH）占10%。当脑表面的血管破裂，血液进入蛛网膜下腔就会造成蛛网膜下腔出血。SAH的最常见的原因是囊状动脉瘤破裂。其他少见的原因包括药物滥用（尤其是安非他明和可卡因）、淀粉样血管病、动静脉畸形（AVM）或硬脑膜动静脉瘘出血、高血压导致软脑膜附近的动脉破裂、梗死后出血、硬脑膜静脉窦血栓形成以及全身出血性疾病。延长扩张型动脉瘤及夹层动脉瘤破裂也可导致蛛网膜下腔出血。在第12章详细讲述了上述损伤。

症状的严重程度与出血速度、持续时间以及出血量有关。动脉瘤的破裂引起动脉内的血液在压力作用下进入蛛网膜下腔。颅内压的突然增高可暂时抑制活动性出血，并引起严重头痛及呕吐。血液的缓慢渗出引起颅内压缓慢增高。蛛网膜下腔中的血液会刺激脑膜，导致头痛、畏光以及颈强。由于颅内压增高和脑膜受刺激，SAH患者会出现意识混乱、躁动以及一过性或持续的意识水平下降。

动脉瘤

囊状动脉瘤破裂是一个常见且严重的内科疾病。根据尸检及造影结果分析，大约有5%~6%的人有颅内动脉瘤[1,2]。20岁之内人群中动脉瘤的患病率是很低的，而30岁以后患病率逐渐增加[1]。囊状动脉瘤破裂引起的SAH发生率相对较低，大约为6~11人/10万人/年或万分之一[3-8]。相对较低的动脉瘤破裂率显示大多数动脉瘤并不破裂。一些前瞻性研究发现动脉瘤的大小、部位及形状是无症状颅内动脉瘤破裂的危险因素[9-11]。一项对未破裂动脉瘤的大型、前瞻性国际研究发现，无蛛网膜下腔出血史的动脉瘤患者，在7mm以下的颈内动脉、

前交通动脉、大脑前动脉或大脑中动脉动脉瘤的5年累积破裂率为0，7~12mm为2.6%，13~24mm为14.5%，25mm以上为40%[12,13]。同样大小的后循环和后交通动脉瘤有更高的破裂率，分别为2.5%、14.5%、18.4%和50%。

总的来说，动脉瘤破裂在女性及吸烟者中更普遍。虽然在40岁前男性患者更常见，但40岁以后，女性患者的发病率更高[12]。动脉瘤破裂的平均年龄大约为50岁[4]。

一旦动脉瘤破裂，患者的预后往往很差，常是死亡或严重不能自理。在100个由动脉瘤破裂导致的SAH患者中，有33个在接受治疗前就死亡了。另有20个将在医院内死亡或不能恢复。17个首次出血后幸存的患者会发生病情恶化，其中8个逐渐恢复，9个将遗留严重的神经系统并发症[13]。在这100个人中，只有30个恢复良好，没有严重的残疾。如果通过手术的方式处理动脉瘤，患者在最初的6个月内一般不会再出血，每年大约有3%的患者发生再出血[14]。甚至是入院时情况较好的患者，预后也可能很差。在一项研究中，29%的患者死亡，只有55%的患者在90天随访时恢复较好[15]。由于患者要转入有神经科及神经外科中心的医疗机构，治疗延迟就不可避免。一项包含150名动脉瘤性SAH患者在内的研究发现，只有36%的患者在48小时内获得有效治疗[16]。中位时间为3.6天。不行的是由于内科医师的误诊、逻辑及政策问题所造成的延误占总延误的超过70%[16]。

动脉瘤部位、家族性发病率及发病机制

囊状动脉瘤多位于动脉分叉处（图2-35）。动脉分支处形成的发育不全的小分支及动脉主干锐角发出的分支处特别容易形成动脉瘤[17]。大约90%的动脉瘤位于前循环[4,18]。常见的前循环好发部位包括：①两侧前交通动脉（AComA）连接处及与大脑

前动脉（ACA）连接处；②大脑中动脉（MCA）分叉处；③颈内动脉（ICA）与眼动脉、后交通动脉（PComA）、脉络膜前动脉（AChA）及 MCA 连接处[4]。基底动脉尖及椎动脉颅内段（特别是小脑后下动脉[PICA]起始处）为后循环中最常见的部位[4,18]。

大约 14%~24% 的患者有多发动脉瘤，女性更加常见[2,5,19]。在多发动脉瘤患者中，77% 有 2 个，15% 有 3 个，另有 8% 的患者有 4 个或更多动脉瘤[5]。囊状动脉瘤更常见于多囊肾病、主动脉缩窄、Ehlers-Danlos 综合征（尤其是Ⅳ型）、纤维肌发育不良、弹性假黄色瘤、马方综合征。

目前对家族性颅内动脉瘤的发病率有较深刻的研究[20-22]。约有 7%~20% 的动脉瘤破裂患者的一级或二级亲属有颅内动脉瘤病史，对于一级亲属有破裂动脉瘤的人群，动脉瘤破裂的风险是一般人群的 5 倍[2,5,20-22]。青少年后期及成年人的家系中如果有 2 个或以上的一级亲属有颅内动脉瘤应该接受 MRA 或 CTA 的筛查。由于动脉瘤出现较晚，应该在筛查后相隔多年再次筛查，但是目前还不确定应间隔多长时间。初步研究发现某些基因与家族性动脉瘤及散发囊状动脉瘤有关[23-28]。蛋白多糖基因或其附近的基因可能与颅内动脉瘤形成易感性有关[27]。

目前不能完全解释囊状动脉瘤的起源、增大以及破裂的过程。正常的颅内动脉是由胶原组成的外膜、中间的肌层、内弹性层、及深有内皮细胞的内膜组成的。颅内动脉没有外弹力层。颅内动脉较颅外动脉更易形成动脉瘤有以下原因：颅内动脉壁更薄、弹力蛋白少、没有外弹力层，并且位于蛛网膜下腔中，周围缺乏支撑组织。关于动脉壁破坏的理论主要有以下几种：先天及基因的异常会导致动脉中层的缺陷；高血压及动脉粥样硬化引起的退行性变会改变血管壁的结构；动脉炎性增生；局部内弹力层的退化。一些学者强调动脉中层的先天缺陷导致动脉瘤产生。中层缺失肌性物质是导致缺陷的最常见原因。这种情况在动脉分叉处更容易发生。一些有颅内动脉瘤的患者合并Ⅲ型胶原生成减少[29]。

Ferguson 提出了一个动脉瘤形成、变大的理论，笔者认为是合理的[30]。他认为机械性诱导动脉的退行性变导致脑内动脉瘤的形成。动脉的尖端及分叉处的血流动脉张力最大。动脉分叉处承受的外力与血流动力学张力不平衡，导致内弹力层的退行性变及动脉瘤样的膨出。动脉瘤内部及附件的

涡流不停震动血管壁，进一步削弱血管结构的完整性，导致动脉瘤不断增大[30]。人们发现 AVM 供血动脉及提供侧支循环血流动脉容易形成动脉瘤，这些部位的压力及血流增高。血管壁张力的增高使动脉瘤壁变得更薄，动脉瘤逐渐扩大，血压增高使动脉瘤内压力也增加。当管壁张力超过血管的承受能力，动脉瘤就会发生破裂。

动脉瘤可在任何时间破裂，但是在血压或血流量增加时破裂的风险增大。破裂多发生于患者用力时，如举重、体育锻炼、性交、排便以及重体力劳动。许多动脉瘤在破裂前会有轻度渗漏。颅内动脉瘤及蛛网膜下腔出血协作研究的入组病人中 1/3 的破裂发生于睡眠中，另有 1/3 的患者发生于日常活动中[12,13,31]。动脉瘤的大小是个很重要的因素；动脉瘤越大，越容易破裂。在不同的活检病例中，破裂动脉瘤的直径在 7~10mm 之间[32-34]。在随访中，直径大于 10mm 的动脉瘤比小动脉瘤更易破裂[2]。

巨大动脉瘤通常是指直径大于 2.5cm 的动脉瘤。巨大动脉瘤不易破裂导致蛛网膜下腔出血的观念是不正确的。Drake 报道 33% 的巨大动脉瘤以出血为主要表现，另有 10% 既往有过出血病史[35]。巨大动脉瘤的动脉管腔中往往有血栓形成。

动脉瘤一旦破裂，其临床过程进展迅速，临床结局也很差。据估计，在美国和加拿大每年有28 000 人会发生动脉瘤破裂，其中 7000 例误诊或诊断太迟贻误治疗[16,36]。改善 SAH 死亡率的最主要因素不是神经内科或神经外科医师的努力，而是首诊医师及急诊室医师早期识别 SAH[37,38]。只有早期诊断，患者才能在情况较好时转入拥有丰富经验的神经内科、神经外科、神经放射科及神经麻醉科医师的医疗机构。在处理动脉瘤及其并发症方面，神经内外科重症监护室起到了关键作用。

临床表现

PN，女性，32 岁，由于头痛持续不缓解 48 小时入急诊室。青少年期偏头痛。1 月前，患者夜间出血中重度头痛伴呕吐。头痛 3 天后，她向自己的医生咨询，诊断为流感。虽然患者未发热，但仍感不适，无法完成日常活动，卧床 1 周，头痛症状逐渐消失。两天前，该患者突发严重头痛。当时她正搬着很重的垃圾桶去垃圾收集站，突然感觉左颞部及头顶部疼痛，迅速放射到颈部及背部。由于疼痛，患者膝部弯曲，随即呕吐。患者跌跌撞撞进入房子，躺在床上，她丈夫回来后坚持送她进医院。

头痛

颅内囊状动脉瘤常有危险性渗漏或称"前哨出血"——动脉瘤出现微小裂痕,血压增高时出血进入蛛网膜下腔,但出血只持续数秒。患者突然出现严重头痛,往往是枕部或颈部持续性疼痛。头痛往往持续 48 小时甚至更长时间。与偏头痛的鉴别为起病突然且持续时间长。在头痛强度达到最大之前只有短短几秒钟时间。头痛发生的同时往往伴有呕吐和活动的停止(例如 PN 发病后膝盖弯曲),以及意识水平的降低。另一方面,偏头痛常是搏动性的,疼痛在数分钟到数小时达到高峰。偏头痛伴随的恶心、呕吐通常只持续一段时间。前哨头痛往往持续数天至 1 周,在这期间,患者很少能从事正常活动。前哨出血经常被误诊为偏头痛、流感、高血压脑病、无菌性脑膜炎、颈部劳损,甚至胃肠炎[37,38]。头痛、疲劳及呕吐很容易被误诊为食物中毒或急性胃肠功能紊乱。

患者 PN 在发病前 1 个月前可能就发生了先兆性渗漏,持续时间对于偏头痛来说太长了。疼痛影响了患者的日常活动,这一现象本应该警示她的内科医师进行进一步检查。在 Michael Reese 卒中登记及 Illinois 大学卒中登记研究中,31% 的 SAH 有前哨[39]。在 Danish 动脉瘤研究中,1076 患者中有 166 人有先兆性渗漏(15.4%)[35]。在这 166 个病人中,有 99 人(54%)的头痛事件经过医生的评估,但是被误诊了[40]。Ostergaard 估计高达 50%~60% 的 SAH 患者在大量出血之前有过头痛或其他警示信号[41]。患者一旦发生急性头痛,就应高度警惕 SAH,并且应放宽腰穿(LP)的指征[37,38]。患者出现不伴局灶性神经功能症状的严重头痛时,腰穿没有绝对禁忌证。如果所登记的因头痛而进行腰穿的病例中全是阳性结果,那就提示过于保守而很少做腰穿,前驱出血会被漏诊。

PN 的头痛在典型的 SAH 症状出现前 2 天就开始了。突然起病并出现放射痛,尤其是颈部、后背或腰骶部,提示合并脑膜刺激征。一侧局部头痛提示能够出血部位,这名患者左侧疼痛,出血也位于左侧。

神经系统症状及体征

PN 在急诊室时出现乏力及嗜睡,并伴有颈强。左侧眼睑下垂,将眼睑翻开时,左眼位于外下方。左侧瞳孔散大,对光反应消失。双侧跖反射为伸性。

动脉瘤可以出现邻近脑组织或脑神经受压的表现。巨大动脉瘤尤其容易出现局部占位效应的

症状及体征。巨大大脑中动脉瘤可引起癫痫、偏瘫或失语。颈内动脉颅内段(ICA)与后交通动脉(PCA)连接处的动脉瘤(通常称为后交通动脉瘤[PComA])或小脑上动脉(SCA)的动脉瘤可压迫第Ⅲ对脑神经。巨大的 SCA 动脉瘤可压迫中脑的锥体束产生引起对侧偏瘫(Weber 综合征)。图 13-1 示一个大动脉瘤压迫一侧大脑脚。动脉瘤的占位效应可引起展神经麻痹。在海绵窦内,动脉瘤可压迫第Ⅵ、Ⅳ或Ⅲ脑神经,产生眼肌麻痹。基底动脉分叉处向前生长的动脉瘤可出现类似垂体瘤的表现,引起视野缺损及垂体功能减退。基底动脉分叉处垂直生长的动脉瘤可产生遗忘综合征,合并第Ⅲ脑神经麻痹、球部症状及四肢轻瘫[18,42]。对于 PN,左侧动眼神经麻痹提示左侧后交通动脉瘤。

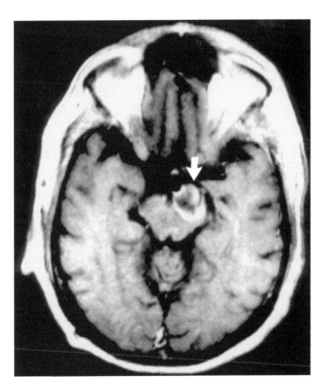

图 13-1 MRI 显示一个大动脉瘤(白箭头显示)压迫大脑脚,造成一侧动眼神经麻痹以及对侧偏瘫(Weber 综合征) From Winn WR, Richardson AE, Jane JA. The long-term prognosis in untreated cerebral aneurysms: I. The incidence of late hemorrhage in cerebral aneurysms-A 10 year evaluation of 364 patients. *Ann Neurol* 1977;1:358-370 with permission.

动脉瘤可引起一过性神经功能缺损,但并不常见。短暂性脑缺血发作可能继发于缺血或癫痫。Stewart 等报道了 3 名患者出现短暂、反复、刻板的缺血发作,第 4 名患者出现一过性复杂部分性癫痫发作[43]。头部 CT、腰穿及脑电图是正常的。没有

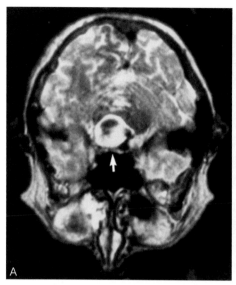
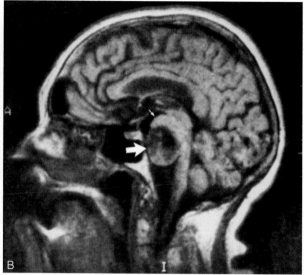

图 13-2 （A)T2 加权 MRI:白箭头显示巨大基底动脉瘤,内有混杂信号,提示血栓形成（B)矢状位 MRI 显示
动脉瘤内血块(大白箭头)压迫脑桥(小白箭头)

发现心源性栓子。脑血管造影显示动脉瘤的位置可以解释所有病例的症状。动脉瘤内可以形成栓子、脱落并出现栓塞,引起卒中。Fisher 等报道了 7 例出现局部脑缺血事件的患者[44]。这些患者都有囊状动脉瘤,可以解释其症状,并且没有发现其他栓子来源。这些动脉瘤内的栓子脱落后堵塞了远端动脉。Sutherland 等发现巨大动脉瘤内沉积有血小板,进一步肯定了这种栓塞的假说[45]。这 7 人中有 6 人动脉瘤中有活动性的血小板聚集,其中 3 人出现反复发作的一过性神经功能缺损。这种表现形式的动脉瘤是对反复发作的神经功能缺损的患者进行血管造影另一个指征,尤其是对那些没有心源性栓塞证据及年龄在 45 岁以内的患者。磁共振成像(MRI)同样显示异常信号影,提示动脉瘤内存在血栓。在图 13-2A 和 B 中,MRI 显示 1 个较大基底动脉瘤中有异常信号影(提示血栓),压迫脑桥。图 13-3 血管造影显示动脉瘤血栓的充盈缺损。

SAH 患者的头痛往往突然发生,在数秒钟内达到高峰。常见的并发症状有恶心、呕吐、颈强及一过性意识丧失。患者通常躁动不安。头痛发生时,患者有时可以描述头痛发作前后几分钟的情况。无主诉头痛的 SAH 较罕见。我自己治疗的某些患者蛛网膜下腔出血的首发症状是颈部疼痛或腰骶部的放射性背部疼痛。如果患者出现意识混乱、意识水平下降、失语或遗忘症时,患者就没有头痛的主诉。

短暂性意识丧失是由动脉血突然进入蛛网膜

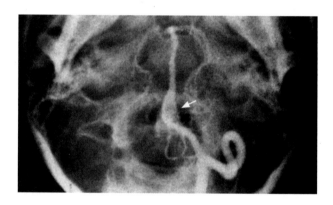

图 13-3 椎动脉造影,箭头显示动脉瘤内充盈缺损,提示血栓形成

下腔导致颅内压(ICP)迅速增高所致。ICP 增高,出血进入视神经鞘中以及视网膜中心静脉压力增高会引起视网膜出血,通常出血位于玻璃体下(Terson 综合征)。这种出血表现为从视乳头向视网膜扩散的大面积出血。视乳头水肿出现的比较晚。同侧或双侧的展神经麻痹同样很常见,反映了 ICP 增高。前面已经提到了破裂动脉瘤部位与局部神经功能缺损的关系。其他症状在表 13-1 中。

表 13-1 动脉瘤破裂的局灶体征

1. 前交通动脉动脉瘤患者出现下肢无力、谵妄以及双侧 Babinski 征阳性
2. 大脑后动脉动脉瘤出现同向性偏盲
3. 大脑中动脉动脉瘤出现失语、轻偏瘫以及病感缺失
4. 眼动脉动脉瘤出现单眼视力障碍

由于动脉瘤之前可能就发生过出血,造成周围脑组织粘连,反复的破裂通常表现为颅内出血或蛛网膜下腔出血,即所谓的脑膜 - 脑出血。前交通动脉及大脑前动脉远端动脉瘤破裂可出现纵裂及胼胝体的血肿[46],大脑中动脉分叉处动脉瘤破裂可导致典型的侧裂或颞叶血肿。多个部位的动脉瘤都可以出现额叶血肿[47]。一定部位的动脉瘤破裂进入硬膜下腔会导致硬膜下血肿,尤其是后交通动脉及颈动脉后壁的动脉瘤。

临床中常用 Hunt-Hess 分级对 SAH 进行临床分级[48]。在这个分级中,无症状或轻微头痛为 Ⅰ 级;中重度头痛,除脑神经麻痹外无神经系统其他体征为 Ⅱ 级;嗜睡、意识模糊或轻微局灶的神经功能缺损为 Ⅲ 级;严重的损害为 Ⅳ 级(包括昏睡,中至重度偏瘫)或 Ⅴ 级(包括昏迷,去脑强直或濒死状态)[48]。WFNS 评分(表 13-2)也是常用的分级方法[49]。这个评分是基于格拉斯哥昏迷评分(GSC 评分)和局灶神经系统体征建立的[49,50]。

表 13-2　WFNS 评分

分级	GCS 评分	运动障碍
1	15	无运动障碍
2	13~14	无运动障碍
3	13~14	有运动障碍
4	7~12	有或无运动障碍
5	3~6	有或无运动障碍

Hunt-Hess 分级有助于预测短期及长期的预后[48]。一般来说,分级越高,患者预后越差。PN 的分级为 Hunt-Hess 分级中的 Ⅱ 级。其他分级一般是对昏迷患者的分级,最常使用的是格拉斯哥昏迷(GSC)评分(表 13-3)[50-53]。该评分用于预测严重脑损伤患者的恢复程度,但目前广泛应用于评价意识水平下降的患者,包括睁眼、最佳运动及语言反应。最近,梅奥临床医师设计了一个新量表,包括眼球运动、脑干反射、肢体运动、呼吸在内的四项评分[53](表 13-4)。这个分级似乎比格拉斯哥昏迷评分能更好地评价不同病因的昏迷情况。由于这些评分的广泛应用,神经病学医师需要掌握这些评分。

表 13-3　Glasgow 昏迷量表

睁眼反应	
自发睁眼	4
声音刺激睁眼	3
疼痛刺激睁眼	2
不能睁眼	1
言语反应	
自发言语	5
言语混乱	4
言语不当	3
发出不能理解的声音	2
不能发出声音	1
最佳肢体运动	
遵嘱运动	6
定位疼痛	5
肢体屈曲(逃避疼痛)	4
肢体屈曲(异常反应)	3
去脑强直	2
无运动	1
总分	3~15

表 13-4　四项评分

睁眼反应
4. 眼睑睁开或可睁眼;可遵嘱追视或眨眼
3. 可睁眼但不能追视
2. 闭眼但呼叫可睁眼
1. 闭眼但疼痛刺激可睁眼
0. 疼痛刺激可不睁眼

肢体运动
4. 可遵嘱竖起大拇指、握拳等
3. 定位疼痛
2. 疼痛刺激屈曲
1. 去脑强直姿势
0. 对疼痛无反应或肌阵挛性癫痫

脑干反射
4. 存在瞳孔及角膜反射
3. 一侧瞳孔散大、固定
2. 瞳孔或角膜反射消失
1. 瞳孔及角膜反射消失
0. 瞳孔、角膜及咳嗽反射消失

呼吸
4. 无气管插管;呼吸节律规则
3. 无气管插管;陈 - 施呼吸
2. 无气管插管;呼吸不规则
1. 呼吸次数高于呼吸机频率
0. 呼吸次数等于呼吸机频率或无呼吸

总分 0~16

诊断试验

由于不停在动,PN 的头部 CT 的质量欠佳。脑回之间出现弥散的血液,同时基底池中也有血。腰穿显示血性脑脊液,测压力为 420mmH$_2$O。安放脑室外引流后转入神经重症监护室,接受密切的神经系统评价。

计算机断层扫描(CT)

怀疑 SAH 时,头部 CT 是最常使用的首选检查。CT 通常可发现蛛网膜下腔中的血液,并可显示脑实质内的出血[54,55]。出血的部位往往可提示病因及动脉瘤的位置[56]。前交通动脉(AComA)瘤破裂往往出现脑底部额叶下区域的出血,出血可扩散至前纵裂及胼胝体周池[46,51-53],通常会伴有额叶血肿或从终板到透明隔的中线部位血肿。出血还容易进入侧脑室[46,51-53]。一侧颞叶血肿或聚集在外侧裂中的血液通常提示 MCA 动脉瘤。图 13-4 显示血液位于蛛网膜下腔及基底池中,主要集中于左外侧裂中。该患者为左侧 MCA 大动脉瘤破裂。

血液位于中脑周围及桥前池,且出血量小,往往提示中脑周围出血,通常不是由动脉瘤破裂引起的[57-61]。蛛网膜下腔内血液位于脑凸面的一侧脑沟及脑裂中一般也不是动脉瘤性出血,但提示少见原因,例如脑淀粉样血管病、可逆性脑血管收缩综合征、硬脑膜窦或静脉窦阻塞或局部动脉疾病[62-65]。

CT 可能显示由于出血阻塞基底池或蛛网膜颗粒出现脑脊液循环障碍所致的脑积水造成的脑室系统扩大。蛛网膜下腔中大量的血液可预测血管痉挛和迟发性脑缺血的发生[66-69]。

平扫 CT 显示正常不能排除 SAH;如果出血量少,CT 往往发现不了出血,尤其是 CT 在 24~72 小时以后才进行[38,70]。计算机断层扫描血管造影(CTA)可以显示 Willis 环附近的动脉瘤[71-73]。患者 PN 的 CT 为图 13-5;出血量中等,大部分血液位于基底池,左侧更多。

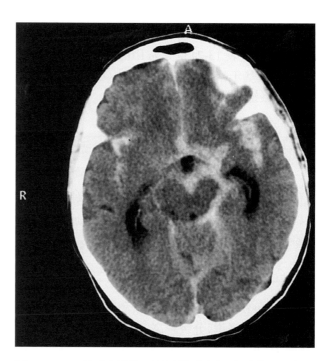

图 13-5　CT 显示血液位于蛛网膜下腔中,主要位于基底池中,左侧血液更多

磁共振成像

MR 在显示急性期蛛网膜下腔出血时没有 CT 敏感,但是血管畸形,尤其是海绵状血管瘤通常在 MRI 上显示清晰,为边界清晰的混杂信号。磁共振血管成像(MRA)可以准确显示动脉瘤并显示动脉瘤与周围脑组织的关系。在某些研究中,MRA 可以显示小到 3~4mm 的动脉瘤,但也有一些(21 个动脉瘤中有 3 个)显示不出来[74]。一些动脉及动脉瘤不能很好的显影,动脉瘤形态显示欠佳,不足为外科医师确定瘤颈及动脉瘤大小提供足够信息。还有一些研究表明 MRA 发现动脉瘤的比例还是比较高

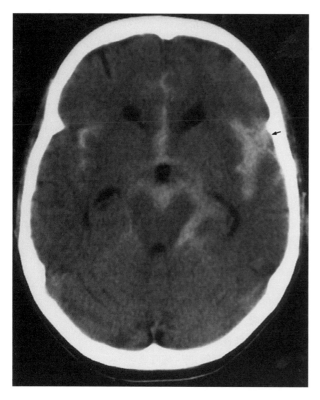

图 13-4　CT 显示蛛网膜下腔及基底池中血液。出血最厚部位位于左侧外侧裂(小黑箭头),该患者有左侧 MCA 动脉瘤,在图 13-7B 中显示

的,尤其是使用造影剂增强后[75,76]。目前,CTA及MRA是筛查无症状动脉瘤的最佳方法,无症状动脉瘤的高危人群包括有动脉瘤家族史或有目前已知危险因素的,例如多囊肾病或肌纤维营养不良。这些技术对显示较大动脉瘤较可靠。但是不能为外科医师或介入科医师的治疗提供详细信息。

腰穿

我们认为腰穿是非常重要的诊断步骤,尤其是当头部CT显示正常而临床高度怀疑SAH时[38,77,78]。脑脊液的特点见表13-5。

表13-5 蛛网膜下腔出血脑脊液表现

1. 大量红细胞,第一管及最后一管中细胞数基本没有变化
2. 出血4~5小时后离心上清液呈现粉红色
3. 离心上清液深黄色(黄变),含铁血红素形成,之后转化为胆红素
4. 蛋白含量增高
5. 脑脊液淋巴细胞增多,通常为单核细胞
6. 压力增高
7. 脑脊液糖正常

要测量并记录初始压力和终末压力。一些学者认为要在头痛发生后6~12小时之后再做腰穿检查[79]。这是因为胆红素的形成以及黄变需要时间,而72小时后的脑脊液检查只能发现压力增高、黄变及蛋白含量增高。分光光度法可以测定血红素及胆红素的量,为出血时期提供信息[77,80]。然而,使用分光光度法分析脑脊液成分诊断蛛网膜下腔出血的特异性并不太高[81]。

关于腰穿诊断蛛网膜下腔出血的价值尚存争议。一些学者认为颅内压突然下降可诱发出血。即使在CT已经证实SAH的情况下,我们也认为应该进行腰穿。最初的腰穿可以提供基线压力,并定量红细胞数量,并可在患者出现病情恶化或可疑再出血时,提供信息。脑脊液压力的水平是重要参数。腰大池置管同样有助于清除血液及脑脊液,由于可以降低CSF压力,腰大池置管还可缓解头痛。之后进行的腰穿有助于测定压力及血液成分。脑脊液压力超过180mmHg时,外科处理动脉瘤更易出现手术并发症。

数字减影血管造影

放置脑室外引流后,PN意识逐渐转清,头痛逐渐减轻。血管造影显示8mm×12mm大小不规则动脉瘤位于左侧颈内动脉及后交通动脉连接处(图13-6)。神经外科及神经介入科会诊后决定行动脉瘤夹

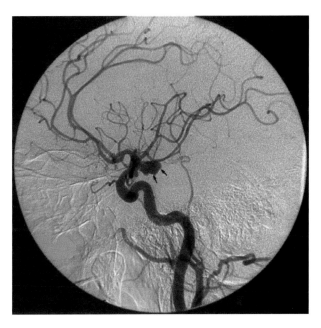

图13-6 较大的左侧后交通动脉瘤(小黑箭头)8mm×12mm(Galen Henderson 和 Rafael Linas 供图)

闭术。虽然也可行栓塞术,但是考虑到该患者年轻伴第Ⅲ对脑神经麻痹及良好的预后决定行夹闭术。当天顺利进行了动脉瘤夹闭术。

脑血管造影仍然是显示颅内动脉瘤的大小、解剖特征的最佳方法。动脉数字减影血管造影的方法更好,可以得到极佳的造影显像,需要的造影剂更少。随着动脉瘤血管内治疗的增多,血管造影的时机不断改变。通常在SAH后很快就可以进行干预,越早明确动脉瘤及其他病因诊断对于指导治疗具有重要意义,所以要尽早进行。图13-7显示了血管造影显示动脉瘤最常见的部位。

动脉瘤可能是多发的,所以颅内四根主要动脉都要进行造影,如有需要,还要进行完整的正位、侧位及斜位造影。表13-6列举了易破裂多发性动脉瘤的主要特点。虽然有的SAH的诊断明确,但血管造影还是没有发现动脉瘤。一般来说,这样的患者预后要比发现动脉瘤的患者要好,但是这种出血的病因就比较复杂了[82,83]。但是,有一些基底池大量出血的病例,尤其是向上蔓延至Liliquis膜的患者,需再次复查血管造影除外隐匿性动脉瘤。

表13-6 识别最容易出血的多发动脉瘤

1. 最大的动脉瘤
2. 最不规则的动脉瘤
3. 与局灶神经功能缺损最相关的动脉瘤
4. 可解释局灶体征血管分布区的动脉瘤
5. 与CT显示的出血部位最相关的动脉瘤

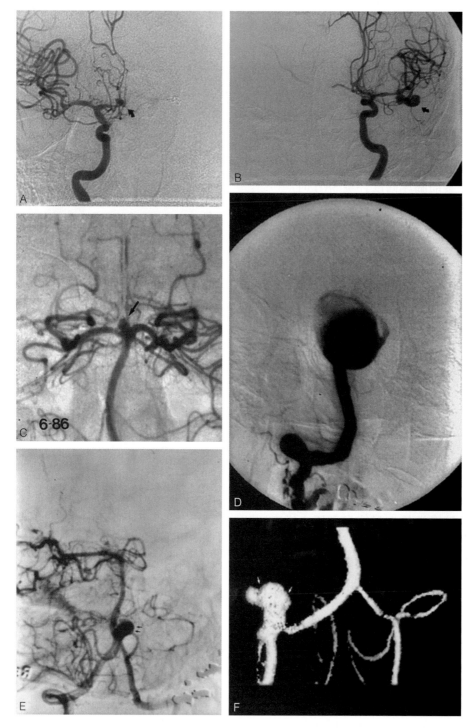

图 13-7　血管造影显示几个常见部位的动脉瘤。(A)前交通动脉瘤(AComA)(黑箭头);
(B)大脑中动脉瘤(MCA)(黑箭头);(C)小的基底动脉尖处动脉瘤(黑箭头);(D)基底动脉分
叉处动脉瘤;(E)椎动脉 - 基底动脉汇合处小动脉瘤。(F)CTA 示椎动脉 - 小脑后下动脉结
合处动脉瘤(小白箭头)(Galen Henderson 和 Rafael Linas 供图)

其他诊断技术

　　经颅多普勒超声(TCD)是监测脑循环血管收缩情况的一种有用的方法[84-89]。中至大量出血量的 SAH,连续检测基底动脉 TCD 血流速度,发现出血后 3~10 天的流速开始增快,并在 11~20 天达到最高。MCA 的平均血流速度高于 140cm/s,可以很好地预测血管造影显示的血管狭窄,当速度超过 200cm/s 预示着发生了严重血管痉挛[84,86]。多普勒测量的 MCA 血流速度与血管直径成反相关。

　　单光子发射计算机扫描(SPECT)可以显示局部

脑血流量的降低,也是一种有效的监测血管痉挛的方法。局部低灌注与 SAH 患者血管痉挛及迟发型脑梗死有很好的相关性[89,90]。氙 - 增强 CT 扫描也可以定量显示局部血流情况[91,92]。MR 弥散及灌注显像还可以显示梗死区域和低灌注区域[93,94]。以上这些技术及 CT 灌注扫描是可能是监测 SAH 患者的有效方法。

鉴别诊断

Van Gijn 等发现很大一部分 CT 显示出血位于中脑周围脑池的 SAH 患者,其血管造影未发现异常[57-60,95]。新型 CT 及 MRI 显示这些出血通常以桥前池为中心。由于这些出血主要围绕脑干,Schievink、Wijdicks 等认为这类出血应该称为脑干前蛛网膜下腔出血,而不是中脑周围出血[59,95]。脑干前出血与动脉瘤性 SAH 的患者的临床过程不同,患者很少死亡,也很少出现急性再出血、迟发型脑梗死或脑积水[59,95,96]。患者的预后也比血管造影发现动脉瘤的患者好很多。脑干周围出血的原因尚不清楚,通常认为是静脉出血或毛细血管渗血所致。一位脑干周围出血的患者,其 MRI 显示脑桥腹侧有毛细血管扩张症[97]。由于后循环动脉瘤破裂所致 SAH 也可引起脑干周围出血,对这部分病人还是需要进行血管造影。然而,若首次造影的技术没问题,而结果是阴性的,那么复查造影发现动脉瘤的几率较低。

SAH 患者造影阴性的原因很多[82,83]。我们曾见到一些尾状核出血破入脑室系统的患者,其临床症状类似 SAH,但 CT 或 MRI 显示尾状核及脑室内出血[98]。AVM 也会累及室管膜下区,血液直接进入脑室系统及脑脊液。在 CT 扫描前,脑室内及其他部位的脑出血的患者占据了一部分血管造影阴性但被认为是 SAH 的比例。脑淀粉样血管病是一个常被人们忽视的重要原因。淀粉样病变常累及软脑膜动脉。表 13-7 列举了蛛网膜下腔出血的鉴别诊断[99-105]。

SAH 有误诊的可能。其他一些疾病,例如肿瘤、感染或腰穿损伤都可类似 SAH。如果临床表现为背部疼痛、放射样症状或脊髓病的征象,我们会为患者预约脊髓 MRI,寻找脊髓动脉瘤、AVM 或脊髓硬脑膜瘘的证据(见第 16 章)。如果患者血管痉挛严重,但血管造影没有发现动脉瘤,在患者临床症状改善后可再次进行造影以更好的显示颅内动脉和发现动脉瘤。

表 13-7 未发现动脉瘤的蛛网膜下腔出血

1. 继发于颅脑创伤的蛛网膜下腔出血
2. 血液系统疾病及镰状细胞病
3. 未显影的动静脉畸形或过小而不能显影的动脉瘤
4. 破裂动脉瘤内血栓形成
5. 非动脉瘤性动脉出血渗入脑表面
6. 硬脑膜动静脉畸形
7. 脊髓动静脉畸形
8. 脑静脉及硬脑膜窦闭塞
9. 颅内动脉夹层
10. 脑淀粉样血管病
11. 可卡因滥用
12. 垂体卒中
13. 血管炎(尤其是结节性多动脉炎及 Wegner 肉芽肿)

动脉瘤性蛛网膜下腔出血的并发症及其处理

SAH 患者的管理在临床上是个非常棘手的问题。患者的并发症较多,在管理上几乎每年都会有变化。表 13-8 列举了 SAH 急性期及恢复期的并发症。为了便于记忆,我们总结了"9H":高血压(全身);高血压(颅内);心衰及心律不齐;血肿;出血(再出血);低灌注(血管痉挛);脑积水;低血容量;低钠血症。

表 13-8 蛛网膜下腔出血并发症("9H")

早期
1. 高血压(颅内)
2. 高血压(全身)
3. 心衰及心律不齐
4. 血肿
晚期
5. 出血(再出血)
6. 低灌注(血管痉挛)
7. 脑积水
8. 低血容量
9. 低钠血症

再出血

SAH 患者最凶险的并发症是动脉瘤再破裂出血。动脉瘤性 SAH 患者主要的死亡原因是初始出血及再出血。一项研究发现 SAH 患者的死亡率为 45%(36/80),其中 64%(23/36)的死亡患者是由于初始的 SAH 所致,剩下的 13 名患者中有 8 人死于再出血[106]。文献报道再出血的患者的死亡率约为

50%[106,107]。

突然、急骤的剧烈头痛对再出血有提示意义。再出血往往同时存在脑实质出血和蛛网膜下腔出血。动脉瘤再破裂破入脑实质内的几率较首次破裂高。症状包括假性脑膜炎、局部神经功能缺损(脑实质出血),常迅速发展至昏迷。近20%的再出血发生于发病2周之内,30%发生于第1个月,40%发生于发病6个月内。发病6个月后,再出血的几率为每年3%[6,12]。目前没有可靠的方法来预测再出血的发生。

某些方法可以降低再出血的风险。患者安静卧床,使用镇痛药控制疼痛,可使用镇静药物,使用通便及软化大便的药物保持大便通畅。这些方法都是为了避免血压升高(血压增高会引起颅内压增高,从而增加再出血风险)。注意监测血压,当患者血压高于160/100mmHg,应使用降压药物。尽可能早期外科手术或介入治疗处理动脉瘤,这是预防再出血的最佳方法。

迟发性脑缺血(血管收缩)

脑血管收缩是仅次于再出血的第二大致死及致残原因。脑血管收缩是指颅内动脉的异常变窄并引起神经功能缺损症状体征或脑部影像学提示脑梗死证据,这种临床综合征被称为迟发性脑缺血(DCI)。SAH患者的颅内动脉收缩通常称为血管痉挛。纯理论主义者认为用血管收缩这一词更为准确,因为血管收缩是结构方面的定义,不反映病变持续时间及发生机制,而血管痉挛通常指功能可逆性改变,相对持续时间较短。在动物实验[108]及人类[109,110]中发现,动脉狭窄通常持续存在,造成血管慢性形态学改变。因此,血管痉挛的概念并不准确。

血管收缩的病因还不是很清楚,很可能与进入蛛网膜下腔内的血液释放物质进入CSF及其与蛛网膜下腔的血管相互作用有关。红细胞及溶解后的产物促发了血管痉挛[111,112]。目前认为最有可能是氧合血红蛋白引起了血管痉挛,它们影响血小板源性生长因子(这种物质由血小板释放,促进血小板黏附于动脉壁)、内皮生长因子(特别是内皮源性释放因子)以及凝血级联反应中的成分(尤其是血栓素、纤溶酶及纤维蛋白原)[112]。这些物质的相互作用最终导致血管平滑肌的异常收缩和舒张功能障碍。

蛛网膜下腔出血后3周内死于血管收缩的患者尸检显示动脉中层坏死,而死于出血3周之后的患者血管内膜会出现环形增厚,内皮下纤维化及中层萎缩[112-116]。动脉外膜黏附有炎性细胞,血管周围的神经末端变性[112]。血管中层的平滑肌收缩伴随不同程度的纤维化及坏死。内膜出现纵向皱褶,内皮细胞脱落、坏死及细胞间紧密连接异常[112]。

SAH诱发的血管收缩可能导致动脉壁的坏死,这种并发症在出血后3~5天出现,在5~9天达到高峰,大多数血管痉挛在发病后2周缓解[112,117-119]。血管痉挛也可在术后发生,术中处理动脉及术中出血可能是其原因。血管造影可以发现30%~70%的血管痉挛[120]。大约2/3的患者在SAH后2周内接受血管造影时,可发现血管痉挛[102-112]。造影诊断血管痉挛主要是依据颅内动脉变窄。严重血管痉挛的表现是动脉管腔小于0.5mm伴前向血流变慢。有时动脉呈弥散性狭窄,有时为局限性狭窄。CTA与DSA的相符率较高,CTA发现血管痉挛的阴性预测率为95%[121]。CT灌注显示血流量下降也有助于预测脑梗死的发生[122]。血管造影显示血管痉挛时TCD测定的动脉血流速度是增加的[84,94,123]。但是造影发现的血管痉挛患者中只有一半出现症状。这也提示了迟发性脑缺血除了动脉收缩导致血流减少外还存在其他机制。

DCI的早期症状包括心动过速、高血压、脑电图(EEG)异常以及意识水平下降[124]。有些患者(尤其是弥漫性血管痉挛)会出现弥漫性脑功能障碍,其中包括头痛、嗜睡以及意识模糊。同时常会伴随局部神经功能缺损,往往提示受累动脉。通常情况下,载瘤动脉或被血块包围的动脉发生的血管痉挛最为严重。当然,较为少见的情况下,发生痉挛的动脉可远离动脉瘤。DCI患者MCA血管痉挛会引起轻偏瘫、偏身感觉缺失、失语、疾病失认及意识模糊。ACA痉挛可能出现一侧或两侧下肢力弱、意志减弱或失用。PCA区域的缺血会造成偏盲及偏身感觉缺失。头颅CT及MRI可提供有用信息,排除脑实质内出血及脑积水,它们也是症状恶化的原因。影像学检查可显示梗死灶,SPECT、氙增强CT扫描、CT灌注及MRI灌注成像可显示供血区域的灌注下降。同时基因与血管痉挛及迟发型脑缺血也有关系。一项荟萃分析表明携带APOE基因的E4等位基因患者迟发型脑缺血的风险较高,预后较差[125]。

表13-9列出了与严重血管痉挛相关的临床、实验室及神经影像学表现。积极预防性治疗是应对DCI的理想方法。预防的方法包括早期动脉瘤夹闭或弹簧圈填塞、扩容、清除或溶解血块以及预防性用药[112]。早期外科手术可以清除蛛网膜下腔中的

血液,术后 CT 显示血液清除干净的患者症状性血管痉挛的风险降低[126,127]。动脉瘤夹闭后还可使用尿激酶或组织型纤溶酶原激活物溶解 CSF 中的血块[128,129]。有人设计了包括 32 名 SAH 患者在内的一项随机双盲试验,将尼卡地平缓释埋植器放入基底池,使血管暴露在尼卡地平环境中,血管造影所显示的血管痉挛(对照组为 73%,植入组为 7%)及迟发型脑缺血(对照组 47%,植入组 14%)的风险显著降低[130]。

表 13-9　蛛网膜下腔出血后与血管痉挛相关的因素

1. 蛛网膜下腔中较厚的血凝块,出血量大
2. 动脉管径小于 0.5mm,远端低灌注
3. 动脉瘤位于 Wills 环
4. 意识水平下降
5. 脑室内积血
6. 脑钠肽升高

血管痉挛的患者通常给予"3H"治疗,包括高血容量(hypervolemia)、高血压(hypertension)(通常为药物诱导)及血液稀释(hemodilution),通常使用晶体液或胶体液来扩充血容量的作用[131-133]。只有在动脉瘤处理后或患者低血压的情况下才使用药物升高血压。扩容、诱导性高血容量、高血压及血液稀释对缓解血管狭窄没有明显效果,但被认为可通过增加心排血量、改善血液流变学来维持 CBF,提高缺血阈值[131-135]。激进的扩容需要在监护下进行,并且有出现严重并发症的风险[119]。高血容量的效益受到越来越多的质疑,目前在容量状态方面,等容量较高容量是更好的治疗目标[136,137]。一项有关高血容量的临床研究得出结论:"高血容量相较于等容量治疗,可导致心脏充盈压升高、液体摄入增加但并不增加 CBF 及血容量。尽管为避免低血容量而细致的液体管理可以减少 SAH 后迟发性脑缺血的风险,预防性高容量治疗并不会额外获益"[136]。

由于贫血是 DCI 和不良神经系统结局的危险因素[138,139],血液稀释作为 DCI 的预防性治疗逐渐被弃用。高血红蛋白浓度对于 DCI 患者可能是有益的[140,141]。在少数情况下,为达到上述目的,血液输注是有必要的。当前指南建议"对于 SAH 后存在脑缺血风险的患者,使用浓缩红细胞输注治疗贫血是合理的。但血红蛋白的理想水平仍有待确定"[142]。许多神经内科及神经外科医师倡导要避免低血压、低钠血症及低血容量,必要时应给予

患者正常水平的生理盐水而不是激进的液体扩充疗法[112]。当这些治疗不能逆转临床症状,可以使用血管成形术(使用球囊机械扩充痉挛的动脉)以及/或动脉内注射舒张血管的药物如钙拮抗剂或不常用的血管收缩药物,如米力农(可短暂增加血管收缩程度)[5,79,107]。

在英国[143]及美国[144]20 世纪 80 年代早期进行的临床试验的初步结果显示尼莫地平(一种钙拮抗剂)可能降低血管痉挛的发生率及严重程度,并有助于改善患者预后。尼莫地平、尼卡地平以及其他钙拮抗剂可以起到降低血管痉挛、通过扩张侧支动脉增加血流、神经元保护(降低钙离子进入细胞)以及改善血液流变学等作用[112]。大量试验已经表明尼莫地平可以改善患者结局,并降低迟发型脑梗死的发生率。一个系统综述总结了 10 个对 SAH 患者应用钙拮抗剂的临床试验(共包括 2756 名患者),结果发现这些患者的缺血性神经功能损害的相对风险降低 33%,CT 显示脑梗死的风险降低了 20%[145]。不良结局的相对风险降低 16%,而死亡的相对风险下降 10%[145]。应用尼莫地平、尼卡地平及其他钙拮抗剂可引起血压降低,影响肾功能,在静脉给药时尤其需要注意,所以应用时必须监测血压、尿量及肾功能。尼莫地平的用法是静脉每小时 15~30g/kg 或每 4 小时 30~90mg。将可缓慢释放钙拮抗剂的植入剂植入颅内的方法还需要更多研究进行验证。Fraticelli 等发现米力农(一种磷酸二酯酶抑制剂),可安全、有效地治疗 SAH 后血管痉挛[146]。该药可增加心排血量,并增加 CBF[146]。

自 1989 年开始,神经介入医师开始使用不同的器材对造影显示血管痉挛且伴有神经功能缺损的患者进行腔内血管成形术[147-150]。这项技术一直在改进。在应用新一代球囊后,血管成形术治疗血管痉挛变得更安全有效。钙离子通道阻断剂如维拉帕米、尼卡地平,常被同时应用于血管成形术,或者直接作为一种独立血管内治疗。虽然动脉注射这类血管扩张剂的确扩张了血管直径,增加了下游的灌注,但这种效益可能是短暂的,常需要重复执行。由于风险 - 效益比不佳,目前不推荐使用预防性血管成形术。

对 SAH 患者进行大量口服及静脉补液是预防低血容量的方法似乎是明智的做法。发病的最初10 天可以给予静脉或口服的尼莫地平。对于那些血管造影发现痉挛的患者,应该给予扩容及维持血压。患者最好在重症监护室进行治疗及监护,在积

极扩容时要测定肺动脉楔压,尽管目前并不推荐常规应用侵入性方法来监测血容量。ICP 测定同样有助于监测渗透性利尿剂、类固醇及颅内液体脱失的情况。TCD 被用来监测基底动脉的血流量及大脑半球的血流量。MRI 的弥散及灌注加权像同样可以发现并定量血管痉挛相关的低灌注情况。MRI 的弥散加权像显示在大范围低灌注周围常可见到散在较小且多发的缺血灶[93]。症状性血管痉挛且对内科治疗不敏感的患者,可由经过训练的、经验丰富的神经介入科医师行血管成形术治疗。在患者情况较好的情况下应该尽早进行动脉瘤的外科手术或介入栓塞[5,129,151]。

重症监护支持治疗

动脉瘤处理后,细致的重症监护治疗对于良好的结局十分重要。应重点关注早期严格控制血糖的同时保证营养、预防深静脉血栓形成、疼痛、控制颅内压。癫痫的预防不作为常规推荐。他汀和镁被认为可以改善 SAH 患者的结局,但近期研究发现常规应用他汀[152]或静脉应用镁剂[153]并不能改善患者结局。

脑积水

除了再出血及血管痉挛,其他并发症也可导致动脉瘤破裂的患者病情恶化。CSF 循环异常可导致急性脑积水,脑干周围脑池中的血液阻塞了 CSF 循环,且血液黏附于蛛网膜颗粒时,还会引起 CSF 重吸收障碍。脑积水的症状主要有头痛加重、嗜睡、尿失禁以及自发活动减少。平扫头部 CT 可以明确诊断。在一项研究动脉瘤手术时机的大型研究中,纳入 3521 名发病 3 天内的 SAH 患者,分析了预测脑积水的危险因素[154]。增加风险的因素包括高龄、高血压(病史、入院时血压及术后处理)、头部 CT 显示较厚的局限或弥散的出血、脑室内积血、使用抗纤溶药物以及意识水平下降[154]。严重的脑积水患者需行侧脑室置管引流,部分患者可通过多次腰椎穿刺放液或腰大池引流得到有效治疗。在 SAH 后的数月到数年,当蛛网膜颗粒纤维变性、黏着,阻碍正常的 CSF 循环,患者会发展至正常颅压性脑积水。

心肺功能异常

SAH 患者容易并发心肺疾病。要密切关注患者是否有心律失常、心力衰竭以及心肌梗死。临床上需监测患者心律,获得基线心电图,并定期复查 ECG 和心肌酶,密切关注患者是否出现充血性心力衰竭的临床征兆。SAH 患者往往伴有 ECG 异常[155-156]、肌酸激酶和肌钙蛋白升高(类似心肌梗死[157,158])、左室壁局部运动异常[159]以及心律失常[156,160-162]。最典型的 ECG 异常是所谓的"瀑布样 T 波",在累及整个心内膜是可见的。其他 ECG 异常包括 QRS 构成的改变、Q-T 间期延长、T 波异常以及 S-T 段抬高或压低[156]。

SAH 以及其他类型的卒中患者死亡后,行尸检常可发现心内膜下出血及心肌纤维变性[156,163,164]。心肌细胞的病理性异常常被认为是肌溶解。心肌细胞的纹理消失,细胞质变透明。检测发现心肌细胞中的某些酶丢失。心肌细胞的数量下降,但是肌膜、间质以及细胞核通常保留。肌纤维中可出现脂褐素。通常情况下,有一种凝集型的肌溶解,其心肌细胞在高度皱缩状态下死亡伴有肌纤维的早期损害以及异常的不规则横纹形成[156,164]。这种类型的病理改变通常被称为心肌纤维变性及收缩带坏死。在心肌溶解部位可出现早期钙内流伴钙化[156,164]。

血清中儿茶酚胺或交感胺类物质的释放(由下丘脑释放并影响心肌)的增加可能是心肌细胞异常的原因[156,164]。SAH 相关的心功能不全伴随血压升高、高水平的脑钠肽(BNP)、心率加快、心肌损害的生物学标记物升高及其 ECG 表现,而这些表现同时伴有儿茶酚胺水平升高[165]。SAH 患者在入院时已快速分泌过多的儿茶酚胺,而其中心功能不全的患者则持续存在这种情况[165]。虽然 ECG 改变很常见,但心肌梗死却很少见。

一些 SAH 患者的超声心动图可出现心尖部膨隆,日本学者认为这是一种"takotsubo"心肌病的标志[166-168]。应激性心肌病特点是,可逆性左心室尖部膨隆而冠脉造影无明显冠状动脉狭窄。在日本,"tako-tsubo"是指"捕捉章鱼的鱼笼",而这种心肌病患者的左心室和这种特殊的形状很像。部分患者出现心尖部豁免的变异型(倒置 takotsubo),这些患者中远端心尖部的收缩功能保留,而出现心室中间部和(或)基底部短暂性收缩功能障碍[164,166]。SAH 患者的 Takotsubo 心肌病往往是一过性的[169,170]。

心脏功能异常有时会伴有肺水肿的证据,有时出现临床症状,有时是通过尸检发现的[156,171-173]。在 178 名死亡的 SAH 患者中,71% 尸检发现肺水肿,其中仅有 31% 出现了临床症状[147]。这种肺水肿是神经源性的,其特点是起病迅速、水肿液中蛋白较高,可导致颅内压迅速升高。Weir 认为肺水肿是由迅速升高的颅压所致,高颅压触发了大量自主神经放电,导致脑灌注增加、肺部液体聚集以及低氧血症[172]。SAH 相关的肺水肿患者相较于无该并发症的患者其循环血量减少[173]。治疗肺水肿应针对降低 ICP 及消除多余液体,可能需要气管插管、控制通气、呼气末正压通气、使用渗透性及袢利尿剂、排放脑脊液等措施来达到目的。

液体、电解质及内分泌异常

水、电解质紊乱虽然少见,仍然是引起神经功能缺损的原因之一[174-177]。动脉瘤所致的 SAH 患者中,低钠血症是最常见的电解质紊乱,约 30%~50% 患者可出现[177]。轻微钠、钾波动但无临床表现较为常见。而低钠血症与临床不良预后相关。在外科手术后,每天静脉给予 1200mg 氢化可的松或氟氢可的松可以减少尿钠,防止低钠血症[177,178]。过去,人们认为低钠血症主要是由抗利尿激素分泌异常引起的,最近脑耗盐综合征受到越来越多的重视,它被认为是低钠血症的病因之一。SAH 后由于多种因素共同作用导致低钠血症,因此治疗上应限制游离水的摄入,给予适当高渗的液体(1.5%~2.0%),而不是单纯限制液体量。血管加压素受体拮抗剂的使用也在逐渐增加。血浆中心房钠尿肽的浓度升高,当出血累及鞍上池或脑室内积血的患者其心房钠尿肽浓度则更高[179,180]。

SAH 后也会出现神经内分泌障碍[181]。一项研究对 21 名患者进行筛查,9 名患者(43%)出现了一个及一个以上的垂体激素轴的功能不全[182]。另一项研究分析了垂体的功能。纳入 30 名动脉瘤所致的 SAH 患者,对其出血后 12 到 24 个月进行筛查,发现其中 14 人(47%)存在一种或多种神经内分泌激素缺乏[183]。生长激素缺乏后最常见的是促肾上腺皮质激素水平降低,其分泌异常往往伴随体重增加。前交通动脉瘤最容易出现神经内分泌功能障碍[182,183]。目前认为下丘脑 - 垂体血液低灌注是内分泌紊乱的机制。

Peerless 总结了 30 多项 SAH 后神经功能恶化的少见原因,包括动脉瘤扩大、癫痫、肺栓塞、药物副作用、肾衰竭以及肝衰竭[154]。

其他治疗

血压的控制

必须谨慎控制血压。ICP 增高会引起脑内静脉压力增高。在全身血压增高时要保持动静脉的压力梯度才能保证脑灌注。过高及过低的血压都有害。平均动脉压大于 130mmHg 或低于 70mmHg 的患者预后要比在 70~130mmHg 之间的患者预后差[184]。动脉瘤性的 SAH 患者的血压管理时需要将

动脉瘤是否处理考虑在内。如果动脉瘤尚未处理,建议严格控制平均动脉压在 110mmHg 以下。短效、易滴定药物如静脉应用钙离子拮抗剂(尼卡地平、尼莫地平)可用于降压治疗,硝酸盐因其有升高 ICP 倾向应避免使用。当动脉瘤处理后,控制血压方面相对灵活,为缓解血管痉挛可以允许血压稍高。

如果血压不太高,我们一般不进行降压治疗,尤其是合并血管痉挛时。尼莫地平和尼卡地平在治疗或预防血管痉挛的同时也能降低血压。目前没有绝对的目标血压值;但是,在降压时要密切监测患者的临床症状,以保证脑血流及脑灌注。

抗纤溶药物

抗纤溶药物可以用于 SAH 患者预防再出血的治疗[142,185-187]。最常使用的抗纤溶药物是氨基己酸,通常在发病当天开始使用,静脉注射 3 天,每天 24g,之后改用口服治疗 3 周或用至外科手术前。Kassell 等总结了颅内动脉瘤和蛛网膜下腔出血应用抗纤溶药物的经验[188]。虽然氨基己酸可以降低再出血的风险,但是不能改善的病死率及致残率。使用抗纤溶药物常引起血管痉挛、血栓性脉管炎伴肺栓塞以及脑积水[188]。虽然对于各种原因不能马上处理动脉瘤再出血风险较高的患者,抗纤溶药物是有效的,但该种药物副作用太多,不推荐作为 SAH 的一般性治疗药物。

使用外科手术或介入手术闭塞动脉瘤

手术闭塞动脉瘤是预防再出血的重要方法,动脉瘤破裂后应尽早闭塞动脉瘤,然而对于动脉瘤闭塞的最佳方法 - 外科夹闭术或介入填塞尚存争议。

开颅手术需要使用致低血压的麻醉药物。需使用脱水药物或控制脑脊液排出使脑组织张力降低,之后神经外科医师才能应用解剖显微镜找到动脉瘤。理想状态下,应在载瘤动脉的瘤颈处夹闭动脉瘤,如果上述方法行不通,可能需要 2 枚动脉瘤夹夹闭动脉瘤,并利用支撑材料包裹动脉瘤或将不重要的供血动脉闭塞。动脉瘤闭塞术中,可能发生再出血或缺血性梗死。梗死继发于脑组织回缩造成的动脉损伤,也可能由于寻找和处理动脉瘤时对穿支动脉牵拉造成了损伤。遗忘综合征在前交通动脉瘤术后比较常见,尤其是瘤颈处理困难不能直接夹闭时[189,190]。这种手术方式会破坏起源于大脑前动脉或前交通动脉的穿支,导致第三脑室前壁、眶额叶以及基底前脑核团的缺血[189,190]。前交通动脉瘤破裂引起的血管痉挛往往会造成类似的临床

功能缺损。同样的,基底动脉分叉处的动脉瘤会继发中脑旁正中部分及丘脑的梗死,引起"基底动脉尖综合征"。

外科开颅术有时推迟至发病 10~14 天进行。当脑水肿缓解,蛛网膜下腔中血块及血液吸收后,这项技术要求相对高的手术更容易进行。由于动脉瘤破裂口处的血块机化,在这个时期手术的再出血风险同样也降低了。早期手术由于可以降低血管痉挛的风险,患者的预后更好。如果早期手术并清除蛛网膜下腔中的血块,血管痉挛的风险可能降低,但这一观点目前仍需验证。如果动脉瘤的夹闭造成血管痉挛,此时就算再出血风险增加,也应使用高动力循环治疗。

虽然血管内介入治疗动脉瘤的方法已经有 30 多年的历史,但是直到最近,这种方法才等同甚至超过外科开颅术。Fedor Serbinenko,一位俄罗斯神经外科医师是第一个将血管内填塞的方法用于动脉瘤治疗的医生,他使用的是带有可脱离乳胶球囊的导管[191]。Guido Guglielmi 等在 1991 年报道了他们使用一种电解可脱离铂弹簧圈技术的经验[192,193]。这种弹簧圈[称为 Guglielmi 可脱弹簧圈(GDC)]通过微导管进入动脉瘤,通过电流从一个不锈钢微导丝上脱离下来[192,193]。从那时起,这项动脉瘤填塞技术不断改进。到 2002 年中旬,大约 10 000 名患者接受了此项治疗,每月大约有超过 1500 名患者接受血管内治疗的方法处理动脉瘤[194,195]。几乎没有患者因为填塞材料而出现炎症、过敏反应[196]。在这些患者可能出现载瘤动脉一侧半球的短暂缺血症状和 MRI(FLAIR)病灶。皮质类固醇激素对改善缺血症状及逆转 MRI 病灶有效。这种综合征的发生机制可能与患者对镍 - 钛(镍钛诺)导丝的高敏感性有关[196]。

国际动脉瘤性蛛网膜下腔出血试验(ISAT)比较了动脉瘤开颅夹闭术和填塞术[197,198]。该试验入选的患者是动脉瘤造成 SAH,并且可以选择夹闭术及填塞术任何一种手术方式。这个试验将患者随机分入夹闭组(1070 人)及填塞组(1063 人)。这些患者来源于 9559 名动脉瘤性 SAH 患者,其中 9% 拒绝参与该手术,69% 的动脉瘤患者适于其中一种手术方法[198]。填塞组的再出血略微高于夹闭组(7 人 vs 2 人),夹闭组癫痫的发生率更高(出院后一年随访时为 44 人 vs 27 人)[197]。该队列在治疗后进行了 10.0-18.5 年的随访[199]。治疗后的 10 年随访显示,809 名接受血管内栓塞的患者中有 674 人(83%)存活,835 例神经外科手术夹闭患者中有 657 人(79%)存活(OR 1.35,95%CI 1.06~1.73)。在 1003 名完成 10 年随访问卷的患者中,435 例(82%)血管内栓塞患者和 370 例(78%)神经外科手术夹闭患者生活完全自理。与神经外科手术夹闭治疗组的患者相比,血管内栓塞治疗组患者 10 年存活和自理的可能性更大(OR 1.34,95%CI 1.07~1.67)。33 例患者在首次出血 1 年后复发蛛网膜下腔出血(17 例源于靶动脉瘤破裂)[199]。

治疗效果有赖于介入医师或神外医师手术的经验及技巧,也有赖于对患者的选择。对于这两种处理方式来说,较大动脉瘤的并发症及不全闭塞率要更高。动脉瘤的瘤颈往往可以预测动脉瘤是否可以完全填塞。瘤颈小于 5mm 以及瘤颈 / 动脉瘤最大直径小于 0.5 的填塞效果较好[194,200]。

血管内支架偶尔用于防止动脉瘤参与血液循环,并保证载瘤动脉的完整性[201-204]。当动脉瘤颈较宽时,植入动脉瘤的弹簧圈很容易进入循环。目前,随颅内血管可操纵弯曲的支架设计被越来越多地应用于宽颈动脉瘤治疗中。支架被放入载瘤动脉的管腔内并跨过动脉瘤。微导丝通过支架上的小孔将弹簧圈放入动脉瘤,然后取出微导丝。支架可以阻止弹簧圈掉到载瘤动脉中。由于需要使用双抗治疗,所以急性期通常避免使用支架,但在认为风险更高的接受其他治疗方法的患者中,紧急使用支架也可以达到合理的安全性。血流转换装置(由高密度支架框架构建的支架类型)得以发展至可完全隔离载瘤动脉及导致血栓形成的动脉瘤,越来越多地替代了弹簧圈栓塞术。图 13-8 显示对一较大颈内动脉海绵窦段动脉瘤进行的支架辅助栓塞治疗。

动脉瘤的部位也通常重要。大脑中动脉瘤使用填塞术较难处理,而外科手术能较好地处理这个部位的动脉瘤[194]。血管内动脉瘤分叉装置的积极开发发展以期能够克服血管内动脉瘤治疗的局限。后循环动脉瘤若进行夹闭,则死亡率及致残率较高,最好进行填塞术[194]。颈内动脉海绵窦段动脉瘤很少引起 SAH 或严重的神经功能缺损[205],其手术治疗困难,所以当有症状时最好使用血管内技术治疗。

当所有其他因素相同的情况下,普遍共识认为如果动脉瘤适合进行血管内治疗,那么该方法应优于选择神经外科开颅术。

脓毒性动脉瘤

细菌性心内膜炎的患者如果菌栓进入颅内动

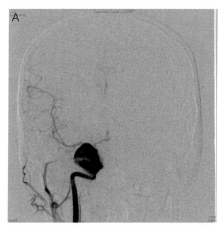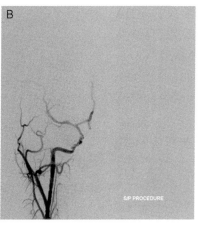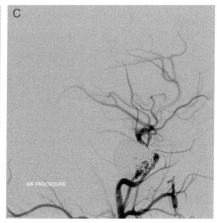

图 13-8　颈动脉造影。(A)正位显示颈内动脉岩部动脉瘤;(B)正位及(C)侧位,显示填塞后。导管首先被放入动脉瘤中,随后在导管内放入支架。沿着导管,弹簧圈被放入,填塞后,支架撤离。支架覆盖动脉瘤颈,防止弹簧圈进入载瘤动脉(马萨诸塞州波士顿贝斯以色列女执事医学中心神经外科 Ajith Thomas 供图)

脉滋养血管,可能形成颅内动脉瘤。这种所谓的脓毒性动脉瘤通常不出现在 Wills 环附近的大血管上,而常见于动脉分支。这种动脉瘤往往多发,心房黏液瘤产生的动脉瘤与此相似。

蛛网膜下腔出血后可以发现这种动脉瘤,但也常见于感染性心内膜炎引起的脑膜炎、栓塞性脑梗死以及脑病患者[206]。血管造影可以在使用有效的抗生素治疗后发现此类动脉瘤[206,207]。在一项研究中,血管造影可以发现 28 个脓毒性动脉瘤中的 20 个[206]。10 个动脉瘤缩小或消失,10 个没有变化或增大,其中的一个破裂导致患者死亡。7 个脓毒性动脉瘤破裂,导致 2 名患者死亡,2 名失语或认知障碍[206]。作者认为内科情况稳定的患者,如果动脉瘤容易处理,则尽量闭塞动脉瘤,当确定存在脓毒性动脉瘤后,在内科治疗后应该进行血管造影[206]。当提示脓毒性动脉瘤证据时应考虑外科手术切除或血管内闭塞。

未破裂动脉瘤的处理

处理未破裂动脉瘤时,要充分考虑患者的获益及风险,这是一个富有挑战性的决定[33,34,208]。在评价其他破裂动脉瘤,研究大面积颅内损伤或评估其他神经系统疾病(如缺血性脑血管病)时,可以发现未破裂动脉瘤。动脉瘤较大、出现症状、位于后循环、女性患者以及年龄大于 60 岁的患者动脉瘤破裂的风险较高[209]。

神经功能正常的动脉瘤患者的手术死亡率相当低(≤1.6%)[210]。神经功能完好的患者接受填塞术的死亡率甚至更低。一项研究比较了填塞及夹闭治疗未破裂动脉瘤的患者结局。在 130 名患者中,68 人接受夹闭,62 人接受填塞,外科手术组的 Rankin 量表评分增加 ≥2 分的比例高于填塞组(25% vs 8%)[208]。因此,对于未破裂动脉瘤患者,我们推荐尽量使用填塞的方法。

动脉瘤的破裂比例与大小相关。国际未破裂颅内动脉瘤试验(international study of unruptured intracranial aneurysms,ISUIA)表明直径 ≥10mm 的动脉瘤比小动脉瘤更容易破裂[2]。在其他研究中,动脉瘤破裂的临界大小分别为 7~10mm,9mm 以及 8mm[32]。未破裂动脉瘤外科手术的死亡率及致残率与年龄明显相关。一项荟萃分析总结了 2460 名患者的情况(61 个研究),外科手术的死亡率为 2.6%,永久性神经功能缺损为 10.9%[211]。一项研究收入了 1172 名接受外科手术的患者,他们都是新近被诊断为未破裂动脉瘤,年龄小于 45 岁,45~64 岁以及大于 64 岁的患者的外科手术相关死亡率及致残率分别为 6.5%、14.4% 以及 32%[2]。我们查到 Kassell 和 Drake 的数据,发现 5~10mm 直径的动脉瘤比更小的动脉瘤出血要多[36],而大于 10mm 的动脉瘤破裂的风险甚至更高[2]。情况较好的年轻患者,但动脉瘤大于 5mm 时,应该接受动脉瘤闭塞术。根据自然历史数据,以下情况建议治疗未破裂动脉瘤:①症状性动脉瘤(无论大小);②年龄 <60 岁的患者中偶然发现的大于 5mm 的动脉瘤;③70 岁以下的患者中偶然发现的大于 10mm 的动脉瘤[212]。

后颅窝的动脉瘤与其他部位的相比更适合进行填塞。有些未破裂动脉瘤更适合由经验丰富的神经外科医师来进行外科手术。小于 5mm 的动脉瘤可以使用血管造影进行随访。如果小动脉瘤增大了,就应该考虑介入术或神经外科手术了。CTA及 MRA 无创,可以用来识别机随访未破裂动脉瘤患者。决定对未破裂动脉瘤进行外科或介入术是很复杂的,尤其是对老年患者来说,因此要针对每名患者的具体情况进行考虑。对于未破裂动脉瘤患者来说,控制好血压非常重要。

一旦颅内动脉瘤破裂,发病过程非常迅猛,即便是作了充分的准备,患者的预后也可能非常可怕。为了降低颅内动脉瘤的死亡率及致残率,必须早期识别这种疾病,要在患者一般情况较好时进行适合的处理方式。我们强烈建议要高度警惕 SAH的发生,并且对每个可疑病例降低 LP 检查的条件,并进行血管造影。

血管畸形

AVM 是非创伤性 SAH 第二常见的原因。AVM引起的出血是动脉瘤的 1/10。在 1980 年,美国每年有 1000 名新发病例[213]。其他数据表明 AVM 的发生率为 1.1[214] 及 1.27[215]/10 万人年。颅内动脉瘤的发病高峰在 30 岁以后,而 AVM 在 20~30 多岁更常见[215,216]。AVM 的出血最常引起脑实质内出血,偶尔仅引起蛛网膜下腔出血。

分类及分布

血管畸形,通常是由于胚胎血管网发育异常。某些血管畸形,例如一些动静脉瘘(尤其是硬脑膜AVM)以及一些海绵状血管瘤是后天获得的。由于硬脑膜动静脉瘘的临床表现较特殊,故在本章结束进行讨论。McCormick 写了大量的治疗血管畸形的经验,并根据受累的主要血管将它们分为 5 种亚型[18,217-221]。

动静脉畸形

AVM 包括动脉、动脉化静脉及静脉。血管组成成分差别很大,但是最大的血管往往是静脉。有时动脉供血量较少并且为"隐匿性的"。病变包括不能识别的正常毛细血管床[220];异常的脑实质位于各种血管成分之间。畸形血管团中的小动脉肌层往往发育不全[222]。AVM 容易形成血栓及炎症。血管造影经常显示畸形血管中存在直接从动脉到静脉的异常分流。图 13-9 展示了未破裂 AVM 的表现。

Lasjaunias 团队报道了 AVM 亚型,称之为"增生性脑血管病"[223]。这种病变的特征性表现是存在一个由增强的脑实质内夹杂着少量静脉分流的

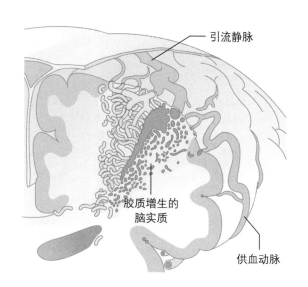

图 13-9　图解未破裂的顶叶动静脉畸形

较大的空间病灶。这主要发生于年轻妇女,表现为头痛、癫痫及缺血性症状,少数为出血性病变[223]。血管发生是这种病变的显著特点。

脑发育性静脉异常

最常见的血管畸形类型是脑静脉性血管瘤,由McCormick 团队通过尸检发现[217-221],它们由不正常的血管组成,没有直接的动脉供血。这类病灶应称为发育性静脉异常(DVA)比较合适,而不是血管瘤。这种病灶由一组异常静脉组成,中间夹杂形态正常的脑实质。一个或多个较大的中央引流静脉通常较明显,并可能成为静脉扩张。静脉壁可以变厚,并出现透明变性。在脑血管造影的动脉期,这些血管瘤往往不显影。图 13-10 展示了一个 DVA。图 13-11 显示了大脑切片上的病变。图 13-12 颞叶

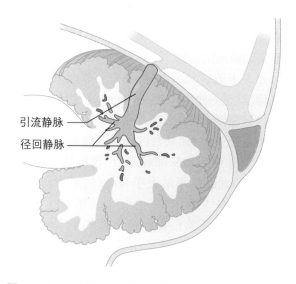

图 13-10　小脑发育性静脉畸形(静脉瘤)

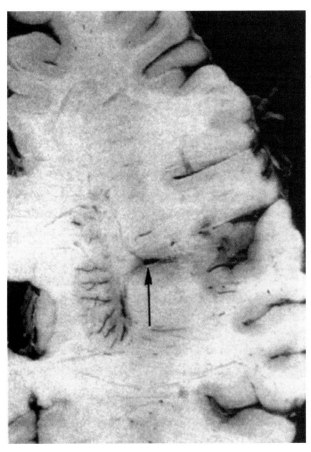

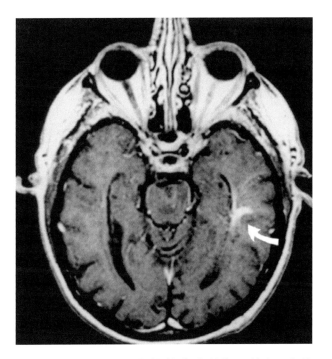

图 13-12 MRI 显示进行性静脉畸形位于颞叶。白箭头指示异常的静脉结构 From Caplan LR. Subarachnoid hemorrhage,aneurysms,and vascular malformations. In Caplan LR. *Posterior Circulation Disease*：*Clinical Findings*,*Diagnosis*,*and Management*. New York：Blackwell Science,1996,pp 633-685,with permission of Blackwell Publishing Ltd.

图 13-11 脑部样本显示静脉畸形,位于侧脑室旁的白质内。放射状扩张的髓静脉引流入扩张的中央静脉(箭头所指),之后引流入脑皮层 From Johnson PC,Wachser TM,Golfinos J,Spetzler RF. Definition and pathologic features. In Awad IA,Barrow DL（eds）. *Cavernous Malformations*. Park Ridge,IL: American Association of Neurological Surgeons,1993,pp 1-11 with permission.

DVA 的 MRI 表现。

海绵状血管瘤

海绵状血管瘤包括一些相对紧密的窦状小管,中间不含脑实质。病变有良好的被膜,位于脑表面、较大的病灶尤为明显。构成血管常有透明变性,部分血管增厚,特别是在周边的血管瘤。因为他们没有直接的动脉输入,这些血管在血管造影中不容易被发现。海绵状血管瘤多散在分布,只有一个孤立病灶的患者病灶为非遗传性的。而家族性海绵状血管瘤往往多个病灶同时存在[224-227]。家族性病变,病灶数目随着年龄的增长而增加。西班牙裔的发病频率更高。人们已经发现家族性海绵状血管瘤由 Krev interaction trapped 1（KRIT1）基因的变异引起[227,228]。KRIT1 蛋白是该 KRIT-1 基因的产物,存在于成人脑脑组织的血管内皮细胞、星形胶质细胞和锥体细胞[227]。图 13-13 说明了大脑中海绵状血

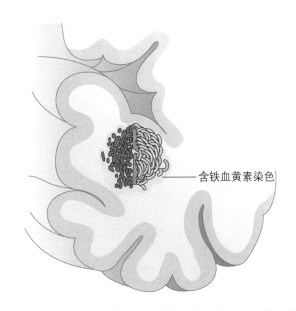

含铁血黄素染色

图 13-13 模式图显示未破裂的海绵状血管瘤。在薄壁的血管之间的小间隙中没有平滑肌及脑实质。周围的含铁血黄素环提示先前的出血

管瘤大体形态。图 13-14~ 图 13-16 显示海绵状血管瘤在颞叶、脑桥和侧脑室。

存在 DVA 的患者合并海绵状血管瘤的机会更多(尤其是在后颅窝)[227]。这两个先天性病变常同

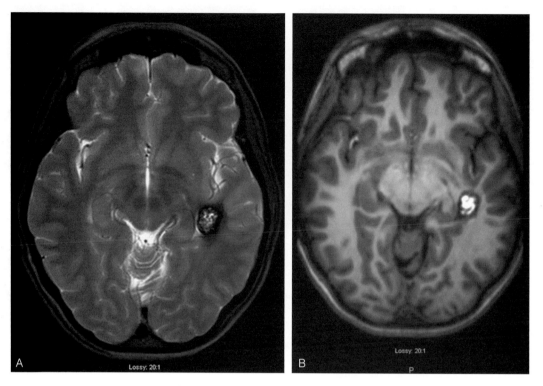

图 13-14 （A）梯度自旋回波显示颞叶的海绵状血管瘤;(B)为 T1 加权像(Robert Hamill 供图)

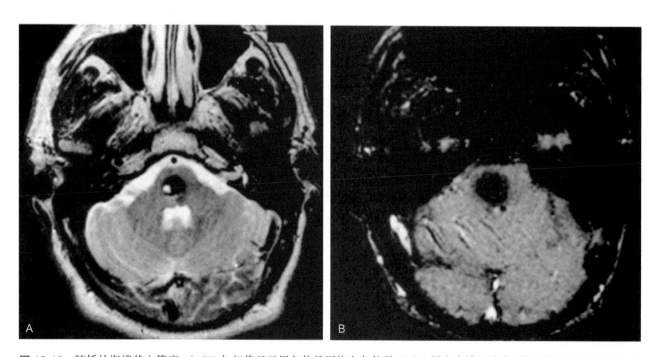

图 13-15 脑桥的海绵状血管瘤。(A)T2 加权像显示黑色信号围绕白色信号区;(B)梯度自旋回波序列能很好地显示含铁血黄素环围绕病灶 From Caplan LR. Subarachnoid hemorrhage, aneurysms, and vascular malformations. In Caplan LR. *Posterior Circulation Disease: Clinical Findings, Diagnosis, and Management*. New York: Blackwell Science, 1996, pp 633-685, with permission of Blackwell Publishing Ltd.

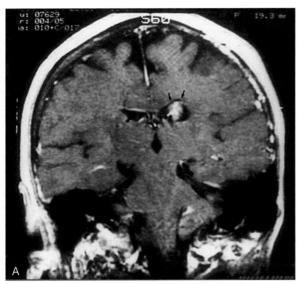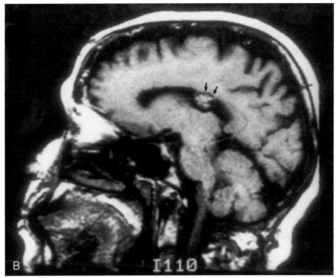

图 13-16　T2 加权像显示脑室内海绵状血管瘤。病变为侧脑室内的白色高信号影(小黑箭头)

时出现,所以这两种病变在发育过程中的病因学特点很可能是相同的[227,229,230]。海绵状血管瘤可以在颅脑放射后出现。

毛细血管扩张症

毛细血管扩张症是一种小病灶,其中的毛细血管成分彼此独立,之间由正常脑实质分隔。它们肉眼看起来是小的粉红色海绵状病灶,通常位于脑桥。血管造影不能发现它们。

动静脉畸形的发病机制

AVM 由一组异常的动脉和静脉聚集组成。病灶中含有较大的薄壁血管、内弹力层及中膜发育不良。另外,畸形血管的滋养动脉的中膜及上皮增生、变厚[217]。增生的内膜及硬化的上皮有时会导致供血动脉的血栓形成。深部 AVM 通常是由穿支动脉供血,深静脉系统引流,而皮层表浅的血管畸形一般向皮层静脉引流[222]。有些病人畸形血管的输入端可以狭窄,甚至闭塞[231,232]。尽管有些患者没有动脉粥样硬化危险因素,但动静脉畸形存在更加广泛的闭塞性动脉疾病[232]。血液循环迅速通过动静脉畸形的中心,迅速短路到较大的扩张的引流静脉中。血流量的增加能够促进动脉瘤的形成,有时会在 AVM 中发现动脉瘤,在较大的供血动脉存在的情况下尤为明显[233,234]。动脉瘤的形成可以用血流通路等血管性血流动力学因素的改变来解释。动脉瘤和流入端血管的狭窄,引起血流动力学变化,影响血流通路。引流静脉可以发生闭塞,引起畸形血管团中压力及血流量的变化[235,236]。

各类畸形血管的位置

血管畸形可以出现在大脑和脊髓任何部分。海绵状血管瘤和动静脉畸形往往比其他类型的畸形大,更容易引起症状。毛细血管通常无症状,但可能反复少量出血。一些大的畸形可由皮质延伸至脑室表面。海绵状血管瘤可能局限在到大脑、脊髓、蛛网膜下腔或硬脑膜中,也可能累及一个以上的区域。表 13-10 显示了海绵状血管瘤的位置[18,237]。海绵状血管瘤出血主要是在脑实质内,但脑室或软脑膜表面的血管瘤可以进入脑脊液。

表 13-10　海绵状血管瘤的分布

分布	数量	比例
幕上	455	74
脑叶	256	41
额叶	99	
颞叶	68	
顶叶	72	
枕叶	16	
脑深部	31	5
基底节	22	
丘脑	7	
下丘脑	2	
脑室	20	3
侧脑室	13	
脑室旁	2	
第三脑室	5	

分布	数量	比例
近中线部位	4	0.5
幕下	163	26
小脑	28	4.5
脑干	82	13
中脑	20	
脑桥	43	
延髓	13	
脑桥延髓	6	
第四脑室	3	0.5
小脑脑桥三角	6	1
脊髓	2	0.3
不能归类	58	9

Data from Caplan LR. Subarachnoid hemorrhage, aneurysms, and vascular malformations. In Caplan LR (ed), *Posterior Circulation Disease: Clinical Findings, Diagnosis, and Management*. Boston: Blackwell Science, 1996, pp 633-685.

AVM 主要分布在脑实质或蛛网膜下腔内,但大部分 AVM 有脑实质和蛛网膜下腔的成分,所以出血可位于脑内、蛛网膜下腔或软脑膜。表 13-11 显示了三组病人 AVM 的位置[18,238-241]。大的 AVM 的血供来源通常广泛,可起源于前循环及后循环,也可源于颅外动脉。

表 13-11　动静脉畸形的位置

动静脉畸形的位置	Perret 和 Nishioka[239] N(%)	Crawford 等[240] N(%)	Graf 等[241] N(%)
额叶	102(23)	85(21)	33(25)
颞叶	82(18)	41(10)	25(19)
顶叶	122(27)	145(36)	41(30)
枕叶	23(5)	69(17)	7(5)
脑干	11(2)		5(4)
小脑	21(4)	36a(9)	6(4.5)
基底节		27	14(10)
其他	92(20)		3(2.5)
总数	453	403	134

a 脑干与小脑病变合并在一起

Data from Caplan LR. Subarachnoid hemorrhage, aneurysms, and vascular malformations. In Caplan LR (ed), *Posterior Circulation Disease: Clinical Findings, Diagnosis, and Management*. Boston: Blackwell Science, 1996, pp 633-685.

人们认为 AVM 在早期胎儿时产生,是由于原始血管分化为正常动脉、静脉及毛细血管是出现问题所致。虽然是先天就有,但 AVM 在 10 岁以前很少出现症状,这可能是由于该时期病灶较小,且发育中的脑组织可塑性较好,不同脑区可以代替其他脑区的功能。动静脉畸形往往随着年龄的增长而增大。滋养动脉和引流静脉增长,还有其他血管补充进来。多种原因可以造成血管畸形的增大。Hook 建议未分化的动脉和静脉很难耐受动脉压力而增大[242]。

小病灶反复出血,当血块及坏死脑组织被吸收后,脑组织不断损失。围绕畸形周围支撑结构减少进一步促进血管畸形的发生[243]。动脉的波动同样也会造成支撑组织力量的下降,也可损害周围脑组织。

临床症状及体征

当血管畸形不断扩大,就会因为许多原因而产生症状。下面有一个病例:

AG 在 15 岁开始看到闪光时出现左侧肢体抽动,有时伴有意识丧失及全面发作。到 21 岁时,她发现左侧视野的视力逐渐消失。四年后,在她妊娠 3 月购物时,跌倒在地,出现剧烈头痛、恶心、呕吐及颈部僵硬。查体显示左侧同向性偏盲。

血管畸形的最常见的表现为畸形血管的出血。在现代脑影像学出现之前,因脑出血诊断 AVM 的患者大约有 50%[242]。目前约有 2/3 的 AVM 在再出血之间就诊断了[215]。AVM 出血的直接原因尚不清楚,但可能是异常血管的非常脆弱所致。在皮质或脑室表面的畸形更容易破裂,这是因为他们缺乏周围的脑实质的支持。动静脉畸形首次出血通常发生于 20~40 岁[244]。

患者症状和体征取决于出血的位置。随着血液进入脑脊液,出现类似蛛网膜下腔出血的脑膜刺激症状。并非所有畸形破裂都有症状。通常情况下,没有临床出血病史的患者的出血证据是在外科手术或尸检时发现的。在一项研究中,55 名 AVM 患者中有 6 人的出血没有症状[213]。

出血发生的前几年,AG 曾有部分性癫痫继发全面性发作以及进展的症状。有 15%~53% 的 AVM 患者会有痫性发作[215,245]。大部分为大发作,但部分性发作和复杂部分性发作也很常见。幕上海绵状血管瘤往往表现为痫性发作。

大约 8%~11% 的 AVM 患者会出现进展性神

经系统症状[215,246]。过去对病情进展的解释为,病灶从正常脑组织中"盗"血。但这一解释难以建立。不同的解释有静脉高血压和动静脉畸形占位效应的增加以及隐性出血[215,246]。

慢性头痛也是一个动静脉畸形患者的主要主诉。头痛可能是搏动性的,有时很像典型的偏头痛。没有很好的方法可以区别血管畸形所致的头痛与偏头痛。偏头痛型的头痛发作形式较为刻板,往往位于同一侧,这种情况提示医生要怀疑 AVM 的存在。未破裂 AVM 也会造成 ICP 增高及视乳头水肿[247]。颅内压力的增高可能会导致头痛。

在脑干,动静脉畸形和海绵状血管瘤可以表现为严重出血或进行性神经功能缺损。由于病灶位置不同,可能有脑神经病变、小脑病变、锥体束征或感觉障碍。有些人的神经功能障碍存在波动,类似多发性硬化[18,227,248,249]。影像学技术可以将这两种疾病区分开来。海绵状血管瘤的神经功能障碍可以确定病灶部位,最常见于脑桥。CT 或 MRI 可以显示典型的海绵状血管瘤出血部位。

动静脉畸形很少以脑积水为主要表现。出现这种情况时,可能为畸形血管团压迫脑室系统,破坏了脑脊液的正常流动所致。Galen 静脉瘤是血管畸形中造成脑积水的最常见原因。既往发生小出血也可以阻碍脑脊液的吸收,从而导致脑积水。患者或医生可以听到大动静脉畸形造成的杂音,但这种情况非常少见。儿童中大的动静脉畸形可以产生较大动静脉血液分流,引起高输出型充血性心力衰竭。

脊髓血管畸形的典型表现有背部疼痛、脊髓病症状以及神经根症状。这些病变将在第 16 章讨论。脊髓动静脉畸形破裂出血可表现为头痛,医师往往能寻找到脑出血的来源,而忽略了脊髓起源的可能。在一项研究中,80% 的脊髓血管畸形的患者有颅内症状,包括头痛、精神状态的变化、意识丧失、视乳头水肿、视力下降、眼球震颤、复视、癫痫发作、展神经麻痹和动眼神经麻痹[250]。

诊断及影像学表现

出现某些症状时要怀疑血管畸形。表 13-12 列举了这些常见表现。

几乎所有脑成像检查都能检出血管畸形。MRI 比 CT 能更好地确定病变。普通平扫 CT 能显示匐行的血管,在静脉注射增强剂后这些血管可出现强化[251]。其他征象包括畸形血管团周围脑组织萎缩,脑室扩张,病灶内部小钙化灶。有时,AVM 周围还

表 13-12　动静脉畸形的一般表现

1. 有癫痫发作或进行性神经功能缺损病史
2. 搏动性头痛或偏头痛先兆或两者都有,通常位于一侧
3. 患者年龄为 20~30 岁
4. 妊娠期妇女蛛网膜下腔出血,动静脉畸形在妊娠期可能扩大或出血
5. 有脑实质和蛛网膜下腔出血的临床症状与体征
6. 颅内杂音

可见囊肿[252]。如果有近期出血,这些征象就会被脑实质内、蛛网膜下腔内以及侧脑室中的血液所掩盖。除非有近期出血,否则 CT 往往不能显示海绵状血管瘤。CT 也很难发现进展性静脉畸形。

磁共振成像极大地提高了血管畸形的诊断。动静脉畸形在 T1 加权像和 T2 加权像上通常表现为蜂窝样病灶,为异常血管流空影与周围脑组织对比所致。磁共振成像提供了有关 AVM 血管、病灶及神经结构之间位置和分布的有用信息,也能显示陈旧性出血[253-255]。MRA 可以提供动脉及静脉成分的重要信息,但是没有血管造影那么准确。

海绵状血管瘤边界清楚,边缘为一圈低信号影,环绕中间不同强度的混杂信号影[227,256-259]。图 13-14、图 13-15 是海绵状血管瘤 MRI 表现。血液及血液代谢产物造成了信号的混杂,周围的黑色环是含铁血黄素的沉积。

DVA 的典型 MRI 表现为线状或球形病灶,在 T1 加权像上为低信号,在 T2 加权像上为低或高信号[260-262]。DVA 通常加入深和(或)浅静脉[262]。图 13-12 为 DVA 的 MRI 表现。任何血管畸形造成的近期出血,其影像学特征与其他病因造成的脑出血相似。MRI 也可以显示陈旧性出血及邻近脑膜上的含铁血黄素沉积。

TCD 也可用于初步诊断及监测 AVM[84,85]。AVM 的血流增加与供血动脉的血流速度增加有关[266]。在进行监测时常能听见音乐样的杂音,多普勒频谱上显示无调变的高或中频谱[84]。一些动脉的平均流速及峰值流速降低,提示异常侧支及盗血[84]。在栓塞过程中、外科手术或放射治疗后,可以使用 TCD 监测血流速度的变化。患者吸入 CO_2 后的血管舒缩反应也可为 AVM 诊断提供信息。AVM 同侧的动脉血管舒缩反应相对正常往往提示 AVM 压力较高,出血风险较大,而同侧或对侧动脉血管舒缩反应异常提示 AVM 的压力较低,可能存在低血流动力学神经功能症状[226]。

如考虑手术处理动静脉畸形,在行血管造影时需仔细识别所有可能的供血动脉。典型 AVM 的血管造影特征是:①较大的供血动脉;②中心静脉缠结;③增粗、扭曲的引流静脉;④动脉 - 静脉短路。畸形血管团较大、有多根供血动脉以及血液引流进入邻近皮层静脉等血管造影表现与进展性神经功能缺损有关,为畸形血管将正常血管中的血液"盗"走所致[264]。有时,当临床上高度怀疑 AVM 时,血管造影结果却是阴性的,具体原因见表 13-13。

表 13-13 临床表现提示动静脉畸形破裂出血,而血管造影阴性的原因

1. 畸形血管内自发性血栓形成,代表自愈
2. 畸形血管破裂后可发生闭塞,需要治疗
3. 可能是海绵状血管瘤或进行性静脉畸形,因无供血动脉,血管造影不能显示
4. 脊髓处的动脉瘤或畸形造成的出血

不同血管畸形的预后

动静脉畸形

表 13-14 为 Spetzler-Martin 分级方法,其目的是预测 AVM 的出血风险和手术风险[215,265-267]。发生破裂出血的 AVM 出血风险高于未破裂出血者[215]。动静脉畸形破裂的短期预后明显优于动脉瘤。AVM 的再出血率低,发病第 1 年内只有约 6% 的患者再次出血[268],同时血管痉挛发生率也很低。首次出血死亡率相对较低(1.5%~9%)[215]。但是,AVM 的长期预后也没有那么好。首次出血后,再发出血率估计为从发病 4~7 年时的 1%[243]到每年 2%[268]。反复出血可增加 AVM 患者的致死率及致残率[264]。

表 13-14 AVM Spetzler-Martin 分级

分级特征	计分
大小	
小型 <3cm	1
中型 3~6cm	2
大型 >6cm	3
邻近部位	
非功能区	0
功能区	1
引流静脉	
仅浅静脉	0
深静脉	1

From Spetzler RF, Martin NA. A proposed grading system for arteriovenous malformations. *J Neurosurg* 1986 ; 65 : 476-483.

每次出血复发时,再次出血的几率增加[243]。一项研究纳入 1942-1967 年间行保守治疗的 137 例 AVM 患者,其中 10% 的患者死亡,24% 的患者残疾,截至 1970 年报道时,只有 40% 的患者预后较好[268]。7 年后,最初入组的患者中只有 19% 预后良好[269,270]。AVM 更常见于年轻的患者,反复出血很可能导致残疾或死亡。一项研究估计有近 50% 反复出血的患者工作能力下降或者在首次出血后 20~40 年失去工作能力[271]。另外一项研究得出的结论与先前的不同,认为 AVM 出血患者的预后较之前的研究结果要好。哥伦比亚长老会医疗中心随访了 119 名 AVM 患者,115 人纳入时已有出血,其中 27 人在随访期间有再出血[272]。另外 4 名患者纳入时有症状但是无出血,在随访期间发生出血。47% 的患者没有临床功能缺损,另有 37% 的患者日常生活可以自理。在随访中,27 名患者中有 20 人(74%)存在一次以上的出血,但神经功能正常或生活自理[272]。

顶叶、深部及幕下的血管畸形较之额叶、颞叶或枕叶的更容易出血[270]。出血致残率与血管畸形的位置有关。功能区血管畸形发生出血或行手术治疗的致残风险较高。供血动脉压力较高以及引流静脉为深静脉的 AVM 发生出血的风险较高[273]。

仅以癫痫发作为临床表现的患者较之以出血为临床表现的患者预后要好。在发生症状性出血后 15 年,只有 25% 的患者仍存活[271]。对以癫痫发作为临床表现的患者进行长期随访,死亡率仅 12%,另有 16% 患者遗留残疾[268]。对以癫痫为唯一表现的患者仅使用抗癫痫药物治疗较为保守,但却是合理的做法。抗癫痫药物能有效控制癫痫发作,外科手术切除畸形血管通常不能更好控制癫痫[274]。出现进行性神经功能缺损的患者预后较差,而这类患者的血管畸形通常很大,手术难以处理[264]。

目前还没有关于无症状性 AVM 患者的长期预后研究。这种无症状性 AVM 往往在诊断其他疾病时被偶然发现。Aminoff 强烈建议对绝大多数未破裂 AVM 患者采用保守治疗的方法[274]。未出血 AVM 患者临床预后好于已出血患者。ARUBA 试验对比了未破裂 AVM 患者药物治疗(109 例)与手术治疗(114 例)的预后[275]。在随访的第 33 个月,药物治疗组有 10.1% 的患者发生卒中或死亡,而手术治疗组有 30.7% 的患者发生卒中或死亡[275]。苏格兰进行的一项研究也发现了保守治疗患者卒中发生率及死亡率相对较低[276]。该研究纳入 204 例年

龄≥16岁的未破裂AVM患者,随访12年间保守治疗组临床预后好于手术治疗组。这两组之间的差异是否长期存在仍有待观察。

海绵状血管瘤

海绵状血管瘤最常见的临床表现为癫痫,约有半数患者会发生癫痫[277]。其次常见的临床表现是局灶性神经功能缺损及出血。虽然几乎全部的海绵状血管瘤患者头部MRI或病理检查可见病灶周围有一圈出血,但有临床症状的出血比较少见。既往出血患者较未出血患者更易发生出血事件。Robinson等[278]进行了一项前瞻性研究,纳入的66例患者在行头部MRI检查时共发现76个海绵状血管瘤。随访26个月只有一例发生出血,平均每年每个病灶的出血率为0.7%[278]。在另一项研究中,有122名患者完成随访[279],1/5的患者病灶多发。海绵状血管瘤位于脑干(35%)、基底节及丘脑(17%)以及大脑半球(48%)。一项回顾性研究发现50%的患者有一次出血,7%有两次出血,2%有三次出血[279],年出血率为1.3%。对这些患者随访34个月,既往无出血的患者年出血率仅为0.6%。既往出血患者的再发出血率为每年4.5%[279]。该研究认为海绵状血管瘤的位置与出血风险无关[279]。女性患者更易发生出血,尤其是妊娠期女性[280]。由于海绵状血管瘤缓慢渗血到周围脑组织中,在病灶周围形成了含铁血黄素环,所以很难通过临床表现或MRI发现出血[280]。Moran等对幕上海绵状血管瘤相关文献进行系统回顾和分析[281]。图13-17截取自此篇综述,描述了296名患者的临床表现及共同症状。到目前为止,癫痫发作最常见,其次是出血和局灶性神经功能缺损[281]。明确诊断后,在平均5.6年的随访中,只有6名患者发生出血,年出血率为0.7%[281]。

发育性静脉畸形

大多数静脉畸形患者为良性病程[282-284]。Garner等观察了100例DVA患者,只有1例发生出血[282]。Naff等随访了92例DVA患者,平均随访时间为4.2年[284],最常见的病变部位是额叶(56%)及小脑(27%)。最常见的临床症状是头痛(51%)、局灶性神经功能缺损(40%)以及癫痫发作(30%)。随着时间推移,头痛及癫痫的发生率逐渐降低,甚至未经过治疗的患者也是如此。只有2例患者随访期间出现症状性出血,年出血率为0.15%[284]。DVA患者异常静脉引流区可出现反复脑水肿或缺血,但这种情况非常少见[285]。

血管畸形的治疗

一名33岁的学校老师,右利手,在学校偶然出现左侧头部搏动性头痛。该患者27岁时首次癫痫发作,发作初期自觉右侧唇部和舌头发热,这种感觉很快扩散至右手,之后出现意识丧失。患者33岁时在一次铲雪过程中,出现弥漫性全头部剧痛,伴有呕吐。查体时躁动,主诉头痛,除右侧巴氏征阳性,无其他神经系统阳性体征。腰椎穿刺显示血性脑脊液,压力为210mmHg。CT显示蛛网膜下腔中薄层积血,注射造影剂后显示外侧裂中有一条较大的迂曲静脉。血管造影显示外侧裂中有一个较大的动静脉畸形,主要供血动脉为左侧大脑中动脉。

应该怎样治疗这名患者呢?这个病例中患者动静脉畸形的诊断是非常明确的。头痛病史及癫痫发作非常典型。此次出血主要位于蛛网膜下腔,为病灶表面出血。临床表现或CT检查无脑实质出血证据。病变位于功能区,累及患者语言或书写交流能力。若对患者行外科手术或填塞治疗,可能会出现失语或右侧肢体瘫痪,进而导致残疾。由于没有严重的神经功能缺损体征,在接下来的几年中,我对该患者进行了密切随访,观察该病的自然病程。如果他出现颅内血肿,失语或右侧肢体偏瘫,情况就非常不同了,就有了外科手术指征。

血管畸形的治疗有四种方法,可单独或联合使用:①外科手术;②介入治疗(包括栓塞);③放疗;④严格的内科治疗。除了AVM外,其他血管畸形

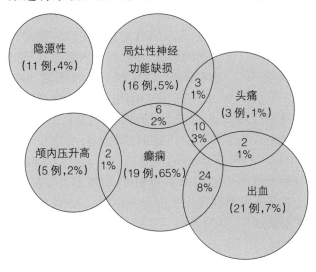

图13-17 296名幕上海绵状血管瘤患者的临床表现 From Moran NF, Fish DR, Kitchen N, et al. Supratentorial cavernous haemangiomas and epilepsy: A review of the literature and case series. *J Neurol Neurosurg Psychiatry* 1999;66:561-568 with permission.

没有重要的动脉血供,故只有 AVM 使用栓塞治疗的方式。静脉畸形一般是良性病程,手术切除很有可能发生静脉性梗死、出血以及脑水肿,故仅采取内科保守治疗[284]。

外科手术

外科手术为最为古老的治疗方法。初期的手术方法为神经外科医师结扎畸形血管团的主要供血动脉。由于这种方法不能去除病灶,手术本身还会造成损伤,所以基本上废弃了。供应正常脑组织的血液中断时就会发生卒中,而畸形血管却可以继续从手术无法处理的未结扎的深部血管获得血供。

术中显微镜的使用提高了术中切除病灶的精确性。术者可以小心的到达病灶,避开重要的脑血管及脑功能区。手术时可以应用术中唤醒麻醉,监测患者的反应,从而避开重要的脑功能区。如果可以沿着血管团周围的胶质增生带进行切除,就能够完整切除动静脉畸形。

经验丰富的神经外科医师只要选择最合适的患者,外科切除术的死亡率及致残率还是相当低的[269,270]。Castel 及 Kantor 总结了 2425 例 AVM 患者手术情况[286]。患者的术后死亡率为 3.3%,永久性致残率为 1.5%~18.7%[286]。

手术切除的主要并发症为失去部分正常脑组织、神经功能缺损以及出血。灌注压突破现象是 AVM 闭塞的特殊的征象[287]。这个概念是指先前进入畸形血管团的大量血流反向进入畸形血管周围的小血管,造成手术后的脑水肿及 ICH。这些血管不能容纳如此大量的血液,结果就产生了脑水肿或脑出血[287]。

显微神经外科技术的出现使得切除深部海绵状血管瘤成为可能,包括位于脑干的海绵状血管瘤。外科手术仅适用于引发难治性癫痫、严重神经功能缺损及再出血的海绵状血管瘤患者[227]。部分患者病灶与正常脑组织之间存在包膜,经验丰富的神经外科医师可完整切除此类病灶[227]。

血管内治疗

动静脉畸形血管栓塞治疗,可以单独进行,也可以在术前或术中联合外科手术治疗。起初人们使用填塞物填充畸形血管团中心的异常血管。由于进入畸形血管团的血流量增加,释放至供血动脉的填塞物更易进入病灶,从而阻塞血管腔,达到闭塞畸形血管团的目的。但是血管栓塞技术存在许多问题,填塞物很难进入成锐角或直角的动脉。此外,填塞物不仅可以闭塞畸形血管,还可以误入正

常血液循环,血管闭塞时则发生脑缺血。

现今多采用液体栓塞剂,包括乙烯乙烯醇(次乙烯醇异分子聚合物混合物,即 Onyx)和各种不同种类的"胶水"(如 2-氰基丙烯酸异丁酯或氰基丙烯酸正丁酯),它们可以快速地进行组织黏附[288-291]。手术时在主要供血动脉注入黏附剂,其可以在血管破损处形成血凝块,然后再向其他数根供血动脉注入黏附剂。但是对于 Spetzler-Martin 分级高分患者,这项技术仅可以使病灶缩小,很难使病灶完全闭塞。Onyx 胶现在常被用作栓塞剂。一项研究发现,350 例用 Onyx 栓塞治疗的患者,179 例(51%)仅凭介入治疗就可以达到完全闭塞畸形血管团的目的[290]。

用液体栓塞剂血管内栓塞治疗术中或术后可发生并发症,包括血流改变相关的栓塞后出血,放置球囊导管导致的出血或缺血性卒中,球囊导管复合体黏着于组织而不能脱离,以及塑料物质阻塞正常血管。此外,某些物质(如氰丙烯酸异丁酯)有毒性,可以引起血管壁坏死,进而渗漏至血管外组织[292]。

血管内治疗可用于外科手术无法处理的病灶以及作为外科手术的补充。日新月异的影像学技术为不同介入技术的开展提供了便利。

放疗

放疗可以用于治疗动静脉畸形。传统 X-射线、伽马射线或质子的高能量可使得内皮下胶原及玻璃样物质沉积,进而小血管管腔变窄。治疗后的数月间由于血管的逐渐闭塞,畸形血管中心也出现皱缩。新技术可以将射线聚焦于更小的区域。例如伽马刀技术,就是利用钴产生高精确度的伽马射线聚焦于一点[293]。改良直线加速器可以向确定容积的组织发送精确的射线。9% 的患者会出现放射性坏死[293]。近 40% 的 AVM 在 1 年内闭塞,84% 在 2 年后闭塞,97% 在 3 年后闭塞[294]。放疗可以成功治疗体积小、位置深、丛状的 AVM[294,295]。一项研究调查了单级立体定向放射外科治疗在大型(>10cm³)AVM 患者中的有效性[296],治疗后 6 年间畸形血管团中心闭塞率为 81%,出血率为 2%/年,永久性不良事件发生率仅为 3%[296]。AVM 放疗的主要缺点是,AVM 治疗后要经过数月到数年的时间才能闭塞[215]。在此期间,AVM 有出血的风险。

一项综述性研究纳入 3854 例行放射治疗的 AVM 患者,其中约 6% 发生永久性神经功能缺损[215,297]。放疗并发症包括正常脑组织的放射性坏死、脑积水、放疗后立即出现癫痫发作、体温调控紊乱及长期认知功能缺损。行聚焦式放射治疗的 AVM 患者并发

症发生率及治疗效果尚不明确，需要更多研究数据来判断。聚焦式放射治疗对于深部小病灶可能是最好的治疗方法，已经出血的此类病灶不适合外科手术治疗。

海绵状血管瘤在 MRI 出现以前很难诊断，所以有关海绵状血管瘤放射治疗的信息相对于 AVM 就非常少。伽马刀放射治疗使用三维定向架，可以精准治疗病变，使得脑干、基底节以及丘脑等深部小病变的治疗成为可能[298]。

内科治疗

内科治疗是 AVM 最保守的治疗方法。要将患者血压严格控制在正常范围内，避免使用抗凝药物及抗血小板药物。由于妊娠妇女 AVM 的出血风险相对较高，我们讨论了育龄期妇女的风险后建议如果需要，可适当避孕。

如果不对动静脉畸形进行治疗，后果往往非常严重。目前没有一种治疗措施可以完全成功的治疗这种疾病，并且治疗都是有风险的。由于供血动脉的数量多、病灶面积大或位于脑功能区，都会引起并发症。选择哪种治疗方法要综合考虑上述这些因素[299]。患者的年龄以及临床表现模式同样需要考虑，因为它们是 AVM 自然病程的主要决定因素。

出血是 AVM 最常见的临床表现形式，如果满足以下标准，我们建议对该病采取积极治疗，包括外科手术或外科手术联合血管栓塞术：

1. 患者相对年轻（年龄小于 55 岁或预期生存期超过 15 年）。
2. 出血后的神经功能恢复良好，预期患者生存良好。
3. 畸形血管位置表浅，累及脑功能区的面积较少。

除非畸形血管团中心有动脉瘤存在，否则 AVM 早期再发出血风险较低，故一般等到患者内科情况较好时才进行手术治疗。由于外科手术本身会造成神经功能缺损，所以有出血所致的神经功能缺损时才支持外科手术治疗。出血后神经功能恢复正常，通常不应进行外科手术治疗。这类患者更适合采用相对保守的治疗方法，若满足下列标准，可行血管内栓塞治疗、放射治疗或严格的内科治疗：

1. 患者年龄超过 60 岁，预期生存期小于 10 年。
2. 最初出血造成的神经功能缺损严重。
3. 优势半球内的畸形血管团较大且位于深部，或者位于脑干等重要脑功能区的畸形血管团。

对出现进行性神经功能缺损的患者也可采用

上述标准。表现为癫痫发作的 AVM 患者可行内科治疗，包括使用抗癫痫药物控制癫痫发作，控制血压，避免使用抗凝药物及血小板药物。如果内科治疗不能控制癫痫发作，可考虑手术切除病灶。

对于无症状和仅有头痛表现的 AVM 患者，我们建议内科保守治疗。由于无症状性动静脉畸形的自然病程尚不明确，进行治疗或许比疾病本身带来的伤害更大。另外，首发出血很少是致命性的；如果发生出血，就应进行积极治疗。

硬脑膜动静脉畸形

硬脑膜动静脉畸形（DAVM）是发生在硬脑膜的异常动静脉分流，通常位于硬脑膜静脉窦壁内或附近[18,300]。硬脑膜动静脉畸形与硬脑膜动静脉瘘这两个术语可以互用。图 13-18 显示 DAVM 患者的血管造影，供血动脉来源于大脑中动脉及颈外动脉，血液引流进入上矢状窦及窦汇。DAVM 占所有 AVM 的 10%~15%，其与脑实质及软脑膜的 AVM 在病因、病理生理学及临床表现方面并不相同。

DAVM 可能仅引流入硬脑膜窦或主要引流到皮层及深静脉系统。主要由皮层静脉引流的 DAVM 出血的风险更高[301,302]。静脉高血压是引起 DAVM 患者绝大多数并发症、症状及体征的主要原因[303,304]。静脉引流系统内压力增高的两大主要机制是：①引流静脉内的血流量增加（例如供血动脉血流量增加所致）；②引流系统的血管收缩或闭塞引起侧支静脉压力增高。静脉高压可促使血液向皮层静脉引流，从而增加脑出血的风险。

一些 DAVM 为先天性的，尤其是累及 Galen 静脉病变的患者。胚胎时期的前脑中央静脉引流胎儿脉络丛中的血液，胎儿期由于胚胎发育异常导致大脑大静脉（Galen 静脉）的胚胎前体前脑中央静脉不能正常退化闭塞，通常是 Galen 静脉畸形的主要原因[305]。当这条静脉持续存在时，可形成 Galen 静脉瘤样扩张[261]。这类病灶应划分入 AVM，而非真正的 DAVM。绝大多数 DAVM 为后天获得性[18,304]。文献报道有的成年患者既往血管造影正常，之后复查血管造影显示 DAVM，证明这些患者的病变是后天形成的[306]。外伤无疑是这类患者的重要病因。由于女性激素影响胎盘及子宫血管的生长，促进身体其他部位血管瘤的形成，所以激素可能也是影响该病的重要因素。

硬脑膜窦血栓形成是 DAVM 的重要原因，在女性中更加常见。DAVM 最常引流入横窦，此类患者

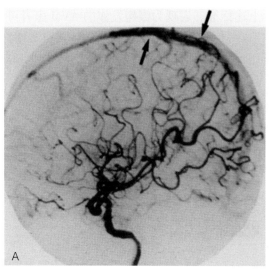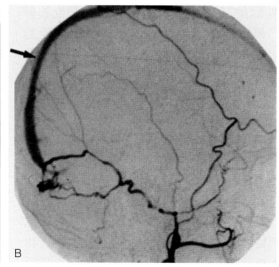

图 13-18 上矢状窦及窦汇的硬脑膜动静脉畸形。(A)颈内动脉造影。侧位显示大脑中动脉的多个分支直接引流入上矢状窦(黑箭头);(B)颈外动脉注射造影剂,上颌动脉分支显影后,造影剂也填充矢状窦(黑箭头)From Dion J. Dural arteriovenous malformations: Definition, classification, and diagnostic imaging. In Awad IA, Barrow DL (eds), *Dural Arteriovenous Malformations*. Park Ridge, IL: American Association of Neurological Surgeons, 1993, pp 1-19 with permission.

女性是男性的两倍[307,308]。DAVM 可以在妊娠期出现首次症状,一些 DAVM 在分娩后可逐渐退化。硬脑膜静脉窦闭塞是 DAVM 的重要病因[307,309]。Houser 等报道了 2 名硬脑膜窦血栓形成患者之后发生 DAVM[307]。一名患者既往因一过性双侧肢体力弱而接受血管造影检查,发现乙状窦闭塞,但没有发现瘘。一年后该患者出现搏动性耳鸣,复查血管造影,发现闭塞乙状窦同侧的横窦出现了 DAVM。另一名患者既往有血栓性静脉炎及血栓栓塞,临床表现为头痛、嗜睡、下肢力弱以及视乳头水肿。血管造影可见一侧横窦闭塞。2.5 年后患者症状加重,复查血管造影显示该侧横窦 DAVM[307]。引流硬脑膜静脉窦内部血栓形成或狭窄通常会引起 DAVM 增大,静脉压力增加。创伤是硬脑膜瘘形成重要原因,尤其是颈内动脉 - 海绵窦瘘的患者[309,310]。有数篇文献报道了硬脑膜窦进行性闭塞的患者最终发生 DAVM 的实例[18,311]。

DAVM 患者的许多临床症状,如头痛、视乳头水肿、脑积水以及出血可以用静脉高压来解释[311]。DAVM 的部位在很大程度上决定了患者的局灶性症状和体征,此外,病变仅向硬脑膜窦内引流或向皮层静脉及深静脉系统引流也决定了临床症状及体征[312]。DAVM 造成的出血绝大多数是脑实质出血或硬膜下出血,偶尔表现为蛛网膜下腔出血。DAVM 首次出血的死亡率约为 30%。口服抗凝药物的 DAVM 患者出血后死亡率及严重残疾率更高。

静脉系统高压还可导致出血性静脉梗死以及脑水肿,引起癫痫、头痛以及颅内压增高的症状,常伴视乳头水肿。脑水肿为 DAVM 患者严重并发症,那些静脉系统高压以及硬脑膜窦闭塞的患者更容易出现脑水肿[18,313]。

该病另外一个恼人且频繁发作的症状是搏动性耳鸣。一些患者仅表现为头痛,可为全头痛或 DAVM 一侧的头痛。我们见过几例 DAVM 患者有位置性头痛,平卧时头痛加重,坐起或站立时头痛减轻[18],考虑原因是直立后静脉回流心脏得到改善所致。

DAVM 最常见部位是横窦 - 乙状窦区。横窦 - 乙状窦区 DAVM 占所有 DAVM 的 5/8[18,314]。此区的供血的动脉可能包括:①颈外动脉分支,如枕动脉、脑膜中动脉、副脑膜动脉以及咽升动脉;②颈内动脉硬脑膜支,尤其是脑膜垂体干(Bemasconi 动脉及 Casnen 动脉);③椎动脉硬脑膜支,如脑膜后动脉、小脑镰动脉、颈肌吻合动脉。静脉引流入横窦 - 乙状窦,静脉窦可以是正常的,也可能伴窦壁不规则,窦腔部分或完全栓塞。

海绵窦区 DAVM 为其次常见的 DAVM,占所有 DAVM 的 1/8[314]。这类病变的主要特点是颈内或颈外动脉的血液通过血管短路直接进入海绵窦。血液常引流入眶静脉,引起眼球静脉压增高,眼眶内容物突出、结膜水肿、虹膜充血、结膜出血、青光眼以及视乳头水肿[310,315,316]。还可以向岩静脉及窦引流,也可进入 Rosenthal 基底静脉,导致脑干的静脉系统压力增高[317,318]。创伤、颈内动脉床突下段动脉瘤破裂血液进入海绵窦是引起海绵窦区 DAVM 的重要原因。

天幕区 DAVM 占所有 DAVM 的 1/12[319]，其他少见的位置包括大脑凸面 - 乙状窦区域、眶部 - 大脑镰前部区域、侧裂 - 颅中窝区域以及窦汇。一些 DAVM 引流进入深部静脉如 Galen 静脉、直窦，或进入硬脑膜静脉结构如大脑镰后部区域。Galen 静脉在解剖和胚胎学上都较为独特，它是连接蛛网膜下腔静脉系统与直窦的桥梁。Galen 静脉可作为分流血管，当远端静脉狭窄或血栓形成时可变为静脉回流通道，防止高血流量导致的损害。以下是两种典型的 Galen 静脉畸形[305]：

1. 在宫内就出现的先天性畸形，血液注入未退化的前脑中央静脉，该引流静脉可呈瘤样扩张。这些患者通常伴充血性心力衰竭。这种病变可能是真正的 AVM，硬脑膜窦是潜在的。

2. DAVM 瘘口位于 Galen 静脉壁上。后天获得性的 DAVM 通常与其他类型的 DAVM 相似，都是由硬脑膜静脉窦闭塞所致。成年患者真性 Galen 静脉 DAVM 的供血动脉为脑膜中动脉及椎动脉、大脑后动脉以及脑膜垂体干。少数情况下，Galen 静脉瘤与 DAVM 有关。

如果没有血管造影，DAVM 很难确立诊断。有时临床症状或影像学表现不支持 DAVM 诊断，但血管造影却可发现 DAVM。CT 不能显示 DAVM，但是可显示与之相关的病变，例如出血、静脉窦血栓形成、脑积水、软脑膜静脉扩张或充血。增强 CT 有助于识别异常静脉以及静脉窦血栓形成，MRI 同样也可显示异常静脉及静脉窦，有助于诊断，但是这些检查不能显示供血动脉。虽然 MRI 及 MRA 有助于建立诊断，但是高分辨数字减影血管造影技术仍是显示供血动脉及引流静脉的最佳方法。

DAVM 的自然病程差别很大。一些患者瘘口自发关闭，另一些患者症状轻微，主要表现为头痛及搏动性耳鸣。静脉引流的方式可以较准确的预测患者预后[18]。向蛛网膜下腔及脑实质静脉的反方向引流的病变往往提示静脉窦回流受阻以及静脉系统高压[235]。这提示医生要积极处理，否则患者脑出血、脑室出血、硬膜下出血及蛛网膜下腔出血的风险相当高[314]。表 13-15 根据引流静脉进行分型，用来预测出血风险[320]。

DAVM 血管内治疗技术不断进步[321,322]。多个大动脉系统发出的供血动脉过多、多根小动脉尤其是软脑膜动脉参与供血都可以影响栓塞术的效果。

表 13-15　DAVF 静脉引流分类（Cognard，1995 年）

Ⅰ型	引流至静脉窦，窦内血流方向正常
Ⅱ型	引流到静脉窦，静脉窦内前向血流减少，有反向血流
	前向血流减少可能是因为正常流速时 DAVF 的引流静脉窦发生狭窄或闭塞，或者高流速时进入 DAVF 中的血液不能被正常甚至扩张的静脉窦引流所致。根据反向血流所处静脉的不同，可以分为以下三种亚型： Ⅱa 型：只有窦的反向血流 Ⅱb 型：只有皮层静脉反向血流 Ⅱa+b 型：窦和皮层静脉均有反向血流
Ⅲ型	直接引流到皮层静脉，但无皮层静脉扩张
Ⅳ型	直接引流到皮层静脉，皮层静脉扩张，直径 >5mm 或直径超过引流静脉三倍
Ⅴ型	颅内 DAVF，引流至髓周静脉

From Cognard C, Gobin YP, Pierot L, et al. Cerebral dural arteriovenous fistulas: Clinical and angiographic correlation with a revised classification of venous drainage. *Radiology* 1995; 194: 671-80 with permission.

Onyx 胶介入治疗方法的出现使得经动脉栓塞治愈某些 DAVM 成为可能[323]。一项研究纳入 50 例硬脑膜动静脉瘘患者，使用 Onyx 胶或联用其他栓塞剂通过动脉入路行栓塞治疗，其中 41 例（82%）患者在治疗后 5 个月时获得影像学治愈[323]。经静脉入路治疗 DAVM 安全有效。对于某些患者，联合使用经动脉入路介入治疗、经静脉入路介入治疗以及显微神经外科手术才能有效治疗病灶[322]。

外科手术治疗 DAVM 通常是非常困难的。由于静脉窦可接受多个供血动脉的血流，所以 Mullan 强调外科医生应该着眼于瘘口的封堵[324]。一些瘘口开口于静脉窦壁，向孤立的静脉引流，有效的闭塞治疗包括阻断静脉窦外壁[324]。闭塞或结扎供血动脉并不能有效治疗 DAVM，这是因为还会产生新的供血动脉。将瘘口区域的静脉窦包裹起来可以有效治疗 DAVM，但手术难度大，需要手术医生有丰富的经验。DAVM 的高血流量可导致有效循环血量减少，术野中出血较多，都不利于手术的进行。保守的非外科手段是治疗没有出现明显软脑膜静脉引流、静脉曲张以及引流静脉系统的瘤样畸形的最佳方法[325]。对于未行外科手术的患者，建议临床观察、定期复查神经影像检查及血管造影[325]。

现代神经影像技术极大地提高了 DAVM 的诊断，有助于内科医师了解 DAVM 及其他颅内血管畸形的自然病程，也有助于选择合适的治疗方法以及监测患者病情变化。

（张佳　徐秦岚　段婉莹　吕肖玉　边立衡　译

杜万良　校）

参考文献

1. Rinkel GJE, Djibuti M, Algra A, van Gijn J: Prevalence and risk of rupture of intracranial aneurysms. A systematic review. *Stroke* 1998;**29**:251–256.

2. International Study of Unruptured Intracranial Aneurysms Investigators: Unruptured intracranial aneurysms – risk of rupture and risks of surgical intervention. *N Engl J Med* 1998;**339**:1725–1733.

3. Mayberg MR, Batjer HH, Dacey R, et al: Guidelines for the management of aneurysmal subarachnoid hemorrhage. A statement for healthcare professionals from a special writing group of the Stroke Council, American Heart Association. *Stroke* 1994;**25**:2315–2328.

4. Weir B: *Aneurysms Affecting the Central Nervous System.* Baltimore: Williams & Wilkins, 1987.

5. Kaibara T, Heros RC: Aneurysms. In Caplan LR (ed): *Uncommon Causes of Stroke,* 2nd ed. Cambridge: Cambridge University Press, 2008, pp 171–179.

6. Parkarinen S: Incidence, etiology, and prognosis of primary subarachnoid hemorrhage: A study based on 589 cases diagnosed in a defined urban population during a defined period. *Acta Neurol Scand* 1967;**43**(suppl 29):1–128.

7. Phillips LH, Whisnant JP, O'Fallan W, et al: The unchanging pattern of subarachnoid hemorrhage in a community. *Neurology* 1980;**30**:1034–1040.

8. Ingall TJ, Whisnant JP, Wiebers DO, O'Fallon WM: Has there been a decline in subarachnoid hemorrhage mortality? *Stroke* 1989;**20**:718–724.

9. The UCAS Japan Investigators. The natural course of unruptured cerebral aneurysms in a Japanese cohort. *N Engl J Med* 2012;**366**:2474–2482.

10. Wiebers, DO, Whisnant, JP, Huston, J III, et al: Unruptured intracranial aneurysms: natural history, clinical outcome, and risks of surgical and endovascular treatment. *Lancet* 2003;**362**:103–110.

11. Korja M, Lehto H, Juvela S: Lifelong rupture risk of intracranial aneurysms depends on risk factors: a prospective Finnish Cohort Study. *Stroke* 2014;**45**:1958–1963.

12. Locksley HB: Report of the Cooperative Study of Intracranial Aneurysms and Subarachnoid Hemorrhage. Sec V, part I: Natural history of subarachnoid hemorrhage, intracranial aneurysms, and arteriovenous malformation-based on 6,368 cases in the cooperative study. *J Neurosurg* 1966;**25**:219–239.

13. Locksley HB: Report of the Cooperative Study of Intracranial Aneurysms and Subarachnoid Hemorrhage. Sec V, part II: Natural history of subarachnoid hemorrhage, intracranial aneurysms, and arteriovenous malformation. *J Neurosurg* 1966;**25**:321–368.

14. Heros RC, Kistler JP: Intracranial arterial aneurysms – an update. *Stroke* 1983;**14**:628–631.

15. Winn WR, Richardson AE, Jane JA: The long-term prognosis in untreated cerebral aneurysms: I. The incidence of late hemorrhage in cerebral aneurysms – a ten-year evaluation of 364 patients. *Ann Neurol* 1977;**1**:358–370.

16. Kassell NF, Kongable GL, Torner JC, et al: Delay in referral of patients with ruptured aneurysms to neurosurgical attention. *Stroke* 1985;**16**:587–590.

17. Bor ASE, Velthuis BK, Majoie CB, Rinkel GJE: Configuration of intracranial arteries and development of aneurysms. *Neurology* 2008;**70**:700–705.

18. Caplan LR: Subarachnoid hemorrhage, aneurysms, and vascular malformations. In Caplan LR (ed): *Posterior Circulation Disease: Clinical Findings, Diagnosis, and Management.* Boston: Blackwell, 1996, pp 633–685.

19. Suzuki J, Onuma T, Yoshimoto T: Results of early operations on cerebral aneurysms. *Surg Neurol* 1979;**11**:407–412.

20. Bromberg JE, Rinkel GJ, Algra A, et al: Familial subarachnoid hemorrhage: Distinctive features and patterns of inheritance. *Ann Neurol* 1995;**38**:929–934.

21. Raaymakers TW, Rinkel GJ, Ramos LM: Initial and follow-up screening for aneurysms in families with familial subarachnoid hemorrhage. *Neurology* 1998;**51**:1125–1130.

22. Schievink WI, Schaid DJ, Rogers HM, et al: On the inheritance of intracranial aneurysms. *Stroke* 1994;**25**:2028–2037.

23. Ruigrok YM, Rinkel GJE, Wijmenga C: Genetics of intracranial aneurysms. *Lancet Neurology* 2005;**4**:179–189.

24. Ruigrok YM, Seitz U, Wolterink S, et al: Association of polymorphisms and pairwise haplotypes in the elastin gene in Dutch patients with subarachnoid hemorrhage from non-familial aneurysms. *Stroke* 2004;**35**:2064–2068.

25. Ruigrok YM, Rinkel GJE: Genetics of intracranial aneurysms. *Stroke* 2008;**39**:1049–1055.

26. Nahed BV, Bydon M, Ozturk AK, et al: Genetics of intracranial aneurysms. *Neurosurgery* 2007;**60**:213–225.

27. Ruigrok YM, Rinkel GJE, Wijmenga C: The Versican gene and the risk of intracranial aneurysms. *Stroke* 2006;**37**:2372–2374.

28. Ruigrok YM, Wijmenga C, Rinkel GJE, et al: Genomewide linkage in a large Dutch family with intracranial aneurysms. *Stroke* 2008;**39**:1096–1102.

29. Van den Berg JSP, Limburg M, Pais G, et al: Some patients with intracranial aneurysms have a reduced type III/type I collagen ratio. *Neurology* 1997;**49**:1546–1551.

30. Ferguson GG: Physical factors in the initiation, growth, and rupture of human intracranial saccular aneurysms. *J Neurosurg* 1972;**37**:666–677.

31. Adams HP, Kassell N, Torner JC, et al: Early management of aneurysmal subarachnoid hemorrhage. *J Neurosurg* 1981;**54**:141–145.

32. Ferguson GG, Peerless SJ, Drake CG: Natural history of intracranial aneurysms. *N Engl J Med* 1981;**305**:99.

33. Caplan LR: Should intracranial aneurysms be treated before they rupture? *N Engl J Med* 1998; **339**:1774–1775.

34. Wiebers DO, Whisnant JP, O'Fallon WM: The natural history of unruptured intracranial aneurysms. *N Engl J Med* 1981;**304**:696–698.

35. Drake CG: Giant intracranial aneurysm: Experience with surgical treatment in 174 patients. In Carmel PW (ed): *Clinical Neurosurgery.* Baltimore: Williams & Wilkins, 1979, pp 12–95.

36. Kassell N, Drake CG: Review of the management of saccular aneurysms. In Barnett HJM (ed): *Neurological Clinics,* vol **1**. Philadelphia: Saunders, 1983, pp 73–86.

37. Adams HP, Jergenson DD, Kassell NF, Sahs AL: Pitfalls in the recognition of subarachnoid hemorrhage. *JAMA* 1980;**244**:794–796.

38. Edlow JA, Caplan LR: Avoiding pitfalls in the diagnosis of subarachnoid hemorrhage. *N Engl J Med* 2000;**342**:29–36.

39. Gorelick PB, Hier DB, Caplan LR, Langenberg P: Headache in acute cerebrovascular disease. *Neurology* 1986;**36**:1445–1450.

40. Hauerberg J, Andersen BB, Eskesen V, et al: Importance of the recognition of a warning leak as a sign of a ruptured intracranial aneurysm. *Acta Neurol Scand* 1971;**83**:61–64.

41. Ostergaard JR: Warning leak in subarachnoid haemorrhage. *BMJ* 1990;**301**:190–191.

42. Drake CG: The treatment of aneurysms of the posterior circulation. In Carmel PW (ed): *Clinical Neurosurgery*. Baltimore: Williams & Wilkins, 1979, pp 96–144.

43. Stewart RM, Samsom D, Diehl J, et al: Unruptured cerebral aneurysms presenting as recurrent transient neurological deficits. *Neurology* 1980;**30**:47–51.

44. Fisher M, Davidson RI, Marcus EM: Transient focal cerebral ischemia as a presenting manifestation of unruptured cerebral aneurysms. *Ann Neurol* 1980;**8**:367–372.

45. Sutherland GR, King ME, Peerless SJ, et al: Platelet interaction within giant intracranial aneurysms. *J Neurosurg* 1982;**56**:53–61.

46. Weisberg LA: Ruptured aneurysms of anterior cerebral or anterior communicating arteries. *Neurology* 1985;**35**:1562–1566.

47. Tokuda Y, Inagawa T, Katoh Y, Kumano K, Ohbayashi N, Yoshioka H: Intracerebral hematoma in patients with ruptured cerebral aneurysms. *Surg Neurol* 1995;**43**:272–277.

48. Hunt WE, Hess RM: Surgical risk as related to time of intervention in the repair of intracranial aneurysms. *J Neurosurg* 1968;**28**:14–20.

49. Drake CG, Hunt WE, Sano K, et al. Report of World Federation of Neurological Surgeons Committee on a Universal Subarachnoid Hemorrhage Grading Scale. *J Neurosurg* 1988;**68**:985–986.

50. van Heuven AW, Dorhout Mees SM, Algra A, Rinkel GJ: Validation of a prognostic subarachnoid hemorrhage grading scale derived directly from the Glasgow Coma Scale. *Stroke* 2008;**39**:1347–1348.

51. Teasdale G, Jennett B: Assessment of coma and impaired consciousness. A practical scale. *Lancet* 1974;**2**:81–84.

52. Teasdale G, Jennett B: Assessment and prognosis of coma after head injury. *Acta Neurochir (Wien)* 1976;**34**:45–55.

53. Wijdicks EFM: Clinical scales for comatose patients: The Glasgow Coma Scale in historical context and the new Four Score. *Rev Neurol Dis* 2006;**3**:109–117.

54. Weisberg L: Computed tomography in aneurysmal subarachnoid hemorrhage. *Neurology* 1979;**29**:802–808.

55. Liliequist B, Lindquist M: Computer tomography in the evaluation of subarachnoid hemorrhage. *Acta Radiol Diagn (Stockh)* 1980;**21**:327–331.

56. Van der Jagt M, Hasan D, Bijvoet HWC, et al: Validity of prediction of the site of ruptured intracranial aneurysm with CT. *Neurology* 1999;**52**:34–39.

57. Van Gijn J, van Dongen KJ, Vermeulen M, et al: Perimesencephalic hemorrhage: A nonaneurysmal and benign form of subarachnoid hemorrhage. *Neurology* 1985;**35**:483–487.

58. Rinkel GJ, Wijdicks E, Vermeulen M, et al: The clinical course of perimesencephalic nonaneurysmal subarachnoid hemorrhage. *Ann Neurol* 1991;**29**:463–468.

59. Schievink WI, Wijdicks EFM: Pretruncal subarachnoid hemorrhage: An anatomically correct description of the perimesencephalic subarachnoid hemorrhage. *Stroke* 1997;**28**:2572.

60. Van Gijn J, Rinkel JE: Subarachnoid hemorrhage syndromes. In Caplan LR, van Gijn J (eds), *Stroke Syndromes*, 3rd ed. Cambridge, Cambridge University Press, 2012, pp 534–541.

61. Kershenovich A, Rappaport ZH, Maimon S: Brain computed tomography angiographic scans as the sole diagnostic examination for excluding aneurysms in patients with perimesencephalic subarachnoid hemorrhage. *Neurosurgery* 2006;**59**:798–801.

62. Patel KC, Finelli PF: Non-aneurysmal convexity subarachnoid hemorrhage. *Neurocrit Care* 2006;**4**:229–233.

63. Spitzer C, Mull M, Rohde V, Kosinski CM: Non-traumatic cortical subarachnoid haemorrhage: Diagnostic work-up and aetiological background. *Neuroradiology* 2005;**47**:525–531.

64. Kumar S, Goddeau RP, Selim MH, et al: Atraumatic convexal subarachnoid hemorrhage: Clinical presentation, imaging patterns, and etiologies. *Neurology* 2010;**74**:893–899.

65. Nakajima M, Inatomi Y, Yonehara T, Hirano T, Ando Y: Nontraumatic convexal subarachnoid hemorrhage concomitant with acute ischemic stroke. *J Stroke Cerebrovasc Dis* 2014;**23**:1564–1570.

66. Fisher CM, Kistler JP, Davis JM: Relation of cerebral vasospasm to subarachnoid hemorrhage visualized by computed tomographic scanning. *Neurosurgery* 1980;**6**:1–9.

67. Kistler JP, Crowell RM, Davis KR, et al: The relation of cerebral vasospasm to the extent and location of subarachnoid blood visualized by CT scan: A prospective study. *Neurology* 1983;**33**:424–437.

68. Hijdra A, van Gijn J, Nagelkerke N, et al: Prediction of delayed cerebral ischemia, rebleeding, and outcome after aneurysmal subarachnoid hemorrhage. *Stroke* 1988;**19**:1250–1256.

69. Brouwers PJ, Dippel DW, Vermeulen M, et al: Amount of blood on computed tomography as an independent predictor after aneurysm rupture. *Stroke* 1993;**24**:809–814.

70. Sherlock M, Agha A, Thompson CJ: Aneurysmal subarachnoid hemorrhage. *N Engl J Med* 2006;**354**:1755–1757.

71. Alberico RA, Patel M, Casey S, et al: Evaluation of the circle of Willis with three-dimensional CT angiography in patients with suspected intracranial aneurysms. *AJNR Am J Neuroradiol* 1995;**16**:1571–1578.

72. Jayaraman MV, Mayo-Smith WW, Tung GA, et al: Detection of intracranial aneurysms: multi-detector row CT angiography compared with DSA. *Radiology* 2004;**230**:510–518.

73. Yoon DY, Lim KJ, Choi CS, et al: Detection and characterization of intracranial aneurysms with 16-channel multidetector row CT angiography: A prospective comparison of volume-rendered images and digital subtraction angiography. *AJNR Am J Neuroradiol* 2007;**28**:60–67.

74. Ross J, Masaryk T, Modic M, et al: Intracranial aneurysms: Evaluation by MR angiography. *AJNR Am J Neuroradiol* 1990;**11**:449–456.

75. Okahara M, Kiyosue H, Yamashita M, et al: Diagnostic accuracy of magnetic resonance angiography for cerebral aneurysms in correlation with 3D-digital subtraction angiographic images: A study of 133 aneurysms. *Stroke* 2002;**33**:1803–1808.

76. Unlu E, Cakir B, Gocer B, et al: The role of contrast-enhanced MR angiography in the assessment of recently ruptured intracranial aneurysms: A comparative study. *Neuroradiology* 2005;**47**:780–791.

77. Caplan LR, Flamm ES, Mohr JP, et al: Lumbar puncture and stroke. *Stroke* 1987;**18**:540A–544A.

78. Edlow JA: Diagnosis of subarachnoid hemorrhage. *Neurocrit Care* 2005;**2**:99–109.

79. Van Gign J, Kerr RS, Rinkel GJE: Subarachnoid haemorrhage. *Lancet* 2007;**369**:306–318.

80. Van der Meulen JP: Cerebrospinal fluid xanthochromia: An objective index. *Neurology* 1966;**16**:170–178.

81. Perry JJ, Sivilotti ML, Stiell IG, et al: Should spectrophotometry be used to identify xanthochromia in the cerebrospinal fluid of alert patients suspected of having subarachnoid hemorrhage? *Stroke* 2006;**37**:2467–2472.

82. Hayward RS: Subarachnoid hemorrhage of unknown etiology. *J Neurol Neurosurg Psychiatry* 1977;**40**:926–931.

83. Rinkel GJE, van Gijn J, Wijdicks EFM: Subarachnoid hemorrhage without detectable aneurysm: A review of the causes. *Stroke* 1993;**24**:1403–1409.

84. Caplan LR, Brass LM, DeWitt LD, et al: Transcranial Doppler ultrasound: Present status. *Neurology* 1990;**40**:696–700.

85. Sloan MA, Alexandrov AV, Tegeler CH, et al: Assessment: Transcranial Doppler ultrasonography: Report of the Therapeutics and Technology Assessment. Subcommittee of the American Academy of Neurology. *Neurology* 2004;**62**:1468–1481.

86. Harders AG, Gilsbach JM: Time course of blood velocity changes related to vasospasm in the circle of Willis measured by transcranial Doppler ultrasound. *J Neurosurg* 1987;**66**:718–728.

87. Sloan MA, Haley EC, Kassell NF, et al: Sensitivity and specificity of transcranial Doppler ultrasonography in the diagnosis of vasospasm following subarachnoid hemorrhage. *Neurology* 1989;**391**:1514–1518.

88. Sekhar L, Wechsler L, Yonas H, et al: Value of transcranial Doppler examination in the diagnosis of cerebral vasospasm after subarachnoid hemorrhage. *Neurosurgery* 1988;**22**:813–821.

89. Davis SM, Andrews JT, Lichtenstein M, et al: Correlations between cerebral arterial velocities, blood flow, and delayed ischemia after subarachnoid hemorrhage. *Stroke* 1992;**23**:492–497.

90. Davis S, Andrews J, Lichtenstein M, et al: A single-photon emission computed tomography study of hyperperfusion after subarachnoid hemorrhage. *Stroke* 1990;**21**:252–259.

91. Chieregato A, Sabia G, Tanfani A, et al: Xenon-CT and transcranial Doppler in poor-grade or complicated aneurysmatic subarachnoid hemorrhage patients undergoing aggressive management of intracranial hypertension. *Intensive Care Med* 2006;**32**:1143–1150.

92. Hillman J, Sturnegk P, Yonas H, et al: Bedside monitoring of CBF with xenon-CT and a mobile scanner: A novel method in neurointensive care. *Br J Neurosurg* 2005;**19**:395–401.

93. Rordorf G, Koroshetz WJ, Copen WA, et al: Diffusion- and perfusion-weighted imaging in vasospasm after subarachnoid hemorrhage. *Stroke* 1999;**30**:599–605.

94. Condette-Auliac S, Bracard S, Anxionnat R, et al: Vasospasm after subarachnoid hemorrhage: Interest in diffusion-weighted MR imaging. *Stroke* 2001;**32**:1818–1824.

95. Wijdicks EFM, Schievink W, Miller GM: Pretruncal subarachnoid hemorrhage. *Mayo Clin Proc* 1998;**73**:745–752.

96. Rinkel GJ, Wijdicks E, Vermeulen M, et al: Outcome in perimesencephalic (nonaneurysmal) subarachnoid hemorrhage: A follow-up study in 37 patients. *Neurology* 1990;**40**:1130–1132.

97. Wijdicks EFM, Schievink WI: Perimesencephalic nonaneurysmal subarachnoid hemorrhage: First hint of a cause? *Neurology* 1997;**49**:634–636.

98. Stein RW, Kase CS, Hier DB, et al: Caudate hemorrhage. *Neurology* 1984;**34**:1549–1554.

99. Hochberg F, Fisher CM, Roberson G: Subarachnoid hemorrhage caused by rupture of a small superficial artery. *Neurology* 1974;**24**:309–311.

100. Lasjaunias P, Chiu M, ter Brugge K, et al: Neurological manifestations of intracranial dural arteriovenous malformations. *J Neurosurg* 1986;**64**:724–730.

101. Chang R, Friedman DP: Isolated cortical venous thrombosis presenting as subarachnoid hemorrhage: A report of three cases. *AJNR Am J Neuroradiol* 2004;**25**:1676–1679.

102. Oppenheim C, Domigo V, Gauvrit JY, et al: Subarachnoid hemorrhage as the initial presentation of dural sinus thrombosis. *AJNR Am J Neuroradiol* 2005;**26**:614–617.

103. Ohshima T, Endo T, Nukui H, et al: Cerebral amyloid angiopathy as a cause of subarachnoid hemorrhage. *Stroke* 1990;**21**:480–483.

104. Thompson B, Burns A: Subarachnoid hemorrhages in vasculitis. *Am J Kidney Dis* 2003;**42**:582–585.

105. Fomin S, Patel S, Alcasid N, et al: Recurrent subarachnoid hemorrhage in a 17 year old with Wegener granulomatosis. *J Clin Rheumatol* 2006;**12**:212–213.

106. Broderick JP, Brott TG, Duldner JE, et al: Initial and recurrent bleeding are the major causes of death following subarachnoid hemorrhage. *Stroke* 1994;**25**:1342–1347.

107. Suarez JI, Tarr RW, Selman WR: Aneurysmal subarachnoid hemorrhage. *N Engl J Med* 2006;**354**:387–396.

108. Bambidakis NC, Selman WR: Subarachnoid hemorrhage. In Suarez JL (ed): *Critical Care Neurology and Neurosurgery*. Towata, NJ: Humana Press, 2004, pp 365–377.

109. Clower BR, Smith RR, Haining JL, Lockard J: Constrictive endarteropathy following experimental subarachnoid hemorrhage. *Stroke* 1981;**12**:501–508.

110. Smith RR, Clower BR, Grotendorst GM, et al: Arterial wall changes in early human vasospasm. *Neurosurgery* 1985;**16**:171–176.

111. Yamamoto Y, Smith RR, Bernanke DH: Accelerated nonmuscle contraction after subarachnoid hemorrhage: Culture and characterization of myofibroblasts from human cerebral arteries in vasospasm. *Neurosurgery* 1992;**30**:337–345.

112. Macdonald RL, Weir BKA: A review of hemoglobin and the pathogenesis of cerebral vasospasm. *Stroke* 1991;**22**:971–982.

113. Macdonald RL: Cerebral Vasospasm. In Welch KMA, Caplan LR, Reis DJ, et al. (eds): *Primer on Cerebrovascular Diseases*. San Diego: Academic Press, 1997, pp 490–497.

114. Hughes JT, Schianchi PM: Cerebral artery spasm: A histological study at necropsy of the blood vessels in cases of subarachnoid hemorrhage. *J Neurosurg* 1978;**48**:515–525.

115. Conway LW, McDonald LW: Structural changes of the intradural

arteries following subarachnoid hemorrhage. *J Neurosurg* 1972;**37**:715–723.

116. Wellum GR, Peterson JW, Zervas NT: The relevance of in vivo smooth muscle experiments to cerebral vasospasm. *Stroke* 1985;**16**:573–581.

117. Kassell NF, Sasaki T, Colohan AR, Nazar G: Cerebral vasospasm following aneurysmal subarachnoid hemorrhage. *Stroke* 1985;**16**:562–572.

118. Kwak R, Niizuma H, Ohi J, et al: Angiography study of cerebral vasospasm following rupture of intracranial aneurysms: I. Time of the appearance. *Surg Neurol* 1979;**11**:257–262.

119. Weir B, Grace M, Hansen J, et al: Time course of vasospasm in man. *J Neurosurg* 1978;**48**:173–178.

120. Heros RC, Zervas NT, Varsos V: Cerebral vasospasm after subarachnoid hemorrhage: An update. *Ann Neurol* 1983;**14**:599–608.

121. Chaudhary SR, Ko N, Dillon W, et al: Prospective evaluation of multidetector-row CT angiography for the diagnosis of vasospasm following subarachnoid hemorrhage: A comparison with digital subtraction angiography. *Cerebrovasc Dis* 2008;**25**:144–150.

122. Pham M, Johnson A, Bartsch AJ, et al: CT perfusion predicts secondary cerebral infarction after aneurismal subarachnoid hemorrhage. *Neurology* 2007;**69**:762–765.

123. Sviri GE, Feinsod M, Soustiel JF: Brain natriuretic peptide and cerebral vasospasm in subarachnoid hemorrhage: Clinical and TCD correlations. *Stroke* 2000;**31**:118–122.

124. Hop JW, Rinkel GJE, Algra A, van Gijn J: Initial loss of consciousness and risk of delayed cerebral ischemia after subarachnoid hemorrhage. *Stroke* 1999;**30**:2268–2271.

125. Lanterna LA, Ruigrok Y, Alexander S, et al: Meta-analysis of APOE genotype and subarachnoid hemorrhage. *Neurology* 2007;**69**:766–775.

126. Mizukami M, Kawase T, Usami T, et al: Prevention of vasospasm by early operation with removal of subarachnoid blood. *Neurosurgery* 1982;**10**:301–307.

127. Taneda M: Effect of early operation for ruptured aneurysm in prevention of delayed ischemic symptoms. *J Neurosurg* 1982;**5**:622–628.

128. Findlay JM, Kassell NF, Weir BKA, et al: A randomized trial of intraoperative, intracisternal tissue plasminogen activator for prevention of vasospasm. *Neurosurgery* 1995;**37**:168–178.

129. Sasaki T, Kodama N, Kawakami M, et al: Urokinase cisternal irrigation therapy of symptomatic vasospasm after aneurismal subarachnoid hemorrhage. *Stroke* 2000;**31**:1256–1262.

130. Barth M, Capelle H-H, Weidauer S, et al: Effect of nicardipine prolonged-release implants on cerebral vasospasm and clinical outcome after severe aneurismal subarachnoid hemorrhage. A prospective randomized double-blind phase II study. *Stroke* 2007;**38**:330–336.

131. Macdonald RL: Cerebral vasospasm. *Neurosurg Quarterly* 1995;**5**:73–97.

132. Kassell NF, Peerless SJ, Durward QJ, et al: Treatment of ischemic deficits from vasospasm with hypervolemia and induced arterial hypertension. *Neurosurgery* 1982;**11**:337–343.

133. Solomon RA, Fink ME, Lennihan L: Prophylactic volume expansion therapy for the prevention of delayed cerebral ischemia after early aneurysm surgery. *Arch Neurol* 1988;**45**:325–332.

134. Solomon RA, Post KD, McMurty JG: Depression of circulating blood volume in patients after subarachnoid hemorrhage: Implications for the management of symptomatic vasospasm. *Neurosurgery* 1984;**15**:354–361.

135. Wood JH, Simeone FA, Kron RE, et al: Rheological aspects of experimental hypervolemic hemodilution with low molecular weight dextran. *Neurosurgery* 1982;**11**:739–753.

136. Lennihan L, Mayer SA, Fink ME, et al. Effect of hypervolemic therapy on cerebral blood flow after subarachnoid hemorrhage: a randomized controlled trial. *Stroke* 2000;**31**:383–391.

137. Dankbaar JW, Slooter AJC, Rinkel GJE, van der Schaaf IC: Effect of different components of triple-H therapy on cerebral perfusion in patients with aneurysmal subarachnoid haemorrhage: a systematic review. *Critical Care* 2010;**14**:R23.

138. Naidech AM, Drescher J, Ault ML, Shaibani A, Batjer HH, Alberts MJ: Higher hemoglobin is associated with less cerebral infarction, poor outcome, and death after subarachnoid hemorrhage. *Neurosurgery* 2006;**59**:775–779.

139. Kramer AH, Gurka MJ, Nathan B, Dumont AS, Kassell NF, Bleck TP: Complications associated with anemia and blood transfusion in patients with aneurysmal subarachnoid hemorrhage. *Crit Care Med* 2008;**36**:2070–2075.

140. Naidech AM, Jovanovic B, Wartenberg KE, et al: Higher hemoglobin is associated with improved outcome after subarachnoid hemorrhage. *Crit Care Med* 2007;**35**:2383–2389.

141. Dhar R, Zazulia AR, Videen TO, et al. Red blood cell transfusion increases cerebral oxygen delivery in anemic patients with subarachnoid hemorrhage. *Stroke* 2009;**40**:3039–3044.

142. Connolly ES, Rabinstein AA, Carhuapoma JR, et al. on behalf of the American Heart Association Stroke Council, Council on Cardiovascular Radiology and Intervention, Council on Cardiovascular Nursing, Council on Cardiovascular Surgery and Anesthesia, and Council on Clinical Cardiology: Guidelines for the management of aneurysmal subarachnoid hemorrhage. A Guideline for healthcare professionals from the American Heart Association/American Stroke Association. *Stroke* 2012;**43**:1711–1737.

143. Pickard JD, Murray GD, Illingworth R, et al: Effect of oral nimodipine in cerebral infarction and outcome after subarachnoid hemorrhage: British Aneurysm Nimodipine trial. *BMJ* 1981;**298**:636–642.

144. Allen GS: Cerebral arterial spasm: A controlled trial of nimodipine in subarachnoid hemorrhage patients – the Nimodipine Cerebral Arterial Spasm Study Group. *Stroke* 1983;**14**:122.

145. Feigin VL, Rinkel GJE, Algra A, et al: Calcium antagonists in patients with aneurysmal subarachnoid hemorrhage. A systematic review. *Neurology* 1998;**50**:876–883.

146. Fraticelli AT, Cholley BP, Losser M-R, et al: Milrinone for the treatment of cerebral vasospasm after aneurismal subarachnoid hemorrhage. *Stroke* 2008;**39**:893–898.

147. Higashida RT, Halbach VV, Cahan LD, et al: Transluminal angioplasty for treatment of intracranial arterial vasospasm. *J Neurosurg* 1989;**71**:648–653.

148. Hoh BL, Ogilvy CS: Endovascular treatment of cerebral vasospasm: Transluminal balloon angioplasty, intra-arterial papaverine, and intra-arterial nicardipine. *Neurosurg Clin N Am* 2005;**16**:501–516.

149. Brisman JL, Eskridge JM, Newell DW: Neurointerventional treatment of vasospasm. *Neurol Res* 2006;**28**:769–776.

150. Newell DW, Eskridge JM, Mayberg M, et al: Angioplasty for the treatment of symptomatic vasospasm following subarachnoid hemorrhage. *J Neurosurg* 1989;**91**:654–660.

151. Leroux PD, Winn HR: Timing of surgery and special features of ruptured anterior circulation aneurysms. In Welch KMA, Caplan LR, Reis DJ, et al. (eds): *Primer on Cerebrovascular Diseases.* San Diego: Academic Press, 1997, pp 450–454.

152. Kirkpatrick PJ, Turner CL, Smith C, Hutchinson PJ, Murray GD, STASH Collaborators: Simvastatin in aneurysmal subarachnoid hemorrhage (STASH): A multicenter randomized phase 3 trial. *Lancet Neurol* 2014;**13**:666–675.

153. Dorhout Mees SM, Algra A, Vandertop WP et al., MASH-2 Study Group: Magnesium for aneurysmal subarachnoid haemorrhage (MASH-2): A randomised placebo-controlled trial. *Lancet* 2012;**380**;44–49.

154. Graff-Radford NR, Torner J, Adams HP, Kassell NF: Factors associated with hydrocephalus after subarachnoid hemorrhage. *Arch Neurol* 1989;**46**:744–752.

155. Brouwers PJ, Wijdicks EF, Hasan D, et al: Serial electrocardiographic recording in aneurysmal subarachnoid hemorrhage. *Stroke* 1989;**20**:1162–1167.

156. Caplan LR, Hurst JW: Cardiac and cardiovascular findings in patients with nervous system diseases. In Caplan LR, Hurst JW, Chimowitz MI (eds): *Clinical Neurocardiology.* New York: Marcel Dekker, 1999, pp 298–312.

157. Fabinyi G, Hunt D, McKinley L: Myocardial creatine kinase isoenzyme in serum after subarachnoid hemorrhage. *J Neurol Neurosurg Psychiatry* 1977;**40**:818–820.

158. Ramappa P, Thatai D, Coplin W, et al: Cardiac troponin-I: A predictor of prognosis in subarachnoid hemorrhage. *Neurocrit Care* 2008;**8**:398–403.

159. Kothavale A, Banki NM, Kopelnik A, et al: Predictors of left ventricular regional wall motion abnormalities after subarachnoid hemorrhage. *Neurocrit Care* 2006;**4**:199–205.

160. Oppenheimer SM, Cechetto DF, Hachinski VC: Cerebrogenic cardiac arrhythmias. Cerebral electrocardiographic influences and their role in sudden death. *Arch Neurol* 1990;**47**:513–519.

161. Di Pasquale G, Pinelli G, Andreoli A, et al: Holter detection of cardiac arrhythmias in intracranial subarachnoid hemorrhage. *Am J Cardiol* 1987;**59**:596–600.

162. Di Pasquale G, Pinelli G, Andreoli A, et al: Torsade de pointes and ventricular flutter-fibrillation following spontaneous cerebral subarachnoid hemorrhage. *Int J Cardiol* 1988;**18**:163–172.

163. Kolin A, Norris JW: Myocardial damage from acute cerebral lesions. *Stroke* 1984;**15**:990–993.

164. Samuels MA: The brain–heart connection. *Circulation* 2007;**116**:77–84.

165. Salem R, Vallée F, Dépret F, et al: Subarachnoid hemorrhage induces an early and reversible cardiac injury associated with catecholamine release: One-week follow-up study *Critical Care* 2014;**18**:558–568.

166. Tsuchihashi K, Ueshima K, Uchida T, Ohmura N, Kimura K: Transient left ventricular apical ballooning without coronary artery stenosis: a novel heart syndrome mimicking acute myocardial infarction. Angina pectoris–myocardial infarction investigations in Japan. *J Am Coll Cardiol* 2001;**38**:11–18.

167. Kurisu S, Sato H, Kawagoe T, et al: Takotsubo-like left ventricular dysfunction with ST-segment elevation: A novel cardiac syndrome mimicking acute myocardial infarction. *Am Heart J* 2002;**143**:448–455.

168. Bybee KA, Kara T, Prasad A, et al: Systematic review: transient left ventricular apical ballooning: a syndrome that mimics ST-segment elevation myocardial infarction. *Ann Intern Med* 2004;**141**:858–865.

169. Hakeem A, Marks AD, Bhatti S, Chang SM: When the worst headache becomes the worst heartache! *Stroke* 2007;**38**:3292–3295.

170. Bybee KA, Prasad A: Stress-related cardiomyopathy syndromes. *Circulation* 2008;**118**:397–409.

171. Ciongoli AK, Poser CM: Pulmonary edema secondary to subarachnoid hemorrhage. *Neurology* 1972;**22**:867–870.

172. Weir BK: Pulmonary edema following fatal aneurysmal rupture. *J Neurosurg* 1978;**49**:502–507.

173. Hoff RG, Rinkel GJE, Verweij BH, Algra A, Kalkman CJ: Pulmonary edema and blood volume after aneurysmal subarachnoid hemorrhage: A prospreective observational study. *Critical Care* 2010:**14**;R43–R50.

174. Takaku A, Shindo K, Tanaki S, et al: Fluid and electrolyte disturbances in patients with intracranial aneurysms. *Surg Neurol* 1979;**11**:349–356.

175. Qureshi AI, Suri MF, Sung GY, et al: Prognostic significance of hypernatremia and hyponatremia among patients with aneurysmal subarachnoid hemorrhage. *Neurosurgery.* 2002;**50**:749–755.

176. Zheng B, Qiu Y, Jin H, et al: Predictive value of hyponatremia for poor outcome and cerebral infarction in high-grade aneurysmal subarachnoid haemorrhage patients. *J Neurol Neurosurg Psychiatry* 2011;**82**:213–217.

177. Rabinstein AA, Bruder N: Management of hyponatremia and volume contraction. *Neurocrit Care* 2011;**15**:354–360.

178. Katayama Y, Haraoka J, Hirabayashi H, et al: A randomized controlled trial of hydrocortisone against hyponatremia in patients with aneurismal subarachnoid hemorrhage. *Stroke* 2007;**38**:2373–2375.

179. Diringer MN, Lim JS, Kirsch JR, Hawley DF: Suprasellar and intraventricular blood predict elevated plasma atrial natriuretic factor in subarachnoid hemorrhage. *Stroke* 1991;**22**:572–581.

180. Wijdicks EFM, Ropper AH, Hunnicutt EJ, et al: Atrial natriuretic factor and salt wasting after aneurysmal subarchnoid hemorrhage. *Stroke* 1991;**22**:1519–1524.

181. Schneider HJ, Kreitschmann-Andermahr I, Ghiko E, et al: Hypothalamopituitary dysfunction following traumatic brain injury and aneurismal subarachnoid hemorrhage. A systemic review. *JAMA* 2007;**298**:1429–1438.

182. Kreitschmann-Andermahr I, Hoff C, Niggemeier S, et al: Pituitary deficiency following ancurismal

subarachnoid haemorrhage. *J Neurol Neurosurg Psychiatry* 2003;**74**:1133–1135.

183. Dimopoulou I, Kouyialis AT, Tzanella M, et al: High incidence of neuroendocrine dysfunction in long-term survivors of aneurismal subarachnoid hemorrhage. *Stroke* 2004;**35**:2884–2489.

184. Claasen J, Vu A, Kreiter KT, et al: Effect of acute physiologic derangements on outcome after subarachnoid hemorrhage. *Crit Care Med* 2004;**32**:832–838.

185. Adams HP: Current status of antifibrinolytic therapy for treatment of patients with aneurysmal subarachnoid hemorrhage. *Stroke* 1982;**13**:256–259.

186. Ramirez-Laseppas M: Antifibrinolytic therapy in subarachnoid hemorrhage caused by ruptured intracranial aneurysm. *Neurology* 1981;**31**:316–322.

187. Bederson JB, Connolly ES Jr, Batjer HH, et al:. Guidelines for the management of aneurysmal subarachnoid hemorrhage. A statement for healthcare professionals from a special writing group of the Stroke Council of the American Heart Association. *Stroke* 2009;**40**:994–1025.

188. Kassell N, Torner D, Adams H: Antifibrinolytic therapy in the acute period following aneurysmal subarachnoid hemorrhage. *J Neurosurg* 1984;**61**:225–230.

189. Garde A: Amnesia after operations on aneurysms of the anterior communicating artery. *Surg Neurol* 1982;**18**:46–49.

190. Damasio AR, Graff-Radford N, Eslinger P, et al: Amnesia following basal forebrain lesions. *Arch Neurol* 1985;**42**:263–271.

191. Serbinenko FA: Balloon catheterization and occlusion of major cerebral vessels. *J Neurosurg* 1974;**41**:125–145.

192. Guglielmi G, Vinuela F, Sepetka I, Macellari V: Electrothrombosis of saccular aneurysms via endovascular approach, part 1: Electrochemical basis, technique, and experimental results. *J Neurosurg* 1991;**75**:1–7.

193. Guglielmi G, Vinuela F, Dion J, Duckwiler G: Electrothrombosis of saccular aneurysms via endovascular approach, part 2: Preliminary clinical experience. *J Neurosurg* 1991;**75**:8–14.

194. Johnston SC, Higashida RT, Barrow DL, Caplan LR, et al: Recommendations for the endovascular treatment of intracranial aneurysms. A statement for health care professionals from the Committee on Cerebrovascular Imaging of the American Heart Association Council on Cardiovascular Radiology. *Stroke* 2002;**33**:2536–2544.

195. Hopkins LN, Lanzino G, Guterman LR: Treating nervous system vascular disorders through a "needle stick": Origins, evolution, and future of endovascular therapy. *Neurosurgery* 2001;**48**:463–475.

196. Lobotesis K, Mahady K, Ganesalingam J, et al: Coiling-associated delayed cerebral hypersensitivity: Is nickel the link? *Neurology* 2015;**84**:97–99.

197. Molyneux AJ, Kerr RSC, Yu L-M, et al: International Subarachnoid Aneurysm Trial (ISAT) of neurosurgical clipping versus endovascular coiling in 2143 patients with ruptured intracranial aneurysms: A randomized comparison of effects on survival, dependency, seizures, rebleeding, subgroups, and aneurysm occlusion. *Lancet* 2005;**366**:809–817.

198. Britz GW: ISAT trial: Coiling or clipping for intracranial aneurysms? *Lancet* 2005;**366**:783–785.

199. Molyneux AJ, Birks J, Clarke A, Sneade M, Kerr RSC: The durability of endovascular coiling versus neurosurgical clipping of ruptured cerebral aneurysms: 18 year follow-up of the UK cohort of the International Subarachnoid Aneurysm Trial (ISAT). *Lancet* 2015;**385**:691–697.

200. Debrun GM, Aletich VA, Kehrli P, et al: Selection of cerebral aneurysms for treatment using Guglielmi detachable coils: The preliminary University of Illinois at Chicago experience. *Neurosurgery* 1998;**43**:1281–1295.

201. Lanzino G, Wakhloo AK, Fessler RD, et al: Efficacy and current limitations of intravascular stents for intracranial internal carotid, vertebral, and basilar artery aneurysms. *J Neurosurg* 1999;**91**:538–546.

202. Greenberg E, Katz JM, Janardhan V, et al: Treatment of a giant vertebrobasilar artery aneurysm using stent grafts. Case report. *J Neurosurg* 2007;**107**:165–168.

203. Katsaridis V, Papagiannaki C, Violaris C: Placement of a Neuroform2 stent into the parent vessel by navigating it along the inner wall of the aneurysm sac: A technical case report. *Neuroradiology* 2007;**49**:57–59.

204. Pero G, Denegri F, Valvassori L, et al: Treatment of a middle cerebral artery giant aneurysm using a covered stent. Case report. *J Neurosurg* 2006;**104**:965–968.

205. Kupersmith MJ, Stiebel-Kalish H, Huna-Baron R, et al: Cavernous carotid aneurysms rarely cause subarachnoid hemorrhage or major neurological morbidity. *J Stroke Cerebrovasc Dis* 2002;**11**:9–14.

206. Brust JCM, Dickinson PCT, Hughes JEO, Holtzman RNN: The diagnosis and treatment of cerebral mycotic aneurysms. *Ann Neurol* 1990;**27**:238–246.

207. Moskowitz MA, Rosenbaum AE, Tyler HR: Angiographically monitored resolution of cerebral mycotic aneurysms. *Neurology* 1974;**24**:1103–1108.

208. Johnston SC, Wilson CB, Halbach VV, et al: Endovascular and surgical treatment of unruptured cerebral aneurysms: Comparison of risks. *Ann Neurol* 2000;**48**:11–19.

209. Wermer MJH, van der Schaaf IC, Algra A, Rinkel GJE: Risk of rupture of unruptured intracranial aneurysms in relation to patient and aneurysm characteristics. An updated meta-analysis. *Stroke* 2007;**38**:1404–1410.

210. Sundt TM, Whisnant JP: Subarachnoid hemorrhage from intracranial aneurysm. *N Engl J Med* 1978;**299**:116–122.

211. Raaymakers TWM, Rinkel GJE, Limburg M, Algra A: Mortality and morbidity of surgery for unruptured intracranial aneurysms. *A meta-analysis. Stroke* 1998;**29**:1531–1538.

212. Komotar RJ, Moccoj, Solomon RA: Guidelines for the surgical treatment of unruptured intracranial aneurysms. *Neurosurgery* 2008;**62**:183–193, discussion 193–194.

213. Stein BM, Wolpert SM: Arteriovenous malformations of the brain: I. Current concepts and treatment. *Arch Neurol* 1980;**37**:1–5.

214. Brown RD, Wiebers DO, Torner JC: Frequency of intracranial hemorrhage as a presenting symptom and subtype analysis: A population-based study of intracranial vascular malformations in Olmstead County, Minnesota. *J Neurosurg* 1996;**85**:29–32.

215. Hartmann A, Mast H, Choi JH, et al: Treatment of arteriovenous

malformations of the brain. *Curr Neurol Neurosci Rep* 2007;7:28–34.

216. Tonnis W, Schiefer W, Walter W: Signs and symptoms of supratentorial arteriovenous aneurysms. *J Neurosurg* 1953;**15**:471–480.

217. McCormick WF: The pathology of vascular ("arteriovenous") malformations. *J Neurosurg* 1966;**24**:807–816.

218. McCormick WF: Pathology of vascular malformations of the brain. In Wilson CB, Stein BM (eds): *Intracranial Arteriovenous Malformations: Current Neurosurgical Practice.* Baltimore: Williams & Wilkins, 1984, pp 44–63.

219. McCormick WF, Boulter TR: Vascular malformations ("angiomas") of the dura mater. *J Neurosurg* 1966;**25**:309–311.

220. McCormick WF: The pathology of angiomas. In Fein JM, Flamm ES (eds): *Cerebrovascular Surgery*, vol **IV**. New York: Springer, 1985, pp 1073–1095.

221. McCormick WF, Hardman JM, Boulter TR: Vascular malformations ("angiomas") of the brain, with special reference to those occurring in the posterior fossa. *J Neurosurg* 1968;**28**:241–251.

222. Arteriovenous Malformations Study Group: Arteriovenous malformations of the brain in adults. *N Engl J Med* 1999;**340**:1812–1818.

223. Lasjaunias PL, Landrieu P, Rodesch G, et al: Cerebral proliferative angiopathy. Clinical and angiographic description of an entity different from cerebral AVMs. *Stroke* 2008;**39**:878–885.

224. Rigamonti D, Hadley MN, Drayer BP, et al: Cerebral cavernous malformations: Incidence and familial occurrence. *N Engl J Med* 1988;**319**:343–347.

225. Savoiardo M, Strada L, Passerini A: Intracranial cavernous hemangiomas: Neuroradiologic review of 36 operated cases. *AJNR Am J Neuroradiol* 1983;**4**:945–950.

226. Mason I, Aase JM, Orrison WW, et al: Familial cavernous angiomas of the brain in an Hispanic family. *Neurology* 1988;**38**:324–326.

227. Metellus P, Kharkar S, Lin D, et al: Cavernous angiomas and developmental venous anomalies. In Caplan LR (ed): *Uncommon Causes of Stroke*, 2nd ed. Cambridge:

Cambridge University Press, 2008, pp 189–219.

228. Denier C, Labauge P, Brunereau L, et al: Clinical features of cerebral cavernous malformations patients with *KRIT1* mutations. *Ann Neurol* 2004;**55**:213–220.

229. Wilms G, Bleus E, Demaerel P, et al: Simultaneous occurrence of developmental venous anomalies and cavernous angiomas. *AJNR Am J Neuroradiol* 1994;**15**:1247–1254.

230. Abe T, Singer RJ, Marks MP, et al: Coexistence of occult vascular malformations and developmental venous anomalies in the central nervous system: MR evaluation. *AJNR Am J Neuroradiol* 1998;**19**:51–57.

231. Omojola M, Fox A, Vinuela F, Debrun G: Stenosis of afferent vessels of intracranial arteriovenous malformations. *AJNR Am J Neuroradiol* 1985;**6**:791–793.

232. Mawad ME, Hilal SK, Michelson J, et al: Occlusive vascular disease associated with cerebral arteriovenous malformations. *Radiology* 1984;**153**:401–408.

233. Marks MP, Lane B, Steinberg GK, Snipes GJ: Intranidal aneurysms in cerebral arteriovenous malformations: Evaluation and endovascular treatment. *Radiology* 1992;**183**:355–360.

234. Kondziolka D, Nixon BJ, Lasjaunias P, et al: Cerebral arteriovenous malformations with associated arterial aneurysms: Hemodynamic and therapeutic considerations. *Can J Neurol Sci* 1988;**15**:130–134.

235. Miyasaka Y, Yada K, Ohwada T, et al: An analysis of the venous drainage system as an actor in hemorrhage from arteriovenous malformations. *J Neurosurg* 1992;**76**:239–243.

236. Vinuela F, Nombela L, Roach MR, et al: Stenotic and occlusive disease of the draining venous system of deep brain AVMs. *J Neurosurg* 1985;**63**:180–184.

237. Hsu FPK, Rigamonti D, Huhn SL: Epidemiology of cavernous malformations. In Awad IA, Barrows DL (eds): *Cavernous Malformations.* Park Ridge, IL: American Association of Neurological Surgeons, 1993, pp 13–23.

238. Kase CS: Aneurysms and vascular malformations. In Kase CS, Caplan LR (eds): *Intracerebral Hemorrhage.* Boston: Butterworth–Heinemann, 1995, pp 153–178.

239. Perret G, Nishioka H: Report on the Cooperative Study of Intracranial Aneurysms and Subarachnoid Hemorrhage. Section VI. Arteriovenous malformations. An analysis of 545 cases of cranio-cerebral arteriovenous malformations and fistulae reported to the Cooperative Study. *J Neurosurg* 1966;**25**:467–490.

240. Crawford PM, West CR, Chadwick DW, et al: Arteriovenous malformations of the brain: Natural history in unoperated patients. *J Neurol Neurosurg Psychiatry* 1986;**49**:1–10.

241. Graf CJ, Perret GE, Torner JC: Bleeding from cerebral arteriovenous malformations as part of their natural history. *J Neurosurg* 1983;**58**:331–337.

242. Hook C, Johanson C: Intracranial arteriovenous aneurysms: A follow-up study with particular attention to their growth. *Arch Neurol Psych* 1958;**80**:39–54.

243. Patterson JH, McKissock W: A clinical survey of intracranial angiomas with special reference to their mode of progression and surgical treatment: A report of 110 cases. *Brain* 1965;**79**:233–266.

244. Friedlander RM: Arteriovenous malformations of the brain. *N Engl J Med* 2007;**356**:2704–2712.

245. Hofmeister C, Stapf C, Hartman A, et al: Demographic, morphological, and clinical characteristics of 1289 patients with brain arteriovenous malformation. *Stroke* 2000;**31**:1307–1310.

246. Mast H, Mohr JP, Osipov A, et al: "Steal" is an unestablished mechanism for the clinical presentation of cerebral arteriovenous malformations. *Stroke* 1995;**26**:1215–1220.

247. Chimowitz MI, Little JR, Awad IA, et al: Intracranial hypertension associated with unruptured cerebral arteriovenous malformations. *Ann Neurol* 1990;**27**:474–479.

248. DeJong RN, Hicks SP: Vascular malformation of the brainstem: Report of a case with long duration and fluctuating course. *Neurology* 1980;**30**:995–997.

249. Stahl SM, Johnson KP, Malamud N: The clinical and pathological spectrum of brainstem vascular malformations. *Arch Neurol* 1980;**37**:25–29.

250. Caroscio JT, Brannan T, Budabin M, et al: Subarachnoid hemorrhage secondary to spinal arteriovenous

malformation and aneurysm. *Arch Neurol* 1980;**37**:101–103.

251. Jensen H, Klinge H, Lemke J, et al: Computerized tomography in vascular malformations of the brain. *Neurosurg Rev* 1980;**3**:119–127.

252. Daniels D, Houghton V, Williams A, et al: Arteriovenous malformation simulating a cyst on computed tomography. *Radiology* 1979;**133**:393–394.

253. Kaibara T, Heros RC: Arteriovenous malformations of the brain. In Caplan LR (ed): *Uncommon Causes of Stroke*, 2nd ed. Cambridge: Cambridge University Press, 2008.

254. Leblanc R, Levesque M, Comair Y, Ethier R: Magnetic resonance imaging of cerebral arteriovenous malformations. *Neurosurgery* 1987;**21**:15–20.

255. Smith HJ, Strother CM, Kikuchi Y, et al: MR imaging in the management of supratentorial intracranial AVMs. *AJR Am J Roentgen* 1988;**150**:1143–1153.

256. Rigamonti D, Drayer B, Johnson PC, et al: The MRI appearance of cavernous malformations (angiomas). *J Neurosurg* 1987;**67**:518–524.

257. Gomori JM, Grossman RI, Hackney DB, et al: Variable appearances of subacute intracranial hematomas on high-field spin-echo MR. *AJR Am J Roentgen* 1988;**150**:171–178.

258. Requena I, Arias M, Lopez-Iber L: Cavernomas of the central nervous system in clinical and neuroimaging manifestations in 47 patients. *J Neurol Neurosurg Psychiatry* 1991;**54**:590–594.

259. Perl J, Ross JS: Diagnostic imaging of cavernous malformations. In Awad IA, Barrow DL (eds): *Cavernous Malformations*. Park Ridge, IL: American Association of Neurological Surgeons, 1993, pp 37–48.

260. Hardjasudarma M: Cavernous and venous angiomas of the central nervous system. Neuroimaging and clinical controversies. *J Neuroimaging* 1991;**1**:191–196.

261. Rigamonti D, Spetzler RF, Drayer BP, et al: Appearance of venous malformations on magnetic resonance imaging. *J Neurosurg* 1988;**69**:535–539.

262. Lee C, Pennington MA, Kenney CM: MR evaluation of developmental venous anomalies: medullary venous anatomy of venous angiomas. *AJNR Am J Neuroradiol* 1996;**17**:61–70.

263. Diehl RR, Henkes H, Nahser H-C, et al: Blood flow velocity and vasomotor reactivity in patients with arteriovenous malformations. A transcranial Doppler study. *Stroke* 1994;**25**:1574–1580.

264. Marks M, Lane B, Steinberg G, Chang P: Vascular characteristics of intracerebral arteriovenous malformations in patients with clinical steal. *AJNR* 1991;**12**:489–496.

265. Stapf C, Mohr JP, Sciacca RR, et al: Incident hemorrhage risk of brain arteriovenous malformations located in the arterial borderzones. *Stroke* 2000;**31**:2365–2368.

266. Mast H, Young WL, Koennecke HC, et al: Risk of spontaneous hemorrhage after diagnosis of cerebral arteriovenous malformation. *Lancet* 1997;**350**:1065–1068.

267. Mansmann U, Meisel J, Brock M, et al: Factors associated with intracranial hemorrhage in cases of cerebral arteriovenous malformations. *Neurosurgery* 2000;**46**:272–279.

268. Drake CG: Arteriovenous malformations of the brain: The options for management. *N Engl J Med* 1983;**309**:308–310.

269. Heros RC, Tu Y-K: Is surgical therapy needed for unruptured arteriovenous malformations? *Neurology* 1987;**37**:279–286.

270. Drake CG: Cerebral arteriovenous malformations: Considerations for and experience with surgical treatment in 166 cases. *Clin Neurosurg* 1979;**26**:145–208.

271. Forster DMC, Steiner L, Hakanson S: Arteriovenous malformations of the brain: A long-term clinical study. *J Neurosurg* 1972;**37**:562–570.

272. Hartmann A, Mast H, Mohr JP, et al: Morbidity of intracranial hemorrhage in patients with cerebral arteriovenous malformation. *Stroke* 1998;**29**:931–934.

273. Duong DH, Young WL, Vang MC, et al: Feeding artery pressure and venous drainage pattern are primary determinants of hemorrhage from arteriovenous malformations. *Stroke* 1998;**29**:1167–1176.

274. Aminoff MJ: Treatment of unruptured cerebral arteriovenous malformations. *Neurology* 1987;**37**:815–819.

275. Mohr JP, Parides MK, Stapf SC, et al. for the International ARUBA Investigators: Medical management with or without interventional therapy for unruptured brain arteriovenous malformations (ARUBA): A multicentre, non-blinded, randomised trial. *Lancet* 2014;**383**:614–621.

276. Al-Shahi Salman R, White PM, Counsell CE, et al: Outcomes after conservative management or intervention for unruptured brain arteriovenous malformations. *JAMA* 2014;**311**:1661–1669.

277. Barrow DL: Classification and natural history of cerebral vascular malformations: Arteriovenous, cavernous, and venous. *J Stroke Cerebrovasc Dis* 1997;**6**:264–267.

278. Robinson JR, Awad IA, Little JR: Natural history of the cavernous angioma. *J Neurosurg* 1991;**75**:709–714.

279. Kondziolka D, Lundsford LD, Kestle JRW: The natural history of cerebral cavernous malformations. *J Neurosurg* 1995;**83**:820–824.

280. Robinson JR, Awad IA: Clinical spectrum and natural course. In Awad IA, Barrows DL (eds): *Cavernous Malformations*. Park Ridge, IL: American Association of Neurological Surgeons, 1993, pp 25–36.

281. Moran NF, Fish DR, Kitchen N, et al: Supratentorial cavernous haemangiomas and epilepsy: A review of the literature and case series. *J Neurol Neurosurg Psychiatry* 1999;**66**:561–568.

282. Garner TB, Curling OD Jr, Kelly DL Jr, et al: The natural history of intracranial venous angiomas. *J Neurosurg* 1991;**75**:715–722.

283. Rigamonti D, Spetzler RF, Medina M, et al: Cerebral venous malformations. *J Neurosurg* 1990;**73**:560–564.

284. Naff NJ, Wemmer J, Hoenig-Rigamonti K, Rigamonti DR: A longitudinal study of patients with venous malformations: Documentation of a negligible hemorrhage risk and benign natural history. *Neurology* 1998;**50**:1709–1714.

285. Ruiz DS, Yilmaz H, Gailloud P: Cerebral developmental anomalies: Current concepts. *Ann Neurol* 2009;**66**:271–283.

286. Castel JP, Kantor G: Postoperative morbidity and mortality after microsurgical exclusion of cerebral

arteriovenous malformations. Current data and analysis of recent literature. *Neurochirurgie* 2001;**47**:369–383.

287. Spetzler RF, Wilson CB, Weinstein P, et al: Normal perfusion pressure breakthrough theory. *Clin Neurosurg* 1978;**25**:651–672.

288. Fournier D, TerBrugge KG, Willinsky R, et al: Endovascular treatment of intracerebral arteriovenous malformations: Experience in 49 cases. *J Neurosurg* 1991;**75**:228–233.

289. Vinuela F, Fox AJ, Debrun G, et al: Progressive thrombosis of brain arteriovenous malformations after embolization with isobutyl-2-cyanoacrylate. *AJNR Am J Neuroradiol* 1983;**4**:959–966.

290. N-BCA Trialists: N-butyl cyanoacrylate embolization of cerebral arteriovenous malformations: Results of a prospective, multi-center trial. *AJNR Am J Neuroradiol* 2002;**23**:748–755.

291. Saatci I, Geyik S, Yavuz K, Cekirge HS: Endovascular treatment of brain arteriovenous malformations with prolonged intranidal Onyx injection technique: Long-term results in 350 consecutive patients with completed endovascular treatment course. *J Neurosurg* 2011;**115**:78–88.

292. Vinters HV, Lundie MJ, Kaufmann JC: Long-term pathological follow-up of cerebral arteriovenous malformations treated by embolization with buccylate. *N Engl J Med* 1986;**314**:477–483.

293. Lunsford LD, Flickinger J, Coffey RJ: Stereotactic gamma knife radiosurgery. Initial North American experience in 207 patients. *Arch Neurol* 1990;**47**:169–175.

294. Heros R, Korosue K: Radiation treatment of cerebral arteriovenous malformations. *N Engl J Med* 1990;**323**:127–129.

295. Meder JF, Oppenheim C, Blustajn J, et al: Cerebral arteriovenous malformations: The value of radiologic parameters in predicting response to radiosurgery. *AJNR Am J Neuroradiol* 1997;**18**:1473–1483.

296. Hanakita S, Koga T, Shin M, Igaki H, Saito N: Application of single-stage stereotactic radiosurgery for cerebral arteriovenous malformations >10 cm^3. *Stroke* 2014;**45**:3543–3548.

297. Hartmann A, Marx P, Schilling A, et al: Neurologic complications following radiosurgical treatment of

brain arteriovenous malformations. *Cerebrovasc Dis* 2002;**13**:50.

298. Coffey RJ, Lunsford LD: Radiosurgery of cavernous malformations and other angiographically occult vascular malformations. In Awad IA, Barrow DL (eds): *Cavernous Malformations*. Park Ridge, IL: American Association of Neurological Surgeons, 1993, pp 187–200.

299. Ogilvy CS, Stieg PE, Awad I, et al: Recommendations for the management of intracranial arteriovenous malformations. A statement for healthcare professionals from a special writing group of the Stroke Council, American Stroke Association. *Circulation* 2001;**103**:2644–2657.

300. Dion J: Dural arteriovenous malformations: Definition, classification, and diagnostic imaging. In Awad IA, Barrow DL (eds): *Dural Arteriovenous Malformations*. Park Ridge, IL: American Association of Neurological Surgeons, 1993, pp 1–19.

301. Castaigne P, Bories J, Brunet P, et al: Les fistules arterio-veineuse meningees pures a drainage veineux cortical. *Rev Neurol (Paris)* 1976;**132**:169–181.

302. Gaston A, Chiras J, Bourbotte G, et al: Meningeal arteriovenous fistulae draining into cortical veins: 31 cases. *J Neuroradiol* 1984;**11**:161–177.

303. Bederson JB: Pathophysiology and animal models of dural arteriovenous malformations. In Awad IA, Barrow DL (eds): *Dural Arteriovenous Malformations*. Park Ridge, IL: American Association of Neurological Surgeons, 1993, pp 23–33.

304. Friedman AH: Etiologic factors in intracranial dural arteriovenous malformations. In Awad IA, Barrow DL (eds): *Dural Arteriovenous Malformations*. Park Ridge, IL: American Association of Neurological Surgeons, 1993, pp 35–47.

305. Raybaud CA, Hald JK, Strother CM, et al: Aneurysms of the vein of Galen. Angiographic study and morphogenetic considerations. *Neurochirurgie* 1987;**33**:302–314.

306. Hansen JH, Segaard I: Spontaneous regression of an extra- and intracranial arteriovenous malformation: Case report. *J Neurosurg* 1976;**45**:338–341.

307. Houser OW, Campbell JK, Campbell RJ: Arteriovenous malformation affecting the transverse dural venous

sinus: An acquired lesion. *Mayo Clin Proc* 1979;**54**:651–661.

308. Fermand M, Reizine D, Melki JP, et al: Long term follow-up of 43 pure dural arteriovenous fistulae (AVF) of the lateral sinus. *Neuroradiology* 1987;**29**:348–353.

309. Chung SJ, Kim JS, Kim JC, et al: Intracranial dural arteriovenous fistulas: Analysis of 60 patients. *Cerebrovasc Dis* 2002;**13**:79–88.

310. Feiner L, Bennett J, Volpe NJ: Cavernous sinus fistulas: Carotid cavernous fistulas and dural arteriovenous malformations. *Curr Neurol Neurosci Rep* 2003;**3**:415–420.

311. Lasjaunias PL, Rodesch G: Lesion types, hemodynamics, and clinical spectrum. In Awad IA, Barrow DL (eds): *Dural Arteriovenous Malformations*. Park Ridge, IL: American Association of Neurological Surgeons, 1993, pp 49–79.

312. Awad IA, Little JR, Akrawi WP, et al: Intracranial dural arteriovenous malformations: Factors predisposing to an aggressive neurological course. *J Neurosurg* 1990;**72**:839–850.

313. Zeidman SM, Monsein LH, Arosarena O, et al: Reversability of white matter changes and dementia after treatment of dural fistulas. *AJNR Am J Neuroradiol* 1995;**16**:1080–1083.

314. Awad IA: Dural arteriovenous malformations with aggressive clinical course. In Awad IA, Barrow DL (eds): *Dural Arteriovenous Malformations*. Park Ridge, IL: American Association of Neurological Surgeons, 1993, pp 93–104.

315. Wecht DA, Awad IA: Carotid cavernous and other dural arteriovenous fistulas. In Welch KMA, Caplan LR, Reis DJ, et al. (eds): *Primer on Cerebrovascular Diseases*. San Diego: Academic Press, 1997, pp 541–548.

316. Purdy PD: Management of carotid cavernous fistula. In Batjer HH, Caplan LR, Friberg L, et al. (eds): *Cerebrovascular Disease*. Philadelphia: Lippincott–Raven, 1997, pp 1159–1168.

317. Takahashi S, Tomura N, Watarai J, et al: Dural arteriovenous fistula of the cavernous sinus with venous congestion of the brain stem: Report of two cases. *AJNR Am J Neuroradiol* 1999;**20**:886–888.

318. Halbach VV, Higashida RT, Hieshima GB, et al: Treatment of dural fistulas

involving the deep cerebral venous system. *AJNR Am J Neuroradiol* 1989;**10**:393–399.

319. Awad IA: Tentorial incisura and brain stem dural arteriovenous malformations. In Awad IA, Barrow DL (eds): *Dural Arteriovenous Malformations*. Park Ridge, IL: American Association of Neurological Surgeons, 1993, pp 131–146.

320. Cognard C, Gobin YP, Pierot L, et al: Cerebral dural arteriovenous fistulas: clinical and angiographic correlation with a revised classification of venous drainage. *Radiology* 1995;**194**:671–680.

321. Halbach VV, Higashida RT, Hieshima GB, et al: Transvenous embolization of dural fistulas involving the transverse and sigmoid sinuses. *AJNR Am J Neuroradiol* 1989;**10**:385–392.

322. Barnwell S: Endovascular therapy of dural arteriovenous malformations. In Awad IA, Barrow DL (eds): *Dural Arteriovenous Malformations*. Park Ridge, IL: American Association of Neurological Surgeons, 1993, pp 193–211.

323. Hu YC, Newman CB, Dashti SR, Albuquerque FC, McDougall GC: Cranial dural arteriovenous fistula: Transarterial Onyx embolization experience and technical nuances. *J Neurointerv Surg* 2011;**3**:5–13.

324. Mullan S: Surgical therapy: Indications and general principles. In Awad IA, Barrow DL (eds): *Dural Arteriovenous Malformations*. Park Ridge, IL: American Association of Neurological Surgeons, 1993, pp 213–229.

325. Awad IA, Barrow DL: Conceptual overview and management strategies. In Awad IA, Barrow DL (eds): *Dural Arteriovenous Malformations*. Park Ridge, IL: American Association of Neurological Surgeons, 1993, pp 131–241.

第14章
脑出血

1761年Morgagni就认为进入大脑实质的出血是造成卒中的一种原因[1]。Cheyne在1912年的论文中也有关于卒中发作和昏迷的描述，其中包括了脑出血(ICH)的例子[2]。19世纪和20世纪的临床医生认为脑出血都是致命的。通常死后的案例作为试验研究的对象，因为在生存的个体中现有的试验方法不能辨别是否存在颅内出血。临床医生把临床发现与尸检发现的脑出血大小和位置关联起来。Gowers[3]和Osler[4]在20世纪初在各自的教科书上有对于颅内出血常见部位长篇并详尽的章节描述，并有伴随的临床体征和症状。1935年，Aring和Merritt[5]将245例在Boston市医院进行尸检的卒中患者的临床和病理发现关联起来。Aring和Merritt强调了出血与梗死相区别的特征。这些重要研究得出的经验总结为以下几条通常规则：

1. 脑出血比脑梗死发病年龄早。

2. 脑出血的主要病因是高血压，通常为严重高血压。

3. 脑出血的症状突发。

4. 失去知觉几乎是永恒的特点。

5. 脑出血总是伴随着头痛，并通常是严重的。

6. 脑出血最常见的部位是壳核、内囊、丘脑、脑桥和小脑。

7. 脑出血往往是致命的或破坏性的，很少(几乎没有)有完好的幸存者。

然而，这项研究成果是在计算机断层扫描(CT)发明很长一段时间之前出版的。Aring和Merritt的经验教导是自致命案例相关联的研究发展而来。患者生前的相对不严重出血的诊断技术还不存在，特别是当病变与脑脊液(CSF)没有交通的情况下，更无法诊断。现在的CT和MRI刻准确定位小型和中小型出血。脑成像不仅能告诉临床医生病变是否是出血，而且更可以准确显示位置，大小，大脑内的扩散，至脑室的引流，脑周围的空间，水肿及占位效应

的存在。磁共振成像(MRI)因其拥有显示铁质成分的能力，可以帮助确定出血的时程，可以判断先前出血的旧病灶部位。陈旧梗死和出血可以在CT上有类似表现。当出血患者用新的成像技术来核查结果时，发现旧规则适用于较大的出血，而这只是出血的一小部分。本章首先回顾的是一般规则和适用于任何部位出血的研究发现。接着我将回顾讨论脑内常见部位脑出血的病因和相关研究发现。

发病率和流行病学

脑出血占卒中约10%。试验性卒中数据库(the Pilot Stroke Data Bank, SDB)[6]、Michael Reese卒中登记研究(Michael Reese Stroke Registry, MRSR)[7]和哈佛卒中登记研究(Harvard Stroke Registry, HSR)[8]均发现约10名卒中患者中有一名为脑实质出血；同时美国明尼苏达州罗契斯特市的梅奥医学中心也得到了相似的数据[9,10]。具有高血压高发频率的人口，如非裔美国人和中国、日本、韩国及泰国籍个体，拥有脑出血的高发频率。脑出血影响的年龄范围广泛，70~80岁，甚至是90岁发病的案例很多。图14-1显示在哈佛卒中登记研究(HSR)中出血的

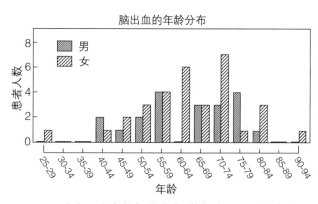

图14-1 脑出血患者的年龄分布(数据来源于哈佛卒中登记研究)From Caplan LR, Mohr JP. Intracerebral hemorrhage: An update. *Geriatrics* 1978;33:42-52 with permission.

年龄和性别的分布情况[11]。尽管卒中患者在 40 岁之前发生脑出血的比例更高的说法可能是准确的，脑出血在晚年也同样普遍。

临床过程及伴随症状

JT，一名 44 岁的非洲裔美国学校教师，匆匆到达一个重要的面试现场。正当他被紧张地进行询问时，他注意到他的左手发麻并逐渐扩散到他的胳膊。他借故去了洗手间，然后发现他的左腿出现类似的感觉。洗手时他发现左手和手臂变得笨拙及无力。他走回来时被左脚绊倒了。JT 回来后，面试者被他的言辞不清和左面部的下垂表现震惊了。

叫了辆救护车，JT 开始感觉他的右头皮头痛。10 分钟后，紧急救援队伍到达。JT 再也不能挪动他的左胳膊和腿，但似乎 JT 并未觉察或紧张他的这种残疾状态。现在他出现严重的头痛并昏昏欲睡。当被放在担架上时，他开始呕吐。既往他没有高血压病史或吸毒史。最初在急诊室初查的血压是 185/110mmHg。

此患者疾病的过程是大约 20 分钟的局部神经系统体征的逐步积累。当神经系统症状和功能恶化时，即出现头痛，清醒度的降低及呕吐。

脑出血是逐步进展的。小动脉或毛细血管压力是小、深穿支血管所致脑组织出血的原因。这种情况可与蛛网膜下腔出血（SAH）区别，后者为体循环动脉压导致脑表面动脉渗漏出血。动脉瘤性 SAH 患者症状瞬时开始，表现为持续头痛，意识水平下降及呕吐。这些症状是由血液迅速经脑脊液散布至脑表面，进而颅内压迅速增高引起的。与之相比，脑出血的是按分、有时按小时逐渐进展的。

Fisher 观察了尸检中研究的脑出血的连续切片（图 14-2A、B）[12]。血肿中心可见大量红细胞（图 14-2A）。血肿周边则有许多被他称之为纤维蛋白球的，形成堵塞小血管的纤维蛋白物质小帽，而这些小血管在生前已经破损并渗漏了。随着脑出血的进展，中央核心压力增大导致血肿周围小血管受到挤压。这些周围动脉和毛细血管破裂、出血导致病灶扩大。血肿像滚下山坡的雪球一样扩大，随着滚动，外周边积累的雪越多。图 2-44 为脑桥血肿扩大示意图。颅内压随着病灶的扩大而升高，病灶周围组织压力也升高。最后，血肿内的压力和周围组织压力之间达到平衡，出血停止。如果血肿累及脑室或脑组织表面，即可与脑脊液交通，同时释放部分

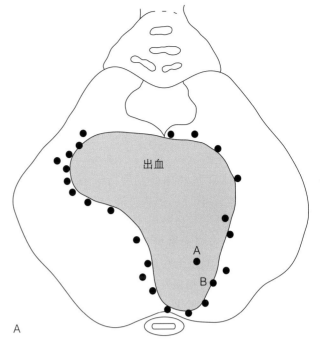

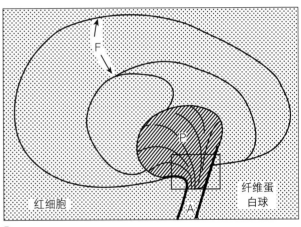

图 14-2　Miller Fisher 绘制的脑桥出血患者尸检标本示意图（A）出血周围的圆点代表纤维蛋白球，即近期破裂毛细血管。（B）可见代表扩张毛细血管或小动脉的纤维蛋白球 - 血小板位于中心，纤维蛋白位于周围。A= 血肿主体；B= 出血外缘；F= 纤维蛋白；P= 大量血小板 From Fisher CM. Pathological observations in hypertensive cerebral hemorrhages. *J Neuropathol Exp Neurol* 1971；30；536-550 with permission.

内容物，以此降低病灶压力。

将病灶的病理及其进展过程可视化有助于预测症状的出现。出血直接进入脑实质，而不是如蛛网膜下腔出血那样进入脑脊液。大脑缺乏痛觉纤维，所以最初的出血并不会导致头痛。然而，血液聚集在大脑特定区域干扰了大脑局部的功能。如果出血始于左侧壳核，病人可能会出现右肢无力。接下来的几分钟，由于出血的增加，肢体力弱会更加严重。感觉症状、失语和眼球出血病灶侧同向偏

视接着发生。患者 JT，综合他的感觉(针刺觉)症状，左侧面部和左肢的运动症状，提示其右大脑半球深部病变，影响到内囊区域。一旦出血大小增长到使颅内压升高并使邻近的脑膜结构扭曲，病人将出现头痛，呕吐及意识水平下降。患者 JT 出现头痛、嗜睡和呕吐在偏瘫及其病灶扩大后。如果血肿继续扩大，压迫到至关重要的脑干生命中枢，患者则可能出现昏迷和死亡。

有时，临床症状和体征发展持续数天时间，而不是几分钟或几小时。一些进展过程与血肿周边水肿形成相关。有对急性脑出血患者行连续 CT 检查的研究发现，有时血肿可在几小时内大幅度地扩大[13-16]。复查 CT 显示在首次 CT 扫描后几小时内血肿可戏剧性扩大和累及脑室。同时，部分患者通常会出现临床症状恶化，这是复查 CT 扫描的指征。在一项研究中，204 例脑出血患者中有 41 例在 CT 复查时存在脑出血的扩大[16]。这项研究中，最常见的血肿扩大是在发病 6 小时内，而 33 例中有 5 例(15%)血肿扩大在 6~12 小时扫描中发现，34 例中有 2 例(6%)血肿扩大在 12~24 小时扫描中发现[16]。具有易出血因素的脑出血患者，更倾向于表现为血肿逐步扩大，扩大时间将蔓延数天[17,18]。

在哈佛卒中登记(HSR)研究中对 54 例证据充分的脑出血患者的病程分析表明，37 例曾在几分钟或几个小时内存在症状的逐步进展[11]。剩余的 17 例患者，在首次被人发现之后，症状并没有进展。在后一类中的很多患者，因为失语、对神经缺损缺乏认识及昏迷等原因，没有对症状发展的最早期有准确的估计。数分钟内神经功能缓和地逐步恶化，继而出现头痛和呕吐，这是形成更大病灶的规律。一些在第一个 24~48 小时情况稳定了的患者，在之后的 48~72 小时出现进展性意识程度降低及明显的局部局灶体征加重，很可能是由血肿周围水肿引起的。

我们找到了一项关于一例脑出血死亡个案循序渐进症状的早期描述相当令人难忘[19]。1937 年，这名患者的血肿进展及演变被完整在医学观察并记录下来。他因"恶性高血压病"被送往医院。在了解病史时，他提到了肢体无力和头晕。正当他准备离开接诊区域时，即心脏检查之后，他出现了手的麻木和针扎样疼痛。被询问病史时他变得非常不安和担心。他抱怨听不到声音，吞咽困难和呼吸困难。患者被安置在检查台上，测血压 245/179mmHg。根据几个检查者的判断，他双侧展神经完全麻痹，两瞳孔扩大，角膜反射消失。病人仍然能够说话，

但为典型的延髓麻痹语言，并且他看上去似乎完全失聪了。他的左腿为患侧，并出现快速的阵挛性运动，双侧巴宾斯基征阳性。不到一个小时，患者完全昏睡，他的血压已上升到 280/170mmHg。目睹这个急速进展性病程是最非常不愉快的，并对护士和医生造成了消极影响[19]。

凯普兰在波士顿市医院的第一个星期当实习医生时有过类似的经历。一位中国老年高血压患者来到急诊室，伴轻度右侧肢体力弱。他的言语正常。他被列入危险名单，一位搬运工和凯普兰推着他的担架从医院的地下通道到病房。当我们正推着担架时，他的右侧肢体变得更加无力，而且他不说话了。不久，他的眼睛和头部偏向左侧，且无法唤醒。当我们到达病房时，他已经呈去大脑昏迷状态。他在数小时内死亡了。

跟 Kornyey 等一样[19]，看着大脑功能不可逆转地消失，凯普兰感到很无助。当可获取详细的病史时，几乎所有脑出血患者都存在症状和体征的逐渐演变过程，只是有些人比其他人发展地更快[20]。当血肿扩大至其初始体积的 3 倍以上时，预后将显著恶化。最近，医生们致力于确定具有高危扩大风险血肿的方法。CT 扫描示血肿密度不均匀，提示增长的不同时期。应用 CT 血管成像(CTA)识别"点征"是近期一项重要的影像学进步[21]。点征是指在 CTA 原始图像上，急性初始脑出血病灶内的单一或多发的增强病灶，并且其有别于临近的正常或不正常血管。点征在非增强图像上不显示。点征位置与活动性出血位置相符，且其可作为脑出血活动出血的标志。伴有点征的患者血肿扩大风险高[22]。

随着时间推移，巨噬细胞聚集在出血周围，并吞噬血液。这一现象在少量出血，即微出血时，在 MRI 影像上看的最为清晰(图 14-3)。

头痛

头痛不是哈佛卒中登记的 60 例脑出血患者中不变的症状。只有 17 例患者在神经系统症状开始期间(28%)提到了头痛[11]。另有 7 例患者(12%)之后出现了头痛。24 例患者(40%)在脑出血整个病程中未出现头痛。12 例(20%)昏睡或昏迷的患者不能提供头痛的相关信息[11]。头痛通常与大病灶相关，较小病灶患者身上常缺乏头痛的表现或头痛很轻。

在一所葡萄牙医院的 289 例脑出血患者的研究中，165 例(57%)患者在脑出血发病前后有过头

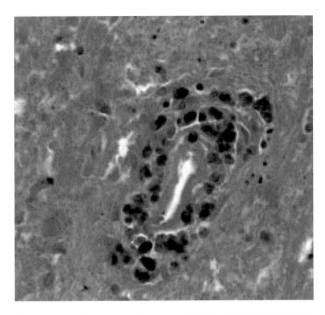

图 14-3 尸检一名 70 岁女性，偶然发现脑桥陈旧微出血。一条细长深部脑动脉，周围聚集着富含含铁血黄素的巨噬细胞(苏木精/伊红染色)(本图彩色版本，请见书末彩插)From Fiehler J. Cerebral microbleeds：Old leaks and new haemorrhages. *Int J Stroke* 2006；1：122-130 with permission. A black and white version of this figure will appear in some formats.

痛[23]。头痛最常见于脑叶或小脑血肿、近脑膜表面的患者，也常见于存在脑膜刺激征的患者[23]。小而深血肿的患者通常在病程中不出现头痛。在很多患者中，头痛发生于血肿扩大时，并伴随着呕吐和意识水平下降[20]。

意识水平下降

意识丧失只在较大血肿或脑干出血时出现。脑出血患者意识水平降低是由占位效应和颅内压增加引起的或因脑干网状激活系统直接受影响。在哈佛卒中登记研究中，60 例中的 30 例患者在第一次见到时是清醒的。14 例(23%)患者是嗜睡状态，16 例(27%)是昏睡或昏迷状态[11]。在卒中数据库中脑出血患者意识水平降低是不良预后的最重要的标志。在几乎所有脑出血病例组中，意识水平的下降被发现是预测预后的重要标志[20,24-26]。在卒中数据库中，所有意识水平严重下降的脑出血患者都死亡了[24]。脑出血并不总伴随着早期的意识水平下降。然而，一旦当它发生，则提示了不良的预后。当患者 JT 抵达医院时，出现嗜睡的情况是一个重要的发现，应启动紧急评估和治疗。

呕吐

患者 JT 在被送往医院时开始呕吐，并在急诊室继续呕吐。呕吐是脑出血患者非常重要的标志。脑出血或蛛网膜下腔出血时发生呕吐，通常是由颅内压增高或第四脑室变形引起的。大脑半球缺血性病变的患者很少出现呕吐，但大脑半球出血的患者近一半会出现呕吐。在后循环，呕吐通常反映了前庭神经核，即所谓在第四脑室底的呕吐中枢的功能障碍[27]。后循环闭塞性疾病的患者大约有 1/3 出现呕吐。后循环出血的患者有一半以上会发生呕吐。小脑出血的患者在他们的病程早期几乎总是伴随着呕吐。

癫痫发作

在卒中急性期癫痫发作并不常见，但脑出血比其他除了栓塞外的卒中类型，出现癫痫频率稍高[8,20]。在 3 项自发性非外伤性脑出血的病例组研究中，病程早期出现癫痫发作的比例分别为 12.5%[28]，15.4%[29] 和 17%[30]。位于皮质灰白质交界附近的脑叶出血及大脑皮质下的壳核出血[31]特别容易出现癫痫发作。当应用连续脑电图监测皮层下、较大且扩大的脑出血患者，通常可见脑电图示癫痫放电[32]。这些癫痫放电是否代表"非惊厥性癫痫"，是否影响结局尚不清楚[33]。抗惊厥治疗对这类患者结局的作用亦未确认。目前，凯普兰通常不应用抗惊厥治疗，除非临床上癫痫发作出现进展或神清患者出现无法解释的短暂性意识丧失发作。

其他症状和体征

颈强直在壳核出血很少见[31]，但往往在尾状核、丘脑和小脑出血患者中发现[34,35]。发热较为普遍，但往往与感染并发症相关，如肺部及尿路感染。透明膜下视网膜出血在 SAH 中常见，但脑出血患者少见，除非血肿进展迅速且体积巨大[36]。部分脑出血患者会出现心律失常和肺水肿，通常归因为颅内压增高及儿茶酚胺的释放，这跟 SAH 患者的心脏研究结果的病因学解释相类似[20]。

病因

尽管动脉瘤和血管畸形是脑出血的重要病因，这些血管病变已在第 13 章讨论，在此不再重复。

高血压

脑出血的最常见原因是高血压，但血压并不需上升到恶性高血压的程度。很多以脑出血就诊的患者既往无高血压病史,但住院即发现高血压。在这种情况下,我们很难知道,目前血压升高,有多少是继发于颅内压增高(Cushing 反应)而上升的,以及出血前的血压水平。

当高血压首次发生时,小动脉和毛细血管暴露于高的压力下并容易渗漏。这种情况与二尖瓣狭窄患者的血流动力学相类似。因为二尖瓣梗阻可以发展为左心衰竭。左心房衰竭导致肺静脉压力增高。为了保证肺循环灌注,肺动脉压上升以保持动静脉压力梯度。肺毛细血管和小动脉都暴露于升高压力下而破裂,造成咯血。之后,小动脉和细动脉变得肥大,保护毛细血管床免受高中心压力影响。细动脉肥厚后咯血变得不再频繁,但心脏需承受增加的动脉阻力的冲击。在这种情况下,可能导致右心衰竭的发生。同样的,系统高血压发展早期,动脉压升高,导致细动脉和毛细血管破裂。之后在高血压的进展过程中,长期血压升高会发展成形式为脂透明膜病和粟粒状夏 - 布动脉瘤的退行性病变。这些问题及相关退行性病变导致动脉和小动脉破裂时则发生脑出血。脑出血的发生是双时相的,可在患者高血压发病时出现,也可在大脑穿支动脉产生了相当大的磨损和撕裂之后出现[37,38]。

有些高血压性出血是退行性变化引起的,如高血压患者合并纤维素样变性和微血管瘤。Cole 和 Yates 检查了 100 名高血压患者和 100 名正常血压的对照组患者[39]。所有 13 例脑出血患者均有微血管瘤及高血压。在 63 例微血管瘤患者中,46 例患者生前发现有高血压。研究中微血管瘤的年龄分布也很有趣。在 21 例不到 50 岁的高血压患者中只有 2 例患者存在微血管瘤,而在 65~69 岁范围的高血压患者中 71% 的患者有微血管瘤[39]。

Rosenblum 分析了微动脉瘤的形态和他们的供应血管[40]。一些动脉有早期动脉瘤样膨胀,而其他则是硬化性动脉瘤,表现为烧瓶形状的胶原集合在一个小动脉的狭窄颈部。微动脉瘤周围经常包绕有含铁血黄素的巨噬细胞,提示曾有血液渗漏。图 14-3 显示了一个细长的小动脉,周围包绕含铁血红素、巨噬细胞[41]。在梯度回波 MRI 图像(磁敏感加权 -T2* 加权成像)含铁血黄素表现为非常小的"微出血"[41-43]。微动脉瘤多见于供应基底节、丘脑、脑桥和小脑的深穿支动脉及供应半球灰白质表皮交接处的动脉。图 14-4 为微动脉瘤的切片标本,其被发现与脑桥出血相关[44]。

微动脉瘤的母动脉同样也含有脂透明膜病和

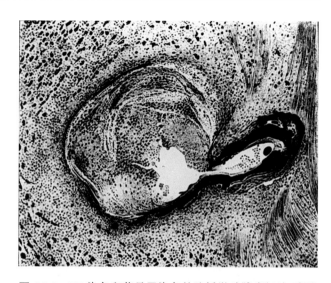

图 14-4 HE 染色和苏丹 III 染色的脑桥微动脉瘤切片,囊腔部分被聚集的血栓所阻断。动脉瘤周边可见近期出血 From Green FHK. Miliary aneurysms in the brain. *J Pathol Bacteriol* 1930;33:71-77 with permission.

纤维素样退行性变。这也揭示了一句格言:高血压性脑出血与缺血腔隙性梗死有一致的相对分布规律。

Fisher 描述了脑出血病例组连续切片检查的结果。纤维蛋白球、血小板网包围了一层薄薄的纤维蛋白在血管破裂处突出来并清晰地标志了出血的血管[12](图 14-2)。(研究提示)虹膜动脉瘤和脑微血管瘤之间相关,因为实验诱导高血压的兔子出现虹膜动脉瘤的概率与其出现脑微血管瘤的概率成比例[45]。日本一项关于急性脑出血外科手术标本的研究表明,穿支动脉经常出现破裂,但往往与微血管瘤无关[46,47]。退行性脂透明膜病变出现在破碎的动脉及其邻近动脉处。老龄化和高血压导致的退行性改变可能更易患脑出血,但微血管瘤并不经常是出血灶[38,46,47]。

大量证据表明血压和血流的急速变化可导致既往无高血压患者的穿支动脉破裂[37,38]。在一项大型因脑出血死亡的病例尸检研究中,Bakemuka 用心脏重量来评估既往患高血压的比率,发现自发性脑出血死亡病例中只有 46% 患者存在中度至重度慢性高血压或左心室肥厚[48]。Brott 等收集了俄亥俄州、辛辛那提一年中 154 例自发性脑出血的病人的记录,以确定既往存在明确高血压病史的比例[49]。他们发现患者中只有 45% 有高血压病史,无高血压病史但有左心室肥厚的占 12%。作者认为约 50% 的脑出血病例不是源于慢性高血压[42]。

上述 2 项研究中[48,49],根据出血的位置、入院时血压升高及缺乏其他病因,这些血肿事实上很可能,被归为高血压性脑出血。也许,高血压是急性的,并导致未受保护的毛细血管和小动脉出血。凯普兰的和他人的发现记载了脑出血在哪些情况血压可能突然增高[37,38]。

凯普兰第一次遇见急性高血压相关脑出血患者是在暴露于极端寒冷天气后发生脑出血的患者[50]。当室外温度低于零下 10F° 时,3 例患者分别出现壳核、丘脑和小脑血肿。一名患者正在戒酒,一名患者正在清理车窗上的冰雪,而第 3 名患者正在排队支付房租租金。所有患者在入院时血压都是升高的,但不久之后血压都降为正常了。处于在寒冷的环境中是对交感神经系统的强烈刺激。以前,冷加压试验(将手浸泡在冰水里)是临床上用来诱发瞬时高血压的试验,这种现象被认为在原发高血压患者中更常见[51]。戒酒和压力引起的交感神经刺激可能更加重了凯普兰报道的患者暴露在寒冷环境中的影响[50]。

牙科手术[52,53],手术直接涉及三叉神经或放置三叉神经牵引[53,54],及对三叉神经刺激[55]也与脑出血相关。一位已知既往血压正常的患者,因口腔冲洗后出现牙痛,之后立即出现致命的颞叶出血[53]。血压出现了急速升高。尸检未见到任何器官出现高血压所致血管损害证据,也无其他脑出血原因[52]。部分行颅内三叉神经痛手术的患者,在高血压脑出血的典型部位出现了血肿[54]。治疗三叉神经痛的其他三叉神经的操作也可并发脑出血[38,56]。刺激三叉神经时监测血压和心率可发现血压和脉搏的明显波动[57,58]。三叉神经对动物及人类的大脑血管有重要神经支配[59,60]。

脑出血还与使用非法药物相关,特别是可卡因和安非他命,这些药物存在已知的拟交感神经作用。由于药物已经越来越成为卒中和脑出血的一个重要原因,在本章后面,我们将更详细地讨论了药物所致脑出血的问题。患者在脑血流量突然增加后也会出现脑出血,无论是颈动脉内膜剥脱术后同侧半球的脑血流突增引起的脑出血[61-63];或者年轻人在先天性心脏病矫正术或心脏移植术后全身系统性地脑血流量增加亦可引起脑出血[64,65]。据报道在偏头痛恢复期也可出现脑出血[37,66,67]。血管激烈地收缩会导致血流减少,也许会导致局部血管缺血。再灌注继而会导致之前受损血管区域发生脑出血。脑血栓栓塞引起的出血性梗死中的大多数例子也可能存在上述的类似机制[68]。脑出血

的这种栓塞机制在第 10 章中有详细讨论。

也许更重要不只是上述提到的不常见的情况,而是日常生活中可以使血压升高的事件。Wilson 相当了解这个概念。他在神经病学课文中写道,"情感体验,喜悦,愤怒,恐惧或忧虑可能会干扰心脏的搏动,这些事情可能会很琐碎,如一次公开会议上的演讲、与厨师的争吵等"[69]。

凯普兰的一个病人,LF,可作为一个生动的病例,展示了日常活动和压力之间可能的相互关系,并引发脑出血的情况。他是一名退休的大学教授,来询问我对他几年前得的所谓"奇怪的卒中"的建议。因为他在卒中发病前、后均未发现高血压,他对医生认为他的情况是高血压性脑出血的诊断很迷惑。他当天发病过程如下:

LF 那天的教学计划很繁忙,比通常的教学任务重些。他匆匆地完成了他的工作以便他能按时奔赴晚上的约会。他的妻子有晚上交响乐团的票。他们打算与一对夫妇(LF 认为这对夫妻是乏味的令人讨厌的人)一起去聆听 Mahler(他也觉得乏味)。他到餐馆时迟到了,并急急忙忙地用了不太愉快的晚餐。两对夫妇不得不跑到附近的交响乐大厅以便准时到达落座,他们冲向前排的座位坐下。当他在簇拥下走向自己的座位时,他回顾想到如果当时能留在学校工作将会是多么美妙。他一到自己的座位时汗如雨下,并发现左侧逐渐出现偏瘫。

凯普兰检查了 LF 的 CT 和医院病历记录,发现是一个典型的右侧壳核小出血。他的血压在抵达急诊室的瞬时有过升高,但很快又恢复正常。根据凯普兰的经验,其他患者,如老年男性在性过程中扭曲可能导致脑出血,尤其对方为年轻女性时。愤怒、带救生圈游泳或其他运动时的非寻常扭曲姿势也可能使血压正常患者发生脑出血。

血压和血流的急性波动及慢性的退行性改变在所谓的高血压性脑出血机制中很重要。无论哪个病例,脑出血都发生于穿支动脉区域内。目前还不知道这两种高血压性脑出血,即既往血压正常但暴发性升高和慢性高血压患者的血肿大小、位置以及临床表现的不同点。

在本章第一部分描述的患者 JT,他在第一次查体时发现高血压,但既往无高血压病史。紧张的面试是否导致了一次血压急性升高,还是他最近患上了高血压病?在住院期间他的血压仍高于正常范围,并且在出院时他需要接受抗高血压药物治疗。

老年患者,往往在 70~80 岁之后,可能出现脑

出血。这是因为这些患者的动脉系统退行性变的原因吗？淀粉样血管病变在脑叶出血的老年患者中越来越多见,脑出血发生的与淀粉样血管病的发生并存的吗？老年患者相对于较年轻患者发生脑出血时的血压更低。可能是因为脑容量的萎缩,即使有较大的病变存在,老年患者中颅内压增高的症状如头痛、呕吐、意识水平下降等表现较为少见。这使得在老年患者中鉴别脑出血和脑梗死更为困难。

表 14-1 显示了高血压性脑出血最常见的部位,代表了很多病例组汇总后脑出血患者的实际出血灶的分布。因为脑出血自深穿支动脉而来,他们主要影响这些血管供应的大脑区域。在尸体解剖分析中,脑叶出血死亡的患者越来越多发现并存有意料外的淀粉样血管病。动脉压力的提高可促进脆弱的淀粉包裹 - 动脉的断裂。

表 14-1　迈克尔·里斯卒中登记和南阿拉巴马病例登记中的高血压性脑出血

解剖部位	患者数目 N（％）
尾状核	17（9%）
壳核和内囊	63（32.5%）
丘脑	43（22%）
脑叶	38（19.5%）
小脑	14（7%）
脑桥	20（10%）
总数	195（100%）

出血素质

不同种类的凝血障碍能导致脑实质的出血,有时伴随全身性出血。抗凝剂肝素或华法林的使用占此类脑出血原因中的较高比例,而且发生率在 21 世纪初逐年增长[17,18,70,71]。考虑到使用抗凝剂的大量患者,发生脑出血的数量并不大。在一个长期服用抗凝血剂治疗的 1626 例病例组中,30 例患者出现脑出血,其中 2/3 是致命的[72]。颅内或全身性出血最持续的危险因素是凝血酶原时间延长至治疗范围以外。有时脑出血甚至发生于国际标准化比值（INR）在治疗范围之内[17,18]。考虑到脑出血的其他病因时,则认为高血压加重了脑出血的倾向。抗凝血剂导致的脑出血不同于其他病因脑出血的 4 个特点阐述如下:

1. 出血往往逐渐发展,并在几个小时,甚至几天的时间内隐匿发展。（在一项研究中,14 例中的

6 例与抗凝剂相关脑出血患者存在一个隐匿的临床过程[17]。

2. 口服抗凝药相关的脑出血患者血肿体积较其他自发性（即非创伤性、与血管畸形或动脉瘤无关的）原因增长快。在 303 例脑出血病例组中,21 例是口服抗凝药相关的脑出血[73]。口服抗凝药相关的脑出血血肿体积的基线中位数与其他自发性原因导致的脑出血血肿体积要大（30.6 vs 14.4ml,P=0.03）[73]。血肿扩大（定义为脑出血体积增长 >33%）发生在 56% 的口服抗凝药相关的脑出血,与之相比,其他原因导致的脑出血有 26% 的血肿扩大（P=0.006）[73]。

3. 小脑和脑叶累及比率要比高血压性脑出血高[17,18]。

4. 口服抗凝药相关的脑出血存在高发病率和高死亡率（24 例中有 15 例死亡）[17,18],只有血肿较小的患者（少于 30ml）有较有利的生存机会;24 例中只有 1 例脑出血患者在其他地方有出血[17,18]。在另外 303 例脑出血病例组中,口服抗凝药相关的脑出血患者的死亡率显著增高（62% vs 17%,P<0.001）[73]。

抗凝血相关的脑出血治疗起来特别困难,因为许多病人需要使用华法林预防缺血性卒中。人工心脏瓣膜患者,风湿性二尖瓣狭窄或心房颤动的患者如果不进行华法林或其他抗凝药治疗,则存在发生脑栓塞的高风险。尤其是当抗凝血剂应用的指征很强而且（出血的）早期表现症状较轻微时。治疗医生通过应用维生素 K、新鲜冰冻血浆、凝血酶原复合物或活化因子Ⅶa 可能扭转不了低凝血酶原血症[19]。有的治疗医生对于出现华法林相关脑出血的患者可能会选择继续抗凝治疗。但根据我们的经验,这一策略是错误的,因为很多抗凝有关的出血进展是隐匿的。由于脑出血的大小和位置,在手术可及的小脑或脑叶时,很多情况下需要拯救生命的手术。

在应用华法林预防卒中组最初临床诊断（脑出血）可能同样困难,因为相应神经系统症状出现的最初反应是预测到患者无抗凝药治疗时出现了缺血性卒中。我发现以下两条有用的原则:

1. 如果一名患者在服用抗凝血剂时出现了神经系统症状,原因则是抗凝血剂相关的出血,除非证实有其他原因。

2. 一旦证实存在抗凝血剂（维生素 K 拮抗剂）相关的出血,立即给予维生素 K、新鲜冰冻血浆或凝血酶原复合物。

在过去的 10 年中,新型口服抗凝药通过改进药物原理(包括直接凝血酶抑制剂和 Xa 活化因子的抑制剂)而非维生素 K 拮抗剂,逐步取代肝素和华法林。对于房颤的患者,这些药物发现在预防新发的栓塞性卒中中疗效等于或优于华法林,而严重出血更少见,尤其是脑出血[74-78]。目前对于新型口服抗凝药所知甚少,其所致脑出血的部位、体积、脑出血的发展是否与维生素 K 拮抗剂有区别有待验证。这些药物所致的脑出血后管理会在这一章后面的治疗部分讨论。

对于内科医生的常见难题就是对于需要长期服用抗凝药的患者(例如,人工心脏瓣膜,房颤既往有过脑栓塞病史的患者),在脑出血或主要系统出血后何时重新启用抗凝药[79-84]。重新开始启用抗凝药的时机要根据患者的个体化情况决定。一些研究显示出血后 3 周或以上重新启用导致的再发脑梗死风险较预期小[79-81]。在另外一些早期(7~10 天内)重新启用抗凝药的患者导致再出血的风险较预期小[79,82]。临床医师的治疗必须权衡再栓塞(也就是服用抗凝药的获益)与再出血的风险。当再栓塞的风险较高,而再出血的风险较低时,推荐早期重新启用抗凝药。当再栓塞的风险较低(左房大小正常且没有既往卒中病史的房颤患者),而再出血的风险较高时(控制不佳的高血压),需要适当延长重新启用的时间,或者改为应用抗血小板药而非抗凝药是明智的。研究人员通过马尔可夫状态转移模型来比较脑深部出血(通常是高血压性)与脑叶出血(脑淀粉样变或高血压性)后服用抗凝药的风险[84]。脑叶出血较脑深部出血(其高血压更易被控制)后服用抗凝药的患者有更高的风险和更低的潜在获益[84]。

白血病、血友病、血小板减少症及弥散性血管内凝血是脑出血的其他重要原因,虽然这些疾病的出血仅限于大脑的情况并不常见。给予重组的组织性纤溶酶原激活物治疗冠状动脉血栓形成的患者有时也出现脑出血,出血常见于脑叶或小脑[85]。这个频率是相当低的,但脑血肿通常是破坏性的或致命的[85]。在应用重组组织性纤溶酶原激活物(tPA)输注来治疗闭塞性脑血管病变时也可发生脑出血[86,87]。在这种情况下,血肿通常在脑梗死区域内开始。在一项研究中,312 例患者应用 tPA 治疗后,20 例出现症状性脑出血[87]。与给予安慰剂治疗的患者相比,给予 tPA 后发生脑出血的患者年龄更大、有更严重的卒中后神经功能缺损表现、血糖水平更高、治疗前的神经影像通常显示出占位效

应[87]。Saver 统计了造成损害的人数:应用 tPA 治疗的每 100 例患者,大约一个会因为 tPA 相关性出血而出现严重的残疾或者死亡[86]。

药物

已知有多种常被滥用的药物可引起脑出血[88-90]。清醒的临床医生要时刻想到药物引起脑出血的可能性,特别是在血压正常的年轻患者中,除外伤和动静脉畸形(AVM)以外其他病因很少。也许最著名的是安非他命("快速丸")出血。出血往往在药物应用几分钟时间内出现。最常见的症状是头痛、意识混乱和癫痫发作[88,91,92]。除了大容量的脑出血外,这类病人存在一些局灶体征。这些现象也许可通过局灶的脑出血以外常合并脑水肿、脑梗死及弥散性血管病变来解释。一些患者在使用安非他命后出现急性高血压,并可能导致脑出血。多数安非他命性脑出血患者在第一次被医生检查时,并没有如高血压、心动过速或发热等交感神经系统亢进的迹象[88-92]。

Citron 等研究了 14 例吸毒者,几乎都承认使用甲基苯丙胺类药物[93]。尸检提示小型和中型动脉的中膜和内膜存在纤维素样坏死,类似结节性多动脉炎表现[93]。Rumbaugh 等研究了一组甲基苯丙胺滥用者的血管结构特点,指出颅内动脉存在串珠状的节段性收缩和扩张[94]。给猴子静脉注射安非他命后的血管造影显示了人类患者中发现的类似变化。尸检提示小的脑出血、脑梗死灶、微血管瘤及 Citron 描述的类似血管炎[95]。据此 Fisher 发现颅内动脉及小动脉的显著纤维素样改变出现在临床上有恶性高血压的患者中[12,96]。血压的迅速提升会促进纤维素样改变甚至坏死。

我研究了 30 例已报道的资料详尽的安非他命使用后引起脑出血的例子[88]。24 例是已知吸毒者,一些患者同时使用其他药物,并且其中许多患者经常饮酒。安非他命、甲基苯丙胺和右旋安非他命是最常滥用的药物。17 人(57%)在口服安非他命,12 人(40%)静脉注射毒品,其中 1 人鼻腔吸入安非他命。安非他命(患者的 14%)和甲基苯丙胺的使用往往比右旋安非他命(4%)造成脑出血责任更大。所使用的剂量往往未知或未阐述,但口服安非他命发生出血的剂量小至 20mg[88,91]。患者的年龄在 19~51 岁不等,平均年龄 25.4 岁[88]。其中的 23 人发生了脑出血,最常见的是脑叶出血。与可卡因相关的出血相反,30 人中只有 1 人(3%)存在动

脉瘤或动静脉畸形这些形式的血管病变基础[88,97]。安非他命相关的出血可以很严重;7 例出血的患者(23%)死亡,9 例(30%)需要手术引流[88]。一种有效地固态形式并可吸入的 D-甲基苯丙胺盐目前正在街头兜售(称为"冰毒")。这种剂型作用更强,起效更快。就并发症和效力来说,冰毒-安非他命的关系有可能与快克可卡因(Crack)-盐酸可卡因的关系相类似。

血管造影常发现慢性安非他命使用者和其他安非他命相关的脑出血患者血管结构明显异常。最常见的是节段性区域的收缩,不规则的,有时梭形扩张[88,91,92,98,99]。局部的血管异常通常着重在表面的皮质动脉分支,并常被称为串珠状改变。有时在后续的血管造影时这些改变会消失[98]。遗憾的是,这些动脉造影变化往往被错误地归因于动脉炎。药物滥用患者中免疫现象很常见[88]。安非他命是一种已知的强烈血管收缩剂。血管收缩作用可以是慢性的并可产生累及动脉中膜的慢性形态学改变。一些安非他命使用者血管的节段性改变及串珠样病变可能是由于所使用的药物药理作用,并不代表存在真正的动脉炎。

自 20 世纪 80 年代初,可卡因已远远超过安非他命成为公共健康问题及卒中和药物相关性脑出血的很重要的原因。可卡因盐酸盐通常经鼻吸入。20 世纪 80 年代,一些吸毒者转向应用快克可卡因,即一种由水成的可卡因盐酸盐和氨,有时是碳酸氢钠混合而成的物质。快克可卡因是可卡因在碱性溶液中混合,并沉淀出生物碱可卡因后吸入或吸食的。快克可卡因吸收迅速,不到 10 秒即到大脑[88-90]。可卡因盐酸盐可以采取多种方式使用,口服、阴道或直肠给药、舌下含服、鼻腔、皮下、肌内注射或静脉注射给药。给药后迅速产生心血管反应,包括脉率增加,血压体温的上升,新陈代谢的增加。可卡因的升压作用与安非他命类似,可能是通过周围的儿茶酚胺介导的机制[88-90,100,101]。

1994 年的课本中,我观察了 45 例可卡因相关脑出血案例[88]。该病例组包括 28 名男性和 17 名女性,年龄自 22~57 岁(平均年龄 33.6 岁)。头痛,局灶性神经系统体征,突然意识丧失是最常见的症状,并通常在吸毒事件当即或之后不久发生[88,101]。酒精的同时使用很普遍。任何途径使用可卡因都出现了脑出血。15 例患者使用快克可卡因,14 例自鼻腔吸入可卡因,11 例静脉注射毒品。急性死亡率相对较高(45 例中的 14 例,31%)[88]。

可卡因相关脑出血的最常见位置是脑叶(57%)。其他情况下,出血常累及深层结构,即已知的高血压性脑出血好发部位。其中包括 1 例尾状核、3 例丘脑和 8 例壳核血肿。令人感到极大兴趣值得重视的是,一种潜在血管病变的存在。12 例患者有动静脉畸形,3 例有动脉瘤,1 例存在反复出血性胶质瘤[88]。同样的,31 例可卡因使用后突发蛛网膜下腔出血(SAH)的患者中,15 例(48%)有动脉瘤。29 例经过充分的动脉造影和(或)尸检的患者中,25 例(86%)存在动脉瘤[88]。可卡因相关的脑出血具有较高的死亡率和潜在的动脉瘤及动静脉畸形的高发率。显然,可卡因相关的脑出血是进行血管造影术的指征,尤其是出现蛛网膜下腔出血或脑叶出血时。当脑出血部位很深时,血管病变不太常见。大多数作者都认为,可卡因相关出血应归因于药物的拟交感神经作用。在某些案例的报告中,收入院后患者血压升高(如收缩压 220~240mmHg,舒张压 110~140mmHg)[88]。一些患者出现多发性脑出血和脑水肿并发的高血压性脑病。这些变化的一个例子显示在图 12-18 中。

另一种已知有拟交感神经作用的药物是苯环,即所谓的 PCP 或天使粉,也被认为是脑出血[102,103]及高血压脑病[104]的原因。另外两种致幻剂,麦角酰二乙胺(称为 LSD/迷幻剂)和甲氧苯乙胺,也已知能使血压升高,造成血管收缩。然而据我所知,没有使用这些药物后出血脑出血的报告文件。

较具争议的焦点是使用类安非他命类药物,最常作为厌食剂减肥并作为某些感冒药成分,之后出现的脑出血事件。这些药物通常作为饮食抑制剂或兴奋剂在柜台出售。最常提到的药物是苯丙醇胺(PPA),往往与抗组胺药和咖啡因组合。PPA 主要有部分的 α-肾上腺素能激动剂作用和极少的,如果有的话,β-肾上腺素受体激动剂作用[105,106]。个体使用苯丙醇胺后出现的脑出血,考虑到其使用的频率,数量则相对较小。19 例患者中,只有 4 例是男性[88]。19 名中有 10 名患者年龄低于 30 岁。其中一些患者服用大剂量的 PPA 化合物企图自杀。两例患者只出现 SAH,17 例患者出现了脑出血(其中 2 例是多发的)[107,108]。12 例 PPA 相关的血肿在脑叶部位,7 例发生于壳核-内囊,2 例在丘脑[88]。最初查体时的血压记录通常在正常范围内,但有些人血压高(如 210/130mmHg、160/104mmHg 和 210/110mmHg)。Kernan 等比较了以任意方式服用 PPA 的 702 例患者和 1376 例对照人群中出血性卒中的频率[106]。没有人报道过使用食欲抑制剂在这方面的研究。对于女性,服用含有 PPA 的食欲抑制剂后,出血性卒中发生的风险——校正后的 OR 为 16.58(95%CI 1.51~1.82,P=0.02)。而咳嗽或感冒药中的 PPA 与出血风险的 OR 值更低(1.23,95%CI 0.68~2.24,P=0.49)[105]。当出血前短期内应用 PPA 或服用剂量大于 75mg 时出血的发生率更高[105]。

类似于安非他命使用后的发现,血管造影的节段性发现都有描述[109]。一例患者在禁服苯丙醇胺 1 个月后血管造影上的变化消失[109]。4 例患者在血肿外科引流手术可用时进行了组织病理切片。3 例患者在光镜下没有血管病变迹象,但第四例确实存在坏死性血管炎[110]。

假定为 PPA 相关的出血例子难以评估。在某些情况下,减肥药的使用肯定是偶然的,并且在其他病人中,其他多种药物和危险因素并存[88]。一些患者的脑出血发生于产后几个星期,即一个自发性血管并发症的易损时期。虽然 PPA 在动物实验及人类的研究中已被证明与脑出血相关[88,107-112],对 PPA 化合物的反应往往是特应性的。使用高于推荐剂量 PPA 的患者发生脑出血的风险明显增高。高血压病史;额外的酒精、咖啡或咖啡因的摄入;伴随使用单胺氧化酶抑制剂;产后期间使用 PPA 增加摄入后出血的风险。苯肾上腺素可导致可逆性脑血管收缩综合征(在第 12 章讨论)。因为其拟交感神经的性质,在一些病人中有导致脑出血的可能[113]。

有时候,脑出血发生于本应口服的药物被改为静脉应用时,如喷他佐辛和曲吡那敏或醋甲酯[88,114]。滑石,甲基纤维素晶体和玉米淀粉阻塞了肺小动脉,使静脉注射的颗粒达到系统循环。对脑动脉的破坏继而使应用者发生脑出血[114]。

有时候,脑出血被描述在应用磷酸二酯酶抑制剂[西地那非(万艾可)、伐地那非(艾力)及他达拉非(西力士)],即提高男性勃起功能的药物后发生[115-118]。目前这些患者的脑出血机制是由于性交时血压上升或磷酸二酯酶抑制剂单独作用,还是药物和性活动时伴随的循环改变的联合作用引起尚不明确。

脑淀粉样血管病

嗜刚果红或称脑淀粉样血管病(CAA)被 Zenkevich 认为是脑出血的潜在病因[119],但 Jellinger 使这种疾病引起神经病学界关注[120,121]。已在第 12 章讨论了这种情况。

对 CAA 的认识及其临床和影像学的发现让我们意识到 CAA 相关脑出血的百分比一直在增高,尤其是在老年人中[122,123]。这种疾病通常会影响到小动脉和软脑膜动脉、脑皮质动脉,受累的动脉因存在无细胞的玻璃样物质而增厚,后者在过碘酸 - 希夫染色阳性反应,具有苹果绿双折射及刚果红染色偏振光显示[124]。图 12-10 显示了大脑中包含了淀粉样蛋白染色阳性的动脉。有时血管壁似乎是叠加的或分裂的。CAA 主要侵害年龄超过 65 岁的患者,但有些患者在其 50 岁时出现症状。尸检发现 CAA 的发现率在 80 岁和 90 岁增加[124]。在一些患者中,CAA 存在惊人的女性偏向[125,126]。尸检发现大多数患者存在老年斑,许多病人临床上被确诊患有阿尔茨海默病。

淀粉样物质载体动脉最常被发现在顶枕部,在其他脑叶较少见;很少,如果有的话,在深部基底灰质、脑干或小脑中找到。出血可能较大,往往是多发的[126-129]。一些患者在不同脑叶可能出现复发性脑出血或 SAH,在老人几乎是 CAA 的诊断结论。尸检能发现小型分散的脑梗死和阿尔茨海默病有关的病变,伴随出现的有裂缝样脑叶出血。回波平面成像 MRI 扫描显示许多小型陈旧出血(图 12-11)[102-105]。一些患者有 Binswanger 样的表现,即慢性白质神经胶质细胞增生和萎缩。与抗凝剂相关的出血类似,CAA 相关出血的发展可能也是隐匿性的。也许是因为萎缩的存在,压力的症状如头痛、呕吐相比存在高血压或动静脉畸形相关脑出血的年轻患者出现的频率较低。

外伤

外伤是脑出血的一个重要原因。某些病人的外伤病因的病史不明确。我见过几例患者由于被他人打击头部导致失语或昏睡而不能提供外伤史;袭击者和其他人没有透露他们的同谋。在其他病例中,患者在头部受损时出现了逆行性遗忘,患者没有跌倒或其他伤害的回忆。寻找头部表皮的擦伤或割伤在脑出血病因并不明显时是值得做的。外伤性脑出血最经常伴随有额叶底部和颞叶的挫伤,并且可能存在多发性挫伤[130]。有时,迟发或延迟的出血,称之为一次 Spät 出血,在局部肿胀消退后发展成创伤性脑水肿区域[130,131]。

其他原因和病因的发病频率

脑肿瘤[132]及血管炎和各种血管病变[133]偶尔

表 14-2　大型病例组研究中脑出血的病因

	Russell[135] n（%）	Mutlu[136] n（%）	McCormick[137] n（%）	Schutz[138] n（%）	Jellinger[139] n（%）	Weisberg[140] n（%）	Qureshi[141] n（%）
高血压	232（50）	135（60）	37（26）	140（56）	80（47）	197（66）	311（77）
血管畸形（包括动脉瘤）	117（25）	50（22）	35（24）	30（12）	53（31）	28（9）	11（3）
出血性疾病（包括溶栓/抗凝治疗）	36（8）	30（13）	28（20）	21（8）	5（3）	14（5）	8（2）
肿瘤	9（2）	2（1）	13（9）	8（3）	12（7）	5（2）	—
动脉炎	13（3）	2（1）	5（3）	2（1）	2（1）	—	—
其他	38（8）	6（3）	14（10）	—	13（8）	2（1）	—
未知原因	16（4）	—	12（8）	49（20）	5（3）	50（17）	73（18）
总计	461	225	144	250	170	296	403

Modified from Caplan LR, Kase CS. Mechanisms of intracerebral hemorrhage. In Kase CS, Caplan LR (eds), *Intracerebral Hemorrhage*. Boston: Butterworth-Heinemann, 1994, pp 95-98 with permission

表 14-3　小于 40 岁脑出血患者不同病因对应的出血位置的频率

病因	脑叶 （N=110）	基底节 （N=43）	脑干 （N=26）	小脑 （N=10）	脑室 （N=8）	混合 （N=3）
高血压（N=22）	2	16	3	0	0	1
动静脉畸形（N=67）	45	7	6	6	3	0
海绵状血管瘤（N=32）	15	3	11	2	1	0
脑静脉血栓（N=10）	9	1	0	0	0	0
药物（N=7）	3	4	0	0	0	0
毒血症（N=7）	3	4	0	0	0	0
其他（N=14）	9	1	0	1	2	1
未知原因（N=41）	24	7	6	1	2	1

From Ruiz-Sandoval JL, Cantu C, Barinagarrementeria F. Intracerebral hemorrhage in young people: Analysis of risk factors, locations, causes, and prognosis. *Stroke* 1999; 30; 537-541 with permission.

会并发脑出血。静脉窦和脑静脉血栓是脑出血的另一个重要原因，将在第 15 章讨论。表 14-2 列出了脑出血患者六个大病例组的常见病因及比例[134-141]。表 14-3 显示了一项 200 例年龄小于 40 岁的墨西哥脑出血患者的各种不同原因及其频数。此表还根据年龄显示了这些病因所对应的出血位置[142]。

常见部位脑出血的症状和体征

正如有些医生认为胸部 X 射线的采用使听诊器的应用过时，一些医生认为 CT 和 MRI 扫描的应用使对有中枢神经系统病变的患者进行神经功能检查获得结果的详细知识已不再必要。因脑出血能在 CT 上清楚的显示出来，为何还要去学习体格检查的结果呢？今后，医生大概不会有便宜的口袋或便携式 CT/MRI 检查，以取代对患者的物理检查。脑出血的预后和治疗方式往往取决于出血的部位。具体的部位（如脑叶、右侧壳核和小脑）相对容易进行手术引流，而其他部位（如丘脑和脑干）是手术不可及的。脑出血与大血管闭塞性疾病或脑栓塞引起的浅表脑梗死之间临床上的区别取决于病灶的定位是深部（出血）还是浅表（梗死）的。从患者不同部位脑出血结论中所获得的知识使临床医生能在其他患者的同一部位寻找肿瘤、脓肿、脱髓鞘病变及其他疾病。

从历史上看，对小脑、丘脑和尾状核出血的识别比对小脑、丘脑或尾状核梗死的识别要早。对这些部位脑出血相应临床症状的识别使人们在之后能识别这些部位的脑梗死特点。正因为这些原因和许多其他因素,临床医生了解脑出血常见的临床症状,并能临床定位绝大多数患者的脑出血病灶,仍是重要[143]。

对脑出血的定位要点如下:

1. 运动体征 - 四肢轻偏瘫,偏瘫或无瘫痪。
2. 瞳孔功能 - 不对称,大小和对光反应。
3. 眼球运动 - 核上,核的,核间凝视麻痹。
4. 步态异常,特别是共济失调。

图 14-5、表 14-4 总结了脑出血最常见部位出血,患者常见的功能异常。

外侧基底节、壳核及内囊的出血

高血压性脑出血的最常见位置是基底神经节外侧囊区域[141-145]。这些病变通常称为壳核出血,因为他们最常开始在壳核,但苍白球及内囊旁白质也通常受累。纹状体内囊出血是更精确的术语。常见表现包括对侧偏瘫,对侧感觉丧失及眼球向血肿所在侧同向偏斜。瞳孔一般正常,但存在偏瘫步态。左侧壳核出血的患者通常伴有语言重复能力相对保留的非流畅性失语。右侧壳核病变常伴随左侧视觉忽视、持续运动不能和结构运用障碍。这个高级皮层功能的异常可能是因为与皮层相应区

	病理	CT	瞳孔	眼球运动	运动和感觉功能损害	其他
尾状核(脑室出血)	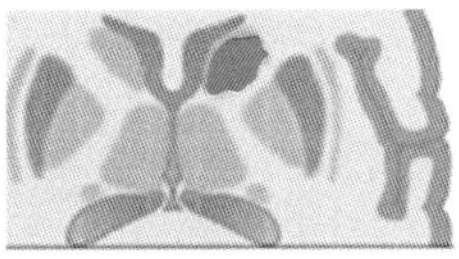	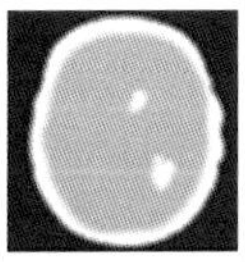	有时同侧缩小	向病灶侧共轭偏斜,轻度上睑下垂	对侧偏瘫,常为短暂性	头痛,意识障碍
壳核(小量出血)	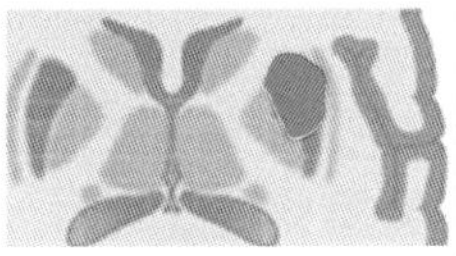	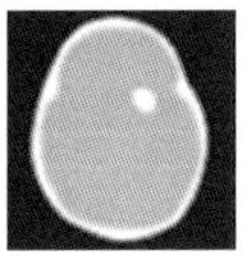	正常	向病灶侧共轭偏斜	对侧偏瘫和偏身感觉缺失	失语(病灶在左侧时)
壳核(大量出血)	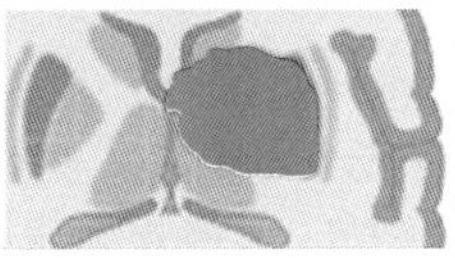	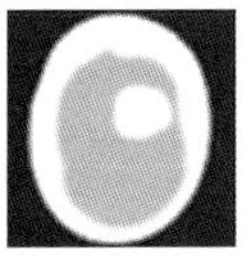	脑疝时,病灶侧瞳孔扩大	向病灶侧共轭偏斜	对侧偏瘫和偏身感觉缺失	意识障碍
丘脑	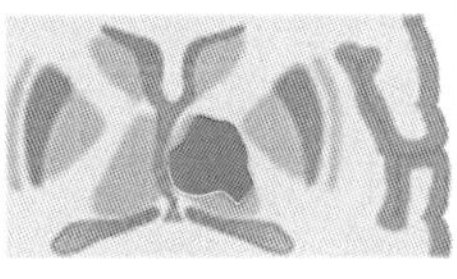	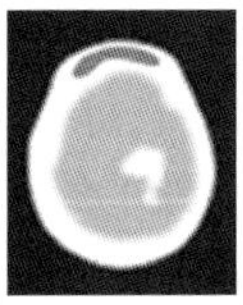	缩小,双侧光反应差	双侧眼睑退缩,双眼位于下内侧,不能向上注视	对侧轻偏瘫,但偏身感觉缺失明显	失语(病灶在左侧时)
枕叶白质	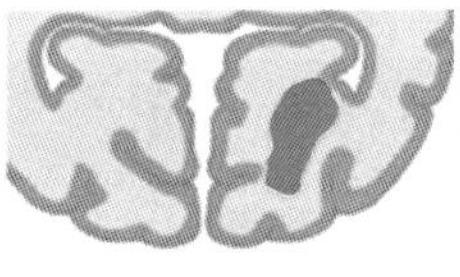	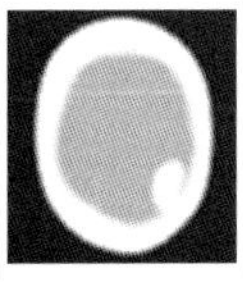	正常	正常	短暂的轻偏瘫	对侧偏盲
脑桥	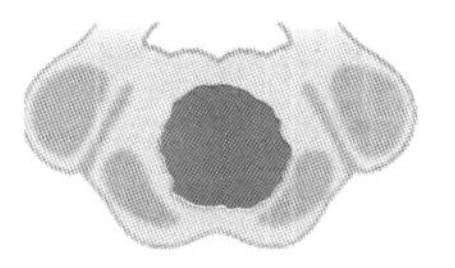	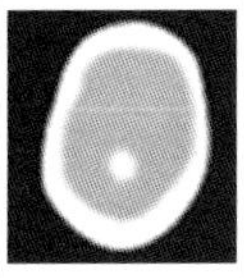	缩小,光反应正常	不能水平运动,但垂直运动保留	四肢偏瘫	昏迷
小脑	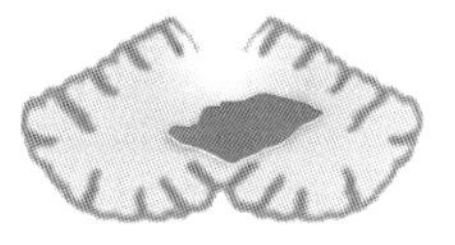	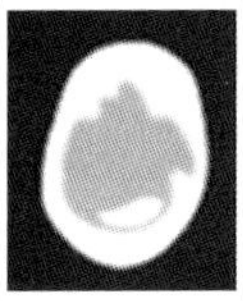	病灶侧轻度缩小	轻度向对侧偏斜,向病灶侧运动受损或展神经麻痹	同侧肢体共济失调,无偏瘫	共济失调,呕吐

图 14-5 脑出血部位相应的临床症状 Copyright 1986 CIBA Pharmaceutical Company, division of CIBA-GEIGY Corporation. Reprinted with permission from The Ciba Collection of Medical Illustrations, illustrated by Frank H Netter, MD. All rights reserved.

表 14-4　脑出血患者常见部位的神经系统表现

位置	运动症状	感觉丧失	偏盲	瞳孔	眼球运动	其他
尾状核	± 偏瘫	-	-	正常	正常	意识错乱 记忆力减退
壳核						
小的	偏瘫 ++	+	-	正常	正常	-
大的	偏瘫 ++++	++	++	*	对侧共轭麻痹	左：失语 右：左侧忽视 偏瘫失认
丘脑	± 偏瘫	++	±	同侧小，无对光反应	眼向下或向下向上垂直凝视麻痹	意识错乱 觉醒度下降 左：失语
脑叶						
额叶	偏瘫 ±	-	-	正常	正常	意志力丧失 左：失语
顶叶	偏瘫 ±	+	++	正常	正常	左：失语 右：左侧忽视，偏瘫失认
颞叶	-	-	+	正常	正常	左：失语
枕叶	-	-	++++	正常	正常	左：失读
脑桥（广泛被盖基底）	四肢轻瘫 ++++ 可被闭锁	±	-	小，有对光反应	双侧水平凝视麻痹	昏迷
小脑	-	-	-	同侧小	同侧第六神经麻痹或共轭凝视麻痹	步态共济失调；向一侧偏转

*当存在明显占位效应时，同侧瞳孔先缩小后变大，且对光发射消失。

域的连接断裂和削弱相关，并且这些症状通常比同等大小的皮质梗死引起的症状要短暂。部分患者可出现同侧肢体的偶发动作，家人或观察者称之为"颤抖"；这些运动可能因为累及了同侧锥体外系的下行投射的关系。

壳核大出血的患者由于病变扩大昏迷的患者增加；同侧瞳孔首先变小，之后变得比对侧瞳孔更大；同侧足跖反射阴性；出现双侧水平凝视麻痹。以下迹象——同侧 Babinski 征、同侧瞳孔异常或同侧的凝视麻痹，任何一种出现都预示着预后不良[11,24,144]。这些额外的结果是中线移位或血肿扩大压迫嘴侧脑干造成的。图 14-6 显示了壳核大量出血的尸检标本。

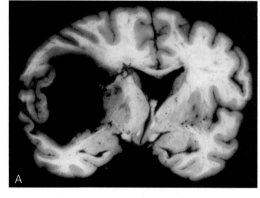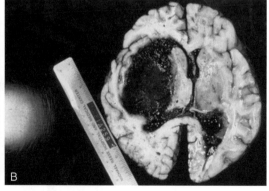

图 14-6　大的壳核出血。（A）尸检脑冠状切面显示图左侧的大型出血。岛叶皮层向外侧移位且基底节向内侧移位。出血已破入侧脑室。中线结构移向右侧；（B）轴位（一般普通 CT）的大脑尸检标本，显示壳核的一个大型出血，使中线移位并破入侧脑室 From Caplan LR. Putaminal hemorrhage. In Kase CS, Caplan LR (eds), *Intracerebral Hemorrhage*. Boston：Butterworth-Heinemann, 1994, pp 309-327 with permission.

　　描述最多的是大血肿患者的临床发现,累及后壳核的中间和大部分前部及内囊后肢的前 2/3 部分[145-147]。这个位置是壳核出血最常见的部位,因为它是由外侧豆纹动脉最大分支供应的。有些病变累及内囊前肢和壳核前部,产生不那么严重,更短暂的轻偏瘫,且没有感觉异常[144-146]。当血肿在内囊后 1/3 及壳核的后极时,感觉异常则占主导地位,很少或不出现偏瘫。下象限盲或偏盲可能出现。左侧壳核后部病变的患者可能出现吐字流利的 Wernicke 失语,因为颞叶联系的中断或病灶扩展到颞峡部,将血肿构型成曲棍球棍样结构所致。图 14-7 显示了大脑横断面上外侧基底神经节区域的病灶的解剖学分布。最常见的和最大的病变影响内囊后肢的前部,通常称为中间型,而另外两种被称之为壳核血肿的前部型和后部型[120,121]。外侧基底神经节出血发生于内外侧豆纹动脉分支分布的各个区域。图 14-8 显示了各种纹状体内囊血肿的图解。

　　壳核出血的大小差别很大。在一项对 24 例患者的研究中[31],血肿体积最小的为 20mm^2,最大的为 225mm^2。在图 14-9 中显示的小血肿患者临床预后较好。较大的出血更可能破裂入脑室,并且死亡率比壳核小血肿要高得多[31,144,145,148,149]。血肿体积是影响预后最重要的因素[149]。大多数情况下,出血沿大脑前后轴延长,但有些病变呈球状,其他则

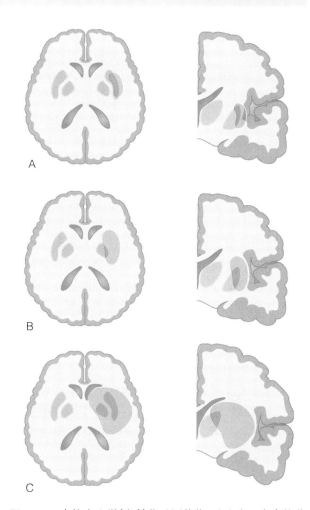

图 14-8 壳核出血举例,轴位及冠状位。(A)出血在壳核范围内;(B)侵犯了内囊。(C)血肿向外侧和内侧扩张,压迫了侧脑室

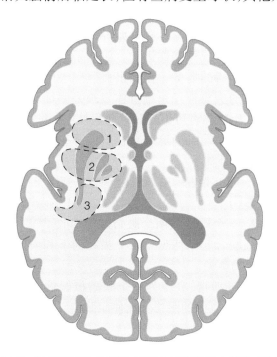

图 14-7 轴向脑切片卡通图,用圈显示壳核出血部位:(1)前部型包括壳核前部和内囊前肢;(2)中间型包括内囊膝、苍白球和壳核的中间部分;(3)后部型包括内囊后肢远端且常累及视辐射并向颞叶峡部蔓延

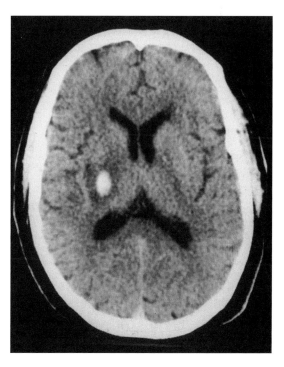

图 14-9 CT 显示了左侧壳核小的出血灶

沿着白质束由侧面向皮层表面延伸[31,144,145]。对侧脑室结构这一层面的 CT 扫描的分析可以有助预测偏瘫恢复的可能性[146]。当 CT 显示血肿占据范围包括了侧脑室的体部，当前的血肿通常为中间型且偏瘫很可能将持续存在。当这个区域没有出血时，更常表现为没有偏瘫、轻偏瘫或一过性偏瘫[146]。

在 CT 扫描技术问世以前，脑血管造影被用来对壳核的出血进行研究和定位。Mizukami 等应用微血管造影研究了 60 名脑出血患者死后的标本[150]。他们辨认了外侧豆纹动脉出血的来源，分析了这些血管在死后的位置移动，并将他们的这个发现与 100 例经尸检或手术证实脑出血的其他患者的血管解剖结果相关联[150]。大型壳核出血时，最外侧豆纹动脉移位至中间，增加了最外侧豆纹动脉和岛动脉之间的距离。前、后病变相应豆纹动脉的位移模式也不同[150]。

自 20 世纪 80 年代中期，正电子发射断层扫描和单光子发射计算机断层技术使人们对壳核出血患者的临床发现有了更深的见解[151]。前部病变显示了同侧额叶功能的衰退，而后部病变往往更多地影响颞叶和顶叶。大脑皮质血肿的衰退模式有助于预测失语的类型及恢复的情况[151]。

尾状核出血

尾状核出血占脑出血的比例约为 7%[152-155]。这个部位的血肿经常迅速释放至附近的侧脑室或可能向侧面扩散到内囊或向下扩散到下丘脑。图 14-10 是一个尾状核出血破入临近侧脑室的尸体标本。早期因血液积聚引起脑室的扩张，可能会引起尾状核出血最常见的症状如头痛、呕吐、意识水平下降及颈强直[152-155]。有些患者也会出现困惑、定向力差及记忆力的下降。较大的脑实质血肿可引起对侧轻偏瘫、眼球向病灶侧共轭偏斜、向对侧共轭凝视麻痹、同侧小瞳孔或 Horner 征[152,154]。通常很少或无感觉症状的改变。尾状核出血的常见原因是高血压，但动静脉畸形也同样普遍，特别在青少年中。尾状核血肿比同样尺寸的壳核出血的预后要好。

尾状核出血的症状和体征很像蛛网膜下腔出血，但 CT 提示的尾状核部位及侧脑室的出血是其独特表现。

丘脑出血

丘脑出血患者的临床神经病学体征根据不同的情况差异很大，如血肿的体积、血肿在丘脑内部的位置、是否剥离或加压于第三脑室及其邻近脑结构等[156,157]。最大的出血位于丘脑腹外侧和后内侧部分即丘脑膝状体动脉和丘脑底动脉所在区域[157]。其他出血位于丘脑前部即丘脑结节动脉（极动脉）所在区域或背侧丘脑即外侧脉络膜后动脉所在区域[157]。

大多数的丘脑血肿位于内囊中锥体束纤维的后方和内侧，所以对侧感觉异常通常比对侧偏瘫突出。一些大型丘脑血肿向腹侧切入，累及内囊后肢前部时可造成偏瘫。有时血肿对侧肢体可出现轻度共济失调或舞蹈样运动。对侧手可呈握拳状或肌张力障碍的姿势。丘脑出血区别于尾状核或壳核出血的主要神经系统查体发现是眼征。尾状核或壳核出血患者可出现眼球向病灶侧同向偏斜，向病灶对侧共轭凝视麻痹。丘脑血肿患者的眼球运动异常特征如下：

1. 向上凝视麻痹，经常表现为一只或两只眼下视状态。

2. 一个眼睛或两个眼睛过度内收[36,156,158]，这些体征联合起来使患者看上去在向下和向内侧凝视自己的鼻尖。

3. 眼斜视，表现为一个眼睛位置低于另一眼睛，这种垂直向的眼位分离使眼睛持续在向各个方向凝视。

4. 眼睛凝视着错误的方向，眼位保持朝向对侧[36,156]。

5. 非共轭凝视时，存在一眼或两眼的外展受限并非由于牵涉到第六对脑神经（所谓的假性展神经

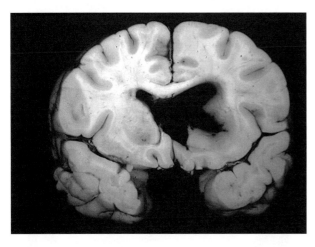

图 14-10 脑尸检标本显示了尾状核的出血扩展至邻近的侧脑室（本图彩色版本，请见书末彩插）From Caplan LR. Caudate hemorrhage. In Kase CS, Caplan LR (eds), *Intracerebral Hemorrhage*. Boston：Butterworth-Heinemann，1994，pp 329-340 with permission. A black and white version of this figure will appear in some formats.

麻痹）[156,159]，眼球外展运动障碍是由于内收眼的注视即内收向量的增强，抵消了外展向量造成的。

这些眼球运动异常是由于丘脑血肿直接扩展到间脑中脑交界处或血肿压迫四叠体区域。丘脑出血时瞳孔通常较小并且对光反应较差，因为瞳孔对光反射弧的传入支被中断。

大量左侧丘脑出血的患者往往有特殊的失语症[156,160-162]。对话开始几乎是正常的，之后可能陷入一种明显的语言流利性失语，伴随很多难懂的话或不存在的语言，并缺乏思想的沟通。与 Wernicke 失语比较，患者对口语的理解是好的。丘脑出血患者可能出现重复或重叠语言，常在口语或文字结束的单词或音节时出现。错语和命名不良也很普遍。右侧丘脑血肿患者经常存在左侧视觉忽视、病感失认和视觉空间感异常[156,163]。

丘脑出血时出现意识水平下降及嗜睡是常见现象，因为丘脑头端的网状激活系统受累。同等规模丘脑出血的预后恢复不如尾状核及壳核出血，但昏迷的出现并不像幕上其他部位出血时一样是预示严重预后的可怕标志。另外，不像壳核出血，丘脑血肿引起的神经功能缺损严重程度和死亡率与脑室的扩大并不相关[164]。图 14-11 显示的一个 CT 扫描中患者丘脑前部血肿扩展破入脑室。她获得

了很好的恢复。丘脑出血一般不能通过手术处理，除非血肿横向扩张至手术可及范围。大多数研究中没有将内侧丘脑血肿同外侧或后侧球脑血肿进行区分，尽管这些不同部位病变产生的临床症状及恢复期的预后都有所不同[156,157]。

自 20 世纪 80 年代中期开始，就能使用磁共振和 CT 区分丘脑内小的离散的出血相应的综合征[156,157,165,166]。丘脑膝状体动脉供血区域中的后外侧丘脑血肿是最常见也是最大的丘脑血肿类型。这些病变常横向外侧扩展累及内囊而导致运动麻痹。感觉障碍明显，但瞳孔和眼球运动异常情况相对轻微或不存在，除非血肿体积相当大扩散至或压迫到内侧丘脑[156,157]。前部或前外侧丘脑血肿位于丘脑结节动脉（极动脉）分布区域，图 14-12 是一个前部丘脑出血的尸体标本。它引起的症状以行为异常为主，特别是情感淡漠和意志缺乏[156,157]。

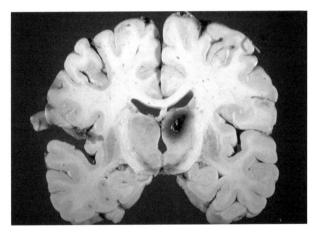

图 14-12 尸检标本显示了一个小型的前丘脑出血（本图彩色版本，请见书末彩插）From Caplan LR. Thalamic hemorrhage. In Kase CS, Caplan LR（eds），*Intracerebral Hemorrhage*. Boston：Butterworth-Heinemann，1994，pp 341-362 with permission. A black and white version of this figure will appear in some formats.

后内侧血肿位于丘脑 - 底丘脑的丘脑穿通动脉分布区域，症状以意识异常，瞳孔功能和垂直凝视异常为主。这些血肿往往常蔓延至第三脑室，并可以压缩间脑 - 中脑交界处并阻塞第三脑室，造成脑积水[156]。后内侧血肿患者的眼球运动异常在脑室外引流后可以改善，提示了这些异常是由于对中脑向下的压迫造成的[167,168]。后部及背侧的病变常累及位于脉络膜后动脉分布区域内的丘脑枕；能发现较轻微的感觉异常症状，但通常是暂时的，失语和行为异常是常见的[157]。图 14-13 是一组丘脑出血的 CT 和磁共振影像。图 14-14 的磁共振成像显示

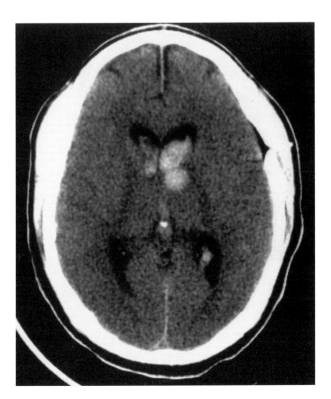

图 14-11 CT 显示一个小的左侧前丘脑血肿，并破入侧脑室。脑室内可见血细胞管型

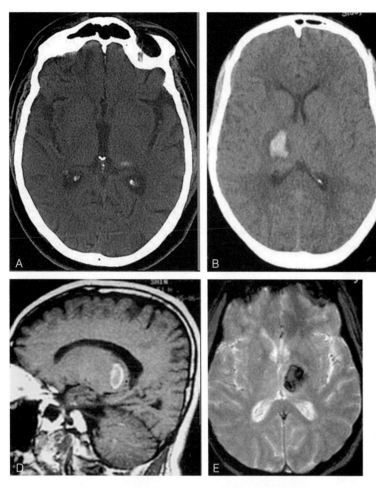

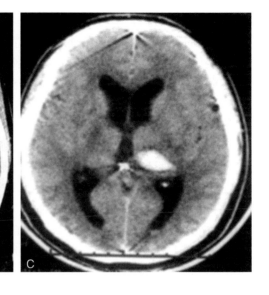

图 14-13 丘脑出血（A）CT 示一个抗凝剂相关患者的小的丘脑后结节出血。（B）CT 示一个适中大小的外侧丘脑出血，周围包有水肿。（C）CT 示一个大的丘脑后结节出血。（D）磁共振 T1 加权像矢状位示一个丘脑后结节出血 From Chung C-S, Caplan LR, Han W, et al. Thalamic haemorrhage. *Brain* 1996；119：1873-1886 with permission of Oxford University Press.（E）GRE MRI image of a large thalamic hemorrhage.

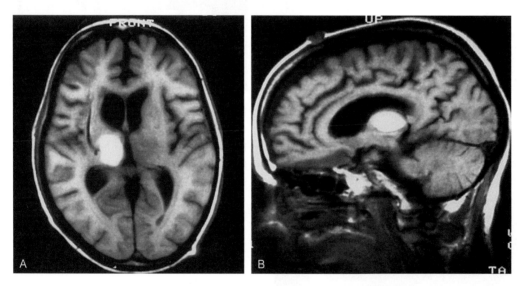

图 14-14 MRI T2- 加权轴位（A）和矢状位（B）切面成像，显示了位于丘脑后结节的大型丘脑血肿。一个陈旧狭缝状的壳核出血相关的空腔同样见图 A

了一位原先有壳核出血的患者的一个可能来源于丘脑枕部的大型丘脑血肿。

脑叶出血

脑出血可能在大脑皮层灰白质交界区域下方出现。这些皮质下出血通常根据白质的路径沿直线方向扩散。当血肿吸收后，线性腔仍然存在，故称该病变为"狭缝出血。"图 13-12 的磁共振 GRE像显示了一个典型的陈旧"狭缝"形外侧基底神经节出血。切割脑皮质的病变往往不受脑叶分隔的限制,所以脑叶出血一词实际上是不准确的。不过,我用这个词因为它已被广泛地接受了。大脑皮层被切断是致癫痫的,可导致反复局灶性短暂的癫痫发作[169-172]。

皮质下脑出血的诊断非常重要,因为根据其症状和体征常错误地诊断为脑梗死。在影像学显示出明确血肿之前,可能会给予不适当的治疗。同样的,如果是大型的皮层下出血,他们相对比较表浅时,则比深部血肿更易通过手术引流治疗。在过去,皮层下出血很少在生前诊断,但 CT 和 MRI 的应用极大地提高了对这些病变的认识。许多脑叶出血的原因主要是动静脉畸形、海绵状血管瘤和淀粉样血管病,且不同原因偏好皮层和皮层下的不同位置。高血压同样是脑叶出血的重要原因。顶叶和枕叶比额叶和顶叶更易受累。症状和体征取决于出血累及的脑叶,具体如下[169-172]:

1. 额叶血肿:前额病变常导致意志力丧失。患者表现为情感淡漠,自发性活动减少,反应潜伏期延长,答复短而简洁。如果病变扩大,深入至中央前回,则会出现双眼向血肿侧的同向偏斜和对侧轻偏瘫。图 14-15 的 CT 扫描显示了左侧额叶新发的一个大血肿。

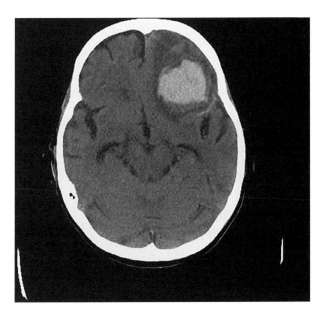

图 14-15 CT 扫描显示左侧额叶大型血肿

2. 近中心(旁中央)血肿:中央沟附近的病变导致对侧运动和感觉障碍,如果病灶在左侧半球有时可出现失语。

3. 顶叶出血:顶叶出血通常伴随着对侧偏身感觉缺失和对侧视野忽视。出血对侧肢体往往活动不协调。当病变累及左侧下顶叶时,会出现失语症和阅读、写作及算术功能障碍。右下顶叶血肿患者可出现画画和复制的缺陷,并可能出现视觉空间功能障碍。

4. 枕叶血肿:枕叶出血可导致严重的对侧偏盲,经常伴随轻度的对侧偏身感觉障碍或运动障碍和视觉忽视。

5. 颞叶病变:颞叶病灶常引起精神激动和谵妄。左侧颞叶的病变可伴有 Wernicke 失语。颞叶血肿特别容易出现肿胀,可能会不出现偏瘫却导致脑疝。脑干受压往往隐匿发展,常伴有昏迷的加深,继而同侧瞳孔扩大。

图 14-16 是一些脑叶出血的 CT 扫描图像。脑叶血肿通常比深部血肿的体积小且死亡率较低[169-172]。脑叶出血患者的功能预后也普遍好于其他形式的脑出血。没有 CT 或 MRI 的情况下,诊断脑叶出血常是非常困难的。由于脑叶出血患者中发生血管畸形和其他出血病变的比例较高,故该类患者常有行血管造影的指征,特别是患者较年轻且没有高血压病史[173]。

原发性脑室出血

在一些病人中,首要的出血部位在脑室腔内部[174-177]。图 14-17 为一显示原发性脑室出血的尸检标本。脑室出血通常由室管膜下小的动静脉畸形或海绵状血管瘤破裂或脑室邻近部位如尾状核出血注入引起。其临床表现与蛛网膜下腔出血非常类似,伴随突发头痛,颈部僵硬,呕吐和嗜睡。偶尔会出现双侧的、通常是对称的腱反射亢进和跖肌反射阳性。几乎所有病人都会出现意识水平下降。CT 显示出血使侧脑室及第三脑室扩大,蛛网膜下腔内也可出现血液密度。儿童脑室出血最常见的原因是动静脉畸形,其可随破裂而消失。在脉络丛中可能会出现小血管瘤[174]。在成年人中,大多数脑室出血是由原发性高血压出血蔓延到脑室周围结构所致[174-177]。近期由于可有效清除脑室内积血的立体定向、止血和纤溶等治疗方法的出现,原发性的或继发于幕上脑实质出血引流的脑室出血都受到了更多的关注[177-181]。图 14-18 显示一脑室出血病人的 CT 和脑血管造影,其小脑动静脉畸形破裂出血直接注入第四脑室。

脑桥出血

原发性脑干出血最常位于脑桥。中脑和延

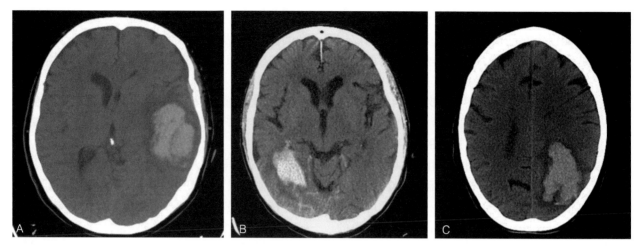

图 14-16 （A）CT 扫描显示左侧颞叶大血肿压迫同侧侧脑室;（B）CT 扫描显示较小的右侧颞叶出血;（C）CT 扫描显示左侧顶枕叶大血肿周围环以水肿带（Qiaoshu Wang 供图）

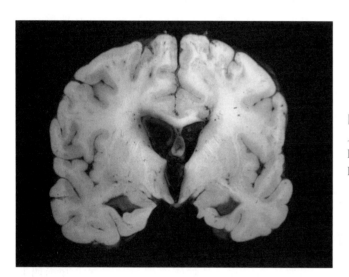

图 14-17 原发性脑室出血尸检标本(本图彩色版本,请见书末彩插)From Caplan LR. Intraventricular hemorrhage. In Kase CS,Caplan LR (eds),*Intracerebral Hemorrhage*. Boston: Butterworth-Heinemann,1994,pp 383-401 with permission.

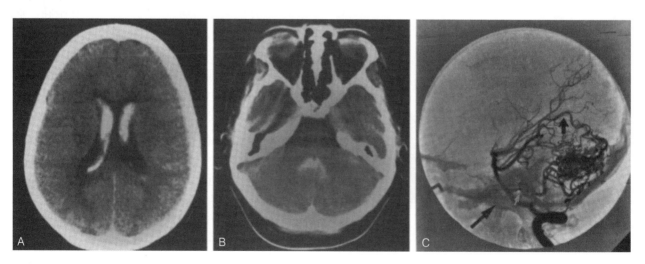

图 14-18 由小脑动静脉畸形导致的脑室出血。（A）CT 显示侧脑室内积血。（B）后颅窝 CT 显示第四脑室内积血,但小脑未见出血。（C）脑血管造影显示一大的动静脉畸形,出血直接注入第四脑室。图中左侧底部长黑箭头指基底动脉;小白箭头指动静脉畸形的一供血动脉:小脑后下动脉;垂直的黑色箭头指动静脉畸形的另一供血动脉:小脑上动脉 From Caplan LR. Intraventricular hemorrhage. In Kase CS,Caplan LR (eds),*Intracerebral Hemorrhage*. Boston:Butterworth-Heinemann,1994,pp 383-401 with permission.

髓出血很少,如果出现,通常是由于血液恶病质(dyscrasias)和血管畸形引起的[182]。颅内压的升高,尤其是迅速上升时,往往导致继发性病变,即所谓的 Düret 出血,位于丘脑、中脑和脑桥的中央或旁中央区域,是由于旁中央血管结构受到牵拉所引起的[130,182-185]。原发性脑桥出血通常在脑桥中心的被盖-基底交界处开始。图 14-19 为一尸检发现的大型脑桥血肿的矢状位切面图。这类血肿扩大迅速,呈圆形或椭圆形,常破坏被盖部的中心和脑桥的基底部。血肿常向头侧蔓延入中脑,但很少向尾侧扩展至延髓。血肿经常破入第四脑室。图 14-20 显示一大的脑桥血肿。这些大量的脑桥出血来源于起自基底动脉的较大的脑桥中央穿支血管。图 14-21 显示不同的脑桥动脉。根据位置和大小,来源于这些动脉出血的脑桥血肿可导致各种不同的临床综合征。最大的血肿由图中 A 动脉破裂引起。

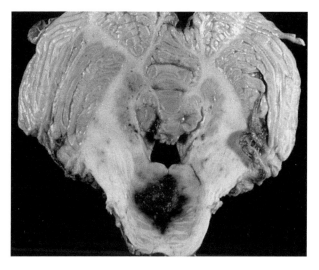

图 14-20　脑桥和小脑横切面标本显示一大的脑桥中央血肿,出血仅位于脑桥,未扩展入第四脑室 From Caplan LR. Intraventricular hemorrhage. In Kase CS,Caplan LR(eds), *Intracerebral Hemorrhage*. Boston:Butterworth-Heinemann, 1994,pp 383-401 with permission.

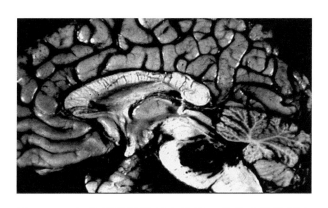

图 14-19　矢状切面尸检标本显示一非常大的脑桥中央血肿,其破坏被盖部并破入第四脑室 From Caplan LR. Pontine hemorrhage. In Kase CS,Caplan LR(eds),*Intracerebral Hemorrhage*. Boston:Butterworth-Heinemann,1994,pp 403-423 with permission.

大型脑桥中央血肿的伴随体征包括:①四肢轻瘫,常伴肢体僵硬和强直;②昏迷;③眼球水平运动不能;④瞳孔缩小但对光反射存在;⑤呼吸快速或不规则[182-184,186,187]。头痛和呕吐偶尔出现。有些脑桥出血逐渐进展[19],早期体征可能不对称。在病程早期偏瘫常见。昏迷发生前偶可出现耳聋、构音障碍、面部麻木、非对称的面部或肢体无力及头晕。有些患者存在肢体的抽搐、颤抖或痉挛性运动,通常在去大脑强直时最为明显。有时可发现有高热出现。除非病灶向头侧延伸入中脑,否则眼球的垂直反射运动保留。有些患者的眼球自发地反复向下跳动[183]。大量脑桥出血通常是致命的,但不经常瞬间致命。死亡往往发生于发病后的 24~48 小时。

存活 7~10 天并不罕见。有些大量脑桥中央出血的患者幸存,遗留四肢轻瘫。

磁共振可证明其他两种脑桥出血(脑桥外侧被盖血肿[183,184,188-193]和脑桥基底小血肿[183,184,194-198])的存在。这些部位与脑桥穿支动脉的分布相对应(见图 14-21)。Silverstein 对费城总医院 50 例尸检证实的脑桥出血病例的研究发现,28 例为巨大中央血肿,11 例血肿位于脑桥外侧基底部,11 例在被盖[187]。Nakajima 报道了 24 例脑桥血肿患者的尸检结果,其中 21 例为大型中央血肿,2 例为双侧被盖部血肿,1 例为单侧基底-被盖血肿[199]。毫无疑问的是,与以往经尸检证实的病例相比,经脑成像

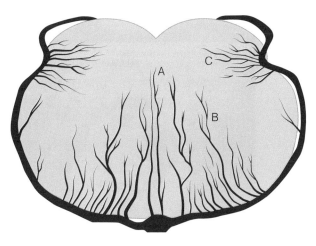

图 14-21　脑桥穿支动脉图解显示动脉血液供应模式。A 为中央动脉,B 为旁中央穿支,C 为供应脑桥侧盖的穿支动脉

扫描发现的脑桥血肿病例中,单侧基底区、被盖区和基底 - 被盖区病灶的比例更高。

脑桥基底外侧血肿可导致纯运动性轻偏瘫[194,195],共济失调轻偏瘫[196,197]或构音障碍 - 手笨拙综合征[198],临床表现与脑桥腔隙性梗死患者的症状类似。基底外侧病变可扩展至相邻的被盖,导致单侧脑神经损害体征和对侧偏瘫。外侧被盖血肿源自经外侧到内侧走行的脑桥穿支动脉,其从外侧环周脑桥动脉分支而来(见图 14-21,C 动脉)。这些病变累及脑桥头端。图 14-22 显示一脑桥侧盖出血并向中脑下部延伸的患者的尸检切片,该患者死于肺栓塞。神经系统检查发现以单侧被盖病灶的表现为主。

脑桥外侧被盖血肿最特殊的和最具诊断意义的表现是眼球运动异常,其中包括同侧共轭凝视麻痹,同侧核间性眼肌麻痹或同侧核间眼肌麻痹合并凝视麻痹("一个和一个半综合征"[36,183,184,188]),仅对侧眼球外展运动保留。由于感觉丘系(内侧丘系和脊髓丘脑束)在外侧被盖,所以常伴随对侧身体针刺觉、温度觉和位置觉消失。四肢和躯干的共济运动失调常常出现,可能为双侧或主要在同侧。单侧面部麻木或无力、同侧瞳孔缩小、短暂性的耳聋也可能会出现。当出现对侧偏瘫时,症状往往轻微且短暂。小量脑桥血肿患者通常存活,遗留轻 - 中度的临床神经功能缺损。小量被盖血肿可能只引起对侧肢体和躯干的感觉异常(纯感觉性卒中综合征)[190,191]或感觉异常仅局限于同侧面部[192,193]或只累及同侧展神经或侧视麻痹[200-202]。

小脑出血

小脑出血大约占脑出血的 10% 左右,接近小脑占整个大脑重量的相对百分比。抗凝剂的使用和出血素质在小脑出血的病因中占有过高的比例。在日本的一项研究中,327 例连续入组的脑出血患者中有 37 例(11%)是小脑出血,而 75% 的小脑出血患者正在使用抗凝药物[203]。尽管小脑出血的发生率较低,但由于小脑出血如不治疗则存在潜在的严重不良预后,并且外科治疗后预后相对良好,所以建立诊断非常重要。

小脑出血通常起自齿状核区域,来源于小脑后下动脉和小脑上动脉的远端分支。血肿集中在齿状核周围并向小脑半球白质蔓延,常扩展至第四脑室。邻近的脑干很少直接受累,但会被上方的病灶压迫。小脑出血偶尔出现在小脑蚓部,来源于小脑后下动脉或小脑上动脉的内侧支。图 14-23 显示的是一个大量小脑出血压迫第四脑室的尸检标本。

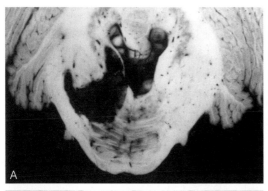
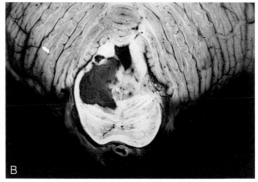
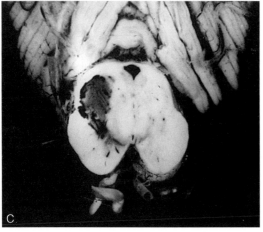

图 14-22 一大型脑桥外侧被盖血肿。(A)血肿最大直径位于脑桥中部,并呈镰刀形延伸入小脑中脚。(B)血肿位于脑桥头端并对第四脑室头端有轻微压迫,血肿主要位于被盖部但略向脑桥基底部延伸。(C)显示血肿延伸入中脑 From Caplan LR,Goodwin JA. Lateral segmental brainstem hemorrhages. *Neurology* 1982;32:252-260 with permission.

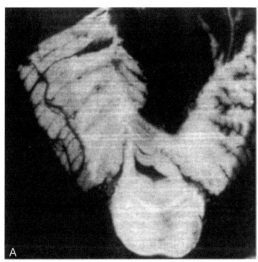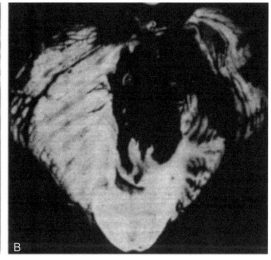

图 14-23 两例典型小脑血肿的尸检标本,可见血肿延伸入或压迫第四脑室底区域的小脑蚓部。两例中第四脑室均受压变形 From Caplan LR. *Vertebrobasilar Ischemia and Hemorrhage: Clinical Findings, Diagnosis, and Management of Posterior Circulation Disease*. Cambridge:Cambridge University Press,2015 with permission.

小脑出血最持续的症状是无法行走[182,204-207]。有些患者甚至很难保持坐或站的体位,往往倚靠着支撑物或向血肿侧倾斜。我们了解到患者会爬着、滑动着或磕碰着去卫生间或去接电话。呕吐也是频繁出现的症状,在几项研究中的 72 例患者中有 68 例(94%)发生呕吐[182]。头痛也很常见,通常累及枕部、颈部或前额部。构音障碍、呃逆及耳鸣也会发生,但出现频率不高。发病当时即意识丧失是特别少见的,但这些患者到达医院时,大约有 1/3 反应迟钝[182,204-207]。

神经系统体征包括:①同侧展神经麻痹或向血肿侧凝视麻痹;②瞳孔缩小,同侧瞳孔略小;③同侧上肢迅速高举后的过度反弹;④步态共济失调。小脑出血患者很少发生偏瘫,但小脑病变的确使受累的肢体明显活动无力或缓慢[204-207]。下肢腱反射通常对称性亢进,但跖反射为屈肌收缩。还可能出现典型的钟摆样膝反射伴下肢移动范围增加。经典的小脑型共济失调表现如指鼻试验或足趾指物试验不稳,及明显的意向性震颤并不常见。以我对小脑出血和小脑梗死患者的经验,最有用的一个小脑体征的引出按如下操作:要求患者迅速同时举高双臂,然后很快停止抬高动作,再指导患者快速放下双臂,在手碰到床或桌子前再次停止下降动作。小脑病灶同侧的手臂的动作会落后于健侧手臂,并且容易冲过终点。

大量小脑出血患者经常存在脑干受压。他们的症状进展出现昏迷、向血肿侧的侧视麻痹及双侧跖肌反射阳性。在一项纳入到院时非昏迷小脑出血患者的研究中,只有 20% 患者有平稳的、良好的恢复,80% 患者情况恶化至昏迷,这其中有 25% 患者的昏迷发生在发病后 3 小时内[204]。在 Fisher 等的研究中[205],18 例患者中只有 2 例为良性病程,其余 16 例发生昏迷,且通常都在几小时内即出现。由于血肿常累及小脑尾部,故延髓是脑干受压的部位,因此可能出现血管舒缩障碍和呼吸停止。小脑出血患者出现昏迷后如不治疗往往死于脑干受压。CT 和 MRI 不仅提供血肿的大小、区域及位置等资料,而且还能提供有关后颅窝压力的重要信息。不断扩大的病变占据了小脑脑桥角和环池,并使第四脑室向对侧移位。第四脑室的受压常导致脑积水并伴有侧脑室颞角的早期扩张。

有时,小脑出血患者经历着更缓慢的过程,表现为脑积水的症状和体征。意志力丧失、痴呆、缓慢拖曳步态及尿失禁是脑积水的特征性表现。患者和家属可能难以详细说清更早出现的头晕、头痛和呕吐等症状,因为他们认为这些表现是流感所致。其他患者存在小脑外侧血肿,并压迫了小脑脑桥角结构。这些患者除了共济失调外还存在第 V、VI、VII、VIII脑神经的功能障碍。

小脑蚓部出血患者出现头痛、呕吐、突然昏迷则更为罕见[207]。图 14-24 为 CT 扫描,显示一相对小的小脑蚓部血肿。大的位于中央的蚓部血肿迅速压迫第四脑室并施压于双侧脑桥和延髓被盖。有时,蚓部血肿较小,表现为头晕和步态共济失调。

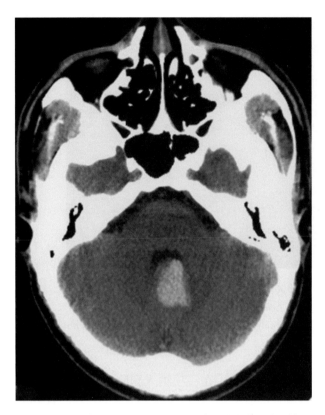

图 14-24 CT 扫描示小脑出血，出血中心在蚓部，并向第四脑室突入

因为小脑血肿的进程不可预测，大的病变常导致昏迷和死亡，故当病变为 3cm 或以上时，尤其是出现意识水平的下降时，选择引流是明智的[207,208]。部分患者通过医疗减压（渗透性利尿剂）或脑室引流获得成功的治疗[207,209]。脑室分流术不能治疗脑干受压，只是使病情恶化的时间延后[210]。脑室引流造成的真空效应导致小脑自小脑幕切迹向上疝出，压迫脑干头端[211,212]。预后很大程度上取决于血肿的大小和患者治疗前是否出现昏迷[213]。小型小脑血肿患者的预后是非常好的。即使是大型的小脑血肿患者，如果在意识水平下降前行手术减压，其预后也良好[204-207,213]。

诊断、预后和治疗

诊断

脑出血床旁的精确诊断有赖于对以下信息的收集：合适的生态学背景，如高血压或出血素质；非波动性的，通常按分钟或小时逐渐进展的过程；伴随症状如头痛、呕吐；并且神经系统体征与深部病灶相一致。已经证明 CT 是诊断脑出血的出色工具。

血液提供了密度的对比，即使是急性出血。有一例报道的脑出血患者在 CT 扫描仪内症状突然增加[214]。最初的影像显示一小的圆形高密度影，位于豆状核。第二次的影像显示位于同一个区域的明显更大的高密度影，不规则区域的范围自壳核向外扩展至岛叶[214]。其他研究者也描述了连续 CT 扫描过程中发现的血肿扩大[13-16]。

CT 和 MRI 扫描结果可以帮助确定血肿的时期。血肿最初规则且光滑。在第一个 48 小时内，大的血肿内可能有液平面显示，提示血肿部分液化，没有固化[215]。第一个 72 小时或更长的时间内，血肿造成病灶周围的低密度区域，此时有明显的占位效应[216,217]。出血后 3~20 天，高密度区域自外围开始变小。周边产生了不规则的轮廓，增强扫描时其可强化[216-218]。这个时期水肿减轻，但占位效应仍然存在。脑室内的血液通常在 5 周内消失[219]。血肿的吸收系数逐渐减小，病灶形成透明的外观，其吸收特性类似水肿液或脑脊液。9 周后，占位效应和强化通常消失，局部局限的稍低密度区域仍然存在[219]。

MRI 扫描看到的衰减改变或代谢异常区通常远远大于 CT 上看到的低密度区。MRI 也可有效显示急性血肿[220,221]，并且在辨认慢性出血病灶方面比 CT 更有用。在第 4 章中，我们详细讨论了血肿的 MRI 表现。表 4-2 列出了不同磁共振序列上的表现。急性血肿在 T1 加权像上呈等信号或低信号，有时存在更暗的低信号环，这些病灶在 T2 加权像上是明亮的高信号[217]。随后，血肿中心在 T2 相上变暗并被明亮的环包绕。慢性血肿在 T2 加权像上是明亮的。图 14-25A 为一近期右侧丘脑高血压性出血患者的 CT 扫描。图 14-25B 为一磁共振 T2 加权像，显示了同样的圆形急性血肿。右侧可见线样陈旧出血灶，左侧侧脑室周围可见小的微出血。这些陈旧的富含含铁血黄素的区域在 CT 及磁共振其他序列上难以显示。

通常患者并不需要进行脑血管造影，除非病变在罕见部位或患者没有如高血压或出血素质等脑出血的危险因素。血管成像通常用来显示可能造成脑出血的动静脉畸形或动脉瘤。急性期血管成像也可用作推测血肿扩大的可能性。造影对比剂的渗漏与血肿扩大，临床症状恶化和不良预后有较大关联[222]。脑出血患者的 CTA 原始图像上发现的"点征"即是 CT 血管成像期间造影剂外渗的表现（图 14-26）。

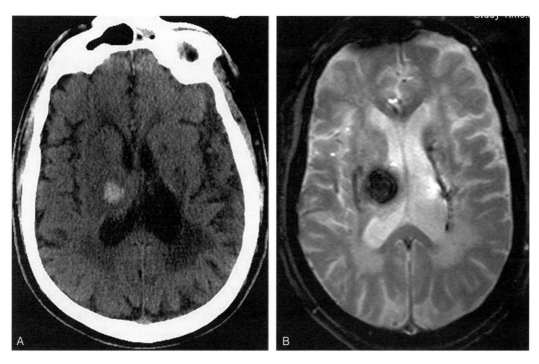

图 14-25 （A）右侧丘脑出血患者的 CT 扫描。左侧侧脑室体部附近及脑白质内散在多发低密度区域。（B）MRI T2 加权像显示同样的圆形黑色区域、临近右侧侧脑室，为该急性血肿。双侧可见线样陈旧性含铁血黄素沉积的区域，近侧脑室和基底节处可见微出血（Mark McAllister 供图）

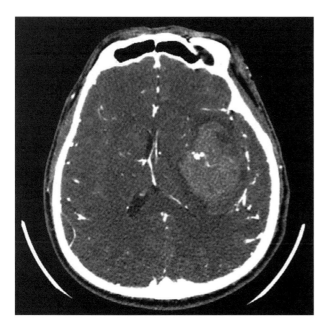

图 14-26 CTA 点征：CT 血管成像（CTA）检查原始图像上可见左侧脑出血血肿内靠近中线侧的亮白色区域，为造影剂外渗形成的"点征"（马萨诸塞州波士顿贝斯以色列女执事医学中心 Magdy Selim 供图）

预后

脑出血预后的三个最重要预测因子是血肿大小，出血位置及患者发病时的意识状态[24-26,149,223]。

血肿体积是其中最重要的预后预测因子，特别是对于幕上脑出血和小脑出血，但是在脑干出血中其预后预测价值相对下降。临床医生可以使用 ABC/2 的方法简单计算血肿的体积，该方法通过测量 3 个平面中的最大直径相乘并且除以 2 以近似椭圆体体积的计算。在这个公式中，A 是脑出血 CT 扫描的最大直径，B 是垂直于 A 的直径，C 是血肿所占的 CT 扫描层数乘以每层的厚度[224]。有些扫描机器可以使用计算机辅助图像分析提供病变的体积。有一项研究中显示壳核出血在一个平面上的病灶大于 $140mm^2$ 时预后较差[31]。丘脑出血病灶的最大直径大于 3.3cm 时的预后很差[34]，正如小脑病变大于 3cm 时一样[225]。另有 7 项研究进一步证实了大体积的血肿与不良预后相关[24,25,149,164,226-228]。脉压、入院时血压和意识水平（根据格拉斯哥昏迷评分评估）同样是重要的预后相关变量[24,26,227,229]。幕上脑出血患者存在脑积水也是一个不良预后的标志[228]。基底神经节（除尾状核外）和脑叶出血患者如果出血大量破入脑室内，也不利于预后[230]。

脑出血急性期，血肿进展导致的占位效应比类似大小的脑梗死来说更能造成死亡风险。在脑出血的情况下，额外的体积（出血）被增加入颅腔内容物中。在脑梗死情况下，早先已存在的内容物（脑组织)发生缺血,并没有增加急性的额外占位。之后,梗死和血肿发生水肿导致颅内压升高。在慢性期,如果脑出血患者存活下来,其恢复期的预后大大优于在相同部位类似大小的脑梗死预后。血肿切断和分离了脑皮层及其他大脑部位,但通常周围皮层功能被保留。相反的,梗死愈后遗留下了坏死的、无功能的皮层。不像蛛网膜下腔出血,脑出血在急性期的复发很罕见。这些简单的事实决定了脑出血的治疗方法,也就是说,积极地尝试限制血肿扩大以预防死亡和致残。不同于在蛛网膜下腔出血患者中主要目标是防止再出血和血管痉挛,对脑出血患者而言,需要关注的是急性占位效应的控制。

治疗

内科治疗

内科治疗是至关重要的,可能挽救脑出血患者的生命,即使对于那些之后进行外科血肿清除或引流的患者。颅内压的升高导致机体的反应能力下降和通气不足;反过来,通气不足导致低动脉血氧分压和高二氧化碳分压从而导致血管舒张,进一步升高颅内压。维持良好的气道通路和机械通气能扭转这一进程并迅速降低颅内压。对血压的控制有助于控制脑出血,但降压必须谨慎。一些脑出血患者的全身血压会进一步升高以确保足够的脑血流灌注。颅内压的增加导致了静脉压力的升高,因而动脉血压需要升高以克服增加的静脉压力以保证组织的灌注。过分积极的降低血压可能会导致灌注不足及临床情况的恶化。应该快速控制血压,但不能降低到低血压水平。降压过程中应该密切监测患者的反应。目前,最佳血压控制目标仍存在争议。既往的指南多数建议将收缩压降低至 180mmHg 或 160mmHg 以下。急性脑出血强化降压试验(INTERACT Ⅱ)显示将收缩压在 1 小时内降低至 140mmHg 或更低的目标是安全的[231]。美国心脏协会(AHA)卒中委员会最新的指南建议,"如果收缩压 >180mmHg 或平均动脉压(MAP)>130mmHg,且没有颅内压升高的证据,可以考虑使用间歇或连续静脉输注药物来适当降压(例如,110mmHg 的平均动脉压目标或 160/90mmHg 的血压目标),并每 15 分钟测血压"[232]。一项汇总了多个随机对照试验数据的荟萃分析认为强化降压至收缩压小于 140mmHg 是安全的[233]。

抬高床头,过度换气,体温控制及脑室引流等都被用于控制颅内压的升高。所谓的"药物减

压",如使用甘露醇,高渗盐水或甘油,也被广泛用于脑出血患者。由于血肿周围继发水肿增加了占位效应,故减少血肿周围水肿是治疗的一个重要目标。然而,关于渗透剂在减少水肿方面的有效性的研究数据很少。值得担忧的是,高渗性药物同样可能扩散到血肿中,并且由于液体的渗入作用导致继发血肿体积增加。Langfitt 指出甘露醇和强迫过度换气在降低脑出血患者的颅内压方面有效[234]。Poungvarin 等在一个随机双盲临床试验中研究了地塞米松对幕上脑出血患者的治疗作用,他们发现试验组的死亡率并没有改善,并且感染和糖尿病并发症在糖皮质激素治疗组更常见[235]。不建议将皮质激素用于脑出血患者。出血发生后第 3 天或第 4 天血肿周围水肿达到顶峰。可能是血红蛋白降解释放出的含铁物质导致了水肿[236]。脑出血患者中使用甲磺酸去铁胺(一种铁结合剂)目前正在临床试验阶段[237]。

当服用维生素 K 拮抗剂(华法林和相关化合物)的患者发生脑内出血时,维生素 K 和凝血因子的替代治疗是必要的,且必须紧急执行。表 14-5 概述了对这些患者进行抗凝逆转的建议。较新的抗凝剂通过抑制凝血酶或因子 X 起作用。使用这些药物抗凝不会引起凝血因子的缺乏,而是通过竞争性阻断凝血酶或阻止因子 X 的激活而起抗凝作用。在逆转新型抗凝剂导致的出血方面,凝血因子替代治疗被认为是无效的。这些药物不同于华法林,由于具有相对短的半衰期而需要每日或每日两次服药,使得这些药物比华法林更快的代谢并排出体外。很多新的研究现在关注寻找方法以逆转服用这些新型抗凝剂的患者的出血[238]。

因为血肿扩大意味着出血增加,即使在没有凝血障碍的患者中,在脑出血早期通过应用重组活化因子Ⅶ(rFⅦa)试图限制血肿扩大似乎是合乎逻辑的[239-242]。两个关于 rFⅦa 的随机试验表明,这种策略确实减少了血肿扩大,但并没有实质性的改善结局,同时还存在诱导高凝状态的相关风险。在第一个较小的初步试验中,399 例经 CT 证实存在颅内血肿的患者在发病后 3 小时内随机化,并在首次 CT 扫描后 1 小时内分配到指定的安慰剂组(96 例)、40μg/kg rFⅦa 组(108 例)、80μg/kg rFⅦa 组(92 例)或 160μg/kg rFⅦa 组(103 例)[240,241]。其主要结局指标为 24 小时测得的脑出血体积改变的百分数。安慰剂组血肿体积比 rFⅦa 组增加要大。安慰剂组的血肿体积平均增幅为 29%,相比之下,给

表 14-5　华法林抗凝相关脑出血逆转治疗方法 [*]

药物	剂量 / 输注途径	效果	优点	缺点
维生素 K_1	10mg,30 分钟以上缓慢静脉注射(不能快于 1mg/ 分钟)	输注 8 小时后,INR 下降明显	容易获取;能提供持续 INR 逆转唯一药物	过敏性反应,如输注过快出现低血压;较长时间(12~24h)才可逆转 INR
新鲜冰冻血浆	10~15ml/kg(200ml/ 单位);每 45~60 分钟输注一次 FFP,并且每 4 小时检查一次 INR;多数情况下需要至少 8U	能同时补充由华法林抑制的四个凝血因子(Ⅱ,Ⅶ,Ⅸ,Ⅹ)	容易获取;廉价	解冻和输液时间(每单位约需 1 小时);INR 仍然处于延长状态,血肿扩大风险;需要大口径输液器和输注大量液体(约 2L);心力衰竭风险;需要较长时间达到 INR 逆转;INR 的逆转可能无法持续(需要联合使用维生素 K1);Ⅸ因子含量低且不同批次含量变异性大
凝血酶原复合物	剂量由 INR 决定;剂量(INR):25U/kg(2~3.9);35U/kg(4~6);50U/kg(> 6);或:固定剂量,1500~2000U(各医院决定);缓慢静脉给药,10~15min 以上(约 100U/min);输注 30 分钟后检查 INR 以确保 INR 逆转	能同时补充由华法林抑制的四个凝血因子;还补充了促凝蛋白 C 和 S(市场上也有缺少凝血因子Ⅶ的含 3 个因子的 PCC)	输液量少,无需担心过度负荷;快速纠正 INR	血栓栓塞并发症风险(约 3%);由于可能增加血栓栓塞的风险,应避免重复输注;INR 的逆转可能无法持续(需要联合使用维生素 K1)
重组活化人凝血因子Ⅶ	静脉输注,20~40µg/kg	补充由华法林抑制的Ⅶ因子,纠正 INR	在患者外科手术治疗脑出血前可以快速逆转 INR	血栓栓塞并发症风险(约 5%~10%);成本高;可能纠正依赖于凝血因子Ⅶ的 INR,但并没有完全恢复凝血功能;INR 的逆转可能无法持续(需要联合使用维生素 K_1)

*美国 AHA/ASA 脑出血管理指南推荐常规使用维生素 K_1 治疗华法林相关脑出血,PCC 优先于 FFP(视乎容易获取的程度),且目前由于 rFⅦa 的有效性和安全性缺乏足够数据,暂不推荐使用。

[¶] 逆转 INR 目标值 <1.4 ;FFP,新鲜冰冻血浆;INR,国际标准化比值;PCC,凝血酶原复合物;rFⅦa,重组活化凝血因子Ⅶ。

予 40µg/kg、80µg/kg、160µg/kg 的 rFⅦa 组分别为 16%、14% 和 11%(三个 rFⅦa 组与安慰剂组的比较 $P=0.01$)。与安慰剂组相比,三个治疗组的血肿体积增加量分别减少了 3.3ml,4.5ml 和 5.8ml($P=0.01$)[240,241]。严重血栓形成等不良事件的发生率,主要是心肌梗死或脑梗死,在 rFⅦa 治疗患者中占 7%,相比较安慰剂组的为 2%($P=0.12$)[240]。

由于这项初步试验结果显示出了希望,所以计划并推行了更大的第二次临床试验旨在评估临床结局。在该第二个试验中,841 名患者在发病后 4 小时内随机化为安慰剂,20µg rFⅦa/kg 组或 80µg rFⅦa/kg 组[242]。与安慰剂组相比,血肿体积增加量在 20µg/kg 组减少 2.6ml,在 80µg/kg 组中减少 3.8ml。高剂量组的动脉血栓栓塞事件比对照组更频繁(9% vs 4%)。预后不良患者的比例组间比较无统计学差异,分别为安慰剂组 24%,低剂量组 26%,

高剂量组 29%[243]。既往存在严重血管阻塞性疾病如冠状动脉、外周动脉疾病或既往有静脉血栓栓塞史的患者,应用 rFⅦa 治疗存在心肌梗死或静脉阻塞和肺动脉栓塞的风险。鉴于这些风险,正在研究的一种很有前景的方法是仅用止血剂治疗那些早期存在点征和临床表现证据提示血肿扩大风险很高的高危患者。

外科手术

由于血肿是产生占位效应的病灶,并且发病的时候内容物是液体,所以外科手术引流血肿似乎是非常合乎逻辑和有吸引力的减压手段。脑出血的外科治疗一直是并且仍然是一个非常有争议的话题,有些人强烈支持手术,也有人认为很少有适应证。不幸的是,最近的随机试验没有令人满意地确定手术对脑出血的作用。至今最大的随机临床试验,STICH 试验(脑出血国际外科治疗临床试验,STICH

I和STICH Ⅱ试验),并没有显示内科或外科治疗任何一方的明确优势[244,245]。STICH试验中,来自27个国家、83家医疗中心的1033例患者被随机分配到24小时内进行外科手术组或最初进行保守的非手术治疗组。随机进行早期手术组的患者,获得良好预后的患者占26%,相比之下,随机到初步保守治疗组的占24%[OR,0.89(95%CI 0.66~1.19),P=0.414]。深部出血和脑叶出血在这项分析没有被分开研究[244]。在530例随机分配到最初保守治疗的患者中,140例患者之后进行了手术治疗,从而使分析复杂化并影响到对结果的解释[246]。研究人员得出结论认为,总体上说"自发性的幕上脑出血患者在神经外科单元行早期手术治疗的整理获益并没有比最初进行保守治疗这部分患者的获益高[244]。"STICH I试验显示脑室出血和脑积水对预后将产生不良影响[247]。

临床医生和外科医生认为,STICH Ⅰ手术缺乏获益是因为包括了已知会产生不良预后的深部脑出血,提出脑叶出血可能是手术引流更好的目标,故STICH Ⅱ试验仅限于脑叶出血患者[245]。STICH Ⅱ中对随机化后12小时内行早期血肿手术引流组与早期内科管理(保守治疗)组进行比较,并且如果认为必要,允许内科组后期手术引流。在纳入的601例患者中,307例被随机分配至早期手术引流组,294例早期保守治疗。最终分析中,在297例早期手术组的患者中有174例(59%)预后不良;而在286例初始保守治疗组中有178例(62%)预后不良。该试验结论为,脑叶浅表位置脑出血患者早期进行手术治疗未增加6个月时死亡率或残疾率,并且对于浅表脑出血且不伴有脑室出血的患者可能增加"较小的但是有临床意义的生存优势"[245]。

从这两项大型外科手术临床试验中可以看出,目前还不支持常规进行手术引流血肿。在STICH试验中,几乎所有的手术都涉及开颅手术。最近几十年期间,外科医生们探索了立体定向血肿引流术,合用或不合用溶栓药物以软化血肿来允许更好的引流[248-256]。立体定向技术在亚洲国家的应用比西方多。该技术通过钻孔来进行引流,并没有涉及皮质切除术。使用CT或MRI立体定向来引导引流器械至血肿的核心,然后引流清除血肿。同时可以考虑局部注射纤维蛋白溶解剂以软化和溶解凝结的血块。

立体定向手术可以在使用或不使用立体定向框架,以及直接向血肿中施用或不施用溶栓药物的情况下进行。结果给人们带来希望,并且在经验丰富的

外科医生的手中可能比开放式开颅引流的效果更好。内镜下的血肿的引流是另一种有前途的技术[257]。

STICH试验的终点事件是6个月后的功能情况和死亡率[244,245]。没有深入研究的问题是在医院期间急性期的状态和意识恢复情况。亚急性期血肿的引流可以通过减少颅内压升高来改善意识状态,从而降低由于意识状态差而引起的相关并发症的发生率和严重程度。另外,急性期的住院时间也可能会缩短。半球切除术是降低颅内压的另一种方法。有时候对存在致命性大量脑出血的病人可能在手术后进行半球切除术,但通常这些患者术后处于不能自理的残疾状态。

我们认为,综合考虑来决策外科手术仍然是重要的。手术候选人必须慎重选择。当考虑外科手术和其他治疗时,在临床实践中可以将血肿分为以下三大类:

1. 大型血肿:迅速进展的病变,导致患者在到达医院之前死亡或已经严重致残。对于这些病变,我们几乎没有什么能做或应该做的。无手术适应证。

2. 小型血肿:患者能自行良好恢复。治疗包括致病因素的控制,如控制高血压以预防复发。无手术适应证。

3. 中型出血(血肿体积在这两个极端之间):在患者到达医院后血肿占位效应增加。在这组患者中,医疗措施和手术是最有用的。

大小

相比较于小的病灶,最大直径大于3cm的血肿死亡率较高且痊愈延迟。因此,CT显示的病灶越大,越符合进行引流治疗的逻辑。

位置

有些血肿通过手术容易接近,例如在小脑和脑叶的。虽然壳核出血可以通过大脑外侧裂和岛叶皮质引流,较大的左侧基底节出血常使患者遗留失语症并且无法自理,因此,治疗应该较右侧病变保守些。小脑出血可能在没有神经系统功能逐步恶化或意识下降的前提下出现呼吸停止,并且切除部分小脑往往不会遗留如严重残疾等重要的后遗症,基于这些原因,建议对小脑血肿进行手术的指征低于同等规模的其他病变。小脑、脑叶和右侧壳核出血是最容易手术引流的。深层部位的脑出血推荐立体定向引流。

占位效应和引流模式

血肿的大小本身并不完全能决定占位效应。

老年患者可能由于脑萎缩而有足够的预存空间,能够容纳一个相当大的血肿,并且不会引起严重的颅内压升高或颅内容物移位。有些血肿周围会出现大量水肿,而另一些相对很少。脑积水能增加占位效应的严重程度。血肿是否压迫了第三脑室或侧脑室? 中线是否发生移位? 是否有颞叶钩回疝形成? 在后颅窝出血时,是否发现第四脑室的移位? 环池,小脑脑桥角或其他脑池是否被挤压? 出血是否破入脑室或向表面破入蛛网膜下腔? 出血如果流入脑脊液可能自发地降低了出血病灶的压力。对于有较大的占位效应并且没有自发减压的脑出血病灶,更推荐行外科手术引流。

病因学

即使经手术引流后,淀粉样血管病导致的血肿可能由于血管脆性倾向于继续出血[258]。同样,抗凝药物相关性出血或其他出血性疾病的患者都可能会继续出血,除非手术前已经纠正了凝血功能障碍。当在手术处理血管畸形造成的血肿时,理想的情况是外科医生切除畸形的血管并同时引流血肿。对于手术治疗的指征,最有利的应该是血管畸形,中度获益的是高血压引起的手术可及的病灶,最少获益的是淀粉样血管病或出血素质导致的脑出血。

时机

在最初的 24~36 小时内,血肿至少部分仍然是液体,可以更容易被引流。之后血肿固化而变得难以引流。遗憾的是,目前的 CT 及 MRI 技术不能可靠地显示血肿的液态程度,除非病灶内存在液体平面。临床医生设想在症状出现后的 4 小时内进行超早期外科手术,可能使血肿得到更充分的引流,从而比发病 12 小时后手术获得更好的预后。以验证这种假说为目的一项研究在进行了 11 例发病 4 小时内手术的患者之后被提前终止[259]。该研究中,发病至手术的中位时间为 180 分钟,血肿体积的中位数为 40ml,中位基线 NIHSS 评分为 19 分。4 名患者术后再出血,其中 3 名患者死亡。4 小时内治疗的这些患者中 40% 发生了再出血,而 12 小时内治疗的患者再出血发生率为 12%,并且再出血的患者存在高死亡率[259]。

显然,超早期的手术增加了再出血的发生率,从而对结局产生不利影响。理想的手术时机仍是未知的。发病 7~10 天后,血液开始被吸收,病灶再次软化。理论上,理想的引流时间应该是在早期或 7~10 天后。通常,如果患者在第一周后幸存下来,随着水肿的消退,症状也会改善。因此,除了后期为同时需要将血管畸形切除而进行手术外,很少有关于晚期引流的争论。一些人提出晚期手术(1~2 周)是否能加快恢复,但这种说法尚无证据支持。

临床过程

也许要考虑的最重要的因素是患者是在改善、稳定还是恶化。患者情况恶化时表现为意识水平下降、严重嗜睡或昏迷,则恢复的前景不容乐观[24,26,223]。壳核出血的患者,其他预后不良征兆包括同侧瞳孔散大、同侧伸肌足跖反射、同侧共轭凝视麻痹。这些体征也提示了中线移位和早期脑干受压。小脑出血患者中,双侧的伸肌足跖反射的出现是不良预后的标志[205]。对于那些症状恶化且病灶部位手术可及的患者,如果内科减压治疗不能很快起效,应该立刻考虑外科手术治疗。

JT 的 CT 扫描显示为大量的深部壳核出血,累及丘脑并破入侧脑室。此时他是昏迷的,存在双侧的水平凝视麻痹,瞳孔扩大,对光反射消失,双侧伸肌足跖反射阳性。凯普兰判断已经没有什么能够或应该采取的措施能够逆转他的致死性脑出血了。

关于脑出血患者的治疗,还有很多需要我们继续研究和学习。技术的革新使脑出血的诊断变得容易。更多设计良好的,有关对出血病灶的各种病因、大小、位置和不同意识水平患者的不同治疗模式的研究是必要的。

（贾娇坤　王玉　杜洋　李金鑫　姜睿璇
陈盼 译　杜万良 校）

参考文献

1. Morgagni GB. *De sedibus, et causis morborum per anatomen indagatis libri quinque*. Vienna: Typographica Remondiana, 1761.

2. Cheyne J. *Cases of Apoplexy and Lethargy with Observations on Comatose Patients*. London: Thomas Underwood, 1812.

3. Gowers W. *A Manual of Diseases of the Nervous System*, Vol **2**. (2nd ed). London: J & A Churchill, 1892;384–421.

4. Osler W. *The Principles and Practices of Medicine* (5th ed). New York: Appleton, 1903;997–1008.

5. Aring C, Merritt H. Differential diagnosis between cerebral hemorrhage and cerebral thrombosis: Clinical and pathological study of 245 cases. *Arch Intern Med* 1935;**56**:435–456.

6. Kunitz S, Gross C, Heyman A, et al. The Pilot Stroke Data Bank: Definition, design, and data. *Stroke* 1984;**15**:740–746.

7. Caplan LR, Hier DB, D'Cruz I.

Cerebral embolism in the Michael Reese Stroke Registry. *Stroke* 1983;**14**:530–540.

8. Mohr JP, Caplan LR, Melski J, et al. The Harvard Cooperative Stroke Registry: A prospective registry. *Neurology* 1978;**28**:754–762.

9. Whisnant J, Fitzgibbons J, Kurland L, et al. Natural history of stroke in Rochester, Minnesota, 1945–1954. *Stroke* 1971;**2**:11–22.

10. Matsumoto N, Whisnant J, Kurland L, et al. Natural history of stroke in Rochester, Minnesota, 1955–1969. *Stroke* 1973;**4**:20–29.

11. Caplan LR, Mohr JP. Intracerebral hemorrhage: An update. *Geriatrics* 1978;**33**:42–52.

12. Fisher CM. Pathological observations in hypertensive cerebral hemorrhages. *J Neuropathol Exp Neurol* 1971;**30**:536–550.

13. Kelly R, Bryer JR, Scheinberg P, Stokes IV. Active bleeding in hypertensive intracerebral hemorrhage: Computed tomography. *Neurology* 1982;**32**:852–856.

14. Broderick JP, Brott TG, Tomsick T, et al. Ultra-early evaluation of intracerebral hemorrhage. *J Neurosurg* 1990;**72**:195–199.

15. Fujii Y, Tanaka R, Takeuchi S, et al. Hematoma enlargement in spontaneous intracerebral hemorrhage. *J Neurosurg* 1994;**80**:51–57.

16. Kazui S, Naritomi H, Yamamoto H, et al. Enlargement of spontaneous intracerebral hemorrhage. Incidence and time course. *Stroke* 1996;**27**:1783–1787.

17. Kase C, Robinson K, Stein R, et al. Anticoagulant-related intracerebral hemorrhage. *Neurology* 1985;**35**:943–948.

18. Kase CS. Bleeding disorders. In CS Kase, LR Caplan (eds), *Intracerebral Hemorrhage*. Boston: Butterworth–Heinemann, 1994;117–151.

19. Kornyey S. Rapidly fatal pontile hemorrhage: Clinical and anatomic report. *Arch Neurol Psychiatry* 1939;**41**:793–799.

20. Caplan LR. General symptoms and signs. In CS Kase, LR Caplan (eds), *Intracerebral Hemorrhage*. Boston: Butterworth–Heinemann, 1994;31–43.

21. Wada R, Aviv RI, Fox A, et al. CT angiography "spot sign" predicts hematoma expansion in acute intracerebral hemorrhage. *Stroke* 2007; **38**: 1257–1262.

22. Demchuk AM, Dowlatshahi D, Rodriguez-Luna D, et al. and PREDICT Group. Prediction of haematoma growth and outcome in patients with intracerebral haemorrhage using the CT-angiography spot sign (PREDICT): A prospective observational study. *Lancet Neurol* 2012;**11**:307–314.

23. Melo TP, Pinto AN, Ferro JM. Headache in intracerebral hematomas. *Neurology* 1996;**47**:494–500.

24. Tuhrim S, Dambrosia JM, Price TR, et al. Prediction of intracerebral hemorrhage survival. *Ann Neurol* 1988;**24**:258–263.

25. Broderick JP, Brott TG, Duldner JE, et al. Volume of intracerebral hemorrhage. *Stroke* 1993;**24**:987–993.

26. Kase CS, Crowell RM. Prognosis and treatment of patients with intracerebral hemorrhage. In CS Kase, LR Caplan (eds), *Intracerebral Hemorrhage*. Boston: Butterworth–Heinemann, 1994;467–489.

27. Borison H, Wang S. Physiology and pharmacology of vomiting. *Pharmacol Rev* 1953;**5**:193–230.

28. Faught E, Peties D, Bartolucci A, et al. Seizures after primary intracerebral hemorrhage. *Neurology* 1989;**39**:1089–1093.

29. Kilpatrick CJ, Davis SM, Tress BM, et al. Epileptic seizures in acute strokes. *Arch Neurol* 1990;**47**:157–160.

30. Berger AR, Lipton RB, Lesser ML, et al. Early seizures following intracerebral hemorrhage. *Neurology* 1988;**38**:1363–1365.

31. Hier DB, Davis K, Richardson EP, et al. Hypertensive putaminal hemorrhage. *Arch Neurol* 1977;**1**:152–159.

32. Claasen J, Jette N, Chum F, et al. Electrographic seizures and periodic discharges after intracerebral hemorrhage. *Neurology* 2007;**69**:1356–1365.

33. Abend NS, Dlugos DJ, Hahn CD, Hirsch LJ, Herman ST. Use of EEG monitoring and management of non-convulsive seizures in critically ill patients: A survey of neurologists. *Neurocrit Care* 2010;**12**:382–389.

34. Walshe T, Davis K, Fisher CM. Thalamic hemorrhage, a computed tomographic-clinical correlation. *Neurology* 1977;**29**:217–222.

35. Hier DB, Babcock DJ, Foulkes MA, et al. Influence of site on course of intracerebral hemorrhage. *J Stroke Cerebrovasc Dis* 1993;**3**:65–74.

36. Fisher CM. Some neuro-ophthalmological observations. *J Neurol Neurosurg Psychiatry* 1967;**30**:383–392.

37. Caplan LR. Intracerebral hemorrhage revisited. *Neurology* 1988;**38**:624–627.

38. Caplan LR. Hypertensive intracerebral hemorrhage. In CS Kase, LR Caplan (eds), *Intracerebral Hemorrhage*. Boston: Butterworth–Heinemann, 1994;99–116.

39. Cole F, Yates P. Intracerebral microaneurysms and small cerebrovascular lesions. *Brain* 1967;**90**:759–768.

40. Rosenblum WI. Miliary aneurysms and "fibrinoid" degeneration of cerebral blood vessels. *Hum Pathol* 1977;**8**:133–139.

41. Fiehler J. Cerebral microbleeds: Old leaks and new haemorrhages. *Int J Stroke* 2006;**1**:122–130.

42. Koennecke HC. Cerebral microbleeds on MRI: Prevalence, associations and potential clinical implications. *Neurology* 2006;**66**:165–171.

43. Greenberg SM, Vernooj MW, Cordonnier C, et al. Cerebral microbleeds: A guide to detection and interpretation. *Lancet Neurol* 2009;**8**:165–174.

44. Green FHK. Miliary aneurysms in the brain. *J Pathol Bacteriol* 1930;**33**:71–77.

45. Santos-Buch CA, Goodhue W, Ewald B. Concurrence of iris aneurysms and cerebral hemorrhage in hypertensive rabbits. *Arch Neurol* 1976;**33**:96–103.

46. Takebayashi S, Kaneko M. Electron microscopic studies of ruptured arteries in hypertensive intracerebral hemorrhage. *Stroke* 1983;**14**:28–36.

47. Takebayashi S, Sakata N, Kawamura K. Re-evaluation of miliary aneurysms in hypertensive brain: Recanalization of small hemorrhage. *Stroke* 1990;**21**(Suppl 1):59–60.

48. Bakemuka M. Primary intracerebral hemorrhage and heart weight: A clinicopathologic case-control review of 218 patients. *Stroke* 1987;**18**:531–536.

49. Brott T, Thalinger K, Hertzberg V. Hypertension as a risk factor for spontaneous intracerebral hemorrhage. *Stroke* 1986;**17**:1078–1083.

50. Caplan LR, Neely S, Gorelick PB. Cold-related intracerebral hemorrhage.

Arch Neurol 1984;**41**:227.

51. Hines F, Brown G. A standard test for measuring the variability of blood pressure: Its significance as an index of the prehypertensive state. *Ann Intern Med* 1933;**7**:209–217.

52. Barbas N, Caplan LR, Baquis G, et al. Dental chair intracerebral hemorrhage. *Neurology* 1987;**37**:511–512.

53. Cawley CM, Rigamonti D, Trommer B. Dental chair apoplexy. *South Med J* 1991;**84**:907–909.

54. Haines S, Maroon J, Janetta P. Supratentorial intracerebral hemorrhage following posterior fossa surgery. *J Neurosurgery* 1978;**49**:881–886.

55. Waga S, Shimosaka S, Sakakura M. Intracerebral hemorrhage remote from the site of the initial neurosurgical procedure. *Neurosurgery* 1983;**13**:662–665.

56. Sweet WH, Poletti CE. *Complications of Standard Treatment for Trigeminal Neuralgia: Need for Mechanism for Prompt Reporting of Complications (Abstract).* Poster presentation no. 82 in program of the Annual Meeting of the American Association of Neurological Surgeons. Denver, Colorado, 1986:243.

57. Sweet WH, Poletti CE, Roberts JT. Dangerous rises in blood pressure upon heating of trigeminal rootlets: Increased bleeding times in patients with trigeminal neuralgia. *Neurosurgery* 1985;**17**:843–844.

58. Kehler CH, Brodsky JB, Samuels SI, et al. Blood pressure response during percutaneous rhizotomy for trigeminal neuralgia. *Neurosurgery* 1982;**10**:200–202.

59. Norregaard TV, Moskowitz MA. Substance P and sensory innervation of intracranial and extracranial feline cephalic arteries. *Brain* 1985;**108**:517–533.

60. Moskowitz MA. The neurobiology of vascular head pain. *Ann Neurol* 1984;**16**:157–168.

61. Caplan LR, Skillman J, Ojemann R, Fields W. Intracerebral hemorrhage following carotid endarterectomy: A hypertensive complication. *Stroke* 1978;**9**:457–460.

62. Bruetman MF, Fields WS, Crawford ES, DeBakey ME. Cerebral hemorrhage in carotid artery surgery. *Arch Neurol* 1963;**9**:458–467.

63. Wylie EJ, Hein MF, Adams JE. Intracerebral hemorrhage following surgical revascularization for treatment of acute strokes. *J Neurosurg* 1964;**21**:212–215.

64. Humphreys RP, Hoffman JH, Mustard WT, et al. Cerebral hemorrhage following heart surgery. *J Neurosurg* 1975;**43**:671–675.

65. Sila CA. Spectrum of neurologic events following cardiac transplantation. *Stroke* 1989;**20**:1586–1589.

66. Cole A, Aube M. Migraine with vasospasm and delayed intracerebral hemorrhage. *Arch Neurol* 1990;**47**:53–56.

67. Gokhale S, Ghoshal S, Lahoti SA, Caplan LR. An uncommon cause of intracerebral hemorrhage in a healthy truck driver. *Arch Neurol* 2012;**69**:1500–1503.

68. Fisher CM, Adams RD. Observations on brain embolism with special reference to hemorrhagic infarction. In A Furlan (ed), *The Heart and Stroke.* London: Springer, 1987;17–36.

69. Wilson SAK, Bruce AN. *Neurology* (2nd ed). London: Butterworth, 1955;1367–1383.

70. Veltkamp R, Rizos T, Horstmann S. Intracerebral bleeding in patients on antithrombotic agents. *Semin Thromb Hemost* 2013;**39**:963–971.

71. Cervera A, Amaro S, Chamorro A. Oral anticoagulant-associated intracerebral hemorrhage. *J Neurol* 2012;**259**:212–214.

72. Askey JM. Hemorrhage during long-term anticoagulant drug therapy: Intracranial hemorrhage. *Calif Med* 1966;**104**:6–10.

73. Cucchiara B, Messe S, Sansing L, Kasner S, Lyden P, for the CHANT Investigators. Hematoma growth in oral anticoagulant related intracerebral hemorrhage. *Stroke* 2008;**39**:2993–2996.

74. Connolly SJ, Ezekowitz MD, Yusuf S, et al. Dabigatran versus warfarin in patients with atrial fibrillation. *N Engl J Med* 2009;**361**:1139–1151.

75. Connolly SJ, Eikelboom J, Joyner C, et al. Apixaban in patients with atrial fibrillation. *N Engl J Med* 2011;**364**:806–817.

76. Granger CB, Alexander JH, McMurray JJ, et al. Apixaban versus warfarin in patients with atrial fibrillation. *N Engl J Med* 2011;**365**:981–992.

77. Patel MR, Mahaffey KW, Garg J, et al. Rivaroxaban versus warfarin in nonvalvular atrial fibrillation. *N Engl J Med* 2011;**365**:883–891.

78. Giugliano RP, Ruff CT, Braunwald E, et al. Edoxaban versus warfarin in patients with atrial fibrillation. *N Engl J Med* 2013;**369**:2093–2104.

79. Hacke W. The dilemma of reinstituting anticoagulation for patients with cardioembolic sources and intracranial hemorrhage. How wide is the strait between Skylla and Karybdis? *Arch Neurol* 2000;**57**:1682–1684.

80. Phan TG, Koh M, Wijdicks EFM. Safety of discontinuation of anticoagulation in patients with intracranial hemorrhage at high thromboembolic risk. *Arch Neurol* 2000;**57**:1710–1713.

81. Wijdicks EFM, Schievink W, Brown R, Mullany C The dilemma of discontinuation of anticoagulation therapy for patients with intracranial hemorrhage and mechanical heart valves. *Neurosurgery* 1998;**42**:769–773.

82. Bertram M, Bonsanto M, Hacke W, Schwab S. Managing the therapeutic dilemma: Patients with spontaneous intracerebral hemorrhage and urgent need for anticoagulation. *J Neurol* 2000;**247**:209–214.

83. Qureshi W, Chetan M, Patsias I, et al. Restarting anticoagulation and outcomes after major gastrointestinal bleeding in atrial fibrillation. *Am J Cardiol* 2014;**113**:662–668.

84. Eckman MH, Rosand J, Knudsen K, Singer DE, Greenberg SM. Can patients be anticoagulated after intracerebral hemorrhage? A decision analysis. *Stroke* 2003;**34**:1710–1716.

85. Kase CS, Pessin MS, Zivin JA, et al. Intracranial hemorrhage after coronary thrombolysis with tissue plasminogen activator. *Am J Med* 1992;**92**:384–390.

86. Saver J. Hemorrhage after thrombolytic therapy for stroke. The Clinically Relevant Number Needed to Harm. *Stroke* 2007;**38**:2279–2283.

87. Derex L, Nighoghosian N. Intracerebral haemorrhage after thrombolysis for acute ischaemic stroke: An update. *J Neurol Neurosurg Psychiatry* 2008;**79**:1093–1099.

88. Caplan LR. Drugs. In CS Kase, LR Caplan (eds), *Intracerebral Hemorrhage.* Boston: Butterworth–Heinemann, 1994;201–220.

89. Brust JCM. Stroke and substance abuse. In LR Caplan (ed), *Uncommon Causes of Stroke,* Cambridge: Cambridge University Press, 2008;365–370.

90. Brust JCM. *Neurological Aspects of Substance Abuse* (2nd ed). Boston, Butterworth–Heinemann, 2004.

91. Harrington H, Heller HA, Dawson D, et al. Intracerebral hemorrhage and oral amphetamine. *Arch Neurol* 1983;**40**:503–507.

92. Buxton N, McConachie, NS. Amphetamine abuse and intracranial haemorrhage. *J R Soc Med* 2000;**93**:472–477.

93. Citron B, Halpern M, McCarron M, et al. Necrotizing angiitis associated with drug abuse. *N Engl J Med* 1970;**283**:1003–1011.

94. Rumbaugh C, Bergeron R, Fang H, et al. Cerebral angiographic changes in the drug abuse patient. *Radiology* 1971;**101**:335–344.

95. Rumbaugh C, Bergeron R, Scanlon R, et al. Cerebral vascular changes secondary to amphetamine abuse in the experimental animal. *Radiology* 1971;**101**:345–351.

96. Fisher CM: The arterial lesions underlying lacunes. *Acta Neuropathol* 1969;**12**:1–15.

97. Lukes SA. Intracerebral hemorrhage from an arteriovenous malformation after amphetamine injection. *Arch Neurol* 1983;**40**:60–61.

98. Cahill D, Knipp HJ, Mosser J. Intracranial hemorrhage with amphetamine usage. *Neurology* 1981;**31**:1058–1059.

99. Yu YJ, Cooper DR, Wellenstein DE, Block B. Cerebral and intracerebral hemorrhage associated with methamphetamine abuse: Case report. *J Neurosurg* 1983;**58**:109–111.

100. Levine SR, Welch KMA. Cocaine and stroke. *Stroke* 1988;**19**:779–783.

101. Levine SR, Brust JCM, Futrell N, et al. Cerebrovascular complications of alkaloid cocaine. *N Engl J Med* 1990;**323**:699–704.

102. Eastman J, Cohen S. Hypertensive crisis and death associated with phencyclidine poisoning. *JAMA* 1975;**231**:1270–1271.

103. Bessen H. Intracranial hemorrhage associated with phencyclidine abuse. *JAMA* 1982;**248**:585–586.

104. Stratton M, Witherspoon J, Kirtley T. Hypertensive crisis and phencyclidine abuse. *Va Med* 1978;**105**:569–572.

105. Lasagna L. *Phenylpropanolamine: A Review*. New York: Wiley, 1988.

106. Kernan WN, Viscoli CM, Brass L, et al. Phenylpropanolamine and the risk of hemorrhagic stroke. *N Engl J Med* 2000;**343**:1826–1832.

107. Kikta DG, Devereux MW, Chandar K. Intracranial hemorrhage due to phenylpropanolamine. *Stroke* 1985;**16**:510–512.

108. Kase CS, Foster TE, Reed JE, et al. Intracerebral hemorrhage and phenylpropanolamine use. *Neurology* 1987;**37**:399–404.

109. McDowell JR, Leblanc H. Phenylpropanolamine and cerebral hemorrhage. *West J Med* 1985;**142**:688–691.

110. Glick R, Hoying J, Cerullo L, Perlman S. Phenylpropanolamine: An over-the-counter drug causing cerebral nervous system vasculitis and intracerebral hemorrhage. *Neurosurgery* 1987;**20**:969–974.

111. Mueller S, Muller J, Asdell S. Cerebral hemorrhage associated with phenylpropanolamine in combination with caffeine. *Stroke* 1984;**15**:119–123.

112. Mueller S. Neurologic complications of phenylpropanolamine use. *Neurology* 1983;**33**:650–652.

113. Tark BE, Messe SR, Balcuani C, Levine SR. Intracerebral hemorrhage associated with oral phenylephrine use: A case report and review of the literature. *J Stroke Cerebrovasc Dis* 2014;**23**:2296–2300.

114. Caplan LR, Thomas C, Banks G. Central nervous system complications of addiction to T's and blues. *Neurology* 1982;**32**:623–628.

115. Buxton N, Flannery T, Wild D, Bassi S. Sildenafil (Viagra) induced spontaneous intracerebral hemorrhage. *Br J Neurosurg* 2001;**15**:347–349.

116. McGee HT, Egan RA, Clark WM. Visual field defect and intracerebral hemorrhage associated with use of vardenafil (Levitra). *Neurology* 2005;**64**:1095–1096.

117. Monastero R, Pipia C, Camarda LK, Camarda R. Intracerebral hemorrhage associated with sildenafil citrate. *J Neurol* 2001;**248**:141–142.

118. Gazzeri R, Neroni M, Galarza M, Esposito S. Intracerebral hemorrhage associated with use of tadalafil (Cialis). *Neurology* 2008;**70**:1289–1290.

119. Zenkevich GS. Role of congophilic angiopathy in the genesis of subarachnoid-parenchymatous hemorrhages in middle-aged and elderly persons. *Zh Nevropatol Psikhiatr* 1978;**78**:52–57.

120. Jellinger K. Cerebral hemorrhage in amyloid angiopathy. *Ann Neurol* 1977;**1**:604.

121. Jellinger K. Cerebrovascular amyloidosis with cerebral hemorrhage. *J Neurol* 1977;**214**:195–206.

122. Biffi A, Greenberg S. Cerebral amyloid angiopathy: A systematic review. *J Clin Neurol* 2011;**7**:1–9.

123. Cordonnier C, Leys D. Cerebral amyloid angiopathies. In LR Caplan (ed), *Uncommon Causes of Stroke* (2nd ed). Cambridge: Cambridge University Press, 2008;455–464.

124. Vinters H, Gilbert J. Cerebral amyloid angiopathy: Incidence and complications in the aging brain: II. The distribution of amyloid vascular changes. *Stroke* 1983;**14**:923–928.

125. Lee S, Stemmerman G. Congophilic angiopathy and cerebral hemorrhage. *Arch Pathol Lab Med* 1978;**102**:317–321.

126. Gilbert J, Vinters H. Cerebral amyloid angiopathy: Incidence and complications in the aging brain: I. Cerebral hemorrhage. *Stroke* 1983;**14**:915–923.

127. Kase CS. Cerebral amyloid angiopathy. In CS Kase, LR Caplan (eds), *Intracerebral Hemorrhage*. Boston: Butterworth–Heinemann, 1994;179–200.

128. Gilles C, Brucher J, Khoubesserian P, et al. Cerebral amyloid angiopathy as a cause of multiple intracerebral hemorrhages. *Neurology* 1984;**34**:730–735.

129. Finelli P, Kessimian N, Bernstein P. Cerebral amyloid angiopathy manifesting as recurrent intracerebral hemorrhage. *Arch Neurol* 1984;**41**:330–333.

130. Caplan LR. Head trauma and related intracerebral hemorrhage. In CS Kase, LR Caplan (eds), *Intracerebral Hemorrhage*. Boston: Butterworth–Heinemann, 1994;221–241.

131. Alvarez-Sabin J, Turon A, Lozano-Sanchez M, et al. Delayed posttraumatic hemorrhage, "spät-apoplexie". *Stroke* 1995;**26**:1531–1535.

132. Kase CS. Intracranial tumors. In CS Kase, LR Caplan (eds), *Intracerebral Hemorrhage*. Boston: Butterworth–Heinemann 1994;243–261.

133. Kase CS. Vasculitis and other angiopathies. In CS Kase, LR Caplan (eds), *Intracerebral Hemorrhage.* Boston: Butterworth–Heinemann 1994;263–303.

134. Caplan LR, Kase CS. Mechanisms of intracerebral hemorrhage. In CS Kase, LR Caplan (eds), *Intracerebral Hemorrhage.* Boston: Butterworth–Heinemann, 1994;95–98.

135. Russell DS. The pathology of spontaneous intracranial hemorrhages. *Proc R Soc Med* 1954;**47**:689–693.

136. Mutlu N, Berry RG, Alpers BJ. Massive cerebral hemorrhage: Clinical and pathological correlations. *Arch Neurol* 1963;**8**:74–91.

137. McCormick WF, Rosenfield DB. Massive brain hemorrhage: A review of 144 cases and an examination of their causes. *Stroke* 1973;**4**:946–954.

138. Schütz H. *Spontane intrazerebrale hamatome: pathophysologie, klinik, und therapie.* Heidelberg: Springer, 1988.

139. Jellinger K. Zur atiologie und pathogenese der spontanen intrazerebralen blutung. *Therapiewoche* 1972;**22**:1440–1450.

140. Weisberg LA. Computerized tomography in intracranial hemorrhage. *Arch Neurol* 1979;**36**:422–26.

141. Qureshi AI, Suri MAK, Safdar K, et al. Intracerebral hemorrhage in blacks: Risk factors, subtypes, and outcome. *Stroke* 1997;**28**:961–964.

142. Ruiz-Sandoval JL, Cantu C, Barinagarrementeria F. Intracerebral hemorrhage in young people: Analysis of risk factors, locations, causes, and prognosis. *Stroke* 1999;**30**:537–541.

143. Fisher CM. Clinical syndromes in cerebral hemorrhage. In: Pathogenesis and Treatment of Cerebrovascular Disease. In W Fields (ed), *Proceedings of the Annual Meeting of the Houston Neurological Society.* Springfield, IL: Thomas, 1961;318–342.

144. Caplan LR. Putaminal hemorrhage. In CS Kase, LR Caplan (eds), *Intracerebral Hemorrhage.* Boston: Butterworth–Heinemann, 1994;309–327.

145. Chung C-S, Caplan LR, Yamamoto Y, et al. Striatocapsular haemorrhage. *Brain* 2000;**123**:1850–1862.

146. Koba T, Yokoyama T, Kaneko M. Correlation between the location of hematoma and its clinical symptoms in the lateral type of hypertensive intracerebral hemorrhage. *Stroke* 1977;**8**:676–680.

147. Mizukami M, Nishijuma M, Kin H. Computed tomographic findings of good prognosis for hemiplegia in hypertensive putaminal hemorrhage. *Stroke* 1981;**12**:648–652.

148. Stein R, Caplan LR, Hier DB. Intracerebral hemorrhage: Role of blood pressure, location, and size of lesions. *Ann Neurol* 1983;**14**:132–133.

149. LoPresti M, Bruce SS, Camacho E, et al. Hematoma volume as the major determinant of outcomes after intracerebral hemorrhage. *J Neurol Sci* 2014;**345**:3–7.

150. Mizukami M, Kin H, Araki G, et al. Surgical treatment of primary intracerebral hemorrhage: I. New angiographical classification. *Stroke* 1976;**7**:30–36.

151. Metter EJ, Jackson C, Kempler D, et al. Left hemisphere intracerebral hemorrhages studied by (F-18)-fluorodeoxyglucose PET. *Neurology* 1986;**36**:1155–1162.

152. Stein R, Kase C, Hier DB, et al. Caudate hemorrhage. *Neurology* 1984;**34**:1549–1554.

153. Weisberg L. Caudate hemorrhage. *Arch Neurol* 1984;**41**:971–974.

154. Caplan LR. Caudate hemorrhage. In CS Kase, LR Caplan (eds), *Intracerebral Hemorrhage.* Boston: Butterworth–Heinemann, 1994;329–340.

155. Pedrazzi P, Bogousslavsky J, Regli F. Hématomes limités à la tête du Noyau Caudé. *Rev Neurol* 1990;**146**:12:726–738.

156. Caplan LR. Thalamic hemorrhage. In CS Kase, LR Caplan (eds), *Intracerebral Hemorrhage.* Boston: Butterworth–Heinemann, 1994;341–362.

157. Chung, CS, Caplan LR, Han W, et al. Thalamic haemorrhage. *Brain* 1996;**119**:1873–1886.

158. Barraquer-Bordas L, Illa I, Escartin A, et al. Thalamic hemorrhage: A study of 23 patients with diagnosis by computed tomography. *Stroke* 1981;**12**:524–527.

159. Caplan LR. "Top of the basilar" syndrome: Selected clinical aspects. *Neurology* 1980;**30**:72–79.

160. Mohr JP, Walters W, Duncan G. Thalamic hemorrhage and aphasia. *Brain Lang* 1975;**2**:3–17.

161. Ciemins V. Localized thalamic hemorrhage: A cause of aphasia. *Neurology* 1970;**20**:776–782.

162. Samarel A, Wright T, Sergay S, et al. Thalamic hemorrhage with speech disorder. *Trans Am Neurol Assoc* 1975;**101**:283–285.

163. Watson R, Heilman K. Thalamic neglect. *Neurology* 1979;**29**:690–694.

164. Young WB, Lee KP, Pessin MS, et al. Prognostic significance of ventricular blood in supratentorial hemorrhage: A volumetric study. *Neurology* 1990;**40**:616–619.

165. Kawahara N, Sato K, Muraki M, et al. CT classification of small thalamic hemorrhages and their clinical implications. *Neurology* 1986;**35**:165–172.

166. Ikeda K, Yamashima T, Uno E, et al. Clinical manifestations of small thalamic hemorrhages. *Brain Nerve* 1985;**37**:171–179.

167. Gilner L, Avin B. A reversible ocular manifestation of thalamic hemorrhage: A case report. *Arch Neurol* 1977;**34**:715–716.

168. Waga S, Okada M, Yamamoto Y. Reversibility of Parinaud syndrome in thalamic hemorrhage. *Neurology* 1979;**29**:407–409.

169. Kase C, Williams J, Wyatt D, et al. Lobar intracerebral hematomas: Clinical and CT analysis of 22 cases. *Neurology* 1982;**32**:1146–1150.

170. Ropper A, Davis K. Lobar cerebral hemorrhages: Acute clinical syndromes in 26 cases. *Ann Neurol* 1980;**8**:141–147.

171. Kase CS. Lobar Hemorrhage. In CS Kase, LR Caplan (eds), *Intracerebral Hemorrhage.* Boston: Butterworth–Heinemann, 1994;363–382.

172. Kase C. Lobar hemorrhages. In LR Caplan, J van Gijn (eds), *Stroke Syndromes* (3rd ed). Cambridge: Cambridge University Press, 2012;516–525.

173. Zhu XL, Chan MSY, Poon WS. Spontaneous intracranial hemorrhage: Which patients need diagnostic cerebral angiography? A prospective study of 296 cases and review of the literature. *Stroke* 1997;**28**:1406–1409.

174. Caplan LR. Primary intraventricular hemorrhage. In CS Kase, LR Caplan (eds), *Intracerebral Hemorrhage.* Boston: Butterworth–Heinemann, 1994;383–401.

175. Butler A, Partain R, Netsky M.

Primary intraventricular hemorrhage in adults. *Surg Neurol* 1977;**8**:143–149.

176. Little JR, Blomquist G, Ethier R. Intraventricular hemorrhage in adults. *Surg Neurol* 1977;**8**:143–149.

177. Ziai WC, Hanley D. Intraventricular hemorrhage. In LR Caplan, J van Gijn (eds), *Stroke Syndromes* (3rd ed). Cambridge: Cambridge University Press, 2012;526–533.

178. Naff NJ, Hanley DF, Keyl PM, et al. Intraventricular thrombolysis speeds blood clot resolution: Results of a pilot prospective, randomized double-blind controlled trial. *Neurosurgery* 2004;**54**:577–584.

179. Steiner T, Diringer MN, Schneider D, et al. Dynamics of intraventricular hemorrhage in patients with spontaneous intracerebral hemorrhage: Risk factors, clinical impact and effect of hemostatic therapy with recombinant factor VII. *Neurosurgery* 2006;**59**:767–773.

180. Bhattathiri PS, Gregson B, Prasad KS, Mendelow AD. Intraventricular hemorrhage and hydrocephalus after spontaneous intracerebral hemorrhage: Results from the STICH trial. *Acta Neurochir Suppl* 2006;**96**:65–68.

181. Zhang Z, Li X, Liu Y, et al. Application of neurendoscopy in the treatment of intraventricular hemorrhage. *Cerebrovasc Dis* 2007;**24**:91–96.

182. Kase CS, Caplan LR. Parenchymatous posterior fossa hemorrhage. In HJM Barnett, JP Mohr, B Stein, F Yatsu (eds), *Stroke: Pathophysiology, Diagnosis and Management*. New York: Churchill Livingstone, 1985;621–641.

183. Caplan LR. Pontine hemorrhage. In CS Kase, LR Caplan (eds), *Intracerebral Hemorrhage*. Boston: Butterworth–Heinemann, 1994;403–423.

184. Chung C-S, Caplan LR. Pontine infarcts and hemorrhages. In LR Caplan, J van Gijn (eds), *Stroke Syndromes* (3rd ed). Cambridge: Cambridge University Press, 2012;448–460.

185. Caplan LR, Zervas N. Survival with permanent midbrain dysfunction after surgical treatment of traumatic subdural hematoma: The clinical picture of a Duret hemorrhage. *Ann Neurol* 1977;**1**:587–589.

186. Steegman T. Primary pontile hemorrhage. *J Nerv Ment Dis* 1951;**114**:35–65.

187. Silverstein A. Primary pontine

hemorrhage. In P Vinken, G Bruyn (eds), *Handbook of Clinical Neurology, Vol 12, Part 2. Vascular Diseases of the Nervous System*. Amsterdam: North Holland, 1972;37–53.

188. Caplan LR, Goodwin J. Lateral tegmental brainstem hemorrhage. *Neurology* 1982;**32**:252–260.

189. Kase C, Maulsby G, Mohr JP. Partial pontine hematomas. *Neurology* 1980;**30**:652–655.

190. Graveleau P, DeCroix JP, Samson Y, et al. Déficit sensitive isolé d'un hémicorps par hématome du pont. *Rev Neurol (Paris)* 1986;**142**:788–790.

191. Araga S, Fukada M, Kagimoto H, et al. Pure sensory stroke due to pontine hemorrhage. *J Neurol* 1987;**235**:116–117.

192. Holtzman RNN, Zablozki V, Yang WC, et al. Lateral pontine tegmental hemorrhage presenting as isolated trigeminal sensory neuropathy. *Neurology* 1987;**37**:704–706.

193. Veerapen R. Spontaneous lateral pontine hemorrhage with associated trigeminal nerve root hematoma. *Neurosurgery* 1989;**25**:451–454.

194. Gobernado J, de Molina A, Gimeno A. Pure motor hemiplegia due to hemorrhage in the lower pons. *Arch Neurol* 1980;**37**:393.

195. Kameyama S, Tanaka R, Tsuchida T. Pure motor hemiplegia due to pontine hemorrhage. *Stroke* 1989;**20**:1288.

196. Schnapper R. Pontine hemorrhage presenting as ataxic hemiparesis. *Stroke* 1982;**13**:518–519.

197. Kobatake K, Shinohara Y. Ataxic hemiparesis in patients with primary pontine hemorrhage. *Stroke* 1983;**14**:762–764.

198. Tuhrim S, Yang WC, Rubinowitz H, et al. Primary pontine hemorrhage and the dysarthria-clumsy hand syndrome. *Neurology* 1982;**32**:1027–1028.

199. Nakajima K. Clinicopathological study of pontine hemorrhage. *Stroke* 1983;**14**:485–493.

200. Lhermitte F, Pages M. Abducens nucleus syndrome due to pontine hemorrhage. *Cerebrovasc Dis* 2006;**22**:284–285.

201. Sherman SC, Saadermand B. Pontine hemorrhage and isolated abducens nerve palsy. *Am J Emer Med* 2007;**25**:104–105.

202. Watanabe A, Kobashi T. Lateral gaze disturbance due to cerebral

microbleed in the medial lemniscus in the mid-pontine region: A case report. *Neuroradiology* 2005;**47**:908–911.

203. Toyoda K, Okada S, Inoue T, et al. Antithrombotic therapy and predilection for cerebellar hemorrhage. *Cerebrovasc Dis* 2007;**23**:109–116.

204. Brennan R, Berglund R. Acute cerebellar hemorrhage: Analysis of clinical findings and outcome in 12 cases. *Neurology* 1977;**27**:527–532.

205. Fisher CM, Picard E, Polak A, et al. Acute hypertensive cerebellar hemorrhage: Diagnosis and surgical treatment. *J Nerv Ment Dis* 1965;**140**:38–57.

206. Ott K, Kase C, Ojemann R, et al. Cerebellar hemorrhage: Diagnosis and treatment. *Arch Neurol* 1974;**31**:160–167.

207. Kase CS. Cerebellar hemorrhage. In CS Kase, LR Caplan (eds), *Intracerebral Hemorrhage*. Boston: Butterworth–Heinemann, 1994;425–443.

208. Ojemann R, Heros R. Spontaneous brain hemorrhage. *Stroke* 1983;**14**:468–474.

209. Shenkin H, Zavala M. Cerebellar strokes: Mortality, surgical indications and results of ventricular damage. *Lancet* 1982;**2**:429–432.

210. Richardson AE. Spontaneous cerebellar hemorrhage. In P Vinken, G Bruyn (eds), *Handbook of Clinical Neurology*. Amsterdam: North Holland, 1972;54–67.

211. Ecker A. Upward transtentorial herniation of the cerebellum due to tumor in the posterior fossa. *J Neurosurg* 1948;**5**:51–61.

212. Cuneo RA, Caronna JJ, Pitts L, Townsend J, Winestock DP. Upwards transtentorial herniation: Seven cases and a literature review. *Arch Neurol* 1979;**36**:618–623.

213. Dolderer S, Kallenberg K, Aschoff A, et al. Long-term outcome after spontaneous cerebellar haemorrhage. *Eur Neurol* 2004;**52**:112–119.

214. Longo M, Fiumara F, Pandolfo I, et al. CT observation of an ongoing intracerebral hemorrhage. *J Comput Assist Tomogr* 1983;**7**:362–363.

215. Zilkha A. Intraparenchymal fluid-blood level: A CT sign of recent intracerebral hemorrhage. *J Comput Assist Tomogr* 1983;**7**:301–305.

216. Pineda A. Computed tomography in intracerebral hemorrhage. *Surg Neurol* 1977;**8**:55–58.

217. Dul K, Drayer B. CT and MR imaging of intracerebral hemorrhage. In CS Kase, LR Caplan (eds), *Intracerebral Hemorrhage*. Boston: Butterworth–Heinemann, 1994;73–93.

218. Scott W, New P, Davis K, et al. Computerized axial tomography of intracerebral and intraventricular hemorrhage. *Radiology* 1974;**112**:73–80.

219. Herald S, Kummer R, Jaeger C. Follow-up of spontaneous intracerebral hemorrhage by computed tomography. *J Neurology* 1982;**228**:267–276.

220. Schellinger PD, Jansen O, Fiebach JB, et al. A standardized MRI protocol. Comparison with CT in hyperacute intracerebral hemorrhage. *Stroke* 1999;**30**:765–768.

221. Linfante I, Llinas RH, Caplan LR, Warach S. MRI features of intracerebral hemorrhage within 2 hours from symptom onset. *Stroke* 1999;**30**:2263–2267.

222. Yasui T, Kishi H, Komiyama M, et al. Very poor prognosis in cases with extravasation of the contrast medium during angiography. *Surg Neurol* 1996;**45**:560–564.

223. Ruiz-Sandoval JL, Chiquette E, Romero-Vargas S, et al. Grading scale for prediction of outcome in primary cerebral hemorrhages. *Stroke* 2007;**38**:1641–1644.

224. Kothari R, Brott T, Broderick JP, et al. The ABCs of measuring intracerebral hemorrhage volumes. *Stroke* 1996;**27**:1304–1305.

225. Little J, Blomquist G, Ethier R. Cerebellar hemorrhage in adults: Diagnosis by computerized tomography. *J Neurosurg* 1978;**48**:575–579.

226. Rädberg JA, Olsson JE, Radberg CT. Prognostic parameters in spontaneous intracerebral hematomas with special reference to anticoagulant treatment. *Stroke* 1991;**22**:571–576.

227. Terayama Y, Tanahashi N, Fukuuchi Y, Gotoh F. Prognostic value of admission blood pressure in patients with intracerebral hemorrhage. Keio Cooperative Stroke Study. *Stroke* 1997;**28**:1185–1188.

228. Diringer MN, Edwards DF, Zazulia A. Hydrocephalus: A previously unrecognized predictor of poor outcome from supratentorial intracerebral hemorrhage. *Stroke* 1998;**29**:1352–1357.

229. Dandapani B, Suzuki S, Kelley RE, et al. Relation between blood pressure and outcome in intracerebral hemorrhage. *Stroke* 1995;**26**:21–24.

230. Tuhrim S, Horowitz DR, Sacher M, Godbold JH. Volume of intraventricular blood is an important determinant of outcome in supratentorial intracerebral hemorrhage. *Crit Care Med* 1999;**27**:617–621.

231. Anderson CS, Heeley E, Huang Y, et al. Rapid blood pressure lowering in patients with acute intracerebral hemorrhage. *N Engl J Med* 2013;**368**:2355–2365.

232. Morgenstern LB, Hemphill JC III, Anderson C, et al. Guidelines for the management of spontaneous intracerebral hemorrhage: A guideline for healthcare professionals from the American Heart Association/ American Stroke Association. *Stroke* 2010;**41**:2108–2129.

233. Tsivgoulis G, Karsanos AH, Butcher KS, et al. Intensive blood pressure reduction in acute intracerebral hemorrhage. *Neurology* 2014;**83**:1523–1529.

234. Langfitt T. Conservative care of intracranial hemorrhage. In R Thompson, J Green (eds), *Advances in Neurology, Vol 11. Stroke*. New York: Raven, 1977;169–180.

235. Poungvarin N, Bhoopat W, Viriyavejakul A, et al. Effects of dexamethasone in primary supratentorial intracerebral hemorrhage. *N Engl J Med* 1987;**316**:1229–1233.

236. Mehdiratta M, Kumar S, Hackney D, et al. Association between serum ferritin level and perihematomal edema volume in patients with spontaneous intracerebral hemorrhage. *Stroke* 2008;**39**:1165–1170.

237. Selim M. Deferoxamine mesylate: A new hope for intracerebral hemorrhage: From bench to clinical trials. *Stroke* 2009;**40**:590–591.

238. Majeed A, Schulman S. Bleeding and antidotes in new oral anticoagulants. *Best Pract Res Clin Haematol* 2009;**49**:1171–1177.

239. Mayer SA. Ultra-early hemostatic therapy for intracerebral hemorrhage. *Stroke*. 2003;**34**:224–229.

240. Mayer SA, Brun NC, Broderick J, et al. Safety and feasibility of recombinant factor VIIa for acute intracerebral hemorrhage. *Stroke* 2005;**36**:74–79.

241. Mayer SA, Brun NC, Begtrup K, et al. Recombinant activated factor VII for acute intracerebral hemorrhage. *N Engl J Med* 2005;**352**:777–785.

242. Mayer SA, Brun NC, Begtrup K, et al. Efficacy and safety of recombinant activated factor VII for acute intracerebral hemorrhage. *N Engl J Med* 2008;**358**:2127–2137.

243. Sugg RM, Gonzales NR, Matherne DE, et al. Myocardial injury in patients with intracerebral hemorrhage treated with recombinant factor VIIa. *Neurology*. 2006;**67**:1053–1055.

244. Mendelow AD, Gregson BA, Fernandes HM, et al. Early surgery versus initial conservative treatment in patients with spontaneous supratentorial intracerebral haematomas in the international surgical trial in intracerebral haemorrhage (STICH): A randomised trial. *Lancet* 2005;**365**:387–397.

245. Mendelow AD, Gregson BA, Rowan EN, Murray GD, Gholkar A, Mitchell PM. Early surgery versus initial conservative treatment in patients with spontaneous supratentorial lobar intracerebral haematomas (STICH II): A randomised trial. *Lancet* 2013;**382**:397–408.

246. Prasad KS, Gregson BA, Bhattathiri PS, Mitchell P, Mendelow AD. The significance of crossovers after randomization in the STICH trial. *Acta Neurochir Suppl* 2006;**96**:61–64.

247. Bhattathiri PS, Gregson B, Prasad KS, Mendelow AD. Intraventricular hemorrhage and hydrocephalus after spontaneous intracerebral hemorrhage: Results from the STICH trial. *Acta Neurochir Suppl* 2006;**96**:65–68.

248. Matsumoto K, Honda H. CT guided stereotaxic evacuation of hypertensive intracerebral hematoma. *J Neurosurg* 1984;**61**:440–448.

249. Kandel EL, Peresadov VV. Stereotactic evacuation of spontaneous intracerebral hematomas. *J Neurosurg* 1985;**62**:206–213.

250. Nizuma H, Suzuki J. Stereotactic aspiration of putaminal hemorrhage using a double track aspiration technique. *Neurosurgery* 1988;**22**:432–436.

251. Nguyen JP, Decq P, Brugieres P, et al. A technique for stereotactic aspiration of deep intracerebral hematomas under computed tomographic control

using a new device. *Neurosurgery* 1992;**31**:330–335.

252. Mohadjer M, Eggert R, May J, Mayfrank L. CT-guided stereotactic fibrinolysis of spontaneous and hypertensive cerebellar hemorrhage: Long-term results. *J Neurosurg* 1990;**73**:217–222.

253. Findlay JM, Grace MG, Weir BK. Treatment of intraventricular hemorrhage with tissue plasminogen activator. *Neurosurgery* 1993;**32**:941–947.

254. Schaller C, Rhode V, Meyer B, Hassler W. Stereotactic puncture and lysis of spontaneous intracerebral

hemorrhage using recombinant tissue-plasminogen activator (rtPA) after stereotactic aspiration: Initial results. *Neurosurgery* 1995;**36**:328–335.

255. Barnes B, Hanley DF, Carhuapoma JR. Minimally invasive surgery for intracerebral haemorrhage. *Curr Opin Crit Care* 2014;**20**:148–152.

256. Ziai WC, Tuhrim S, Lane K, et al. A multicenter, randomized, double-blinded, placebo-controlled phase III study of Clot Lysis Evaluation of Accelerated Resolution of Intraventricular Hemorrhage (CLEAR III). *Int J Stroke* 2014;**9**:536–542.

257. Cho DY, Chen CC, Chang CS, et al. Endoscopic surgery for spontaneous basal ganglia hemorrhage: Comparing endoscopic surgery, stereotactic aspiration, and craniotomy in noncomatose patients. *Surg Neurol* 2006;**65**:547–556.

258. Tyler K, Poletti C, Heros R. Cerebral amyloid angiopathy with multiple intracerebral hemorrhages. *Neurosurgery* 1982;**577**:286–289.

259. Morgenstern LB, Demchuk AM, Kim DH, et al. Rebleeding leads to poor outcomes in ultra-early craniotomy for intracerebral hemorrhage. *Neurology* 2001;**56**:1294–1299.

第 15 章

15 儿童和青年卒中

儿童、青少年、青壮年卒中大约占所有缺血性卒中的 15%，而出血性卒中的比例更高[1]。发生于 15~44 岁人群的卒中，将近 50% 是缺血性卒中，20% 是脑出血（ICH），30% 是蛛网膜下腔出血（SAH）。与白种人相比，非裔美籍人缺血性卒中的发病率比之高两倍。年轻人（大部分已发表病例组中将之定义为年龄 <50 岁）卒中的临床特征及评估策略与老年人差异较大。在这一章中，我们将简要概述一些主要差异，并对青年卒中的鉴别诊断进行综述。我们不再重述本书其他章节深入讨论过的卒中综合征和血管病变。第 12 章已经讨论了很多导致青年卒中的情况。

一般特点及其与老年患者卒中和脑血管疾病的差异

与年龄相关的病因差异

与老年人群相比，青年卒中的病因更加多样化。青年卒中病因中有更高比例的遗传性、先天性、代谢性、感染性和系统性疾病，而动脉粥样硬化和房颤在老年患者中占主要地位，尽管后两者现已被认为是青年卒中的重要病因[2-4]。隐源性卒中比例在不同年龄患者中有较大不同，这可能与诊断及评估的范围不同相关。在青年卒中人群中，卒中病因因年龄而异。例如，儿童卒中病因的鉴别诊断与 40 岁成人相差悬殊，而两者均被认为是青年卒中。年轻卒中可简单分为三组：围生期和新生儿（围生期至出生后 29 天），儿童及青少年（1 月龄至 18 岁），青年（18~50 岁）。每组有不同的卒中病因的发生频率，地理位置、社会经济和环境因素不同，病因也存在很大差异。例如结核性脑膜炎是印度地区卒中的重要病因[5,6]，脑囊虫病则是墨西哥和中南美洲的部分地区卒中的重要病因[7,8]。而烟雾病在日本是一种常见的卒中病因。然而，这些卒中病因在美国很少见。

多方面的证据支持公共卫生的担忧，传统的血管危险因素在年轻人群中越来越多见，及其在增加缺血性卒中、卒中再发及卒中后死亡风险中的潜在作用[9-12]。这些数据已经引起了对青年卒中的更多关注以及在该领域展开研究。对于围生期卒中（最低频率 1/2300 活产）和儿童卒中（每年 2/100 000 的孩子）的进一步认识伴随着在儿童卒中方面的加速研究。

出血性卒中的患病率

出血性卒中，包括蛛网膜下腔出血（SAH）和脑出血（ICH），在年轻人中相对更常见。在老年人中，缺血性卒中与出血性卒中的比率约为 4∶1（80% 的卒中为缺血性），而在年轻人中，该比率接近 1.0~1.5（60% 为出血性）[13,14]。儿童患者中缺血性卒中达到出血性卒中的两倍[15]。这个比例因地理位置而异：在荷兰的一项研究中，连续观察 959 例首发卒中及短暂性脑缺血发作（TIA），其中仅有 91 例患者为出血性卒中[12]。准确的统计数据很难收集，因为出血性卒中往往是在神经外科病房中诊治，而缺血性卒中通常收入儿童和成人神经内科病房。

特殊病因卒中的患病率

动脉疾病（包括夹层及感染性动脉疾病），以及心源性疾病是儿童及青年卒中患者的重要病因。动脉疾病在青年人卒中中占 20%~35%，在儿童中达到 50%[16]。药物源性、系统性、遗传性及血液相关病因在儿童及青年卒中中同样重要。相较成年人而言，硬脑膜静脉窦及脑静脉闭塞在年轻人中是更重要的卒中病因。

病变部位

在年轻人中，脑和血管病变的部位因疾病谱不

509

同而有所差异。例如,炎性 / 感染性动脉疾病相关的卒中,其梗死多位于大脑半球的深部,尤其是纹状体内囊区。细菌性心内膜炎卒中患者的梗死为多发且广泛分布。颈内动脉夹层所致梗死通常为单发或同侧大脑半球多发梗死。可逆性脑血管收缩综合征通常导致双侧皮层 - 皮层下分水岭区梗死。可能有高度特定的病变分布;例如,“短暂性脑动脉病”(较大的单侧基底节梗死);烟雾综合征(“串珠样”的白质梗死);Susac 综合征(“雪球样”胼胝体病变);常染色体显性遗传性脑动脉病伴皮质下梗死和脑白质病(CADASIL)(外囊和前颞叶高信号白质病变、小血管梗死灶)。线粒体疾病如线粒体脑肌病伴乳酸血症和卒中样发作(MELAS)通常导致大脑皮层灰质跨动脉的病变,尤其是在大脑半球的后部分。

血管闭塞病变往往在颅内,尤其容易累及颈内动脉(ICA)床突上段、大脑前动脉(ACA)和大脑中动脉(MCA)近端,以及基底动脉。颅外闭塞性疾病很少见。当闭塞进展影响到 MCA 豆纹动脉分支以前的部分时,往往已经累及纹状体和内囊。由于血管病变并不广泛,大脑凸面的侧支循环通常较好,因此 MCA 皮质区血供区域保留[17,18]。同样,在大脑后动脉近端丘脑膝分支前的闭塞通常导致丘脑梗死,而颞叶和枕叶保留[19,20]。与成年人相比,血管畸形在脑室旁或脑室内更常见。

临床表现及特点

年轻人很少前往急诊就诊,甚至到院后也通常被误诊,这是由于临床症状不典型[21](如表 15-1 所示),局灶性神经功能缺损的鉴别诊断及对青年卒中的认识不足。假性卒中是常见的,包括:癫痫发作、急性前庭综合征、偏头痛、感染、脑肿瘤、中毒代谢性脑病、低血糖、高血压脑病、肠胃炎、转换障碍、心源性晕厥、单纯疱疹病毒性脑、脱髓鞘疾病及重症肌无力。在儿童中,卒中以癫痫发作起病多见,且难以诊断。婴儿及儿童的局灶性神经功能缺损并不少见,因为他们的大脑尚未发育成熟以至难以支持诊断。虽然认知综合征可能缺乏特异性,包括烦躁和意识混乱,但是比起成年人,儿童高级认知功能的特定障碍更难以识别和描述。儿童的失语经常是非流利性的,无论脑损伤在何部位[22]。

与成年卒中及其后遗症相比,姿态和运动异常,如肌张力障碍、舞蹈症和手足徐动症,在儿童中

表 15-1　不典型卒中症状

非局灶性症状	神经精神症状
	急性精神错乱状态 / 谵妄
	意识水平下降
运动异常	舞蹈
	偏身投掷
	肌张力障碍
	单侧扑翼样震颤
	面肌痉挛
	异手综合征 / 传入神经阻滞
	肢体抖动短暂性脑缺血发作
	卒中后继发癫痫
脑神经病	急性前庭综合征
	急性听力丧失
	缺血性视神经病变
	Horner 综合征
	动眼神经麻痹
	面瘫
	其他脑神经病
孤立综合征	孤立的构音障碍
	孤立的吞咽困难 / 喘鸣
	孤立的面瘫
	单肢瘫或肢体及肢体远端部分瘫
	孤立的感觉异常
	孤立的视力丧失
	孤立的头痛
头痛	头痛

Adapted from Edlow JA, Selim MH. Atypical presentations of acute cerebrovascular syndromes. *Lancet Neurol* 2011;10:550-560 with permission.

更常见[23]。这些锥体外系疾病可能反映了不成熟的纹状体内囊更易发生缺血性卒中,及其修复中可能出现异常连接。存在缺氧 - 缺血性损害的婴儿中,双侧基底节和丘脑高度髓鞘化,使之出现大理石样外观,被称为大理石征[24]。

诊断方法

青年卒中的诊断及处理需要多学科的参与,包括神经学家、神经放射专家、遗传学家、传染病专家、心脏病专家等。一般情况下,完整的病史结合对皮肤、眼睛及各系统的体格检查诊断是必要的。慢性头痛、认知障碍、精神症状及逐步进展的局灶性症状,通常提示动脉疾病。异常的脑脊液(CSF)检查结果可能提示脑动脉炎或感染性动脉炎。皮肤和眼睛检查可能会有特殊的意义,例如:虹膜晶状体

异位(马方氏综合征);错构瘤、视神经肿瘤和牛奶咖啡斑(Ⅰ型神经纤维瘤病);或白内障、角膜混浊和血管扩张性疣(Fabry 病);皮肤的萎缩性白色丘疹提示 DEGO 病,或网状青斑提示系统性红斑狼疮。眼底异常可能提示系统性动脉炎,例如:不规则的视网膜小动脉(CADASIL),视网膜血管病变伴有脑白质营养不良(RVCL),或者视网膜动脉分支闭塞(Susac 综合征)。

部分小动脉病可通过相应的测试如皮肤、脑活检,或遗传、免疫、微生物测试证实。其他则仅靠相关的临床及影像学做出诊断,例如:成人患有慢性高血压、脂质透明变性、明确的腔隙性梗死,相应穿支动脉分布区的小梗死灶。脑影像学提供的梗死大小、部位、分布可为病因提供信息。考虑到青年卒中患者动脉疾病的患病率较高,因而全面评估大脑血管是重要的。

然而,当前尚无关于青年卒中的病因学评估的"可靠的"检查或指南[25]。缺乏青年卒中病因的确定诊断标准,因而诊断及处理仍然是可变的。表15-2 包括了系列关于病因评估的常见可行的实验室检查。

表 15-2　实验室评估:常用检查

血液检查,细胞计数
红细胞沉降率
尿液分析
凝血酶原时间[PT,国际标准化比率(INR 值)APTT]
血清电解质,肝肾功能
血糖、血红蛋白
血脂、脂蛋白(a)、C 反应蛋白
妊娠检查
头颅 CT,头颅磁共振成像
颅内动脉影像:头部及颈部 CTA,MRA 或 DSA,颈部血管多普勒超声,经颅多普勒超声
颅内灌注成像:如 CT 灌注或核磁灌注
经胸或经食管超声(ECG)
心率监测

预后

年轻患者的预后优于具有类似损伤的成年患者。不存在广泛血管病变、具有良好的侧支循环往往最大限度地减少了脑损伤,使得最终梗死体积小于成年人。此外,发育中的大脑可塑性更强。未受损的区域往往可以代偿受损区域的功能。因此,认

知和失语等局灶性症状通常能够得到改善,不遗留严重的言语障碍,智力水平可能会比发生卒中之前可达到的水平有所降低。虽然年轻患者预后优于老年患者,但与良好预后仍相差甚远。加拿大儿童缺血性卒中登记研究入组了 1040 例动脉缺血性卒中儿童,发现曾在新生儿期发生卒中的儿童中 61% 存在神经功能缺损,而较大的儿童中神经功能缺损和卒中复发很常见[26]。1994 年的一项关于 15~45 岁卒中患者预后的研究显示,大多数卒中幸存者存在情感、社会功能障碍或身体残疾问题,影响其就业,降低了他们的生活质量[27]。最近的数据仍然提示儿童及年轻人卒中的高死亡率、长期致残、高经济负担。在一项赫尔辛基队列中,一月内死亡率是 2.7%,一年内死亡率 4.7%,五年死亡率 10.7%,无明显性别差异[28]。在一项荷兰的前瞻性队列研究中,TIA 的 20 年死亡率近 25%,缺血性卒中后近 27%[12]。传统的血管危险因素如糖尿病是重要的死亡预测因素。年轻人卒中患者失业率较其同龄人高 2~3 倍[29]。这些数据强调了在年轻个体中实施一级和二级血管预防策略的重要性,并开展项目致力于卒中对年轻患者产生的长期的社会心理和经济影响[30]。

新生儿卒中

缺氧-缺血性损害

缺氧-缺血和代谢性损伤在新生儿中较常见。新生儿脑损伤的病因差别极大,实验室和影像学的进展仍在发现新的病因[31,32]。不饱和脂肪酸、自由基含量高、耗氧率高、低抗氧化剂使得新生儿大脑极其容易受到氧化损伤[31,33]。早产儿的病变很多都位于脑室周围白质。缺血的脑白质很容易受到自由基介导的损伤,累及不成熟的少突细胞[33]。这些情况最常见的原因是:①宫内窒息;②出生相关问题,如脐带脱垂、产钳助产和臀位生产;③子宫和胎盘早剥;④由吸入胎粪所致的出生后呼吸功能不全;⑤反复的呼吸暂停;⑥早产儿透明膜肺病;⑦早产儿和足月新生儿严重的从左向右分流的先天性心脏病[34-37]。在早产儿中,胎心率异常、低血糖和双胎输血综合征是其他易患动脉性卒中的情况[34]。双胎输血综合征是由双胎的单绒毛膜种植伴随双胎血管吻合或一胎宫内死亡造成的,这导致凝血物质和潜在血栓的再分布[38]。

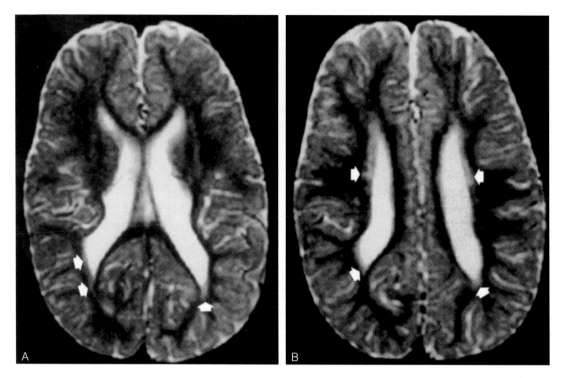

图 15-1　一位由脑室周围白质软化症导致痉挛性双下肢瘫痪的儿童的 T2 加权磁共振成像扫描。扫描在 15 个月时进行,显示脑室壁不规则,白质缺失,脑室周围白质 T2 长信号。箭头指向脑室异常处。*AJNR Am J Neuroradiol* 1998;19:1909-1921 with permission.

早产儿比足月新生儿脑血流量低 20ml/(100g·min) 比 50~60ml/(100g·min)[39]。新生儿大脑自动调节能力差,因此对血压升高或降低更敏感。新生儿缺血通常是由于心脏疾病、败血症引起的血管破裂造成的。遗传和后天凝血机制异常也可能导致新生儿卒中和脑缺血[26,31,37,40,41]。

对缺氧 - 缺血性损伤最敏感的区域是脑白质和大脑皮层,尤其是海马、小脑皮层的蒲肯野细胞以及脑干的脑桥核团[34-39]。围生期窒息也常造成双侧壳核和丘脑的严重损害。更严重的缺氧 - 缺血性损伤可造成尾状核和纵裂周围感觉运动皮层的损害[35,42,43]。最常见的缺氧 - 缺血性病变位于:矢状窦旁区域,脑室周围深部白质以及基底节 - 丘脑[34-47]。在足月新生儿中低血压经常选择性破坏 ACA 和 MCA 之间、MCA 和 PCA 之间的矢状窦旁的大脑皮质为分水岭区域[34,44,45]。最常见的临床表现是近端肢体无力,尤其上肢。痉挛性四肢瘫,上肢更差,是最典型的临床表现[34,44,45]。计算机断层扫描(CT),磁共振成像(MRI),放射性核素研究和正电子发射断层扫描(PET)可以显示矢状窦旁缺血性损伤的分布[34,44,45,48]。

在早产儿中,缺氧 - 缺血性损伤通常反映在脑室周围白质的损伤,会逐渐导致室周白质疏松[31,39,46,47,49-52]。有时脑室角周围存在小的孤立的坏死灶。通常病变较为广泛并从脑室向皮质扩展。脑室周围的病变可以是出血性的,通常与脑室系统扩大有关。主要临床表现为下肢痉挛性无力(双侧瘫痪),上肢较少受累。前角附近的白质病变使得从矢状窦旁运动皮层来的纤维中断,后者实行对大腿、小腿和脚控制。在新生儿期和其后可以使用 CT,MRI 和超声检查对病变进行连续评估。图 15-1 是一张显示脑室周围白质病变的磁共振检查。

围生期的严重急性缺氧 - 缺血性病变可造成基底节和丘脑的严重损害[35,42,46,47]。图 15-2 的 MRI 显示了这些病变。新生儿期的临床表现包括舌肌震颤和喂养问题,伴有吞咽障碍、烦躁、持续的上肢和下肢张力性姿势异常[35]。许多患儿在新生儿期死亡。幸存者通常出现痉挛性四肢瘫、舞蹈病、手足徐动症、失张力性姿势异常和伴有反复吸入性肺部感染的喂养问题[35,47]。

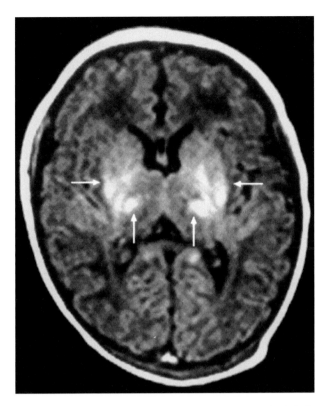

图 15-2　第 10 天的 T1 加权像显示豆状核及丘脑异常信号强度(白箭头),患者为一个发生痉挛性截瘫、惊厥、手足徐动征和发育迟滞的儿童。From Aida N, Nishimura NA, Hachiya Y, et al. Magnetic resonance imaging of perinatal brain damage: Comparison of clinical outcome with initial and follow-up magnetic resonance findings. *Am J Neuroradiol* 1998;19: 1909-1921 with permission.

新生儿的动脉及静脉性卒中

局灶性动脉和静脉梗死在新生儿中也经常出现,表现为新生儿急性卒中的癫痫发作,或者婴儿成熟过程中的偏瘫,出现在急性卒中几个月后(先天性偏瘫或可能的围生期卒中)[34,46,53-56]。大多数新生儿急性卒中位于大血管分布区域,往往累及 MCA。病灶可能较大,慢性病程中可以形成脑室穿通性囊肿。慢性病程中,部分围生期卒中表现为终末静脉分布区的脑梗死[32]。在新生儿中 MCA 闭塞可能导致其穿支动脉供血区域的梗死,由于侧支血供良好其余 MCA 供应区域的大脑皮层和白质不受累。婴儿的动脉卒中 20% 为双侧梗死。

围生期动脉性缺血性卒中的发病率估计为 1:3500 活产。局灶性脑梗死要比当前诊断的更多见。在一项 592 例新生儿的尸检研究中,32 例(5.4%)存在特定动脉供血区的局灶性梗死[53]。足月新生儿往往比早产儿更常出现局灶梗死。某些先天性偏

瘫儿童 MRI 扫描显示放射冠存在局灶性单侧梗死,这可能是由脑室周围静脉受压引起[32,56]。这些脑室周围静脉性梗死(PVI)是单侧的,具有与出血梗死区域相关的含铁血黄素沉积的证据[32]。图 15-3(引自 Kirton 等)[32]显示了 10 例 PVI 婴儿的 MRI。

动脉栓塞合并败血症、弥散性血管内凝血和胎盘绒毛膜羊膜炎也是围生期单侧动脉区域梗死的常见炎症/感染性病因。婴儿局灶性动脉区域梗死也可由于药物,特别是母亲使用可卡因导致[57]。动脉性血栓栓塞也可以发生于新生儿期,往往是由于心脏疾病和(或)高凝状态导致,在婴儿时期有 14% 的卒中复发率。至少一例已经报道的分娩中的创伤性颈动脉闭塞时[58]。围生期卒中的复发虽然罕见但是确实存在[41]。在一项入组了 55 例可能存在围生期缺血性卒中婴儿的研究中,43 例婴儿被认为存在动脉性梗死(26 例位于主要 MCA 皮质和皮质下区域,8 例位于 MCA 上干分布区,5 例位于 MCA 下干分布区,4 例位于豆状核-纹状体分布区),12 例被认为存在脑室周围静脉性梗死[32]。

围生期是发生静脉血栓的高风险时期:新生儿占围生期颅内静脉窦血栓形成(CSVT)的近 50%。新生儿也可发生硬脑膜窦血栓形成[59-61]。癫痫发作及呼吸困难等临床症状往往在出生后的第一周最明显,也可以出现在第三、四周。矢状窦最常受累。在脑室内出血的足月儿中,30% 有 CSVT 通常引起深静脉血栓(颅内和 Galen 静脉)。出生时缺氧、胎膜早破、胎盘早剥、产妇感染、脱水以及新生儿感染是常见的并发症。有些新生儿具有易栓症的实验室评估证据。由此导致的梗死通常为出血性[60]。新生儿静脉窦闭塞是非常严重的疾病,死亡率和严重致残率高[61,62]。最新的数据表明,不经治疗,新生儿静脉窦闭塞有 20-30% 可能出现血栓进展,且在这种情况下对新生儿行抗凝治疗是安全的,有低于 7% 的风险出现严重出血[63,64]。

在围生期,原发性脑出血是卒中很重要的原因。早产儿特别容易出现脑室旁区域出血并破入脑室[34,39,65-67]。坏死区域往往包围血肿。妊娠足月时生发基质已不可见,脑室周围或脑室出血来自于残存的机制或直接来自脉络丛血管。超声和 CT 是诊断和随访儿童脑室出血的有效方法。脑室出血可引起暂时性脑积水,这可自行缓解,也可因进展而需要脑室引流或分流。腰椎穿刺放出脑脊液,是另一种有效的治疗方法。应使用超声或 CT 检查对脑室大小进行严密的随访。

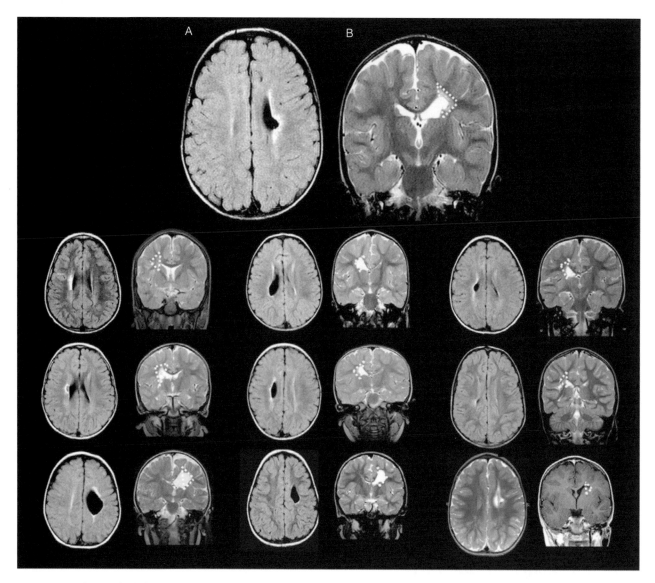

图 15-3　10 名脑室旁静脉梗死最具代表性的轴位 FLAIR 像（A）和冠状位的 T2 相（B）。可以看到一致的损害特点包括脑室旁白质局限性囊状软化灶和内囊后肢延长的 T2 信号。冠状位上用三角形标示出了受累的脑室旁白质，它比基底节受累更重（Adam Kirton 供　图）From Kirton A，deVeber G，Pontigon A-M，et al. Presumed perinatal ischemic stroke：Vascular classification predicts outcome. *Ann Neurol* 2008 ；63 ：436-443 with permission.

自 70 年代中期起，在新生儿期早期，特别是早产儿中经常发现小脑出血。小脑出血发生于早产儿中的比例约为 15%~25%[39,59,68,69]。早产儿中估计有 15%~25% 发生小脑出血[41,49]。在妊娠后期形成小脑生发基质，这可能是早产儿出血风险较高的原因。窒息和肺透明膜病也是重要致病因素。

足月儿发生脑实质出血相对少见，发病率大约为 6/100 000 活产儿。其中，以单发的脑叶出血多见，75% 为原发性的。胎儿窘迫和胎儿过熟是独立的预测因子。脑实质癫痫发作、血细胞比容下降、前囟饱满是新生儿发生出血性卒中的征象。小脑出血发生在足月儿可能出现脑干受压的迹象，例如

眼球浮动或斜视以及急性脑积水。超声、CT 和 MRI 有助于诊断。它往往需要手术减压以挽救生命[59]。

跟正常的分娩过程相关，新生儿中硬膜下及蛛网膜下腔出血非常常见，几乎在每个经阴道分娩的婴儿的脑脊液中都能找到一些红细胞。出血通常非常微小。严重的产伤或凝血异常可能导致新生儿更严重的蛛网膜下腔出血和意识水平下降[39]。创伤也可能导致严重的硬膜下积血。

儿童卒中（1 个月至 18 岁）

婴幼儿偏瘫和儿童卒中获得认识已达几个世

纪。1888 年 Gowers 在他的教科书《神经病学》中写道:"儿童特别是幼儿突然发生偏瘫的情况并不少见"[70]。在 19 世纪末,西格蒙德·弗洛伊德观察到"大量的婴儿脑性瘫痪病例是由相同因素引起:撕裂、栓塞和颅内血管血栓形成,并由此导致该部分病例的成年期的脑性瘫痪"[71-72]。在过去 20 年里关于儿童卒中的认识有了重要进展。现代脑成像技术尤其是血管成像技术,能发现颅内动脉的常见病变,被统称为动脉病变(arteriopathy)[73-77]。现有的脑和血管影像检查诊断技术安全、迅速,使我们了解了包括病因、预后和治疗在内的儿童卒中的许多方面,这在过去则是无法获知的。另一重要新进展是儿童卒中登记和数据库的建立,使得儿童卒中的信息更准确。国家数据库已经连接在一起形成一个国际合作,包括国际儿童卒中研究)[26,62,78]。小儿神经科卒中专家作为一个新的团体如雨后春笋般涌现,并已经开始亚专科医师进行研究、积累数据和传播信息方面的合作,并为关注儿童卒中的儿科医生及神经科医师颁布儿童卒中共识指南。

估计新生儿和儿童卒中的发生频率为每年每 10 万儿童中有 2[26,79,80]~5.5[81] 名。北美洲黑人和西班牙裔儿童卒中的发病率较高[81],在亚洲卒中发病率可能更高,尽管确切的数据尚未得到。1979-1998 年间,不满 20 岁的儿童卒中死亡率下降了 58%[82]。所有缺血性和出血性卒中类型死亡率均有下降。黑人和男孩死亡率较高[82]。虽然大多数儿童卒中为缺血性,但缺血与出血的比仍低于成人。

儿童出血性卒中

出血性卒中是很严重的事件,发病率接近缺血性卒中[83]。近三分之一的患者死亡,40% 的患者留有永久的神经功能障碍[84]。在青春期前的儿童中,血管畸形是颅内出血最常见的原因[58,85-87]。然而,如果将所有小于 20 岁的人都计算在内,蛛网膜下腔出血与颅内出血同样常见,甚至更常见,动脉瘤是比血管畸形更常见的出血原因。1973 年的一项队列研究显示,在 124 例年轻的 SAH 患者中,50 例有动脉瘤,33 例有动静脉畸形(AVM)[88]。在 1973 年之前发表的 3 项队列研究中,36% 的年轻患者存在动脉瘤性出血,而 27% 的出血是由 AVM 导致的[88]。1993-2004 年的一项队列研究表明,在 116 例具有结构损害的非创伤性出血性卒中的儿童中,78% 是 AVM,33% 是动脉瘤,37% 是静脉窦畸形[87]。

动脉瘤一般在 2 岁以前或 10 岁之后出现症状[59,89]。它在具有主动脉缩窄和多囊性肾病的患者中更常见[59]。在童年时期,细菌性心内膜炎造成颅内动脉血管滋养血管栓塞以及真菌性动脉瘤的形成是脑出血及蛛网膜下腔出血极其重要的原因。儿童时期破裂动脉瘤的分布与成人有所不同。Shucart 和 Wolpert 分析了 100 例未满 15 岁的儿童的先天性颅内动脉瘤破裂的病例[90]。与成人相比,在儿童中 ICA 颅内段往往是前循环出血的好发部位,而前、后交通动脉较少受累[67]。后循环动脉瘤在儿童比在成人中常见(占总数的 23%),更易累及椎动脉颅内段和基底动脉尖[90]。累及 MCA 起始处的颅内夹层动脉瘤被逐渐认为是儿童卒中的一个病因尖[91]。儿童动脉瘤的评价和治疗与成人相似。

颅内血管畸形无疑在出生时就存在,但大多数患者直到成年都没有症状。虽然 AVM 是儿童青春期前颅内出血最常见的原因,但在 10 岁以前只有不到 10% 的畸形得到诊断[59]。Mackenzie 在 1953 年指出在他的 50 例脑动脉瘤患者中,29 例(58%)在 20 岁前出现首发症状[92]。脑影像学检查更安全、应用更广泛,这意味着现在海绵窦畸形和 AVM 能比过去更早、更经常发现。在青少年和较大的儿童中,血管畸形患者最常见的症状是由出血导致的。大多数情况下,出血为脑实质内(ICH),但脑表面及毗邻室管膜的表面的病变可能导致 SAH 或原发性脑室内出血。在儿童中大约 20% 的 AVM 位于幕下,小脑和脑干大约各占一半[93]。幕上的动静脉畸形通常位于表面,呈锥形,锥形的基底在皮质表面,顶端接近脑室[94,95]。约 10% 的 AVM 较深,累及基底神经节和丘脑[94,95]。局灶神经系统症状通常逐渐进展,可能与颅内压增高的征象有关。癫痫和头痛是血管畸形较少见的表现。

新生儿和儿童往往存在一种较少见类型的 Galen 静脉畸形(VGAM),如果存在的话,首先在成年期发现。在这种情况下,Galen 静脉异常扩大,形成巨大的静脉曲张,直窦也变大、弯曲。该畸形通常由脉络膜后动脉供血。典型的 CT 表现是在第三脑室背侧出现圆形高密度团块,经扩张的中线直窦与窦汇相连。大约 1/3 患者出现脑积水。新生儿和婴儿期最常见的综合征是由于分流的血液量过大导致的高输出性充血性心力衰竭。通常可闻及响亮的颅内血管杂音[59]。较大的颅内血管杂音是可闻及的。VGAM 出现血流动力学不稳定及异常脑灌注会使疾病变得复杂，将会导致静脉高压，加重脑积水，以及由于心衰所致的低灌注压。较大的婴儿和幼儿可出现蛛网膜下腔出血或脑室出血，癫痫发作或脑积水的征象。如果不及时治疗，这些畸形可以在生命早期致命。在较早的病例组研究中，婴儿在新生儿期就得到紧急治疗。

随着脑影像学检查的普及，最近海绵窦畸形才变得容易识别。在各种脑海绵状血管瘤中约 1/4 的患者是儿童[96-98]。在 172 例海绵状血管瘤儿童患者中，Cavalheiro 和 Braga 指出发病的两个年龄高峰——一个年龄高峰为 1 岁以内，另一年龄高峰为 12~16 岁[99]。当发生出血时，均出现在海绵状血管瘤囊内。

在各种出血素质，并存在急性高血压（可能由嗜铬细胞瘤、使用可卡因和安非他明或急性肾小球肾炎导致）的儿童中，偶尔会出现颅内和蛛网膜下腔出血。在一项队列研究中，116 例儿童患者中 11 例（10%）出现再出血[87]。血管畸形与再出血的长期的高风险相关：出血素质与高复发率相关，但大部分发生于第一周内[87]。头外伤是儿童颅内出血的另一重要原因。在一项研究中外伤占全部 116 例出血性卒中儿童的 24%[87]。与患有血管畸形的成年人相比，儿童血管畸形的治疗决策必须考虑到其可能持续数十年的风险。

儿童缺血性卒中

儿童脑梗死的鉴别诊断很广泛（表 15-3），许多患者即使经过充分的评估仍不能获得病因诊断。与较大年龄的群体相比，深部的基底神经节、内囊、丘脑梗死在儿童卒中相对较常见。Brower 等描述了 36 名纹状体内囊和丘脑梗死的儿童患者（新生儿至 13 岁）的临床表现、影像学特征和病因，随访期为 6 年[100]。大多数儿童的急性偏瘫通常在一周内缓解，仅遗留轻微的运动功能障碍。感觉和重要的认知功能异常并不常见，除非梗死位于双侧[75]。多种血管病变可以为责任病变。对这种深部病变形式的最佳解释可能为累及 ICA 或 MCA 的远端或两者同时受累，同时后循环侧支代偿良好，使得仍然有足够的血液流向大脑皮质。发生在基底节区的儿童卒中，经过数月到数年，有近 20% 的患者出现肌张力障碍。

表 15-3 儿童脑缺血的鉴别诊断（年龄：1~15 岁）

- 偏头痛
- 创伤：夹层及其他血管损伤；滥用，包括甩鞭伤；口服异物创伤致颈内动脉创伤
- 心脏疾病：右向左分流的先天性心脏病、法洛四联症、大血管错位、三尖瓣闭锁、房间隔或室间隔缺损、心肌病、心内膜炎、肺动静脉瘘
- 药物，尤其是可卡因和海洛因
- 感染：细菌性脑膜炎，尤其是流感嗜血菌、肺炎（双）球菌、链球菌；面部感染、耳炎、鼻窦感染。获得性免疫缺陷综合征；硬脑膜窦闭塞及感染；结核性脑膜炎
- 遗传性和代谢性疾病：多发性神经纤维瘤病，遗传性结缔组织病，（马方综合征和过度弹性皮肤综合征）、弹力纤维性假黄瘤、同型胱氨酸尿症、Menkes 发纽结综合征、低 α-脂蛋白血症、家族性高脂血症、甲基丙二酸尿症、MELAS 综合征（线粒体疾病，线粒体脑病，乳酸酸中毒，卒中样发作）、细胞色素氧化酶缺乏症
- 血液系统及肿瘤性疾病：镰状细胞贫血，白血病，紫癜，1-精氨酸和氨基己酸（α-氨基己酸）治疗，放射性血管病，高凝状态（如天然抗氧剂减少：抗血栓因子、蛋白 C、蛋白 S）
- 系统性疾病：风湿性、胃肠道系统、肾、肝、肺、烟雾样综合征
- 其他：动脉炎、胶原血管病、局灶性感染、高安综合征、白塞病、静脉窦血栓形成、头部和颈部感染、脱水、凝血病、阵发性睡眠性血红蛋白尿症、妊娠或产褥相关疾病

儿童脑缺血的主要原因是动脉性缺血性卒中（AIS）或颅内静脉窦血栓形成（CSVT）。AIS 的病因如下：①心源性栓塞；②动脉病变；③血栓前状态；④其他急性或慢性的儿童疾病。动脉病变（arteriopathy）一词包括一系列病因：如感染、外伤、偏头痛、烟雾病和遗传性疾病（如镰状细胞病、Fabry 病和线粒体病）。成人缺血性卒中的常见危险因素如高血压、糖尿病、高血脂和吸烟等在儿童脑缺血中较为少见。

约 1/4 的儿童缺血性卒中是由于心脏病导致。相当一部分的心脏病相关的缺血性卒中与手术和其他操作有关。在一项研究中该比例大于 40%[26]。具有心脏病变的儿童脑梗死大多数是由于栓塞造成的。细菌性心内膜炎是一个重要原因。先天性心脏病，尤其是具有血液分流（房间隔缺损、室间隔缺损和动脉导管未闭）的心脏病以及复杂的先天性缺陷非常常见[26,101]。具有卒中和先天性心脏病的儿童往往存在发绀，并有慢性缺氧和红细胞增多症。他们可出现与红细胞增多症相关的静脉和动脉闭塞。风湿性心脏病、心内膜炎、心肌病、心肌炎是与

脑梗死相关的常见的获得性心脏病[102]。在这种情况下,脑脓肿也很常见,必须与脑梗死相鉴别。在儿童和青少年脑梗死原因无法解释时,各种诊断技术尤其是经食管超声心动图和经颅多普勒超声能够在经静脉注射气泡后发现小的心房分流(房间隔缺陷和卵圆孔未闭)。儿童心源性卒中在很长时期内都有复发风险。加拿大多伦多儿童卒中登记显示,135 患有先天性心脏病的儿童中,19 名登记在册的儿童卒中复发[103]。在他们首次卒中后 10 年,27%的儿童卒中复发,26% 死亡,只有 47% 的儿童存活并且没有再发卒中[103]。卒中复发后,有 50% 的儿童接受了抗凝治疗[103]。与卒中复发相关的因素包括感染、机械瓣、血栓前状态、首发卒中后短期内。

儿童动脉的成分和功能可能与大多数年纪较大的成年人有些不同,这是由于他们的颅内动脉很少出现重要的退行性动脉粥样硬化变化。动脉中膜由平滑肌细胞、胶原蛋白和弹性蛋白构成。内皮是一种感受器,能够释放血管活性物质,改变血管壁的细胞外基质,并引发血管重塑。由于各种刺激导致的血管弹性和反应性增加是这一年龄组"动脉病变"的原因。相对于动脉血管造影未显示动脉病变的患者而言,造影显示动脉病变的儿童较少突然发病,而更多是慢性发病和进展的过程[104]。经动脉造影证实存在动脉病变提示卒中复发风险增加[98-102]。

儿童卒中最常见的动脉病是"短暂性脑动脉病(transient cerebral arteriopathy,TCA)",这种单发的颅内动脉病可自发于学龄前及学龄期儿童,表现为单侧基底节区梗死,血管造影可见颈内动脉床突上段、大脑中动脉 M1、M2 段、大脑前动脉 A1 段不规则。连续动脉造影显示,在受累动脉区域在几个月内有一过性血管狭窄增加,在卒中后 3~6 个月后,会有改善或趋于稳定。TCA 的发病机制至今未明,但大多数研究认为有 Willis 环动脉的一过性炎症,自愈性的血管炎。

在童年时期动脉病变的一个重要原因是创伤。直接创伤可导致动脉闭塞和血管强烈收缩。牵拉动脉的未固定的部位可导致动脉壁撕裂(夹层)。头颈部创伤,即使是微不足道的,也经常被缺血性卒中儿童的家长作为诱发因素提及。一项病例对照研究表明,一周内颈部或头部创伤的儿童患急性卒中的风险提高 39 倍[105]。另一项研究表明,18.5%的日本缺血性卒中的儿童患者在发病前几日或一周内有过头部创伤[106]。口腔穿透性创伤可以导致 ICA 闭塞[107,108]。年幼的儿童可能口中含着铅笔和牙刷时摔倒。咽部出现撕裂或挫伤,而 ICA 行经咽腭弓的部分受到损伤。头部和颈部创伤后可以出现颈内动脉颅外段和椎动脉夹层,特别是在突然扭转动作和颈部钝性损伤之后。颈部、下颌或咽喉部疼痛或头痛可能为最早出现的症状。脑梗死发生于动脉壁夹层内血液进入动脉管腔并造成颅内相应区域栓塞时。有时,壁内血栓使管腔完全闭塞,管腔原位血栓形成,这是由于血液流动缓慢以及凝血因子激活。

我曾见过一些患者看似微不足道的头部外伤却造成了严重的颅内动脉夹层。一个小女孩在头撞到车顶时出现致命的颅内 ICA 和 MCA 夹层,当时车撞到了保险杆[109]。一个小男孩在玩万圣节游戏时摔倒,撞到了头部。虽然他的母亲看来他似乎没有受伤,但第二天他出现了偏瘫和双侧运动系统症状,后来被证明是由基底动脉夹层造成。当代的几个研究显示夹层是动脉病变最常见的原因,其中包括常见的血管影像学研究[26,79]。

在 1927 年 Ford 和 Schaffer 的报道[72]和其他早期的文献[59]中,感染常被认为是导致儿童偏瘫的重要原因。多数情况下,感染是呼吸系统或全身性的,卒中的机制并不明确。在 1991 年日本东京地区的一项儿童卒中研究中,54 例患者中 10 例(18.5%)患有不明原因的上呼吸道感染或发热[106]。一项近期的美国的病例对照研究显示,儿童卒中前 1 个月内感染率增加了 4 倍[105]。扁桃体炎偶尔可以导致 ICA 邻近咽部的部分闭塞。流感和支原体肺炎偶尔被认为是脑梗死的原因[59,110,111]。

目前获得最好研究的动脉病变感染性病因是水痘带状疱疹病毒感染(HZV)。可以在成人带状疱疹患者的血管内皮细胞中检测到病毒,且往往没有炎症反应。可以在受累血管的平滑肌细胞核和胞浆内找到 HZV 的病毒感染特征,使用 PCR 扩增 HZV病毒 DNA 可以证实在颅内动脉上皮和血管壁内有病毒感染[112-114]。HZV 病毒进入颅内动脉有几种可能的机制。HZV 病毒通过软脑膜动脉进入。第二,可以通过三叉神经血管再沿三叉神经束到达单侧颅内 Willis 动脉环。内皮细胞的病毒感染可能会激活血小板和凝血级联反应,引发血栓形成。内皮功能紊乱可以使血管收缩,导致远端血流减慢,表现为"动脉病"。全身感染可导致循环系统球蛋白改变,伴有丝氨酸蛋白凝血因子如因子Ⅷ的激活,以及急性期反应物如纤维蛋白原增加,从而加速受累动脉的血栓形成。

儿童水痘后动脉病变与脑梗死已获得广泛研究[115-117]。对 27 名儿童进行了一系列血管影像学检查以研究其动脉病变的病程和进展[117]。这项研究中的儿童在 1~10.4 岁(中位数 4.4 岁)感染水痘,在感染的第 4~47 周(中位数 17 周)后出现首次脑缺血。动脉造影显示,ICA 床突上段,MCA 的 M1 和 M2 段,ACA 的 A1 段最常出现动脉病变[117]。可发现单一区域的局灶性环状狭窄、逐渐变长的节段性狭窄以及多灶性狭窄。脑梗死主要位于基底神经节、内囊和丘脑等深部。一些患者在初次检查时已有严重狭窄,但随后往往会进一步发展,波及既往未受累的动脉。在 6~79 个月的随访期间,血管病变得到改善或完全消失。脑缺血发作可能在急性期或在症状出现 1~33 周后复发,通常与血管成像上的异常进展相关。尽管通过抗血栓治疗,症状通常仍持续存在。血管收缩可能是水痘后脑缺血患者发生脑缺血的一种机制。

偏头痛在儿童脑梗死中也很常见。其发现频率取决于医生是否积极探索患者既往个人和家族的头痛史。1990 年,我报道了一位 6 岁男孩,在严重头痛后继发基底动脉闭塞,而且没有任何可以造成血管闭塞的疾病[118]。另一个小男孩,具有与 MCA 狭窄相关的纹状体内囊梗死,随后出现典型的单侧波动性偏头痛,伴有畏光、恶心和呕吐。偏头痛可能造成脑梗死,这是由于与血管变窄和凝血系统的活化相关的长期收缩或局部栓子形成[118,119]。存在遗传倾向的偏头痛可能是血管对创伤和感染的反应性增加的一个重要因素。成人的可逆性血管收缩综合征(RCVS)可能在儿童有相似的机制,并且可以解释一些动脉病的案例。用于诊断成人偏头痛相关的脑梗死的国际头痛协会标准并不适用于儿童[120],以我的经验,很多偏头痛相关的脑梗死并没有被准确的诊断。

镰状细胞贫血是脑梗死的重要原因,特别是在非洲裔美国儿童和年轻人中。镰状细胞病将儿童患 AIS 的风险提高 400 倍。在一项研究中,3/4 具有镰状细胞病脑血管病并发症的患者年龄小于 15 岁[121]。卒中患者往往发病形式更严重,比其他患者更容易出现镰状细胞危象和低血容积。卒中经常在临床镰状细胞病危象时发生[59,122]。镰状细胞病通常与颅内大动脉和小的穿通动脉闭塞有关[123,124]。颅内动脉壁增厚,并发生内膜及内膜下增生。在 CT 和 MRI 上常可见皮质下、皮质及分水岭区域梗死[124];血管造影可显示颅内主要大动脉的闭塞。

儿童期动脉也有可能发现扩张迂曲[125]。偶尔可见到静脉和硬脑膜静脉窦血栓形成[126]。TCD 是一种非侵入性检查,用于检测颅内、大血管狭窄相关的血流速度改变,并可用于监测镰状细胞病[127]。TCD 提供了一种无创检测手段,可监测与颅内大动脉狭窄有关的血流速度变化,并可以监测镰状细胞病患者[128]。在一项试验中发现,TCD 监测中 ICA 和(或)MCA 血流速度均超过 200cm/s 可预防首次卒中发展[128]。镰刀形细胞病卒中预防研究发现,血流速度异常的儿童定期输血,使血红蛋白降低 20%~30% 可降低 90% 卒中及卒中再发的风险[128]。

在评价卒中儿童时可以发现其他各种血液和凝血功能障碍。偶尔可发现血小板和红细胞增多症。一项研究发现 212 例急性动脉缺血性卒中儿童中,几乎半数测试患者存在血液异常[73]。贫血最常见(在 40% 的儿童中出现)[73]。贫血、血小板和白细胞计数增加往往反映了急性或慢性疾病。根据一项病例对照研究,缺铁性贫血能增加 AIS 和 CSVT 的风险。缺铁性贫血可见于 40% 儿童急性卒中患者[129]。贫血特别是严重贫血可促进高凝状态。补铁、甚至严重贫血时输血可纠正卒中风险。

实验室检查发现血栓前状态是儿童首发和再发脑梗死的已确定的诱发因素[130-132]。对已发表文章的荟萃分析发现常见的血栓前凝血紊乱的关联[132]。发生率最高的是蛋白 C 缺乏(11.0/5.13~23.59),抗磷脂抗体阳性或狼疮抗凝物阳性(6.95/3.67~13.14),脂蛋白(a)(6.53/4.46~9.55)V 因子和凝血酶原基因 20210A 与之有轻微的联系,其他因素很小或几乎没有联系(蛋白 s、抗凝血酶、亚甲基四氢叶酸还原酶基因 MTHFR)。某些凝血异常表现是系统性疾病中对急性期反应物如纤维蛋白原、因子 VII 和因子 VIII 刺激的反应。先天性抗凝血酶缺乏症、蛋白 C、蛋白 S 和补体 C2 缺乏也是儿童期卒中的病因[59]。有些儿童血同型半胱氨酸水平增高,他们通常为亚甲基四氢叶酸还原酶基因耐热变异的纯合子[52]。遗传学进展使得在一些儿童和青年静脉血栓和卒中患者中发现激活蛋白 C 抗凝血功能障碍,这通常是因子 V 和凝血酶原基因突变导致。

在某些儿童和年轻人,线粒体和其他代谢障碍可导致卒中样发作。这些患者出现意识模糊,视物异常,包括偏盲和视觉忽视;有时出现癫痫和头痛。脑影像学检查往往提示在大脑半球后部枕颞和顶叶区域以脑白质异常为主但不广泛的病变。血管成像通常是正常的。发病机理与能量消耗相关。MELAS 综合征是最为熟知的导致卒中样发作的疾病[133-136]。常染色体隐性细胞色素氧化酶缺乏症可引起代谢异常从而导致周期性酸中毒和卒中样发作[137]。这些疾病和其他线粒体疾病在第 12 章讨论。

在儿童中烟雾病是另一重要情况。这一情况也在第 12 章进行了讨论。虽然有时 Moyamoya 被称为疾病，但可能定义为具有特征性血管造影表现的综合征更佳。颅内 ICA 在分叉处（即所谓 ICA 的 T 部）逐渐变细并阻塞。ICA、ACA 和 MCA 的穿通动脉分支扩张，以提供侧支循环。这些分支血管形成巨大的网，基础毛细血管扩张，在血管造影上显示为一团烟雾；这些动脉，特别是由于 MCA 的外侧裂分支缺乏而更加突出。这些扩张的动脉被日本临床医生称为 moyamoya，意思是"类似于空气中漂浮的烟雾的一种模糊物质[138,139]。"虽然首先在日本得到描述[138]，这种疾病在世界各地均有报道[140-143]。

尽管很少，尸检研究发现了以内膜增生和纤维化为特征的严重的血管闭塞，伴有内膜增厚和内膜弹力层异常[144]。与此相反，颅内穿通动脉出现微动脉瘤形成、透明膜形成、局灶纤维蛋白沉积、弹力层和动脉壁变薄[145]。这些穿通动脉的变化可能是这些小血管血流大大增加的结果。在此过程中均没有炎性改变。1991 年，Ikeda 研究了 13 例符合烟雾综合征研究定义且尸检存在 Willis 环自发闭塞的日本患者的颅外动脉[146]。颅外动脉出现了与颅内动脉相同的内膜病变。特征性的，肺动脉近端在没有炎症病变的情况下出现了肺动脉主干处纤维结节性内膜增厚[146]。烟雾样改变可以发生于多种不同情况下，包括镰形细胞贫血、神经纤维化、Takayasu 病、Down 综合征、动脉粥样硬化和纤维肌发育不良，并且可能在青年女性中，特别是吸烟及服用口服避孕药者中发现[142,145]。很多不同情况可导致内膜改变，引起纤维化和管腔狭窄。

烟雾综合征在女性中出现的机会大约是男性的 50 倍[147]。临床上，这种疾病呈双峰分布，常见于小于 15 岁的儿童和 30~50 岁的成人。儿童通常表现为短暂发作的偏瘫或其他局灶神经系统症状，通常由于活动过度和过度换气导致。我自己也有几位年轻患者表现为间歇性舞蹈病。其他患者有突然发作的神经缺失症状，如偏瘫或逐渐发展的智力减退。头痛和癫痫较常见[104,105]。这些症状往往伴有 CT 及 MRI 上脑梗死证据，脑血流检查显示相应区域的低灌注。在 MRI 和 MRA 上往往可见异常血管。一系列不同的手术已经开始在烟雾病患者中实施以增加脑灌注，但尚未在随机治疗性试验中进行研究[142,148-150]。

儿童硬脑膜窦和静脉闭塞

脑静脉闭塞性疾病是儿童急性或亚急性脑功能障碍的另一重要原因[151-155]。在儿童中静脉与动脉脑损伤的比例比成人高。儿童脑静脉血栓形成的频率大约为每年每 10 万儿童 0.4~0.7[62,151-153]。许多儿童在 1 岁以下[62]。德国的一项研究提示，事件发生的平均年龄为 6 岁，男孩多于女孩[152]。

大多数情况下和成年人相同，累及上矢状窦、横窦或多个硬脑膜窦[62,151,153,154]。深部静脉结构——大脑内静脉，Galen 静脉和直窦，在儿童中往往比成年人更容易累及。在 91 名儿童（非新生儿）中，最常见的症状或体征有头痛（59%）、局部神经症状（53%），意识水平下降（49%）和癫痫（48%）[62]。22% 的患者出现视乳头水肿[62]。急性和慢性全身疾病和血栓形成前状态是常见的原因。病因多种多样，包括：癌症，脱水，使用有促凝作用的药物，肝病，肾病综合征等[62]。婴儿中中耳炎和乳突炎常与静脉窦血栓形成有普遍联系。肾病综合征是儿童中静脉窦血栓形成的一个重要原因。创伤也是儿童硬脑膜窦血栓形成的重要原因[153]。

儿童静脉窦血栓将抗凝治疗作为一线治疗。许多回顾性研究表明，儿童可能包括新生儿接受抗凝治疗是安全的，甚至在头颅影像显示出血时[63,153,154]。在未接受抗凝治疗的儿童中，诊断后数日内闭塞静脉窦血栓蔓延很常见，发生频率在 20%~30% 之间[63]。儿童静脉窦血栓复发的发生率在 2%~8% 之间。

和成人卒中的治疗数据相比，儿童患者的相关资料要少得多。唯一的随机试验研究的是对镰形细胞病进行输血治疗[128]。最近，已经收集并出版了儿童患者中卒中治疗的相关资料[156]。未接受抗栓治疗且合并 AIS 的儿童卒中患者复发风险大概 50%。使用抗血小板药物（通常是阿司匹林）或接受抗凝治疗（低分子肝素或华法林）均能使复发风险降低到 10%~25%。两项病例组研究评估儿童卒中接受或不接受抗栓治疗，数据表明，接受抗栓治疗组，163AIS 卒中患者 36 名复发，复发率为 22%，为接受抗栓治疗组，119 名患者 45 名复发，复发率为 38%，复发率增加 1.7 倍（P=0.005）。治疗指南指出儿童卒中患者中，哪些需要接受抗凝治疗（动脉闭塞,心源性栓塞,复发卒中),其他患者接受阿司匹林治疗预防卒中复发[157-159]。

青年卒中(18~50 岁)

　　脑出血和梗死的病因随着童年到成年的转变而变化。在这一年龄组中缺血性卒中的鉴别诊断列于表 15-4。年轻患者卒中引起了越来越多的注意,有很多研究报告了不同情况下的发病率[5,14,27,160-185]。表 15-5 罗列了 1980 年和 1990 年 20 篇青年卒中诊断的相对频率的报道,图 15-4 罗列了近期出版文章中的病因[2,182,183,184,186]。这些研究不具备可比性,因为社会经济环境因素差异很大,其中包括患者的年龄、性别和种族/族裔、得到这一系列数据的时间、所应用的调查工具和寻找病因的调查过程。例如药物使用、肺结核和口服避孕药使用情况在美国、印度和日本有很大差异,导致病因差异很大。一些汇编注重于危险因素,许多则关注病因,还有的侧重于预后等。有些把青少年到 45 岁之间的患者归结到一起,然而有些注重更年轻的人群。有些作者坚持利用现代超声心动图来检查心脏疾病[168,169,173,175,178,181-185],但在其他研究中,这一技术无法提供或未系统使用。在一些研究中,极少患者进行血管造影,然而在一个 148 例患者的研究中所有患者都进行了血管造影[172]。在另一项研究中,300 人中的 234 人(78%)进行了血管造影,其中 130 人有异常(56%)[180]。近期的研究中,动脉异常发现率增高,无创现代影像技术使用降低,如 CTA、MRA[2,187]。

　　在一些诊断中,关键数据来自病史(例如滥用违禁药物和口服避孕剂,可能的偏头痛史,以及头部创伤史)。这些原因被发现的频率不同,取决于初步假设、调查者偏倚,以及研究是前瞻性的(使作者可以收集病史)或回顾性的(从图表中收集资料)。在既往史细节方面的记录是相当不全面的,特别是关于阴性结果的记录。在医疗记录中病史可能没有记录患者没有偏头痛、头部或颈部外伤、近期感染等。在一些研究中,没有考虑如动脉夹层等病因。在其他一些研究中,一些因素如口服避孕药,偏头痛和创伤仅仅当认为它们与卒中相关时才会被考虑到,而有的则仅仅指出存在这些危险因素的受试对象百分比。

　　表 14-3 中显示了 20 项青年卒中病例组研究报告中诊断的相对频率。在一些研究中,早发动脉粥

表 15-4　青年缺血性卒中的病因及危险因素

A. TOAST(Trial of Org 10172 in Acute Stroke Treatment)分型卒中病因发生频率

大动脉粥样硬化性(2%~11%)

小动脉病变(7%~14%)

心源性栓塞(20%~47%)

其他原因栓塞(20%~34%)

混合机制(2%~3%)

B. 动脉源性

大脑动脉夹层

可逆性脑血管收缩综合征

Moyamoya 病

镰状细胞病

儿童短暂性脑动脉病

过早的动脉粥样硬化、脂质透明变性

辐射诱导的动脉病

偏头痛诱导的卒中

滥用毒品(如可卡因、安非他命、摇头丸)

感染性动脉病(如水痘感染后、肺结核、真菌或细菌性脑膜炎、梅毒、艾滋病)

炎性动脉病(如 Takayasu 动脉炎、巨细胞动脉炎、原发性中枢性动脉炎、多发性动脉炎、白塞病、Churg-Strauss 综合征、Kohlmeier-Degos 病、脑淀粉样血管病)

遗传性动脉病(如 Fabry 病、纤维肌发育不良、动脉延长扩张、CADASIL、TREX-1 突变、MELAS、高同型半胱氨酸血症、多发性神经纤维瘤 1 型)

C. 心源性栓塞

卵圆孔未闭

先天性心脏病

感染性和非细菌性心内膜炎血栓形成

风湿性心瓣膜病

心脏外科手术或导管术后

心律失常(如心房颤动、病态窦房结综合征)

心脏肿瘤(如心房黏液瘤、乳头状纤维弹性组织瘤)

近期心力衰竭

扩张型心肌病

D. 血液系统疾病

肝素引起的血小板减少症

蛋白 s、蛋白 c、或抗凝血酶缺乏导致的高凝状态;V 因子基因突变、凝血酶原基因 G20210A 突变

获得性高凝状态(如癌症、肿瘤、口服避孕药、激素治疗如类固醇激素、促红细胞生成素、肾病综合征,抗磷脂抗体综合征)

原发性血液病(如红细胞增多症、原发性血小板增多症、阵发性睡眠性血红蛋白尿、血小板减少性紫癜、白血病、淋巴瘤、多发性骨髓瘤)

From Yager Ph,Singhal AB,Nogueira RG. Case records of the Massachusetts General Hospital. Case 31-2012-An 18-year-old man with blurred vision,dysarthria,and ataxia. *N Engl J Med* 2012;367:1450-1460.

表 15-5　青年成人卒中病例组

参考文献	例数	年龄/性别	出血	早发性动脉粥样硬化（%）	心源性栓塞（%）	外伤（%）	夹层（%）	口服避孕药、围生期（%）	偏头痛（%）	其他ª未知ᵇ（%）
Hart,Miller[119],1983;美国	100 缺血	<40/NM	—	18	31	2	2	9/5	12	15
Snyder 等[118],1980;美国	61 缺血	16~49/62% M	—	47	11	NM	NM	11/1	NM	8
Bougousslavsky,Regli[125],1987;瑞士	41 缺血	<30/27% M	—	5	29/MVP	NM	21	65NM	15	20
Gautier 等[126],1989;法国	133 所有卒中	9~45/51% M	9	15	12	13	21	34?NM	14	14
Adams 等[123],1986;美国	144 缺血	15~45/51% M	—	27	24	NM	6	4/5	14	42
Hilton-Jones,Warlow[121],1985;英国	75 所有卒中	<45/66% M	20	9	7	17	NM	9/NM	13	7
Berlit[127],1990;德国	168 缺血	<40/46% M	—	32	9	4	2	12/4	10	18
Lisovoski,Rousseaux[129],1991;法国	148 缺血	5~40/51% M	—	22	13	NM	10	11	17	—
Baringarrementaria 等[137],1996;墨西哥	300 缺血	11~40/46% M	—	4	24	NM	15	NM	3	22
Baringarrementaria 等[132],1998;墨西哥	130 缺血	11~40/all F	—	0	36	NM	11	12/2	7	22
Giovannoni,Fritz[134],1993:南非	75 缺血	<45/44% M	—	37	38	NM	0	5/NM	9	24
Williams 等[130],1997;美国	75TIA	18~45/52% M	—	16	14	NM	15	NM	NM	32
Kristensen 等[136],1997:瑞典北部	116 缺血	11~44/59% M	—	12	33	NM	NM	3/NM	1	30
Carolei 等[135],1993:意大利	107 缺血	15~44/52% M	—	34	24	NM	0.3	4/NM	1	8
Kappelle 等[15],1994;美国	333 缺血	15~45/53% M	—	22	21	NM	NM	10 例患者中的 5 例 /NM	NM	42

注：每项研究中的百分比相加并不等于 100。一些作者只有当认为下列情况是卒中的病因时才计算在内：口服抗凝剂、偏头痛和外伤。其他作者则把所有具有这些因素的患者都计算在内。有些患者具有一种以上的情况（如：偏头痛和口服抗凝剂、外伤和夹层）。

ª "其他"包括了本表列出的病因之外已知或很可能的病因（如：moyamoya 综合征、炎性疾病、凝血病）。

ᵇ "未知"意味着病因不明。

F,女性；M,男性；MVP,二尖瓣脱垂；NM,未提及；TIA,短暂性脑缺血发作。

样硬化是 30 岁以上患者发生卒中的重要原因。相对于年轻人群,颅内外大动脉粥样硬化是 40 岁以上人群卒中最常见的原因。但在所有研究中,与年龄更大的患者相比,大动脉粥样硬化在青年卒中病因中所占比例相对少得多。在法国最近的一项包含 287 例青年缺血性卒中患者的研究中,最常见的危险因素是吸烟(38%),高血压(26%),高胆固醇血症(24%),嗜酒(20%)和口服避孕药(16%)[139]仅有 8% 的患者患有糖尿病[139]。在墨西哥年轻卒中患者的两个大样本量研究中,只有 10% 的男性和 5% 的女性患有高血压,10% 的男性和 2% 的女性患有高脂血症[132,137]。在一项年龄对 30 岁以下患者进行的研究(其中绝大部分为女性)中,只有 5% 的缺血性卒中是由于早发动脉粥样硬化[125]。尽管早发卒中和冠心病在严重家族型高脂血症患者中很普遍,但高脂血症并不是这些青年卒中患者的主要危险因素。同样,穿通动脉疾病在 45 岁以下患者中要比老年人少见。在 264 名中国台湾地区年轻患者(18~45 岁)中,小血管疾病占

20%[138],但在其他研究中此比例低于 10%。

查找特定的病因

特定的既往史特征、症状和体征可能是寻找特定卒中病因的线索[25]。有些诊断,关键信息在于既往史;例如,吸毒、口服避孕药、既往表现反复发作的雷击样头痛提示可逆性脑血管收缩综合征。临床症状表现为头痛、刻板发作 TIA、相关精神症状或认知障碍、皮疹、血管收缩、妊娠、激素类避孕药、头颅创伤、HIV 感染、肺结核或其他感染都可为诊断潜在的动脉病提供依据。近期轻微外伤和突然颈部运动,包括颈部按摩,都可能与动脉夹层相关,动脉夹层是青年常见的动脉病[188]。颈部动脉夹层的病人经常主诉头痛或颈部疼痛。伴有疼痛的 Horner 综合征,或合并低位颅内病变,应高度怀疑夹层。夹层在第 7、8、12 章具体介绍。

眼和皮肤检查异常提示家族遗传性疾病(图15-4),例如白内障、角膜混浊、血管扩张性瘤(Fabry

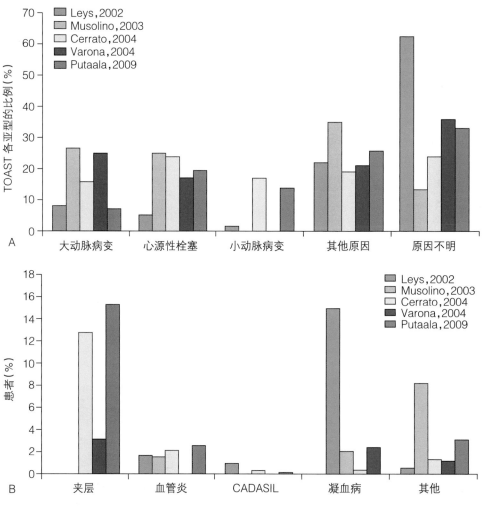

图 15-4　近年来青年卒中研究中 TOAST 各型病因的比例(A)以及 TOAST "其他原因" 中各种病因的比例(B)From Ferro JM, Massaro A, Mas J-L. Aetiological diagnosis of ischaemic stroke in young adults. *Lancet Neurol* 2010;9:1085-1096.

病)、皮肤超弹性（Ehlers-Danlos IV型)、café-au-lait 点（多发性神经纤维瘤)。头颅影像反映卒中发作机制能提供病因线索。单侧线样或串珠样梗死灶提示颈内动脉或大脑中动脉狭窄（图 15-5)。累及时间较长的栓塞应高度怀疑卵圆孔未闭引起的反常性栓塞。发热、背疼、关节痛应高度警惕心内膜炎。高凝状态和静脉窦血栓形成的危险因素包括既往深静脉血栓形成、多次流产。皮肤检查可能发现潜在的凝血功能异常、血管炎、心内膜炎或静脉注射药物滥用引起的皮肤红斑。

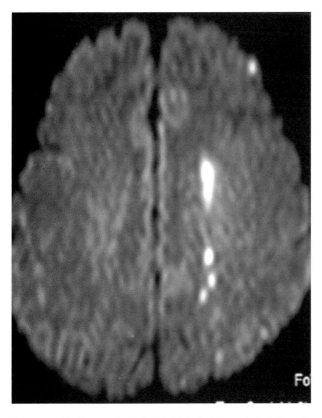

图 15-5 核磁 Flair 序列显示左侧内分水岭一串小病灶。大脑凸面大脑前动脉和大脑中动脉交界区有一个小病灶

在很多病例组中，30 岁以上的人群中，过早的动脉粥样硬化是卒中很重要的病因。颅内外大动脉粥样硬化对 40 岁以上的人群是更常见的病因。但总体中病因是大动脉粥样硬化性所占比例小于在老年患者中所占比例。同样的，穿支动脉病在青年患者中并不少见，但在小于 45 岁的青年人中发生率却少于老年人。心源性栓塞也是导致年轻患者卒中的重要原因。然而，这些患者心脏病变往往与儿童和老年患者不同。先天性心脏病（不是心脏房室间隔异常）和房颤，充血性心力衰竭和冠状动脉疾病相关的心肌功能障碍在 15~45 岁患者中不

是常见的心源性原因。风湿性心脏病，人工心脏瓣膜和各种心肌病是这个年龄组心脏栓子的主要原因。在最近的研究中，房间隔缺损和卵圆孔未闭（伴或不伴房间隔瘤）被认为是心源性栓塞的主要来源[181,183-185]。Lechat 和他的法国同事发现，40%的青年缺血性卒中患者存在卵圆孔未闭，同龄无卒中的对照组 10% 存在卵圆孔未闭[189,190]。心内分流可以通过经食管超声心动图或经颅多普勒超声的经静脉注射发泡试验被检测到。这些经常提到的研究很少常规使用这些技术。

许多青年女性的卒中与妊娠、产褥期或使用口服避孕药剂有关。特别是在印度[191]和墨西哥[175,180]，产后卒中所占的比重很大，通常由硬脑膜静脉窦闭塞导致。通常，症状在经产妇正常生育后 3 个月开始出现。印度一项 428 名患者的研究中，常见的早期症状有癫痫（29%)、急性局灶性功能缺失（29%)、良性颅高压（18%)[191]。随访的 383 名患者 90 天结局较好占 71%（mRS<2 分)，复发率为 5.1%。贫血、高同型半胱氨酸血症、酗酒、口服避孕药及产褥期是常见的危险因素[191]。

患卒中的青年女性中口服避孕药很普遍，虽然两者关系与病因并不清楚。法国 Gautier 等的一项研究中，34% 的青年女性口服避孕药，但与同龄人口服避孕药的比例（32%）无明显差异[169]。低剂量口服避孕药剂量卒中风险减低。已公布的研究均在低剂量避孕药广泛应用之前或未报道雌激素和孕激素使用的影响。在一些研究中，使用口服避孕药和偏头痛是复合危险因素。偏头痛在许多研究中被特别提及，但其与卒中的关系的机制往往没有得到确定。有些研究列出了所有具有偏头痛史的患者，但其他研究中，只有当作者认为偏头痛是卒中病因时才被列出。

与儿童相比，感染似乎不是年轻患者卒中的重要病因。在印度，与结核性脑膜炎一样，神经梅毒是青年卒中的一个重要原因[163]。脑囊虫病是墨西哥青年卒中中的重要原因，研究发现在 300 名卒中患者中有 80 例患者无动脉粥样硬化，其中 14 例是由脑囊虫病引起的[180]。

在过去一个重要却未被发现的因素是毒品的使用。滥用毒品，特别是可卡因，已成为年轻患者缺血及出血常见原因[14]。在所回顾的研究中，毒品应用很少被提及，并且极少作为一个可能的病因被追溯。在一项病例对照研究中，对于 15~44 岁的个体，估计其卒中的相对危险度为 6.5，在年龄小于 35 岁的患者中为 11.2[192]。在 Baltimore-Washington 青

年卒中研究中,研究者特别收集了 422 名首次缺血性卒中发作的相关数据(年龄范围:17~44 岁)[193],94 例患者承认使用毒品(22%),51 例在卒中发作前 48 小时内使用过毒品(12%)[93],在这 51 名最近开始使用毒品的患者中,有 20 人(39%)没有发现导致卒中的其他原因。卒中直接由于使用毒品导致[193]。在这项研究和其他研究中,可卡因是最常见的毒品。我在 12 和 14 章详细讨论了毒品相关卒中。

很少有报告分析年轻患者出血性卒中的原因[167,174,194]。由于出血性卒中患者经常接受神经外科治疗而缺血性卒中通常进入卒中单元,这两种卒中的相对频率难以确定。与小于 15 岁的患者和老年患者组相比,出血性卒中在 15~45 岁年龄组中所占的卒中比例相对要低。出血性卒中和缺血性卒中的比例变化很大,主要与种族 / 民族,性别及卒中患者生活的地区相关。例如在日本大阪,在 252 名 16~40 岁年轻卒中患者中,出血性卒中有 175 例(70%)[171],而在英国的一项研究中,小于 45 岁的患者中仅有 20% 为出血性卒中[164]。在法国的一项研究中,在 133 名患者中仅有 9% 的患者有颅内出血[169]。在荷兰的一项病例组研究中,959 名首发卒中或 TIA 患者中 91 名为出血性卒中。

一般来说,除了 AVM,海绵状血管瘤,可逆性脑血管收缩综合征,及与药物滥用相关的血管收缩、早期出血性疾病如血友病等过多出现外,年龄小于 45 岁的脑出血患者的病因与大于 45 岁的患者的病因是相似的。淀粉样血管病在年轻人中不常见,华法林相关出血比老年患者少见。高血压仍然是两个年龄组脑实质内出血的常见原因。Toffol 等回顾了 Iowa 15~45 岁患者非创伤性 ICH 的资料[167]。最常见的部位是脑叶(72 例中有 41 例,占 57%),11 例为壳核(15%),4 例为脑室内。病因包括 AVM(55 例中有 21 例,39%),高血压(72 例中有 11 例,15%),动脉瘤(72 例有 7 例,10%),使用安非他明和(或)苯丙醇胺(72 例中有 5 例,7%)[167]。在英国的一项研究中,15 例 ICH 患者中,有 6 例是由 AVM 导致的,2 例是由高血压导致的[164]。在一项日本神经病学研究中,25 例 ICH 年轻患者中,7 例有 AVM,16 例患者的出血是由于高血压[171]。在日本神经外科收治的患者中,ICH 出血的原因动脉瘤比动静脉畸形更常见(51% vs 19%)[171]。在墨西哥的研究中,200 例小于 40 岁的患者具有 ICH,AVM 和海绵状血管瘤是最常见的原因[174]。在这项研究中,只有 22 例(11%)出血是由于高血压导致的。大部分出血位于脑叶(55%)[174]。

在年轻人中动脉瘤与老年患者具有相同的部位和临床表现。40 岁前后的 SAH 诊断和处理的原则相同。

评估的差异性

在青年和儿童中,医生面临评估广泛性的两难困境。青年卒中患者几乎在其余下的一生时间里都有卒中再发及其他血管病变的潜在风险。另一方面,年轻患者无论治疗情况如何卒中后存在显著改善的趋势,尽管进行了广泛评估,仍有一大部分患者仍未获得诊断,诊断技术的高成本使得在预约检查时尽可能保守。最近的包涵血管影像学检查的研究资料显示动脉病变的存在和性质在很大程度上影响了未来的病程,结局和治疗[26,73-76,80,81]。发现脑静脉闭塞性疾病也能指导评估和治疗,揭示预后和临床结局。心脏疾病和动脉及静脉闭塞性疾病的频率和重要性意味着对所有年轻卒中和 TIA 的患者,应该进行心脏评估,并进行供应大脑的动脉和静脉的影像学检查。

框 15-1 明确卒中病因的检查

血清和尿液毒理学检测

下肢超声,骨盆 CTV 或 MRV(卵圆孔未闭的患者)

头颅影像:核磁轴位 T1 压脂像,高分辨(3T)增强 MRI,PET 扫描,MR 波谱,TCD 血流储备

脑脊液检查:初压、末压,细胞计数,蛋白和葡萄糖水平,寡克隆带,细胞学,免疫球蛋白基因重组分析,病毒、真菌、细菌、寄生虫感染检验,线粒体病检验,风湿病检验

风湿病血液检验:抗核抗体,双链 DNA 抗体,类风湿因子,抗心磷脂抗体,补体水平,冷球蛋白水平,中性粒细胞抗体(cANCA and pANCA),Scl-70 抗体,抗着丝点抗体,anti-Ro(SSA),anti-La(SSB)细胞质抗体,血清血管紧张素转化酶,抗蛋白酶 3(APR3)

感染性疾病检验:水痘带状疱疹病毒,单纯性疱疹病毒,EB 病毒,HIV,乙肝、丙肝病毒,肺结核,梅毒,莱姆病等

高凝状态检查:蛋白 c,蛋白 s,抗凝血酶水平,凝血酶原基因突变,V 因子基因突变等

血液学检查:血清蛋白电泳,同型半胱氨酸水平,血清黏度,Coomb 试验,骨髓活检等

眼科检查:如视网膜血管造影,Schirmer 试验

活检:脑或软脑膜,皮肤,颞动脉,腓肠神经,肌肉等

基因检测:如 CADASIL,RVCL,MTHFR 677C-T 多态性,其他

Adapted from Singhal, AB., Biller J, Elkind M et al. Recognition and management of stroke in young adults and adolescents. *Neurology* 2013;81(12):1089-1097, with permission.

医生应该花更多的时间了解他们的患者。询问病史应该包括有关吸烟、头痛、外伤、心脏症状、既往出血、流产、血栓性静脉炎和既往卒中和缺血发作病史。细节很重要；例如，头痛是突发的或是逐渐进展的，持续时间，过去几周是否有慢性头痛，是否有偏头痛病史，是否有诱发因素？任何药物的使用（特别是可卡因、安非他明和其他毒品）和口服避孕药剂尤为重要。病史应该包括系统回顾，寻找可能表明系统性疾病的证据。家族史也非常重要。应寻找家庭成员中早发动脉粥样硬化，高血压，高血脂，偏头痛，以及代谢和遗传性疾病的相关信息。

一般体格检查应包括仔细检查皮肤是否存在皮疹和其他损害。触诊脉搏和心脏、颈部、头颅的听诊尤其重要。每一青年卒中患者都应完成包括凝血像在内的血液检查、脑和血管影像学检查和心脏评估。表 15-1 列出了查明病因推荐的检查。根据临床表现和早期检查的结果超声和造影可能有指征。血管造影的收益很高。在一项研究中，2/3 的造影是异常的，这往往明确病因诊断[172]。磁共振和 CT 血管造影及颅内外超声可以让临床医生获取血管相关数据，且对病人无风险。当血管影像学初筛显示血管病变时，医生应当安排对比增强血管造影，但对选择和监测治疗仍显不足。

（刘英　余苹　谢冰姣　刘萍 译　杜万良 校）

参考文献

1. Singhal AB, Biller J, Elkind M, et al. Recognition and management of stroke in young adults and adolescents. *Neurology* 2013;**81**:1089–1097.

2. Putaala J, Metso AJ, Metso TM, et al. Analysis of 1008 consecutive patients aged 15 to 49 with first-ever ischemic stroke: The Helsinki Young Stroke Registry. *Stroke* 2009;**40**:1195–1203.

3. Yesilot Barlas N, Putaala J, Waje-Andreassen U, et al. Etiology of first-ever ischaemic stroke in European young adults: The 15 cities Young Stroke Study. *Eur J Neurol* 2013;**20**:1431–1439.

4. Maaijwee NA, Rutten-Jacobs LCA, Schaapsmeerders P, van Dijk EJ, de Leeuw F-E. Ischaemic stroke in young adults: Risk factors and long-term consequences. *Nat Rev Neurol* 2014;**10**:315–325.

5. Chopra JS, Prabhakar S. Clinical features and risk factors in stroke in young. *Acta Neurol Scand* 1979;**60**:289–300.

6. Katrak S. Vasculitis and stroke due to tuberculosis. In Caplan LR (ed): *Uncommon Causes of Stroke*, 2nd ed. Cambridge: Cambridge University Press, 2008, pp 41–45.

7. Del Bruto O. Stroke and vasculitis in patients with cysticercosis. In Caplan LR (ed): *Uncommon Causes of Stroke*, 2nd ed. Cambridge: Cambridge University Press, 2008, pp 53–58.

8. Caplan LR, Estanol B, Mitchell WG. How to manage patients with neurocysticercosis. *Eur Neurol* 1997;**37**:124–131.

9. Putaala J, Haapaniemi E, Metso AJ, et al. Recurrent ischemic events in young adults after first-ever ischemic stroke. *Ann Neurol* 2010;**68**:661–671.

10. George MG, Tong X, Kuklina EV, Labarthe DR. Trends in stroke hospitalizations and associated risk factors among children and young adults, 1995–2008. *Ann Neurol* 2011;**70**:713–721.

11. Kissela BM, Khoury JC, Alwell K, et al. Age at stroke: Temporal trends in stroke incidence in a large, biracial population. *Neurology* 2012;**79**:1781–1787.

12. Rutten-Jacobs LC, Arntz RM, Maaijwee NA, et al. Long-term mortality after stroke among adults aged 18 to 50 years. *JAMA* 2013;**309**:1136–1144.

13. Nencini P, Inzitari D, Baruffi MC, et al. Incidence of stroke in young adults in Florence, Italy. *Stroke* 1988;**19**:977–981.

14. Stern B, Kittner S, Sloan M, et al. Stroke in the young. *Maryland Med J* 1991;**40**:453–462, 565–571.

15. Agrawal N, Johnston SC, Wu YW, Sidney S, Fullerton HJ. Imaging data reveal a higher pediatric stroke incidence than prior US estimates. *Stroke* 2009;**40**:3415–3421.

16. Mackay MT, Wiznitzer M, Benedict SL, et al. Arterial ischemic stroke risk factors: The International Pediatric Stroke Study. *Ann Neurol* 2011;**69**:130–140.

17. Walsh LE, Garg B. Isolated acute subcortical infarctions in children: Clinical description and radiographic correlation. *Ann Neurol*

1990;**28**:458–459.

18. Caplan LR, Babikian V, Helgason C, et al: Occlusive disease of the middle cerebral artery. *Neurology* 1985;**35**:975–982.

19. Caplan LR, DeWitt LD, Pessin MS, et al. Lateral thalamic infarcts. *Arch Neurol* 1988;**45**:959–964.

20. Caplan LR. Posterior cerebral artery disease. In Caplan LR: *Posterior Circulation Disease*. Boston: Blackwell, 1996, pp 444–491.

21. Edlow JA, Selim MH. Atypical presentations of acute cerebrovascular syndromes. *Lancet Neurol* 2011;**10**:550–560.

22. Ferro JM, Crespo M. Young adult stroke: Neuropsychological dysfunction and recovery. *Stroke* 1988;**19**:982–986.

23. Boardman JP, Ganesan V, Rutherford MA, Saunders DE, Mercuri E, Cowan F. Magnetic resonance image correlates of hemiparesis after neonatal and childhood middle cerebral artery stroke. *Pediatrics* 2005;**115**:321–326.

24. Malamud N. Status marmoratus: A form of cerebral palsy following either birth injury or inflammation of the central nervous system. *J Pediatr* 1950;**37**:610–619.

25. Ferro JM, Massaro A, Mas J-L. Aetological diagnosis of ischaemic stroke in young adults. *Lancet Neurol* 2010;**9**:1085–1096.

26. deVeber G. The Canadian Pediatric Ischemic Stroke Study Group: Canadian pediatric ischemic stroke registry: Analysis of children with

arterial ischemic stroke (abstract). *Ann Neurol* 2000;**48**:526.

27. Kappelle LJ, Adams HP, Heffner ML, et al. Prognosis of young adults with ischemic stroke. A long-term follow-up study assessing recurrent vascular events and functional outcome in the Iowa Registry of Stroke in Young Adults. *Stroke* 1994;**25**:1360–1365.

28. Putaala J, Curtze S, Hiltunen S, Toippanen H, Kaste M, Tatlisumak T. Causes of death and predictors of 5-year mortality in young adults after first-ever ischemic stroke: the Helsinki Young Stroke Registry. *Stroke* 2009;**40**:2698–2703.

29. Maaijwee NA, Rutten-Jacobs LC, Arntz R, et al. Long-term increased risk of unemployment after young stroke: A long-term follow-up study *Neurology* 2014;**83**:1132–1138.

30. Singhal AB, Lo W. Life after stroke: Beyond medications. *Neurology* 2014;**83**:1128–1129.

31. Ferriero DM. Neonatal brain injury. *N Engl J Med* 2004;**351**:1985–1995.

32. Kirton A, deVeber G, Pontigon A-M, et al. Presumed perinatal ischemic stroke: Vascular classification predicts outcome. *Ann Neurol* 2008;**63**:436–443.

33. Back SA, Riddle A, McClure MM. Maturation-dependent vulnerability of perinatal white matter in premature birth. *Stroke* 2007;**38**(part 2):724–730.

34. Hill A, Volpe JJ. Stroke and hemorrhage in the premature and term neonate. In Edwards MB, Hoffman HJ (eds): *Cerebral Vascular Diseases in Children and Adolescents*. Baltimore: Williams & Wilkins, 1989, pp 179–194.

35. Roland E, Poskitt K, Rodriguez E, et al. Perinatal hypoxic-ischemic thalamic injury: Clinical features and neuroimaging. *Ann Neurol* 1998;**44**:161–166.

36. Leech RW, Alvord EC Jr. Anoxic-ischemic encephalopathy in the human neonatal period: The significance of brain stem involvement. *Arch Neurol* 1977;**34**:109–113.

37. Golomb MR, MacGregor DL, Domi T, et al. Presumed pre- or perinatal arterial ischemic stroke: Risk factors and outcomes. *Ann Neurol* 2001;**50**:163–168.

38. Benders MJ, Groenendaal F, Uiterwaal CS, et al. Maternal and infant characteristics associated with perinatal arterial stroke in the preterm infant. *Stroke* 2007;**38**:1759–1765.

39. Rorke LB, Zimmerman RA. Prematurity, postmaturity, and destructive lesions in utero. *AJNR Am J Neuroradiol* 1992;**13**:517–536.

40. Nelson KB, Dambrosia JM, Grether JK, Phillips TM. Neonatal cytokines and coagulation factors in children with cerebral palsy. *Ann Neurol* 1998;**44**:665–675.

41. Kurnik K, Kosch A, Strater R. Childhood Stroke Study Group. Recurrent thromboembolism in infants and children suffering from symptomatic neonatal arterial stroke. A prospective follow-up study. *Stroke* 2003;**34**:2887–2893.

42. Johnston MV. Selective vulnerability in the neonatal brain. *Ann Neurol* 1998;**44**:155–156.

43. Martin LJ, Brambrink A, Koehler RC, Traystman RJ. Primary sensory and forebrain motor systems in the newborn brain are preferentially damaged by hypoxia-ischemia. *J Comp Neurol* 1997;**377**:262–285.

44. Volpe JJ. Value of MR in definition of the neuropathology of cerebral palsy in vivo. *AJNR Am J Neuroradiol* 1992;**13**:79–83.

45. Volpe JJ, Pasternak JF. Parasagittal cerebral injury in neonatal hypoxic-ischemic encephalopathy: Clinical and neuroradiologic features. *J Pediatr* 1977;**91**:472–476.

46. Aida N, Nishimura NA, Hachiya Y, et al. MR imaging of perinatal brain damage: Comparison of clinical outcome with initial and follow-up MR findings. *AJNR Am J Neuroradiol* 1998;**19**:1909–1921.

47. Bax M, Tydeman C, Flodmark O. Clinical and MRI correlates of cerebral palsy. The European Cerebral Palsy Study. *JAMA* 2006;**296**:1601–1608.

48. Volpe JJ, Herscovitch P, Perlman JM, et al. Positron emission tomography in the asphyxiated term newborn: Parasagittal impairment of cerebral blood flow. *Ann Neurol* 1985;**17**:287–296.

49. Banker BQ, Larroch JC. Periventricular leukomalacia of infancy: A form of neonatal anoxic encephalopathy. *Arch Neurol* 1962;**7**:386–410.

50. DeReuck J, Chattha AS, Richardson Jr EP. Pathogenesis and evolution of periventricular leukomalacia in infancy. *Arch Neurol* 1972;**27**:229–236.

51. Truwit CL, Barkovich AJ, Koch TK, Ferriero DM. Cerebral palsy: MR findings in 40 patients. *AJNR Am J Neuroradiol* 1992;**13**:67–78.

52. Kuban KC, Leviton A. Cerebral palsy. *N Engl J Med* 1994;**330**:188–195.

53. Barmada MA, Moossy J, Shuman RM. Cerebral infarcts with arterial occlusion in neonates. *Ann Neurol* 1979;**6**:495–502.

54. Mantovani JF, Gerber GJ. "Idiopathic" neonatal cerebral infarction. *Am J Dis Child* 1984;**138**:359–362.

55. Rollins NK, Morris MC, Evans D, et al. The role of early MR in the evaluation of the term infant with seizures. *AJNR Am J Neuroradiol* 1994;**15**:239–248.

56. Takanashi J, Barkovich AJ, Ferriero DM, et al. Widening spectrum of congenital hemiplegia. Periventricular venous infarction in term neonates. *Neurology* 2003;**61**:531–533.

57. Chasnoff IJ, Bussey ME, Savich R, et al. Perinatal cerebral infarction and maternal cocaine use. *J Pediatr* 1986;**108**:456–459.

58. Roessmann CC, Miller RT. Thrombus of the middle cerebral artery associated with birth trauma. *Neurology* 1980;**30**:889–892.

59. Roach ES, Riela AR. *Pediatric Cerebrovascular Disorders*. Mount Kisco, NY: Futura, 1988.

60. Teksama M, Moharirc M, deVeber G, Shroff M. Frequency and topographic distribution of brain lesions in pediatric cerebral venous thrombosis. *AJNR Am J Neuroradiol* 2008;**29**:1961–1965.

61. Fitzgerald KC, Williams LS, Garg BP, et al. Cerebral sinovenous thrombosis in the neonate. *Arch Neurol* 2006;**63**:405–409.

62. deVeber G, Andrew M, Adams C, et al. Canadian Pediatric Ischemic Stroke Study Group. Cerebral sinovenous thrombosis in children. *N Engl J Med* 2001;**345**:417–423.

63. Moharir MD, Shroff M, Stephens D, et al. Anticoagulants in pediatric cerebral sinovenous thrombosis: A safety and outcome study. *Ann Neurol* 2010;**67**:590–599.

64. Jordan LC, Rafay MF, Smith SE, et al. for the Pediatric Stroke Study Group. Antithrombotic treatment in neonatal cerebral sinovenous thrombosis: Results of the International Pediatric Stroke Study. *J Pediatr* 2010;**156**:704–710.

65. Ahmann PA, Lazzara A, Dykes FD, et al. Intraventricular hemorrhage in the high-risk preterm infant: Incidence

and outcome. *Ann Neurol* 1980;**7**:118–124.

66. Papile LA, Burstein J, Burstein R, et al. Incidence and evolution of subependymal and intraventricular hemorrhage: A study of infants with birth weights of less than 1500 gm. *Pediatrics* 1978;**92**:529–534.

67. Garcia JH, Pantoni L. Strokes in childhood. *Semin Pediatr Neurol* 1995;**2**:180–191.

68. Grunnet ML, Shields WD. Cerebellar hemorrhage in the premature infant. *J Pediatr* 1976;**88**:605–608.

69. Martin R, Roessmann U, Fanaroff A. Massive intracerebellar hemorrhage in low birth-weight infants. *J Pediatr* 1976;**89**:290–293.

70. Gowers WR. *A Manual of Diseases of the Nervous System*. Philadelphia: P Blakiston, 1888.

71. Freud S. *Die Infantile Cerebrähmung*. Vienna. Hölder, 1897.

72. Ford FR, Schaffer AJ. The etiology of infantile acquired hemiplegia. *AMA Arch Neurol Psychiatry* 1927;**18**:323–347.

73. Ganesan V, Prengler M, McShane MA, et al. Investigation of risk factors in children with arterial ischemic stroke. *Ann Neurol* 2003;**53**:167–173.

74. Lanthier S, Armstrong D, Donni T, deVeber G. Post-varicella arteriopathy of childhood. Natural history of vascular stenosis. *Neurology* 2005;**64**:660–663.

75. Danchaivijitr N, Cox TC, Saunders D, Ganesan V. Evolution of cerebral arteriopathies in childhood arterial ischemic stroke. *Ann Neurol* 2006;**59**:620–626.

76. Kirkham F. Improvement or progression in childhood cerebral arteriopathies: Current difficulties in prediction and suggestions for research. *Ann Neurol* 2006;580–582.

77. Sebire G, Fullerton H, Riou E, deVeber G. Toward the definition of cerebral arteriopathies of childhood. *Curr Opin Pediatr* 2004;**16**:617–622.

78. Kuhle S, Mitchell L, Andrew M, et al. Urgent clinical challenges in children with ischemic stroke. Analysis of 1065 patients from the 1–800-NOCLOTS Pediatric Stroke Telephone Consultation Service. *Stroke* 2006;**37**:116–122.

79. Schoenberg BS, Mellinger JF, Schoenberg DG. Cerebrovascular disease in infants and children: A study of incidence, clinical features, and survival. *Neurology* 1978;**28**:763–768.

80. Fullerton HJ, Wu YW, Sydney S, Johnstone SC. Risk of recurrent stroke in a population-based cohort: The importance of cerebrovascular imaging. *Stroke* 2007;**38**:485.

81. Fullerton HJ, Wu YW, Sydney S, Johnstone SC. Excess stroke risk in black and Hispanic children: A population-based study. *Stroke* 2007;**38**:460.

82. Fullerton HJ, Chetkovich DM, Wu YW, et al. Deaths from strokes in US children 1979–1998. *Neurology* 2002;**59**:34–39.

83. Mallick AA, O'Callaghan FJ. The epidemiology of childhood stroke. *Eur J Paediatr Neurol*. 2010;**14**:197–205.

84. Blom I, De Schryver EL, Kappelle LJ, Rinkel GJ, Jennekens-Schinkel A, Peters AC. Prognosis of haemorrhagic stroke in childhood: a long-term follow-up study. *Dev Med Child Neurol*. 2003;**45**:233–239.

85. So SC. Cerebral arteriovenous malformations in children. *Childs Brain* 1978;**4**:242–250.

86. Ventureyra EC, Herder S. Arteriovenous malformations in children. *Childs Nerv Syst* 1987;**3**:12–18.

87. Fullerton HJ, Wu YW, Sidney S, Johnston SC. Recurrent hemorrhagic stroke in children. A population-based cohort study. *Stroke* 2007;**38**:2658–2662.

88. Sedzimir CB, Robinson J. Intracranial hemorrhages in children and adolescents. *J Neurosurg* 1973;**38**:269–281.

89. Orozco M, Trigueros F, Quintana F, et al. Intracranial aneurysms in early childhood. *Surg Neurol* 1978;**9**:247–252.

90. Shucart WA, Wolpert SM. Intracranial arterial aneurysms in childhood. *Am J Dis Child* 1974;**127**:288–293.

91. Kumar R, Shukla D, Mahapatra AK. Spontaneous intracranial hemorrhage in children. *Pediatr Neurosurg* 2009;**45**:37–45.

92. Mackenzie I. The clinical presentation of the cerebral angioma. *Brain* 1953;**76**:184–213.

93. Humphreys RP. Infratentorial arteriovenous malformations. In Edwards MS, Hoffman HJ (eds): *Cerebral Vascular Disease in Children and Adolescents*. Baltimore: Williams & Wilkins, 1989, pp 309–320.

94. Humphreys RP. Infratentorial arteriovenous malformations. In Edwards MS, Hoffman HJ (eds): *Cerebral Vascular Disease in Children and Adolescents*. Baltimore: Williams & Wilkins, 1989, pp 309–320.

95. Martin NA, Edwards MS. Supratentorial arteriovenous malformations. In Edwards MS, Hoffman HJ (eds): *Cerebral Vascular Diseases in Children and Adolescents*. Baltimore: Williams & Wilkins, 1989, pp 283–308.

96. Metellus P, Kharkar S, Lin D, et al. Cerebral cavernous malformations and developmental venous anomalies. In Caplan LR (ed): *Uncommon Causes of Stroke*, 2nd ed. Cambridge: Cambridge University Press, 2008, pp 189–219.

97. Maraire JN, Awad IA. Intracranial cavernous malformations: Lesion behavior and management strategies. *Neurosurgery* 1995;**37**:591–605.

98. Mottolese C, Hermier M, Stan H, et al. Central nervous system cavernomas in the pediatric age group. *Neurosurg Rev* 2001;**24**:55–71; discussion 72–73.

99. Cavalheiro S, Braga FM. Cavernous hemangiomas. In Choux M, Di Rocco C, Hockley AD, Walker ML (eds): *Pediatric Neurosurgery*. London: Churchill Livingstone, 1999, pp 691–701.

100. Brower MC, Rollins N, Roach ES. Basal ganglia and thalamic infarction in children. Cause and clinical features. *Arch Neurol* 1996;**53**:1252–1256.

101. Terplan AK. Patterns of brain damage in infants and children with congenital heart disease. *Am J Dis Child* 1973;**125**:176–185.

102. Caplan LR, Manning WJ. *Brain Embolism*. New York: Informa Healthcare, 2006.

103. Rodan L, McCrindle BW, Manlhiot C, et al. Stroke recurrence in children with congenital heart disease. *Ann Neurol* 2012;**72**:103–111.

104. Braun KPJ, Rafay M, Uiterwaal CS, Pontigon A-M, deVeber G. Mode of onset predicts etiological diagnosis of arterial ischemic stroke in children. *Stroke* 2007;**38**:298–302.

105. Hills NK, Johnston SC, Sidney S, et al. Recent trauma and acute infection as risk factors for childhood arterial ischemic stroke. *Ann Neurol* 2012;**72**:850–858.

106. Satoh S, Shirane R, Yoshimoto T. Clinical survey of ischemic

cerebrovascular disease in children in a district of Japan. *Stroke* 1991;**22**:586–589.

107. Pitner SE. Carotid thrombosis due to intraoral trauma – an unusual complication of a common childhood accident. *N Engl J Med* 1966;**274**:764–767.

108. Pearl PL. Childhood stroke following intraoral trauma. *J Pediatr* 1987;**110**:574–575.

109. Duncan A, Rumbaugh C, Caplan LR. Cerebral embolic disease: A complication of carotid aneurysms. *Radiology* 1979;**133**:379–384.

110. Zilkha A, Mendelsohn F, Borofsky LG. Acute hemiplegia in children complicating upper respiratory infections. *Clin Pediatr* 1976;**15**:1137–1142.

111. Parker P, Puck J, Fernandez F. Cerebral infarction associated with Mycoplasma pneumoniae. *Pediatrics* 1981;**67**:373–375.

112. Doyle PW, Gibson G, Dolman C. Herpes zoster ophthalmicus with contralateral hemiplegia: Identification of cause. *Ann Neurol* 1983;**14**:84–85.

113. Melanson M, Chalk C, Georgevich L, et al. Varicella-zoster virus DNA in CSF and arteries in delayed contralateral hemiplegia: Evidence for viral invasion of cerebral arteries. *Neurology* 1996;**47**:569–570.

114. Ross MH, Abend WK, Schwartz RB, Samuels MA. A case of C2 herpes zoster with delayed bilateral pontine infarction. *Neurology* 1991;**41**:1685–1686.

115. Askalan R, Laughlin S, Mayank S, et al: Chickenpox and stroke in childhood: A study of frequency and causation. *Stroke* 2001;**32**:1257–1262.

116. Hausler MG, Ramaekers VT, Reul J, et al. Early and late onset manifestations of cerebral vasculitis related to varicella zoster. *Neuropediatrics* 1998;**29**:202–207.

117. Lanthier S, Armstrong D, Domi T, deVeber G. Post-varicella arteriopathy of childhood. *Neurology* 2005;**64**:660–663.

118. Caplan LR. Migraine and vertebrobasilar ischemia. *Neurology* 1990;**41**:55–61.

119. Caplan LR. Migraine and posterior circulation stroke. In Caplan LR (ed): *Posterior Circulation Disease: Clinical Findings, Diagnosis, and Management.*

Boston: Blackwell Science, 1996, pp 544–568.

120. Feucht M, Brantner S, Scheidinger H. Migraine and stroke in childhood and adolecence. *Cephalagia* 1995;**15**:26–30.

121. Wood DH. Cerebrovascular complications of sickle-cell anemia. *Stroke* 1978;**9**:73–75.

122. Grotta JC, Manner C, Pettigrew LC, et al. Red blood cell disorders and stroke. *Stroke* 1986;**17**:811–816.

123. Rothman SM, Fulling KH, Nelson JS. Sickle cell anemia and central nervous system infarction: A neuropathological study. *Ann Neurol* 1986;**20**:684–690.

124. Adams RJ, Nichols FT, McKie V, et al. Cerebral infarction in sickle cell anemia: mechanisms based on CT and MRI. *Neurology* 1988;**38**:1012–1017.

125. Steen RG, Langston JW, Ogg RJ, et al. Ectasia of the basilar artery in children with sickle cell disease. Relationship to hematocrit and psychometric measures. *J Stroke Cerebrovasc Dis* 1998;**7**:32–43.

126. Oguz M, Aksungur EH, Soyupak SK, Yildirim AU. Vein of Galen and sinus thrombosis with bilateral thalamic infarcts in sickle cell anemia: CT follow-up and angiographic demonstration. *Neuroradiology* 1994;**36**:155–156.

127. Adams RJ, McKie VC, Nichols F, et al. The use of transcranial ultrasonography to predict stroke in sickle cell disease. *N Engl J Med* 1992;**326**:605–610.

128. Adams RJ, McKie VC, Hsu L, et al. Prevention of a first stroke by transfusions in children with sickle cell anemia and abnormal results on transcranial Doppler ultrasonography. *N Engl J Med* 1998;**339**:5–11.

129. Maguire JL, deVeber G, Parkin PC, et al. Iron deficiency anemia as a risk factor for cerebrovascular events in early childhood: a case-control study. *Ann Hematol* 2014;**93**:571–576.

130. Mackay MT, Monagle P. Perinatal and early childhood stroke and thrombophilia. *Pathology* 2008;**40**:116–123.

131. Barnes C, deVeber G. Prothrombotic abnormalities in childhood ischaemic stroke. *Thromb Res.* 2006;**118**:67–74.

132. Kenet G, Lutkhoff LK, Albisetti M, et al. Impact of thrombophilia on risk of

arterial ischemic stroke or cerebral sinovenous thrombosis in neonates and children: A systematic review and meta-analysis of observational studies. *Circulation* 2010;**27**:1838–1847.

133. Koo B, Becker LE, Chuang S, et al: Mitochondrial encephalomyopathy, lactic acidosis, stroke like episodes (MELAS): Clinical, radiological, and genetic observations. *Ann Neurol* 1993;**34**:25–32.

134. Matthews PM, Tampieri D, Berkovic SF, et al. Magnetic resonance imaging shows specific abnormalities in the MELAS syndrome. *Neurology* 1991;**41**:1043–1046.

135. Clark JM, Marks MP, Adalsteinsson E, et al. MELAS: Clinical and pathological correlations with MRI, xenon/CT, and MR spectroscopy. *Neurology* 1996;**46**:223–227.

136. Hirt L. MELAS and other mitochondrial disorders. In Caplan LR (ed): *Uncommon Causes of Stroke*, 2nd ed. Cambridge: Cambridge University Press, 2008, pp 149–154.

137. Morin C, Dube J, Robinson B, et al. Stroke-like episodes in autosomal recessive cytochrome oxidase deficiency. *Ann Neurol* 1999;**45**:389–392.

138. Suzuki J, Kodama N. Moyamoya disease – a review. *Stroke* 1983;**14**:104–109.

139. Suzuki J. *Moyamoya Disease.* Berlin: Springer, 1986.

140. Chiu D, Shedden P, Bratina P, Grotta JC. Clinical features of moyamoya disease in the United States. *Stroke* 1998;**29**:1347–1351.

141. Taveras JM. Multiple progressive intracranial arterial occlusions: A syndrome of children and young adults. *AJR Am J Roentgenol* 1969;**106**:235–268.

142. Scott RM, Smith ER. Moyamoya disease and moyamoya syndrome. *N Engl J Med* 2009;**360**:1226–1237.

143. Ganesan V, Saunders D, Kirkham R, et al. Clinical and radiological features of moyamoya syndrome in British children: Relationship with outcome. *Ann Neurol* 2004;**54**(suppl 7):5–12.

144. Bruno A, Adams HOP, Bilbe J, et al. Cerebral infarction due to moyamoya disease in young adults. *Stroke* 1988;**19**:826–833.

145. Mauro AJ, Johnson ES, Chikos PM, Alvord EC. Lipohyalinosis and miliary microaneurysms causing cerebral

hemorrhage in a patient with moyamoya. A clinicopathological study. *Stroke* 1980;**11**:405–412.

146. Ikeda E. Systemic vascular changes in spontaneous occlusion of the circle of Willis. *Stroke* 1991;**22**:1358–1362.

147. Ueki K, Meyer FB, Mellinger JF. Moyamoya disease: The disorder and surgical treatment. *Mayo Clin Proc* 1994;**69**:749–757.

148. Smith ER, Scott RM. Surgical management of moyamoya syndrome. *Skull Base* 2005;**15**:15–26.

149. Scott RM, Smith JL, Roberson RL, et al. Long-term outcome in children with moyamoya syndrome after cranial revascularization by pial synangiosis. *J Neurosurg* 2004;**100**(suppl 2):142–149.

150. Guzman R, Lee M, Achrol A, et al. Clinical outcome after 450 revascularization procedures for moyamoya disease. *J Neurosurg* 2009;**111**:927–935.

151. Lynch JK. Cerebrovascular disorders in children. *Curr Neurol Neurosurg Reports* 2004;**4**:129–138.

152. Heller C, Heinecke A, Junker R, et al. Cerebral venous thrombosis in children: A multifactorial origin. *Circulation* 2003;**108**:1362–1367.

153. Carpenter J, Tsuchida T. Cerebral sinovenous thrombosis in children. *Curr Neurol Neurosci Rep* 2007;**7**:139–146.

154. Sebire G, Tabarki B, Saunders DE, et al. Cerebral venous sinus thrombosis in children: Risk factors, presentation, diagnosis, and outcome. *Brain* 2005;**128**:477–489.

155. Dlamini N, Billinghurst L, Kirkham FJ. Cerebral venous (sinovenous) thrombosis in children. *Neurosurg Clin N Am* 2010;**21**:511–527.

156. Bernard TJ, Goldenberg NA, Armstrong-Wells J, et al. Treatment of childhood arterial ischemic stroke. *Ann Neurol* 2008;**63**:679–696.

157. Paediatric Stroke Working Group. *Royal College of Physicians Guidelines. Stroke in Childhood: Clinical Guidelines For Diagnosis, Management And Rehabilitation*, 2004. http://www.rcpch.ac.uk/sites/de fault/files/asset_library/Research/ Clinical%20Effectiveness/Endorsed% 20guidelines/Stroke%20in%20Childh ood%20(RCP)/Stroke%20in%20chil dren%20-%20full%20guideline.pdf (accessed November 2015).

158. Monagle P, Chan AK, Goldenberg NA, et al. *American College of Chest Physicians Evidence-Based Clinical Practice Guidelines. Antithrombotic Therapy in Neonates and Children: Antithrombotic Therapy and Prevention Of Thrombosis*, 9th ed. *Chest*. 2012;**141**(2 Suppl): e737S–801S.

159. Roach ES, Golomb MR, Adams R, et al. American Heart Association Stroke Council; Council On Cardiovascular Disease in the Young. Management of stroke in infants and children: A scientific statement from a Special Writing Group of the American Heart Association Stroke Council and the Council on Cardiovascular Disease in the Young. *Stroke* 2008;**39**:2644–2691.

160. Louis S, McDowell F. Stroke in young adults. *Ann Intern Med* 1967;**66**:932–938.

161. Snyder BD, Ramirez-Lassepas M, Cerebral infarction in young adults: Long term prognosis. *Stroke* 1980;**11**:149–153.

162. Hart RG, Miller VT. Cerebral infarction in young adults: A practical approach. *Stroke* 1983;**14**:110–114.

163. Srinivasan K. Ischemic cerebrovascular disease in the young: Two common causes in India. *Stroke* 1984;**15**:733–735.

164. Hilton-Jones D, Warlow CP. The causes of stroke in the young. *J Neurol* 1985;**232**:137–143.

165. Radhakrishnan K, Ashek PP, Sridharan R, Mousa ME. Stroke in the young: Incidence and pattern in Benghazi, Libya. *Acta Neurol Scand* 1986;**73**:434–438.

166. Adams HP, Butler MJ, Biller J, Toffol GJ. Nonhemorrhagic cerebral infarction in young adults. *Arch Neurol* 1986;**43**:793–796.

167. Toffol GJ, Biller J, Adams HP. Nontraumatic intracerebral hemorrhage in young adults. *Arch Neurol* 1987;**44**:483–485.

168. Bogousslavsky J, Regli F. Ischemic stroke in adults younger than 30 years of age. *Arch Neurol* 1987;**44**:479–482.

169. Gautier JC, Pradat-Diehl P, Loron PL, et al. Accidents vasculaires cérébraux des sujets jeunes. Une etude de 133 patients ages de 9 à 45 ans. *Rev Neurol* 1989;**145**:437–442.

170. Berlit P. Cerebral ischemia in young adults. *Ann Neurol* 1990;**28**:258.

171. Yamaguchi T, Yoshinaga M, Yonekawa Y. *Stroke in the Young – Japanese Perspective*. Abstracts International Conference on Stroke. Geneva, May 30–June 1, 1991.

172. Lisovoski F, Rousseaux P. Cerebral infarction in young people: A study of 148 patients with early angiography. *J Neurol Neurosurg Psychiatry* 1991;**54**:576–579.

173. Williams LS, Garg BP, Cohen M, et al. Subtypes of ischemic stroke in children and young adults. *Neurology* 1997;**49**:1541–1545.

174. Ruiz-Sandoval JL, Cantu C, Baringarrementaria F. Intracerebral hemorrhage in young people. Analysis of risk factors, locations, causes, and prognosis. *Stroke* 1999;**30**:537–541.

175. Baringarrementaria F, Gonzalez-Duarte A, Miranda L, Cantu C. Cerebral infarction in young women: Analysis of 130 cases. *Eur Neurol* 1998;**40**:228–233.

176. Kittner SJ, Stern BJ, Wozniak M, et al. Cerebral infarction in young adults. The Baltimore–Washington Cooperative Young Stroke Study. *Neurology* 1998;**50**:890–894.

177. Giovannoni G, Fritz VU. Transient ischemic attacks in younger and older patients. A comparative study of 798 patients in South Africa. *Stroke* 1993;**24**:947–953.

178. Carolei A, Marini C, Ferranti E, et al. A prospective study of cerebral ischemia in the young. Analysis of pathogenic determinants. *Stroke* 1993;**24**:362–367.

179. Kristensen B, Malm J, Carlberg B, et al. Epidemiology and etiology of ischemic stroke in young adults aged 18 to 44 years in Northern Sweden. *Stroke* 1997;**28**:1702–1709.

180. Baringarrementaria F, Figueroa T, Huebe J, Cantu C. Cerebral infarction in people under 40 years. Etiologic analysis of 300 cases prospectively evaluated. *Cerebrovasc Dis* 1996;**6**:75–79.

181. Lee T-H, Hsu W-C, Chen C-J, Chen S-T. Etiologic study of young ischemic stroke in Taiwan. *Stroke* 2002;**33**:1950–1955.

182. Leys D, Bandu L, Henon H, et al. Clinical outcome in 287 consecutive young adults (15–45 years) with ischemic stroke. *Neurology* 2002;**59**:26–33.

183. Musolino R, La Spina P, Granata A,

et al. Ischaemic stroke in young people: A prospective and long-term follow-up study. *Cerebrovasc Dis* 2003;**15**:121–128.

184. Cerrato P, Grasso M, Imperiale D, et al. Stroke in young patients: Etiopathogenesis and risk factors in different age classes. *Cerebrovasc Dis* 2004;**18**:154–159.

185. Nedeltchev K, der Maur TA, Georgiadis D, et al. Ischaemic stroke in young adults: Predictors of outcome and recurrence. *J Neurol Neurosurg Psychiatry* 2005;**76**:191–195.

186. Varona JF, Bermejo F, Guerra JM, Molina JA. Long-term prognosis of ischemic stroke in young adults. Study of 272 cases. *J Neurol* 2004;**251**:1507–1514.

187. Ji R, Schwamm LH, Perves MA,

Singhal AB. Ischemic stroke and transient ischemic attack in young adults: Risk factors, diagnostic yield, neuroimaging, and thrombolysis. *JAMA Neurol* 2013;**70**:51–57.

188. Debette S, Leys D. Cervical-artery dissections: Predisposing factors, diagnosis, and outcome. *Lancet Neurol* 2009;**8**:668–678.

189. Lechat P, Mas JL, Lescault G, et al. Prevalence of patent foramen ovale in patients with strokes. *N Engl J Med* 1988;**318**:1148–1152.

190. Lechat P, Lascault G, Thomas D, et al. Patent foramen ovale and cerebral embolism. *Circulation* 1985;**72**(suppl 3):134.

191. Narayan D, Kaul S, Ravishankar K, et al. Risk factors, clinical profile, and

long-term outcome of 428 patients of cerebral sinus venous thrombosis: Insights from Nizam's Institute Venous Stroke Registry, Hyderabad (India). *Neurol India* 2012;**60**:154–159.

192. Kaku DA, Lowenstein DH. Emergence of recreational drug abuse as a major risk factor for stroke in young adults. *Ann Intern Med* 1990;**113**:821–827.

193. Sloan MA, Kittner SJ, Feeser BR, et al. Illicit drug-associated ischemic stroke in the Baltimore–Washington Young Stroke Study. *Neurology* 1998;**49**:1688–1693.

194. Rutten-Jacobs LC, Maaijwee NA, Arntz RM, et al. Clinical characteristics and outcome of intracerebral hemorrhage in young adults. *J Neurol* 2014;**261**:2143–2149.

第16章
脊髓血管病

16

卒中可累及脊髓。但脊髓卒中仅代表了所有中枢神经系统血管疾病的一小部分。在生活中脊髓卒中少见,对脊髓血管系统缺乏研究。这导致我们对脊髓血管疾病的理解并不完全。此外,尸检很少仔细检查脊髓及其血管系统。然而,当我们仔细寻找时,还是能发现脊髓缺血性病变。例如一项在伦敦和加拿大安大略省进行的系统研究发现,在连续进行的 1200 例尸检中有 52 例(4%)存在缺氧性脊髓病[1,2]。近些年,随着影像诊断学的发展,人们对于脊髓及其血管的研究得到了极大的发展,从而提高了对于脊髓血管病的认识。

脊髓的解剖特点

脊髓独特的解剖特点使得临床医生处理脊髓病变的方法与大脑病变颇为不同。横断面上,脊髓灰质位于中间,呈 H 型,而白质纤维传导束则位于周边。和运动相关的锥体束及和感觉相关的脊髓丘脑束位于腹侧三分之二,而本体感觉则位于背侧三分之一。

解剖上要求对病变进行两个平面的定位:纵向和横向定位。对病变进行磁共振成像(MRI)或标准血管造影检查要求将病变定位于脑和脊髓交界区、颈髓、胸髓、腰髓或马尾。纵向定位取决于长运动束(锥体束)和感觉束(脊髓丘脑束和后柱本体感觉纤维)受累的水平,以及局灶节段性症状的存在[3]。感觉异常的根性或皮节分布、反射或下运动神经元损害可以准确定位病变的纵向水平。局部骨骼压痛及疼痛通常也能可靠的定位受累节段。不同节段的病变的病因可能不同。

脊髓表面存在 3 层被膜,分别为硬脊膜、蛛网膜和软脊膜。脑脊液位于蛛网膜及软脊膜之间。具有临床意义的病变为:①硬膜外腔内;②硬脑膜内,但在脊髓之外(髓外硬膜下);③髓内。大多数硬膜外病变是指环绕脊髓的骨质结构及其结缔组织成分的病变。髓外硬膜下病变通常是良性肿瘤、血肿或脓肿。髓内病变的鉴别诊断较多,包括梗死和血肿。

横向定位则更加困难。硬膜外病变通常累及脊椎,而骨痛和根痛通常先于脊髓功能障碍症状出现。硬膜内病变可引起根痛,但在临床上和影像上没有骨骼病变。髓内病变通常但不总是没有痛觉。症状不对称、远端感觉纤维损害、分离性感觉丧失是其他髓内病变定位线索。

脊髓血管系统

我在这里不涉及对脊髓血管系统的诊断或讨论,这在第 2 章解剖中已经有综合讨论。我们认为脊髓节段的轴位图能使我们更容易理解脊髓的血管系统,这也使其更加形象化(图 16-1)。

脊髓动脉系统

脊髓前动脉是一条粗大的单一动脉,它走行于脊髓的腹正中线上,从枕骨大孔脊髓和延髓交界处到脊髓的尾端即终丝。相比之下,位于脊髓背侧的脊髓后动脉则是成对的,它们管径较小,且往往形成小的血管丛。

腹侧白质表面由脊髓前动脉供血,同时脊髓也由脊髓前动脉供血。最靠近嘴侧的脊髓前动脉来自于颅内椎动脉[4]。脊髓前动脉是由 5~10 支根动脉在不同水平汇合而成的,他们通常是不成对的(图 16-2)。甲状颈干的分支、来自锁骨下动脉供应颈髂肋肌的分支和颈部椎动脉分支则为脊髓颈膨大节段供血。一条起自椎动脉的根动脉供应脊髓 C3 段,脊髓 C6、C7 段则由另一条起自颈动脉升段的前根动脉供血。

脊髓前动脉胸段由颈深动脉的脊支和肋间动脉以及主动脉的分支供血。血液供应主要为上胸段边缘(T2~T4)。这被称为纵向脊髓分水岭区域。

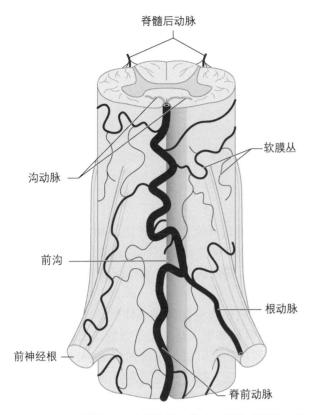

图 16-1 脊髓横断面显示动脉供血模式。脊前动脉是一条单独的中线动脉,走行于前正中裂。脊前动脉分出左右沟动脉,供应前角和白质。通常有两条脊后动脉,左右各一,分支后形成动脉网,供应后角和后索

最大的动脉通常来自下胸段和上腰段,最常见在 T9~T12 之间,但也可能会低至 L2 水平。此动脉通常称为腰膨大动脉,它通常发自左侧,供应脊髓腰膨大。脊髓前动脉在胸正中区域是不连续的,该区域被称为脊髓的边缘带或供应的分水岭区域[5]。圆锥和马尾神经由腹下或闭孔动脉从前部供应。

脊髓灰质及白质的血供有所不同[6]。脊髓前动脉发出的深穿支,沿着腹侧沟走行,并在到达中央灰质区后发出分支来供应左右两侧前角区域[7,8]。圆周动脉及其深穿支则供应脊髓前动脉供血区外侧的腹白质区,前角的尖端以及锥体束[7,8]。此种供血模式与脑干类似,在脑干中旁正中穿通动脉以及长/短回旋动脉从椎动脉和基底动脉发出(见图 2-22B)。

此外,还有更多的后根动脉,他们沿着每侧的神经根,在几乎每一脊髓水平上,供应脊髓后部表面的血管丛[7]。一些附加的节段动脉由椎动脉,主动脉,髂内动脉发出,供应脊髓旁结构,之后终止于前后神经根处,不供应脊髓或穿过硬膜。这些血管通常是脊髓动静脉畸形(AVM)的发源地[9]。脊髓后动脉丛也发出分支动脉至后柱和灰质后角[1,7,8]。

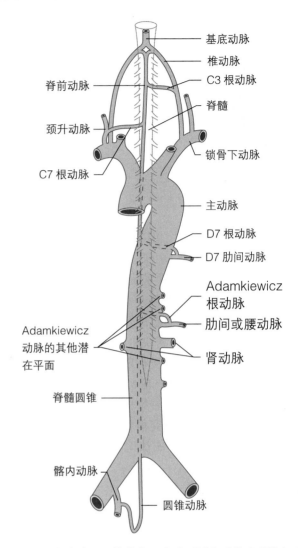

图 16-2 主动脉弓及其分支。脊髓不同水平的重要供血动脉。颈部脊髓的供血来自椎动脉;其他部分来自主动脉弓

脊髓的中央区域是前后脊髓动脉供应的分水岭区。在脊髓中前后脊髓动脉供应的中央部分常被称为边缘带或供应的分水岭区域[10]。

脊髓静脉系统

脊髓静脉的解剖也已经得到了充分的研究[11]。脊髓静脉系统是由脊髓内静脉系统、脊髓外静脉系统及硬膜外系统构成复杂的静脉回流网[12]。根静脉很丰富,引流血液进入椎旁及椎管内静脉丛,并进入盆腔静脉。与动脉血供相同,脊髓存在前、后静脉回流系统。脊髓后部的血液引流到大的后正中静脉。前、后静脉系统形成一个广泛的网络,几乎环绕着整个脊髓。脊髓的血液由脊髓内及脊髓外静脉系统进行回流,该系统将单一器官与半奇静脉系统所联系[12]。脊髓静脉性梗死可能比脑静脉性梗死更常见。这种梗死通常是由于机械的挤压作用,感染和炎症导致,他们能破坏静脉,使形成血

管畸形,从而造成静脉压力增高。对于具有硬脊膜动静脉瘘的患者,静脉性高血压是脊髓梗死的一个重要因素。

脊髓缺血和梗死

对脊髓梗死的认识与对脑梗死机制认识是同步发展的。脊髓血管解剖的大部分内容都是在19世纪后期由 Düret、Adamkiewicz 和其他人研究得出的[1,13]。早在20世纪,医生认识到,大多数脊髓梗死均累及到脊髓前部。临床医生将脊髓梗死归因于脊髓前动脉闭塞。公认的原因是该动脉本身病变,特别是由于梅毒,糖尿病或动脉粥样硬化。回想一下,在同一时期,颅内前循环梗死无一不被诊断为大脑中动脉闭塞。后来,结果表明颅内动脉病变概率往往比颅外动脉小。栓塞而不是动脉粥样硬化原位血栓形成往往被认为是颅内动脉闭塞更多见的原因。同样,已经很清楚,脊髓前动脉分布区域的梗死常是由母动脉(通常是主动脉)的病变引起的,较少的情况下是由于栓塞。椎管内动脉疾病很少见。

主动脉疾病无疑是脊髓梗死最常见的原因。有趣的是,最早报道的两个脊髓梗死的病例与主动脉瘤相关[14-16]。Astley Cooper 爵士在1825年报道的一例是:患者波特,38岁,巨大髂动脉创伤性动脉瘤,创伤延伸到了主动脉远端[14,15]。Cooper 结扎主动脉瘤以上的部分,患者出现了尿潴留、大便失禁及腹部以下感觉丧失,并很快死亡。尸检表明,血栓延长到结扎部分以上并阻塞了大部分远端主动脉。伦敦盖斯医院的外科医生 Gull 在1857年描述了一位由主动脉弓动脉瘤导致的双下肢力量和感觉丧失的患者[14,16]。20世纪后半叶主动脉手术变得普通,脊髓梗死成为手术常见的并发症[14]。外科医生认识到在肾动脉上方或下方的,有时与脊髓截瘫有关[14,17,18]。

大多数情况下,截瘫在胸、腹主动脉动脉瘤修复后出现[8,13,19-21]。早期研究显示,在大动脉动脉瘤开放性手术后会出现梗死,而其也是大动脉动脉瘤血管内治疗的并发症[22-25]。在修复过程中,根供血动脉到脊髓前动脉的血流受到了损害。当胸髓受累时,通常在手术后直接出现弛缓性截瘫,伴有小便失禁及胸段平面以下感觉丧失。随后,下肢出现痉挛性截瘫。当腰髓受累后,出现圆锥梗死,伴有肌张力降低,下肢反射消失,出现废用型萎缩,括约

肌功能丧失,以及下肢,会阴部和小腹触觉和针刺觉丧失。

在未破裂动脉瘤,主动脉夹层,外伤性主动脉破裂,血栓栓塞性主动脉闭塞,主动脉斑块和溃疡性疾病也存在类似的研究结果。血栓和斑块可以堵塞脊髓根动脉开口。夹层可以撕裂或阻塞脊髓供血动脉开口,有时影响的节段很长。胆固醇结晶和其他斑块物质可进入脊髓动脉并栓塞其分支。在某些患者中,脊髓缺血隐袭进展,发展较慢。由于前角或有时锥体束的选择性缺血,脊髓缺血可误诊为运动神经元疾病或糖尿病性肌萎缩[26]。

与脑缺血性卒中相反,脊髓短暂性脑缺血发作罕见,但确实也有发生[21,27]。脑梗死倾向于以不同的模式发生[27,28]。有时在新一代 MRI 扫描仪上可发现脊髓软化区域,尤其在进行 DWI 检查后[27-29]。在一项法国研究中,连续入组的28例脊髓梗死患者,15例发生于腰髓,3例为颈髓,3例为胸髓,3例为圆锥[28]。梗死分类如下[27]:

- 双侧,主要为前侧(图16-3A)。这些患者具有双侧运动和脊髓丘脑束受损型的感觉缺损。后柱感觉功能(振动觉和位置觉)保留。
- 单侧,主要为前侧(图16-3B)。运动功能缺损为病变部位以下偏瘫,对侧脊髓丘脑束型感觉缺失——Brown-Séquard 综合征。
- 双侧,主要为后侧(图16-3C)。病变部位以下后柱型感觉功能缺失,同时可有严重的双侧锥体束受损症状。
- 单侧,主要为后侧(图16-3D)。同侧偏瘫和后柱感觉丧失。
- 正中(图16-3E)。双侧痛觉和温度觉丧失,后柱和运动功能保留。与脊髓空洞相似。
- 横切。病变水平以下运动、感觉和括约肌功能丧失。

前部损伤比后部更为常见,尤其在主动脉手术之后。在急性截瘫的患者中经食管超声心动图可以显示主动脉斑块[30]。包括 MRI 在内的其他主动脉成像手段,目前正在积极探索[31,32]。由主动脉病变导致的脊髓梗死可伴随椎骨梗死的影像学征象[3,33,34]。

栓塞可以而且确实能够导致脊髓梗死。我见过几例因细菌性心内膜炎导致的脊髓和脑栓塞性梗死的患者。这样的病例其他人也有报道[1,21]。其他可以引起脊髓栓塞的有心房黏液瘤和非细菌性栓塞性心内膜炎。

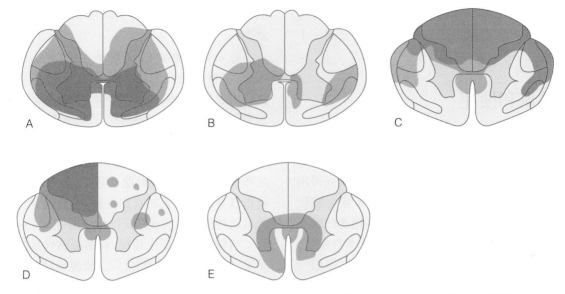

图16-3　图示脊髓梗死的模式。深灰显示常见范围,浅灰潜在的更大缺血范围。(A)前部双侧梗死;(B)前部一侧优势梗死;(C)后部双侧梗死;(D)后部一侧优势梗死;(E)脊髓中央梗死 Based on Novy J,Carruzzo A, Maeder P,Bogousslavsky J. Spinal cord ischemia. Clinical and imaging patterns,pathogenesis,and outcomes in 27 patients. *Arch Neurol* 2006;63:1113-1120 with permission.

自20世纪80年代早期,病理学家和临床医生就已经知道来自椎间盘的软骨组织可侵袭脊髓动静脉导致破坏性的脊髓卒中[3,35-38]。大多数病例报道都是发生于颈段的,患者主要为年轻女性。一些病人已经妊娠或处于产褥期或正在服用口服避孕药。轻微创伤、突然的颈部活动或提举重物通常被认为是其诱发因素。首发症状通常是颈部、上背部疼痛或神经根痛,接着,迅速进展为脊髓综合征伴四肢瘫,有时症状是非对称的。脊髓空洞症样的分离性感觉丧失,痛温觉丧失(但是触觉保留)可以出现在上肢或肩胛区域。我还没有见过或读到过在发生截瘫后这些症状还能够恢复的。同样的并发症也可以发生于腰段脊髓和一起脊髓圆锥梗死[3]。与脊髓造影术相比,MRI和其他研究未能显示由于脊髓或神经根压迫引起的椎间盘移位.梗死一般是轻微的,但也可能是出血[3]。毫无疑问,这一并发症发生率远远比确诊的多。

背部或颈部疼痛可能在脊髓功能障碍发生前数分钟内出现,通常伴随根性分布的感觉异常。在一项对27例脊髓梗死患者的研究中,16例(59%)以此形式发病[18]。在这些患者中脊髓缺血的水平与疼痛和感觉异常的水平一致。在13例患者中,缺血性症状在背部、上肢活动或开始行走后立即出现[27]。脊髓梗死要么发生于前部,要么在后部,不会位于正中,主要出现在急性和慢性脊椎和椎间盘病变的节段。机械应力损伤脊髓根动脉造成局部缺

血,尽管有些病例可能由椎间盘软骨性栓子引起。

脊髓表层的脊膜梗死和炎症可以扩散到脊动脉,造成急性脊髓卒中。这种现象类似于大脑中结核和梅毒导致的Heubner动脉炎。这两种病变,以及真菌感染和莱姆病,可能是绝大多数感染性脊髓动脉炎的原因。几乎无一例外,脑脊液提供了解决这个问题的线索。

任何原因引起的慢性粘连性蛛网膜炎也可能导致脊髓穿通动脉的瘢痕形成和闭塞,以及脊髓正中部分的缺血性坏死[39]。除了脊髓任何节段都可能受累以外,其临床表现与脊髓空洞症相似。创伤、出血或感染均可能导致蛛网膜瘢痕形成。体征和症状逐渐发展,有时在脊髓损伤、出血或脑膜炎几年后才出现[39]。血吸虫病,特别是曼森血吸虫,是众所周知的脊髓病变的原因[40-42]。血吸虫随着血流到达脊髓,可导致脊髓梗死或肉芽肿性炎症,通常累及圆锥和马尾。脊髓梗死偶尔也可由水痘带状疱疹病毒感染引起[43]。中枢神经系统血管炎患者很少出现脊髓和脑梗死[44]。

脊髓缺血还可以在严重低血压、临床休克和心脏骤停时出现[14,21,45-47]。损伤最可能影响到胸髓的T4~T8之间的节段——脊髓最脆弱的区域[21]。梗死主要影响脊髓中央部分[27]。脊髓损伤的症状和体征几乎总是被缺氧-缺血性脑损伤所掩盖。由于伴随脊髓缺血,深昏迷患者往往出现肌张力低,反射偏低。系统性低灌注很少仅表现为纯粹的脊髓

综合征。

也有报道在注射海洛因[48]和吸入可卡因[49]后发生脊髓梗死。在注射海洛因致脊髓疾病的病例中,脊髓受损的体征通常在昏迷患者醒后被注意到。通常,脊髓病变在海洛因戒断后重新注射时进展。脊髓损伤的机制很可能是持续性的血管收缩。

静脉梗死是脊髓缺血的一个重要原因。梗死可能很轻微[50]或演变成出血[3,51]。静脉梗死可归因于三种不同机制之一:脊髓硬脑膜动静脉畸形[3,9,50-55],凝血障碍导致的静脉血栓形成或由于硬膜大部损伤,腰椎间盘脱出导致的静脉机械性压迫[50,56]。有些急性腰椎间盘脱出患者会发生严重的脊髓功能障碍,在 MRI 上可显示相应腰椎间盘突出部位的脊髓损伤。这些患者在减压术后可能不会有很大改善。这种脊髓损伤很可能是由于腰椎间盘压迫脊髓表面的静脉而导致梗死。

脊髓血管畸形

与颅内的情况相反,脊髓血管畸形往往表现为缺血而不是出血,但有些畸形可引起出血和缺血。由于其独特的特点,许多神经病学和卒中专家在诊断这些疾病时也缺少经验,我们认为更应该单独讨论脊髓血管畸形,而不是单纯地将其与出血或缺血性疾病关联。

脊髓畸形应分为两个大组,他们有不同的血液供应、表现和临床检查结果[硬脑膜组(Ⅰ型)和硬膜内组(Ⅱ型)][9,57,58]。所谓的Ⅰ型畸形,主要涉及硬脑膜,其血供主要来自位于脊髓神经根袖处的动脉[9,53],动静脉交通的孪生处由根动脉的硬脑膜分支供应。这些动静脉瘘通过一个或多个动脉化的、扩大的、通常是屈曲的硬膜内静脉引流,引流静脉沿着脊髓背侧表面走行,它们通常在上面,但偶尔也在供给动脉之下。硬脊膜供血动脉不参与脊髓的血液供应。硬脊膜动静脉瘘主要发生于 40~70 岁男性(比率为 4∶1),通常在 50 岁之后,常累及胸段下部和腰骶段。

在一项研究中,27 例Ⅰ型畸形中的 26 例由位于腰骶段的动脉供应,剩下的一例畸形由骶段动脉供应[58]。在另一项对硬脑膜窦的研究中,8 例位于 T8~T12,2 例位于 S1,还有一例分别在 L1、L5 节段[53]。在最近的一项荷兰研究中,80 名患者中有 49 例位于 T5~T8 节段之间。图 16-4 描述了这两项研究中共 146 名动静脉瘘的分布[45,46]。他们

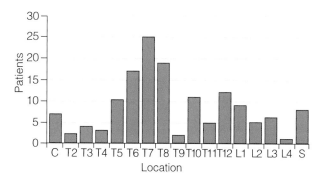

图 16-4　146 例患者中脊髓动静脉瘘的部位分布。C,颅;T,胸;L,腰;S,骶

通常由一条动脉供血,但有时也有 2 条或 3 条动脉供应的[7]。在一项有 27 名此类疾病的患者的研究中,24 名有一条供给动脉,3 名有两条[58]。通常,认为这种动静脉畸形血流量低,因为血管造影检查显示这些部位血流量少,并且血流缓慢。这些部位并没有合并动脉瘤或静脉瘤[9,53]。未见皮肤血管瘤,并且未闻及杂音。

硬脊膜动静脉瘘的最常见的表现是渐进性神经恶化,通常合并急性恶化[53]。在一项有 80 例记录研究中,63% 发生渐进性损害[59]。21 例患者在渐进性功能损害过程中发生了急性一过性损害的过程[59],5 名患者逐渐恶化。

这些动静脉瘘通常不会引起蛛网膜下腔出血,除非病变出现在颈部[55,60]。颈部动静脉瘘会导致蛛网膜下腔出血(SAH),其由脊髓动脉供血并且常位于近颈髓与延髓连接处。胸、腰、骶部的动静脉瘘很少发生 SAH,但是偶尔出现硬膜外出血。疼痛出现在大约 40% 的患者。疼痛可表现为根性的,有时和坐骨神经疼痛相似。症状往往在运动后加重。最常见的症状包括步态异常,下肢和(或)会阴部感觉异常或下肢肌力下降。此时,大多数患者已被诊断,因为提示骶髓节段病变的重要症状和体征已经出现,包括会阴感觉缺失、排尿困难、排便困难及性功能异常[59,61]。

相比其他脊髓血管病变患者,硬脊膜动静脉瘘患者脊髓 TIA 的发生更频繁。我的一个病人在驾驶汽车时发生过两次下肢瘫痪和麻木发作[62]。她丈夫抓住了方向盘踩下刹车才避免了事故发生。她的力量和感觉短时间恢复正常。另一位病人在住院期间发生了脊髓半横断综合征样症状发作并持续了几个小时[62]。对国立卫生研究院 27 名患者的病例组进行研究,19 名在运动和身体活动后症状加重[58],在另外一项病例组研究中也观察到相似现象[59]。如果病灶未经干预,症状通常会加重,并且

大部分患者在发病后 5 年内将无法行走。这些损害引起的症状可能是因为静脉高压,偶尔也可由发生于静脉引流系统的血栓形成引起[9,52-54]。

I 型硬膜损伤在早期 MRI 检查时不能被很好地观察到,但较新的核磁扫描仪则能够很好地显示出异常。DWI 通常可显示脊髓梗死,高 T2 信号,脊髓水肿较常见[63-66]。提示瘘的关键表现是在脊髓表面存在匍行扩张的静脉。T2 加权像、增强序列、增强 MRA 可见上述表现[65-69]。图 16-5 的 MR 显示了这样的静脉。应用 MR 血管造影技术,在注射对比剂后可以显示出硬膜外静脉血流方向,从而可定位可能的供血动脉[66]。这些沿脊髓背侧走行的卷曲的、扩大的静脉在造影时通常也可被发现,故脊髓造影术仍具有一定意义的诊断价值[57,58,63,64]。图 16-6 是一张术中照片,显示了脊髓表面扩大的静脉。患者行脊髓造影时需行仰卧位以显示畸形的静脉。

MR 血管造影[65-69]和 CT 血管造影[69]有时可以显示供血动脉。有经验的专家行选择性脊髓造影通常可以显示供血动脉,但是偶尔看不清楚。在患

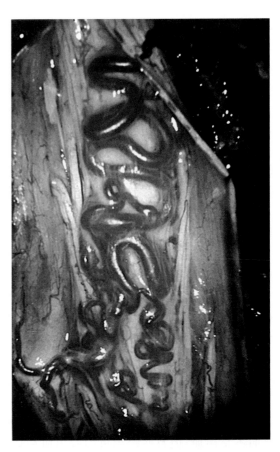

图 16-6 手术中打开硬膜后见到脊髓表明迂曲扩张的静脉(佛罗里达迈阿密大学 Roberto Heros 供图)

者临床表现典型并且 MRA 或 CTA 明确见到异常的静脉时我们主张外科手术探查。结扎供血动脉通常就可以阻止进一步恶化,所以异常的静脉不需处理[9]。动静脉瘘被成功处理后的大部分患者,尽管骶髓功能障碍(排尿、排便和性功能)仍然没有变化,肌力和步态均得到了改善[70]。

一些硬脑膜瘘位于脊柱或脊柱旁区域,但是血液引流到硬膜外静脉和硬膜内静脉系统[71]。扩张的硬膜外静脉可导致压迫性脊髓病。由脊柱旁硬脑膜瘘导致的静脉高压能引起静脉高压和充血性脊髓疾病,引起后者的机制与硬脑膜动静脉畸形的一致[71]。MRI 检查表现为在 T2 加权像上高信号,脊髓水肿和明显的髓周血管。扩张迂曲的硬膜外静脉在磁共振和血管造影检查时通常是很明显的[71]。

脊髓 AVM 是在硬膜内的。II 型畸形通常位于髓内,但有的也可以是部分位于髓内,部分位于硬脊膜和脊髓之间。硬脊膜内畸形可分为多种类型:①血管球型,指在脊髓内紧密缠绕的一团异常血管;②幼稚型,该型异常血管占据整个脊髓,由多个供血动脉在不同水平供血;③直接的动静脉瘘型,

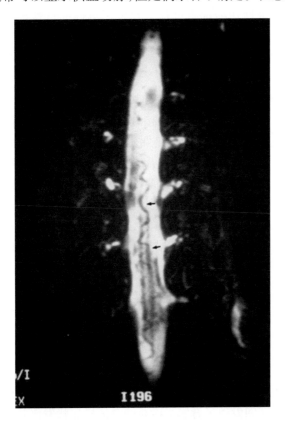

图 16-5 冠状位重 T2 相 MRI 显示胸腰髓背面蚯蚓状血管(箭头)From Kleefield J. Magnetic resonance and radiological imaging in the evaluation of back pain. In Aronoff GM (ed), *Evaluation and Treatment of Chronic Pain*, 3rd ed. Baltimore: Williams & Wilkins, 1998, pp 477-504 with permission.

它包括了脊髓供血动脉的分支;④海绵状血管瘤型,该型没有大的供血动脉,类似于脑内的海绵状血管瘤。随着 MRI 技术的发展,脊髓海绵状血管畸形的确诊率也得到了提高[9]。

硬膜内损伤的患者一般比硬膜损伤的患者年轻。但另一方面,大多数患者是男性。在某一研究中,65% 的患者在小于 25 岁时就出现首次症状[58]。这些病灶血供丰富,故出血相对较常见[9,58]。硬膜内损害沿着脊髓分布较广泛,但主要在颈髓节段。脊髓动脉瘤,脊髓外动脉瘤、其他 AVM 和动脉杂音在硬膜内 AVM 患者中常见。多数损害在髓内(在国立卫生研究院的病例组中占 80%)[57],症状和体征是进展型的。

硬膜内 AVM 通常 MRI 显影较好,且易通过 MRI 诊断,血管瘤型、幼稚型及海绵状血管瘤型孪生处在脊髓实质内。脊髓通常是增大的并可以发现多个匍行的空隙信号[64]。T1 加权像高信号代表了既往出血后形成的高血红蛋白。T1、T2 相上低信号则代表含铁血黄素[64]。脊髓造影通常能够容易地发现硬膜内 AVM。硬膜内 AVM 外科手术治疗的成功率不如硬膜的高。但是血管球和海绵状血管瘤是可以被切除的。

海绵状血管瘤行 MRI 检查可以很好显示[72-76]。脊髓海绵状血管瘤好发于 20~60 岁,多见于女性[74]。症状可以突然出现或逐渐进展[74,75]。妊娠、围生期和创伤后可使症状加重。如果畸形发生于颅内,造影通常是阴性的。与脑血管瘤一样,脊髓血管瘤的 MRI 影像也表现为信号不均、边界清楚、不连续。海绵状血管瘤边界清楚,手术能完整切除[60]。手术过程中,可以看到海绵状血管瘤是边界清楚的、蓝褐色的,位于髓内、桑葚样的血管团,周围有神经胶质增生和含铁血黄素沉着[75]。在其中一项病例组研究中(53 例病人:26 例男性;26 例女性)首次出现症状的平均年龄为 40 岁(11~80 岁)[76]。32 例症状进展,20 例保持最初急性脊髓病的表现。临床症状的产生是由于脊髓压迫(27 例)和脊髓出血(22 例)。41 例患者的病灶位于胸段,12 名位于颈段。血管瘤的平均大小为 16.3mm(3~54mm)。在 40 例行手术治疗的患者中,37 例进行了长期随访,平均时间为 7.3 年(0.4~50.0 年)。随访期间,20 例患者症状改善,6 例保持不变,11 例恶化。较前部病变而言,后部病变行手术治疗后,症状改善更常见[76]。

硬膜内 AVM 引起的出血可导致慢性蛛网膜炎,进而引发小的脊髓供血动脉瘢痕形成进而导致脊髓缺血。静脉内可形成血栓,硬膜或硬膜内形成血栓的畸形血管可导致一种亚急性坏死性上行性脊髓病,被称之为亚急性坏死性脊髓炎(Foix-Alajouanine 综合征)[77-78]。

脊髓出血

脊髓出血是指脊髓实质内出血。最常见的原因是创伤。出血可以是即刻发生也可以是迟发的。通常,中央导水管和灰质会累及,最常见的是颈髓节段。常见的症状是颈部疼痛、无力、上肢反射消失,伴有肩胛样分布的痛温觉丧失。其他病因包括 AVM、抗凝、血友病、其他出血障碍、肿瘤出血、注射器引起的出血(极少见)。脊液是血性的,MRI 和脊髓造影显示肿胀的充满血液的脊髓。

脊髓 SAH 是不常见的。与颅内 SAH 不同,脊髓 SAH 最常见的原因是 AVM,而脊髓的动脉瘤很少破裂[79]。往往在颈强和颈部疼痛后会出现局限性的背部疼痛,这是从脊髓神经根至后背或腿的放射性疼痛。血液渗出物的刺激往往是随后出现的头疼的原因。出血素质和使用抗凝药可导致脊髓 SAH。

脊髓的硬膜外和硬膜下出血比颅内的硬膜和硬膜下出血少。硬膜外血肿的发生率大约是硬膜下血肿的 4 倍。两者均是在抗凝治疗的人群中最常见[80-85]。一些患者既往有肝病和门静脉高压[80]。腰椎穿刺被认为是正在使用抗凝药物患者出血的促发因素。有时,这种出血会发生于用力或紧张之后,也有一些病例即使进行了全面评估也未能找到原因。退行性椎间盘疾病可能是一种病因[83]。最早的症状通常是背部疼痛,最常见于颈部。紧接着出现放射性疼痛,经常为单个或双上肢疼痛。最早的症状与椎间盘突出极其相似。几小时内或少见的几天内,感觉和运动症状就会发展到下肢,大肠、膀胱和性功能障碍也会接踵而至。无力和感觉缺失通常是对称的,但是,脊髓半切综合征也可能发生[80,69]。

脊髓硬膜外或硬膜下血肿在过去通常是通过脊髓造影检查来诊断的。检查最可能发现的是阻塞。CT 和 MRI 可显示出血,MRI 在确定血肿部位和范围方面则较优越。矢状位的 T1 和 T2 加权像对诊断来说较可靠。但是,出血和脓肿往往不能单纯依靠影像区分。除非对血肿进行减压,绝大多数的患者症状会逐渐进展。抗凝药应该停用,并使用维生素 K、新鲜冰冻血浆或凝血酶原复合物浓缩剂,尤其是富含因子Ⅶ、因子Ⅹ和凝血酶原的浓缩剂。

一旦 INR 值在允许范围内,减压术就应该实施。结局依赖于术前症状缺损的严重程度,脊髓受压的时间,以及发生截瘫的速度。慢性脊髓硬膜下血肿或水囊瘤少见,且常与既往的创伤和小的出血相关[86]。

(周安娜 徐浩明 谢冰姣 刘萍 译

杜万良 校)

参考文献

1. Buchan AM, Barnett HJM. Infarction of the spinal cord. In Barnett HJM, Mohr JP, Stern B, Yatsu F (eds): *Stroke: Pathophysiology, Diagnosis and Management.* New York: Churchill Livingstone, 1986, pp 707–719.

2. Vinters HV, Gilbert JJ. Hypoxic myelopathy. *Can J Neurol Sci* 1979;**6**:380.

3. Caplan LR. Case records of the Massachusetts General Hospital: Case 5-1991. *N Engl J Med* 1991;**324**:322–332.

4. Lazorthes G, Pulhes J Bastide G, Chanchole AR, Zadeh O. Spinal cord vascularization: anatomical and physiological study. *Rev Neurol* 1962;**106**:535–557.

5. Lazorthes G, Gouaze A, Zadeh O. Arterial vascularization of the spinal cord: Recent studies of the arterial substitution pathways. *J Neurosurg* 1971;**35**:253–262.

6. Sandler AN, Tator CH. Regional spinal blood flow in primates. *J Neurosurg* 1976;**45**:647–659.

7. Gillilan L. The arterial blood supply of the human spinal cord. *J Comp Neurol* 1958;**110**:75–103.

8. Mawad ME, Rivera V, Crawford S, et al. Spinal cord ischemia after resection of thoracoabdominal aortic aneurysms: MR findings in 24 patients. *AJNR Am J Neuroradiol* 1990;**11**:987–991.

9. Heros R. Arteriovenous malformations of the spinal cord. In Ojemann RG, Heros RC, Crowell RM (eds): *Surgical Management of Cerebrovascular Disease*, 2nd ed. Baltimore: Williams & Wilkins, 1988, pp 451–466.

10. Ishizawa K, Komori T, Shimada T, et al. Hemodynamic infarction of the spinal cord: involvement of the gray matter plus the border-zone between the central and peripheral arteries. *Spinal Cord* 2005;**43**:306–310.

11. Gillilan L. Veins of the spinal cord. Anatomic details – suggested clinical applications. *Neurology* 1970;**20**:860–868.

12. Griessenauer CJ, Raborn J, Foreman P, Shoja MM, Loukas M, Tubbs RS. Venous drainage of the spine and spinal cord: a comprehensive review of its history, embryology, anatomy, physiology, and pathology. *Clin Anat* 2015;**28**:75–87.

13. Hogan EL, Romanul FCA. Spinal cord infarction occurring during insertion of aortic graft. *Neurology* 1966;**16**:67–74.

14. Silver JR. History of infarction of the spinal cord. *J Hist Neurosci* 2003;**12**:144–153.

15. Cooper A. *The Lectures of Sir Astley Cooper on the Principles and Practices of Surgery.* London: Thomas and George Underwood, Vol **II**, 1825, pp 69–72.

16. Gull W. Paraplegia from obstruction of the abdominal aorta. In Wilks S, Poland A (eds): *Guy's Hospital Reports.* London: John Churchill, (3rd series) Vol **III**.

17. DeBakey ME, Simeone FA. Battle injuries of the arteries in World War II. *Ann Surg* 1946;**123**:534–536.

18. Picone AL, Green RM, Ricotta JR, May SG, DeWeese JA. Spinal cord ischemia following operations on the abdominal aorta. *J Vasc Surg* 1986;**3**:94–103.

19. Dodson WE, Landau W. Motor neuron loss due to aortic clamping in repair of coarctation. *Neurology* 1973;**23**:539–542.

20. Ross RT. Spinal cord infarction in diseases and surgery of the aorta. *Can J Neurol Sci* 1985;**12**:289–295.

21. Cheshire WP, Santos CC, Massey EW, Howard JF Jr. Spinal cord infarction: etiology and outcome. *Neurology* 1996;**47**:321–330.

22. Rockman CB, Riles TS, Landis R. Lower extremity paraparesis or paraplegia subsequent to endovascular management of abdominal aortic aneurysms. *J Vasc Surg* 2001;**33**:178–180.

23. Fortes DL, Atkins BZ, Chiou AC. Delayed paraplegia following infrarenal abdominal aortic endograft placement: case report and literature review. *Vascular* 2004;**12**:130–135.

24. Acher C, Wynn M. Paraplegia after thoracoabdominal aortic surgery: not just assisted circulation, hypothermic arrest, clamp and sew or TEVAR. *Ann Cardiothorac Surg* 2012;**1**:365–372.

25. Freyrie A, Testi G, Gargiulo M, Faggioli G, Mauro R, Stella A. Spinal cord ischemia after endovascular treatment of infrarenal aortic aneurysm. Case report and literature review. *J Cardiovasc Surg (Torino)* 2011;**52**:731–734.

26. Herrick MK, Mills PE. Infarction of spinal cord: Two cases of selective grey matter involvement secondary to asymptomatic aortic disease. *Arch Neurol* 1971;**24**:228–241.

27. Novy J, Carruzzo A, Maeder P, Bogousslavsky J. Spinal cord ischemia. Clinical and imaging patterns, pathogenesis, and outcomes in 27 patients. *Arch Neurol* 2006;**63**:1113–1120.

28. Masson C, Pruvo JP, Meder JF, et al. Study Group on Spinal Cord Infarction of the French Neurovascular Society. Spinal cord infarction: Clinical and magnetic resonance imaging and short term outcome. *J Neurol Neurosurg Psychiatry* 2004;**75**:1431–1435.

29. Shinoyama M, Takahashi T, Shimizu H, Tominaga T, Suzuki M. Spinal cord infarction demonstrated by diffusion-weighted magnetic resonance imaging. *J Clin Neurosci* 2005;**12**:466–468.

30. Walsh DV, Uppal JA, Karalis DG, Chandrasekaran K. The role of transesophageal echocardiography in the acute onset of paraplegia. *Stroke* 1992;**23**:1660–1661.

31. Caplan LR. The aorta as a donor source of brain embolism. In Caplan LR, Manning WJ, *Brain Embolism.* New York: Informa Healthcare, 2006, pp 187–201.

32. Amarenco P. Cohen A. Update on imaging aortic atherosclerosis. In Barnett HJM, Bogousslavsky J, Meldrum H (eds) *Ischemic Stroke: Advances in Neurology*, vol **92**. Philadelphia: Lippincott, Williams & Wilkins, 2003, pp 75–89.

33. Yuh WT, Marsh EE III, Wang AK, et al. Imaging of spinal cord and vertebral body infarction. *AJNR Am J Neuroradiol* 1992;**13**:145–154.

34. Faig J, Busse O, Selbeck R. Vertebral body infarction as a confirmatory sign of spinal cord ischemic stroke: report of three cases and review of the literature. *Stroke* 1998;**29**:239–243.

35. Srigley JR, Lambert CD, Bilbao JM, Pritzker KP. Spinal cord infarction secondary to intervertebral disc embolism. *Ann Neurol* 1981;**9**:296–301.

36. Raghavan A, Onikul E, Ryan MM, et al. Anterior spinal cord infarction owing to possible fibrocartilaginous embolism. *Pediatr Radiol* 2004;**34**:503–506.

37. Duprez TP, Danvoye L, Hernalsteen D, Cosnard G, Sindic CJ, Godfraind C. Fibrocartilaginous embolization to the spinal cord: serial MR imaging monitoring and pathologic study. *AJNR Am J Neuroradiol* 2005;**26**:496–501.

38. Piao YS, Lu DH, Su YY, Yang XP. Anterior spinal cord infarction caused by fibrocartilaginous embolism. *Neuropathol* 2009;**29**:172–175.

39. Caplan LR, Noronha A, Amico L. Syringomyelia and arachnoiditis. *J Neurol Neurosurg Psychiatry* 1990;**53**:106–113.

40. Haribhai HC, Bhigjee AI, Bill PL, et al. Spinal cord schistosomiasis. A clinical, laboratory and radiological study, with a note on therapeutic aspects. *Brain* 1991;**114**:709–726.

41. Saleem S, Belal AI, el-Ghandour NM. Spinal cord schistosomiasis: MR imaging appearance with surgical and pathologic correlation. *AJNR Am J Neuroradiol* 2005;**26**:1646–1654.

42. Van Leusen H, Perquin WV. Spinal cord schistosomiasis. *J Neurol Neurosurg Psychiatry* 2000;**69**:690–691.

43. Orme HT, Smith AG, Nagel MA, et al. Varicella zoster virus spinal cord infarction identified by diffusion-weighted MRI (DWI). *Neurology* 2007;**69**:398–400.

44. Salvarini C, Brown RD Jr, Calamia KT, et al. Primary CNS vasculitis with spinal cord involvement. *Neurology* 2008;**70**:2394–2400.

45. Silver JR, Buxton PH. Spinal stroke. *Brain* 1974;**97**:539–550.

46. Satran R. Spinal cord infarction. Current concepts of cerebrovascular disease. *Stroke* 1987;**22**:13–17.

47. Singh U, Diplomate NB, Silver JR, Weply NC. Hypotensive infarction of the spinal cord. *Paraplegia* 1994;**32**:314–322.

48. Brust JCM. Stroke and substance abuse. In Caplan LR (ed): *Uncommon Causes of Stroke*, 2nd ed. Cambridge: Cambridge University Press, 2008, pp 365–370.

49. Schreiber AL, Formal CS. Spinal cord infarction secondary to cocaine use. *Am J Phy Med Rehab* 2007;**66**:158–160.

50. Kim RC, Smith HR, Henbest ML, Choi BH. Nonhemorrhagic venous infarction of the spinal cord. *Ann Neurol* 1984;**15**:379–385.

51. Hughes JT. Venous infarction of the spinal cord. *Neurology* 1971;**21**:794–800.

52. Larsson EM, Desai P, Hardin CW, et al. Venous infarction of the spinal cord resulting from dural arteriovenous fistula: MR imaging findings. *AJNR Am J Neuroradiol* 1991;**12**:739–743.

53. Bradac GB, Daniele D, Riva A, et al. Spinal dural arteriovenous fistulas: An underestimated cause of myelopathy. *Eur Neurol* 1993;**34**:87–94.

54. Hurst RW, Kenyon LC, Lavi E, Raps EC, Marcotte P. Spinal dural arteriovenous fistula: The pathology of venous hypertensive myelopathy. *Neurology* 1995;**45**:1309–1313.

55. Hemphill JC III, Smith WS, Halbach VV. Neurologic manifestations of spinal epidural arteriovenous malformations. *Neurology* 1998;**50**:817–819.

56. Roa KR, Donnenfeld H, Chusid JG, Valdez S. Acute myelopathy secondary to spinal venous thrombosis. *J Neurol Sci* 1982;**56**:107–113.

57. DeChiro G, Doppman JL, Ommaya AK. Radiology of spinal cord arteriovenous malformations. *Prog Neurol Surg* 1971;**4**:329–354.

58. Rosenblum B, Oldfield EH, Doppman JL, DiChiro G. Spinal arteriovenous malformations: a comparison of dural arteriovenous fistulas and intradural AVMs in 81 patients. *J Neurosurg* 1987;**67**:795–802.

59. Jellema K, Canta LR, Tijssen CC, et al. Spinal dural arteriovenous fistulas: Clinical features in 80 patients. *J Neurol Neurosurg Psychiatry* 2003;**74**:1438–1440.

60. Do HM, Jensen ME, Cloft HJ, et al. Dural arteriovenous fistula of the cervical spine presenting with subarachnoid hemorrhage. *AJNR Am J Neuroradiol* 1999;**20**:348–350.

61. Strom RG, Derdeyn CP, Moran CJ, et al. Frequency of spinal arteriovenous malformations in patients with unexplained myelopathy. *Neurology* 2006;**66**:928–931.

62. Teal PA, Wityk RJ, Rosengart A, Caplan LR. Spinal TIAs – a clue to the presence of spinal dural AVMs. *Neurology* 1992;**42**(Suppl 3):341.

63. Gilbertson JR, Miller GM, Goldman MS, Marsh WR. Spinal dural arteriovenous fistulas: MR and myelographic findings. *AJNR Am J Neuroradiol* 1995;**16**:2049–2057.

64. Greenberg J. Neuroimaging of the spinal cord. *Neurol Clin* 1991;**9**:696–698.

65. Bowen BC, Fraser K, Kochan JP, et al. Spinal dural arteriovenous fistulas: Evaluation with MR angiography. *AJNR Am J Neuroradiol* 1995;**16**:2029–2043.

66. Mascalchi M, Quillici N, Ferrito G, et al. Identification of the feeding arteries of spinal vascular lesions via phase-contrast MR angiography with three-dimensional acquisition and phase display. *AJNR Am J Neuroradiol* 1997;**18**:351–358.

67. Saraf-Lavi E, Bowen BC, Quencer RM, et al. Detection of spinal dural arteriovenous fistulae with MR imaging and contrast-enhanced MR angiography: Sensitivity, specificity, and prediction of vertebral level. *AJNR Am J Neuroradiol* 2002;**23**:858–867.

68. Luetmer PH, Lane JI, Gilbertson JR, Bernstein MA, Huston J, Atkinson JL. Preangiographic evaluation of spinal dural arteriovenous fistulas with elliptic centric contrast-enhanced MR angiography and effect on radiation dose and volume of iodinated contrast material. *AJNR Am J Neuroradiol* 2005;**26**:711–718.

69. Zampakis P, Santosh C, Taylor W, Teasdale E. The role of non-invasive computed tomography in patients with suspected dural fistulas with spinal drainage. *Neurosurgery* 2006;**58**:686–694.

70. Jellema K, Tijssen CC, van Rooiji WJJ, et al. Spinal dural arteriovenous fistulas. Long term follow-up of 44 treated patients. *Neurology* 2004;**62**:1839–1841.

71. Goyal M, Willinsky R, Montanera W, terBrugge K. Paravertebral arteriovenous malformations with epidural drainage: Clinical spectrum, imaging features, and results of treatment. *AJNR Am J Neuroradiol* 1999;**20**:749–755.

72. Lopate G, Black JT, Grubb RL. Cavernous hemangioma of the spinal

cord: report of two unusual cases. *Neurology* 1990;**40**:1791–1793.

73. Cosgrove GR, Bertrand G, Fontaine S, et al. Cavernous angiomas of the spinal cord. *J Neurosurg* 1988;**68**:31–36.

74. McCormick PC, Michelson WJ, Post KD, et al. Cavernous malformations of the spinal cord. *Neurosurgery* 1988;**23**:459–463.

75. Ogilvy CS, Louis DN, Ojemann RG. Intramedullary cavernous angiomas of the spinal cord: Clinical presentation, pathological features, and surgical management. *Neurosurgery* 1992;**31**:219–230.

76. Labauge P, Bouly S, Parker F, et al. on behalf of the French Study Group of Spinal Cord Cavernomas. Outcome in 53 patients with spinal cord cavernomas. *Surg Neurol* 2008;**70**:176–181.

77. Foix C, Alajouanine T. La myelite necrotique subaique. *Rev Neurol* 1926;**2**:1–42.

78. Criscuolo GR, Oldfield EH, Doppman JL. Reversible acute and subacute myelopathy in patients with dural arteriovenous fistulas. *J Neurosurgery* 1989;**70**:354–359.

79. Garcia C, Dulcey S, Dulcey J. Ruptured aneurysm of the spinal artery of Adamkiewicz during pregnancy. *Neurology* 1979;**29**:394–398.

80. Mattle H, Sieb JP, Rohner M, Mumenthaler M. Nontraumatic spinal epidural and subdural hematomas. *Neurology* 1987;**37**:1351–1356.

81. Post MJD, Becerra JL, Madsen PW, et al. Acute spinal subdural hematoma: MR and CT findings with pathological correlates. *AJNR Am J Neuroradiol* 1994;**15**:1895–1905.

82. Morandi X, Riffaud L, Chabert E, Brassier G. Acute nontraumatic spinal subdural hematomas in three patients. *Spine* 2001;**26**:e547–551.

83. Cha YH, Chi JH, Barbaro NM. Spontaneous spinal subdural hematoma associated with low-molecular-weight heparin. Case report. *Neurosurg Spine* 2005;**2**:612–613.

84. Gundry CR, Heithoff KB. Epidural hematoma of the lumbar spine: 18 surgically confirmed cases. *Radiology* 1993;**187**:427–431.

85. Russman BS, Kazi K. Spinal epidural hematoma and the Brown–Séquard syndrome. *Neurology* 1971;**21**:1066–1068.

86. Black P, Zervas N, Caplan LR, Ramirez L. Subdural hygroma of the spinal meninges: A case report. *Neurosurgery* 1978;**2**:52–54.

第 17 章
脑静脉血栓形成

大多数的脑缺血是由血栓栓塞或闭塞性动脉疾病引起的。但有时脑梗死和脑水肿是由脑静脉血栓形成（CVT）引起的。随着磁共振（MRI）、磁共振血流成像（MRA）、计算机断层扫描血管成像（CTA）的应用，脑静脉血栓形成的诊断较以前明显增加。在第 2 章中我们已经讨论了脑静脉系统的解剖结构。

概念发展

脑部引流静脉的阻塞性疾病最早报道于 19 世纪 20 年代。Ribes 在 1825 年首先描述了硬脑膜静脉窦血栓形成[1-3]。该名患者为 45 岁，男性，表现为癫痫发作，剧烈头痛和谵妄。谵妄在 1 个月内好转，但头痛持续存在，且抽搐的频率逐渐增加。患者在 6 个月后死亡。在尸检中发现，上矢状窦和左侧乙状窦中血栓形成，同时脑组织明显肿胀、软化并伴有陈旧性出血。在脑中发现了癌转移酶。3 年后，John Abercrombie 描述了第 1 例产褥期静脉窦血栓形成[4]。一例 24 岁的女性在第二次分娩后出现了剧烈的头痛。随后出现头部不适及枕部和颈部麻木感，紧接着出现右手的突然无力及麻木，言语不能及口角歪斜。在频繁抽搐后出现了昏迷、死亡。尸检中发现矢状窦阻塞，引流静脉扩张及肿胀，脑组织出血和软化。

Tonnelle[5] 在 1829 年发表一篇关于硬脑膜静脉窦血栓形成的综述，Cruveilhier[6] 在其病理解剖图谱中纳入了硬脑膜窦感染一章。作者们注意到硬脑膜静脉窦血栓形成在儿童中很常见，尤其是伴有发热和感染的儿童中。Tonnelle 和 Cruveilhier 注意到，硬脑膜静脉窦血栓形成易出现于产褥期和年老的患者即"高龄病例"中。在 19 世纪末，Quinke，这位发明腰椎穿刺的临床医师，发现一些患者伴有

头痛，视觉症状，视乳头水肿及颅内压升高的证据但没有脑肿瘤且经常会获得康复[7,8]。在 Quinke 的一名患者的尸检中，发现了双侧横窦和 Galen 静脉的阻塞。

Charles Symonds 对良性颅内压升高与硬脑膜静脉窦闭塞及脑静脉血栓形成的相关性这一现象的描述，引起了临床医生的注意。Symonds 在跨度长达 1/4 个世纪的一系列重要文献中描述了所谓的耳炎性脑积水及其与横窦血栓形成，耳部疾病和乳突小房的关系[9-12]。

1967 年神经外科医师 Kalbag 和神经病理学家 Woolf 合写了关于脑静脉血栓形成的专题论著[1]。在论著中临床医师们回顾了对该疾病的认识过程、发病机制的观点及既往的贡献。在过去的二十年里，随着磁共振技术的应用，提高了人们对硬脑膜静脉窦及静脉闭塞的认识能力，从而导致人们对静脉闭塞性疾病的认识取得了巨大的进展。而随着对静脉和硬脑膜静脉窦闭塞疾病认识的增多，研究者和临床医师关于该主题的综述及专题论著也大量发表[2,13-21]。

人口统计学

脑静脉血栓形成在静脉系统血栓性疾病类别中相对少见，据相关报道其每年发病率在 0.2~1.32/10 万[18,21,22]，在所有卒中患者中，脑静脉血栓形成所占比例为 0.5%[16,18,21,23]。任何年纪均可发生此病，包括新生儿及儿童，发病率分别为每年 1.4~12.0/10 万[24] 及 0.67/10 万[25]，由于激素的影响，女性和男性发病率之比为 3:1，同时年轻女性发病率最高。脑静脉血栓形成在性别和年龄方面的优势与动脉血栓栓塞性疾病有明显的区别，后者表现为男性发病的优势且平均年龄至少在 30 岁以后。

病因学

目前,已有大量的病因及危险因素被认为与 CVT 发病相关。其中包括所有已知可导致下肢深静脉血栓形成的医疗、外科手术及产科因素;以及感染或非感染性的局部因素,如头面部感染、头外伤、颅脑肿瘤、动静脉畸形或动静脉瘘等。同时,某些危险因素和病因往往可以同时存在,这就意味着即使存在明显的病因,仍应对病人进行完整的系统性病因评估。例如,在产褥期发生的 CVT,至少部分是由激素因素触发,同时可能伴有血栓前状态。

感染

在发明抗生素以前以及直到 20 世纪 70 年代,感染一直是 CVT 发生的常见原因。耳部及乳突的感染是横窦血栓形成的常见原因,面部及鼻窦感染可以引起海绵窦的化脓性感染。大多数的感染为化脓性的,但有时结核感染也会发生于耳部及乳突小房,并常播散到脑脊膜和硬脑膜窦。在面部结构中部 1/3 感染时,包括鼻子、鼻窦、眼眶、扁桃体、腭部,细菌进入面静脉和翼静脉丛,通过上眼静脉和下眼静脉的引流进入海绵窦[26,27]。

硬脑膜静脉窦感染可能在开放性、直接创伤时细菌进入颅腔后出现,以及在脑部及硬脑膜外脓肿后发生。硬脑膜静脉窦闭塞有时候也会并发脑脊膜炎。高热和脱水,特别是儿童及老年人,也可能引起硬脑膜静脉窦血栓形成。目前已知,感染可以增加包括与凝结过程相关的丝氨酸蛋白在内的急性期反应物的浓集。其导致的凝固性的增加同样促进 CVT。

一项关于脑静脉和硬脑膜静脉窦血栓形成的大型国际性研究(International Study on Cerebral Vein and Dural Sinus Thrombosis,ISCVT[28])中,大于 15 岁的患者中有 77 例(12.3%)是由感染原因引起的。在这 77 例患者中,有 51 例为耳部,面部,口部及颈部的感染,13 例患者为中枢神经系统的感染[28]。Lemierre 首先描述了一个不常见但重要的综合征:扁桃体咽喉炎继发颈静脉血栓性静脉炎,即 Lemierre 综合征[29]。

激素因素及女性妊娠和产褥期

CVT 发生中的女性优势,主要体现在孕期及产褥期、口服避孕药的使用、以及相对小程度的激素替代治疗及行试管婴儿(IVF)相关的激素准备。同时,妊娠 / 产褥期相关的 CVT 发病率存在地域内的差异[30-35]。美国国家医院出院调查(1979-1991)报告,在 50 264 631 例分娩中有 5723 例出现了颅内静脉血栓形成,其发生的频率为 11.4/10 万分娩[35]。在印度[32-34]和墨西哥[30-31]的报道中,妊娠 / 产褥期相关的 CVT 发生相当常见。有人统计,妊娠 / 产褥期相关的 CVT 在高收入国家中占所有 CVT 类型的 5%~20%,一些低收入国家中,所占比例可高达 60%。

与妊娠期相比,产褥期 CVT 更常见。在 ICVST 研究中,53 例女性在产褥期发生 CVT,而 24 例在妊娠期发生[28]。在墨西哥一项纳入 113 例非化脓性脑静脉血栓形成的患者中,有 67 例女性发生于产褥期,5 例发生于妊娠期,1 例在流产后[30]。大多数的产后病例发生于分娩后的前 3 周内,而妊娠病例多发生在妊娠晚期。对于在既往妊娠期发生过神经系统以外的静脉血栓形成(骨盆或下肢静脉血栓形成和肺栓塞)的患者来说,其发生产褥期 CVT 更常见。产褥期 CVT 在多胎妊娠的女性,产前保健较少的社会经济地位较低女性和在家分娩的女性都比较常见。对影响妊娠期和产褥期颅内静脉血栓形成发生频率的解释包括贫穷、素食、摄入维生素缺乏的食物、脱水、感染、多胎妊娠造成的维生素和蛋白质储存的耗竭,以及贫血。这些因素可能导致高同型半胱氨酸血症和血液高凝状态,增加静脉闭塞的风险[21]。发生在妊娠期及以后的其他可以促进体内高凝状态的因素常常可使 CVT 复杂化,约半数 ISCVT 研究[36]的患者及法国一项包括年轻女性在内的 286 名 CVT 患者研究[37]中 2/3 的患者,她们中至少存在一项血栓前状态的病因或危险因素,最常见的是先天性血栓形成倾向。

50 年前已有报道,口服避孕药可导致 CVT 发生,但关于两者关联的真实性、口服避孕药的风险程度、激素类型和剂量的作用以及相关危险因素的影响,多年来仍有广泛的争议。首先毋庸置疑,口服避孕药可导致 CVT 发生的真实性:在所有报道的 CVT 病历中,口服避孕药是年轻女性发生 CVT 最常见的危险因素,其中 ICVST 研究有 47% 患者使用口服避孕药病史[36],而在意大利的研究的 CVT 患者中,口服避孕药使用率高达 96%[38]。其他的病例对照研究[39]及 meta 分析[40]结果证实雌激素可增加 CVT 发生率,OR 值为 5.59(95%CI 3.95~7.91,$P<0.001$)。雌孕激素相关 CVT 发生率随年龄及大剂量雌激素含量增加。目前尚无足够的数据对比

所有激素类避孕措施相关发生 CVT 的风险,但是也有报道透皮激素类贴剂及阴道环导致静脉血栓性疾病的病例[41]。同时,仍有少数 CVT 病例出现在接受试管婴儿体外胚胎移植过程中的年轻不孕症女性中,通常与卵巢过度刺激综合征相关[42]。

激素的变化对于男性可能也很重要。据报道,一例 31 岁的健康男性为了健身采取了雄激素肌内注射,导致了硬脑膜静脉窦的广泛闭塞[43]。在一组共 27 例采用雄激素治疗贫血的患者中,其中有 3 例患者发生了 CVT[44]。在内分泌疾病中,报道过甲状腺疾病患者中有 30 例 CVT 事件,包括甲状腺功能减退[45]和甲状腺功能亢进[46]。

肿瘤

癌症往往伴有急性期反应物的增加及凝固性的增强,是血栓形成的另一个常见原因。腺癌,特别是来源于胰腺和消化道的腺癌,尤其易伴血栓形成的并发症。Hickey 等报道了 3 例 CVT 的癌症患者(2 例为乳腺癌,1 例为肺腺癌)[47]。他们还回顾了先前的 13 例病例报告。所有患者患有乳腺癌、肺癌或血液系统肿瘤,包括淋巴瘤和白血病。这些患者与颅内静脉血栓形成相关的临床综合征与非癌症患者没有明显区别,但往往同时存在肢体静脉血栓形成和肺栓子。在一些癌症患者中,窦静脉闭塞性疾病是很广泛的。在一例癌症患者的尸检中发现,其肾动脉和肾静脉,双侧颈内动脉,脾静脉,门静脉,肺动脉,上矢状窦,Galen 静脉和许多皮层静脉都发生了闭塞[47]。有 2 例患者在被诊断出癌症前,首先出现的是 CVT。

颅脑的肿瘤可以侵及硬脑膜实质,引起邻近硬脑膜窦的闭塞,这最常出现于脑膜瘤的患者中。侵及颅骨的转移性肿瘤,如乳腺癌和骨髓瘤,可能扩散至其下方的硬脑膜和硬脑膜窦,引起血栓形成。在 Bousser 研究的 135 例患者中,6 例(4.5%)患有癌症,其中包括 2 例癌性脑膜炎[16]。颈部包括咽喉部的肿瘤和脓肿,由于造成了颈静脉闭塞,也可以使血栓向横窦内延长[29,48]。

血液及凝血系统异常

许多获得性和先天性血液和凝血系统异常也是 CVT 发生的重要原因。据报道,血小板增多症[49],真性红细胞增多症[50]、阵发性睡眠性血红蛋白尿[51]、抗磷脂抗体综合征[52]、恶性贫血[16,24]、系统性红斑狼疮[53]、镰状细胞病或特征[54]、纤溶酶原缺乏[55]、

Ⅷ因子水平升高[56,57]、弥散性血管内凝血以及肝素诱发的血小板减少症相关的血栓形成[58]都可引起 CVT。同时,仍有常见的导致血栓前状态的危险因素是先天性血栓形成倾向,常见的有凝血因子 V 基因莱顿突变和凝血酶原基因 G20210A 突变。Lauw 等进行的一项系统回顾和 meta 分析中,纳入 18 项研究,其中包括已证实存在 V 基因莱顿突变的 919 名 CVT 患者及 3168 名健康对照者,得出 CVT 发生的 OR 值为 2.89(95%CI 2.10~3.97,$P<0.001$)[59]。另一个 meta 分析纳入 15 项研究,包括 776 名 CVT 患者和 2636 名健康对照者,凝血酶原基因突变患者发生 CVT 的 OR 值为 6.05(95%CI 4.12~8.90,$P<0.001$)[60]。其他先天性血栓形成倾向常见原因有抗凝血酶缺陷症(OR 值 3.75)、凝血酶原 C 缺乏症(OR 值 8.35)、蛋白 S 缺乏症(OR 值 6.45),但是这 3 种疾病相对少见,导致其可信区间范围较大[59]。此外,CVT 发生的风险在具有先天性血栓形成倾向的年轻女性服用口服避孕药后明显增加,V 基因莱顿突变的 OR 值上升到 30,凝血酶原基因突变的 OR 值上升到 79.3[37,38]。

在 CVT 的个体中,发现了由遗传因素介导的血栓形成倾向的其他两个原因,并在进一步的探索中:血浆谷胱甘肽过氧化物酶(GPx-3)基因的启动子的多态性[60]和Ⅻ因子 C46T 基因多态性[61]。

系统性疾病

一些系统性疾病可诱发 CVT。肾病综合征的患者由于严重的蛋白尿可引起凝血蛋白的缺乏,从而可能导致肾静脉和硬脑膜静脉窦的闭塞[62]。脱水的患者由于其相对高的血细胞比容和血液黏滞性和凝固性的增加,从而可能导致血栓形成。在疾病状态、老年恶病质的患者,脱水和凝血因子激活的双重作用可能引起所谓的老年消耗性静脉窦血栓形成。充血性心力衰竭也是 CVT 的一个重要原因,可能是由于静脉压升高造成的。

系统性炎性疾病也是 CVT 发生的潜在病因,尤其是包括 Crohn 病和溃疡性结肠炎在内的炎症性肠病[16,63]。在土耳其和地中海国家,白塞病也是引起 CVT 的重要原因。巴黎一项对 250 例白塞病患者的随访发现,有 25 例患者(10%)通过血管造影证实存在 CVT[64]。在沙特阿拉伯的一项研究中,1/4 的 CVT 是由白塞病引起的[65]。此外,土耳其一项针对 26 名白塞病儿童的研究,23 人(88.5%)发生 CVT,相比之下,702 名白塞病成人患者中仅有 17.2% 被

诊断为 CVT[66]。其他报道中出现的,有可能造成 CVT 的炎症性疾病还有韦格纳肉芽肿、结节病及干燥综合征[16]。

其他原因

硬脑膜动静脉瘘的患者可伴有引流静脉和硬脑膜静脉窦的血栓形成。CVT 可能诱发动静脉瘘的形成,这个话题在第 13 章进行了讨论。有相关报道指出,部分 CVT 发生在颅脑或其他系统手术、开放或闭合性颅脑损伤或腰椎穿刺术后,特别是在多发性硬化[67]及其他原因造成的低颅压状态,包括某些自发性低颅压[68,69]。

对于许多患者来说,虽然进行了深入的研究,但其 CVT 发生的原因仍不能确定。在 ISCVT 研究的 624 例患者中有 12.5% 患者未发现明确的原因[28],法国 135 例患者的研究中有 21% 没有确认病因[16,70],墨西哥 113 例患者中有 22% 不能明确病因[30],沙特阿拉伯 40 例患者中有 25% 无明确病因[65]。表 17-1 列出了两个大的病例研究中 CVT 常见原因[16,28]。结果表明,仍有 20% 患者未找到明确病因及危险因素,因此长期的随访观察及反复研究显得尤为必要。在某些特发性 CVT 患者当中,数月后或可能发现病因,例如癌症、白塞病或骨髓增生性疾病。

病理生理学

静脉闭塞性疾病患者的脑部病理学改变与动脉闭塞性疾病有显著区别[16,18,71-73]。动脉性疾病,脑部营养的运输直接受到阻断,导致脑缺血和脑梗死。当静脉系统某部位闭塞,影响了血液的引流,梗阻的静脉或硬脑膜静脉窦所引流的脑组织部位压力增加,受累区域发生脑水肿。如果组织的压力增至一定程度,毛细血管和动脉就会破裂而出现脑出血。如同城市的排水系统,在暴雨时如果排水系统闭塞,雨水积在大街上,并且可能淹没附近的土地。脑静脉和静脉窦闭塞的患者其初期主要表现为局部脑水肿和脑出血,出血可扩散进附近的蛛网膜下腔。

为了保证脑组织的充分灌注,供血动脉的血压必需高于引流静脉和组织的压力。当颅内压和静脉压力继续升高时,动脉灌注明显不足,动脉性脑梗死就会接踵而至。所谓的静脉性脑梗死则明显不同,多为继发于脑水肿后出现,认为是可逆的过程,这就是与动脉梗死最大的区别。因此,脑静脉形成侧支引流静脉的能力可以解释 CVT 患者恢复的巨大潜力。

临床表现

CVT 有一个非常广泛的症状和发病模式,可能模仿许多神经系统疾病表现。常见症状通常与颅内静脉结构的闭塞有关。

CD,男性,57 岁,是某医学院解剖系的一名修理工。一天,一名在图书馆工作的神经解剖学家发现他在交谈的过程中突然停止说话。重复说着"我不能,我不能",且其右胳膊有短暂的摇动。随后他被送到急诊室,发现他有言语困难。在检查的过程中发生了癫痫大发作,在发作前有头偏向右侧的先兆。血压 160/100mmHg,随后血压逐渐降至正常(125/80mmHg)。发作后出现精神激动和失语。失语为流利性的,表现为言语错乱和命名困难。并发现右上象限盲。语言理解和重复语言则相对保留。

表 17-1　脑静脉闭塞的两个大型病例研究中
不同病因的发生频率

	Bousser& Ross Russell[16]	Ferro 等[24]
血栓形成倾向	17(26.6%)	213(34.1%)
雌性激素	31(23%)	234(37.5%)
产褥期	13(9.6%)	53(12.3%)
妊娠	4(3%)	24(4.3%)
感染	9(7%)	77(12.3%)
贫血	2(1.5%)	58(9.2%)
恶性肿瘤	6(4.5%)	46(7.4%)
手术	1(0.75%)	21(3.3%)
皮质激素	3(2.2%)	10(1.6%)
硬脑膜瘘	3(2.2%)	10(1.6%)
白塞病	18(13%)	6(1%)
颅脑损伤	7(5%)	7(1.1%)
红细胞增多症	1(0.75%)	18(2.8%)
炎性肠病	1(0.75%)	10(1.6%)
脱水	—	12(1.9%)
甲状腺疾病	—	11(1.7%)
腰椎穿刺	—	12(1.9%)
不明原因	29(21%)	78(12.5%)
患者总数	135	680

当他能够讨论病情时,他说在那天早上醒来时感到头痛。但在发病前没有感觉不适。在之前的几周,他有剧烈的头痛。他患有高血压,目前正在服药治疗。1 年前,曾发生血栓性静脉炎,并采用华法林治疗 4 个月。发病时他没有服用香豆素或阿司匹林。

起病和病程

CVT 的发生可能是急性起病,但是大部分情况下静脉闭塞的形成和扩散与动脉闭塞相比则要慢得多。在大多数研究中,症状和体征逐渐或次第出现比突然急性起病常见的多[2,16,18]。起病后症状仍逐渐进展也是很常见的,要比动脉闭塞的患者中多。起病可分为急性(突然起病或 48 小时内出现)、亚急性(2 天至 1 个月之间)和慢性(>30 天)[16]。

在 Cantu 和 Barinagarrementeria 的研究中,产褥期静脉血栓形成的女性急性起病的发生率与非产褥期患者相比较常见(82% 和 54%)[30]。继发进展型在产褥期血栓形成中也较常见(72% 和 52%),产褥期和感染性病例有急性发作的趋势[2,16]。急性发作的患者往往表现为局灶的体征,而慢性起病的患者则更常表现为头痛。Ameri 和 Bousser 发现,31 例(28%)患者为急性起病(<48 小时),46 例(42%)患者为亚急性起病,33 例(30%)患者为慢性起病[70]。隐袭性起病的患者往往缺乏神经系统定位体征,往往造成就医和就诊的延迟。ISCVT 研究中,中位延迟时间为 7 天。有意识障碍、癫痫发作等经 CT 或

MRI 证实后有皮层受损症状的患者可早期诊断,然而男性或者是单纯颅内压增高的患者则确诊时间较晚[74]。此外,仍有一些患者在出现症状 6 个多月后才明确诊断。在一项利用血管造影术来证明颅内静脉血栓形成研究中,共纳入了 102 例患者,其中在明确诊断 CVT 以前,有 10% 的患者有超过 6 个月的头痛病史[74]。

尸检研究有时会证实静脉血栓形成和机化的不同时期[73,76]。放射学检查证实在停止抗凝治疗后静脉和静脉窦内的血栓会延长。缓慢进展的症状和体征出现,可能是由缓慢发展和延长的血栓形成及颅内静脉和静脉窦引流区域的广泛侧支形成这两者共同造成的。

头痛

头痛和头部不适感是 CVT 患者中非常常见的症状。CD 在出现神经系统症状的同时及以前均出现了头痛。与动脉血栓栓塞疾病的患者相比,静脉血栓形成的患者更常出现头痛症状。表 17-2 列出了几项研究中脑静脉血栓形成病程中常见的症状[28,30,65,70,71,78-81]。

在几项研究中共 1122 例患者中至少有 949 例患者(85%)的一个重要症状就是头痛。同时,仍有部分患者因使用止痛药、昏迷或失语等原因可能不会报告头痛的存在,那么实际上发生头痛的患者比例可能更高。Coutinbo 等的 ISCVT 队列研究中,共

表 17-2　几个研究中颅内静脉血栓形成患者不同临床表现的发生频率

临床表现	Cantu 和 Barinagarrementeria[30] 产褥期 n=67	Cantu 和 Barinagarrementeria[30] 非产褥期 n=46	Ameri 和 Bousser[70] n=110	Einhaupl 等[71] n=71
头痛	59(88%)	32(70%)	83(75%)	63/69(91%)
癫痫发作	40(60%)	29(63%)	41(37%)	34(48%)
局灶性表现	53(79%)	35(76%)	57(52%)	47(66%)
意识改变	42(63%)	27(59%)	33(30%)	40(56%)
视乳头水肿	27(40%)	24(52%)	54(49%)	19(27%)

临床表现	Tsai 等[81] n=29	B&B[78] n=76	Daif 等[65] n=40	de Bruijn 等[80] n=59	Ferro 等[28] n=624
头痛	9(31%)	61(80%)	33(82%)	56(95%)	553(88.1%)
癫痫发作	3(10%)	22(29%)	4(10%)	28(47%)	245(39.3)
局灶性表现	9(31%)	34(48%)	11(27%)	27(46%)	—
意识改变	27(93%)	18(27%)	4(10%)	32(54%)	87(13.9)
视乳头水肿	2(7%)	38(50%)	32(80%)	23(41%)	174(28.3)

有 38 人（10%）未报告有头痛症状[82]。这些患者往往多见于老年人、男性、运动和癫痫发作症状更明显者[82]。病情严重及镇痛后患者则更少诉说有前驱或起病后的头痛症状。

头痛的原因主要有两个方面：①静脉和硬脑膜静脉窦局部的反应；②颅内压的增高。不像大脑本身，硬脑膜和覆盖其上的颅骨及硬脑膜内是包含痛敏感的神经纤维的。静脉窦的扩张，尤其当是由炎症引起时，刺激这些痛敏感的纤维。血栓形成导致颅内结构的静脉引流系统的阻塞（至少是暂时性阻塞）。由此产生静脉压增高，导致了颅内压的增高、脑水肿、脑出血和脑梗死，以及脑脊液吸收的减少。

头痛并非是诊断 CVT 的特异性症状，和单纯的、局限性头部病变导致的头痛难以区分，有时也可能是因为颈静脉血栓形成所致。同时，头痛的性质也是多种多样，可以是轻微的头部沉重感，也可以是极其剧烈的爆裂样疼痛（"雷击样"头痛）[77-79]。大部分患者表现为持续性头痛，也有人表现为间断性头痛，多在发病初期出现，此后表现为发作性头痛。

在一项包括 123 名 CVT 患者在内的前瞻性研究中，连续观察，发现其中有 17 人发病后仅有头痛症状[77]。这些病人无颅内压增高表现，脑脊液检查正常，影像学未发现皮层病灶。其中有 15 人为横窦血栓形成，考虑其机制可能与窦壁扩张有关。总之，超过 90% 的 CVT 患者均表现单纯性头痛或同时合并任何表 17-2 中所列举的其他症状。

另外，CVT 患者另一主要的症状就是孤立的颅内压增高，可占到 25%~40% 的人群[70,74,78,79]。此时，伴随出现的头痛症状在发病后几天后几周内明显加重，多导致双侧视乳头水肿，其次可有第Ⅵ对脑神经麻痹、耳鸣及短暂的视物模糊症状，而神经影像学检查未见皮层损伤表现。此时临床表现类似于特发性颅内压增高症（过去称之为假性脑瘤或良性颅内压增高），该病在诊断时必须除外硬脑膜窦血栓形成。

仍应警惕的是，头痛症状的出现往往又具有一定的误导性，例如动脉瘤破裂导致的蛛网膜下腔出血所致头痛[79]、伴或不伴先兆的偏头痛[83]、因低颅压导致的单纯姿势性头痛演变至持续性头痛等[68]。

局灶神经系统症状和体征

静脉闭塞性疾病导致局部脑实质异常，包括水肿、出血、缺血和梗死，从而产生局灶性神经系统症状和体征。患者 CD 的表现症状是局灶神经系统的征象——失语。水肿可能是最常见的脑部异常。水肿可局限在闭塞静脉的引流区域或可能更广泛。水肿可单独存在或合并出血、梗死出现。CVT 患者出现颅内出血的频率主要取决于诊断标准的变化，如原始的尸体解剖中脑出血发生率为 100%，Crassard 和 Bousser 总结的 7 项研究合计为 12.5%~46%[84]，ISCVT 研究报道为 38%[28]，Crassard 和 Bousser 单独完成的 234 名患者连续研究中脑出血发生率为 25%[84]。此外，这些脑出血的患者中仍有 5% 同时合并蛛网膜下腔出血。另外有 11 名患者（5%）被报道存在独立的蛛网膜下腔出血或硬脑膜下出血[84]。

在硬脑膜静脉窦闭塞患者中约有一半出现局灶性神经系统症状和体征。在表 17-2 的 498 例患者中有 273 例（55%）出现局灶性表现。根据受累的不同硬脑膜静脉窦及深静脉系统是否堵塞，体征的差异很大。偏瘫可能是最常见的体征；当后硬脑膜静脉窦闭塞时，偏盲、共济失调、忽视和失语尤其常见。

癫痫发作

在患者 CD 出现失语后不久即发生了癫痫大发作。相对来说，动脉血栓栓塞性疾病在急性期发生癫痫是很少见的，但在静脉闭塞性疾病的患者中癫痫发作是相当常见。大约 7%~15% 的患者的主诉症状是癫痫，并且在疾病初期即可出现[85]。在 1122 例颅内静脉血栓形成患者中有 446 例（40%）在病程中的某个时期出现了癫痫症状（见表 17-2）。ISCVT 研究中报道有将近 40% 以癫痫发作为主诉，7% 的患者在诊断 CVT 后 2 周内出现癫痫发作。Crassard 和 Bousser 研究的 234 名 CVT 患者中，继发出血的患者癫痫发生率（55%）较不伴出血的 CVT 患者癫痫发生率（28%）高[84]。部分性发作和全身性发作大约各占一半。通常，部分性发作或部分继发全身性发作后可遗留局灶性神经系统体征。与那些由于缺血造成的非功能性的细胞相比，水肿或部分缺血的神经细胞可能具有更大的放电潜力。可逆性神经系统体征和可逆性的脑影像异常出现率很高，由此判断可逆性神经元损伤肯定是相当常见的[73]。

意识水平下降

尽管意识水平减低并非一个常见的主要症状，但在表 17-2 的 1122 例 CVT 患者中有 310 例（28%）

在病程的不同时期出现了清醒程度的改变。在一项利用神经影像技术诊断 CVT 的研究中,29 例患者中有 27 例(93%)在意识或清醒程度上出现一定程度的下降[74]。意识改变的发生率远高于除了广泛的基底动脉血栓形成和假瘤性小脑梗死病例外的任何动脉性疾病。CVT 患者意识水平的改变往往是可逆的(与另外两种情况相比)。硬脑膜静脉窦闭塞性疾病患者,可能是由于脑水肿和颅内压升高导致了意识水平的下降。在深静脉闭塞的患者中,双侧丘脑内侧受累也可能导致嗜睡、昏睡和昏迷的出现。累及双侧颈内静脉的广泛的硬脑膜静脉窦闭塞伴随而来的是颅内压的升高,意识下降,尽管给予抗凝治疗结局仍较差[86,87]。

静脉系统的受累部位的分配及不同部位的相关表现

图 2-25 和 2-26 显示了重要的硬脑膜窦。图 2-27 是一个正常血管造影的静脉相所显示的主要静脉结构。在本章中,侧窦一词包括了横窦和乙状窦。有些作者则把侧窦和横窦互相使用。表 17-3 中列出了各项研究中所累及不同静脉结构的分布比例[26,28,30,66,70,78,81]。受累的各种静脉窦的分布应视为一个大概的估计,因为许多研究都是基于不完整的神经放射研究得出的。而皮层静脉与深静脉系统相比,应存在较大数量及位置上的变异,较难进行评估。

在引用的所有研究中,上矢状窦(SSS)和侧窦(LS)是最常受累的静脉结构。在 1171 例病例中有 626 例(54%)SSS 受累,804 例(69%)LS 受累(表 17-3)。累及单一硬脑膜窦情况较少见,SSS 受累少于 30%,LS 受累少于 10%[16,30,70]。但是在近期的一项 195 名 CVT 患者随访观察中,表明单纯 LS 血栓形成(32%)较单纯 SSS 血栓形成(9%)发生率高[87]。

深静脉系统闭塞远不如硬脑膜窦闭塞常见。大脑皮层静脉常受累,但几乎不存在单独累及的情况。小脑皮层静脉很少受累。多个静脉通路受累的发生率很高。在列出了多个静脉通路受累的研究中,几乎 2/3 的患者有一个以上的静脉通路血栓形成(368 例中有 237 例,64.5%)[30,65,70,78,81]。但在这些列出的病例组研究中并没有对颈静脉的是否开放进行讨论。但是大量血液通过颈部两条颈静脉从颅骨的出口引流出来。当双侧颈静脉闭塞时,一个主要的问题就是引起颅内压的升高[89,90],甚至

可能因扩张后的静脉侧支循环产生出血从而导致中枢神经系统表面含铁血血黄素沉积[91]。

表 17-3 引用的研究中列举了病例的不同病因。在产褥期患者中,SSS 受累比与雌性激素改变无关的血栓形成患者中更常见。化脓性血栓形成首先累及侧窦和海绵窦,因为耳部和鼻窦部的血液引流进入了这些硬脑膜窦。

海绵窦血栓形成

海绵窦血栓形成不多见(在 110 名患者组成的前瞻性研究中仅有 2.7% 的比例)[70]。它是局部感染的一个潜在的并且能够威胁生命的并发症之一。面部中间、眼眶、鼻和鼻窦的静脉引流进入海绵窦。海绵窦的血液通过岩静脉窦引流进入侧窦,最终进入颈静脉。

最常引起化脓性海绵窦血栓形成的微生物是金黄色葡萄球菌[26,92]。其他病例是由肺炎球菌、链球菌、革兰阴性菌以及真菌,尤其是曲霉菌引起的[16]。化脓性海绵窦血栓形成最早的症状是头痛,面痛和发热。眼睛及眼睑发红,眼球突出,面部可能变得红肿。眼眶和视网膜充血,在检查时会发现眼肌麻痹。动眼神经,滑车神经和第 V 脑神经的眼支和上颌支沿着海绵窦的侧壁走行。展神经和颈内动脉及其周围的交感神经纤维位于海绵窦的中央。所有这些结构都会受累。眼肌麻痹可为完全性或部分性,往往伴随着 V1 和 V2 分布区域的感觉异常。在抗生素时代到来之前,即便给予积极的治疗,化脓性海绵窦血栓形成的死亡率仍然在 80% 左右[93]。在现在的医学条件下死亡率降低到 30% 以下,但是在幸存的患者中约有一般的人出现后遗症[92,94,95]。后遗症都包括动眼神经麻痹、三叉神经痛、以及由于视网膜或者视神经缺血引起的视觉障碍甚至致盲[96]。

头部外伤、面部的外科手术、高凝状态和硬脑膜动静脉瘘血栓形成可引起非化脓性的海绵窦血栓形成[16]。非化脓性患者症状和体征是逐渐出现的,且进展缓慢。眼球发红和突出可能是中度的。

矢状窦血栓形成

上矢状窦(SSS)是硬脑膜静脉窦血栓形成十分常见的一个部位。在产褥期,矢状窦是闭塞的好发部位。矢状窦旁脑膜瘤、脑膜瘤肿瘤性疾病、头部外伤、白塞病和高凝状态是其他常见原因。症状和体征很大程度上取决于所累及的引流入窦的脑静

表 17-3 不同研究中静脉结构的分布

静脉	Cantu 和 Barinagarrementeria[28] 产褥期 n=67	Cantu 和 Barinagarrementeria[28] 非产褥期 n=46	Ameri 和 Barinagarrementeria[71] n=110	Southwick 等[22] 感染性 n=179	Tsai 等[73] n=29	Bousser 和 Barnett[79] n=76	Daif 等[68] n=40	Ferro 等[24] n=624
上矢状窦	60(22)	45(11)	79(14)	23(7)[a]	19(11)	53	34(22)	313
侧窦	23(1)	20(1)	78(10)	64(4)[a]	15(8)	55	13(4)	536
直窦	0	0	3(1)		3	10	3	112
海绵窦	0	0	3	92(8)[a]	0	2	0	8
深静脉系统	17(4)	10	9(1)		1	3	4(1)	68
皮层或小脑表浅静脉	13	14	30(2)		0	29	0	110
1个静脉结构受累	39	34	85		9	56	14	

注：括号内的数字代表病例累及的结构。
a 括号内的数字代表来自研究的病例（其余来自文献查阅）。

脉及侧窦和其他硬脑膜窦。

当血栓形成仅仅局限于矢状窦时,其临床表现可能是单纯的颅内压增高并伴有头痛和视乳头水肿[16]。血栓向外侧裂静脉和顶叶静脉内延长是很常见的,往往伴随着局灶性运动或感觉障碍的体征或两者均有,以及部分性或全身性癫痫发作[16]。有时候,神经系统的体征是短暂性的,接近于动脉原因造成的短暂性脑缺血发作。当出现神经系统双侧体征,应考虑到矢状窦血栓形成的可能。在脑成像中,大脑半球的中部和背侧常可见水肿和出血。当出现严重的脑水肿,双侧脑出血和出血性梗死时往往会出现意识下降和昏迷。

侧窦血栓形成

侧窦血栓形成的频率等于或现在超出了上矢状窦血栓形成发生的频率[88]。表 17-3 中 1171 例病例中有 69% 的患者有一侧或双侧侧窦的血栓形成并且在一项由 195 名患者组成的前瞻性研究中这一比例占到了 80%[88]。在后部循环中,侧窦是目前为止最常见的硬脑膜窦闭塞的部位。与矢状窦闭塞相比,侧窦血栓形成的患者中有较高的比例是由感染性病因造成的,且几乎全部是由急性或慢性耳部和乳突的感染扩散引起的。耳部结构的感染性病变常导致局部血栓性静脉炎同时就会扩散进入侧窦,而有时候还会扩散进入颈静脉。

由乳突炎和耳部感染引起的侧窦血栓形成由于抗生素的广泛应用有了明显的下降。侧窦静脉血栓形成的患者的临床表现是极具特征性的[26,97-101]。几乎所有患者都有慢性耳部流液和鼓膜的急性感染或穿孔。发热、头痛、颈痛和颈部压痛是常见而重要的体征。疼痛和压痛常以一侧的胸锁乳突肌前缘为中心。乳突区在指压时常出现敏感和不适。耳后也会出现疼痛。头痛很常见,且常被描述为剧烈、持续且较弥散的,大多数定位于一侧或双侧的额颞和枕区[26]。如果发生脑膜炎,就会出现双侧的颈强直。

眩晕、恶心和呕吐等症状也常会出现。第Ⅵ脑神经麻痹引起的复视和表现为颞部和眼眶后疼痛的第Ⅴ脑神经刺激症状。第Ⅴ和第Ⅵ脑神经联合受累的情况称为 Gradenigo 综合征,提示这些受累的神经位于岩尖部或 Dorello 管附近。患者的清醒程度可能会出现下降,这是由于当双侧的侧窦血栓形成,或者一侧的侧窦血栓形成(这种情况发生于右侧侧窦血栓形成更多见)而另一侧先天发育不良

时所导致的颅内压增高[88]。

任何一侧的幕结构都会受到累及,因为双侧颞叶的下部和小脑都引流进入侧窦。一侧颞叶和小脑同时受累提示侧窦血栓形成的可能。失语,情绪激动和右侧偏盲或上象限盲是左侧颞叶受累最常见的体征。这些征象在患者 CD 中均有所表现——左侧侧窦闭塞造成的左侧颞叶功能异常。累及右侧颞叶常引起情绪激动伴有左侧视野缺损。累及小脑最常见的体征是眼球震颤和共济失调。单纯侧窦血栓形成的患者有不同的临床表现形式;在有 62 名上述情况的患者参与的病例组研究中指出只有 5% 的人患者可以找到局部感染的病因[88]。临床症状表现存在头痛的患者占 95%,单纯头痛的患者占 45%,伴有颅高压征象的占 24%,伴随其他临床表现的如癫痫发作或失语占 31%。除此之外其他的临床表现不足 5%,表现为急性的听力丧失的症状的患者占到 3%。在最近的 38 名颅内静脉系统血栓形成的病例组中,3 人出现急性的单侧听力受损,其中的 2 人伴有头痛和耳鸣[102]。乳突部的 X 线平片和 CT 扫描可发现异常,包括密度增加和乳突小房小梁的丢失,骨质硬化或颞骨和顶骨的溶骨性改变[26]。胆脂瘤很常见,有时会侵蚀穿透颞骨[26,100]。

深静脉系统血栓形成

深静脉系统血栓形成比硬脑膜静脉窦血栓形成要少见的多。表 17-3 所包含的研究中,1171 例患者中有 112 例(9.6%)发生深静脉系统闭塞。在一些深静脉闭塞患者中也出现了直窦的闭塞。Galen静脉和直窦接受来自双侧丘脑,基底节,中脑,膝状体和小脑的静脉回流。在过去,深静脉系统血栓形成被认为是一种几乎只发生于婴儿和儿童,且一律会致死的疾病。20 世纪 70 年代,人们从成年人中认识到该疾病,且其病程常比原先预想的要温和得多[103-104]。

对死于深静脉血栓形成的患者进行尸体解剖通常可发现双侧丘脑和基底节的出血性梗死[103,104]。图 17-1 是一个广泛深静脉血栓形成的患者的 MRI,可见双侧丘脑和基底节的病灶。大脑内静脉和 Galen静脉血栓形成的患者往往有意识的下降,常会出现昏睡和昏迷。头痛可能先于其他症状出现且较严重。基底节和丘脑广泛出血性梗死和水肿的患者,最常见的临床症状为去大脑化的四肢强直,昏迷,垂直性凝视麻痹[2,16]。在最近的一项由德国、法国联合进行的 32 名脑深静脉系统血栓形成的患者的

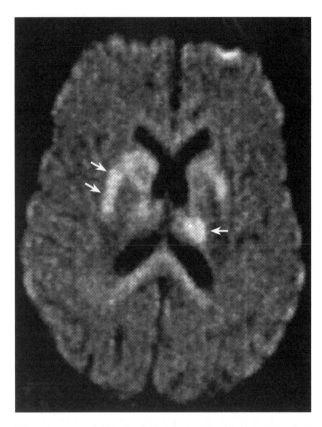

图 17-1 MRI 弥散加权成像,显示双侧基底神经节和丘脑异常。图左侧两个白色小箭头指向壳的病灶,图右侧的白色小箭头指向右侧丘脑的病变(Rafael Linas 供图)

研究中,临床表现为形式非常多变的头痛(81%),以及意识下降(有 72% 的比例同时 38% 的患者为昏迷状态)是最为常见的临床症状。其他主要临床表现包括运动障碍(44%),神志混乱(31%)以及视觉障碍(25%)。试验结果远远要好于之前的研究:75% 的患者有不错的结局(改良的 Rankin 量表即 MRS 评分≤1)其中 50% 患者甚至为完全无症状。没有病人出现严重不良残疾,但是 2 例病人死亡。与这个结局良好的研究形成鲜明对比的另一项研究中,13 名大脑深静脉系统血栓形成患者 6 名死亡(43%),3 名患者(21%)留有严重的残疾[106]。这种糟糕的结局很有可能是由于此试验所选患者更多的同时有皮层静脉受累(占 93%)相较于在德国、法国的研究(只占 6%)[106]。

皮层静脉血栓形成

单纯的皮层经静脉血栓是较为罕见的,而且尽管现代影像学技术较为发达,它仍然可能被漏诊[107-110]。报道的大多数病例都以癫痫发作为主诉或主要症状。癫痫发作大多数是部分发作或部分

继发全身发作。局灶性神经系统体征,如偏瘫和失语很常见。头痛相较于颅内静脉窦血栓形成较少见。当合并有静脉窦血栓形成时候,最有可能出现意识下降以及颅内压增高;然而我们中的一员(M-BG)发现了一名有双侧皮层静脉血栓形成而没有上矢状窦血栓形成的患者。这名患者临床表现为头痛、偏瘫,同时有意识模糊以及昏迷同时恶化非常迅速。神经系统影像学表现为双侧脑实质的受累,侧脑室受压。经去骨瓣减压术后她几乎完全康复。单纯的单侧皮层静脉血栓形成在脑成像图的表现为沿大脑半球软脑膜表面分布的水肿并多数伴出血的病灶。在一些报道中,闭塞常会累及 Labbé 静脉[111,112]。图 17-2 显示的是 Labbé 静脉闭塞的数字减影血管造影[99]。

小脑静脉血栓形成

在脑静脉和硬脑膜窦血栓形成的 624 名患者的队列研究中只有 14 人(2%)累及后颅窝结构,其中 2 人存在幕上病变[113]。存在实质性后颅窝病变的患者相比较于其他静脉系统血栓形成的患者会有较差的预后的趋势[113]。小脑静脉血栓形成较罕见,并且报道最多的病例是累及后颅窝 3 条重要静脉引流系统:上方的 Galen 静脉、前方的岩静脉、后方的小脑幕静脉[114-116]。在墨西哥进行的一项由 230 名颅内静脉血栓形成的患者组成的研究中,9 人(3.9%)存在单纯的后颅窝静脉血栓形成并同时伴有单侧或者双侧小脑半球的梗死或者出血[116]。颅内压增高和各种小脑体征的出现是主要的临床表现。最终结局为其中 2 名患者死亡,2 名患者重度残疾,2 名患者中度残疾。一部分单独的病例被报道有各种不同的临床特点。一名患者被报道有剧烈的,类似蛛网膜下腔出血的头痛,另一名患者出现多脑神经麻痹、小脑型共济失调以及视神头水肿,类似一种后颅窝肿瘤样综合征[13,16]。还有一名患者出现假瘤综合征并在术后得到良好恢复[116]。另有报道一患有糖尿病的双侧小脑大面积出血性梗死以及血肿的患者出现癫痫发作、昏迷并在高渗状态下死亡[115]。

诊断

诊断颅内静脉系统血栓形成依靠临床疑诊和神经影像学确诊两方面相结合。颅内静脉系统闭塞的人口学特征和危险因素与动脉闭塞的患者大不

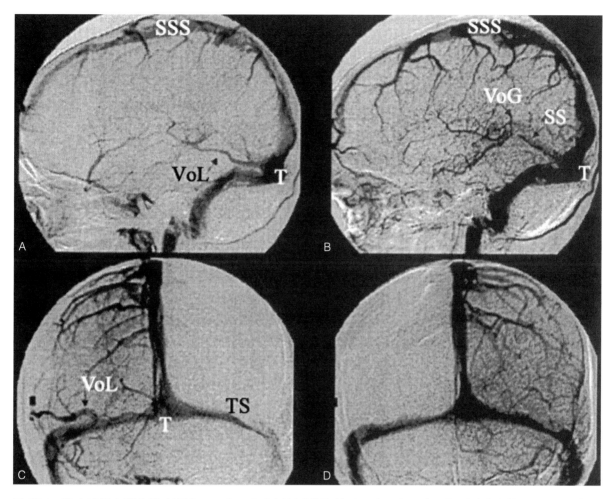

图 17-2　数字减影血管造影,静脉期。A 和 C 在右侧颈动脉注射后显示,B 和 D 在左侧颈动脉注射后显示。左侧的 Labbé 静脉未显示。SSS,上矢状窦;SS,直窦;TS,横窦;VoL,Labbé 静脉;VoG,Galen 静脉 From Thomas B,Krishnamurthy T,Purkayastha G. Isolated left vein of Labbé thrombosis. *Neurology* 2005;65:1135 with permission.

相同。与动脉闭塞性疾病的患者相比,颅内静脉血栓形成的患者相对较年轻,常为女性,发生高血压、冠心病、糖尿病和吸烟的几率较低。一些情况及危险因素等能提醒临床医师考虑到静脉闭塞性疾病的可能,具体见表 17-4 中。

　　临床症状和体征对于诊断可以提供有用的线索。头痛通常是最早的临床症状,常早于任何神经系统的症状和体征。与动脉闭塞相关性梗死的患者相比,颅内静脉血栓形成疾病中癫痫发作和意识下降更常见。其病程的进展相对缓慢。颅内静脉血栓形成与脑梗死以及脑出血均需鉴别,但其他疾病如特发性颅内压增高、先兆子痫以及子痫、可逆性脑血管收缩综合征、血管炎、脑炎、脑脓肿、硬膜下积脓以及脑肿瘤等,所有这些都是应予以考虑的重要的鉴别诊断。

　　神经放射检查和成像大大提高了临床医生诊断颅内静脉血栓形成的能力。CT 可能是最常见的首选的脑影像检查。CT 可以显示出颅骨内骨性结构的异常,如鼻窦感染,中耳结构的侵蚀和乳突区的改变。乳突窦的异常,通常认为是局部的感染,尤其在没有乳突炎的情况下发生的侧窦血栓形成中发生(占 39% 的比例),并且很可能是由于区部静脉的堵塞导致[117]。感染相关的侵蚀和窦壁变薄有时候是很明显的。CT 同时能有效地显示脑实质的病灶,尤其是脑出血,甚至显示静脉和硬脑膜静脉窦内的异常[2,16,118-123]。

表 17-4　脑静脉或静脉窦闭塞应严格与卒中相鉴别的
情况或表现

- 婴儿或小儿的脱水和败血症

- 妊娠和产褥期女性,以及口服避孕药的女性

- 已知的癌症患者,尤其是腺癌、非白血性白血病和淋巴瘤

- 脑膜炎和其他颅内感染

- 急性和慢性中耳炎和乳突感染

- 急性鼻窦炎

- 存在炎性疾病,例如白塞病、溃疡性结肠炎和 Crohn 病

- 肾病综合征

- 败血病

- 恶病质,营养不良和脱水,尤其是幼儿和老人

- 已知易诱发血液高凝性的血液疾病

- 严重的贫血

- 同型半胱氨酸水平升高

- 过去经常出现腿部或其他全身性的静脉血栓形成,伴或不伴肺栓塞

- 累及或邻近硬脑膜静脉窦的颅内肿瘤,如脑膜瘤

- 硬脑膜动静脉瘘

- 穿通性颅脑外伤

患者 CD 的 CT 显示:左侧颞叶下部出血,从脑膜表面几乎延伸到大脑外侧裂(图 17-3A)。血肿周围是一圈低密度。在左侧横窦区也显示了限局高密度影。随后的 CT(图 17-3B)显示在原来出血的上方出现了大面积的出血性梗死。由于患者的活动造成了 MRI 不令人满意,但却证实了颞叶的出血、水肿和梗死。血管造影显示左侧 Rosenthal 基底静脉的早期充盈,左侧 Labbé 静脉(下吻合静脉)未充盈,左侧侧窦的横窦和乙状窦均未见显影(图 17-4)。左侧颈静脉球部未充盈。患者 CD 显示除了侧窦血栓形成外,Labbé 静脉的闭塞可能是颞叶出血性梗死的主要原因。

影像学可见的静脉或者静脉窦内的血栓是诊断颅内静脉血栓形成的关键。在 CT 平扫非强化的图像中血栓形成的静脉窦内可出现圆形或者三角形的高密度影,称为"高密度三角征"[119]。最初对于上矢状窦血栓形成的描述是在其他的静脉或者静脉窦内可见自发的高密度征象。在皮层静脉血栓性形成中,所谓的"条索征"即大脑皮层静脉呈一种高密度,线状的,细的,圆柱形结构是皮层静脉血栓的特征表现[109,110]。这些征象在目前的多排螺旋 CT 使用情况下在最近的研究显示灵敏度很低,最高只有 65%[124]。上述征象的特异性也很低,因为各种复杂的因素包比如细胞压积升高、脱水等,同时蛛网膜下腔出血也会增加静脉结构的密度影,就好

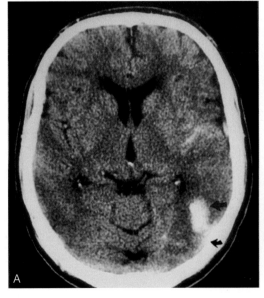
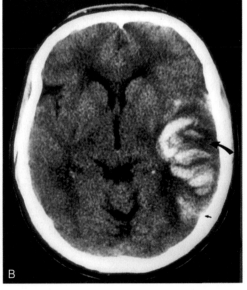

图 17-3　患者 CD 的 CT 扫描。(A)左侧颞叶出血(上方的黑箭头)。在表面附近,形成血栓的侧窦呈高密度(下方的黑箭头)。(B)随后几天再次 CT 扫描,在原来出血部位(上方的黑箭头)的上方出现大面积的出血性梗死(下方的黑箭头)

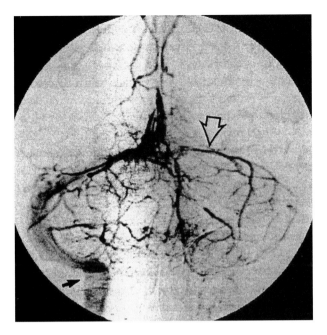

图 17-4　患者 CD 的静脉期血管造影。右侧横窦显影良好，引流进入右侧的颈静脉（图左下角的黑箭头）。左侧横窦（箭头）未充盈，左侧颈静脉未显影。左侧 Labbé 静脉也未充盈 From Caplan LR. *Posterior Circulation Disease：Clinical Findings，Diagnosis，and Management.* New York：Blackwell Science，1996，pp 633-685 with permission of Blackwell Publishing Ltd.

像血栓形成的血管一样[123]。实质性的改变包括：低密度区（提示梗死和水肿）；出血、脑水肿和被压迫变小的脑室。脑实质异常的分布，包括弥散性水肿，双侧对称性梗死和出血，出血为主的改变，以及不能确定是典型的动脉分布的病灶等，都提示了颅内静脉血栓形成。

通常 CT 增强扫描可以获得比平扫更多的信息[121]。最重要的可能就是所谓的"空三角征（空 Δ 征）"，最初被描述见于矢状窦血栓形成的患者[2,16,118-122]。强化增强了较小的侧支静脉和窦壁，但是形成血栓栓塞的管腔不会强化。这种征象在侧窦静脉血栓形成的时候也会出现并且当切面与血管平行时候看起来类似轨道的样子。由于侧支引流通路的扩张，在增强扫描中可见皮层和髓质静脉的扩张[121]。增强后的脑回也可能出现类似动脉源性梗死的改变。在硬脑膜窦血栓形成的区域，幕或其他硬脑膜结构可能出现增强[121,122]。

对于有些患者，在皮层静脉血栓形成的附近可见局灶的蛛网膜下腔出血[110]。小脑静脉血栓形成患者可见脑积水及第四脑室受压。深静脉系统血栓形成的特征是双侧丘脑及基底节低密度或

出血[105,106]。严重的脑水肿可能造成第三脑室受压。在非增强平扫 CT 上，闭塞的静脉窦和深静脉可能表现为高密度的结构。增强后，Galen 静脉、直窦未显影，平常的引流静脉，例如丘脑纹状静脉和 Rosenthal 基底静脉出现造影剂滞留均提示深静脉系统的血栓形成。

CT 静脉造影（CTV）是目前诊断脑静脉血栓形成的重要手段[123-126]。在静脉期应用对比剂团注加多排扫描采集成像能够清晰显示脑静脉系统。血栓表现为静脉管腔或静脉窦充盈缺损或血管重建后的缺如。CTV 与核磁静脉显影二维时间飞跃成像（MRV-2D TOF）相当或优于 MRV-2D TOF，因为 CTV 没有伪像且具有较高的分辨率[124,125]。其他的优势包括可获得性及可快速获取性，这对于躁动的患者十分有用。CTV 的缺点就是应用碘造影剂及电离辐射[123-125]。

磁共振扫描可为颅内静脉窦或静脉血栓形成提供比 CTV 更明确的证据[2,16,18,21,108,127]。MRI 可显示多种实质性改变，包括早期的梗死，出血，出血性梗死，局部水肿和弥散性水肿。在钆强化后可显示脑回的增强。在一些患者中，水肿区域可出现没有任何异常信号的占位效应[127]。在磁敏感加权（T2*）成像中，在演化晚期可显示出含有含铁血黄素的小面积的出血。有时局部的蛛网膜下腔出血可见于孤立的皮层静脉血栓形成的患者[128]。诊断脑静脉血栓形成不需要依赖脑实质的影像，因为首先对于 10%~30% 的患者影像可能是正常的，其次绝大多数影像表现并不是 CVT 的特异性征象[129,130]。MRI 对于排除与 CVT 相似的疾病以及最终的病因诊断如肿瘤或脓肿都十分有用。此外，应用 CT 扫描一些损伤的类型高度提示不同类型的 CVT：双侧出血提示 SSS 和皮层静脉血栓形成，而双侧丘脑和基底神经节病灶提示深静脉系统的血栓形成。弥散加权像上 CVT 患者通常可见 ADC 高信号（与血管源性水肿有关）或混合信号，很少出现像动脉梗死一样的低信号[131-134]。这些特征再次说明所谓的"静脉性梗死"比动脉性梗死更容易恢复。

最特异的诊断 CVT 的征象为看见血管内的血栓，而获得上述征象的最好的方式就是 MRI。血管内信号的变化主要取决于是否存在血流以及含氧血红蛋白向脱氧血红蛋白的转化。MRI 的表现很大程度上依赖于所选择的序列以及血栓的不同时期。大量的研究应用不同 MRI 序列展示了不同时期血栓的特点。在 T1 和 T2 加权像上，发病 5~20

天的血栓为高信号[127,135,136]。图 17-5 是 MRI 的 T2 加权像,显示了上矢状窦的信号增强。在血栓形成最初的几天 T1 相显示等信号 T2 相显示低信号,这就造成了 MRI 的假阴性。随后,根据血管的再通情况,血栓的信号在全部序列均降低。在晚期血栓信号变为不均匀。当静脉窦完全再通时,信号恢复正常。Mas 等发现,一些硬脑膜静脉窦血栓形成的患者在发病 6 个月后 T2 加权像仍然呈高信号[137]。

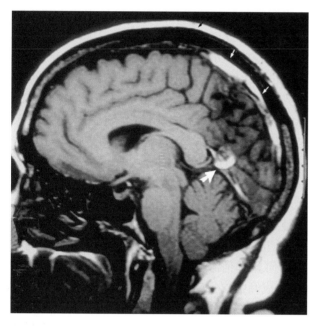

图 17-5　患者 MRI 示硬脑膜静脉窦多发血栓形成。上矢状窦血栓形成呈高信号(两个小白箭头)。直窦也发生了闭塞,呈高信号(下方白箭头)。矢状窦非血栓形成的部分呈黑色(上方黑箭头)

　　分析 T1 和 T2 加权像信号变化有时候比较困难:较慢和较低的血流可能引起静脉窦的伪像导致假阳性。这种风险可以通过多脉冲序列和多取向采集来减少。蛛网膜颗粒有时候会非常大,突入到硬脑膜窦内,对血流造成影响,形成了类似血栓形成的情况。MRI 对于区分横窦发育不良和横窦血栓形成十分有用。在矢状位图像上发育不良的横窦是较小而且细的结构,没有异常的信号,而血栓形成后的静脉窦管腔内信号增强[138]。

　　静脉和硬膜窦内血流速度减低加快了血红蛋白氧合曲线向缺氧血红蛋白的转变。缺氧血红蛋白产生"磁敏感"效应,形成影像信号丢失(变黑),这种征象在 T2* 梯度回波序列最为清晰。MRI T2* 序列能够在 CVT 急性期和亚急性期探测到静脉内的血块[108,139]。在发病后的前 3 天,T2* 的敏感性在 90% 以上而 T1 相的名感性约为 70%[138]。T2* 尤其在孤立性皮层静脉血栓的诊断中十分重要[110,128]。T2* 上血管低信号可能会持续数月或数年,这一表现不应误认为是血栓的再发[140,141]。

　　MRA 技术,尤其是 MRV[140-142],在识别硬脑膜静脉窦、大脑及小脑静脉阻塞中十分有用,如在正常的血流信号和非阻塞的静脉窦中出现异常信号以及静脉侧支显影。图 17-6 所示,MRV 中未见深静脉结构,从而确定深静脉闭塞的诊断。MRV 已经成为目前确定脑静脉闭塞性疾病最广泛应用的成像技术。MRV 可以通过时间飞跃(TOF)或相位对比技术来完成。TOF 主要是通过血流流入的增强效应来产生血管的影像,而相位对比法是应用流速引起的相位变化来区分流动着的血流与周围的静止的组织。TOF 采集时间短,覆盖区域多。静脉窦内血流流空信号消失提示腔内血栓形成。然而,在应用 TOF 法 MRV 时有超过 30% 的正常人可见到在非优势侧(发育不全)横窦内的血流信号缺如,导致错误诊断为静脉窦血栓形成。这些血流缺如的伪影是因为静脉窦内流速慢的血流、平行血流、或形式复杂的血流而导致静脉窦内如同闭塞样的信号丢失而造成的。当图像平行于静脉窦,特别是上

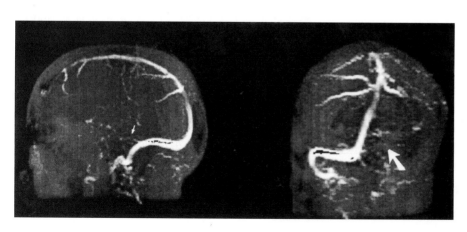

图 17-6　图 17-1 MRI 所示患者的 MRV。图左侧为矢状位影像,提示 Galen 静脉和直窦未见显示。白色小箭头指向它们的正常位置;图右侧为轴位影像,提示右侧未见深静脉、直窦和横窦显影(白色大箭头)(Rafael Linas 供图)

矢状窦的前部分时,血流的饱和会导致信号强度的丢失,误诊为静脉窦闭塞[140-142]。

随着 CT 和 MRV 的发展,曾被视为"金标准"的导管造影已经很少应用了。导管造影在操作时可以应用传统的显影方法或者数字化动脉血管内成像技术。包含了整个静脉系统的前后位及侧位片是必须要求的。有时,斜位片也是很有用的,尤其在怀疑患者有上矢状窦血栓形成时最为有用。部分或全部静脉通路显影缺如是静脉阻塞的造影主要证据。在患者 CT,左侧横窦的未充盈证实了临床诊断(见图 17-6)。造影剂排空延迟以及侧支静脉通道扩张的也是静脉闭塞的常见影像表现[13,16,142]。由于横窦发育的变异广泛存在,在整个横窦,特别是乙状窦部分,不能够完全显影。颈部片对显示颈静脉球和静脉是否形成血栓有帮助。在半数的硬脑膜静脉窦闭塞的患者中造影剂在静脉充盈及排空延迟的现象是常见的[13]。在血管造影中,扩张和扭曲的皮层静脉(螺旋静脉)较经大脑侧支静脉更为常见。

其他检查方法

检测 D- 二聚体水平能够帮助诊断[21,143-145]。低水平的 D- 二聚体(<500ng/ml)对下肢深静脉血栓形成具有较高的阴性预测价值。对 CVT 同样具有较高的阴性预测值。在对包含了 1134 名患者的 14 项研究的荟萃分析中显示,D- 二聚体的平均敏感度为 93.9%,平均特异度为 89.7%[144]。而 D- 二聚体在 13% 的脑深静脉系统血栓形成[105]以及 26% 的孤立性头痛患者中位于正常范围[145]。D- 二聚体在正常范围时 CVT 的可能性较低,但是并不能排除 CVT。孤立性头痛的患者可能存在假阴性的情况,这类患者症状持续时间长,静脉窦受累范围较小[143]。

经颅多普勒超声(TCD)或经颅多普勒超声造影已经用于诊断和随访上矢状窦血栓形成,尤其对于重症监护室的患者的床旁监测更为适用[145,146]。颈部 B 型超声常用于检查颈动脉或椎动脉,也可以显示颈静脉。

腰椎穿刺仍然十分有用,对于没有禁忌证的 CVT 患者应进行该检查[16,28,123],对于表现为孤立性颅内压增高的患者,无论在诊断(压力增高,蛋白可能增高,存在红细胞和(或)细胞增多)还是在治疗(降低颅内压)上,腰椎穿刺都是十分必要的。对于怀疑感染性脑膜炎的发热患者以及对于不明原因 CVT 的患者筛查病因如脑膜炎或者肿瘤等少见病因时,也应行腰椎穿刺[16]。对于上述情形,如无腰穿禁忌证,则腰穿应在启动抗凝治疗之前进行[16,123]。

总之,CVT 的诊断要根据神经影像的结果来判断。在全球范围内,CT 扫描仍然是临床日常应用的最简单可行的手段;平扫 CT 很少能显示形成血栓的血管,但是可以显示脑实质的改变,这有助于区分横窦血栓形成和横窦未发育(乙状窦残端)[148]。CTV 常能够诊断 CVT,但是 MRI 由于具有多种序列,尤其是 T2* 加权像,在显示形成血栓的血管上较 CT 更为敏感。MRI 联合 MRV 目前被认为是诊断 CVT 的金标准。其他的检测方法的诊断价值较低。D- 二聚体正常时 CVT 的可能性较低,但是并不能完全排除该诊断。腰穿对于有些患者如孤立性颅内压增高,发热,怀疑脑膜炎仍是十分有用。许多其他的检查方法对于 CVT 患者的病因评估是十分必要的[21,123]。

治疗

CVT 是一种不常见的但是却可以危及生命的疾病,但是为了达到最佳的治疗效果以及使并发症减小到最低,在卒中单元内,至少在急性期,CVT 是能够被很好的控制的[149,150]。CVT 的治疗应是病因治疗、对症治疗以及抗凝治疗相结合。抗凝治疗是治疗的主要内容。

有些病因如恶性肿瘤,结缔组织病,血液病和感染需要特殊治疗。对于感染性 CVT 患者,抗生素和感染部位如鼻窦感染,中耳和乳突感染的外科引流仍是最重要的治疗方法。

头痛的对症治疗包括抬高患者的头部及应用阵痛药物。只有对于有癫痫发作的患者才应用抗癫痫药物[149,150]。有些医师也给首次 CT 提示脑实质出血的患者应用抗癫痫药物,因为这些患者具有较高的癫痫发作的风险。抗癫痫药物最佳的使用时间还不是很清楚,对于急性期有癫痫发作的患者通常至少应用 1 年。颅内压增高可甘露醇和乙酰唑胺治疗。激素对降低颅内压没有作用甚至会加剧病情恶化[151]。有些患者需要在重症监护室接受镇静,高流量通气,颅内压检测,有时还需要暂时脑室分流[123,149-150]。对于少数广泛脑水肿和有脑疝倾向的病例可能需要手术治疗。有一种特殊情况,即患者为孤立性颅内压增高,没有颅内出血或梗死(假瘤综合征)。对于这类患者尤其是视力可能受损时,需要在启动肝素前行腰穿释放脑脊液同时应用乙酰唑胺。即便应用了以上治疗,极少数患者仍出现视力丧失,对于这种情况应进行脑脊液分流,但是需要在置管分流前和分流中暂停抗凝治疗[123,149,150]。

对抗凝治疗即便在以前存在争议,而在目前的一项研究中仍持否定态度[152],但是它如同在其他各类静脉血栓形成的治疗中一样,在 CVT 中仍是基础的治疗方法。抗凝治疗主要的目前是防止血栓继续生长,促进血管再通,预防深静脉血栓形成和肺栓塞,肺栓塞仍然是 CVT 患者死亡的一个主要原因[149,153]。

患者 CD 接受了抗惊厥治疗。尽管颞叶有大的血肿,但在入院第 6 天时开始给予肝素治疗。狼疮抗凝物试验是阳性的。血小板计数轻微下降,凝血酶原时间略有加快。在下肢有新的静脉血栓形成,并予放置了下腔静脉滤器。CD 病情逐渐好转,但仍遗留失语。

抗凝剂在 20 世纪 40 年代早期时由 Stansfield[154] 及 Martin 和 Sheenan[155] 最早用于治疗产褥期颅内静脉血栓形成。在 Kalbag 和 Woolf 于 1967 年发表的关于脑静脉血栓形成的论著中,他们更偏向于在血栓形成扩散到皮层静脉以前使用抗凝剂[1]。同年,Krayenbuhl 注意到,对于抗凝剂和抗生素治疗的患者其死亡率为 7%,只使用抗生素治疗的患者死亡率为 37%,而未予抗生素或抗凝剂治疗的患者死亡率为 70%[156]。Krayenbuhl 写道在他的患者中,对颅内静脉血栓形成的患者抗凝治疗进行良好的控制,没有一个病人出现颅内出血[156]。尽管有这些权威的意见,但大多数临床医生仍认为抗凝剂太危险,可能有引起进一步脑出血的风险。1975 年同样的情况仍然存在,我们团队中的一名研究人员(M-GB)遇见一位 69 岁的老年女性,她睡醒后出现右上肢的单肢瘫,并且在随后的 3 周逐步进展为完全性的偏瘫,完全性失语最终出现深昏迷。根据常规血管造影结果提示诊断可能为 CVT。因为担心

出血所以没有给予肝素治疗,直到患者的丈夫告诉我们"看,我几年前患有下肢静脉血栓,我接受了肝素治疗并且效果很好。我的夫人病情越来越重,她马上就要死了,请给她肝素吧!"然后我们启动了肝素治疗,第二天出乎我们的意料,患者醒过来了! 在随后的几天她的病情有了戏剧性的好转,第 6 周时她完全康复了[157]。

在过去的 40 年里,收集了支持抗凝治疗的来自于个案报道、病例组研究、登记研究和随机临床试验研究的数据[13,16,18,21,28,70,150,156-162](表 17-5)。对 39 项研究进行回顾分析发现 2211 例接受肝素治疗的患者死亡率是 9.1%,557 例未接受肝素治疗的患者死亡率是 14%(P<0.0007)[152]。回顾分析 ISCVT 数据发现,520 例接受抗凝治疗的患者中 66 例死亡或随访时生活不能自理(12.7%),而 104 例未接受抗凝治疗的患者中有 19 例死亡或生活不能自理(18.3%)[28]。虽然这些研究不能证明抗凝治疗的有效性,但是这些结果提示抗凝治疗的危害较小且对于大多数临床医师具有说服力。

两个重要的但是病例数较少的安慰剂对照试验得到了相似的结果,认为抗凝治疗可能获益[159,160]。第一个是来自德国的一项研究,该研究在纳入了 20 例患者后由于发现两组之间具有十分显著的性差异,所以停止了继续入组。应用普通肝素(UFH)的患者没有出现死亡病例且 80% 的患者完全康复,而安慰剂组 30% 的患者死亡且只有 10% 的患者完全康复[159]。第二个试验是来自荷兰的一项包含了 59 例病例的研究,应用低分子肝素(LMWH)或安慰剂[160]。低分组肝素组有 13% 的病例预后不良(死亡或生活不能自理),而安慰剂组有 21% 的患者预后不良。对以上两个研究进行荟萃分析,结果显示肝素治疗可将预后不良的绝对风

表 17-5　颅内静脉血栓形成患者抗凝治疗疗效的回顾性非随机研究

	抗凝		非抗凝	
	存活 / 好转	死亡	存活 / 好转	死亡
Krayenbuhl(1954)[142]	16	1	32	24
Bousser 等(1985)[13]	23	0	11	4
病例报告 1942-1987*	25	3 bled	25	44
Walker(未发表)*	6	0	7	1
Jacewicz 和 Plum(1990)[158]	4	1(veg)	4	5
合计	74(94%)	5(6%)	79(50%)	78(50%)

*Data from Jacewicz M,Plum F.Aseptic cerebral venous thrombosis. In Einhaupl K,Kempski O,Baethmann A(eds),*Cerebral Sinus Thrombosis:Experimental and Clinical Aspects*. New York:Plenum,1990,pp 157-170.

险降低 15%,将相对风险降低 56%[160]。这些结果在最近的 Cochrane 综述中得到证实,该综述显示肝素能将预后不良绝对风险降低 13%[161]。虽然结果并没有统计学差异,但是这些结果具有十分重要的临床意义,尤其是它们肯定了肝素并不会使合并出血的 CVT 患者病情恶化。无论是在病例组研究还是在随机研究中,对于合并出血性脑损伤的 CVT 患者应用肝素治疗后病情恢复都要比不应用肝素治疗的要好。这些患者很少出现出血加重或新的出血[159-161]。这就意味着当患者应用肝素治疗时出现了出血扩大或新发的出血并不一定是应用肝素所致,还可能是由于抗凝治疗效果不佳所致。我们必须清楚的是在开始应用抗凝治疗技术之前的时候,CVT 患者往往死于颅内出血[1,3,16]。

在目前的日常临床实践中,很清楚的一点是 CVT 患者即便存在颅内出血性损伤如果早期应用的足够的抗凝药物也能获得良好的预后。2006 年的欧洲神经病学联合会指南指出"没有抗凝禁忌时,应给予与体重相当的全治疗量的低分子肝素皮下注射或通过 APPT(高于正常两倍)校正剂量的静脉肝素治疗"[150]。2011 年美国心脏协会/美国卒中协会作出了相似的推荐:"对于 CVT 患者,最初给予校正剂量的普通肝素抗凝或者全量的低分组肝素抗凝是合理的,随后给予维生素 K 拮抗剂,不用考虑是否存在颅内出血"[149]。

溶栓药物也用于 CVT 患者的治疗。大量的病例报道和小样本量的病例组研究已有报道,虽然能够看到全身或局部应用溶栓药能够提高血管的再通率[149],但是对于全身或局部应用溶栓药优于抗凝药这一结论仍没有来自于系统综述的较好的证据[163,164]。溶栓治疗和近期的机械取栓治疗已经用于抗凝后病情继续恶化的患者[149]。在一项对 20 例重度 CVT 患者进行的前瞻性研究中,采用了血管内治疗(溶栓和(或)取栓),14 例患者生存其中包括了两名重度残疾患者,6 例患者(30%)死亡[165]。治疗前大面积出血性梗死与死亡相关;5 例患者在溶栓后出现出血进展[165]。近期开展了一项随机临床试验(TO-ACT),比较了单独血管内溶栓或血管内溶栓联合机械取栓和治疗量肝素对具有较高预后不良风险的患者的治疗效果。

对虽然在急性期予以抗凝治疗但仍然死亡的 CVT 患者进行研究发现,一个十分常见的原因就是多个硬脑膜窦和脑静脉的闭塞。对 79 例静脉肝素治疗的患者进行的一个回顾性分析中,所有 8 例死亡患者都有嗜睡和昏迷,且在血管造影中均有严重的静脉流出障碍[166,167]。这些患者的颅内压升高和脑灌注不良是致死性的。对于这部分患者,按照我们的经验和其他研究者的经验血管内溶栓无效且不能预防脑干受压的发生[168]。这些结果引发了过去 10 年中对于"恶性 CVT"患者外科减压术的发展[169]。一些病例报道和小规模病例组研究肯定了减压术的效果,认为减压术,通常为颅骨半切术,即便对于病情很严重的患者,也能够挽救其生命并使其获得良好的功能预后[169-173]。在对 69 例进行了减压术的患者(45 例为去骨瓣减压,7 例为血肿碎吸,17 例为前两者均实施)进行回顾研究,结果发现只有 12 例(17.4%)预后不良(MRS 为 5 分或死亡)[172]。这些结果在近期的一项研究中得到验证,该研究来自印度,包含了 44 例患者,其中 38 例为颅骨半切术,6 例为双侧额骨切除术[173]。在实践中,只有很少一部分患者(<5%)会出现大面积脑梗死或脑出血,大面积水肿和临床及影像提示的脑疝征象,也只有很少一部分患者在应用了肝素后病情仍然进展以至于具有极高的死亡风险且需要进行减压术。患者存活的几率超过 80%,完全康复的几率大于 30%,获得良好功能预后的几率大于 70%[168-173]。

结局

许多研究和综述对 CVT 的结局和预后不良的预测因素进行研究。这些研究的结果表明虽然有 23% 的患者会出现病情恶化,尤其是那些入院时意识水平下降的患者但是与动脉源性卒中相比,CVT 的患者可能预后非常好[174],绝大多数患者会病情改善并且功能预后非常好。ISCVT 研究前瞻性入组了 624 例患者,最后随访时其中 79% 的患者 MRS≤1[28]。拉里布瓦西埃医院神经科从 1997 年至 2014 年 2 月前瞻性连续入组了 437 例患者,其中 70.5% 的患者出院时 MRS≤1(M-GB,结果未发表)。来自海德拉巴的研究数据结果较前者稍小,该研究收集了 2002 年到 2010 年 428 例患者,其中 52.8% 的患者出院时 MRS≤1[34]。

急性期死亡率在不同研究中差异较大,但目前通常小于 10%:ISCVT 中报道为 8.3%[28],印度病例组研究中报道为 7.7%[34],在美国的两个全国性病例组研究中报道分别是 4.39% 和 2%[175,176],在拉里布瓦西埃医院的研究报道为 2.1%。主要的死因是颅内压增高和小脑幕切迹疝。其他的死因包括肺栓塞,癫痫持续状态,并发症以及潜在的疾病如恶性肿瘤和感染。大约5%的生存者生活不能自理,MRS≥4[28]。预后不良的预测因素有男性,深静脉系统血栓,颅内出血,脑积水,后颅窝损伤,意识水平下降,昏迷,恶性肿瘤,感染和血液疾病[28,175-177]。现已将这些因素联合起来进行风险评分[178,179]。虽然大家对这些评分很感兴趣,但是对于每个患者的预后仍然无法预测。有趣的是形成血栓血管的再通与临床预后并无很好的相关性[180,181]。

急性期后的治疗

急性期过后,口服抗凝药代替肝素,通常是应用维生素K拮抗剂,将INR维持在2~3范围内,新型口服抗凝剂(直接的凝血酶抑制剂或Xa因子抑制剂)还没有足够的证据应用于CVT。连续使用抗凝药物是为了预防静脉栓塞事件的发生,该事件的发生率约6.5%,通常在停用抗凝药物后的1年内发生。下肢静脉血栓形成和肺栓塞比CVT再发的发生率要高[28,151,182,183]。抗凝药物使用的时间并没有达成共识:对于有诱因(与一些短暂的危险因素相关)的CVT患者推荐使用抗凝药物3~6个月;对于没有诱因的CVT患者推荐使用6~12个月;对于再发的静脉栓塞事件或具有严重血栓形成倾向或抗磷脂抗体综合征的患者使用时间并不确定[149]。停用抗凝药物的患者应该进行MRI检查来评估血管再通情况以判断新发的神经系统症状。根据深静脉血栓形成的治疗策略,在拉里布瓦西埃医院神经内科在停用抗凝药1个月后检测D-二聚体水平。

如果该指标升高那么建议抗凝药物使用6个月,并在次进行针对病因的治疗[184]。

大约有11%的患者会发生癫痫发作,大多数发生于在急性期发生过癫痫发作或有颅内出血的患者[185]。由于视神经萎缩而导致视力严重受损的病例很少(2%)[28,186]。存在颅内压增高的患者应进行紧密的眼科随访,包括常规视力、视野及视乳头水肿的检测。即便静脉窦完全再通,患者视乳头水肿仍可能会持续存在并且视力仍会下降。头痛是CVT的常见主诉,但这一症状主要是由于偏头痛或紧张性头痛所致[186-190]。持续和反复发作的头痛提示CVT再发或颅内压增高,这种情况应该进行处理[149]。搏动性耳鸣可能提示硬脑膜动静脉瘘,通常发生在横窦。CVT后硬脑膜动静脉瘘的确切发生率还不清楚,大约在1%~3%[149]。虽然绝大多数CVT患者能够康复并且能够生活自理,但是患者可能会焦虑,注意力不集中和(或)肥胖。这些情况的发生均高于普通人群,并且可能会对患者心理和工作情况产生不良影响[187,188]。

因为口服避孕药是CVT的危险因素,所以CVT后禁用任何以雌激素为基础的避孕药物。绝经后的激素治疗同样是禁忌。相反,一些研究显示CVT后即便在妊娠期,再发CVT和出现新的栓塞事件的风险都较低,所以CVT即便是妊娠期CVT或产后CVT都不是再次妊娠的禁忌[21,149]。这些患者需要进行密切的随访,但是妊娠期间是否需要预防性应用低分子肝素仍然存在争议。至少在产后进行预防以达成共识[21,149]。

（张净瑜　尹璞　冯皓　王艺铮 译
杜万良 校）

参考文献

1. Kalbag RM, Woolf AL: *Cerebral Venous Thrombosis*. London: Oxford University Press, 1967.

2. Caplan LR: *Posterior Circulation Disease: Clinical Findings, Diagnosis, and Management*. Boston: Blackwell Science, 1996.

3. Ribes MF: Des recherches faites sur la phlebite. Revue Medicale Francaise et etrangere et *Jornal de clinique de l'Hotal-Dieu et de la Charite de Paris* 1825;**3**:5–41.

4. Abercrombie J: *Pathological and Practical Researches on Diseases of the Brain and Spinal Cord*. Edinburgh: Waugh & Innes, 1828;83–85.

5. Tonnelle M-L: Memoire sur les maladies des sinus veineux de la dure-mere. *J Hebd Med* 1829;**5**:337–403.

6. Cruveilhier J: *Anatomie pathologique du corps humain: descriptions avec figures lithographiées et caloriées ddes diverses alterations morbides dont le corps humain est susceptible*. Paris: J B Bailliere, 1835–1842.

7. Quinke H: Ueber meningitis serosa. *Inn Med Nr* 1891;**23**:655–694.

8. Quinke H: Ueber meningitis serosa und verwandte Zustande. *Dtsch Z Nervenheilk* 1896;**9**:149–168.

9. Symonds CP: Otitic hydrocephalus. *Brain* 1931;**54**:55–71.

10. Symonds CP: Hydrocephalus and focal cerebral symptoms in relation to thrombophlebitis of dural sinuses and cerebral veins. *Brain* 1937;**60**:531–550.

11. Symonds CP: Cerebral thrombophlebitis. *BMJ* 1940;**2**:348–352.

12. Symonds CP: Otitic hydrocephalus. *Neurology* 1956;**6**:681–685.

13. Bousser M-G, Chiras J, Bories J, Castaigne P: Cerebral venous thrombosis – a review of 38 cases. *Stroke* 1985;**16**:199–213.

14. Einhaupl KM, Kempski O, Baethman A: *Cerebral Sinus Thrombosis: Experimental and Clinical Aspects*. New York: Plenum, 1990.

15. Einhaupl KM, Masuhr F: Cerebral venous and sinus thrombosis. An update. *Eur J Neurol* 1994;**1**:109–126.

16. Bousser M-G, Ross Russell R: *Cerebral Venous Thrombosis*. London: Saunders, 1997.

17. Biousse V, Bousser M-G: Cerebral venous thrombosis. *Neurologist* 1999;**5**:326–349.

18. Stam J: Thrombosis of cerebral veins and sinuses. *N Engl J Med* 2005;**352**:1791–1798.

19. Ehtisham A, Stern BJ: Cerebral venous thrombosis: A review. *Neurologist* 2006;**12**:32–38.

20. Mehdiratta M, Kumar S, Selim M, Caplan LR: Cerebral venous sinus thrombosis: Clinical features, diagnosis and treatment. In Caplan LR (ed): *Uncommon Causes Of Stroke*, 2nd ed. Cambridge: Cambridge University Press, 2008; 497–594.

21. Bousser M-G, Ferro JM: Cerebral venous thrombosis: An update. *Lancet Neurol* 2007;**6**:162–170.

22. Coutinho JM, Zuurbier SM, Aramideh M, Stam J. The incidence of cerebral venous thrombosis: a cross-sectional study. *Stroke* 2012;**43**:3375–3377.

23. Einhäupl K, Stam J, Bousser M-G, et al: European Federation of Neurological Societies. EFNS guideline on the treatment of cerebral venous and sinus thrombosis in adult patients. *Eur J Neurol* 2010;**17**:1229–1235.

24. Berfelo FJ, Kersbergen KJ, Van Ommen CH, et al: Neonatal cerebral sinovenous thrombosis from symptom to outcome. *Stroke* 2010;**41**:1382–1388.

25. deVeber G, Andrew M, Adams C, et al: Canadian pediatric ischemic stroke study group. Cerebral sinovenous thrombosis in children. *N Engl J Med* 2001;**345**:417–423.

26. Southwick FS, Richardson EP, Swartz MN: Septic thrombosis of the dural venous sinuses. *Medicine (Baltimore)* 1986;**65**:82–106.

27. Tveteras K, Kristensen S, Dommerby H: Septic cavernous and lateral sinus thrombosis. *J Laryngol Otol* 1988;**102**:877–882.

28. Ferro JM, Canhao P, Stam J, et al: Prognosis of cerebral vein and dural sinus thrombosis. *Stroke* 2004;**35**:664–670.

29. Bliss SJ, Flanders SA, Saint S: A pain in the neck. *N Engl J Med* 2004;**350**:1037–1042.

30. Cantu C, Barinagarrementeria F: Cerebral venous thrombosis associated with pregnancy and puerperium. Review of 67 cases. *Stroke* 1993;**24**:1880–1884.

31. Estanol B, Rodriguez A, Conte G, et al: Intracranial venous thrombosis in young women. *Stroke* 1979;**10**:680–684.

32. Srinivasan K: Cerebral venous and arterial thrombosis in pregnancy and puerperium, a study of 135 patients. *Angiology* 1983;**34**:733–746.

33. Chopra JS, Banerjee AK: Primary intracranial sinovenous occlusions in youth and pregnancy. In Vinken PJ, Bruyn GW, Klawans HL (eds): *Handbook of Clinical Neurology*, vol **10**. Amsterdam: Elsevier, 1989;425–452.

34. Narayan D, Kaul S, Ravishankar K, Suryaprabha T, Srinivasarao Bandaru VCS: Risk factors, clinical profile, and long-term outcome of 428 patients of cerebral sinus venous thrombosis: Insights from Nizam's Institute Venous Stroke Registry, Hyderabad. *Neurology India* 2012;**60**:154–159.

35. Lanska DJ, Kryscio R: Stroke and intracranial venous thrombosis during pregnancy and puerperium. *Neurology* 1998;**51**:1622–1628.

36. Coutinho JM, Ferro JM, Canhao P, et al: Cerebral venous and sinus thrombosis in women. *Stroke* 2009;**40**:2356–2361.

37. Bousser M-G, Crassard I. Cerebral venous thrombosis, pregnancy and oral contraceptives. *Thrombosis Research* 2012;**130**:19–22.

38. Martinelli I, Sacchi E, Landi G, et al: High risk of cerebral-vein thrombosis in carriers of a prothrombin-gene mutation and in users of oral contraceptives. *N Engl J Med* 1998;**338**:1793–1797.

39. De Bruijn SF, Stam J, Koopman MM, Vandenbroucke JP: The cerebral venous sinus thrombosis study group. Case-control study of risk of cerebral sinus thrombosis in oral contraceptive users and in carriers of hereditary prothrombotic conditions. *BMJ* 1998;**316**:589–592.

40. Dentali F, Crowther M, Ageno W: Thrombophilic abnormalities, oral contraceptives, and risk of cerebral vein thrombosis: A meta-analysis. *Blood* 2006;**107**:2766–2773.

41. Fugate JE, Robinson MT, Rabinstein AA, Wijdicks EF: Cerebral venous sinus thrombosis associated with a combined contraceptive ring. *Neurologist* 2011;**17**:105–106.

42. Man BL, Hui AC: Cerebral venous thrombosis secondary to ovarian hyperstimulation syndrome. *Hong Kong Med J* 2011;**17**:155–156.

43. Jaillard AS, Hommel M, Mallaret M: Venous sinus thrombosis associated with androgens in a healthy young man. *Stroke* 1994;**25**:212–213.

44. Shiozawa Z, Yamada H, Mabuchi C, et al: Superior sagittal sinus thrombosis associated with androgen therapy for hypoplastic anemia. *Ann Neurol* 1982;**12**:578–580.

45. Peralta AR, Canhao P: Hypothyroidism and cerebral vein thrombosis – a possible association. *J Neurol* 2008;**255**:962–966.

46. Squizzato A, Gerdes VE, Brandjes DP, Büller HR, Stam J. Thyroid diseases and cerebrovascular disease. *Stroke* 2005;**36**:2302–2310.

47. Hickey WF, Carnick MB, Henderson IC, Dawson DM: Primary cerebral venous thrombosis in patients with cancer – a rarely diagnosed paraneoplastic syndrome. Report of three cases and review of the literature. *Am J Med* 1982;**73**:740–750.

48. Poe LB, Manzione JV, Wasenko JJ, Kellman RM: Acute internal jugular vein thrombosis associated with pseudoabscess of the retropharyngeal space. *AJNR Am J Neuroradiol* 1995;**16**:892–896.

49. Mitchell D, Fisher J, Irving D, et al: Lateral sinus thrombosis and intracranial hypertension in essential thrombocythaemia. *J Neurol Neurosurg Psychiatry* 1986;**49**:218–219.

50. Haan J, Caebeke JFV, van der Meer FJM, Wintzen AR: Cerebral venous thrombosis as a presenting sign of myeloproliferative disorders. *J Neurol Neurosurg Psychiatry* 1988;**51**:1219–1220.

51. Johnson RV, Kaplan SR, Blailock Z: Cerebral venous thrombosis in paroxysmal nocturnal hemoglobinuria. *Neurology* 1970;**20**:681–686.

52. Agah R, Rice L, Winikates J: Fatal cerebral venous thrombosis as the initial manifestation of the antiphospholipid syndrome. *J Neurol Neurosurg Psychiatry* 1996;**98**:189–191.

53. Vidailhet M, Piette J-C, Wechsler B, et al: Cerebral venous thrombosis in systemic lupus erythematosus. *Stroke* 1990;**21**:1226–1231.

54. Feldenzer JA, Bueche MJ, Venes JL, Gebarski SS: Superior sagittal sinus thrombosis with infarction in sickle cell trait. *Stroke* 1987;**18**:656–660.

55. Schutta HS, Williams EC, Baranski BG, Sutula TP: Cerebral venous thrombosis with plasminogen deficiency. *Stroke* 1991;**22**:401–405.

56. Kim MJ, Cho A-H, No Y-J, et al: Recurrent cerebral venous thrombosis associated with elevated factor VIII. *J Clin Neurol* 2006;**2**:286–289.

57. Anadure RK, Nagaraja D, Christopher R: Plasma factor VIII in non-puerperal cerebral venous thrombosis: A prospective case-control study. *J Neurol Sci* 2014;**339**:140–143.

58. Pohl C, Harbrecht U, Greinacher A, et al: Neurologic complications in immune-mediated heparin-induced thrombocytopenia. *Neurology* 2000;**54**:1240–1245.

59. Lauw MN, Barco S, Coutinho JM, Middeldorp S: Cerebral venous thrombosis and thrombophilia: A systematic review and meta-analysis. *Semin Thromb Hemost* 2013;**39**:913–927.

60. Voetsch B, Jin RC, Bierl C, et al: Role of promotor polymorphisms in the plasma glutathione peroxidase (*GPx-3*) gene as a risk factor for cerebral venous thrombosis. *Stroke* 2008;**39**:303–307.

61. Reuenr KH, Jenetzky E, Aleu A, et al: Factor XII *C46T* gene polymorphism and the risk of cerebral venous thrombosis. *Neurology* 2008;**70**:129–132.

62. Barthelemy M, Bousser M-G, Jacobs C: Thrombose veineuse cerebrale au cours d'un syndrome nephrotique. *Nouv Presse Med* 1980;**9**:367–369.

63. Cognat E, Crassard I, Denier C, Vahedi K, Bousser M-G: Cerebral venous thrombosis in inflammatory bowel diseases: Eight cases and literature review. *Int J Stroke* 2011;**6**:487–549.

64. Wechsler B, Vidailhet M, Piette JC, et al: Cerebral venous thrombosis in Behçet's disease: Clinical study and long-term follow-up of 25 cases. *Neurology* 1992;**42**:614–618.

65. Daif A, Awada A, Al-Rajeh S, et al: Cerebral venous thrombosis in adults. A study of 40 cases from Saudi Arabia. *Stroke* 1995;**26**:1193–1195.

66. Uluduz D, Kürtüncü M, Yapici Z, et al: Clinical characteristics of pediatric-onset neuro-Behçet disease. *Neurology* 2011;**77**:1900–1905.

67. Vandenberghe N, Debouverie M, Anxionnat R, Clavelou P, Bouly S, Weber M: Cerebral venous thrombosis in four patients with multiple sclerosis. *Euro J Neurol* 2003;**10**:63–66.

68. Berroir S, Grabli D, Héran F, Bakouche P, Bousser M-G: Cerebral sinus venous thrombosis in two patients with spontaneous intracranial hypotension. *Cerebrovasc Dis* 2004;**17**:9–12.

69. Schievink WI, Maya MM: Cerebral venous thrombosis in spontaneous intracranial hypotension. *Headache* 2008;**48**:1511–1519.

70. Ameri A, Bousser M-G: Cerebral venous thrombosis. *Neurol Clin* 1992;**10**:87–111.

71. Einhaupl K, Villringer A, Haberl RL, et al: Clinical spectrum of sinus venous thrombosis. In Einhaupl K, Kemski O, Baethmann A (eds): *Cerebral Sinus Thrombosis, Experimental and Clinical Aspects.* New York: Plenum, 1990;149–155.

72. Schaller B, Graf R: Cerebral venous infarction: The pathophysiological concept. *Cerebrovasc Dis* 2004;**18**:179–188.

73. Villringer A, Mehraein S, Einhaupl KM: Pathophysiological aspects of cerebral sinus venous thrombosis (SVT). *J Neuroradiol* 1994;**21**:72–80.

74. Ferro JM, Canhao P, Stam J, et al: Delay in the diagnosis of cerebral vein and dural sinus thrombosis. Influence on outcome. *Stroke* 2009;**40**:3133–3138.

75. Gutschera-Wang L: *Zur klinik von Letalen Hirnvenen – Und Sinus Thrombosen Anhand Von 102 Fallen.* Munich: Erwachsener, 1982.

76. Cervos-Navarro J, Kannuki S: Neuropathological findings in the thromboses of cerebral veins and sinuses: Vascular aspects. In Einhaupl K, Kempski O, Baethmann O (eds): *Cerebral Sinus Thrombosis: Experimental and Clinical Aspects.* New York: Plenum, 1990;15–25.

77. Cumurciuc R, Crassard I, Sarov M, et al: Headache as the only neurological sign of cerebral venous thrombosis: A series of 17 cases. *J Neurol Neurosurg Psychiatry* 2005;**76**:1084–1087.

78. Bousser M-G, Barnett HJM: Cerebral venous thrombosis. In Barnett HJM, Mohr JP, Stein BM, Yatsu F (eds): *Stroke Pathophysiology, Diagnosis, and Management*, 2nd ed. New York: Churchill Livingstone, 1992;517–537.

79. Bousser M-G, Einhäupl K: Cerebral venous thrombosis. In Olesen J, Tfelt-Hansen P, Welch KMA (eds): *The Headaches*, 2nd ed. Philadelphia: Lippincott Williams & Wilkins, 2000;929–939.

80. de Bruijn SF, de Haan RJ, Stam JF: Clinical features and prognostic factors of cerebral venous sinus thrombosis in a prospective series of 59 patients. Cerebral Venous Sinus Thrombosis Study Group. *J Neurol Neurosurg Psychiatry* 2001;**70**:105–108.

81. Tsai F, Wang A-M, Matovich VB, et al: MR staging of acute dural sinus thrombosis: Correlation with venous pressure measurements and implications for treatment and prognosis. *AJNR Am J Neuroradiol* 1995;**16**:1021–1029.

82. Coutinho JM, Stam J, Canhäo P, et al. on behalf of the ISCVT Investigators: Cerebral venous thrombosis in the absence of headache. *Stroke* 2015;**46**:245–247.

83. Newman DS, Levine SR, Curtis VL, Welch KMA: Migraine like visual phenomena associated with cerebral venous thrombosis. *Headache* 1989;**29**:82–85.

84. Crassard I, Bousser M-G. Cerebral venous thrombosis and intracerebral hemorrhage. In Carhuapoma JR, Mayer SA, Hanley DF (eds). *Intracerebral Hemorrhage.* New York: Cambridge University Press, 2009;84–100.

85. Ferro JM, Canhao P, Bousser M-G, et al: Early seizures in cerebral vein and dural sinus thrombosis. Risk factors and role of antiepileptics. *Stroke* 2008;**39**:1152–1158.

86. Mehraein S, Schmidtke K, Villringer A, et al: Heparin treatment in cerebral sinus and venous thrombosis: Patients at risk of fatal outcome. *Cerebrovasc Dis* 2003;**15**:17–21.

87. Masuhr F, Mehraein S: Cerebral venous and sinus thrombosis. Patients with a fatal outcome during intravenous dose-adjusted heparin treatment. *Neurocrit Care* 2004;**1**:355–361.

88. Damak M, Crassard I, Wolff V, Bousser M-G. Isolated lateral sinus thrombosis. A series of 62 patients. *Stroke* 2009;**40**:476–481.

89. Dunsker SB, Torres-Reyes E, Peden JC Jr: Pseudotumor cerebri associated with idiopathic cryofibrinogenemia: Report of a case. *Arch Neurol* 1970;**23**:120–127.

90. Kaplan RE, Springate JE, Feld LG, Cohen ME: Pseudotumor cerebri associated with cerebral venous sinus

thrombosis, internal jugular vein thrombosis, and systemic lupus erythematosus. *J Pediatr* 1985;**107**:266–268.

91. Yavagal DR, Geng D, Akar S, Buonanno F, Kesari S: Superficial siderosis of the central nervous system due to bilateral jugular vein thrombosis. *Arch Neurol* 2010;**67**:1269–1271.

92. DiNubile MJ: Septic thrombosis of the cavernous sinus. *Arch Neurol* 1988;**45**:567–572.

93. Yarington CT Jr: The prognosis and treatment of cavernous sinus thrombosis: Review of 878 cases in the literature. *Ann Otol Rhinol Laryngo* 1961;**70**:263–267.

94. Yarington CT Jr: Cavernous sinus thrombosis revisited. *Proc R Soc Med* 1977;**70**:456–459.

95. Ebright JR, Pace MT, Niazi AF: Septic thrombosis of the cavernous sinuses. *Arch Intern Med* 2001;**161**:2671–2676.

96. Chen JS, Mukherjee, Dillon WP, Wintermark M: Restricted diffusion in bilateral optic nerves and retinas as an indicator of venous ischemia caused by cavernous sinus thrombophlebitis. *AJNR Am J Neuroradiol* 2006;**27**:1815–1816.

97. Samuel J, Fernandes CM: Lateral sinus thrombosis: A review of 45 cases. *J Laryngol Otol* 1987;**101**:1227–1229.

98. Mathews TJ: Lateral sinus pathology: 22 cases managed at Groote Schuur hospital. *J Laryngol Otol* 1988;**102**:118–120.

99. Tveteras K, Kristensen S, Dommerby H: Septic cavernous and lateral sinus thrombosis; modern diagnostic and therapeutic principles. *J Laryngol Otol* 1988;**102**:877–882.

100. Singh B: The management of lateral sinus thrombosis. *J Laryngol Otol* 1993;**107**:803–808.

101. Crassard I, Biousse V, Bousser M-G, Meyer B, Marsot-Dupuch K: Hearing loss and headache revealing lateral sinus thrombosis in a patient with factor V Leiden mutation. *Stroke* 1997;**28**:876–878.

102. Gattringer T, Enzinger C, Birner A, et al: Acute unilateral hearing loss as an early symptom of lateral cerebral sinus venous thrombosis. *Arch Neurol* 2012;**69**:1508–1511.

103. Bots GAM: Thrombosis of the Galenic system veins in the adult. *Acta Neuropathol* 1971;**17**:227–233.

104. Haley EC, Brashear R, Barth JT, et al: Deep cerebral venous thrombosis: Clinical, neuroradiological, and neuropsychological correlates. *Arch Neurol* 1989;**46**:337–340.

105. Pfefferkorn T, Crassard I, Linn J, Dichgans M, Boukobza M, Bousser M-G: Clinical features, course and outcome in deep cerebral venous system thrombosis: An analysis of 32 cases. *J Neurol* 2009;**256**:1839–1845.

106. Sagduyu A, Sirin H, Mulayim S, et al: Cerebral cortical and deep venous thrombosis without sinus thrombosis: Clinical MRI correlates. *Acta Neurol Scand* 2006;**114**:245–260.

107. Jacobs K, Moulin T, Bogousslavsky J, et al: The stroke syndrome of cortical vein thrombosis. *Neurology* 1996;**47**:376–382.

108. Selim M, Fink J, Linfante I, et al: Diagnosis of cerebral venous thrombosis with echo-planar T2*-weighted magnetic resonance imaging. *Arch Neurol* 2002;**59**:1021–1026.

109. Duncan IC, Fourie PA: Imaging of cerebral isolated cortical vein thrombosis. *AJR Am J Roentgenol* 2005;**184**:1317–1319.

110. Urban PP, Müller-Forell W: Clinical and neuroradiological spectrum of isolated cortical vein thrombosis. *J Neurol* 2005;**252**:1476–1481.

111. Dorndorf D, Wessel K, Kessler C, Kompf D: Thrombosis of the right vein of Labbé: Radiological and clinical findings. *Neuroradiology* 1993;**35**:202–204.

112. Thomas B, Krishnamurthy T, Purkayastha G. Isolated left vein of Labbé thrombosis. *Neurology* 2005;**65**:1135.

113. de Sousa DA, Ferro JM, Canhão P, et al. for the ISCVT Investigators: Cerebral venous thrombosis causing posterior fossa lesions: Description of a case series and assessment of safety of anticoagulation. *Cerebrovasc Dis* 2014;**38**:384–388.

114. Rousseaux P, Lesoin F, Barbaste P, Jomin M: Infarctus cerebelleux pseudotumoral d'origine veineuse. *Rev Neurol* 1987;**144**:209–211.

115. Eng LJ, Longstreth WT, Shaw CM, et al: Cerebellar venous infarction: Case report with clinicopathologic correlation. *Neurology* 1990;**40**:837–838.

116. Ruiz-Sandoval JL, Chiquete E, Navarro-Bonnet J, et al: Isolated vein thrombosis of the posterior fossa presenting as localized cerebellar venous infarctions or hemorrhages. *Stroke* 2010;**41**:2358–2361.

117. Fink JN, Mc Auley DL: Mastoid air sinus abnormalities associated with lateral venous sinus thrombosis. Cause or consequence? *Stroke* 2002;**33**:290–292.

118. Singh V, Gress DR: Cerebral venous thrombosis. In Babikian VL, Wechsler LR, Higashida RT (eds): *Imaging Cerebrovascular Disease*. Philadelphia: Butterworth–Heinemann, 2003;209–221.

119. Patronas NJ, Duda EE, Mirfakhraee M, Wollmann RL: Superior sagittal sinus thrombosis diagnosed by computed tomography. *Surg Neurol* 1981;**15**:11–14.

120. Buonanno FS, Moody DM, Ball MR, Laster DW: Computed cranial tomographic findings in cerebral sinovenous occlusions. *J Comput Assist Tomogr* 1978;**2**:281–290.

121. Rao CV, Knipp HC, Wagner EJ: Computed tomographic findings in cerebral sinus and venous thrombosis. *Radiology* 1981;**140**:391–398.

122. Chiras J, Bousser M-G, Meder JF, Koussa A, Bories J: CT in cerebral thrombophlebitis. *Neuroradiology* 1985;**27**:145–154.

123. Mawet J, Crassard I, Bousser M-G: Cerebral venous thrombosis. In Caplan LR, van Gijn J (eds): *Stroke Syndromes*, 3rd ed. Cambridge: Cambridge UniversityPress, 2012;542–553.

124. Linn J, Ertl-Wagner B, Seelos KC, et al: Diagnostic value of mutidetector-row CT angiography in the evaluation of thrombosis of the cerebral venous sinuses. *AJNR Am J Neuroradiol* 2007;**28**:946–952.

125. Ozsvath RR, Casey SO, Lustrin ES, et al. Cerebral venography: Comparison of CT and MR projection venography. *AJR Am J Roentgenol* 1997;**169**:1699–1707.

126. Wetzel SG, Kirsch E, Stock KW, et al: Cerebral veins: Comparative study of CT venography with intraarterial digital subtraction angiography. *AJNR Am J Neuroradiol* 1999;**20**:249–255.

127. Yuh WTC, Simonson TM, Wang A-M, et al: Venous sinus occlusive disease: MR findings. *AJNR Am J Neuroradiol* 1994;**15**:309–316.

128. Boukobza M, Crassard I, Bousser M-G, et al: MR imaging features of isolated cortical vein thrombosis: diagnosis and follow-up. *AJNR Am J Neuroradiol* 2009;**30**:344–348.

129. Leach JL, Fortuna RB, Jones BV, et al: Imaging of cerebral venous thrombosis: current techniques, spectrum of findings, and diagnostic pitfalls. *Radiographics* 2006;**26**:19–41.

130. Poon CS, Chang JK, Swarnkar A, et al: Radiologic diagnosis of cerebral venous thrombosis: Pictorial review. *AJR Am J Roentgenol* 2007;**189**:64–75.

131. Ducreux D, Oppenheim C, Vandamme X, et al: Diffusion-weighted imaging patterns of brain damage associated with cerebral venous thrombosis. *AJNR Am J Neuroradiol* 2001;**22**:261–268.

132. Yoshikawa T, Abe O, Tsuchiya K, et al: Diffusion-weighted magnetic resonance imaging of dural sinus thrombosis. *Neuroradiology* 2002;**44**:481–488.

133. Forbes KP, Pipe JG, Heiserman JE: Evidence for cytotoxic edema in the pathogenesis of cerebral venous infarction. *AJNR Am J Neuroradiol* 2001;**22**:450–455.

134. Mullins ME, Grant PE, Wang B, et al: Parenchymal abnormalities associated with cerebral venous sinus thrombosis: Assessment with diffusion-weighted MR imaging. *AJNR Am J Neuroradiol* 2004;**25**:1666–1675.

135. Dormont D, Axionnat R, Evrard S, et al: IRM des thromboses veineuses cerebrales. *J Neuroradiol* 1994;**21**:81–99.

136. Isensee Ch, Reul J, Thron A: Magnetic resonance imaging of thrombosed dural sinuses. *Stroke* 1994;**25**:29–34.

137. Mas J-L, Meder JF, Meary E: Dural sinus thrombosis: Long-term follow-up by magnetic resonance imaging. *Cerebrovasc Dis* 1992;**2**:137–144.

138. Mas J-L, Meder J-F, Meary E, Bousser M-G: Magnetic resonance imaging in lateral sinus hypoplasia and thrombosis. *Stroke* 1990;**21**:1350–1356.

139. Idbaih A, Boukobza M, Crassard I, et al: MRI of clot in cerebral venous thrombosis: High diagnostic value of susceptibility-weighted images. *Stroke* 2006;**37**:991–995.

140. Ayanzen RH, Bird CR, Keller PJ, et al: Cerebral MR venography: Normal anatomy and potential diagnostic pitfalls. *AJNR Am J Neuroradiol* 2000;**21**:74–78.

141. Ko SB, Kim D-E, Kim SH, Roh J-K: Visualization of venous system by time-of-flight magnetic resonance angiography. *J Neuroimaging* 2006;**16**:353–356.

142. Krayenbuhl H: Cerebral venous thrombosis. The diagnostic value of cerebral angiography. *Schweiz Arch Neurol Neurochir Psychiatry* 1954;**74**:261–287.

143. Kosinski CM, Mull M, Schwartz M, et al: Do normal D-dimer levels reliably exclude cerebral sinus thrombosis? *Stroke* 2004;**35**:2820–2825.

144. Dentali F, Squizzato A, Marchesi C, Bonzini M, Ferro JM, Ageno W: D-dimer testing in the diagnosis of cerebral vein thrombosis: A systematic review and a meta-analysis of the literature. *J Thromb Haemost* 2012;**10**:582–589.

145. Crassard J, Soria C, Tzourio Ch, et al: A negative D-dimer assay does not rule out cerebral venous thrombosis: A series of 73 patients. *Stroke* 2005;**36** 1716–1719.

146. Becker G, Bogdahn U, Gehlberg C, et al: Trans-cranial color-coded real-time sonography of intracranial veins. *J Neuroimaging* 1994;**5**:87–94.

147. Valdueza JM, Schultz M, Harms L, Einhaupl KM: Venous transcranial Doppler ultrasound monitoring in acute dural sinus thrombosis. Report of two cases. *Stroke* 1995;**26**:1196–1199.

148. Chik Y, Gottesman RF, Zeiler SR, Rosenberg J, Llinas RH: Differentiation of transverse sinus thrombosis from congenitally atretic cerebral transverse sinus with CT. *Stroke* 2012;**43**:1968–1970.

149. Saposnik G, Barinagarrementeria F, Brown RD, et al: Diagnosis and management of cerebral venous thrombosis. A statement for healthcare professionals from the American Heart Association/American Stroke Association. *Stroke* 2011;**42**:1158–1192.

150. Einhaupl K, Bousser M-G, de Bruijn SFTM, et al: EFNS guideline on the treatment of cerebral venous and sinus thrombosis. *Eur J Neurol* 2006;**13**:553–559.

151. Canhao P, Cortesao A, Cabral M, et al: Are steroids useful to treat cerebral venous thrombosis? *Stroke* 2008;**39**:105–110.

152. Cundiff DK: Anticoagulants for cerebral venous thrombosis. Harmful to patients? *Stroke* 2014;**45**:298–304.

153. Diaz JM, Schiffman JS, Urban ES: Superior sagittal sinus thrombosis and pulmonary embolism. A syndrome rediscovered. *Acta Neurol Scand* 1992;**86**:390–396.

154. Stansfield FR: Puerperial cerebral thrombophlebitis treated by heparin. *BMJ* 1942;**1**:436–438.

155. Martin JP, Sheenan HL: Primary thrombosis of cerebral veins (following childbirth). *BMJ* 1941;**1**:349.

156. Krayenbuhl H: Cerebral venous and sinus thrombosis. *Clin Neurosurg* 1967;**14**:1–24.

157. Bousser M-G: In a worsening situation, treatment can do more good than harm. *Pratical Neurology* 2003;**3**:112–115.

158. Jacewicz M, Plum F: Aseptic cerebral venous thrombosis. In Einhaupl K, Kempski O, Baethmann A (eds), *Cerebral Sinus Thrombosis: Experimental and Clinical Aspects.* New York: Plenum, 1990, pp 157–170.

159. Einhaupl KM, Villringer A, Meister W, et al: Heparin treatment in sinus venous thrombosis. *Lancet* 1991;**338**:597–600.

160. de Bruijn SF, Stam J: Randomized, placebo-controlled trial of anticoagulant treatment with low-molecular-weight heparin for cerebral sinus thrombosis. *Stroke* 1999;**30**:484–488.

161. Coutinho J, de Bruijn SF, deVeber G, Stam J: Anticoagulation for cerebral venous sinus thrombosis. *Cochrane Database Syst Rev* 2011;**8**:CD002005.

162. Bousser M-G: Cerebral venous thrombosis. Nothing, heparin or local thrombolysis? *Stroke* 1999;**30**:481–483.

163. Canhao P, Falcao F, Ferro JM: Thrombolysis for cerebral sinus thrombosis. A systematic review. *Cerebrovasc Dis* 2003;**15**:159–166.

164. Ciccone A, Canhao P, Falcao F, et al: Thrombolysis for cerebral vein and dural sinus thrombosis. *Cochrane Database Syst Rev* 2004;**1**:CD003693.

165. Stam J, Majoie CB, van Delden OM, et al: Endovascular thrombectomy and thrombolysis for severe cerebral sinus thrombosis: A prospective study. *Stroke* 2008;**39**:1487–1490.

166. Mehraein S, Schmidtke K, Villringer A, et al: Heparin treatment in cerebral sinus and venous thrombosis: patients at risk of fatal outcome. *Cerebrovasc Dis* 2003;**15**:17–21.

167. Masuhr F, Mehraein S: Cerebral venous and sinus thrombosis. Patients with a fatal outcome during intravenous dose-adjusted heparin treatment. *Neurocrit Care* 2004;**1**:355–361.

168. Coutinho JM, Majoie CBLM, Coert BA, Stam J: Decompressive hemicraniectomy in cerebral sinus thrombosis. Consecutive case series and review of the literature. *Stroke* 2009;**40**:2233–2235.

169. Théaudin M, Crassard I, Bresson D, et al: Should decompressive surgery be performed in malignant cerebral venous thrombosis? A series of 12 patients. *Stroke* 2010;**41**:727–731.

170. Weber J, Spring A: Unilateral dekompressive kraniektomie bei thrombose des linken sinus transversus und sigmoideus. *Zentralbl Neurochir* 2004;**65**:135–140.

171. Zuurbier SM, Coutinho JM, Majoie CBLM, Coert BA, van den Munckhof P, Stam J: Decompressive hemicraniectomy in severe cerebral venous thrombosis: A prospective case series. *J Neurol* 2012;**259**:1099–1105.

172. Ferro JM, Crassard I, Coutinho JM, et al: Decompressive surgery in cerebrovenous thrombosis. A multicenter registry and a systematic review of individual patient data. *Stroke* 2011;**42**:2825–2831.

173. Aaron S, Alexander M, Moorthy RK, et al: Decompressive craniectomy in cerebral venous thrombosis: A single centre experience. *J Neurol Neurosurg Psychiatry* 2013;**84**:995–1000.

174. Crassard I, Canhao P, Ferro JM, Bousser M-G, Barinagarrementeria F, Stam J: Neurological worsening in the acute phase of cerebral venous thrombosis in ISCVT (International study on cerebral venous thrombosis). *Cerebrovasc Dis* 2003;**16**:60.

175. Haghighi AB, Edgell RC, Cruz-Flores S, et al: Mortality of cerebral venous-sinus thrombosis in a large national sample. *Stroke* 2012;**43**:262–264.

176. Nasr DM, Brinjikji W, Cloft HJ, Saposnik G, Rabinstein AA: Mortality in cerebral venous thrombosis: Results from the national inpatient sample database. *Cerebrovasc Dis* 2013;**35**:40–44.

177. Canhao P, Ferro JM, Lindgren AG, et al: Causes and predictors of death in cerebral venous thrombosis. *Stroke* 2005;**36**:1720–1725.

178. Ferro JM, Bacelar-Nicolau H, Rodrigues T, et al: ISCVT and VENOPORT Investigators. Risk score to predict the outcome of patients with cerebral vein and dural sinus thrombosis. *Cerebrovasc Dis* 2009;**28**:39–44.

179. Koopman K, Uyttenboogaart M, Vroomen PC, van der Meer J, de Keyser J, Luijckx GJ: Development and validation of a predictive outcome score of cerebral venous thrombosis. *J Neurol Sci* 2009;**276**:66–68.

180. Baumgartner RW, Studer A, Arnold M, Georgiadis D: Recanalisation of cerebral venous thrombosis. *J Neurol Neurosurg Psychiatry* 2003;**74**:459–461.

181. Strupp M, Covi M, Seelos K, Dichgans M, Brandt T: Cerebral venous thrombosis: correlation between recanalization and clinical outcome: A long-term follow-up of 40 patients. *J Neurol* 2002;**249**:1123–1124.

182. Martinelli I, Bucciarelli P, Passamonti SM, Battaglioli T, Previtali E, Mannucci PM: Long-term evaluation of the risk of recurrence after cerebral sinus-venous thrombosis. *Circulation* 2010;**121**:2740–2746.

183. Miranda B, Ferro JM, Canhao P, et al: The ISCVT Investigators. Venous thromboembolic events after cerebral vein thrombosis. *Stroke* 2010;**41**:1901–1906.

184. Palareti G, Cosmi B, Legnani C, et al: PROLONG Investigators. D-dimer testing to determine the duration of anticoagulation therapy. *N Engl J Med* 2006;**355**:1780–1789.

185. Ferro JM, Correia M, Rosas MJ, et al: Seizures in cerebral vein and dural sinus thrombosis. *Cerebrovasc Dis* 2003;**15**:78–83.

186. Ferro JM, Lopez MG, Rosas MJ, Ferro MA, Fontes J: Long-term prognosis of cerebral vein and dural sinus thrombosis: results of the VENOPORT study. *Cerebrovasc Dis* 2002;**13**:272–278.

187. Breteau G, Mounier-Vehier F, Godefroy O, et al: Cerebral venous thrombosis 3-year clinical outcome in 55 consecutive patients. *J Neurol* 2003;**250**:29–35.

188. Koopman K, Uyttenboogaart M, Vroomen PC, et al: Long-term sequelae after cerebral venous thrombosis in functionally independent patients. *J Stroke Cerebrovasc Dis* 2009;**18**:198–202.

189. Madureira S, Canha P, Ferro JM: Cognitive and behavioural outcome of patients with cerebral venous thrombosis. *Cerebrovasc Dis* 2001;**11**:108.

190. de Bruijn, Budde M, Teunisse S, de Haan RJ, Stam J: Long-term outcome of cognition and fuctional health after cerebral venous sinus thrombosis. *Neurology* 2000;**54**:1687–1689.

第 18 章
卒中的预防

对于任何疾病来说，我首先思考的是如何预防它的发生，而不是如何对它进行治疗。

路易斯·巴斯德（Louis Pasteur）[1]

卒中预防与公众健康教育的重要性

即使与最有效的卒中急性期治疗和卒中复发的预防相比，对于卒中的一级预防对人类的健康获益更大。因此，我们将竭力识别和改善一般人群的心脑血管疾病的危险因素，从而采取必要的预防措施。

尽管我们做了大量工作，很多人对卒中的了解依然很浅显。医学专家和媒体已经比较成功的对人类进行了心脏病、癌症和获得性免疫缺陷综合征知识的普及教育。然而美国的第五大杀手——卒中，对它的关注远远不够，多数美国人乃至全世界，多数人对卒中的了解相当匮乏。虽然之前的溶栓知识宣传提高了人们对卒中的识别能力，增加了对卒中一般知识的了解。但是，调查研究显示全世界很多人仍然不知道每一类卒中的主要症状、卒中的预警症状及危险因素[2-7]。甚至有些人不知道卒中是脑部疾病。还有很多被调查者认为卒中是导致不可改善的永久性残障的疾病。

在美国，医生们一直努力宣教，当怀疑自己或身边的人发生卒中时，应立即拨打 911 或其他指定紧急救援电话。遗憾的是，接线员对卒中几乎不了解，甚至不把它归为急症。此外，由于只有七分之一的成年人会在发生卒中相关疾病时及时正确地拨打"911"，而且只有很少一部分人知道缺血性卒中的溶栓治疗且该治疗存在治疗时间窗[8,9]。

Kothari 等对辛辛那提大学医疗中心急诊科可疑的卒中患者进行了随访。随访内容包括以问卷的形式对入院后 48 小时内的患者进行调查[4]。调查显示，在 163 名患者中，有 63 位（39%）患者对卒中的任何一种症状或体征都不了解。分别有 26% 和 22% 的患者认为单侧肢体无力和单侧麻木是最常见的症状[4]。65 岁以上的老年患者比年轻患者对卒中的了解更少[4]。在另一项研究中，对 TIA 和小卒中患者进行了相关教育，3 个月之后对 57 名患者进行了随访，仅 15 位（26%）能根据症状识别出是脑部受损所致，仅 21 位（37%）对 TIA 和卒中进行了正确描述[6]。研究提示对人们进行卒中知识宣传可在一定程度上获益。由 2173 名参与者组成的辛辛那提研究组的调查结果表明，从 1995 年到 2000 年期间，人们对卒中的先兆症状和危险因素的认识略有提高[3]。

尽管目前人们对卒中的认识很少，但是卒中的发生率和死亡率在 20 世纪后半期出现了下降趋势[10-13]。其相关因素有：①人们在接受健康宣传教育后自我保健意识增强：养成良好的饮食习惯；按时锻炼；戒烟酒；避免过度饮食等；②人们对疾病危险因素的防控也降低了脑血管病的发生；③强调规律体检及严格监测高血压、糖尿病及高血脂的重要性；④医生对高血压病的积极治疗以及血管疾病评价技术的提高。编者参编了 4 本旨在教育非专业人士以及初级临床医生的科普书籍[14-17]，但是为了进一步的健康利益需要对医生或公众进行更多的卒中预防教育。

卒中预防是大问题。在这短短的章节中我难以面面俱全。因此，本章主要强调关键问题而不讨论治疗的具体细节。抗栓治疗及其他一些特殊治疗将在第 6 章讨论。

预防策略

既往主要有两种策略对卒中和心血管疾病进

行预防[18]。"高危"策略是利用筛选技术来确定人群中的高危患者，这部分患者除了需要生活方式的管理通常还需要药物治疗来降低卒中和心血管事件的发生危险。另一方面，"普遍"策略旨在通过立法和公共卫生措施降低人群危险因素的整体负担。例如：立法减少饮食中的含钠量以降低血压以及继发卒中和心血管疾病的风险；吸烟是导致卒中和心血管疾病的重要风险因素，通过增税来提高香烟的价格来减少吸烟的人数。另外一个极端例子是在英国医学杂志（BMJ）上发表的，建议所有55岁以上的人群均应该服用一种"复方制剂"。该"复方制剂"中包含：他汀类药物（如阿托伐他汀[每日10mg]或辛伐他汀[40 mg]）；三类降血压药（如噻嗪类，β-受体阻滞剂和血管紧张素转换酶抑制剂)，每种均是正常剂量的一半；叶酸(0.8mg)和阿司匹林(75mg)。作者预计这种"复方制剂"可以减少88%的缺血性心脏疾病事件的和80%的卒中[19]。

"普遍"策略和"高危"策略均有局限和风险，因此这两种方法是互补的。"普遍"策略可能无法充分控制需要进行药物治疗的高危人群，"高危"策略可能无法像控制高危人群一样去控制低危人群。低危人群不应被忽视，因为他们是社会的重要组成部分，且发生卒中和心血管事件的风险也很高。

卒中和心血管风险的概念已经发生变化[20]。目前我们对危险因素作为连续变量进行控制，而不是明确进行二分类（例如，有高血压或没有高血压）或明确的阈值（例如，高血压是血压≥140/90mmHg）。例如，目前已经明确血压是作为一个连续性危险因素影响到卒中的发生，而没有明确的阈值[21]。因此血压190/100mmHg的人较血压为160/90mmHg的人发生卒中的风险高。卒中发生的风险与血压的关系是连续性的，最低为115/75mmHg。

在2006年的Feinberg论坛上，Sacco提出将脑血管病的预防策略转向内科综合预防策略[22]。因为心血管疾病和脑血管疾病的危险因素大多相同，而且心脏病可能会导致脑栓塞和脑血流灌注不足，所以医生应该对患者心血管和脑血管的异常症状进行综合评价，强调对可干预危险因素的干预措施。完善如下几个方面的评价：

- 心脑血管疾病传统的危险因素（例如吸烟、缺乏锻炼、高血压和糖尿病等）。
- 亚临床脑损害（例如无症状梗死、白质高信号和微出血等）。
- 亚临床血管病变（例如颈动脉斑块、动脉内-

中膜增厚等）。

- 与血管疾病相关的生物标记物和基因指标（例如纤维蛋白原、C-反应蛋白、同型半胱氨酸等）。

收集和分析了与卒中[23-33]和缺血性脑血管病[34-41]危险因素相关的大量信息。关于卒中，例如蛛网膜下腔出血（SAH）[42-46]、脑出血[47-50]和脑栓塞[51,52]发病机制的数据也很多。在13和14章详细地讨论了脑出血的原因。心源性脑栓塞最主要的危险因素是易诱发各种心脏病的危险因素。这将在第10章进行讨论。一些特殊机制的卒中，尤其是发病率较高的缺血性卒中，关于其特殊发病机制的相关信息较少。多数危险因素分析研究中未区分颅外动脉狭窄、颅内动脉狭窄（例如大脑中动脉，颅内椎动脉）及深穿支动脉狭窄（例如豆纹动脉）。

各种危险因素，例如种族、性别对不同病理性损害与对血管基因位点相关损害相比，影响结果不同[38,53-58]。因此，进一步的论证，尤其是对特殊亚型卒中的前瞻性研究是必要的。尽管存在一些局限，目前已经识别的卒中危险因素具有非常重要的意义。它有助于识别高危人群，改善他们生活方式来减少卒中和其他血管事件的发生。在本节中，我只简要地介绍这些危险因素。更多的详细在相关文献中可以获得[18,23,25-33]。确定危险因素的证据通常包括危险因素和卒中发病之间的流行病学关系；其相关性并不一定意味着因果关系。例如女性和妊娠显著相关，但很明显，女性并不是造成妊娠的原因。

在2006年的Feinberg论坛上，Sacco还强调了一个新概念："血管危险调制因子"[22]。医生和流行病学家已经习惯了将不同的危险因素作为二元变量分析。例如血压超过140/90mmHg被认为有高血压，未超过140/90mmHg被认为无高血压。类似地，血糖、胆固醇高于或低于一个特定的值就认为有或无糖尿病或高胆固醇血症。然而，研究显示很多危险因素是连续的数值变量，而非绝对的是或否变量，是持续逐渐形成的，而不仅仅是一个是或否的变量。如患者收缩压为160mmHg比150mmHg的风险高，150mmHg比140mmHg风险高，140mmHg比130mmHg的风险要高[22,59]。这个分类方法有助于临床医生容易诊断患者是否高血压或肥胖，但也丢失了大量临床信息。有时即使患者血压、血糖、体重、血脂水平在"正常值范围"内，也可以通过调节其水平来降低卒中风险。

"危险因素"是指增加了某种情况发生风险的因素，当控制该因素后，发生该情况的风险随之下降(例如,高血压会增加卒中的发生风险、控制高血压后发生卒中的风险随之下降)[59]。另一方面"危险标志物",是指增加了某种情况发生风险的因素,但是控制该因素后,发生该情况的风险并没有随之下降,主要可能由于没有被检测到或者控制该因素后失败了(例如:同型半胱氨酸增加卒中发生风险,但是使用 B 族维生素降低同型半胱氨酸后并不能降低卒中发生的风险)。上述两个概念常交替使用。在本文中,为了便于沟通,我们将使用这两个概念。

危险因素(常见)

不可改变的人口学危险因素

年龄、种族、性别和心脑血管疾病及其危险因素家族史是不可改变的最重要卒中危险因素。其中年龄可能是和卒中相关性最大的危险因素。Framingham 研究显示,随着年龄的增加卒中危险增加。在 45~54 岁、55~64 岁、65~74 岁年龄组,每 10 000 人年中,卒中的发病率分别为 22%、32% 和 83%[60]。随着年龄的增加,卒中发病率呈指数增长。而且大部分缺血性卒中发生于 65 岁以上的患者[38]。SAH 的发病率也随着年龄的增加而增加,尽管与其他类型的卒中相比,SAH 的发病率在青年人(如:女性)中有一个不成比例的升高[43]。脑出血也是老年患者发生率较高。无论怎样,老龄化是不可避免的,我们要争取加入"健康老年俱乐部"。卒中也发生于年轻患者。在本书的上一版中提到 45 岁以下年龄的缺血性卒中多为心源性栓塞,血管闭塞病变相对少见。反之,年龄大于 65 岁的缺血性卒中是大或小动脉闭塞常见,心源性栓塞次之。自本书第四版发布后,国际儿童卒中研究组织公布了动脉缺血性卒中的危险因素[61]。10 个国家、30 家分中心前瞻性入组了 676 名年龄在 29 天至 18 岁患有卒中儿童,进行年龄分层后结果显示动脉病变(定义为血管成像显示任意动脉异常同时除外孤立性血管闭塞)是最常见的危险因素(53%),其次是心脏疾病(31%)、感染(24%)、急性头颈部疾病(23%)、急性全身性疾病(22%)、慢性系统性疾病(19%)和血栓前状态(13%)。

种族和性别也影响卒中的发生和亚型[38,53-58],非裔美国人和亚洲人比白人脑出血的风险高[47,62]。非裔美国女性及亚裔女性与白种男性相比颅内动脉闭塞发生率高,颅外动脉闭塞率低[53-58]。男性的卒中发生率比女性高,但是由于女性寿命比男性长,因此在很多卒中研究中女性因卒中死亡的患者比男性多[38]。既往认为女性在绝经前卒中发生率较男性低,但是 60 岁之后发生率快速增长。然而,最近的研究表明,在 35~54 岁的中年女性中,卒中的发病率有了大幅上升,考虑可能与肥胖等因素,如代谢综合征有关[63]。

早期预防的重要性

即便调整了其他个人卒中危险因素之后,一级亲属中的卒中或其他心血管疾病家族史,包括冠状动脉疾病、外周动脉疾病和高血压等,也是卒中非常重要的危险因素[64-68]。动脉粥样硬化损害经常在很年轻时就开始存在了。在不同种族、地理的尸检研究均显示大动脉脂肪纹(脂质沉积造成的动脉内膜轻微增厚)在幼年时期就开始形成了,青春期达到高峰[69,70]。在后来的几十年里,这些脂质沉积发展为突起的病灶和纤维斑块[69,70]。由于每个人的家族史和基因特异性很重要,因此应该及早认识到卒中风险的存在并且预防它。

编者曾经听过来自美国南部地区七年级教师的报告,他说在健康主题的讨论会上发现几乎没有学生了解自己的家族疾病史。于是她留给学生的家庭作业是调查亲属的健康状况。在医生针对 12~13 岁学生健康状况的调查显示:父母都是高血压患者的学生血压更易增高,有糖尿病家族史的学生血糖更易升高,有家族肥胖史的学生存在和年龄、身高不匹配的肥胖,有高脂血症家族史的学生血脂也更易升高。另外一个例子就是编者 30 年前体检时发现胆固醇很高(高于 300),在检测我 6 个孩子(当时年龄从 6~18 岁)的胆固醇时发现其中 5 个孩子异常。于是我们家很注意孩子的饮食和营养搭配。

当神经病学家和内科医生关注患者危险因素,例如高胆固醇血症、严重高血压和糖尿病时,应该建议他们也给孩子做一下检测,尤其是当家族史存在该危险因素时。有些危险因素在童年或青年时就发现了,早期发现和调控危险因素比心脑血管事件出现后再进行干预的效果要好很多[71]。在瑞典,超过 800 000 的年轻人(18 岁)在强制征兵后持续进行了 33 年卒中危险因素的随访[72]。在很多年轻人中发现了危险因素,且这些危险因素与日后卒中的发生相关[72]。在青年时尽早发现并控制危险因素远远优于在发生心脑血管事件后再进行控制。美国卫生与人类服务部与国家心肺和血液研究院合作,制定了儿童和青少年心血管健康和降低风险的指导方针[73]。

肥胖是儿童和年轻人预防的主要危险因素。例如,在青年中,长时间持续性全身和腹部肥胖已发现与中年期亚临床冠状动脉疾病(使用冠状动脉钙化[CAC]作为诊断标准)的发展相关。因此,预防或延缓年轻人肥胖的发生会降低未来动脉粥样硬化发生的风险[71,74]。

高血压

高血压通常被认为是卒中预防的"皇冠宝石",是最重要的可以控制的卒中危险因素。任何形式的血压升高(单纯收缩压、单纯舒张压或收缩压舒张压联合升高)均可增加卒中的发生风险。除了年龄之外,高血压是卒中另外一个独立的危险因素。高血压在卒中发生的诸多机制中占有一席之地。尸检发现没有高血压或心脏扩大病史的人中很少发生腔隙性脑梗死。高血压与心脏病、肾病之间的联系是众所周知的,而心脏和肾的病理变化对多个卒中亚型都有影响。高血压在大血管的硬化过程中发挥作用,从而导致动脉闭塞和动脉-动脉栓塞性卒中。高血压在脑动脉瘤破裂中也起着一定的作用。基底节、丘脑、脑桥和小脑部位的出血更常见于伴有急性或慢性高血压的病人。

对高血压的研究有很多,我们希望有一些关键的信息与观念和一些重要参考文献中的数据能够帮助我们总结它的关键作用。

1. 高血压是非常普遍的。预计近 1/3 的美国人有高血压[75,76]。随着年龄增长高血压患病率也随之升高,黑人比白人多见,65 岁以上的人群中女性比男性多见[75,76]。图 18-1 是 2014 年美国心脏协会统计的男性和女性按年龄分布的高血压患病率[76]。

2. 很多人并未意识到自己已经患有高血压;很多人虽然知道自己有高血压,但是控制的并不理想。对高血压的认识和治疗存在严重不足。全国高血压预防、检测、评价和治疗委员会在 2003 年第七次报告(JNC7)中指出:30% 的美国人不知道自己患有高血压因此也未得到治疗,11% 的人知道患有高血压但未经治疗,24% 的人虽经治疗但是治疗的不理想,只有 35% 的高血压病人血压控制在 140/90mmHg 以下[77]。最新数据显示,高血压的知晓率、治疗率和控制率分别为 1.5%、74.9% 和 52.5%[78]。图 18-2 是美国心脏协会 2014 年公布的按年龄分布的高血压知晓和治疗情况的最

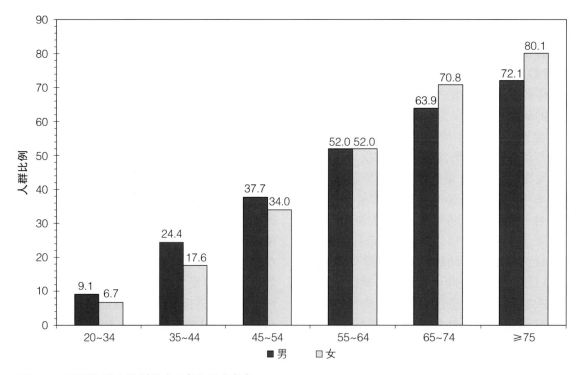

图 18-1　不同年龄和性别的成人高血压患病率

Source:National Center for Health Statistics and National Heart,Lung,and Blood Institute:Go AS,Mozaffarian D,Roger VL,et al. Heart diseases and stroke statistics - 2014 update:A report from the American Heart Association. *Circulation* 2014:e28-e92.

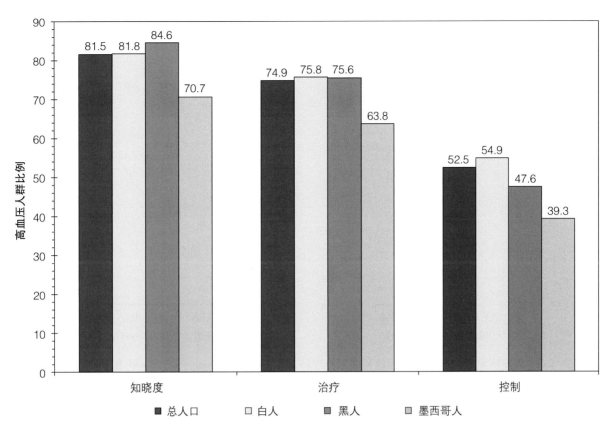

图 18-2　不同年龄的高血压知晓率、治疗率和控制率

（美国健康与营养调查：2007-2010）Source：National Center for Health Statistics and National Heart，Lung，and Blood Institute：Go AS，Mozaffarian D，Roger VL，et al. Heart diseases and stroke statistics - 2014 update：A report from the American Heart Association. *Circulation* 2014：e28-e92.

新数据[76]。

3. 在整个年龄段包括老年人，降压治疗不管是收缩压还是舒张压的降低都有意义。图 18-3 显示了不同年龄段不同血压值对卒中死亡率的影响[79]。即使在 80 岁以上患有高血压的病人中，降压治疗仍可降低卒中的发生率和死亡率[80-82]。最近的一次随机试验表明——该试验入选了 3845 名 80 岁以上年龄（平均年龄 83.6 岁）的高血压患者，平均随访 1.8 年——积极的降压治疗可使致命性和非致命性卒中的发生率降低 30%[82]。风险曲线是一段连续的曲线，表明无论对易患卒中还是不易患卒中的人来说，都可以从积极降压治疗中获益。

4. 在卒中和其他重要的心血管病中，收缩压对这些疾病的影响至少和舒张压一样重要，甚至比舒张压还重要。在弗明翰研究中发现，从 30~65 岁，收缩压平均上升 20mmHg。当女性在 80 多岁，男性在 70 多岁时，收缩压还会继续上升[75]。大量研究表明，特别是 SHEP[83-87] 研究表明，在老年人群中，收缩压升高是卒中独立的危险因素，收缩压控制在理想范围内可降低卒中发生的风险[83-89]。一项包括了 11 466 名男性的内科医生健康研究数据分析表明，虽然舒张压、脉压、平均动脉压都是卒中风险的预测因素，但是收缩压比其他因素能更有效地预测卒中[88]。

5. 女性降压和男性一样重要，甚至比男性还要重要。对于卒中和动脉粥样硬化血栓形成性脑梗死而言，没有证据显示女性比男性更能耐受高血压。65 岁之后，女性高血压的患病率高于男性[75,90]。女性罹患高血压并发症至少和男性一样多。在 65 岁以上年龄的女性中，卒中是最常见的血管事件，比心肌梗死常见[91]。

6. 脉压也非常重要。收缩期高血压常伴有动脉硬度增加和顺应性降低，因此会导致舒张压降低。脉压与收缩压和舒张压不同，脉压比较大的情况下，可能会对动脉壁产生额外的压力。在弗明翰研究中表明，脉压是房颤的重要危险因素[92]。另一项研究表明，平均动脉压和脉压是卒中死亡独立的预测因素[93]。还有一项研究表明，脉压是卒中死亡

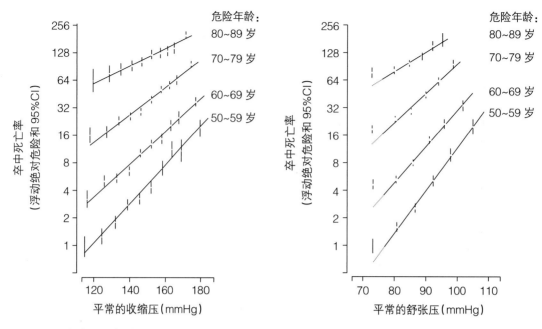

图 18-3　收缩压和舒张压对不同年龄卒中死亡率的影响 Data from Lewington S, Clarke R, Qizilbash N, et al. Prospective studies collaboration. Age-specific relevance of usual blood pressure to vascular mortality: A meta-analysis of individual data for one million adults in 61 prospective studies. *Lancet* 2002; 360: 1903-1913.

最好的预测因素,优于收缩压、舒张压和平均动脉压[94],并且发生急性卒中时脉压还是预测长期死亡率的独立因素[95]。

7. 仅在就诊时偶尔测测血压并不能说明高血压的严重程度。使用数字化技术测量和记录在家中,在不同时间不同环境下的血压是有帮助的。血压对靶器官的损害程度,尤其对心脏、视网膜和肾的损害程度对于判断高血压的严重程度是很重要的。心电图、超声心动图、肾功能检查和视网膜动脉和静脉的检查应该作为高血压严重程度评价的一部分。血压不是一个静态的生理指标,而是随时发生变化,脑组织或脑血管随这种变化的耐受性不佳[96,97]。

8. 24 小时血压监测的结果比有空时就测或白天测几次血压的结果更有意义。夜间血压可能出现不适当下降(称为非杓型),或夜间经常过量下降(杓型)。使用携带式 24 小时血压监测表明,血压过高和夜间血压过低以及脉压差大的病人患新发卒中的可能性比其他人大,并且与高血压相关的脑白质损害也比夜间血压正常的人重[98-103]。

9. 降压药物的类型很重要。很多不同类型的降压药物——利尿剂、α-受体阻滞剂、β-阻滞剂、钙通道阻滞剂、血管紧张素转换酶(ACE)抑制剂和血管紧张素受体阻滞剂(ARB)——都证明能有效

地降低血压和心血管死亡率[77,104-106]。利尿剂的效果相当好,尤其是在非洲裔的美国人中[107]。有一些证据表明,ACE 抑制剂和 ARB 对逆转与高血压有关内皮功能障碍有效,血管紧张素转换酶(ACE)抑制剂联合利尿剂在降低卒中复发方面可能比其他药物更有效[108-113]。药物的选择也应考虑诸如心动过缓、冠状动脉疾病、肾脏疾病、偏头痛等疾病,因为很多降压药物也有其他心血管效应。钙通道阻滞剂可以很好地降低首次卒中发生的风险[97]。在临床研究中,钙通道阻滞剂已被证明可减少卒中的发生,且和无环噻嗪类利尿药一样可降低血压变异性。表 18-1 列出了美国心脏病学会/美国心脏协

表 18-1　根据合并症对于降压药物选择的建议

1. 冠状动脉疾病或心肌梗死后:BB、ACEI

2. 收缩性心衰:ACEI 或 ARB、BB、ALDO ANTAG、噻嗪类利尿剂

3. 舒张性心衰:ACEI 或 ARB、BB、噻嗪类利尿剂

4. 糖尿病:ACEI 或 ARB、噻嗪类利尿剂、BB、CCB

5. 肾脏疾病:ACEI 或 ARB

6. 卒中或 TIA:噻嗪类利尿剂、ACEI

ACEI,血管紧张素转换酶抑制剂;ALDO ANTAG,醛固酮拮抗剂;ARB,血管紧张素受体拮抗剂;BB,β 受体阻滞剂;CCB,钙通道阻滞剂

会对于存在合并症时建议的血压控制药物种类[78]。

心脏病

各种心脏病的发生率与卒中风险高度相关。心源性栓塞时,心脏病是卒中的直接危险因素。心脏病通常与高血压或冠状动脉疾病共存,且与高血压、颈部及颅内动脉粥样硬化性疾病共存。心源性栓塞性卒中可能发生于二尖瓣或主动脉瓣疾病、任何原因的房颤、人工心脏瓣膜、心内膜炎、心肌病、节段性心肌运动和心室壁瘤中。心源性栓塞在第10章中已进行了详细讨论。房颤是脑栓塞最常见的心源性原因。心脏病变,例如冠状动脉疾病、充血性心力衰竭、左心室肥大与卒中发生相关。它们可以通过心电图、胸部 X 线检查、超声心动图检测出来。尤其重要的是,心脏病是卒中、短暂性脑缺血发作(TIA)和颈动脉疾病患者的主要死亡原因[114]。卒中也是心脏病的主要危险因素,即使未发现显著的心脏病。颅外动脉闭塞性疾病患者并存冠状动脉闭塞性疾病的几率特别高[115,116]。因此,医生必须积极并且全面的诊治卒中患者的心脏病,这对延长患者生命,避免重大疾病有着非常重要的作用[117]。

肥胖、胰岛素抵抗、代谢综合征和糖尿病

过去,医生使用一种二分方式来衡量血糖水平——患者要么患有糖尿病,要么未患糖尿病,或者被认为是"糖尿病前期患者"。现在研究清晰显示风险和血糖利用相关,就像血压,应该按照连续变量的方式来衡量[118]。糖代谢异常与胰岛素的分泌和有效性、体脂及炎症密切相关。脂肪组织释放与能量、血糖水平、胰岛素有效性相关的物质,来控制血糖利用。这些物质包括非酯化脂肪酸类、细胞因子类、脂连素[119]。对腹型肥胖与糖代谢、胰岛素抵抗、高血压的关系的认识产生了"代谢综合征"的定义,此综合征的构成和其他心血管病代表卒中的重要危险因素[119-126]。代谢综合征的构成列于表 18-2。

表 18-2　美国心脏病协会确定的代谢综合征的组分[99]

肥胖
可致动脉粥样硬化的血脂异常
血压高
胰岛素抵抗伴或不伴有糖耐量异常
炎症前状态
血栓前状态

肥胖是脂代谢综合征的重要因素,现在的数据清晰显示肥胖是所有形式的心血管疾病(包括卒中)的危险因素。而且,在美国和世界其他地区,超重、体重增加和肥胖正在大流行。目前,估计美国每 3 个人中就会有 1 个人属于肥胖[127,128]。图 18-4 显示在 1960-1962 年和 2001-2004 年的两次调查之间,调整年龄后肥胖发病率的变化[76]。通常用体重指数(BMI)来衡量肥胖。BMI 的定义为体重(千克)除以身高(米)的平方[129];BMI≥30 是诊断肥胖的标准[76]。BMI 大于 30 是男性和女性卒中患者的重要危险因素[129-131]。

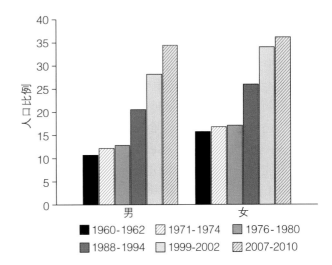

图 18-4　年龄调整的 20-74 岁成人肥胖率,按性别和调查年份列出(美国健康调查:1960-1962;美国健康与营养调查:1971-1974,1976-1980,1988-1994,1999-2002,2007-2010) 肥胖定义为体重指数 30.0kg/m²。美国卫生部 2011 年数据 Source:National Center for Health Statistics and National Heart, Lung, and Blood Institute;Go AS, Mozaffarian D, Roger VL, et al. Heart diseases and stroke statistics - 2014 update:A report from the American Heart Association. *Circulation* 2014:e28-e92.

导致心血管风险的主要肥胖问题是内脏脂肪组织[132-134]。可以用现代 CT 或核磁扫描检测内脏脂肪组织[132-134]。内脏脂肪组织能用 CT 或 NRI 扫描检测[109-111]。虽然腰围与皮下及内脏脂肪均相关,但其主要取决于内脏脂肪量,因此可以作为测量内脏脂肪组织量的代替指标[132]。我曾听说很多流行病学家主张将腰围称为另一个生命体征,通常在可疑超重的人群中进行测量。腹型肥胖(用腰围测量)与发生动脉粥样硬化和缺血性卒中风险增加密切相关[131,132,135]。

腹型肥胖和胰岛素抵抗强相关。大多数肥胖患者有餐后高胰岛素血症和较低的胰岛素敏感度,

但肥胖人群存在个体差异,可以只有胰岛素抵抗,而不肥胖[119,120,136,137]。显然,遗传和脂肪蓄积造成胰岛素抵抗。肥胖更易于使炎性生物标记物增加。下文将讨论炎症标记物。

一直以来,显性糖尿病被认为可以增加动脉粥样硬化、心血管病和缺血性卒中的风险,并且可以使卒中的死亡率上升[28-39,138-142]。

在糖尿病患者和超重患者中,高血压很常见,因此导致糖尿病的某些因素可能与肥胖、高血压和血脂异常有关。卒中风险增加不仅见于胰岛素依赖型患者,也见于非胰岛素依赖型患者,并且无论男性还是女性,这种风险并不随年龄的增长而消失。糖尿病是颅内外大动脉和穿支动脉阻塞性疾病的危险因素。颅内分支动脉粥样硬化性疾病在糖尿病患者中尤其多见[143,144]。颅内分支动脉粥样硬化性疾病主要影响脑桥旁正中穿支动脉、脉络膜前动脉和小脑前下动脉。维持理想的体重和糖代谢水平显然是降低卒中风险的重要措施。最近的研究表明,内源性大麻素系统(ECS)和大麻素CB1受体在决定能量平衡和身体组织分布方面发挥重要作用。CB1受体是降低体重和减少腰围的重要阻断靶点[145]。

吸烟

可靠的流行病学数据表明,吸烟与卒中及颅内外动脉粥样硬化风险增加有关[146-151]。像血压和血糖水平一样,吸烟接触量(每天吸烟量、吸烟年数和目前是否吸烟)与卒中风险间存在连续关系。无论在中老年或是老年人,无论男女,吸烟均可增加卒中风险,且在年轻人中更为重要。Framingham研究表明,吸烟仅是65岁以下男性动脉粥样化脑梗死的显著危险因素[152]。Paffenbarger和Williams发现,在后来发生缺血性卒中的大学生中,年轻时吸烟是一重要的危险因素[153]。梅奥医院的研究表明,在颅外颈动脉疾病患者中,吸烟年数是严重动脉闭塞性疾病的唯一的重要独立预测因素[148]。另一项研究也表明,吸烟持续时间和高血压是颈内动脉颅内段疾病最重要的预测因素[149]。

戒烟可以降低卒中的风险,对其他疾病也一样[154]。对韩国男性的研究表明,低胆固醇水平不会抵消吸烟相关动脉粥样硬化性疾病的风险[155]。吸烟在缺血性卒中及蛛网膜下腔出血疾病中,是一项重要的可干预危险因素。对于蛛网膜下腔出血而言,在男性中[42-46,156]和在同时服用大剂量雌激素

和避孕药的女性中[43,157],吸烟似乎是一个危险因素。在医生健康研究的22 022名男性中,吸烟增加脑出血和缺血性卒中风险的作用是一样的[156]。

最近发现基因可影响个体对烟草的依赖程度[158],基因也可影响吸烟对心血管疾病风险的不良影响[159]。吸烟的风险在戒烟2年后开始逆转,戒烟5年后风险恢复到接近不吸烟人群的水平[160]。吸烟增加卒中风险的可能机制包括:血黏度和纤维蛋白原水平的增加、血管内皮损伤和随后动脉粥样硬化的产生、血小板聚集、血管收缩。

血脂升高

过去认为,血脂异常,特别是总胆固醇、甘油三酯、高密度和低密度脂蛋白,对卒中的影响不如对冠心病的影响大。血脂异常和卒中之间缺乏紧密联系的原因可能是由于对卒中亚型的研究不足所致。直观上认为,卒中可能与血液高凝状态或心脏瓣膜受损导致的心源性栓塞有关,而颅外颈动脉粥样硬化斑块更可能与血脂异常有关。对可能受血脂影响的卒中亚型的研究,为血脂和卒中之间的因果关系提供了更强的理论基础。一些相关研究确实证明,LDL升高和HDL降低能够增加卒中的风险[161-163]。弗明翰研究和其他研究表明,这种关系主要见于55岁以下的患者[164]。几项研究报告中指出,亚洲人群胆固醇降低与ICH有关[165,166]。胆固醇水平低者发生ICH的危险特别高[167,168]。胆固醇水平低导致脑梗死和蛛网膜下腔出血的机制尚不清楚。这种联系主要见于终生胆固醇水平都很低的亚洲人群。在那些经治疗后胆固醇水平降低的人群中,这种关系可能就不存在了。几个关于他汀类药物的研究表明,降低胆固醇水平安全有效[169-172]。

一项包括超过350 000名男性的大型病例组研究表明,高胆固醇水平与缺血性卒中死亡率之间明显相关[166]。一项包括27 937名美国女性的女性健康研究发现,总胆固醇、LDL、总胆固醇/HDL和非高密度脂蛋白水平与缺血性卒中风险增加之间明显的关系[173]。一项包括8586名以色列男性的缺血性卒中死亡率研究发现,高密度脂蛋白降低可以使卒中引起的死亡风险增加[174]。与总胆固醇水平相比,低密度脂蛋白水平升高、高密度脂蛋白水平降低和脂蛋白(a)与冠脉和颅外动脉粥样硬化之间的关系更加密切[175,176]。缺血性脑血管病患者其脂蛋白(a)也经常升高[177]。高密度脂蛋白水平降低与男性颈动脉粥样硬化有关[178],但与高血压和吸

烟相比,血脂和脂蛋白水平并不是颈内动脉颅外段疾病的有力预测因素[179]。

最近发表的试验荟萃分析支持使用他汀类药物来预防卒中,因为使用他汀类药物可以使卒中相关风险降低 22%[180]。胆固醇可能在颅内外动脉粥样硬化和缺血性卒中的发生中起重要作用,最有力的证据之一是羟 - 甲基戊二酰 - 辅酶 A 还原酶抑制剂(他汀类药物)能有效减缓颈动脉粥样硬化斑块生长,降低卒中发生率[181-184]。尽管他汀类药物除了降低胆固醇的作用外,还会对斑块和血管内皮起作用,但它们的主要作用是降低 LDL 的水平。

酗酒

饮酒量会影响患卒中的风险[185]。过度饮酒会增加脑出血风险。芬兰的研究表明,虽然研究没有很好地进行对照,但是也清楚表明大量饮酒和最近饮酒与 SAH 的发生明显相关[186]。ICH 的发生可由肝硬化引起的凝血酶原降低导致。在檀香山心脏研究中发现,饮酒与颅内出血有关,而与缺血性卒中无关[165,187]。

大多数流行病学研究发现饮酒量与缺血性卒中的关系呈“J”型。轻中度有规律的饮酒与颈动脉和全身动脉粥样硬化呈负相关,但是急性和慢性重度饮酒会增加缺血性卒中的风险[188-190]。饮酒的人常伴有吸烟或高血压,因此饮酒对卒中的作用可能部分缘于吸烟或高血压[191,192]。不同品种的酒的作

用尚未被研究。哥本哈根的一项研究发现,规律饮用葡萄酒会起到保护作用,但是饮用啤酒和其他酒则无此作用[193]。这归功于葡萄酒中一些非酒精成分的作用,尤其是一些抗氧化成分和鞣酸成分,推测它们可能延缓了动脉粥样硬化[193-195]。葡萄汁可能和葡萄酒有同样的功效,尽管尚未对这个假设进行系统研究。急性酒精中毒可能导致缺血性卒中和在许多可能的机制发生,例如发生短暂的心肌功能障碍(最终成为永久 - 酒精性心肌病)和心脏节律异常如心房颤动(“假日心脏”综合征),这些都可以促进缺血性卒中的发生[196-200]。

图 18-5 显示了到目前为止 REACH 研究统计的各危险因素的相对频率。

症状性冠状动脉和外周肢体动脉粥样硬化

外周动脉闭塞性疾病是颅外脑血管病和冠心病的强烈预测因素。有跛行和外周动脉疾病的患者,卒中和心血管疾病死亡率较高[201-203]。冠心病和颅外动脉疾病以及卒中之间的密切关系前已论及。一句古老的水管工的格言可能适用:“地下室的管道堵了,那么楼上的管道也一定堵”。当水暖管道(即大的外周动脉)在地下室堵塞时(比如腿),那么楼上的管道(即冠状动脉和脑血管)也会被堵塞。外周动脉闭塞性疾病可以作为脑动脉及冠状动脉粥样硬化性疾病风险的标志。

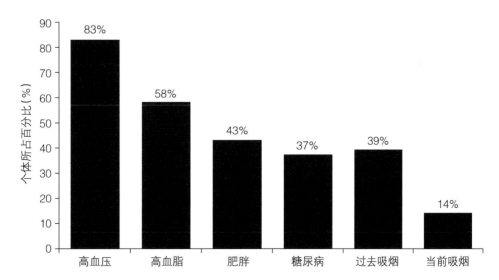

图 18-5　REACH 登记中世界各地 18 843 例脑血管病患者各种危险因素的出现频率 Data from Bhatt DL,Steg PG,Ohman EM,et al. International prevalence,recognition,and treatment of cardiovascular risk factors in outpatients with atherothrombosis. REACH Registry Investigators. *JAMA* 2006;295:180-189.

短暂性脑缺血发作

如果诊断恰当,TIA 能够提示闭塞性脑血管病已经存在。随着 20 世纪 70~80 年代 CT 和 MRI 的发展,很多 TIA 患者被证实,症状相对应脑区存在梗死的影像学证据[204-206]。

20 世纪 90 年代随着现代先进 MRI 技术的出现,临床诊断 TIA 的患者弥散加权像(DWI)的阳性率比之前看到的还要高[207,208]。Inatomi 等研究了 129 名连续入组的 TIA 患者。其中 57 名患者(44%)有与神经症状相关的 DWI 阳性病灶[208]。当 TIA 持续超过 30 分钟且存在高级皮层功能异常时,DWI 阳性病灶出现的可能性很高[208]。

TIA 和小卒中患者的危险因素和预后相似,因为潜在的血管疾病是一致的[209]。对各种人群的研究发现,TIA 患者存在严重而紧迫的脑梗死风险,应该紧急处理[210-218]。Johnston 等分析了 1707 位 TIA 患者的结局,他们来自加州 16 家医院的急诊室[210]。在 90 天随访中,180 名患者(10.5%)发生了卒中,其中一半患者发生于前两天[210]。Daffertshofer 等收集了德国 82 家医院的资料[211]。在 6 个月内就诊的 1380 位 TIA 患者中,住院期间和前半年内卒中发病率分别是 8% 和 5%[211]。

Kleindorfer 等进行了基于人群的研究(927 名患者 1023 例 TIA 事件)[212]。在首现 TIA 6 个月之内,144 名患者出现缺血性卒中,77 名患者死亡。发生卒中的平均时间为 12 天[212]。Hill 等评审了加拿大 Alberta 1 年的数据[213]。在 1 年时,15.1% 的 TIA 患者发生了卒中,其中一半的患者是在前 38 天内发生了卒中[213]。Rothwell 和 Warlow 用了不同的方法[214]。英国一项 2146 位卒中患者的回顾性调查显示,有 23% 的患者在卒中发生前存在 TIA;17% 的 TIA 发生于卒中当天,9% 发生于卒中前一天,43% 发生于卒中前一周[214]。

最近,TIA 患者的最大登记数据库已建立[215]。欧洲、南美、中东和亚洲 21 个国家的 61 个网点在 2 年半期间招募了 4789 例患者。其中,90% 的患者于发病 24 小时内在专门的地点快速评估了是否存在 TIA。结果表明,很多患者存在需要紧急处理的脑梗死、心脏病变或大血管病变。总体而言,33.2% 的患者存在急性脑梗死,23.2% 的患者存在一个乃至多个狭窄率≥50% 或近闭塞的颅内外大动脉问题,10.4% 的患者存在房颤或房扑。1 年后,共

有 257 例患者至少有 1 种主要结局[事件发生率为 6.1%(95%CI 5.4%~6.9%)][215]。

数据十分清晰和连续。TIA 是卒中的一个主要危险因素,而且是真正的紧急医疗事件[217]。脑影像检查上存在梗死灶的 TIA 患者在 TIA 之后再发生卒中的危险尤其高[218]。

对于一名患者来说,没有认识到 TIA 发生、未对潜在的可纠正的异常情况进行诊治对于个人乃至家庭而言可能是一个巨大的悲剧。患者经常不知道这种短暂的局灶性神经系统和咽部症状的重要性。他们通常也不会将这些发作性症状告诉医生。据我观察,全科医生经常告诉患者这些发作并不重要。当这些发作被正确地识别时,治疗就是常规给予一些缺血性卒中的万能药(如华法林、血管扩张剂和阿司匹林)。对某一患者的病因进行合理和全面的评估,再根据特定的异常情况给予治疗,这只见于一些特例,并不是常规。

TIA 的定义随着时间的推移一直在变,目前定义为典型的短暂性神经功能缺损发作(通常持续时间 <1h),并且影像学上无急性脑梗死的证据[219,220]。

临床上目前有(ABCD2)[221]评分和临床合并神经影像检查(ABCD3-I)[222]评分来评估 TIA 后卒中风险,特别是 TIA 后早期卒中风险,但是,我们认为 ABCD 评分应该与对卒中有充分认识及经验的医生为患者进行全面评估相结合[223]。ABCD2 评分用于评估 TIA 病人发展为卒中的风险高低。得分低的患者在发生 TIA 后几天内卒中风险低。当 ABCD2 评分≥4 时,卒中专家会让患者住院或尽快进行评估。ABCD2 评分表中的每一项都是卒中危险因素。一项分析发现,ABCD2 评分 <4 分的 TIA 患者与那些分数大 >4 分的患者在发病 90 天内卒中风险相当[224]。凯普兰等分析了 121 名持续反复发作 TIA 患者的 ABCD2 评分[225],那些 ABCD2 评分≤3 分的患者与评分在 4~7 分之间的患者一样,同样需要紧急住院干预[225]。ABCD2 评分中完全忽略掉了短暂性脑缺血的病因和机制。非常特殊的病因如心房颤动、颈动脉狭窄或闭塞、基底动脉闭塞、动脉夹层、穿支动脉病变,甚至脑动脉瘤,都可以导致 TIA,并且在 TIA 发生的几小时或几天内也会产生严重的脑损伤。针对相应病因的预防性治疗通常是有效的。TIA 后早期诊断、早期治疗已经证实可以显著降低卒中风险[215,223,226]。

激素类药物和口服避孕药的使用

大多数资料显示,那些使用较高剂量雌激素(50μg 炔雌醇或雌甾烷)的口服避孕药片的患者有患卒中的风险[227~230]。在这些研究当中,高血压、偏头痛、糖尿病、高血脂、吸烟、年龄大于 35 岁和长期使用口服避孕药片联合增加了避孕药服用者缺血性卒中的风险。现在医生一般给患者口服低剂量的雌激素(20~40μg 炔雌醇)联合新出现的一些孕前药物。有研究表明年轻妇女服用这种低剂量避孕药不会显著增加卒中风险[231~234]。一项研究表明,使用包含 35μg 炔雌醇的避孕膜不会增加缺血性卒中和心梗的危险[235]。在低剂量避孕药使用者中,卒中最常见于那些年龄较大且伴有其他卒中危险因素的女性,如高血压和吸烟[236]。基因也可能发挥一定作用,但尚需进一步研究。有凝血酶原基因突变的患者在使用口服避孕药后卒中风险增加[237]。凝血因子 V 莱顿突变、凝血酶原基因突变、其他因素导致的对激活蛋白 C 抵抗、抗凝血酶异常、蛋白 C 和蛋白 S、其他的基因相关凝血蛋白病变能使口服避孕药或吸烟女性更易形成血栓。

2012 年丹麦一项对 15~49 岁女性激素、避孕药物的使用与心血管疾病结局间关系的 15 年队列研究表明,激素及避孕类药物对血栓性卒中和心肌梗死的绝对风险低[238]。风险的增加取决于炔雌醇剂量的增加,但基于黄体酮类型,差异相对小。炔雌醇的剂量为 20μg 时,风险增加了 0.9~1.7 倍,但当炔雌醇剂量为 30~40μg 时,风险增加了 1.3~2.3 倍[238]。

在妊娠与卒中的研究中,已经对女性激素与卒中发生率和亚型的关系进行了探讨[230]。妊娠 6 次以上的妇女比 6 次以下的妇女发生卒中和脑梗死的几率高[239]。一项研究表明在妊娠期间发生卒中的风险不会增加,但在分娩 6 周后,脑梗死和脑出血风险会显著上升[240]。在产褥期,脑静脉血栓形成的风险将会特别高。

与激素和卒中风险有关的最有争议的话题或许是妇女绝经后使用雌激素替代治疗[230]。四项已经发表的队列研究显示,激素替代治疗对卒中无影响或影响甚微。其中,国家健康与营养调查(NHANES)结果表明,激素替代治疗对卒中发生有保护作用,相对危险度为 0.69[241]。而另外几项研究——护士健康调查[242]、丹麦护士研究[243]和

Framingham 研究[244]显示,激素替代治疗对卒中发生的促进作用很小。

随机对照试验表明,激素替代治疗能够增加卒中的风险。心脏与雌激素/黄体酮替代治疗研究(HERS)中,选择具有 1 个以上卒中危险因素的受试对象,并分为两组:一组联合使用结合型雌激素(倍美力)和孕激素(普维拉);一组使用安慰剂[245,246]。总的来说,两组卒中的发生无差异,但是致命性卒中用药组是对照组的 1.6 倍。女性雌激素卒中试验(WEST)选取了绝经后妇女,一组使用 1mg 的 17-β 雌二醇(商品名 Estrace)替代疗法,一组使用安慰剂[247],结果表明两组之间卒中和死亡的差异无统计学意义,但在雌激素替代治疗组前 6 个月卒中的发病率比对照组要高(RR=2.3;95%CI 1.1~5.0)[247]。妇女健康倡议(Women's Health Initiative,WHI)研究规模最大,纳入 162 000 名 50~79 岁之间的绝经妇女。意向性治疗分析显示卒中累积危害是 1.3;实际治疗分析显示卒中累积危害是 1.5[248,249]。该研究的一个子项目中,10 739 名切除子宫的绝经妇女接受结合雌激素(商品名 Premarin)或安慰剂治疗[250]。结合雌激素治疗组心脏病无差异,但静脉血栓和卒中发病率上升[250]。

美国预防服务工作组对更年期激素疗法作为慢性病的一级预防进行了综述[251]。研究者总结出用雌激素联合孕激素或单独使用雌激素的更年期激素疗法降低了骨折的风险,但却增加了卒中风险、血栓栓塞事件、胆囊疾病以及尿失禁。雌-孕激素联合疗法增加了乳腺癌和老年痴呆症的风险,但是单独使用雌激素治疗降低了乳腺癌的风险[251]。应用激素替代疗法的时间窗很重要。激素替代疗法在绝经后早期有限的一段时间内可能有益,可以得出,在某个关键时间窗内,可能需要激素替代治疗[252]。北美更年期学会曾支持对围更年期女性应用长达 3~5 年的基础量激素(雌激素单独治疗仅是由于其具有安全性)来治疗更年期女性相关症状,防止那些骨折风险高的女性骨质疏松症[253]。但是,美国预防服务工作组反对绝经后或子宫切除的女性应用雌-孕激素联合疗法或单独应用雌激素来预防慢性病[254]。在一项 2013 年出版的"年轻女性健康主动记忆研究(WHIMSY)"中,年龄在 50~55 岁之间的女性,一部分人给予激素疗法,另一部分人给予安慰剂疗法,并且在治疗停止后平均随访了 7.2 年。结果发现,没有明确的证据证明使用激素可以使认知功能下降,这表明在相对年轻女性中,较早

时间窗内应用激素疗法对认知没有不良影响[255]。

久坐与缺乏体力活动

体力活动对于疾病的影响一直备受关注。一项由 7735 名中年英国男性参与的研究显示,规律的中等强度的体力活动可以降低卒中和心梗风险,但剧烈的体力活动并不能提供更多保护作用[256]。同样,北曼哈顿卒中研究[257]、哥本哈根心脏研究[258]、雷基亚比克(冰岛)研究[259]和韩国首尔住院患者的研究[260]均表明,与不规律锻炼相比,规律的中等程度体力活动对卒中能够起到保护作用。这种保护作用男女均适用。Lee 和 Paffenbarger 的研究中纳入 11 130 名男性哈佛大学校友,主要目的是观察体力活动(散步、爬楼梯、参加健身和休闲运动)与卒中的关系[261]。她们发现每周消耗 1000~1999 卡热量的人卒中发生率会下降,每周消耗 2000~2999 卡热量的人卒中发生率会进一步下降,但是消耗更高热量的人卒中发生率并没有再继续下降[261]。在包含 21 823 名男性的医生健康研究中发现,强烈程度能够达到出汗的规律锻炼能够降低卒中风险[262]。在护士健康调查中,包含了 72 488 名女性,体力活动包括中等程度的体力活动(如散步等)确实能够降低卒中和缺血性卒中的发生率[263]。一项包含了 23 项研究的荟萃分析显示,中等程度以上的体力活动能够降低所有卒中(包括缺血性卒中、出血性卒中)的风险[264]。体力活动可以降低卒中风险的机制是多方面的,它可以降低血压[265-267]、体重和血脂,并且能够增加脑血流,有益于脑血管内皮的功能[268]。

美国心脏病学院 / 美国心脏病协会 2013 年指南推荐,每周平均 3~4 次,每次 40 分钟中等到剧烈程度的体力活动来降低低密度脂蛋白胆固醇、非高密度脂蛋白胆固醇及血压[269]。据估计,每减掉 1 磅体重,需要通过运动燃烧 3500 卡路里。在运动中,目标心率应为年龄相对应心率最大值的 60%~85% 或大约等于 220− 年龄。运动出汗可能是一个确保充足锻炼的可替换且实用的目标,但运动到呼吸困难乃至不能唱一首曲子的程度,可以看做是运动过度。在锻炼时每个人都应该量力而行,因为运动过度会有身体受伤或出现其他并发症的风险。

地理位置

在美国,临床医生和流行病学者一直关注一条所谓的"卒中带"。这一地区卒中高发,死亡率也极高,位于美国东南部,佐治亚州和南北卡罗来纳州

的死亡率最高[270-272]。这种卒中高死亡率的地区聚集性还存在于密西西比和俄亥俄河流域[270]。美国居住在这些地区的居民,无论男女,无论种族,卒中发病率均比其他地区要高[271]。处于这条"卒中带"的人卒中发病率比其他地区要高,而那些成年后才搬来此处居住的人卒中发病率并未表现出与其他地区有差别[272]。高血压在这些地区很常见,尤其是在这些地区居住的黑人[273]。

这种现象目前还没法解释,但是一些因素,例如遗传因素、卒中危险因素的分布(如高血压、吸烟)的分布、饮食习惯,甚至饮水中的成分,都可能与之有关[274]。美国国立卫生研究院的一项名为"地理和种族在卒中方面的差异(REGARDS)"的研究正在尝试解释这些现象。读者可以参考 REGARDS 网站,网站上公布了大量该研究尝试解释为什么美国卒中患者在地理和种族上存在差异的刊物(www.regardsstudy.org)。

亚临床脑、眼和系统性病变,提示血管疾病和血管病风险的血管或血液异常

现代头部影像学资料甚至在患者既往未发生明确的卒中时就可显示与血管性疾病相关的异常情况。最重要的血管相关性异常包括意外脑梗死、白质病变和微出血。所有这些发现均揭示血管病变是一种活跃的生物学行为,尽管有的患者无卒中病史。

意外脑梗死

既往无卒中病史的患者经 CT 或 MRI 扫描后,经常发现一些明确的既往脑梗死病灶。在 Rotterdam 扫描研究中(对 1077 例 60~90 岁的个体进行的基于人群的队列研究)发现,"静默性脑梗死"比症状性卒中多 5 倍[275]。虽然传统上将之称为"静默性卒中",但我们更喜欢称之为"意外脑梗死"。通常这些梗死并不是真正的静默,只是没被个人意识到。根据我们的经验,即使患者无卒中病史,但是他的妻子或其他陪护者会提醒患者某次事件的发生(如"你不记得上次在某人家里,你被绊倒了,并且好几天都没法行走,后来才好些了")。有时患者也出现了一些症状,但是常被误认为关节炎、流感、过量饮酒等。在其他一些患者中,神经系统检查发现了强烈支持既往脑血管损害的证据,但是患者自

己或家属都否认曾发生过一次或多次急性脑血管事件。是否是静默性脑梗死取决于检查者的认真程度,是否认真询问了患者的病史和是否非常仔细地检查了梗死灶的大小和部位。REGARDS 研究小组在"耳语"临床专栏中提及卒中症状时,强调了询问患者和家属既往可能卒中症状的重要性[276]。所谓的"静默性卒中"并不总是沉默、悄无声息的,它们与认知损害的发生高风险相关,且以后更容易发生症状性卒中。

与头颅 CT 扫描相比,意外脑梗死更常见于MRI 的 T2 加权像和 FLAIR 像[276,277]。这种梗死可以分为两大类不同意义的病变:深部小梗死(腔隙性),以及皮质和(或)皮质下梗死。腔隙性梗死常伴有白质高密度病变。这种病理表现表明患者脑部存在脑损伤的生物活性过程,已经造成了脑损害。出现这种表现通常表明患者没有很好地控制血压、糖尿病或红细胞增多症。皮质 - 皮质下梗死表明患者存在栓子来源,或心脏 - 主动脉 - 颅外动脉 - 颅内动脉通路对梗死部位供血不足。出现这种情况时,要顺着这条动脉通路找到罪犯血管。小血管疾病的许多影像特征已被现代神经成像技术捕获并可操作,被不同的研究组织分析[278]。

白质病变

老年患者的脑影像上经常出现白质密度异常。CT 扫描常可见到脑室周围低密度。在 MRI 上这种现象更明显而严重。在 T2 加权像上,可以看到脑室周围区域信号增加,以及片状白质信号异常[279]。这些室周的异常经常与阿尔茨海默病相关,尤其是当病变均匀一致地位于室周时。在其他一些患者中,室周病变代表脑脊液经室管膜流动,而不是活动的血管病。当白质的损害不规则且位于放射冠和半卵圆中心,并从室周向这些区域突出,则提示活动性血管疾病。这种情况最常见于穿支动脉疾病——高血压、糖尿病或高黏血症[280-283]。在某些患者中,这些白质病变是由脑淀粉样血管病所致,尤其是同时在 MRI 的 T2* 加权像上看到一些小的出血时[284-286]。在 CADASIL 患者,白质异常在临床症状之前出现[287-289]。白质异常和导致白质异常的原因详见第 9 章穿支动脉病。

微出血

MRI 回波平面成像经常可见陈旧性小面积病变,表现为孤立的黑色圆形异常点。这些黑色区域表明有含铁血黄素沉积或有出血。但有一些这样的孤立的黑色征象是小血管的横切面。这种异常改变常被称为微出血。有一些是小梗死灶内或附近的含铁血黄素沉积,严格意义上讲并非真的出血。除此以外的是小出血点[290-292]。导致小面积出血最常见的两个原因是高血压和脑淀粉样血管病。高血压通常引起深部微出血,而脑淀粉样血管病主要引起皮层微出血。脑淀粉样血管病导致的微出血常伴有白质异常,并预示着将来可能发生出血[290]。一些在 MRI 图像上显示黑色的病变还可能是海绵状血管瘤。第 12 章中详细讨论了这种病变。细菌性心内膜炎是另一种已知的可导致分散微出血点的疾病[293]。在 MRI 回波平面成像上出现黑色的一些病变是海绵状血管瘤,这些病灶大小通常大于平均微出血点。

其他靶器官血管损害

视网膜提供了能够直视血管的路径,当然,该血管由颈内动脉供血,同时也供应脑。陈旧的视网膜梗死,Hollenhorst 斑、其他视网膜栓塞[294,295]和静脉淤滞性视网膜病变[296,297]提供了潜在栓子来源或心脏 - 主动脉 - 颈动脉 - 眼动脉通路严重闭塞性病变的证据。这些病变以及其他颈动脉疾病的眼征在第 3 和 7 章中会进行讨论和说明。

最近我们的一个同事惊奇地发现腹部影像(通常因为腹部疼痛而非神经原因而进行该检查)上可看到脾、肾或其他内脏器官的梗死。一位这样的患者患有细菌性心内膜炎;另一位患者具有间歇性房颤。直到腹部扫描结果出来后才怀疑到这些可能是栓子来源。我们知道外周或内脏的系统性栓塞很常见,但是很难进行临床诊断。在一项研究中,对 27 例连续非瓣膜性心房颤动患者行腹部 MRI 扩散加权成像,6 例患者(其中 3 例为肾脏近期梗死,1例为脾脏近期梗死,另外 3 例为陈旧性脾梗死)有膈下内脏梗死。腹部 MRI 检出膈下内脏梗死距离发生缺血性卒中平均时间约 8 天(范围为 3~15天)[298]。内脏梗死强烈提示存在心脏或主动脉来源的栓子。通常,腹部影像在寻找疑难病例的系统性栓塞来源方面非常有用。

心脏 - 颈 - 颅 - 血液学亚临床病变

内科医生现在能够发现很多不同的心脏 - 颈 - 颅 - 血液学病变,尽管不知道这些病变是否是卒中的原因,但却是造成脑损害的危险因素。我们在表18-3中列出这样一些病变。

表 18-3 亚临床的心 - 颈 - 颅 - 血液学病变

心脏瓣膜病
心肌梗死
心肌病伴射血分数下降
房颤
主动脉粥样硬化
颈部颈动脉和(或)椎动脉出现斑块或狭窄
颈动脉内膜增厚
颅内动脉狭窄
颅内动脉迂曲扩张
尚未破裂的动脉瘤
红细胞增多症或贫血
血小板增多症或血小板减少症
血液高凝状态

心脏和主动脉病变

很多心脏疾病是导致卒中的危险因素。心脏经常是栓子的源头。并且,冠心病经常与颅外血管闭塞疾病同时存在,与患者的健康和死亡关系很紧密。心电图能够看出心肌肥厚和缺血损害的区域,也能够判断心律失常。如果怀疑患者有心律失常,动态心电监测可以记录房颤、病窦综合征和其他重要的节律失常。经胸超声心动图可以显示心脏瓣膜和心室的图像,还可以显示无运动、运动减弱的区域,并通过射血分数的测量来衡量心功能。经食管超声(TEE)能够显示心房、房室间隔、主动脉弓和降主动脉的情况。在经食管超声心动图能够清楚显示较大的一些主动脉斑块。CT 血管造影(CTA)与 TEE 相比,能显示主动脉弓的更多细节,如可以识别钙化和斑块[299]。

使用最新的无创性现代电子束 CT 或 MRI 技术可以看到冠状动脉的钙化,这种钙化与冠状动脉闭塞性疾病有关。如果患者虽未出现症状,但是心电图、超声心动图、负荷试验或无创性血管影像检查高度怀疑有严重冠状动脉疾病,可以行冠脉造影检查。心脏评估在第 4 章诊断和第 10 章脑栓塞里已有详细讨论。

供应脑血流的颈 - 颅动脉和颅内动脉异常

颈动脉和椎动脉有斑块和动脉壁增厚的患者一般患有动脉粥样硬化,因此其为卒中和脑及视网膜梗死的高危人群[300-302]。卒中风险随动脉狭窄程度相应增加,同时也与颈动脉溃疡型斑块的存在相关。椎动脉近端部分出现狭窄和斑块的患者也容易发生颈动脉和冠状动脉疾病[301,302]。颈动脉和椎动脉超声可以客观地评价和测量颅外动脉粥样硬化的严重程度。因为颈动脉内膜中层的厚度与动脉粥样硬化性疾病有关,因此内膜中层的厚度也是一个很重要的参数。治疗过程中,这些异常情况的演变转归给医生提供了一个掌握动脉粥样硬化程度的方法。虽然流行病学研究已经证实颈部杂音和卒中风险之间存在关联,但由于颈部杂音产生机制除了同侧颈动脉闭塞、心肌梗死外,还可能由其他因素引起(例如,高血流动力学状态,传播的心脏杂音),后者与颈动脉或椎动脉疾病不存在相关,因此,颈部杂音并不能作为动脉粥样硬化的危险因素。如果怀疑患者有动脉粥样硬化性狭窄,为了鉴别和确定疾病的严重程度,可以行超声检查。MRA和 CTA 是除了超声以外相对无创的检查方法,可以提供颈部脑供血动脉的血管影像。不推荐在各种群体或单纯颈部杂音的患者中进行无症状性颈动脉狭窄的研究,因为效率低,将导致假阳性结果和不必要的诊断性检查和治疗。

使用超声多普勒技术(TCD)、CTA 和 MRA 也可以探查到颅内动脉的情况。在卒中发生之前,利用这些检查就可以鉴别和监测颅内血管是否发生闭塞性病变、血管痉挛或迂曲扩张。有时,这些诊断检查也能发现尚未破裂的动脉瘤,从而有机会避免发生致命性的蛛网膜下腔出血。血管影像检查在第 4 章已经详细讨论过了。

血液学异常

红细胞增多症和严重贫血都容易诱发卒中和脑静脉闭塞。血小板增多症和血小板减少症同样对卒中的发生也起重要作用。全血计数(包括血小板计数)、凝血酶原时间[国际标准化比值(INR)]应该作为评价卒中风险的常规检查的一部分。血液异常和其他血液化验检查在第 4 章已经详细讨论过了。

生物标记物、遗传因素以及与血管疾病相关的其他情况

个体血液和尿液中某些特殊物质的检测也可能有助于判断其患卒中的可能性。我在表 18-4 列

出了这些特殊物质。这些生物标记物在第 4 章也讨论过。在研究中,即使高血压和吸烟影响卒中作用已经很明显时,血细胞比容病理性升高或处于正常高值都可增加卒中和 TIA 的患病风险[303,304]。高血红蛋白水平也与脑梗死及大面积脑梗死有关[305,306]。这种联系可能是由于慢性低氧血症、肺部疾病和吸烟导致血细胞比容升高。血细胞比容升高的不利影响还在于它使全血黏稠度升高[306,307]。当血细胞比容从 45 降到 35 之后,脑血流量几乎会增加一倍。

表 18-4　与心脑血管疾病相关的生物标志物

血细胞比容
白细胞计数
C 反应蛋白(CRP)
同型半胱氨酸
血沉(ESR)
纤维蛋白原
白蛋白尿
脂蛋白相关磷脂酶 A2(Lp-PLA2)

　　心梗患者白细胞计数一般会升高,同样脑梗死患者中白细胞计数也会轻微升高。北曼哈顿研究发现,在调整了其他卒中的危险因素之后,白细胞计数每四分位数的增加将导致缺血性卒中的风险有所增加[308]。白细胞计数高的患者容易发生严重的颈动脉粥样硬化[309]、颈动脉[310]和主动脉弓斑块[311],但是这种联系现在还并不是很确定,因为吸烟也可以导致白细胞计数升高。在症状性颅内疾病华法林 - 阿司匹林试验(WASID)中发现,白细胞计数高的患者卒中发生率和血管性死亡率高于白细胞计数位于下四分位数的患者[312]。白细胞计数高的患者内皮反应性仿佛也更低一些[313]。白细胞计数高也是体内活动性炎症的一个生物标记,而炎症是导致血管损害的重要原因[314]。

　　急性和慢性炎症都与卒中风险升高有关。急性炎症,特别是呼吸系统感染,可能通过高凝状态机制引起卒中,慢性炎症与动脉粥样硬化斑块的形成有关[315]。随着时间的推移,发生炎症次数的增多,炎症的负荷越重,与其相关的卒中风险就越高[315]。

　　超敏 C 反应蛋白水平升高与卒中、心血管病和颈部以及颅内大动脉粥样硬化都有关[316-318]。有一些动脉粥样硬化患者其血脂水平正常,但超敏 CRP 的水平升高了,预示着炎症可能对这些人的血管疾病起着重要作用。脂蛋白相关磷脂酶 A2(LpPLA2)是针对血管炎症特异性的炎性标志物,它是确定卒中和心肌梗死风险的有用标志物[319]。

　　血浆纤维蛋白原的水平也是卒中的一个重要的危险因素。纤维蛋白原水平高的人容易患心梗和卒中[320-322]。纤维蛋白原水平与年龄、性别、女性激素水平、吸烟、体重、饮酒以及一些血管疾病和炎症性疾病有关[321]。纤维蛋白原是形成红色和白色血栓的重要组分。与血细胞比容一样,纤维蛋白原是决定全血黏稠度的重要组分[322,323]。

　　血浆同型半胱氨酸水平升高也是卒中和心梗的危险因素[324-327]。当同型半胱氨酸的水平特别高时,这种危险作用更加明显。高同型半胱氨酸水平同时伴有叶酸和 VitB$_6$ 低(也许是因为它们在同型半胱氨酸代谢中的作用)能够增加患大动脉粥样硬化的风险[328,329]。这种关系也见于穿支动脉疾病[329]。我们曾见过几例同型半胱氨酸水平特别高(>40μmol/L)的患者,他们反复地发生穿支动脉腔隙性卒中。很遗憾的是,有研究发现患者使用复合维生素 B 降低同型半胱氨酸水平后,复发卒中风险却并未降低,但是该研究的患者基线同型半胱氨酸水平并不高或者只是轻度升高[330,331]。

　　糖尿和严重蛋白尿容易诱发卒中。即使尿中出现很少量的蛋白(微量蛋白尿)以及肾小球滤过率降低也会增加卒中发生的风险[331-335]。慢性肾病也与脑白质损害有关[336]。在一项包括 186 名老年人的(平均年龄 65 岁)研究中发现,近期发生卒中的人中有微量蛋白尿的患者(20~200mg/L)比正常健康人和有卒中危险因素但最近未发生卒中患者多 3 倍[332]。严格控制血糖可以减少视网膜病变、肾病、周围神经病变等微血管并发症,但不能减少卒中或心肌梗死等大血管并发症。另一项研究发现,对非胰岛素依赖型糖尿病和微量蛋白尿患者进行强化、联合干预治疗,能够降低大血管事件(心梗和卒中)的发生率[333]。

遗传病

　　一些遗传病,如 Fabry 病、高同型半胱氨酸血症、先天性结缔组织发育不全综合征(Ehlers-Danlos综合征)和弹性假黄色瘤会增加卒中发生风险。各种遗传相关病变主要影响血液的黏稠度,如凝血因子 V 莱顿突变和凝血酶原基因突变。与动脉粥样硬化、高血压、卒中和其他血管疾病相关的基因研究正处于如火如荼阶段。基因的研究有望为我们揭开病因未明性卒中及其他未知内容的神秘面纱，尤其是对青年卒中[337-344]的病因分析和个性化药物治疗的指导。遗传病在第5章和第12章都有阐述。

卒中的预防

通常，预防分为一级预防（从未患过卒中的患者的预防措施）和二级预防（防止卒中复发的预防措施）。

一级预防（初发预防）

对于一级预防，必须促进公众的健康教育，尤其在不发达国家。加强对一般人群的公共卫生教育可以毫无疑问地减少很多卒中患者的可调控的危险因素。教育公众养成良好的健康习惯将会大大地降低卒中和其他血管事件的发生率。应该鼓励大众戒烟、避免酗酒、进行规律锻炼、多参加休闲运动、避免体重超标、降低食物中钠盐、脂肪和胆固醇的摄入。

但是个体之间发生卒中的风险差异很大，很大程度取决于每个人的特质。例如有的人即使进食大量鸡蛋、奶、冰激凌、红肉，但血清胆固醇和血脂仍然是正常的。但是另外一些人由于遗传和环境因素的影响，血脂持续处于高水平，仿佛只是闻闻高胆固醇食物的味道，血脂就会呈火箭式上升。我们已经强调了家族遗传病的重要性，并且强调在患者年轻时就要特别注意。我们相信每个人都应该关注家族中关于心血管病、卒中和心脏病危险因素的情况。定期检查血压、体重、血糖和血脂水平，保持良好的生活习惯很重要。这种预防措施对于父母已患心梗、卒中或具有高血压、糖尿病、高血脂等卒中高危因素的人群尤其重要。

当一个患者同时存在多种危险因素时，可以预知其发生卒中的风险更高，需予特别注意。1/3的卒中患者具有一种以上的危险因素：收缩期高血压、血清胆固醇高、糖耐量异常、吸烟、心电图发现有左心室肥厚[152]。Wolf等在Framingham研究的基础上建立了卒中危险因素评分，它可以预测一个人10年内患卒中的风险[345,346]。

2013年美国国家心脏、肺和血液研究院与美国心脏协会、美国心脏病学会联合公布了心血管疾病一级预防指南，强调了以下内容：改变生活方式、基于不同危险分层的降低胆固醇策略、减少冠心病和卒中（冠心病和卒中是动脉粥样硬化性心血管疾病（ASCVD）中最令人关注的结局）[347]。根

据临床试验研究结果，≥60岁人群的目标血压值已从传统的140/90mmHg以下变成150/90mmHg以下[128,269,347-349]。卒中发生率随着血压的控制而降低；然而，新的指南表明减少卒中不应单独关注降压的目标值。基于现有文献以及高血压降压和卒中之间缺乏J形曲线关系，预防卒中的合理收缩压目标值为130~139mmHg，舒张压目标值为80~85mmHg[350]。

根据新的指南声明，他汀类药物是降低胆固醇的主要治疗方式，以下四组人群为他汀类药物治疗的目标人群，包括：①动脉粥样硬化性心血管病（ASCVD）；②LDL-C≥190mg/dl（译者注：4.92mmol/L）；年龄介于40~75岁之间，LDL-C 70~189mg/dl（译者注：1.8~4.89mmol/L）；③有糖尿病病史但无临床ASCVD证据；④估计10年ASCVD风险为7.5%，或大于7.5%但没有临床ASCVD史或糖尿病[348]。美国心脏协会和美国卒中协会在1994年发布了一级卒中预防的详细指南，也被神经内科和神经外科组织认可[351]。

二级预防（复发预防）

对卒中二级预防而言，最重要的是识别首次卒中的发病机制。因为针对不同的卒中发病机制将采取不同的二级预防策略。例如由于高血压导致穿支动脉损害，从而导致腔隙性脑梗死的患者来说，控制血压至关重要。对于高血压性脑出血患者来说，控制血压也是最重要的预防策略。对于伴有颈动脉严重狭窄的卒中患者而言，对受累颈动脉进行手术或血管成形术也许是最佳的二级预防策略。对于有非狭窄性斑块的患者，口服他汀类药物、抗血小板聚集药物（如阿司匹林、氯吡格雷、西洛他唑或低剂量阿司匹林和双嘧达莫复合制剂）可能是最有效的二级预防策略。房颤所致的心源性脑栓塞患者，在无口服抗凝药禁忌证的情况下，口服华法林或某种新型口服抗凝药物（如直接凝血酶抑制剂，Xa因子抑制剂）是最佳的二级预防策略。

在大多数患者中，卒中复发机制和首次卒中发病机制相同[352]。但有时第二次或第三次卒中的发病机制和首次卒中不同[352,353]。例如伴有房颤的卒中患者也可能同时伴有高血压和颈动脉疾病，首次卒中可能是由于颈动脉疾病所致，但房颤使得患者存在脑栓塞风险。北美症状性颈动脉内膜剥脱术研究中筛选了不同严重程度的颈动脉闭塞患者，排除了具有较高心源性栓塞风险的心脏病患者，结果发现仍有很大一部分卒中是由于心源性栓塞或穿

支动脉疾病所致[354]。在卒中首次发病时对患者进行心脏、脑血管和血液方面的全面评价识别其所有卒中危险因素,能够使得每位患者的危险因素和病变得到识别,从而建立一个卒中数据库,该数据库有助于对当地卒中和心肌梗死患者制定二级预防策略[352]。一项研究表明,即使患者已经发生卒中,治疗可识别的危险因素(如高血压)也可降低首次卒中后 5 年内的死亡率和复发率[355]。几项研究显示,启动卒中二级预防的最佳时间是患者住院期间[356,357]。出院时,计算机自动化程序将给予患者最佳预防措施,制定合适的随访计划。住院期间的医生和护士或其他非医师人员必须与负责患者二级预防的社区医生交流检查结果,提供预防建议,包括用药计划、改善生活习惯及其他治疗计划。否则,将造成连续性护理的中断,从而导致复发性卒中和早期卒中后再入院。

虽然卒中的发病率有下降趋势,但我们仍有很多事情可做。以下方面值得改进:

• 提高一般人群的自我保健意识,关注不同年龄层的认知和功能状态,改善一般医疗措施。

• 对患者进行健康教育,包括高血压、超重、体力活动和 TIA 等相关症状及其重要影响;通过教育让患者知道哪些医院的卒中防治服务最好。

• 对公众进行脑部疾病宣传教育,了解哪些症状的出现可能暗示卒中或其他脑部疾病的发生。

• 对全科医生进行教育。全科医生应该掌握卒中预警体征、卒中的危险因素、怎样治疗脑血管疾病患者。

• 对神经科医生、血管外科医生、神经外科医生以及其他卒中专家进行教育。这些专业人士应掌握何时、如何对卒中危险因素进行干预,以及如何处理目前的卒中问题。

• 开展卒中基础或临床研究,这必然会提高对卒中患者或易患卒中患者的诊断和治疗能力。

(陈玮琪　刘艳君　彭玉晶　孟霞 译
杜万良 校)

参考文献

1. Pasteur L: *Address to the Fraternal Association of Former Students of the École Centrale des Arts et Manufactures.* Paris, May 15, 1884.

2. Sug YS, Heller RF, Levi C, et al: Knowledge of stroke risk factors, warning symptoms, and treatment among an Australian urban population. *Stroke* 2001;**32**:1926–1930.

3. Schneider AT, Pancioli AM, Khoury JC, et al: Trends in community knowledge of the warning signs and risk factors for stroke. *JAMA* 2003;**289**:343–346.

4. Kothari R, Sauerbeck L, Jauch E, et al: Patients' awareness of stroke signs, symptoms, and risk factors. *Stroke* 1997;**28**:1871–1875.

5. Pandian JD, Jaison A, Deepak SS, et al: Public awareness of warning symptoms, risk factors, and treatment of stroke in northwest India. *Stroke* 2005;**36**:644–648.

6. Maasland L, Koudstaal PJ, Habbema JD, Dippel DW: Knowledge and understanding of disease process, risk factors and treatment modalities in patients with a recent TIA or minor ischemic stroke. *Cerebrovasc Dis* 2007;**23**:435–440.

7. Nedeltchev K, Fischer U, Arnold M, et al: Low awareness of transient ischemic attacks and risk factors for stroke in a Swiss urban community. *J Neurol* 2007;**254**:179–184.

8. Anderson BE, Rafferty AP, Lyon-Callo S, Fussman C, Reeves MJ: Knowledge of tissue plasminogen activator for acute stroke among Michigan adults. *Stroke* 2009;**40**:2564–2567.

9. Fussman C, Rafferty AP, Lyon-Callo, Morgenstern LB, Reeves MJ: Lack of association between stroke symptom knowledge and intent to call 911. A population-based study. *Stroke* 2010;**41**:1501–1507

10. Garraway WM, Whisnant JP, Furlan AJ, et al: The declining incidence of stroke. *N Engl J Med* 1979;**300**:449–452.

11. Bonita R, Stewart A, Beaglehole R: International trends in stroke mortality: 1970–1985. *Stroke* 1990;**21**:989–992.

12. Sytkowski PA, Kannel WB, D'Agostino RB: Changes in risk factors and the decline in mortality from cardiovascular disease. *N Engl J Med* 1990;**322**:1635–1641.

13. Lackland DT, Roccella E, Deutsch AF, et al: Factors influencing the decline in stroke mortality. A Statement From the American Heart Association/American Stroke Association. *Stroke* 2013; published online before print Dec. 5, 2013, doi: 10.1161/01. str.0000437068.30550.cf.

14. Caplan LR, Dyken ML, Easton JD: *American Heart Association Family Guide to Stroke Treatment, Recovery, and Prevention.* New York: Random House–Times Books, 1994.

15. Hutton C, Caplan LR: *Striking Back at Stroke: A Doctor–Patient Journal.* New York: Dana Press, 2003.

16. Caplan LR: *Stroke.* New York: Demos–American Academy of Neurology, 2005.

17. Caplan LR: *Navigating the Complexities of Stroke.* New York, Oxford University Press, 2013.

18. Gorelick PB: The future of stroke prevention by risk factor modification. *Handb Clin Neurol* 2009;**94**:1261–1276.

19. Wald NJ, Law MR: A strategy to reduce cardiovascular disease by more than 80%. *BMJ* 2003;**326**:1419.

20. Gorelick PB: New horizons for stroke prevention: PROGRESS and HOPE. *Lancet Neurol* 2002;**1**:149–156.

21. Lawes CMM, Bennett DA, Feigin VL, Rogers A: Blood pressure and stroke. An overview of published reviews. *Stroke* 2004;**35**:1024–1033.

22. Sacco RL: The 2006 William Feinberg lecture. Shifting the paradigm from stroke to global vascular risk estimation. *Stroke* 2007;**38**:1980–1987.

23. Wolf P, Dyken M, Barnett HJM, et al: Risk factors in stroke. *Stroke* 1984;**15**:1105–1111.

24. Shaper AG, Phillips AN, Pocock SJ, et al: Risk factors for stroke in middle-aged British men. *BMJ* 1991;**302**:1111–1115.

25. Matchar DB, McCrory DC, Barnett HJM, Feussner JR: Medical treatment for stroke prevention. *Ann Intern Med* 1994;**121**:41–53.

26. Bronner LL, Kanter DS, Manson JE: Primary prevention of stroke. *N Engl J Med* 1995;**333**:1392–1400.

27. Kalra L, Perez I, Melbourn A: Stroke risk management. Change in mainstream practice. *Stroke* 1998;**29**:53–57.

28. Gorelick PB, Sacco RL, Smith DB, et al: Prevention of a first stroke. A review of guidelines and a multidisciplinary consensus statement from the National Stroke Association. *JAMA* 1999;**281**:1112–1120.

29. Whisnant JP: *Stroke Populations, Cohorts, and Clinical Trials.* Boston: Butterworth–Heinemann, 1993.

30. Dorndorf W, Marx P: *Stroke Prevention.* Basel: Karger, 1994.

31. Norris JW, Hachinski VC: *Prevention of Stroke.* New York: Springer, 1991.

32. Gorelick PB, Alter M: *The Prevention of Stroke.* Boca Raton, FL: Parthenon Publishing Group, 2002.

33. Go AS, Mozaffarian D, Roger VL, et al: Heart disease and stroke statistics – 2014 update. A report from the American Heart Association. *Circulation* 2014;**129**:e28–e292.

34. Sobel E, Altu M, Davanipour Z, et al: Stroke in the Lehigh Valley: Combined risk factors for recurrent ischemic stroke. *Neurology* 1989;**39**:669–672.

35. Davis PH, Dambrosia JM, Schoenberg BS, et al: Risk factors for ischemic stroke: A prospective study in Rochester, Minnesota. *Ann Neurol* 1987;**22**:319–327.

36. Simons LA, McCallum J, Friedlander Y, Simons J: Risk factors for ischemic stroke. Dubbo study of the elderly. *Stroke* 1998;**29**:1341–1346.

37. Whisnant JP, Wiebers DO, O'Fallon WM, et al: A population-based model of risk factors for ischemic stroke: Rochester, Minnesota. *Neurology* 1996;**47**:1420–1428.

38. Sacco RL: Risk factors, outcomes, and stroke subtypes for ischemic stroke. *Neurology* 1997;**49**(suppl 4):S39–S44.

39. Goldstein LB, Adams R, Becker K, et al: Primary prevention of ischemic stroke: A statement for healthcare professionals from the Stroke Council of the American Heart Association. *Stroke* 2001;**32**:280–299.

40. Johnson P, Rosewell M, James MA: How good is the management of vascular risk after stroke, transient ischemic attack, or carotid endarterectomy? *Cerebrovasc Dis* 2007;**32**:156–161.

41. Romero JR: Prevention of ischemic stroke: Overview of traditional risk factors. *Curr Drug Targets* 2007;**8**:794–801.

42. Longstreth WT, Koepsell T, Yerby M, et al: Risk factors for subarachnoid hemorrhage. *Stroke* 1985;**16**:377–385.

43. Teunissen LL, Rinkel GJE, Algra A, van Gijn J: Risk factors for subarachnoid hemorrhage. A systematic review. *Stroke* 1996;**27**:544–549.

44. Qureshi AI, Suri MF, Yahia AM, et al: Risk factors for subarachnoid hemorrhage. *Neurosurgery* 2001;**49**:607–612.

45. Isaksen J, Egge A, Waterloo K, et al: Risk factors for aneurysmal subarachnoid haemorrhage: The Tromso study. *J Neurol Neurosurg Psychiatry* 2002;**73**:185–187.

46. Ohkuma H, Tabata H, Suzuki S, Islam S: Risk factors for aneurysmal subarachnoid hemorrhage in Aomori, Japan. *Stroke* 2003;**34**:96–100.

47. Broderick JP: Intracerebral hemorrhage. In Gorelick PB, Alter M (eds): *Handbook of Neuroepidemiology.* New York: Marcel Dekker, 1994, pp 141–167.

48. Qureshi AI, Suri MA, Safdar K, et al: Intracerebral hemorrhage in blacks: Risk factors, subtypes, and outcome. *Stroke* 1997;**28**:961–964.

49. Bateman BT, Schumacher HC, Bushnell CD, et al: Intracerebral hemorrhage in pregnancy: Frequency, risk factors, and outcome. *Neurology* 2006;**67**:424–429.

50. Mitchell P, Mitra D, Gregson BA, Mendelow AD: Prevention of intracerebral haemorrhage. *Curr Drug Targets* 2007;**8**:832–838.

51. Caplan LR: Brain embolism. In Caplan LR, Hurst JW, Chimowitz M (eds): *Clinical Neurocardiology.* New York: Marcel Dekker, 1999, pp 35–185.

52. Caplan LR, Manning WJ: *Brain Embolism.* New York: Informa Healthcare, 2006.

53. Gorelick PB, Caplan LR, Hier DB, et al: Racial differences in the distribution of anterior circulation occlusive cerebrovascular disease. *Neurology* 1984;**34**:54–59.

54. Gorelick PB, Caplan LR, Hier DB, et al: Racial differences in the distribution of posterior circulation occlusive disease. *Stroke* 1985;**16**:785–790.

55. Caplan LR: Race, sex, and occlusive cerebrovascular disease: A review. *Stroke* 1986;**17**:648–655.

56. Caplan LR: Cerebral ischemia and infarction in blacks. Clinical, autopsy, and angiographic studies. In Gillum RF, Gorelick PB, Cooper ES (eds): *Stroke in Blacks.* Basel: Karger, 1999, pp 7–18.

57. White H, Boden-Albala B, Wang C, et al: Ischemic stroke subtype incidence among whites, blacks, and Hispanics: The Northern Manhattan Study. *Circulation* 2005;**111**:1327–1331.

58. Sacco RL, Kargman DE, Gu Q, Zamanillo MC: Race-ethnicity and determinants of intracranial atherosclerotic cerebral infarction. The Northern Manhattan Stroke Study. *Stroke* 1995;**26**:14–20.

59. Lewington S, Clarke R, Qizilbash N, et al: Age-specific relevance of usual blood pressure to vascular mortality: A meta-analysis of individual data for one million adults in 61 prospective studies. *Lancet* 2002;**360**:1903–1913.

60. Kannel WB: Current status of the epidemiology of brain infarction associated with occlusive vascular disease. *Stroke* 1971;**2**:295–318.

61. Mackay MT, Wiznitzer M, Benedict SL, et al: Arterial ischemic stroke risk factors: The International Pediatric Stroke Study. *Ann Neurol* 2011;**69**:130–140.

62. Gebel J, Broderick J: Primary intracerebral hemorrhage and subarachnoid hemorrhage in black patients: Risk factors, diagnosis, and prognosis. In Gillum RF, Gorelick PB, Cooper ES (eds): *Stroke in Blacks.* Basel: Karger, 1999, pp 29–35.

63. Towfighi A, Zheng L, Obviagele B: Weight of the obesity epidemic. Rising stroke rates among middle-aged women in the United States. *Stroke* 2010;**41**:1371–1375.

64. Kiely DK, Wolf PA, Cupples LA, et al: Family aggregation of stroke: The Framingham Study. *Stroke* 1993;**24**:1366–1371.

65. Liao D, Myers R, Hunt S, et al: Family history of stroke and stroke risk. The

Family Heart Study. *Stroke* 1997;**28**:1908–1912.

66. Wannamethee SG, Shaper AG, Ebrahim S: History of parental death from stroke or heart trouble and the risk of stroke in middle-aged men. *Stroke* 1996;**27**:1492–1498.

67. Jousilahri P, Rastenyte D, Tuomilehto J, et al: Parental history of cardiovascular disease and risk of stroke. A prospective follow-up of 14,371 middle-aged men and women in Finland. *Stroke* 1997;**28**:1361–1366.

68. Meschia JF, Case LD, Worrall BB, et al: Ischemic Stroke Genetics Study Group. Family history of stroke and severity of neurologic deficit after stroke. *Neurology* 2006;**67**:1396–1402.

69. McGill HC, Arias-Stella J, Carbonell LM, et al: General findings of the International Atherosclerosis Project. *Lab Invest* 1968;**18**:498–502.

70. Solberg LA, McGarry PA, Moosy J, et al: Distribution of cerebral atherosclerosis by geographic location, race, and sex. *Lab Invest* 1968;**158**:604–612.

71. Freedman DS, Khan LK, Dietz WH, Srinivasan SR, Berenson G: Relationship of obesity in childhood to coronary heart disease risk factors in adulthood: The Bogalusa Heart Study. *Pediatrics* 2001;**108**:712–718.

72. Högström G, Nordström A, Eriksson M, Nordström P: Risk factors assessed in adolescence and the later risk of stroke in men: a 33-year follow-up study. *Cerebrovasc Dis* 2015;**39**:63–71.

73. Expert Panel. *Summary Report on Integrated Guidelines of Cardiovascular Health and Risk Reduction in Children and Adolescents.* Bethesda, MD: US Department of Health and Human Services, National Heart, Lung and Blood Institute, NIH Publication No. 12-7486A, October 2012, pp 1–72.

74. Reis JP, Loria CM, Lewis CE, et al: Association between duration of overall and abdominal obesity beginning in young adulthood and coronary artery calcification in middle age. *JAMA* 2013;**310**:280–288.

75. Kannel WB: Blood pressure as a cardiovascular risk factor. *JAMA* 1996;**275**:1571–1576.

76. National Heart, Lung, and Blood Institute: *Working Group Report on Primary Prevention of Hypertension: National High Blood Pressure Education Program.* NHLBI Doc 93-2669. Bethesda, MD: National Institutes of Health, 1993.

77. Chobanian AV, Bakris GL, Black HR, et al: The seventh report of the Joint National Committee on Prevention, Detection, Evaluation, and Treatment of High Blood Pressure. *JAMA* 2003;**289**:2560–2572.

78. Go AS, Mozaffarinan D, Roger VL, et al. on behalf of the American Heart Association Statistics Committee and Stroke Statistics Subcommittee. Heart disease and stroke statistics – 2013 update, a report from the American Heart Association. *Circulation* 2013;**127**:e6–e245.

79. Prospective Studies Collaboration: Age-specific relevance of usual blood pressure to vascular mortality: A meta-analysis of individual data for one million adults in 61 prospective studies. *Lancet* 2002;**360**:1903–1913.

80. Gueyffier F, Bulpitt C, Boissel J-P, et al: Antihypertensive drugs in very old people: A subgroup meta-analysis of randomized controlled trials. *Lancet* 1999;**353**:793–796.

81. Howard G, Manolio TA, Burke GL, et al: Does the association of risk factors and atherosclerosis change with age? *Stroke* 1997;**28**:1693–1701.

82. Beckett NS, Peters R, Fletcher AE, et al: Treatment of hypertension in patients 80 years of age or older. HYVET Study Group. *N Engl J Med* 2008;**358**:1887–1898.

83. SHEP Cooperative Research Group: Prevention of stroke by antihypertensive drug treatment in older persons with isolated systolic hypertension. *JAMA* 1991;**265**:3255–3264.

84. Sutton-Tyrrell K, Alcorn HG, Herzog H, et al: Morbidity, mortality, and antihypertensive treatment effects by extent of atherosclerosis in older adults with isolated systolic hypertension. *Stroke* 1995;**26**:1319–1324.

85. Davis BR, Vogt T, Frost PH, et al: Risk factors for stroke and type of stroke in persons with isolated systolic hypertension. The Systolic Hypertension in the Elderly Program (SHEP) Research Group. *Stroke* 1998;**29**:1333–1340.

86. Perry HM, Davis BR, Price TR, et al: Effect of treating isolated systolic hypertension on the risk of developing various types and subtypes of stroke. Systolic Hypertension in the Elderly Program (SHEP) Cooperative Research Group. *JAMA* 2000;**284**:465–471.

87. Staessen JA, Gasowski J, Wang JG, et al: Risks of untreated and treated isolated systolic hypertension in the elderly: Meta-analysis of outcome trials. *Lancet* 2000;**355**:865–872.

88. Bowman TS, Gaziano JM, Kase CS, et al: Blood pressure measures and risk of total, ischemic, and hemorrhagic stroke in men. *Neurology* 2006;**67**:820–823.

89. Chobanian AV: Isolated systolic hypertension in the elderly. *N Engl J Med* 2007;**357**:789–796.

90. Wenger NK: Hypertension and other cardiovascular risk factors in women. *Am J Hypertens* 1995;**8**:94S–99S.

91. Rothwell PM, Coull AJ, Silver LE, et al: Population-based study of event-rate, incidence, case fatality, and mortality for all acute vascular events in all arterial territories (Oxford Vascular Study). *Lancet* 2005;**366**:1773–1783.

92. Mitchell GF, Ramachandran SV, Keyes MJ, et al: Pulse-pressure and risk of new-onset atrial fibrillation. *JAMA* 2007;**297**;709–715.

93. Weitzman D, Goldbourt U: The significance of various blood pressure indices for long-term stroke, coronary heart disease, and all-cause mortality in men. The Israeli Ischemic Heart Disease Study. *Stroke* 2006;**37**:358–363.

94. Paultre F, Mosca L: Association of blood pressure indices and stroke mortality in isolated systolic hypertension. *Stroke* 2005;**36**:1288–1290.

95. Vemmos KN, Tsivgoulis G, Spengos K, et al: Pulse pressure in acute stroke is an independent predictor of long-term mortality. *Cerebrovasc Dis* 2004;**18**:30–36.

96. Rothwell PM: Limitations of the usual blood pressure hypothesis and importance of variability, instability, and episodic hypertension. *Lancet* 2010;**375**:938–948.

97. Gorelick PB: Reducing blood pressure variability to prevent stroke? *Lancet Neurol* 2010;**9**:448–449.

98. Watanabe N, Imai Y, Nagai K, et al: Nocturnal blood pressure and silent cerebrovascular lesions in elderly Japanese. *Stroke* 1996;**27**:1319–1327.

99. Yamamoto Y, Akiguchi I, Oiwa K, et al: Adverse effect of nighttime blood pressure on the outcome of lacunar infarct patients. *Stroke* 1998;**29**:570–576.

100. Lip GY, Zarifis J, Farooqi S, et al: Ambulatory blood pressure monitoring in acute stroke. The West Birmingham Stroke Project. *Stroke* 1997;**28**:31–35.

101. Staessen JA, Thijs L, Fagard R, et al: Predicting cardiovascular risk using

conventional vs. ambulatory blood pressure in older patients with systolic hypertension. Systolic Hypertension in the Europe Trial Investigators. *JAMA* 1999;**282**:539–546.

102. Goldstein IB, Bartzokis G, Guthrie D, Shapiro D: Ambulatory blood pressure and the brain. A 5-year follow-up. *Neurology* 2005;**64**:1846–1852.

103. Tsivgoulis G, Spengos K, Zakopoulos N, et al: Twenty-four-hour pulse pressure predicts long-term recurrence in acute stroke patients. *J Neurol Neurosurg Psychiatry* 2005;**76**:1360–1365.

104. Rashid P, Leonardi-Bee J, Bath P: Blood pressure reduction and secondary prevention of stroke and other vascular events. A systematic review. *Stroke* 2003;**34**:2741–2749.

105. Psaty BM, Lumley T, Furberg CD, et al: Health outcomes associated with various antihypertensive therapies used as first-line agents. *JAMA* 2003;**289**:2534–2544.

106. Blood Pressure Lowering Treatment Trialists' Collaboration: Effects of different blood-pressure-lowering regimens on major cardiovascular events: Results of prospectively-designed overviews of randomized trials. *Lancet* 2003;**362**:1527–1535.

107. Hall WD, Kong W: Hypertension in blacks: Nonpharmacologic and pharmacologic therapy. In Saunders E (ed): *Cardiovascular Disease in Blacks.* Philadelphia: FA Davis, 1991, pp 157–169.

108. Rajagopalan S, Harrison D: Reversing endothelial dysfunction with ACE inhibitors. A new trend? *Circulation* 1996;**94**:240–243.

109. Bosch J, Yusuf S, Pogue J, et al: Use of ramipril in preventing stroke: Double blind randomized trial. HOPE Investigators. *BMJ* 2002;**324**:1–5.

110. van Gijn J: The PROGRESS Trial: Preventing strokes by lowering blood pressure in patients with cerebral ischemia. *Stroke* 2002;**33**:319–320.

111. Hankey GJ: Angiotensin-converting enzyme inhibitors for stroke prevention. Is there HOPE for PROGRESS after LIFE? *Stroke* 2003; **34**:354–356.

112. Chapman N, Huxley R, Anderson C, et al: Effects of a perendopril-based blood pressure-lowering regimen on the risk of recurrent stroke according to stroke subtype and medical history.

The PROGRESS Trial. *Stroke* 2004;**35**:116–121.

113. Iadecola C, Gorelick PB: Hypertension, angiotensin, and stroke: Beyond blood pressure. *Stroke* 2004;**35**:348–350.

114. Toole FJ, Janeway R, Choi K, et al: Transient ischemic attacks due to atherosclerosis: A prospective study of 160 patients. *Arch Neurol* 1975;**32**:5–12.

115. Chimowitz MI, Weiss DG, Cohen SL, et al: Veterans Affairs Cooperative Study Group 167. Cardiac prognosis of patients with carotid stenosis and no history of coronary artery disease. *Stroke* 1994;**25**:759–765.

116. Chimowitz MI: Asymptomatic coronary artery disease in patients with carotid artery stenosis: Incidence, prognosis, and treatment. In Caplan LR, Hurst JW, Chimowitz M (eds): *Clinical Neurocardiology.* New York: Marcel Dekker, 1999, pp 287–295.

117. Adams R, Chimowitz MI, Alpert JS, et al. Coronary risk evaluation in patients with transient ischemic attack and ischemic stroke: a scientific statement for healthcare professionals from the Stroke Council and the Council on Clinical Cardiology of the American Heart Association/ American Stroke Association. *Stroke* 2003;**34**:2310–2322.

118. DECODE Study Group, European Diabetes Epidemiology Group: Glucose tolerance and mortality: Comparison of WHO and American Diabetes Association diagnostic criteria. *Lancet* 1999;**354**:617–621.

119. Grundy SM, Brewer Jr B, Cleeman JI, et al: NHLBI/AHA Conference proceedings. Definition of metabolic syndrome. *Circulation* 2004;**109**:433–438.

120. Grundy S, Cleeman JI, Daniels SR, et al: Diagnosis and management of the metabolic syndrome. An American Heart Association/National Heart Lung, and Blood Institute Scientific Statement. *Circulation* 2005;**112**:2735–2752.

121. Bang OY, Kim JW, Lee JH, et al: Association of the metabolic syndrome with intracranial atherosclerotic stroke. *Neurology* 2005;**65**:296–298.

122. Mak KH, Ma S, Heng D, et al: Impact of sex, metabolic syndrome, and diabetes mellitus on cardiovascular events. *Am J Cardiol* 2007;**100**:227–233.

123. Arenillas JF, Moro MA, Dávalos A: The metabolic syndrome and stroke: Potential treatment approaches. *Stroke* 2007;**38**:2196–2203.

124. Kurl S, Laukkanen JA, Niskanen L, et al: Metabolic syndrome and the risk of stroke in middle-aged men. *Stroke* 2006;**37**:806–811.

125. Boden-Albala B, Sacco RL, Lee H-S, et al: Metabolic syndrome and ischemic stroke risk. Northern Manhattan Study. *Stroke* 2008;**39**:30–35.

126. Li W, Ma D, Liu M, et al: Association between metabolic syndrome and risk of stroke: A meta-analysis of cohort studies. *Cerebrovasc Dis* 2008;**25**:539–547.

127. Mokdad AH, Bowman BA, Ford ES, et al: The continuing epidemics of obesity and diabetes in the United States. *JAMA* 2001;**286**:1195–1200.

128. Jensen MD, Ryan DH, Apovian CM, et al. 2013 AHA/ACC/TOS Guideline for the Management of Overweight and Obesity in Adults. A Report of the American College of Cardiology/ American Heart Association Task Force on Practice Guidelines and The Obesity Society. *J Am Coll Cardiol* 2014;014;**63**(25_PA):doi:10.1016/j. jacc.2013.11.004.

129. Kurth T, Gaziano JM, Berger K, et al: Body mass index and the risk of stroke in men. *Arch Intern Med* 2002;**162**:2557–2562.

130. Kurth T, Gaziano JM, Rexrode KM, et al: Prospective study of body mass index and risk of stroke in apparently healthy women. *Circulation* 2005;**111**:1992–1998.

131. Hu G, Tuomilehto J, Silventoinen K, et al: Body mass index, waist circumference, and waist–hip ratio on the risk of total and type-specific stroke. *Arch Intern Med* 2007;**167**:1420–1427.

132. Depres J-P, Lemieux I, Prud'homme D: Treatment of obesity: Need to focus on high risk abdominally obese subjects. *BMJ* 2001;**322**:716–720.

133. Fox CS, Massaro JM, Hoffmann U, et al: Abdominal visceral and subcutaneous adipose tissue compartments: Association with metabolic risk factors in the Framingham Heart Study. *Circulation* 2007;**116**:39–48.

134. Lear SA, Humphries KH, Kohli S, et al: Visceral adipose tissue, a potential risk factor for carotid atherosclerosis.

Results of the Multicultural Community Health Assessment Trial (M-CHAT). *Stroke* 2007;**38**:2422–2429.

135. Suk SH, Sacco RL, Boden-Albala B, et al: Abdominal obesity and risk of ischemic stroke: The Northern Manhattan Stroke Study. *Stroke* 2003;**34**:1586–1592.

136. Ruderman N, Chisholm D, Pi-Sunyer X, Schneider S: The metabolically obese, normal weight individual revisited. *Diabetes* 1998;**47**:699–713.

137. McLaughlin T, Allison G, Abbasi F, et al: Prevalence of insulin resistance and associated cardiovascular risk factors among normal weight, overweight, and obese individuals. *Metabolism* 2004;**53**:495–499.

138. Schoenberg BS, Schoenberg DG, Pritchard DA, et al: Differential risk factors for completed stroke and transient ischemic attack (TIA): Study of vascular disease (hypertension, cardiac disease, peripheral vascular disease) and diabetes mellitus. *Trans Am Neurol Assoc* 1980;**105**:165–167.

139. Burchfiel CM, Curb D, Rodriguez B, et al: Glucose intolerance and 22-year stroke incidence. The Honolulu Heart Program. *Stroke* 1994;**25**:951–957.

140. Jorgenson H, Nakayama H, Raaschou HO, Olsen TS: Stroke in patients with diabetes. The Copenhagen Stroke Study. *Stroke* 1994;**25**:1977–1984.

141. Karapanayiotides TH, Piechowski-Jozwiak B, van Melle G, et al: Stroke patterns, etiology, and prognosis in patients with diabetes mellitus. *Neurology* 2004;**62**:1558–1562.

142. Fox C, Coady S, Sorlie P, et al: Increased cardiovascular disease burden due to diabetes mellitus. The Framingham Heart Study. *Circulation* 2007;**115**:1544–1550.

143. Caplan LR: Intracranial branch atheromatous disease: A neglected, understudied, and underused concept. *Neurology* 1989;**39**:1246–1250.

144. Caplan LR: Diabetes and brain ischemia. *Diabetes* 1996;**45**(suppl 3):595–597.

145. Depres J-P, Golay A, Sjostrom L: Effects of rimonabant on metabolic risk factors in overweight patients with dyslipidemia. Rimonabant in Obesity–Lipids Study Group. *N Engl J Med* **353**:2121–2134.

146. Higa M, Davanipour Z: Smoking and stroke. *Neuroepidemiology* 1991;**10**:211–222.

147. Love BB, Biller J, Jones MP, et al: Cigarette smoking: A risk factor for cerebral infarction in young adults. *Arch Neurol* 1990;**47**:693–698.

148. Whisnant JP, Homer D, Ingall TJ, et al: Duration of cigarette smoking is the strongest predictor of severe extracranial carotid artery atherosclerosis. *Stroke* 1990;**21**:707–714.

149. Ingall TJ, Homer D, Baker HL, et al: Predictors of intracranial carotid artery atherosclerosis: Duration of cigarette smoking and hypertension are more powerful than serum lipid levels. *Arch Neurol* 1991;**48**:687–691.

150. Colditz GA, Bonita R, Stampfer MJ, et al: Cigarette smoking and risk of stroke in middle-aged women. *N Engl J Med* 1988;**318**:937–941.

151. Donnan GA, You R, Thrift A, McNeil JJ: Smoking as a risk factor for stroke. *Cerebrovasc Dis* 1993;**3**:129–138.

152. Wolf P, Kannel WB, Verter J: Current status of risk factors for stroke. In Barnett HJM (ed): *Neurologic Clinics, vol 1. Cerebrovascular Disease.* Philadelphia: Saunders, 1983, pp 317–343.

153. Paffenbarger R, Williams J: Chronic disease in former college students: V. Early precursors of fatal stroke. *Am J Public Health* 1967;**57**:1290–1299.

154. Kawachi I, Colditz GA: Smoking cessation and decreased risk of stroke in women. *JAMA* 1993;**269**:232–236.

155. Jee SH, Suh I, Kim IS, Appel LJ: Smoking and atherosclerotic cardiovascular disease in men with low levels of serum cholesterol. *JAMA* 1999;**282**:2149–2155.

156. Kurth T, Kase CS, Berger K, et al: Smoking and the risk of hemorrhagic stroke in men. *Stroke* 2003;**34**:1151–1155.

157. Collaborative Group for the Study of Stroke in Young Women: Oral contraceptives and stroke in young women: Associated risk factors. *JAMA* 1975;**231**:718–722.

158. Fust G, Arason GJ, Kramer J, et al: Genetic basis of tobacco smoking: Strong association of a specific major histocompatibility complex haplotype on chromosome 6 with smoking behavior. *Int Immunol* 2004;**16**:1507–1514.

159. Arason GJ, Kramer J, Blasko B, et al: Smoking and a complement gene polymorphism interact in promoting cardiovascular disease morbidity and mortality. *Clin Exp Immunol* 2007;**149**:132–138.

160. Gorelick PB: Burden of stroke and risk factors. In Bornstein NM (ed): *Stroke.* Basel: Karger, 2009, pp 9–23.

161. Tell GS, Crouse JR, Furberg CD: Relation between blood lipids, lipoproteins, and cerebrovascular atherosclerosis. A review. *Stroke* 1988;**19**:423–430.

162. Kurth T, Everett BM, Buring JE, et al: Lipid levels and the risk of ischemic stroke in women. *Neurology* 2007;**68**:556–562.

163. Bang OY, Saver JL, Liebeskind DS, et al: Association of serum lipid indices with large artery atherosclerotic stroke. *Neurology* 2008;**70**:841–847.

164. Kannel WB: Epidemiology of cerebrovascular disease. In Ross-Russel RW (ed): *Cerebral Arterial Disease.* New York: Churchill Livingstone, 1976, pp 1–23.

165. Kagan A, Popper J, Rhoads G: Factors related to stroke incidence in Hawaiian Japanese men: The Honolulu Heart Study. *Stroke* 1980;**11**:14–21.

166. Stemmerman G, Hayashi T, Resch J, et al: Risk factors related to ischemic and hemorrhagic cerebrovascular disease at autopsy: The Honolulu Heart Study. *Stroke* 1984;**15**:23–28.

167. Iso H, Jacobs DR, Wentworth D, et al: Serum cholesterol levels and six year mortality from stroke in 350,977 men screened for the Multiple Risk Factor Intervention Trial. *N Engl J Med* 1989;**320**:904–910.

168. Yano K, Reed DM, Maclean CJ: Serum cholesterol and hemorrhagic stroke in the Honolulu Heart Program. *Stroke* 1989;**20**:1460–1465.

169. Goldstein LB, Amarenco P, Szarak M, et al: SPARCL Investigators. Hemorrhagic stroke in the Stroke Prevention by Aggressive Reduction in Cholesterol Levels study. *Neurology* 2008;**70**:2364–70.

170. Heart Protection Study Collaborative Group: MRC/BHF Heart Protection Study of cholesterol lowering with simvastatin in 20,536 high-risk individuals: A randomized placebo-controlled trial. *Lancet* 2002;**360**:7–22.

171. Hackam DG, Austin PC, Huang A, et al: Statins and intracerebral

hemorrhage: A retrospective cohort study. *Arch Neurol* 2012;**69**:39–45.

172. Nakamura H, Arakawa A, Itakura H, et al: Primary prevention of cardiovascular events with pravastatin in Japanese (MEGA) study: A prospectively randomized controlled trial. *Lancet* 2006;**30**:1155–1163.

173. Kurth T, Everett BM, Buring JE, et al: Lipid levels and the risk of ischemic stroke in women. *Neurology* 2007;**68**:556–562.

174. Tanne D, Yaari S, Goldbourt U: High-density lipoprotein cholesterol and risk of ischemic stroke mortality. A 21-year follow-up of 8586 men from Israeli Ischemic Heart Disease Study. *Stroke* 1997;**28**:83–87.

175. Steinberg D, Parthasarthy S, Carcio TE, et al: Beyond cholesterol: Modification of low-density lipoprotein that increases its atherogenicity. *N Engl J Med* 1989;**320**:915.

176. Scanu A, Lawn RM, Berg K: Lipoprotein (a) and atherosclerosis. *Ann Intern Med* 1991;**115**:209–218.

177. Pedro-Botet J, Senti M, Nogues X, et al: Lipoprotein and apolipoprotein profile in men with ischemic stroke. Role of lipoprotein (a), triglyceride-rich lipoproteins, and apolipoprotein E polymorphism. *Stroke* 1992;**23**:1556–1562.

178. Wilt TJ, Rubins HB, Robins SJ, et al: Carotid atherosclerosis in men with low levels of HDL cholesterol. *Stroke* 1997;**28**:1919–1925.

179. Homer D, Ingall TJ, Baber HL, et al: Serum lipids and lipoproteins are less powerful predictors of extracranial carotid artery atherosclerosis than are cigarette smoking and hypertension. *Mayo Clin Proc* 1991;**66**:259–267.

180. Taylor FC, Huffman M, Ebrahim S: Statin therapy for primary prevention of cardiovascular disease. *JAMA* 2013;**310**:2451–2452.

181. Bucher HC, Griffith LE, Guyatt GH: Effect of HMGCoA reductase inhibitors on stroke. A meta-analysis of randomized controlled trials. *Ann Intern Med* 1998;**128**:89–95.

182. Amarenco P, Lavallee P, Touboul P-J: Stroke prevention, blood cholesterol, and statins. *Lancet Neurol* 2004;**3**:271–278.

183. SPARCL Investigators: High-dose atorvastatin after stroke or transient ischemic attack. *N Engl J Med* 2006;**355**:549–559.

184. Paciaroni M, Hennerici M, Agnelli G, Bogousslavsky J: Statins and stroke prevention. *Cerebrovasc Dis* 2007;**24**:170–182.

185. Gorelick PB: The status of alcohol as a risk factor for stroke. *Stroke* 1989;**20**:1607–1610.

186. Hillborn M, Kaste M: Alcohol intoxication: A risk factor for primary subarachnoid hemorrhage. *Neurology* 1982;**32**:706–711.

187. Kagan A, Yano K, Rhoads G, et al: Alcohol and cardiovascular disease: The Hawaiian experience. *Circulation* 1981;**64**(suppl 3):27–31.

188. Bogousslausky J, Van Melle G, Despland PA, Regli F: Alcohol consumption and carotid atherosclerosis in the Lausanne stroke registry. *Stroke* 1990;**21**:715–720.

189. Palomaki H, Kaste M: Regular light-to-moderate intake of alcohol and the risk of ischemic stroke. *Stroke* 1993;**24**:1828–1832.

190. Kiechi S, Willeit J, Rungger G, et al: Alcohol consumption and atherosclerosis: What is the relation. Prospective results from the Bruneck Study. *Stroke* 1998;**29**:900–907.

191. Gorelick PB, Rodin MB, Langenberg P, et al: Is acute alcohol ingestion a risk factor for ischemic stroke? *Stroke* 1987;**18**:359–364.

192. Gorelick PB, Rodin MB, Langengerg P, et al: Weekly alcohol consumption, cigarette smoking, and the risk of ischemic stroke. *Neurology* 1989;**39**:339–343.

193. Truelsen T, Gronbaek M, Schnohr P, Boysen G: Intake of beer, wine, and spirits and risk of stroke. The Copenhagen Heart Study. *Stroke* 1998;**29**:2467–2472.

194. Hertog MG, Feskens EJ, Hollman PC, et al: Dietary antioxidant flavonoids and risk of coronary heart disease. *Lancet* 1993;**342**:1007–1011.

195. Frankel EN, Kanner J, German JB, et al: Inhibition of oxidation of human low-density lipoproteins by phenolic substances in red wine. *Lancet* 1993;**341**:454–457.

196. Hillbom M, Haapaniemi H, Juvela S, et al: Recent alcohol consumption, cigarette smoking, and cerebral infarction in young adults. *Stroke* 1995;**26**:40–45.

197. Mostofsky E, Burgern MR, Schlaug G, et al: Alcohol and acute ischemic stroke onset. The Stroke Onset Study. *Stroke* 2010;**41**:1845–1849.

198. Conen D, Tedrow UB, Cook NR, et al: Alcohol consumption and risk of incident atrial fibrillation in women. *JAMA* 2008;**300**:2489–2496.

199. Sull JW, Yi S-W, Nam CM, Ohrr H: Binge drinking and mortality from all causes and cerebrovascular diseases in Korean men and women. A Kangwha cohort study. *Stroke* 2009;**40**:2953–2958.

200. Sundell L, Salomaa V, Vartiainen E, et al: Increased stroke risk is related to a binge drinking habit. *Stroke* 2008;**39**:3179–3184.

201. Criqui MH: Peripheral arterial disease and subsequent cardiovascular mortality: A strong and consistent association. *Circulation* 1990;**82**:2246–2247.

202. Criqui MH, Langer RD, Fronek A, et al: Mortality over a period of 10 years in patients with peripheral arterial disease. *N Engl J Med* 1992;**326**:381–386.

203. Bhatt DL, Steg PG, Ohman EM, et al: International prevalence, recognition, and treatment of cardiovascular risk factors in outpatients with atherothrombosis. REACH Registry Investigators. *JAMA* 2006;**295**:180–189.

204. Bogousslavsky J, Regli F: Cerebral infarct in apparent transient ischemic attack. *Neurology* 1985;**35**:1501–1503.

205. Awad I, Modic M, Little JR, et al: Focal parenchymal lesions in transient ischemic attacks: Correlation of computed tomography and magnetic resonance imaging. *Stroke* 1986;**17**:399–403.

206. Caplan LR: TIAs: We need to return to the question, "What is wrong with Mr Jones?" *Neurology* 1988;**39**:791–793.

207. Fazekas F, Fazekas G, Schmidt R, et al: Magnetic resonance imaging correlates of transient cerebral ischemic attacks. *Stroke* 1996;**27**:607–611.

208. Inatomi Y, Kimura K, Yonehara T, et al: DWI abnormalities and clinical characteristics in TIA patients. *Neurology* 2004;**62**:376–380.

209. Dennis MS, Bamford JM, Sandercock PA, Warlow CD: A comparison of risk factors and prognosis for transient ischemic attacks and minor ischemic strokes. *Stroke* 1989;**20**:1494–1499.

210. Johnston SC, Gress DR, Browner WS, Sidney S: Short-term prognosis after

emergency department diagnosis of TIA. *JAMA* 2000;**284**:2901–2906.

211. Daffertshofer M, Mielke O, Pullwitt A, et al: Transient ischemic attacks are more than "ministrokes." *Stroke* 2004;**35**:2453–2458.

212. Kleindorfer D, Pangos P, Pancoli A, et al: Incidence and short-term prognosis of transient ischemic attack in a population-based study. *Stroke* 2005;**36**:720–724.

213. Hill MD, Yiannakoulias N, Jeerakathil T, et al: The high risk of stroke immediately after transient ischemic attack. A population-based study. *Neurology* 2004;**62**:2015–2020.

214. Rothwell PM, Warlow CP: Timing of TIAs preceding stroke. Time window for prevention is very short. *Neurology* 2005;**64**;817–820.

215. Amarenco P, Lavallée P, Labreuche J, et al: Contemporary profile and prognosis of transient ischemic attacks in the era of urgent management. *N Engl J Med*, 2016;in press.

216. Touze E, Varenne O, Chatellier G, et al: Risk of myocardial infarction and vascular death after transient ischemic attack and ischemic stroke. *Stroke* 2005;**36**:2748–2755.

217. Nguyen-Huynh MN, Johnston SC: Transient ischemic attack: A neurologic emergency. *Curr Neurol Neurosci Rep* 2005;**5**:13–20.

218. Ay H, Koroshetz WJ, Benner T, et al: Transient ischemic attack with infarction: A unique syndrome. *Ann Neurol* 2005;**57**:679–686.

219. Albers GW, Caplan LR, Easton JD, et al., for the TIA Working Group: Transient ischemic attack: proposal for a new definition. *N Engl J Med* 2002;**347**:1713–1716.

220. Easton JD, Saver JL, Albers GA, et al: Definition and evaluation of transient ischemic attack: A scientific statement for healthcare professionals from the American Heart Association/American Stroke Council, Council on Cardiovascular Surgery and Anesthesia, Council on Cardiovascular Radiology and Intervention, Council on Cardiovascular Nursing, and the Interdisciplinary Council on Peripheral Vascular Disease: The American Academy of Neurology affirms the value of this statement as an educational tool for neurologists. *Stroke* 2009;**40**:2276–2293.

221. Johnston SC, Rothwell PM, Nguyen-Huynh MN, et al: Validation and refinement of scores to predict very early stroke risk after transient ischaemic attack. *Lancet* 2007;**369**:283–292.

222. Merwick A, Albers GW, Amarenco P, et al: Addition of brain and carotid imaging to the ABCD2 score to identify patients at early risk of stroke after transient ischemic attack: a multicenter observational study. *Lancet Neurol* 2010;**9**:1060–1069.

223. Caplan LR: Scores of scores. *JAMA Neurol* 2013;**70**:252–253.

224. Amarenco P, Labreuche J, Lavallée PC: Patients with transient ischemic attacks with ABCD2 ≤4 can have similar 90-day stroke risks as patients with transient ischemic attacks with ABCD2 ≥4. *Stroke* 2012;**43**:863–865.

225. Lou M, Safdar A, Edlow JA, et al: Can ABCD score predict the need for in-hospital intervention in patients with transient ischemic attacks? *Int J Emerg Med* 2010;**3**:75–80.

226. Rothwell PM, Giles MF, Chandratheva A, et al: for the Early Use of Existing Preventive Strategies for Stroke (EXPRESS) Study. Effect of urgent treatment of transient ischaemic attack and minor stroke on early recurrent stroke (EXPRESS Study): A prospective population-based sequential comparison. *Lancet* 2007;**370**:1432–1442.

227. Collaborative Group for the Study of Stroke in Young Women: Oral contraception and increased risk of cerebral ischemia or thrombosis. *N Engl J Med* 1973;**288**:871–878.

228. Handin R: Thromboembolic complications of pregnancy and oral contraceptives. *Prog Cardiovasc Dis* 1974;**16**:395–405.

229. Layde P, Beral V, Kay C: Further analyses of mortality in oral contraceptive users. *Lancet* 1981;**1**:541–546.

230. Bushnell CD: Stroke and the female brain. *Nat Clin Pract Neurol* 2008;**4**:22–33.

231. Lidegaard O, Kreiner S: Cerebral thrombosis and oral contraceptives: A case-control study. *Contraception* 1998;**57**:303–314.

232. Schwartz SM, Siscovick DS, Longstreth WT Jr, et al: Use of low-dose oral contraceptives and stroke in young women. *Ann Intern Med* 1997;**127**:596–603.

233. Schwartz SM, Petitti DB, Siscovick DS, et al: Stroke and use of low-dose oral contraceptives in young women. A pooled analysis of two US studies. *Stroke* 1998;**29**:2277–2284.

234. Siritho S, Thrift A, McNeil JJ, et al: Risk of ischemic stroke among users of the oral contracveptive pill. The Melbourne Risk Factor Study (MERFS) Group. *Stroke* 2003;**34**:1575–1580.

235. Jick SS, Jick H: The contraceptive patch in relation to ischemic stroke and acute myocardial infarction. *Pharmacotherapy* 2007;**27**:218–220.

236. Chasan-Taber L, Stampfer MJ: Epidemiology of oral contraceptives and cardiovascular disease. *Ann Intern Med* 1998;**128**:467–477.

237. Martinelli I, Sacchi E, Landi G, et al: High risk of cerebral-vein thrombosis in carriers of a prothrombin-gene mutation and in users of oral contraceptives. *N Engl J Med* 1998;**338**:1793–1797.

238. Lidegaard O, Lokkegaard E, Jensen A, Skovlund CW, Keiding N: Thrombotic stroke and myocardial infarction with hormonal contraception. *N Engl J Med* 2012;**366**:2257–2266.

239. Qureshi A, Giles WH, Croft JB, Stern BJ: Number of pregnancies and risk for stroke and stroke subtypes. *Arch Neurol* 1997;**54**:203–206.

240. Kittner SJ, Stern BJ, Feeser BR, et al: Pregnancy and the risk of stroke. *N Engl J Med* 1996;**335**:768–774.

241. Finucane FF, Madans JH, Bush TL, et al: Decreased risk of stroke among postmenopausal hormone users. *Arch Intern Med* 1993;**153**:73–79.

242. Grodstein F, Manson JE, Colditz GA, et al: A prospective observational study of postmenopausal hormone therapy and primary prevention of cardiovascular disease. *Ann Intern Med* 2000;**133**:933–941.

243. Lokkegaard E, Jovanovic Z, Heitemann BL, et al: Increased risk of stroke in hypertensive women using hormone therapy. Analysis based on the Danish Nurse Study. *Arch Neurol* 2003;**60**:1379–1384.

244. Wilson PW, Garrison RJ, Castelli WP: Postmenopausal estrogen use, cigarette smoking, and cardiovascular morbidity in women over 50. The Framingham Study. *N Engl J Med* 1985;**313**:1038–1043.

245. Simon JA, Hsia J, Cawley JA, et al: Postmenopausal hormone therapy and risk of stroke. The Heart and Estrogen/Progestin Replacement Study (HERS). *Circulation* 2001;**103**:638–642.

246. Grady D, Harrington D, Bittner V, et al: For the HERS Research Group. Cardiovascular disease outcomes during 6–8 years of hormone therapy. The Heart and Estrogen/Progestin Replacement Study (HERS II). *JAMA* 2002;**288**:49–57.

247. Viscoli CM, Brass LM, Kernan WN, et al: A clinical trial of estrogen-replacement therapy after ischemic stroke. *N Engl J Med* 2001;**345**:1243–1249.

248. Rossouw JE, Anderson GL, Prentice RL, et al: Risks and benefits of estrogen plus progestin in healthy postmenopausal women: Principal results from the Women's Health Initiative randomized controlled trial. *JAMA* 2002;**288**:321–333.

249. Wassertheil-Smoller S, Hendrix SL, Mimacher M, et al: Effect of estrogen plus progestins on stroke in postmenopausal women. The Women's Health Initiative: A randomized controlled trial. *JAMA* 2003;**289**:2673–2684.

250. The Women's Health Initiative Steering Committee: Effects of conjugated equine estrogen in postmenopausal women with hysterectomy. The Women's Health Initiative: A randomized controlled trial. *JAMA* 2004;**291**:1701–1712.

251. Nelson H, Walker M, Zakher B, Mitchell J: Menopausal hormone therapy for the primary prevention of chronic conditions: a systematic review to update the US Preventive Serices Task Force recommendations. *Ann Intern Med* 2012; **157**: 104–113.

252. Whitmer RA, Quesenberry CP, Zhou J, Yaffe K: Timing of hormone therapy and dementia: the critical window theory revisted. *Ann Neurol* 2011;**69**:163–169.

253. The 2012 Hormone Therapy Position Statement of the North American Menopause Society. *Menopause* 2012;**19**:257–271.

254. Moyer VA, on behalf of the US Preventive Services Task Force: Menopausal hormone therapy for the primary prevention of chronic conditions: US Preventive Services Task Force recommendation statement. *Ann Intern Med* 2013;**158**:47–54.

255. Espeland MA, Shumaker SA, Leng I, et al: Long-term effects on cognitive function of postmenopausal hormone therapy presecribed to women aged 50 to 55 years. *JAMA Intern Med* 2013;**173**:1429–1236.

256. Wannamethee G, Shaper AG: Physical activity and stroke in middle-aged men. *BMJ* 1992;**304**:597–601.

257. Sacco RL, Gan R, Boden-Albala B, et al: Leisure-time physical activity and ischemic stroke risk. The Northern Manhattan Stroke Study. *Stroke* 1998;**29**:380–387.

258. Lindenstrom E, Boysen G, Nyboe J: Lifestyle factors and risk of cerebrovascular disease in women. The Copenhagen City Heart Study. *Stroke* 1993;**24**:1468–1472.

259. Agnarsson U, Thorgeirsson G, Sigvaldson H, Sigfusson N: Effects of leisure-time physical activity and ventilatory function on risk for stroke in men: The Reykjavik Study. *Ann Intern Med* 1999;**130**:987–990.

260. Choi-Kwon S, Kim JS: Lifestyle factors and risk of stroke in Seoul, South Korea. *J Stroke Cerebrovasc Dis* 1998;**7**:414–420.

261. Lee I-M, Paffenbarger Jr RS: Physical activity and stroke incidence. The Harvard Alumni Health Study. *Stroke* 1998;**29**:2049–2054.

262. Lee I-M, Hennekens CH, Berger K, et al: Exercise and risk of stroke in male physicians. *Stroke* 1999;**30**:1–6.

263. Hu FB, Stampfer MJ, Colditz G, et al: Physical activity and risk of stroke in women. *JAMA* 2000;**283**:2961–2967.

264. Lee CD, Folsom AR, Blair SN: Physical activity and stroke risk. A meta-analysis. *Stroke* 2003;**34**:2475–2482.

265. Paffenbarger Jr RS, Wing AL, Hyde RT, Jung DL: Physical activity and incidence of hypertension in college alumni. *Am J Epidemiol* 1983;**117**:245–257.

266. Paffenbarger Jr RS, Jung DL, Leung RW, Hyde RT: Physical activity and hypertension: An epidemiological view. *Ann Med* 1991;**23**:319–327.

267. Hayashi T, Tsumura K, Suematsu C, et al: Walking to work and the risk of hypertension in men: The Osaka Health Survey. *Ann Intern Med* 1999;**130**:21–26.

268. Endres M, Gertz K, Lindauer U, et al: Mechanisms of stroke protection by physical activity. *Ann Neurol* 2003;**54**:582–590.

269. Eckel RH, Jakicic JM, Ard JD, et al: 2013 AHA/ACC guideline on lifestyle management to reduce cardiovascular risk. *Circulation* 2014;**129**:S76–S99.

270. Wing S, Casper M, Davis WB, et al: Stroke mortality maps. *Stroke* 1988;**19**:1507–1513.

271. Lanska DJ: Geographic distribution of stroke mortality in the United States: 1939–1941 to 1979–1981. *Neurology* 1993;**43**:1839–1851.

272. Lanska DJ, Kryscio R: Geographic distribution of hospitalization rates, case fatality, and mortality from stroke in the United States. *Neurology* 1994;**44**:1541–1550.

273. Glymour WM, Avendano M, Berkman LF: Is the "stroke belt" worn from childhood? Risk of first stroke and state of residence in childhood and adulthood. *Stroke* 2007;**38**:2415–2421.

274. Howard G, Prineas R, Moy C, et al: Racial and geographic differences in awareness, treatment, and control of hypertension: The Reasons for Geographic and Racial Differences in Stroke Study. *Stroke* 2006;**37**:1171–1178.

275. Vermeer SE, Koudstaal PJ, Oudkerk M, et al: Prevalence and risk factors of silent brain infarcts in the population-based Rotterdam Scan Study. *Stroke* 2002;**33**:21–25.

276. Howard G, Safford MM, Meschia JF, et al. Stroke symptoms in individuals reporting no prior stroke or transient ischemic attack are associated with decreased indices of mental and physical functioning. *Stroke* 2007; **38**: 2446–2452.

277. Caplan LR: Significance of unexpected (silent) brain infarcts. In Caplan LR, Shifrin EG, Nicolaides AN, Moore WS (eds): *Cerebrovascular Ischaemia. Investigation and Management.* London: Med-Orion, 1996, pp 423–433.

278. Wardlaw JM, Smith EE, Biessels GJ, et al: Neuroimaging standards for research into small vessel disease and its contribution to aging and neurodegeneration. *Lancet Neurol* 2013;**12**:822–838.

279. Ward NS, Brown MM: Leukoaraiosis. In Donnan G, Norrving B, Bamford J, Bogousslavsky J (eds):*Subcortical Stroke*, 2nd ed. Oxford: Oxford University Press, 2002, pp 47–66.

280. Caplan LR, Schoene WC: Clinical features of subcortical arteriosclerotic encephalopathy (Binswanger's disease). *Neurology* 1978;**28**:1206–1215.

281. Caplan LR: Binswanger's disease – revisited. *Neurology* 1995;**45**:626–633.

282. Babikian V, Ropper AH: Binswanger disease: A review. *Stroke* 1987;**18**:1–12.

283. Fisher CM: Binswanger's encephalopathy: A review. *J Neurol* 1989;**236**:65–79.

284. Gray F, Dubas F, Roullet E, Escourolle R: Leukoencephalopathy in diffuse hemorrhagic cerebral amyloid angiopathy. *Ann Neurol* 1985;**18**:54–59.

285. Dubas F, Gray F, Roullet E, Escourolle R: Leukoencephalopathies arteriopathiques. *Rev Neurol* 1985;**141**:93–108.

286. Loes D, Biller J, Yuh WT, et al: Leukoencephalopathy in cerebral amyloid angiopathy: MR imaging in four cases. *AJNR Am J Neuroradiol* 1990;**11**:485–488.

287. Baudrimont M, Dubas F, Joutel A, et al: Autosomal dominant leukoencephalopathy and subcortical ischemic stroke: A clinicopathological study. *Stroke* 1993;**24**:122–125.

288. Davous P: CADASIL: A review with proposed diagnostic criteria. *Eur J Neurology* 1998;**5**:219–233.

289. Chabriat H, Levy C, Taillia H, et al: Patterns of MRI lesions in CADACIL. Neurology 1998;**51**:452–457.

290. Chen YW, Gurol ME, Rosand J, et al: Progression of white matter lesions and hemorrhages in cerebral amyloid angiopathy. *Neurology* 2006;**67**:83–87.

291. Imaizumi T, Honma T, Horita Y, et al: Hematoma size in deep intracerebral hemorrhage and its correlation with dot-like hemosiderin spots on gradient echo T2*-weighted MRI. *J Neuroimaging* 2006;**16**:236–242.

292. Imaizumi T, Horita Y, Hashimoto Y, Niwa J: Dotlike hemosiderin spots on T2*-weighted magnetic resonance imaging as a predictor of stroke recurrence: A prospective study. *J Neurosurg* 2004;**101**:915–920.

293. Klein I, Iung B, Labreuche J, et al. and the IMAGE Study Group: Cerebral microbleeds are frequent in infective endocarditis. *Stroke* 2009;**40**:3461–3465.

294. Hollenhorst R: Ocular manifestations of insufficiency or thrombosis of the internal carotid artery. *Am J Ophthalmol* 1959;**47**:753–767.

295. Fisher CM: Observations of the fundus oculi in transient monocular blindness. *Neurology* 1959;**9**:333–347.

296. Kearns T, Hollenhorst R: Venous stasis retinopathy of occlusive disease of the carotid artery. *Mayo Clin Proc* 1963;**38**:304–312.

297. Carter JE: Chronic ocular ischemia and carotid vascular disease. In Bernstein EF (ed): *Amaurosis Fugax*. New York: Springer, 1988, pp 118–134.

298. Slaoui T, Klein IF, Guidoux C, et al: Prevalence of subdiaphragmatic visceral infarction in cardioembolic stroke. *Neurology* 2010;**74**:1030–1032.

299. Chatzikonstantinou A, Krissak R, Fluchter S, et al: CT angiography of the aorta is superior to transesophageal echocardiography for determining stroke subtypes in patients with cryptogenic ischemic stroke. *Cerebrovasc Dis* 2012;**33**:322–328.

300. Nicolaides AN: Asymptomatic carotid stenosis and the risk of stroke (the ACSRS Study): Identification of a high-risk group. In Caplan LR, Shifrin EG, Nicolaides AN, Moore WS (eds): *Cerebrovascular Ischaemia: Investigation and Management*. London: Med-Orion, 1996, pp 435–441.

301. Wityk RJ, Chang H-M, Rosengart A, et al: Proximal extracranial vertebral artery disease in the New England Medical Center Posterior Circulation Registry. *Arch Neurol* 1998;**55**:470–478.

302. Caplan LR: *Posterior Circulation Disease: Clinical Findings, Diagnosis, and Management*. Boston: Blackwell, 1996.

303. Toghi H, Yamanouchi H, Murakami M, et al: Importance of the hematocrit as a risk factor in cerebral infarction. *Stroke* 1978;**9**:369–374.

304. Harrison MJG, Pollock S, Thomas D, et al: Hematocrit, hypertension, and smoking in patients with transient ischemic attack and in age and sex matched controls. *J Neurol Neurosurg Psychiatry* 1982;**45**:550–551.

305. Di Mascio R, Marchioli R, Vitullo F, Tognoni G: A positive relation between high hemoglobin values and the risk of ischemic stroke. Progetto 3A Investigators. *Eur Neurol* 1996;**36**:85–88.

306. Harrison MJG, Pollock S, Kendall B, et al: Effect of hematocrit on carotid stenosis and cerebral infarction. *Lancet* 1981;**2**:114–115.

307. Thomas DJ, Marshall J, Ross-Russel RW, et al: Effects of hematocrit on cerebral blood flow in man. *Lancet* 1977;**2**:940–943.

308. Elkind MS, Sciacca RR, Boden-Albala B, et al: Relative elevation in baseline leukocyte count predicts first cerebral infarction. *Neurology* 2005;**64**:2121–2125.

309. Mercuri M, Bond MG, Evans G, et al: Leukocyte count and carotid atherosclerosis. *Stroke* 1991;**22**:134.

310. Elkind MS, Cheng I, Boden-Albala B, et al: Elevated white blood cell count and carotid plaque thickness: The Northern Manhattan Stroke Study. *Stroke* 2001;**32**:842–849.

311. Elkind MS, Sciacca R, Boden-Albala B, et al: Leukocyte count is associated with aortic arch plaque thickness. *Stroke* 2002;**33**:2587–2592.

312. Ovbiagele B, Lynn MJ, Saver JL, et al: Leukocyte count and vascular risk in symptomatic intracranial atherosclerosis. WASID Study Group. *Cerebrovasc Dis* 2007;**24**:283–288.

313. Elkind MS, Sciacca RR, Boden-Albala B, et al: Leukocyte count is associated with reduced endothelial reactivity. *Atherosclerosis* 2005;**181**:329–338.

314. Elkind MS: Inflammation, atherosclerosis, and stroke. *Neurologist* 2006;**12**:140–148.

315. Elkind MSV: Impact of innate inflammation in population studies. *Ann NY Acad Sci* 2010;**1207**:97–106.

316. Eikelboom JW, Hankey GJ, Baker RI, et al: C-reactive protein in ischemic stroke and its etiologic subtypes. *J Stroke Cerebrovasc Dis* 2003;**12**:74–81.

317. Arenillas JF, Alvarez-Sabin J, Molina CA, et al: C-reactive protein predicts further ischemic events in first-ever transient ischemic attack or stroke patients with intracranial large-artery occlusive disease. *Stroke* 2003;**34**:2463–2470.

318. Wakugawa Y, Kiyohara Y, Tanizaki Y, et al: C-reactive protein and risk of first-ever ischemic and hemorrhagic stroke in general Japanese population. The Hisayama Study. *Stroke* 2006;**37**:27–32.

319. Gorelick PB: Lipoprotein-associated phospholipase A2 and risk of stroke. *Am J Cardiol* 2008;**101**(suppl):34F–40F.

320. Wilhelmsen L, Svarrdsudd K, Korsan-Bengtsen K, et al: Fibrinogen as a risk factor for stroke and myocardial infarction. *N Engl J Med* 1984;**311**:501–505.

321. Drouet L: Fibrinogen: A treatable risk factor. *Cerebrovasc Dis* 1996;**6**(suppl 1):2–6.

322. Kristensen B, Malm J, Nilsson T, et al: Increased fibrinogen levels and acquired hypofibrinolysis in young adults with ischemic stroke. *Stroke* 1998;**29**:2261–2267.

323. Grotta J, Ackerman R, Correia J, et al: Whole-blood viscosity parameters and cerebral blood flow. *Stroke* 1982;**13**:296–298.

324. Graham IM, Daly LE, Refsum HM, et al: Plasma homocysteine as a risk factor for vascular disease. The European Concerted Action Project. *JAMA* 1997;**277**:1775–1781.

325. Welch GN, Loscalzo J: Homocysteine and atherothrombosis. *N Engl J Med* 1998;**338**:1042–1050.

326. Giles WH, Croft JB, Greenlund KJ, et al: Total homocyst(e)ine concentration and the likelihood of nonfatal stroke. Results from the Third National Health and Nutrition Examination Survey, 1988–1994. *Stroke* 1998;**29**:2473–2477.

327. Sacco RL, Ananad K, Lee H-S, et al: Homocysteine and the risk of ischemic stroke in a triethnic cohort. The Northern Manhattan Study. *Stroke* 2004;**35**:2263–2269.

328. Selhub J, Jacques PF, Bostom AG, et al: Association between plasma homocysteine concentrations and extracranial carotid-artery stenosis. *N Engl J Med* 1995;**332**:286–291.

329. Eikelboom JW, Hankey GJ, Ananad S, et al: Association between high homocyst(e)ine and ischemic stroke due to large and small-artery disease but not other etiologic subtypes of ischemic stroke. *Stroke* 2000;**31**:1069–1075.

330. Toole JF, Malinow MR, Chambless LE, et al: Lowering homocysteine in patients with ischemic stroke to reduce recurrent stroke, myocardial infarction and death. The Vitamin Intervention for Stroke Prevention (VISP) randomized controlled trial *JAMA* 2004;**291**:565–575.

331. VITATOPS Trial Study Group. B vitamins in patients with recent transient ischaemic attack or stroke in the VITAmins TO Prevent Stroke (VITATOPS) trial: A randomised, double-blind, parallel, placebo-controlled trial. *Lancet Neurol* 2010;**9**:855–865.

332. Beamer NB, Coull BM, Clark WM, Wynn M: Microalbuminuria in ischemic stroke. *Arch Neurol* 1999;**56**:699–702.

333. Gaede P, Vedel P, Parving H-H, Pederson O: Intensified multifactorial intervention in patients with type 2 diabetes mellitus and micro-albuminuria: The Steno type 2 randomized study. *Lancet* 1999;**353**:617–622.

334. Gerstein H, Mann JFE, Yi Q, et al: F Albuminuria and risk of cardiovascular events, death, and heart failure in diabetic and nondiabetic individuals. HOPE Study Investigators. *JAMA* 2001;**286**:421–426.

335. Ovbiagele B: Impairment in glomerular filtration rate or glomerular filtration barrier and occurrence of stroke. *Arch Neurol* 2008;**65**:934–938.

336. Khatri M, Wright CB, Nickolas TL, et al: Chronic kidney disease is associated with white matter hyperintensity volume. The Northern Manhattan Study (NOMAS). *Stroke* 2007;**38**:3121–3126.

337. Alberts MJ: *Genetics of Cerebrovascular Disease*. Armonk, NY: Futura, 1999.

338. Meschia JF, Worrall BB: New advances in identifying genetic anomalies in stroke-prone probands. *Curr Neurol Neurosci Rep* 2004;**4**:420–426.

339. Gretarsdottir S, Thorleifsson G, Reynisdottir ST, et al: The gene encoding phosphodiesterase 4D confers risk of ischemic stroke. *Nat Genet* 2003;**35**:131–138.

340. Yee RYL, Brophy VH, Cheng S, et al: Polymorphisms of the phosphodiesterase 4D, camp-specific (*PDE4D*) gene and risk of ischemic stroke. A prospective, nested case-control evaluation. *Stroke* 2006;**37**:2012–2017.

341. Worrall BB, Mychaleckyj JC: *PDE4D* and stroke. A real advance or a case of the emperor's new clothes? *Stroke* 2006;**37**:1955–1957.

342. Ruigrok YM, Rinkel GJE, Wijmenga C: Genetics of intracranial aneurysms. *Lancet Neurol* 2005;**4**:179–189.

343. Ruigrok YM, Rinkel GJ, Wijmenga C: The versican gene and the risk of intracranial aneurysms. *Stroke* 2006;**37**:2372–2374.

344. Markus H: Stroke genetics: prospects for personalized medicine. *BMC Med* 2012;**10**:113, accessed at http://www.biomedcentral.com/1741-7015/10/113.

345. Wolf PA, D'Agostino RB, Belanger AJ, Kannel WB: Probability of stroke: A risk profile from the Framingham Study. *Stroke* 1991;**22**:312–318.

346. Wolf PA, Belanger AJ, D'Agostino RB: Quantifying stroke risk factors and potentials for risk reduction. *Cerebrovasc Dis* 1993;**3**(suppl 1):7–14.

347. Goff DC, Lloyd-Jones DM, Bennet G, et al: 2013 ACC/AHA guideline on the assessment of cardiovascular risk: A report of the American College of Cardiology/American Heart Association Task Force on Practice Guidelines. *J Am Coll Cardiol* 2014;**63**:2935–2959.

348. Stone NJ, Robinson JG, Lichtenstein AH, et al: 2013 ACC/AHA guideline on the treatment of blood cholesterol to reduce atherosclerotic cardiovascular risk in adults: A report of the American College of Cardiology/American Heart Association Task Force on Practice Guidelines. *J Am Coll Cardiol* 2014;**63**:2889–2934.

349. James PA, Oparil S, Carter BL, et al: 2014 evidence-based guideline for the management of high blood pressure in adults: Report from the panel members appointed to the Eight Joint National Committee (JNC 8). *JAMA* 2014;**311**:507–520, erratum 7;311:1809.

350. Banach M, Aronow WS: Blood pressure J-curve: Current concepts. *Curr Hypertens Rep* 2012;**14**:556–566.

351. Meschia JF, Bushnell C, Bodsen-Albala B, et al. on behalf of the American Heart Association Stroke Council, Council on Cardiovascular and Stroke Nursing, Council on Clinical Cardiology, Council on Functional Genomics and Translational Biology, and Council on Hypertension: Guidelines for the primary prevention of stroke. A statement for healthcare professionals from the American Heart Association/American Stroke Association. *Stroke* 2014;**45**:3754–3832.

352. Yamamoto H, Bogousslavsky J: Mechanisms of second and further strokes. *J Neurol Neurosurg Psychiatry* 1998;**64**:771–776.

353. Caplan LR: Editorial. *J Neurol Neurosurg Psychiatry* 1998;**64**:716.

354. Inzitari D, Eliasziw M, Gates P, et al: The causes and risk of stroke in patients with asymptomatic internal-carotid-artery stenosis. North American Symptomatic Carotid Endarterectomy Trial Collaborators. *N Engl J Med* 2000;**342**:1693–1700.

355. Leonberg SC, Elliot FA: Prevention of recurrent stroke. *Stroke* 1981;**12**:731–735.

356. Ovbiagele B, Saver JL, Fredieu A, et al: In-hospital initiation of secondary stroke prevention therapies yields high rates of adherence at follow-up. *Stroke* 2004;**35**:2879–2883.

357. Touze E, Coste J, Voicu M, et al: Importance of in-hospital initiation of therapies and therapeutic inertia in secondary stroke prevention. Implemetation of prevention after a cerebrovascular event (IMPACT) study. *Stroke* 2008;**39**:1834–1843.

有时,卒中造成的脑损害并不是患者、家属和医生必须与之斗争的唯一的医学问题。像许多其他严重的疾病一样,卒中后可产生一系列其他问题。这些并发症有时可导致神经系统症状恶化;有时,患者自觉症状加重,而这种加重被错误地认为是卒中本身的加重。大部分卒中后发生的并发症是内科问题而不是神经系统的问题。卒中后并发症极其常见。在一项名为"甲磺酸替拉扎特治疗急性卒中(tirilazad mesylate in acute stroke)"的随机试验中,279 例卒中患者中有 95% 至少发生一种并发症[1]。并发症可以发生于卒中住院期间或康复和神经功能恢复阶段。许多报道及综述讨论了卒中的各种并发症、发生频率、预防以及治疗[1-11]。表 19-1、表 19-2 列出了 4 项卒中研究中各种内科并发症的频率[1,7-9]。尽管医学错误如错发药物、遗漏药物及治疗和剂量错误也时常发生[12],但这些问题并不仅发生于卒中患者,因此在这里不作讨论。

并发症可能非常严重,并可导致死亡。卒中患者死亡最常见的原因列于表 19-3。发病第 1 周死亡的主要原因是脑水肿、心脏病变及肺栓塞[13]。肺

炎、泌尿道感染、褥疮、下肢静脉血栓、肺栓塞、胃肠道出血、肢体挛缩、跌倒、骨质疏松以及抑郁也在第 1 周内发生。这些问题可能在恢复过程中,甚至在患者回家后仍持续存在。随机试验、分析以及荟萃分析都表明,仅针对卒中患者的卒中单元能减低卒中患者的死亡率和发病率[14-19]。卒中单元及卒中小组的一项最重要的功能是进行系统治疗,监测并避免并发症的发生。

神经系统并发症

卒中进展或复发

神经功能恶化,如意识水平降低或局灶神经症状进展,见于 25% 以上的卒中患者[6]。在大多数患者中,进展发生于最初 24~72 小时,之后则不太常见[6,20,21]。在颅内出血患者中,病情恶化通常是由持续出血导致的[22-25]。动脉瘤性蛛网膜下腔出血患者在出血发生后的最初 2 周内,再出血和伴迟发性脑缺血的血管痉挛(vasoconstriction with delayed

表 19-1　在急性卒中的甲磺酸替拉扎特随机对照试验中 279 例卒中患者出现严重内科并发症事件的频率

事件	程度严重的	总数	事件	程度严重的	总数
败血症	3(1%)	3(1%)	肺炎	13(5%)	27(10%)
蜂窝组织炎	2(1%)	5(2%)	吸入性肺炎	8(3%)	16(6%)
充血性心衰	7(3%)	30(11%)	呼吸困难	3(1%)	11(4%)
心脏骤停	5(2%)	5(2%)	肺水肿	3(1%)	9(3%)
心绞痛,心肌梗死	4(1%)	16(6%)	胃肠道出血	7(3%)	15(5%)
深静脉血栓形成	3(1%)	6(2%)	脱水	3(1%)	6(2%)
肺栓塞	3(1%)	4(1%)	低氧	2(1%)	8(3%)
周围血管疾病	2(1%)	2(1%)	尿路感染	3(1%)	30(11%)

Source:Johnston KC,Li JY,Lyden PD,et al. Medical and neurological complications of ischemic stroke. Experience from the RANTTAS trial. *Stroke* 1998;29:447-453,Table 4.

表 19-2　康复期间观察 100 例卒中患者出现
内科并发症的例数

内科并发症	例数
尿路感染	44
肌肉骨骼痛	31
尿潴留	25
跌倒	25
真菌皮疹	24
低血压	19
糖尿病	16
高血压	15
心律失常	8
肺炎	7
充血性心衰	6
心绞痛	4
心肌梗死	0
血栓性静脉炎	4
肺栓塞	0
其他方面并发症	135
总计	363

From Dromerick A, Reding M. Medical and neurological complications during in-patient stroke rehabilitation. *Stroke* 1994;25:358(361) with permission.

表 19-3　病灶位于幕上的卒中患者的死因

死因	脑梗死		脑出血	
	第 1 周	第 2~4 周	第 1 周	第 2~4 周
小脑幕疝	36	6	42	2
肺炎	0	28	1	2
心脏疾病	7	17	0	2
肺栓塞	0	4	0	0
猝死	2	8	0	0
败血症	1	4	0	0
原因不明	0	12	1	3
脑干血肿扩大			1	1
总计	46	79	45	10

Reprinted with permission from SilverF, NorrisJW, LewisA, Hachinsky V.Early mortality following stroke:a prospective review. *Stroke* 1984;15:494.

brain ischemia)是导致神经症状恶化的最常见的原因。脑缺血病情进展在具有颅内或颅外大动脉闭塞的患者及腔隙性梗死的患者中最常见。在缺血性卒中患者中,脑缺血进展通常与血栓延长、栓塞以及侧支循环未能充分建立相关。

在首次卒中(initial stroke)后数天或数周内可能再次发生卒中。这可能发生于患者仍在急性期住院时或恢复期。在卒中数据库(stroke data bank)研究登记的 1273 名脑梗死患者中,40 名患者在首现卒中(index stroke)事件发生 30 天后出现卒中复发[26]。复发的可能性大小与首次卒中的机制及治疗密切相关。复发最有可能由与首现卒中相同的卒中机制所导致[27]。心源性栓塞患者二次卒中发生风险最高,相比之下其他栓子来源的卒中复发率各不相同[28,29]。

脑水肿

卒中最致命的并发症是在严重的缺血性和出血性卒中之后的脑水肿。在卒中单元里,脑水肿、肺栓塞及心脏病变是早期死亡的主要原因[6,14,30]。脑梗死进展很快,而脑水肿不仅随着时间变化,且在病变内部和周围的不同区域其严重程度不同[31]。水肿的两种主要成分是:①细胞内(细胞毒性)水肿,是由于钠钾泵破坏、细胞不能维持膜内外的正常渗透压梯度;②液体占据间隙造成细胞外(血管源性)水肿,尤其是在梗死灶和出血灶的边缘。

脑水肿可能在数小时之内开始出现,但通常直到卒中后 1~4 天才出现临床症状。一些患者,尤其是颈内动脉(ICA)远端和大脑中动脉(MCA)近端闭塞者,可在卒中后 24 小时内发生严重的脑水肿。这种情况称之为恶性大脑中动脉梗死,未接受治疗的患者死亡率极高,高达 40%~80%[32,33]。Ropper 和 Shafran 分析了卒中和脑水肿患者的波动性临床进程[34]。在急性期,患者经常嗜睡。随后通常出现意识水平的改善,到第 2 天或第 3 天,患者通常更清醒一些。而随着脑水肿加剧,患者再次变得嗜睡。在 Ropper 和 Shafran 的病例组研究中,嗜睡并不是唯一的征象,可以伴有以下一种或多种表现[34]:

1. 瞳孔不对称或瞳孔对光反射消失。在大多数患者中,梗死侧瞳孔较大;瞳孔不对称的差值可达 0.5~2.0mm。

2. 周期性呼吸模式。

3. 第 6 神经麻痹。

4. 在原先未受累的一侧出现足跖伸肌反应。

5. 视乳头水肿。

6. 头痛或呕吐。

7. 双侧自发性伸直姿势。

临床表现显然并不遵循由 Plum 和 Posner 首先描述的典型"中心"或"(海马)钩"疝的症状[35]。

CT 和 MRI 可显示水肿体积效应、同侧脑室受压和中线结构移位。Barber 的研究团队发现,MCA 支配区域大面积梗死患者早期 CT(卒中后 48 小时内)出现以下征象预后极差,如透明隔移位,松果体移位,脑积水,颞叶梗死及其他血管支配区域受累[36]。当进行颅内压(ICP)监测时,蛛网膜下腔螺钉装置测定的压力持续大于 15mmHg(译者注:200mmH$_2$O)常常致命[34]。

在大面积的小脑梗死和出血患者中,很小的肿胀就可以压迫脑干、损伤其重要结构,并导致快速进展的梗阻性脑积水[37,38]。CT 可以显示中脑周围池、环池和小脑桥脑角池变窄以及第四脑室消失或移位。典型的小脑梗死和出血综合征包括头痛、眩晕、恶心、呕吐和共济失调。小脑水肿的患者在发病后 12 小时至 4 天,可出现脑干被盖部受压的征象,包括凝视麻痹、复视、面部麻木和无力。嗜睡及同侧肢体偏瘫常提示脑干受压。对小脑梗死患者而言,在急诊室被诊断为迷路炎,回家后 24~48 小时出现昏迷的情况并不少见[39]。如果在最初评价时检查了患者的步态,这种严重的失误是可以避免的。大面积小脑出血和梗死患者几乎总是不能走路,或存在偏向(veering)或向一边倾倒的异常步态。在后颅窝压力升高时,枕下减压手术或脑脊液分流可以挽救生命[39,40]。

在幕上病变中,对压力升高的治疗是双重的。首先,医生应避免那些可以进一步升高 ICP 和促进水肿的因素,包括特殊的头位和颈部位置、发热、中心静脉压升高、脱水、低氧血症、高碳酸血症、平均气道压力升高和激动。第二,可以尝试特定的方法降压。过度换气使动脉二氧化碳分压降低 20~34mmHg 能在短期内降低 ICP,但 ICP 通常会回到治疗前水平。输注甘露醇、甘油或高张盐水[41,42],维持血渗透压在 300~310 Osm/L 也可以降低颅内压。这种渗透疗法只有在内皮细胞和细胞膜保持完整时才有效。因此,这种疗法对于梗死核心及细胞毒性水肿是无效的,但它有助于减少梗死周围的细胞外水肿[31]。

也可以尝试使用类固醇。类固醇在降低 ICP 方面的作用机制和有效性尚不明确。类固醇可能减轻梗死周围(类似其对脑肿瘤的治疗作用)或细胞膜未严重损坏区域的细胞外水肿。类固醇也可能防止自由基生成。类固醇的疗效尚不确定。有报道显示类固醇药物用于卒中患者能增加消化道出血、感染、糖尿病恶化的风险[43-45]。我们很少使用类固醇治疗缺血性梗死。在个别患者,特别是年轻患者,尽管梗死灶较小,但水肿显著。类似地,硬膜下血肿体积较小的年轻患者可出现同侧大脑半球水肿,造成颅内压变化。在这些罕见情况下,类固醇可能有用。在脑血肿患者中,我们使用类固醇和渗透性药物降低压力。在大面积梗死的患者中,尽管类固醇偶尔对短期生存有益,但大部分此类患者最终为残疾状态,随后死于肺炎或其他并发症。因此,我们很少应用类固醇治疗大面积脑梗死患者。颅骨切除术也需要考虑,特别是在伴有大脑半球肿胀和早期脑疝的年轻患者中[46,47]。已在第 6 章讨论了开颅减压策略。

癫痫

卒中后也可能发生癫痫。早在 1864 年,Jackson 就发现癫痫是卒中恢复期常发生的一种并发症[48]。在西班牙吉罗那(Girona)数据库的 1000 例患者中,50 例(5%)患者资料库在卒中后最初 48 小时内出现癫痫发作[49]。脑出血患者比脑梗死患者更容易出现癫痫。在洛桑卒中登记中,在卒中急性期 7% 的脑出血患者发生癫痫,相比之下不到 1% 的缺血性卒中患者发生癫痫[50]。在哈佛卒中登记中,6% 存在血肿的患者在急性期住院时发生癫痫[51]。皮层下"线样"出血最常伴发癫痫[52]。在脑梗死患者中,具有大面积出血转换的梗死患者最有可能发生癫痫[49,53,54]。大脑皮层存在病变的患者比仅有皮层下病灶的患者癫痫发作的频率高得多[49,53-55]。心源性栓塞患者比大动脉闭塞疾病患者癫痫发生频率高得多。在 770 例幕上脑梗死患者中,心源性脑栓塞对比非心源性栓塞早期出现癫痫的相对危险度为 5.14[54]。卒中后癫痫有时会造成神经系统症状加重[56]。卒中后早期出现癫痫的患者住院死亡率高于未出现癫痫的患者,这可能是因为大面积脑梗死更有可能出现癫痫[57]。

大约 10% 的卒中患者会在卒中后某个时间点发生癫痫。在加拿大、澳大利亚、以色列和意大利进行的一项名为卒中后癫痫(seizures after stroke study)的前瞻性多中心研究中,8.3% 的卒中患者发生癫痫[58]。在这个队列中,半数以上患者在卒中后第一天发生癫痫。80% 的癫痫发生于卒中后第 1 个月内[58]。Gupta 等分析了卒中后癫痫的发作时机[59]。在他们的研究中，70 例缺血性卒中后发生癫痫的患者中有 1/3 发生于卒中后前 2 周。30 例早发癫痫的患者中，有 90% 发生于最初 24 小时内[59]。近 3/4 的癫痫发生于卒中后第 1 年内。只有 2% 的患者在卒中发生 2 年后才出现癫痫[59]。

脑电图对预测卒中患者发生癫痫的可能性具有一定价值[60]。具有周期性、一侧痫样放电的患者特别容易发生癫痫。有局灶性尖波的患者发生癫痫的风险也增加，其中 78% 的患者发生癫痫。在具有局灶性慢波、弥散性慢波或正常脑电图的患者中，发生癫痫的比例分别为 20%、10% 和 5%[60]。早发癫痫通常与局灶性放电继发泛化有关。晚发性癫痫通常更容易泛化[49,59]。皮层梗死，特别是伴持续性偏瘫的大面积梗死患者最有可能出现梗死后癫痫[55,59]。通常，卒中后癫痫可用一种抗癫痫药控制[59]。卒中患者不预防性使用抗癫痫药物。卒中患者极少出现癫痫。抗癫痫药物潜在的毒副作用会使治疗患者变得更加复杂。我们只在患者确诊癫痫后才使用抗癫痫药物。

当前在美国许多的医学科学研究中心，只有极其严重的收入神经重症监护室治疗的脑出血和梗死患者可持续监测脑电图（EEG）。EEG 可能会出现局部异常放电，这些患者被认为合并"非抽搐性癫痫持续状态"。目前尚不清楚这些放电是否意味着真正的癫痫发作，还是仅仅代表大脑受伤后的残余活动。此类患者存在意识水平下降，抗癫痫治疗能否改善神经系统结局仍不明确。

内科并发症

深静脉血栓形成及肺栓塞

肺栓塞是卒中患者出现内科并发症中最为凶险并且最为致命的。它在卒中患者中的发生率约为 1%，而引起死亡的几率为 15%[8]。绝大部分发展为肺栓塞的患者均有下肢深静脉血栓形成。未下地行走的患者瘫痪侧肢体更容易形成血栓。部分静脉血栓位于骨盆结构。极少数静脉闭塞始于颅内硬膜窦，后血栓延长至颈静脉[61]。血流停滞及脑缺血事件后出现的急性期反应物可增加血液凝固性，同时促进静脉血栓形成及血栓栓塞。8 个研究缺血性卒中后的前 3 周内使用肝素治疗效果的

试验中的患者，通过全身碘（I[125]）纤维蛋白原扫描或静脉造影术的检测，发现对照组中有 54% 的患者发展为深静脉血栓[6,62]。而通过预防性使用肝素、低分子肝素或肝素类似物治疗，深静脉血栓的发生率可减少 81%[62]。

通过无创技术及静脉造影术检测出存在隐匿的深静脉血栓的患者，通常无典型的临床体征和症状[63,64]。伴有严重下肢无力[65] 及充血性心力衰竭和心房颤动[66] 的患者，发展为深静脉血栓的可能性极大。静脉闭塞通常发生于轻偏瘫患者的患肢。由于许多栓子在未脱落前是静止的，因此肺栓塞出现的频率是不可预知的。在对卒中后的第一周内死亡的患者进行尸检发现，尽管患者并不全是因为肺栓塞死亡，但却频繁找到肺栓子。Wijdicks 及 Scott 教授回顾了梅奥医院的 33 例卒中患者在卒中后 20 年（1976-1995 年）内的病历[67]。在 30 例患者中，有 15 例患者因肺栓塞突然死亡。在死于进行性脑水肿的 3 名患者中，尸检发现肺小动脉内存在栓子。在其余 30 名患者中，15 名患脑梗死，15 名患脑出血，都未接受肝素治疗[67]。肺栓塞发生于卒中后 3-120 天（中位数为 20 天），导致 30 人中有 15 人猝死[67]。位于外周的小的肺栓塞可造成胸膜炎性胸痛，呼吸困难或咯血，而大的栓子更易引起低氧血症、低血压和晕厥。

物理治疗如弹力袜，间断性肺部加压装置是较常见的预防静脉血栓形成的措施，但有效率并非最佳[68-72]。相较于阿司匹林或物理治疗，未分级肝素及低分子肝素更有效[73,74]。一些研究发现，相对小剂量的低分子肝素较未分级肝素具有更佳的效益风险比。

所有卒中患者都有形成深静脉血栓的风险。尤其需要关注制动的患者。肥胖、运动迟缓、充血性心力衰竭、单侧或双侧下肢瘫痪、血液高凝状态、脱水、恶性肿瘤、意识障碍及卒中的严重程度均为静脉血栓形成的高危因素。告知处于急性脑缺血性期的患者需卧床休息以保证最大脑血流量。其他患者则嘱其尽早活动。我们鼓励患者每日做屈膝、伸膝及踝关节背屈、跖屈的动作。同时尽可能建议所有其他患者也需要卧床休息。首先开始的是物理治疗。鼓励患者每天屈曲及伸展膝关节和踝关节。常穿弹力袜或特制长筒袜。那些非出血性卒中及未给予抗凝药物治疗的患者可给予小剂量（5000U，每日 2 次）肝素或低分子肝素皮下注射。

对于突然出现呼吸急促、胸痛、低血压、咯血、

呼吸形式改变、低氧血症、躁动、意识模糊或其他情况加重的患者，需考虑肺栓塞的可能。同时进行评估，包括以下试验：

1. 动脉血气分析。

2. 胸部 X 线照射。

3. 心电图。

4. 双下肢静脉循环的非侵入性评估。

5. 行静脉造影术，有关肺通气的核医学检查以及肺灌注显像。

6. 肺 CT 血管造影术或染料对比血管造影术。

静脉血栓形成或肺栓塞或两者均有的患者，需要立即静脉注射足量肝素或低分子肝素治疗。

在新近的脑出血患者中，立即使用足量抗凝药是禁忌的。使用尿激酶或链激酶抗纤维蛋白溶解治疗对于新近卒中患者来说同样是禁忌的。一旦多个肺栓子形成，威胁到生命时，患者需要放置静脉伞或其他方法闭塞静脉循环。肺栓塞仍是轻瘫痪者在康复治疗时的棘手问题。

心脏异常

心功能障碍是伴随卒中的另一常见并发症。心功能障碍可能是引起卒中的原因或与卒中共相关或卒中所致的结果[29,75]。与心脏相关的死亡为急性卒中人群第二常见的原因，仅次于神经系统并发症[76]。在 VistA 数据库的 846 例缺血性卒中患者中，35 例患者（4.1%）死于心源性因素，161 例患者（19%）至少有过一次严重的心功能不良事件[76]。急性卒中患者发生严重心脏相关不良事件十分常见，通常在卒中后 2~3 天达到高峰[76]。心脏相关事件所致的死亡在卒中后第 1 个月内发生率最高，但此后发生率下降。

缺血性及出血性卒中患者通过尸检后发现，有心内膜出血及局部心肌细胞坏死[75,77-80]。在那些甚至不伴有明确心脏疾病病史的卒中患者中，心电图（ECG）的改变与心肌缺血，肌酸 - 磷酸激酶 - 肌红蛋白、肌钙蛋白水平升高，各种心律失常基本一致[75,81-83]。在这些患者中，有 1/3~1/2 的卒中患者有严重心律失常，包括室性心动过速、礼花式或成对室性期前收缩大于 10 次 / 分、Ⅱ 度或 Ⅲ 度传导阻滞或心脏骤停[75,81,83,84]。在对照组人群中，从年龄及心脏疾病病史这两方面考虑，此类心律失常仅占 15%。与这些心律失常相关的死亡率极其罕见。心房颤动可发展为卒中后的后遗症[85]。

特定部位的脑区损伤很可能与心脏异常相关[75,86]。卒中导致心脏、心血管和呼吸系统继发性改变的三种方式如下：

1. 直接累及关键性的结构，如岛叶皮层、下丘脑和脑干组成中枢性的自主神经系统网络的核团[79]，从而激活自主神经的下行纤维通路，传导至心脏、血管及肺。

2. 占位效应压迫下丘脑或脑干或两者同样可激活自主神经通路。

3. 急性脑部损伤及应激性反应可刺激下丘脑 - 垂体轴，促进儿茶酚胺类及皮质激素的释放。

众所周知，对大脑前部进行电刺激，包括额极、运动前区、运动皮质、扣带回、眶额回、岛叶皮质、颞叶前部、杏仁核及海马，都可导致血压升高或降低或房性及室性的心律不齐[75,80,86-90]。由于边缘皮层的非特异性活化，刺激这些区域可能导致心血管反应，可继发作用于下丘脑、自主神经系统和下丘脑 - 垂体 - 内分泌腺轴。刺激岛叶与心脏及心血管的功能有着更特殊的相关性。刺激小鼠岛叶皮质后部，可以发现刺激重复作用于心率及节律。Oppenheimer 等刺激癫痫患者岛叶皮质[89,90]，发现在人类左侧岛叶皮质进行电刺激后可出现心动过缓及血压降低，而刺激右侧岛叶皮质则出现心动过快及血压升高[90]。累及岛叶皮质的卒中可能伴有心律不齐及其他心血管事件。对于急性非腔隙性大脑中动脉责任病灶的脑梗死患者来说，累及岛叶皮质是非常常见的[91]。

额叶大脑皮层的反射有时可通过颞叶及丘脑传导到下丘脑及脑干神经元，从而直接投射至胸段脊髓的中间外侧细胞柱，控制交感神经系统对心脏的作用。刺激下丘脑后外侧可引起肾上腺髓质释放大量儿茶酚胺类[80]。刺激交感神经大都能加快心率并增强心跳强度，同时舒张冠状动脉；而刺激副交感神经则恰恰相反，表现为降低心率及减小心脏收缩强度，同时收缩冠状动脉[75]。压迫脑干及直接累及延髓可导致迷走神经放电，从而引起窦性心动过缓、心律失常，甚至心脏骤停，同时使收缩压升高，舒张压降低。Harvey Cushing 发现并强调，在伴有 ICP 升高及脑疝的患者，以上这一系列事件都可以用来解释血压及脉搏的变化。我们把这一系列变化称为库欣反应。

相比伴有原发性心脏疾病的患者来说，当这些变化发生于卒中期间时，体内肌酸 - 磷酸激酶及肌钙蛋白的升高将持续更长时间。在第 5 天达到峰值，持续到第 12 天[82]。卒中患者，短暂性脑缺血发作患者及无卒中的对照组患者进行去甲肾上腺素、肾上腺素和多巴胺水平测定,发现卒中患者的水平最高[75],其次是短暂性脑缺血发作患者,对照组患者的水平正常[75,92]。卒中伴有最高心肌酶水平的患者,去甲肾上腺素水平也达到最高。这提示卒中可增加交感神经紧张性,升高儿茶酚胺类水平,依次引起局部心肌细胞坏死,从而继发心律失常。

蛛网膜下腔出血、椎基底动脉系统缺血及出血的患者有时可发生急性肺水肿,通常为突然出现,有时可直接导致死亡[75,93]。当 ICP 突发急剧升高时,提示很可能发生肺水肿。Weir 研究了有生命危险的蛛网膜下腔出血患者肺水肿的发生率[93]。在出现肺水肿的动脉瘤破裂患者中,70% 的死亡病例数出现突发昏迷。呼吸系统症状在出现头痛及神经系统症状后的短时间内可被发现[93]。Weir 将肺水肿的发生归咎于 ICP 突然迅速的增加,从而刺激大量自主神经。在一项猫的实验研究数据证实了这个假设[94]。在蛛网膜下腔出血患者中,心肌酶的释放和心电图的改变提示有异常的室壁运动,通常还伴随有左心室功能的降低[95]。心脏泵血量的减少源于左心室功能损害[95]。

卒中后出现心肌梗死也很常见,特别是既往有心肌梗死病史的患者。卒中患者急性期反应物的增加可加速冠状动脉血栓形成。Gongora-Rivera 等对法国 Salpetriere 医院中 341 例卒中患者进行尸检,验证心脏相关缺血病灶的发生率[96]。26.8% 的患者存在冠状动脉粥样硬化斑块,37.5% 的患者存在冠状动脉狭窄,40.8% 的患者发生心肌梗死[96]。2/3 的患者在尸检后发现心肌梗死,而在生前时却未被注意到[96]。严重的冠状动脉疾病在颈 - 颅动脉存在闭塞的患者中尤其常见。在未行超声心动图及冠状动脉血管造影术检查的情况下,对于个别患者,特别是大面积卒中患者来说,区分因冠状动脉血栓形成引起心肌细胞溶解的相关变化是比较困难的。

对于大脑半球梗死的老年患者发生心律失常的危险性是很高的[84]。大脑半球及延髓梗死的患者出现心率变异也很常见[97]。所有卒中患者均需要密切关注心血管系统,可通过临床检查和实验室检查。除了监测症状之外,临床医生还需要仔细监测患者生命体征,行常规心血管检查、超声心动图和常规心电图等。在某些患者中,持续心电监测是必需的。理论上,普萘洛尔或其他 β 受体阻滞剂治疗神经源性心律失常是有效的,它不仅能治疗心律失常,同时还可治疗引起心律失常的病因,尽管

这尚未得到证实[84]。而另一方面,普萘洛尔可加重窦性心动过缓、心脏传导阻滞和心脏骤停。在动物实验中,继发于脑缺血的心律失常在使用普萘洛尔及阿托品后能有效得到控制[98]。一旦发生心律失常,请示心内科医生,遵嘱给予常规抗心律失常药物治疗。

吞咽障碍、误吸及肺炎

吞咽困难及误吸在卒中后是常见的。约 1/4~1/3 的卒中患者存在症状性吞咽困难[99,100],特别是双侧大脑半球受累或累及脑干的患者更为常见[101]。严重卒中及伴有意识水平下降和痴呆的患者也常出现吞咽困难及误吸。另外,所谓的静默性误吸在临床中也相当常见。

临床上的吞咽功能测试是每个卒中患者在早期都需要进行评定的内容。常规评定包括当患者发"啊"时,检查咽部及腭部,观察患者饮水时的情况。言语不能、构音障碍、呛咳和吞咽后声调改变均高度提示误吸的风险增加[102]。过去常认为吞咽后出现血氧改变是误吸的潜在暗示[102]。比起临床检查,更多的伴有吞咽困难及误吸的患者使用电视透视检查及纤维内镜评估吞咽更易发现吞咽困难和误吸。从电视透视检查研究中发现,有大约 50% 的卒中患者可检测到吞咽异常[102-107]。一项 128 例首次卒中住院患者的研究中,有 65 例(51%)通过临床检测出吞咽困难,有 82 例(64%)通过电视透视检查检测出吞咽困难[105]。在接下来的 6 个月里,有 26 例(20%)出现肺部感染,而其中 24 例在急性卒中期间通过电视透视检查出吞咽异常[105]。物理治疗如,经口吞咽功能的训练,食物的选择,热刺激的应用,对患者的指导都能帮助避免误吸。尽管暂时性鼻饲是必要的,但大多数患者在数月之内能恢复经口进食。

肺炎是卒中后急性期及晚期的常见并发症。不同的卒中研究,肺炎的发生率在 4%~22% 不等[106,107]。卒中患者引起的肺炎的病因是多方面的。住院期间,主观上对并发症不够重视,严重的神经功能缺损以及吞咽困难都与肺炎密切相关[108]。卧位时,肺不能完全舒张且分泌物无法及时排出。吞咽困难也可能导致误吸。同时,咳嗽及深呼吸常无法或很难做到。偏瘫侧的胸廓运动同样也减少[109,110]。Kaldor 及 Berlin 发现肺炎最可能发生在偏瘫侧,这是由于胸廓运动的减少及肺循环的破坏导致[111]。偏瘫侧的呼吸运动及肋间肌功能大多异

常[111]。最近,研究者们发现,卒中可导致免疫抑制状态,在住院期间及出院之后可促使肺炎及其他感染的发展[112-114]。

尽管许多吞咽困难的患者通过鼻饲进食,但这似乎并不能预防肺炎[115]。在 100 例由于吞咽困难给予鼻饲管进食的急性卒中患者中,有 44 例发生肺炎[115]。在经口进食前需要为患者行吞咽功能评定。物理治疗或护理在很大程度上可避免卒中后肺炎的发生。鼓励患者注意口腔卫生、深呼吸、咳嗽、有频率的翻身以及早期活动。以上措施尽管都已实行,一旦出现发热,肺部作为潜在感染源应积极检查。

代谢及营养障碍

长期的营养不良是重要但却未被重视的卒中并发症,特别是卒中前营养摄入就已较差或处于正常状态边缘的老年患者。营养不良是预后不良的有力证据[116]。Finestone 等评估了 49 例在康复治疗中心的卒中患者,发现约有半数患者营养不良[117]。在另一项研究中,作者用内科合并症的发生率作为指标,将血清白蛋白浓度,一种反映营养状态的参数,与慢性疾病相关联,发现 79% 的患者在功能恢复期间,白蛋白小于 2.9g/dl,同时至少伴有一个以上的内科并发症[118]。水平较高的血清白蛋白与神经功能状态恢复良好相关[119]。营养不良可导致免疫功能下降,心功能及消化系统功能紊乱,同时出现骨代谢异常。营养不良是褥疮形成与恢复的因素之一。

为保证机体足够的营养,建议应给予多种维生素,尤其是口服维生素 B1,如果患者条件不允许,可肠外给予。如果患者直到第四天或第五天仍不能经口进食,建议插小的鼻饲管,通过鼻饲给予营养支持。长期吞咽障碍的患者可能需要插胃管。经皮内镜胃造口术(percutaneous endoscopic gastrostomy, PEG)置管的使用毫无疑问帮助了许多有吞咽障碍的卒中患者,保证了营养平衡。然而,大型的多中心试验发现卒中后早期给予 PEG 置管不利于结局[120]。因此,卒中恢复早期不推荐常规行 PEG 置管,更推荐使用鼻饲。但比起经鼻胃管进食,PEG 能给予更好的营养支持[117]。PEG 出现并发症较少,如伤口感染及胃肠道出血。在吞咽功能改善的情况下,大约 25% 甚至更多的患者可去除 PEG 置管[111]。

水,电解质及营养失衡同样可出现在卒中急性期及恢复阶段。大约有 15% 的急性卒中患者存在低钠血症。低钠血症可导致恶心、呕吐、乏力、意识不清及痫性发作。Joynt 等指出,卒中后的低钠血症通常与抗利尿激素(antidiuretic hormone, ADH)分泌异常有关[122]。他们指出,卒中患者常出现 ADH 过量分泌即使是在血钠水平正常的状态下。虽然 ADH 分泌失常的机制尚不明确,但 Joynt 等总结了一些可能的机制,包括:下丘脑前部的破坏,平卧位时 ADH 分泌增加,渗透压感受器重新设定,更广泛的抗利尿激素神经系统的破坏,ADH 释放的增加,继发性卒中相关的血清中儿茶酚胺类以及皮质醇的升高[122]。心房钠尿因子水平的改变也是导致血清钠离子浓度异常的原因之一。

在低钠血症患者中,不应考虑容量不足和过多作为致病因素。对于长期卧床的患者,应记住在液体可能会聚集在骶区。如果容量是正常的,伴随低钠血症的同时还出现血浆渗透压下降、持续性尿钠排泄增加、尿比重下降、肾功能正常、甲状腺功能正常等情况,则可诊断 ADH 分泌异常综合征。在急性卒中期间,通过临床检查密切关注患者的容量状态,同时记录出入量及每日体重,监测肾功能及电解质情况。

尿路感染及尿失禁

尿路感染也是卒中常见并发症之一。已报道的卒中患者尿路感染的发生率为 6%~30%[11]。尿路感染较高的发生率可能由以下两个因素导致。首先,留置尿管以排空膀胱。导尿管作为异物有利于细菌繁殖生长。无论何时,应尽量避免长期留置尿管。采用严格的无菌技术进行间歇性导尿是可行的。在一些男性患者中,安全套导管也可使用。另外,Foley 导尿管不应因方便而使用。其次,卒中后膀胱及外括约肌的功能会受累。泌尿系统症状甚至在无膀胱感染的情况下也较常见,包括尿急,尿频,尿潴留。Tsuchida 等发现这些症状并试图建立这些症状与脑组织损伤之间的相关性[123]。额叶及内囊受损的患者可导致膀胱功能亢进及括约肌松弛不受控制,临床上出现尿频或尿失禁。壳核受损的患者也可出现膀胱功能亢进,而括约肌功能通常为正常。有尿潴留的患者表现为膀胱无功能或功能减退,同时伴有括约肌功能异常或正常;对于这些患者,不能完全定位出受损部位。在卒中的男性患者中很多是老年人,并且有前列腺肥大,从而导致尿路阻塞。

当患者排尿异常时,一旦出现细菌性尿路感染应进行检查并治疗。另外,症状可能与其他因素有关,如由于步态异常或四肢无力导致无法使用便桶或尿壶,语言沟通困难可能导致无法及时告知护士以及陪护人员。残留尿量的处理是必要的,但有时需要膀胱测压及肾尿路影像检查明确诊断。建议全天频繁的排尿训练膀胱功能。一旦该操作失效,药物疗法可以用来帮助缓解问题。

胃肠道出血

内科医生长时间认为有些卒中及其他脑部疾病的患者可发展为胃肠道出血。这个问题通常称作"库欣溃疡,应激性溃疡或出血性胃炎",严重时甚至可威胁生命。Davenport 等报道了一项研究,在 Edinburgh 中心的 607 例卒中患者中,有 18 例(3%)出现胃肠道出血[124]。在这些出血患者中有一半患者出血程度严重[124]。大部分患者出现呕血及黑便,但有一例患者突然出现腹痛及失血性休克[124]。严重卒中以及意识水平下降的老年患者最可能出现胃肠道出血。为治疗脑水肿给予皮质激素治疗同样增加了应激性溃疡的危险性。对于有大面积卒中及意识不清的患者来说,推荐预防性使用 H2 拮抗剂[125]。

便秘和胃肠活动障碍是卒中的另一重要并发症[126]。

活动困难及其并发症

压力性褥疮

褥疮对于卒中患者来说,是一种医源性及可预防的并发症,一旦出现将明显阻碍患者恢复。卧床无法活动的患者,患者本身在复位时存在困难,且未意识到需要改变体位,一旦未给予频繁翻身及复位,极有可能发展为褥疮[127]。二便失禁也能增加皮肤破溃的风险。皮肤应保持洁净干燥,并且患者应勤翻身。给予足够的营养。麻木或无法运动的肢体应避免受压。踝部有棉垫的靴子有助于踝部发生褥疮。蛋架型床垫、水床或柔软的棉质填充物可帮助减缓骶骨处的溃疡形成。医护人员应定期检查全身皮肤,寻找有可能出现早期破溃的皮肤。对易发生破溃的皮肤,如骶骨处,臀部,脚踝,肘部,腕关节,脚趾及枕部应高度重视。一旦出现溃疡,应避免该处继续受压,同时给予特制床垫,并包扎

伤口,必要时给予清创术清除腐肉及皮肤移植。

肌肉挛缩及肩痛

肢体无法运动及体位固定不变,经常处于屈曲位,会导致膝关节及肘关节出现肌肉挛缩。肩部运动的减少可导致肩痛、冻结肩以及所谓的肩手综合征。在 Lund 卒中登记有超过 300 例的患者,其中有 22% 在卒中后 4 个月内出现了明显肩痛[128]。在一项研究中,132 例伴有偏瘫的卒中患者有 36 例(27%)出现肩手综合征[129]。肩手综合征的典型特点即在上臂外展、屈曲和外旋时出现疼痛及压痛;整个腕骨的疼痛及肿胀以及双手远端关节水肿。严重的肩部无力、痉挛状态和肩关节半脱位均可增加发生肩痛及上肢肿胀的可能性。肩关节早期全方位运动对于预防上述症状及避免出现卒中相关关节失用性并发症非常重要。非甾体类抗炎药,如吲哚美辛及低剂量皮质激素,可能对肩痛有所帮助。无论如何,最重要的治疗是充分的物理治疗[117]。肩关节半脱位是轻度偏瘫的另一并发症。在没有支撑的情况下,不要让无力的手臂垂吊。

周围神经损伤

无力及感觉减退的肢体存在周围神经压迫的风险。腓神经损伤最常见,可导致足下垂。在肘关节处的尺神经损伤也较常见,特别是坐轮椅的患者。有时,当患者意识水平下降时,腹股沟区局部压力增大可能会使其股神经受压。腹膜后出血可压迫股神经及髂腰肌。引起这些血肿最常见的原因是抗凝治疗。最早出现的体征为腹膜后血肿侧的膝跳反射消失。

骨质减少及骨质疏松症

有关卒中后骨矿物质密度的研究提示,偏瘫侧的骨矿物质密度显著减少[130-133]。原因是多方面的,包括了从骨中再吸收的钙固化作用减少,有时伴有高钙血症;阳光照射不足;营养缺乏,维生素 D 储存不足;在卒中之前即有骨质疏松病史。患侧的骨质疏松在严重偏瘫的患者最为严重,特别是那些长期无法活动的患者。抗凝药物的使用进一步加重了骨质的流失。骨密度的降低容易诱发髋关节及其他骨折,并且多半发生于患侧。对于存在可能出现该并发症危险因素的患者应预防性给予钙及维生素 D,这非常重要。早期活动及阳光照射同样重要。一项小型研究发现,卒中后 35 天

内静脉给予 4mg 唑来膦酸可有效预防患侧髋关节骨质减少[134]。

疲乏

卒中患者通常主诉疲乏，甚至是在卒中后很长一段时间内。疲乏在其他神经系统疾病亦很常见，尤其是多发性硬化。尽管一些诱发因素确实存在，但在某些卒中患者肢体无力却很难解释。伴有神经功能缺损的患者可能需要花费更大力气来完成在卒中之前即能简单执行的相同活动。在卒中及卒中后期可能导致体力长期下降以及可能出现及持续存在的功能失调。疲乏与神经功能缺损的严重性相关[135]。疲乏需与执行活动时情感淡漠，兴趣下降相区别。同时与抑郁也大不相同。一些研究发现，疲乏在卒中后相当常见并且不被重视，持续时间较长甚至是永久的，而且不能用抑郁来解释[135,136]。应鼓励患者及他们的陪护人员全面加强物理康复治疗，增强卒中患者的体力。

抑郁及其他卒中出现的心理问题

卒中患者最重要及容易忽视的并发症之一是抑郁。同时可能出现新的人格特质或强化原先的人格特质。患者有可能出现情感淡漠、固执、死板、冲动、感觉迟钝或对他人漠不关心，缺少自我认知或变得内疚自责，出现偏执妄想或有自杀倾向。

据报道，在卒中患者中出现抑郁的比例为26%~60%[137-141]。在这些抑郁患者中，约有 20%~25% 的患者为重度抑郁[140-142]。Astrom 等分析了卒中后不同时间段的重度抑郁的发生率，及最为重要的相关性及决定因素[140]。卒中患者中约有 25% 在卒中急性期出现重度抑郁，31% 在 3 个月内出现抑郁。急性抑郁症通常发生于左侧大脑半球前部病变的患者，失语患者以及单独生活的患者。发病后 1 年，有 16% 的患者出现抑郁。发病后 2 年与 3 年抑郁的发病率分别为 19% 和 29%。存在依赖性及与缺少社会接触是导致晚期抑郁症的重要因素[140]。另一项研究的 202 例卒中患者中，6 个月时出现抑郁症状的患者有 43%，1 年为 36%，2 年为 24%，3 年为 18%[143]。

在卒中发病前有抑郁症病史的患者在卒中后更易出现抑郁[141]。卒中后 6 个月，无论是重度或

轻度抑郁症状，发生率都较前增加，分别从 23% 增至 35% 及从 20% 增至 26%[142,144]。抑郁症通常难以诊断，因为功能性心因性反应很难与卒中相关器官功能的改变区分开来，如意识丧失、情感淡漠、失语、偏执和感觉缺失[145]。

面部表情、姿势、语言停顿、音量、重点强调及其他非语言方面使语言变得生动富有感情。失语症是指不能表达或理解口语内容。右侧大脑外侧裂卒中的患者也许无法用口语来表达情感。因此，观察者可能错误地认为他们患有抑郁。Binder 发现了一些其他因素是抑郁的诊断更为复杂[146]。由于失语或反应迟钝，无法获得明确的既往史。自主神经体征可能很难做出解释。卒中患者可能存在食欲减退，睡眠模式改变或强哭强笑的假性延髓麻痹状态。对于认知及行为异常的患者来说，抑郁持续状态更常见，致使病情更为复杂化[143]。神经功能及心理作用常同时存在且相互影响。功能上的缺失使患者自身情绪低落，而情绪抑郁使患者无法激发他们自身的潜能。

通常来说，卒中患者的性功能经常被忽略。对于某些患者来说，卒中可能导致性厌恶及减少性行为次数。应告知患者及家属，在卒中的大部分机制中，性行为不太可能再次引起卒中。应鼓励卒中前有性行为的夫妻进行适度性行为。

Ross 及 Rush 提出了抑郁症诊断指南[147]。对于康复情况未达预期，不配合康复，或出现倒退的患者，需要考虑抑郁的可能性。这些患者可能出现情感暴发、固执、易激惹或对他人的行为或言语很敏感，并可能产生自杀的想法。另外，情感贫乏需与抑郁状态相鉴别，临床医生需从患者朋友、家属或照料者处询问详细的病史以协助鉴别。

在一些研究中发现，左侧大脑半球卒中比右侧大脑半球卒中的患者更易出现抑郁[138,140,143,148-151]。左侧大脑半球的梗死病灶越靠前，抑郁出现的频率就越高[149,150]。皮层及基底神经节区出现梗死病灶，同时伴有左侧大脑半球前部出血的患者，相对于单纯右侧大脑半球损伤的患者来说，更易出现抑郁。

Finkelstein 等使用地塞米松抑制试验来评估卒中后患者的情绪及自主神经功能紊乱[139]。若给予外源性地塞米松不能抑制皮质醇，则定义为结果异常。60%~80% 伴有心因性抑郁症的精神病患者此试验结果异常。卒中患者地塞米松抑制

试验异常与中重度的抑郁情绪,睡眠及食欲紊乱有关[139]。

引起迟发型抑郁反应的病因通常不能明确。无论这种抑郁是患者感觉减退的一种表现亦或是脑部损伤所致的一种结果,目前尚无定论。损伤可能导致去甲肾上腺素能神经递质消耗,从而出现抑郁。据报道,去甲替林、曲唑酮和 5- 羟色胺再摄取抑制剂能明显改善卒中患者的抑郁症状[145,152-154]。

除药物治疗外,临床医生应采用积极向上的态度。鼓励家庭及患者参与活动及培养独立性格。临床医生应努力促进家属及患者之间的情感、互相理解以及尊敬。所有的医生应让患者相信他们所付出的努力都是为了达到最佳的康复效果,同时预防卒中复发。帮助患者建立自信,让他们"越挫越勇!"。

框 19-1 总结预防卒中并发症的建议。

框 19-1 并发症的预防

1. 在医院卒中单元接受护理,同时医护人员给予治疗措施来预防并发症的发生。

2. 评估吞咽功能。饮水试验是一项有效的筛查方式。对于吞咽困难的患者不能经口饮水或饮食。

3. 给予预防措施防止活动障碍的肢体形成深静脉血栓。

4. 尽早帮助患者活动。偏瘫侧的上肢及下肢经常给予关节被动活动。

5. 评估心功能及呼吸功能。

6. 重视泌尿系统功能,并且预防膀胱的过度膨胀。

7. 监测感染情况,特别是肺炎及尿路感染,并且早期给予适当的抗生素治疗。

8. 注意患者的营养状态。

9. 保护患者身体的受压点,经常给予患者翻身及运动以避免褥疮发生。

10. 应警惕患者出现抑郁症状并做到早期治疗。

11. 患者出院后,家属及陪护人员应尽早积极地加入预防并发症的过程。

From Silver F,Norris JW,Lewis A,Hachinski V. Early mortality following stroke:a prospective review. Stroke 1984;15:494 with permission.

照料者及他们对患者的影响

卒中及卒中患者并不是孤立的。卒中能影响患者本人及与其所接触的所有人,而家人及主要的照料者需承担大部分压力。卒中能影响到整个家庭,而不仅仅是患者本人。

伴有严重功能缺损的卒中患者通常需要依赖陪护人员来完成日常活动,提供情感支持。家庭成员不仅要面对躯体的残疾,还要面对新出现的人格特质。一旦患者依赖家庭成员的护理,那么,照料者可能会出现束缚感、孤立、愤怒以及情绪失落。在一些家庭中,对照料者来说,卒中患者就像是一个小孩,信任他们,需要他们的照顾。而临床医生需谨记,照料者通常年老体弱,他们自身也有一些生理及心理问题。

研究人员开始定量分析照料者的压力。同时描述护理过程对照料者情感和生理状况的影响并进行定量[155-159]。一项 Dutch 研究分析了 121 例在家居住的卒中患者的伴侣的护理压力[157]。同时还采访了在卒中后 3 年照料者对爱人的感情情况。照料者的感情已完全被责任,不确定性及担忧所笼罩。他们发现,陪护人员很难处理他们自己的社交活动及兴趣[157]。分析中提出,承受压力的级别归因于卒中患者残疾程度及对护理需求度。通过照料者的痛苦情绪,孤独感及对照顾卒中患者的能力的认知,来描述照料者承受的压力[157]。

Scottish 研究分析了 231 例卒中患者及他们的陪护人员的情感结果[158]。痛苦的情绪及失落在照料者中很常见。一旦卒中患者出现依赖或情绪抑郁,照料者也很可能出现抑郁。照料者的焦虑和抑郁与卒中患者的情感状态密切相关。相对于男性照料者,女性照料者护理男性卒中患者更易出现焦虑和抑郁。而相对于年轻的照料者,年长的照料者更易出现抑郁[158]。在另一项研究中,照料者的抑郁情绪始终存在[155]。

综上所述,对于照料者及其家人和卒中患者,均需要给予关心、宣教以及关怀。

(周梦圆　谢冰姣　黄上萌 译　杜万良 校)

参考文献

1. Johnston KC, Li JY, Lyden PD, et al: Medical and neurological complications of ischemic stroke: Experience from the RANTTAS trial. RANTTAS Investigators. *Stroke* 1998;**29**:447–453.

2. Davenport RJ, Dennis MS, Wellwood I, Warlow CP: Complications after acute stroke. *Stroke* 1996;**27**:415–420.

3. Smithard DG, O'Neill PA, Park C, et al: Complications and outcome after acute stroke. *Stroke* 1996;**27**:1200–1204.

4. Biller J, Patrick JT: Management of medical complications of stroke. *J Stroke Cerebrovasc Dis* 1997;**6**:217–220.

5. Zorowitz RD, Tietjen GE: Medical complications after stroke. *J Stroke Cerebrovasc Dis* 1999;**8**:192–196.

6. van der Worp HB, Kappelle LJ: Complications of acute ischaemic stroke. *Cerebrovasc Dis* 1998;**8**:124–132.

7. Dromerick A, Reding M: Medical and neurological complications during inpatient stroke rehabilitation. *Stroke* 1994;**25**:358–361.

8. Langhorne P, Stott DJ, Robertson L, et al: Medical complications after stroke. *Stroke* 2000;**31**:1223–1228.

9. Weimar C, Roth M, Zillessen G, et al: Complications following acute ischaemic stroke. On behalf of the German Stroke Data Bank Collaborators. *Eur Neurol* 2002;**48**:133–140.

10. Kappelle LJ, van der Worp HB: Treatment and prevention of complications of acute ischemic stroke. *Curr Neurol Neurosci Rep* 2004;**4**:36–41.

11. Kumar S, Selim M, Caplan LR: Medical complications after stroke. *Lancet Neurol* 2010;**9**:105–118.

12. Holloway RG, Tuttle D, Baird T, Skeleton WK: The safety of hospital care. *Neurology* 2007;**68**:550–555.

13. Silver F, Norris JW, Lewis A, Hachinski V: Early mortality following stroke: A prospective review. *Stroke* 1984;**15**:494.

14. Kaste M, Palmomaki H, Sarna S: Where and how should elderly stroke patients be treated? A randomized trial. *Stroke* 1995;**26**:249–253.

15. Indredavik B, Slordahl SA, Bakke F, et al: Stroke unit treatment. Long term effects. *Stroke* 1997;**28**:1861–1866.

16. Stroke Unit Trialists' Collaboration: Collaborative systematic review of the randomized trials of organised in-patient (stroke unit) care after stroke. *BMJ* 1997;**314**:1151–1159.

17. Stroke Unit Trialists' Collaboration: How do stroke units improve patient outcomes? A collaborative systematic review of the randomized trials. *Stroke* 1997;**28**:2139–2144.

18. Diez-Tejedor E, Fuentes B: Acute care in stroke: Do stroke units make the difference? *Cerebrovasc Dis* 2001;**11** (suppl 1):31–39.

19. Birbeck GL, Zingmond DS, Cui X, Vickrey BG: Multispecialty stroke services in California hospitals are associated with reduced mortality. *Neurology* 2006;**66**:1527–1532.

20. Toni D, Fiorelli M, Gentile M, et al: Progressing neurological deficit secondary to acute ischemic stroke: a study on predictability, pathogenesis, and prognosis. *Arch Neurol* 1995;**52**:670–675.

21. Davalos A, Cendra E, Teruel J, et al: Deteriorating ischemic stroke: risk factors and prognosis. *Neurology* 1990;**40**:1865–1869.

22. Kelly R, Bryer JR, Scheinberg P, Stokes IV: Active bleeding in hypertensive intracerebral hemorrhage: Computed tomography. *Neurology* 1982;**32**:852–856.

23. Broderick JP, Brott TG, Tomsick T, et al: Ultra-early evaluation of intracerebral hemorrhage. *J Neurosurg* 1990;**72**:195–199.

24. Fujii Y, Tanaka R, Takeuchi S, et al: Hematoma enlargement in spontaneous intracerebral hemorrhage. *J Neurosurg* 1994;**80**:51–57.

25. Kazui S, Naritomi H, Yamamoto H, et al: Enlargement of spontaneous intracerebral hemorrhage. Incidence and time course. *Stroke* 1996;**27**:1783–1787.

26. Sacco RL, Foulkes MA, Mohr JP, et al: Determinants of early recurrence of cerebral infarction. The Stroke Data Bank. *Stroke* 1989;**20**:983–989.

27. Yamamoto H, Bogousslavsky J: Mechanisms of second and further strokes. *J Neurol Neurosurg Psychiatry* 1998;**64**:771–776.

28. Caplan LR: Brain embolism. In Caplan LR, Hurst JW, Chimowitz MI (eds): *Clinical Neurocardiology*. New York: Marcel Dekker, 1999, pp 35–185.

29. Caplan LR, Manning W (eds): *Brain Embolism*. New York: Informa Healthcare, 2006, pp 129–186.

30. White DB, Norris JW, Hachinski VC, et al: Death in early stroke: Causes and mechanisms. *Stroke* 1979;**10**:743.

31. O'Brien MD: Ischemic cerebral edema. In Caplan LR (ed): *Brain Ischemia. Basic Concepts and Clinical Relevance.* London: Springer, 1995, pp 43–50.

32. Hacke W, Schwab S, Horn M, et al: "Malignant" middle cerebral artery territory infarction: Clinical course and prognostic signs. *Arch Neurol* 1996;**53**:309–315.

33. Huttner HB, Schwab S: Malignant middle cerebral artery infarction: Clinical characteristics, treatment strategies, and future perspectives. *Lancet Neurol* 2009;**8**:949–958.

34. Ropper AH, Shafran B: Brain edema after stroke. *Arch Neurol* 1984;**41**:26–29.

35. Plum F, Posner JB: *Diagnosis of Stupor and Coma* (3rd ed). Philadelphia: Davis, 1980.

36. Barber PA, Demchuk AM, Zhang J, et al: Computed tomographic parameters predicting fatal outcome in large middle cerebral artery infarction. *Cerebrovasc Dis* 2003;**16**:230–235.

37. Caplan LR: *Posterior Circulation Disease: Clinical findings, Diagnosis, and Management.* Boston: Blackwell, 1996.

38. Caplan LR: Cerebellar infarcts. Key features. *Rev Neurol Dis* 2005;**2**:51–60.

39. Savitz SI, Caplan LR, Edlow JA: Pitfalls in the diagnosis of cerebellar infarction. *Acad Emerg Med* 2007;**14**:63–68.

40. Rieke K, Krieger D, Adams H-P, et al: Therapeutic strategies in space-occupying cerebellar infarction based on clinical, neuroradiological, and neurophysiological data. *Cerebrovasc Dis* 1993;**3**:45–55.

41. Mortazavi MM, Romeo AK, Deep A, et al: Hypertonic saline for treating raised intracranial pressure: Literature review and meta-analysis. *J Neurosurg* 2012;**116**:210–221.

42. Ropper A: Hyperosmolar therapy for raised intracranial pressure. *N Engl J Med* 2012;**367**:746–752.

43. von Rosen F, Guazzo EP: Increased intracranial pressure. In Brandt T, Caplan LR, Dichgans J, et al. (eds): *Neurological Disorders: Course and Treatment*. San Diego: Academic, 1996, pp 521–529.

44. Norris JW: Steroid therapy in acute cerebral infarction. *Arch Neurol* 1976;**33**:69–71.

45. Ottonello GA, Primavera A: Gastrointestinal complications of high dose corticosteroid therapy in acute

cerebrovascular patients. *Stroke* 1979;**10**:208–210.

46. Gupta R, Connolly ES, Mayer S, Elkind MS: Hemicraniectomy for massive middle cerebral artery territory infarction: a systematic review. *Stroke* 2004; **35**: 539–43.

47. Vahedi K, Hofmeijer J, Juettler E, et al. Early decompressive surgery in malignant infarction of the middle cerebral artery: A pooled analysis of three randomised controlled trials. *Lancet Neurol* 2007;**6**:215–222.

48. Taylor J: *Selected Writings of John Hughlings Jackson on Epilepsy and Epileptiform Convulsions*, Vol. **1**. London: Hodder & Stoughton, 1931, pp 230–235.

49. Davalos A, de Cendra E, Molins A, et al: Epileptic seizures at the onset of stroke. *Cerebrovasc Dis* 1992;**2**:327–331.

50. Bogousslavsky J, van Melle G, Regli F: The Lausanne Stroke Registry: Analysis of 1000 consecutive patients with first stroke. *Stroke* 1988;**19**:1083–1092.

51. Mohr JP, Caplan LR, Melski JW, et al: The Harvard Cooperative Stroke Registry: A prospective registry. *Neurology* 1978;**28**:754–762.

52. Caplan LR: General symptoms and signs. In Kase CS, Caplan LR (eds): *Intracerebral Hemorrhage*. Boston: Butterworth–Heinemann, 1994, pp 31–43.

53. Bladin CF: *Seizures after Stroke*, MD thesis. University of Melbourne, Australia, 1997.

54. Heuts-van Rank EPM: *Seizures Following a First Cerebral Infarct. Risk Factors and Prognosis*, thesis. Rijksuniversiteit Limberg, Maastricht, the Netherlands, 1996.

55. Olsen TS, Hogenhaven H, Thage O: Epilepsy after stroke. *Neurology* 1987;**37**:1209–1211.

56. Bogousslavsky J, Martin R, Regli F, et al: Persistent worsening of stroke sequelae after delayed seizures. *Arch Neurol* 1992;**49**:385–388.

57. Arboix A, Comes E, Massons J, et al: Relevance of early seizures for in-hospital mortality in acute cerebrovascular disease. *Neurology* 1996;**47**:1429–1435.

58. Bladin CF, Johnston PJ, Smuraloska L, et al: What causes seizures after stroke? *Stroke* 1994;**25**:245.

59. Gupta SR, Naheedey MH, Elias D, Rubino F: Postinfarction seizures: A clinical study. *Stroke* 1988;**19**:1477–1481.

60. Holmes GL: The electroencephalogram as a predictor of seizures following cerebral infarction. *Clin Electroencephalogr* 1980;**11**:83–86.

61. Diaz JM, Schiffman JS, Urban ES: Superior sagittal sinus thrombosis and pulmonary embolism: a syndrome rediscovered. *Acta Neurol Scand* 1992;**86**:390–396.

62. Sandercock PAG, van den Belt AGM, Lindley RI, Slattery J: Antithrombotic therapy in acute ischaemic stroke: an overview of the completed randomised trials. *J Neurol Neurosurg Psychiatry* 1993;**56**:17–25.

63. Warlow C, Ogston D, Douglas AS: Deep venous thrombosis of the legs after stroke. *BMJ* 1976;**1**:1178–1183.

64. Kearon C, Julian JA, Math JM, et al: Noninvasive diagnosis of deep venous thrombosis. *Ann Intern Med* 1998;**128**:663–677.

65. Landi G, D'Angelo A, Boccardi E, Candelise L, et al: Venous thromboembolism in acute stroke: prognostic importance of hypercoagulability. *Arch Neurol* 1992;**49**:279–283.

66. Noel P, Gregoire F, Capon A, Lehrert P: Atrial fibrillation as a risk factor for deep venous thrombosis and pulmonary emboli in stroke patients. *Stroke* 1991;**22**:760–762.

67. Wijdicks EFM, Scott JP: Pulmonary embolism associated with acute stroke. *Mayo Clin Proc* 1997;**72**:297–300.

68. Kamran SI, Downey D, Ruff RL: Pneumatic sequential compression reduces the risk of deep vein thrombosis in stroke patients. *Neurology* 1998;**50**:1683–1688.

69. Kamphulsen PW, Agnelli G, Sebastianelli M: Prevention of venous thromboembolism after acute ischemic stroke. *J Thromb Haemost* 2005;**3**:1187–1194.

70. Mazzone C, Chiodo GF, Sandercock P, Miccio M, Salvi R: Physical methods for preventing deep vein thrombosis in stroke. *Cochrane Database Syst Rev* 2004;**18**:CD001922.

71. Andre C, de Freitas GR, Fukujima MM: Prevention of deep vein thrombosis and pulmonary embolism following stroke: A systematic review of published articles. *Eur J Neurol* 2007;**14**:21–32.

72. Muir KW, Baxter G, Grosset DG, Lees KR: Randomized trial of graded compression stockings for prevention of deep-vein thrombosis after acute stroke. *Quart J Med* 2000;**93**:359–364.

73. Kamphulsen PW, Agnelli G: What is the optimal pharmacological prophylaxis for the prevention of deep-vein thrombosis and pulmonary embolism in patients with acute ischemic stroke? *Thromb Res* 2007;**119**:265–274.

74. Sherman DG, Albers GW, Bladin C, et al. for the PREVAIL Investigators: The efficacy and safety of enoxyparin versus unfractionated heparin for the prevention of venous thromboembolism after acute ischaemic stroke (PREVAIL study): An open-label randomized comparison. *Lancet* 2007;**369**:1347–1355.

75. Caplan LR, Hurst JW: Cardiac and cardiovascular findings in patients with nervous system diseases–brain diseases–stroke. In Caplan LR, Hurst JW, Chimowitz MI (eds): *Clinical Neurocardiology*. New York: Marcel Dekker, 1999, pp 303–312.

76. Prosser J, MacGregor L, Lees KR et al. on behalf of the VISTA Investigators: Predictors of early cardiac morbidity and mortality after ischemic stroke. *Stroke* 2007;**38**:2295–2302.

77. Norris JW, Kolin A, Hachinski VC: Focal myocardial lesions in stroke. *Stroke* 1980;**11**:130.

78. Connor RC: Focal myocytolysis and fuchsinophilic degeneration of the myocardium of patients dying with various brain lesions. *Ann N Y Acad Sci* 1969;**156**:261–270.

79. Samuels M: "Voodoo" death revisited: The modern lessons of neurocardiology. *Neurologist* 1997;**3**:293–304.

80. Ali AS, Levine SR: Heart and brain relationships. In Caplan LR (ed): *Brain Ischemia, Basic Concepts and Clinical Relevance*. London: Springer, 1995, pp 317–328.

81. Rolak LA, Rokey R: Electrocardiographic features. In Rolak LA, Rokey R (eds): *Coronary and Cerebrovascular Disease. A Practical Guide*. Mt Kisco, NY: Futura, 1990, pp 139–197.

82. Puleo P: Cardiac enzyme assessment. In Rolak LA, Rokey R (eds): *Coronary and Cerebrovascular Disease. A Practical Guide*. Mt Kisco, NY: Futura, 1990, pp 199–216.

83. Myers MG, Norris JW, Hachinski VC, et al: Cardiac sequelae of acute stroke. *Stroke* 1982;**13**:838–842.

84. Mikolich JR, Jacobs WC, Fletcher GF: Cardiac arrhythmias in patients with

acute cerebrovascular accidents. *JAMA* 1981;**246**:1314–1317.

85. Vingerhoets F, Bogousslavsky J, Regli F, Van Melle G: Atrial fibrillation after acute stroke. *Stroke* 1993;**24**:26–30.

86. Oppenheimer SM, Gelb A, Given JP, Hachinski VC: Cardiovascular effects of human insular cortex stimulation. *Neurology* 1992;**42**:1727–1732.

87. Benarroch EE: The central autonomic network: Functional organization, dysfunction, and perspective. *Mayo Clin Proc* 1993;**68**:988–1001.

88. Talman WT: Cardiovascular regulation and lesions of the central nervous system. *Ann Neurol* 1985;**18**:1–12.

89. Oppenheimer SM, Cechetto DF, Hachinski VC: Cerebrogenic cardiac arrhythmias. Cerebral electrocardiographic influences and their role in sudden death. *Arch Neurol* 1990;**47**:513–519.

90. Oppenheimer SM, Hopkins DA: Suprabulbar neural regulation of the heart. In Armour JA, Ardell JL (eds): *Neurocardiology*. New York: Oxford University Press, 1994, pp 309–341.

91. Fink JN, Selim MH, Kumar S, Voetsch B, Fong WC, Caplan LR: Insular cortex infarction in acute middle cerebral artery territory stroke: predictor of stroke severity and vascular lesion. *Arch Neurol* 2005;**62**:1081–1085.

92. Myers MS, Norris JW, Hachinski VC, et al: Plasma norepinephrine in stroke. *Stroke* 1981;**12**:200–204.

93. Weir BK: Pulmonary edema following fatal aneurysmal rupture. *J Neurosurg* 1978;**49**:502–507.

94. Hoff JT, Nishimura M: Experimental neurogenic pulmonary edema in cats. *J Neurosurg* 1978;**18**:383–389.

95. Mayer SA, Lin J, Homma S, et al: Myocardial injury and left ventricular performance after subarachnoid hemorrhage. *Stroke* 1999;**30**:780–786.

96. Gongora-Rivera F, Labreuche J, Jaramillo A, et al: Autopsy prevalence of coronary atherosclerosis in patients with fatal stroke. *Stroke* 2007;**38**:1203–1210.

97. Korpelainen JT, Sotaniemi KA, Makkallio A, et al: Dynamic behavior of heart rate in ischemic stroke. *Stroke* 1999;**30**:1008–1013.

98. Weidler DJ, Das SK, Sodeman TM: Cardiac arrhythmias secondary to acute cerebral ischemia: Prevention by autonomic blockade. *Circulation* 1976;**53**(Suppl 2):102.

99. Horner J, Massey EW: Silent aspiration following stroke. *Neurology* 1988;**38**:317–319.

100. Groher ME, Bukatman R: The prevalence of swallowing disorders in two teaching hospitals. *Dysphagia* 1986;**1**:3–6.

101. Horner J, Massey EW, Brazer SR: Aspiration in bilateral stroke patients. *Neurology* 1990;**40**:1686–1688.

102. Alberts MJ, Horner J: Dysphagia and aspiration syndromes. In Bogousslavsky J, Caplan LR (eds): *Stroke Syndromes*. Cambridge: Cambridge University Press, 1995, pp 213–222.

103. Ramsey DJ, Smithard DG, Kaira L: Can pulse oximetry or a bedside swallowing assessment be used to detect aspiration after stroke? *Stroke* 2006;**37**:2984–2988.

104. Leder SB, Espinosa JF: Aspiration risk after stroke: comparison of clinical examination and fiberoptic endoscopic evaluation of swallowing. *Dysphagia* 2002;**17**:214–218.

105. Horner J, Massey EW, Risler JE, et al: Aspiration following stroke: Clinical correlates and outcome. *Neurology* 1988;**38**:1359–1362.

106. Mann G, Dip PG, Hankey GJ, Cameron D: Swallowing function after stroke. Prognosis and prognostic factors at 6 months. *Stroke* 1999;**30**:744–748.

107. Ramsey DJ, Smithard DG, Kaira L: Early assessment of dysphagia and aspiration risk in acute stroke patients. *Stroke* 2003;**34**:1252–1257.

108. Sellars C, Bowie L, Bagg J et al: Risk factors for chest infection in acute stroke: A prospective cohort study. *Stroke* 2007;**38**:2284–2291.

109. Fluck DC: Chest movements in hemiplegia. *Clin Sci* 1966;**31**:383–388.

110. Przedborski S, Brunko E, Hubert M, et al: The effect of acute hemiplegia on intercostal muscle activity. *Neurology* 1988;**38**:1882–1884.

111. Kaldor A, Berlin I: Pneumonia, stroke, and laterality. *Lancet* 1981;**1**:843.

112. Dirnagl U, Klehmet J, Braun, et al: Stroke-induced immunodepression. Experimental evidence and clinical relevance. *Stroke* 2007;**38**(part 2):770–773.

113. Chamorro A, Urra X, Planas AM: Infection after acute ischemic stroke. A manifestation of brain-induced immunodepression. *Stroke* 2007;**38**:1097–1103.

114. Emsley HCA, Hopkins SJ: Acute ischaemic stroke and infection: Recent and emerging concepts. *Lancet Neurol* 2008;**7**:341–353.

115. Dziewas R, Ritter M, Schilling M, et al: Pneumonia in acute stroke patients fed by nasogastric tube. *J Neurol Neurosurg Psychiatry* 2004;**75**:852–856.

116. Yoo S-H, Kim JS, Kwon SU, et al: Undernutrition as a predictor of poor clinical outcomes in acute ischemic stroke patients. *Arch Neurol* 2008;**65**:39–43.

117. Finestone HM, Green-Finestone LS, Wilson ES, Teasell RW: Malnutrition in stroke patients on the rehabilitation service and at follow-up. Prevalence and predictors. *Arch Phys Med Rehabil* 1995;**76**:310–316.

118. Aptaker RI, Roth EJ, Reichhardt G, et al: Serum albumin level as a predictor of geriatric stroke rehabilitation outcome. *Arch Phys Med Rehabil* 1994;**75**:80–84.

119. Dennis MS, Lewis SC, Warlow C; FOOD Trial Collaboration: Effect of timing and method of enteral tube feeding for dysphagic stroke patients (FOOD): A multicentre randomised controlled trial. *Lancet* 2005;**365**:764–772.

120. Norton B, Homer-Ward M, Donnelly MT, et al: A randomized prospective comparison of percutaneous endoscopic gastrostomy and nasogastric tube feedings after acute dysphagic stroke. *BMJ* 1996;**312**:13–16.

121. Wijdicks EFM, McMahon MM: Percutaneous endoscopic gastrostomy after acute stroke: complications and outcome. *Cerebrovasc Dis* 1999;**9**:109–111.

122. Joynt RJ, Feibel JH, Sladek CM: Antidiuretic hormone levels in stroke patients. *Ann Neurol* 1981;**9**:182–184.

123. Tsuchida S, Noto H, Yamaguchi D, et al: Urodynamic studies on hemiplegia patients after cerebrovascular accident. *Urology* 1983;**21**:315–318.

124. Davenport RJ, Dennis MS, Warlow CP: Gastrointestinal hemorrhage after acute stroke. *Stroke* 1996;**27**:421–424.

125. Herzig SJ, Howell MD, Ngo LH, Marcantonio ER: Acid-suppressive medication use and the risk for hospital-acquired pneumonia. *JAMA* 2009;**301**:2120–2128.

126. Camara-Lemarroy CR, Ibarra-Yruegas BE, Gongora-Rivera F: Gastrointestinal

complications after ischemic stroke. *J Neurol Sci* 2014;**346**:20–25.

127. Smith DM: Pressure ulcers in the nursing home. *Ann Intern Med* 1995;**123**:433–442.

128. Lindgren I, Jonsson A-C, Norrving B, Lindgren A: Shoulder pain after stroke. *Stroke* 2007;**38**:343–348.

129. Braus DF, Krauss JK, Strobel J: The shoulder-hand syndrome after stroke: A prospective clinical trial. *Ann Neurol* 1994;**36**:728–733.

130. Sato Y, Kuno H, Kaji M, et al: Increased bone resorption during the first year after stroke. *Stroke* 1998;**29**:1373–1377.

131. Sato Y, Maruoka H, Oizumi K: Amelioration of hemiplegia-associated osteopenia more than 4 years after stroke by 1 alpha-hydroxyvitamin D3 and calcium supplementation. *Stroke* 1997;**28**:736–739.

132. Sato Y, Fujimatsu Y, Honda Y, et al: Accelerated bone remodeling in patients with poststroke hemiplegia. *J Stroke Cerebrovasc Dis* 1998;**7**:58–62.

133. Ramnemark A, Nyberg L, Lorentzon R, et al: Hemiosteoporosis after severe stroke, independent of changes in body composition and weight. *Stroke* 1999;**30**:755–760.

134. Poole KES, Loveridge N, Rose CM, Warburton EA, Reeve J: A single infusion of Zoledronate prevents bone loss after stroke. *Stroke* 2007;**38**:1519–1525.

135. van der Werf SP, van den Broek HLP, Anten HWM, Bleijenberg G: Experience of severe fatigue long after stroke and its relation to depressive symptoms and disease characteristics. *Eur Neurol* 2001;**45**:28–33.

136. Ingles JL, Eskes GA, Phillips SJ: Fatigue after stroke. *Arch Phys Med Rehabil* 1999;**80**:173–178.

137. Feibel JH, Springer CJ: Depression and failure to resume social activities after stroke. *Arch Phys Med Rehabil* 1982;**63**:276–277.

138. Robinson RG, Szetela B: Mood change following left hemisphere brain injury. *Ann Neurol* 1981;**9**:447–453.

139. Finkelstein S, Benowitz LI, Baldessarini RJ, et al: Mood, vegetative disturbances, and dexamethasone suppression test after stroke. *Ann Neurol* 1982;**12**:463–468.

140. Astrom M, Adolfdon R, Asplund K: Major depression in stroke patients. A 3-year longitudinal study. *Stroke* 1993;**24**:976–982.

141. Pohjasvaara T, Leppavuori A, Siira I, et al: Frequency and clinical determinants of post-stroke depression. *Stroke* 1998;**29**:2311–2317.

142. Robinson RG, Price TR: Post-stroke depressive disorders: A follow-up study of 103 patients. *Stroke* 1982;**13**:635–641.

143. Verdelho A, Henon H, Lebert F, Pasquier F, Leys D: Depressive symptoms after stroke and relationship with dementia. A three-year follow-up study. *Neurology* 2004;**62**:905–911.

144. Robinson RG, Starr LB, Price TR: A two-year longitudinal study of mood disorders following stroke. *Br J Psychiatry* 1984;**144**:256–262.

145. Ghika-Schmid F, Bogousslavsky J: Affective disorders following stroke. *Eur Neurol* 1997;**38**:75–81.

146. Binder LM: Emotional problems after stroke. *Stroke* 1984;**15**:174–177.

147. Ross ED, Rush AJ: Diagnosis and neuroanatomical correlates of depression in brain-damaged patients. *Arch Gen Psychiatry* 1981;**38**:1344–1354.

148. Robinson RG, Starr LB, Kubos K, et al: A two-year longitudinal study of post-stroke mood disorders: findings during the initial evaluation. *Stroke* 1983;**14**:736–741.

149. Robinson RG, Kubos KL, Starr LB, et al: Mood disorders in stroke patients: Importance of location of lesion. *Brain* 1984;**107**:81–93.

150. Robinson RG, Kubos KL, Starr LB, et al: Mood changes in stroke patients: Relationship to lesion location. *Compr Psychiatry* 1983;**24**:555–566.

151. Herrmann M, Bartels C, Schumacher M, Wallesch C-W: Poststroke depression. Is there a pathoanatomic correlate for depression in the postacute stage of stroke? *Stroke* 1995;**26**:850–856.

152. Lipsey JR, Robinson RG, Pearlson GD, et al: Nortriptyline treatment of poststroke depression: A double-blind study. *Lancet* 1984;**1**:297–300.

153. Reding JJ, Orto LA, Winter SW, et al: Antidepressant therapy after stroke: A double blind trial. *Arch Neurol* 1986;**43**:763–765.

154. Andersen G, Vestergaard K, Lauritzen L: Effective treatment of post-stroke depression with the selective reuptake inhibitor citalopram. *Stroke* 1994;**25**:1099–1104.

155. Wade DT, Legh-Smith J, Langton-Hewer R: Effects of living with and looking after survivors of a stroke. *BMJ* 1986;**293**:418–420.

156. Anderson CS, Linto J, Stewart-Wynne EG: A population-based assessment of the impact and burden of caregiving for long-term stroke survivors. *Stroke* 1995;**26**:843–849.

157. Scholte OP, Reimer WJ, de Haan RJ, Rijnders PT, Limburg M, van den Bos GA: The burden of caregiving in partners of long-term stroke survivors. *Stroke* 1998;**29**:1605–1611.

158. Dennis M, O'Rourke S, Lewis S, et al: A quantitative study of the emotional outcome of people caring for stroke survivors. *Stroke* 1998;**29**:1867–1872.

159. van Exel NJ, Koopmanschap MA, van den Berg B, Brouwer WB, van den Bos GA: Burden of informal caregiving for stroke patients. Identification of caregivers at risk of adverse health effects. *Cerebrovasc Dis* 2005;**19**:11–17.

第 20 章
恢复、修复和康复

20

恢复

人脑由各种系统和结构组成。因此,卒中可有多种行为缺陷的表现形式,运动功能缺陷是最常见的一种[1,2]。当卒中发生时,会启动各种神经通路,包括急性损伤事件、一系列的免疫事件及修复事件,促进运动功能恢复。

所有的卒中患者均会有不同程度的运动功能恢复,但在大多数情况下都是不完全的。因此卒中永远是发达国家获得性成人残疾最常见的病因[3]。例如,轻度功能缺损患者与严重功能缺陷患者相比,功能恢复较快,能够恢复到很高程度的功能状态。卒中后神经功能恢复是一个很复杂的过程[4],由许多因素共同决定[5,6]。其中一些因素与卒中自然发展史和卒中严重程度相关。神经解剖因素起了很重要的作用。由于脑叶及脑区的代偿作用,因此脑梗死或脑出血的部位和大小非常重要。因为有一部分脑叶和脑区是功能失代偿性的[5,7-14]。某些功能与单一脑区相关,如视觉与枕叶相关。而其他功能则分布比较广泛。当其他脑区对损伤区域有代偿作用时,卒中会恢复。

患者年龄是卒中恢复的关键决定因素之一[15,16]。社会、经济和环境因素也很重要,例如是否有照料者[17]、营养状态[18]、家庭环境的安全性,是某些卒中患者康复的重要因素[19]。经济来源是否充足?居住在几层楼上?是否有电梯、是否有如下便利条件,如商店、旅馆、电影院和娱乐场所等,离家人和朋友是否很近,他们是否持支持意见且乐于助人,这些都很少在医院及卒中的啮齿动物模型中记录,但是鉴于神经系统症状的性质和严重程度,这对卒中的恢复至关重要。患者状态同样影响卒中的恢复。一些患者拥有智力和决心。某些"幸存者"运用其智慧、决心和性格特点在恶劣的环境下成功生存。患者的个人成就、柔韧性和态度对功能恢复和适应能力极为重要。医学并发症也很重要。当前的心脏病、肥胖、肺部病变、关节炎和其他疾病可严重影响患者追求康复的动力。能够在逆境当中成功。过去的性格特质、承受能力、人生态度都是功能恢复的重要因素。以及对残疾的适应能力,例如心肺疾病肥胖,关节炎合并症,同样会影响卒中患者的恢复。

卒中患者运动功能恢复存在异质性。95% 的卒中患者在发病之后九周内,将达到最大程度的肢体功能恢复[20]。在发病后 6~33 天之间,卒中肢体偏瘫能够恢复到可见性的,肢体自主运动[21]。同样的恢复见于卒中之后语言功能的恢复。95% 卒中后失语严重的患者在发病后 10 周内会出现语言功能的恢复。而轻度失语的患者在发病两周之内就可以见到语言功能的恢复[22]。与运动功能恢复相比,语言恢复漫长,能够随着卒中发生成年累月的恢复。这种持久性的恢复,见于卒中后认知功能障碍的恢复[23,24]。在卒中并发认知障碍患者中,36% 的患者在卒中 3 个月仍可见认知功能的恢复状态[25]。这种恢复同样见于卒中后记忆[26]及结构性失用的恢复[27]。在卒中发病 3 个月内,右侧偏瘫的患者会逐渐出现偏侧忽视症状的恢复[7,28]。功能缺损更加严重的患者,在这几个月之后功能仍继续恢复[29]。

卒中后运动功能恢复的另一个关键点是,当一个患者存在多种神经功能缺损时,各种功能恢复通常遵循不同的时间和轨迹,出现同一个患者不同的神经缺损按照不同的速度恢复[7,30-32]。例如,大脑中动脉供血区域梗死患者在恢复过程中,患者能够行走时,对侧上肢功能恢复仍然很弱[33]。同样,当一个优势侧大脑中动脉供血区域梗死伴失语的患者,听理解障碍可能恢复,但是自发性的语言仍表现为严重的构音障碍或语言不流利[34]。视觉忽视可能随时间恢复,但密集视野区缺损可能不会恢复,不同的视觉忽视症状,如病觉缺失或运动保持困难,恢复速度不同[7]。

由于成年人损伤的脑组织并不能完全再生。这些功能的获得,大部分是基于存活细胞的重组和增生[35-37]。动物模型和临床前研究已经阐明,自发性卒中康复的细胞和分子基础。实验性的脑梗死发生之后,相关脑区兴奋性增加,一部分会出现GABA受体下调和NMDA受体结合增加。白质灰质、神经元、轴突、树突和突触发生结构性的改变,伴随血管增生。这些变化通常在梗死周围首先出现,包括损伤部位的网络连接区域。许多情况下,功能恢复和发展学习的特征相一致[38-41]。

人脑很难直接观察细胞和分子机制。新的无创技术能定位和定性脑解剖及脑功能,为卒中康复和恢复提供生物学研究方法[6,42-47]。包括功能核磁(functional magnetic resonance imaging,FMRI),正电子发射成像扫描(positron emission tomography,PET)和经颅磁刺激。MRI技术科用来研究白质中的纤维束、分析华勒变性及全脑网络连接程度[44,46,48-50]。

这些研究提示了卒中康复的新视角,研究结果与动物实验结果一致。研究结果提示,局部脑损伤,如卒中,不仅能损伤组织功能,并且能影响分布式网络内许多脑区的活动。最近的研究阐明了卒中后网络间相互作用的重要性[51-55]。当单侧幕上卒中发生之后,受累半球的多个相关脑区均有改变。这些变化在皮层下梗死和皮层梗死的患者中也有体现。神经功能联系失能是指与受损区域相联系的脑区发生活动下降,而并非由损伤本身引起的[56,57]。对神经功能联系失能可出现网络节点的过度激活,在健康受试者增加活动而出现一种脑回忆功能。多种研究发现,皮层脑功能代表区改变也与运动功能的恢复有关[45,58-60]。损伤对侧大脑半球也可见脑网络功能变化[61]。损伤对侧大脑半球对自发性运动功能恢复的贡献在严重的脑损伤或缺陷的患者中最大[62-64]。

在许多西方国家,许多康复治疗能促进卒中后自发功能恢复。但第三世界的国家资源缺乏[65]。从卒中恢复科学方面逐渐受到重视,卒中恢复的分子机制是治疗的靶点。大量的试验证明以修复为基础的治疗能够改善卒中患者的结局。

康复

在前面章节中,内科医生关注的重点主要集中在门诊患者或住院的急性期患者的恢复上。与恢复和卒中预后相关的唯一特点是康复单元中的关注点比较多。卒中康复治疗在西方国家是康复医学的核心部分,修复策略将在本章当中详细介绍。

目前的康复服务与传统的内科和外科单元截然不同。许多内科医生还不太熟悉这一过程。与传统医学相比,康复单元所强调的重点和目标不同。康复主要集中在恢复,对神经功能缺损的适应以及预防效应上。相反,传统医学关注的重点是病理和病理生理学。传统医学的目标是疾病的预防和治疗,康复单元周转慢,患者住院时间较长,有时第三方付款人有不同的报销规定。康复医学通常以单元的形式与住院急性期护理和其他神经设备相区别。部分康复单元更像是健身房、运动馆、车间或学校,而不是标准的病房。康复科应用很多设备如支架、辅助行走器和平衡杠。这些设备在其他医学单元很少见。

人员组成上内科医生中有很大一部分是非内科医生。虽然内科医生指导整个小组,但是在急性护理单元中,其他辅助人员更为重要。负责的医生通常是内科医学专家。内科、心脏内科、老年科和骨科通常也包括在内,因为不同科室和整形外科的出院患者康复设备不同。不管是过去还是现在,在美国很少有人选择在康复科或康复单元长期工作。这些不同强调了护理的间断性。体现在卒中患者急性期由神经科医生治疗但是亚急性期转移到康复单元做康复治疗。当一个患者的长期护理由初级内科医生负责而不在急性护理医院或者待在康复单元时更能体现。初级护理医生负责持久的治疗和练习而不参与发扬和药物治疗。

卒中结局可以依据WHO的国际功能残疾和健康分类方法(ICF)[66]。机体功能和结构丧失原先是指损伤,包括卒中引起的功能缺失。活动受限原先是指残疾,卒中患者功能任务执行困难。参与阻碍原先是指残障,卒中患者社会角色缺失。

有力证据表明,跨学科的卒中康复治疗能够改善结局,减少死亡和致残[67,68]。许多试验开始探索康复治疗[67-79]。一部分选择医院内的康复单元,一部分则选择独立的康复单元。这些试验结果表明,专一的卒中和康复单元康复训练越频繁和越密集,结局越好,且会降低死亡率。更多的患者会选择回家,只有少部分患者则会转移到慢性病医院或者护理之家。短期以及长期的功能结局定会得到改善。因此会怀疑卒中单元的工作不再需要。一些试验,研究了各种有利于特殊功能恢复的技术和方法,例如偏瘫步态的恢复[80-82],上肢功能的改善[20],失语的康复[83,84]以及空间忽视的管理[85]。其他试验则研究促进整体功能恢复的特殊方法效应。例如,感觉刺激对严重不卒中相关偏瘫患者的作用[86]。

1960-1990 年 Ottenbacher 和 Jannell 对试验和研究进行了荟萃分析[75]。这些分析包括给予相应康复服务的卒中相关性轻偏瘫患者与量化评价措施发生改变至少两个组进行比较。结果评估包括步态、手部功能、日常生活能力、反应时间和视觉功能。来自 173 项统计评估结果(研究了 3717 例患者)的试验数据的荟萃分析表明接受康复治疗或详细康复措施的患者与对照组相比改善率约为65%[69,75]。康复治疗进行的越早治疗效果越好。年轻患者较老年患者恢复较好。住院病人康复治疗费用高,使得管理式医保在患者家庭、护理之家或者门诊提供治疗项目而非康复中心[69]。从管理式医疗人事部门到促进患者快速离开保健医院的推动,提示许多转移到康复中心的患者相比过去需要更多急性期的护理,最近,住院康复治疗时间缩短提示留给治疗家促进恢复的治疗时间缩短[87]。当一个人考虑到一些治疗方法着重于代偿作用时变得很重要,即通过各种行为促进功能恢复。而其他的治疗方法侧重于,原卒中前行为的恢复。代偿和恢复的不同,具有深层次的意义。例如,促进神经元重塑,实现最大化功能恢复,因此是研究的热点[88-92]。

康复单元内的功能化

康复认为是卒中后恢复的具体过程。康复多在卒中后第 1 周或第 1 个月开始。自然恢复过程发生于相同时间,尤其是患者能活动时。虽然大部分患者认为功能改善完全取决于康复过程中的不同治疗方法,但是恢复过程是很自然发生的。

恢复的策略和方法在不同单元和不同时间内是有差别的[93]。对康复的方法、技术和帮助的描述远远超过这本书和作者的知识及专业技能范围。关于这一专题的优秀章节和专题论文到处都是[2,69,70,94-98]。卒中单元和康复设备在不同地方均可看到,有些在急救中心,另一些在独立的长期护理医院,这些与急救设备不同,还有一些在社区门诊。

在优秀的康复机构里,多个目标应同时进行[2,69,70,94,95,97,99,100]。在急性康复设施中强调的治

疗急性卒中的方法和预防策略应该继续下去。它的意思是在康复单元的医生和护士均应熟练掌握卒中的发生和治疗机制,将缺陷降到最小,并进一步预防卒中恶化和复发。许多康复单元的患者对急性期的康复设施并不完全了解。当接收康复时,引起卒中的心脑血管及血液学机制应进行进一步研究。控制卒中危险因素,如禁止吸烟、适当饮食等,在康复单元中应该体现。

对神经功能障碍、医学、心理学障碍及肢体障碍严重程度的评估应在患者转入康复单元后立即进行[100,101]。肢体的运动功能、排尿、吞咽、步态、言语、感觉、认知和行为、心理反应及智力均应进行评估。认识到功能障碍是训练的第一步,使患者克服和适应任何功能缺损,从而进一步预防功能缺损的发展。运动训练能改善患者的功能能力,日常生活能力以及提高生活质量,减少反复的脑血管疾病事件的发生风险。卒中幸存者肢体活动的目标和练习的方法需要根据个体制定,以达到最大的长期依从性[102]。卒中二级预防对患者卒中的恢复至关重要[103],同时能够减少心梗的发生风险以及卒中后死亡的主要原因。

在康复期间,应用一些策略使患者融入家庭当中。这些策略需要评估家庭环境和建议,确保为患者提供一个安全的家庭环境。如患者通常习惯在二楼休息,而厨房、电视、客厅和餐厅都在一楼,在一楼为患者创造一个休息室便于患者饮食起居应该很方便。淋浴需要更安全且便于使用。社会机构需要鼓励、支持患者。患者回家后,应咨询护士、治疗师、家庭主妇和饮食服务等相关内容。

尽管康复很重要,并非所有卒中患者都能获益。选择合适的病人非常重要。在这一方面,如果患者能够自主活动或仅有轻微或短暂性的损伤,则从康复单元获益不大,门诊治疗效果很好。另一方面,如果患者昏迷或是有严重的右侧大脑半球功能障碍,从康复单元获益也很小。许多研究者认为,介于两个极端之间的这部分患者是卒中康复的靶向人群。

如何识别这类患者? 何种因素是识别这类患者的关键? 通常根据临床评价进行;大量证据表明,结合以生物学为基础的方法是有效性。采用临床和神经科的变量在一定程度上能够预测康复治疗的反应性[16,101]。神经科的表现,例如偏瘫,对预后很重要[2,70,100,104]。有严重认知障碍或者严重合并症的患者可能不会有效的配合康复训练,此类患

者不会学习补偿技术或达到肢体康复训练的需求。如果以日常生活能力、行走能力和性格表现作为衡量标准，入选的失语和非失语患者间并无明显区别[105-108]。更高级的皮层功能异常，比如知觉异常、病觉缺失、语言韵律缺失、忽视、保持困难。重演性记忆倒错及面容失认，康复训练较难，但不是不可能。随着康复过程的进行，认知功能异常随着时间的推移可以逐步改善[5,7]。任何年龄的患者均可接受康复治疗。虽然年轻患者在接受卒中康复治疗之后，效果更好[109]，但是任何年龄段的患者均要接受康复治疗[2,70,105,110]。

同样，当确定卒中患者的治疗方案时，一些普通的因素也很适用[111-114]。患者卒中前的能力水平是怎样的呢？患者有使用这些特殊设备、运输工具等的经济支持吗？患者有车或其他运输工具吗？患者有积极地、有能力的、并能帮助和鼓励患者恢复的家属吗？患者家中每层是否都配备了楼里和浴室？患者是否能很便利的完成用餐、购物和接电话程序呢？可以提供什么样的社区服务呢？这些预见性的因素和一些其他必须考虑到，以利于康复的患者获益最大。如果这些预见性的因素是不确定的，患者也应从这些疑虑中获益。应该提供一段试验性的康复治疗。目前在一些指定的疗养院中存在康复治疗。对无法接受康复单元充分的康复治疗的患者，可以选择指定的疗养院。

卒中后康复的主题是针对残疾的、多学科团队。团队成员包括患者、患者家属、主要康复人员、神经科专家、理疗师、专业治疗师、语言康复师、社会工作者和康复护士。团队成员应该定期见面制定特定的康复训练目标、方法以达到成果和实现的方法。这些成员必须有特定的康复目标，工作策略和实施方法。这些成员用他们的专业知识教育和锻炼患者及家庭成员。康复锻炼应在急性卒中时早期进行，以期尽快改善生活质量。

康复单元的医生和护士必须密切观察卒中并发症的出现，并采取一定的预防措施[67,115-117]。第19章是关于卒中并发症的。卒中单元成功的最重要理由之一可能是密切观察并及时处理并发症。运动疗法可以预防泌尿系感染、尿脓毒症、吸入性肺炎、深静脉血栓、肺栓塞、营养不良、肢体挛缩、跌倒和褥疮。

康复单元内科医生的角色与传统的急性护理医生不同[70]。内科医生领导整个团队。他们进行评估和预测。这些内科医生与团队中的其他治疗师一起研究改善躯体和认知的策略及辅助装置的应用。他们尝试用各种不同的药物治疗疼痛、肌肉强直、认知和情绪障碍。这些内科医生像行政经纪人一样收集患者及家属需要的各种资源和设备。

康复护士是这个团队中很重要的成员。通常一名护士执行相应的内科医生的命令，并将各项指令用到康复过程中。护士们必须追求一种与护士专业不同的工作。护士通常是康复的直接执行者。尽管如此，在康复单元中，护士必须坐下来让患者亲自完成手头的各项任务，并教导鼓励患者，在必要时提供帮助。做这些事需要足够的耐心。护士们必须取长补短，并将这些好的建议直接用到日常的患者护理中。在康复期间护士应该密切观察并积极处理并发症。

物理康复师的主要作用是锻炼患者的行走能力。平衡木、负重转换技巧、平衡木、不同的矫正术和方形手杖均可用到。严重下肢无力也不影响行走。通常患者不能在床上将腿抬起，最终能恢复到行走。伸肌张力较高支撑作用较差最后也能行走。在行走锻炼开始之前，会进行一系列运动、力量和耐力的训练。另外，理疗师会帮忙提供合适的支撑设备如圈板、扶手和摇杆。这一系列活动分主动和被动，每日进行四次。这些活动预防肢体失用、过度强直、关节挛缩和周围水肿。与上肢支撑作用有关的锻炼是预防半脱位和肌肉挛缩导致的肩部疼痛的关键。家属和照料者应积极应用理疗师推荐的一系列活动。

职业康复师负责锻炼上肢功能，主要是指导患者完成日常活动。完成精细动作是患者和康复师的主要工作，如吃饭、穿衣、个人卫生日常活动等日常活动的完成。这些动作要求患者具备独立能力。通常需要使用一些特殊设备，如器皿、栏杆、把手、长凳或手动淋浴。专业康复师规范特定的动作以适应患者的功能缺陷。

语言康复师的工作是改善患者的语言沟通能力。在康复期以尽早恢复患者的语言功能为目标。方法有文字的和非文字的，用说话、写字、手势或字板等方式。这些字板包括一些字母，让患者进行指认或拼写，或是一些词语或图片，用来表达患者的意愿。计算机可以提供很方便的语言交流程序。通常，康复师能为严重失语的患者提供一些非文字交流的工具用来迎合这些患者的需要，并减轻这些患者的孤独感。卒中的前三个月通常进行一些最原始的语言康复。3个月以上的患者康复师主要进行一些更为复杂的语言功能的康复。内科医生不应该用一种散漫的态度对待语言康复。我建议内科医生在治疗过程中尽早执行语言康复计划。内科医生应该对大部分患者采取广泛的语言康复，而不应该只关注那些严重失语或痴呆的患者。康复治疗师也应协助评估和治疗构音障碍、吞咽困难、呼吸控制和发音练习。康复治疗师通常也会建议食物、饮料的种类及患者易于接受的进餐技巧。

卒中不仅影响患者，而且影响患者的家人、朋友和周围的人。陪护人员、家人、朋友在康复中起了很大作用。在恢复过程中教育和训练陪护人员是一项很重要的任务。应教育陪护人员了解卒中患者功能障碍的性质及处理策略。

另外，患者家属有更为艰巨的任务。通常他们必须从这个康复团队中学习新的技术并直接指导卒中患者进行康复。每位成员必须尽量帮助解决家属的疑问和顾虑。融入家庭护理当中的家庭成员在医院用几天时间学习一些必要的技术是很有用的。一旦患者出院回家，与康复小组保持联系是至关重要的，因为这样可以监督整个康复过程，便于发现问题并及时解决。这种联系可能会以家访的方式或在康复单元与个别小组成员进行沟通。

精神因素和康复单元的环境可能更为重要。每位成员必须以乐观的态度和理解的心情对待每名患者。制定的计划应该切合实际，设定的目标应实际可行。帮助患者和照料者认识和处理功能障碍的设备、策略和程序应当实用。

急性期和长期护理的协调

为了达到满意效果，康复医学必须与传统医学护理充分结合。当患者仍处在急性期时，康复治疗越早越好。内科医生、护士和其他相关人员必须参与进来。治疗过程不应完全依靠理疗师和职业康复师。咨询时间不应仅限于 30 分钟或与康复师呆一天。病房人员应提倡被动和主动活动及其他躯体治疗。如果患者到达康复单元，急性康复小组应尽可能随时陪同。急性医学问题不会在患者转移时突然消失。康复的患者出现再卒中和并发症的情况也很普遍。

如果急性康复中心已经给予康复治疗和相关建议的患者不再纳入康复中心的范围。在急性康复中心医生可能已经说服患者进行低盐低脂饮食，康复中心只提供黄油、奶油和鸡蛋。在康复期间和以后应继续进行医学治疗和监督。同样，当患者离

开康复单元时，医生必须提醒患者继续进行不同程度的康复锻炼。在急性康复中心和康复单元治疗后，患者往往回到最初的治疗医生那里，他们更像是内科或家庭医生。这些医生必须与患者保持联系及时与患者沟通出现的新情况、目前的治疗建议和推荐的方法以便于继续进行治疗，实施康复措施和策略。康复医学和传统医学是相互交织，相互补充的，而不应该看成是毫不相关的一种医学对另一种医学的超越。

修复

目前大量的研究开始关注神经元修复。不同于卒中后再灌注治疗以及神经保护治疗，神经修复治疗是限制损伤，以修复为基础的治疗，重点是促进神经元重塑，改善预后[118,119]。脑损伤修复治疗通常有一个时间窗，通常在卒中后数天到数周内。强调了急性卒中治疗的辅助价值，只有少部分的卒中患者能够获得此种方法的治疗。越来越多的试验强调了修复治疗的潜力，通过卒中康复潜在的细胞和分子事件为靶点，更有力地改善病人的结局。这当中许多新治疗策略尚未得到证实。但是一部分策略的三期临床试验已经得到阳性结果。

增加卒中康复的脑修复策略

运动疗法

运动疗法是通过促进大脑、脊髓肌肉等的重塑达到疗效。基于活动的干预措施，对于卒中后大脑修复很重要，至少有以下两点原因。首先，基于活动的疗法作为一种独立的方法被证明有效，包括各种形式的康复、疗法的标准。其次，基于活动的疗法对许多药物治疗和生物治疗起到重要的辅助作用。许多基于运动疗法的类型已经介绍过，但是它在最常见的卒中康复治疗学院之间是否有重大差别仍不确定[120]。

研究者通过约束健侧手臂，观察了强制使用轻偏瘫手臂的疗效，也就是通常所说的强制性诱导运动疗法。这种方法是运动疗法中的一种，是通过克服卒中患侧手臂的困难，改善运动功能的方法，在单侧轻偏瘫患者中有效。CIMT 中，健侧手臂，受到束缚而患侧手臂进行一系列的治疗疗程。EXCITE 研究支持了 CIMT 对中度肢体功能缺陷患者的长期疗效，它是一项前瞻性单盲随机多中心的三期临床试验，从 2001 年 1 月到 2003 年 1 月的七个美国学

术中心纳入 222 名卒中 3~9 个月的患者。为了证明这项研究,受试者轻瘫手需要进行一些手腕或手指的伸展动作。受试者或者被安排戴约束手套进行患侧手臂或手的强制诱导运动疗法(N=106)或者是常规的治疗,从急性卒中康复无治疗到药理性或者物理干预(N=116)。患侧手强制进行物理治疗对手臂运动功能有明显的改善至少持续 1 年[122]。CIMT 的简版同样有用[123],综合法已经延伸到其他领域,如语言[124,125]。这种方法是否能直接用于卒中早期患者仍无确定结论[126]。

大量证据表明,运动疗法强度越大,时间越长,次数越多,症状改善越明显[127-134]。但是许多患者不能接受高剂量高强度的治疗[135-139]。一项美国研究表明,接受住院卒中康复治疗的患者,平均每次治疗仅接受 23 次功能性的手臂重复运动[135]。

步态训练

步态训练是一种特殊的运动疗法,独步行走是很重要的功能。卒中通常引起,步态的异常,步态异常通常被偏瘫患者排在首位[140],它直接关乎于患者的生活质量以及社会参与性[142]。行走是自主走动和移动之间的差异。动物实验发现,强迫运动能够在步态活动时激活脊髓和脊髓以上的自动系统[143]。许多研究表明,体重效用支持踏步训练(body-weight supported treadmill training,BWSTT)[82,143-148]。在卒中后移动发动机训练试验(locomotor experience applied post-stroke,LEAPS)中[149],参与者存在下肢轻瘫步态速度 <0.8m/s,每个患者随机分配到 36 个治疗节段,每个阶段至少九十分钟,或者在卒中 2 个月之后开始 BWSTT 训练,或者在卒中 6 个月之后开始 BWSTT 训练,或者在卒中 2 个月之后开始家庭练习。初步结果显示,卒中一年之后患者行走功能明显改善的比例达到 52%,治疗组之间没有明显差异。LEAPS 试验强调了,许多患者但是并非大多数患者,在卒中六个月之后中枢神经系统仍然保持相关重塑的能力。

机器人疗法

这种机器人是一种机械装置。由电脑控制,能够根据环境感知并移动[150,151]。机器人可以被当成是一种装置,能够根据设定和程序,重复运动并测量。机器人装置具有以下潜能:输出一致性,可编程性,游戏应用的效能,准确测量患者行为,改善的治疗师对患者比率[152]。

机器人装置的临床结论不一,但是大体上是有效的[153-159]。在一项大型的卒中机器人装置康复研究中,Lo 等采取多中心、随机对照试验,纳入 127 名

有严重运动缺陷的患者,平均年限是卒中发病后 4.6 年[160]。参与者随机分配到机器人辅助上肢康复训练组,采用高强度反复的近端远端手臂运动(十二个周内进行 36 次康复训练,平均每个时段为一个小时),训练数量和强度匹配的,常规康复治疗,或者是,常规护理。主要终点事件未见明显差异。在一些二次分析当中发现机器人辅助治疗对于手臂运动状态的改变是有效的。

目前有很多种不同的机器人辅助装置[151,161,162]。这些装置的应用包括下肢远端功能缺陷和感觉异常[163]。机器人辅助装置治疗的挑战包括确定最佳的方案,考虑到物体的可见性和任务生态,确定机器人辅助治疗的最佳方式[150,151,161,162,164]。

远程康复

远程康复定义为通过信息和交流技术传递康复服务[165]。像机器人疗法一样,远程康复的一些成分代表运动疗法的一种特殊模式,利于增加卒中康复训练的数量和强度。但是远程康复也包括一些装置,包括患者评价,注重预防,咨询,可能有特殊的优势。

远程康复的主要优势是向更多的患者提供更多的治疗。尽管大量的证据表明,康复训练的获益是剂量依赖性的,但是许多患者没有接受到长期频繁及高强度的运动训练。一部分患者可能是由于经济受限[128,166]。而其他人可能是由于距离康复治疗的提供者很远(如农村地区),难以得到康复治疗训练。这有可能会加重这种情况。一些区域缺乏康复医疗,因此限制了卒中生存者获得足够的康复医疗[167]。远程医疗可能通过一种性价比较高的方式,为各地方患者提供更多更高强度的康复治疗,远程康复医疗融入了一个新的传感器,包括身体佩戴式传感器,对健康医疗起到很大的作用。例如,方便患者监测、反馈信息及各种医疗监测水平上的治疗干预[168]。

越来越多的证据支持,远程康复治疗方法能够改善神经功能的缺损[169-175]。一个很重要的方面是能够促进患者通过游戏参与到健康医疗中[176-180],能够激发患者通过愉快的玩乐行为参与到有用的治疗相关的运动中[181,182]。未来需要更多试验来优化远程医疗方法[165,183-188]。

感觉刺激

感觉刺激可能是基于活动疗法的重要方法之一。一项研究检测卒中后对肢体进行重复感觉运动的效果[189]。100 例连续入组的发病后 2-5 周的卒中患者随机分为试验组和对照组,试验组每天接

受肢体感觉运动刺激。治疗时间为6周。治疗前和治疗后及卒中后6个月、12个月分别对患者进行评估,其中62例患者在卒中5年后也进行了评估。在5年的随访研究中,功能检测有明显统计学差异,对偏瘫肢体进行早期的、重复的、有针对性的刺激的治疗组获益明显。卒中急性期进行额外刺激对肢体功能恢复具有临床意义,并能受到长期有益影响[189]。另一项研究显示用100Hz的电流刺激慢性卒中功能缺损患者的手指表面可以改善使用餐具的功能[69]。活跃的运动治疗前进行被动肢体运动可促进大脑重塑或平衡皮层兴奋性进而获益[190]。许多不同感觉缺失的患者可以有所改善,如视觉、本体感觉、前庭听觉和形体觉[137,191,192]。

脑刺激

大脑是放电器官,所以脑功能调节可以通过电磁方法实现。脑部刺激,电休克方法长久用来治疗抑郁[193]。许多脑刺激的方法可以改善卒中结局,多数是无创性的,但是有一部分需要侵入性神经外科手术[194]。

经颅磁刺激(TMS)能够刺激局部脑组织。进行TMS时,绝缘磁刺激器安置在头皮上,发出磁脉冲能诱发动作电位到达皮层神经元。运动皮层上单一的TMS脉冲会产生一个简短的对侧肌肉抽搐。反复经颅磁刺激(rTMS)对兴奋脑皮层有长远影响。低频刺激(1Hz)可抑制皮层兴奋性,特定脑区过度激活可以阻碍卒中恢复[195-197]。高频刺激(5~20Hz)可提高兴奋性,增加休眠脑区的活性。高频率的TMS具有潜在的危险性,因此必须依据安全指南来应用。小型病例组研究报道过对病灶对侧采用低频rTMS可改善卒中后的肢体功能[199-202]。研究者指出抑制病灶对侧的兴奋性可有助于改善病灶侧的活性。另有一些研究指出rTMS(频率为3Hz203和10Hz204)刺激病灶侧可以改善对侧的肢体功能。最近的研究可能由于试验异质性和样本量小的原因,不推荐常规反复应用经颅磁刺激来改善卒中后整体功能[205]。但是反复TMS的荟萃分析提示,针对肢体功能康复的TMS获益明显[206]。

直流电可以经颅使用。经颅直流电刺激(tDCS)是一种低振幅电流,通过头皮表面电极穿透至大脑皮层[207,208]。这种电流不足以产生动作电位,但能改变神经元的静息电位。阳极刺激通常增加大脑活性和兴奋性,阳极刺激通常产生抑制性。初步研究表明直流电刺激可促进偏瘫肢体恢复[207,209,210]。对卒中患者,tDCS是安全的,大量研究表明tDCS能

改善某种功能[211-213]。直流电刺激也可用于治疗失语的患者。一项研究分析了用发音治疗的患者采用直流电刺激的效果[84]。在语言治疗间歇期,他们比较了经颅直流电刺激和假性刺激右侧前脑回(治疗时比较活跃的区域)的效果。直流电刺激组语言表达较好[84]。无论有无并发症,直流电刺激和TMS的特征均在治疗试验中进行检测。一项研究针对多种tDCS方法总结发现,tDCS改善卒中整体功能效果有限[214],但是荟萃分析表明,针对肢体功能康复的tDCS获益明显[215]。

药物疗法

许多药物曾试验能否增强卒中肢体功能或者认知行为功能恢复,大部分试验的结果都不尽如人意。但是使用药物治疗作为其他治疗的辅助疗法确实有效的。最常见的药物类别是去甲肾上腺素能类和多巴胺能类药物[69,216-220]。最常见的药物有苯丙胺、哌醋甲酯、金刚烷胺、美金刚、溴隐亭和左旋多巴/卡比多巴[219]。

一些药物能否延缓卒中康复。氟哌啶醇对卒中康复有负面影响[221,222]。能够增强GABA传递的药物,如地西泮,可能会增加抑制作用,阻碍卒中康复[219,223]卒中患者通常应用复方制剂[224-226]。有些药物在卒中前使用,有些用于卒中治疗不同症状和医疗状况。事实上对联合用药的近期和远期影响的研究较少,但是非常重要。镇静剂、抗癫痫药、氟哌啶醇和麻醉剂应尽量少用。

苯丙胺亚急性期治疗和卒中康复试验(STARS)是一项随机、双盲、安慰剂对照研究,入组71例发病5~10天卒中患者,一周2次使用苯丙胺,连续使用5周,未发现明显获益,药物安全,但是不能改善主要结局,即卒中3个月运动恢复[227]。

一项随机、双盲、安慰剂对照研究,入组53例卒中后6个月的患者,使用左旋多巴(息宁)100mg/日,联合物理治疗,改善肢体功能明显优于安慰剂联合物理治疗[228]。对多巴胺能药物反应性的个体差异可能与遗传异质性有关[229]。该研究需要重复验证。

关于药物促进卒中康复最大型的研究是5-羟色胺。Robinson等进行的一项多中心随机对照研究,入组176例无抑郁的卒中后3个月的患者[230],安慰剂组患者较积极治疗组患者(选择性5-羟色胺再摄取抑制剂-艾司西酞普兰或解决问题治疗)更容易到达主要重点事件,即出现重度或轻度抑郁[230]。该试验的亚组分析结果表明,艾司西酞普兰组的患者卒中后12个月的认知功能明显改

善[231]。氟西汀改善急性缺血性卒中运动功能试验（FLAME）是 Chollet 等进行的一项双盲、安慰剂对照研究[232]。入组无抑郁的卒中 10 天内的患者，随机分组到安慰剂组和氟西汀（20mg/ 日）组，服用 3 个月。氟西汀组患者主要终点事件明显获益，90 天肢体运动功能明显恢复（P=0.003）。

干细胞

　　干细胞引起了神经系统重塑和再生的研究热潮。许多以细胞为基础的治疗正在研究当中，能够改善卒中的康复[233,234]。不同的供体细胞，包括转化肿瘤细胞，成体干细胞。间充质基质细胞、脐带细胞、胎盘细胞、胎儿干细胞，胚胎干细胞和诱导多能干细胞。造血干细胞可以是自体、同种异体或异种的；通过生物支架植入；通过低氧或丰富的细胞环境培养；携带修改基因；通过颅内、动脉或者静脉等路径植入。

　　最让人兴奋的促进功能恢复的新策略包括将原始多能干细胞植入到卒中患者[235-238]。最早将原始细胞植入动物体内的试验结果表明，只要在轴索连接之前细胞未成熟，那么植入的神经元都可以存活并能发挥不同的作用。初级人类研究表明纹状体 - 内囊梗死和脑出血的患者，将来自睾丸生殖细胞瘤有丝分裂后期的神经元类似细胞植入人体是可行的[239,240]，对移植的患者给予环保霉素免疫抑制剂。有些患者似乎有改善[239,240]，无严重并发症。有 5 例基底节区腔隙性梗死的患者植入了来自于边缘神经节细胞的胎猪细胞[235,241]。为预防移植排斥反应，细胞会进行抗 MCH1 抗体预处理。患者不必接受免疫抑制药物[241]。

　　对卒中患者的干细胞研究尚处于起步阶段。当使用原始胚胎细胞时，移植物通常含有大量生长因子，能够刺激内源性神经物质增殖。研究者正在探索使用骨髓基质细胞[235,237,238,242-245]和脐带血[235,237,246,247]作为细胞和生长因子的供体资源。研究者也开始积极探索其他引入细胞和生长因子的方法：直接植入梗死区或附近、经同侧颈内动脉或经静脉注射。临床前期研究的荟萃分析发现，间充质干细胞极大的改善卒中结局[248]。对动物和人类的研究发现，脑内有原始细胞的储存区。这些发现促使人们进一步研究刺激内源性细胞增殖和迁移到受损区域的方式[245]，另有一些研究探索内源细胞激活的机制[249]。

　　关键问题仍然是干细胞的应用[234,238]。很多关键问题到现在都还没有解决[99,101a]：①何时植入细胞？如果太早，缺血可能会降低移植的可能性，细胞

和白细胞可能损害移植细胞的着床。另外，对急性期的预测缺乏证据，致使患者和医生不能在卒中后很快接受试验程序。卒中后数周或数月进行移植就太晚了；②应选择哪一种细胞，用多大量？神经和血管再生对恢复都很重要；③生长因子应该与细胞一起植入还是单独植入？④哪种卒中更适合？仅限于有一个区域梗死的患者吗？如壳核。如果大量不同的神经细胞梗死（如皮层、壳核、海马等），移植还有效吗？体积多大？是否梗死包括大部分白质或重要白质纤维束如内囊传导束就可以移植？发生脑出血的患者是否可进行细胞或生长因子移植？⑤应采用何种途径植入细胞？静脉注射？经动脉？还是直接植入大脑？如果植入大脑，这些细胞应在哪儿着床？直接进入梗死部位还是半暗带？多次注入还是一次大量植入？如果不受政治和宗教约束的话，希望能继续研究解决上述问题。

生长因子

　　生长因子是多肽蛋白，影响细胞生长、成熟和分裂，在对卒中的反应中具有重要作用[97,250]。卒中后脑内许多生长因子的水平升高[251]。它们在神经修复中通过血管生成、凋亡减少、干细胞增殖和免疫调节发挥关键作用。252 碱性成纤维细胞生长因子（bFGF）、脑源性神经营养因子（BDNF）、血管内皮生长因子（VEGF）、红细胞生成素（EPO）[256,257]、和粒细胞 - 集落刺激因子（G-CSF）[258]、都在脑缺血的试验研究中显出潜力。一些生长因子能够穿透正常的血脑屏障，而另一些生长因子不会，所以它们引入脑中的途径不同。

　　迄今为止，人类研究主要集中于造血因子，在其他疾病中积累了丰富的经验。AX200 治疗缺血性卒中（AXIS）研究[259]发现，在卒中 12 小时内给予 G-CSF，在 44 例患者中有良好的安全性和耐受性。这一结果在另一项 60 例患者的研究中得到验证[260]。AXIS-2研究[261]采用多中心、随机、安慰剂对照设计，比较了卒中后 9 小时内 328 位患者中 AXIS 研究的 G-CSF 中等剂量（135μg/kg）和安慰剂，发现 G-CSF 与安慰剂没有明显差异，无论 90 天的主要终点还是残疾。

　　临床前研究表明，全身性使用的促红细胞生成素可以在卒中发作后 24 小时内进入大脑并改善结局[262]。从卒中后 7 天开始序贯使用生长因子，比如在促红细胞生成素后使用表皮生长因子[263]或 β - 人绒毛膜促性腺激素（hCG）[264]，也可能改善结局。这种方法在 Beta hCG + 促红细胞生成素治疗急性卒中（BETAS）研究中转化到人。BETAS 是一

个单剂量、多位点、开放标签、无对照的安全性试验，在卒中后 1~2 天开始给予 3 个 hCG 剂量，然后是卒中后 7~8 天开始给予 3 个红细胞生成素剂量。没有发现安全问题[267]。BETAS 研究之后是 REGENESIS 研究[266]。REGENESIS 是随机、安慰剂对照、双盲、概念验证研究，旨在使用 BETAS 治疗方案的序贯使用 hCG+ 促红细胞生成素方案。但是由于经费紧张被修改为剂量范围安全研究，并且大部分研究转移到印度，又被申办方早期终止。至第 90 天，治疗组在安全性、主要终点、NIHSS 评分变化方面没有差异。

跨越血脑屏障给予生长因子具有挑战性[267]。其他给药途径包括鼻内或脑内。特洛伊木马策略将生长因子与可穿过血脑屏障的分子结合，通过基因修饰的干细胞和小配体递送[268-270]。

心理活动、运动观察和其他认知策略

一个相对新的概念是驱动康复策略。它基于 Rizzolatti 等发现的所谓"镜像神经元"[271,272]。这些神经细胞在各种手动动作期间放电，观察他人做相同动作期间有相同放电。镜像神经元也可能在面部和下肢目标导向的动作期间激活，并且几乎肯定与情绪活动相关。在学习模仿新的复杂动作以及在动作的内部排练时，这个系统对于理解动作很重要[273,274]。心理活动(认知练习)[275]、观察其他人执行任务[276]，当与主动完成的标准物理治疗相结合时，可以促进患者的执行能力[277]。其他认知策略包括侧重于镜像视觉反馈以克服半身忽视[278]、选定神经回路中刺激目标活动的计算机化传递[279]、实时神经反馈[280-282]、以及虚拟现实和增强现实的技术[83,284]。

失语症、其他认知缺陷和视野缺损

与对认知和行为异常的研究相比，对运动功能障碍恢复策略的研究要简单得多。肢体无力和步态障碍可以用多种方式量化，例如身体具体部位的特定活动的时间、力量和持续时间。高级皮质功能临床表现和它们的神经解剖学的联系非常宽泛，比肢体无力更不容易定量和均质化。语言治疗师已经使用各种策略和模式来改善语言功能[69,148,285,286]。一些研究者已经开始将刺激(磁、直流电、药理学)与物理治疗相结合用于治疗运动异常，以增加效果。在一项研究中，直流电刺激与旋律音调治疗彼此互补[84]。视野缺损，特别是如果伴有视觉忽视或阅读困难，对于许多卒中患者来说可导致严重致残。视野缺损最常累及视空间的一侧(半视眼)，并且其轮廓变化很大：一些仅累及一个上或下象限、一些

保留黄斑视觉、一些仅累及视野中的一个点(暗点)[287]。迄今为止，缺血性和出血性卒中是持续性视野缺损的最常见原因[288]。大多数医生认为视野缺损是永久性的、不可改变。直到现在也没有特别有效的补救技术可促进视野恢复。

实验已经表明，成年人中枢神经系统具有可塑性，即使是卒中后。这是本章再次提及的主题和重点[36]。对哺乳动物和人类的研究表明，人类纹状体或纹周区视觉皮层也具有可塑性，损伤后也可以适应和改变[289-291]。对卒中所致偏盲的研究表明，恢复相当普遍[292]。目前正研究新的策略，以恢复视野缺陷患者的视觉功能[293]。

最具有前景的治疗方法是计算机控制训练程序，视野缺损的患者可在家进行锻炼，并进行定期。在这个视觉恢复训练程序中，患者注视着一个中心点，按下按键以响应在完好视野和缺损视野的过渡区中呈现的重复性视觉刺激[292-297]。他们的反应由计算机监测，刺激模式随着反应情况而调整。结果表明，视野范围扩大，尤其是旁中心凹部分，视觉功能得到很大改善[293-297]。训练结束后，视觉功能改善持续数年。视觉恢复训练计划需要长达数月、每日以小时计的训练，因此患者必须有足够的主动性和自制力以坚持训练。这种治疗的目的是刺激受损视皮层周围神经元的可塑性。

其他人试图通过引导注意和注视到盲区来恢复视觉功能[293,298]。一种有希望的方法利用视觉反射来加强对视野缺损的注意力[298]。当偏盲患者阅读时，他们比健全人有更多的眼扫视运动。偏盲减少了他们对即将出现在盲区中的词的关键视觉信息的接收[288]。通过扫描移动文本，可以训练视野缺陷的患者不自主扫视，从而改善盲区中的阅读和其他视觉感知[298]。

脑修复的原理

旨在改善卒中恢复的临床前和人体的治疗研究，显示出脑修复的一些原理[98,299,300]。

首先，脑修复是时间敏感的。一些生物学靶标仅在卒中后的特定时间段内相关。疗法的效果取决于它们相对于卒中发病的给予时间：如果在卒中后几个小时内使用[301,302]，GABA 激动剂或 NMDA 受体阻断剂可能有益，但如果在几天后开始用则有害[303-305]；对于 VEGF、AMPA 受体信号传导[307]、基质金属蛋白酶[308]、和免疫调节剂，情况又反过来[309,310]。

其次，脑修复是经验依赖性的。Feeney 等的经典研究表明，刺激剂仅在其暴露与训练配对时才有

助于改善运动结局[221]。越来越多的证据表明，恢复性治疗需要适当的经验以产生最佳结果，随后的研究在多种类型的恢复性治疗中证实了这一原则。

第三，患者分层对于卒中后脑修复很重要[316]。已发现许多变量是卒中结局的潜在预测因素（见上文）。这些措施在确定最有可能受益于给定治疗的人群方面可能具有关键价值。

第四，人类偏好可能对治疗功效具有显著影响。这在啮齿动物研究中不明显。当治疗具有挑战性、重复性、任务特异性、激励性、趣味性、密集性时，康复治疗效果最大[157,299,317,318]。

第五，域特异性测量可用于评估治疗效果[319]。整体临床状态改善是最重要的目标，但通过促进神经可塑性带来获益的治疗可能对次全损伤的脑网络有最大的效果。相比于基础脑区可进行恢复性治疗的行为，基础脑区被破坏的行为难以改善。神经结构被部分回避的域，例如手臂运动或语言，可能对恢复性治疗反应良好，而对卒中后结局的整体测量仅显示很小的效果。许多患者认为域的改善是值得的，因此也就值得在临床试验中做域的测量。整体结局测量难以准确反映神经系统某一部分的改善。

（左丽君　周娟 译　杜万良 校）

参考文献

1. Rathore S, Hinn A, Cooper L, Tyroler H, Rosamond W. Characterization of incident stroke signs and symptoms: Findings from the atherosclerosis risk in communities study. *Stroke.* 2002;**33**:2718–2721

2. Gresham G, Duncan P, Stason W, et al. *Post-stroke Rehabilitation.* Rockville, MD: US Department of Health and Human Services. Public Health Service, Agency for Health Care Policy and Research; 1995

3. World Health Organization. *World Health Report 2003.* Geneva: World Health Organization; 2003

4. Luria A. *Restoration of Function After Brain Injury.* New York: Macmillan Company; 1963

5. Caplan LR, Hier DB. Recovery from right hemisphere stroke. In: Courbier R, ed. *Basis for a Classification of Cerebral Arterial Diseases.* Amsterdam: Excerpta Medica; 1985:163–171

6. Cramer S. Repairing the human brain after stroke. I. Mechanisms of spontaneous recovery. *Ann Neurol.* 2008;**63**:272–287

7. Hier D, Mondlock J, Caplan LR. Recovery of behavioral abnormalities after right hemisphere stroke. *Neurology.* 1983;**33**:345–350

8. Fries W, Danek A, Scheidtmann K, Hamburger C. Motor recovery following capsular stroke. Role of descending pathways from multiple motor areas. *Brain.* 1993;**116**:369–382

9. Binkofski F, Seitz R, Arnold S, Classen J, Benecke R, Freund H. Thalamic metbolism and corticospinal tract integrity determine motor recovery in stroke. *Ann Neurol.* 1996;**39**:460–470

10. Shelton F, Reding M. Effect of lesion location on upper limb motor recovery after stroke. *Stroke.* 2001;**32**:107–112

11. Crafton K, Mark A, Cramer S. Improved understanding of cortical injury by incorporating measures of functional anatomy. *Brain.* 2003;**126**:1650–1659

12. Hillis A, Barker P, Wityk R, et al. Variability in subcortical aphasia is due to variable sites of cortical hypoperfusion. *Brain Lang.* 2004;**89**:524–530

13. Lindenberg R, Renga V, Zhu LL, Betzler F, Alsop D, Schlaug G. Structural integrity of corticospinal motor fibers predicts motor impairment in chronic stroke. *Neurology.* 2010;**74**:280–287

14. Riley JD, Le V, Der-Yeghiaian L, et al. Anatomy of stroke injury predicts gains from therapy. *Stroke.* 2011;**42**:421–426

15. Ween JE, Alexander MP, D'Esposito M, Roberts M. Factors predictive of stroke outcome in a rehabilitation setting. *Neurology.* 1996;**47**:388–392

16. Chang E, Chang E, Cragg S, Cramer S. Predictors of gains during inpatient rehabilitation in patients with stroke: A review. *Crit Rev Phys Rehabil Med.* 2013;**25**:55–73

17. Mayo NE, Wood-Dauphinee S, Cote R, Durcan L, Carlton J. Activity, participation, and quality of life 6 months poststroke. *Arch Phys Med Rehabil.* 2002;**83**:1035–1042

18. Ottenbacher KJ, Karmarkar A, Graham JE, et al. Thirty-day hospital readmission following discharge from postacute rehabilitation in fee-for-service medicare patients. *JAMA.* 2014;**311**:604–614

19. Baker CM, Miller I, Sitterding M, Hajewski CJ. Acute stroke patients comparing outcomes with and without case management. *Nurs Case Manag.* 1998;**3**:196–203

20. Nakayama H, Jorgensen H, Raaschou H, Olsen T. Recovery of upper extremity function in stroke patients: The Copenhagen Stroke Study. *Arch Phys Med Rehabil.* 1994;**75**:394–398

21. Twitchell T. Restoration of motor function following hemiplegia in man. *Brain.* 1951;**74**:443–480

22. Pedersen P, Jorgensen H, Nakayama H, Raaschou H, Olsen T. Aphasia in acute stroke: Incidence, determinants, and recovery. *Ann Neurol.* 1995;**38**:659–666

23. Kertesz A. What do we learn from recovery from aphasia? *Adv Neurol.* 1988;**47**:277–292

24. Kertesz A, McCabe P. Recovery patterns and prognosis in aphasia. *Brain.* 1977;**100** Pt 1:1–18

25. Desmond D, Moroney J, Sano M, Stern Y. Recovery of cognitive function after stroke. *Stroke.* 1996;**27**:1798–1803

26. Wade D, Parker V, Langton Hewer R. Memory disturbance after stroke: Frequency and associated losses. *Int Rehabil Med.* 1986;**8**:60–64

27. Sunderland A, Tinson D, Bradley L. Differences in recovery from constructional apraxia after right and left hemisphere stroke? *J Clin Exp Neuropsychol.* 1994;**16**:916–920

28. Cassidy T, Lewis S, Gray C. Recovery from visuospatial neglect in stroke patients. *J Neurol Neurosurg Psychiatry.* 1998;**64**:555–557

29. Levine D, Warach J, Benowitz L, Calvanio R. Left spatial neglect: Effects of lesion size and premorbid brain atrophy on severity and recovery following right cerebral infarction. *Neurology.* 1986;**36**:362–366

30. Marshall J, Cross A, Jackson D, Green A, Baker H, Ridley R. Clomethiazole protects against hemineglect in a primate model of stroke. *Brain Res Bull.* 2000;**52**:21–29

31. Markgraf C, Green E, Hurwitz B, et al. Sensorimotor and cognitive consequences of middle cerebral artery

occlusion in rats. *Brain Res.* 1992;**575**:238–246

32. Nys GM, Van Zandvoort MJ, De Kort PL, et al. Domain-specific cognitive recovery after first-ever stroke: A follow-up study of 111 cases. *J Int Neuropsychol Soc.* 2005;**11**:795–806

33. Jorgensen H, Nakayama H, Raaschou H, Vive-Larsen J, Stoier M, Olsen T. Outcome and time course of recovery in stroke. Part I: Outcome. The Copenhagen Stroke Study. *Arch Phys Med Rehabil.* 1995;**76**:399–405

34. Mohr J, Pessin M, Finkelstein S, Funkenstein H, Duncan G, Davis K. Broca aphasia: Pathologic and clinical. *Neurology.* 1978;**28**:311–324

35. Cramer S, Nelles G, Benson R, et al. A functional MRI study of subjects recovered from hemiparetic stroke. *Stroke.* 1997;**28**:2518–2527

36. Carmichael ST. Cellular and molecular mechanisms of neural repair after stroke: Making waves. *Ann Neurol.* 2006;**59**:735–742

37. Dancause N, Barbay S, Frost SB, et al. Extensive cortical rewiring after brain injury. *J Neurosci.* 2005;**25**:10167–10179

38. Cramer S, Chopp M. Recovery recapitulates ontogeny. *Trends Neurosci.* 2000;**23**:265–271

39. Hermann DM, Chopp M. Promoting brain remodelling and plasticity for stroke recovery: Therapeutic promise and potential pitfalls of clinical translation. *Lancet Neurol.* 2012;**11**:369–380

40. Overman JJ, Carmichael ST. Plasticity in the injured brain: More than molecules matter. *Neuroscientist.* 2014;**20**:15–28

41. Nudo RJ. Neural bases of recovery after brain injury. *J Commun Disord.* 2011;**44**:515–520

42. Weiller C, Chollet F, Frackowaik RSJ. Physiological aspects of recovery from stroke. In Ginsberg M, Bogousslavsky J, eds. *Cerebrovascular disease: Pathophysiology, Diagnosis, and Management.* Malden, MA: Blackwell Science; 1998:2057–2067

43. Binkofski F, Seitz RJ, Hacklander T, Pawelec D, Mau J, Freund HJ. Recovery of motor functions following hemiparetic stroke: A clinical and magnetic resonance-morphometric study. *Cerebrovas Dis.* 2001;**11**:273–281

44. Feydy A, Carlier R, Roby-Brami A, et al. Longitudinal study of motor recovery after stroke: Recruitment and focusing of brain activation. *Stroke.* 2002;**33**:1610–1617

45. Ward NS, Cohen LG. Mechanisms underlying recovery of motor function after stroke. *Arch Neurol.* 2004;**61**:1844–1848

46. Han BS, Kim SH, Kim OL, Cho SH, Kim YH, Jang SH. Recovery of corticospinal tract with diffuse axonal injury: A diffusion tensor image study. *NeuroRehabilitation.* 2007;**22**:151–155

47. Cramer S. Functional imaging in stroke recovery. *Stroke.* 2004;**35**:2695–2698

48. Burke E, Cramer SC. Biomarkers and predictors of restorative therapy effects after stroke. *Curr Neurol Neurosci Rep.* 2013;**13**:329

49. Stinear C. Prediction of recovery of motor function after stroke. *Lancet Neurol.* 2010;**9**:1228–1232

50. Stinear CM, Ward NS. How useful is imaging in predicting outcomes in stroke rehabilitation? *Int J Stroke.* 2013;**8**:33–37

51. Sharma N, Baron JC, Rowe JB. Motor imagery after stroke: Relating outcome to motor network connectivity. *Ann Neurol.* 2009;**66**:604–616

52. Grefkes C, Nowak DA, Eickhoff SB, et al. Cortical connectivity after subcortical stroke assessed with functional magnetic resonance imaging. *Ann Neurol.* 2008;**63**:236–246

53. Carter AR, Astafiev SV, Lang CE, et al. Resting interhemispheric functional magnetic resonance imaging connectivity predicts performance after stroke. *Ann Neurol.* 2010;**67**:365–375

54. Grefkes C, Fink GR. Reorganization of cerebral networks after stroke: New insights from neuroimaging with connectivity approaches. *Brain.* 2011;**135**:1264–1276

55. Burke Quinlan E, Dodakian L, See J, et al. Neural function, injury, and stroke subtype predict treatment gains after stroke. *Ann Neurol.* 2014;**77**:132–145

56. von Monakow C. Diaschisis, 1914. In Pribram K, ed. *Brain and Behavior 1. Mood, States and Mind.* Baltimore: Penguin Books; 1969:26–34

57. Feeney D, Baron J. Diaschisis. *Stroke.* 1986;**17**:817–830

58. Weiller C, Ramsay S, Wise R, Friston K, Frackowiak R. Individual patterns of functional reorganization in the human cerebral cortex after capsular infarction. *Ann Neurol.* 1993;**33**:181–189

59. Cramer S, Moore C, Finklestein S, Rosen B. A pilot study of somatotopic mapping after cortical infarct. *Stroke.* 2000;**31**:668–671

60. Cramer S, Crafton K. Changes in lateralization and somatotopic organization after cortical stroke. *Stroke.* 2004;**35**:240

61. Murase N, Duque J, Mazzocchio R, Cohen L. Influence of interhemispheric interactions on motor function in chronic stroke. *Ann Neurol.* 2004;**55**:400–409

62. Netz J, Lammers T, Homberg V. Reorganization of motor output in the non-affected hemisphere after stroke. *Brain.* 1997;**120**:1579–1586

63. Turton A, Wroe S, Trepte N, Fraser C, Lemon R. Contralateral and ipsilateral EMG responses to transcranial magnetic stimulation during recovery of arm and hand function after stroke. *Electroencephalogr Clin Neurophysiol.* 1996;**101**:316–328

64. Heiss WD, Thiel A. A proposed regional hierarchy in recovery of post-stroke aphasia. *Brain Lang.* 2006;**98**:118–123

65. Teasell R, Meyer MJ, McClure A, et al. Stroke rehabilitation: An international perspective. *Top Stroke Rehabil.* 2009;**16**:44–56

66. World Health Organization. *International Classification of Functioning, Disability and Health (ICF).* Geneva, Switzerland: World Health Organization; 2008.

67. Miller EL, Murray L, Richards L, et al. Comprehensive overview of nursing and interdisciplinary rehabilitation care of the stroke patient: A scientific statement from the American Heart Association. *Stroke.* 2010;**41**:2402–2448

68. Foley N, Teasell R, Bhogal S, Speechley M, Hussein N. *The Efficacy of Stroke Rehabilitation.* Available from http://www.ebrsr.com/evidence-review/5-efficacy-stroke-rehabilitation. Last updated November, 2013

69. Dobkin B. *Neurologic Rehabilitation.* Philadelphia, PA: F A Davis; 1996

70. Dobkin BH. Clinical practice. Rehabilitation after stroke. *New Engl J Med.* 2005;**352**:1677–1684

71. Wood-Dauphinee S, Shapiro S, Bass E, et al. A randomized trial of team care following stroke. *Stroke.* 1984;**15**:864–872

72. Strand T, Asplund K, Eriksson S, Hagg E, Lithner F, Wester PO.

A non-intensive stroke unit reduces functional disability and the need for long-term hospitalization. *Stroke.* 1985;**16**:29–34

73. Indredavik B, Bakke F, Solberg R, Rokseth R, Haaheim LL, Holme I. Benefit of a stroke unit: A randomized controlled trial. *Stroke.* 1991;**22**:1026–1031

74. Kalra L, Dale P, Crome P. Improving stroke rehabilitation. A controlled study. *Stroke.* 1993;**24**:1462–1467

75. Ottenbacher KJ, Jannell S. The results of clinical trials in stroke rehabilitation research. *Arch Neurol.* 1993;**50**:37–44

76. Kaste M, Palomaki H, Sarna S. Where and how should elderly stroke patients be treated? A randomized trial. *Stroke.* 1995;**26**:249–253

77. Indredavik B, Slordahl SA, Bakke F, Rokseth R, Haheim LL. Stroke unit treatment. Long-term effects. *Stroke.* 1997;**28**:1861–1866

78. Stroke Unit Trialists Collaboration. Collaborative systematic review of the randomized trials of organized in-patient (stroke unit) care after stroke. *BMJ.* 1997;**314**:1151–1159

79. Stroke Unit Trialists Collaboration. How do stroke units improve patient outcomes? A collaborative systematic review of the randomized trials. *Stroke.* 1997;**28**:2139–2144

80. Colborne GR, Olney SJ, Griffin MP. Feedback of ankle joint angle and soleus electromyography in the rehabilitation of hemiplegic gait. *Arch Phys Med Rehabil.* 1993;**74**:1100–1106

81. da Cunha-IT Jr, Lim PA, Qureshy H, Henson H, Monga T, Protas EJ. Gait outcomes after acute stroke rehabilitation with supported treadmill ambulation training: A randomized controlled pilot study. *Arch Phys Med Rehabil.* 2002;**83**:1258–1265

82. Maple FW, Tong RKY, Li LSW. A pilot study of randomized clinical controlled trial of gait training in subacute stroke patients with partial body-weight support electromechanical gait trainer and functional electrical stimulation. *Stroke.* 2008;**39**:154–160

83. Shewan CM, Kertesz A. Effects of speech and language treatment on recovery from aphasia. *Brain Lang.* 1984;**23**:272–299

84. Vines BW, Norton AC, Schlaug G. Applying transcranial direct current stimulation in combination with melodic intonation therapy facilitates language recovery for Broca's aphasic patients. *Stroke.* 2007;**38**:519

85. Halligan P, Marshall JC. Spatial neglect. Position papers on theory and practise. *Neuropsych Rehabil.* 1994;**4**:103–230

86. Johansson K, Lindgren I, Widner H, Wiklund I, Johansson BB. Can sensory stimulation improve the functional outcome in stroke patients? *Neurology.* 1993;**43**:2189–2192

87. Ottenbacher KJ, Smith PM, Illig SB, Linn RT, Ostir GV, Granger CV. Trends in length of stay, living setting, functional outcome, and mortality following medical rehabilitation. *JAMA.* 2004;**292**:1687–1695

88. McKenna JE, Whishaw IQ. Complete compensation in skilled reaching success with associated impairments in limb synergies, after dorsal column lesion in the rat. *J Neurosci.* 1999;**19**:1885–1894

89. Nakayama H, Jorgensen HS, Raaschou HO, Olsen TS. Compensation in recovery of upper extremity function after stroke: The Copenhagen stroke study. *Arch Phys Med Rehabil.* 1994;**75**:852–857

90. Cirstea MC, Levin MF. Improvement of arm movement patterns and endpoint control depends on type of feedback during practice in stroke survivors. *Neurorehabil Neural Repair.* 2007;**21**:398–411

91. Friel K, Nudo R. Recovery of motor function after focal cortical injury in primates: Compensatory movement patterns used during rehabilitative training. *Somatosens Mot Res.* 1998;**15**:173–189

92. Levin MF, Kleim JA, Wolf SL. What do motor "recovery" and "compensation" mean in patients following stroke? *Neurorehabil Neural Repair.* 2009;**23**:313–319

93. Pollock A, Baer G, Campbell P, et al. Physical rehabilitation approaches for the recovery of function and mobility following stroke. *Cochrane Database Syst Rev.* 2014;**4**:CD001920

94. Miyai I, Reding MJ. Stroke recovery and rehabilitation. In Ginsberg M, Bogousslavsky J, eds. *Cerebrovascular Disease: Pathophysiology, Diagnosis, and Management.* Malden, MA: Blackwell Science; 1998:2043–2056

95. Bates B, Choi JY, Duncan PW, et al. Veterans affairs/Department of Defense clinical practice guideline for the management of adult stroke rehabilitation care: Executive summary. *Stroke.* 2005;**36**:2049–2056

96. Duncan PW, Zorowitz R, Bates B, et al. Management of adult stroke rehabilitation care: A clinical practice guideline. *Stroke.* 2005;**36**:e100–143

97. Cramer SC. Repairing the human brain after stroke. II. Restorative therapies. *Ann Neurol.* 2008;**63**:549–560

98. Langhorne P, Bernhardt J, Kwakkel G. Stroke rehabilitation. *Lancet.* 2011;**377**:1693–1702

99. Dobkin BH. Training and exercise to drive poststroke recovery. *Nature Clin Pract.* 2008;**4**:76–85

100. Alexander MP. Stroke rehabilitation outcome. A potential use of predictive variables to establish levels of care. *Stroke.* 1994;**25**:128–134

101. Caplan LR. Neurologic management plan. In Ozer MN, Materson RS, Caplan LR, eds. *Management of Persons with Stroke.* St Louis, MI: Mosby; 1994:61–113.

102. Billinger SA, Arena R, Bernhardt J, et al. Physical activity and exercise recommendations for stroke survivors: A statement for healthcare professionals from the American Heart Association/American Stroke Association. *Stroke.* 2014;**45**:2532–2553

103. Kernan WN, Ovbiagele B, Black HR, et al. Guidelines for the prevention of stroke in patients with stroke and transient ischemic attack: A guideline for healthcare professionals from the American Heart Association/American Stroke Association. *Stroke.* 2014;**45**:2160–2236

104. Taub NA, Wolfe CD, Richardson E, Burney PG. Predicting the disability of first-time stroke sufferers at 1 year. 12-month follow-up of a population-based cohort in Southeast England. *Stroke.* 1994;**25**:352–357

105. Feigenson JS, McDowell FH, Meese P, McCarthy ML, Greenberg SD. Factors influencing outcome and length of stay in a stroke rehabilitation unit. Part 1. Analysis of 248 unscreened patients – medical and functional prognostic indicators. *Stroke.* 1977;**8**:651–656

106. Feigenson JS, McCarthy ML, Greenberg SD, Feigenson WD. Factors influencing outcome and length of stay in a stroke rehabilitation unit. Part 2. Comparison of 318 screened and 248 unscreened patients. *Stroke.* 1977;**8**:657–662

107. Feigenson JS, McCarthy ML, Meese PD, et al. Stroke rehabilitation I. Factors predicting outcome and length of stay – an overview. *N Y State J Med*. 1977;77:1426–1430

108. Nicholas ML, Helm-Estabrooks N, Ward-Lonergan J, Morgan AR. Evolution of severe aphasia in the first two years post onset. *Arch Phys Med Rehabil*. 1993;74:830–836

109. Kelly PJ, Furie KL, Shafqat S, Rallis N, Chang Y, Stein J. Functional recovery following rehabilitation after hemorrhagic and ischemic stroke. *Arch Phys Med Rehabil*. 2003;84:968–972

110. Feigenson JS. Neurological rehabilitation. In Baker AB, ed. *Clinical Neurology*. New York: Harper and Row; 1983:1–66

111. DeJong G, Branch LG. Predicting the stroke patient's ability to live independently. *Stroke*. 1982;13:648–655

112. Hakkennes S, Hill KD, Brock K, Bernhardt J, Churilov L. Selection for inpatient rehabilitation after severe stroke: What factors influence rehabilitation assessor decision-making? *J Rehab Med*. 2013;45:24–31

113. Hakkennes SJ, Brock K, Hill KD. Selection for inpatient rehabilitation after acute stroke: A systematic review of the literature. *Arch Phys Med Rehabil*. 2011;92:2057–2070

114. Li CC, Chen YM, Tsay SL, Hu GC, Lin KC. Predicting functional outcomes in patients suffering from ischaemic stroke using initial admission variables and physiological data: A comparison between tree model and multivariate regression analysis. *Disabil Rehab*. 2010;32:2088–2096

115. Fregni F, Boggio PS, Valle AC, et al. A sham-controlled trial of a 5-day course of repetitive transcranial magnetic stimulation of the unaffected hemisphere in stroke patients. *Stroke*. 2006;37:2115–2122

116. Kreisel SH, Hennerici MG, Bazner H. Pathophysiology of stroke rehabilitation: The natural course of clinical recovery, use-dependent plasticity and rehabilitative outcome. *Cerebrovasc Dis*. 2007;23:243–255

117. Katz S, Ford AB, Chinn AB, et al. Prognosis after stroke: Part II long-term course of 159 patients. *Medicine*. 1966;45:236–246

118. Cramer SC, Sur M, Dobkin BH, et al. Harnessing neuroplasticity for clinical applications. *Brain*. 2011;134:1591–1609

119. Corbett D, Nguemeni C, Gomez-Smith M. How can you mend a broken brain? Neurorestorative approaches to stroke recovery. *Cerebrovasc Dis* 2014;38:233–239

120. Teasell R, Foley N, Salter K, Bhogal S, Jutai J, Speechley M. Evidence-based review of stroke rehabilitation: Executive summary, 12th edition. *Top Stroke Rehab*. 2009;16:463–488

121. Taub E, Uswatte G, Mark VW, Morris DM. The learned nonuse phenomenon: Implications for rehabilitation. *Eura Medicophys*. 2006;42:241–256

122. Wolf SL, Winstein CJ, Miller JP, et al. Effect of constraint-induced movement therapy on upper extremity function 3 to 9 months after stroke: The EXCITE randomized clinical trial. *JAMA*. 2006;296:2095–2104

123. Page SJ, Levine P. Back from the brink: Electromyography-triggered stimulation combined with modified constraint-induced movement therapy in chronic stroke. *Arch Phys Med Rehabil*. 2006;87:27–31

124. Meinzer M, Elbert T, Djundja D, Taub E, Rockstroh B. Extending the constraint-induced movement therapy (CIMT) approach to cognitive functions: Constraint-induced aphasia therapy (CIAT) of chronic aphasia. *Neuro Rehabilitation*. 2007;22:311–318

125. Berthier ML, Pulvermuller F. Neuroscience insights improve neurorehabilitation of poststroke aphasia. *Nat Rev Neurol*. 2011;7:86–97

126. Dromerick AW, Lang CE, Birkenmeier RL, et al. Very early constraint-induced movement during stroke rehabilitation (VECTORS): A single-center RCT. *Neurology*. 2009;73:195–201

127. Kwakkel G, Wagenaar R, Twisk J, Lankhorst G, Koetsier J. Intensity of leg and arm training after primary middle-cerebral-artery stroke: A randomised trial. *Lancet*. 1999;354:191–196

128. Galvin R, Cusack T, O'Grady E, Murphy TB, Stokes E. Family-mediated exercise intervention (FAME): Evaluation of a novel form of exercise delivery after stroke. *Stroke*. 2011;42:681–686

129. Kwakkel G, van Peppen R, Wagenaar RC, et al. Effects of augmented exercise therapy time after stroke: A meta-analysis. *Stroke*. 2004;35:2529–2539

130. Outpatient Service Trialists. Rehabilitation therapy services for stroke patients living at home: Systematic review of randomised trials. *Lancet*. 2004;363:352–356

131. Bhogal S, Teasell R, Speechley M. Intensity of aphasia therapy, impact on recovery. *Stroke*. 2003;34:987–993

132. Van Peppen RP, Kwakkel G, Wood-Dauphinee S, Hendriks HJ, Van der Wees PJ, Dekker J. The impact of physical therapy on functional outcomes after stroke: What's the evidence? *Clin Rehab*. 2004;18:833–862

133. Galvin R, Murphy B, Cusack T, Stokes E. The impact of increased duration of exercise therapy on functional recovery following stroke – what is the evidence? *Top Stroke Rehab*. 2008;15:365–377

134. Cauraugh JH, Naik SK, Lodha N, Coombes SA, Summers JJ. Long-term rehabilitation for chronic stroke arm movements: A randomized controlled trial. *Clin Rehab*. 2011;25:1086–1096

135. Lang CE, Macdonald JR, Reisman DS, et al. Observation of amounts of movement practice provided during stroke rehabilitation. *Arch Phys Med Rehabil*. 2009;90:1692–1698

136. Bernhardt J, Chan J, Nicola I, Collier JM. Little therapy, little physical activity: Rehabilitation within the first 14 days of organized stroke unit care. *J Rehab Med*. 2007;39:43–48

137. Sarkamo T, Tervaniemi M, Laitinen S, et al. Music listening enhances cognitive recovery and mood after middle cerebral artery stroke. *Brain*. 2008;131:866–876

138. Wade DT, Skilbeck CE, Hewer RL, Wood VA. Therapy after stroke: Amounts, determinants and effects. *Int Rehabil Med*. 1984;6:105–110

139. Kimberley TJ, Samargia S, Moore LG, Shakya JK, Lang CE. Comparison of amounts and types of practice during rehabilitation for traumatic brain injury and stroke. *J Rehab Res Develop*. 2010;47:851–862

140. Bohannon R, Andrews A, Smith M. Rehabilitation goals of patients with hemiplegia. *Int J Rehab Research*. 1988;11:181–183

141. Salbach NM, Mayo NE, Higgins J, Ahmed S, Finch LE, Richards CL. Responsiveness and predictability of gait speed and other disability measures in acute stroke. *Arch Phys Med Rehabil*. 2001;82:1204–1212

142. Perry J, Garrett M, Gronley J, Mulroy S. Classification of walking

handicap in the stroke population. *Stroke.* 1995;**26**:982–989

143. Lovely RG, Gregor RJ, Roy RR, Edgerton VR. Effects of training on the recovery of full-weight-bearing stepping in the adult spinal cat. *Exp Neurol.* 1986;**92**:421–435

144. Hesse S, Bertelt C, Jahnke MT, et al. Treadmill training with partial body weight support compared with physiotherapy in nonambulatory hemiparetic patients. *Stroke.* 1995;**26**:976–981

145. Visintin M, Barbeau H, Korner-Bitensky N, Mayo NE. A new approach to retrain gait in stroke patients through body weight support and treadmill stimulation. *Stroke.* 1998;**29**:1122–1128

146. Kosak MC, Reding MJ. Comparison of partial body weight-supported treadmill gait training versus aggressive bracing assisted walking post stroke. *Neurorehabil Neural Repair.* 2000;**14**:13–19

147. da Cunha-Filho IT, Lim PA, Qurey H, et al. A comparison of regular rehabilitation and regular rehabilitation with supported treadmill ambulation training for acute stroke patients. *J Rehabil Res Develop.* 2001;**3**:37–47

148. Breen JC, Baker B, Thibault K, Snyder DE. Body weight support treadmill training improves walking in subacute and chronic severely disabled stroke patients. *Stroke.* 2007;**38**:571

149. Duncan PW, Sullivan KJ, Behrman AL, et al. Body-weight-supported treadmill rehabilitation after stroke. *N Engl J Med.* 2011;**364**:2026–2036

150. Reinkensmeyer DJ. Robotic approaches to stroke recovery. In Cramer SC, Nudo RJ, eds. *Brain Repair After Stroke.* Cambridge, UK: Cambridge University Press; 2010:195–205

151. Volpe BT, Huerta PT, Zipse JL, et al. Robotic devices as therapeutic and diagnostic tools for stroke recovery. *Arch Neurol.* 2009;**66**:1086–1090

152. Cramer SC. Brain repair after stroke. *N Engl J Med.* 2010;**362**:1827–1829

153. Aisen M, Krebs H, Hogan N, McDowell F, Volpe B. The effect of robot-assisted therapy and rehabilitative training on motor recovery following stroke. *Arch Neurol.* 1997;**54**:443–446

154. Volpe B, Krebs H, Hogan N, Edelsteinn L, Diels C, Aisen M. Robot

training enhanced motor outcome in patients with stroke maintained over 3 years. *Neurology.* 1999;**53**:1874–1876

155. Volpe BT, Krebs HI, Hogan N. Robot-aided sensorimotor training in stroke rehabilitation. *Adv Neurol.* 2003;**92**:429–433

156. Krebs HI, Volpe BT, Ferraro M, et al. Robot-aided neurorehabilitation: From evidence-based to science-based rehabilitation. *Top Stroke Rehabil.* 2002;**8**:54–70

157. Takahashi CD, Der-Yeghiaian L, Le V, Motiwala RR, Cramer SC. Robot-based hand motor therapy after stroke. *Brain.* 2008;**131**:425–437

158. Modo M, Ambrosio F, Friedlander RM, Badylak SF, Wechsler LR. Bioengineering solutions for neural repair and recovery in stroke. *Curr Opin Neurol.* 2013;**26**:626–631

159. Norouzi-Gheidari N, Archambault PS, Fung J. Effects of robot-assisted therapy on stroke rehabilitation in upper limbs: Systematic review and meta-analysis of the literature. *J Rehabil Res Dev.* 2012;**49**:479–496

160. Lo AC, Guarino PD, Richards LG, et al. Robot-assisted therapy for long-term upper-limb impairment after stroke. *N Engl J Med.* 2010;**362**:1772–1783

161. Brewer BR, McDowell SK, Worthen-Chaudhari LC. Poststroke upper extremity rehabilitation: A review of robotic systems and clinical results. *Top Stroke Rehabil.* 2007;**14**:22–44

162. Reinkensmeyer D, Emken J, Cramer S. Robotics, motor learning, and neurologic recovery. *Annu Rev Biomed Eng.* 2004;**6**:497–525

163. Semrau JA, Herter TM, Scott SH, Dukelow SP. Robotic identification of kinesthetic deficits after stroke. *Stroke.* 2013;**44**:3414–3421

164. Reinkensmeyer DJ, Wolbrecht ET, Chan V, Chou C, Cramer SC, Bobrow JE. Comparison of three-dimensional, assist-as-needed robotic arm/hand movement training provided with Pneu-WREX to conventional tabletop therapy after chronic stroke. *Am J Phys Med Rehabil.* 2012;**91**:S232–241

165. Brennan D, Tindall L, Theodoros D, et al. A blueprint for telerehabilitation guidelines – October 2010. *Telemed J E Health* 2011;**17**:1–4

166. Langhorne P, Coupar F, Pollock A. Motor recovery after stroke: A

systematic review. *Lancet Neurol.* 2009;**8**:741–754

167. Teasell RW, Foley NC, Salter KL, Jutai JW. A blueprint for transforming stroke rehabilitation care in Canada: The case for change. *Arch Phys Med Rehabil.* 2008;**89**:575–578

168. Steins D, Dawes H, Esser P, Collett J. Wearable accelerometry-based technology capable of assessing functional activities in neurological populations in community settings: A systematic review. *J Neuroeng Rehabil.* 2014;**11**:36

169. Reinkensmeyer DJ, Pang CT, Nessler JA, Painter CC. Web-based telerehabilitation for the upper extremity after stroke. *IEEE Trans Neural Syst Rehabil Eng.* 2002;**10**:102–108

170. Lai JC, Woo J, Hui E, Chan WM. Telerehabilitation – a new model for community-based stroke rehabilitation. *J Telemed Telecare.* 2004;**10**:199–205

171. Lum PS, Uswatte G, Taub E, Hardin P, Mark VW. A telerehabilitation approach to delivery of constraint-induced movement therapy. *J Rehabil Res Dev.* 2006;**43**:391–400

172. Sanford JA, Griffiths PC, Richardson P, Hargraves K, Butterfield T, Hoenig H. The effects of in-home rehabilitation on task self-efficacy in mobility-impaired adults: A randomized clinical trial. *J Am Geriatr Soc.* 2006;**54**:1641–1648

173. Carey JR, Durfee WK, Bhatt E, et al. Comparison of finger tracking versus simple movement training via telerehabilitation to alter hand function and cortical reorganization after stroke. *Neurorehabil Neural Repair.* 2007;**21**:216–232

174. Deutsch JE, Lewis JA, Burdea G. Technical and patient performance using a virtual reality-integrated telerehabilitation system: Preliminary finding. *IEEE Trans Neural Syst Rehabil Eng.* 2007;**15**:30–35

175. Dallolio L, Menarini M, China S, et al. Functional and clinical outcomes of telemedicine in patients with spinal cord injury. *Arch Phys Med Rehabil.* 2008;**89**:2332–2341

176. Baranowski T, Buday R, Thompson DI, Baranowski J. Playing for real: Video games and stories for health-related behavior change. *Am J Prev Med.* 2008;**34**:74–82

177. Brox, E, Fernandez-Luque L, Tøllefsen T. Healthy gaming – video game

design to promote health. *Appl Clin Inform.* 2011;**2**:128–142

178. Hansen MM. Versatile, immersive, creative and dynamic virtual 3-D healthcare learning environments: A review of the literature. *J Med Internet Res.* 2008;**10**:e26

179. Lieberman D. Designing serious games for learning and health in informal and formal settings. In Ritterfeld M, Vorderer P, eds. *Serious Games: Mechanisms and Effects.* New York: Routledge; 2009:117–130

180. Thompson D, Baranowski T, Buday R, et al. Serious video games for health; how behavioral science guided the development of a serious video game. *Simul Gaming.* 2010;**41**:587–606

181. Robert Wood Johnson Foundation. Games for health: Connecting the worlds of video games and health, with positive results. Available at www.rwjf.org/pr/product.jsp?id=29171. May 6, 2008.

182. Parker SG for the Robert Wood Johnson Foundation. Health games research: Advancing effectiveness of interactive games for health. Available at www.rwjf.org/content/rwjf/en/research-publications/find-rwjf-research/2011/03/advancing-the-field-of-health-games.html. September 18, 2015.

183. Kaplan SH, Billimek J, Sorkin DH, Ngo-Metzger Q, Greenfield S. Who can respond to treatment? Identifying patient characteristics related to heterogeneity of treatment effects. *Med Care.* 2010;**48**:S9–16

184. Hersh W, Hickam D, Severance S, Dana T, Krages K, Helfand M. *Telemedicine for the Medicare Population: Update. Evidence Report/Technology Assessment No. 131.* AHRQ publication no. 06–e007. Rockville, MD: Agency for Healthcare Research and Quality; 2006

185. Institute of Medicine of the National Academies. *Initial National Priorities for Comparative Effectiveness Research.* Washington, DC: Institute of Medicine of the National Academies; 2009

186. Jimison H, Gorman P, Woods S, et al. *Barriers and Drivers of Health Information Technology Use for the Elderly, Chronically Ill, and Underserved. Evidence Report/Technology Assessment No. 175.* AHRQ publication no. 09–e004. Rockville, MD: Agency for Healthcare Research and Quality; 2008

187. Clifford GD, Clifton D. Wireless technology in disease management and medicine. *Annu Rev Med.* 2012;**63**:479–492

188. Topol E. *The Creative Destruction of Medicine. How the Digital Revolution Will Create Better Health Care.* New York: Basic Books; 2012

189. Feys H, De Weerdt W, Verbeke G, et al. Early and repetitive stimulation of the arm can substantially improve the long-term outcome after stroke: A 5-year follow-up study of a randomized trial. *Stroke.* 2004;**35**:924–929

190. Stinear CM, Barber PA, Coxon JP, Fleming MK, Byblow WD. Priming the motor system enhances the effects of upper limb therapy in chronic stroke. *Brain.* 2008;**131**:1381–1390

191. Teasell RW, Kalra L. What's new in stroke rehabilitation. *Stroke.* 2004;**35**:383–385

192. Kerkhoff G. Modulation and rehabilitation of spatial neglect by sensory stimulation. *Prog Brain Res.* 2003;**142**:257–271

193. American Psychiatric Association. *Practice Guideline for the Treatment of Patients With Major Depressive Disorder,* 3rd ed. Arlington, VA: American Psychiatric Association; 2010

194. Plow EB, Carey JR, Nudo RJ, Pascual-Leone A. Invasive cortical stimulation to promote recovery of function after stroke: A critical appraisal. *Stroke.* 2009;**40**:1926–1931

195. Naeser MA, Martin PI, Nicholas M, et al. Improved picture naming in chronic aphasia after TMS to part of right Broca's area: An open-protocol study. *Brain Lang.* 2005;**93**:95–105

196. Liew SL, Santarnecchi E, Buch ER, Cohen LG. Non-invasive brain stimulation in neurorehabilitation: Local and distant effects for motor recovery. *Front Hum Neurosci.* 2014;**8**:378

197. Dayan E, Cohen LG. Neuroplasticity subserving motor skill learning. *Neuron.* 2011;**72**:443–454

198. Rossi S, Hallett M, Rossini PM, Pascual-Leone A. Safety, ethical considerations, and application guidelines for the use of transcranial magnetic stimulation in clinical practice and research. *Clin Neurophysiol.* 2009;**120**:2008–2039

199. Fregni F, Boggio PS, Lima MC, et al. A sham-controlled, phase II trial of transcranial direct current stimulation for the treatment of central pain in traumatic spinal cord injury. *Pain.* 2006;**122**:197–209

200. Takeuchi N, Chuma T, Matsuo Y, Watanabe I, Ikoma K. Repetitive transcranial magnetic stimulation of contralesional primary motor cortex improves hand function after stroke. *Stroke.* 2005;**36**:2681–2686

201. Kobayashi M, Hutchinson S, Theoret H, Schlaug G, Pascual-Leone A. Repetitive TMS of the motor cortex improves ipsilateral sequential simple finger movements. *Neurology.* 2004;**62**:91–98

202. Nowak DA, Grefkes C, Dafotakis M, et al. Effects of low-frequency repetitive transcranial magnetic stimulation of the contralesional primary motor cortex on movement kinematics and neural activity in subcortical stroke. *Arch Neurol.* 2008;**65**:741–747

203. Khedr EM, Ahmed MA, Fathy N, Rothwell JC. Therapeutic trial of repetitive transcranial magnetic stimulation after acute ischemic stroke. *Neurology.* 2005;**65**:466–468

204. Kim YH, You SH, Ko MH, et al. Repetitive transcranial magnetic stimulation-induced corticomotor excitability and associated motor skill acquisition in chronic stroke. *Stroke.* 2006;**37**:1471–1476

205. Hao Z, Wang D, Zeng Y, Liu M. Repetitive transcranial magnetic stimulation for improving function after stroke. *Cochrane Database Syst Rev.* 2013;**5**:CD008862

206. Hsu WY, Cheng CH, Liao KK, Lee IH, Lin YY. Effects of repetitive transcranial magnetic stimulation on motor functions in patients with stroke: A meta-analysis. *Stroke.* 2012;**43**:1849–1857

207. Hummel F, Celnik P, Giraux P, et al. Effects of non-invasive cortical stimulation on skilled motor function in chronic stroke. *Brain.* 2005;**128**:490–499

208. Webster BR, Celnik PA, Cohen LG. Noninvasive brain stimulation in stroke rehabilitation. *NeuroRx.* 2006;**3**:474–481

209. Hummel F, Cohen LG. Improvement of motor function with noninvasive cortical stimulation in a patient with chronic stroke. *Neurorehabil Neural Repair.* 2005;**19**:14–19

210. Alonso-Alonso M, Fregni F, Pascual-Leone A. Brain stimulation in post-stroke rehabilitation. *Cerebrovasc Dis.* 2007;**24**(supp 1):157–166

211. Nair DG, Pascual-Leone A, Schlaug G. Transcranial direct current

stimulation in combination with occupational therapy for 5 consecutive days improves motor function in chronic stroke patients. *Stroke*. 2007;**38**:518

212. Shah PP, Szaflarski JP, Allendorfer J, Hamilton RH. Induction of neuroplasticity and recovery in post-stroke aphasia by non-invasive brain stimulation. *Front Hum Neurosci*. 2013;**7**:888

213. Lindenberg R, Renga V, Zhu LL, Nair D, Schlaug G. Bihemispheric brain stimulation facilitates motor recovery in chronic stroke patients. *Neurology*. 2010;**75**:2176–2184

214. Elsner B, Kugler J, Pohl M, Mehrholz J. Transcranial direct current stimulation (TDCS) for improving function and activities of daily living in patients after stroke. *Cochrane Database Syst Rev*. 2013;**11**:CD009645

215. Butler AJ, Shuster M, O'Hara E, Hurley K, Middlebrooks D, Guilkey K. A meta-analysis of the efficacy of anodal transcranial direct current stimulation for upper limb motor recovery in stroke survivors. *J Hand Ther*. 2013;**26**:162–170;quiz 171

216. Davis JN, Crisostomo EA, Duncan P, Propst M, Feeney DM. Amphetamine and physical therapy facilitate recovery of function from stroke: Correlative animal and human studies. In: Raichle ME, Powers WJ, eds. *Cerebrovascular Diseases*. New York: Raven Press; 1987:297–304

217. Goldstein LB. Amphetamine-facilitated functional recovery after stroke. In Ginsberg MD, Dietric WD, eds. *Cerebrovascular Diseases*. New York: Raven Press; 1989:303–308

218. Sawaki L, Cohen LG, Classen J, Davis BC, Butefisch CM. Enhancement of use-dependent plasticity by d-amphetamine. *Neurology*. 2002;**59**:1262–1264

219. Dombovy ML. Understanding stroke recovery and rehabilitation: Current and emerging approaches. *Curr Neurol Neurosci Rep*. 2004;**4**:31–35

220. Goldstein LB. Effects of amphetamines and small related molecules on recovery after stroke in animals and man. *Neuropharmacology*. 2000;**39**:852–859

221. Feeney D, Gonzalez A, Law W. Amphetamine, haloperidol, and experience interact to affect the rate of recovery after motor cortex injury. *Science*. 1982;**217**:855–857

222. Houda DA, Feeney DM. Haldoperidol blocks amphetamine induced recovery of binocular depth perception after bilateral visual cortex abilities in the cat. *Proc West Pharmacol Soc*. 1985;**28**:209–211

223. Schallert T, Hernandez TD. GABAergic drugs and neuroplasticity after brain injury. In Goldstein L, ed. *Restorative Neurology: Advances in Pharmacotherapy of Recovery After Stroke*. Armonk, NY: Futura Publishing; 1998:91–120

224. Goldstein LB, Davis JN. Physician prescribing patterns following hospital admission for ischemic cerebrovascular disease. *Neurology*. 1988;**38**:1806–1809

225. Goldstein LB. Potential effects of common drugs on stroke recovery. *Arch Neurol*. 1998;**55**:454–456

226. Goldstein LB. Common drugs may influence motor recovery after stroke. The Sygen in acute stroke study investigators. *Neurology*. 1995;**45**:865–871

227. Gladstone DJ, Danells CJ, Armesto A, et al. Physiotherapy coupled with dextroamphetamine for rehabilitation after hemiparetic stroke: A randomized, double-blind, placebo-controlled trial. *Stroke*. 2006;**37**:179–185

228. Scheidtmann K, Fries W, Muller F, Koenig E. Effect of levodopa in combination with physiotherapy on functional motor recovery after stroke: A prospective, randomised, double-blind study. *Lancet*. 2001;**358**:787–790

229. Pearson-Fuhrhop KM, Minton B, Acevedo D, Shahbaba B, Cramer SC. Genetic variation in the human brain dopamine system influences motor learning and its modulation by L-dopa. *PloS One*. 2013;**8**:e61197

230. Robinson RG, Jorge RE, Moser DJ, et al. Escitalopram and problem-solving therapy for prevention of poststroke depression: A randomized controlled trial. *JAMA*. 2008;**299**:2391–2400

231. Mikami K, Jorge RE, Moser DJ, et al. Prevention of post-stroke generalized anxiety disorder, using escitalopram or problem-solving therapy. *J Neuropsychiatry Clin Neurosci*. 2014;**26**:323–328

232. Chollet F, Tardy J, Albucher JF et al. Fluoxetine for motor recovery after acute ischaemic stroke (FLAME): A randomised placebo-controlled trial. *Lancet Neurol*. 2011;**10**:123–130

233. Lindvall O, Kokaia Z. Stem cell research in stroke: How far from the clinic? *Stroke*. 2011;**42**:2369–2375

234. Savitz SI, Cramer SC, Wechsler L. Stem cells as an emerging paradigm in Stroke 3: Enhancing the development of clinical trials. *Stroke*. 2014;**45**:634–639

235. Savitz S, Rosenbaum D, Dinsmore J, Wechsler L, Caplan LR. Cell transplantation for stroke. *Ann Neurol*. 2002;**52**:266–275

236. Roitberg B. Transplantation for stroke. *Neurol Res*. 2004;**26**:256–264

237. Bliss T, Guzman R, Daadi M, Steinberg GK. Cell transplantation therapy for stroke. *Stroke*. 2007;**38**:817–826

238. Savitz SI, Rosenbaum DM. *Stroke Recovery With Cellular Therapies*. Totowa, NJ: Humana Press; 2008

239. Kondziolka D, Wechsler L, Goldstein S, et al. Transplantation of cultured human neuronal cells for patients with stroke. *Neurology*. 2000;**55**:565–569

240. Kondziolka D, Steinberg GK, Wechsler L, et al. Neurotransplantation for patients with subcortical motor stroke: A phase 2 randomized trial. *J Neurosurg*. 2005;**103**:38–45

241. Savitz SI, Dinsmore J, Wu J, Henderson GV, Stieg P, Caplan LR. Neurotransplantation of fetal porcine cells in patients with basal ganglia infarcts: A preliminary safety and feasibility study. *Cerebrovasc Dis*. 2005;**20**:101–107

242. Chen J, Li Y, Wang L, et al. Therapeutic benefit of intravenous administration of bone marrow stromal cells after cerebral ischemia in rats. *Stroke*. 2001;**32**:1005–1011

243. Chopp M, Li Y. Transplantation of bone marrow stromal cells for treatment of central nervous system diseases. *Adv Exp Med Biol*. 2006;**585**:49–64

244. Tang Y, Yasuhara T, Hara K, et al. Transplantation of bone marrow-derived stem cells: A promising therapy for stroke. *Cell Transplant*. 2007;**16**:159–169

245. Eckert MA, Vu Q, Xie K, et al. Evidence for high translational potential of mesenchymal stromal cell therapy to improve recovery from ischemic stroke. *J Cereb Blood Flow Metab*. 2013;**33**:1322–1334

246. Chen J, Sanberg PR, Li Y, et al. Intravenous administration of human

umbilical cord blood reduces behavioral deficits after stroke in rats. *Stroke*. 2001;**32**:2682–2688

247. Newman MB, Emerich DF, Borlongan CV, Sanberg CD, Sanberg PR. Use of human umbilical cord blood (HUCB) cells to repair the damaged brain. *Curr Neurovasc Res*. 2004;**1**:269–281

248. Vu Q, Xie K, Eckert M, Zhao W, Cramer SC. Meta-analysis of preclinical studies of mesenchymal stromal cells for ischemic stroke. *Neurology*. 2014;**82**:1277–1286

249. Honmou O, Houkin K, Matsunaga T, et al. Intravenous administration of auto serum-expanded autologous mesenchymal stem cells in stroke. *Brain*. 2011;**134**:1790–1807

250. Ren JM, Finklestein SP. Growth factor treatment of stroke. *Curr Drug Targets CNS Neurol Disord*. 2005;**4**:121–125

251. Finklestein SP, Caday CG, Kano M, et al. Growth factor expression after stroke. *Stroke*. 1990;**21**:III122–124

252. Lanfranconi S, Locatelli F, Corti S, et al. Growth factors in ischemic stroke. *J Cell Mol Med*. 2011;**15**:1645–1687

253. Kawamata T, Dietrich W, Schallert T, et al. Intracisternal basic fibroblast growth factor (bFGF) enhances functional recovery and upregulates the expression of a molecular marker of neuronal sprouting following focal cerebral infarction. *Proc. Natl Acad Sci U S A* 1997;**94**:8179–8184

254. Schabitz WR, Berger C, Kollmar R, et al. Effect of brain-derived neurotrophic factor treatment and forced arm use on functional motor recovery after small cortical ischemia. *Stroke*. 2004;**35**:992–997

255. Zheng GZ, Li Z, Quan J, et al. VEGF enhances angiogenesis and promotes blood–brain barrier leakage in the ischemic brain. *J Clin Invest*. 2000;**106**:829–838

256. Wang L, Zhang Z, Wang Y, Zhang R, Chopp M. Treatment of stroke with erythropoietin enhances neurogenesis and angiogenesis and improves neurological function in rats. *Stroke*. 2004;**35**:1732–1737

257. Tsai PT, Ohab JJ, Kertesz N, et al. A critical role of erythropoietin receptor in neurogenesis and post-stroke recovery. *J Neurosci*. 2006;**26**:1269–1274

258. Schneider UC, Schilling L, Schroeck H, Nebe CT, Vajkoczy P, Woitzik J. Granulocyte-macrophage colony-stimulating factor-induced vessel growth restores cerebral blood supply after bilateral carotid artery occlusion. *Stroke*. 2007;**38**:1320–1328

259. Schabitz WR, Laage R, Vogt G, et al. AXIS: A trial of intravenous granulocyte colony-stimulating factor in acute ischemic stroke. *Stroke*. 2010;**41**:2545–2551

260. England TJ, Abaei M, Auer DP, et al. Granulocyte-colony stimulating factor for mobilizing bone marrow stem cells in subacute stroke: The stem cell trial of recovery enhancement after Stroke 2 randomized controlled trial. *Stroke*. 2012;**43**:405–411

261. Ringelstein EB, Thijs V, Norrving B, et al. Granulocyte colony-stimulating factor in patients with acute ischemic stroke: Results of the AX200 for ischemic stroke trial. *Stroke*. 2013;**44**:2681–2687

262. Jerndal M, Forsberg K, Sena ES, et al. A systematic review and meta-analysis of erythropoietin in experimental stroke. *J Cereb Blood Flow Metab*. 2010;**30**:961–968

263. Kolb B, Morshead C, Gonzalez C, et al. Growth factor-stimulated generation of new cortical tissue and functional recovery after stroke damage to the motor cortex of rats. *J Cereb Blood Flow Metab*. 2007;**27**:983–997

264. Belayev L, Khoutorova L, Zhao KL, Davidoff AW, Moore AF, Cramer SC. A novel neurotrophic therapeutic strategy for experimental stroke. *Brain Res*. 2009;**1280**:117–123

265. Cramer SC, Fitzpatrick C, Warren M, et al. The beta-hCG + erythropoietin in acute stroke (BETAS) study: A three-center, single-dose, open-label, noncontrolled, phase IIa safety trial. *Stroke*. 2010;**41**:927–931

266. Cramer SC, Hill MD. Human choriogonadotropin and epoetin alfa in acute ischemic stroke patients (REGENESIS-LED trial). *Int J Stroke*. 2014;**9**:321–327

267. Pardridge WM. Drug transport across the blood–brain barrier. *J Cereb Blood Flow Metab*. 2012;**32**:1959–1972

268. Hermann DM. Enhancing the delivery of erythropoietin and its variants into the ischemic brain. *Sci World J*. 2009;**9**:967–969

269. Zhang Y, Pardridge WM. Conjugation of brain-derived neurotrophic factor to a blood–brain barrier drug targeting system enables neuroprotection in regional brain ischemia following intravenous injection of the neurotrophin. *Brain Res*. 2001;**889**:49–56

270. Yasuhara T, Borlongan C, Date I. Ex vivo gene therapy: Transplantation of neurotrophic factor-secreting cells for cerebral ischemia. *Front Biosci*. 2006;**11**:760–775

271. Gallese V, Fadiga L, Fogassi L, Rizzolatti G. Action recognition in the premotor cortex. *Brain*. 1996;**119**:593–609

272. Fogassi L, Ferrari PF, Gesierich B, Rozzi S, Chersi F, Rizzolatti G. Parietal lobe: From action organization to intention understanding. *Science*. 2005;**308**:662–667

273. Kalra L, Ratan R. Recent advances in stroke rehabilitation 2006. *Stroke*. 2007;**38**:235–237

274. Small SL, Buccino G, Solodkin A. The mirror neuron system and treatment of stroke. *Dev Psychobiol*. 2012;**54**:293–310

275. Page SJ, Levine P, Leonard A. Mental practice in chronic stroke: Results of a randomized, placebo-controlled trial. *Stroke*. 2007;**38**:1293–1297

276. Celnik P, Webster B, Glasser DM, Cohen LG. Effects of action observation on physical training after stroke. *Stroke*. 2008;**39**:1814–1820

277. Kho AY, Liu KP, Chung RC. Meta-analysis on the effect of mental imagery on motor recovery of the hemiplegic upper extremity function. *Aust Occup Ther J*. 2014;**61**:38–48

278. Ramachandran VS, Altschuler EL. The use of visual feedback, in particular mirror visual feedback, in restoring brain function. *Brain*. 2009;**132**:1693–1710

279. Dodakian L, Sharp K, See J, et al. Targeted engagement of a dorsal premotor circuit in the treatment of post-stroke paresis. *NeuroRehabilitation*. 2013;**33**:13–24

280. Berman BD, Horovitz SG, Venkataraman G, Hallett M. Self-modulation of primary motor cortex activity with motor and motor imagery tasks using real-time fMRI-based neurofeedback. *NeuroImage*. 2012;**59**:917–925

281. Sitaram R, Veit R, Stevens B, et al. Acquired control of ventral premotor cortex activity by feedback training: An exploratory real-time fMRI and TMS study. *Neurorehabil Neural Repair*. 2012;**26**:256–265

282. Sulzer J, Haller S, Scharnowski F, et al. Real-time fMRI neurofeedback: Progress and challenges. *NeuroImage*. 2013;**76**:386–399

283. Fasotti L, van Kessel M. Novel insights in the rehabilitation of neglect. *Front Hum Neurosci*. 2013;**7**:780

284. Hondori HM, Khademi M, McKenzie A, Dodakian L, Lopes C, Cramer S. Utility of augmented reality in relation to virtual reality in stroke rehabilitation. *Stroke*. 2014;**45**:ATMP43

285. Hillis AE. Aphasia: Progress in the last quarter of a century. *Neurology*. 2007;**69**:200–213

286. Hillis AE. Pharmacological, surgical, and neurovascular interventions to augment acute aphasia recovery. *Amer J Phys Med Rehabil*. 2007;**86**:426–434

287. Zhang X, Kedar S, Lynn MJ, Newman NJ, Biousse V. Homonymous hemianopias: Clinical–anatomic correlations in 904 cases. *Neurology*. 2006;**66**:906–910

288. Zhang X, Kedar S, Lynn MJ, Newman NJ, Biousse V. Homonymous hemianopia in stroke. *J Neuroophthalmol*. 2006;**26**:180–183

289. Gilbert CD, Wiesel TN. Intrinsic connectivity and receptive field properties in visual cortex. *Vision Res*. 1985;**25**:365–374

290. Gilbert CD, Wiesel TN. Receptive field dynamics in adult primary visual cortex. *Nature*. 1992;**356**:150–152

291. Kaas JH, Krubitzer LA, Chino YM, Langston AL, Polley EH, Blair N. Reorganization of retinotopic cortical maps in adult mammals after lesions of the retina. *Science*. 1990;**248**:229–231

292. Zhang X, Kedar S, Lynn MJ, Newman NJ, Biousse V. Natural history of homonymous hemianopia. *Neurology*. 2006;**66**:901–905

293. Pambakian A, Currie J, Kennard C. Rehabilitation strategies for patients with homonymous visual field defects. *J Neuroophthalmol*. 2005;**25**:136–142

294. Kasten E, Wust S, Behrens-Baumann W, Sabel BA. Computer-based training for the treatment of partial blindness. *Nature Med*. 1998;**4**:1083–1087

295. Kasten E, Poggel DA, Sabel BA. Computer-based training of stimulus detection improves color and simple pattern recognition in the defective field of hemianopic subjects. *J Cogn Neurosci*. 2000;**12**:1001–1012

296. Poggel DA, Kasten E, Sabel BA. Attentional cueing improves vision restoration therapy in patients with visual field defects. *Neurology*. 2004;**63**:2069–2076

297. Kasten E, Muller-Oehring E, Sabel BA. Stability of visual field enlargements following computer-based restitution training – results of a follow-up. *J Clin Exp Neuropsychol*. 2001;**23**:297–305

298. Spitzyna GA, Wise RJ, McDonald SA, et al. Optokinetic therapy improves text reading in patients with hemianopic alexia: A controlled trial. *Neurology*. 2007;**68**:1922–1930

299. Kleim JA, Jones TA. Principles of experience-dependent neural plasticity: Implications for rehabilitation after brain damage. *J Speech Lang Hear Res*. 2008;**51**: S225–S239

300. Cramer SC. Issues in clinical trial methodology for brain repair after stroke. In Cramer SC, Nudo RJ, eds. *Brain Repair After Stroke*. Cambridge, UK: Cambridge University Press; 2010:173–182

301. Green AR, Hainsworth AH, Jackson DM. GABA potentiation: A logical pharmacological approach for the treatment of acute ischaemic stroke. *Neuropharmacology*. 2000;**39**:1483–1494

302. Ovbiagele B, Kidwell CS, Starkman S, Saver JL. Neuroprotective agents for the treatment of acute ischemic stroke. *Curr Neurol Neurosci Rep*. 2003;**3**:9–20

303. Kozlowski D, Jones T, Schallert T. Pruning of dendrites and restoration of function after brain damage: Role of the NMDA receptor. *Restor Neurol Neurosci*. 1994;**7**:119–126

304. Wahlgren N, Martinsson L. New concepts for drug therapy after stroke. Can we enhance recovery? *Cerebrovasc Dis*. 1998;**8** Suppl 5:33–38

305. Barth T, Hoane M, Barbay S, Saponjic R. Effects of glutamate antagonists on the recovery and maintenance of behavioral function after brain injury. In Goldstein L, ed. *Restorative Neurology: Advances in Pharmacotherapy for Recovery After Stroke*. Armonk, NY: Futura Publishing; 1998;79–90

306. Narasimhan P, Liu J, Song YS, Massengale JL, Chan PH. VEGF stimulates the ERK 1/2 signaling pathway and apoptosis in cerebral endothelial cells after ischemic conditions. *Stroke*. 2009;**40**:1467–1473

307. Clarkson AN, Overman JJ, Zhong S, Mueller R, Lynch G, Carmichael ST. AMPA receptor-induced local brain-derived neurotrophic factor signaling mediates motor recovery after stroke. *J Neurosci*. 2011;**31**:3766–3775

308. Zhao BQ, Tejima E, Lo EH. Neurovascular proteases in brain injury, hemorrhage and remodeling after stroke. *Stroke*. 2007;**38**:748–752

309. Allan SM, Rothwell NJ. Inflammation in central nervous system injury. *Philos Trans R Soc Lond B Biol Sci*. 2003;**358**:1669–1677

310. Lucas SM, Rothwell NJ, Gibson RM. The role of inflammation in CNS injury and disease. *Br J Pharmacol*. 2006;**147** Suppl 1:S232–240

311. Fang PC, Barbay S, Plautz EJ, Hoover E, Strittmatter SM, Nudo RJ. Combination of NEP 1–40 treatment and motor training enhances behavioral recovery after a focal cortical infarct in rats. *Stroke*. 2010;**41**:544–549

312. Starkey ML, Schwab ME. Anti-Nogo-A and training: Can one plus one equal three? *Exp Neurol*. 2012;**235**:53–61

313. Hovda D, Feeney D. Amphetamine with experience promotes recovery of locomotor function after unilateral frontal cortex injury in the cat. *Brain Res*. 1984;**298**:358–361

314. Adkins-Muir D, Jones T. Cortical electrical stimulation combined with rehabilitative training: Enhanced functional recovery and dendritic plasticity following focal cortical ischemia in rats. *Neurol Res*. 2003;**25**:780–788

315. Adkins DL, Hsu JE, Jones TA. Motor cortical stimulation promotes synaptic plasticity and behavioral improvements following sensorimotor cortex lesions. *Exp Neurol*. 2008;**212**:14–28

316. Cramer SC. Stratifying patients with stroke in trials that target brain repair. *Stroke*. 2010;**41**:S114–S116

317. Woldag H, Hummelsheim H. Evidence-based physiotherapeutic concepts for improving arm and hand function in stroke patients: A review. *J Neurol*. 2002;**249**:518–528

318. Cramer SC. Repairing the human brain after stroke: I. Mechanisms of spontaneous recovery. *Ann Neurol*. 2008;**63**:272–287

319. Cramer SC, Koroshetz WJ, Finklestein SP. The case for modality-specific outcome measures in clinical trials of stroke recovery-promoting agents. *Stroke*. 2007;**38**:1393–1395

索引

彩　　插

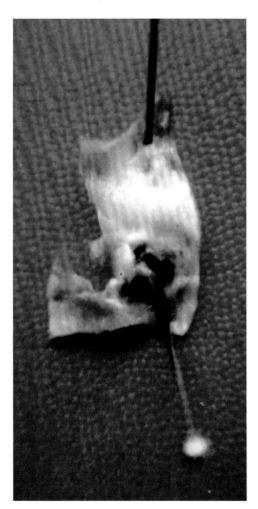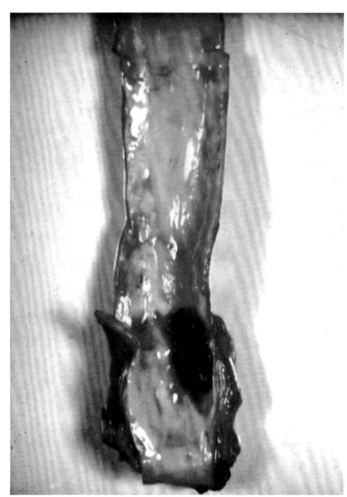

图 2-41　图示外科手术切取标本,显示颈内动脉的溃疡斑块

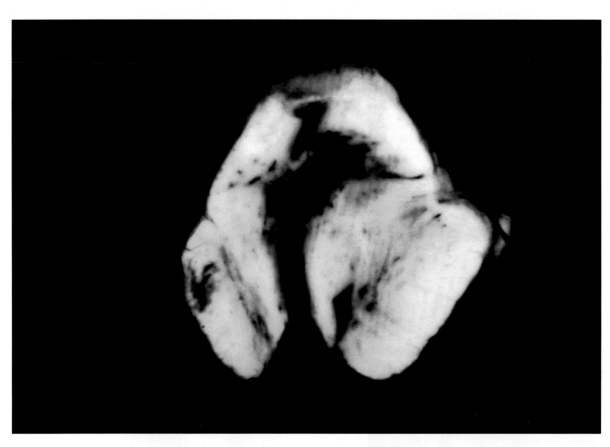

图 2-47　图示 Düret 中脑出血的尸检标本,可见左侧大脑半球外侧面的硬膜下血肿

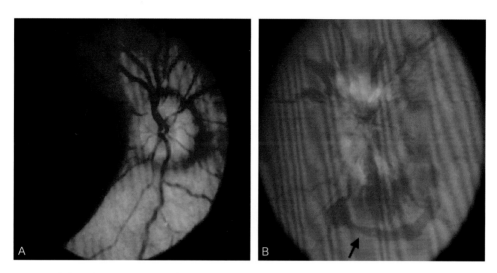

图 3-7　（A）眼底照相显示右眼大的蛛网膜下腔出血。（B）左眼可见到视乳头水肿和视网膜多发的火焰状出血（黑箭头）（犹他大学 Kathleen Digre 供图）

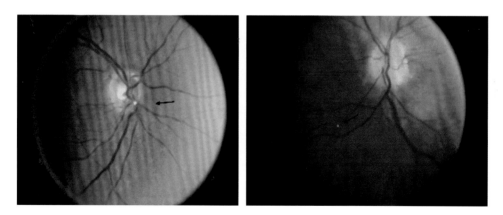

图 3-8　眼底照相（A 和 B）显示胆固醇结晶栓子（黑箭头指向栓子）

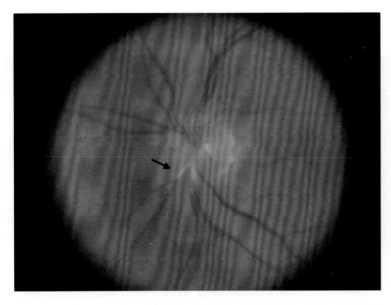

图 3-9 眼底照相显示在两动脉分叉处贴附一条长的白色血小板 - 纤维蛋白栓子（黑箭头）

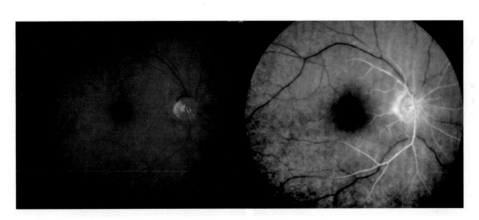

图 3-10 眼底照相显示右眼的急性中心性视网膜动脉阻塞。（左）动脉暗淡，缺血性视网膜呈现苍白和水肿。中央凹保持红色，因为它受到来自脉络膜（所谓的樱桃红斑）的血液供应。（右）注射荧光素 30 秒后视网膜荧光素血管造影显示延迟填充所有看起来暗的视网膜血管（埃默里大学 Valerie Biousse 供图）

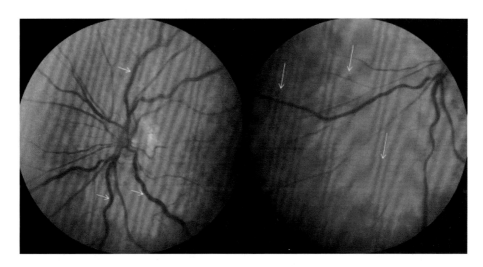

图 3-11　该患者因颈动脉闭塞导致左眼静脉淤滞性视网膜病。左图眼底照相显示眼球后极正常,但静脉扩张、迂曲(箭头)。右图显示多发点状出血(箭头)。右眼正常(埃默里大学 Valerie Biousse 供图)

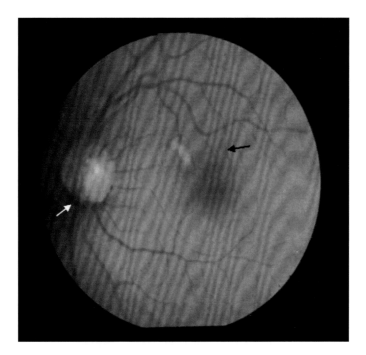

图 3-12　眼底照相显示视盘新生血管形成(白箭头),视网膜梗死造成棉絮状斑(黑箭头)(犹他大学 Kathleen Digre 供图)

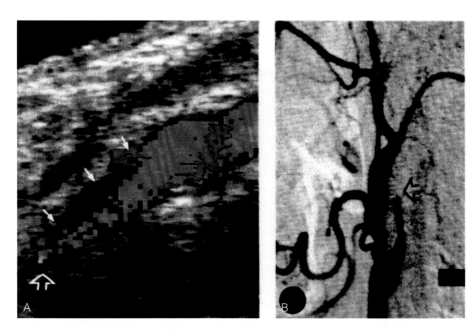

图 4-13 颈内动脉彩色多普勒图像。(A)血流由右向左,原始图像上血流显示为红色,但目前显示为均匀一致的灰色。由于斑块的延伸,管腔严重狭窄,血流减少(白箭头),(斑块位于血流的上方);(B)同一名患者的脑血管造影结果,提示动脉完全闭塞(空心箭头)

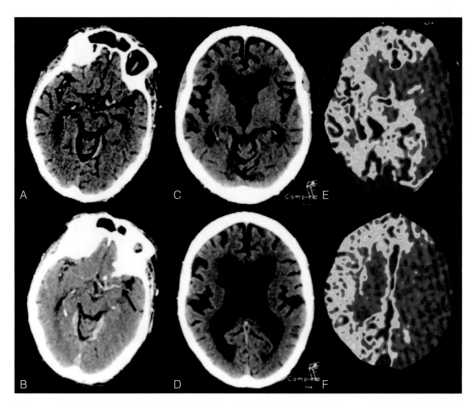

图 4-31 图示在患者发生失语和右偏瘫 90 分钟后采集的多模态 CT。(A)薄切片非增强 CT 显示颅内左 ICA 中的高密度血栓。(B)最大密度投影图像充分显示颅内动脉分叉(颈 T)和大脑中动脉(MCA)中的高密度血栓(黑色箭头)。(C、D)非造影 CT 显示在此较早时期缺血的最小证据。(E、F)CT 灌注显示由于非常差的侧支流导致的严重减少的脑血容量,呈现出了一个大的不可逆损伤性的缺血核心区

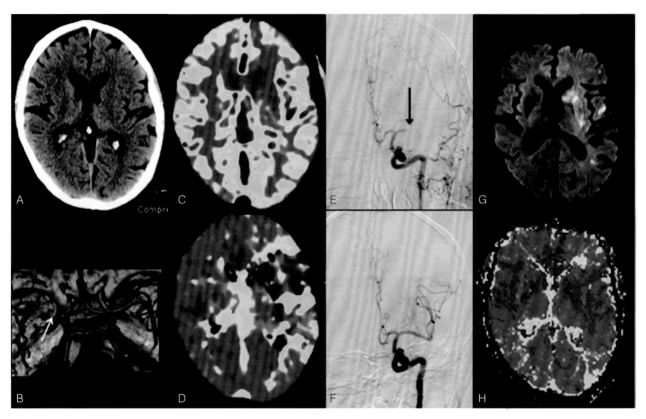

图 4-32 具有良好的侧支血流量的 MCA 闭塞的急性发作患者的多模态 CT。(A)非增强 CT
脑——左尾状核和壳核灰白对比度的微小变化。(B)CT 血管造影显示左近端 MCA 闭塞(白
色箭头)。(C)CT 灌注扫描显示左侧尾状核和壳核中的脑血容量减少,证实非增强 CT 中对
缺血区域的怀疑。(D)CT 灌注显示在 MCA 供血区域中的血流延迟(增加峰值时间),其表明
这一区域由侧支血流供血,虽然这容易引发严重的临床缺陷,但是可能可以通过快速再灌注
而进行抢救性治疗。(E)数字减影血管造影显示左颈动脉在开始 tPA 输注 1 小时后的持续
MCA 闭塞(黑色箭头)。(F)在机械血栓切除术后重复血管造影显示 MCA 再通。(G)MRI 扩
散成像 24 小时后显示预期的左纹状体梗死,但抢救治疗大多数 MCA 供血区。(H)治疗后 24
小时的 MRI 灌注显示左 MCA 中的血流量正常化(峰值图)

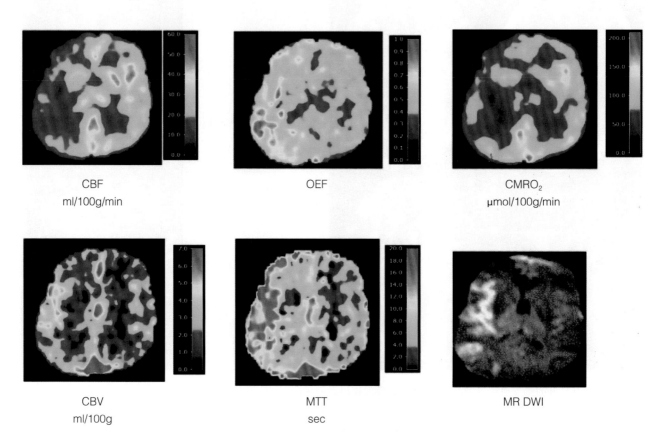

CBF
ml/100g/min

OEF

CMRO₂
μmol/100g/min

CBV
ml/100g

MTT
sec

MR DWI

图 4-34　一名 51 岁男性患者,表现为突发右侧肢体偏瘫、同向性偏盲、忽视和半球性语言障碍。发病后 7-9 小时进行 PET 扫描,获得下列参数图:脑血流量(CBF)、氧摄取指数(OEF)、耗氧量(CMRO₂)、脑血容量(CBV)和平均通过时间(MTT),同时获得磁共振弥散加权成像。仅列举轴位图像。图像以神经学上的方位进行显示(图像右侧为患者右侧)。每张 PET 图像的右侧都有定量的灰白密度标尺。整个左侧 MCA 供血区存在大面积的低灌注,大部分受累的皮层区域 CBF 低于半暗带阈值 20ml/(100g·min)。同时在整个 MCA 供血区 CMRO₂ 也下降,但不像 CBF 预示的那样,OEF 显著升高(提示"贫乏灌注")。大部分区域 CMRO₂ 高于不可逆性损伤的阈值[大约 39μmol/(100g·min)]除了脑岛后部的白质区域。整个区域 CBV 和 MTT 升高,提示存在低灌注引起的自身血流调节机制。DWI 显示的病灶信号不均且较广泛,但小于低灌注的区域(失配),虽然这部分病灶与 CMRO₂ 降低的区域一致(提示不可逆损伤),但也跨越了半暗带区域,特点是 CBF<20ml/(100g·min),OEF 升高,且 CMRO₂ 高于不可逆损伤区域

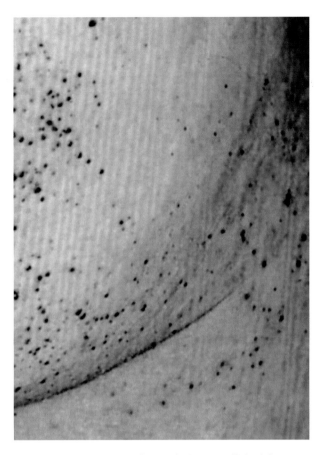

图 5-2　图示患有 Fabry 病的患者臀区的血管角质瘤

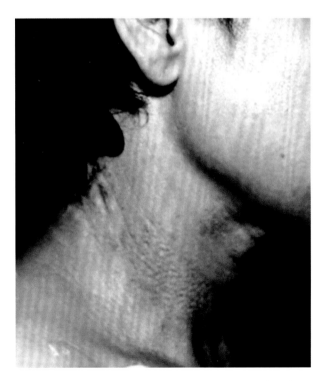

图 5-3　弹性假黄瘤患者颈部皮肤松弛(澳大利亚珀斯 Graeme Hankey 供图)

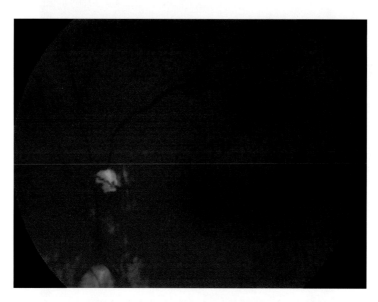

图 7-2 一位颈动脉闭塞患者的眼底照相显示中央静脉视网膜病。眼底静脉扩张并有点状出血,大部分位于视网膜周围(Thomas Hedges Ⅲ 供图)

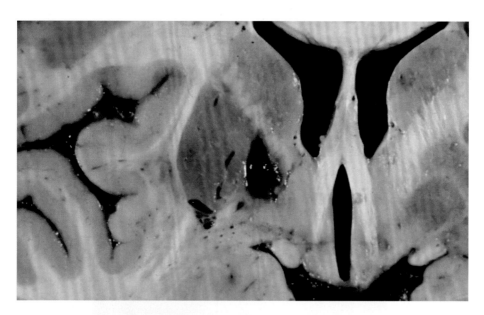

图 9-6 一位活着时有纯运动偏瘫患者尸检标本显示位于基底神经节内和内侧(主要是苍白球)的陈旧性腔隙性梗死灶,并延伸穿过内囊

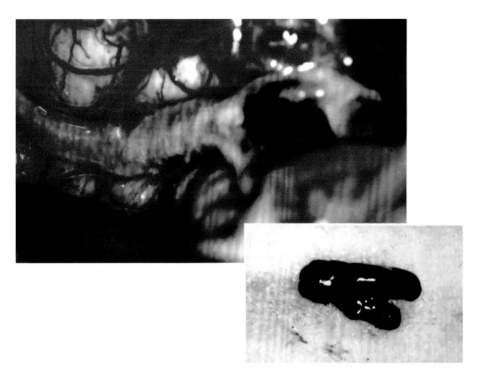

图 10-1　尸检发现一大脑中动脉栓子。小图显示从血管中取出的红色栓子
From Caplan LR，Manning WJ. Brain Embolism，New York：Informa Healthcare，2006 with permission.

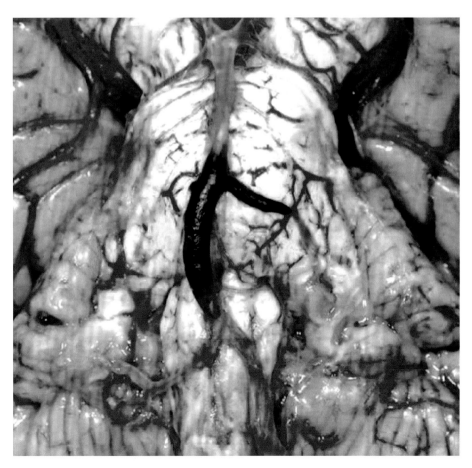

图 10-3　脑底部解剖显示一红色栓子使基底动脉扩张

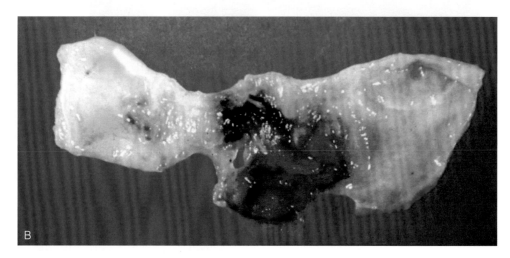

图 10-11　抗磷脂抗体综合征和多发脑栓塞的患者二尖瓣可见赘生物。(A)超声心动图显示了二尖瓣一带蒂,可动的病变(白箭头);(B)瓣膜病变通过手术取出,为赘生物。LA,左心房;LV,左心室;AO,主动脉 From Caplan LR, Manning WJ. Brain Embolism. New York:Informa Healthcare, 2006 with permission. For the color version, please refer to the plate section.

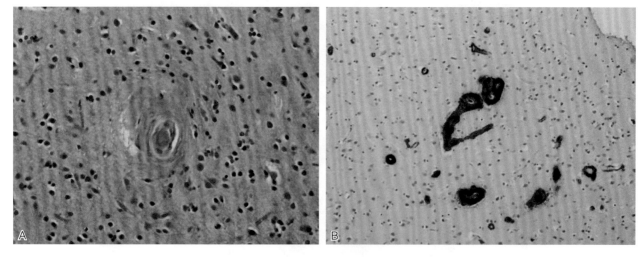

图 12-10　(A)脑皮层苏木精伊红染色后的显微照片显示淀粉样蛋白沉积的小动脉壁分裂;(B)运用苏木精对比剂对 β 淀粉样蛋白进行免疫荧光染色后的脑皮层显微照片。在许多小血管中可见到淀粉样蛋白(Steven Greenberg 供图)

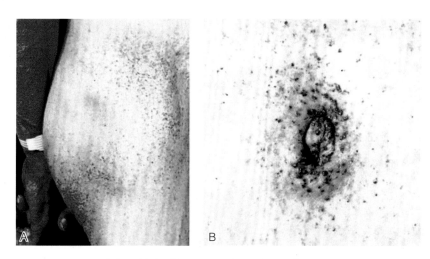

图 12-21　Fabry 病的血管胶质瘤。(A) 臀部照片显示典型的小病灶;(B) 脐周的血管胶质瘤 (Edward Kaye 供图)

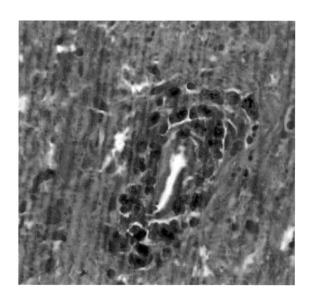

图 14-3　尸检一名 70 岁女性,偶然发现脑桥陈旧微出血。一条细长深部脑动脉,周围聚集着富含含铁血黄素的巨噬细胞(苏木精/伊红染色)From Fiehler J. Cerebral microbleeds:Old leaks and new haemorrhages. Int J Stroke 2006;1:122-130 with permission.

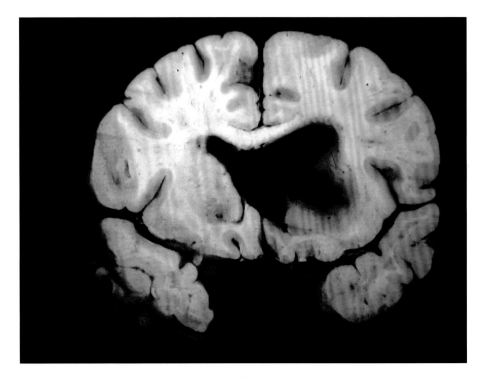

图 14-10 脑尸检标本显示了尾状核的出血扩展至邻近的侧脑室 From Caplan LR. Caudate hemorrhage. In Kase CS, Caplan LR (eds), Intracerebral Hemorrhage. Boston：Butterworth-Heinemann，1994，pp 329-340 with permission.

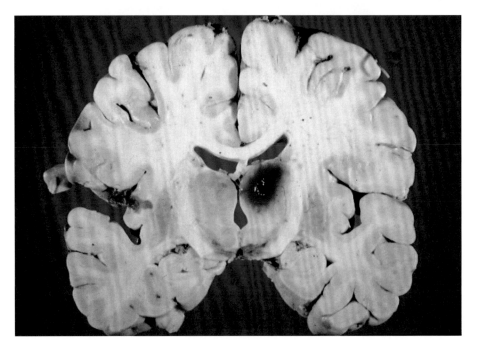

图 14-12 尸检标本显示了一个小型的前丘脑出血 From Caplan LR. Thalamic hemorrhage. In Kase CS, Caplan LR (eds), Intracerebral Hemorrhage. Boston：Butterworth-Heinemann，1994，pp 341-362 with permission.

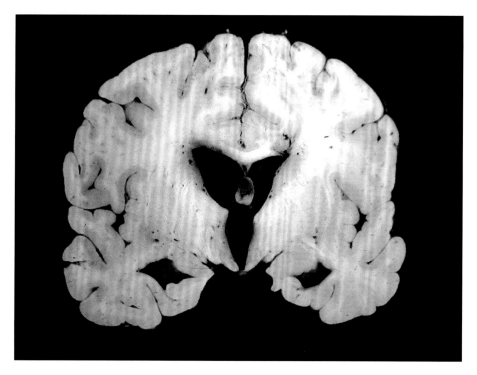

图 14-17 尸检标本显示了一个原发性的脑室出血 From Caplan LR. Intraventricular hemorrhage. In Kase CS, Caplan LR (eds), Intracerebral Hemorrhage. Boston: Butterworth-Heinemann, 1994, pp 383-401 with permission.

（蔡媛　译　杜万良　校）